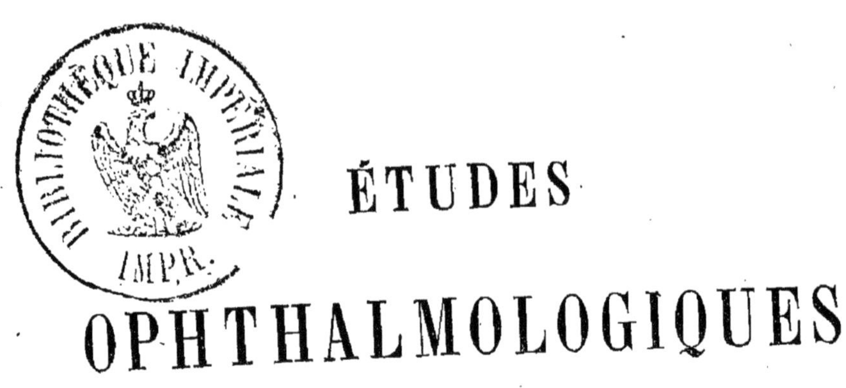

ÉTUDES OPHTHALMOLOGIQUES

TOME SECOND

Paris. — Imprimerie de E. MARTINET, rue Mignon, 2.

ÉTUDES OPHTHALMOLOGIQUES

TRAITÉ THÉORIQUE ET PRATIQUE

DES

MALADIES DES YEUX

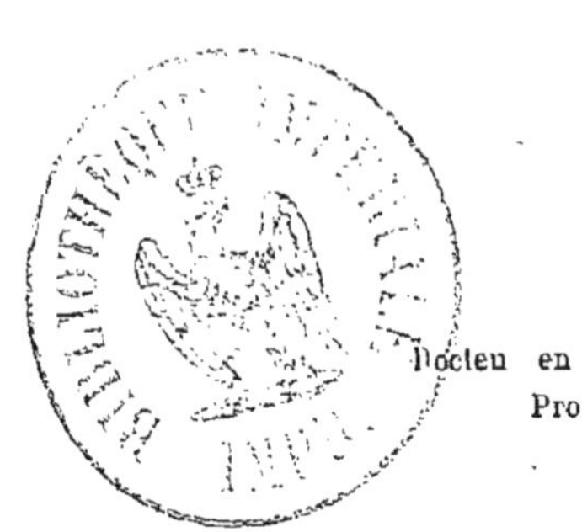

PAR

L. WECKER

Docteur en médecine des Facultés de Würzbourg et de Paris,
Professeur de clinique ophthalmologique, etc.

TOME SECOND.

AVEC PLANCHES GRAVÉES

PARIS

ADRIEN DELAHAYE, LIBRAIRE-ÉDITEUR

PLACE DE L'ÉCOLE-DE-MÉDECINE

1866

ÉTUDES OPHTHALMOLOGIQUES

MALADIES DU CRISTALLIN, DU CORPS VITRÉ ET DE LA RÉTINE

ANATOMIE NORMALE ET PATHOLOGIQUE

PAR LE DOCTEUR CH. RITTER (DE HANOVRE)

1° CRISTALLIN.

Le cristallin occupe le premier rang parmi les milieux optiques de l'œil qui ont pour objet de réunir les rayons lumineux sur la rétine. Il constitue l'instrument du mécanisme de l'accommodation, c'est-à-dire du phénomène qui transforme un acte purement physique en une fonction animale, tantôt réflexe et tantôt volontaire. A ce but concourent, d'une part, les rapports anatomiques et la position du cristallin; de l'autre, l'arrangement des éléments cellulaires dont il se compose.

Le travail que nous présentons ici n'ayant pour objet que la partie anatomique de la question, nous n'aurons pas à nous y occuper de l'acte de l'accommodation; on ne saurait en séparer l'étude de celle des fonctions des muscles intrinsèques et des conditions qui règlent la pression interne de l'œil. Tout ce qu'il importe, pour le moment, de savoir, c'est que cette fonction réclame le concours d'un organe complétement transparent, qui possède une réfringence considérable et très-régulière, enfin qui puisse varier dans sa configuration.

Le cristallin est un corps rond, diaphane, et qui représente exactement une lentille optique. Les seuls liens organiques qui le fixent au reste de l'œil sont les parties antérieures de la membrane hyaloïde; c'est-à-dire la zonule de Zinn. Il est limité en avant par l'iris et l'humeur aqueuse;

en arrière, par le corps vitré. Ses plans antérieur et postérieur représentent des segments de sphères dont les rayons mesurent environ, pour le premier, 9 millimètres, pour le second, 5mm,8. On voit par ces chiffres que le plan antérieur du cristallin est beaucoup moins convexe que le postérieur. On constate, chez les animaux, des différences de courbure analogues, mais qui varient suivant les espèces. La fusion que ces deux surfaces opèrent pour constituer le bord du cristallin ne se fait pas suivant un angle aigu; mais bien par une surface légèrement arrondie. L'axe du cristallin, ou la ligne droite imaginaire qui réunirait les deux pôles de cet organe, est faiblement excentrique du côté du nez et avoisine l'axe optique. Il mesure, sur une lentille isolée de l'œil, de 4 millimètres à 5mm,4; mais sur le vivant ce diamètre est notablement plus court.

La limite externe du cristallin est constituée par sa capsule lisse (ou cristalloïde) qui renferme la masse propre du cristallin ou les fibres cristalliniennes; comme cet organe présente une transparence parfaite, tous les éléments qui le composent ont nécessairement le même indice de réfraction. Chez les jeunes sujets, dont le cristallin est si propre à élucider les questions litigieuses que soulève la structure de cet organe, non-seulement toutes les parties qui le constituent se montrent douées d'une transparence parfaite; mais, en outre, elles sont réunies d'une manière si intime qu'avec les plus forts grossissements on ne réussirait pas à les distinguer les unes des autres, si l'on n'avait recours à des moyens artificiels; encore n'y parvient-on qu'avec de grandes difficultés. Aussi, les cristallins frais sont-ils impropres à ces recherches, pour lesquelles il faut se servir de lentilles préalablement durcies. On a reconnu que les acides très-étendus (acides sulfurique, nitrique, hydrochlorique), l'alcool dilué et une solution très-faible de créozote, excellent à durcir les fibres cristalliniennes qu'on y laisse séjourner. Comme d'ailleurs, aucun de ces liquides n'attaque la cristalloïde, on peut, quant à ce qui la concerne, se servir indifféremment de l'un ou de l'autre d'entre eux.

La capsule du cristallin est une membrane continue et d'une texture uniforme; elle est complétement diaphane et entièrement dépourvue de structure; quelquefois on parvient, avec de forts grossissements, à découvrir sur des sections des stries parallèles à sa surface; mais ces stries sont artificielles, et produites par l'inégalité d'action du tranchant. Elle reste inattaquable par les réactifs ordinaires, et l'on n'arrive à la dissoudre qu'au moyen de l'ébullition. Lorsque la cristalloïde est tendue comme à l'état normal, il est facile de la couper et de la dilacérer; sinon elle fuit devant les instruments. On peut dire avec raison qu'elle est le type des membranes vitreuses. Dans toutes les espèces de l'échelle animale qui possèdent un appareil cristallinien, ces conditions persistent.

Quoique les parties antérieure et postérieure de la capsule se continuent directement, on y constate cependant quelques différences essentielles. C'est par le moyen de la cristalloïde que le cristallin se rattache à la zonule de Zinn. Celle-ci, qui constitue à l'origine la partie antérieure de la membrane hyaloïde, se dédouble un peu avant de se séparer des procès ciliaires, en deux lamelles d'égale épaisseur. L'antérieure se rend à la capsule antérieure, la postérieure à la capsule postérieure (voyez t. I. pl. III, fig. 1). Des deux côtés, cette réunion s'effectue à une certaine distance de l'équateur du cristallin; mais il n'est pas possible de déterminer avec précision cette distance, car on ne peut faire de sections dans cette région qu'en s'aidant de préparations assez grossières qui déplacent la situation relative de ces parties délicates. Toutefois, on peut avancer que cette réunion se fait, en avant et en arrière de l'équateur du cristallin, à des distances peu différentes. Les deux feuillets de la zonule et la partie équatoriale de la capsule circonscrivent le canal de Petit (voyez la section, t. I, pl. III), qui renferme une petite quantité de liquide.

L'attache que la zonule de Zinn fournit à la capsule est assez faible; les membranes se confondent sans que ni l'une ni l'autre augmente d'épaisseur au point de jonction, et cependant il faut une certaine force pour détruire l'adhérence que la zonule de Zinn contracte, en ce point, avec la capsule.

La cristalloïde du nouveau-né, présente, à son équateur, une épaisseur de 0^m,005, celle de l'adulte une épaisseur de 0^m,007 : à quelque distance de l'équateur cristallinien, et un peu au delà de l'origine de la zonule, la capsule augmente assez sensiblement d'épaisseur sur chaque face du cristallin; mais l'épaississement de la capsule antérieure est de beaucoup le plus prononcé. Ainsi, chez le nouveau-né, celle-ci mesure 0^m,012, chez l'adulte, 0^m,16; tandis que la capsule postérieure n'acquiert, chez le nouveau-né, qu'une épaisseur de 0^m,075, laquelle n'augmente pas sensiblement dans l'âge adulte (1).

Il existe encore entre la capsule cristallinienne antérieure et la postérieure une différence très-marquée, attendu que la face interne de la première est seule recouverte d'une couche épithéliale. Celle-ci ne s'étend pas jusqu'à l'équateur; mais reste distante de l'origine de la zonule d'environ 0^m,002. Elle se compose d'un stratum de cellules complétement transparentes et de forme variable (pl. I, fig. 1). Chacune d'elles renferme un noyau arrondi de 0^m,01 de diamètre, où, à l'état frais, on aperçoit distinctement un nucléole.

(1) La différence qui existe entre l'épaisseur des deux capsules est beaucoup plus

En général, on considère cet épithélium comme pavimenteux ; mais cette expression n'est exacte que pour le voisinage du pôle antérieur ; car, vers l'équateur, les cellules acquièrent peu à peu des formes allongées et étroites et revêtent, à l'équateur même, le type de l'épithélium cylindrique (pl. I, fig. 2).

L'exposé comparatif des dimensions de ces cellules rend aisément compte de cette différence. Ainsi, vers le pôle du cristallin, la largeur des cellules mesure $0^{m},013$; leur hauteur, $0^{m},006$; leur noyau, $0^{m},001$; vers l'équateur, au contraire, la largeur des cellules mesure $0^{m},01$; leur hauteur, $0^{m},016$; leur noyau a $0^{m},0075$. La cristalloïde de l'homme est surtout remarquable par les différences qui existent entre les dimensions de ces cellules.

Après la mort, les cellules épithéliales et leurs noyaux se gonflent, puis elles se séparent les unes des autres et leurs contours s'émoussent. Lorsque, peu d'heures après la mort, on ouvre la capsule antérieure, il s'en échappe quelques gouttelettes d'un liquide connu sous le nom de liqueur de Morgagni : il n'est autre que le résultat d'une altération cadavérique et se compose d'humeur aqueuse transsudée au travers de la capsule et dans laquelle nagent les cellules épithéliales.

Les dispositions anatomiques sont bien différentes si on les étudie vers l'équateur du cristallin. Là, en effet, chez tous les mammifères et chez les oiseaux, les fibres cristalliennes les plus externes sont intimement unies à la capsule, ce qui est vrai chez quelques mammifères, l'agneau entre autres, pour la capsule postérieure tout entière. Ces fibres prennent en ce point des formes qui rappellent assez fidèlement celles des cellules épithéliales (pl. I, fig. 6), et cette ressemblance a sans doute induit en erreur les quelques observateurs qui ont cru voir un épithélium à la face interne

que chez les animaux à lentille ronde (amphibies et poissons). Il suffit, pour s'en convaincre, de jeter un coup d'œil sur le tableau suivant :

	Capsule antérieure.	Capsule postérieure.
	m	m
Homme	0,016	0,008
Veau	0,06	0,007
Agneau	0,025	0,0075
Grenouille	0,025	0,016
Brochet	0,025	0,02
Tanche	0,025	0,02
Anguille	0,013	0,012

Chez les oiseaux, on trouve, à peu près, les mêmes dispositions que chez les mammifères.

de la capsule postérieure. Il est un fait certain, c'est que, non-seulement vers l'équateur, mais encore du côté de la capsule postérieure, il existe entre la cristalloïde et les fibres du cristallin des rapports plus intimes que du côté de la capsule antérieure.

La présence d'une couche épithéliale à la face antérieure de la substance du cristallin démontre d'une manière péremptoire que la nutrition s'opère, en ce point, avec plus d'activité que dans le reste de cet organe, et comme ce dernier est entièrement dépourvu de vaisseaux, il faut nécessairement que les matériaux de sa réparation lui arrivent au travers de la capsule. Il est peu probable que ce mouvement nutritif se fasse d'une manière sensible aux dépens de la substance gélatineuse qui constitue le corps vitré, tandis que les faits pathologiques démontrent qu'il se fait entre l'humeur aqueuse et la circulation sanguine un échange assez rapide de matériaux de nutrition. Quoi qu'il en soit, la disposition anatomique des éléments du cristallin rend, à elle seule, bien compte de la lenteur avec laquelle se répare cet organe.

Le mode de nutrition du cristallin est assez obscur, et c'est en se fondant sur les données que fournit l'étude embryogénique de cette lentille qu'on réussit le mieux à élucider cette délicate question. En effet, pendant la vie fœtale, le cristallin exige, pour le développement de ses fibres, un apport de matériaux nutritifs bien plus actif que dans le reste de la vie. Dès le deuxième mois, l'existence de la capsule est manifeste, et cette membrane acquiert, à peu près, pendant la vie fœtale, l'épaisseur qu'elle doit garder ($0^m,013$). Vers la fin du second mois, la capsule s'enveloppe, à sa surface externe, d'un réseau très-élégant de fins vaisseaux capillaires, réseau qui se compose de plusieurs couches superposées et est assez serré pour ne laisser à nu aucune portion de la capsule. Ces vaisseaux communiquent directement avec l'artère hyaloïde et les vaisseaux des procès ciliaires.

Il est probable que les troncs artériels communiquent avec l'artère hyaloïde, tandis que les ramuscules veineux, après s'être jetés dans un gros vaisseau de même ordre qui parcourt circulairement l'équateur du cristallin, se rendent aux procès ciliaires. Vers le septième mois, ce système de circulation provisoire commence à disparaître, et, dans le mois suivant, on n'aperçoit plus que le vaisseau marginal, d'où partent quelques appendices rayonnés. Après la naissance, il est rare qu'on retrouve des vestiges de cette membrane capsulo-pupillaire si importante à l'état fœtal (1).

(1) L'œil du têtard de la grenouille est très-propre à l'étude de cette membrane ; car elle n'est complétement développée, dans cette espèce, que chez les individus qui ont atteint un centimètre de longueur.

La disparition des vaisseaux coïncide toujours avec un épaississement considérable de la capsule. Les noyaux des capillaires et leur tissu propre deviennent alors d'une transparence parfaite, en se dépouillant des stries qu'ils présentaient. C'est ce qui me fait supposer que les capillaires ne se détruisent pas; mais s'oblitèrent et se transforment pour concourir au renforcement de la capsule.

L'épithélium de cette membrane se développe de très-bonne heure, bien avant que l'évolution embryogénique des fibres soit terminée à l'équateur du cristallin.

Depuis longtemps, les ophthalmologistes séparent la substance propre du cristallin en noyau et en substance corticale, division que l'histologie a depuis partiellement justifiée. Mais, tout en acceptant pour les couches les plus internes du cristallin le nom de noyau et pour les externes le nom de corticales, il faut bien reconnaître que ces parties ne sont pas, à proprement parler, nettement séparées; mais qu'elles se confondent insensiblement l'une avec l'autre. De même, en considérant le cristallin comme composé de lamelles enchatonnées, on doit se rappeler que cette notion est elle-même assez arbitraire, attendu que les lamelles en question sont unies par des adhérences très-intimes et que leur désagrégation est l'effet des différents liquides où on les fait séjourner.

Les fibres cristalliniennes ou tubes du cristallin constituent les éléments fondamentaux de cet organe. La première de ces dénominations est la plus exacte; car c'est elle qui se rapporte le mieux aux données de l'anatomie comparée.

En examinant avec soin le cristallin, on y observe, sur les deux faces, une figure étoilée à trois rayons. Ces rayons se réunissent, en convergeant, au pôle de la lentille, sous un angle de 120 degrés et paraissent inégaux en longueur, lorsqu'on les poursuit périphériquement. Le rayon supérieur de la face antérieure occupe le méridien vertical de l'œil, ainsi que le rayon inférieur de la face postérieure, de sorte que l'une des deux figures semble avoir, par rapport à l'autre, tourné de 60 degrés autour de l'axe commun. On peut suivre dans toutes les lamelles du cristallin cette disposition étoilée qui n'est autre chose que le résultat du mode de terminaison des fibres.

M. de Becker (1) a porté ses recherches sur cette configuration et veut avoir découvert une substance propre à cette étoile et un système de canaux interfibrillaires. Je dois avouer qu'avec la plus grande attention, je n'ai réussi à voir dans cette figure étoilée qu'une quantité insignifiante de substance amorphe, et je crois pouvoir avancer que, pendant la vie,

(1) *Arch. für Augenheilkunde*, B. IX, A. 2.

c'est tout ce qu'il est possible de constater en ce point. Néanmoins je ne maintiens cette assertion que pour le cristallin des jeunes sujets.

Chez les mammifères et les oiseaux, les fibres cristalliniennes de la substance corticale constituent des prismes hexagonaux allongés qui, aux environs du noyau, s'aplatissent de plus en plus pour y prendre une forme rubanée. Chez les poissons et les amphibies, il n'existe qu'une couche mince de fibres prismatiques; la majeure partie du cristallin se composant de fibres rubannées larges et peu épaisses. Chez l'homme, les prismes sont hexagonaux et présentent cette particularité que leurs deux faces les plus larges suivent une direction parallèle à la surface du cristallin : les faces étroites de la fibre mesurent son épaisseur. Quant au mode de groupement des fibres entre elles, on peut en donner une idée exacte, en disant qu'elles forment des systèmes dans lesquels une fibre centrale est accolée à six autres fibres semblables, de telle manière que, dans l'angle formé par deux faces courtes appartenant à deux fibres voisines, vienne s'enclaver un angle aigu appartenant à une troisième fibre (voy. pl. I, fig. 3, *a*).

Chez les poissons, les fibres cristalliniennes sont munies de dentelures acuminées qui s'enclavent d'une fibre à l'autre. La disposition de ces dentelures présente évidemment de l'analogie avec l'imbrication des fibres hexagonales, et toutes deux ont pour objet d'assurer la consolidation latérale des fibres. La superposition des surfaces larges et lisses des fibres ne donne pas une réunion aussi intime. Ce n'est que dans la figure étoilée que la cohésion latérale se perd; car les fibres se touchent simplement par leur extrémité.

Les fibres du cristallin sont d'une transparence parfaite, molles et flexibles. Lorsqu'on déchire celles qui entrent dans la constitution des masses corticales, il s'échappe de la solution de continuité un liquide hyalin, preuve que ces fibres sont composées d'une membrane d'enveloppe et d'un contenu liquide. Toutefois, cette assertion cesse d'être vraie pour les fibres nucléolaires du cristallin de l'homme et en général pour celles du cristallin des poissons. Ces dernières sont formées d'une substance homogène, ce qui justifie pleinement la dénomination qu'on leur a donnée.

Le point le plus délicat des travaux microscopiques qui ont le cristallin pour objet consiste dans la recherche du mode par lequel les fibres s'associent pour constituer les lamelles. La solution de cette question m'a paru si étroitement liée à l'observation de l'embryogenèse du cristallin, que j'ai cru devoir donner place dans ce chapitre aux notions acquises sur ce dernier sujet. Les lamelles du cristallin semblent parfaitement concentriques; car si l'on détache les plus externes, la lentille conserve exactement sa forme. Si donc on parvient à démontrer l'arrangement des fibres constituantes d'une lamelle, on en pourra logiquement déduire la disposition des autres. La disposition des noyaux dans les fibres jette sur ce problème une vive lumière. Chez le nouveau-né, chaque fibre renferme un noyau qui offre une largeur de $0^m,001$, une hauteur de $0^m,015$ et une épaisseur de $0^m,006$. Ce noyau représente donc un disque elliptique et aplati et celui-ci contient toujours un nucléole. Le contenu du noyau est diaphane à l'état frais; mais il prend un aspect finement granuleux dans les liquides durcissants. Dans le point que ce noyau occupe, il remplit complétement la fibre cristallinienne. Chez tous les animaux, ces noyaux se ressemblent, sauf pour les dimensions où ils sont sujets à varier un peu.

Sur une section pratiquée suivant un rayon du cristallin, l'ensemble des noyaux se présente sous l'aspect d'une figure triangulaire dont le sommet est tourné vers le centre du cristallin et la base vers l'équateur de la lentille. Cette figure, faiblement courbée dans le sens antérieur, s'appelle zone nucléolaire. Comme il est très-difficile d'isoler complétement les fibres du cristallin, on ne peut être certain que chacune d'elles ne renferme pas plusieurs noyaux; toutefois, mes recherches m'ont fourni la conviction que chez tous les animaux il n'existe qu'un noyau par fibre. Chez eux, peu de temps avant la naissance et immédiatement après, la zone nucléolaire est très-large, attendu que les noyaux ne se correspondent pas dans les lamelles superposées. Avec le temps, cette zone se rétrécit graduellement et, chez un grand nombre d'animaux, disparaît en entier (poissons, amphibies). Chez l'homme, cette zone garde constamment l'aspect d'une traînée étroite, légèrement convexe en avant, qu'on retrouve jusque dans l'âge le plus avancé, mais qui s'arrête au noyau du cristallin. Ce fait s'explique par la disparition des noyaux des fibres en cet endroit, disparition facile à suivre dans l'œil des jeunes grenouilles. Le contour du noyau perd d'abord sa netteté; son contenu se pointille et le tout disparaît sans laisser de trace dans l'épaisseur de la fibre. On ne peut y constater, pendant cette évolution, la présence d'aucune particule offrant l'aspect graisseux, et je ne saurais reconnaître dans cette suite de phénomènes le fait d'une dégénérescence graisseuse. Chez la grenouille, en même temps qu'un certain nombre de noyaux se détruisent, on peut en voir se développer de nouveaux.

Quant à la direction des fibres, la zone nucléolaire indique que chaque fibre se recourbe dans le sens de l'équateur. La terminaison des fibres peut servir elle-même à nous éclairer sur leur direction. Chez l'homme, les mammifères et les oiseaux, une extrémité de chaque fibre est coupée obliquement et l'autre légèrement arrondie dans le sens de sa largeur, de manière à fournir un renflement en forme de massue (pl. I, fig. 5). Les deux bouts de chaque fibre semblent donc présenter une terminaison différente. Les bouts taillés obliquement sont imbriqués les uns avec les autres, à la manière des tuiles, et ils partent, tout à fait à la périphérie, des rayons de la figure étoilée. Chaque fibre s'incurve autour de l'équateur pour se terminer au milieu de la figure étoilée du côté opposé par le renflement en forme de massue qui constitue la seconde extrémité. La figure étoilée se compose donc, à proprement parler, de l'ensemble des terminaisons des fibres cristalliniennes (1).

A la périphérie même du cristallin et au milieu du noyau, les fibres doivent affecter un arrangement différent de celui qui vient d'être décrit pour combler les vides que ce dernier laisse dans ces parties de la lentille.

La lamelle la plus externe est simplement contiguë, par les fibres qui la constituent en avant, à l'épithélium de la capsule ; tandis qu'en arrière la réunion des fibres avec cette membrane est beaucoup plus intime. Cette disposition se démontre très-clairement sur le cristallin du mouton. Les extrémités des fibres s'élargissent, se portent vers la capsule et représentent en quelque sorte un épithélium ; car celles de la couche la plus externe se terminent à l'équateur, et celles des couches suivantes se terminent en deçà des premières, de manière à couvrir complétement la face interne de la capsule postérieure.

Cet arrangement, on le voit, laisse à nu, chez les mammifères, les parties équatoriales antérieures de la cristalloïde. Ce vide est rempli par des fibres lenticulaires très-courtes qui commencent aux cellules épithéliales de la capsule antérieure, se portent vers l'équateur et adhèrent intimement à la capsule dans toute cette étendue, au delà de laquelle elles se réfléchissent en avant pour se terminer, en se rapprochant du pôle du cristallin, près de la couche épithéliale. Ces sortes de fibres sont très-étroites ; les plus externes ne dépassent guère en longueur des cellules épithéliales ; mais, à mesure qu'elles se rapprochent du centre du cristallin, leurs dimensions s'accroissent et les plus profondes entrent déjà dans la constitution de la première lamelle. Kölliker et H. Müller, d'après des recherches qu'ils ont faites sur des cristallins d'oiseaux, sont les auteurs qui ont décrit ces fibres avec le plus d'exactitude. Il a paru très-naturel de considérer le siége des fibres courtes comme le foyer d'évolution des fibres cristalliniennes ; mais il serait téméraire de penser que la formation de

(1) Chez les poissons et les amphibies, où cette figure étoilée est représentée par un point, les fibres lisses qui entourent d'une sphère presque complète le cristallin à peu près rond de ces animaux se portent du point étoilé antérieur au postérieur. Cette disposition n'est évidemment possible que parce que ces fibres se rétrécissent de l'équateur vers leurs deux extrémités où elles se terminent en pointe (pl. 1, fig. 7). Dans les lamelles moyennes de la lentille de la grenouille, j'ai pu compter 84 fibres dans une seule couche.

nouvelles couches est le résultat de l'accroissement des cellules épithéliales.

M. de Becker a décrit, vers l'équateur du cristallin, des cellules génératrices, c'est-à-dire des noyaux libres entourés d'une masse amorphe dans lesquels il croit avoir reconnu des éléments qui tiennent le milieu entre les cellules épithéliales et les fibres. Quoique son observation ne laisse rien à redire, il en tire une déduction fausse ; car ces noyaux libres ne se rencontrent que chez les nouveau-nés et chez de jeunes animaux, et ne sont contigus qu'aux fibres elles-mêmes.

En examinant des cristallins de jeunes grenouilles, on est amené à envisager ces noyaux libres d'une manière bien différente. Le noyau cristallinien est complétement développé chez les sujets de cette espèce qui ont atteint un centimètre de longueur. Toutes les fibres renferment des noyaux et l'épithélium de la capsule, complétement développé, s'étend jusqu'au voisinage de l'équateur. Entre la capsule et le noyau du cristallin, il existe une substance particulière dans laquelle prennent naissance les fibres des lamelles externes de l'organe. Cette substance se compose d'amas irréguliers de globules transparents et de noyaux. Les globules, très-variables dans leurs dimensions, ne présentent pas de structure et sont tous dépourvus de noyau. Je ne puis que les considérer comme les matériaux d'où naissent les fibres. Cette masse compose toujours la couche du cristallin la plus externe, contiguë à la capsule. En dedans de ces globules et dans le plan de l'équateur, on observe des noyaux très-irrégulièrement dispersés. Plus près encore du centre, on reconnaît que les noyaux ont leur axe dirigé parallèlement aux fibres cristalliniennes.

On voit donc que, chez la grenouille, les fibres ne naissent pas de l'épithélium de la capsule; mais bien de la zone des noyaux qui, à cette époque, occupe un plan assez éloigné de la surface du cristallin. En conséquence, si l'on se refuse à admettre que le développement des lamelles du cristallin ait deux origines différentes, on ne peut regarder les fibres courtes qu'on observe chez l'homme, les mammifères et les oiseaux, que comme des fibres rudimentaires destinées à combler l'espace laissé libre par les fibres des lamelles.

Les cellules génératrices de M. de Becker ne se trouvent pas en contiguïté immédiate avec les cellules épithéliales; mais en sont séparées par un blastème. En outre, les noyaux libres qu'elles contiennent diffèrent essentiellement, pour la grandeur et pour la forme, de ceux des cellules épithéliales. Chez la grenouille, les noyaux de l'épithélium sont arrondis et ont un diamètre de $0^{m},008$. Les noyaux libres, au contraire, sont allongés ; leur longueur mesure $0^{m},012$ et leur largeur $0^{m},009$. Ils sont donc beaucoup plus grands que les premiers et, de plus, ils renferment souvent deux nucléoles. Les noyaux des fibres elles-mêmes sont encore un peu plus grands que les précédents.

La plus grande objection qu'on puisse faire à la théorie qui considère les fibres courtes sous-capsulaires comme des fibres cristalliniennes en voie de développement, c'est qu'on ne saurait expliquer comment ces fibres pourraient se détacher de la capsule.

L'anatomie du cristallin soulève une autre question encore en litige ; à savoir ; l'organisation du noyau de la lentille. Les travaux contemporains ne me fournissent sur cette matière presque aucun renseignement. J'ai cherché à élucider ce point intéressant sur de petits cristallins pris sur des poissons. En théorie, il est, de prime abord, évident qu'une simple imbrication de lamelles à rayon décroissant laisse au centre du cristallin un espace vide. Les fibres courtes les moins longues qu'il m'ait été donné d'observer mesuraient $0^m,009$. Jusqu'à cette limite on peut constater un enchatonnement de lamelles. Au delà, les fibres ne diminuent plus de longueur ; mais la largeur de leur partie moyenne augmente notablement, et la sphère creuse qu'elles composent se transforme en un ellipsoïde allongé d'avant en arrière. Les fibres les plus internes du cristallin des poissons courent exactement dans l'axe de la lentille et remplissent ainsi la partie centrale du noyau. Il est probable que la même disposition existe chez l'homme.

Les notions embryogéniques que nous avons énoncées plus haut nous conduisent tout naturellement à nous demander si, une fois le cristallin parvenu à un état de développement complet, cet organe se régénère d'une manière constante. En admettant qu'il en soit ainsi, on ne saurait concevoir ce mouvement réparateur autrement que par la destruction des couches internes et par une formation incessante de couches externes ; mais cette hypothèse nous paraît inadmissible, attendu qu'on ne saurait considérer les fibres courtes du noyau comme provenant de la transformation des fibres larges et longues qui constituent la substance corticale. En outre, on n'a jamais observé dans le cristallin de matériaux usés, destinés à l'élimination. Tels sont les motifs pour lesquels nous croyons, quant à nous (1), pouvoir refuser au cristallin la faculté de se régénérer d'une manière incessante pendant le cours de la vie.

Pour les mêmes raisons, on ne saurait admettre que la capsule, privée de son contenu, mais laissée en rapport avec ses annexes, soit propre à fournir les éléments d'une lentille de nouvelle formation.

Les mensurations que M. Ed. Jäger (2) a enregistrées sur l'augmenta-

(1) Ch. Ritter.

(2) Ed. Jäger, *Ueber die Einstellung des dioptrischen Apparates.*

tion en volume du cristallin pendant la période d'accroissement sont très-intéressantes. Cet auteur se croit autorisé à en conclure que, durant cette période, le cristallin gagne en largeur, mais que son épaisseur ne change pas. Mes propres mensurations ne concordent pas plus avec ses chiffres qu'avec ses données histologiques. Chez des veaux de huit semaines, j'ai trouvé le cristallin mesurant 8 millimètres d'épaisseur et 13 millimètres de largeur, tandis que chez des veaux âgés de trois ans, l'épaisseur du cristallin était de 10 millimètres et sa largeur de 18 millimètres. Les chiffres de M. Jäger sont probablement erronés ; car j'ai toujours examiné le cristallin sur des yeux encore chauds, et je ne puis m'expliquer la différence que je constate entre mes résultats et ceux de M. Jäger qu'en supposant qu'il a opéré sur des organes moins frais. En effet, chez les jeunes animaux, le cristallin se gonfle bien plus rapidement par imbibition que chez les individus adultes.

Le cristallin d'un jeune sujet est mou, s'écrase facilement et possède un noyau petit et peu consistant. La cohésion des fibres y est intime, leurs contours sont lisses ; toutes renferment un noyau et la zone des noyaux est large. La diminution progressive et l'anéantissement de la faculté accommodatrice, conséquence nécessaire des progrès de l'âge, permettent de supposer que le cristallin subit, à l'époque de la vieillesse, des changements considérables dans sa constitution histologique. Nous avons déjà mentionné la disparition des noyaux et le rétrécissement de la zone nucléolaire. Même dans l'âge le plus avancé, cette zone apparaît encore sous la forme d'un linéament fin, situé à quelque distance de l'équateur. Chez certains animaux, les noyaux disparaissent alors complétement. On voit, dans le cristallin des adultes, la cohésion des fibres diminuer d'une manière sensible, surtout dans le sens latéral. Cette altération se traduit, sous le microscope, par ce fait que les fibres perdent l'aspect lisse de leur surface et deviennent rugueuses. Au fur et à mesure des progrès de l'âge, les fibres reviennent un peu sur elles-mêmes; il en résulte naturellement que leur délimitation s'accuse de plus en plus et devient plus facile à constater.

La diminution signalée plus haut dans la cohésion latérale se manifeste bientôt à tel point que peu à peu les rayons de la figure étoilée du cristallin augmentent de nombre; car la séparation de deux fibres superficielles entraîne l'écartement des fibres sous-jacentes. En dépit de ces altérations, la figure étoilée du cristallin reste fort régulière.

La substance du cristallin augmente de consistance dans la vieillesse, et cela, non-seulement par suite de l'accroissement du noyau, mais encore parce qu'à cette époque les masses corticales perdent de leur mollesse. Le retrait et l'accroissement de rigidité des fibres ont pour résultat un trouble de la vue dont on ne se rend pas souvent un compte exact. L'éclairage latéral peut servir à le démontrer pendant la vie même; car tandis que, chez les jeunes sujets, ce mode d'éclairage ne projette de reflet que sur les parties équatoriales du cristallin; au delà de la trentaine, il permet d'apercevoir le cristallin tout entier et particulièrement le noyau.

M. Huschke a démontré, il y a plus de trente ans, dans un travail fort remarquable, le développement du cristallin. Cet organe apparaît, dans le cours de la troisième semaine, constitué par une inversion du tégument externe dans la vésicule oculaire primitive. Dans le principe, le cristallin a la forme d'une ampoule dont le pédicule se détache rapidement du tégument externe. Puis la lentille s'isole de la cornée, tout en restant, pendant la vie fœtale, très-près de cette membrane; car il n'existe pas alors de chambre antérieure. Au centre du cristallin, on constate, dès cette époque, des cellules provenant des cellules épidermoïdales et d'où naissent les fibres cristalliniennes. A une époque très-récente de la vie fœtale, on aperçoit encore une capsule fine, munie d'épithélium et enveloppée extérieurement d'un réseau vasculaire, que M. Kölliker croit aussi devoir envisager comme une inversion du tégument isolée de son collet. Chez l'embryon de la poule, des poissons et de la grenouille, le développement du cristallin se fait de la même manière. Chez l'embryon humain, j'ai pu voir, dans le cours de la quatrième semaine, l'ampoule lenticulaire close de toutes parts, ainsi que le pédicule qui la rattache alors au système cutané solide.

Les fibres naissent, chez l'homme, de cellules longues munies d'un noyau luisant. La membrane cellulaire circonscrit de prime abord un espace en forme de cube allongé. Ces cellules mesurent, dès la fin du second mois, $0^{m},05$, et leur existence est démontrable dès la quatrième semaine. Nous avons fait, plus haut, mention du mode de développement des fibres cristalliniennes chez la grenouille.

ANATOMIE PATHOLOGIQUE DU CRISTALLIN.

1° *Altérations de la capsule.* — Les nombreuses discussions qu'on a soulevées sur la nature de la cataracte capsulaire ont été définitivement tranchées par les belles recherches que feu H. Müller a faites sur cette matière : la membrane vitreuse qui constitue la capsule n'est sujette qu'à une espèce d'altérations pathologiques, en vertu de laquelle elle devient cassante et paraît se subdiviser en couches, en prenant un aspect irrégulièrement strié. Même au milieu des altérations pathologiques les plus étendues et les perturbations les plus violentes dont l'œil puisse être le siége, la capsule conserve sa transparence et son épaisseur normales.

Si, après une solution de continuité de cause traumatique, cette membrane se trouve placée dans des conditions propices à la guérison, c'est-à-dire si les bords de la plaie restent contigus, la réunion s'y opère sans laisser la moindre trace de cicatrice. Lors donc qu'il est question de modifications pathologiques de la capsule, ce ne peut être que des altérations de la couche épithéliale ou de dépôts siégeant à sa face externe.

Dans la panophthalmie ou inflammation généralisée des membranes internes de l'œil, l'épithélium de la capsule est atteint de dégénérescence graisseuse, soit d'ailleurs que cette dernière se rompe ou qu'elle résiste. Au début de la phlegmasie, les cellules augmentent de volume, deviennent luisantes, et leur cohésion diminue. On voit alors apparaître dans leur contenu de petits points qui, en grossissant, s'enveloppent du contour foncé propre aux molécules graisseuses; puis, le noyau se désagrége, et il ne reste finalement qu'une cellule à granulations graisseuses qui peut elle-même disparaître par la destruction complète de sa membrane d'enveloppe. Du reste, on retrouve parfois ces cellules à une grande distance des autres éléments du cristallin. Quelquefois aussi on peut observer une portion de capsule enroulée sur elle-même et emprisonnant dans une sorte de cornet les cellules épithéliales qui lui appartiennent.

Consécutivement à des troubles de nutrition chroniques du cristallin déterminés par les causes les plus diverses, les cellules épithéliales se gonflent sous l'effet d'une dégénérescence cystoïde de leur contenu. Généralement, dans cette altération des cellules, le noyau disparaît. Ces changements, sur lesquels nous aurons encore à revenir, n'affectent jamais qu'un certain nombre de cellules, et l'inégalité qui les caractérise donne à la couche épithéliale une grande irrégularité.

Enfin, on observe, dans certains cas, au sein de la couche épithéliale, une hypergenèse qu'on ne saurait, jusqu'à présent, s'expliquer; cette hypergenèse donne naissance à des agglomérations de cellules épithéliales normalement conformées, et ces amas se montrent sous l'aspect de véritables papilles. Sur les capsules qui présentent ce phénomène, la couche épithéliale est atteinte, dans le voisinage, d'une altération analogue, consistant dans de petites accumulations de cellules qui paraissent être le début des amas papilliformes. Toutes ces cellules peuvent ultérieurement subir la dégénérescence graisseuse et le gonflement cystoïde signalé plus haut. Ces papilles capsulaires ne s'observent que dans la cataracte molle, où la désagrégation des couches corticales les plus externes ouvre des vides que cette hypergenèse vient ensuite combler.

Les dépôts dont la capsule devient le siége en occupent tantôt la face interne et tantôt la face externe. Ceux de la dernière catégorie sont toujours sur la capsule antérieure et proviennent constamment de l'iris. Toujours aussi, ces dépôts agglutinent cette membrane à la cristalloïde. L'exsudat que l'iris enflammé répand sur la capsule est, au début, composé de fibrine et entremêlé de molécules pigmentaires, de débris de cellules ou de vestiges informes de tissu iridien profondément altéré : lorsque les adhérences de la capsule à l'iris ont persisté un certain temps, la fibrine de l'exsudat est remplacée par du tissu cellulaire. Celui-ci provient évidemment de l'hypergenèse du tissu cellulaire de l'iris ; mais les phases de cette transformation ne sont pas encore suffisamment connues. Plus tard, ce tissu cellulaire nouveau peut s'encroûter de carbonate calcaire ; mais sa capsule conserve toute son intégrité, si ce n'est que les cellules épithéliales de la portion de cette membrane qui répond au dépôt se troublent légèrement ou subissent la transformation cystoïde. On trouve souvent dans ces cellules et quelquefois dans le cristallin lui-même, des molécules pigmentaires ou des particules analogues à celles que contient le dépôt, d'où elles ont dû être entraînées par le courant endosmotique.

Les dépôts qu'on observe à la face interne de la capsule siégent tantôt sur la cristalloïde antérieure et tantôt sur la postérieure. Néanmoins, il faut le reconnaître, les plus considérables occupent toujours la capsule antérieure. Parmi ces altérations, il est fort difficile de distinguer celles qui sont purement séniles de celles qui sont pathologiques ; car, lorsqu'elles apparaissent, les unes et les autres sont identiques Le plus souvent, ces dépôts siégent dans la région équatoriale : ils commencent par de petites élevures ponctuées et transparentes qui dépassent, à peine, le niveau de la capsule ; lorsqu'ils augmentent de volume, ils soulèvent l'épithélium de la cristalloïde et quelquefois l'enveloppent sur divers points. L'accroissement de ces dépôts se fait par l'addition de couches superposées qui constituent soit un tissu fibrillaire, soit une masse complétement homogène. Ils contiennent quelquefois des particules de nature très-variable, comme des débris de fibres cristalliniennes, des molécules graisseuses, des cristaux de cholestérine, des amas pigmentaires et calcaires. De ces petits corps, les uns sont fournis par le cristallin, les autres par l'iris.

Dans certains cas, il est facile de se rendre compte du transport de ces particules dans ces dépôts vitreux. D'abord situés sur ces dépôts ou dans leur voisinage, ils sont peu à peu envahis par de nouvelles couches vitreuses qui les recouvrent ; mais alors même qu'ils font corps avec l'altération principale, ils peuvent encore subir dans leur composition chimique diverses modifications. La présence dans ces masses de cristaux de diverse nature, le démontre suffisamment (pl. 1, fig. 8). Les dépôts capsulaires ne sont donc pas tous exclusivement composés d'une substance identique avec celle de la cristalloïde. Peut-être faut-il ne regarder comme séniles que ceux dont la composition est homogène.

Des dépôts d'un autre ordre, et ceux-là siégent presque toujours sur la capsule antérieure, présentent, dès leur apparition, une texture fibrillaire. Entre les stries, on aperçoit assez souvent des noyaux allongés, et les fibres se relient à la capsule, d'aspect normal, par des appendices pointus et filiformes. Ces dépôts ont, en général, beaucoup de ressemblance avec ceux que l'on constate à la face externe de la capsule; comme eux aussi, on les voit souvent s'incruster de concrétions calcaires. Reste à savoir d'où proviennent les cellules entremêlées aux fibres.

Enfin, on a quelquefois occasion d'observer, à la face interne de la capsule, des dépôts légèrement opaques et d'une texture fibrillaire mal déterminée. Les fibres lenticulaires voisines adhèrent intérieurement à ces dépôts et sont elles-mêmes parsemées d'opacités moléculaires. Il n'est donc pas impossible que ces dépôts soient le résultat de la transformation de fibres cristalliniennes altérées.

Les cellules épithéliales qu'on rencontre au-dessus de ces dépôts, ou dans leur épaisseur même, sont irrégulièrement disséminées et affectées de dégénérescence cystoïde. Quelquefois aussi, elles font absolument défaut sur les dépôts de date encore récente. Rien n'autorise donc à considérer ces cellules comme jouant, dans l'évolution des altérations qui nous occupent, un rôle de quelque importance.

Si, après une opération (abaissement, discision, extraction), ou consécutivement à un traumatisme, le cristallin s'est échappé de sa capsule, celle-ci peut s'enrouler sur elle-même et rester, avec les fibres cristalliniennes qui y adhèrent, complétement inaltérée. L'épithélium lui-même peut garder toute son intégrité. On voit alors les fibres du cristallin s'enrouler à leur extrémité libre et donner issue à une partie de leur contenu qui, sous la forme de globules vitreux, se dissémine en divers points.

Au contraire, dans les cas où l'on a pratiqué l'extraction d'un cristallin pris de cataracte, les restes de la capsule sont quelquefois atteints d'altérations qui ressemblent, de tout point, à celles de la cataracte capsulaire. Les fibres lenticulaires sont alors opaques, car les changements moléculaires qui ont donné lieu à l'opacité du cristallin, envahissent sans exception toutes ses parties constituantes. Les dépôts ci-dessus décrits sont entremêlés de cellules épithéliales atteintes de dégénérescence graisseuse ou cystoïde. Les fibres du cristallin sont irrégulièrement dispersées, ponctuées, revenues sur elles-mêmes et pailletées de dépôts de cholestérine et de détritus graisseux; quoique, dans certains cas, on puisse en retrouver quelques-unes dans un état de conservation assez complète. Lorsque ces vestiges de la capsule désorganisée occupent le champ pupillaire, ils y constituent ce qu'on appelle une cataracte secondaire, état qui se combine, en général, avec l'existence d'exsudats iridiens.

2° *Altérations des fibres cristalliniennes.* — C'est avec raison que les cliniciens établissent dans la cataracte, c'est-à-dire l'opacité du cristallin, deux grandes divisions ; à savoir, la cataracte nucléolaire et la cataracte corticale. La considération de la structure lamelleuse du cristallin et des altérations pathologiques spéciales dont il devient le siége nous mène naturellement à la même classification. On peut dire que jamais l'opacité n'occupe uniformément la totalité du cristallin ; elle n'intéresse généralement qu'un certain nombre de lamelles ou de segments de la lentille et quelquefois même se réduit à un simple pointillé. La couleur des parties opaques varie entre le gris, le jaune, le brun, et même le noir, et l'intensité de cette coloration dépend de l'épaisseur de la substance altérée.

La *cataracte nucléolaire* n'occupe jamais le centre même du noyau ; elle siége constamment dans ses couches les plus externes, et comme on ne saurait établir une limite exacte entre le noyau et les masses corticales, on pourrait, à la rigueur, localiser dans leurs couches les plus profondes l'altération qui nous occupe. On reconnaît, on observant les lamelles ou stries opaques, que les fibres dont elles se composent se désassocient aisément et quelquefois même se séparent en plusieurs débris, preuve qu'elles ont perdu de leur cohésion. Il va de soi qu'il est fort difficile de dire si la fibre altérée s'est raccourcie dans ses dimensions ; mais s'il en est ainsi, la réduction de volume est probablement insensible.

Les dents de scie que l'on aperçoit sur les fibres, chez les sujets d'un âge avancé, c'est-à-dire à l'époque de la vie où cette forme de cataracte s'observe à l'exclusion des autres, sont plus prononcées qu'à l'état normal, et leurs crochets, très-aigus et très-irréguliers, appartiennent manifestement à un état pathologique. Ces crochets ne se correspondent plus d'un côté à l'autre de la fibre ; inégaux en dimensions dans une même série, ils s'écartent les uns des autres sous des angles très-divers, et comme les dents dont ils sont munis ne s'engrènent plus alors réciproquement, il en résulte que la cohésion des fibres du cristallin diminue en raison de l'altération qu'elles éprouvent. Leurs pointes mousses deviennent acérées (pl. I, fig. 9) ; par ce fait, les contours des fibres s'isolent et se dessinent avec beaucoup plus de netteté qu'à l'état sain et il devient possible d'apercevoir entre elles des espaces libres.

Ainsi, ce tissu des jeunes cristallins, si délicat qu'il était presque impossible d'en apercevoir les fibres, et dont on s'expliquait si facilement la parfaite transparence, a perdu ses caractères essentiels dans la cataracte dure et sénile. Il est, en conséquence, bien permis de ne voir dans cette altération que l'expression anticipée, ou si l'on veut, exagérée d'un processus physiologique sénile. La cause primitive de cette altération réside probablement dans une transformation chimique des éléments constituants des fibres, ayant pour conséquence immédiate l'affaiblissement de leur cohésion.

Cette cataracte sénile marche avec beaucoup de lenteur, envahit peu à peu, de proche en proche, les segments et les couches qui avoisinent son point de départ ; mais ne s'étend jamais à la totalité du cristallin. Constamment, on retrouve dans la lentille opaque un certain nombre de fibres saines, surtout dans les lamelles les plus externes de la substance corticale.

La *cataracte corticale* a des caractères bien différents de la précédente. En effet, tandis que, pour cette dernière, tout consiste dans une altération de la membrane isolante de la fibre ; au contraire, dans la cataracte corticale, les modifications de texture portent non-seulement sur l'enveloppe, mais aussi sur le contenu de l'élément. Il y a plus, c'est ce changement du contenu qui apparaît le premier et constitue, à proprement parler, l'altération importante de la cataracte corticale.

Le premier signe par où elle se manifeste consiste dans un fin pointillé des fibres. Celui-ci se montre, en même temps, dans plusieurs parties différentes d'une même section, mais il ne commence jamais par les lamelles sous-jacentes à la capsule. Le pointillé des fibres se dissout dans l'acide acétique, preuve qu'il est composé, non de molécules graisseuses, mais bien d'une matière protéique. A mesure que l'opacité augmente d'intensité, elle s'étend en surface ; elle gagne les parties voisines en passant d'une fibre, puis d'une lamelle à l'autre. Les points dont les fibres sont parsemées deviennent plus nombreux, en même temps que leur volume s'accroît, puis la décomposition du contenu de la fibre gagne peu à peu sa membrane d'enveloppe ; celle-ci s'amincit alors, s'érode, se détruit sur quelques points, et quelquefois même s'altère à un degré tel qu'il n'en reste plus que des vestiges. De cette façon, le contenu des fibres s'extravase dans les parties interstitielles voisines. Parfois les membranes limitantes de plusieurs fibres se soudent pour former des plaques amorphes vitreuses que l'on aperçoit en suspension dans l'émulsion fine qui provient des fibres décomposées. Cette émulsion elle-même subit la dégénérescence graisseuse ; il s'y développe de grandes gouttelèttes oléagineuses à contour foncé, et l'on y constate enfin des cristaux de cholestérine ou de margarine (pl. I, fig. 10).

Ces altérations, suivant qu'elles marchent avec plus ou moins de rapidité, occupent une étendue très-variable. Quelquefois le cristallin se liquéfie en masse, ce qui n'arrive que chez les jeunes sujets, où le noyau n'a pas encore toute sa consistance. Le plus souvent toutefois, on constate au sein de l'émulsion même la présence d'un noyau dur. L'émulsion de la cataracte molle est soumise, comme les éléments normaux du cristallin, au mouvement d'endosmose et d'exosmose qui s'opère physiologiquement dans cet organe. Elle peut, en conséquence, être partiellement résorbée, phénomène plus fréquent qu'on n'est tenté de le croire au premier abord.

La *cataracte traumatique* a des caractères qui la distinguent de la cataracte corticale. On l'observe après des lésions capsulaires assez étendues pour donner accès à l'humeur aqueuse dans les fibres cristalliniennes.

Le premier changement qui s'opère alors dans le cristallin est le gonflement de cet organe. Les recherches microscopiques démontrent que cette augmentation de volume de la lentille est l'effet d'une distension considérable de ses fibres. Celles-ci perdent leur forme hexagonale et, leur diamètre s'accroissant du double ou du triple, elles se présentent avec l'aspect d'un chapelet de perles. En même temps, elles se désagrégent et s'enroulent en spirale (pl. I, fig. 11). Au gonflement des fibres succède bientôt le trouble dont leur contenu peut devenir le siége. A une époque trop rapprochée du début pour que la dégénérescence graisseuse puisse avoir lieu, les fibres se désagrégent et forment une émulsion qui, bientôt absorbée, dans les conditions ordinaires, persiste dans les cas compliqués, pour échapper ensuite à l'observation en se mélangeant de matières étrangères, pus, sang, etc.

L'encroûtement calcaire partiel ou total du cristallin s'observe aussi bien dans les dépôts connus sous le nom de cataractes capsulaires que dans les fibres mêmes de la lentille. Dans la cataracte capsulaire, il donne généralement naissance à des amas de cristaux d'un blanc mat et crayeux. Lorsque le carbonate de chaux se dépose dans les fibres, il se moule d'abord sur la forme de ces éléments; mais lorsque l'encroûtement du cristallin est complet, il n'y existe plus qu'une masse cassante et irrégulière au sein de laquelle, même après une macération dans l'acide chlorhydrique, il n'est plus possible de reconnaître les moindres vestiges des fibres. En subissant cette altération dans toute son étendue, le cristallin se réduit constamment en dimension suivant tous ses diamètres.

Quelquefois le cristallin se prend d'une ossification véritable. La substance se transforme alors en un tissu osseux parfaitement caractérisé. On y observe des trabécules osseuses très-élégamment arrondies et qui renferment des corpuscules osseux très-régulièrement disposés. Comme cette métamorphose s'opère avec beaucoup de lenteur et comme ses débuts ont, jusqu'à ce jour, échappé à l'observation, on ne saurait rien donner de certain sur la succession des phases par lesquelles elle passe.

Les altérations traumatiques du cristallin qui sont l'œuvre volontaire du chirurgien ne méritent pas moins que les précédentes de nous occuper ici; car elles intéressent l'ophthalmologiste au même titre que les changements morbides spontanés du cristallin.

La cataracte traumatique dont il vient d'être question ne doit jamais être provoquée, dans un but curatif, sur la totalité de la lentille. Après une discision régulière de la capsule antérieure, c'est-à-dire après une déchirure peu étendue de cette membrane, il s'échappe de la plaie une faible partie de la substance cristallinienne qui ne devient visible que quelques heures après l'opération. Cette petite masse a la forme d'un cône; sa pointe est dirigée vers la cornée et atteint communément la membrane de Descemet, tandis que sa base correspond à la plaie capsulaire. Elle se compose essentiellement de fibres du cristallin dont les extrémités sont irrégulièrement déchirées. Immédiatement après leur issue hors de la capsule, celles-ci s'imbibent d'humeur aqueuse et leur contenu se trouble, ce qui permet de les apercevoir bientôt. L'opacité des fibres disparaît sous l'action de l'acide acétique.

La résorption des fibres peut s'opérer directement ou après la désagrégation de ces éléments au sein de l'humeur aqueuse. Chez les jeunes animaux, j'ai vu de ces flocons, de moyenne grandeur, disparaître dans l'espace de quinze jours, tandis que chez des individus plus âgés cette résorption exige un temps beaucoup plus long. Après la disparition du flocon, la capsule se reprend sans cicatrice, et comme elle se resserre fortement au collet de la partie herniée, l'imbibition du cristallin en totalité n'est généralement pas possible. Les cellules épithéliales voisines de la plaie sont les seuls éléments qui soient modifiés; elles s'agrandissent un peu.

Si le cristallin est, à la suite d'une opération chirurgicale, tombé dans le corps vitré, en partie on en totalité, les changements qui s'y opèrent sont d'un ordre tout différent des précédents. En effet, le corps vitré est impropre à déterminer la résorption du cristallin, et on se l'explique sans peine si l'on songe au peu d'activité des courants endosmotiques qui s'y font.

Si le cristallin a été luxé sans lésion de sa capsule, il conserve une intégrité parfaite. Les fibres d'un cristallin abaissé par fragments deviennent, au bout de quelque temps, ponctuées, et se ratatinent un peu, tandis que leur membrane limitante se ride et se dentèle irrégulièrement. La cohésion des fibres se détruit donc et les fragments du cristallin se réduisent en masses de plus en plus ténues. Quelques-unes des fibres cristalliniennes assemblées en petits faisceaux, ou bien isolées, s'enroulent alors en formant des spirales. Si les fibres proviennent des masses corticales, elles se montrent souvent entremêlées de globules transparents de grande et de petite dimension, nés du contenu des fibres extravasé hors de leur enveloppe. Ces globules sont groupés autour des fragments de la lentille et peuvent, en confluant, les environner d'une sorte de capsule.

Les autres altérations qui surviennent consécutivement dans le corps vitré trouveront ailleurs leur description. Les transformations variées que ubissent les éléments du cristallin présentent, à la vérité, une progression fort lente; mais elles ne s'arrêtent jamais d'une manière irrévocable; au moins ne peut-on jamais compter avec quelque assurance sur une pareille terminaison. Tel est le motif pour lequel la présence d'un cristallin plus ou moins dilacéré au sein du corps vitré est la source de dangers si graves, car cet état provoque dans la rétine et dans la choroïde une irritation incessante qu'il importe à tout prix de prévenir en abandonnant, s'il le faut, le procédé de l'abaissement.

2° CORPS VITRÉ.

La structure histologique du corps vitré est depuis longtemps l'objet d'une vive controverse. Depuis que l'observation microscopique s'est attachée à élucider cette question; elle n'a réussi qu'à provoquer sur cette matière les opinions les plus contradictoires. Comme le corps vitré est doué justement d'une structure spéciale, unique dans l'économie, il en est résulté que les auteurs, désireux d'y trouver des analogies avec d'autres tissus, sont arrivés à des conclusions très-différentes les unes des autres.

Il n'est pas deux systèmes histologiques où la composition élémentaire du corps vitré soit envisagée de la même façon. Les innombrables cloisons que M. Hanover avait cru trouver dans le corps vitré n'ont été reconnues depuis cette époque que par M. Finkbeiner, et l'opinion de ces observateurs a trouvé si peu de crédit dans la science qu'on ne s'est pas contenté de repousser ce qu'elle avait d'erroné, mais qu'on s'est encore refusé à admettre ce qu'elle renfermait de vrai. Depuis que la pathologie cellulaire exerce une influence si marquée sur la direction des travaux d'histologie, on conçoit très-bien que certains micrographes aient voulu voir un système très-élégant de cellules fusiformes anastomosées, suspendues, sous la forme d'un réseau délié, au sein de la masse gélatiniforme du corps vitré. S'appuyant sur quelques faits mal interprétés, la plupart des anatomistes ont accepté cette manière de voir. Néanmoins elle est inexacte, et la protestation timide qu'elle a soulevée de la part de quelques histologistes est parfaitement justifiée. J'ai exprimé cette opinion dans l'analyse que j'ai faite de la panophthalmie (1), et mes recherches ultérieures n'ont fait que me confirmer dans les conclusions énoncées dans ce travail.

Le corps vitré remplit, dans la cavité du globe oculaire, tout l'espace compris entre la face postérieure du cristallin et la rétine. Il tend donc cette membrane et prête au globe de l'œil sa consistance. Sa forme est, en

(1) *Arch. für Augenheilkunde*, B. VIII, A. 1.

conséquence, exactement moulée sur cette cavité. Il est limité en arrière et latéralement par une surface convexe; en avant, du côté cristallin, par une surface concave. Sa substance est muciforme et se laisse facilement écraser. Enlevé de l'œil, il ne conserve pas sa configuration, mais s'aplatit beaucoup et perd une grande quantité d'eau. Lorsqu'on le dessèche, le retrait qu'il éprouve le transforme en une écaille presque imperceptible et luisante comme une membrane vitreuse desséchée; mais cette écaille, replacée dans l'eau, s'en imprègne assez rapidement pour que le corps vitré reprenne bientôt ses anciennes dimensions.

L'enveloppe de cet organe est constituée par la membrane hyaloïde. Celle-ci représente, dans les parties postérieures de l'œil, jusqu'à 1 millimètre 1/2 de l'ora serrata (c'est-à-dire jusqu'au point où elle s'unit à la rétine), une membrane vitreuse extrêmement fine, dont l'épaisseur mesure de $0^{mm},0012$ à $0^{mm},004$. Au devant de cette limite, l'hyaloïde acquiert rapidement sa plus grande épaisseur, puis se dissocie brusquement en un nombre infini de fibres très-déliées. Celles-ci résistent à l'action de l'acide acétique et sont complétement dépourvues de stries fibrillaires. Cette dernière portion de la membrane hyaloïde est connue sous le nom de zonule de Zinn. Les fibres, ci-dessus mentionnées, qui la composent courent d'arrière en avant, dans la direction des méridiens de l'œil : on n'y peut constater ni anastomoses, ni bifurcation. L'épaisseur de ces éléments est si faible que les instruments ordinaires sont impuissants à la mesurer; cependant quelques-uns d'entre eux offrent des dimensions appréciables ($0^{mm},0012$). Ces dernières fibres s'entrecroisent avec les autres, se réunissent entre elles et leur rigidité rappelle celle des fibres élastiques.

La zonule de Zinn ne s'interpose pas entre les plis des procès ciliaires; mais passe au-dessus. Leurs intervalles sont comblés par la portion ciliaire de la rétine. L'épaisseur de la zonule n'est pas uniforme dans toute l'étendue de cette membrane. En avant, où elle est plus grande qu'en arrière, elle présente des épaississements multiples, ayant la forme de trabécules.

On voit ainsi que la zonule recouvre les procès ciliaires jusqu'au voisinage de leur sommet. Avant d'y arriver, elle se dédouble en deux feuillets, l'un antérieur et l'autre postérieur. Celui-ci conserve la structure régulière des membranes vitreuses et présente une épaisseur de $0^{mm},0018$. Le feuillet antérieur est exclusivement composé de fibres qui s'anastomosent fréquemment entre elles. Il abandonne les procès ciliaires et vient adhérer, sous forme d'une collerette, à la capsule antérieure du cristallin, qui, un peu au delà, augmente en épaisseur. Le feuillet postérieur de la zonule de Zinn offre un parcours plus long, se dévie faiblement en arrière et s'insère à la cristalloïde postérieure. Au delà de cette réunion, la capsule postérieure s'épaissit elle-même un peu, et je dois dire qu'il ne m'a pas été possible de poursuivre l'hyaloïde dans toute l'étendue de la capsule postérieure. Cette portion de l'hyaloïde semble en réalité être virtuelle; car l'épithélium de cette membrane ne se prolonge pas sur la face postérieure de la capsule.

L'espace compris entre les deux feuillets de la zonule de Zinn et l'équateur du cristallin est désigné sous le nom de canal de Petit. Je n'ai jamais réussi à y constater la présence de cellules épithéliales. Ce canal renferme, pendant la vie, une petite quantité de liquide qui semble jouer un grand rôle dans l'accomplissement de la fonction accommodatrice. Il importe de savoir que sa paroi antérieure se prolonge dans la direction de la zonule et qu'il suffit, pour la tendre, d'une action exercée sur cette dernière ; tandis qu'une semblable traction exercée sur la zonule rapproche les points d'insertion de la paroi postérieure et la détend consécutivement.

La portion ciliaire de la rétine est, en général, considérée comme un prolongement de cette membrane, ce qui n'est pas tout à fait exact, car elle adhère intimement aux cellules pigmentaires des procès ciliaires, dont elle comble les replis. Je ne saurais donc envisager les cellules de la portion ciliaire de la rétine que comme un épithélium incolore des procès ciliaires, fait constaté, d'une manière certaine, dans quelques espèces.

Les derniers vestiges de la rétine se perdent insensiblement dans la membrane hyaloïde, à $1^{mm},5$ de l'ora serrata; mais on ne peut étudier cette disposition avec fruit qu'après la description de la rétine. A peu de distance au delà de cette réunion, on aperçoit les cellules de la partie ciliaire de la rétine (voyez pl. I, fig. 12). Ces cellules forment une couche simple et présentent beaucoup d'analogie avec celles de l'épithélium cylindrique. Leur hauteur est de $0^{mm},015$ à $0^{mm},02$, leur largeur de $0^{mm},008$. Toutes renferment un noyau foncé de $0^{mm},007$ de diamètre. Leur configuration n'est pas toujours exactement celle d'un cylindre : un certain nombre d'entre elles sont coniques, forme qui leur permet de remplir, sans laisser de vides, les intervalles des procès-ciliaires. Cette couche de cellules réunit assez intimement ces derniers à la zonule de Zinn (1).

La surface de l'hyaloïde qui regarde le corps vitré est tapissée d'un épithélium très-délicat, contre l'opinion d'autorités considérables. C'est ici vraiment le cas de répéter qu'une appréciation positive l'emporte, de toute nécessité, sur mille allégations négatives.

De tous les modes de préparation actuellement usités, si délicats qu'ils

(1) Chez la baleine, la solidité de cette union est augmentée par une disposition spéciale ; car, à des distances régulières, il existe des trabécules arrondies composées de cellules, et qui s'engagent à la manière de clous dans de petites cavités creusées dans la lamelle.

soient, il n'en est pas un qui n'ait pour effet certain de détacher le plus grand nombre des cellules épithéliales de la membrane hyaloïde et d'en détruire la cohésion. Le degré le plus faible d'altération cadavérique exerce sur ces éléments une action destructive plus rapide encore. Tels sont les motifs pour lesquels on a longtemps nié l'existence de cet épithélium. Chez l'agneau, chez le veau et chez l'enfant nouveau-né, on peut constater un grand nombre de cellules épithéliales sur la membrane hyaloïde, à la condition d'employer des yeux bien frais ou préalablement durcis, soit dans une faible solution de chromate de potasse, soit, dans un mélange, à parties égales, d'alcool et d'eau (pl. I, fig. 13).

Parmi les cellules épithéliales de l'hyaloïde, ce sont, en général, les plus petites qui adhèrent à cette membrane. On ne saurait donc tirer de leur examen une idée bien exacte de la dimension des éléments qui composent cette couche. La grandeur de ces cellules est à peu près la même chez l'homme, l'agneau et le veau, et mesure de $0^{mm},012$ et $0^{mm},02$. Leur contour est, à l'état frais, à peine perceptible : elles sont finement granulées, rondes, polygonales, à quatre, cinq ou plusieurs angles émoussés, et quelques-unes s'allongent par deux côtés en pointes filiformes. Chacune d'elles contient un grand noyau rond de $0^{mm},004$ à $0^{mm},01$ de diamètre, à contour accentué et généralement dépourvu de nucléole.

Si l'on examine un œil encore chaud, on aperçoit les cellules détachées qui occupent, à quelque distance de la membrane hyaloïde, une zone parallèle à cette dernière (pl. I, fig. 14), et l'on reconnaît d'une manière évidente qu'elles remplissaient les vides laissés entre les petites cellules dont l'adhérence n'est pas encore détruite. Leur épaisseur n'est pas appréciable ; elles forment une couche simple à la surface interne de la membrane hyaloïde, et leur exiguïté, leur position et la finesse de la membrane à laquelle elles adhèrent rendent bien compte du peu de cohésion qui les y retient et qui les unit entre elles.

Les manœuvres de préparation nécessaires pour les détacher de la membrane hyaloïde suffisent pour détruire la continuité de la couche qu'elles forment, et il est rare d'en apercevoir un certain nombre qui aient échappé à cette désagrégation. D'ailleurs la facilité avec laquelle ces mêmes cellules s'altèrent et souvent disparaissent dans les différentes solutions conservatrices est encore une preuve du peu de résistance qu'elles présentent. Dans la plupart des solutions concentrées, les cellules perdent leur aspect granulé ; leur noyau se ratatine et finit par disparaître. Quelquefois même la destruction porte sur la totalité de la cellule. Néanmoins, dans tous les corps vitrés conservés de cette manière, on rencontre çà et là des plaques dont la forme et la grandeur sont celles des éléments détruits. Elles semblent composées d'une membrane vitreuse excessivement fine (membrane de la cellule) et renferment parfois un grand noyau rond de $0^{mm},006$. Ces plaques, que tous les observateurs ont sans doute vues, n'ont pas assez attiré l'attention des anatomistes, car leur présence dans la région qu'elles occupent est une forte présomption en faveur de l'existence d'un épithélium et aurait dû fixer les recherches sur ce point intéressant.

L'épithélium recouvre la membrane hyaloïde tout entière et passe sur la zonule. En ce point, les cellules sont plus petites, moins arrondies, plus allongées et aussi plus adhérentes, ce qui, à l'ouverture du globe de l'œil, permet de les apercevoir dans cette partie en plus grand nombre que partout ailleurs. Jamais je n'ai réussi à constater la présence de cet épithélium sur la partie postérieure de la capsule. Il y a plus, sur les yeux les plus frais, il n'est possible de retrouver dans le corps vitré, à quelque distance de la cristalloïde, aucune cellule qui porte les caractères des éléments épithéliaux dont nous nous occupons.

La majeure partie du corps vitré est enkystée dans la membrane hyaloïde. Le corps vitré est complétement transparent et ressemble à du mucus épais. L'alcool lui donne un aspect légèrement granulé. C'est tout ce qu'on peut actuellement affirmer sur la structure de cet organe, complétement identique du reste avec les kystes muqueux, normaux ou pathologiques. Les cellules épithéliales de l'hyaloïde et des parcelles détachées accidentellement de la rétine nagent sans obstacle, dans toutes les directions, au sein du corps vitré, ce qui plaide fortement pour l'opinion qui refuse à ce milieu toute espèce de structure. Les cellules étoilées, que plusieurs anatomistes ont dessinées, doivent être considérées comme des produits artificiels. Chez quelques animaux, notamment chez la grenouille, la membrane hyaloïde porte des vaisseaux sur sa face interne.

Le mode de développement du corps vitré est extrêmement difficile à poursuivre dans ses différentes phases. Suivant Schöler, le corps vitré naîtrait d'une dépendance latérale du derme qui s'enfoncerait, en forme de bonnet, dans la vésicule oculaire primaire. Quoique M. Kölliker appuie cette observation, elle reste encore très-douteuse. Sur des embryons humains de deux mois, le corps vitré se compose de quelques cellules fusiformes voisines de l'artère centrale. Celle-ci naît des vaisseaux de la rétine et parcourt le globe de l'œil dans son milieu jusqu'à la lentille cristallinienne. Dans le cours du huitième mois, le vaisseau a disparu ainsi que les cellules qui y étaient annexées. Chez le bœuf, une portion de l'artère hyaloïde devient quelquefois persistante, phénomène constaté aussi chez l'homme dans quelques cas rares.

ANATOMIE PATHOLOGIQUE.

La structure du corps vitré donne à supposer dans les altérations pathologiques de cet organe une simplicité remarquable. Le corps vitré semble n'être presque jamais le siége d'une altération indépendante. Dans la plupart des cas, il participe à celles de la choroïde et de la rétine, à travers lesquelles il reçoit ses matériaux de nutrition par des courants endosmotiques.

Comme toutes les membranes vitreuses, l'hyaloïde est perméable aux substances dissoutes ou très-divisées. Ainsi, l'on rencontre dans le corps vitré des exsudats fibrineux, du sang, du pus et du pigment, sans que la présence de ces produits implique une solution de continuité de la membrane enveloppante. Les métamorphoses régressives de ces divers éléments ont trompé certains observateurs, en simulant dans le corps vitré des cellules fusiformes où ils ont voulu voir l'élément fondamental de cet organe, et les injections grossières qu'on y a poussées n'ont pas peu contribué à donner un certain corps à cette opinion erronée.

Le sang qu'on aperçoit dans le corps vitré provient, le plus souvent, de la rétine, tandis que le pus, la fibrine et le pigment prennent plus probablement leur source dans la choroïde. C'est donc dans ces deux membranes qu'il faut rechercher les causes des altérations morbides qu'on constate dans le corps vitré. En partant de cette notion, le praticien qui se trouve en présence d'une maladie récente du corps vitré, dirigera toujours son observation et sa thérapeutique d'après les changements morbides de la choroïde et de la rétine.

En conséquence, ce qu'il nous importe d'étudier ici, parmi les modifications pathologiques du corps vitré, c'est beaucoup moins les altérations récentes de ce milieu que celles qui datent de loin et dont l'évolution, parvenue à son terme, a si souvent donné lieu aux interprétations les plus inexactes. Ces vestiges d'anciennes altérations sont désignés sous le nom de scotomes ou de membranes du corps vitré. Ils se composent d'extravasations sanguines ratatinées, de résidus d'éléments purulents, de molécules pigmentaires, enfin de cellules épithéliales de l'hyaloïde. Ces dernières sont détachées de leur couche commune par les masses étrangères qui traversent l'hyaloïde, et elles tombent alors dans le corps vitré, où elles subissent la même transformation que les exsudats. La plupart sont prises de dégénérescence graisseuse ou d'altérations analogues et finissent par se résorber (pl. I, fig. 14, *c*) si complétement, qu'il devient impossible d'en constater la présence dans les membranes ou concrétions fibrineuses du corps vitré. Parfois cependant, ces cellules épithéliales ne perdent que leur noyau et leur contenu, tandis que les corpuscules purulents et sanguins sont inévitablement détruits avec le temps. Les masses fibrineuses du corps vitré ne contiennent donc, en dernier terme, que des molécules pigmentaires et des cellules épithéliales. Peut-être leur présence engendre-t-elle, au sein du corps vitré, des décompositions chimiques; car il se forme souvent à leur surface des dépôts fibrillaires.

On voit ainsi le corps vitré devenir le siége de produits hétérogènes qui y affectent une grande variété de formes. Le noyau de ces produits est généralement constitué par des éléments épithéliaux auxquels adhèrent des masses fibrillaires striées ou irrégulièrement granulées, souvent atteintes de dégénérescence graisseuse et quelquefois parsemées de cristaux de cholestérine et d'hématine. La composition de ces masses ne varie pas avec la région qu'elles occupent. En général, elles se déposent sur le plancher du globe de l'œil et ne changent de position, en augmentant de mobilité, que, lorsque, par l'effet de métamorphoses régressives, elles ont perdu de leur poids.

La membrane hyaloïde est inaltérable, tandis que la zonule de Zinn et ses fibres peuvent s'épaissir et se couvrir, à la manière de la cristalloïde, de dépôts vitreux ou striés, circonscrits et transparents. Ceux-ci n'ont, du reste, aucune valeur pathologique; car ils sont l'effet d'altérations séniles, ou ils coïncident par accident avec des modifications beaucoup plus importantes des membranes voisines.

Le corps vitré se rapetisse consécutivement à une compression forte et prolongée du globe de l'œil, à une iritis ou une irido-choroïdite chronique, à un décollement rétinien, etc. Cette diminution de volume du corps vitré est le résultat d'une déperdition de ses éléments muqueux. Les cellules hyaloïdiennes se prennent alors de dégénérescence graisseuse et disparaissent ou persistent sous la forme de plaques vitreuses. Lorsqu'il existe un décollement de la rétine, la portion du corps vitré qui a disparu est, en quelque sorte, remplacée par le liquide sous-rétinien, qui, d'ailleurs, ne participe nullement des caractères du corps vitré.

Il se produit, dans le glaucome, une hypersécrétion marquée du corps vitré et le premier effet de ce phénomène est d'augmenter manifestement la dureté du globe oculaire. Comme la nature du glaucome est encore obscure, il n'est pas possible actuellement d'émettre, au sujet de cette hypersécrétion, une théorie exacte : tout ce qu'on peut avancer, c'est qu'en pareille circonstance, le corps vitré n'offre aucune altération sensible de structure.

3° LA RÉTINE.

La rétine est une membrane complétement transparente qui ne devient visible pour l'observateur qu'à la suite des altérations cadavériques qu'elle a subies, ou lorsqu'elle se détache de la choroïde, ou enfin quand elle a séjourné un certain temps dans une solution durcissante.

Cette membrane est extrêmement fine. Près du nerf optique, son épaisseur mesure $0^{mm},4$, et elle varie insensiblement jusque vers sa terminaison périphérique, où elle est à peine appréciable. La rétine s'étend, entre le corps vitré et la choroïde, du nerf optique jusqu'à l'origine de la zonule, à laquelle elle se réunit en s'affaiblissant considérablement. C'est près de ce point que les manœuvres nécessaires à sa préparation anatomique la déchirent constamment, et la solution de continuité se présente avec un léger renflement et de fines dentelures, disposition désignée sous le nom d'ora serrata. Le nerf optique, dont la rétine représente l'épanouissement, s'insère, en dedans de l'axe optique et son névrilème se confond avec la sclérotique ; les fibres qui le constituent perdent leur substance médullaire et se recourbent presque à angle droit pour se placer dans le plan de la rétine, où elles se terminent.

Au centre du foramen optique apparaît le faisceau des artères et des veines de la rétine, qui se coude lui-même à angle droit et se subdivise à la périphérie en rameaux de plus en plus fins. L'axe de l'œil aboutit, chez l'homme et le singe, à la tache jaune. Celle-ci présente un diamètre d'environ 2 millimètres et offre en son milieu la fossette centrale où la rétine s'amincit d'une manière notable. Le centre de la tache jaune est distant d'à peu près 4 millimètres de celui du nerf optique. Les particularités de structure observables dans ces importantes parties seront mieux placées après la description de la rétine. Les notions qu'on possède sur la structure de cette membrane ont gagné, depuis quinze ans, une exactitude surprenante. L'anatomiste se heurte encore, il est vrai, dans cette étude, à bien des problèmes irrésolus ; mais on peut dire de ces questions qu'elles se présentent d'une manière très-catégorique, et l'on peut espérer qu'il suffira, pour les élucider, d'en faire l'objet de recherches nouvelles et très-approfondies.

Le mérite le plus éclatant du progrès que nous venons de signaler dans l'étude histologique de la rétine revient sans conteste à feu H. Müller, qui a, par un zèle infatigable, attaché son nom aux premières connaissances sérieuses qu'on ait possédées sur la structure élémentaire de la rétine. Le nombre des travaux modernes écrits sur cette matière est tellement considérable qu'à peine pourrait-on les énumérer sans en omettre quelqu'un. D'ailleurs l'utilité d'une telle énumération resterait douteuse, tant la valeur de ces études est différente.

L'anatomie comparée a été, on peut le dire, la source la plus féconde des conquêtes remportées sur ce terrain par la science moderne; et là encore, il faut le reconnaître, c'est H. Müller qui a le mieux montré le chemin. Nous sommes, quant à nous, d'avis que c'est le seul à suivre pour parfaire l'anatomie de la rétine.

Les notions que fournit l'anatomie comparée sont d'autant plus précieuses que la rétine humaine est très-impropre à démontrer les conditions de structure de cette membrane, et cela, d'une part, en raison de l'exiguité des éléments qui la composent, de l'autre, à cause de la complexité des connexions de ces éléments entre eux. Il est donc indispensable de prendre pour point de départ les dispositions plus simples que les éléments rétiniens affectent chez certains animaux, sinon pour en déduire par analogie les combinaisons qu'ils présentent chez l'homme, tout au moins pour arriver à les connaître, en profitant de la lumière que fournissent ces sortes de comparaisons. Ayant fait de longues recherches sur l'œil d'un certain nombre d'animaux élevés, il m'a paru que celui de la baleine (*balæna mysticetus*) pourrait avantageusement fournir un type de structure rétinienne.

Les différentes méthodes de durcissement découvertes dans ces derniers temps n'ont pas été non plus d'un faible secours aux anatomistes occupés des mêmes recherches. Grâce à elles, ils sont parvenus à isoler les différentes parties de la rétine, à reconnaître leurs connexions, à pratiquer des sections verticales comprenant toute l'épaisseur de la rétine, enfin, à déterminer exactement la position relative de ses différentes couches. Les liquides que je recommanderai le plus sont les solutions d'acide chromique et de bichromate de potasse et les mélanges alcooliques. Dans ces substances, les éléments de la rétine se durcissent, sans formation, dans leurs interstices, de produits artificiels qui gênent l'observateur et sont difficiles à éliminer. Toutefois, il faut avoir soin, pour durcir la rétine, d'immerger dans ces liquides des yeux extirpés depuis très-peu de temps et, si l'on peut, chauds encore. Il est encore nécessaire que celui qui observe des rétines artificiellement durcies, s'il veut se préserver d'erreurs graves, examine toujours comparativement des rétines à l'état frais.

La rétine se compose essentiellement de deux éléments ; de tissu nerveux et de tissu cellulaire (les vaisseaux y compris). La combinaison de ces deux tissus est tellement intime, et les plus petits des éléments qui les composent sont si ténus qu'il n'est pas encore possible d'en déterminer convenablement la nature dans toute l'échelle animale; c'est donc uniquement en partant des notions d'anatomie comparée qu'on arrive à quelque sûreté dans ces déterminations. Ce genre d'étude est, à la vérité, fort délicat, exige beaucoup de temps et est assez souvent fastidieux; mais, en le négligeant, on se prive nécessairement de la précision qui donne à ces travaux toute leur valeur.

En étudiant la rétine sur des coupes verticales, on a reconnu que cette membrane est formée de plusieurs couches parallèles les unes aux autres et démontrables dans toute leur étendue. Cet arrangement résulte essentiellement de la disposition que présente ici le tissu nerveux; car sa structure est telle que tous les éléments de même nature qui y entrent comme parties constituantes y occupent constamment un plan parallèle à la superficie de la rétine, avec cette particularité qu'une série de ces éléments superposés représente la terminaison d'une fibre nerveuse. Je distingue donc, de dehors en dedans, la couche des bâtonnets, la couche des grains, la couche des fibrilles, la couche des ganglions, la couche des fibres nerveuses; enfin une couche interne, représentée par la membrane limitante, qui se termine en dedans de la rétine et se compose exclusivement de tissu cellulaire. Dans la constitution de ces diverses couches (excepté celle des bâtonnets), il entre aussi bien du tissu cellulaire que du tissu nerveux; mais les éléments du premier sont relativement si rares que leur présence est dissimulée par ceux du second, et qu'à l'origine de ces études, on confondait ensemble ces deux tissus. Aujourd'hui même de pareilles erreurs sont encore assez fréquentes. Quant à la division de la rétine en couches, nous devons avouer qu'elle est inférieure à celle qui part de la considération des deux tissus essentiels dont cette membrane se compose : quoiqu'elle subsiste avec avantage lorsqu'on envisage isolément le tissu nerveux de la rétine.

1° *Tissu cellulaire de la rétine.* — Le tissu cellulaire de la rétine appartient à cette variété de tissu conjonctif que M. Virchow a découverte dans le cerveau, et auquel il a donné le nom de *neuroglia*. Ce qu'il faut entendre par ce terme n'est pas encore, il est vrai, parfaitement défini; car si, dans certaines parties de la substance nerveuse, on a constaté la présence de ce tissu; dans d'autres, on l'a admise par déduction plutôt que rigoureusement démontrée. C'est encore dans la rétine que l'existence de la neuroglia a été le plus constamment observée, et c'est là aussi qu'on en a fait la meilleure étude.

Chez l'homme, les mammifères, les oiseaux, les grenouilles et les cétacés, le dernier élément du tissu cellulaire rétinien qu'il soit possible d'isoler est une fibre-cellule, c'est-à-dire une cellule fusiforme à deux extrémités allongées et qui contient un noyau arrondi. Ce noyau, qui, chez presque tous ces animaux, présente une grande analogie, mesure $0^{mm},005$.

Il est légèrement granulé et pourvu d'un nucléole arrondi. La cellule même ne contient que rarement quelques granulations au pourtour du noyau.

La forme et la fonction de cette cellule ressortent des caractères de sa membrane d'enveloppe, qui est rigide et un peu luisante. Les cellules sont unies les unes aux autres par leurs extrémités allongées, qui tantôt s'aplatissent pour constituer des rubans très-minces et tantôt, au contraire, se dilatent, sous forme de cordons épais. A quelque distance de la cellule, ses prolongements se bifurquent, soit sans s'amincir, soit en donnant naissance à un réseau très-délié dont on ne saurait dire avec certitude s'il provient réellement de la cellule ou s'il en est indépendant. Les cellules ne sont pas toutes de la même dimension; leur largeur surtout est très-variable ; les plus petites occupent les parties centrales de la rétine; les plus grandes sont à la périphérie de cette membrane.

Leur grandeur varie encore suivant les couches de la rétine où on les observe. L'ensemble constitué par ces différentes cellules et leurs prolongements simule, jusqu'à un certain point, des cellules à plusieurs branches; mais c'est une illusion, car les cellules de cette espèce n'existent jamais dans la rétine des mammifères. On les observe, chez les poissons, dans la couche intergranuleuse, où, à ce qu'il semble, elles remplacent le réseau délié des fibres fines dont il vient d'être question. Il nous paraît important d'insister sur ce fait que les cellules dont nous nous occupons n'ont jamais que deux prolongements qui se ramifient ultérieurement.

Les cellules du tissu cellulaire varient beaucoup en configuration suivant les couches qu'elles occupent. Si l'on compare entre elles leurs variétés de forme (pl. II, fig. 1 et 2), on peut être porté à élever des doutes sur l'identité de leur nature, et ce n'est qu'après une observation longue et minutieuse que l'on parvient à découvrir les formes intermédiaires à ces extrêmes. Pour acquérir des notions exactes sur la nature du tissu cellulaire rétinien, il est bon de faire porter ses recherches sur des parties périphériques de cette membrane, c'est-à-dire sur des parties voisines de l'ora serrata (1). Dans cette région, le tissu cellulaire l'emporte de beaucoup en quantité sur le tissu nerveux; de telle sorte que l'étude en est grandement facilitée. Il n'en est pas ainsi des parties centrales, où le tissu nerveux est prédominant. En outre, au voisinage de l'ora serrata, les éléments du tissu cellulaire rétinien sont plus volumineux que partout ailleurs et, par ce motif, se rapprochent davantage des éléments de même nature qu'on rencontre dans le reste de l'économie.

(1) Chez l'homme, je préfère, pour cette étude, une région distante de cette limite d'environ 4 millimètres, et, chez les animaux, il est facile de déterminer, d'après l'étendue même de la rétine, le lieu le plus convenable à ces recherches.

La couche la plus interne de la rétine, la membrane limitante, est exclusivement composée d'éléments de tissu cellulaire. C'est un motif suffisant de commencer par cette partie la description du tissu cellulaire rétinien.

La membrane limitante est peu épaisse; elle ne dépasse $0^{mm},002$ que tout au voisinage de l'ora serrata. Elle constitue une membrane continue, juxtaposée à la membrane hyaloïde, du côté de laquelle elle présente, çà et là seulement, quelques inégalités. En dehors, au contraire, elle offre une surface très-rugueuse; car, il en naît des fibres très-nombreuses et très-rapprochées qui se portent vers les couches de la rétine et ont reçu le nom de fibres de la membrane limitante.

Sur des coupes fines, cette membrane est transparente et possède deux contours parallèles, dont l'externe est interrompu par les fibres (pl. II, fig. 3). Elle se distingue de la membrane vitreuse à laquelle elle s'applique, par une rigidité particulière, par des stries qui se portent irrégulièrement d'un contour à l'autre et par la présence de quelques noyaux disséminés. L'aspect de rigidité que cette membrane possède est l'effet de la coloration foncée de ses contours : ses stries transversales et ses noyaux servent à établir sa nature. Il est, en effet, très-difficile d'en isoler les divers éléments; car la cohésion qui les unit est presque aussi forte que celle dont ils sont doués eux-mêmes. Aussi est-il plus facile de les déchirer que de les désunir entre eux.

Les stries transversales parcourent la membrane limitante sous les angles les plus variés; mais elles sont toujours associées par couples qui affectent une direction parallèle. Elles se terminent, du côté interne, à la membrane limitante, tandis que, du côté opposé, elles se confondent avec les fibres émanées de cette dernière, ce qui fait qu'elles rattachent la membrane limitante au reste du tissu cellulaire de la rétine. Les noyaux disséminés dans cette membrane limitante sont toujours interposés entre deux stries parallèles, et leurs dimensions sont assez exiguës.

En général, les noyaux des fibres qui se réunissent à la membrane limitante ne sont pas striés dans l'épaisseur même de cette dernière; ils occupent une partie de la fibre assez éloignée de la membrane limitante. Il semble que celle-ci soit constituée par le conflux d'un certain nombre de fibres et que les cellules se confondent très-intimement par leur extrémité interne, sans perdre pour cela la netteté de leur contour. La largeur des cellules de la membrane limitante est assez uniforme, car celle-ci ne diminue que dans une petite proportion vers les parties centrales et n'augmente que faiblement aussi vers la périphérie. La longueur des mêmes cellules est, au contraire, très-variable. Je la trouve très-faible au centre et à la périphérie de la rétine, tandis que, entre ces deux points, elle atteint des proportions beaucoup plus considérables. Il est cependant rare qu'une cellule soit comprise en entier dans l'épaisseur de la membrane limitante.

L'intérêt principal qui s'attache à l'étude de cette membrane a pour objet les fibres qui s'en détachent. Depuis longtemps, ces fibres ont été décrites comme se fixant par une base large à la membrane limitante, après avoir commencé par une origine déliée et à contour précis. Mes propres recherches m'ont désabusé de l'exactitude de cette description. Je ne désigne sous le nom de fibres de la membrane limitante que celles qu'on peut poursuivre jusqu'à la couche fibrillaire, et, dans cette dernière, elles changent notablement de caractère. Ces fibres sont composées de cellules fibrillaires qui s'unissent très-intimement les unes aux autres par leurs prolongements filiformes. D'après la description qu'on en donnait autrefois, elles seraient, au contraire, simples et unes dans leur composition; mais cela n'est exact que pour les parties de la rétine les plus centrales et les plus périphériques. Dans les parties centrales, ces fibres ont une direction perpendiculaire à la superficie de la rétine, qu'elles traversent depuis la membrane limitante jusqu'à la couche fibrillaire; elles ne sont pas unies les unes aux autres et conservent partout une largeur uniforme de $0^{mm},002$, largeur absolument identique avec celle de la membrane limitante.

Au voisinage de l'ora serrata, là où les fibres nerveuses et les cellules ganglionnaires font presque entièrement défaut, la largeur des fibres qui nous occupent augmente jusqu'au double et même au triple de ce chiffre : elles se portent en divers sens, sous les angles les plus variés, en formant un réseau à mailles larges et irrégulières. Dans les interstices les plus étroits de ce réseau se trouvent çà et là quelques fibres nerveuses, tandis qu'on aperçoit quelques cellules ganglionnaires dans ses mailles les plus larges. Dans les régions moyennes de la rétine, les fibres de la membrane limitante doivent être envisagées à un point de vue tout différent; car lorsqu'on les poursuit jusqu'à la couche des fibres nerveuses, ont reconnaît que chacune d'elles présente à son extrémité externe la même expansion conique qu'à son extrémité interne (voy. pl. II, fig. 3). A la vérité, ces fibres ne sont pas des éléments simples, et la plupart d'entre elles présentent manifestement une striation qui indique la complexité de leur structure; néanmoins, entre ces fibres composées il en existe d'autres qui ne présentent évidemment pas de subdivisions.

La largeur des fibres en question est en rapport avec l'étendue des interstices qu'on rencontre dans les couches des fibres nerveuses et des cellules ganglionnaires : elle est liée, en outre, au nombre des fibres-cellules qui les composent. On comprend sans peine que ces variétés de constitution modifient singulièrement l'aspect de ces éléments. Les fibres simples ont des contours nets et sont luisantes; celles qu'on observe dans les parties centrales de la rétine renferment généralement de petits noyaux difficiles à apercevoir; tandis que les grosses fibres qui avoisinent l'ora serrata contiennent, et en grand nombre, des noyaux volumineux. Enfin les fibres composées ont des contours moins précis et renferment çà et là des noyaux très-ténus.

Les cellules constituantes des fibres de la membrane limitante sont, dans les parties centrales de la rétine, sujettes à des changements qui méritent d'être signalés. La membrane de la cellule et de son prolongement s'aplatit en s'élargissant et devient à la fois très-mince et très-transparente. Cette métamorphose vitreuse de la membrane cellulaire, je l'ai suivie avec assez de facilité sur la rétine de la baleine, où elle se montre principalement dans la couche granuleuse, tandis que, chez l'homme, elle est plus manifeste au voisinage des cellules ganglionnaires. Lorsque les membranes de plusieurs cellules contiguës ont subi cette transformation, elles forment des cavités dans lesquelles sont contenues les cellules ganglionnaires. Les parois de ces cavités sont complétement transparentes, et leur union est tellement intime qu'il est absolument impossible d'établir entre les cellules qui ont concouru à leur formation une démarcation quelconque (pl. II, fig. 2 et 3). Les fibres de la membrane limitante présentent, on le voit, de nombreuses variétés de formes, en partie déterminées par la proportion du tissu nerveux qui entre dans les différentes parties de la rétine. Dans les points de cette membrane où le tissu nerveux devient moins abondant, le tissu cellulaire vient, en quelque sorte, prendre sa place.

De plus, la nature des éléments nerveux de la rétine détermine la forme des éléments cellulaires qui y sont associés. Ainsi, dans les points où existent des éléments nerveux globuleux, comme les cellules ganglionnaires, le tissu cellulaire revêt la forme de cavités, tandis que, là où la substance nerveuse forme des fibres, le tissu cellulaire constitue des réseaux (1).

Quoique les fibres de la membrane limitante se continuent directement avec le tissu cellulaire de la couche des fibres nerveuses, il existe néanmoins, entre ces fibres et ce tissu, des différences considérables. A la

(1) En général, la constitution des fibres de la membrane limitante de la rétine est la même pour les animaux inférieurs de tous les genres. Là du moins, les lois que nous venons d'énoncer se trouvent constamment appliquées. Ces mêmes fibres sont plus fines chez les oiseaux et les mammifères, plus fortes chez les amphibies et les poissons. Chez tous ces animaux, on est frappé des différences que la configuration des éléments de la membrane limitante présente, selon les points de la rétine qu'on observe; et ce contraste est d'autant plus manifeste que les parties centrales de la rétine contiennent un plus grand nombre de cellules ganglionnaires.

limite externe de la couche des cellules ganglionnaires, les fibres en question s'épanouissent dans tous les sens; mais leur passage dans la couche des fibres nerveuses ne s'opère pas dans un seul et même plan, et sur divers points, elles y pénètrent plus profondément les unes que les autres. Si l'on poursuit une de ces fibres, on voit son contour foncé disparaître brusquement, après avoir donné naissance, un peu en deçà et au delà du point où il s'interrompt, à des fibrilles extrêmement déliées (pl. II, fig. 4). La largeur de ces dernières est si faible qu'elle échappe à tous nos moyens de mensuration exacte. On peut évaluer approximativement la largeur de quatre de ces fibrilles réunies à la largeur d'une fibre moyenne de la membrane limitante. Chacune d'elles mesure donc environ $0^{mm},0025$. Ces fibrilles constituent dans la couche qu'elles occupent un réseau d'une excessive ténuité, en sorte qu'avec un éclairage peu intense elles communiquent à cette couche l'aspect granulé qui lui a valu autrefois le nom de couche granulaire.

Chez certains animaux, chez la baleine par exemple, ces fibrilles offrent plus de largeur, et on peut les apercevoir en se contentant d'un grossissement de 300 diamètres. Chez la plupart des autres animaux, il faut un grossissement de 500 diamètres pour découvrir le réseau qu'elles forment par leur réunion. Généralement ces fibrilles affectent une direction radiée par rapport au plan de la rétine; mais, au bout d'un certain trajet, elles quittent cette direction sous un certain angle pour se réunir les unes aux autres. En s'unissant ainsi, elles n'augmentent pas d'épaisseur et conservent une largeur assez uniforme. Je n'ai pas aperçu de noyaux dans le réseau qu'elles forment. Celui-ci présente une ressemblance marquée avec le réticulum celluleux des glandes lymphatiques et des tissus analogues; toutefois, il s'en faut que la similitude soit complète (pl. II, fig. 4).

Si l'on étudie le tissu cellulaire de la couche des fibrilles dans différentes régions de la rétine, on constate qu'il présente, en changeant de siége, des variations assez notables. La couche des fibrilles est, de toutes, celle dont la largeur est la plus uniforme, même lorsqu'on la considère dans ses parties les plus périphériques; et, en parlant de l'ora serrata, nous verrons que cette même couche est aussi celle qui fournit à cette région la majeure partie du tissu cellulaire qui s'y trouve. La disposition du réseau fibrillaire ne se modifie, au voisinage de l'ora serrata, qu'en ce que ses fibrilles, exactement perpendiculaires vers le centre de la rétine, s'écartent de plus en plus de cette direction à mesure qu'on les étudie plus périphériquement. Au centre de la rétine, leur perpendicularité a pour effet de dissimuler presque complétement l'aspect granulé de la couche, et c'est au niveau de la macula que cet effet est le plus manifeste. Au contraire, vers la périphérie, cet aspect granulé de la rétine est plus prononcé :

là, en effet, les anastomoses des fibrilles sont plus multipliées et, pour ce motif, on en aperçoit un plus grand nombre qui courent dans une direction oblique. En même temps, la limite interne de la couche des fibrilles devient moins distincte, et cela, parce que les fibres de la membrane limitante s'y prolongent en plus grand nombre que dans les autres points. Vers l'ora serrata, la couche des fibrilles possède elle-même un réseau de fibres tout à fait analogue à celui que forment, entre la couche des fibrilles et la membrane limitante, les fibres de cette dernière. Les fibres de ce réseau renferment de nombreux noyaux et ont des contours foncés en tout semblables à ceux des éléments de la membrane limitante. Les différences qui s'observent dans les diverses parties de la couche des fibrilles s'expliquent par la suraddition graduelle des fibres de la membrane limitante (1).

Le réseau que nous venons de décrire dans la couche des fibrilles est destiné à recevoir les prolongements des cellules ganglionnaires dont la distribution détermine la largeur des mailles de ce réseau et leur disposition réciproque. Au centre de la rétine, les mailles sont plus étroites, et les fibres qui les composent sont moins obliques; car les prolongements des cellules ganglionnaires ont ici une direction presque perpendiculaire au plan de la rétine, sont très-fines et ne possèdent qu'un petit nombre de ralliements. Les mailles du tissu cellulaire augmentent en largeur vers la périphérie, à mesure que les prolongements des cellules ganglionnaires prennent, dans ces parties, plus de volume, et comme ces prolongements fournissent des anastomoses très-nombreuses, l'arrangement des mailles se complique de plus en plus. On observe donc partout cette solidarité que nous avons signalée plus haut entre la disposition du tissu cellulaire de la rétine et celle des éléments nerveux de cette membrane.

A la limite externe de la couche des fibrilles, les fibrilles se continuent, comme à la limite interne, avec des fibres grosses et à contour foncé. Cet ordre de fibres s'étend de la couche des fibrilles à la couche intergranuleusee. Ces mêmes fibres, en dépit des analogies qu'elles présentent avec celles de la membrane limitante, s'en distinguent néanmoins par des caractères assez tranchés. Elles courent constamment dans une direction perpendiculaire au plan de la rétine et ne forment pas d'anas-

(1) Chez certains animaux, chez la baleine par exemple, le réseau fibrillaire de la couche des fibrilles est, dans les parties centrales de la rétine, composé d'éléments plus grossiers et plus riches en noyaux que chez l'homme. Il est donc facile de reconnaître ici que les fibrilles les plus déliées sont de la même nature que les fibres plus fortes de la membrane limitante. Peut-être même tirent-elles leur origine de ces dernières.

tomoses. Toutefois, elles peuvent, sur certains points, grâce à une sorte de transformation vitreuse et à une distension considérable de leur membrane cellulaire, constituer de petites cavités analogues à celles qui s'observent entre les cellules de la couche ganglionnaire. Chez la baleine, c'est justement dans cette partie de la rétine que cette métamorphose s'observe le mieux (pl. II, fig. 8).

Chez l'homme, la formation de ces cavernules est moins fréquente; mais elle n'en reste pas moins reconnaissable à des traits assez caractéristiques. Les cavités en question renferment un petit nombre de cellules de la couche granuleuse, et leurs parois sont perforées par les prolongements filiformes de ces cellules. Par ce fait, la largeur des fibres dont nous traitons est très-variable, et souvent, il est impossible de la déterminer par les moyens ordinaires; mais on peut avancer qu'elle ne tombe jamais au-dessous de $0^{mm},003$. La membrane d'enveloppe des fibres présente souvent une dilatation globuleuse (pl. II, fig. 1). En général, les cellules de ces fibres s'étendent par un de leurs prolongements jusqu'à la couche des fibrilles, et, par l'autre, atteignent la couche intergranuleuse, après avoir traversé celle des cellules de la couche des grains. Au centre de ces cellules il existe un noyau de $0^{mm},005$ de diamètre.

Les prolongements externes de ces fibres-cellules constituent, en s'associant, un nouveau réseau de fibrilles qui, dans l'ensemble, représente le tissu cellulaire de la couche intergranuleuse. Cette dernière n'existe pas chez tous les animaux. Ainsi, chez la baleine, elle n'est indiquée que par deux traînées de tissu cellulaire. Chez l'homme, les mammifères, les oiseaux et les amphibies, la couche intergranuleuse ressemble exactement à la couche des fibrilles. Elle ne s'en distingue que par des stries perpendiculaires qui représentent les anastomoses filiformes situées entre les cellules et les grains de la couche granuleuse. Ces prolongements filiformes appartiennent au tissu nerveux et sont entrelacés de fibrilles formant un réseau à mailles plus étroites que celui de la couche des fibres nerveuses (pl. II, fig. 5). Ces fibrilles affectent une disposition assez régulière en formant des figures quadrangulaires, pentagonales et hexagonales, telles que la terminaison de ces petits éléments et leur point d'origine se correspondent. Les angles de ces figures, qui, en général, ne sont pas arrondis, envoient des anastomoses aux fibres semblables voisines, de telle sorte que dans la constitution d'une des figures géométriques qu'elles composent il entre toujours plusieurs fibres. Celles-ci, même sous un grossissement de 500 diamètres, ne se montrent pas pourvues de deux contours: seuls, les coins des figures se dessinent un peu plus nettement. Vers les deux faces de la couche intergranuleuse, ce réseau se termine par des fibres de couleur foncée qui, près de l'ora serrata, remplacent complètement les fibrilles et occupent, par conséquent, toute l'épaisseur de la couche (1).

Dans la couche granuleuse, on rencontre de simples fibres de tissu cellulaire provenant de fibres-cellules qui ne sont pas beaucoup plus fines que les fibres de la membrane limitante. Elles se distinguent des fibres de Müller en ce qu'elles ne renferment pas de grains et ne contiennent qu'un simple noyau. En outre, la membrane enveloppante de chaque cellule est assez largement dilatée, et, par son prolongement externe, subit ordinairement la métamorphose vitreuse ci-dessus indiquée. La réunion des cellules se fait par des anastomoses en arcades : dans la partie centrale de la couche granuleuse, on observe deux séries d'anastomoses superposées, tandis que, vers la périphérie, toute l'épaisseur de la couche est occupée par une seule série d'arcades, contiguë à la couche des bâtonnets. Comme les ramifications externes des cellules qui constituent ces arcades sont, en grand nombre, le siége d'une métamorphose vitreuse, il en résulte que, sur certaines préparations, la limite externe de la couche des grains semble arrêtée par une membrane continue. C'est ce que M. Schultze (*De penitiori structura retinæ*) a cru devoir désigner sous le nom de membrane limitante externe. Je ne crois pas nécessaire d'accepter l'existence d'une telle membrane ; car, dans les parties centrales de la rétine, cet épanouissement membraneux des cellules fait complétement défaut, et, dans les parties moyennes, cette disposition est souvent interrompue. Elle ne constitue donc, à proprement parler, une membrane que vers l'ora serrata. D'ailleurs, nous aurons occasion de revenir sur ce sujet (2).

Les dernières fibres du tissu cellulaire de la rétine sont situées au devant de la terminaison interne des bâtonnets ; elles constituent, en ce point, les arcades les plus externes. Autant que les recherches les plus récentes permettent d'en juger, le tissu cellulaire rétinien s'arrête là. Pourtant, il est possible qu'entre ces dernières arcades et l'enveloppe des cônes et des bâtonnets, on arrive un jour à constater des connexions intimes. Mes

(1) Chez les poissons, la couche intergranuleuse est remplacée par plusieurs couches de cellules multipolaires d'une grandeur de $0^{mm},05$ à $0^{mm},1$. Les prolongements larges de ces cellules forment un réseau à grandes mailles que traversent les fibres de Müller (pl. II, fig. 6). La couche intergranuleuse de la baleine représente, en quelque sorte, une transition entre ces deux états.

(2) La disposition en arcades du tissu cellulaire de la couche granuleuse n'est nulle part aussi manifeste que sur la rétine de la baleine ; car, chez cet animal, la couche des grains et la couche des cellules de la couche granuleuse ne sont pas séparées par une couche intermédiaire. C'est aussi chez la baleine que la limite externe du tissu cellulaire rétinien s'étudie le plus facilement.

propres travaux ne m'ont pas encore donné là-dessus des résultats certains; d'ailleurs, j'aurai à revenir sur ce point, à propos de la couche des bâtonnets. (Voy. pl. II, fig. 7.)

Dans la description du tissu cellulaire de la rétine, je me suis essentiellement attaché aux parties périphériques de cette membrane. C'est là, en effet, que la forme caractéristique de ce tissu est le plus manifeste. Au contraire, dans les parties centrales de la rétine, le tissu cellulaire subit insensiblement des transformations telles, que le micrographe éprouve de grandes difficultés à déterminer le genre auquel il appartient. Ces transformations peuvent être définies de la manière suivante. Vers le centre de la rétine, les éléments du tissu cellulaire sont très-fins et la direction qu'ils suivent est perpendiculaire au plan de la rétine, double motif pour qu'on les confonde avec des éléments nerveux. La direction des fibres et leur mode de propagation dans la couche des fibres nerveuses et la couche intergranuleuse, nous permettent, dans les cas douteux, moins fréquents au reste qu'on ne pourrait le croire, de discerner avec certitude un élément cellulaire rétinien d'un élément nerveux. Comme nous l'avons déjà dit, ces variétés de forme que le tissu cellulaire affecte dépendent essentiellement de la distribution du tissu nerveux lui-même. La disposition que le tissu cellulaire présente dans les parties les plus périphériques de la rétine mérite une exposition isolée ; mais j'ai mieux aimé en reporter l'étude après la description du tissu nerveux rétinien.

Les vaisseaux de la rétine ont des rapports intimes avec le tissu cellulaire de cette membrane. Ils appartiennent tous à l'ordre des vaisseaux capillaires, et leur diamètre varie entre $0^{mm},02$ à $0^{mm},1$. Leur paroi est constituée par une membrane amorphe dans laquelle sont les noyaux, rapprochés de sa face externe. Ces noyaux sont assez serrés dans les plus gros de ces capillaires, et disséminés dans les plus petits. On observe, dans quelques-uns de ces vaisseaux, une traînée de noyaux irrégulière et oblique par rapport aux autres séries de noyaux qui courent parallèlement à l'axe du vaisseau, et plus près de la face externe de sa paroi. Ce caractère indique que les vaisseaux en question cessent d'appartenir au genre des capillaires, pour constituer des artérioles. Quelquefois, on voit les prolongements ramifiés du tissu cellulaire s'adosser à la paroi des vaisseaux capillaires ; on voit même des cellules semblables juxtaposées aux capillaires envoyer des émanations au tissu cellulaire de la rétine.

Les vaisseaux rétiniens proviennent tous des vaisseaux centraux du nerf optique. Ils suivent donc tout naturellement une direction analogue à celle des fibres nerveuses, en se ramifiant dans l'épaisseur de la couche qu'elles constituent. Toutefois, la région qu'ils occupent en propre est le réseau des fibres de la membrane limitante, d'où ils se portent jusqu'à la couche des fibrilles. Les vaisseaux d'un certain calibre soulèvent la membrane limitante en formant une saillie vers le corps vitré. Il est rare que des vaisseaux du plus fin calibre s'observent dans la couche des fibrilles. Autour du centre de la rétine les vaisseaux se répandent en forme d'arcs et n'envoient à cette partie de cette membrane que leurs plus fines ramifications.

2° *Tissu nerveux de la rétine.* — La rétine contient les terminaisons des fibres du nerf optique et l'appareil sensorial par lequel s'opèrent la perception du rayon lumineux et sa transmission aux fibres nerveuses. Cette transmission, qui se fait entre l'appareil sensorial et les fibres nerveuses, est l'œuvre des cellules ganglionnaires. La disposition de cet appareil est telle qu'il existe un nombre presque indéterminé de points sensibles à chacun desquels est associé un conducteur qui se porte vers les fibres nerveuses en se multipliant au fur et à mesure qu'il avance dans son trajet. Pour produire cet effet, les divers éléments du tissu nerveux rétinien sont distribués en couches qui toutes affectent une direction parallèle au plan de la rétine. La division la plus simple admet dans ces éléments nerveux, cinq couches distinctes qui, considérées de dehors en dedans, sont :

1° La couche des bâtonnets;

2° La couche granuleuse ;

3° La couche des fibrilles ;

4° La couche des cellules ganglionnaires ;

5° La couche des fibres nerveuses.

La couche granuleuse n'est pas simple; elle se compose essentiellement de deux ordres d'éléments tout à fait différents. La couche des fibrilles ne contient pas, à proprement parler, d'éléments types du tissu nerveux. Si donc on voulait déterminer les couches de la rétine en s'appuyant rigoureusement sur la répartition du tissu nerveux, il faudrait accepter la division suivante :

1° Couche des bâtonnets;

2° Couche des grains (couche granuleuse externe);

3° Couche des cellules de la couche des grains (couche granuleuse interne);

4° Couche des cellules ganglionnaires;

5° Couche des fibres nerveuses.

La couche intergranuleuse et celle des fibrilles sont alors envisagées comme de simples couches conductrices intermédiaires aux précédentes. Néanmoins, jusqu'à nouvel informé, je m'en tiendrai à la première de ces classifications, aujourd'hui la plus généralement acceptée.

La *couche des bâtonnets* (pl. II, fig. 10) se compose de deux espèces d'éléments, à savoir les bâtonnets et les cônes. Il me semble qu'on donne trop d'importance à la séparation de ces éléments, et mes recherches me portent à les considérer comme des variétés d'un seul et même type élémentaire, ce que j'espère pouvoir mettre en lumière par une description exacte de leur forme histologique.

Les bâtonnets (pl. II, fig. 11, A) sont des cylindres ténus qui mesurent chez l'adulte $0^{mm},05$, et chez le nouveau-né $0^{mm},033$ de longueur, sur $0^{mm},003$ de largeur. Chacun d'eux présente, à l'état frais, un reflet jaunâtre et quatre contours très-précis, dont les plus longs, qui sont exactement parallèles, sont coupés par les deux plus petits à angle presque droit. De l'extrémité interne de chaque bâtonnet, c'est-à-dire du contour le mieux accusé de cet élément, on voit quelquefois émaner un filet à peine perceptible qu'on ne peut poursuivre dans le contour auquel il est contigu. Ce filet est toujours en communication, sur son trajet, avec un grain de la couche granuleuse. On n'arrive bien à observer ces éléments si délicats qu'en les durcissant dans de l'acide chromique ou de l'alcool; mais hâtons-nous d'ajouter que sur des préparations complétement fraîches, on parvient aussi, dans un très-petit nombre de cas à la vérité, à distinguer au milieu du bâtonnet une ligne très-fine qui se porte de haut en bas et se prolonge dans le filet externe. Sur une rétine durcie dans de l'acide chromique (pl. II, fig. 11, B), le bâtonnet se montre dépourvu de reflet : ses contours s'accusent davantage et perdent leur direction rectiligne pour devenir flexueux. L'extrémité externe du bâtonnet se dilate en forme de massue, tandis que son contour opposé semble faire déhiscence pour se transformer en un double contour. Quand il est sous le champ du microscope dans une disposition favorable à cette observation, on reconnaît que cette extrémité du bâtonnet est réellement ouverte et donne accès par des bords renversés dans une petite cavité. Si l'on poursuit alors le filet externe, on le voit, d'une manière évidente, pénétrer par cet orifice dans l'intérieur du bâtonnet, le traverser dans sa partie médiane jusqu'à son bout externe et s'y terminer par un petit renflement. Le durcissement artificiel auquel on a recours a pour effet de détacher le filet central de l'enveloppe du bâtonnet, et permet ainsi d'en étudier la conformation. Chez l'homme, les bâtonnets sont donc composés d'une membrane d'enveloppe et d'un filet central (1).

Les *cônes* (pl. III, fig. 1) se composent d'une portion médiane large

(1) La même disposition s'observe chez tous les animaux supérieurs; mais chez beaucoup d'entre eux, on voit entre le filet central et la membrane d'enveloppe une sorte de moelle grumeleuse dont l'existence ne se révèle aussi qu'après le durcissement de la rétine. Tels sont encore les bâtonnets de la grenouille, de la salamandre et des amphibies en général, chez lesquels ces éléments atteignent, comme on le sait, un grand développement.

et granulée et de deux appendices affilés dont l'un se porte en dehors, l'autre en dedans. L'appendice interne se continue avec un filet allongé qui contient, sur le reste de son trajet, quelques grains de la couche granuleuse ; l'appendice externe se termine par une extrémité arrondie. La longueur du cône mesure, chez l'adulte, de $0^{mm},03$ à $0^{mm},04$, et chez le nouveau-né $0^{mm},015$: sa plus grande largeur est de $0^{mm},006$, ses appendices n'ont que $0^{mm},0015$ dans cette dimension. Sous l'influence des différents procédés de durcissement, l'état granulé du cône devient plus accusé et l'on y distingue, le plus souvent, vers l'extrémité interne de sa portion médiane, un petit corps globuleux que l'on regarde en général comme un noyau; mais que je considère, quant à moi, comme une simple dilatation du filet central. En effet, le filet externe ne se continue pas avec le contour du cône, mais pénètre dans l'appendice interne qu'il remplit complétement. De là, il se prolonge vers l'extrémité interne de la partie médiane du cône, où tantôt il forme ce renflement globuleux et tantôt se termine simplement, sans changer de diamètre (1).

Il suffit de comparer, à première vue, la composition des bâtonnets à celle des cônes, pour juger qu'on a vainement tenté d'établir autrefois entre les uns et les autres des différences bien tranchées. Chez certains animaux, par exemple chez la baleine, les bâtonnets font même complétement défaut. Il est vrai que chez l'homme, dans toute l'étendue de la tache jaune, la couche des bâtonnets ne contient que des cônes ; mais ce genre est le seul où cette particularité se rencontre. L'importance des cônes a encore diminué depuis la découverte du filet central ; car toute la valeur physiologique des cônes et des bâtonnets repose sur l'existence de ce filet dont l'extrémité externe constitue le point signalé plus haut. Les bâtonnets et les cônes ne sont donc, répétons-le, que deux formes d'un seul et même élément. Leur membrane d'enveloppe se rapproche du tissu cellulaire, et il est possible qu'il existe entre cette dernière et les arcades cellulaires susdécrites qui leur sont contiguës certaines connexions ; mais il reste encore, dans cette étude, bien des questions en litige.

(1) Chez les oiseaux, on rencontre dans l'intérieur des cônes et près de leur extrémité externe, une gouttelette d'huile d'une coloration rouge, jaune ou blanchâtre. Celle-ci n'a aucun rapport avec le filet central, et sa présence en ce point est encore inexpliquée. Les cônes des poissons présentent une autre particularité fort curieuse ; c'est-à-dire des éléments jumellaires plus nombreux encore que les éléments simples : ce sont deux cônes réunis par une portion médiane, qui n'est indiquée que par un contour d'une extrême ténuité. Les appendices terminaux se dédoublent et dans chacun des deux internes on aperçoit un filet central, qui se termine toujours librement sans présenter de renflement globuleux. Cet état jumellaire des cônes n'a pas reçu, jusqu'à présent, d'interprétation plausible.

La répartition des bâtonnets et des cônes se fait, chez l'homme, de telle sorte que dans la tache jaune, il n'existe que des cônes, que ces éléments prédominent encore dans les parties voisines; mais que leur importance numérique va en diminuant vers la périphérie. Chez les animaux, on ne saurait énoncer, touchant la distribution réciproque de ces éléments, une loi générale. Vers la périphérie de la rétine, les bâtonnets et les cônes diminuent de longueur. L'extrémité interne et béante des bâtonnets et les arcades les plus externes du tissu cellulaire se touchent, et cet arrangement a fait croire à l'existence d'une membrane limitante.

La *couche granuleuse ou des grains* (couche des nucléoles, C. granuleuse de M. Robin) se divise en trois autres, dont la moyenne est sujette à varier de position. C'est elle qu'on nomme intergranuleuse, et qui sépare la couche en deux portions où l'on trouve des éléments nerveux tout à fait différents. L'externe contient des grains et l'interne les cellules de la couche granuleuse. La totalité de cette dernière a, dans les parties centrales de la rétine, $0^{mm},75$ de largeur. Sur cette dimension, $0^{mm},35$ reviennent à la portion externe, $0^{mm},18$ à la portion interne et $0^{mm},22$ à la portion moyenne ou intergranuleuse de la couche. Près de l'ora serrata, la largeur de cette dernière diminue jusqu'à une limite de $0^{mm},04$, et les trois portions qui la composent prennent une part égale à cette réduction d'épaisseur.

Les grains sont des corps ronds ou ellipsoïdes d'un diamètre de $0^{mm},005$ à $0^{mm},01$. Quelques-uns d'entre eux présentent, sur celle de leurs faces qui regarde vers l'observateur une dépression arrondie (pl. III, fig. 2). Chez certains animaux, la forme ronde prédomine (agneau), chez d'autres, c'est la forme ellipsoïde (veau); tandis que chez l'homme, l'une et l'autre existent dans la même proportion. Au reste, ces deux formes n'offrent pas de différences marquées. Les grains ellipsoïdes ont leurs faces étroites tournées en dehors et en dedans.

Immédiatement après la mort, les grains présentent deux ou trois stries transversales qui les contournent dans une direction parallèle au plan de la rétine : les corpuscules ronds ont, en général, deux stries, les ovales, trois. Elles ont un double contour, une largeur de $0^{mm},001$, et sont distantes l'une de l'autre de $0^{mm},15$. Elles disparaissent, en général, un petit nombre d'heures après leur apparition, quoique j'aie pu quelquefois en constater encore l'existence dix-sept heures après la mort.

Dans une faible dissolution d'acide chromique, elles se conservent quelques jours, et plus longtemps dans un mélange composé, à parties égales, d'alcool et d'eau. Si l'on étudie leur mode de disparition, on les voit s'élargir et perdre la netteté de leurs contours, pendant que le grain devient le siége d'un pointillé très-fin et prend un aspect généralement grumeleux. Aucun réactif n'a, jusqu'à présent, réussi à mettre en relief les différences qui existent entre ces stries et le reste du corpuscule auquel elles appartiennent. Ces stries se séparent nettement, sur une rétine plongée dans un liquide durcissant, du contour du grain, et forment ainsi un petit globule bleuâtre. Chaque grain se compose donc probablement de deux substances différentes superposées par tranches alternes et discoïdes. Toutefois, ces stries transversales n'existent que chez les mammifères; dans tous les autres genres, l'état grumeux signalé plus haut se montre très-peu de temps après la mort; de plus, le contour externe du grain apparaît moins nettement dessiné et ne présente plus aucune membrane d'enveloppe.

Les grains occupent l'épaisseur des filets qui partent des bâtonnets et des cônes. Ces filets offrent, dans leur continuité, après un trajet plus ou moins long, plusieurs dilatations dans chacune desquelles s'aperçoit un grain. Chaque filet est donc constitué par une membrane très-déliée qui, en traversant la couche externe des grains, embrasse de 2 à 5 de ces corpuscules (pl. III, fig. 3). Les filets de la partie centrale en contiennent plus que ceux de la périphérie. Ils traversent la couche intergranuleuse perpendiculairement à sa direction. Là, ils sont entrelacés par le réseau des fibrilles cellulaires et, dans cette même couche, on voit quelquefois deux d'entre eux se fondre en un seul.

La partie la plus interne et la plus faible de la couche granuleuse est constituée par des cellules de cette couche (pl. III, fig. 3) que l'on confondait autrefois avec les grains. A peu de différences près, leur diamètre mesure 0^{mm},01, et elles accusent une forme arrondie et polyédrique. A l'état frais, elles offrent l'aspect de petites vésicules d'une transparence parfaite : elles se ratatinent un peu dans une solution durcissante et leur contour y augmente de netteté. Leur membrane d'enveloppe renferme un contenu finement granulé dans lequel existe un grand noyau rond à contour net. Celui-ci contient un nucléole et mesure 0^{mm},006 de diamètre. Les angles de chaque cellule sont déterminés par ses prolongements. Il en existe pour chacune deux ou trois, dont l'un naît exactement du pôle interne de la cellule, les autres partent de son côté externe. Le prolongement interne s'enfonce dans la couche des fibrilles, tandis que les externes prennent une direction perpendiculaire au plan de la rétine en pénétrant dans la couche intergranuleuse. Ce sont ces derniers qu'on appelle fibres radiées et auxquelles je conserverai de préférence le nom de fibres de Müller. Elles naissent séparément de chaque cellule au nombre de deux : ou bien si la cellule n'en fournit qu'une, celle-ci se divise un peu après son origine en un nombre variable de fibrilles qui se portent vers les filets des grains : il appartient peut-être à chaque cellule de cette couche plusieurs de ces filets. Quant au prolongement interne, il se répand après un court trajet, dans les directions les plus variées.

La *couche des ganglions* présente une épaisseur très-inégale : au centre de la rétine, elle se compose de plusieurs strata de cellules (chez l'homme, il en existe huit) dont le nombre diminue vers la périphérie. Au delà de l'équateur de l'œil, cette couche offre déjà de nombreuses solutions de continuité et s'épuise complétement à quelque distance de l'ora serrata. Les interstices laissés libres par l'absence des cellules ganglionnaires sont comblés par les fibres de la membrane limitante et le réseau qu'elles forment. Les cellules ganglionnaires de la rétine (pl. III, fig. 4) ont un diamètre de $0^{mm},015$ à $0^{mm},04$. A l'état frais, elles sont très-finement granulées et contiennent un grand noyau à contour précis, mesurant de $0^{mm},01$ à $0^{mm},015$. Ce noyau est finement granulé et contient ordinairement un, rarement deux nucléoles. Grâce aux divers procédés de durcissement employés, l'état grumeleux de la cellule augmente et les granulations s'isolent davantage de la membrane cellulaire. Celle-ci apparaît alors sous la forme d'une membrane vitreuse très-mince, qui, sur des pièces préparées par dilacération et où les cellules sont déchirées, se montre sous forme de petits lambeaux isolés. Il est bien rare qu'une cellule contienne deux noyaux. La grandeur de la cellule permet de déterminer approximativement le siége qu'elle avait dans la rétine; en effet, les plus petites occupent le centre de cette membrane et les plus grosses son extrême périphérie.

Dans tous les genres animaux, on observe cette disposition des cellules ganglionnaires. Toutes les variations qu'on constate dans ces éléments portent sur leur dimension. Des recherches d'anatomie comparée ont permis de poser en loi que la grandeur des cellules ganglionnaires rétiniennes est, chez tous les animaux, en rapport direct avec la dimension des ganglions du cerveau. La même loi s'établit encore entre la longueur et la largeur des fibres nerveuses de la rétine et celles des fibres ganglionnaires du cerveau qui sont identiques chez un même animal; les dimensions des autres parties constituantes de la rétine, c'est-à-dire de celles qui composent essentiellement l'appareil sensorial, dépendent de conditions tout à fait différentes, liées aux habitudes et aux nécessités de chaque organisme animal.

L'étude la plus importante dont les cellules ganglionnaires méritent d'être l'objet a rapport aux prolongements de ces cellules et au mode d'union de ces derniers avec d'autres parties de la rétine. Nous distinguerons ces prolongements en internes et externes, suivant le côté d'où ils partent. Les prolongements externes des cellules ganglionnaires entrent dans la couche des fibrilles, les internes dans celle des fibres nerveuses; c'est du nombre de ces prolongements que dépend la configuration de la cellule ganglionnaire. Les prolongements externes sont très-nombreux; j'en ai compté, chez l'homme, jusqu'à 25, chez la baleine 25 et plus. Les cellules du centre en possèdent moins que celles de la périphérie; ce qui résulte naturellement des différences de grandeur que les cellules présentent suivant l'emplacement qu'elles occupent. Les plus petits de ces prolongements sont larges de 0mm,002, tandis que les plus forts atteignent une épaisseur égale à la moitié de celle de la cellule. Ils forment un ensemble qui se subdivise dans la couche fibrillaire où leurs branches transversales ont 0mm,002 de largeur; ces prolongements naissent directement de la membrane de la cellule, et les plus larges contiennent toujours, jusqu'à une certaine distance de leur origine, un contenu granuleux où s'aperçoivent des stries parallèles très-fines par lesquelles s'annonce la subdivision ultérieure des prolongements cellulaires en un certain nombre de ramifications.

Celles-ci constituent, dans la couche fibrillaire, une sorte de pinceau; c'est-à-dire qu'autour du prolongement moyen de chaque cellule se groupent en divergeant les prolongements latéraux. Toutefois, ces mêmes ramifications présentent, assez souvent aussi, des entrecroisements et semblent former des réseaux analogues à celui des fibrilles cellulaires, avec cette différence que les subdivisions des prolongements ganglionnaires se bifurquent sans s'anastomoser. Au centre de la rétine, cette bifurcation n'est pas commune, mais elle augmente de fréquence vers la périphérie. Tel est le motif pour lequel la partie centrale de la couche fibrillaire paraît traversée par des stries fort ténues perpendiculaires à sa direction.

En conséquence, la couche fibrillaire se compose de deux réseaux constitués, l'un, par les fibrilles du tissu cellulaire, l'autre par les prolongements externes des cellules ganglionnaires. Ces deux espèces d'éléments s'entrelacent d'une manière si intime que l'étude de leur combinaison est extrêmement difficile et exige de la part de l'anatomiste une attention et une persévérance très-soutenues.

Les prolongements internes des cellules ganglionnaires ont un mode de distribution bien moins compliqué. Au côté interne de chaque cellule, il existe un prolongement unique: c'est du moins ce que nous croyons pouvoir avancer, sans le faire pourtant d'une manière absolue. Ces prolongements sont des fibres pâles, larges de 0mm,0025, qui peu après s'être séparées de la cellule, se dilatent sous forme d'un renflement variqueux avec assez de régularité. On les reconnaît tout d'abord pour des fibres du nerf optique : elles suivent d'ailleurs la même direction que les fibres de la couche des fibres nerveuses.

Il est beaucoup moins facile de poursuivre jusqu'à leur terminaison les prolongements externes des cellules ganglionnaires; car le réseau du tissu cellulaire les entrelace si intimement qu'elles se déchirent toujours, quelle que délicatesse qu'on apporte à les préparer. Il a donc fallu, pour étudier leur direction, des recherches longues et difficiles. Tous ces prolongements externes traversent la couche fibrillaire dans les directions les plus variées, pour constituer, par leurs extrémités terminales, les prolongements internes de la couche granuleuse. La dispersion des différentes émanations des cellules ganglionnaires, très-prononcée à la périphérie de la rétine, est moins accusée dans ses parties centrales. Les cellules contiguës entrecroisent leurs prolongements d'une manière très-intime.

Certains auteurs admettent, outre ces prolongements antérieurs et postérieurs, des prolongements latéraux destinés à réunir entre elles les cellules ganglionnaires. J'ai cru moi-même, à une certaine époque, en avoir constaté l'existence; mais des recherches plus assidues et mieux exercées, auxquelles je me suis livré pendant les quatre années qui viennent de s'écouler, ne m'ont jamais permis d'obtenir des préparations propres à appuyer cette première opinion. Il est donc probable que je m'étais trompé; car la difficulté des recherches que nécessite ce genre de travaux explique très-bien comment on accepte, à un moment donné, pour exactes des conclusions auxquelles on se voit plus tard contraint de renoncer, lorsqu'on a plus longtemps approfondi l'objet de son étude.

La *couche des fibres nerveuses* offre une épaisseur très-variable. Près de la papille du nerf optique, elle mesure $0^{mm},2$; mais, à partir de cette région, elle diminue rapidement dans tous les sens, à ce point qu'à l'équateur du globe de l'œil, elle n'existe déjà plus à l'état de couche continue. Dans les régions périphériques, les fibres nerveuses isolées constituent une sorte de treillis irrégulier, et, au voisinage de l'ora serrata, ces éléments ne s'aperçoivent plus que par rencontre. Cette brusque diminution d'épaisseur de la couche est le résultat du mode de terminaison des fibres nerveuses, lesquelles s'épuisent dans les cellules ganglionnaires. On conçoit donc que l'amincissement de la couche des fibres nerveuses soit surtout prononcé dans les régions où les cellules ganglionnaires sont agglomérées en grand nombre. Pour ce motif, la couche des fibres nerveuses disparaît presque complétement dans les parties centrales de la rétine, et les éléments de cette espèce qui y arrivent encore s'y terminent tous. Autour de la macula, les fibres nerveuses dessinent des arcs à faible concavité.

La couche qui nous occupe se compose de fibres nerveuses variqueuses et des fibres de la membrane limitante dont elle est traversée. Les fibres nerveuses sont identiques, sous tous les rapports, avec les fibres pâles du cerveau. Quelques auteurs les considèrent comme des cylinder-axes nus; mais nous ne saurions nous associer à cette manière de voir. En effet, l'étude embryogénique de ces fibres nous force à les considérer comme des fibres cérébrales et non comme des cylinder-axes; et, en second lieu, j'ai pu observer sur des fibres nerveuses rétiniennes qui avaient séjourné longtemps dans un liquide durcissant que, leurs renflements variqueux eussent-ils quadruplé de volume, il était encore possible d'y constater l'existence d'un cylinder-axe fin. Dans la lame criblée, les fibres à contour foncé du nerf optique se transforment en fibres rétiniennes pâles. Toutefois le mode d'après lequel cette transformation s'opère doit être encore l'objet de nouvelles recherches. Quant à présent, je suis porté à croire que les fibres de la rétine renferment un cylinder-axe.

Nous connaissons maintenant les éléments de la substance nerveuse rétinienne et leurs connexions réciproques; il nous reste à étudier la réunion des bâtonnets et des fibres nerveuses par le moyen de fibres parallèles. Le filet central, quittant le cône et le bâtonnet, traverse, sous le nom de fibre de Müller, la couche granuleuse, et embrasse plusieurs grains de cette couche. Un certain nombre de ces fibres convergent, dans la couche intergranuleuse, vers une cellule de la couche granuleuse; puis elles s'y combinent de telle sorte que la cellule où elles se sont confondues peut être envisagée comme leur centre de réunion. De chaque cellule de la couche granuleuse part une fibre qui se porte à la couche fibrillaire, où elle s'ajoute à un certain nombre d'autres fibres semblables pour constituer le prolongement externe d'une cellule ganglionnaire, et, enfin, de chaque cellule ganglionnaire part une fibre nerveuse de la rétine. L'impression reçue par un élément de la couche des bâtonnets est donc conduite à une fibre nerveuse et peut, dans le cours de cette transmission, se combiner avec les impressions reçues par les éléments voisins.

3° *Terminaison périphérique de la rétine. Papille du nerf optique. Tache jaune. Embryogenèse.*

La terminaison périphérique de la rétine est solidement fixée à la membrane hyaloïde. Dans les parties équatoriales, la rétine conserve encore la moitié de l'épaisseur qu'elle possède à son centre; mais, à partir de là, elle s'amincit rapidement, de telle manière qu'elle ne possède plus que le tiers de son épaisseur centrale à 4 millimètres de l'ora serrata, et que le quart de cette dimension à l'ora serrata elle-même. L'ora serrata n'est, à proprement parler, qu'une limite de convention à partir de laquelle la rétine s'amincit sous un angle appréciable, pour se réfléchir à 2 millimètres au delà cette membrane, sur l'hyaloïde à l'état d'un simple vestige.

Jusqu'à l'équateur de l'œil, toutes les couches de la rétine prennent à cet amincissement une part égale; la couche granuleuse et celle des cellules ganglionnaires disparaissent ensuite. A 4 millimètres de l'ora serrata, la couche des bâtonnets se raréfie, et avec elle s'épuisent les dernières traces du tissu nerveux. Dans l'ora serrata même, la rétine n'est plus représentée que par son tissu cellulaire. La réunion de ses cellules externes (membrane limitante externe) constitue sa limite en dehors. Il est bien entendu que la masse du tissu cellulaire rétinien a, elle-même, dans cette région, notablement diminué. La couche fibrillaire représente alors sa trame principale, renforcée par les autres éléments de tissu cellulaire qui viennent s'y confondre encore. Ces trabécules grossières de tissu cellulaire se confondent peu à peu (peut-être par métamorphose vitreuse), et ces éléments deviennent de plus en plus difficiles à isoler. Les trabécules du contour externe sont celles qui gardent le plus longtemps leur existence indépendante ; celles du contour interne, au contraire, perdent insensiblement leur caractère pour se fondre peu à peu dans la membrane hyaloïde. A 2 millimètres 1/2 de l'ora serrata, le contour externe fait lui-même corps avec l'hyaloïde. Le mode de terminaison de la rétine indique à lui seul, d'une façon péremptoire, que la prétendue portion ciliaire de la rétine ne peut être sérieusement envisagée comme une partie dépendante de cette membrane et de même structure. (Pl. II, fig. 9.)

A l'entrée du nerf optique, toutes les couches de la rétine font défaut. Le punctum cæcum varie en dimensions suivant les sujets ; mesurant chez l'adulte de $1^{mm},5$ à $1^{mm},8$, chez le nouveau-né il n'a guère que 1 millimètre d'étendue. Sa forme est arrondie ou légèrement ovale ; son centre est distant de 4 millimètres environ de l'axe antéro-postérieur de l'œil. Dans le nerf optique même, les fibres nerveuses à contour foncé sont réunies en plusieurs faisceaux entre lesquels l'épaisse gaîne du nerf optique envoie des cloisons celluleuses qui les séparent les uns des autres. La plus grande partie du tissu cellulaire du nerf, et notamment toute sa gaîne externe, se réfléchit sur la sclérotique pour se confondre avec elle. A la limite scléroticale interne, la lame criblée marque la terminaison du tissu cellulaire du nerf optique, dont quelques faisceaux se prolongent encore jusqu'à elle. La lame criblée constitue, comme son nom l'indique, un crible : ses mailles sont peu serrées, il est contigu, sur les côtés, partie aux couches les plus internes de la sclérotique, partie aux couches les plus externes de la choroïde. Les éléments de la lame criblée sont des cellules identiques avec celles du stroma de la choroïde ; quelquefois ils sont entremêlés de cellules pigmentées qu'on a déjà pu reconnaître au moyen de l'ophthalmoscope. La lame criblée est tendue et présente une légère concavité antérieure.

En avant de la lame criblée, les fibres nerveuses n'ont plus leur contour foncé ; elles se réfléchissent alors de toutes parts, sous un angle droit, pour courir dans le plan de la rétine. Le diamètre de la couche des fibres nerveuses mesure environ $0^{mm},2$ près de la papille. Elle forme, là même, une sorte d'élevure qui proémine dans l'œil, d'où le nom de papille qu'on lui a donné. Les couches externes de la rétine n'apparaissent qu'en dehors de ce cercle de réflexion et naissent, tantôt par un relief taillé à pic, tantô par un bord mince qui s'épaissit graduellement sous un angle aigu. Au centre de la papille, il existe un petit enfoncement qui résulte de ce que les fibres nerveuses se coudent en ce point, en divergeant dans toutes les directions. Généralement cette petite fossette est le point d'émergence des vaisseaux qui se recourbent dans le plan de la rétine, dès qu'ils ont atteint le niveau de la couche des fibres nerveuses; mais ce mode d'émergence n'est pas constant, car les vaisseaux peuvent sortir de la papille en tout autre point. D'ailleurs, outre ses vaisseaux centraux, la papille possède d'autres petits troncs vasculaires qui naissent à la périphérie. La fossette centrale est très-sujette à varier d'étendue, et ce fait a reçu des interprétations très-diverses depuis la découverte des excavations pathologiques. Quelquefois la fossette physiologique est placée excentriquement.

L'épaisseur de la couche des fibres nerveuses diminue rapidement dans toutes les directions, notamment en dehors. A 2 millimètres de la papille, c'est à peine si cette couche possède encore $0^{mm},05$ d'épaisseur. Le centre de la rétine est occupé, chez l'homme, par la tache jaune (macula lutea), au milieu de laquelle s'observe la fossette centrale. Chez le nouveau-né, la tache jaune n'existe pas. Quoique le singe soit le seul mammifère qui participe avec l'homme à cette disposition anatomique, cette partie de la rétine n'offre cependant rien de bien particulier dans sa structure, comme on aurait pu le penser. La tache jaune se caractérise, comme d'ailleurs le centre de la rétine de tous les animaux, par une accumulation des cellules ganglionnaires. Il résulte de l'agglomération de ces cellules en ce point que chacune d'elles y correspond à un moins grand nombre de bâtonnets et de cônes que dans les autres parties de la rétine et que, un grand nombre de fibres nerveuses trouvant leur terminaison dans cette région centrale, la couche de ces fibres y présente une amincissement très-marqué.

La configuration de la tache jaune dépend essentiellement de la disposition qu'y affecte cette agglomération de cellules; mais quoique la tache jaune humaine se caractérise principalement par un amas considérable de cellules, stratifié en huit couches, il n'en faut pas, pour cela, conclure que l'angle visuel minimum soit très-faible dans cette espèce. Cette conclusion serait inexacte; tout ce qu'on peut déduire de cette particularité, c'est que les parties périphériques de notre rétine ne possèdent, comparativement à ses parties centrales, qu'une acuité fonctionnelle très-inférieure.

Le diamètre de la tache jaune est d'environ 2 millimètres; elle est un peu plus large dans le sens horizontal que dans le sens vertical. La trame du tissu cellulaire rétinien s'y montre très-raréfiée, principalement au niveau de la fossette centrale. Dans la couche des bâtonnets, les cônes existent seuls et sont très-serrés. Dans la couche granulaire, l'épaisseur de la couche des grains est diminuée, celle de la couche des cellules augmentée. Je n'ai pas constaté l'accroissement en épaisseur signalé par H. Müller dans la couche intergranulaire. La couche fibrillaire a, dans la tache jaune, son épaisseur normale et se montre striée perpendiculairement à sa surface. Les fibres de Müller convergent vers le centre, disposition singulière, mais dont on peut se rendre compte. En effet, l'augmentation en nombre des cellules de la couche granulaire et de la couche ganglionnaire est un signe que les fibres de Müller se fusionnent moins souvent, attendu que le nombre des éléments de la couche des bâtonnets n'est pas plus grand dans cette région que sur les autres points de la rétine. Il en résulte directement que les éléments de la couche des bâtonnets qui correspondent à une cellule ganglionnaire sont moins nombreux ; d'où il suit que les fibres de Müller prennent une direction d'abord parallèle, puis convergente, à mesure qu'on les considère plus près du centre de la tache jaune. Là, en effet, l'accroissement en nombre des cellules de la couche granulaire est tellement considérable que les parties de la rétine contiguës ne fournissent pas à ces éléments assez de fibres de Müller, et que ces dernières sont, en quelque sorte, attirées des parties voisines.

La couche des fibres nerveuses est, dans la tache jaune, extrêmement amincie et quelquefois même imperceptible, car toutes les fibres qui y aboutissent s'y terminent. On voit d'après cette description que la différence qui distingue anatomiquement la tache jaune du reste de la rétine réside essentiellement dans l'agglomération des cônes. Or, puisque j'envisage ces éléments comme des bâtonnets modifiés, je pense que cet arrangement particulier des cônes dans la tache jaune est en rapport avec l'acte de la vision binoculaire, dont l'homme et le singe ont seuls le privilége.

La rétine se développe à l'état de dépendance de la vésicule cérébrale antérieure. Peu de temps après l'apparition de cette vésicule, c'est-à-dire vers le milieu de la troisième semaine, on aperçoit, à sa partie la plus antérieure et tout près de la ligne médiane, deux petites taches rougeâtres qui se correspondent. Ce sont les vésicules oculaires qui sont elles-mêmes creuses et communiquent par un pédicule creux et court avec la vésicule cérébrale. D'après les recherches les plus récentes, la vésicule oculaire primitive devient le siége de deux inversions déterminées, l'antérieure, par le développement du cristallin, l'inférieure, par celui du corps vitré. Il se forme ainsi une vésicule oculaire secondaire, affectant la disposition d'un bonnet largement ouvert en avant, tandis qu'il ne présente en bas qu'une étroite fente. Peut-être le nerf optique est-il, lui-même, à cette époque, configuré de la même manière, et les vaisseaux centraux prennent-ils leur origine dans le tissu cutané du corps vitré ? Je dois avouer que sur un embryon de quatre semaines, je n'ai pas eu le bonheur d'observer même l'apparence de la rainure signalée plus haut.

Les auteurs ne s'accordent pas sur la nature des deux feuillets de la vésicule oculaire secondaire. M. Huschke pense que le feuillet externe fournit la couche des bâtonnets, et que l'interne est l'origine des autres couches de la rétine. M. Remak prétend que le feuillet interne donne naissance à la rétine, l'externe à la choroïde. M. Kölliker balance entre ces deux opinions, car il fait naître du feuillet externe l'épithélium de la choroïde, et de l'interne la rétine. Malheureusement je suis contraint par mes recherches personnelles à émettre une quatrième opinion. Pour moi, du feuillet externe naissent la couche épithéliale de la choroïde et la couche des bâtonnets; de l'interne, la couche des cellules de la couche granulaire et les cellules ganglionnaires. De prime abord, on est porté à penser que les deux feuillets de la vésicule ont la même importance et donnent naissance à un nombre égal de séries de cellules. Les deux feuillets sont intimement accolés quand apparaissent les cellules et, avec elles, les filets qui les unissent. Cette évolution est complète dans la quatrième semaine. Plus tard apparaissent les grains dans l'épaisseur des filets, et l'on peut en constater la présence dès la dixième semaine. Les bâtonnets et les cônes naissent d'un prolongement interne des cellules. Le noyau forme le bouton du filet central; celui-ci s'allonge en prenant un accroissement plus rapide que la cellule et perfore, du côté interne, la membrane d'enveloppe.

Les bâtonnets et les cônes ne présentent de différences caractéristiques qu'après la naissance, car, chez le nouveau-né, les cônes ne renferment pas encore de substance granuleuse. Les cellules de la couche des grains se distinguent, dès cette époque, par le noyau relativement volumineux qu'elles renferment. Les cellules ganglionnaires sont, dès le principe, munies de nombreux prolongements; mais elles sont alors dépourvues de contenu granulaire. Même chez le nouveau-né, les cellules ganglionnaires sont encore petites et non granulées. C'est grâce à l'observation de la rétine de deux embryons humains que j'ai pu poursuivre aussi loin ces recherches, restées, jusqu'à ce jour, les seules qu'on ait faites sur le même objet.

En m'appuyant sur les données fournies par l'observation microscopique et par les notions actuellement acquises en physiologie optique, je suis arrivé aux conclusions suivantes, touchant la fonction des différentes parties du tissu nerveux de la rétine. Les éléments de la couche des bâtonnets transmettent la perception des plus faibles impressions lumineuses. Sur les grains, cette impression se transforme en une irritation nerveuse. Les cellules de la couche des grains réunissent un nombre déterminé de fibres de Müller et président au ton des couleurs. Enfin, les cellules ganglionnaires rassemblent toutes les impressions que plusieurs bâtonnets apportent à chacune d'elles, puis les transmettent aux fibres nerveuses qui conduisent l'impression totale au cerveau. Il est encore absolument impossible de déterminer si les cellules ganglionnaires sont douées d'une action psychique centrale, ou si elles jouissent purement et simplement d'une activité réflexe.

ANATOMIE PATHOLOGIQUE DE LA RÉTINE.

Si l'on songe aux progrès que l'histologie a fait faire dans la connaissance de la structure normale de la rétine, il faut avouer que nous n'avons guère à nous louer des notions que nous possédons sur les altérations dont cette membrane devient le siége. Ces notions sont, du reste, trop récentes pour qu'il soit permis de les accepter comme définitives. Avant donc de tracer un tableau systématique des altérations morbides de la rétine, il est indispensable de réunir un nombre imposant d'observations nouvelles : jusqu'à présent, l'examen n'a porté que sur un petit nombre de rétines malades, et les descriptions que nous en possédons sont souvent insuffisantes.

Les altérations que présentent les vaisseaux de la rétine sont identiques avec celles des vaisseaux des autres régions du corps. La dégénérescence graisseuse dont ils peuvent devenir le siége ne porte, en général, que sur les noyaux des capillaires. On aperçoit alors sur la membrane amorphe à laquelle ils adhèrent, de petits points graisseux isolés ou agglomérés en un certain nombre. La sclérose des vaisseaux se manifeste par un épaississement de la paroi et par une diminution du calibre du vaisseau. Constamment les rapports des vaisseaux avec le tisssu cellulaire rétinien deviennent plus intimes, et le nombre des noyaux augmente.

La masse qui contribue à l'épaississement de la paroi est plus solide que cette dernière elle-même et réfléchit fortement la lumière. Comme cette transformation coïncide toujours avec l'existence de procès inflammatoires, il faut l'envisager comme un résultat de ces derniers.

Des incrustations calcaires s'observent souvent, chez les personnes âgées, dans les vaisseaux de la rétine. Les parcelles de chaux se déposent dans la membrane amorphe elle-même ou au pourtour de cette dernière. Le calibre u vaisseau ne présente généralement pas de modifications, tandis que l'épaisseur de sa paroi augmente notablement (pl. III, fig. 6). Parfois on observe une thrombose des vaisseaux rétiniens : le vaisseau se dilate en arrière de l'altération, tandis qu'au devant, le vaisseau et ses ramifications se ratatinent pour former un cordon solide.

La rupture de vaisseaux rétiniens avec extravasation du sang qu'ils contiennent est un fait très-fréquent, soit consécutivement aux altérations ci-dessus décrites, soit à la suite d'une diminution soudaine de la pression intra-oculaire, soit enfin sous l'influence d'une altération de la masse du sang ou de l'appareil circulatoire. L'extravasation peut se faire dans le corps vitré, entre la membrane hyaloïde et la rétine, ou enfin dans le tissu même de cette dernière. Le plus souvent alors, elle occupe ses couches les plus internes. L'épanchement, lorsqu'il est récent, pénètre entre tous les éléments de la partie de la rétine qu'il occupe; plus tard il se révèle par des cellules à contenu grumeux, des cristaux d'hématine et un tissu fibrillaire sans structure déterminée qui contient dans ses mailles irrégulières les éléments de la rétine. En général toutefois, ces épanchements sanguins disparaissent sans laisser de traces.

Sans le microscope, il serait, on peut le dire, impossible de rien affirmer de précis sur les altérations pathologiques de la rétine. En dehors des extravasations de sang, la simple inspection ne permet de constater dans la rétine ni une dissolution, ni un décollement, ni un dépôt anormal de pigment, ni un épaississement, ni même l'existence d'une tumeur. En somme, l'examen microscopique est la véritable base de ces recherches. A côté des altérations mentionnées, on constate encore dans la rétine des excavations pathologiques qui occupent soit la papille, soit toute autre partie du fond de l'œil.

1° La *dissolution de la rétine* représente dans cette membrane l'altération qu'on désigne, lorsqu'elle atteint certains autres tissus, sous le nom de nécrose, et qui résulte, dans ces derniers, d'une inflammation violente des tissus voisins. C'est grâce à son mode particulier de nutrition que la rétine échappe à une mortification complète.

On observe cette destruction partielle dans la panophthalmie aiguë. Le caractère spécial de ce procès inflammatoire consiste dans une production rapide d'éléments de pus au sein de la choroïde. L'exsudat inflammatoire qui se dépose dès le début de la pyogenèse pénètre la rétine, puis l'hyaloïde, et arrive ainsi jusque dans le corps vitré. C'est alors que les globules de pus, devenus libres, s'accumulent entre la choroïde et la rétine, et traversent cette dernière pour tomber dans le corps vitré. Dans ce mouvement des éléments de pus, la rétine subit toujours des déchirures; mais il suffit, pour livrer passage au pus, d'un trou d'une dimension assez faible.

La rétine joue donc ici un rôle tout à fait passif. Elle se déchire; des lambeaux de cette membrane sont entraînés dans le corps vitré, d'autres, encore adhérents, flottent au sein de ce milieu. A côté de ces altérations purement passives, les mêmes circonstances en déterminent d'autres d'un ordre tout différent et qu'on peut appeler actives. L'accroissement en épaisseur que l'on observe toujours dans cette membrane résulte du gonflement isolé de tous ses éléments et particulièrement de ses fibrilles. Ces fibrilles de tissu cellulaire s'élargissent et leurs noyaux se segmentent. Les éléments de la couche des bâtonnets sont dilacérés et, en se dispersant dans le corps vitré, perdent tout à fait leur forme primitive. Les grains se désagrégent et les fibres de Müller montrent, sur l'emplacement des grains, de petites cavernes remplies d'un pointillé fin. La couche des fibrilles se déchire; les cellules ganglionnaires tombent en dégénérescence graisseuse, leurs noyaux se segmentent et augmentent ainsi de nombre.

Ce qu'il y a de plus frappant dans ces changements morbides, c'est l'extrême facilité avec laquelle les éléments rétiniens perdent leur cohésion et se laissent isoler par l'anatomiste. C'est là ce qui permet de les étudier séparément et dans leurs connexions, enfin de poursuivre les fibres nerveuses dans les directions si variées de leur trajet. Si la pyogenèse s'effectue avec beaucoup de rapidité, toute la rétine peut se déchirer; tandis qu'elle est simplement décollée dans les formes chroniques de cette inflammation. Dans le premier cas, on rencontre partout entre les amas purulents contenus dans le corps vitré de petits lambeaux rétiniens, et ceux que l'on voit adhérer à la choroïde sont en petit nombre. La rétine tout entière est pénétrée de corpuscules de pus développés dans la choroïde. Pourtant, il est possible, quand la maladie dure plus longtemps, que les éléments propres de la rétine participent à cette pyogenèse et que la segmentation des noyaux des cellules ganglionnaires joue ici un certain rôle.

Lorsque la panophthalmie aiguë a amené la phthisie du globe de l'œil, il peut arriver qu'on ne retrouve plus trace de la rétine, soit que ses éléments constituants aient disparu par voie de dégénérescence graisseuse, soit que cette membrane ait participé à la formation des produits calcaires et fibrillaires qui s'observent dans ces yeux. Il est naturel qu'on rencontre entre ces divers états les gradations les plus variées; souvent même on ne les observe qu'à un degré fort peu prononcé.

2° Le *décollement de la rétine* se présente sous des traits caractéristiques lorsqu'il n'est pas compliqué d'autres altérations. Le décollement peut être partiel ou total; le plus souvent il occupe toute l'étendue de la rétine, et s'il n'offre pas, dès le début, cette extension, il y arrive au terme de la maladie. Ce changement pathologique se reconnaît facilement à ce que la rétine, dans le point où elle est décollée, perd sa forme concave et proémine en formant une poche vacillante qui s'avance dans la cavité du globe oculaire. Lorsque le décollement est total, il circonscrit une cavité infundibuliforme et a pour limite antérieure l'union de la rétine avec la choroïde, tandis que la zonule de Zinn reste adhérente aux procès ciliaires : preuve nouvelle que les parties appelées portions ciliaires de la rétine sont indépendantes de cette membrane. A partir de la papille, la rétine décollée est tendue directement en avant jusqu'au point où elle se déploie en entonnoir pour gagner ses insertions périphériques.

Les parties antérieures de la rétine s'appliquent, en général, contre la capsule postérieure; il en résulte tout naturellement que, dans ces conditions, le corps vitré est détruit, soit partiellement, soit dans sa presque totalité. Il est remplacé par un liquide qui s'accumule entre la rétine et la choroïde, et dont la composition est très-variable suivant les maladies qui ont donné naissance à ces altérations profondes. Ainsi l'on y observe, suivant les cas, en proportion très-variée, des éléments de pus, des croûtes fibrillaires, des extravasations de sang, des molécules graisseuses et des produits de transsudation.

La rétine décollée est plissée et subit dans sa structure des modifications très-considérables, qui toutes peuvent être comprises sous le terme générique d'atrophie. Les vaisseaux rétiniens sont, en partie, imperméables et transformés en des cordons solides. L'atrophie commence par les fibres nerveuses et les cellules ganglionnaires. Leur contenu subit la métamorphose graisseuse, devient résorbable, et si la même transformation s'étend à la membrane d'enveloppe, ces éléments peuvent disparaître jusqu'au dernier. Tous les éléments du tissu nerveux sont sujets à subir progressivement cette destruction.

Près de la papille, là où le plissement de la rétine est le plus prononcé, cette membrane se transforme en une masse fibrillaire qu'on peut regarder comme le vestige du tissu cellulaire qui entrait dans sa constitution. A mesure qu'on examine la rétine dans une portion de son étendue plus rapprochée du cristallin, l'altération qu'on y observe est moins profonde. Sa trame celluleuse conserve la disposition qui lui est propre. On y aperçoit quelques grains et quelques cellules de la couche granulaire. Enfin il s'y rencontre des éléments de la couche des bâtonnets, des cellules ganglionnaires et des fibres nerveuses. Dans la plupart des points où ils s'aperçoivent encore, les bâtonnets sont déjetés latéralement et rarement intacts, attendu que ces éléments se détachent facilement et restent quelque temps suspendus dans le liquide sous-rétinien, où ils finissent par subir une dissolution complète. Toutefois nous devons ajouter que la connaissance exacte de ces modifications nécessite encore de nouvelles recherches.

Le décollement de la rétine s'observe d'abord consécutivement à la production des extravasations ou des exsudations sous-rétiniennes qui accompagnent, dans certaines conditions, la plupart des altérations de la choroïde. Par le même mécanisme, des tumeurs siégeant dans la choroïde peuvent décoller la rétine. Les décollements rétiniens surviennent plus souvent encore sous des influences différentes, consécutivement à la rétraction de productions morbides du corps vitré ou à la présence de corps étrangers au sein de ce milieu. C'est ainsi qu'une portion ou la totalité du cristallin, des masses purulentes, fibrineuses ou sanguines peuvent, lorsqu'elles séjournent dans le corps vitré, amener un décollement de la rétine. Le danger réside, dans ces cas, soit dans les dimensions de ces parties, soit dans la forme qu'elles affectent ou les transformations qu'elles subissent en s'altérant. Toutefois, dans ces circonstances, on n'a pas encore tenu suffisamment compte de l'influence que l'altération du corps vitré lui-même et l'affaissement de la membrane hyaloïde exercent sur la rétine, comparativement aux tractions directes attribuées aux modifications ou aux déplacements des éléments étrangers introduits dans le corps vitré.

3° La principale cause déterminante de l'*épaississement de la rétine* réside, à ce qu'on croit, dans des exsudations inflammatoires récentes ou anciennes qui occupent l'épaisseur de cette membrane, état morbide actuellement désigné sous le nom générique de neuro-rétinite. Il ne faut pas oublier que jamais on n'a l'occasion d'observer ces altérations dès leur début, et que l'anatomiste ne peut les étudier que d'après les vestiges qu'elles laissent dans des états morbides plus avancés.

Jamais une neuro-rétinite n'envahit la totalité de la rétine; elle n'atteint de cette membrane que des parties assez limitées, le plus souvent voisines de la papille et de la tache jaune. Elle se caractérise, dans ces points, par une augmentation de volume qui double l'épaisseur de la rétine et par la coloration blanchâtre que prennent les parties malades. Dans les intervalles des points épaissis, on en observe de bonne heure qui sont, au contraire, amincis sous l'influence de l'atrophie, laquelle constitue un caractère ultérieur de la neuro-rétinite. L'épaississement (pl. III, fig. 6) siége surtout dans la couche granulaire, plus rarement dans celle des ganglions ou des fibrilles. Entre les grains et les cellules de la couche granulaire, on observe alors un nombre considérable de cellules granulées et de grandes gouttelettes de graisse, en même temps qu'on y aperçoit, le plus souvent, des fibres amorphes. Les cellules granulées et les gouttelettes de graisse doivent être envisagées, là, comme résultant des altérations déjà produites, et dont les amas de fibres amorphes signalés plus haut sont peut-être un degré moins avancé.

Ces éléments de formation récente distendent la couche qu'ils occupent et en enceignent quelques portions. Par ce fait, la couche altérée s'accroît dans une proportion si considérable, que l'épaisseur de la rétine en est parfois doublée. Quand ces transformations restent limitées à une portion assez restreinte de la rétine, on y voit naître de petites élevures qui, à l'instar du tissu rétinien, se prêtent difficilement à la distension et se replient sur elles-mêmes de telle manière qu'on voit, dans certains cas, deux de ces saillies mamelonnées circonscrire entre elles une petite cavité où l'on rencontre les vestiges de la couche des bâtonnets. En effet, c'est cette couche qui, dans cet ordre de faits, s'altère le plus; car ses éléments se désagrégent et finissent par disparaître. Entre ces amas morbides, on rencontre beaucoup de noyaux pourvus de leur filet intégralement conservé, tandis que certains autres se transforment en cellules granulées. Pour moi, je ne m'explique pas l'interprétation qui a voulu rapporter les altérations sus-décrites à une hypertrophie du tissu cellulaire rétinien. Ce que je puis affirmer, c'est que cette assertion ne repose sur aucune base anatomique.

Dans les cas qui nous occupent, on retrouve beaucoup de cellules de la couche granulaire parfaitement conservées, tandis que les couches des fibres nerveuses et des cellules ganglionnaires subissent des altérations marquées, qu'on a désignées sous le nom de sclérose. (Pl. III, fig. 7.)

De tous ces éléments, les plus altérés sont les fibres nerveuses, dont la paroi devient luisante et se distend. On pourrait croire que les renflements de chaque fibre, dont l'épaisseur est triple et quadruple de l'épaisseur normale de cet élément, ont existé pendant la vie. Dans la fibre même, on constate des points luisants et des éléments larges doués d'un certain éclat, ressemblant à des noyaux, de telle sorte qu'on doute parfois si l'on a affaire à une cellule ganglionnaire ou à une fibre renflée et distendue. (Pl. III, fig. 7.) La cellule ganglionnaire s'épaissit elle-même et devient aussi luisante. Dans les couches altérées, on observe les cellules granulées et les amas de fibres amorphes déjà signalés. Ultérieurement, cette sclérose détermine, sans qu'on sache comment, l'atrophie complète des fibres nerveuses et des cellules ganglionnaires. En même temps, on trouve presque toujours la choroïde, modifiée par des altérations inflammatoires, devenue le siége d'une sclérose de la chorio-capillaire, tandis que sa couche épithéliale se décolore et que ses cellules se déplacent.

La neuro-rétinite s'observe dans la maladie de Bright, dans la leucémie, dans la syphilis et à la suite de tumeurs du cerveau avec dégénérescence graisseuse du nerf optique, sans que, jusqu'à présent, on soit arrivé à établir entre ces divers états des caractères distinctifs suffisants. Il reste fort douteux que le terme de neuro-rétinite s'applique exactement au caractère principal de la maladie dont nous traitons. Dans la plupart des cas, au moins, il nous semble que la choroïde y présente des altérations auxquelles on n'a pas encore attribué l'importance qu'elles méritent. N'oublions pas que c'est principalement dans les couches externes que se font ici les exsudations.

4° La *rétinite pigmentaire* ou *tigrée* peut provenir d'une infiltration du pigment choroïdien, ou d'un développement morbide de pigment dans la rétine. La première de ces origines est, de beaucoup, la plus fréquemment observée. Après la destruction de la couche épithéliale, consécutivement à une maladie aiguë ou chronique, les molécules pigmentaires s'accumulent au voisinage des vaisseaux de la choroïde. En même temps, les couches externes de la rétine se détruisent plus ou moins complétement, et la paroi des vaisseaux devient plus épaisse. Le développement anormal de pigment dans la rétine s'effectue d'une manière analogue, si ce n'est que les modifications de la choroïde et l'altération des couches externes de la rétine y font défaut.

5° Nous avons plusieurs fois déjà signalé l'*atrophie* de la rétine comme conséquence d'autres maladies de cette membrane. Cette altération paraît se développer d'une façon plus indépendante dans toutes les ectasies qui siégent au fond de l'œil. Celles-ci peuvent se diviser en deux groupes. Le premier comprend les altérations inflammatoires, le ramollissement de la sclérotique, et peut s'observer sur tous les points de cette membrane. Le second résulte d'une augmentation de la pression intra-oculaire. Celle-ci ne peut jamais déterminer une ectasie scléroticale; elle ne se manifeste que par l'excavation de la papille optique : tandis que les ectasies scléroticales déterminent l'atrophie de la portion de la rétine comprise entre la partie distendue et l'ora serrata, les excavations de la papille peuvent finalement amener une atrophie complète de la rétine. Ces sortes d'excavations se distinguent des fossettes physiologiques de la papille en ce que, même au degré le moins avancé, elles occupent toute l'étendue de la section nerveuse.

Quelques auteurs comprennent aussi sous le même titre les cas dans lesquels l'atrophie de la couche des fibres nerveuses, consécutive à une affection du cerveau, détermine un affaissement de la papille. Rien n'autorise, jusqu'à présent, cette manière de voir.

Les excavations se présentent avec les degrés les plus divers; et lorsqu'elles ont atteint un développement considérable, elles donnent lieu à un refoulement très-manifeste de la membrane criblée. Les vaisseaux se coudent alors brusquement sur deux points et ne se mettent de niveau avec la rétine qu'au bord de la papille. Une atrophie de la couche des fibres nerveuses et des cellules ganglionnaires et une hypertrophie compensatrice des fibres de la membrane limitante sont les conséquences nécessaires d'une excavation de la papille; les autres couches de la rétine restent intègres, autant du moins que les plus récentes recherches donnent à le penser. Dans les autres ectasies, l'atrophie de la rétine s'étend de la partie malade jusque vers l'ora serrata, sous la forme d'une bande qui s'élargit en avant.

6° Si l'on fait abstraction des cysticerques, dont le siége est variable et sur l'origine desquels on manque encore de notions certaines, la rétine ne donne naissance, par elle-même, qu'à deux espèces de *tumeurs*, au sarcome et au carcinome. La rétine disparaît toujours dans le stroma même des néoplasies.

7° Les *tumeurs du nerf optique* sont bien plus fréquentes, et la plupart sont de nature mélanique; c'est-à-dire composées, en partie, de cellules qui renferment du pigment. La nature des cellules qui composent ces tumeurs les range, le plus souvent, parmi les carcinomes et les sarcomes riches en sucs et en éléments cellulaires. Moins souvent, la constitution des tumeurs est fibrillaire ; elles sont alors fibroïdes et impliquent un pronostic moins défavorable. En général, les tumeurs du nerf optique constituent des récidives de tumeurs primitivement développées dans la cornée et dans la sclérotique.

OPHTHALMOSCOPIE.

PAR LE DOCTEUR HEYMANN (de Dresde).

La science ophthalmoscopique résout les trois questions suivantes :

1° Dans quelles conditions peut-on voir le fond de l'œil ?

2° Quels sont les instruments imaginés dans ce dessein ?

3° Que nous montre cet examen dans l'état sain et dans l'état de maladie ?

Cette science comprend donc l'étude physique de la marche des rayons lumineux dans l'œil du sujet observé et dans celui de l'observateur, la description des différents ophthalmoscopes et leur mode d'emploi, enfin les états physiologiques et morbides que nous apercevons au moyen de ces instruments.

ARTICLE PREMIER.

THÉORIE DE L'OPHTHALMOSCOPIE.

Une intelligence parfaite de l'ophthalmoscopie nécessite la connaissance de quelques axiomes fondamentaux, grâce auxquels il devient facile, non-seulement de mettre en usage un instrument donné, mais encore de se rendre un compte exact des lois physiques qui président à son mode d'action.

La multiplicité des instruments et la diversité des modes d'observation actuellement répandus prouvent assez l'importance de la découverte de *Helmholtz*, principe et modèle de toutes les inventions ultérieures.

1° *Pour arriver à voir l'œil éclairé, l'observateur doit placer son œil dans la direction des rayons éclairants.*

Pendant longtemps on accepta comme un fait naturel, presque indigne d'une explication scientifique, la coloration noire de la pupille, et ce fut, pour ainsi dire, par hasard, que cette intéressante question fut remise à l'étude. *Méry*, en 1709, vit très-distinctement la rétine et ses vaisseaux sur l'œil d'un chat immergé dans l'eau. Cette observation resta cinq ans stérile en résultats, faute d'une interprétation valable. *La Hire* rendit le premier compte de ce phénomène par le changement de direction que l'eau imprime aux rayons lumineux. Il reconnut même que les rayons émergeant de la pupille du chat tenu sous l'eau divergent à leur sortie de l'œil, et que c'est par ce motif qu'il est possible à un observateur de les réunir en une image. Quant à la position que l'œil de l'observateur doit nécessairement occuper pour recueillir ces rayons, cela lui échappa entièrement ainsi qu'à certains auteurs qui, néanmoins, avaient fort bien étudié la lueur des yeux pourvus d'un tapetum (*Esser*, *Hassenstein*). *Behr*, en 1839, s'approcha bien davantage de cette importante connaissance, le jour où observant un œil sans iris, il découvrit qu'il fallait se placer dans la direction de son axe pour y observer une lueur.

Cumming, par ses expériences, apporta la confirmation de cette vérité; mais c'est surtout à *Brücke* qu'il faut rapporter l'indication exacte des conditions où il faut se mettre pour voir une pupille lumineuse, puisque cet auteur indique la nécessité pour l'observateur de placer l'œil aussi près que possible du foyer éclairant. Malheureusement il ne sut pas non plus trouver les lois d'après lesquelles les rayons provenant des divers points de la rétine pourraient en donner une image, et quoique, dans cette expérimentation, *Brücke* approchât singulièrement de la vérité, il n'en est pas moins vrai que, se préoccupant presque exclusivement du mode de réflexion des rayons lumineux, *il ne se soucia guère de la façon dont ces rayons pouvaient donner une image du fond de l'œil.*

Helmholtz est le premier qui ait reconnu que la réfringence des milieux de l'œil est la seule cause pour laquelle nous voyons la pupille noire. Prenant le tube d'un microscope, il mit à la place de l'oculaire un écran blanc et opaque sur lequel se projetaient les images à travers l'objectif, puis il chercha à apercevoir ces images par l'objectif, et ne put d'aucune façon y réussir. Le tube du microscope restait noir, et cela par la même raison que la pupille d'un œil mis en observation, attendu que la lumière réfléchie, en traversant l'objectif ou les milieux de l'œil retourne tout entière à l'objet dont les rayons lumineux sont émanés. Pour qu'il nous soit possible de percevoir les rayons émergeant d'un œil observé, il faudrait donc que notre œil soit lui-même une source lumineuse. D'autre part, il est impossible, sans user d'artifices, d'y annexer un foyer de lumière, et telles sont les raisons pour lesquelles il nous est impossible de voir le fond de l'œil éclairé sans le secours d'un instrument.

Les résultats obtenus par les premiers expérimentateurs, et particulièrement par *Brücke*, s'expliquent par le fait qu'ils ont employé, sans s'en rendre compte, à la vérité, des moyens artificiels, et par une autre raison sur laquelle nous allons revenir (1).

(1) Supposons un œil adapté pour une source lumineuse, cela veut dire que cette source vient former foyer sur la rétine, ou en d'autres termes que le point lumineux et son image rétinienne sont en deux foyers conjugués de l'appareil réfringent ocu-

Ce n'est que dans le cas où la réfringence des milieux de l'œil observé est régulière, et où cet organe est exactement adapté par rapport à l'objet éclairant, que tous les rayons émanés de ce dernier y retournent. Très-souvent, il arrive que ces deux conditions ne sont pas remplies. Ainsi, pour ce qui regarde la réfraction, nous savons que, pour des causes nombreuses, elle peut être irrégulière, même à l'état physiologique. Quant à l'adaptation, elle est rarement assez fixe et invariable pour qu'il ne survienne pas dans l'accommodation des oscillations plus ou moins sensibles. Pour ces deux raisons, on voit une faible partie des rayons lumineux renvoyés par l'œil observé tomber au pourtour de l'objet éclairant, et c'est cette petite quantité de lumière qui, dans l'expérience de *Brücke*, permet de voir l'œil éclairé. Aussi n'est-il pas indispensable que l'œil de l'observateur soit la source lumineuse en jeu, et il est très-vrai qu'il est possible de voir le fond de l'œil, très-faiblement éclairé sans doute, si l'on se place très-près de la source lumineuse.

Ce premier axiome ne suffit pas à rendre absolument compte de l'ingénieuse découverte de *Helmholtz;* mais il nous conduit tout naturellement au second axiome fondamental de l'ophthalmoscopie.

2° *Nous ne pouvons voir une image du fond de l'œil que si les rayons émergents qui arrivent à notre œil sont parallèles entre eux ou divergents.*

Jusqu'à présent, il n'a été question que du miroitement du fond de l'œil, c'est-à-dire de la perception de la lumière renvoyée. Celle-ci peut non-seulement être réfléchie par différentes parties du fond de l'œil, mais aussi par chacune de ces parties, dans des directions très-variées; de telle manière que l'observateur ne reçoive que l'impression de la lumière réfléchie, et n'aie pas la notion des divers points d'où elle lui arrive. Chacun des points que la lumière frappe renvoie un faisceau qui suit une direction divergente, puis traverse les milieux réfringents de l'œil, notamment le cristallin; enfin les rayons de chaque faisceau, après avoir traversé ces milieux se réunissent en dehors, au point fixé par l'œil observé. Si ce point éclairant appartient à un objet fixé par l'œil observé, la réunion des rayons réfléchis se fera sur un point appartenant à cet objet; sinon, le point exact de la réunion ne sera pas sur l'objet lumineux, mais bien dans le plan pour lequel l'œil se trouve adapté. Ce plan peut être plus près ou plus loin que l'objet éclairant; il n'est à l'infini que lorsque la réunion des rayons réfléchis se fait à l'infini, autrement dit, lorsque ceux-ci sont parallèles.

laire. Il en résulte que si l'on suit les rayons en partant du fond de l'œil, ils viennent former une image réelle de la rétine précisément au point de l'espace où se trouve la source lumineuse.

Comme l'œil normal de l'observateur ne peut réunir sur sa rétine que des rayons parallèles ou divergents, il en résulte que, pour qu'on puisse réunir les rayons émanant d'un œil observé (normal), il faut que celui-ci soit adapté pour l'infini. En somme, la perception d'une image du fond de l'œil n'est possible que si l'œil observé et l'œil observateur sont adaptés pour l'infini. En conséquence, il faut toujours corriger par des verres concaves les yeux myopes, pour les adapter aux rayons parallèles; sans cela la perception directe du fond de l'œil n'est pas possible.

C'est encore ici le lieu d'attirer l'attention sur un point important; à savoir que, tout en remplissant les conditions ci-dessus mentionnées, on ne peut avoir une image du fond de l'œil, qu'en prenant la précaution d'approcher l'œil observateur très-près de l'œil observé; car, même à une petite distance, la lumière réfléchie se perd en assez grande quantité pour que la perception ne puisse se faire, faute d'un éclairage suffisant. Remarquons aussi que, à mesure que les yeux s'éloignent l'un de l'autre, l'angle visuel diminue au point que l'image de la pupille elle-même se rapetisse assez pour empêcher une observation exacte.

Quoique les deux axiomes précédents soient la clef de l'ophthalmoscopie, il nous semble néanmoins utile d'insister sur quelques notions relatives à la direction des rayons immergents et émergents et à la nature de l'image, avant d'arriver à la description des divers ophthalmoscopes et à leur usage. Et d'abord, voyons quelle influence exerce l'incidence des rayons éclairants sur la formation de l'image? Cette étude nous amène à la loi suivante :

3° *La direction des rayons éclairants n'exerce d'influence que sur l'étendue des parties éclairées du fond de l'œil.*

Fig. 1 (*).

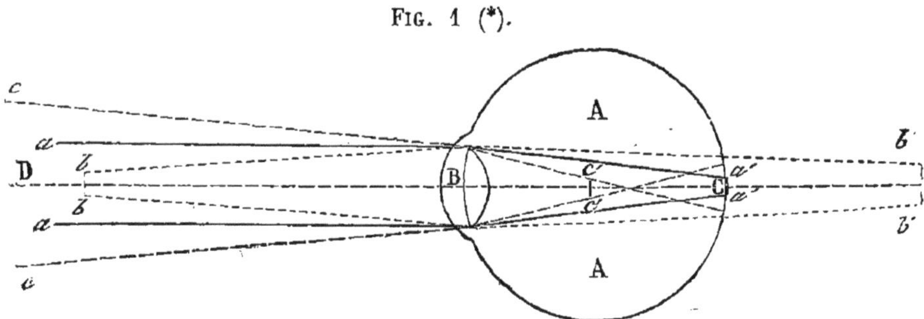

(*) Admettons que l'œil *A* soit emmétrope, il en résulte que les rayons émanant d'un objet lumineux *D* arrivent, après avoir traversé les milieux *B*, à la rétine *C*. Alors, les rayons parallèles (*a a*) se réunissent exactement sur la rétine (*a' a'*) ; les rayons divergents *b b* se réunissent en arrière de cette membrane (*b' b'*) ; les rayons convergents (*c c*) au devant d'elle (*c' c'*). Les rayons soit convergents soit divergents ne forment donc sur la rétine que des cercles de diffusion.

Admettons que l'éclairage du fond de l'œil soit intense, et que, par conséquent, celui-ci réfléchisse une quantité assez notable de lumière, soit qu'on se serve, à cet effet, d'une flamme, du reflet d'un miroir, ou qu'on emploie un faisceau de lumière blanche reçu dans une chambre noire au travers d'une ouverture étroite, et renvoyé dans l'œil au moyen d'une glace.

Dans tous ces cas, le fond de l'œil observé reçoit un faisceau lumineux dont la section est mesurée par le diamètre de la pupille, soit d'ailleurs que ces rayons traversent cette ouverture dans une direction parallèle, convergente ou divergente.

a. Les rayons *parallèles* ne sont que rarement employés dans la pratique de l'ophthalmoscopie. Si l'œil observé est emmétrope (normal), et s'il est, comme cela est indispensable pour qu'on aperçoive l'image rétinienne, adapté pour des rayons parallèles, la réunion des rayons éclairants, parallèles eux-mêmes, se fera sur la rétine très-exactement et point pour point. Le champ éclairé sera d'ailleurs fort restreint; vu que, pour en obtenir un de quelque étendue, il faudrait une source lumineuse immense et beaucoup trop éblouissante. En effet, les rayons lumineux arrivent à l'œil parallèles, si la source d'où ils proviennent est placée à l'infini devant l'œil observé, ou tout au moins au delà du point le plus éloigné de sa vision distincte; cette source doit, en conséquence, avoir une surface considérable pour que son image sur la rétine, nécessairement bien plus petite qu'elle, conserve encore d'assez grandes dimensions.

Cependant, il importe de s'arrêter quelques instants au cas particulier dans lequel on emploie, en ophthalmoscopie, les rayons parallèles. Il en est ainsi, par exemple, dans certaines circonstances, lorsqu'on se sert d'un miroir plan. Ces miroirs renvoient la lumière comme si cette dernière provenait d'une distance égale à celle où est sise la source lumineuse. Ainsi, lorsque la lampe est éloignée du miroir plan d'une longueur égale à la distance de la vision distincte de l'œil observé, les rayons lumineux sont réfléchis comme s'ils partaient d'un point exactement situé à la distance de la vision distincte. L'image qu'ils forment dans un œil emmétrope occupe donc rigoureusement le plan de la rétine. Le miroir peut, dans cette circonstance, être fort voisin de l'œil, si toutefois la lampe est convenablement placée. Nous reviendrons plus tard sur l'excellent parti qu'on peut tirer de cette image faiblement éclairée.

b. C'est principalement des rayons *convergents* qu'on se sert pour l'examen à l'image droite. Il est connu que des rayons lumineux qui arrivent à l'œil avec une certaine convergence, se réunissent toujours au devant de la rétine qu'ils éclairent en divergeant, suivant un cercle de diffusion variable. La réunion de rayons convergents ne peut se faire exactement sur la rétine que si leur convergence est très-légère et si l'œil observé est très-hypermétrope.

Pour obtenir la convergence des rayons lumineux on se sert, en ophthalmoscopie, de trois sortes d'appareils. Ce sont : 1° le miroir concave (*Ruete*) ; 2° une lentille convexe étamée sur une de ses faces (*Hasner*) ; 3° enfin, un miroir plan muni d'une lentille convexe (*Coccius*). Tandis que, dans les deux premiers appareils, la distance focale du miroir (ou celle de la lentille) et le lieu qu'occupe la source lumineuse déterminent le degré de la convergence des rayons réfléchis vers l'œil, l'instrument de M. *Coccius* permet des variations bien plus étendues dans le degré de cette même convergence, puisqu'il est possible d'y changer, à volonté, la distance du verre convexe par rapport au miroir, et de le remplacer par des lentilles de différentes courbures.

Conformément aux lois de l'optique, un miroir concave (ou une lentille de *Hasner*) réunit les rayons lumineux d'autant plus près de lui que la source lumineuse est plus éloignée. Si cette dernière est assez loin pour qu'on puisse considérer les rayons comme tombant parallèlement sur le miroir, ceux qui sont le plus rapprochés de son axe se réunissent au foyer même, et ceux qui tombent plus loin du centre, un peu au devant de ce foyer (aberration de sphéricité). Si la source lumineuse se rapproche graduellement, elle émet des rayons divergents qui, réfléchis par le miroir concave, se réunissent en avant de lui en un point de plus en plus éloigné, lequel se confond avec la source lumineuse quand cette source est elle-même au centre de courbure du miroir. Si la source lumineuse est entre le centre de courbure et le miroir, les rayons réfléchis se réunissent plus loin que ce centre. Lorsque l'on combine une lentille convexe avec un miroir plan, en interposant la première entre le miroir et la flamme, on peut, sans changer les distances respectives du miroir, de la flamme et de l'œil observé, modifier à volonté la convergence des rayons réfléchis, en déplaçant la lentille. Si donc on veut conserver les distances réciproques du miroir, de l'œil observé et de la flamme, ce qui est souvent utile en pratique, on comprend facilement qu'aucun miroir concave ne présente, à cet égard, les mêmes avantages que la combinaison d'un miroir plan avec une lentille convexe et mobile, tels qu'ils se trouvent réunis dans l'instrument de *Coccius*.

L'étendue de la partie du fond de l'œil qui est éclairée par des rayons convergents dépend de deux conditions, à savoir : du degré de convergence des rayons éclairants, et, en second lieu, de la largeur de la pupille. Pour ce qui regarde la convergence des rayons éclairants, il est de toute évidence que ces rayons sont réfractés par les milieux de l'œil, de manière à se réunir au devant de la rétine. La distance de leur point de réunion à la rétine est d'autant plus grande que la convergence des rayons éclairants est plus considérable, ou, comme la surface occupée par les rayons de diffusion est d'autant plus étendue que cette distance est plus grande, on peut dire que les dimensions de la surface éclairée dépendent du plus ou moins de convergence des rayons éclairants. Toutefois, cette convergence ne saurait être illimitée; car on ne peut rapprocher le miroir de l'œil au delà d'une certaine distance : en effet, plus les rayons lumineux doivent converger, plus le miroir doit être rapproché de l'œil, pour que la réunion des rayons éclairants se fasse en arrière des milieux réfringents de cet organe. Mais, comme une pareille restriction est très-incommode en pratique, on préfère se servir de miroirs concaves à long foyer (7 pouces).

L'influence que la grandeur de la pupille exerce sur l'étendue de la partie éclairée du fond de l'œil s'explique par ce fait que, si un miroir placé près de l'œil y envoie des rayons convergents, ceux-ci proviennent toujours d'une source lumineuse dont le diamètre dépasse celui de la pupille. Aussi, jamais tous ces rayons n'arrivent-ils au fond de l'œil, et la rétine ne reçoit-elle que ceux que la pupille admet. Tel est le motif pour lequel la partie éclairée du fond de l'œil est ronde, comme la pupille, et ne représente pas une image renversée de la flamme.

c. Les rayons *divergents* sont ceux qu'on emploie le plus souvent pour éclairer le fond de l'œil, car ils offrent, comme nous le verrons plus tard, des avantages pour l'examen à l'image renversée, celle dont on se sert le plus en ophthalmoscopie : ce qui n'est pas à dire qu'on n'en trouve pas l'application dans l'examen à l'image droite. Les rayons arrivent divergents à l'œil observé, toutes les fois que l'objet éclairant est en deçà du point le plus éloigné de la vision distincte de cet œil. Dans ce but, on peut se servir d'un miroir plan, si la flamme est plus près de l'œil observé que la distance de cet œil au point le plus éloigné de la vision distincte. De même, on peut se servir d'un miroir convexe ou d'une lentille concave étamée sur une face; ceux-ci réfléchissent les rayons éclairants en les faisant diverger de telle sorte, que ceux qui arrivent au miroir parallèlement à son axe sont réfléchis comme s'ils partaient du foyer de ce dernier, et ce foyer se trouve exactement, dans ce cas, au milieu de la ligne qui joint le centre du miroir et son rayon de courbure.

La combinaison d'un miroir convexe avec une lentille convexe (*Zehender*) offre les mêmes avantages que le miroir plan uni au verre convexe.

La plus forte divergence des rayons lumineux s'observe lorsqu'on place entre le miroir et l'œil observé un verre convexe (examen à l'image renversée). Ici, comme nous le verrons encore plus tard, il faut placer le verre convexe près de l'œil observé. Les rayons qui y sont envoyés par le miroir y arrivent dans une direction parallèle ou faiblement convergente. Ils se réunissent alors au foyer ou un peu au devant du foyer de ce verre ; c'est-à-dire, encore au devant de l'œil observé. A partir de là, ils divergent et arrivent, dans cette direction, aux milieux réfringents de l'œil observé. Ces rayons divergents se réunissent nécessairement en des points différents, suivant le degré de leur divergence, suivant la réfringence de l'œil observé et suivant l'état d'accommodation dans lequel il se trouve. Des rayons faiblement divergents se réunissent exactement sur la rétine dans un œil myope ou dans un œil normal (emmétrope), mais adapté pour une distance rapprochée. Des rayons divergeant plus que les précédents, ou ceux-ci même arrivant à un œil accommodé à une grande distance, se réunissent derrière la rétine. Ils forment donc sur le fond de l'œil une image renversée de la flamme qui, dans un cas, a des contours précis et est diffuse dans l'autre. Si nous considérons maintenant les rayons éclairants partis d'un point très-rapproché et encore très-divergents, ils ne se réunissent que très-loin en arrière de la rétine ou même ne se réunissent pas et parcourent l'œil dans une direction parallèle, comme il arrive lorsque les rayons divergents émanent d'un point qui se trouve au foyer antérieur des milieux réfringents de l'œil observé.

Dans ce cas, nous constatons encore que la partie éclairée du fond de l'œil accuse la forme de la pupille, vu qu'il arrive à cet œil plus de rayons lumineux que cette ouverture n'en peut admettre. En se servant, pour éclairer l'œil observé, de rayons divergents, on remarque que la partie éclairée de la rétine est d'autant plus grande que le point d'où ces rayons émergent est plus rapproché de l'œil.

Il résulte manifestement de cet exposé que la direction des rayons éclairants exerce une influence marquée sur l'étendue de la partie éclairée du fond de l'œil.

4° *La direction suivant laquelle les rayons sont renvoyés par le fond de l'œil éclairé, ne dépend pas de la direction qu'ont suivie les rayons éclairants, mais uniquement de l'état de la réfringence et de l'accommodation de cet œil.*

Nous venons de voir que le fond de l'œil peut être éclairé par des rayons qui y tombent sous différentes incidences et que l'étendue de la partie éclairée est sujette à des variations notables. Chaque point éclairé devient alors la source d'un cône lumineux réfléchi, qui prend, à travers les milieux de l'œil, une direction sur laquelle nous avons plus haut déjà fixé l'attention, et qui reste indépendante de la direction convergente, divergente ou parallèle, des rayons éclairants.

Chaque cône de rayons réfléchis traverse les milieux de l'œil comme s'il provenait d'une source lumineuse particulière et se réunit au dehors, suivant les lois de l'optique, dans un plan situé à la distance à laquelle l'œil observé se trouve adapté. Pour qu'il soit possible d'apercevoir la rétine

Fig. 2 (*).

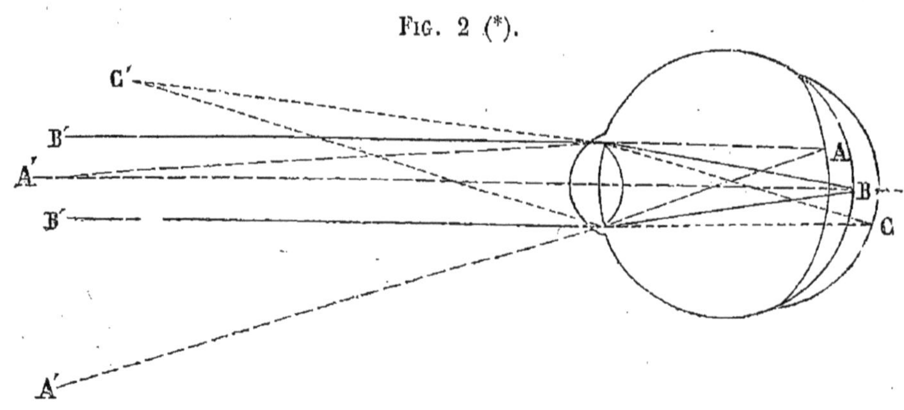

distinctement, il faut, nous l'avons dit plus haut, que ce plan soit à l'infini. Il est nécessaire d'insister sur l'immuabilité de cette condition, pour ce qui concerne l'éclairage des parties latérales du fond de l'œil. Jusqu'à présent, il n'a été question que des rayons réfléchis par le point de la rétine qui sert à la fixation ou par les points très-voisins de ce dernier; en effet, nous ne nous sommes encore occupé que de la réunion des rayons réfléchis dans l'objet éclairant, au devant, ou en arrière de celui-ci, suivant que l'œil observé était ou non adapté pour l'objet éclairant. Il est de la plus haute importance de savoir que tout ce qui arrive pour les rayons dirigés suivant la ligne visuelle, a de même lieu pour les parties latérales du fond de l'œil.

On a, le plus souvent, affaire à l'éclairage de points excentriquement situés par rapport au point qui sert à la fixation. Nous éclairons, par exemple, le nerf optique ou une partie quelconque de l'équateur de l'œil, et il devient évidemment indispensable de se rendre compte de la manière dont les lois précitées reçoivent ici leur application. Quelle que soit la partie du fond de l'œil où tombe l'image de la flamme, la lumière renvoyée retourne toujours dans la direction de la source éclairante. Pour que les rayons renvoyés par l'œil observé arrivent à l'œil observant, parallèles, c'est-à-dire de manière à y former une image, il faut, et cela aussi bien pour les parties latérales que pour les parties centrales, que l'œil observé soit adapté au point le plus éloigné de la vision distincte.

(*) Si l'œil est hypermétrope (A), les rayons qui émanent d'un point éclairé de sa rétine doivent donc sortir de cet œil dans une direction divergente ($A' A'$), si l'œil est emmétrope (B), les rayons partant d'un point B de sa rétine éclairée sortiront parallèles ($B' B'$). Enfin, si l'œil est myope (C), les rayons partant du point C, se réuniront, hors de l'œil, au point C'.

Il n'existe à cette règle d'exception que pour les yeux très-myopes, chez lesquels la myopie dépend d'une ectasie des parties postérieures (staphylôme postérieur). Dans ces yeux, il est vrai, la région du pôle postérieur du fond de l'œil est en arrière du foyer des milieux réfringents, au contraire de ce qui existe pour les parties latérales voisines du corps ciliaire. On peut ici avoir une image nette des parties antérieures, et cela sans correction, tandis qu'il faut des verres concaves forts pour distinguer la papille. Il est vrai que ces différences existent quelquefois aussi dans les yeux emmétropes; mais elles sont alors à peine sensibles. Il semble que, dans ces cas, leur raison d'être réside en ce que l'accommodation exerce une influence moins prononcée sur l'apparence de ces parties latérales que sur celle des parties centrales; mais, ce qui est plus probable encore, c'est que les rayons qui proviennent de ces parties tout à fait latérales traversent l'appareil dioptrique sous des angles tellement aigus, que la déviation qu'ils subissent est inférieure à celle des rayons qui proviennent des parties centrales. Il est évident en effet que l'action de l'appareil dioptrique n'est propre à influencer d'une manière tout à fait égale la réfraction des rayons provenant des différentes parties du fond de l'œil que quand ce dernier appartient à une sphère régulière.

5° *La distance à laquelle se trouve l'image visible du fond de l'œil dépend, non-seulement de la structure et de l'adaptation de l'œil observé, mais encore du mode d'examen choisi.*

Jusqu'à présent nous avons discuté les conditions nécessaires pour apercevoir directement le fond de l'œil et la direction que doivent affecter les

FIG. 3 (*).

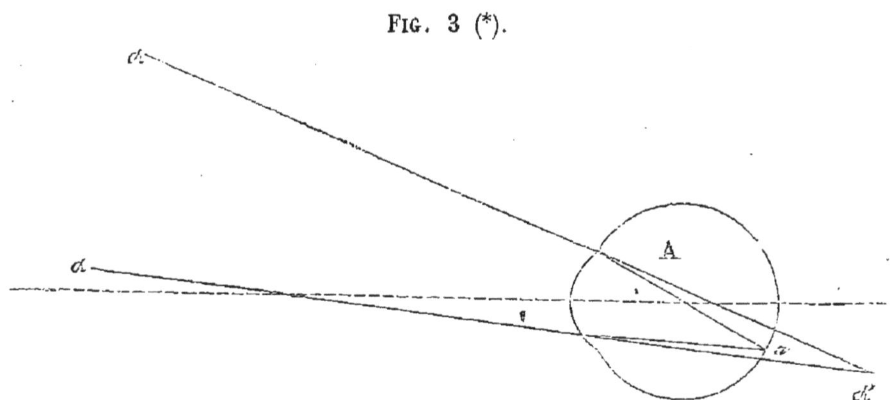

rayons émergents pour former une image dans l'œil de l'observateur. En opérant ainsi, nous nous servons des milieux de l'œil éclairé comme d'une

(*) Si l'œil *A* est hypermétrope, les rayons émanant du point *a* iront en $\alpha\alpha$, et c'est pourquoi nous voyons le point *a* dans le prolongement de $\alpha\alpha$, en α'.

loupe et nous voyons l'image à l'infini, si la rétine occupe exactement le foyer des milieux réfringents (œil emmétrope). Il n'en est plus ainsi lorsque la rétine est au devant de ce foyer (hypermétropie) ; car alors, chaque cône lumineux émané d'un point éclairé du fond de l'œil se compose, au sortir de la cornée, non plus de rayons parallèles, mais bien de rayons légèrement divergents, dont le prolongement rectiligne en arrière indique le point où l'image est perçue (voy. fig. 3). Aussi l'image du fond d'un œil hypermétrope est-elle d'autant plus rapprochée que le degré de l'hypermétropie est plus prononcé. En conséquence, nous pouvons apercevoir cette image distinctement, même à une certaine distance de l'œil.

Si, au contraire, le foyer des milieux réfringents est situé au devant de la rétine (myopie), l'image ne saurait être perçue sans le secours de verres concaves ; car les rayons provenant d'un point situé un peu en arrière du foyer d'une lentille n'en sortent pas parallèlement, mais bien dans une direction légèrement convergente (voy. fig. 2). Pour cette raison, les rayons envoyés par le fond de l'œil prennent une direction convergente et ne peuvent se réunir sur la rétine d'un œil emmétrope, sans qu'on ait pris la précaution de les rendre parallèles au moyen d'un verre concave. Cette combinaison du verre concave avec les milieux réfringents de l'œil correspond à une lentille d'un foyer plus long que celle qui est constituée par ces milieux mêmes, d'où il résulte que l'image apparaît, dans ces conditions, plus loin que celle d'un œil emmétrope.

Il est un autre mode d'examen de l'œil ; c'est l'examen *à l'image renversée*. Cette image peut occuper différentes positions. Comme il a été dit plus haut, tout œil donne de sa rétine une image renversée, réelle, qui coïncide avec l'objet pour lequel il est adapté. Cette image renversée envoie, de chacun des points qui la composent, des rayons divergents qui peuvent être réunis et former une image dans l'œil d'un observateur. Il faut, pour cela, que la quantité de lumière destinée à composer cette image n'ait pas trop considérablement diminué, en raison de la grande distance à laquelle se forme cette image renversée. C'est là, en effet, le motif pour lequel il n'est possible de l'apercevoir que si elle se trouve très-près de l'œil observé, comme il arrive pour les yeux très-myopes (fig. 2), cas dans lequel l'éclairage conserve une intensité suffisante. Il serait même possible d'observer directement à l'image renversée, des yeux emmétropes accommodés pour une distance très-courte ; mais ce mode d'examen est impraticable, parce que cet effort d'accommodation se complique toujours d'un rétrécissement de la pupille qui diminue nécessairement la quantité des rayons éclairants entrant dans l'œil, et parce que la dilatation de la pupille que détermine l'atropine paralyse l'accommodation. Mais il est possible de rapprocher de l'œil observé l'image renversée qui se forme à une longue distance, au moyen d'un verre convexe. En procédant ainsi, on ramène l'image au foyer de la lentille ou tout près de ce foyer (naturellement du côté de la lentille opposé à l'œil observé).

D'après les lois de l'optique, l'image se fait exactement au foyer, si les ayons émergeant de l'œil observé arrivent à la lentille parallèles les uns aux autres ; elle se fait entre le foyer et la lentille si les rayons émanent de l'œil observé en convergeant, enfin, au delà du foyer, si les rayons divergent en sortant de l'œil qu'on examine. Dans ce dernier cas (œil hypermétrope), il est même possible qu'il ne se forme pas d'image, si l'on n'a pas recours à des verres convexes très-forts.

6° *Du grossissement avec lequel on observe le fond de l'œil.*

Il est de la plus haute importance, dans l'examen du fond de l'œil, de savoir dans quelle étendue on peut le faire, sous quel grossissement, de quels moyens on dispose à cet égard et dans quelles limites cette observation est restreinte. Pour ce qui regarde l'étendue de la partie éclairée du fond de l'œil, nous en avons déjà parlé plus haut : qu'il nous suffise d'ajouter qu'il n'est jamais possible de voir le fond de l'œil en entier jusqu'au corps ciliaire ; mais qu'il est nécessaire de s'habituer insensiblement à une inspection générale, en faisant successivement passer sous le champ de l'ophthalmoscope les différentes parties du fond de l'œil.

Le grossissement de l'image varie selon que cette image est obtenue droite ou renversée. Dans l'image droite, la grandeur de l'image est en rapport direct avec l'indice de réfraction des milieux de l'œil observé. Si l'œil est emmétrope, le grossissement correspond, suivant M. Helmholtz, à 24 diamètres. Le grossissement est, en apparence, le même que celui sous lequel on aperçoit distinctement, au moyen d'un verre concave et à l'image droite, la rétine d'un œil faiblement myope ; mais plus la myopie de l'œil est prononcée et plus les verres concaves donnent de netteté à l'image, plus aussi paraissent agrandis les détails de cette dernière, comme la circonférence de la papille et le diamètre des vaisseaux centraux. Ainsi, l'image d'un œil myope se montre à l'observateur d'autant plus grande que l'examen à l'image droite révèle une myopie plus prononcée.

Pour l'hypermétropie, c'est évidemment le contraire qui arrive ; quoique, de prime abord, l'image du fond des yeux hypermétropes apparaisse très-agrandie lorsqu'on l'examine en se tenant très-près de ces yeux. Ainsi l'image de la papille remplit, dans certains cas, le champ pupillaire ; mais cet agrandissement est l'effet des cercles de diffusion et disparaît lorsqu'on s'éloigne assez de l'œil pour apercevoir distinctement les contours des vaisseaux. Ce n'est qu'alors qu'on vérifie ce fait que l'image du fond d'un tel œil est plus petite, en réalité, que celle d'un œil emmétrope ou myope.

Il est plus difficile de déterminer le grossissement pour l'image renversée. On conçoit sans peine que cette image doive être d'autant plus grossie qu'elle est plus éloignée de l'œil observé (fig. 2). La distance à laquelle se forme l'image dépend de la forme de cet œil et de sa réfringence. Moins il est réfringent, plus l'image directement et naturellement renversée apparaît loin; plus il est réfringent, moins l'image en est distante. Dans le premier cas, elle est plus grande que dans le second. Si on la rapproche au moyen d'une lentille, on la rapetisse, et le problème que nous nous proposons de résoudre porte alors sur deux éléments : 1° la réfringence de l'œil observé ; 2° la réfringence de la lentille destinée à rapprocher l'image. On peut dire que moins la réfringence de l'un et de l'autre est grande, plus l'image renversée apparaît grande. On peut introduire un troisième élément dans la question, à savoir, la distance de la lentille à l'œil observé. Cette distance est très-limitée en vertu de raisons pratiques sur lesquelles nous aurons à revenir : disons seulement qu'en éloignant la lentille de l'œil observé, on augmente les dimensions de l'image.

Il faut considérer, en outre, que le grossissement du fond de l'œil vu à l'image renversée varie un peu avec la position des parties qu'on examine : plus elles sont rapprochées du champ pupillaire, plus elles doivent paraître grossies. Ajoutons enfin que cette image renversée et rapprochée au moyen d'une lentille peut être grossie par une seconde lentille, ainsi que l'a fait M. Ruete en plaçant à 2 pouces de distance de l'œil observé, une lentille dont le foyer mesurait 1 pouce et demi, et une autre lentille d'un foyer de 3 pouces, à 6 pouces de distance du même œil. Tout récemment, M. Coccius a donné une combinaison plus avantageuse, celle d'une lentille de 2 pouces et demi avec une lentille de 2 pouces (voyez plus loin). Pour les yeux très-myopes, on peut agrandir, au moyen d'une lentille, l'image directement renversée.

7° *Intensité de l'éclairage de l'image.*

Nous ne dirons que peu de mots sur ce chapitre. On a beaucoup discuté la question de savoir si l'on ne pourrait pas changer l'intensité de l'éclairage de l'image en changeant le mode de cet éclairage ; mais il n'en est pas ainsi, car l'intensité de l'éclairage d'une image est uniquement en rapport avec l'étendue de la partie éclairée, et, dans tous les cas, dépend du nombre des points réfléchissants. Plus il est grand, plus la quantité totale de lumière réfléchie est considérable ; mais nous n'avons pas, en optique, de moyens qui nous permettent de faire varier, dans un cas donné, la quantité de lumière réfléchie par un point. Le degré de l'éclairage apparent dépend donc de la somme des points éclairés. Il est naturel de penser que, suivant les yeux, les images sont plus ou moins éclairées, attendu que, dans les divers cas, les conditions physiques de la réfraction de la lumière changent, comme nous le verrons encore plus tard.

ARTICLE II.

DESCRIPTION DES DIVERS OPHTHALMOSCOPES.

La description de tous les ophthalmoscopes construits jusqu'à ce jour nous mènerait trop loin et serait inutile; car beaucoup de ces instruments se ressemblent, à peu de différences près. Nous nous contenterons donc d'insister sur les plus importants, ne faisant que signaler en note les modifications qu'ils ont subies.

Tout ophthalmoscope est un réflecteur à travers lequel l'observateur regarde, de manière à se trouver dans l'axe du cône lumineux qu'il envoie à l'œil observé. Suivant les principes qui sont la base de l'examen ophthalmoscopique, ce réflecteur doit, dans tous les cas, être porté assez près de l'œil observé, afin que l'observateur reçoive la plus grande quantité possible des rayons réfléchis. Afin qu'il soit possible de regarder au travers du réflecteur, on a imaginé de faire celui-ci avec une lame de verre ou une plaque métallique perforée. Pour ces deux sortes de réflecteurs, il faut, suivant les lois de l'optique, considérer que le point d'émergence des rayons lumineux ne se trouve pas au siége même du miroir, mais derrière lui, à une distance égale à celle qui le sépare de la source lumineuse. Il n'y a d'exception à ce fait que pour les prismes perforés, qui ne présentent, du reste, aucun autre avantage. Il paraît assez convenable de classer les ophthalmoscopes suivant leur utilité pratique, c'est-à-dire suivant la facilité avec laquelle on les manie et l'intensité de l'éclairage qu'ils fournissent; c'est ce nous ferons, tout en nous conformant autant que possible à l'ordre chronologique.

A. — Ophthalmoscopes simples.

1° *Ophthalmoscope de M. Helmholtz* (fig. 4).

Le réflecteur se compose de trois plaques de verre superposées (pour augmenter l'intensité du reflet), ces plaques (fig. 4) forment l'hypoténuse A d'une boîte ayant la forme d'un prisme triangulaire rectangle, close de toutes parts et noircie à l'intérieur. La petite face de cette boîte, qui forme avec les plaques un angle de 56 degrés, est percée d'un trou B et adaptée au manche (fig. 5), de telle sorte que le prisme puisse tourner autour de l'axe optique de l'instrument. Quant au manche, il porte, au voisinage du trou ci-dessus mentionné, une coque C destinée à recevoir l'œil de l'observateur. Entre cette dernière et le prisme, on peut interposer un écran dans lequel sont reçus des verres concaves de différents foyers.

Fig. 4.

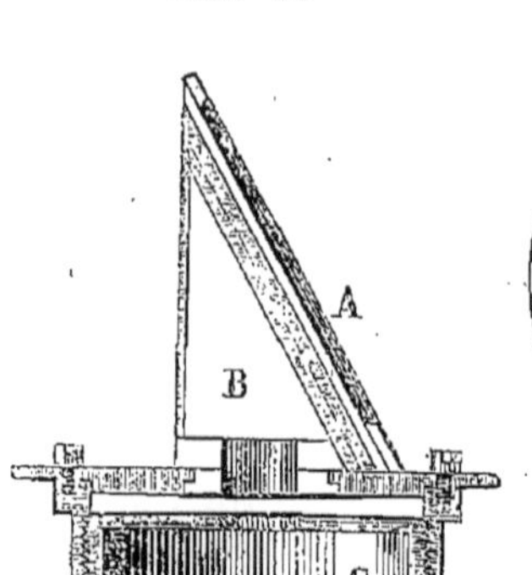

Fig. 5.

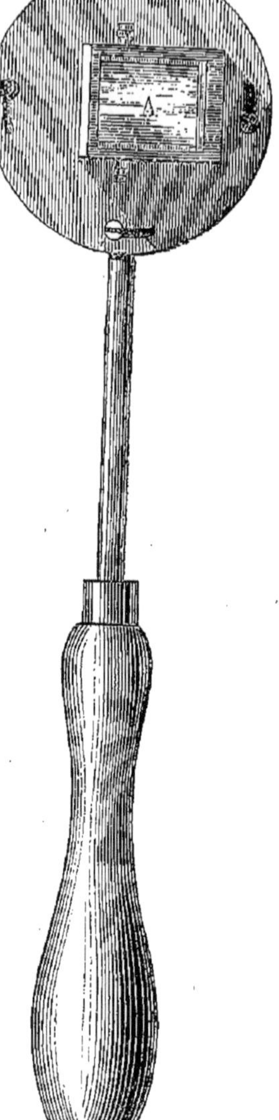

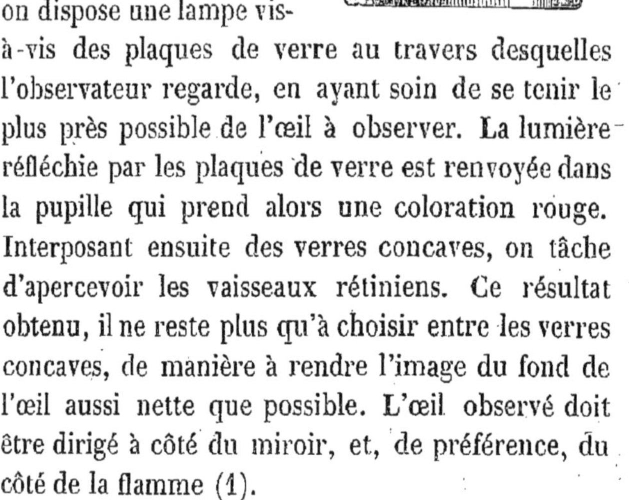

Pour procéder à l'examen ophthalmoscopique, on dispose une lampe vis-à-vis des plaques de verre au travers desquelles l'observateur regarde, en ayant soin de se tenir le plus près possible de l'œil à observer. La lumière réfléchie par les plaques de verre est renvoyée dans la pupille qui prend alors une coloration rouge. Interposant ensuite des verres concaves, on tâche d'apercevoir les vaisseaux rétiniens. Ce résultat obtenu, il ne reste plus qu'à choisir entre les verres concaves, de manière à rendre l'image du fond de l'œil aussi nette que possible. L'œil observé doit être dirigé à côté du miroir, et, de préférence, du côté de la flamme (1).

2° *Du miroir plan comme réflecteur* (fig. 6 et 7).

M. Coccius a le mérite de s'être servi le premier d'un miroir plan percé d'un trou à son centre. Ce miroir (fig. 7, *a*), le plus souvent métallique et d'une forme circulaire, a un diamètre d'environ 4 centimètres. Le trou central, à bords tranchants, mesure de 3 à 4 millimètres. Le miroir est vissé sur un manche court et s'articule avec un verre convexe *b*, dont on peut faire varier la dis-

(1) M. Follin a interposé entre le réflecteur et la flamme de la lampe, qui se trouve fixée à l'instrument par le moyen d'une tige, une lentille convexe, et il a ainsi dirigé sur le miroir des rayons divergents, attendu que la flamme se trouve en deçà du foyer de la lentille.

tance entre le miroir et la flamme, et qu'on peut, au besoin, mettre de côté.

Pour faire usage de cet instrument, on adosse au rebord orbitaire de l'œil observant le bord supérieur du miroir, on place la lampe à côté de l'œil observé, et l'on commence, sans se servir du verre convexe, à diriger l'image réfléchie de la flamme sur l'œil observé, de telle manière que le trou du miroir corresponde à la pupille. On voit alors cette dernière éclairée et rouge, et, si toutefois l'œil de l'observateur et celui du sujet sont adaptés et rapprochés conformément aux conditions plus haut énoncées, on réussit bientôt à distinguer les vaisseaux rétiniens. La rétine se trouve au foyer des milieux réfringents, si l'image renversée de la flamme a des contours précis; lorsqu'au contraire l'image n'est pas nette, on place un verre con-

Fig. 6 (*). Fig. 7.

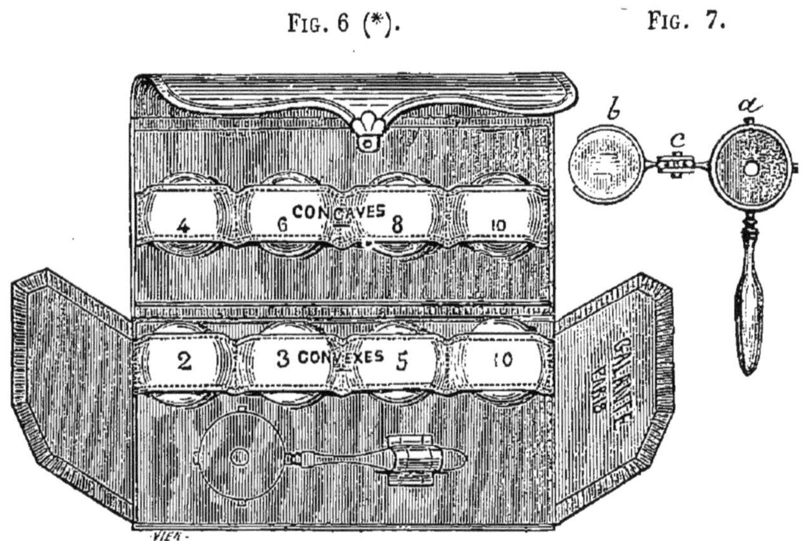

cave en arrière du miroir, et l'on renouvelle les tentatives. Il faut essayer ainsi différents verres concaves jusqu'à ce que l'on ait obtenu une image précise de la flamme (œil myope). Si les verres concaves ne donnaient pas le résultat qu'on en cherche, on devrait, tout en fixant les vaisseaux rétiniens, éloigner l'œil du miroir jusqu'à la distance à laquelle l'image de la flamme se montre avec des contours nets (œil hypermétrope). Les détails du fond de l'œil apparaissent avec d'autant plus d'exactitude que les contours de la flamme sont moins diffus. Ces tentatives sont un moyen

(*) Nous avons fait disposer dans une petite trousse dessinée figure 6 l'ophthalmoscope de M. Coccius, en modifiant la série des verres qui y sont ordinairement annexés, et en supprimant le porte-lentille, que nous croyons inutile, afin de rendre cet instrument si pratique le plus portatif possible. (L. W.)

précieux de s'éclairer sur la réfringence de l'œil qu'on soumet à l'observation.

On se sert de la lentille convexe articulée pour augmenter l'étendue de la surface éclairée, et l'on dispose cette lentille entre le miroir et la flamme, de telle sorte que son axe vienne se rencontrer avec l'un et l'autre. Le foyer de cette lentille mesure généralement 5 pouces.

3° *Du miroir concave comme réflecteur.*

M. Ruete est le premier qui se soit servi, en ophthalmoscopie, d'un miroir concave. Son miroir a un foyer de 7 pouces, et est disposé de la même manière que celui de M. Coccius, quoique la lentille convexe fasse défaut. Le miroir de M. Anagnostakis a un foyer plus long. Celui de M. Desmarres a deux trous. Au reste, on se sert de ces miroirs à peu près comme de celui de M. Coccius.

L'instrument de M. Stellwag de Carion porte, en arrière du miroir, un écran circulaire mobile, où sont enchâssés les verres concaves et qu'on peut fixer dans une position déterminée.

4° *Des miroirs convexes comme réflecteurs* (fig. 8).

M. Zehender est, jusqu'à présent, le seul qui ait fait usage de cette utile combinaison. Son instrument ressemble aux précédents, si ce n'est qu'il porte un miroir convexe M, de 6 pouces de foyer. La lentille L, adaptée latéralement, possède un foyer de 3 pouces. Suivant les lois de l'optique, le miroir convexe agit de telle sorte que les rayons qui y arrivent avec une convergence suffisante pour se réunir par leurs prolongements au devant du foyer virtuel, sont réfléchis dans une direction convergente. Cette convergence préalable, les rayons lumineux l'acquièrent en traversant la lentille annexée au miroir, et celui-ci envoie consécutivement vers l'œil observé un faisceau de rayons lumineux convergents qui, après avoir traversé les milieux, se réunissent un peu au devant de la rétine, de façon à éclairer le fond de l'œil, en formant un cercle de diffusion étendu. Un avantage tout spécial de l'instrument de M. Zehender consiste en ce qu'il atténue le reflet de la cornée et fournit en outre un mode particulier d'éclairage du fond de l'œil. En effet, comme la lentille dont on se sert doit, à cause de son degré de

FIG. 8.

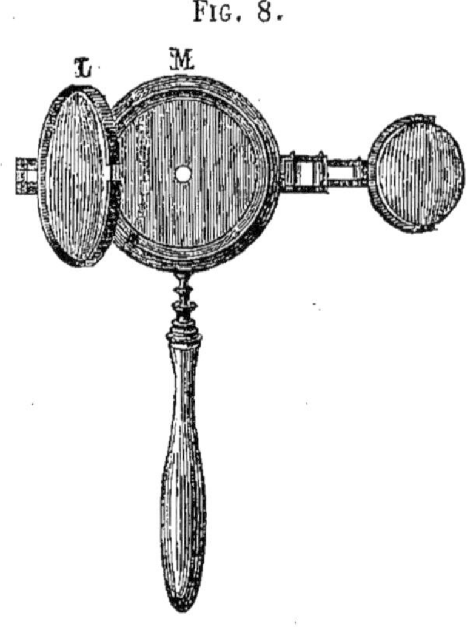

réfringence, posséder une aberration de sphéricité notable, la réunion des rayons lumineux, au lieu de se faire dans un seul plan, s'effectue dans plusieurs plans successifs. Il en résulte qu'on voit le fond de l'œil très-distinctement dans les parties centrales de l'image de la flamme, et moins éclairé dans les parties périphériques de cette image.

5° *Ophthalmoscope de M. Ed. Jäger* (fig. 9).

L'instrument de M. Ed. Jäger représente une combinaison des différents appareils ci-dessus décrits. La commodité de l'exposition nous a déterminé

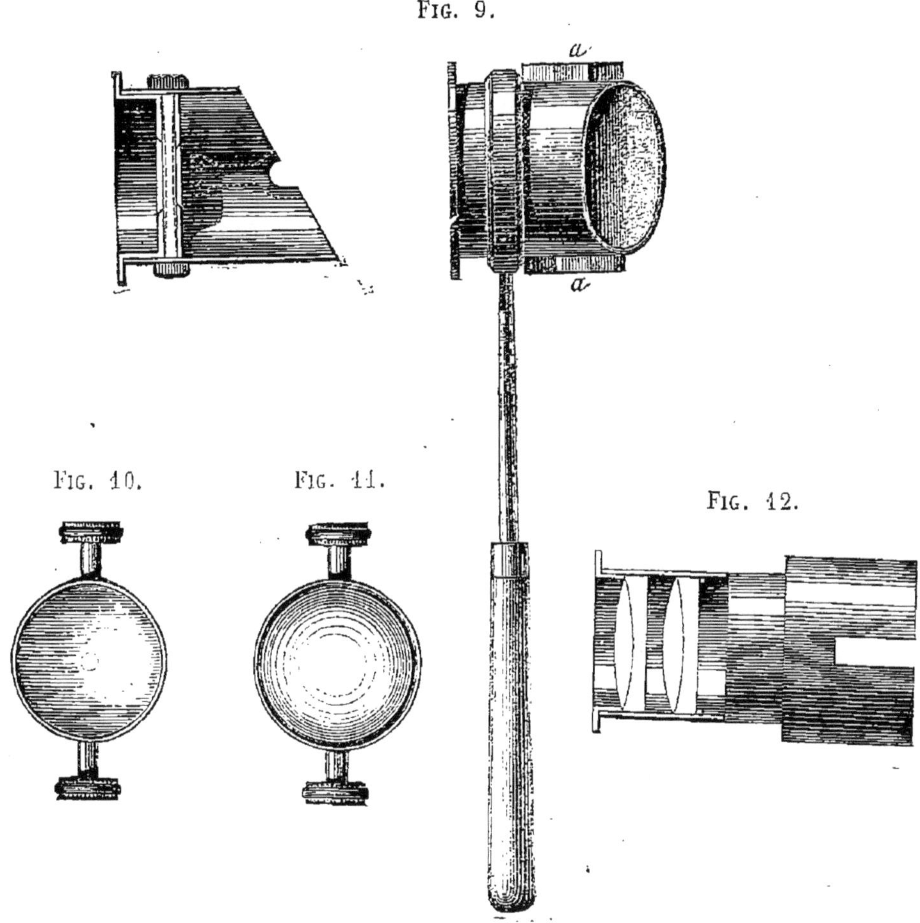

Fig. 9.

Fig. 10.

Fig. 11.

Fig. 12.

à le décrire ici, quoique la date de son invention ait la priorité sur plusieurs des précédents. Il se compose d'un tube court vissé sur un manche (fig. 9). Le côté qui doit être dirigé vers l'œil observé est coupé par un pan oblique, et l'on peut y ajouter, dans deux coulisses disposées à cet effet, différents réflecteurs. Parmi ces derniers, on compte un anneau muni de trois plaques de verre (Helmholtz) (fig. 11), un anneau muni d'un miroir concave (Ruete) (fig. 10), enfin un tube court (fig. 12) contenant deux lentilles convexes (loupe de Brücke), pour l'éclairage oblique.

Derrière le réflecteur qu'on peut, comme nous venons de le voir, choisir à volonté, on place dans l'extrémité pleine du tube les verres concaves dont on a besoin; on peut, de plus, superposer au tube, en son milieu, une plaque divisée en carrés numérotés (fig. 13) que l'on peut au besoin faire fixer par l'œil observé. L'usage de cet instrument ressort suffisamment de sa description.

Fig. 13.

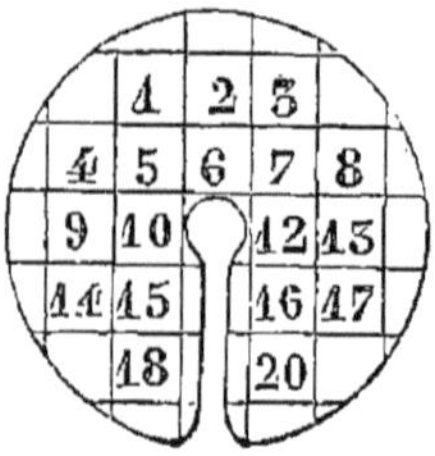

B. — Ophthalmoscopes composés.

Il faut envisager comme tels les instruments dans lesquels le réflecteur est ajusté au verre convexe destiné à rapprocher l'image renversée du fond de l'œil. Ils ont pour but de donner une certaine fixité à l'image fortement éclairée. L'usage de ces instruments nécessite presque toujours une dilatation artificielle de la pupille, et il est indispensable que le sujet examiné répare, en gardant une tranquillité absolue, ce que l'instrument a perdu en mobilité. Aussi le maniement de ces instruments est-il plus difficile que celui des précédents, et faut-il de toute nécessité que les centres optiques des milieux réfringents qui entrent dans leur composition se correspondent très-exactement.

Ils ont encore un autre désavantage sur les ophthalmoscopes simples, c'est d'éblouir et de fatiguer beaucoup plus les malades, attendu que l'examen qu'ils permettent porte pendant un temps plus long sur une seule et même partie du fond de l'œil. Toutefois, nous devons dire qu'ils méritent sérieusement la préférence sur les autres, lorsque plusieurs observateurs sont réunis autour d'un seul sujet.

1° *Ophthalmoscope de M. Ruete* (fig. 14).

Cet instrument, peu usité aujourd'hui, peut être regardé comme le type de tous les ophthalmoscopes fixes. Un miroir concave M, de 3 pouces de diamètre et d'un foyer de 10 pouces, est adapté à un support sur lequel il peut se mouvoir dans le sens vertical et dans le sens horizontal. Au devant de ce miroir et rattachées au même support par des pièces mobiles, sont deux lentilles convexes A et B (ou une seule lentille concave). On emploie cet instrument de la manière suivante : on commence par établir les lentilles dont les centres doivent correspondre exactement au trou du miroir, en face de l'œil de l'observateur. On place la lampe à côté du réflecteur, et l'on garantit de la lumière le visage du sujet au moyen d'un écran. En faisant varier la position relative des lentilles par rapport à l'œil observé, on agran-

FIG. 14.

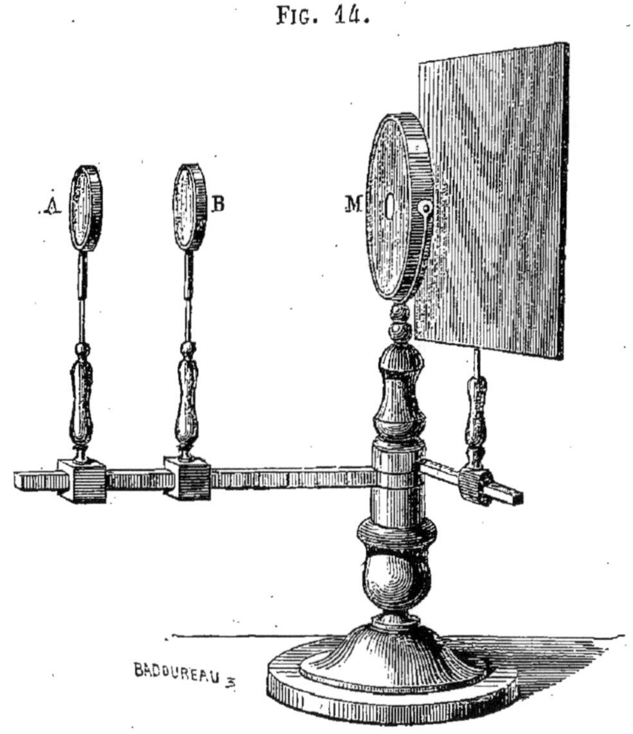

dit l'image renversée du fond de l'œil, à moins qu'on ne fasse usage de la lentille concave, et c'est alors l'image droite qu'on observe. La seule difficulté que présente le maniement de cet ophthalmoscope réside dans une adaptation très-exacte des lentilles.

2° *Ophthalmoscope de M. de Hasner.*

De Hasner a réuni les uns avec les autres les verres convexes et le miroir, en les plaçant dans des tubes métalliques engaînants. Le tube externe est adapté par son extrémité libre à l'œil de l'observateur. Il supporte à son ouverture un miroir concave de 7 pouces de foyer. C'est encore dans le même point que le tube offre une section oblique destinée à laisser un passage aux rayons lumineux incidents. Le tube interne porte à celle de ses extrémités qui regarde vers l'œil observé une lentille convexe de 2 pouces de foyer. Les deux tubes se meuvent l'un sur l'autre au moyen d'une vis, et une échelle graduée permet d'apprécier, à tout instant, la distance du miroir à la lentille, distance qui atteint 8 pouces à son maximum. L'instrument se tient à la main, ce qui doit certainement devenir embarrassant quand l'examen se prolonge.

Le miroir de M. Ulrich est construit d'une manière analogue, seulement il possède de plus une petite lampe suspendue au devant de l'échancrure du tube, et qui, par conséquent, accompagne le miroir dans ses mouvements.

3° *Ophthalmoscope de M. Liebreich.*

Cet instrument ressemble, au fond, à celui de de Hasner; toutefois on lui a fait subir, pour le rendre propre à un examen plus exact, diverses modifications. Dans cet instrument aussi, le miroir concave et sa lentille se trouvent aux extrémités de deux tubes mobiles l'un sur l'autre. Au moyen d'une vis on les déplace de longueurs facilement appréciables sur une échelle graduée en millimètres. Le tube du miroir est supporté par une tige qu'on fixe à la table, et sur cette tige on élève ou abaisse à volonté l'ophthalmoscope de toutes pièces. Une mentonnière mobile est adaptée au support, tandis que le tube de la lentille est muni d'une autre branche graduée, glissant sur lui et destinée à servir de soutien au front du sujet. L'instrument porte encore une petite tige composée de plusieurs pièces articulées, laquelle se termine par un bouton au moyen duquel on appelle, dans un point quelconque du champ visuel, la direction du regard. L'usage de cet instrument complexe repose sur l'interprétation des divers modes d'examen à laquelle nous allons arriver.

4° *Ophthalmoscope de M. Galezowski* (fig. 15).

Cet instrument se compose de tubes rentrants comme une lorgnette : son extrémité objective est garnie d'un bourrelet élastique et, en même

FIG. 15.

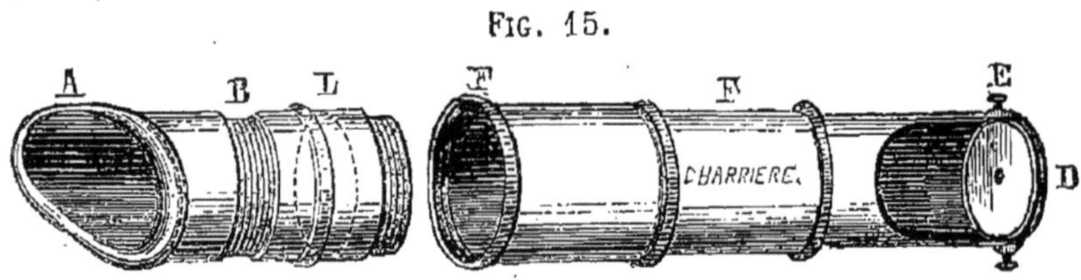

temps, disposée de manière qu'elle puisse s'appuyer sur l'orbite du malade et former une chambre noire autour de l'œil soumis à l'examen. Une lentille biconvexe, n° 2 1/4, se trouve dans l'intérieur du tube à la distance de 2 pouces 1/4 de cette extrémité.

En introduisant ces modifications, M. Galezowski avait pour but : 1° de placer la lentille biconvexe à une distance fixe de l'œil à examiner ; ce qui doit rendre l'examen plus facile pour les personnes qui commencent leurs études ophthalmoscopiques; 2° d'entourer l'œil que l'on examine d'une espèce de chambre noire fixée à l'instrument lui-même, afin que l'exploration du fond de l'œil puisse se faire dans une chambre claire et au lit des malades, ce qui est un point très-important dans les services des hôpitaux.

5° *Ophthalmoscope Epkens-Donders.*

Cet instrument se compose d'une boîte cubique qui porte un miroir plan en diagonale. En regard du miroir et du trou de la boîte se place l'œil observé; derrière le miroir, l'observateur adapte l'œil à une échancrure disposée à cet effet. Sur un des côtés de la boîte se trouve un tube destiné à l'éclairage qui lui arrive d'une lampe placée à son extrémité. La boîte et le tube sont mobiles dans un anneau, et le tout est, comme dans l'ophthalmoscope de M. Liebreich, fixé sur une tige. Il est encore possible d'ajouter un micromètre au tube, immédiatement au devant de la lampe. Les deux pointes opposées qui composent ce micromètre se dessinent alors exactement sur la rétine éclairée, si l'œil observé en fixe l'image dans le miroir.

6° *Ophthalmoscope binoculaire de M. Giraud-Teulon* (fig. 16 et 17).

Avec les instruments précités on ne peut faire d'examen qu'au moyen

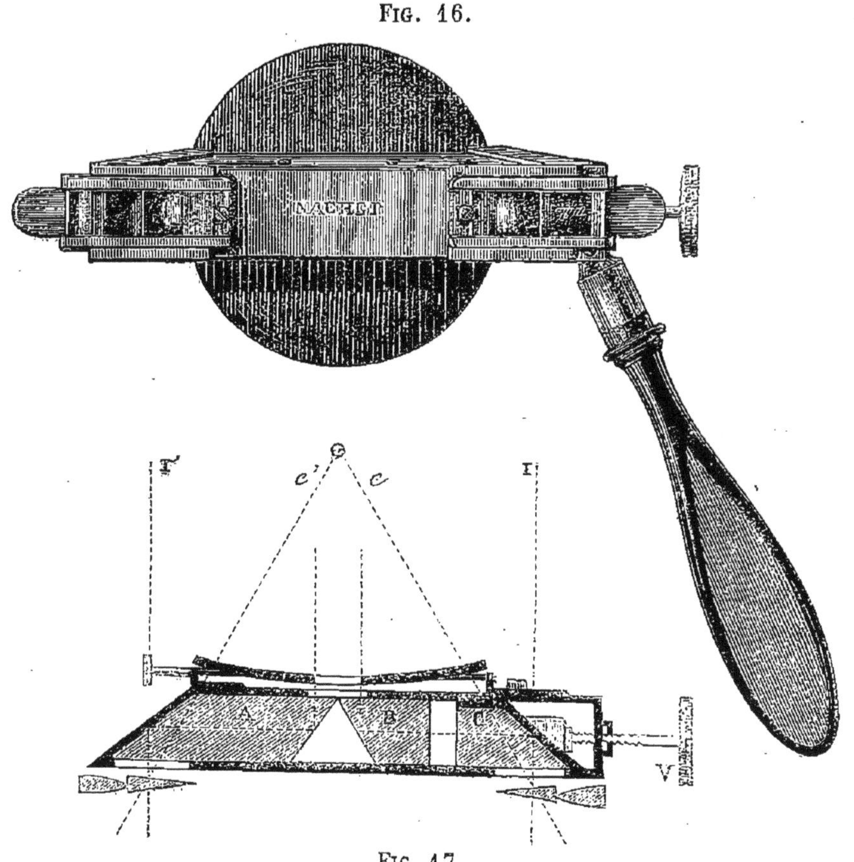

FIG. 16.

FIG. 17.

d'un seul œil. Une des découvertes les plus heureuses de ce temps appartient à M. Giraud-Teulon, qui a construit un ophthalmoscope avec lequel on peut observer avec les deux yeux à la fois et profiter de tous les avantages de la vision stéréoscopique. Cet auteur a placé tout près et en arrière d'un miroir ophthalmoscopique ordinaire (voy. fig. 16 et 17), deux prismes rhomboïdaux A et B d'un angle de 45 degrés. Ces deux prismes sont disposés de telle sorte que leurs angles aigus se touchent au milieu du trou du miroir. De cette façon, tout faisceau lumineux parti de l'œil observé est divisé en deux par les prismes et réfléchi deux fois par les faces opposées de ces derniers, d'où chaque moitié sort dans une direction parallèle à celle qu'elle avait en émergeant de l'œil. Les rhomboèdres ayant chacun pour longueur la moitié de l'écartement des yeux de l'observateur (ce que permet de réaliser toujours la disposition représentée en B et C), chaque point de l'image ophthalmoscopique classique est ainsi dédoublé et représenté en I, I′ dans la position de deux images stéréoscopiques. Deux prismes convergents ou à base extérieure, placés entre les rhomboèdres et les yeux de l'observateur procurent alors la fusion en une seule, sur la ligne médiane (en *e*, *e′*) des deux images I, I′.

L'écartement des rhomboèdres étant réglé sur celui des yeux, l'observateur fait choix des prismes plans ou des prismes convexes (qu'on voit représentés dans la figure 17), suivant qu'il a ou n'a pas la faculté d'accommoder à courte distance. Cela posé, le miroir monté sur un axe horizontal, étant aussi mobile sur l'axe vertical, l'examen rentre dans les conditions de l'observation ordinaire.

C. — Des autophthalmoscopes.

1° *Autophthalmoscope monoculaire.*

M. Coccius reconnut, le premier, qu'on peut, au moyen d'un miroir plan perforé, examiner soi-même le fond de son œil. Il faut pour cela disposer le miroir de telle façon que la surface réfléchissante soit tournée contre l'œil et tout près de lui. Si l'on fait alors tomber la lumière de la flamme à travers l'ouverture du miroir, en donnant à celui-ci une position telle que les rayons réfléchis ne retournent pas tous par le trou, mais tombent en partie sur ses bords, ces rayons (parallèles ou légèrement convergents) rencontrent le miroir sous un angle tel qu'ils peuvent être perçus par l'œil observé. On aperçoit d'abord une tache rouge, et si l'on s'adapte exactement pour le point le plus éloigné de la vision distincte on y voit bientôt des vaisseaux rétiniens; enfin, en inclinant convenablement le miroir, la papille elle-même. Il est bien entendu que cet examen ne peut porter sur la macula, attendu que, pour l'éclairer, il est indispensable de fixer la lumière au travers du trou, ce qui s'oppose à la formation d'une image sur le miroir. Pour augmenter l'éclairage, M. Coccius a ajouté au miroir un tube noirci de 4 pouces de longueur, dans lequel se trouve une lentille de 10 pouces de foyer. Par ce moyen, il arrive à l'œil des rayons convergents et le champ éclairé du fond de l'œil en est agrandi. L'axe du trou du miroir et celui de la lentille, qui n'est découverte que latéralement, doivent nécessairement être dirigés très-exactement sur la flamme.

2° *Autophthalmoscope de M. Heymann* (fig. 18).

Pour pouvoir s'examiner l'œil dans une plus grande étendue et avec un éclairage plus intense, j'ai construit un appareil au moyen duquel on observe avec un œil le fond de l'autre œil. Cet appareil est composé de deux tubes A et B d'une longueur de 6 pouces qui aboutissent dans une boîte C, de forme rhomboïdale. Dans le prolongement de l'axe du tube fixe A, se trouve, au fond de la boîte, un miroir concave perforé, de 30 centimètres de foyer. A l'extrémité du tube mobile B, là où il aboutit dans la boîte, est un prisme triangulaire rectangle dont l'hypoténuse regarde en dehors. En outre, il existe dans le tube fixe une lentille destinée à l'éclairage et à l'examen à l'image renversée, lentille qu'il est possible d'ajuster très-exactement au moyen d'une vis. Dans l'autre tube se trouve une lentille analogue, et enfin la boîte en contient une troisième, en arrière du prisme, à la moitié de la distance qui sépare celui-ci du miroir.

Fig. 18.

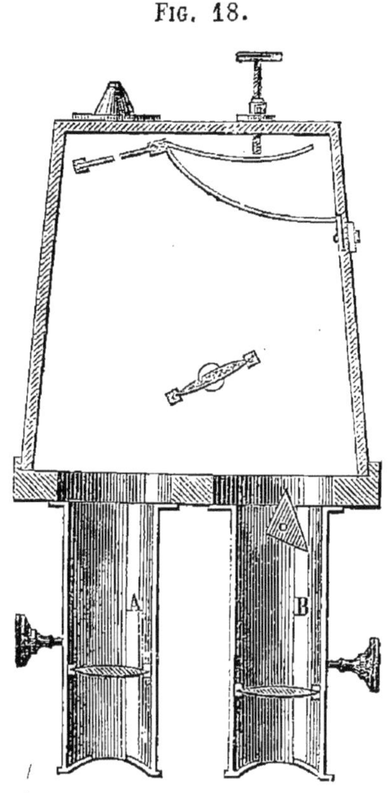

Si l'on s'éclaire alors un œil avec une flamme que l'on regarde par le trou du miroir et si l'on donne à ce dernier, au moyen du pas de vis, une inclinaison telle que les rayons émergeant du fond de l'œil soient dirigés sur le prisme, ils arrivent nécessairement sur l'autre œil. Les verres convexes annexés au prisme, en avant et en arrière, ne servent qu'au grossissement de l'image. A part un certain éblouissement, cet appareil, bien disposé, donne du fond de l'œil une image renversée, bien éclairée et agrandie, puisque son diamètre est d'environ 30 millimètres.

3° M. Giraud-Teulon a construit un appareil assez analogue composé de deux miroirs plans placés à angle droit l'un contre l'autre. Devant l'œil observateur, est un miroir perforé ordinaire qui renvoie la lumière d'une flamme sur le miroir voisin et de là sur celui qui le coupe à angle droit, d'où elle arrive enfin à l'œil examiné. L'image suit en sens inverse le même chemin et est rapprochée de l'œil observé par un verre convexe disposé en face de cet œil. Comme cet appareil n'est pas contenu dans un espace clos et comme toutes les pièces qui le composent sont mobiles, il est moins facile à adapter que le précédent : il fournit d'ailleurs une image moins étendue (1).

D. OPHTHALMOSCOPES A PRISMES.

M. Ulrich a, le premier, employé, pour éclairer le fond de l'œil, la réflexion totale de la lumière réfractée par l'hypoténuse d'un prisme triangulaire rectangle. Il fait tomber la lumière à travers l'une des faces du prisme sur l'hypoténuse et, de celle-ci à travers l'autre face, sur l'œil observé. L'image qui est renvoyée de l'œil passe par un second prisme dont l'hypoténuse est à angle droit avec celle du premier, et arrive ensuite à l'œil de l'observateur. M. Meyerstein s'est servi d'un seul prisme, en ayant soin de le percer dans l'hypoténuse, vers le milieu d'un des côtés. De cette manière, il recevait directement les rayons lumineux par cette ouverture. MM. Coccius et Zehender ont adopté des dispositions analogues. Les difficultés que l'examen présente, en pareille circonstance, consistent à déterminer exactement la direction des rayons lumineux, ce qui force à mouvoir en divers sens la source éclairante.

APPENDICE.

Oculaire de M. Coccius. — Récemment, M. Coccius a recommandé un oculaire composé d'une lentille convexe 2 1/4 et d'une lentille convexe 2. Ces lentilles sont disposées obliquement dans des tubes qu'on peut faire glisser l'un sur l'autre et qui ont chacun 2 pouces 1/4 de longueur. La lentille qui a 2 pouces de foyer est toujours tournée vers l'œil observé et l'oculaire est placé immédiatement contre l'œil. On y projette la lumière au moyen d'un petit miroir concave, en ayant soin de corriger au besoin l'état de réfringence de l'œil, en allongeant ou en raccourcissant l'oculaire.

(1) M. Zehender est l'auteur d'un appareil presque identique avec celui de M. Giraud-Teulon.

Cette combinaison fournit un grossissement bien plus considérable que les précédentes.

ARTICLE III.

MODE D'EMPLOI DE L'OPHTHALMOSCOPE.

Chacun des instruments que nous venons de décrire exige, pour être bien manié, la connaissance de quelques données pratiques auxquelles nous allons nous arrêter.

1° *Source lumineuse.* — Tout ophthalmoscope est un simple réflecteur : il faut donc disposer toujours d'une source lumineuse suffisante pour éclairer le fond de l'œil. Comme la direction des rayons lumineux est toujours déterminée dans ce mode d'examen, il est nécessaire que la source lumineuse émette des rayons dans une direction précise : la lumière diffuse est donc, en pareil cas, impropre à servir. On peut obtenir de la lumière rayonnante de deux façons, soit en laissant tomber un faisceau de rayons solaires dans une chambre obscure, soit en employant la flamme d'une lampe.

La lumière solaire n'a pas, dans l'examen à l'ophthalmoscope, d'avantages spéciaux et, d'autre part, il n'est pas toujours facile de se la procurer. On est obligé, pour cela, de faire tomber dans une chambre noire un faisceau lumineux par une petite ouverture pratiquée à un volet. Cet éclairage diffère de l'autre par un seul point, à savoir, par l'aspect de la coloration qu'il donne au fond de l'œil. En effet, comme la lumière solaire contient beaucoup moins de rayons jaunes que celle d'une lampe, la coloration rouge du fond de l'œil manque alors d'éclat. Celui-ci apparaît d'un gris rougeâtre, car la rétine ainsi que le pigment de la choroïde exercent sur la coloration perçue une influence marquée.

La faiblesse de l'éclairage prive l'image d'une partie de sa netteté ; mais elle est cause que le malade est moins ébloui.

C'est donc d'une flamme qu'on se sert le plus souvent, et les propriétés physiques et chimiques de cette flamme ne sont pas sans influence sur l'éclairage qu'elle fournit. L'huile donne évidemment une flamme d'une couleur plus jaune que le gaz, et les lampes à double courant éclairent avec beaucoup plus d'intensité que celles qui n'ont qu'une mèche large. Qu'on emploie l'un ou l'autre de ces modes d'éclairage, il faut mettre la source lumineuse à la hauteur de l'œil observé et lui donner une position convenable, variant, du reste, avec l'instrument qu'on emploie.

2° *Chambre obscure.* — Quoique plusieurs des instruments précités soient construits de telle sorte que l'image se fasse dans un tube, ce qui empêche la lumière du jour d'avoir sur l'intensité de son éclairage une influence directe, il n'en est pas moins vrai qu'une chambre obscure est une des premières conditions d'un examen minutieux. Si l'on entend quelques inventeurs prôner leurs instruments, disant qu'il suffit, pour s'en servir, d'asseoir les malades le dos vers la fenêtre, ces auteurs doivent admettre qu'avec les rayons de la flamme, des rayons de lumière diffuse arrivent au miroir, puis à l'œil, et augmentent le reflet incommode de la cornée. En outre, le jour éblouit l'observateur et trouble l'examen, quand même on prendrait la précaution de fermer l'œil qui ne sert pas.

3° *Point de mire.* — Nous avons déjà dit plus haut que l'œil observé doit s'adapter à une grande distance si l'on veut obtenir du fond de l'œil une image droite et distincte. Mais, pour l'examen à l'image renversée même, il est indispensable de faire varier la position de l'œil observé, afin d'examiner successivement toutes les parties du fond de l'œil. Dans ce but, il est bon de faire fixer au sujet un objet désigné. On n'ordonne au malade de regarder l'image de la flamme sur le miroir que dans un cas: c'est lorsqu'on veut observer la macula; pour l'examen des autres parties de l'œil, celui-ci doit diriger son regard vers l'un des côtés du réflecteur.

Quand l'instrument ne porte pas, comme certains ophthalmoscopes fixes, un objet que le malade puisse regarder, il est bon de placer derrière la tête de l'observateur un tableau divisé en carrés numérotés, sur lesquels on appelle à volonté le regard du sujet.

4° *Largeur de la pupille.* — Il importe, pour la facilité de l'examen, que la pupille soit large. Les divers états de dilatation de la pupille dépendent de la forme de l'œil, de sa pigmentation, de son degré d'intégrité et du mode d'éclairage. Tous ces points ont assez d'importance pour qu'on les envisage séparément.

a. *Forme de l'œil.* — Si, comme nous l'avons dit, on laisse tomber sur l'œil une quantité de rayons convergents ou divergents plus considérable que celle que la pupille peut admettre, on verra, au fond de l'œil, un cercle de diffusion de la forme de cette ouverture. Pour une même largeur de la pupille, le cercle de diffusion sera d'autant plus considérable que l'œil sera plus myope et que, par conséquent, son fond sera plus éloigné de l'iris. Le contraire arrive pour un œil hypermétrope. Donc pour qu'on ait dans un œil hypermétrope une surface d'éclairage aussi grande que dans un œil myope, il faut que la pupille du premier soit plus grande que celle du second. Or, comme avec ce mode d'éclairage, l'éblouissement qui survient fait souvent contracter la pupille, il peut être nécessaire, pour un examen étendu, de dilater artificiellement cet orifice, et cette dilatation est d'autant plus indiquée que l'œil observé s'éloigne plus de l'état de myopie (1 partie de sulfate d'atropine pour 1000 d'eau).

b. La pigmentation de l'œil exerce une très-grande influence sur la quantité de lumière réfléchie par le fond de l'œil. Plus la choroïde est richement pigmentée, moins il y a de lumière réfléchie, et plus il est besoin d'éclairer une large surface. Aussi la dilatation artificielle est-elle nécessaire pour les yeux fortement pigmentés qu'on veut soumettre à un examen minutieux.

c. Un défaut d'intégrité de l'œil peut aussi nécessiter la dilatation de la pupille, soit qu'on veuille constater l'étendue d'une altération du fond de l'œil, soit qu'on recherche la distance exacte de cette altération par rapport au cristallin. Lorsque, par exemple, il s'agit d'altérations isolées de la macula ou des parties circonvoisines, il peut être indispensable, afin d'en déterminer le siége précis, de procéder à la dilatation de la pupille, si cette dilatation ne préexiste pas. En effet, quand on éclaire directement la macula, la contraction de la pupille que produit l'éblouissement peut devenir fort gênante. De plus, si l'on a affaire à des changements de niveau du fond de l'œil, il devient très-utile de dilater la pupille, pour voir s'il existe des points saillants; car plus le foyer morbide se rapproche de l'iris, moins la surface éclairée a d'étendue, comme nous l'avons déjà dit à propos de l'œil hypermétrope.

d. Le mode d'éclairage influe tout particulièrement sur la contraction réflexe de la pupille. Si, pour une raison quelconque, il faut se servir d'un éclairage très-intense, on fait bien de dilater la pupille, pour pouvoir examiner d'un coup d'œil une surface étendue, comme pour l'examen à l'image renversée. Pour les yeux très-myopes, nous l'avons dit plus haut, on peut négliger cette précaution préalable. On peut aussi se passer de la mydriase artificielle, lorsqu'on fait l'examen à l'image droite, en se servant d'un miroir plan comme réflecteur.

En résumé, le cas où la mydriase artificielle est le plus utile, est celui d'un œil hypermétrope et pigmenté, qu'on veut examiner à l'image renversée, et le cas où elle est le moins indiquée est celui dans lequel il s'agit d'observer un foyer isolé et peu pigmenté, à l'image droite, dans un œil normal, et à l'image renversée dans un œil très-myope.

5° *Reflet de la cornée.* — De tous les reflets que l'on observe dans l'examen ophthalmoscopique, celui de la cornée est le plus incommode. Ceux de la capsule antérieure et postérieure peuvent être négligés, et ceux des lentilles dont on se sert pour l'examen, peuvent être évités par un léger déplacement de ces verres. Seul, le reflet de la cornée se place au devant des parties qu'on examine, surtout si ces parties avoisinent la macula. Moins l'éclairage est intense, moins ce reflet gêne l'observateur; tel est le motif pour lequel il contrarie moins l'examen à l'image droite que l'examen à l'image renversée. Toutefois, il faut s'accoutumer à faire abstraction de ce reflet, ce à quoi l'on arrive après une certaine pratique.

6° *Manière de procéder à l'examen.* — Après avoir visité les parties antérieures de l'œil, y compris le cristallin, au moyen de l'éclairage oblique, on commence par éclairer de loin, avec un réflecteur quelconque, les milieux de l'œil. C'est ainsi qu'on arrive à découvrir les opacités, de forme et de mobilité variables, qui peuvent y exister. Il faut seulement prendre la précaution de ne pas employer un éclairage trop intense et propre à dissimuler des opacités de très-peu d'étendue. On prescrit au malade de regarder successivement dans toutes les directions, afin de faire passer sous le champ de l'instrument toutes les parties du corps vitré et d'imprimer aux opacités des déplacements qui les rendent plus facilement appréciables. C'est alors seulement qu'on procède à l'examen du fond de l'œil même, et pour en obtenir, dès l'abord, une vue générale, on fait bien de commencer par l'image renversée. Une fois renseigné sur la position du foyer morbide principal, on recourt avec avantage à l'image droite ou à l'image renversée, mais fortement grossie.

A. *Examen à l'image droite.* — Pour y procéder, on ne peut se servir que de miroirs qu'il soit facile de porter très-près de l'œil. On place la lampe à côté de l'œil observé, et l'on tient le miroir tout près de lui. Comme le visage du sujet est ainsi, en grande partie, plongé dans l'ombre, il est aisé de diriger le reflet du miroir, en donnant à l'instrument une position convenable. Le reflet doit tomber directement sur l'œil, et le point noir correspondant au trou du miroir doit se mettre en rapport avec la pupille. C'est alors que celle-ci prend une teinte rougeâtre. Pour n'éprouver aucune difficulté sérieuse en se livrant à cet examen, il faut se conformer aux règles suivantes :

1° L'œil observé, la flamme et l'œil observateur doivent se trouver dans un même plan horizontal. C'est à cette seule condition que le miroir renvoie dans l'œil la plus grande quantité de lumière possible, et que l'ouverture de la pupille est tout entière utilisée pour livrer passage aux rayons éclairants. Il est vrai que l'habitude de l'ophthalmoscope permet, jusqu'à un certain point, de s'écarter de cette règle ; mais un débutant ne saurait la négliger, sans éprouver dans l'examen qu'il veut faire de grandes difficultés.

2° Le miroir doit garder l'immobilité, et les mouvements qu'on lui imprime, pour le changer de direction, doivent être exécutés avec beaucoup de lenteur. L'importance de cette recommandation porte sur la nécessité d'éviter, autant que possible, d'éblouir le sujet observé. En effet, les malades supportent bien mieux un éclairage très-intense, mais tranquille, qu'une lumière faible, mais qui passe et repasse constamment sur la rétine. Il est, en conséquence, de bonne précaution, pour un observateur encore inexpérimenté, d'adosser son miroir à l'arcade sourcilière, et de ne lui donner que de faibles mouvements de latéralité et d'inclinaison.

3° Il est bon de commencer l'examen de la rétine par celui de la papille. Une fois la pupille éclairée et d'une coloration rouge, l'observateur adapte son œil pour une distance éloignée. Il aperçoit alors, sans difficulté, une ligne rouge foncé qui traverse le champ d'observation, et qui représente un vaisseau rétinien. C'est sur cette ligne qu'il faut fixer toute son attention, en cherchant à la poursuivre, dans sa continuité, vers celle de son extrémité où son diamètre paraît augmenter. On arrive alors sur la papille, sur l'origine de tous les vaisseaux rétiniens, et l'on n'éprouve plus aucune difficulté à s'orienter par rapport aux différentes parties de l'œil.

4° On se trouve bien, en commençant l'examen, d'ajouter au miroir un verre concave. Comme nous l'avons dit plus haut, c'est seulement ainsi qu'on peut voir directement les divers éléments du fond de l'œil chez beaucoup d'emmétropes et chez tous les myopes. A la vérité, il faut faire usage de verres concaves variant de foyer selon la réfraction de l'œil examiné et celle de l'œil observateur ; mais on a tout avantage à commencer l'examen avec un verre concave fort, qui donne, par conséquent, une image très-nette, quoique rapetissée, et que l'on peut ensuite échanger contre un verre plus faible, ou même abandonner entièrement, dès qu'on arrive à relâcher graduellement son accommodation.

B. *Examen à l'image renversée.* — Un miroir plan ordinaire ou un miroir faiblement concave suffisent pour cet examen. L'observateur se place à quelque distance, à un ou deux pieds environ, de l'œil observé. On place la flamme près du miroir, et l'on peut, au moyen d'un écran, garantir le visage du sujet de l'éclairage direct. Une fois le reflet dirigé sur l'œil, il ne reste qu'à déterminer exactement la position du verre convexe destiné à rapprocher l'image. On commence par tenir la lentille très-près de l'œil observé, en sorte que l'iris se trouve en deçà de son foyer. Une fois la pupille éclairée, on éloigne progressivement la lentille, et l'on atteint bientôt le point auquel correspond l'apparition de l'image. Comme ce point est situé entre la lentille et l'observateur, celui-ci n'a plus besoin de s'accommoder pour l'infini.

Si la lentille et le miroir sont tous deux fixés sur un support, c'est en faisant mouvoir d'avant en arrière la tête du sujet qu'on obtient les principaux déplacements qui sont nécessaires : pour les plus petits, au contraire, on fait varier la position de la lentille. L'œil de l'observateur, la lentille et l'œil du sujet doivent toujours avoir leurs centres en ligne droite, quoique le regard du sujet observé puisse être dirigé vers l'une ou l'autre des parties latérales. Le rôle important que joue dans cet examen la position des lentilles convexes a inspiré la règle suivante :

1° On commence par se servir de verres à court foyer (deux pouces à deux pouces et demi) : on obtient ainsi une image renversée et petite, mais qui embrasse une partie étendue du fond de l'œil, et permet de s'y orienter sans difficulté. Cette image obtenue, il devient aisé, en se servant de verres à moins court foyer, d'examiner avec beaucoup de précision les détails sur un champ d'observation moins étendu. Le moment où la lentille occupe la position la plus convenable est celui où l'image du fond de l'œil apparaît distinctement en même temps qu'on perd l'iris de vue. Alors, en effet, le fond de l'œil est au foyer de la lentille et cette dernière est plus ou moins rapprochée de l'organe observé, selon qu'il est plus ou moins réfringent.

2° On incline faiblement la lentille sur laquelle la lampe projette un reflet très-intense qui en occupe le centre, quand le verre convexe est perpendiculaire à l'axe du faisceau éclairant. Comme ce reflet s'ajoute à celui de la cornée, il devient très-incommode et c'est pour le dévier qu'on incline un peu le verre.

3° On se sert de deux verres convexes lorsqu'on veut agrandir l'image renversée. La seconde lentille peut être placée au devant du miroir (Ruete) de manière que son centre corresponde à celui de l'autre verre, ce qui rend nécessaire de l'incliner un peu. On peut aussi l'ajuster en arrière du réflecteur (Liebreich), mais elle doit alors avoir un foyer assez long. L'oculaire de M. Coccius répond au même but. Ce n'est que dans l'examen des yeux très-myopes qu'il suffit d'une seule lentille convexe pour l'agrandissement de l'image.

ARTICLE IV.

RÉSULTATS DE L'EXAMEN.

Réfringence de l'œil observé. — Avant de parler des différentes parties sur lesquelles doit porter l'examen, il est bon de dire par quels moyens on peut, avec l'ophthalmoscope, déterminer la réfringence de l'œil observé. Les différentes méthodes indiquées dans ce but reposent toutes sur la détermination du degré du verre concave, qui permet de voir clairement l'image droite du fond de l'œil. Il faut se rappeler qu'un miroir plan donne distinctement sur la rétine une image renversée de la flamme, si la rétine est exactement située au foyer des milieux et l'accommodation détendue. Si donc on veut déterminer avec précision la réfringence d'un œil, il est bon de paralyser préalablement sa faculté accommodatrice au moyen de l'atropine. Cependant, si l'on voulait, dans un but pratique, rechercher approximativement un numéro de lunettes, il faudrait tenir compte de l'effort d'accommodation, dont l'œil observé dispose constamment. Ceci est surtout nécessaire, lorsqu'il s'agit d'un hypermétrope, qui ne voit jamais distinctement sans efforts d'accommodation ; car alors il faut déterminer le degré d'hypermétropie qui existe quand l'accommodation du sujet se relâche, et non quand cette faculté est, chez lui, complétement anéantie. En effet, ces sujets ne supportent généralement pas une correction artificielle complète de leur hypermétropie.

Le moyen le plus simple de déterminer le foyer des milieux est de rechercher au fond de l'œil l'image renversée de la flamme, à l'aide d'un miroir plan. Cette image apparaît très-distinctement dans l'œil emmétrope, dès que celui-ci s'adapte pour l'infini ; si l'œil est myope, on n'obtient cette image qu'à l'aide de verres concaves de différents foyers ; enfin, chez l'hypermétrope, il faut, pour l'apercevoir, éloigner le miroir de l'œil et s'aider de verres convexes faibles. De cette manière, on reconnaît aussitôt en quel sens l'œil s'écarte de l'emmétropie, et, avec quelque expérience, on arrive à déterminer assez exactement le degré de cette aberration.

DES MILIEUX RÉFRINGENTS.

L'*éclairage oblique* est le meilleur pour l'examen de la partie antérieure de l'œil. Pour l'obtenir, on se sert d'une lentille convexe de 2 pouces de foyer, et d'une lampe placée à côté de l'œil observé. Le sommet du cône lumineux qui sort de cette lentille est exactement dirigé sur le point qu'on veut examiner. De cette manière, on peut inspecter successivement les différentes couches de la cornée et les plans situés plus profondément, jusqu'à la capsule postérieure du cristallin. Tout en éclairant fortement ces parties, on peut s'aider du grossissement considérable que fournit une loupe. Il est bon de comparer les résultats de cet examen direct avec ceux de l'examen ophthalmoscopique, dans lequel les parties sont éclairées par la lumière qui les traverse.

La *cornée* montre, à l'état normal, quand on l'examine avec l'éclairage latéral, une faible teinte bleuâtre qu'elle doit à ses membranes limitantes antérieure et postérieure. Lorsque, au contraire, on l'examine à l'ophthalmoscope, on ne perçoit que le reflet du miroir. Celui-ci est d'autant plus clair, plus petit et mieux limité, que le réflecteur est plus éloigné de la cornée : il est d'autant plus grand et plus diffus qu'on rapproche davantage le miroir de cette membrane.

La *capsule antérieure et postérieure du cristallin* donne de la flamme des reflets distincts à une certaine distance : dès qu'on se rapproche, ces reflets pâlissent jusqu'à disparaître. La substance même du cristallin prend, à l'éclairage oblique, principalement par ses surfaces antérieure et postérieure, une teinte bleuâtre particulière. Si, d'une façon ou de l'autre, on parvient à éclairer le bord du cristallin, il se dessine toujours sous la forme d'un cercle légèrement grisâtre, qui contraste fortement avec le reflet rouge que l'ophthalmoscope donne du fond de l'œil. Ce même reflet apparaît avec l'éclairage latéral, si l'on tient l'œil très-près de la lentille et si l'on corrige l'effet produit par la réfringence des milieux au moyen d'un verre concave fort. De cette manière, les rayons très-convergents de la flamme prennent une direction moins convergente, et leur réunion ne se fait encore qu'en arrière du cristallin examiné.

L'observation du *bord pupillaire et de l'iris* par l'éclairage oblique est de la plus haute importance : elle permet d'examiner, avec une extrême précision, leur aspect et les moindres mouvements (tremblement) qui s'y opèrent.

Le *corps vitré* ne donne, à l'état normal, aucun reflet.

Altérations de la cornée. — Toutes les altérations de la cornée, susceptibles d'en troubler la transparence ou d'en changer la courbure, se manifestent à l'observateur, soit qu'il emploie, du reste, pour les apercevoir, l'ophthalmoscope ou l'éclairage oblique. Lorsqu'une fois on a éclairé la pupille avec l'ophthalmoscope (et, pour cet examen, les miroirs plans sont de beaucoup les meilleurs), les moindres troubles survenus dans la cornée deviennent visibles. Lorsque ces opacités sont assez épaisses, rien n'est plus simple que d'en localiser le siége dans cette membrane; mais si, au contraire, elles sont très-peu prononcées et appartiennent, soit à l'épithélium, soit à la membrane de Descemet, il est possible de les confondre avec des altérations des parties plus profondes. Les opacités de la cornée apparaissent généralement, au devant du champ pupillaire éclairé, avec l'aspect de stries fines, plus ou moins foncées, dont il est parfois difficile de déterminer exactement le siége au moyen de l'ophthalmoscope monoculaire. Toutefois, elles sont reconnaissables à un caractère particulier : c'est qu'elles apparaissent plus ou moins opaques sur divers points, lorsqu'on imprime de légers mouvements au miroir. Cette ondulation transmise aux ombres devient, avec l'habitude, un moyen facile de localiser dans la cornée ces faibles opacités.

Quoi qu'il en soit, il n'est possible de se livrer à un examen approfondi relativement au siége, à l'étendue et à la structure de ces taches, qu'au moyen de l'éclairage oblique. Pour que ce mode d'examen fournisse tous les résultats qu'on peut en attendre, il faut que l'observateur donne au cône lumineux qui traverse la cornée une obliquité telle, que le point à éclairer divise exactement ce cône en deux parties d'égale longueur. Pour peu qu'on modifie alors la position du cône lumineux par rapport à la partie examinée, on affaiblit assez sur ce point l'intensité de l'éclairage pour qu'il devienne facile de se renseigner sur les limites antérieure et postérieure de l'opacité.

L'éclairage oblique est encore le meilleur moyen de reconnaître et d'explorer les changements de courbure survenus dans la cornée ; car l'ophthalmoscope ne révèle ces altérations que lorsqu'elles sont assez prononcées pour déformer l'image rétinienne ou en diminuer l'éclairage.

Altérations du cristallin. — L'ophthalmoscope et l'éclairage oblique permettent de reconnaître les changements survenus dans la position et dans la transparence de cet organe. Le déplacement du cristallin (luxation) se révèle, entre autres symptômes, par une différence dans l'étendue du cercle rouge qui entoure cette lentille, éclairée au moyen de l'ophthalmoscope. Quand on a fortement dilaté la pupille et quand, ordonnant au malade de mouvoir l'œil en divers sens, on constate que l'espace compris entre le bord du cristallin et les procès ciliaires a diminué dans une direction et augmenté dans l'autre, on peut affirmer un déplacement latéral de la lentille. Quant à la détermination des déplacements que le cristallin peut avoir subis en tournant autour de son axe horizontal, rien ne vaut l'éclairage oblique ; car il permet de se renseigner très-exactement sur la distance des reflets de la capsule antérieure et postérieure au bord pupillaire ou à la cornée. Grâce au même mode d'examen, on peut encore apercevoir tous les mouvements anormaux du cristallin luxé.

Les opacités variées, dont cet organe peut être le siége, deviennent sensibles, pour l'observateur qui les examine à l'aide de la lumière réfléchie dans l'œil, sous forme de stries ou de points noirâtres tranchant sur un fond rouge, tandis que l'éclairage oblique les fait apparaître avec leur coloration naturelle, soit d'un gris blanchâtre, soit jaunâtre ou d'un rouge brun (cataractes noires). Pour plus de commodité, nous établirons une distinction entre les opacités du noyau et celles des masses corticales. Quand le noyau est opaque, l'altération se dessine, à l'ophthalmoscope, sous la forme d'une tache ronde, ayant son maximum d'intensité au centre et se dégradant, vers sa périphérie : à l'éclairage oblique, un noyau, même transparent, peut, chez les sujets âgés, offrir un reflet qui simule une cataracte : l'ophthalmoscope est alors très-utile, parce qu'il écarte toute confusion de ce genre. Néanmoins il est bon, en l'employant, de se servir d'un éclairage modéré, comme celui qu'on obtient des miroirs plans ; car une vive lumière aurait l'inconvénient de dissimuler les opacités faibles.

Les altérations analogues des masses corticales se présentent, dans leurs variétés, avec des caractères très-tranchés. Ainsi, tout à la périphérie, on remarque fréquemment une opacité circulaire, offrant l'aspect d'un anneau grisâtre, qui ne s'irradie pas vers le centre, est fort lente à se développer, et n'est pas l'indice d'une cataracte progressive (arc sénile du cristallin).

Une autre altération, qu'on observe très-souvent dans les masses corticales antérieures et postérieures, consiste dans des opacités radiées qui tantôt se montrent sous forme de plaques disséminées, tantôt sont unies les unes aux autres, de manière à constituer une sorte de réseau. Lorsque le noyau a conservé toute sa transparence, il est possible de reconnaître si ces opacités appartiennent aux masses corticales antérieures ou aux postérieures, grâce aux déplacements qu'elles exécutent pendant les mouvements de latéralité de l'œil.

La cataracte péri-nucléolaire est une troisième variété d'opacité des masses corticales. Ici le trouble occupe une couche du cristallin située à une profondeur variable entre la capsule et le noyau qu'elle entoure à la manière d'une coque. Elle cesse brusquement vers le bord du cristallin, en sorte que la périphérie de cet organe, complétement transparente, ou faiblement altérée dans sa diaphanéité, contraste manifestement avec l'opacité principale. Celle-ci est sujette à varier dans son aspect : en général, elle offre des stries radiées multiples, entrelacées par des stries irrégulières et courant dans plusieurs directions. L'éclairage oblique permet de constater, sans difficulté, que ces deux couches opaques sont séparées par un noyau transparent.

Les pôles antérieur et postérieur du cristallin sont les points de cet organe au voisinage desquels les masses corticales présentent, le plus souvent, des troubles de transparence limités. Là surviennent quelquefois des opacités très-intenses, sur des cristallins au reste parfaitement intacts. Au pôle antérieur, siége de prédilection des cataractes capsulaires, on voit souvent, dans les masses corticales, des opacités peu étendues, de couleur blanchâtre et faisant quelquefois saillie en avant (cataractes pyramidales). L'examen microscopique a démontré que ces opacités sont, en général, recouvertes par une capsule antérieure plus ou moins amincie : il ne s'agit donc pas ici d'un dépôt de produits morbides. C'est encore dans le même point que s'aperçoit la figure trifurquée des secteurs du pôle antérieur devenus opaques; aspect qu'il est surtout facile de constater au moyen d'un éclairage faible.

Le pôle postérieur montre des opacités d'aspect tout à fait semblable; toutefois, il faut le dire, lorsqu'elles sont très-prononcées, il est rare qu'elles ne coexistent pas avec des altérations de la choroïde.

Lorsque la totalité du cristallin est opaque, l'ophthalmoscope et l'éclairage oblique ne perdent pas de leur utilité ; car, si la moindre partie du fond de l'œil peut encore renvoyer de la lumière au travers de cet organe, les masses corticales périphériques prenant une teinte rouge grisâtre, le noyau conservera sa coloration naturelle, et l'on pourra ainsi se renseigner assez exactement sur ses dimensions. L'éclairage oblique, il est vrai, déterminant sur le noyau un reflet jaunâtre, offre un moyen bien plus sûr d'explorer sa grandeur et la position qu'il occupe.

Altérations du corps vitré. — Les altérations morbides du corps vitré se rapportent à sa consistance, à sa transparence et à sa constitution. La transparence parfaite du corps vitré ne permet d'y constater des changements de consistance que lorsqu'il renferme des parties opaques susceptibles de se mouvoir. Les opacités de la trame du corps vitré sont les altérations les plus délicates dont l'ophthalmoscope puisse révéler la présence (l'éclairage oblique est inapplicable lorsqu'on veut observer des parties situées un peu en arrière du cristallin).

L'instrument qui convient le mieux à ce genre d'exploration est le miroir plan ; car l'éclairage modéré qu'il fournit révèle la présence des troubles les plus légers. En outre, il ne faut pas oublier que le corps vitré a une certaine profondeur et que l'exploration qu'on y fait doit porter successivement sur des plans situés à différentes profondeurs, ce qui nécessite des déplacements d'avant en arrière de la part de l'observateur. Lorsqu'on a acquis une certaine habitude de ces sortes d'examens, on peut, il est vrai, sans déplacer l'instrument, explorer les différentes zones du corps vitré, en changeant à volonté l'accommodation ; mais le succès de cette méthode reste toujours assez problématique.

L'examen à l'image renversée, au moyen de l'oculaire de M. Coccius, est, peut-être, de tous le plus propre à révéler la présence de fines opacités dans le corps vitré. M. Knapp recommande de placer d'abord la lentille convexe aussi près de l'œil qu'il est nécessaire pour l'exploration des membranes profondes ; puis de la rapprocher lentement du miroir jusqu'à l'apparition de l'image renversée de l'iris. On arrive ainsi, de la manière la plus sûre, à se renseigner sur la profondeur relative des altérations.

Si le stroma celluleux du corps vitré est opaque en quelque point, on le reconnaît, lorsque cette opacité a atteint un certain degré, par un défaut de netteté qui se manifeste dans l'image du fond de l'œil. A ce moment, l'opacité elle-même reste encore dissimulée. Il faut alors s'y adapter pour qu'elle apparaisse, et elle offre ainsi l'aspect d'une membrane très-délicate et finement granulée qui ne présente de stries que dans un petit nombre de cas. En général, cette altération ne traverse pas le corps vitré dans son entier : plus souvent elle occupe une portion de sa circonférence, est douée de quelque mobilité et paraît repliée sur ses bords. Plus le corps vitré se ramollit, plus les excursions de l'opacité sont sensibles, plus aussi cette dernière augmente d'intensité et devient manifeste pour l'observateur.

Les flocons du corps vitré qui proviennent d'épanchements sanguins ou de phlogoses diverses survenues dans son épaisseur sont bien plus faciles à reconnaître. En fixant le regard sur la pupille éclairée et en faisant exécuter à l'œil observé un mouvement brusque, on voit, quand celui-ci s'est arrêté, des opacités généralement cylindriques et ramifiées traverser, en divers sens, le champ d'observation. Pour obtenir cet effet, il est nécessaire que l'œil malade se meuve successivement dans tous les sens; car dans l'état de repos, les flocons occupent les parties déclives ou latérales du corps vitré d'où il faut les déplacer pour les apercevoir. Il est encore important d'apprécier, dans tous les sens, les dimensions de l'espace dans lequel ils accomplissent leurs mouvements; car c'est le seul moyen de mesurer l'étendue de l'altération dont le corps vitré est atteint.

La constitution de ce milieu peut être modifiée soit par des produits qui s'y épanchent ou par des pseudoplasmes qui s'y organisent. C'est ainsi qu'on a vu le corps vitré occupé dans sa totalité par un exsudat diffus ou par des éléments du sang : tandis que la dernière de ces altérations se reconnaît sans difficulté, la première exige parfois, pour se montrer à l'observateur, sous la forme d'un pointillé fin, un éclairage peu intense, comme celui que donne le miroir plan.

Parmi les pseudoplasmes qu'on observe dans le corps vitré, nous devons signaler les cristaux de cholestérine, reconnaissables à l'éclat particulier dont ils sont doués et, dans un autre ordre de faits, le cysticerque. La présence de cet entozoaire dans la région qui nous occupe n'est pas toujours facile à constater, principalement à cause des opacités multipliées qui l'environnent ordinairement. Si l'on parvient à voir distinctement cet animalcule, il apparaît sous l'aspect d'une vésicule globuleuse blanche ou légèrement bleuâtre, à contours nets, munie d'une ouverture très-visible, d'où sortent, par intervalles, le cou de l'animal et sa tête munie de suçoirs. (De Graefe.)

Les corps étrangers qui ont pénétré dans l'œil depuis peu de temps offrent à l'examen des contours nettement dessinés qui permettent de les reconnaître aisément; mais bientôt ils s'entourent d'une opacité jaunâtre, au milieu de laquelle ils finissent par disparaître complétement.

Signalons enfin la présence anormale d'un vaisseau que l'on a vu quelquefois traverser le corps vitré, de la pupille au pôle postérieur du cristallin, et que, par analogie avec le résultat de certaines recherches anatomiques, on a cru devoir regarder comme un vestige de l'artère hyaloïde (Sæmisch). On a quelquefois aussi aperçu dans l'épaisseur du corps vitré des vaisseaux de nouvelle formation émanés de la rétine (Coccius).

DU FOND DE L'ŒIL.

Le fond de l'œil est constitué par la rétine, la choroïde et la sclérotique. Comme elles se trouvent au même foyer et comme chacune d'elles se laisse plus ou moins traverser par la lumière, ces membranes en réfléchissent ensemble une quantité variable pour former l'image du fond de l'œil. Le mélange de ces rayons divers ne sert pas seulement à rendre manifestes pour l'observateur les divers éléments des membranes du fond de l'œil ; il agit aussi sur la coloration de l'image.

Le rouge prédomine dans la couleur générale du fond de l'œil ; mais il peut se nuancer jusqu'au rose le plus clair et se mélange, dans certains cas, de gris et de jaune. Sur quelques points, dont nous aurons à parler encore, la teinte du fond de l'œil est, soit d'un blanc bleuâtre ou faiblement jaune, soit d'un gris ou d'un jaune foncé (orange). Un noir intense ainsi qu'un blanc éclatant se remarquent assez souvent sur quelques parties du fond de l'œil ; la couleur verte n'y a que très-rarement été observée. D'ailleurs l'appréciation de toutes ces nuances est entièrement individuelle, et M. Ed. Jäger a insisté sur l'influence qu'exerce sur l'effet général la juxtaposition de ces diverses colorations.

Dans les articles qui vont suivre nous étudierons ces couleurs d'après les différents tissus d'où elles tirent leur origine.

1° La sclérotique.

Si la sclérotique, comme il arrive assez souvent au voisinage du nerf optique, est complétement dénudée, le siége de cette dénudation se manifeste pour l'observateur par un reflet blanc bleuâtre d'aspect tendineux, dont le brillant et la netteté n'ont point d'équivalents dans le reste de l'image. Dans des cas peu récents, ou consécutivement à des altérations pathologiques (staphylôme postérieur), le reflet sclérotical peut apparaître plus mat et légèrement jaunâtre ; mais il conserve encore assez de sa coloration et de son éclat propre, relativement à d'autres parties du fond de l'œil, de couleur semblable, pour qu'on puisse sans trop de peine l'en distinguer.

2° La papille.

Elle se présente, dans la teinte rouge uniforme du fond de l'œil, sous l'aspect d'un partie blanchâtre, qu'il est nécessaire d'étudier avec beaucoup de soin avant d'être autorisé à émettre une opinion sur le résultat significatif d'un examen quelconque.

L'emplacement de la papille est généralement signalé par l'apparition d'un disque blanchâtre, qui, alors même qu'on n'y a point encore adapté le regard, se montre dans le champ pupillaire éclairé, sous l'aspect d'un reflet jaune blanchâtre participant aux mouvements de l'œil; mais, dès que l'observateur s'y accommode, il l'aperçoit distinctement avec tous ses détails et toutes les variétés dont elle est susceptible dans ses contours et sa coloration. On distingue dans l'image de la papille le cordon nerveux lui-même et les enveloppes dont il est entouré. Celles-ci se composent : *a.* de l'anneau choroïdien ; *b.* de l'anneau sclérotical ; *c.* de la limite propre du nerf (limite de la gaîne celluleuse des nerfs), à quoi il faut ajouter, dans certains cas, une image plus ou moins distincte de la lame criblée, constituée par la séparation des faisceaux nerveux.

Le nerf proprement dit apparaît sous la forme d'une surface plus ou moins saillante, d'étendue variable et de coloration caractéristique, parcourue par des vaisseaux qui y présentent une disposition particulière.

Limites du nerf optique. — Le disque blanc que forme la papille tranche distinctement sur le reste du fond de l'œil, suivant un cercle qui mérite d'arrêter un instant notre attention.

Comme les fibres nerveuses, en se confondant avec la rétine, sont complétement transparentes, la choroïde est le premier objet qu'on aperçoive au voisinage de la papille. Aussi la coloration rouge de cette membrane est-elle à peine atténuée par celle des fibres nerveuses qui forment là une couche assez épaisse. Le cercle choroïdien a un contour précis qui prend parfois, sous l'influence d'une aggrégation pigmentaire, une couleur grisâtre ou l'aspect d'un croissant foncé n'occupant de la papille que le côté externe. Pour l'examiner, on se trouve fort bien d'y faire tomber exactement et d'y promener l'image de la flamme au moyen d'un miroir plan, muni ou dépourvu de lentille convexe. En faisant passer successivement cette image sur toutes les parties du cercle choroïdien, tantôt en augmentant, tantôt en diminuant l'intensité de l'éclairage, selon qu'on modifie l'intensité de l'image de la flamme, on arrive à séparer des altérations réelles de l'image, les changements illusoires que le mode d'examen y a d'abord pu simuler.

Un peu en dehors du cercle choroïdien se trouve le cercle sclérotical. Il ne peut apparaître avec quelque netteté que lorsque les parties de la choroïde voisines de la papille ne contiennent pas trop de pigment. Aussi, dans cet examen, faut-il, pour diminuer les chances d'erreur, faire comme plus haut et varier l'éclairage.

Le nerf optique, à son entrée dans l'œil, offre la forme d'un disque presque circulaire, mais dont le relief est irrégulier. Pour étudier la limite de la substance nerveuse elle-même, il est bon de faire usage d'un éclairage peu intense, et alors on l'aperçoit sous l'aspect d'un contour fin contigu au cercle choroïdien ou tout voisin de ce dernier, et un peu grisâtre, qui se perd insensiblement vers le centre de la papille. Il est d'ailleurs peu marqué et contraste ainsi avec les autres limites ci-dessus désignées.

Le point le moins culminant de la papille est situé un peu en dedans de son centre, et correspond à l'émergence des vaisseaux centraux (*porus opticus*). Généralement, il existe à ce niveau une faible excavation infundibuliforme, et, à la faveur de cette disposition, il devient possible de suivre les vaisseaux, jusqu'à une certaine profondeur, dans la direction de leur axe longitudinal. Les bords de cette excavation sont tantôt arrondis et mousses, tantôt à pic; mais jamais ils n'offrent dans toute leur étendue une courbure identique. En effet, la plupart des fibres nerveuses qui prolongent le nerf optique se portent de dehors en dedans vers le nez, quoique la plus grande portion de la rétine, relativement à la situation de la papille, soit en dehors de cette dernière. Le bord interne de la papille qui avoisine l'excavation fait donc souvent un relief assez marqué, tandis que le bord opposé va se perdant insensiblement en une fossette oblongue peu profonde.

Entre le porus opticus et le bord de la papille, il existe constamment une sorte de bourrelet plus ou moins saillant et composé de fibres nerveuses; et tandis que le porus opticus et les bords de la papille sont au même foyer, cette autre portion de la papille occupe un plan antérieur. Le meilleur moyen de constater ces détails consiste à employer pour l'examen des parties mentionnées l'image renversée de la flamme, réfléchie par le miroir convexe de M. Zehender ou le miroir plan de M. Coccius (non muni de verre convexe).

Si l'on fait tomber la zone centrale de la flamme sur une partie de la papille, en la transportant à la fois sur le porus opticus et le bord de la papille, on voit ces parties éclairées avec une égale intensité, tandis que les parties intermédiaires sont colorées en un gris mat. Si alors on éloigne le miroir de l'œil observé, c'est la disposition inverse qu'on remarque. Si le porus opticus est relativement assez large, il laisse souvent voir la membrane criblée, sous l'aspect d'un réseau de la même couleur que la sclérotique et dont les mailles losangiques sont d'un gris foncé. Celles-ci représentent les fibres nerveuses vues de face, c'est-à-dire dans la direction de leur axe.

Une des parties les plus importantes de la papille est constituée par l'ensemble des vaisseaux centraux de la rétine qui, au moment où ils traversent le porus, courent le long de sa paroi en suivant la courbe qu'elle dessine à son extrémité, tout en restant enveloppés par un petit nombre de fibres nerveuses. Arrivés à la surface de la papille, ils se portent, le plus généralement, en haut et en bas, où ils fournissent, pour l'ordinaire, dans chacune de ces directions, une artère et une veine. Dans le porus même, il est difficile de distinguer les artères des veines, attendu qu'on observe ces vaisseaux dans la direction de leur axe; mais au point où ils se recourbent, on peut déjà reconnaître la veine à ses différents caractères, c'est-à-dire à la largeur de son diamètre, à sa coloration foncée et aux flexuosités qu'elle décrit. L'artère se reconnaît aux signes contraires; elle est plus claire, plus mince et moins tortueuse.

Ces deux ordres de vaisseaux offrent dans leur partie moyenne une coloration plus claire qu'à la périphérie, ce qui donne à cette portion de leur épaisseur l'aspect d'une bande brillante qu'on peut généralement poursuivre jusqu'à la première bifurcation, et qu'il faut sans doute attribuer au reflet que fournit la partie la plus saillante du vaisseau. Au coude que forme la veine en se recourbant, on constate en général, par un examen très-attentif, une pulsation synchrone avec la contraction du cœur, de telle sorte que la diminution de volume de la veine coïncide avec la systole ventriculaire. Si l'on ne réussit pas à percevoir d'emblée cette pulsation veineuse, la moindre compression de l'œil suffit pour la provoquer. Suivant M. Ed. Jäger, il existerait pour la veine deux sortes de dilatation : l'une s'exerçant en largeur, l'autre d'arrière en avant. Dans le premier cas, la veine augmenterait et diminuerait d'épaisseur; dans l'autre, sa paroi antérieure serait seule soumise à ces alternatives de soulèvement et d'affaissement.

Il n'est possible d'observer de pulsation dans les artères que lorsque la pression intra-oculaire a sensiblement augmenté (de Graefe).

3° La rétine.

La rétine ne révèle sa présence à l'observateur armé de l'ophthalmoscope que dans des circonstances particulières, attendu que, relativement à la choroïde, cette membrane ne réfléchit qu'une très-faible quantité de lumière. Lorsque la choroïde est très-pigmentée, la rétine se montre sous l'aspect d'un voile à peine perceptible, mais d'autant plus manifeste cependant que l'éclairage est plus intense. Si, au contraire, la choroïde ne renferme que très-peu de pigment, condition dans laquelle ses vaisseaux apparaissent d'un rouge intense, la rétine ne fournit plus le moindre reflet et ne s'accuse que par la présence des vaisseaux qu'elle contient. Néanmoins on peut exceptionnellement, dans ces circonstances, percevoir un reflet de la rétine et particulièrement des couches de cette membrane sous-jacentes à sa couche de fibres, car l'origine de ces couches se montre quelquefois, très-près de la papille, sous l'aspect d'une ligne fine et granulée qui contourne sa circonférence. Ceci ne s'observe que sur les yeux dont le pigment n'est pas foncé, et sur ces yeux on remarque encore, entre la rétine et la papille, un réseau de vaisseaux très-déliés et tellement serrés, qu'il est impossible de les apercevoir isolément et qu'ils donnent à la région où ils sont situés une teinte rosée, faible et uniforme. Ces vaisseaux vont évidemment de la rétine à la papille, émanent du réseau capillaire de la membrane nerveuse, mais ne sont pas, à ce qu'il semble, en connexion intime avec les vaisseaux de la papille.

Il arrive exceptionnellement que les fibres nerveuses, en se rendant de la papille à la superficie de la rétine, ne se dépouillent pas toutes de leur gaîne celluleuse. Cette anomalie donne lieu à des figures généralement triangulaires et de coloration blanche, dont la base correspond à la papille et la pointe se perd insensiblement dans la rétine.

Comme cette membrane s'amincit graduellement à mesure qu'on l'observe plus près de l'équateur de l'œil, le reflet rétinien disparaît absolument dans cette région, même sur les yeux très-richement pigmentés.

4° La macula.

L'une des parties les plus intéressantes de la rétine est la macula. Quant aux dispositions anatomiques, ce qu'il y a de plus important à signaler en ce point, c'est un amincissement de la rétine si prononcé, qu'on croirait voir directement la choroïde sous-jacente. Aucun vaisseau d'un certain calibre ne rampe dans la macula, qui est d'une coloration uniforme, généralement plus foncée que le reste du fond de l'œil. Elle ne se reconnaît, du reste, qu'à ces caractères négatifs.

Si l'œil observé fixe l'image de la flamme, on voit apparaître au-dessus de la fossette un reflet qui présente, en quelque sorte, la forme d'un petit crochet : celui-ci change de position, et se montre tantôt à droite, tantôt à gauche, en tournant toujours sa concavité vers le centre de la fossette. Le degré de la netteté avec laquelle il se dessine, peut servir à reconnaître des anomalies de réfringence : c'est ainsi que dans l'astigmatisme, il apparaît diffus et tiraillé, etc. Lorsque, au contraire, l'œil observé fixe le trou du miroir, le fond de l'œil se montre tout à coup noir.

5° La choroïde.

Considérée au point de vue de l'examen ophthalmoscopique, la choroïde est l'une des parties les plus importantes du fond de l'œil, car c'est à cette membrane qu'est due la coloration rouge qu'il présente. Quant à la nuance de cette couleur rouge, elle dépend de la quantité de pigment renfermée dans la couche épithéliale et le stroma de la choroïde, et de sa répartition dans ces différentes parties. Lorsque c'est la couche épithéliale qui contient le plus de pigment, la coloration rouge du fond de l'œil en est assombrie, et les détails de structure de la choroïde cessent d'être perceptibles. Si, au contraire, c'est dans le stroma de cette membrane que le pigment prédomine, le fond de l'œil rouge prend une nuance grisâtre et les vaisseaux choroïdiens apparaissent distinctement, surtout dans l'examen à l'image renversée.

Quant aux détails de la choroïde, M. Liebreich a, le premier, mentionné la possibilité de reconnaître à l'ophthalmoscope les cellules pigmentées de la couche épithéliale. Pour se placer dans les conditions les plus favorables à cette recherche, il est indispensable de choisir des yeux clairs et d'examiner à l'image renversée les parties équatoriales, en se servant d'un grossissement considérable, c'est-à-dire d'un verre convexe faible et d'un oculaire fort.

Ce qui frappe le plus l'observateur dans l'examen du stroma de la choroïde, c'est la disposition des vaisseaux qu'il renferme. Au contraire de ce qui arrive pour la rétine, ces vaisseaux ont une couleur orange et se montrent sous l'aspect de rubans aplatis sans reflet central. Ils sont aussi beaucoup plus serrés, beaucoup plus riches en anastomoses, et plus abondants vers l'équateur de l'œil que les vaisseaux rétiniens. Lorsque les parties intervasculaires de la choroïde sont très-abondamment pourvues de pigment, elles offrent généralement l'aspect d'îlots de forme rhomboïdale et de couleur grisâtre. Ce n'est que dans le cas où la pigmentation de ces intervalles serait très-irrégulière qu'on pourrait confondre une disposition normale avec une altération pathologique de la choroïde.

Il est tout à fait impossible de reconnaître à l'ophthalmoscope la chorio-capillaire; cette couche ne signale sa présence que par ce fait qu'elle ajoute à la couleur rouge du fond de l'œil une légère teinte orange; aussi cette nuance fait-elle défaut dans tous les points où la chorio-capillaire a disparu.

ALTÉRATIONS MORBIDES DU FOND DE L'ŒIL.

Lorsqu'on procède à l'examen de l'œil dans un but pratique, il faut, de toute nécessité, se rappeler dans leurs moindres détails, pour en tenir compte, les conditions physiques auxquelles sont soumis à la fois l'œil observateur et l'œil observé, avant d'arrêter son esprit à un ordre quelconque d'altérations pathologiques. En outre, il faut ne pas perdre de vue que le fond de l'œil peut présenter des altérations assez manifestes sans que pour cela la fonction de l'organe en soit notablement troublée elle-même. C'est pour ce motif, qu'avant de procéder à l'examen ophthalmoscopique, il est nécessaire, pour éviter de grossières erreurs vis-à-vis du sujet, d'interroger préalablement l'état fonctionnel de l'œil malade.

Comme nous n'avons ici à traiter que la partie purement physique de l'examen ophthalmoscopique, et non la pathogénie des affections qu'il révèle, nous nous contenterons de signaler les altérations les plus caractéristiques des différentes portions du fond de l'œil, et de faire connaître, sous une forme en quelque sorte aphoristique, les types les plus fréquents des maladies où s'observent ces altérations.

1° La papille.

Excavations. — Les altérations les plus importantes de cette partie du fond de l'œil sont les variations de niveau qui s'y observent. Il faut, en conséquence, connaître à fond la disposition de la fossette qui occupe le centre de la papille et que nous avons désignée sous le nom de *porus opticus*, afin de ne pas la confondre avec les altérations morbides connues sous le nom d'*excavations*.

On n'est jamais en droit de considérer comme pathologique une fossette quelconque creusée dans un point ou dans l'autre de la papille optique, lorsque ce creux n'occupe pas toute son étendue, c'est-à-dire ne s'étend pas dans tous les sens jusqu'à la limite nerveuse. Les diverses excavations, tant physiologiques que pathologiques, dont la papille est le siége, peuvent, du reste, offrir de grandes analogies les unes avec les autres. Elles ont un caractère commun, c'est de donner à la papille l'apparence d'une saillie, tandis qu'en réalité l'origine oculaire du nerf optique est excavée. En effet, les vaisseaux centraux se courbent en plongeant dans l'excavation, et si cette dernière est assez profonde, le regard les poursuit quelque temps dans la direction de leur axe. Dans les excavations les plus creuses, la portion du vaisseau qui rampe le long de la paroi abrupte de la fossette se soustrait à l'observation, et les parties du vaisseau restées visibles dans la papille et la rétine ne semblent pas être le prolongement l'une de l'autre.

Dans tous ces cas, si l'on aperçoit directement une partie du vaisseau interrompue, celle, par exemple, qui court dans la rétine, l'autre, située au fond de l'excavation, paraît confuse, et il faut pour la voir avec la netteté désirable, annexer un verre concave à l'ophthalmoscope. C'en est assez pour démontrer que la prétendue saillie de la papille n'est qu'une apparence, et qu'au contraire, les parties centrales de cette portion du fond de l'œil sont dans un plan postérieur au plan de la rétine.

Le déplacement qu'on peut imprimer à l'image des vaisseaux rétiniens, relativement à d'autres vaisseaux de même ordre situés dans un plan différent, rend de grands services pour le diagnostic des excavations de la papille. Pour l'utiliser, examinant le fond de l'œil à l'image renversée, on fait mouvoir délicatement à droite et à gauche le verre convexe dont on se sert, et alors l'image des vaisseaux les plus rapprochés de la lentille subit des oscillations plus étendues que celle des vaisseaux plus profonds. La différence de niveau des uns et des autres devient ainsi très-manifeste (Schweigger). Pour les excavations d'une certaine profondeur, l'émergence des vaisseaux se fait exclusivement du côté du nez, en sorte que le fond de l'excavation en paraît complétement dépourvu. C'est dans ces états que la circulation veineuse peut rencontrer des obstacles insurmontables, et qu'on peut même observer quelquefois un arrêt plus ou moins complet de la circulation artérielle.

Un point sur lequel il importe surtout de s'éclairer, c'est la profondeur de l'excavation : celle-ci peut s'apprécier d'après le degré de concavité du verre qu'on emploie pour en distinguer le fond, ou d'après le déplacement des vaisseaux observé à l'image renversée. C'est grâce à ces méthodes d'exploration qu'on arrive à constater des excavations dont le fond repose sur un plan postérieur à celui de la sclérotique, ce qui n'arrive jamais pour des excavations physiologiques.

Décoloration. — Une altération qu'on observe encore souvent dans le nerf optique, dont elle signale l'atrophie, c'est la décoloration de la papille. La coloration rose jaunâtre de cette dernière se transforme en un blanc mat et d'aspect tendineux qui, ultérieurement, peut prendre une teinte grise ou même verdâtre. Il faut, pour bien percevoir ces nuances, employer un éclairage faible. A mesure que la décoloration de la papille fait des progrès, on voit survenir un autre signe également caractéristique, à savoir, l'amincissement des vaisseaux centraux, et particulièrement des artères. Ce n'est que dans les degrés les plus avancés d'atrophie que le diamètre de la papille diminue.

L'*œdème* du nerf optique présente un ensemble de caractères qui sont tout l'opposé de ceux que nous venons de signaler. La papille se montre alors avec des dimensions plus considérables qu'à l'état normal, avec des bords diffus qui proéminent manifestement en avant et cachent quelquefois complétement les vaisseaux.

L'*hypérémie* de la papille a pour caractère extérieur une rougeur particulière de son tissu ; mais il faut se bien garder de voir dans cette coloration une manifestation pathologique ; car tant que la section du nerf optique ne se trouve pas exactement au foyer de l'éclairage, elle peut apparaître avec une nuance rougeâtre, qui se dissipe lorsqu'elle correspond au foyer ci-dessus désigné. L'hypérémie vraie se reconnaît à la présence d'un certain nombre de vaisseaux très-fins qui la recouvrent d'un réseau délié, en se dirigeant, pour la plupart, de la périphérie vers le centre du nerf. L'apparition de cette singulière vascularisation est le seul symptôme qui annonce le début de l'inflammation du nerf optique, et le diagnostic de cette inflammation se confirme plus tard par l'atrophie qui succède à cette hypérémie.

Embolie de l'artère centrale. — On ne possède qu'un petit nombre d'exemples de cette maladie, que M. de Graefe a, le premier, décrite. La papille y est très-pâle, consécutivement à la vacuité absolue de tous les vaisseaux qui la traversent. Les artères prennent même, au delà de la papille, un aspect filiforme. Les veines, au contraire, contiennent plus de sang vers l'équateur de l'œil, et la répartition du sang qu'elles renferment est inégale ; ainsi l'on voit se succéder dans leur trajet des parties renflées. M. de Graefe a, de plus, constaté que l'apport du sang s'y fait d'une manière saccadée et que c'est, en quelque sorte, par des secousses rhythmiques qu'il atteint la papille.

2° La rétine.

Hypérémie. — L'hypérémie de la rétine se rencontre assez fréquemment et, en sus des symptômes signalés au sujet de la papille, elle se manifeste par des changements d'état des vaisseaux de différent calibre qu'elle renferme. Les veines surtout changent d'aspect, elles se gorgent de sang et deviennent très-flexueuses. Cet engorgement va, dans le plus grand nombre des cas, jusqu'à se produire au delà de la seconde bifurcation du vaisseau principal. Ce n'est qu'au début de l'altération que les artères paraissent elles-mêmes sensiblement augmenter de diamètre : plus tard, la différence qui existe entre ces vaisseaux et les premiers devient, peu à peu, très-tranchée. Lorsqu'on examine avec soin ces deux ordres de vaisseaux on constate que leurs contours ont perdu de leur netteté, effet d'un développement excessif du réseau capillaire qui traverse la rétine. Cet état d'hypérémie peut d'ailleurs se localiser sur quelques points isolés de cette membrane.

Rétinite. — Les symptômes que nous venons d'indiquer accompagnent, mais avec des caractères plus saillants, l'inflammation de la rétine. La différence survenue dans le calibre des vaisseaux est surtout frappante; car on voit les veines gonflées et turgescentes, dans certains cas où les artères sont absolument vides. Les vaisseaux peuvent encore présenter une autre particularité non moins singulière; car ils semblent parfois s'interrompre sur le trajet d'une de leurs nombreuses courbures, pour réapparaître un peu plus loin. Si l'on porte une attention minutieuse sur cette partie interrompue, en l'examinant au moyen de verres concaves, et si la rétine affectée n'a pas encore perdu sa transparence, on reconnaît que le coude vasculaire qui se dérobait au regard ne fait réellement pas défaut, mais est situé plus profondément que le reste de l'artère ou de la veine à laquelle il appartient : preuve certaine que les vaisseaux s'infléchissent non-seulement dans un même plan, mais aussi d'avant en arrière. Comme phénomènes concomitants, on peut, dans la rétinite, rencontrer des *apoplexies* qui varient, pour la forme et les dimensions, entre un point presque imperceptible ou un fin linéament et une plaque assez étendue. Les petites apoplexies s'observent, en général, au voisinage des vaisseaux. Celles qui se présentent avec une disposition striée doivent cette apparence à l'arrangement des éléments anatomiques de la couche fibreuse où ils ont leur siége. La nature de ces taches est facile à reconnaître à leur coloration, à leur localisation et à l'absence de tout arrangement histologique rappelant à la pensée celui d'une partie quelconque de la rétine.

Outre les apoplexies, on trouve quelquefois dans la rétine enflammée des opacités qui varient entre un pointillé très-délicat et de larges plaques. Les premières de ces taches sont ordinairement d'un blanc éclatant, quelquefois légèrement jaunâtres; les opacités plus étendues sont presque toujours d'un gris jaunâtre. Ce qui fait qu'on place dans la rétine le siége de ces opacités, c'est qu'elles recouvrent la choroïde et même les vaisseaux rétiniens. Lorsqu'elles avoisinent la macula et se présentent avec un aspect pointillé, elles offrent presque toujours, autour de la tache jaune, une disposition radiée.

Une autre forme d'altérations, qui touche d'un côté aux apoplexies rétiniennes, de l'autre aux opacités que nous venons de décrire, se présente en petites taches d'un jaune brun ou blanchâtres. Ces taches existent quelquefois en très-grand nombre, d'où le nom de rétinite tigrée sous lequel on a désigné l'état de la rétine dans lequel on les observe. Enfin la rétine peut offrir à l'œil de l'observateur des taches pigmentaires d'une coloration noirâtre. Elles se présentent quelquefois en stries ou en points isolés, quelquefois en plaques plus étendues disséminées dans la rétine et localisées, le plus souvent, sur le parcours des vaisseaux rétiniens oblitérés. D'un autre côté, on rencontre, dans les parties périphériques de la rétine et présentant avec les vaisseaux des rapports analogues, des productions particulières de pigment, figurant de petites étoiles, qui se groupent de manière à former une sorte de trame zonulaire autour des parties équatoriales de l'œil. Cette altération peut, au reste, dans ces cas, manquer tout à fait au voisinage du pôle postérieur, notamment autour de la macula.

Décollement de la rétine. — Une des altérations les plus importantes de la rétine se caractérise par un changement qui survient dans le niveau de cette membrane. Celle-ci se détache alors, et quelquefois dans une très-petite portion de sa surface, de la membrane sous-jacente, la choroïde. Les décollements rétiniens les plus faibles se reconnaissent à ce caractère, qu'ils déterminent sur le fond de l'œil vivement éclairé une sorte d'îlot opaque et terne. En s'éloignant légèrement de l'œil avec le miroir, on reconnaît sans peine que le trouble remarqué tient à ce que la partie sur laquelle on fixe l'attention est située dans un plan antérieur au plan de la rétine. Ces différences de niveau sont surtout faciles à constater lorsqu'on dispose, pour l'examen, d'un ophthalmoscope binoculaire. S'il rampe des vaisseaux sur la partie décollée de la rétine, ces vaisseaux affectent une coloration d'autant plus foncée que l'altération est plus étendue. Les décollements étendus de la rétine occupent, en général, la périphérie de cette membrane et peuvent, au début, présenter quelques analogies d'aspect avec les opacités du corps vitré, quand elles sont en dehors du foyer de l'éclairage. Mais, à mesure que l'observateur se recule avec le miroir, il reconnaît bientôt la rétine, proéminente en avant et, le plus souvent, flottante. Il est quelquefois possible de reconnaître, au travers de la rétine, la nature du contenu de la poche. Lorsque celle-ci est complétement transparente et lorsqu'on peut, au travers, apercevoir la choroïde, le diagnostic n'est pas toujours sans difficultés. En pareil cas, il faut en chercher les principaux éléments dans le changement de direction des vaisseaux.

Le contenu de la poche est généralement trouble; il donne alors à la partie décollée une nuance grisâtre ou jaune rougeâtre, dans laquelle on distingue parfois des points luisants (cholestérine).

Signalons, en dernier lieu, l'*atrophie* de la rétine. Elle se reconnaît à un amincissement variable des vaisseaux, qui deviennent filiformes, et à un éclat particulier de la choroïde. Dans quelques cas, la rétine est déchirée ou fait complétement défaut, ce qui arrive ordinairement à la suite d'un décollement étendu, et il devient alors possible d'apercevoir, au travers des pertes de substance de la rétine, les parties sous-jacentes, et particulièrement la choroïde.

Le diagnostic des différentes altérations de la rétine donne, dans certaines circonstances, beaucoup de peine, surtout à cause de la difficulté qu'on éprouve à localiser dans la rétine le siége précis de ces altérations. Tandis qu'un certain nombre des affections que nous venons de passer en revue doivent, d'une manière irréfutable, être rangées parmi les maladies de la rétine, attendu qu'elles en occupent les parties constituantes mêmes, il en est d'autres dont l'emplacement exact soulève un doute légitime, car elles peuvent aussi bien appartenir à la choroïde qu'à la rétine.

Pour éclairer ici le diagnostic, il faut, avant tout, rechercher avec le plus grand soin le foyer des vaisseaux rétiniens. Si ces derniers sont, dans une portion de leur cours, masqués en partie par une surface trouble, cette dernière occupe, de toute nécessité, un plan antérieur à celui de ces vaisseaux (ophthalmoscope binoculaire). Il est aussi très-important de retenir qu'en pareil cas les parties sous-jacentes à la rétine sont elles-mêmes dérobées à l'investigation. Ainsi, lorsqu'une opacité de cette espèce est limitée, il suffit, pour lever tous les doutes, de l'examiner dans ses rapports avec les parties voisines; mais quand le trouble de la rétine est généralisé, il peut devenir assez difficile de différencier un pareil état de celui que figure une rétine normale sur un fond d'œil fortement pigmenté. Cependant, le premier effet d'un trouble général de la rétine est de faire disparaître le cercle choroïdien du pourtour de la papille, et de jeter sur celle-ci un reflet d'un jaune sale assez caractéristique.

En résumé, toutes les altérations que l'on observe dans la rétine ont ceci de commun qu'elles affectent de préférence une disposition radiée (taches, apoplexies, pigment), qui devient surtout manifeste lorsqu'on fait usage de grossissements forts pour les examiner.

3° La choroïde.

C'est dans la choroïde que s'observent la plupart des altérations du fond de l'œil; aussi est-il nécessaire d'entrer dans quelques détails sur les moyens d'établir le diagnostic différentiel des affections de cette membrane.

On peut, d'une manière générale, les ranger toutes dans deux groupes ayant pour caractères essentiels, le premier l'atrophie, l'autre l'inflammation de la choroïde (exsudation). Si nous faisons de l'atrophie un type indépendant, ce n'est, du reste, que contraint par l'impossibilité où nous sommes souvent de déterminer les changements qui ont précédé cet état.

On ne peut diagnostiquer l'*hypérémie* de la choroïde que dans des conditions toutes spéciales. Ainsi, 1° la quantité de pigment que la choroïde contient doit être assez peu abondante pour permettre de constater le diamètre des vaisseaux du stroma. 2° Il faut que, les conditions physiques de l'examen restant les mêmes, on soit en mesure de comparer, sur l'œil qu'on observe et sur l'autre, la partie de la choroïde qu'on suppose être atteinte d'hypérémie à d'autres parties de cette membrane demeurées évidemment saines. Le seul symptôme qu'on constate alors, c'est l'augmentation de volume des vaisseaux choroïdiens ; car un changement survenu soit dans la coloration, soit dans la direction de ces vaisseaux, ne saurait avoir ici aucune signification pour le diagnostic. Il est de toute impossibilité de reconnaître, au moyen de l'ophthalmoscope, une hypérémie de la chorio-capillaire. Le seul fait matériel que cette altération produise consiste dans l'addition d'une légère nuance jaunâtre à la couleur rouge du fond de l'œil, d'où résulte pour ce dernier une teinte faiblement orangée qu'il serait téméraire d'interpréter.

Très-souvent on constate, entre la choroïde et la rétine, des *extravasations* de formes variées qui, lorsqu'elles sont nombreuses, n'ont isolément que de très-petites dimensions. Ces altérations s'aperçoivent d'autant plus facilement que le liquide extravasé s'est fait jour au travers de la couche épithéliale ou que cette dernière contient moins de pigment. On place dans la choroïde la source de ces épanchements, en s'appuyant sur ce que leur niveau se trouve en arrière des vaisseaux rétiniens.

Parmi les exsudats, ce sont les exsudats plastiques seuls qui revêtent des formes bien caractérisées. Ils constituent des taches jaunâtres, un peu saillantes (ophthalmoscope binoculaire), situées entre la choroïde et la rétine. Lorsque les exsudats sont, au contraire, liquides, ils donnent lieu aux décollements de la rétine dont il a été question plus haut, à moins qu'ils n'agissent en déterminant une imbibition séreuse et, consécutivement, des altérations que nous étudierons plus loin.

Altérations pigmentaires. — Les procès inflammatoires de la choroïde s'accompagnent d'un phénomène presque constant ; nous voulons parler du trouble qu'ils occasionnent dans la pigmentation de la choroïde. Les modifications que ce trouble apporte à l'image ophthalmoscopique du fond de l'œil présentent deux grandes variétés, selon que l'altération porte sur le pigment du stroma choroïdien ou sur celui de sa couche épithéliale.

Il est possible de suivre par l'observation les moindres changements de cette nature qui ont la couche épithéliale pour siége ; car ils jettent une irrégularité très-manifeste dans le ton plus ou moins sombre que cette couche étend sur le fond de l'œil. Dans ces circonstances, à côté de parties colorées en gris, on en voit de plus claires ; et si l'on examine ces dernières avec un grossissement fort, on reconnaît que le pigment qui les recouvrait a été refoulé vers les parties foncées (refoulement pigmentaire de M. Jäger). M. Liebreich dit même pouvoir constater, au moyen des grossissements dont il fait usage, le début de cette métamorphose pigmentaire dans les cellules isolées. Ultérieurement, les taches claires tranchent de plus en plus par leur éclat sur les taches foncées, et il s'établit entre les unes et les autres des différences si marquées, qu'on aperçoit, en dernier terme, des plaques d'un gris noirâtre au voisinage de portions dénudées du stroma de la choroïde. L'accumulation du pigment sur les points dont nous venons de parler peut, consécutivement à une hypergenèse active des cellules épithéliales, constituer de petits amas proéminents, facilement perceptibles à l'ophthalmoscope binoculaire.

Ainsi, tandis que, d'un côté, le stroma choroïdien se dépouille, ailleurs il se recouvre d'une couche pigmentaire plus épaisse qui le dérobe à l'investigation. Quand le trouble de la pigmentation s'opère dans le stroma de la choroïde, les choses ne se passent plus de la même manière. Ici, en effet, le pigment occupe en majeure partie les interstices vasculaires, et il faut, en conséquence, rechercher si les intervalles des vaisseaux de la choroïde observée présentent, à égale intensité d'éclairage, une coloration identique. Lorsque des changements se sont produits dans la répartition du pigment choroïdien, ces îlots intervasculaires n'offrent pas tous la même nuance. En outre, le calibre des vaisseaux est en apparence modifié, augmenté sur un point, et rétréci plus loin, selon le nouveau mode de distribution des cellules pigmentaires. A ces altérations viennent ordinairement s'ajouter les altérations propres à l'atrophie choroïdienne.

Atrophie choroïdienne. — De toutes les membranes du fond de l'œil, la choroïde est celle dont l'atrophie se révèle par les traits les plus nettement caractérisés. Si l'on se rappelle ce que nous avons dit de l'aspect normal de la choroïde, il n'est guère urgent d'insister sur ce fait que l'atrophie de cette membrane procède des couches les moins profondes vers les couches sous-jacentes. Elle dénude ainsi ces dernières et donne lieu, en les mettant à jour sur une étendue variable, aux images les plus bizarres. Lorsque l'atrophie de la choroïde est généralisée et qu'elle s'étend à tout le fond de l'œil, on peut dire, en thèse générale, qu'elle n'attaque guère que la couche épithéliale et son pigment. Dans ces cas, le stroma et les vaisseaux de la choroïde s'aperçoivent aussi facilement que sur des yeux faiblement pigmentés. Si l'atrophie a gagné le stroma lui-même, on voit apparaître la sclérotique sur laquelle se dessine le réseau vasculaire de la membrane atrophiée. En pareille circonstance, les vaisseaux choroïdiens, généralement d'une couleur orange, se montrent d'un rouge vif sur le fond blanc auquel ils sont adossés, et ce curieux changement de couleur indique, à lui seul, qu'il n'y a de pigment ni en avant ni en arrière des vaisseaux. Bien plus fréquemment il arrive que l'atrophie se limite sur des parties restreintes de la choroïde, en y constituant des îlots de forme et d'étendue variables.

Dans le cas d'une atrophie partielle de la couche épithéliale de la choroïde, la petite tache que forme le stroma dénudé possède des contours d'une grande netteté, et l'ophthalmoscope binoculaire permet de constater à ce niveau une légère dépression.

Aux îlots atrophiques qu'on observe dans la choroïde s'associent communément des agglomérations de pigment noirâtre qui les circonscrivent dans une sorte de cadre. Du reste, l'atrophie du stroma choroïdien est, en général, accompagnée d'une atrophie semblable de la couche épithéliale sous-jacente, et cette double altération concourt à mettre à jour le blanc nacré de la sclérotique. L'atrophie choroïdienne siége de préférence au voisinage de la papille, vers le bord externe de laquelle elle se localise en constituant ce croissant d'un blanc éclatant et bordé de noir qu'on rencontre si souvent dans les yeux myopes et qu'on appelle staphylôme postérieur.

Embolie des artères choroïdiennes. — Il est assez fréquent d'observer dans les vaisseaux qui parcourent les parties atrophiées de la choroïde une absence complète de sang. Cet état se manifeste par la décoloration du vaisseau affecté que l'on voit, dans une certaine longueur de son trajet, teinté en gris, tandis que ses extrémités conservent leur coloration normale. Il est à supposer qu'ici, comme dans les cas de pigmentation morbide de la rétine, un épaississement hyalin de la paroi du vaisseau en a déterminé l'imperméabilité, tandis que l'accumulation d'une certaine quantité de pigment dans la partie imperméable en a modifié la coloration.

MALADIES DU CRISTALLIN.

ARTICLE PREMIER.

DÉPLACEMENT DU CRISTALLIN (LUXATION).

On doit considérer le cristallin comme déplacé ou luxé toutes les fois que l'axe antéro-postérieur de cette lentille forme avec l'axe correspondant de l'œil un angle manifeste, ou s'en écarte d'une manière sensible (voyez, pour la position de l'axe du cristallin, p. 20). Il nous faut, en conséquence, admettre ici deux ordres de déplacements. Dans le premier, le centre du cristallin conserve sa situation normale, et cet organe n'exécute qu'un simple mouvement de bascule; dans le second, au contraire, le centre de la lentille quitte sa position et le cristallin se dévie, avec ou sans inclinaison de son axe. C'est seulement aux faits de ce dernier groupe, il est vrai, que s'applique d'une manière rigoureuse le terme de luxation, les autres déplacements que nous venons de signaler n'étant, en quelque sorte, que des luxations incomplètes.

A. — LUXATION INCOMPLÈTE DU CRISTALLIN PAR MOUVEMENT DE BASCULE.

Le cristallin n'est suspendu, on le sait, que par un ligament très-délicat, la zonule de Zinn. En outre, il est adossé, par sa capsule postérieure, à la fossette hyaloïde creusée dans le corps vitré gélatineux. L'iris s'applique exactement à sa face antérieure, et le corps vitré restant, d'une manière permanente, aussi bien que l'humeur aqueuse, soumis à une pression constante, l'un et l'autre concourent à maintenir le cristallin dans la position qu'il occupe. Qu'il survienne dans l'équilibre de ces parties une modification plus ou moins brusque, que la zonule se relâche ou se déchire, que la consistance du corps vitré diminue notablement, que la pression intra-oculaire s'affaiblisse rapidement et dans une forte proportion, et l'œil se trouvera dans les conditions les plus propres à déterminer l'état morbide dont nous nous occupons. Or, comme ces lésions de la zonule de Zinn, ces changements de consistance des milieux de l'œil et ces troubles de la pression intra-oculaire coïncident ordinairement avec une altération profonde des parties qui président à la nutrition du cristallin, il en résulte nécessairement un fait prévu, c'est que l'on observe bien moins souvent les déplacements signalés plus haut sur des cristallins d'une transparence parfaite que sur des cristallins atteints de cataracte.

Toutefois, on peut observer, à la suite d'une action traumatique, tout le contraire de ce qui précède, c'est-à-dire la luxation d'un cristallin complétement inaltéré, lequel se trouble, en un espace de temps variable, par des changements survenus dans ses rapports, ou par l'effet de la violence directe ou indirecte exercée sur l'œil.

S'il est généralement très-facile de reconnaître une luxation incomplète sur un cristallin opaque, il faut, pour diagnostiquer le même état sur un cristallin transparent, posséder la notion de quelques signes pathognomoniques déterminés.

1° L'iris cesse d'occuper sa position normale. Dans le point où le cristallin se rapproche par son bord de la face postérieure de la cornée, il repousse l'iris en avant ; tandis que, du côté opposé, ce voile membraneux, privé du point d'appui qu'il y trouvait dans le cristallin, avant son mouvement de bascule, se porte en arrière et présente, quand l'œil se meut, un tremblotement d'autant plus prononcé que l'iris a perdu son soutien dans une étendue plus considérable.

2° La chambre antérieure est modifiée dans sa forme, par l'effet même de la déviation du cristallin. Sensiblement rétrécie d'un côté, elle gagne de l'autre en profondeur, mais non dans une égale proportion.

3° Lorsque le cristallin a exécuté un mouvement de bascule assez étendu, il est facile, après avoir dilaté la pupille, d'apercevoir avec l'ophthalmoscope le bord de la lentille dévié en arrière. De plus, il est aisé, dans les mêmes conditions, de constater, en examinant le fond de l'œil à l'image ophthalmoscopique droite, qu'il existe dans le champ de la pupille dilatée un espace variable au travers duquel on obtient du fond de l'œil une image nette, en se plaçant beaucoup plus loin du sujet que pour observer les autres parties de la rétine. Or, cette circonstance indique que sur une partie limitée de l'œil en question, la réfringence des milieux a notablement diminué ; autrement dit, que le cristallin a subi dans ce point un déplacement.

Nous n'insistons pas sur les changements qui s'opèrent dans la position des reflets capsulaires, consécutivement au mouvement de bascule exécuté par un cristallin transparent. Cet examen nécessite des précautions particulières, est très-délicat, et l'on peut avec avantage y substituer les autres moyens de contrôle signalés plus haut.

Les symptômes subjectifs d'une luxation incomplète du cristallin varient avec le degré de la déviation. Indépendamment des obstacles qu'il apporte, d'une manière permanente, à l'accomplissement régulier de la fonction accommodatrice, un léger mouvement de bascule du cristallin n'exerce sur l'acuité de la vue qu'une influence peu défavorable.

Si, au contraire, l'axe antéro-postérieur du cristallin forme avec l'axe optique un angle considérable, la vue s'en trouve sérieusement altérée, surtout après toute dilatation de la pupille. On peut alors constater la diplopie monoculaire. C'est aussi dans de semblables circonstances que M. de Graefe (1) a observé, pendant la fixation, une aberration de l'axe optique, mesurant dix à quinze degrés, lorsque le malade s'efforçait de distinguer des objets fins. Tout au contraire de ce qui précède, la luxation incomplète d'un cristallin peut rendre la vue au sujet qui le porte, lorsque la lentille déplacée est atteinte de cataracte, que la pupille est dilatée, et que les membranes de l'œil n'ont pas souffert d'altérations profondes.

En étudiant les états pathologiques qui constituent les causes prédisposantes les plus communes des luxations incomplètes du cristallin, nous devrions, pour ne rien omettre, passer en revue toutes les maladies qui ont leur siége dans le corps vitré et dans les membranes vitreuses qui s'y appliquent, particulièrement dans la zonule. Quand le corps vitré s'est liquéfié et quand la zonule est relâchée, le moindre choc exercé contre l'œil peut déterminer dans la position du cristallin un changement brusque, soit d'ailleurs que cet organe ait lui-même conservé ou perdu son intégrité.

Plus souvent toutefois, la luxation incomplète du cristallin reconnaît pour cause, non plus l'insuffisance des liens qui soutiennent cet organe, mais une traction directe exercée sur lui par l'une ou l'autre de ses faces. Si, par exemple, l'iris adhère au moyen d'exsudats plastiques à la cristalloïde antérieure, et s'il s'enclave alors partiellement dans un staphylôme excentrique de la cornée, il est nécessairement suivi dans ce mouvement par la portion correspondante du cristallin. Lorsqu'une ectasie scléroticale se forme au voisinage de l'insertion de la zonule, cette dernière est déviée vers le fond de l'excavation et finit, lorsqu'elle conserve ses rapports avec le cristallin, par lui imprimer un mouvement de bascule. Enfin, quand toute la partie antérieure du globe de l'œil subit une dilatation progressive et irrégulière, l'axe de la cornée, celui du ménisque constitué par la chambre antérieure et celui du cristallin peuvent couper sous des angles très-manifestes l'axe antéro-postérieur du globe de l'œil (Stellwag de Carion).

(1) *Archiv für Augenheilkunde*, t. I, A. 2, p. 296.

B. — Luxation complète du cristallin.

La uxation complète du cristallin ne peut se produire, nous l'avons dit, sans que le centre de cet organe quitte sa position normale. Le déplacement que le centre du cristallin subit alors se fait tantôt dans un, tantôt dans plusieurs sens. Dans le cas le plus simple, il s'effectue dans un plan perpendiculaire à l'axe antéro-postérieur du cristallin, sans que le centre de la lentille se porte soit en avant, soit en arrière. Les luxations de cette espèce ne s'observent, il est vrai, que bien rarement; bien plus souvent, en même temps qu'il s'est dévié en latéralité, le cristallin a exécuté un mouvement de bascule, ou s'est déplacé tout entier en avant ou en arrière. Ces changements de position, comme ceux dont nous avons parlé dans l'article précédent, s'observent, pour la plupart, sur des cristallins cataractés.

Après la luxation d'un cristallin, la portion de l'iris contiguë au bord de la lentille qui s'est projeté en avant fait une saillie manifeste dans la chambre antérieure. Quelquefois même, le bord du cristallin cataracté s'engage dans la pupille dilatée de manière à permettre l'inspection du fond de l'œil au travers d'une partie assez restreinte de cet orifice. Ce phénomène donne la clef des faits, en apparence miraculeux, où une cécité complète a subitement disparu à la suite d'une secousse violente brusquement imprimée à la tête.

Rien n'est plus facile que de diagnostiquer la luxation d'un cristallin opaque. Lorsque la lentille cristallinienne a conservé sa transparence, l'attention de l'observateur est bientôt éveillée par le tremblotement de l'iris, dans les points où cette membrane a perdu son appui. Si le cristallin luxé a abandonné une partie assez étendue du champ pupillaire, celle-ci se révèle, à la simple inspection, sous la forme d'un croissant de grandeur variable qui contraste par sa coloration, d'un noir très-intense, avec le reste du champ de la pupille. Ici, en effet, cette coloration foncée est atténuée par le reflet appartenant à la capsule et surtout manifeste vers le bord du cristallin, ou sur toute la capsule antérieure, lorsque cet organe, en se déviant, s'est placé à angle aigu avec l'axe optique. S'il restait encore quelques doutes, l'éclairage latéral qui augmente l'éclat et les reflets de la capsule, ou l'examen ophthalmoscopique qui permet d'apercevoir très-nettement le bord du cristallin, lèverait facilement toutes les difficultés. Quand le cristallin luxé a conservé toute l'intégrité de sa transparence, on peut recevoir du fond de l'œil deux images ophthalmoscopiques, comme cela nous est arrivé pour une jeune fille qui présentait depuis sa naissance une luxation des deux cristallins.

La luxation d'un cristallin complétement transparent peut se produire d'une manière soudaine ou, au contraire, lente et progressive. Dans le premier cas, elle résulte presque toujours d'une violence, et l'on est assez naturellement porté, en pareille circonstance, à admettre la déchirure du ligament suspenseur du cristallin. Dans le second cas, si le déplacement, survenu peu à peu, n'atteint qu'un degré faible, on est en droit de supposer que le ligament suspenseur s'est simplement allongé ou en partie dégagé de ses insertions. Néanmoins, cet état n'est pas toujours définitif; car les oscillations que les mouvements de l'œil et de la tête impriment alors au cristallin ont quelquefois pour effet de compléter la destruction de la zonule de Zinn.

Les changements de constitution que subit le cristallin luxé, c'est-à-dire soustrait à toutes les variations que le muscle accommodateur peut imprimer à sa forme, peuvent se ranger sous deux chefs. Le premier suit ordinairement de près le déplacement de la lentille et consiste dans un raccourcissement de ses dimensions (1) qui devient bientôt très-évident. Il résulte, selon toute apparence, d'une rétraction de la lentille abandonnée à l'effort de son élasticité propre et, ultérieurement, du défaut d'activité qui survient dans la nutrition de cet organe. La seconde des modifications qu'éprouve le cristallin, après qu'il a été luxé, est la perte de transparence dont il est bientôt atteint, à un degré variable. On cite des cas de luxation du cristallin où la lentille est restée, durant de longues années, parfaitement transparente; mais en général, quelques mois après l'accident, le cristallin devient le siége d'un trouble manifeste qui, quelquefois, reste limité aux couches voisines du noyau et constitue ainsi une forme de cataracte zonulaire (de Graefe) (2).

Les altérations fonctionnelles de la vue qui suivent la luxation d'un cristallin transparent dépendent du degré du déplacement ainsi que de l'étendue de la portion du champ pupillaire abandonnée par le cristallin et généralement dilatée.

Lorsque le champ de la pupille a perdu ses rapports avec le cristallin dans une étendue assez considérable, les malades privés d'accommodation accusent une diplopie monoculaire des plus incommodes. Celle-ci résulte de ce que les rayons lumineux, arrivant à l'œil, y sont réfractés d'une manière toute différente selon qu'ils traversent la lentille ou qu'ils pénètrent à côté d'elle, et aussi de ce que le cristallin dévié agit sur les rayons qui le traversent à la manière d'un prisme. Cette diplopie monoculaire disparaît ordinairement lorsque l'iris conserve encore une contractilité suffisante

(1) Voyez *Archiv für Augenheilkunde*, t. III, A. 2, p. 378.

(2) *Ibid.*, p. 372.

pour lui permettre de masquer ou bien le cristallin luxé ou bien la portion du champ pupillaire dont celui-ci s'est retiré. Il arrive alors assez facilement, dans les cas où la pupille se contracte avec force, sans pour cela que l'iris masque en entier le bord du cristallin, que le malade perçoive une image endoptique de ce bord. Dans les mêmes circonstances, on peut produire un phénomène identique lorsque, la pupille étant dilatée, on place au-devant de l'œil un écran opaque muni d'une petite ouverture.

Le plus souvent, les personnes affectées de cette espèce de luxation, et chez lesquelles il n'existe pas d'amblyopie prononcée, accusent à la fois sur le même œil les degrés de réfringence les plus divers, selon qu'ils font servir ou non à l'acte de la vision les rayons qui traversent leur cristallin luxé et transparent.

Dans des cas fort rares, il arrive que le cristallin occupant une position très-oblique, le malade se trouve privé, quand sa pupille se contracte, de la perception des objets, attendu que la plupart des rayons lumineux immergents sont réfléchis en totalité par la capsule antérieure, en raison de l'extrême petitesse de leur angle d'incidence (de Graëfe).

Parmi les luxations du cristallin dans lesquelles le déplacement est très-considérable, il en est quatre sortes sur lesquelles nous devons nous arrêter quelques instants.

Ce sont :

a. Le transport de cet organe dans la chambre antérieure;

b. Son abaissement dans le corps vitré;

c. Sa luxation à travers la sclérotique sous la conjonctive;

d. Son expulsion complète hors de l'œil.

a. La *luxation du cristallin dans la chambre antérieure*, observée le plus souvent sur des cristallins atteints de cataracte et réduits dans leurs dimensions (cataractes pierreuses), a été vue néanmoins, dans un certain nombre de cas, sur des cristallins parfaitement transparents.

Ici, sans doute, il faut rapporter la luxation à la déchirure de la zonule de Zinn. Le diagnostic n'offre, en pareille circonstance, que peu de difficultés. On observe dans la chambre antérieure un corps transparent qui ressemble, pour l'aspect, à une forte gouttelette d'un liquide très-diaphane, et dont les bords projettent un reflet brillant. En général, le cristallin est, en pareil cas, sensiblement réduit dans ses dimensions.

Ce qu'il y a dans ces faits de véritablement surprenant, c'est qu'un pareil cristallin puisse conserver, pendant de longues années, sa transparence première, et tomber très-fréquemment dans la chambre antérieure en traversant la pupille, pour se replacer bientôt dans le corps vitré, sans déterminer dans ces parties les moindres phénomènes d'irritation. A la vérité, dans presque tous les faits de ce genre que nous connaissons, le déplacement s'était effectué d'une manière progressive et n'avait pas eu pour cause directe une action traumatique. Dans un cas semblable parvenu à notre observation, la transparence du cristallin luxé persistait depuis quatre ans. (M. Recordon (1) cite un cas analogue.) On rapporte même une observation d'après laquelle le cristallin déplacé serait resté pendant trente années d'une transparence parfaite (C. Jäger). Toutefois, malgré tous ces exemples, il serait téméraire de compter absolument sur la durée de cette tolérance, car elle peut tout à coup se perdre, au grand détriment du sujet. Chez un jeune garçon de neuf ans observé par M. de Graefe (2), le cristallin, luxé, à la suite d'un coup de fouet, dans la chambre antérieure, ne devint opaque que dix mois après l'accident, et comme il déterminait à cette époque des symptômes inflammatoires, on procéda à la discision de sa capsule. L'opération fut suivie, plusieurs jours après, d'une ulcération de la cornée par laquelle le cristallin fut expulsé et qui amena sur cet œil la perte de la vue.

Le cristallin luxé dans la chambre antérieure peut, sans déterminer des accidents aussi fâcheux, contracter des adhérences avec la cornée, irriter l'iris, provoquer des névralgies intenses et nécessiter ainsi l'intervention du chirurgien. Il semble que ces phénomènes soient surtout à redouter lorsque, à la suite d'un traumatisme quelconque, le cristallin, au lieu de tomber en totalité dans la chambre antérieure, reste partiellement engagé dans la pupille; car, au moindre déplacement qu'il subit dans cette position, il irrite l'iris qui participe à tous ses mouvements.

Il est urgent, en pareil cas, de s'efforcer de réduire la luxation en dilatant fortement la pupille et en imprimant à la tête renversée de légères secousses. Si l'on voyait que la présence du cristallin dans la chambre antérieure, ou son passage réitéré au travers de la pupille, devînt la cause de phénomènes d'irritation sérieux, on devrait s'efforcer de prolonger son séjour en arrière de l'iris. A cet effet, le cristallin ayant été replacé dans cette position, on pourrait chercher à l'y maintenir en resserrant, un temps assez long, l'orifice pupillaire au moyen de l'extrait de Calabar. On pourrait encore obtenir le même résultat d'une manière plus définitive, mais, à coup sûr, moins facile d'exécution, par une iridésis simple ou double. Il ne faudrait songer à pratiquer l'extraction du cristallin luxé que si les moyens conseillés plus haut paraissaient insuffisants et si les symptômes d'irritation allaient toujours en augmentant d'intensité.

A notre avis, l'opération, si l'on s'y arrêtait, devrait alors être exécutée suivant le procédé de l'extraction à curette, car une plaie courbe et étendue

(1) *Annales d'oculistique*, t. XXVIII, p. 233.

(2) *Archiv für Augenheilkunde*, t. I, A, 1, p. 338.

de la cornée expose le chirurgien à perdre une fraction considérable du corps vitré, accident que nous redoutons principalement en vue de la diminution rapide et prononcée qu'il détermine dans la pression intra-oculaire et des hémorrhagies internes qui en sont si souvent la conséquence. Pour éviter qu'après la section le cristallin ne tombe dans le corps vitré en traversant la pupille, on doit préalablement resserrer artificiellement cette ouverture ou, ce qui vaut mieux, recourir à la fixation de la lentille, ce qu'on peut faire en la traversant avec une aiguille à discision de Bowman qu'on maintient en place jusqu'au moment où, après avoir achevé la section, on a conduit la curette de Critchett en arrière du cristallin luxé.

Il va sans dire que l'extraction du cristallin luxé dans la chambre antérieure est d'une urgence encore plus pressante, lorsqu'il existe comme complication une déchirure de la capsule, et surtout quand la déhiscence des masses corticales provoque une irritation très-intense, ce qui arrive, en général, toutes les fois que le gonflement de ces masses est très-rapide, c'est-à-dire chez les jeunes sujets. Dans ces circonstances défavorables, toute tentative de réduction serait nuisible, en causant la perte d'un temps précieux, et il faut y renoncer pour recourir en toute hâte à l'extraction du cristallin.

b. La *luxation ou l'abaissement du cristallin dans le corps vitré* s'observe rarement sur des lentilles d'une transparence parfaite. Cet accident peut succéder à la déchirure traumatique du ligament suspenseur du cristallin ou au ramollissement du corps vitré avec relâchement de ce même ligament, fait qu'on observe principalement dans les cas où les parties antérieures du globe de l'œil ont éprouvé une distension considérable. Les secousses que les mouvements du globe oculaire impriment alors au cristallin, privé de tout appui résistant, finissent par l'isoler de ses rapports normaux et le luxer. Le diagnostic peut n'être pas, au premier abord, facile, lorsqu'il s'agit d'un cristallin complétement transparent; mais le tremblement de l'iris, l'absence de reflet capsulaire et le changement survenu dans l'état de réfringence de l'œil ne sauraient manquer d'attirer bientôt l'attention. L'éclairage oblique vient, en dernier terme, lever tous les doutes qui pourraient subsister. En général, le cristallin transparent n'a pas entièrement abandonné le champ pupillaire. Son bord, d'un éclat particulier, occupe une partie de cet espace où l'observateur doit nécessairement le remarquer. En outre, l'organe dévié conserve une partie de ses anciennes connexions et se meut, lorsque l'œil s'agite, à la manière d'une porte autour de ses gonds. Lorsque le cristallin luxé est opaque, le malade auquel le déplacement accidentel de la lentille a restitué en partie la vue peut en être, à de certains moments, privé de nouveau, lorsque la cataracte se replace pendant les mouvements de l'œil, au devant du champ de la pupille.

Un fait digne de remarque qu'il nous a été donné de constater, est que le cristallin, en se luxant spontanément, entraîne quelquefois avec lui une portion de l'iris (à laquelle il adhérait sans doute préalablement) et détermine ainsi un véritable renversement partiel du bord pupillaire de l'iris. Dans un cas semblable, nous avons pratiqué l'extraction des cristallins luxés sur un jeune homme du grand-duché de Luxembourg, chez lequel les luxations s'étaient produites spontanément, en bas et en dedans, à la suite d'une inflammation des choroïdes, suivie du ramollissement des corps vitrés. L'iris avait été, notamment sur l'œil gauche, entraîné de telle sorte qu'on aurait pu croire à une excision antérieure d'une portion de cette membrane assez étendue, et comprise entre ses bords pupillaire et périphérique. L'extraction pratiquée au travers d'une plaie linéaire, à l'aide de la curette de Critchett, n'offrit pas les moindres difficultés ; toutefois, cette opération resta sans résultat sur la position vicieuse que l'iris avait contractée.

Il convient de ne tenter l'extraction d'un cristallin luxé dans le corps vitré et qui, renfermé dans sa capsule, peut garder, des années entières, toute son intégrité, que lorsque, cette lentille jouissant d'une extrême mobilité, on est en droit de supposer qu'elle devient pour les membranes avec lesquelles elle se met en contact une cause constante d'irritation. En pareille circonstance, le meilleur procédé opératoire nous paraît être celui dont nous avons fait usage dans le cas précité. Il consiste à pratiquer d'abord une pupille artificielle du côté opposé à celui où le cristallin est encore adhérent ; puis, au bout de quatre ou six semaines, à introduire, par une section linéaire faite très-près de la première, la curette plate de Critchett et à extraire, à l'aide de cet instrument, l'organe luxé avec sa capsule.

Si, à la suite d'une violence, le cristallin était sorti de sa membrane d'enveloppe pour tomber dans le corps vitré, il ne faudrait se résoudre à intervenir, en perdant tout espoir de voir survenir une dissolution lente de la lentille, que s'il apparaissait des symptômes inflammatoires d'une certaine gravité.

c. *Luxation sous-conjonctivale.* Tandis que les formes précédentes de luxation ont été observées chez des sujets de tout âge et sur des cristallins transparents ou opaques, la luxation sous-conjonctivale n'a été vue, dans le plus grand nombre des cas, que sur des cristallins tout à fait transparents et chez des sujets qui avaient passé la jeunesse. En effet, la rupture de la sclérotique ne survient que lorsque cette membrane a déjà perdu de son élasticité première, ce qui ne se constate guère que chez des personnes qui ont plus de trente ou quarante ans (dégénérescence graisseuse).

L'histoire de cette variété de luxation offre un autre point digne d'intérêt, c'est que la plaie de la sclérotique qui a livré passage au cristallin s'est constamment rencontrée au devant de l'insertion des muscles droits, et qu'on l'a vue, le plus souvent, occuper le bord supérieur et interne de la cornée. Il semble qu'il faille, pour déterminer une pareille rupture, que le globe de l'œil soit comprimé contre un plan dur et résistant, tel que celui qui est constitué par la paroi supérieure de l'orbite, c'est-à-dire par celle des faces de cette cavité qui s'avance le plus en avant du bulbe (1). L'accident qui nous occupe a été, en effet, le plus souvent observé dans des cas où le globe oculaire s'était trouvé brusquement comprimé contre cette paroi, ce qui arrive soit lorsque, la tête s'abaissant violemment, l'œil se heurte contre un objet dur qui le refoule de bas en haut, soit lorsqu'un coup, celui d'une corne de vache, par exemple, porte avec force dans la même direction contre le globe oculaire. M. White Cooper (2) fait remarquer que les coups de poing, qui, dans le pugilat, sont le plus souvent dirigés contre les yeux, n'ont eu que bien rarement pour résultat de produire la rupture de la sclérotique, que les héros de ces luttes ne sont guère exposés à cet accident, et qu'il ne l'a jamais observé, quant à lui, que sur des personnes qui, en s'efforçant de séparer les combattants, en avaient reçu des coups portés en dehors des règles de l'art. D'autre part, il est constant que presque jamais cette espèce de lésion n'a résulté d'une blessure faite avec un instrument tranchant.

On comprendra sans peine que la sclérotique, douée d'une élasticité médiocre, étant aplatie brusquement et avec force, se rompe soudain, et que la conjonctive, très-extensible au contraire, résiste à la violence qui chasse le cristallin hors de l'œil et lui serve de réceptacle. Il est rare que, dans des circonstances semblables, la cornée se rompe elle-même, ou que l'ouverture de la sclérotique soit assez petite pour que le cristallin s'enclave entre les lèvres de la plaie, comme le rapporte M. Sichel dans un fait qu'il a observé (3). Il est encore moins fréquent que le cristallin soit divisé par les lèvres de la plaie, de telle sorte que la conjonctive ne reçoive qu'une portion de la lentille, le reste de cet organe ne sortant pas de la cavité oculaire (de Graefe) (4).

Le diagnostic d'une luxation sous-conjonctivale n'offre, dans la plupart des cas, que peu de difficultés lorsque les symptômes inflammatoires con-

(1) Voyez à ce sujet Zander et Geissler, *Die Verletzungen des Auges*, p. 373.

(2) *On Wounds and injuries of the eye*. London, 1859, p. 200.

(3) Voyez *De la luxation du cristallin*, par W. Cooper (*Annales d'oculistique*, t. XL, p. 149).

(4) *Archiv für Augenheilkunde*, t. III, A. 2, p. 365.

sécutifs à la blessure se sont apaisés, que le gonflement des paupières s'est dissipé, et que les épanchements sous-conjonctivaux ont disparu, en même temps que ceux qui occupaient la chambre antérieure. Les premières altérations qui frappent alors l'observateur sont une dialyse de l'iris au voisinage de la blessure, et l'enclavement d'une portion de cette membrane dans la plaie de la sclérotique. Le reste de l'iris est moins bombé en avant qu'à l'état normal, et tremblote visiblement lorsque l'œil se meut. Le champ pupillaire n'apparaît bien noir que dans les cas où le cristallin est sorti du globe de l'œil en totalité, c'est-à-dire contenu dans sa capsule. Si, au contraire, cet organe a quitté sa membrane enveloppante, on retrouve des débris de cette dernière dans le champ de la pupille, auxquels adhèrent des masses corticales opaques. Lorsque, constatant dans un œil les lésions qui précèdent, on observe en outre, sous la conjonctive et au-dessous de la paupière supérieure, la présence d'une tumeur arrondie, qui présente environ le volume d'un cristallin, on peut être à peu près certain de son diagnostic. En effet, la présence dans cette région d'un kyste conjonctival, d'une portion du corps vitré enkystée, ou d'une collection purulente, est, relativement, d'une extrême rareté. Il arrive très-exceptionnellement que le cristallin, luxé sans avoir quitté sa capsule, conserve assez de transparence pour qu'on puisse apercevoir, au travers de son épaisseur, la plaie scléroticale sous la forme d'une ligne foncée (Franke). C'est donc plutôt d'après la configuration de la tumeur, la simultanéité des lésions signalées, et l'absence du reflet capsulaire dans le champ de la pupille, qu'on acquiert la presque certitude que la tumeur conjonctivale est constituée par le cristallin.

Il est assurément très-singulier qu'une lésion aussi notable détermine généralement si peu de réaction ; preuve nouvelle que l'œil peut supporter les altérations les plus profondes, si toutefois, après la violence qui en a été la source, l'organe blessé ne reste pas exposé à une irritation prolongée, comme celle qui résulte de la présence dans cet organe d'un corps étranger, de masses corticales en voie de gonflement, etc. Quelques jours suffisent généralement pour que les symptômes de réaction se dissipent, et la plupart des malades ne se présentent au médecin que pour lui montrer l'état définitif de l'œil blessé. Il ne faut pas, en pareille circonstance, hésiter à saisir, avec des pinces, la conjonctive au-dessus du cristallin luxé, à l'inciser et à livrer ainsi passage à la lentille, le plus souvent opaque et ramollie.

En général, la plaie de la sclérotique est complétement cicatrisée six ou huit semaines après l'accident, époque à laquelle elle apparaît sous l'aspect d'une bosselure colorée en bleu foncé par l'enclavement de l'iris et du corps ciliaire ; on n'exposerait l'organe lésé à aucun danger sérieux, si, en extrayant le cristallin à une époque plus rapprochée de l'accident, on livrait passage, au travers de la plaie encore incomplétement cicatrisée, à l'humeur aqueuse ou à une faible portion du corps vitré. Une application bien faite du bandeau compressif empêcherait alors que ces liquides ne vinssent remplir à plusieurs reprises la poche occupée antérieurement par le cristallin et y déterminer des symptômes d'irritation capables de se propager au reste de l'œil. Il convient d'attendre un certain temps pour pratiquer l'extraction du cristallin luxé, lorsque les phénomènes de réaction consécutifs à la blessure de l'œil se prolongent au delà des délais ordinaires; car la présence du cristallin sous la conjonctive ne contribue, en aucune façon, à entretenir ces symptômes inflammatoires, et on préfère, en général, avoir à soigner une plaie tenue à l'abri du contact de l'air.

d. *Luxation complète ou expulsion du cristallin hors de l'œil* (1). Il n'est guère surprenant que le cristallin puisse s'échapper de l'œil par une plaie étendue, ouverte dans cet organe au moyen d'un instrument tranchant; mais on s'étonne à bon droit qu'une violence contondante ait pu, dans certains cas, être assez énergique pour ouvrir largement le globe oculaire et en chasser le cristallin. Dans les faits observés, la plaie occupait presque toujours mi-partie la sclérotique, mi-partie la cornée, et la déchirure de cette dernière intéressait au moins le quart de son étendue. Des désordres graves accompagnent généralement cette lésion; par exemple, une dialyse étendue, une déchirure de l'iris avec un prolapsus variable de cette membrane, des hémorrhagies intra-oculaires abondantes, etc. Ces désordres sont l'effet de la violence exercée sur l'œil, soit par un coup de poing, soit par un éclat projeté contre le visage, soit enfin par un choc de la tête contre un objet assez pointu.

Le diagnostic est, en général, peu de temps après l'accident, facilité par la présentation du cristallin, que les malades ont ordinairement le soin de ramasser comme pièce de conviction. Après la guérison, qui, chose singulière, s'observe même dans certains cas, à la suite de pareils désordres, l'absence de tout reflet capsulaire, la modification profonde survenue dans la réfringence de l'œil, enfin l'impossibilité de constater la moindre parcelle du cristallin dans le corps vitré, en général très-facile à explorer, grâce à l'étendue de la dialyse iridienne, tels sont les éléments sur lesquels doit reposer le diagnostic.

Si le médecin était appelé immédiatement après l'accident, il devrait se contenter de nettoyer, le mieux possible, les lèvres de la plaie, d'exciser avec soin toutes les parties herniées de l'iris, et de favoriser la coaptation des

(1) Voyez *De la rupture de la sclérotique et de la perte du cristallin*, par White Cooper (*Annales d'oculistique*, t. XXXII, p. 167).

bords de la plaie par l'apposition d'un bandeau compressif. Ce pansement, joint à un repos complet, est encore le moyen de traitement qui donne, en pareil cas, les meilleurs résultats. Il est de beaucoup préférable à l'emploi exagéré des antiphlogistiques, c'est-à-dire des compresses glacées, des déplétions sanguines et des préparations mercurielles.

D'ailleurs, les guérisons merveilleuses qu'on observe parfois après ces blessures si graves, abandonnées aux seules ressources de la nature, sont une preuve éclatante que ces plaies par rupture se cicatrisent parfaitement par première intention; si les yeux qui en sont atteints finissent par s'atrophier, cela provient soit de ce que la blessure de l'œil a occasionné immédiatement, ou d'une manière progressive, la perte d'une portion trop considérable de ses milieux, soit de ce qu'une partie de l'iris ou du corps ciliaire est restée enclavée dans la plaie et a donné lieu aux symptômes d'un irido-choroïdite chronique.

ARTICLE II.

ALTÉRATIONS DE NUTRITION DU CRISTALLIN. — CATARACTE.

Considérations générales. — Étiologie. — Le nuage qui plane encore sur la nature intime des vices de nutrition, qui ont pour effet de troubler si profondément les fonctions du cristallin en lui faisant perdre sa transparence normale, rend assez bien compte des détails innombrables et trop souvent sans valeur dont on a surchargé la nosologie de cet ordre d'altérations. Il est bien certain que cette surabondance de détails descriptifs, en présence de laquelle se rebutent les plus courageux, ne dérive en aucune façon d'un progrès accompli dans l'approfondissement de cette question; à franchement parler, elle procède bien plutôt du désir, assurément légitime, de dissimuler l'incertitude où nous vivons encore sur les causes premières d'où ces lésions découlent. C'est pourquoi, au risque d'encourir le reproche de ne pas nous faire ici l'écho de toutes les opinions émises sur la nature des différentes espèces de cataracte, nous nous contenterons de chercher à mettre en relief les traits les plus saillants de ces altérations de nutrition, en nous efforçant d'en éclaircir l'étiologie avec les données que nous fournit l'état de la science moderne sur cette importante matière. La discussion que nous ouvrirons à ce sujet portera sur quatre questions principales :

1° Quelle influence exerce sur le cristallin, en altérant sa nutrition et, secondairement, sa transparence, un changement survenu dans la constitution générale du sang?

2° Quelles sont les altérations du cristallin qu'on peut considérer aujourd'hui comme étant de nature inflammatoire?

3° Quelles sont celles de ces altérations qu'il faut ranger parmi les phénomènes régressifs de la vie organique (altérations séniles) ?

4° Jusqu'à quel point sommes-nous autorisés à rapporter à l'une ou à l'autre de ces causes l'origine des opacités cristalliniennes, ou à rechercher leur source dans une altération des parties voisines, qui trouble secondairement la nutrition du cristallin (maladies choroïdiennes) ?

1° *Quelle influence exerce sur le cristallin, en altérant sa nutrition et, secondairement, sa transparence, un changement survenu dans la constitution générale du sang?*

On peut dire qu'il n'existe qu'un très-petit nombre de maladies générales à la symptomatologie desquelles le développement de la cataracte appartienne d'une manière irréfutable. De toutes ces affections, c'est le diabète sucré qui présente, le plus souvent, cette complication.

Faute de posséder sur les rapports qui existent entre les troubles du cristallin et les altérations du sang qui s'observent simultanément dans quelques maladies générales des renseignements suffisamment exacts, nous sommes actuellement contraints de recourir, pour élucider ces questions d'origine, à des expériences directes pratiquées sur les animaux. C'est ce qu'on a fait assez récemment, et parmi les travaux les plus remarquables publiés sur cette importante matière, nous citerons au premier rang ceux de M. Kunde (1), auquel nous emprunterons la base des considérations qui vont suivre.

Cet auteur ingénieux a prouvé expérimentalement qu'en retirant du corps d'un animal une quantité d'eau variable, c'est-à-dire en produisant artificiellement chez lui une condensation du sang qui augmente la proportion des sels contenus dans ce liquide nourricier, on peut produire à volonté des cataractes. Il a démontré qu'on peut, inversement, restituer aux cristallins devenus opaques par ce procédé leur transparence primitive, en rendant approximativement au sang des mêmes animaux la quantité d'eau dont on l'avait momentanément privé. M. Kunde a principalement expérimenté sur des grenouilles. Il introduisait dans le tube digestif ou sous la peau de ces amphibies une certaine quantité de sel gemme. Aussitôt il s'écoulait de toute la surface cutanée une grande abondance d'eau, et avant que l'animal n'eût atteint le degré de dessiccation qu'il ne pouvait dépasser sans mourir, c'est-à-dire dans l'espace de quelques heures, il se développait une cataracte double. Pour la faire disparaître, il suffisait de

(1) Voyez *Zeitschrift für wiss. Zoologie von Kölliker u. Siebold*, t. VIII, H. 4, 1857, p. 466.

plonger la grenouille dans de l'eau, alors même qu'on disposait l'expérience de manière à l'empêcher d'en absorber par la bouche. M. Kunde et d'autres expérimentateurs, en particulier M. Kühnhorn (1), obtinrent, avec plus ou moins de succès, les mêmes résultats sur des grenouilles, des chats et des chiens, en se servant tantôt du sel gemme, tantôt du nitrate de soude, tantôt de solutions concentrées de sucre (2). M. Kunde réussit même à produire des cataractes en plaçant des grenouilles dans un milieu refroidi au-dessous de zéro, et les changements survenus dans la constitution du cristallin furent encore identiques à ceux qu'on avait provoqués au moyen du sel gemme et du nitrate de soude (3). Dans ce cas, l'opacité met environ vingt-quatre heures à disparaître. On obtient les mêmes résultats en livrant à la congélation des yeux de porc, de bœuf et de veau.

Les cristallins cataractés par ces procédés ont été soumis à l'examen microscopique, et l'on est arrivé aux résultats suivants. L'opacité se produit consécutivement à la formation de petites vacuoles situées entre les fibres cristalliniennes, et dont le contenu liquide a une réfringence différente de celle des éléments de la lentille. D'après M. Kölliker, les fibres cristalliniennes se ratatinent, laissent transsuder un liquide et donnent naissance, dans les intervalles qu'elles laissent ainsi entre elles, aux vacuoles signalées plus haut.

Il est très-probable qu'à cette modification purement physique s'en ajoute une autre de nature chimique, résultant tantôt de la pénétration du cristallin par une certaine quantité du sel employé, tantôt du changement de température déterminé pour l'expérience. En effet, cette dernière réussit également bien, soit lorsqu'on soustrait, soit lorsqu'on congèle une partie de l'eau que renferment les tissus de l'animal. Dans l'un et l'autre cas, l'eau se sépare de la matière protéique du cristallin. M. Kunde a tiré de ces faits les conclusions suivantes :

1° Une très-faible augmentation de la proportion des sels contenus dans

(1) *De cataracta aquæ inopia effecta. dissert. inaugur.* Gryphiæ, 1858.

(2) *Archiv für Augenheilkunde*, t. III, A. 2, p. 275.

(3) Il serait difficile d'imaginer que des faits de cet ordre, c'est-à-dire en apparence réservés au domaine de la spéculation scientifique, puissent retentir jusque dans la vie sociale. C'est cependant ce qui est arrivé. En Westphalie, la régie des salines a été condamnée, après un long procès, à 3000 francs environ de dommages et intérêts envers les deux propriétaires d'une pêche, pour avoir dérivé dans ce ruisseau très-poissonneux les eaux, encore assez fortement salées, devenues impropres à leur exploitation. Bientôt, en effet, tous les poissons, frappés de cécité, se laissèrent saisir avec tant de facilité que certaines personnes en prirent avec les ustensiles les plus grossiers jusqu'à 50 livres en quelques heures. Ceux qui restèrent dans le ruisseau périrent pour la plupart au bout de peu de jours

le sang est capable de donner lieu à des altérations très-importantes des milieux réfringents de l'œil.

2° Le cristallin est soumis à un mouvement continuel de nutrition.

3° Le courant endo-exosmotique qui préside à cette nutrition s'exerce jusqu'aux parties centrales du cristallin.

Il nous paraît fort intéressant de rechercher, après l'exposé des conclusions ci-dessus énoncées, les applications qu'il est permis d'en tirer relativement à la question qui nous occupe. Nous étudierons donc successivement les liens étiologiques qui unissent à la production d'opacités dans le cristallin les maladies générales suivantes : *a.* le *diabète sucré ; b.* le *choléra morbus ; c.* l'*ergotisme ; d.* le *marasme sénile*, qui deviendra le titre d'un quatrième article qui nous paraît se rattacher assez directement aux précédents.

a. *Diabète sucré.* — Après les belles expériences de M. Kunde (1), il

(1) M. Lohmeyer (*Zeitschrift für Rationnelle Medicin*, t. V, p. 89, 1854) avait avant Kunde insisté sur la production de la cataracte : 1° par défaut d'éléments nutritifs dans les liquides de l'œil ; 2° par altération de la composition qualitative de l'humeur aqueuse et du corps vitré et par ingestion de matières étrangères à sa composition normale (sucre, acides). Cette thèse a été reprise et exposée avec beaucoup de talent par M. Lécorché dans un travail sur la cataracte diabétique (*Archives générales de médecine*, 1861, p. 572). Nous citons textuellement cet auteur (p. 729) : « Suivant Lohmeyer, les cataractes reconnaissent deux espèces de causes, l'appauvrissement des liquides et leur altération. C'est la première de ces deux causes qui me semble jouer le rôle important dans la production de la cataracte diabétique, qu'il faut rapprocher des cataractes qui surviennent dans ces diathèses où la stimulation est principalement lésée. J'embrasse avec d'autant plus d'empressement cette opinion de Lohmeyer qu'en présence de l'émaciation qu'amène tout diabète qui a suivi son cours, lorsqu'on constate des tubercules pulmonaires, une diarrhée colliquative ; lorsque surtout la vitalité s'éteint ; lorsque l'inflammation la plus légère est suivie de gangrène ; lorsque le sphacèle envahit parfois spontanément des surfaces étendues ; lorsqu'on assiste chaque jour à cette mort graduelle qui se traduit par la chute des cheveux ou la carie des dents, il n'y a rien d'étonnant qu'un organe dont la vitalité est aussi peu prononcée, même à l'état normal, que le cristallin, dont la nature rappelle celle des productions épidermiques, soit soumis aux mêmes lois et qu'il cesse de vivre, au moins physiologiquement. »

Nous croyons devoir pourtant faire remarquer que ni M. Lohmeyer ni M. Lécorché n'insistent suffisamment sur la cause première de tous les phénomènes de la transformation cataracteuse, à savoir la simple soustraction d'eau ; c'est avec beaucoup de timidité que M. Lécorché s'exprime sur l'étiologie de la cataracte diabétique en disant (p. 580) : « En présence d'idées théoriques aussi diverses, je me demande si l'on ne pourrait pas plutôt considérer les pertes considérables que subit tout malade glycosurique comme analogues de celles qu'on produit à volonté chez les batraciens en leur élevant la partie aqueuse du sang par des purgatifs salins. »

devenait naturel de rapporter la production de la cataracte à une diminution relative de la quantité d'eau contenue dans le sang.

En effet, comme déjà Mac Grégor (1) l'a constaté, le poids spécifique du sérum du sang augmente de 1029 à 1033, et ce sérum emprunte par une endosmose très-active aux sucs des parenchymes l'eau qui ne lui arrive pas en quantité suffisante des organes digestifs. Néanmoins M. de Graefe (2) a cru devoir écarter cette cause, si simple, on le voit, de l'étiologie de la cataracte diabétique, en considération de ce que les cristallins opaques des diabétiques ne renferment pas de vacuoles et ne recouvrent pas dans l'eau leur transparence, comme les cristallins cataractés consécutivement à l'introduction d'une certaine quantité de sel gemme dans l'économie. Ces motifs ne nous semblent pas infirmer le moins du monde l'opinion que nous émettons; car, dans les expériences de M. Kunde, soit qu'on provoque la cataracte par l'ingestion d'un sel de sucre ou par le froid, les modifications anatomiques du cristallin sont bientôt enrayées par la mort de l'animal ou par la soustraction de l'appareil cristallinien aux causes perturbatrices qui agissaient sur lui. C'est pour cette raison que l'observateur constate, en pareil cas, des changements fort simples et transitoires, consistant uniquement dans la production des vacuoles. Dans le diabète, au contraire, la cause générale sous l'influence de laquelle s'opère la condensation du sérum du sang agit pendant un temps beaucoup plus long et détermine, en conséquence, des changements plus profonds. De plus, elle exerce sur la constitution du cristallin des modifications intimes qui finissent par abolir la structure fibrillaire de cet organe, détruisent ainsi les vacuoles et rendent impossible le retour de la transparence du cristallin (3). Ajoutons qu'il semble que les cataractes diabétiques au début soient sujettes à rétrograder lorsque l'état général du sujet s'améliore et que la diminution de la quantité de sucre contenue dans son urine est le signal d'un changement favorable dans la nutrition du cristallin. M. de

(1) *London Medical Gazette*, mai 1837.

(2) *Deutsche klinik*, 1859, n° 10.

(3) Dans un cas de cataracte diabétique extraite par M. Knapp (*Klinische Monatsblätter*, avril 1863, et *Annales d'oculistique*, t. LI, p. 50), l'examen microscopique fit voir : 1° de grandes et belles cellules épithéliales à large noyau et contenu granulé; 2° des fibres cristalliniennes saines ; 3° un nombre considérable de *petits globules* (?) en forme de chapelet, interposés entre les fibres; 4° des masses globuleuses contenues dans les fibres mêmes, d'une largeur équivalente à la moitié ou aux deux tiers de celles-ci; 5° des cellules à noyau et nucléoles avec un appendice étroit terminé en massue à son extrémité. L'examen chimique démontra, d'une manière évidente, la présence du sucre dans le cristallin.

Segen (de Carlsbad) (1) veut même avoir observé un cas dans lequel l'opacité du cristallin s'est éclaircie après avoir atteint assez d'intensité pour empêcher le malade de se conduire.

Il est de fait que le développement de la cataracte chez les diabétiques, autant du moins que les observations des auteurs et les nôtres nous permettent de le dire, ne se fait que dans un état avancé de la maladie, lorsque l'émaciation est très-prononcée, principalement dans le tissu cellulo-adipeux sous-dermique. De plus, ces cataractes peuvent être envisagées comme un symptôme qui, dans la plupart des cas, précède la mort de peu de mois. La sécheresse et l'émaciation de la peau chez les diabétiques ne sont pas les seuls phénomènes qui plaident en faveur de notre opinion sur le mode de production des cataractes de cette espèce; en effet, le diabète sucré est l'une des maladies générales où l'on observe assez souvent des gangrènes tégumentaires. Nous en pourrons dire autant des autres états morbides que nous envisagerons bientôt à ce même point de vue. Du reste, quoi de plus simple que de rapprocher ainsi les altérations analogues, qui, sous l'influence d'une même cause, occupent le cristallin et le tégument externe, si l'on songe que le premier dérive, à l'état embryonnaire, du second et n'en est tout d'abord qu'une dépendance?

b. Choléra morbus. — Il n'existe pas, à coup sûr, d'affection où le sang perde, en un temps donné, une aussi grande quantité d'eau que dans le choléra (2). Il en résulte que, dans cette maladie, le sang, pour se réparer, doit attirer, en quelque sorte, avec avidité l'eau qui fait partie des sucs parenchymateux. Toutefois nous devons avouer que, jusqu'à présent, les auteurs n'ont pas encore observé chez les cholériques de troubles de transparence du cristallin.

Cela n'a rien qui doive surprendre si l'on s'arrête un peu aux considérations suivantes. En premier lieu, rien n'a jusqu'ici appelé l'attention sur ce point; car, depuis les expériences de M. Kunde (1857), il n'est pas survenu de grandes épidémies de choléra dans les centres scientifiques médicaux. En second lieu, s'il se produit des cataractes dans le cours du choléra, c'est à une époque où la déperdition d'eau s'est opérée pendant un certain temps; et, d'ailleurs, on ne saurait constater cette altération chez les malades où la résolution termine heureusement la maladie. Chez les autres, la rapidité avec laquelle les troubles de la circulation entraînent la mort est peut-être la cause pour laquelle on n'a pas encore observé de cata-

(1) *Klinische Monatsblätter*, Oct. et Nov. 1863 (*Annales d'oculistique*, t. LI, p. 262.)

(2) On sait que le sang peut, dans cette maladie, perdre de 10 à 13 pour 100 de l'eau qu'il renferme normalement.

racte dans le choléra. Si, en pareil cas, des troubles cristalliniens se sont produits, ils devaient, comme sur les animaux, disparaître peu de temps après la mort, vu qu'il ne s'effectue probablement pas ici d'autres changements anatomiques qu'une production de vacuoles susceptibles de disparaître. Mais nous devons en chercher la principale raison dans la répugnance bien naturelle que les médecins pouvaient éprouver à approfondir sur les cholériques encore vivants l'examen du cristallin, et dans les obstacles que la dessiccation de la cornée oppose ordinairement à l'exploration directe du champ pupillaire. Voici le tableau que M. Grisinger (1) a tracé des altérations de l'œil dans le choléra :

« Pendant la période asphyctique, on a assez souvent l'occasion de constater une altération particulière de l'œil, consistant dans une dessiccation de la conjonctive et de la sclérotique, jointe à une diminution de la sécrétion lacrymale et une exposition constante des mêmes parties au contact de l'air. En effet, les paupières se meuvent à peine, et dans les derniers temps de la vie, elles ne recouvrent guère que la partie supérieure du globe. La portion de la conjonctive qui s'aperçoit entre les paupières écartées montre, çà et là, des taches brunes ou même noirâtres entourées d'un cercle de vaisseaux conjonctivaux injectés. La dessiccation peut aussi débuter par la cornée, qui se trouble alors et prend un aspect comme saupoudré. Si, dans ces cas fort graves, le malade se remet, la couche superficielle et desséchée se détache à la manière d'une eschare, et il survient une ex-ulcération de la cornée compliquée d'un catarrhe conjonctival. »

Nous nous contenterons d'ajouter qu'à côté de ces phénomènes de dessèchement dont l'œil est le siége, on constate, dans les cas de choléra les plus graves, les gangrènes cutanées dont nous avons déjà fait mention.

c. *Ergotisme.* — Il n'y a pas longtemps, M. Ignace Meyer (2) a publié des observations très-concluantes d'après lesquelles il est constant que l'ergotisme prédispose au développement de la cataracte (3).

Le symptôme le plus marquant signalé par M. I. Meyer chez les personnes affectées d'ergotisme qui furent plus tard atteintes de cataracte, consiste dans des crampes, parfois très-violentes, avec contracture consécutive et anesthésie des pieds. Ces troubles nerveux font involontairement penser aux phénomènes du même ordre qui s'observent chez les animaux

(1) *Virchow's Handb. der spec. Path. u. Therap.*, Bd. II, A. 2, 1857, S. 341.

(2) *Archiv für Augenheilkunde*, Bd. VIII, A. 2, 1862, S. 120.

(3) Nous avons nous-même expérimenté sur des animaux (lapins, cochons d'Inde) pour élucider encore cette question; mais nous avons eu, jusqu'à présent, le regret de voir ces expériences rester sans résultat.

auxquels on ingère une certaine quantité de sel gemme et au sang desquels on enlève ainsi une forte proportion d'eau. Ces mêmes crampes se produisent chez les cholériques. Les malades offraient en outre une coloration blanche ou jaunâtre de la peau, sensiblement refroidie. Si l'on pense encore à la sécheresse du gosier et à la fréquence des gangrènes cutanées qui s'observent dans l'ergotisme, on ne peut s'empêcher d'être frappé de l'analogie de ces accidents avec ceux qui reconnaissent pour cause la soustraction d'une grande quantité d'eau aux différents tissus, dans un espace de temps limité. Ici cependant, on pourrait attribuer, à la rigueur, à une cause locale les troubles circulatoires qui retentissent dans le cristallin.

Peu de temps avant l'intéressante découverte de M. I. Meyer, M. de Villebrand (1) avait avancé que l'ergot de seigle possède une action spéciale sur les fibres musculaires lisses, et l'avait recommandé contre les paralysies de l'accommodation pour activer les contractions du muscle ciliaire. En rapprochant ces deux faits, on pourrait supposer que l'ergotisme se complique d'un état spasmodique fréquemment répété de l'appareil musculaire du cristallin, état qui a très-probablement pour effet, d'après les belles recherches de MM. Otto Becker (2) et Leber (3), de diminuer la quantité du sang qui afflue, pour la nutrition de la lentille, vers les parties antérieures du tractus uvéal, et, par conséquent, d'altérer cette nutrition. Si l'on veut rapporter à une cause locale les troubles de transparence du cristallin qui sont produits par l'ergotisme, celle que nous venons de supposer nous semble bien plus naturelle que celle de M. I. Meyer, qui accuse les contractions spasmodiques des muscles externes de la production de la cataracte.

d. Marasme sénile. — Tandis que, dans les affections que nous venons de passer en revue, nous avons regardé la production de la cataracte comme le résultat de la soustraction d'une certaine quantité d'eau aux parenchymes, soustraction compensatrice de la déperdition d'eau subie par la masse du sang ; dans le marasme sénile, au contraire, la diminution survenue dans la proportion d'eau que contiennent les tissus résulte de l'insuffisance de l'afflux sanguin qui s'opère vers ces parties. L'embarras et le ralentissement de la circulation par les altérations séniles du cœur, de ses orifices et de l'aorte, l'élargissement des veines, l'affaiblissement de l'élasticité propre des vaisseaux, enfin l'imperméabilité d'une portion du système vasculaire (Durand-Fardel) (4), voilà autant de faits qui rendent

(1) *Archiv für Augenheilkunde*, Bd. IV, A. 1, S. 341.

(2) *Ueber die Lage u. Function der Ziliarfortsätze*, etc. (*Wien. Med. Jahrbücher*, 1863, S. 149, et *ibid.*, 1864, S. 3).

(3) *Archiv für Augenheilkunde*, Bd. XI, A. 1, S. 26.

(4) *Traité clinique et pratique des maladies des vieillards*. Paris, 1854, p. 705.

bien compte de l'amoindrissement qu'on observe dans l'huméfaction des tissus.

Il existe peu de parties du corps où les altérations séniles des vaisseaux soient aussi prononcées que dans l'œil. Qu'y a-t-il donc de surprenant à ce qu'elles retentissent tout d'abord sur un organe, tel que le cristallin, dont la nutrition si délicate est très-intimement liée à l'intégrité de la circulation sanguine locale? Ajoutons que les recherches de feu H. Müller et de MM. Donders et Coccius ont fait connaître une altération sénile particulière à l'œil, consistant dans l'épaississement des membranes vitreuses que cet organe contient et dans la superposition à ces dernières de productions de même nature.

Rien de plus naturel que d'attribuer encore à ces phénomènes le pouvoir d'entraver les courants endosmotiques par lesquels le cristallin reçoit ses matériaux de nutrition, et de diminuer ainsi la quantité d'eau nécessaire à la conservation de sa transparence. D'ailleurs, les caractères principaux de la cataracte sénile sont, à proprement parler, ceux d'un dessèchement véritable. Les éléments fibrillaires du cristallin se ratatinent et perdent une partie de leur cohésion (sans toutefois donner naissance à des vacuoles). Dans les cas où, chez les vieillards, les éléments du cristallin présentent des altérations plus profondes et perdent complétement leur structure anatomique, de manière à ne plus former qu'une sorte de détritus, il est permis de supposer que pourtant une simple déperdition d'eau a pu devenir l'origine de modifications chimiques très-complexes, dans lesquelles l'élément anatomique primitif du cristallin a fini par disparaître.

En terminant, il nous semble à propos de signaler les connexions qui existent entre les lésions de l'appareil cristallinien et certaines altérations de la peau. A ce propos déjà, nous avons fait mention de la gangrène tégumentaire qu'on rencontre dans le diabète, le choléra morbus, l'ergotisme, et que nous retrouvons comme un symptôme assez commun dans le marasme sénile. En dehors de cette altération, chacun sait qu'on observe assez souvent, dans les mêmes états morbides et dans le marasme sénile, des affections cutanées moins graves, simultanément avec le développement de la cataracte. Si, enfin, une déperdition d'eau très-rapide, comme celle dont le choléra offre un exemple, altère si notablement l'élasticité et la turgescence de la peau, que les plis soulevés sur le dos de la main et au cou ne s'affaissent qu'à la longue (1), pourquoi n'admettrait-on pas une analogie lointaine d'effets produits entre cette maladie et le marasme sénile, où cette persistance des plis cutanés produits artificiellement est un sym-

(1) Voyez l'article CHOLÉRA de M. Grisinger, *Handbuch der spec. Path. u. Therapie von Virchow*, Bd. II, A. 2, S. 341.

ptôme constant, sans cesse rapporté dans les observations de cataracte des vieillards.

2° *Quelles sont les altérations du cristallin qu'on peut considérer aujourd'hui comme étant de nature inflammatoire?*

En traitant des altérations inflammatoires de la cornée (voy. t. I, p. 266), nous avons établi que les premiers phénomènes morbides se passent exclusivement dans la cellule. Nous avons, en outre, démontré clairement l'influence qu'exerce sur ces changements le degré de proximité des vaisseaux, tout en insistant sur l'indépendance de ces mêmes changements par rapport aux vaisseaux et aux nerfs. Nous allons retrouver l'application des mêmes lois dans l'étude des maladies inflammatoires du cristallin, étude qui puise dans la structure propre à cet organe un intérêt tout nouveau. Dépourvu de vaisseaux et de nerfs, isolé par une membrane vitreuse des liquides dans lesquels il puise ses matériaux de nutrition, il est bien, de toutes les parties du corps, celle qui se prête le mieux à démontrer le rôle capital que les modifications de la cellule jouent dans tout procès inflammatoire. D'ailleurs on peut facilement s'expliquer la rareté relative des accidents inflammatoires dont le cristallin est le siége par ses dispositions anatomiques elles-mêmes et par la lenteur relative du courant endo-exosmotique au moyen duquel il se nourrit. Quoi qu'il en soit, dans l'état actuel de la science, on est contraint de rapporter à une inflammation véritable certains troubles qui ont pour effet d'altérer la transparence du cristallin. Ajoutons que cette idée n'est point nouvelle, et que Beer (1), Wardrop (2) et de Walther (3) l'ont clairement exprimée dans leurs écrits; ce que ces auteurs omirent de faire, ce fut de prouver leur opinion par des faits anatomo-pathologiques irréfutables et par des expériences directes.

Sur le vivant, la constatation de ces altérations inflammatoires est très-difficile. D'une part, la situation profonde du cristallin soustrait cet organe à l'examen microscopique, encore possible pour la cornée, et cela principalement en raison d'une coïncidence très-fréquente entre les troubles du cristallin et une diminution simultanée dans la transparence de l'humeur aqueuse. D'autre part, l'opacité inflammatoire du cristallin coïncide presque constamment avec des altérations semblables du tractus uvéal, et l'on comprend combien il serait téméraire de prétendre, dans ces cas com-

(1) *Lehre von den Augenkrankheiten*, Bd. II, S. 319, 1817. « Une inflammation lente de la cristalloïde et du cristallin lui-même est assez souvent encore une cause complétement méconnue de la cataracte. »

(2) *The morbid anatomie of the human eye*. London, 1819, cap. II.

(3) *Lehre von den Augenkrankheiten*. Freiburg, 1849.

plexes, faire exactement la part des effets de l'inflammation du cristallin et celle du défaut de nutrition dont il souffre, consécutivement aux altérations de l'iris et de la choroïde.

Si donc nous négligeons ici les données de l'observation clinique, sur lesquelles nous nous proposons de revenir, pour chercher les bases de cette étude dans l'expérimentation directe et l'anatomie pathologique, nous trouvons que les symptômes inflammatoires du cristallin se localisent exclusivement dans la couche celluleuse qui tapisse la face interne de la cristalloïde et dans les noyaux des fibres cristalliniennes. Les principaux travaux d'où ces résultats sont tirés appartiennent à MM. Ch. Ritter (1) et Mœrs (2) qui, il faut l'avouer, ne sont pas unanimes sur tous les points.

Voici les résultats que les expériences de M. Mœrs lui ont donnés. Ces expériences, instituées dans le but d'étudier les états inflammatoires du cristallin, sont de trois sortes. *a*. Ayant évacué l'humeur aqueuse, M. Mœrs injecta dans le cristallin, appliqué contre la surface postérieure de la cornée, quelques gouttes d'une solution concentrée de nitrate d'argent. *b*. Il perfora le cristallin, soit par la cornée, soit par la sclérotique, avec une aiguille qu'il y laissa séjourner un temps variable, après l'avoir coupée au ras de l'œil. *c*. Il traversa le cristallin d'un fil, graissé avec de l'onguent de cantharide, et qu'il laissa dans l'œil pendant un temps variable.

Les symptômes inflammatoires déterminés par ces différents procédés semblaient dériver pour la plupart de la cristalloïde, bien plus susceptible de s'enflammer que les autres parties du cristallin. Ce dernier ne présenta de phénomènes de réaction que lorsque la capsule était elle-même altérée dans une grande étendue.

Lorsqu'on incise la cristalloïde, elle se gonfle au bout de peu de temps, se trouble et finit par prendre une structure manifestement lamellaire. Les changements les plus considérables ont pour siége la face interne de la capsule antérieure ; le contenu des cellules épithéliales qui la tapissent devient grumeux, et leur noyau se dessine avec une plus grande netteté. Le protoplasme qui remplit la cellule se gonfle et ses angles s'effacent consécutivement. On voit alors le noyau de la cellule s'allonger,

(1) *Beiträge zur path. Anatomie des Auges nach Versuchen an Thieren* (*Archiv für Augenheilkunde*, t. VIII, A. 1, S. 81.

(2) *Beiträge zur path. Anatomie der Linse nach Versuchen an Thieren* (*Archiv für path. Anatomie u. Physiologie v. Virchow*, XXXII Ht., S. 45, 81). Des travaux analogues ont été faits par Beger, *De reactione traumatica iridis et anterioris capsulæ parietis. Diss. inaug.* Lipsiæ, 1833. Carron du Villards, *Guide pratique, etc.*, t. I, p. 224. Paris, 1838. Höring, *Ueber den Sitz u. die Natur des grauen Staares. Preisschrift.* Heidelberg, 1844, et par Raphaël Castorani, *Mémoire sur les causes de la cataracte lenticulaire.* Paris, 1857, etc.

prendre une forme ovale, s'étrangler à sa partie moyenne et se segmenter. Cette segmentation s'opère de la même manière sur les noyaux d'origine nouvelle, et le nombre de ces derniers s'accroît jusqu'à disparition complète du protoplasme grumeux de la cellule mère. La membrane d'enveloppe s'atrophie enfin, par suite de l'augmentation en nombre et en volume des noyaux qui deviennent libres. Ces noyaux, dit M. Mœrs, ressemblent tellement aux véritables globules de pus qu'il est impossible de les en distinguer et qu'on est en droit de les envisager comme tels (1). On observe donc sous la capsule, autour du point irrité, une mince couche de globules de pus, et à mesure qu'on examine des parties plus éloignées de ce point, on voit les cellules épithéliales recouvrer peu à peu leur aspect normal.

Lorsque les phénomènes inflammatoires sont peu actifs et qu'ils se bornent à occuper une partie restreinte de la capsule, le pus peut être enkysté, soit par une membrane vitreuse mince qui le sépare des fibres du cristallin et qui se forme aux dépens du protoplasme des cellules, soit par une faible couche du tissu cellulaire qui naît des cellules les plus externes du foyer d'irritation. Il peut arriver que la pyogenèse ne s'arrête pas là, que la cristalloïde antérieure soit distendue au point de se rompre, et alors, le pus tombant dans la chambre antérieure, on veut avoir vu les lèvres de la plaie se réunir et la capsule recouvrer sa transparence. D'autre part, les masses purulentes sous-capsulaires peuvent se condenser, subir toutes les phases de la dégénérescence graisseuse, devenir le siége de dépôts variés et donner ainsi lieu à la formation d'une cataracte capsulaire.

L'irritation qu'on a portée plus ou moins directement sur la capsule n'est pas toujours suivie de cette prolification de noyaux (pyogenèse de M. Mœrs). Comme l'indique M. Charles Ritter, l'irritation inflammatoire peut limiter ses effets à une hypergenèse simple et très-active des cellules de la couche épithéliale sous-capsulaire.

Lorsque cette hypergenèse n'est pas uniforme, mais se localise sur divers points, elle donne naissance à de véritables papilles qui s'enfoncent dans la substance cristallinienne, généralement ramollie et opaque. Les éléments de ces amas cellulaires peuvent eux-mêmes subir la dilatation cystoïde, tomber en dégénérescence graisseuse, devenir le siége des dépôts les plus variés et donner naissance à une cataracte capsulaire. De nouvelles expériences prouveront certainement que la simple hypergenèse des éléments épithéliaux peut développer sous la capsule de véritables couches de tissu cellulaire, et augmenter ainsi considérablement l'épaisseur de la cristalloïde.

(1) Outre cette production de pus par segmentation des noyaux, M. Moers veut avoir observé, mais sur un champ beaucoup plus restreint, une formation de globules de pus par endogenèse de noyaux (Buhl, Rindfleisch).

En fait, l'hypergenèse ou la pyogenèse qui s'établit dans la couche épithéliale sous-capsulaire compromet fortement l'intégrité de la cristalloïde et des fibres cristalliniennes voisines.

Quand la genèse des noyaux ou des cellules de pus est très-active, il arrive que la capsule se perfore sur plusieurs points et qu'il se développe à sa surface des vaisseaux de nouvelle formation. Les noyaux s'allongent et se rangent en séries linéaires d'où partent bientôt des prolongements par lesquels elles finissent par s'anastomoser avec les rangées voisines. On voit ensuite les parois des vaisseaux que l'iris contient se garnir de noyaux semblables, lesquels forment en s'agglomérant des excroissances qui se creusent, se réunissent aux séries des noyaux et à leurs prolongements, et, devenant perméables, amènent le sang à la superficie de la capsule. Ces vaisseaux qui, ultérieurement, peuvent pénétrer dans l'épaisseur même du cristallin, communiquent donc toujours avec ceux de l'iris et des procès ciliaires. La capsule postérieure est quelquefois aussi sillonnée de vaisseaux ; mais ceux-ci communiquent, dans ces cas fort rares, avec une sorte d'artère hyaloïde de nouvelle formation (1).

Examinons maintenant quelle influence exerce sur les fibres du cristallin l'hypergenèse des cellules épithéliales de la cristalloïde, ou la pyogenèse qui s'opère à leurs dépens. Suivant M. Ritter, un développement excessif de ces cellules ne s'effectue jamais sans qu'il soit survenu dans les couches superficielles du cristallin un ramollissement et une altération cataracteuse favorables à cette hypergenèse. Le même auteur n'a vu ces nouvelles cellules se déplacer que dans les parties équatoriales du cristallin, le long de la capsule postérieure.

M. Mœrs, au contraire, attribue aux noyaux, qu'il envisage comme des globules de pus, une latitude de migration bien plus étendue. Pour cet auteur, la région la plus propice à la production des nouvelles cellules et des noyaux en question serait l'équateur de la cristalloïde antérieure, là où M. de Becker place le siége de l'évolution des jeunes fibres cristalliniennes destinées à remplacer les anciennes. Le pus comprimerait les jeunes fibres, encore peu résistantes, les séparerait les unes des autres en les atrophiant, pénétrerait dans un système canaliculaire (canaux interfibrillaires de M. de Becker), arriverait par cette voie jusqu'à l'étoile du cristallin et, après en

(1) Le rôle précis que joue la cristalloïde dans cette genèse de vaisseaux, abstraction faite de la part qu'y prend le tractus uvéal, n'est pas, on le conçoit facilement, très-bien déterminé. Dans tous les cas, nous ne saurions comprendre ce que M. Mœrs entend dire, lorsqu'il parle de l'hypergenèse des *cellules antérieures de la cristalloïde antérieure*, hypergenèse qui, selon lui, accompagnerait toujours l'apparition des vaisseaux de nouvelle formation.

avoir écarté les segments, produirait une déhiscence générale de la lentille (1).

Nous avons dit plus haut que les fibres cristalliniennes ne présentent jamais d'altérations inflammatoires sans que la cristalloïde en offre elle-même. Le premier changement qu'on observe dans la fibre est la disparition de son homogénéité. C'est autour du noyau que le trouble se manifeste en premier lieu pour, de là, s'étendre au reste de la fibre ; mais il est toujours plus prononcé près du noyau, où l'on voit bientôt paraître quelques gouttelettes graisseuses. Le noyau se dessine plus distinctement et se gonfle ; son contenu devient grumeux, et son nucléole perd la netteté de son contour ; enfin il s'allonge, s'étrangle et se segmente. Si l'irritation inflammatoire n'est pas très-prolongée ou très-intense, l'altération de la fibre s'arrête ; cette dernière peut recouvrer sa transparence, et le dédoublement du noyau indique seul par quelles phases a passé l'élément cristallinien. Ce qui permet de reconnaître que la fibre ainsi modifiée n'avait pas primitivement deux noyaux, c'est l'aplatissement des noyaux dans le point où s'est opérée la segmentation. Quelquefois aussi, la fibre présente, au même niveau, un léger gonflement. Si, au contraire, l'irritation inflammatoire s'est prolongée, et si les membranes internes de l'œil ont participé à la phlogose, la segmentation des noyaux s'effectue avec beaucoup plus d'activité, et les éléments de nouvelle formation remplissent dans l'épaisseur de la fibre une cavité en forme d'ampoule qui s'y est développée. La compression qu'exerce sur la paroi de la fibre cette agglomération de noyaux qui se gonflent, finit par l'atrophier, la détruire et mettre les noyaux en liberté. Suivant M. Mœrs, ces noyaux, qu'il regarde comme

(1) Cette interprétation de M. Mœrs soulève une objection sérieuse ; car, dans le récit de ses expériences, rien ne prouve que le pus, formé en dehors du cristallin, n'ait pas ultérieurement pénétré entre les fibres de cet organe. Ainsi, dans l'expérience VI, on traverse le cristallin d'un lapin avec un fil qu'on fait passer par la sclérotique et que, pendant cinq jours, on déplace d'une certaine longueur après l'avoir enduit d'onguent à la cantharide. Le sixième jour, le globe de l'œil est extirpé : « la conjonctive fournit une sécrétion très-abondante, la cornée est très-infiltrée, opaque et permet à peine d'apercevoir l'iris. L'œil, divisé suivant son équateur, donne issue à une partie du corps vitré transformée en masses purulentes : le reste de cet organe adhère au cristallin, sous la forme d'un grumeau caséeux. On enlève avec soin toutes ces parties et l'on reconnaît que le cristallin est divisé en trois secteurs, qu'il est le siége d'une opacité laiteuse et que les interstices des secteurs sont occupés par des masses purulentes caséeuses. » Rien n'indique, on le voit, dans cette description, comment se sont comportées les ouvertures et les parois du canal créé par le fil, et n'est-il pas admissible que les éléments du pus se soient insinués le long de ce séton jusque dans les parties les plus centrales du cristallin ?

des globules de pus, arriveraient par un système canaliculaire jusqu'à l'étoile du cristallin et détermineraient, en cet endroit, la déhiscence de la lentille. Il est de fait que la segmentation ultérieure des noyaux devenus libres a pour effet la destruction des fibres, peut-être par voie d'atrophie, et l'on rencontre parfois sur les cristallins où l'inflammation a fait des progrès étendus, des fibres encore intactes interposées à des rangées de noyaux.

Il est intéressant de rechercher quelles applications pratiques on peut légitimement tirer de ces faits expérimentaux ? A une époque où l'investigation de l'œil n'avait pas encore trouvé dans l'usage des mydriatiques, dans l'emploi de l'éclairage latéral et de l'ophthalmo-microscope, l'exactitude qu'on lui connaît aujourd'hui, on a maintes fois signalé des cas d'inflammation du cristallin avec production de vaisseaux; mais on ne saurait accepter ces assertions qu'avec une certaine réserve. Nous citerons néanmoins les faits dont parle Saint-Yves, et dans lesquels cet auteur veut avoir observé des abcès situés au-dessous de la cristalloïde antérieure, et dont le contenu serait parfois tombé dans la chambre antérieure. Maître-Jean parle à différentes reprises d'une suppuration du cristallin dans laquelle le pus se serait trouvé tantôt entre la lentille et sa capsule, tantôt dans l'épaisseur même de l'organe. Pour lui, cette suppuration du cristallin se serait opérée dans l'espace de trente ou quarante heures. Nous pourrions rapporter encore un assez grand nombre de ces faits de « cataracta bursata, seu cum bursa ichorem continente » (J. A. Schmidt); mais il manque à toutes ces observations une base scientifique, car aucun des auteurs à qui elles appartiennent n'a prouvé que le contenu de ces prétendus abcès fût de véritable pus (1).

(1) Signalons néanmoins, à titre d'exception, une observation fort curieuse de M. Lohmeyer (*Zeitschrift für rationelle Medicin.*, 1854, S. 79), où l'examen nécroscopique fut très-soigné. Il s'agissait d'une femme de quarante-cinq ans, qui, alitée depuis plusieurs semaines pour un anthrax charbonneux de la nuque, finit par succomber. L'œil était devenu le siége de phénomènes inflammatoires intenses, à marche rémittente. L'iris, naturellement bleu, avait pris une coloration verdâtre ; la pupille était rétrécie et immobile, et la chambre antérieure était presque complétement remplie de pus. Le pus se résorba en grande partie, et les symptômes inflammatoires externes allèrent en augmentant ; la conjonctive continua à se gonfler et forma un fort chémosis autour de la cornée. Nouvelle production de pus, agglutination de l'iris à la capsule et élimination partielle de l'épithélium de la cornée qui, entourée d'un chémosis énorme, prit un aspect cadavérique.

La nécropsie montre que la chambre antérieure contient une grande quantité de pus épais ; l'humeur aqueuse est le siége d'un trouble jaunâtre (globules de pus). L'exsudat qui agglutine l'iris à la cristalloïde antérieure est composé de fibrine

Nous croyons devoir accorder plus d'importance, dans la question qui nous occupe, aux faits dans lesquels certains observateurs disent avoir constaté, au milieu d'un processus inflammatoire, la production d'une cataracte qui se serait ultérieurement dissipée. Malheureusement, à une époque où l'éclairage latéral n'était pas connu, rien ne prouve qu'on n'a pas pris pour des altérations du cristallin des exsudats fournis par l'iris et épanchés sur la cristalloïde antérieure. Wardrop (1) cite toutefois un cas dans lequel une inflammation du cristallin provoqua, chez un jeune homme, une cataracte qui disparut complétement après la cessation des phénomènes inflammatoires. Une observation d'inflammation du cristallin, bien autrement concluante, est rapportée par M. Donders (2). Cet auteur donna, le premier, des détails exacts sur les troubles du cristallin qu'il avait observés au moyen de l'ophthalmoscope. Il s'agissait d'une inflammation des procès ciliaires qui, s'étant propagée le long de la zonule, vers la rétine, avait déterminé, dans l'espace de quelques semaines, une cécité complète. On voyait, sur les yeux de ce sujet, les deux cristallins parsemés de petits points ronds et de flocons semi-diaphanes d'une coloration grisâtre. Ces altérations semblaient prédominer dans les couches antérieures du cristallin. Chez ce malade et chez trois autres, où des opacités semblables s'étaient montrées dans le cours d'une irido-choroïdite de plusieurs mois de durée, on put reconnaître avec certitude qu'elles ne siégeaient point sur la capsule, mais dans la substance même du cristallin. M. Donders croit devoir envisager cette altération comme le résultat d'une inflammation parenchymateuse qui, tout en déterminant un trouble notable de la vue, est susceptible de s'arrêter dans sa marche ou même de se dissiper plus ou moins complétement.

Nos propres recherches portèrent aussi sur des cas d'irido-choroïdite, et principalement d'irido-choroïdite séreuse où un hasard favorable nous permit d'apercevoir sur la cristalloïde des dépôts analogues à ceux qu'on observe souvent sur la membrane de Descemet (kératite ponctuée). En nous servant de l'éclairage oblique et d'un grossissement de 60 diamètres

amorphe contenant, dans son épaisseur, du pigment et des molécules graisseuses. La capsule cristallinienne ne montre pas d'altérations. Le cristallin, lui-même, présente une coloration jaune et est faiblement opaque. « Sur sa surface postérieure, on aperçoit un grand nombre de cellules qui ne diffèrent en rien, pour l'aspect, des globules de pus. La surface postérieure de la capsule postérieure est couverte d'une couche épaisse d'exsudat purulent, qui s'avance jusqu'au voisinage de l'ora serrata. Le corps vitré et les membranes enveloppantes de l'œil sont, eux-mêmes, profondément altérés.

(1) *Loc. cit.*, cap. II.

(2) *Nederlandsch Lancet*, n° 9, 1854.

(ophthalmo-microscope), nous pûmes, sur une jeune fille de vingt ans, atteinte d'irido-choroïdite, constater, d'une manière évidente que ces dépôts siégeant sur la cristalloïde étaient suivis, deux ou trois semaines après, d'un trouble sous-capsulaire rayonnant à partir du point de localisation des dépôts. Nous ne réussîmes pas, dans ce cas, à apercevoir d'autres opacités que celles-là, situées dans les parties les plus superficielles du cristallin. A mesure que les symptômes inflammatoires se calmèrent et que l'humeur aqueuse reprit sa transparence, nous pûmes assister à la disparition progressive des opacités cristalliniennes, bientôt suivie de la résorption des dépôts capsulaires.

Nous avons, comme M. Donders, constaté dans deux autres cas d'irido-choroïdite, où le corps vitré s'était, à plusieurs reprises, rempli de flocons opaques très-déliés et mobiles, que les couches antérieures du cristallin étaient parsemées d'un nombre considérable de petits points blancs et grisâtres très-certainement placés en arrière de la capsule, comme l'éclairage oblique permettait d'en juger, et que nous vîmes disparaître et se reproduire selon que les phénomènes inflammatoires s'amendaient ou subissaient une exacerbation. Dans le cas que nous avons signalé en premier lieu, nous croyons pouvoir avancer que l'altération du cristallin consistait dans une hypergenèse de la couche épithéliale sous-capsulaire, tandis que, dans les faits suivants, nous sommes plus porté à localiser dans les fibres cristalliniennes les opacités observées et sur la nature desquelles on ne saurait se prononcer davantage sans un examen nécroscopique.

L'inflammation propre de la cristalloïde occupe certainement dans notre cadre nosologique une place bien plus importante lorsqu'elle est consécutive à l'extraction de la cataracte. En effet, comme M. de Graefe (1) le pensa et comme les recherches de M. Schweigger le font croire, l'hypergenèse de la couche épithéliale qui se produit dans certains cas après l'opération, peut devenir si active qu'elle dégénère en une véritable pyogenèse, détermine des changements analogues dans l'iris, et, se propageant le long de la membrane de Descemet, donne lieu à la suppuration de la plaie de la cornée. Dans d'autres cas, où les symptômes inflammatoires restent plus modérés, la prolifération des cellules épithéliales est très-probablement la cause pour laquelle l'irritation inflammatoire des parties antérieures du tractus uvéal s'y prolonge outre mesure, et, à coup sûr, cette même hypergenèse est une des principales sources des cataractes secondaires, comme nous aurons encore occasion de le rappeler.

3° *Quelles sont les altérations du cristallin qu'il faut ranger parmi les phénomènes régressifs de la vie organique?*

(1) Voy. *Archiv für Augenheilkunde*, Bd. X, A. 2, S. 212.

On peut classer les changements qui s'opèrent, à une période avancée de la vie, dans le cristallin, en troublant plus ou moins ses fonctions, dans trois groupes déterminés par le siége de l'altération.

a. On rencontre, à la surface interne de la capsule antérieure, des dépôts hyalins d'une épaisseur variable qui doivent évidemment changer les rapports des éléments contigus à cette membrane et modifier ainsi la réfringence de l'œil.

b. On constate souvent dans les couches périnucléolaires, tout près de l'équateur du cristallin, une altération permanente de la transparence de cet organe, essentiellement caractérisée par une dégénérescence graisseuse des fibres de ces couches. Cette altération, lorsqu'elle est sénile, reste limitée au contenu de la fibre dont elle change la consistance et diminue la cohésion, en augmentant son volume.

L'opacité qui résulte de cette métamorphose régressive de la fibre n'atteint que les parties équatoriales des couches périnucléolaires, où elle se présente sous la forme d'un anneau garni parfois de fines dentelures, lesquelles rayonnent faiblement vers le centre du cristallin; mais n'existent jamais sous la capsule même, en tant qu'altération sénile simple (1). La disposition de ces dépôts graisseux interfibrillaires rappelle bien celle des altérations analogues qu'on observe dans la cornée à sa périphérie. C'est ce qui a porté quelques auteurs (2) à désigner cette opacité équatoriale sous le nom de cherontoxon lenticulaire. Néanmoins, il n'existe aucune corrélation nécessaire entre ces deux altérations, et l'on peut observer un arc sénile très-prononcé chez un sujet dont le cristallin présente une transparence parfaite.

c. La dernière des modifications séniles auxquelles le cristallin est sujet consiste dans une augmentation de la densité des fibres du noyau, compliquée d'une désagrégation de ces mêmes fibres, qui deviennent cassantes et légèrement troubles. (Voy. p. 17.)

La sclérose de la fibre, même lorsqu'elle n'altère en rien la transparence de l'élément cristallinien, doit déterminer, surtout si elle s'est opérée irrégulièrement, un changement de réfringence du cristallin, assez marqué pour affaiblir considérablement l'acuité de la vue. Cette sclérose résulte évidemment du défaut d'activité des fonctions nutritives du cristallin, et il est aisé de concevoir qu'un degré plus avancé de cette altération régressive en puisse faire un état pathologique. Lorsque, d'autre part, cette même altération régressive se produit, à une époque encore peu avancée de la vie, au point d'affaiblir manifestement la vision, il est très-

(1) Voy. Foerster, *Archiv für Augenheilkunde*, Bd. III, A. 2, S. 196.

(2) De Ammon, *Klinische Darstellungen*, t. I, tab. XI, fig. 1 et 2.

légitime de la considérer alors comme le résultat d'un acte morbide véritable. Du reste, il est bon de rappeler que les huit neuvièmes des cataractes spontanées se développent passé la quarantaine, en frappant les deux yeux à la fois, et que le marasme précoce y prédispose singulièrement. C'est, en partie, pour ce dernier motif que les habitants de la campagne et les indigents sont plus souvent atteints de cataracte que les personnes de la classe riche.

4° *Jusqu'à quel point sommes-nous autorisé à rapporter à l'une ou à l'autre des causes invoquées jusqu'à présent l'origine des opacités cristalliniennes, ou à rechercher leur source dans une altération des parties voisines qui trouble secondairement la nutrition du cristallin (maladies choroïdiennes) ?*

Un observateur attentif ne saurait méconnaître que toutes les altérations (1) mentionnées ci-dessus dans le cristallin, où elles se révèlent par un trouble de transparence, occupent au début les éléments cellulaires de cet organe. On a fait, comme pour la cornée, un grand pas dans l'étude des maladies du cristallin, le jour où l'on a rompu définitivement avec les idées vagues et fausses qui attribuaient à des exsudats, à des produits de transsudation, bref à des épanchements de nature diverse, la plupart des altérations de transparence observées dans cet organe. L'intérieur de l'élément cellulaire est le seul foyer où s'opèrent et où s'observent à leur début tous ces changements, soit qu'ils proviennent d'une altération survenue dans la constitution générale du sang, d'une irritation inflammatoire, ou qu'ils constituent une métamorphose régressive. L'incertitude qui règne encore dans l'appréciation de ces faits résulte pour nous de ce que les vestiges des éléments cellulaires altérés se mêlent avec des dépôts de diverse nature mis en mouvement par le courant endo-exosmotique et qui, dans leur contact avec des éléments moins profondément modifiés, exercent souvent sur eux une action chimique, qui en change l'aspect au point de les rendre méconnaissables et de soustraire à l'observation, même la plus exercée, le changement primitif de l'élément cellulaire.

En résumé, les troubles de transparence du cristallin qui sont dominés par une altération du système sanguin et ceux qui résultent d'une métamorphose régressive reconnaissent pour cause immédiate principale une diminution de la proportion d'eau contenue normalement dans les éléments cristalliniens. Sous cette influence, ces derniers se désagrégent, puis se modifient bientôt au point de perdre leur structure. Les changements inflammatoires, localisés principalement dans la cristalloïde antérieure et dans les pre-

(1) Peut-être serait-on autorisé à exclure de ce nombre des dépôts hyalins de la capsule.

mières couches sous-jacentes, ont pour caractère principal une augmentation du nombre des éléments cellulaires ; mais les nouveaux éléments, en général peu durables, se désagrégent, deviennent, sous l'action des courants endo-exosmotiques, le siége de différents dépôts, et ce phénomène engendre alors des actions chimiques qui modifient profondément la constitution du cristallin. Dans le premier cas, nous voyons donc les altérations chimiques, qui s'associent toujours à la production d'une cataracte, être déterminées par une simple soustraction d'eau, et, au contraire, dans la seconde série de faits, succéder à des phénomènes organiques, c'est-à-dire à la prolifération des cellules du cristallin. On reconnaît ici combien l'étude des maladies du cristallin est complexe, puisque toute altération morbide de cet organe peut porter à la fois sur sa constitution chimique, sa structure anatomique, sa transparence et sa réfringence.

On n'a pas été sans s'apercevoir que les maladies des membranes profondes de l'œil, principalement celles de la choroïde et du corps ciliaire, entraînent facilement des troubles dans la transparence du cristallin. Parmi ces troubles, nous signalerons, en premier lieu, ceux qui occupent les parties corticales voisines du pôle postérieur du cristallin. Ils se présentent sous l'aspect d'une plaque arrondie, à contour précis, ou, plus souvent, sous la figure d'une étoile munie de rayons d'une longueur variable, mais qui n'atteignent pas l'équateur cristallinien. Ces altérations, si fréquentes dans la choroïdite atrophique (rétinite pigmentaire) et dans la scléro-choroïdite, se développent presque toujours avec une lenteur extrême et portent communément les caractères des opacités par défaut de nutrition. On doit ranger dans le même groupe les cataractes corticales demi-molles et les cataractes capsulo-lenticulaires, qui s'observent consécutivement à une occlusion complète du champ pupillaire ou à l'existence d'une synéchie postérieure totale résultant d'une irido-choroïdite. La coexistence d'une opacité semblable du cristallin et d'une adhérence complète du bord pupillaire de l'iris avec la capsule de cet organe, adhérence qui modifie si notablement la pression et la circulation intra-oculaires, indiquent quelle influence un pareil trouble de nutrition peut exercer sur la production de cette forme de cataracte.

De nouvelles recherches anatomo-pathologiques réussiront, sans contredit, à éclairer davantage l'étiologie de bien des opacités cristalliniennes, en permettant de mieux localiser encore leur origine première dans un trouble circulatoire du tractus uvéal. On ne saurait cependant se refuser à admettre que la constitution primitive des divers éléments du cristallin puisse avoir une influence marquée sur la production des troubles de transparence dont il devient le siége. Ainsi, si l'on voit, dans certaines familles, des cataractes se développer à une époque de la vie assez uniforme, sans qu'on en trouve la raison ni dans l'état ni dans la nutrition et l'organisation des membranes de l'œil, on est bien en droit de songer que les éléments du cristallin sont tels et disposés de telle sorte que, lorsqu'ils ont atteint l'époque des modifications séniles normales, ils deviennent impropres à accomplir les fonctions nutritives d'où leur transparence dépend. Cette opinion nous paraît d'autant plus légitime que, dans ces mêmes familles, on voit assez souvent des enfants naître avec des cataractes congénitales (cataractes stratifiées ou zonulaires).

Il est vrai que l'étiologie des diverses cataractes dont l'ensemble représente, pour quelques auteurs, le chiffre énorme des dix ou onze centièmes de toutes les maladies oculaires, prêtera toujours beaucoup à la discussion; mais il nous a paru indispensable d'insister sur les vues générales que la physiologie et la pathologie permettent d'établir sur ce sujet, afin de dégager autant que possible de ces entraves l'étude clinique ultérieure de cette maladie, étude dans laquelle nous nous contenterons de faire rentrer l'exposé des causes occasionnelles ou professionnelles les plus fréquentes de la cataracte (1).

ARTICLE III.

DES DIFFÉRENTES VARIÉTÉS DE CATARACTE.

A. — CATARACTE MOLLE, LIQUIDE (PHAKOHYDROPSIE).

Symptômes anatomiques. — La cataracte entièrement molle, ou cataracte liquide, ne s'observe que chez les jeunes sujets, et ne conserve, en général, cette fluidité complète qu'un temps limité après sa formation. Ce défaut de consistance est d'ailleurs d'autant plus prononcé que le nombre des fibres cristalliniennes dont la membrane s'est détruite et dont le contenu s'est émulsionné est lui-même plus considérable.

Toutefois, il est bien rare que cette dégénérescence émulsive, qui débute dans les couches corticales externes et se propage rapidement, s'étende à la totalité des éléments du cristallin. La capsule renferme, à la suite de cette liquéfaction, un contenu qui présente l'aspect et la consistance du lait ou de l'amidon cuit très-dilué. Comme cette membrane ne s'oppose pas aux courants d'endosmose et d'exosmose, il en résulte que la

(1) Parmi les auteurs qui ont expérimenté dans le but de produire artificiellement la cataracte, nous devons nommer MM. Mitchell et Richardson (*Oesterr. Zeitschr. für pr. Heilk.*, n°s 39 et 45, 1860). Ils obtinrent le résultat qu'ils cherchaient, en injectant, dans les espaces lymphatiques sous-cutanés des grenouilles, de la glycérine, de l'alcool, une solution de chlorate de potasse ou de sucre.

consistance de son contenu s'accroît insensiblement par la déperdition d'une partie de l'eau qu'il renferme, et la suraddition de nouveaux produits solides qui s'y déposent sous la forme de masses cristallisées ou graisseuses.

L'activité du courant endo-exosmotique en question favorise la liquéfaction du cristallin à une époque peu avancée de la vie ; mais, à mesure que les fonctions nutritives de l'organe perdent de leur énergie, et que la consistance de ses parties centrales s'accroît, au point de donner naissance à un noyau solide, la fluidification des fibres s'arrête au voisinage de ce dernier, qui, généralement brunâtre, flotte au sein du liquide laiteux dans lequel il occupe une position déclive (cataracte de Morgagni).

Selon que l'évolution de la cataracte molle est plus ou moins rapide, on voit varier les symptômes qui accompagnent la production de l'opacité du cristallin, et nous remarquons ici que l'âge du sujet exerce une influence très-sensible. Ainsi, chez les jeunes sujets, ces phénomènes s'accomplissent dans un laps de temps généralement fort restreint. Bientôt, tout le champ pupillaire est envahi par une opacité uniforme d'un gris clair ou laiteux (cataracte lactée), située immédiatement en arrière de l'iris bombé en avant et un peu moins contractile qu'à l'état normal. L'éclairage oblique ne révèle, le plus souvent, aucune striation dans le champ pupillaire grisâtre ; parfois, au contraire, il permet d'y apercevoir des points blanchâtres ou de larges stries rayonnées, et, dans certains cas, d'un aspect nacré.

Lorsqu'on examine cette variété de cataracte peu de temps après son début, et lorsqu'elle s'est développée avec rapidité, on trouve la chambre antérieure moins profonde, consécutivement à un gonflement véritable du cristallin, qui donne lui-même la raison de la paresse inaccoutumée de l'iris.

Quand cette même cataracte molle affecte un enfant de quelques années, qui n'est soumis que longtemps après à l'observation du médecin, l'opacité se présente avec des caractères différents de ceux qui précèdent et d'ailleurs très-variés. C'est ce pointillé blanc de certaines cataractes qui se dessine davantage et devient fréquemment le siége de dépôts calcaires. D'autres fois, la cataracte s'est réduite aux deux feuillets de la capsule, qui ne renferme plus guère que des masses graisseuses et calcaires. La chambre antérieure est plus profonde qu'à l'état normal, et si la réduction de la cataracte a été considérable, on constate que l'iris n'est pas exactement appliqué contre l'opacité et qu'il flotte, vers sa périphérie, quand l'œil se meut. Cette forme de cataracte, comparée, en vertu d'une ressemblance d'aspect, au fruit de certaines légumineuses, a reçu le nom d'*aride-siliqueuse*. Elle constitue, dans la plupart des cas, une mince plaque blanchâtre, montrant des dessins très-variés et qui est ordinairement très-solidement fixée à l'iris et au corps ciliaire. Ces adhérences sont le vestige d'un procès inflammatoire ancien et généralement chronique; elles peuvent être assez résistantes pour que le chirurgien qui tente de les détruire, en extrayant la cataracte, puisse, dans ses efforts, plisser la sclérotique du côté opposé à celui des tractions qu'il exerce.

La cataracte molle ne subit pas toujours jusqu'à ce point la métamorphose régressive que nous venons de signaler; elle conserve quelquefois, pendant un temps assez long, sa consistance primitive, ou ne perd que peu de sa fluidité. Cela tient probablement à une altération morbide de la cristalloïde qui la rend moins perméable aux courants endo-exosmotiques, et qui n'est peut-être pas étrangère à une complication inflammatoire. Mais, dans ces cas même, une partie du liquide cristallinien est résorbée, ce qui augmente la consistance de la cataracte.

Parfois, les parties les plus denses de cette dernière se déposent et constituent alors ce que certains auteurs ont désigné sous le nom de *cataracte sédimentaire*. Dans d'autres cas, la cristalloïde est très-résistante et contient divers produits où prédominent généralement des cristaux de cholestérine (*cataracta bursata*). Le plus souvent, ces transformations du contenu de la capsule s'accompagnent d'une réduction des dimensions du cristallin, réduction moins prononcée, dans la *cataracta bursata*, pour son diamètre antéro-postérieur que pour les autres.

Ces formes régressives de cataracte molle se présentent, lorsqu'on a dilaté la pupille, avec une teinte matte, blanchâtre et uniforme qui augmente d'intensité à mesure qu'on l'observe plus près des parties centrales. Aucune apparence de stries radiées ne rappelle alors les dispositions anatomiques primitives du cristallin; mais souvent les parties centrales montrent, très-près de la capsule ou dans son niveau même, un pointillé blanc ou des plaques d'un blanc crayeux. Lorsqu'on opère cette variété de cataracte, il arrive fréquemment que, la cristalloïde ayant résisté aux instruments destinés à l'ouvrir, on donne issue d'un seul coup à la totalité du cristallin. Celui-ci présente alors une forme globuleuse très-régulière lorsqu'on l'a laissé sous l'eau un certain temps. Après l'en avoir retiré, on lui trouve l'aspect d'une poche incomplétement remplie, qui s'aplatit lorsqu'on l'étend sur une surface plane.

Cette cataracte cystique (*cataracta bursata*) ne peut être confondue, sur le vivant, qu'avec la cataracte de Morgagni, c'est-à-dire avec celle où le noyau nage dans les masses corticales complétement liquéfiées. Mais il faut, pour que cette confusion soit possible, que le malade ait la tête renversée en arrière; car, s'il la porte en avant, le noyau, soit transparent, comme il arrive chez quelques sujets d'un âge relativement peu avancé, soit jaune ou brunâtre, s'applique bientôt à la cristalloïde antérieure et altère visiblement l'uniformité de la coloration du champ pupillaire. Grâce à des changements de position imprimés alternativement, en divers sens, à la tête du sujet, on arrive alors à déplacer le noyau, ce qui modifie l'aspect sous lequel la cataracte se présentait de prime abord. En outre, dans la cataracte de Morgagni, la cristalloïde ne présente pas d'épaississement et il est facile de la déchirer avec le cystitome. Il est certain que la cristalloïde joue un rôle essentiel dans les différentes phases régressives de cette cataracte, et qu'elle influence, dans sa rapidité, la marche de ses transformations successives.

L'anatomo-pathologie démontrera sans doute ultérieurement jusqu'à quel point la cristalloïde intervient activement dans cette série de phénomènes, et jusqu'à quel point ils peuvent résulter d'un simple défaut de nutrition consécutif à des altérations morbides des parties antérieures de la choroïde. Ce que nous croyons pouvoir avancer, dès à présent, c'est que la vraie cataracte bursiforme qui proviendrait, selon d'anciens auteurs, d'une véritable suppuration de la masse cristallinienne, est d'une extrême rareté; tandis qu'on voit, assez souvent, cette cataracte constituée, en majeure partie, par des produits émulsionnés qui ne sont autre chose que le vestige des éléments cristalliniens détruits.

B. — Cataracte corticale, demi-molle (phakomalacie).

La cataracte corticale, ainsi dénommée, pour la première fois, par M. Sichel, est, de toutes les formes de cataracte, la plus fréquemment observée. Elle ne prend pas son point de départ, comme cela semblait ressortir des travaux de M. Malgaigne, dans les couches corticales juxtaposées à la cristalloïde; mais bien dans celles qui touchent au noyau ou couches périnucléolaires. Le caractère essentiel de cette variété de cataracte est que les parties les plus externes et les parties centrales du cristallin y conservent, un certain temps, l'intégrité de leur transparence. Ce fait se démontre péremptoirement au moyen de l'examen ophthalmoscopique et de l'éclairage latéral.

On aperçoit, à une certaine distance des parties équatoriales et du plan postérieur de l'iris, des opacités en forme de stries courtes, d'une largeur variable, qui, d'abord écartées les unes des autres, finissent par se réunir, et, envoyant des prolongements vers le centre du champ pupillaire, y dessinent une étoile de plus en plus distincte. Il est impossible d'appuyer davantage ici sur les variétés d'aspect si nombreuses que présente la cataracte corticale. Ce qu'il importe surtout de savoir à ce sujet, ce sont les motifs principaux de ces différences d'aspect.

Nous signalerons, en premier lieu, l'âge du sujet; en second lieu, le plus ou moins de temps que la cataracte a mis à se développer, et enfin le degré de maturité qu'elle a acquis au moment où on l'observe.

En lisant la description anatomique du cristallin, on a pu voir que la distinction établie par les auteurs entre le noyau et les masses corticales est assez arbitraire, surtout lorsqu'il s'agit de personnes encore jeunes. Cette délimitation est, au contraire, d'autant plus manifeste que le sujet est plus avancé en âge, et la sclérose du noyau plus prononcée. Cette notion trouve son application immédiate dans l'étude des faits pathologiques. Moins le sujet est âgé (s'il n'a pas atteint, par exemple, la quarantaine), moins on est autorisé à appeler corticale la cataracte qu'on observe. La phakomalacie, en effet, s'étend, en pareil cas, jusqu'aux parties centrales du cristallin, où il est d'autant moins facile de constater la présence d'un noyau que le sujet est moins âgé. Lorsque, au contraire, le malade approche de la soixantaine ou qu'il a dépassé cet âge, il est possible d'apercevoir, à l'autopsie, sous les couches corticales opaques, un noyau sclérosé et, en général, de couleur ambrée ou brunâtre. Aussi voit-on qu'ici la cataracte, en tendant à devenir complète, s'étend beaucoup plus vers la cristalloïde que du côté du centre du cristallin où l'on aperçoit toujours un certain nombre de fibres qui conservent encore une intégrité relative.

De ces données il est facile de déduire l'influence que l'âge du sujet doit exercer sur l'aspect de la cataracte corticale. Ainsi, chez les cataractés relativement jeunes, la coloration grisâtre du cristallin ne diffère pas notablement de celle d'une cataracte molle; mais elle s'en distingue toutefois en ce que la teinte grisâtre en question n'augmente pas sensiblement d'intensité au voisinage du centre de la pupille dilatée (1); mais qu'on constate, au contraire, en ce point, grâce à l'éclairage latéral, une nuance légèrement ambrée ou jaunâtre. L'intensité de cette nuance et l'étendue qu'elle occupe, du centre vers l'équateur du cristallin, nous renseignent sur la consistance et l'épaisseur du noyau, ainsi que sur l'épaisseur de la partie sclérosée du cristallin.

La cataracte corticale offre, chez les vieillards, un aspect différent; en ce sens que la teinte ambrée des parties centrales l'emporte plus ou moins sensiblement sur la teinte grisâtre du reste de la cataracte. Ici encore, on peut poursuivre assez loin vers les parties équatoriales, la couleur ambrée signalée plus haut et en déduire l'étendue de la partie sclérosée du cristallin, c'est-à-dire du noyau.

La durée variable du développement de la cataracte corticale offre aussi

(1) Pour l'examen minutieux de toute cataracte, la dilatation préalable de la pupille est indispensable.

des rapports assez constants avec l'âge du sujet. L'émulsion des fibres cristalliniennes et l'extension de l'altération vers les parties centrales sont, en général, d'autant plus rapides que le sujet est moins âgé. Les masses corticales devenues opaques affectent alors la forme de larges stries assez analogues, pour l'aspect, à celles de la cataracte molle sus-décrite. Le brillant aponévrotique est surtout propre aux couches des fibres juxtaposées à la capsule.

Si, au contraire, l'évolution de la cataracte corticale s'est effectuée avec beaucoup de lenteur, comme il arrive dans un âge très-avancé, les stries étoilées qui s'aperçoivent dans le cristallin sont sensiblement moins larges et présentent rarement le brillant métallique signalé plus haut.

Enfin, la maturité de la cataracte et le temps depuis lequel cette maturité s'est accomplie exercent une certaine influence sur l'aspect du champ pupillaire. Quand les couches cristalliniennes sous-jacentes à la capsule ne sont pas encore atteintes par la transformation cataracteuse, alors que celle-ci a débuté par les couches périnucléolaires, on voit l'opacité grisâtre séparée du bord pupillaire par un espace de coloration noire que l'on considérait autrefois comme une ombre projetée par l'iris sur la cataracte. Cette teinte foncée n'est due, en réalité, qu'à la conservation de la transparence des couches périphériques du cristallin, et, comme l'iris repose exactement sur la cristalloïde antérieure, la distance qui sépare son bord pupillaire de l'opacité nous permet d'apprécier avec exactitude la quantité des fibres cristalliniennes qui ont échappé à la transformation cataracteuse. Comme cette métamorphose, en se propageant, n'atteint pas également toutes les couches, il en résulte, on le conçoit, pour la cataracte de grandes variétés d'aspect, selon que l'opacité s'avance plus ou moins près de la cristalloïde antérieure.

Lorsque, pendant le développement de la cataracte corticale, la transparence du noyau permet encore d'apercevoir les couches qui lui sont sous-jacentes, on peut distinguer la cataracte corticale en antérieure ou en postérieure, selon la prédominance de l'altération en avant ou en arrière de ce noyau. Cette distinction n'offre d'ailleurs aucun intérêt pratique, si ce n'est qu'elle permet de supposer, dans les cas où les masses corticales postérieures sont de beaucoup les plus altérées, qu'il existe probablement une complication vers la choroïde.

Il est possible de confondre avec une cataracte molle et incomplète, la cataracte corticale grisâtre encore à son début; mais l'ophthalmoscope donne le moyen d'échapper à cette erreur; car, dans la cataracte molle et incomplète qui envahit indistinctement toutes les couches du cristallin, on voit, à l'ophthalmoscope, l'opacité concentrée au centre de cet organe, c'est-à-dire dans le point où il présente son maximum d'épaisseur. Dans la cataracte corticale, au contraire, on voit l'opacité plus épaisse à la périphérie du champ pupillaire dilaté ; puisque c'est dans ses parties centrales que le cristallin présente l'altération la moins étendue. Toutefois, ce caractère distinctif cesse d'être évident lorsque la cataracte corticale approche de sa maturité.

Quand la cataracte corticale est complète depuis un certain temps déjà, elle peut, à l'instar de la forme précédente, se modifier quant à l'aspect et à la consistance. Ses phases régressives paraissent liées au plus ou moins d'activité des courants endo-exosmotiques qui s'y opère et qui sont subordonnés eux-mêmes, à ce qu'il paraît, au degré d'intégrité de la capsule.

Si la cataracte corticale s'est développée chez un sujet d'un âge relativement peu avancé (de 40 à 50 ans), et si ce développement n'a exigé que peu de temps, on trouve, autour d'un noyau peu volumineux, peu consistant et d'une faible nuance ambrée, une épaisse couche de masses corticales très-peu adhérentes à la cristalloïde. Chez le même sujet, si l'opération de la cataracte a été retardée pendant plusieurs années, en raison de l'intégrité fonctionnelle de l'autre œil ; on constate qu'à mesure que la consistance du noyau augmente et que sa coloration devient plus foncée, les masses corticales se condensent, subissent un retrait notable et adhèrent plus intimement à la capsule. La cataracte corticale en voie de régression se rapproche alors, pour l'aspect et la consistance, des variétés de cataracte dure dont nous aurons à traiter plus loin.

La difficulté consiste, en pareil cas, à déterminer d'une manière précise la période de cette métamorphose dans laquelle se trouvent les masses corticales, attendu qu'il n'est pas nécessaire que la cataracte soit mûre pour que ces changements régressifs commencent à s'y opérer.

Cela est surtout vrai chez les cataractés très-avancés en âge. Chez ces sujets, dans une région du cristallin, la condensation des parties opaques commence à s'accomplir à une époque où certaines parties des masses corticales ne sont pas encore manifestement le siége de l'altération cataracteuse. De là, il résulte une inégalité très-tranchée dans la coloration du champ pupillaire; car les parties condensées permettent beaucoup mieux d'apercevoir par transparence le noyau du cristallin que celles qui sont encore dans la période de ramollissement. C'est pour ce motif qu'il n'est pas constant qu'on observe, au centre même du champ pupillaire, la nuance ambrée signalée plus haut, et quand cette dernière prédomine, par hasard, à la partie inférieure de la pupille dilatée, on pourrait être tenté de supposer qu'il s'agit là d'un déplacement du noyau au sein des masses corticales ramollies, comme il arrive dans la cataracte de Morgagni. En pareille circonstance, l'éclairage latéral est très-apte à dissiper les doutes de l'observateur.

Il nous reste à étudier encore certaines variétés d'aspect propres à l'espèce de cataracte dont nous nous occupons, et qui méritent, au point de vue pratique, quelque attention. Quelques auteurs ont notamment signalé une forme de cataracte corticale à laquelle ils ont donné le nom de *déhiscente* (Sichel). Les particularités d'aspect que présente cette variété résultent de ce que l'opacité y reste, pendant assez longtemps, limitée à quelques secteurs du cristallin, lesquels paraissent s'être séparés d'une manière fort tranchée des parties encore transparentes. Il semble que la disposition anatomique des fibres du cristallin se fasse valoir dans cette déhiscence, puisque l'opacité affecte alors, le plus souvent, la forme d'une étoile pourvue de trois ou de six rayons exactement dirigés suivant les méridiens de la lentille (cataracte étoilée).

Les cataractes de cette espèce, d'ailleurs fort rares, méritent d'être signalées; car les parties transparentes interposées aux secteurs opaques se conservent pendant un temps fort long dans cet état, ce qui retarde beaucoup la maturité de la cataracte.

Nous pouvons en dire autant d'une autre variété de cataracte corticale, dite *ponctuée*, dans laquelle l'opacité n'est pas représentée par des stries, mais bien par des points ou de petites plaques grisâtres qui, parfois forment des séries étoilées dont l'aspect rappelle celui de la cataracte de ce nom; mais qui, le plus souvent, sont disséminées très-irrégulièrement et en nombre très-variable, aussi bien dans les couches sous-jacentes à la capsule que dans les couches juxtaposées au noyau. Les parties comprises entre ces points et ces plaques ne se troublent que lorsqu'ils sont devenus très-nombreux, et la maturité de cette cataracte se fait très-longtemps attendre, quoique les troubles de la vue soient, très-près du début, assez prononcés pour incommoder sérieusement les malades. Comme, dans cette variété de cataracte, le plus grand nombre des points opaques occupe les parties centrales du champ de la pupille, tandis que les parties équatoriales du cristallin conservent assez longtemps l'intégrité de leur transparence, et comme ces mêmes états se compliquent souvent, à une époque encore voisine de leur début, d'opacités capsulaires, on pourrait, en s'en rapportant à la coloration du champ pupillaire et au siége de sa plus grande intensité, supposer qu'il s'agit d'une cataracte molle; mais l'éclairage oblique permet d'éviter cette confusion, en montrant que la majeure partie du noyau est restée transparente.

Lorsque les auteurs se sont appliqués sérieusement à éclaircir le mode d'évolution de la cataracte, on a voulu déduire du gonflement que les fibres cristalliniennes subissent en devenant opaques, un signe diagnostique qui permette de préciser exactement l'époque de la maturité. Si nous ne prétendons pas nier que dans les cas où la cataracte corticale se complète en un temps assez restreint, elle s'accompagne d'un certain gonflement de la totalité du cristallin qui empiète ainsi sur la capacité de la chambre antérieure; nous devons reconnaître, d'autre part, qu'il est extrêmement facile de s'induire en erreur dans l'appréciation de ce fait.

Les variétés physiologiques que présente la profondeur de la chambre antérieure, d'une part, et, de l'autre, la difficulté que nous éprouvons à décider si la réduction accidentelle de cet espace n'est pas l'effet d'une propulsion de la totalité du cristallin, consécutive à un excès de pression intra-oculaire, sont les raisons qui nous empêchent de tirer, en pratique, un grand parti de ce signe différentiel. Il ne peut donc nous servir que dans les cas où il existe, chez un sujet, une cataracte corticale double non compliquée et parvenue des deux côtés, mais à différentes époques, à sa maturité, en nous donnant un moyen de reconnaître sur quel œil, le premier, la cataracte est devenue complète.

Nous avons dû nous arrêter, avec une certaine prédilection, à la description des cataractes corticales, qui sont, en effet, les plus fréquentes des cataractes séniles.

C. — Cataracte nucléolaire dure (phakosclérose).

La dénomination de cataracte nucléolaire est peut-être, de toutes celles qu'on emploie dans la désignation des différentes espèce de cataracte, la moins légitimée par les données anatomo-pathologiques. En effet, la cataracte dure ne débute jamais, comme son nom donne à le penser, par le centre du noyau; mais bien par ses couches les plus externes, qu'on pourrait, à la rigueur, regarder comme des couches corticales. La transformation cataracteuse que subissent ces couches, diffère à peine, comme cela a été précédemment démontré (page 17), des altérations séniles physiologiques du cristallin. Elle n'en est, en quelque sorte, qu'un degré plus avancé. Cette altération a pour caractères particuliers l'extrême condensation du contenu de la fibre et la désagrégation des éléments cristalliniens desséchés et friables. Elle ne s'observe d'ailleurs qu'à partir d'une époque avancée de la vie, c'est-à-dire chez les sujets âgés d'au moins quarante ans.

Tandis que cette sorte de dessèchement des fibres marche des parties périphériques du noyau vers ses parties centrales, qu'il n'atteint, pour ainsi dire, jamais complétement; on voit les couches périnucléolaires devenir le siége d'altérations cataracteuses qui se rapprochent bien davantage de celles qui ont été signalées à propos des formes de cataracte précédemment décrites, avec cette différence toutefois que, quand les couches périnucléolaires ont commencé à s'émulsionner, les phases de leur métamorphose régressive apparaissent bien plus tôt et sont bien plus actives que dans la cataracte corticale simple. Si donc, dans certains cas, à un moment donné, l'aspect caractéristique de la cataracte dure tend à s'effacer, il réapparaît ordinairement bientôt avec sa coloration foncée, surtout accentuée dans les parties centrales du cristallin. Généralement, les couches corticales juxtaposées à la capsule restent fort longtemps, ou même indéfiniment, transparentes.

Les traits particuliers à la cataracte nucléolaire se reconnaissent principalement au début de cette altération. On voit alors, dans le champ pupillaire préalablement dilaté, un reflet jaune d'ambre ou brun foncé, ayant son maximum dans les parties centrales de la pupille. On constate de plus, au moyen de l'éclairage oblique, que cette teinte n'appartient pas aux couches du cristallin exactement juxtaposées à la capsule, laquelle donne un reflet mat et bleuâtre, mais bien qu'elle siége plus profondément. Un observateur attentif est frappé, lorsqu'il éclaire le fond de l'œil avec l'ophthalmoscope, de la faiblesse de l'opacité, qu'il aperçoit néanmoins plus prononcée au milieu du champ pupillaire. A mesure que la cataracte nucléolaire se complète, c'est moins par la concentration de l'opacité du noyau que par la suraddition, à sa surface, de nouvelles opacités corticales que sont exclus, de plus en plus, les rayons lumineux arrivant à l'œil.

Plus le noyau a mis de temps à subir la sclérose sus-décrite, et plus les masses corticales opaques se sont condensées dans leur métamorphose régressive, plus aussi la coloration de la cataracte est intense. Enfin, les cristallins qui se présentent avec cet ensemble de caractères montrent ordinairement dans leur substance un retrait qui se manifeste par un aplatissement prononcé de toute la lentille. Ces cataractes prennent, dans leurs degrés les plus avancés, une coloration rouge brunâtre ou brun foncé. Néanmoins, lorsqu'on examine, sur de fines sections, l'état de leur transparence, on remarque avec surprise combien cette dernière est peu altérée, et combien est faible la coloration des éléments isolés, quoique leur ensemble, si fortement coloré, ait pu intercepter en si grande proportion les rayons lumineux. Le noyau peut, dans ces cas, être assez dur pour offrir une grande résistance à l'instrument qui l'attaque.

La cataracte nucléolaire se développe, en général, avec une extrême lenteur, et il faut toujours, pour en assurer le diagnostic, dilater artificiellement la pupille. Souvent celle-ci ne s'écarte point (au début de l'altération et quand on l'examine à l'éclairage solaire simple sans l'avoir dilatée) de l'aspect qu'elle présente normalement sur les yeux des personnes âgées. Le concours de l'éclairage latéral et de l'examen ophthalmoscopique est alors bien plus propre à mettre en lumière l'altération du cristallin que la recherche des reflets capsulaires, au moyen d'une flamme de bougie, que recommandent quelques auteurs. Ajoutons que cette recherche elle-même est fort difficile sans les appareils appropriés à cet examen. D'ailleurs, il est assez rare qu'une cataracte nucléolaire persiste un certain temps sans que les masses corticales participent, au moins en partie, à l'opacité, et les quelques stries grisâtres isolées qui parcourent alors le champ pupillaire fournissent à l'observateur le moyen de localiser dans la lentille le siége anatomique des troubles fonctionnels accusés par le malade.

D. — Cataracte stratifiée, zonulaire, stationnaire (congénitale).

Les variétés de cataracte que nous avons étudiées dans les articles précédents prennent, on l'a vu, leur point de départ dans l'une des parties essentielles du cristallin, à savoir, dans la substance corticale ou dans son noyau. Elles ont pour caractère commun d'envahir, dans un temps variable, la presque totalité de la lentille. La forme de cataracte qui nous occupe actuellement présente, au contraire, ceci de particulier, que l'opacité qui la constitue est limitée à quelques-unes des couches du cristallin, où elle reste, le plus souvent, tout à fait stationnaire.

Les couches opaques sont alors juxtaposées au noyau, ou, pour mieux dire (attendu que le cristallin des jeunes sujets chez qui cette maladie s'observe le plus souvent n'a en réalité ni noyau, ni substance corticale), elles occupent l'emplacement où cette division tend à s'établir dans un âge plus avancé. Il est rare que plusieurs couches voisines soient envahies sur un même cristallin par l'altération cataracteuse, en restant séparées par des couches transparentes. Suivant M. de Græfe (1), la transformation cataracteuse des couches opaques serait parfois assez prononcée pour en déterminer la liquéfaction complète. Nous manquons, pour nous, d'expérience personnelle sur ce sujet. Tout ce que nous pouvons avancer, c'est que quand nous avons vu certains de nos confrères tenter l'extraction linéaire de pareilles cataractes, elles nous ont paru présenter la consistance normale du cristallin.

Cette variété de cataracte qui, suivant quelques auteurs (E. Müller) (2), serait plus fréquente dans certains pays que dans les autres, est observée depuis longtemps; mais on manquait de connaissances précises sur sa nature et sur le siége qu'elle occupe. Ainsi M. Arlt, dans son excellent traité, décrit cette forme de cataracte, auparavant dessinée par de Ammon, sous le nom de *cataracte nucléolaire et stationnaire des jeunes sujets.*

(1) *Archiv für Augenheilkunde*, Bd. I, A. 2, S. 235.

(2) *Ibid.*, Bd. II, A. 2, S. 166.

C'est M. Ed. de Jaeger (1) qui a le premier assigné à cette forme d'altération cristallinienne le nom de *cataracte zonulaire*, qui lui convient parfaitement et donne de son siége une idée très-juste.

L'opacité occupe généralement, dans le champ pupillaire dilaté, une étendue qui varie entre 3 et 6 millimètres. Elle affecte, presque toujours, la forme d'un disque très-régulier, pourvu çà et là de petites dentelures et dont le centre est ordinairement occupé par une petite plaque d'un blanc éclatant, parfois entourée d'un nombre variable de cercles blanchâtres concentriques. L'éclairage oblique permet à l'observateur de saisir deux particularités importantes, très-aptes à le renseigner sur le siége de l'altération lenticulaire. Il montre, en premier lieu, que le disque opaque, et évidemment convexe en avant, n'est pas exactement juxtaposé à la capsule, mais en reste éloigné d'une distance variable ; en second lieu, qu'il est possible, lorsqu'on éclaire les parties profondes du cristallin, de recevoir de la couche postérieure un reflet sensible, quoique diffus, au travers du noyau transparent et de l'opacité antérieure. A l'examen ophthalmoscopique, on constate que le fond de l'œil apparaît avec toute sa netteté au travers des parties périphériques du cristallin demeurées transparentes. Le disque opaque ainsi éclairé se montre d'un rouge brunâtre, plus foncé vers le bord qu'au centre même, au travers duquel on peut, dans une certaine limite, apercevoir encore le fond de l'œil.

Lorsque le malade dirige obliquement le regard, la coloration rouge spéciale des parties centrales du disque tend à se dissiper, et toute l'opacité prend alors une teinte foncée uniforme. Les sujets eux-mêmes perçoivent souvent, quand leur pupille est dilatée, une image endoptique de cette opacité, qui leur apparaît alors sous l'aspect d'une plaque arrondie et opaque, moins foncée au centre qu'à la périphérie.

La cataracte zonulaire semble, dans un grand nombre de cas, être congénitale, ou tout au moins dater de la première enfance. Cette question d'origine est difficile à élucider ; car, dans la plupart des cas, la cataracte zonulaire ne se présente à l'observation du médecin que lorsqu'elle provoque un trouble sensible de la fonction visuelle, c'est-à-dire à une époque où le sujet qui en est atteint est obligé de faire usage de ses yeux avec une certaine assiduité. Toutefois, il faut convenir que dans la pupille contractée des enfants nouveau-nés la teinte faiblement grisâtre que présente cette cataracte, à l'éclairage ordinaire, échappe aisément à l'observation. Tout en admettant l'opinion qui considère cette cataracte comme étant presque toujours déclarée à la naissance, ou comme se développant dans les premières années de la vie, il faut néanmoins accepter comme authentiques

(1) *Ueber Staar u. Staaroperationen*. Wien, 1854, S. 17.

les cas où l'on a constaté la formation de cette altération cristallinienne zonulaire sur des yeux anciennement pris d'iritis ou de luxation du cristallin (de Græfe).

Si nous devons assigner à la cataracte zonulaire un caractère propre en la déclarant stationnaire, c'est cependant avec une restriction. Il est vrai de dire que, chez certains sujets, cette règle peut, exceptionnellement, ne pas se réaliser; d'où le risque, pour le médecin, d'une erreur de pronostic sérieuse. On n'est en droit de se prononcer avec certitude sur la stabilité de cette cataracte que quand les parties périphériques transparentes du cristallin possèdent une diaphanéité complète, ou, tout au plus, montrent çà et là de petites stries opaques et très-étroites, qui se prolongent vers l'équateur du cristallin. Si, au contraire, les parties transparentes de la lentille sont traversées par un certain nombre de stries grisâtres de quelque largeur, ou sont le siége d'un pointillé grossier; le sujet est, à coup sûr, menacé d'une cataracte complète, surtout quand il approche de l'âge propice au développement des opacités cristalliniennes.

L'importance de ce diagnostic se conçoit sans peine, attendu qu'elle repose sur la nécessité de conformer le procédé opératoire à la nature spéciale de la cataracte observée. Ajoutons que la cataracte zonulaire est souvent compliquée d'une myopie assez prononcée; myopie peut-être acquise, car les sujets atteints de cette variété de cataracte doivent rapprocher de leurs yeux les objets fins sur lesquels se porte leur attention, et accommoder pour de très-courtes distances, en raison de l'affaiblissement d'éclairage déterminé par leur cataracte. Au reste, contrairement à l'opinion de quelques auteurs (de Græfe), nous avons constaté chez plusieurs sujets affectés de cataracte zonulaire la présence d'un staphylome postérieur étendu, mais stationnaire (1).

E. — Cataracte capsulaire, capsulo-lenticulaire.

Nous sommes déjà loin de l'époque où l'on était encore exposé à prendre la cataracte corticale pour une opacité siégeant dans la membrane d'enve-

(1) Au point de vue de l'étiologie de cette variété de cataracte, nous devons faire remarquer que M. Arlt en a signalé la coïncidence fréquente avec des affections convulsives et une conformation hydrocéphalique du crâne. M. Horner, tout en confirmant ce fait, et en constatant la simultanéité du développement de la cataracte zonulaire avec l'existence de certaines altérations des méninges, insiste encore sur la coïncidence de la cataracte zonulaire avec l'arrêt de développement de l'émail dentaire qui donne aux dents leur aspect caractéristique dans le rachitisme. (Consulter, parmi les travaux les plus récents, *Zur Lehre vom Schichstaar Inaugural Dissertation von Sophus Davidsen Zürich*, 1865. *De la cataracte zonulaire et de son traitement*, par M. Galigny de Bonneval, thèse de Paris, 1865.)

loppe du cristallin. La vive discussion que cette question a soulevée a eu pour résultat de démontrer que la capsule reste toujours intacte; mais qu'elle est sujette à devenir le siége de dépôts de diverse nature.

Les premiers, Petit et Malgaigne s'étaient prononcés pour la conservation de sa transparence : Müller (1) et Schweigger (2), tout en adoptant cette notion, ont observé que la cristalloïde pouvait, dans certaines conditions, augmenter ou diminuer d'épaisseur. M. Ritter (page 13), contrairement à ces auteurs, revendique pour la capsule du cristallin une indépendance complète et une conservation d'intégrité absolue, même au milieu des altérations morbides les plus intenses dont l'œil soit le siége. Il reste constant que la capsule est susceptible de subir néanmoins certains déplacements, de se plisser, par exemple, et de déterminer ainsi un trouble variable de la vue.

On peut toujours rattacher les changements anatomiques, autrefois décrits sous le nom de *capsulites*, à de simples dépôts occupant les surfaces de la cristalloïde. Quelquefois, ces dépôts enferment, en s'y superposant, les éléments les plus divers; prennent insensiblement les caractères des membranes vitreuses, et, par conséquent, peuvent alors simuler un épaississement de la capsule, dans lequel se seraient développés les éléments variés (cellules, masses pigmentaires, cristaux) qu'on observe en ce point (3).

En étudiant les différentes formes sous lesquelles se présentent les dépôts capsulaires, il est important de séparer, au point de vue clinique, ceux de ces dépôts qui occupent la surface externe de la cristalloïde de ceux qui siégent à sa surface interne et dont l'étude se rapporte directement au sujet que nous traitons. On peut classer sous trois chefs les dépôts capsulaires internes, qui ont presque tous pour effet principal de changer les caractères physiques de la cristalloïde, résultat très-important à connaître pour le praticien. Les premiers ont essentiellement pour cause une altération sénile; les seconds sont le produit des modifications régressives de l'altération cataracteuse; les troisièmes semblent avoir pour point de départ un processus inflammatoire.

1° La *cataracte capsulaire sénile* consiste dans un dépôt de couches vitreuses à la surface de la cristalloïde. Le siége principal de ces dépôts est la surface interne de la cristalloïde antérieure. Ils sont tantôt parfaitement transparents, tantôt légèrement striés, et renferment, çà et là, quelques noyaux. Parfois la couche épithéliale est interrompue au niveau de ces

(1) *Archiv für Augenheilkunde*, Bd. II, A. 2, S. 54, et Bd. III, A. 1, S. 55.

(2) *Ibid.*, Bd. VIII, A. 1, S. 227.

(3) Une telle erreur a certainement été commise dans les belles recherches que M. Broca a faites sur la capsulite (*Archiv. d'ophthalmologie*, 1854, t. II, p. 184).

dépôts, dans lesquels on voit ses éléments emprisonnés en nombre variable, et généralement atteints de l'altération plus haut désignée sous le nom de *cystoïde*. Lorsque ces dépôts occupent des parties de la cristalloïde où ils sont en contiguïté immédiate avec les fibres cristalliniennes, comme il arrive assez souvent pour les parties équatoriales extrêmes de la capsule antérieure, ils adhèrent fréquemment, d'une manière très-intense, aux éléments fibrillaires du cristallin qui les avoisinent.

Nous désignons ces dépôts sous le nom de séniles, en raison des analogies de structure qu'ils présentent avec les modifications semblables des membranes vitreuses, telles que, par exemple, la membrane de Descemet et la couche vitreuse de la choroïde. Aussi s'observent-ils, le plus souvent, dans les yeux mêmes où ces membranes vitreuses offrent cette altération à un degré avancé. Comme celles-ci, d'ailleurs, ils deviennent, assez fréquemment, le siége d'incrustations calcaires.

C'est seulement à cette période de l'altération qui nous occupe que les modifications de la cristalloïde deviennent évidentes pour l'observateur. Il aperçoit alors à la surface antérieure du cristallin des dépôts blanchâtres sans la moindre ressemblance d'aspect avec les particularités anatomiques de cet organe, et ordinairement arrondis. Si les dépôts capsulaires ont échappé complétement à cette incrustation calcaire, il n'est possible au chirurgien de supposer leur présence qu'en raison de la résistance qu'il éprouve, au moment où il tente d'ouvrir la capsule, du défaut d'élasticité de cette dernière, dont les lambeaux ne se rétractent pas après qu'on l'a divisée; enfin de l'adhérence anormale qui existe entre les couches cristalliniennes cataractées, et la cristalloïde au voisinage de l'altération capsulaire.

2° La *cataracte capsulaire dite régressive* s'observe, le plus souvent, sur des cristallins cataractés à maturité complète, où les masses fibrillaires altérées se sont épaissies, condensées et ont consécutivement contracté des adhérences intimes avec la capsule. Cette forme appartient, le plus communément, à la cataracte corticale qui a dépassé l'état de maturité, et dont le noyau a subi la sclérose sénile. L'épaississement des masses corticales et l'union intime qu'elles contractent ultérieurement avec la capsule ont pour conséquence immédiate de plisser cette dernière, et de déplacer ou même de détruire les cellules épithéliales qui recouvrent la face interne de son feuillet antérieur. Comme la condensation de l'émulsion cristallinienne s'effectue de préférence dans les points où les courants endo-exosmotiques paraissent être le plus actifs, c'est-à-dire dans les parties dont la membrane capsulaire est le plus abondamment baignée par l'humeur aqueuse, il en résulte que cette variété de cataracte capsulaire régressive occupe ordinairement le centre du champ pupillaire.

Elle se présente sous la forme d'une plaque irrégulière, à bords arrondis, fréquemment incrustée de dépôts calcaires, et offrant parfois, chez les vieillards, les dimensions précises de la pupille, ordinairement contractée. On constate facilement que cette plaque est juxtaposée à la cristalloïde, grâce à l'éclat de son reflet blanchâtre, à la position exacte qu'elle occupe dans le plan de l'iris et au plissement des parties voisines de la cristalloïde. Ce dernier caractère, que l'éclairage oblique permet seul de constater sur des cristallins opaques, réclame, de la part de l'observateur, une attention minutieuse.

L'importance pratique du diagnostic de cette variété de cataracte capsulaire est toute dans les faits suivants. En premier lieu, l'opérateur est prévenu par là qu'il rencontrera, à l'ouverture de la capsule, une résistance inusitée, d'autant plus fâcheuse que, dans l'extraction ordinaire, le point délicat de l'opération consiste justement à diviser les parties centrales de la cristalloïde. En second lieu, le diagnostic d'une cataracte capsulaire de cette forme éclaire le chirurgien sur la nécessité d'extraire avec des pinces une portion assez étendue de la cristalloïde antérieure, s'il veut, après l'issue de la majeure partie du cristallin, enlever en totalité les masses corticales qui encombrent encore le champ de la pupille.

3° La *cataracte capsulaire inflammatoire* est ainsi désignée, parce qu'elle occupe presque toujours des yeux qui portent manifestement les signes d'une inflammation des parties antérieures du tractus uvéal. En outre, le mode de développement qui leur est propre offre, d'une manière évidente, les attributs de l'inflammation.

Cette cataracte capsulaire inflammatoire se caractérise par une hypergenèse très-active de la couche épithéliale qui, comme on l'a pu voir, page 14, devient quelquefois papilliforme. Ordinairement, cette variété de cataracte capsulaire a pour siége la face interne de la cristalloïde antérieure; mais quand l'hypergenèse des cellules épithéliales est très-active, et quand cette évolution pathologique est favorisée par un ramollissement considérable des masses corticales externes, les cellules de nouvelle formation et les nucléoles mis en liberté peuvent, non-seulement se disséminer au sein de l'émulsion cristallinienne, mais encore se répandre, comme cela s'observe souvent, le long de la surface interne de la capsule postérieure.

Lorsque cette même hypergenèse s'est arrêtée, après avoir atteint un certain degré, temps d'arrêt qui coïncide fréquemment avec le début de l'épaississement régressif des masses cristalliniennes émulsionnées, il arrive que les amas sous-capsulaires de cellules et de nucléoles se prennent de dégénérescence graisseuse, disparaissent insensiblement et sont enfin remplacés, soit par des dépôt incrustés de sels calcaires, qui correspondent à la forme de cataracte capsulaire précédemment décrite, soit par des dépôts de nature vitreuse, contenant dans leur épaisseur des débris de cellules, des résidus pigmentaires et des cristaux qui leur communiquent une grande analogie d'aspect avec les transformations séniles de la capsule.

Néanmoins, comme, en général, ces phases régressives des amas cellulaires ne sont pas également avancées sur tous les points de la cristalloïde altérée, mais s'y font, de préférence, dans le champ pupillaire (là où l'épaississement de l'émulsion est le plus rapide), la provenance inflammatoire des dépôts capsulaires auxquels elles donnent naissance n'échappe guère aux recherches attentives de l'anatomo-pathologiste. Ajoutons que la présence simultanée des signes d'une irido-choroïdite, ancienne ou récente, contribue encore à attirer l'attention du praticien sur l'origine spéciale de cette espèce d'altération capsulaire, intéressante à deux points de vue différents.

Si l'hypergenèse de la couche épithéliale sous-capsulaire se manifeste encore avec une certaine activité ; elle peut, après l'évacuation de la plus grande partie du cristallin cataracté, se transformer en une véritable pyogenèse, qui, de la capsule gagne l'iris, et, longeant la membrane de Descemet, se propage jusqu'à la cornée, où elle se localise principalement dans les parties de cette membrane sur lesquelles a porté l'instrument tranchant. Si, au contraire, l'hypergenèse des cellules épithéliales est moins active ; elle peut, après l'extraction du cristallin, continuer à se produire quelque temps encore, et fournir ainsi des matériaux au développement de la cataracte secondaire. Il va sans dire que cette sorte de cataracte participe aux inconvénients déjà mentionnés, à propos des autres formes de cataracte capsulaire.

Dans l'étude que nous venons de faire des variétés les plus importantes de la cataracte capsulaire, nous avons omis volontairement de mentionner les dépôts de diverse nature qu'on observe à la face antérieure de la cristalloïde et qu'on désigne généralement sous le nom de *cataracte centrale et pyramidale.* La précision que fournit au diagnostic l'examen à l'éclairage oblique permet actuellement de séparer très-nettement de cette espèce d'altération celles qui proviennent manifestement d'un processus inflammatoire ayant ou ayant eu l'iris pour siége. On les trouve décrites, dans les anciens auteurs, sous les noms de *cataracte étoilée*, *arborescente*, *marmorée*, etc. ; mais la nature de ces dépôts iridiens nous a déjà précédemment occupé, et il est assez facile de les rapporter à leur véritable origine. Il n'en est pas de même des altérations constitutives de la cataracte centrale.

Celle-ci se présente, en général, au centre du champ pupillaire, avec l'aspect d'une plaque assez régulière, à bords arrondis et d'un blanc crayeux, souvent encadrée d'une zone légèrement grisâtre. Ordinairement, cette plaque proémine sensiblement dans la chambre antérieure, sous la forme d'une petite pyramide. L'opacité n'est pas limitée à la capsule même; une observation attentive permet de constater qu'elle s'étend dans l'épaisseur du cristallin, à une profondeur variable. Il y a plus, des recherches anatomo-pathologiques récentes tendent à prouver que la cristalloïde a été, en quelque sorte, soulevée par l'altération cataracteuse et s'est considérablement amincie, ou même complétement atrophiée, au sommet de la pyramide.

Le mode de production de cette cataracte, qu'on peut rencontrer à l'état congénital, est sujet à varier. Toutefois, il faut accepter comme constant qu'un dépôt d'exsudat, ayant séjourné un certain temps sur la capsule, y a provoqué une altération morbide des cellules épithéliales et des couches de fibres juxtaposées à la cristalloïde, et il est permis d'attribuer, en majeure partie, cette altération aux modifications de l'endo-exosmose cristallinienne survenues consécutivement, au niveau du dépôt ci-dessus mentionné.

La condition la plus propice au développement de ces sortes de cataracte est une perforation centrale de la cornée, suivie d'une fistule plus ou moins persistante. Alors, en effet, le cristallin reste, un certain temps, en contact avec la face postérieure de la cornée, et c'est principalement au centre du champ pupillaire rétréci que se localisent les dépôts qui proviennent de l'ulcère cornéen et de l'iris, enflammé à différents degrés. Aussitôt après la réparation de la perte de substance qui siégeait au centre de la cornée, les dépôts qui occupent la superficie de la capsule et dont l'iris peut avoir entièrement dégagé son bord pupillaire, finissent souvent par disparaître en totalité ; mais les altérations sous-capsulaires, loin de se dissiper avec la même facilité, poursuivent fréquemment leur évolution commencée. Très-souvent, il arrive qu'une tache, un faible nuage du centre de la cornée, ou une synéchie antérieure prévienne le médecin du développement de cette espèce de cataracte.

Son mode de production rend, en partie, compte de la saillie acuminée qu'elle fait dans la chambre antérieure et qui lui a valu la dénomination de cataracte pyramidale. Ce sont les parties centrales de la capsule qui, lorsqu'elles adhèrent aux parois de l'ulcère, s'en détachent le moins facilement, au moment où l'accumulation de l'humeur aqueuse reproduite refoule en arrière les autres parties de la cristalloïde. Cette dernière se plisse consécutivement au niveau de ses adhérences, et l'hypergenèse épithéliale active qui résulte de l'irritation directe produite en ce point devient très-apte à combler le vide qui tend à se faire au voisinage du pôle cristallinien antérieur. Dans certains cas, assez rares d'ailleurs, on a pu constater l'existence d'un filet organisé par lequel se maintenait encore cette union du cristallin à la face postérieure de la cornée. Dans la production des cataractes centrales, l'hypergenèse de la couche épithéliale sous-capsulaire joue donc, d'une manière évidente, un rôle très-important.

Ces sortes de cataractes ne reconnaissent pas pour unique cause les perforations de la cornée, et l'on en voit qui se produisent parfois après une simple iritis. Pour qu'il en soit ainsi, plusieurs conditions sont nécessaires. Il faut, en premier lieu, que la pupille ait été obstruée, pendant un certain temps, par d'épaisses masses exsudatives qui aient modifié notablement les courants endo-exosmotiques, et altéré ainsi assez profondément la nutrition des couches cristalliniennes immédiatement sous-jacentes à la partie de la capsule recouverte par le dépôt iridien. S'il arrive alors que spontanément, ou sous l'influence d'un mydriatique, le bord pupillaire se dégage des exsudats et que ceux-ci soient résorbés, il apparaît dans la pupille une opacité qui siége au centre du cristallin, en occupe les couches les plus superficielles et reste généralement stationnaire (1).

Que faut-il penser de l'origine de la cataracte pyramidale qu'on observe chez les nouveau-nés? Doit-on l'attribuer à une ophthalmie intra-utérine? Non, si l'on remarque qu'il n'existe, au centre de la cornée, aucune tache qui y révèle une ancienne perforation, et, derrière cette membrane, aucune synéchie, soit antérieure, soit postérieure. Il reste donc à considérer cette cataracte comme un vice de conformation, et de cette manière de voir surgissent deux hypothèses : ou bien l'opacité tire son origine d'une persistance anomale de la membrane pupillaire (Beck) (mais cela est peu probable, attendu que les vestiges de cette membrane ne se montrent pas, en général, simultanément avec des opacités du cristallin, et, ce qui est bien plus important, parce que, dans les cas de cataracte pyramidale congénitale, aucun filet organisé ne s'observe entre l'opacité du cristallin et le bord pupillaire de l'iris); ou bien, et c'est la seconde hypothèse, la cataracte pyramidale provient d'un retard survenu, pendant la vie intra-utérine, soit dans l'époque à laquelle le cristallin se sépare de la face postérieure de la cornée, soit dans l'époque où se ferme l'ouverture de la cristalloïde antérieure, occlusion qui s'effectuerait alors au moyen d'une substance opaque (2).

Après l'étude des diverses altérations capsulaires qui ont pour siége

(1) Nous croyons très-peu probable qu'une cataracte pyramidale puisse, comme on l'a dit, résulter d'un traumatisme de la cristalloïde antérieure, après lequel un flocon de masses cristalliniennes obturerait l'ouverture faite à la capsule, tandis que les altérations des couches sous-jacentes s'effectueraient, pour s'arrêter et devenir stationnaires, après la résorption du flocon obturateur et l'occlusion de la plaie capsulaire.

(2) Voyez de Ammon, *Archiv für Augenheilkunde*, Bd. IV, A. I, S. 57.

principal la cristalloïde antérieure; nous devons nous arrêter, un instant, aux modifications de la cristalloïde qui avoisinent le pôle postérieur de cette membrane. L'absence d'une couche épithéliale à la face interne de la cristalloïde postérieure explique déjà le peu de fréquence de ses altérations, examinées comparativement à celles de la capsule antérieure. En outre, les modifications de l'endo-exosmose cristallinienne qui peuvent résulter, par exemple, des divers dépôts siégeant à la surface antérieure de la cristalloïde s'observent bien moins souvent à la surface postérieure de cette dernière, vu le peu d'intimité des rapports qu'elle affecte, dans cette région, avec le tractus uvéal. Il faut des inflammations intenses ou prolongées et qui déterminent dans le corps vitré des modifications profondes, pour donner lieu aux dépôts qui se forment dans la fossette hyaloïde, soit sur l'enveloppe du corps vitré, soit sur la cristalloïde postérieure.

Les principaux états morbides qui se localisent de préférence au pôle postérieur du cristallin consistent dans la condensation, en ce point, de masses corticales cataractées et épaissies, en connexion très-intime avec la cristalloïde, et dans des dépôts vitreux, pour la plupart, de nature sénile. Dans d'autres cas, on n'a affaire qu'à une simple transformation cataracteuse des couches les plus excentriques du cristallin, au voisinage du pôle postérieur de cette lentille.

Les cataractes polaires postérieures affectent presque exclusivement des yeux atteints de choroïdites anciennes, et principalement de la forme atrophique de cette maladie, où le pigment de la choroïde fuse dans la rétine (rétinite pigmentaire).

Dans certains cas rares, on observe, à l'état d'altération congénitale, une opacité du pôle postérieur du cristallin, limitée à ses couches les plus externes, et desquelles on constate, pendant les mouvements de l'œil, qu'elles avoisinent, de très-près, le centre de rotation de cet organe, tant sont restreintes les excursions qu'il leur communique. Cette cataracte paraît être en rapport avec la persistance anomale de l'artère hyaloïde postérieure. On est d'autant plus porté à le croire, qu'elle ne coïncide avec aucune altération morbide des membranes de l'œil, et que les observations d'artère hyaloïde persistante signalent de pareilles opacités du cristallin. Telle est, du reste, l'opinion que de Ammon a exprimée touchant leur origine (1).

Il semble plus légitime d'attribuer à des lésions circonscrites de la capsule postérieure la faculté d'y déterminer une cataracte polaire postérieure, que de rapporter à cette cause les changements analogues de la cristalloïde antérieure. Ici, en effet, le flocon de masses corticales qui

(1) *Archiv für Augenheilkunde*, Bd. IV, A. 1, S. 59.

bouche la plaie capsulaire emploie à se désagréger un temps considérable et maintient ainsi les bords de cette plaie assez longtemps écartés l'un de l'autre, pour permettre dans les couches cristalliniennes des altérations profondes, qui deviennent stationnaires, dès que la solution de continuité capsulaire a été oblitérée par des produits de nature vitreuse.

F. — Cataracte pierreuse, osseuse.

En traitant de la consistance des différentes cataractes et des fluctuations qui s'y observent pendant leur évolution, nous avons déjà mentionné les dépôts calcaires qui, dans un certain nombre de cas, se forment au sein des masses cataractées, et le plus souvent, dans les couches cristalliniennes juxtaposées à la capsule. Lorsque les dépôts calcaires s'effectuent dans les éléments mêmes du cristallin, à des époques différentes de leur décomposition cataracteuse, ils y offrent des caractères variables. Ainsi il arrive que, des fibres complétement émulsionnées s'encroûtant de sels calcaires, la masse perde une quantité notable de l'eau qu'elle contient, et se transforme en un magma crayeux, de consistance variable, et dans lequel il existe une certaine quantité de molécules graisseuses, de cristaux de cholestérine et de margarine, etc. Si, au contraire, le dépôt calcaire s'effectue dans un cristallin dont les fibres n'ont encore subi qu'une altération très-peu avancée, celles-ci peuvent conserver la presque intégrité de leur forme, quoique la totalité du cristallin se transforme en une masse pierreuse, résonnant au contact d'un instrument métallique.

On s'explique facilement de quelles variétés d'aspect la cataracte pierreuse est susceptible, suivant le plus ou moins d'uniformité avec lequel s'est effectuée cette incrustation de carbonates et de phosphates calcaires, et suivant l'époque de l'évolution cataracteuse à laquelle elle est survenue. En général, l'incrustation calcaire du cristallin occupe les couches corticales externes ramollies, de préférence aux couches nucléolaires et péri-nucléolaires sclérosées, et l'on constate parfois que les masses corticales atteintes de cataracte et incrustées constituent une véritable coque calcaire dans laquelle est contenu le noyau sclérosé et de transparence à peu près normale. On peut avancer que, presque toujours, le dépôt de sels calcaires dans une cataracte coïncide avec une dessiccation prononcée de la masse cristallinienne et avec une réduction de ses diamètres, généralement proportionnelle à la quantité de sels déposée.

Le diagnostic de cette cataracte est rarement difficile, attendu que la présence des produits calcaires s'y révèle par une coloration blanche ou faiblement jaunâtre, d'un éclat qui empêche de la confondre avec toute opacité cristallinienne de nature différente. En outre, la grande profondeur que la chambre antérieure présente, en pareil cas, et le tremblottement manifeste des parties périphériques de l'iris sont des signes certains que le cristallin a considérablement diminué de volume. A la suite de la réduction de ses diamètres, le cristallin se dégage assez souvent, en partie ou en totalité, de ses attaches, pour flotter en arrière de l'iris tremblottant et quelquefois jusqu'au point de tomber dans la chambre antérieure. Dans d'autres cas, la cataracte, fixée à l'iris par plusieurs adhérences, se présente sous la forme d'un disque peu épais, quelquefois pourvu d'une dépression ombilicale qui correspond à la pupille, c'est-à-dire à la région où la condensation des masses cristalliniennes s'est opérée avec le plus d'activité.

Il va sans dire que la luxation du cristallin a parfois préexisté à l'incrustation calcaire de la lentille; mais alors la cataracte n'est jamais ombiliquée, et constitue un corps sphérique dont les différents diamètres sont à peu près égaux. Il en résulte que l'axe antéro-postérieur du cristallin est, de tous, celui qui a le moins diminué.

Lorsque la cataracte pierreuse s'est développée sans changer de position, la réduction de son volume a constamment pour effet de la rendre bien moins fixe que toutes les autres formes de cataracte, et de lui permettre des oscillations très-sensibles, au moment où l'œil se meut. De là le nom de *cataracte trémulente* sous lequel certains auteurs l'ont désignée. Ces oscillations sont surtout manifestes lorsque, comme il arrive fréquemment dans ce cas particulier, le corps vitré, fortement liquéfié, cesse de fournir à la cataracte un point d'appui aussi solide que celui qu'il lui donne ordinairement.

Les cataractes calcaires ne s'observent, indépendamment de complications sérieuses vers les membranes profondes de l'œil, que chez les jeunes sujets dont la cataracte, primitivement molle ou même liquide, s'est presque résorbée et n'a laissé entre les feuillets de la capsule qu'une couche grumeuse, composée presque exclusivement d'éléments calcaires graisseux. Dans ce cas, à la vérité, l'observateur est témoin du dernier degré que puisse atteindre la résorption du cristallin, s'effectuant sans lésion de la cristalloïde. Si, au contraire, l'incrustation calcaire du cristallin s'opère simultanément avec la transformation cataracteuse, et si le cristallin, tout en perdant une partie de son eau, conserve encore une certaine épaisseur, on peut considérer les dépôts calcaires de quelque étendue comme l'indice presque irréfragable d'une perturbation très-avancée dans la nutrition de l'organe malade.

Ce trouble de nutrition reconnaît généralement pour cause des altérations importantes des membranes profondes de l'œil, et s'explique, en partie, par l'existence de croûtes exsudatives plus ou moins épaisses, qui s'interposent alors entre la cristalloïde et les parties du tractus uvéal d'où proviennent les liquides dans lesquels le cristallin puise les matériaux de sa réparation. Ces mêmes exsudats occupent parfois une partie du champ pupillaire, s'étendent généralement, en arrière de l'iris, sur les procès ciliaires, et peuvent se prolonger jusqu'à la zonule de Zinn. Ce sont donc principalement les formes exsudatives et chroniques d'irido-choroïdite qui sont les plus aptes à donner naissance à cette variété de cataracte pierreuse. Aussi l'observe-t-on, presque toujours, sur des yeux où les fonctions de la rétine sont complétement abolies, qui sont le siége d'ectasies staphylomateuses, d'atrophie commençante, etc.

La *cataracte osseuse*, variété de cataracte pierreuse, n'a pas encore été suffisamment étudiée dans son mode de production. Rien ne nous éclaire encore sur la nature de la prédisposition en vertu de laquelle certaines cataractes peuvent acquérir une organisation aussi complète et se transformer en véritable tissu osseux. Suivant M. Stellwag (1), la masse osseuse ne serait jamais contiguë à la capsule, mais elle en resterait séparée par une couche fibreuse et, en quelque sorte, écailleuse, impropre à s'ossifier elle-même. Ce que cet auteur ajoute sur le mode par lequel s'opérerait la transformation osseuse des éléments cristalliniens cataractés est loin d'élucider cette question obscure. Ajoutons que la solution d'un tel problème n'offre réellement d'intérêt qu'au point de vue de l'anatomo-pathologie ; car les yeux dont le cristallin subit cette singulière transformation sont généralement le siége de dépôts de même nature dans leurs membranes profondes, et sont entièrement impropres à l'accomplissement physiologique de leurs fonctions (2).

G. — CATARACTE PIGMENTAIRE, NOIRE.

Le nombre des cataractes dites pigmentaires a bien diminué depuis que nos moyens d'investigation nous permettent de distinguer rigoureusement les dépôts pigmentés sus-capsulaires, d'une véritable cataracte. D'autre part, des recherches anatomiques exécutées avec beaucoup de soin ont démontré que la coloration foncée de la plupart des cataractes séniles résulte uniquement de la sclérose du noyau, dont les sections fines sont fréquemment tout à fait transparentes. Toutefois, la présence de pigment qu'on a parfois observée dans certaines cataractes, n'a pas de quoi sur-

(1) *Die Ophthalmologie vom naturwiss.* Standpuncte, Bd. I, S. 585.

(2) M. Virchow (*Canstatt's Zahresbericht*, 1851, II, 19, et feu H. Müller (*Würzburger Verhandl*, Bd. VII, S. 288) mettent en doute la possibilité de la transformation osseuse du cristallin.

prendre, et s'explique fort bien si l'on tient compte de ce que l'endo-exosmose cristallinienne continue à s'effectuer même sur une cataracte complète.

Ainsi, il semble que l'hématine provenant d'anciennes hémorrhagies intra-oculaires puisse, au moyen de ces courants, s'introduire assez facilement dans l'épaisseur du cristallin. Nous ne partageons cependant pas entièrement l'opinion de M. de Græfe (1) qui, en s'appuyant sur quelques observations de cataractes noires, résultant du transport de cette hématine au travers de la capsule reconnue intègre, en conclut que, presque toujours, la coloration rouge ou noirâtre des cataractes séniles vient de cette origine. Ce n'est que dans les cas où la cataracte noire s'est développée rapidement que la coloration, qui non-seulement occupe son noyau, mais s'étend à ses masses corticales, s'est presque sûrement développée sous l'influence de cette cause.

H. — Cataractes secondaires.

On désigne sous le nom de cataractes secondaires les opacités qui occupent, d'une manière permanente, le champ pupillaire, après que le cristallin en a été extrait, en majeure partie, ou qu'il y a été abandonné à la résorption, à la suite d'une opération spéciale. Ces opacités reconnaissent trois causes principales. Elles peuvent résulter : 1° de la rétention (résorption incomplète) des éléments du cristallin, que ces derniers aient subi ou non la transformation cataracteuse ; 2° elles peuvent provenir d'une hypergenèse des cellules épithéliales qui tapissent la capsule, et de dépôts vitreux, anciens ou récents ; 3° enfin, elles ont pour cause l'augmentation ou la consolidation de produits morbides déposés sur les lambeaux de la capsule ou sur la membrane hyaloïde, et qui proviennent des parties antérieures du tractus uvéal.

1° Lorsqu'on donne issue à une portion variable du cristallin par une ouverture pratiquée à l'œil, ou lorsqu'on en détermine la résorption en y donnant, pendant un temps suffisant, accès à l'humeur aqueuse, ce qu'il reste des éléments cristalliniens peut échapper à la dissolution, prendre un état stationnaire et constituer ainsi une cataracte secondaire. Dès à présent, nous devons dire, qu'à part l'extraction du cristallin dans sa capsule intacte (ou l'abaissement pratiqué, s'il était possible, dans les mêmes conditions), presque toute opération de cataracte est suivie d'une cataracte secondaire. Il suffit, pour s'en convaincre, d'observer à l'oph-

(1) *Archiv für Augenheilkunde*, Bd. I, A. 1, S. 334.

thalmoscope un grand nombre d'opérés chez lesquels on a préalablement dilaté la pupille. Mais ces cataractes secondaires ne présentent d'intérêt pratique que lorsqu'elles occupent les parties centrales du champ pupillaire, et ne restent pas limitées aux régions équatoriales de la cristalloïde.

Lorsque, par une déchirure étendue de la capsule, le cristallin s'est échappé de l'œil, et que son passage a contribué, comme il arrive souvent, à augmenter la dilacération de la cristalloïde, les lambeaux irréguliers de cette membrane se rétractent et s'enroulent sur eux-mêmes, en enveloppant dans leurs plis ce qu'il est resté dans l'œil d'éléments du cristallin, à savoir, des cellules épithéliales, des dépôts capsulaires et des fibres cristalliniennes, atteintes ou non de transformation cataracteuse. Ces divers éléments subissent encore, à partir de cette époque, des altérations variées, et peuvent être, en partie, résorbés, tant que l'humeur aqueuse peut les baigner (le corps vitré gélatineux qui, par suite d'une rupture de la membrane hyaloïde, peut se mettre passagèrement en contact immédiat avec ces éléments, n'y produit probablement que très-peu de modifications).

Lorsque l'accès de l'humeur aqueuse vers ces débris du cristallin a cessé d'être possible, ce qui arrive dès que les lambeaux de la capsule adhèrent aux parties voisines, par le moyen d'une substance vitreuse de nouvelle formation, ces éléments emprisonnés sont encore, à la vérité, susceptibles de subir l'altération cataracteuse; mais ils ne sauraient plus être résorbés de manière à disparaître complétement. Ces parties sont, en effet, par rapport aux courants d'endosmose et d'exosmose, dans les mêmes conditions qu'un cristallin normal ou cataracté. Les parties transparentes du cristallin, restées ainsi enveloppées dans la cristalloïde revenue sur elle-même, ne deviennent pas nécessairement opaques; elles peuvent, au contraire, conserver toute leur intégrité de structure et de transparence (1).

Si l'on se demande quelles sont les conditions les plus propices à la réunion des lambeaux capsulaires, c'est-à-dire sous l'influence desquelles s'arrête le plus tôt la résorption des masses cristalliniennes laissées dans l'œil, on est en droit de penser qu'elles ont leur source dans un état d'irritation de cet organe, assez intense pour déterminer un appel de sang, et, par suite, de matériaux de nutrition, vers les parties antérieures du tractus uvéal. En outre, c'est dans les yeux où s'observe une prédisposition manifeste à l'épaississement des membranes vitreuses, que la réunion des lambeaux de la cristalloïde s'effectue le plus rapidement, au moyen de cette même substance.

(1) C'est ce fait qui, joint à la production de dépôts vitreux sur les lambeaux capsulaires qui enveloppaient ces fibres transparentes, a fait naître, à tort, dans l'esprit de quelques auteurs, la pensée que la cristalloïde pourrait bien, dans certains cas, devenir la matrice d'un cristallin nouveau.

L'irritation de l'œil propre à hâter ainsi l'agglutination des lambeaux capsulaires est, elle-même, ordinairement, le résultat de la rétention d'une quantité assez notable de masses cristalliniennes qui, se gonflant dans l'humeur aqueuse, irritent les parties antérieures du tractus uvéal avec lesquelles elles se mettent en contact. Nous sommes donc autorisé à dire que moins une cataracte est proche de sa maturité, et que moins elle est, pour cette raison, facile à dégager en totalité de la cristalloïde, plus l'œil malade est exposé à devenir le siége d'une cataracte secondaire ; d'où l'on voit que les conditions contraires à l'issue totale d'un cristallin prédisposent aussi à la production des cataractes secondaires.

Ces causes sont tantôt inhérentes à l'opération elle-même (insuffisance de l'ouverture faite à la cornée ou de la discision capsulaire), tantôt dépendantes de l'altération du cristallin. Parmi ces dernières, nous avons dit qu'il faut signaler le défaut de maturité de la cataracte, dans laquelle les couches cristalliniennes juxtaposées à la capsule conservent une consistance visqueuse qui les rend très-difficiles à détacher complétement de cette membrane. Un autre obstacle provient de la transformation régressive d'une cataracte entièrement mûre, où les couches sous-scapulaires condensées, par suite de cette métamorphose, se sont unies très-solidement à la cristalloïde.

2° La cataracte secondaire résulte, dans certains cas, d'une hypergenèse active de la couche épithéliale capsulaire survenant parfois même après l'évacuation de tous les éléments fibrillaires du cristallin. On a signalé, dans certaines formes de cataracte demi-molle (compliquées, assez souvent, d'inflammation des parties antérieures du tractus uvéal), une hypergenèse si active de la couche épithéliale en question, qu'elle se hérissait de véritables papilles, saillantes du côté des masses corticales ramollies. Après l'ouverture de la cristalloïde, ces dernières s'en détachent facilement et sortent de l'œil ; mais il n'en est pas de même de cet épais stratum de cellules, dont la répullulation s'active généralement sous l'action de l'humeur aqueuse qui le baigne. Le plus souvent, cette hypergenèse s'arrête dès qu'une substance vitreuse de nouvelle formation vient agglutiner les lambeaux de la capsule ; car alors ces amas de cellules épithéliales sont isolés des parties environnantes, de la même façon que les masses corticales retenues dans l'œil opéré.

Il n'est d'ailleurs pas nécessaire que l'hypergenèse de la couche épithéliale sous-scapulaire ait toujours préexisté : elle débute parfois au moment même où, le cristallin étant sorti de l'œil, l'humeur aqueuse se met au contact de ce stratum cellulaire adhérant à la capsule. La cataracte secondaire qui survient en pareil cas se développe donc peu de temps après l'opération (de Græfe, Schweigger), quoiqu'elle puisse échapper encore, à cette époque, à une investigation assez attentive. En effet, cet état ne se révèle ordinairement à l'observateur que quand, après l'agglutination des lambeaux capsulaires, l'hypergenèse s'est arrêtée, et quand les cellules, après le rétablissement des courants endo-exosmotiques, tombent, comme c'est le cas général, en dégénérescence graisseuse, et s'encroûtent de cristaux de cholestérine, de carbonate et de phosphate de chaux.

Si l'on se rappelle encore que bien souvent la capsule était, avant l'opération, le siége d'épaississements vitreux qui, accrus bientôt par l'influence de l'irritation dont s'accompagne l'hypergenèse cellulaire, emprisonnent une partie des cellules nouvelles, on s'expliquera facilement la variété des images qu on aperçoit au microscope lorsqu'on étudie cette forme de cataracte secondaire. De toutes, cependant, c'est elle qui présente le moins d'épaisseur: tandis que la précédente constitue un bourrelet circulaire assez épais dans ses parties équatoriales, celle-ci ne forme ordinairement qu'une mince couche opaque, tendue, à la façon d'une toile d'araignée, dans le champ. pupillaire, et qui peut échapper à l'observation, si l'on néglige d'explorer la pupille à l'éclairage oblique ou au moyen d'un miroir plan. En faisant tomber très-obliquement sur cet orifice un faisceau de rayons lumineux fortement convergents, on aperçoit cette faible opacité souvent plissée et parsemée de cristaux étincelants. Si légère qu'elle semble, elle n'en empêche pas moins le sujet de distinguer des caractères de moyenne grandeur.

3° Une des causes les plus communes de cataracte secondaire réside dans l'épanchement des divers produits morbides qui, après l'opération, encombrent souvent le champ pupillaire et proviennent de l'iris, enflammé pendant la période de cicatrisation. L'inflammation iridienne affecte tantôt la forme séreuse et tantôt la forme plastique. A mesure qu'augmentent l'irritation des parties antérieures du tractus uvéal et la quantité des produits morbides épanchés, le champ pupillaire se rétrécit graduellement et il se forme une synéchie postérieure plus ou moins étendue. Bientôt, le champ pupillaire plus étroit contient des dépôts pigmentaires qui ne sont autre chose que les cellules de l'uvée détachées ou leur contenu entraîné, postérieurement à la destruction de leur membrane d'enveloppe, par les courants endo-exosmotiques, entre les feuillets de la cristalloïde.

Lorsque l'inflammation est vive et qu'elle s'étend jusqu'aux parties antérieures de la choroïde, d'épaisses exsudations se déposent sur la zonule de Zinn et la fossette hyaloïde, de telle sorte que l'iris, la capsule et les divers produits inflammatoires dont ses lambeaux sont recouverts, enfin des dépôts vitreux d'ancienne et de nouvelle formation, constituent, par leur ensemble, un diaphragme épais dont la résistance est quelquefois considérable, en raison de la cohésion qui unit ses éléments divers, et qui sépare l'œil en deux cavités distinctes. Généralement, il résulte de cette disposition anomale une modification marquée de la pression intra-oculaire, bientôt suivie de troubles circulatoires manifestes dans les membranes profondes, d'une altération avancée de la nutrition du corps vitré, et, finalement, d'une phthisie progressive et lente de l'organe malade. Celle-ci ne s'accompagne généralement que de symptômes inflammatoires peu accusés, et affecte une marche irrégulièrement intermittente. Cette troisième variété de cataracte secondaire n'oppose donc pas seulement beaucoup d'obstacle au passage des rayons lumineux; elle compromet plus ou moins sérieusement l'œil qui en est le siége.

En résumé, nous avons exposé le mode de production de la cataracte secondaire, en y admettant trois variétés principales; mais il va sans dire que les occasions sont bien rares où l'on puisse observer l'une d'elles dans le type que nous lui avons, un peu artificiellement, attribué. Ordinairement elles se combinent les unes aux autres, ce qui est naturel, si l'on remarque que les conditions dans lesquelles l'une d'elles se développe sont véritablement prédisposantes aux deux autres. Ainsi la rétention d'une portion considérable de masses corticales a pour effet d'irriter les parties antérieures du tractus uvéal, irritation qui, non-seulement pousse à l'hypergenèse des cellules intra-capsulaires; mais encore favorise le dépôt des produits morbides fournis par le processus inflammatoire. On peut regarder comme élément d'évolution de toute cataracte secondaire un développement excessif de membranes vitreuses qui, tantôt ne font que réunir les lambeaux de la cristalloïde, tantôt emprisonnent les dépôts de différente nature inclus entre les restes de cette membrane.

I. — Cataracte traumatique. Corps étrangers du cristallin.

Tandis que les dénominations que nous avons attachées, dans les articles précédents, aux différentes espèces de cataracte renferment implicitement un ou plusieurs des caractères anatomiques qui les distinguent; au contraire, le nom de cataracte traumatique appartient à des altérations du cristallin très-différentes les unes des autres, et entre lesquelles il n'y a de commun que la cause qui les a produites. En général, on désigne sous ce nom un trouble de transparence du cristallin, consécutif, soit à une lésion ou à une commotion violente, soit à une luxation plus ou moins complète de cet organe.

On comprend facilement, après la description donnée plus haut des différentes formes de cataracte, que les caractères et l'aspect des opacités survenues consécutivement à une lésion de la cristalloïde doivent nécessairement varier, 1° suivant l'étendue de la solution de continuité; 2° suivant l'époque à laquelle elle a eu lieu ; 3° suivant les conditions d'âge du sujet, et 4° suivant le degré d'intégrité des autres parties de l'œil, avant et après la blessure.

L'étendue de la plaie capsulaire exerce la plus grande influence sur la nature de la cataracte produite. Ainsi, une simple piqûre ou une étroite incision de la cristalloïde donne lieu à un petit prolapsus de fibres cristalliniennes qui se troublent rapidement, et qui, jusqu'au moment de leur dissolution, empêchent l'humeur aqueuse de pénétrer librement dans le reste du cristallin, où la présence de ce liquide aurait pour effet certain de déterminer la transformation cataracteuse. Si cette dissolution a exigé un temps suffisant pour que les lèvres de la plaie capsulaire aient pu se souder par l'interposition d'une substance vitreuse et amorphe, la guérison se fait sans laisser d'autre trace qu'une modification de la couche des cellules intracapsulaires qui présente, au niveau de la blessure, une opacité grisâtre. Toutefois, chez les jeunes sujets, où la reproduction de ces éléments est très-rapide, les cellules altérées peuvent être remplacées par des éléments de configuration normale, et l'opacité disparaît en même temps.

Il n'en est plus de même quand la réunion des lèvres de la plaie capsulaire exige plus de temps, soit parce que la résorption du flocon cristallinien qui l'obture s'effectue avec une extrême rapidité, comme chez les enfants très-jeunes, soit parce que l'étendue de la plaie implique un travail cicatriciel plus prolongé que dans le cas précédent. Alors, à mesure que le flocon opaque se résorbe, l'humeur aqueuse arrive au contact des fibres cristalliniennes voisines de la plaie; celles-ci se gonflent, font hernie et parfois donnent lieu à la rupture de la capsule, lorsque ce gonflement est très-rapide et très-étendu.

C'est ainsi qu'une incision simple et étroite de la cristalloïde peut avoir pour suite la transformation cataracteuse de la totalité du cristallin, accident d'autant plus à craindre que le sujet est moins avancé en âge. Mais, aux époques moyennes de la vie, une blessure de ce genre guérit ordinairement par la production d'une cicatrice capsulaire, et celle-ci affecte, en général, la forme d'une opacité étoilée ayant pour centre le vestige de la lésion capsulaire, sous forme d'une strie blanchâtre dont le reflet provient de l'incrustation calcaire qui s'y est faite. De pareilles opacités étoilées, quelquefois étendues jusqu'aux fibres mêmes du cristallin, sont susceptibles de diminuer d'étendue chez les sujets d'un âge relativement peu élevé; mais à l'âge propice au développement des cataractes séniles, on voit, le plus souvent, l'opacité se propager avec lenteur aux parties environnantes, et finalement envahir tout le cristallin.

On constate donc que l'étendue de la plaie, le temps qu'elle exige pour se cicatriser et la consistance du cristallin blessé, la nature et la durée de l'altération consécutive à une lésion identique, sont sujets à varier notablement. S'il arrive, par exemple, qu'un enfant se blesse la cristalloïde antérieure, de manière à y produire une plaie à lambeaux renversés, tout le cristallin peut se résorber et le champ pupillaire s'offrir à l'observateur avec sa coloration noire normale. Que le même accident survienne vers la vingt-cinquième année, on verra le gonflement des masses cristalliniennes, et, quelquefois, le passage du noyau dans la chambre antérieure, déterminer une inflammation assez intense des parties antérieures du tractus uvéal. Il s'ensuivra de là une résorption moins complète et des dépôts capsulaires de diverse nature, autrement dit, une cataracte secondaire. Si le sujet dont la cristalloïde est blessée approche de la quarantaine, la résorption sera plus lente encore, puis entravée par la cicatrisation de la solution de continuité capsulaire, et le cristallin, notablement diminué de volume, présentera une altération cataracteuse très-analogue à celle qu'on a désignée sous le nom d'aride-siliqueuse. Enfin, dans un âge avancé, une pareille lésion capsulaire donne souvent lieu à une opacité lentement progressive et finalement stationnaire, qui se complique fréquemment d'inflammation de l'iris avec synéchies multiples, et constitue ainsi une cataracte adhérente.

En présence d'une cataracte traumatique, il faut généralement prévoir, du côté de l'iris et des parties antérieures de la choroïde, des complications qui sont surtout redoutables quand le traumatisme a porté sur un cristallin assez consistant, et principalement lorsqu'il l'a plus ou moins déplacé de sa position.

Un point sur lequel le praticien doit porter, tout d'abord, l'attention avant d'établir son pronostic, est l'étendue de la plaie capsulaire. Il doit ensuite tenir judicieusement compte de l'âge du sujet, et aussi des conditions suivant lesquelles doivent s'effectuer le gonflement et la résorption des fibres cristalliniennes. Cela fait, il examinera les conséquences possibles d'une irritation de l'iris, soit directe, soit indirecte et plus ou moins prolongée. Or, pour se prononcer avec quelque assurance sur ces différentes questions, il est absolument indispensable d'observer attentivement l'œil à l'éclairage latéral.

Quant au *traitement*, on peut avancer d'une manière générale qu'il importe beaucoup, dans les cas qui nous occupent, de maintenir, autant que possible, l'équilibre de la pression intra-oculaire, et de combattre son excès dès que cela est nécessaire, soit par des paracentèses, soit par l'évacuation partielle ou totale du cristallin, soit enfin par une extraction, combinée à l'excision d'une large portion de l'iris.

Il arrive fréquemment que le corps vulnérant, ou une parcelle détachée de sa masse, reste dans le cristallin blessé. C'est ainsi qu'on y a observé, le plus souvent, des paillettes de fer, des éclats de capsules fulminantes (1), de pierre, de bois, de verre, etc. Les renseignements fournis par le malade et l'inspection minutieuse de l'œil blessé, au moyen de l'éclairage oblique, suffisent ordinairement pour démontrer la présence d'un corps étranger, lorsque l'accident est de fraîche date et que les masses cristalliniennes avoisinant la blessure ne sont pas encore opaques. Dans le cas contraire, la présence d'un corps métallique se révèle, au bout d'un certain temps, par la coloration brune ou jaunâtre qu'il communique aux couches les plus voisines. Enfin, s'il s'agit d'un petit éclat de bois, de verre, etc., dont la présence ait échappé au premier abord, il n'est possible de l'apercevoir directement qu'après la résorption des masses opaques qui l'entourent.

L'observation suivante prouve combien il est important, pour le pronostic, que le médecin sache avec certitude si le corps étranger qui a manifestement pénétré dans l'œil est resté fixé dans le cristallin, ou s'il a dépassé cet organe pour se loger plus profondément, où il devient, en général, inaccessible. Une jeune femme entre dans une cour où des enfants s'amusent à faire éclater des capsules ; un petit éclat de cuivre lui saute dans l'œil droit et y détermine aussitôt un léger trouble de la vue et une faible irritation. Elle se présente le lendemain à notre clinique, où nous constatons une petite blessure de la cornée, près de son bord inférieur et interne. En arrière de cette lésion, existe une déchirure triangulaire de l'iris, étendue d'un millimètre environ, et très-voisine du bord ciliaire. Après avoir dilaté la pupille, nous portons toute notre attention sur l'état du cristallin, pour tâcher de reconnaître s'il contient ou non le corps étranger. Nous y constatons, près de la circonférence et un peu au-dessus de la déchirure de l'iris, une opacité circonscrite le traversant de part en part, autant du moins que permettait d'en juger l'examen d'une partie aussi périphérique. Dans ce cas, il aurait été assurément fort difficile de déclarer, après l'inspection du cristallin, si le corps étranger y séjournait encore ; mais un décollement très-circonscrit de la partie interne et inférieure de la rétine démontrait péremptoirement que le corps vulnérant avait pénétré dans la profondeur de l'œil. Le pronostic fut, pour cette raison, posé très-grave. Un an plus tard, nous revîmes la malade, qui avait en vain cherché du secours chez plusieurs de nos confrères ; la rétine s'était presque com-

(1) Voyez, à ce sujet, l'intéressant mémoire de M. Sichel, *Considérations pratiques sur l'extraction des corps étrangers, et particulièrement sur celle des morceaux de capsule fulminante qui ont pénétré dans l'intérieur du globe de l'œil* (*Annales d'oculistique*, t. XIII, 1845, p. 192).

plétement décollée; l'opacité du cristallin n'occupait guère que le quart inférieur et interne de la lentille; mais elle tendait manifestement à se propager encore; l'œil, ramolli, commençait à se réduire dans ses diamètres; mais comme la malade n'accusait ni douleurs, ni irritation sympathique de l'œil sain, nous nous en tînmes à l'expectative.

Il arrive quelquefois qu'un corps étranger, s'étant logé dans le cristallin, reste, un certain temps, comme enkysté dans les masses cataractées, puis, quand celles-ci sont résorbées, tombe dans la chambre antérieure, où il devient très-accessible à l'extraction. Aussi faut-il, quand on soupçonne la présence d'un tel corps, ne pas se trop hâter d'intervenir, à condition cependant qu'il n'existe pas de gonflement trop considérable des couches cristalliniennes voisines, et une irritation trop vive de l'iris. Si l'on se décide à opérer, l'extraction linéaire modifiée est le procédé qui convient généralement le mieux. Du reste, il faut que le chirurgien conduise très-habilement la curette dans les masses corticales ramollies, en arrière du corps vulnérant, pour éviter qu'il ne tombe dans des parties de l'œil moins accessibles aux instruments. Ces manœuvres délicates sont encore bien plus difficiles, si l'on n'attend pas qu'un certain degré de ramollissement se soit opéré dans le cristallin.

On nous permettra de mentionner ici, parmi les corps étrangers du cristallin, certains entozoaires dont la présence n'a, jusqu'à présent, été généralement constatée dans cet organe que par des recherches microscopiques(1). Ces entozoaires sont: 1° la *Filaria oculi humani*, dont Nordmann et Gescheidt ont trouvé six individus sur cinq sujets. Le premier de ces auteurs observa une fois une filaire vivante, longue de 11 millimètres, dans un cristallin cataracté appartenant à une femme; 2° le *Monostoma lentis*, dont Nordmann trouva huit individus vivants, de $0^{mm},2$ de longueur, dans le cristallin d'une femme avancée en âge; 3° le *Distoma ophthalmobium*, Diesing, observé par Gescheidt sur quatre individus de l'espèce, mesurant de $0^{mm},5$ à 1 millimètre, dans le cristallin d'un enfant de neuf ans qui, né avec une cataracte lenticulaire, avait succombé dans le marasme; 4° le *cysticerque*, observé par M. de Græfe dans un cristallin cataracté.

(1) Consultez v. Nordmann, *Microscopische Beiträge zur Naturgeschichte der wirbellosen* Thiere, H. I, S. 7 et H. II, S. 9, 1832; *Gescheidt, Die Entozoen des Auges, Zeitschrift für Ophthalm.*, von Ammon, Bd. III, S. 75 et 405, 1833; Leukart, *Die menschlichen Parasiten*, Lif. 3 et *Klinische Monatsblätter*, v. Dr Zehender, S. 86, 1864 (*Annales d'oculistique*, t. LII, p. 183, 1864), et de Græfe (*Berliner Klinische Wochenschrift*, n° 13, 1865).

ARTICLE IV.

DIAGNOSTIC DES DIFFÉRENTES VARIÉTÉS DE CATARACTE, DE LEUR NATURE, DE LEUR MARCHE, DES TROUBLES FONCTIONNELS QU'ELLES ENTRAÎNENT ET DE LEURS COMPLICATIONS.

Si l'on ouvre un des anciens traités de maladies des yeux, on y trouve, presque toujours, un chapitre fort long consacré au diagnostic différentiel de la cataracte et des troubles visuels qu'elle détermine, comparés à ceux qui résultent d'altérations profondes de l'œil, avec amblyopie ou amaurose. La précision des moyens d'exploration que nous possédons aujourd'hui a permis de refaire foncièrement cette partie de l'ophthalmologie. Il n'est guère possible de méconnaître actuellement l'existence d'un trouble de transparence dans le cristallin, et il est facile d'en localiser le siége en se conformant aux indications qui font l'objet de l'article précédent.

Mais, comme tout perfectionnement qui devient généralement la source de nouveaux abus, cette précision du diagnostic différentiel des variétés de cataracte a engendré des excès regrettables, et les résultats de l'examen ophthalmoscopique ont, plus d'une fois, troublé la sécurité de personnes qui n'aurait jamais été amenées à s'inquiéter à propos d'un défaut de transparence de leur cristallin. En effet, comme on le constate sur bon nombre de vieillards, les masses corticales présentent souvent, vers les parties équatoriales du cristallin, des opacités stationnaires qui n'ont rien de commun avec les altérations fonctionnelles pour lesquelles les malades viennent consulter le médecin, et qui, par une méprise fâcheuse, sont fréquemment confondues avec des cataractes progressives ayant pour terme la cécité.

Un point important du diagnostic de la cataracte sénile consiste donc à savoir quelles sont les opacités des parties équatoriales qui menacent d'envahir la totalité du cristallin, et à quelle époque probable cette évolution pathologique sera complète. Pas un praticien fréquemment consulté sur la marche présumable d'une cataracte n'ignore que le pronostic est, en pareil cas, hérissé de difficultés, et qu'il s'expose souvent, en répondant avec trop de précision, à des erreurs grossières. Toutefois, nous possédons quelques signes qui nous permettent d'annoncer qu'une opacité de nature sénile, et située vers l'équateur du cristallin, doit ou non se propager au reste de cet organe pour constituer une cataracte complète. Il faut, en premier lieu, examiner si cette opacité équatoriale envoie vers les pôles du cristallin, des stries rayonnantes qui s'avancent fortement dans cette direction ; en second lieu, voir si ces stries présentent ou non une certaine largeur ; enfin, rechercher s'il existe dans les masses corticales, et en discontinuité avec le bourrelet équatorial opaque (qui est presque toujours un anneau complet), de petites plaques opaques irrégulières, au voisinage des parties centrales de la lentille (1).

Lorsque l'examen à l'ophthalmoscope ou à l'éclairage latéral révèle simultanément la présence de ces trois caractères, tout porte à croire que le sujet est atteint d'une cataracte progressive, qui se complétera d'autant plus rapidement que les stries rayonnantes sont plus larges, plus épaisses et, partant, plus voisines de la cristalloïde. En général, le pronostic du temps auquel une cataracte doit atteindre sa maturité est assez difficile pour qu'il soit prudent de ne se prononcer sur ce point qu'en termes assez vagues, et de ne jamais assigner à cette limite une époque précise. Néanmoins, il est bon de connaître à cet égard quelques règles fondamentales, d'après lesquelles il est possible de se diriger.

On peut avancer que tous les troubles de transparence du cristallin qui proviennent d'un ramollissement de ses éléments constituants envahissent bien plus tôt la presque totalité de la lentille, que ceux dans lesquels prédomine la sclérose des fibres cristalliniennes. Or, comme, en général, le ramollissement du cristallin est en rapport avec la consistance que présentent, au début de l'altération, les éléments de cet organe, et, par suite, avec l'âge du sujet, on peut dire hardiment que l'opacité du cristallin tend à se généraliser d'autant plus vite que le sujet est moins avancé en âge et que ses fonctions de nutrition s'accomplissent avec plus d'activité. Néanmoins, ces considérations ne sont pas applicables à toutes les formes de cataracte, et il en est deux qui se dérobent à cette règle : à savoir, la cataracte zonulaire et la cataracte pointillée. L'une peut rester stationnaire pendant toute la durée de l'existence ; la seconde affecte, même chez de jeunes sujets, une marche extrêmement lente.

Il existe encore un moyen d'apprécier approximativement l'époque à laquelle une cataracte sera complète ; il consiste à savoir si la transformation cataracteuse a débuté par les parties du cristallin les moins consistantes ou les a secondairement envahies, c'est-à-dire si elle occupe déjà, en partie, les couches sous-jacentes à la capsule. S'il en est ainsi, on peut ordinairement pronostiquer une marche rapide de l'altération, tandis qu'on reste nécessairement dans l'incertitude lorsqu'on a affaire à une

(1) Pour de pareilles recherches, il est presque indispensable de dilater artificiellement la pupille et il est bon de se servir, pour explorer l'œil, de l'ophthalmoscope plan et de l'éclairage oblique, en projetant la lumière au moyen d'une lentille convexe à très-court foyer (1 p. 3/4 à 2 p.).

simple sclérose du noyau, ou à une altération cataracteuse des couches corticales voisines de ce dernier. Pour ce motif, on observe, en général, une évolution très-rapide dans la cataracte des jeunes sujets, et particulièment des enfants, où la transformation cataracteuse débute souvent par les couches cristalliniennes superficielles; tandis que, chez les vieillards, la cataracte nucléolaire ou périnucléolaire exige presque toujours, pour devenir complète, un temps assez long.

Nous venons de dire que nos moyens d'exploration nous permettent de diagnostiquer et de déterminer très-exactement, dans sa nature, toute espèce de trouble de transparence du cristallin; mais il n'est pas aussi facile, dans les cas compliqués, de faire avec une égale précision la part que prennent au trouble fonctionnel l'altération du cristallin et l'affection plus ou moins complexe qui s'y trouve adjointe.

Le diagnostic est surtout embarrassant lorsque l'opacité du cristallin est assez étendue pour s'opposer à l'examen ophthalmoscopique du fond de l'œil. Il est indispensable, en pareil cas, d'apprécier, le plus soigneusement qu'il est possible, de quel effet doit être l'opacité cristallinienne, eu égard aux caractères qu'elle présente, et de rechercher si le défaut fonctionnel qu'elle est, à elle seule, capable de déterminer, est inférieur à celui que le malade accuse. Ce que nous avons dit des opacités de la cornée (t. I, p. 323) s'applique, jusqu'à un certain point, à celles qui siégent dans le cristallin. Celles-ci troublent d'autant plus l'exercice de la vue, qu'elles avoisinent de plus près les parties centrales du champ pupillaire; qu'elles sont plus étendues, et enfin qu'elles sont moins épaisses, et, partant, diffusent davantage les rayons lumineux qui les traversent. Ces cataractes incomplètes et à demi translucides occasionnent au malade des éblouissements très-incommodes qui ajoutent à la diminution d'éclairage de l'image rétinienne un défaut de netteté de ses contours. Toutefois, ce phénomène est bien moins prononcé dans les opacités du cristallin que dans celles de la cornée, attendu que les premières sont fréquemment périphériques, et que la contraction de la pupille remédie alors d'elle-même à cet inconvénient, en excluant du champ pupillaire les parties semi-transparentes du cristallin.

Ce ne sont pas là les seuls troubles fonctionnels que puissent produire les opacités cristalliniennes incomplètes; car, contrairement à ce qu'on observe pour la cornée, l'altération de transparence qui occupe certaines parties du cristallin s'accompagne, assez souvent, d'un changement de consistance des couches contiguës encore transparentes, changement qui a pour effet de donner aux différents secteurs du cristallin un indice de réfraction différent (Knapp) (1). Les rayons lumineux qui traversent ces

(1) *Klinische Monatsblätter*, 1864, S. 308.

cristallins ne se réunissent donc pas tous sur la rétine, mais bien, à des distances variables, en avant ou en arrière de cette membrane. Il en résulte parfois, dans certaines cataractes commençantes, une diplopie ou une polyopie très-marquée et susceptible de se manifester directement, dans quelques cas rares, à l'observateur, pendant l'examen ophthalmoscopique.

Si l'on admet ce changement de consistance partiel d'un cristallin en voie de transformation cataracteuse, changement à l'appui duquel on possède de nombreuses observations, rien n'empêche d'accepter aussi une modification de courbure des surfaces cristalliniennes qui en altère l'uniformité et rende compte des symptômes d'astigmatisme irrégulier qui s'observent chez certains sujets.

De ce qui précède on doit conclure que de faibles opacités du cristallin peuvent, en se combinant à des changements de consistance et de courbure de cet organe, déterminer une série de phénomènes très-complexes et si intimement confondus qu'on ait peine à interpréter séparément leurs effets.

Quand une cataracte est assez avancée pour s'opposer à la vision des gros objets, ou lorsqu'elle est arrivée à maturité; jusqu'à quelle limite est-elle susceptible d'altérer la perception lumineuse, sans que l'observateur ait à soupçonner la présence d'une complication concomitante? Pour résoudre cette importante question de pratique, le moyen le plus simple et le plus expéditif nous semble consister à se servir, pour l'examen fonctionnel, d'une lampe dont on puisse faire varier l'intensité d'éclairage, en abaissant à volonté la flamme, et à procéder à cette exploration dans une pièce sombre et spacieuse (1). Un malade atteint de cataracte complète, mais simple, doit distinguer la lumière à la distance de 10 à 15 pieds, et reconnaître si l'on cache ou non avec la main la flamme d'une lampe dont on a baissé la mèche. Ce même malade, fixant les yeux droit devant lui, doit apercevoir, dans toutes les directions de son champ visuel, une petite flamme qu'on y promène, à quelques pieds de lui, et signaler alternativement la lumière et l'obscurité, suivant qu'on laisse passer ou qu'on intercepte avec la main les rayons lumineux. Dans l'examen du champ visuel, l'attention doit se concentrer sur le degré d'intégrité de sa partie supérieure; car c'est le plus souvent en bas que siégent les décollements de la rétine.

Les résultats de cet examen peuvent, à la vérité, induire, dans un petit nombre de cas, le médecin en erreur; car il arrive que le malade indique, par suite de la dispersion de la lumière au travers de son cristallin opaque, une sensation lumineuse au moment où la majeure partie des rayons éclai-

(1) Voyez de Graefe, *Archiv für Augenheilkunde*, Bd. I, A. 1, S. 328, et *ibid.*, Bd. I, A. 2, S. 357.

rants tombe sur une portion insensible (décollée) de sa rétine ; mais le plus souvent, l'incertitude ou l'assurance du malade interrogé sur la direction et l'intensité de l'éclairage, ainsi que les données anamnestiques qu'il fournit et l'état de tension de son œil, suffisent amplement à renseigner le médecin sur la simplicité ou la complexité de l'altération qu'il observe. Nous sommes convaincu que cet examen fonctionnel, bien exécuté, l'emporte de beaucoup sur le mode d'exploration qui consiste à rechercher les phosphènes ; car cette dernière méthode, suffisante pour éclairer l'observateur sur la persistance ou la disparition de la sensibilité rétinienne, est tout à fait impropre à lui faire connaître le degré de conservation de cette sensibilité.

Au contraire, en éloignant du sujet la source lumineuse qui sert à l'examen et en diminuant ainsi graduellement l'intensité de l'éclairage, on arrive à constater, d'une manière certaine, si la sensibilité spéciale de la rétine est obtuse ou bien conservée, et, en quelque sorte, physiologique (1). En outre, les pressions qu'on exerce sur la sclérotique, dans le but de provoquer des phosphènes, déterminent très-souvent un ébranlement d'une certaine étendue et susceptible de donner lieu à une sensation lumineuse partant des parties voisines du point exploré, alors que celui-ci même est insensible, par exemple à la suite d'un décollement rétinien partiel et très-circonscrit (2).

Il serait à désirer qu'on trouvât, pour apprécier la sensibilité de la rétine sur les sujets cataractés, des moyens encore plus précis que l'examen fonctionnel auquel on procède avec une lampe ; mais l'instrument de M. de Græfe (voy. t. I, p. 428), destiné à doser avec exactitude la quantité de lumière employée pour cet examen, ne nous semble pas fournir, dans la pratique, les avantages que la théorie permettait d'en attendre ; aussi avons-nous repris, pour cette exploration, l'habitude d'employer une simple lampe, qui donne des résultats assez satisfaisants lorsqu'on y est exercé.

Il est probable qu'on arrivera, quelque jour, à mieux connaître les altérations du fond de l'œil qui s'associent le plus souvent, en tant que causes prédisposantes, à la production de la cataracte ; mais nous devons nous

(1) Suivant les lois optiques, lorsque, comme dans les cataractes mûres, il existe une diffusion complète de la lumière, l'intensité d'éclairage du fond de l'œil est en raison inverse du carré de la distance qui sépare la source lumineuse de l'œil cataracté.

(2) Nous nous appuyons, dans cette critique, sur des observations recueillies chez ceux de nos confrères où ce mode d'exploration a été ou est mis exclusivement en usage et d'après lesquelles on avait reconnu, après l'issue de la cataracte, la présence de décollements rétiniens méconnus avant l'opération.

restreindre actuellement à signaler celles qui constituent des complications capables de mettre, plus ou moins directement, l'œil en danger, pendant ou après l'opération; ou de s'opposer à l'accomplissement de ses fonctions, quand une fois on a supprimé l'obstacle mécanique qui empêchait le passage des rayons lumineux. Nous diviserons ces complications en deux grandes catégories comprenant: la première, les divers états inflammatoires du tractus uvéal et les affections qui en dérivent; l'autre, les états morbides du nerf optique et de la rétine.

Si l'on considère combien sont fréquentes les maladies choroïdiennes qui s'accompagnent d'un trouble de transparence du cristallin, on conçoit qu'un praticien prudent porte, tout d'abord, son attention sur ce point, dès qu'il se présente à lui un sujet atteint de cataracte, et surtout quand l'âge de ce dernier est au-dessous de la période où se montrent les cataractes séniles. Il importe beaucoup, dans les cas de cataracte commençante, de soumettre à un examen très-minutieux les parties périphériques de la choroïde, auxquelles l'ophthalmoscope donne accès après la dilatation de la pupille.

Lorsque l'étendue des parties cataractées s'oppose à cette exploration, on doit y suppléer, autant que possible, en fixant toute son attention sur l'état de l'iris et de son bord libre, où peuvent exister des adhérences, et sur la sensibilité de cette membrane.

L'examen portera aussi sur les dimensions de la chambre antérieure, sur l'ampleur des vaisseaux ciliaires antérieurs, enfin sur le degré de consistance du globe oculaire.

On fera suivre cette exploration d'un examen anamnestique, en insistant principalement, dans cet interrogatoire, sur l'état de réfringence que présentait l'œil cataracté; pour savoir, par exemple, s'il était atteint de myopie et si cette myopie était progressive, ce qui ferait soupçonner une scléro-choroïdite à marche croissante, un ramollissement du corps vitré, un décollement de la rétine, etc. On questionnera en outre le malade, dans le but de savoir s'il a été tourmenté par l'apparition de phosphènes, d'arcs-en-ciel autour des flammes; si la décroissance de la vue a été rapide et si elle s'est accompagnée d'une sensation gravative ou de faibles douleurs ciliaires dans la région sus-orbitaire. En pareil cas, lorsque le globe de l'œil est dur au toucher, la chambre antérieure rétrécie, les vaisseaux ciliaires antérieurs dilatés, le médecin doit songer à la coexistence d'un glaucome chronique simple.

L'existence d'une maladie du nerf optique, soit primitive (inflammatoire), soit consécutive (atrophique), se révèle bien plus facilement à l'examen fonctionnel qu'à l'inspection directe de l'œil. Ce dernier mode d'exploration est principalement indiqué dans le but de constater les altérations de nutrition des parties équatoriales et antérieures du tractus uvéal, altérations qui, lorsqu'elles existent, même à un faible degré, compromettent le succès de l'opération, sans pour cela se rendre manifestes pendant l'examen fonctionnel de l'œil cataracté. Lorsque, au contraire, c'est le nerf optique et la rétine qui sont altérés dans leur constitution, c'est surtout par l'examen fonctionnel qu'on arrive à s'en apercevoir. L'atrophie du nerf optique, au début, lorsqu'elle complique une cataracte, pourrait, peut-être, se manifester par le défaut de sensibilité qui se révèle dans la perception des couleurs (Bénédict, Schelske) quand on montre au sujet la flamme d'une lampe en arrière de verres diversement colorés.

Nous ne nous arrêterons pas aux affections générales de l'organisme qui peuvent constituer des complications de la cataracte, surtout fâcheuses au point de vue du traitement. Parmi ces dernières, le marasme précoce, accompagné d'une émaciation considérable, d'une atrophie marquée du coussinet graisseux de l'orbite, d'un amaigrissement et d'une sécheresse exagérés du tégument externe, est, à notre avis, bien plus redoutable qu'une vieillesse très-avancée, mais sans grande débilitation du sujet.

Quand il existe une cataracte chez une personne relativement jeune, et quand l'inspection de l'œil et l'examen des antécédents héréditaires et individuels n'apprennent rien sur la cause probable de cette anomalie, nous recommandons fortement, dans tous ces cas, d'analyser l'urine du malade, en suspicion d'une modification diabétique.

ARTICLE V.

DES INFLUENCES PROFESSIONNELLES QUI PRÉDISPOSENT A LA PRODUCTION DE LA CATARACTE.

Nous avons longuement insisté, dans l'article qui a pour objet l'étiologie de la cataracte, sur la diversité des causes générales et locales sous l'influence desquelles peut se développer un trouble de transparence du cristallin. Il nous reste pourtant à examiner s'il n'existe pas des conditions professionnelles hygiéniques et climatériques qui constituent des causes prédisposantes de cette altération cristallinienne. On sait que, parmi les personnes atteintes de cataracte, on compte beaucoup plus d'hommes que de femmes, et ceci est d'autant plus surprenant que, la durée moyenne de la vie étant à peu près aussi longue pour ce sexe que pour le nôtre, il devrait présenter un aussi grand nombre d'altérations séniles du cristallin. Cette seule considération fait déjà prévoir que certaines professions viriles et les conditions défavorables où sont placés ceux qui les remplissent, doivent exercer quelque influence sur la production de la cataracte.

A ce sujet, nous dirons, comme l'a déjà fait Wenzel fils (1), que « les personnes qui sont exposées à un feu vif, comme les forgerons, les serruriers, les verriers et autres ouvriers de ce genre, » sont plus sujettes à la cataracte que les autres. De tout temps, on s'est accordé à accuser ces différents métiers d'exercer sur le cristallin une action nuisible, soit par la réverbération d'une lumière très-intense, soit par l'action directe du foyer calorifique sur le globe de l'œil. Mais M. Furnari (2) objecte à cette croyance que, si elle était fondée, dans les pays chauds (en Algérie, par exemple) la cataracte devrait être très-fréquente, ce qu'il nie pour sa part.

Nous sommes, quant à nous, loin d'attribuer les inconvénients qu'on rattache communément à l'exercice des professions susdites, au séjour dans un climat torride, ou à l'action prolongée d'une lumière vive et d'une chaleur rayonnante intense. Ce qui nous paraît favoriser, dans ces circonstances, le développement de la cataracte, c'est bien plutôt les abondantes déperditions d'eau qui se font par la peau, sous l'influence prolongée d'une haute température et d'un violent exercice musculaire. C'est ainsi que la cataracte s'observe si souvent dans les régions intertropicales, chez les personnes surmenées, au milieu même de la saison la plus chaude. A l'appui de cette opinion, nous citerons la fréquence relative de la cataracte chez les habitants de la campagne, où cette particularité ne paraît pas se rattacher uniquement à l'insuffisance de l'alimentation. D'ailleurs, parmi ces derniers, les vignerons, que le travail au soleil et sur un sol échauffé expose à des transpirations prolongées, sont peut-être ceux qui sont le plus souvent atteints. Il est à regretter que nous ne trouvions actuellement aucune indication statistique sur cette matière dans la littérature médicale des pays équatoriaux, et que nous soyons réduits à nous en tenir là-dessus à des indications aussi peu précises (3).

Nous ne pensons pas devoir, comme M. de Hasner (4), considérer la multiplicité des traumatismes propres à certaines professions comme capable d'expliquer la fréquence des cataractes qui s'y observent, surtout relativement à ceux des métiers où l'on travaille près d'un grand foyer de cha-

(1) *Traité de la cataracte*. Paris, 1806, p. 5.

(2) *De la prétendue influence des climats sur la production de la cataracte ou de l'innocuité de la réverbération directe de la lumière sur les milieux réfringents de l'œil* (*Annales d'oculistique*, t. XIII, 1845, p. 158).

(3) Ainsi, le docteur Sigaut, médecin de l'empereur du Brésil, publiait, en 1845, les lignes suivantes : « La fréquence de la cataracte sous l'influence d'une lumière trop abondamment répandue dans l'atmosphère n'a rien qui doive étonner dans les latitudes équatoriales. » (*Annales d'oculistique*, t. XIII, p. 167.)

(4) *Entwurf einer anatomischen Begründung der Augenkrankheiten*. Prag, 1847, et *Prager Vierteljahrschrift*, Jahrg. VIII, 1851.

leur. En effet, chez les verriers, où ces traumatismes sont évidemment très-rares, la fréquence de la cataracte semble cependant constatée. Il serait à désirer, à ce propos, que l'on réunît en corps les faits épars où l'action d'une chaleur intense quelque peu prolongée a été reconnue comme ayant donné lieu à la formation d'une cataracte (1).

Parmi les professions dans lesquelles la cataracte s'observe avec une certaine fréquence, de manière à confirmer l'influence que nous attribuons à une diminution de la proportion d'eau contenue dans les sucs parenchymateux (voyez les expériences de M. Kunde), nous signalerons celles des mineurs employés à l'exploitation du sel gemme (Pologne). On est tout naturellement porté à admettre, relativement à ces faits, l'action spéciale du chlorure de sodium; car les ouvriers attachés aux autres mines et soumis à des conditions hygiéniques presque identiques, ne présentent pas la même particularité.

En terminant cet article, où s'élèvent, à chaque ligne, des questions irrésolues, nous voudrions appeler l'attention sur un dernier point non encore mis à l'étude, à savoir : si certains états de réfringence de l'œil n'auraient pas une influence prédisposante au développement de la cataracte, comme, par exemple, des degrés avancés d'hypermétropie où une tension prolongée de l'accommodation est nécessaire, lorsque les sujets en question exercent un état qui les force à s'adapter constamment pour des objets très-rapprochés. Comme il semble prouvé que, pendant la contraction du muscle ciliaire, destinée à augmenter la convexité du cristallin, la quantité de sang qui afflue dans les parties antérieures du tractus uvéal se trouve diminuée, il en résulte que, tant que dure cette contraction, les matériaux de nutrition n'arrivent plus aussi abondamment dans ces parties, et que ce phénomène doit, à la longue, retentir sur la nutrition du cristallin lui-même. Des statistiques viendront peut-être plus tard jeter quelque jour sur cette obscure question de l'étiologie de la cataracte, et nous éclairer, en même temps, sur la prédisposition que l'hérédité détermine manifestement, dans un certain nombre de cas.

ARTICLE VI.

TRAITEMENT DE LA CATARACTE EN GÉNÉRAL.

A. — TRAITEMENT MÉDICAL.

L'aversion que les malades ont, de tout temps, témoigné contre l'intervention chirurgicale, et les instances qu'ils ne manquent guère de faire,

(1) Froriep rapporte un cas dans lequel un plâtrier descendu dans un four encore chaud en serait remonté avec une cataracte double et complète.

auprès du médecin, pour qu'il tente de les guérir sans opération, sont la cause des nombreux essais pratiqués en vue de dissoudre la cataracte. Les méprises de diagnostic, excusables à une époque où les moyens d'exploration étaient encore imparfaits, soutinrent, quelque temps, de vaines espérances, en persuadant aux auteurs de ces tentatives qu'ils avaient trouvé le moyen de détruire des opacités cristalliniennes par un traitement général, seul ou associé à l'emploi de différents topiques. Le charlatanisme a tiré parti de cette erreur, en entretenant sciemment de pareilles méprises et en excitant avec avidité le faux espoir conçu par les malades. Tous les praticiens qui exercent dans les grands centres n'ont que trop souvent l'occasion de vérifier l'authenticité de ces faits regrettables.

Si, négligeant ce fâcheux côté de la question, nous recherchons quelles espèces d'opacités cristalliniennes sont susceptibles de disparaître d'elles-mêmes et sans opération, nous trouvons dans cette catégorie : 1° de faibles opacités disséminées, qu'on observe parfois à la suite d'irido-choroïdite et qui tiennent presque toujours à des altérations morbides de la couche épithéliale intra-capsulaire ; 2° de légers troubles occupant la superficie du cristallin et consécutifs à une blessure circonscrite de la capsule : ces troubles résident eux-mêmes, en majeure partie, dans la couche épithéliale, diminuent avec le temps et disparaissent même dans certains cas ; 3° peut-être aussi des troubles peu avancés du cristallin, chez des diabétiques dont l'état général s'améliore d'une manière sensible.

Ce sont là les seuls faits acquis à la science ; et d'ailleurs, quel est celui qui, connaissant la nature des altérations pathologiques qui constituent la cataracte, pourrait accepter que les fibres du cristallin étant une fois détruites, leur membrane d'enveloppe transformée en plaques vitreuses, et leur contenu émulsionné, ces éléments soient susceptibles de recouvrer leur intégrité et, par suite, leur transparence (1) ? J'en pourrais dire autant du ratatinement des fibres cristalliniennes dans la sclérose du noyau qui, constituant l'état extrême des modifications séniles, n'est certes pas plus propre à se dissiper que les autres altérations séniles de l'organisme humain. Ajoutons encore, qu'au surplus, pour rendre à un pareil cristallin sa transparence, il faudrait posséder des moyens de modifier avec beaucoup d'énergie la nutrition de cet organe, c'est-à-dire la circulation des parties antérieures du tractus uvéal qui, ainsi activée, procurerait peut-être à la lentille des matériaux de nutrition plus abondants.

(1) Il faudrait, pour cela, que la régénération de la presque totalité des éléments du cristallin puisse se faire. On comprend encore de pareilles espérances lorsque le développement de l'opacité est à son début et n'affecte qu'un nombre très-restreint de fibres.

Pour atteindre ce but, les évacuations d'humeur aqueuse fréquemment répétées par une ouverture périphérique de la cornée, telles que les a conseillées M. Sperino (1), nous paraissent encore les tentatives les plus rationnelles. Malheureusement cette méthode a trois défauts signalés ; elle est fort peu efficace, très-lente à agir, et constitue elle-même un mode d'intervention chirurgicale auquel répugnent de se soumettre les personnes qui ne veulent pas d'opération. Tels sont les motifs de la froideur que cette méthode a rencontrée dans le public et dans le corps médical, en dépit des résultats fort curieux obtenus par M. Sperino.

Nous faisons grâce au lecteur de l'histoire des traitements de cataracte qui ont pris pour base certaines préparations d'iode et de mercure auxquelles on a faussement attribué la vertu d'arrêter les progrès de la maladie ou de la guérir ; nous n'insisterons pas davantage sur l'usage hypodermique de l'ammoniaque, que l'on emploie encore aujourd'hui dans quelques parties de l'Italie. Les progrès quotidiens que fait la science dans la connaissance de la diversité des altérations qui privent le cristallin de sa transparence, et la lumière qui doit en rejaillir de plus en plus, chaque jour, sur l'étiologie de la cataracte auront bientôt, nous pouvons l'espérer, raison des vaines prétentions que nous avons signalées plus haut.

Que penser de la guérison spontanée de la cataracte, mentionnée, dans certains cas rares, par des auteurs dignes de foi. Dans quelques-uns de ces cas, le malade a recouvré la vue par suite d'une luxation spontanée de son cristallin cataracté ; dans d'autres, le retour de la vision a coïncidé avec les transformations régressives de la cataracte, soit que, le sujet étant jeune, le cristallin ramolli se soit ratatiné jusqu'à permettre aux rayons lumineux d'arriver au fond de l'œil par une portion périphérique du champ pupillaire dilaté ; soit que, le sujet étant avancé en âge, la sclérose du noyau et l'épaississement des masses corticales aient atteint un degré assez avancé pour donner lieu au fendillement de la masse cristallinienne, dont la déhiscence ait livré consécutivement passage aux rayons lumineux.

Dans un autre ordre de faits, à peine observés, le gonflement du cristallin, dans la période d'état de sa transformation cataracteuse, fut assez puissant pour rompre la capsule et donner ainsi lieu à la résorption de la lentille.

C'est encore dans ces observations tout à fait exceptionnelles de guérison spontanée de la cataracte que les prôneurs du traitement médical de cette maladie ont cherché leurs plus solides arguments.

(1) *Études cliniques sur l'évacuation répétée de l'humeur aqueuse dans les maladies des yeux.* Turin, 1862, p. 421.

B. — Traitement chirurgical de la cataracte.

On chercherait en vain, dans cet exposé, une description complète de tous les procédés mis en usage dans le traitement chirurgical de la cataracte. Nous croyons bien faire en laissant tomber dans l'oubli les méthodes reconnues aujourd'hui pour dangereuses, et heureusement remplacées par des opérations nouvelles et rationnelles.

Dans cette étude, nous nous efforcerons, autant que possible, de procéder du simple au composé, c'est-à-dire des opérations les plus faciles à celles qui sont plus complexes et plus délicates d'exécution. Nous nous attacherons aussi, avec le plus grand soin, à ce que le lecteur trouve ici, entre chaque procédé opératoire et l'espèce de cataracte à laquelle il est destiné, des rapports intimes déduits principalement de la consistance de la lentille et du volume de son noyau.

ARTICLE VII.

DISCISION, *kératonyxis* (κέρας, cornée, d'où *cornea*, et νυττω, je ponctionne).

A. — Discision simple.

Cette opération, exécutée et expérimentée par Richter (1), 1773, et Beer (2), 1792, n'a été réellement érigée en méthode qu'en 1797 par Conradi (3), chirurgien de Nordheim (Hanovre). Plus tard ce procédé fut expérimenté par Buchhorn (4), et, en 1811, vulgarisé par C. J. M. Langenbeck (5), qui, dès cette époque, eut recours à la dilatation artificielle de la pupille par la belladone.

La discision reçut, dans ces derniers temps, une importante modification dont l'auteur est M. de Graefe (6), le premier qui d'ailleurs se soit attaché à préciser aussi exactement que possible les véritables indications de cette

(1) *Von der Ausziehung des grauen Staares*. Gœttingen, 1773.

(2) *Practische Beobachtungen über den grauen Staar u. die Hornhaut*. Wien, 1792.

(3) *Arnemann's Magazin für die Wundarzneikunst* 1797.

(4) *De Keratonyxide*. Halæ, 1806.

(5) *Prüfung der Keratonyxis*. Gœttingen, 1811.

(6) *Archiv für Augenheilkunde*, 1859, Bd. V, A. 1, S. 173.

méthode opératoire. C'est encore ce chirurgien qui insista sur la nécessité de proportionner l'ouverture capsulaire au gonflement cristallinien que l'œil peut impunément supporter. Ce gonflement consécutif des masses cristalliniennes dépend de la consistance de la cataracte et du degré de maturité qu'elle a atteint, tandis que la résorption de ces mêmes masses est d'autant plus rapide que l'âge du sujet est moins avancé et que l'intégrité des membranes enveloppantes de l'œil est mieux conservée.

Plus le sujet est jeune, plus aussi l'imbibition du cristallin suit de près la ponction : dans ces conditions, le gonflement est très-marqué et la résorption rapide, si toutefois l'œil échappe aux complications inflammatoires ; si, au contraire, le sujet est âgé, une ouverture capsulaire, même étendue, ne détermine qu'une imbibition et un gonflement modérés des masses corticales, d'où il résulte que ces dernières restent en partie, ainsi que le noyau de la cataracte, inaptes à se résorber.

Il reste donc là deux conditions défavorables à l'accomplissement régulier des effets de la discision, effets qui consistent, à l'état normal, dans une résorption complète de la substance cristallinienne sans altération de transparence de la capsule.

En résumé, les suites naturelles de la discision peuvent être entravées : 1° par une succession trop rapide des phases de l'imbibition et du gonflement du cristallin, s'accompagnant d'une augmentation fâcheuse de la pression intra-oculaire et de phénomènes inflammatoires localisés dans les parties antérieures du tractus uvéal ; 2° par une lenteur exagérée ou un arrêt absolu de la résorption du cristallin, reconnaissant pour cause l'excès de consistance de cet organe, atteint d'une sclérose très-avancée. Tandis qu'il est possible d'éluder le premier de ces obstacles en proportionnant rigoureusement l'ouverture de la cristalloïde au degré d'imbibition du cristallin qu'on croit pouvoir être toléré par l'œil, on trouve dans le second, c'est-à-dire dans une consistance trop considérable de la cataracte, une contre-indication souvent formelle du procédé opératoire qui nous occupe.

C'est sur les considérations précédentes que reposent essentiellement les indications de la discision simple. Il est donc permis de l'employer :

1° Comme méthode générale, chez les enfants en bas âge atteints d'une cataracte tout à fait molle et chez lesquels le gonflement des masses cataractées n'est pas à craindre, attendu que la résorption s'effectue, à cette époque de la vie, avec une rapidité prodigieuse.

2° Dans les cas de cataracte stratifiée, où l'opacité est trop étendue pour qu'on puisse y remédier par une simple pupille artificielle : encore faut-il, en ce cas, que les sujets n'aient pas dépassé l'âge de quinze à vingt ans.

3° Dans les cataractes secondaires très-peu épaisses.

Les instruments nécessaires pour l'opération sont : une pince à fixation et une aiguille à discision de M. Bowman (fig. 19) (1).

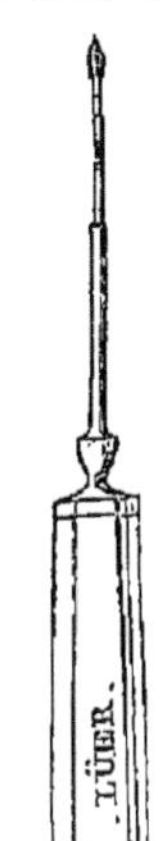

Fig. 19.

Après avoir instillé dans l'œil, à différentes reprises, la veille de l'opération et quelques heures avant qu'on ne l'exécute, quelques gouttes d'une forte solution d'atropine, et après avoir administré le chloroforme (2), s'il s'agit d'un enfant ou d'un sujet pusillanime, on charge un aide d'écarter, avec les doigts, les paupières du malade couché ; on saisit ensuite avec les pinces un repli conjonctival, au voisinage du bord interne de la cornée ; puis on enfonce l'aiguille dans la chambre antérieure perpendiculairement à la surface cornéenne.

Le tranchant de l'instrument doit correspondre à l'un des rayons de cette membrane et il convient de faire la ponction dans le quart inférieur et externe de la cornée, en un point correspondant au bord d'une pupille moyennement dilatée, ou ce qui revient à peu près au même, au milieu du rayon qui divise en deux parties égales le quart inférieur et externe de la cornée. (Si l'on veut opérer sur l'œil droit, de la main droite, on introduira l'instrument dans le quart supérieur et externe de cette membrane.)

Aussitôt que le tranchant de l'aiguille a dépassé la cornée, ce que révèle à l'opérateur la sensation d'une résistance vaincue, on baisse le manche de l'instrument de manière à diriger son tranchant vers la partie supérieure du champ pupillaire dilaté, et l'on pratique sur la cristalloïde une simple incision dont l'étendue doit varier selon la rapidité probable de la résorption, ou, autrement dit, selon le degré d'imbibition et de gonflement que l'on veut provoquer dans les masses cristalliniennes. Lorsqu'on abaisse le tranchant de l'aiguille, en le rapprochant de son point d'immer-

(1) Cette aiguille (*stop-needle*) doit être fort étroite, de telle sorte que son tranchant ne dépasse pas 1 millimètre et que son col ferme hermétiquement la plaie et empêche l'humeur aqueuse de s'échapper, accident qui occasionnerait nécessairement la propulsion du cristallin vers la face postérieure de la cornée et rendrait impraticable la discision de la cristalloïde. Cette même aiguille porte un arrêt grâce auquel un opérateur inexpérimenté ne risque pas de l'enfoncer trop profondément.

(2) Tandis que, dans les opérations de cataracte par extraction à lambeau, la nécessité du chloroforme peut être contestée, il est certain qu'on ne saurait faire aucune objection sérieuse à l'emploi d'un aussi précieux adjuvant, lorsqu'on met en usage tout autre procédé opératoire. Nous le croyons fort utile et même indispensable dans toutes les opérations oculaires qui se pratiquent sur les jeunes enfants. Quant au cas où nous avons besoin de l'anesthésie dans les opérations d'extraction à lambeau chez l'adulte, nous préférons, de beaucoup, au chloroforme, l'éther pur et administré suivant la méthode américaine.

gence, il est nécessaire de retirer, en partie, de la plaie le col de l'instrument; car on se propose uniquement d'inciser la cristalloïde, en suivant la convexité antérieure qu'elle présente. En négligeant cette précaution, on s'exposerait à enfoncer assez profondément l'aiguille dans la substance du cristallin, et l'on se priverait ainsi, en provoquant l'imbibition des parties centrales de cet organe, du moyen de proportionner le gonflement de sa substance à l'étendue de l'incision capsulaire.

S'il suffit, dans un cas donné, d'inciser la cristalloïde par une section unique, on retire l'aiguille dans la direction suivant laquelle on l'a fait pénétrer, en même temps qu'on détend la pince à fixation et qu'on lâche les paupières. Si l'on pense au contraire qu'une incision capsulaire simple ne puisse suffire, on dévie l'aiguille avant de la retirer, pour la mettre horizontalement et pratiquer une incision cruciale. Le gonflement du cristallin suffit quelquefois pour agrandir encore cette ouverture et pour permettre au noyau de tomber dans la chambre antérieure; aussi ces sortes de discisions cruciales ne doivent-elles être exécutées qu'avec la plus grande réserve, sauf sur les yeux où l'on n'a pas à craindre une pareille issue, c'est-à-dire lorsque, après une ou plusieurs discisions déjà pratiquées, il s'est résorbé une grande partie des masses cristalliniennes. Il est donc très-prudent de se borner, pour la première discision d'une cataracte, à une simple incision de 2 millimètres de longueur, quitte à revenir à l'opération trois ou quatre semaines plus tard.

Quant à l'époque où il convient de réitérer la discision, il est important de ne le faire qu'après la disparition complète de l'injection périkératique qui accompagne ordinairement la résorption des masses cristalliniennes lorsqu'on s'est assuré, au moyen de l'éclairage oblique, qu'il n'existe plus à la superficie de la lentille aucun flocon de masses opaques, enfin lorsqu'on est en droit de supposer, consécutivement à cet examen, que l'ouverture capsulaire s'est obturée par l'intermédiaire d'une substance vitreuse. Si le cristallin a diminué de volume, consécutivement à plusieurs ouvertures pratiquées à son enveloppe, il devient permis d'attaquer avec plus de sécurité sa substance même, au moyen du tranchant de l'aiguille.

Chez les enfants, la résorption de la lentille s'opère généralement après une, deux ou, au plus, trois discisions capsulaires; tandis qu'il nous a fallu, chez des personnes d'un certain âge (quarante à cinquante ans), même après une iridectomie, de six à huit ponctions pour obtenir le même résultat (voy. *Discision modifiée*). On conçoit sans peine combien ces différences font varier l'époque de la guérison, et en effet cette dernière, qui survient, chez les enfants, en quatre ou six semaines, réclame autant de mois et plus pour se faire chez les adultes.

Le *pansement* (voy. *Extraction linéaire; Bandeau compressif* consiste à instiller une goutte de la solution d'atropine dans l'œil opéré, et à appliquer sur les deux yeux le bandeau compressif qu'on laisse vingt-quatre heures, pendant lesquelles le malade fait bien de garder le repos au lit. Le lendemain on remplace le bandeau par un carreau flottant de soie et l'on instille, à plusieurs reprises, quelques gouttes de la solution d'atropine. Il importe de continuer l'usage de ce mydriatique, pendant tout le temps que dure la résorption du cristallin.

Les *accidents* auxquels expose la discision simple résultent, presque tous, d'un excès de l'étendue de l'ouverture capsulaire et du gonflement cristallinien; celui-ci (surtout lorsque le noyau tombe dans la chambre antérieure) peut donner lieu à une irritation suffisante pour rendre urgente l'évacuation des masses cristalliniennes par une section linéaire. Pour échapper à cette complication, il est donc prudent de commencer toujours par une discision en quelque sorte exploratrice, surtout dans les cas de cataracte stratifiée, où telle est l'inconstance des rapports qui rattachent le gonflement des fibres cristalliniennes transparentes à l'étendue de la plaie capsulaire que les praticiens les plus expérimentés sont quelquefois mis en défaut.

On n'a guère à redouter d'accidents pendant l'exécution même de la discision simple, à la condition toutefois de ne jamais opérer qu'après avoir artificiellement provoqué une forte dilatation de la pupille. Si, ayant pris cette précaution, on a soin de maintenir constamment l'aiguille à 1 millimètre ou 1 millimètre et demi du bord pupillaire, il n'est pas possible de blesser cette membrane ou de la détacher à son insertion, durant les mouvements qu'on imprime à l'instrument. Dans quelques cas extrêmement rares, on a néanmoins observé une suppuration qui, partant de la plaie cornéenne, s'était propagée à une partie ou à la totalité de la cornée. Nous croyons devoir attribuer un aussi déplorable accident, soit à des troubles graves de la santé générale, soit à un défaut de propreté des instruments mis en usage, soit enfin à l'excès de la pression exercée sur l'aiguille pendant ses mouvements de bascule.

B. — Discision modifiée.

En excisant préalablement une portion de la partie supérieure de l'iris, on agrandit sensiblement le cadre des cas qu'il convient de soumettre à une opération aussi sûre et aussi exempte de dangers que l'est la discision, entre des mains habiles. En appliquant cette modification, on a principalement en vue de restreindre le nombre des points de contact des masses cristalliniennes gonflées avec l'iris et de prévenir la contraction que l'irritation consécutive de cette membrane détermine dans son sphincter, et dont le premier effet est de réduire, d'une manière très-fâcheuse, l'étendue du champ pupillaire. En outre, et c'est là surtout le point important à considérer, l'iridectomie préserve l'œil des complications glaucomateuses qui peuvent naître d'une imbibition et d'un gonflement trop rapides du cristallin, principalement dans les cas où l'on pratique l'opération sur des sujets d'un certain âge dont la sclérotique a notablement perdu de son élasticité, et où tout excès de la tension intra-oculaire se manifeste par une compression désastreuse des nerfs intrinsèques de l'œil.

L'iridectomie doit être faite trois ou quatre semaines avant la première discision, et intéresser une portion de l'iris située en haut, assez large et étendue jusqu'au bord adhérent de cette membrane. Il est nécessaire d'exciser l'iris très-exactement au niveau de la plaie scléroticale, afin de prévenir tout enclavement de son tissu et empêcher ainsi que, d'une part, le champ pupillaire ne se réduise dans ses dimensions; d'autre part, que l'irritation de la plaie ne se prolonge, entretenue par l'état de turgescence dans lequel se trouve l'œil pendant la résorption du cristallin.

La discision se pratique d'après les règles ci-dessus énoncées; toutefois, nous croyons devoir indiquer ici une précaution dont nous n'avons eu jusqu'ici qu'à nous louer, en recommandant de n'attaquer la cristalloïde, aux premières opérations, qu'à sa partie supérieure, c'est-à-dire dans le champ de la nouvelle pupille. En limitant d'abord les incisions capsulaires à cette région, on modère la chute des flocons cristalliniens dans la chambre antérieure et l'on régularise sensiblement la marche de la résorption. Dès qu'une portion assez étendue de la substance du cristallin se trouve ainsi résorbée, il y a certainement moins d'inconvénient à attaquer la capsule dans une plus grande longueur vers le bord inférieur de la pupille dilatée.

La discision modifiée est principalement applicable aux formes de cataracte suivantes :

1° A la cataracte stratifiée, chez les sujets au-dessus de quinze à vingt ans;

2° A la cataracte double et incomplète, chez les sujets qui ont dépassé la vingtaine;

3° A la cataracte demi-molle avec adhérences de l'iris, lorsqu'on a des motifs de pratiquer ce procédé, de préférence à l'extraction linéaire modifiée;

4° A la cataracte sénile, chez les sujets âgés de quarante à soixante ans dont le cristallin n'est pas trop consistant, lorsque l'opération de l'extraction a échoué sur un œil et lorsque, pour ce motif, le chirurgien se voit contraint d'employer le mode opératoire qui peut lui donner le plus de sécurité.

C. — Discision combinée.

Nous comprenons sous cette dénomination une opération composée d'une discision et d'une extraction linéaire incomplète. M. de Græfe (1) a le premier proposé cette combinaison. Il donne issue à une portion de la cataracte liquide par l'ouverture de la cornée qui a livré passage à l'aiguille à discision. Cette méthode est donc exclusivement réservée aux cataractes liquides ou molles, lorsqu'elles existent chez des sujets à la cornée desquels on hésite à faire une plaie aussi étendue que celle qu'exige l'extraction simple. Il est vrai que, chez de très-jeunes enfants, il peut être désavantageux de pratiquer une section linéaire, même étroite, car on comprend facilement que les efforts prolongés que ces petits malades exercent au milieu de leurs cris soient capables, dans certains cas, d'entr'ouvrir les lèvres de la plaie et d'occasionner un prolapsus de l'iris (2).

Néanmoins, chez ces jeunes sujets, une simple discision a quelquefois l'inconvénient d'irriter l'iris et la surface postérieure de la cornée, par l'abondance de la substance cristallinienne liquide qui tombe, d'un seul coup, dans la chambre antérieure. On a vu, dans ces circonstances, survenir des formes d'iritis séreuse dans lesquelles les produits morbides, en se déposant sur la cristalloïde, ont eu pour effet d'altérer le résultat définitif de l'opération. Ces sortes de cataracte liquide s'observent assez souvent à l'état congénital ou dans les premières années de la vie, et diminuent quelquefois assez sensiblement de volume pour qu'il ne reste plus qu'une couche liquide entre les feuillets de la capsule. La pupille apparaît, dans ces conditions, d'un gris clair uniforme, interrompu, çà et là, par un pointillé fin qui avance jusque dans le plan de la pupille, situé lui-même à une distance remarquable de la surface postérieure de la cornée.

Dans le traitement de pareilles cataractes, la discision a dû paraître, à priori, la méthode opératoire par excellence, en raison du peu d'énergie nécessaire dans le travail de résorption. D'autre part, il n'est pas aussi aisé d'appliquer à cette variété de cataracte l'extraction linéaire simple, attendu qu'en pratiquant cette opération le chirurgien est exposé à ouvrir à la fois, avec le cystitome ou le crochet, les deux feuillets de la capsule, et à provoquer ainsi un prolapsus rapide du corps vitré qui refoule en arrière de l'iris le contenu de la cristalloïde. C'est pour échapper à cet inconvénient, en même temps qu'à l'irritation exercée par la présence de l'émul-

(1) *Archiv für Augenheilkunde*, Bd. IX, A. 2, S. 42.

(2) Cette remarque s'applique surtout aux cas où le chirurgien n'a recours ni à l'emploi du chloroforme ni à l'usage du bandeau compressif.

sion cristallinienne dans la chambre antérieure, qu'il est bon, dans ces conditions, de recourir à la discision combinée.

Pour cette opération, il faut disposer d'une aiguille à discision de Bowman, plus large que celle que nous avons fait dessiner figure 19; mais dont le collet soit assez fort pour empêcher l'écoulement de l'humeur aqueuse. La ponction et la division de la capsule doivent s'exécuter comme dans la discision simple, avec cette différence qu'on enfonce le tranchant de l'aiguille perpendiculairement au rayon de la cornée, et non dans la direction de celui-ci. Au moment de retirer l'instrument, on le place dans une direction horizontale, de manière qu'une de ses faces s'applique contre la surface postérieure de la cornée, et qu'on puisse, avec l'autre, exercer une douce pression sur la lèvre externe de la petite plaie. De cette manière, on donne issue et à l'humeur aqueuse et à une portion ou à la totalité du cristallin liquéfié.

Si cette manœuvre n'a pas réussi à amener l'évacuation d'une portion suffisante de la cataracte, il faut entr'ouvrir, une seconde fois, la plaie, au moyen d'un stylet d'Anel, tout en prenant la précaution d'attendre que l'humeur aqueuse se soit reproduite en assez grande quantité pour entraîner au dehors une nouvelle portion de l'émulsion cataracteuse. Du reste, il suffit de donner issue aux parties les plus fluides de la cataracte, et l'on peut abandonner à la résorption les masses grumeuses et gélatiniformes que leur consistance retient dans la chambre antérieure.

Les avantages les plus sérieux de la discision combinée résident en ce que : 1° on conserve, pendant la discision de la cristalloïde antérieure, les dimensions de la chambre antérieure ; 2° l'étroitesse de la plaie permet la rétention de l'humeur aqueuse, à mesure qu'elle se reproduit, et fournit ainsi le moyen d'évacuer, à plusieurs reprises, une nouvelle quantité de l'émulsion cristallinienne suspendue dans ce liquide.

D. — Discision avec deux aiguilles (*Two-needles*, opération de M. Bowman) (1).

Dilacération. — Cette méthode est réservée aux cataractes sensiblement réduites dans leurs dimensions (consécutivement à un traumatisme ou à une opération), cataractes qui se présentent, tantôt sous la forme appelée aride-siliqueuse, tantôt comme cataractes secondaires. On observe, dans la première série de cas, une couche opaque mince, comprise entre les

(1) *Medical Times and Gazette*, 30 oct. 1852, et *Annales d'oculistique*, t, XXIX, 1853, p. 293.

deux feuillets capsulaires très-rapprochés l'un de l'autre; dans la seconde une opacité moins épaisse encore, formée ordinairement, dans sa plus grande étendue, par un simple feuillet de la cristalloïde devenu le siége de divers dépôts.

Il y a peu de temps encore, on tentait presque toujours d'extraire les opacités soit par la cornée, soit par la sclérotique, et, pour cela, on a imaginé nombre de pinces, de serretèles, etc. En agissant ainsi, on partait évidemment d'un principe complétement faux; car on supposait à tort qu'il fallait, pour rétablir d'une manière très-satisfaisante les fonctions de l'œil, débarrasser le champ pupillaire de la presque totalité des produits morbides qui s'opposent alors au passage des rayons lumineux. On sait aujourd'hui qu'on obtient un excellent résultat, au point de vue fonctionnel, si l'on arrive à débarrasser complétement, et d'une manière permanente, dans une portion même très-petite de son étendue, le champ pupillaire des opacités qui l'encombrent. Or, l'éclairage oblique seul peut apprendre à l'opérateur s'il a ou non réussi.

C'est donc bien à tort qu'on expose un malade à des dangers assez sérieux, en le soumettant à une opération d'extraction, lorsqu'on peut y suppléer au moyen d'une méthode aussi simple que la dilacération, et surtout lorsqu'il n'existe dans la pupille qu'un vestige de la capsule qui n'est pas gênant pour la vue. Ajoutons que nous sommes, quant à nous, très-hostiles à toute extraction de cataracte secondaire (aride-siliqueuse), sachant que cette variété s'accompagne presque constamment d'adhérences avec les parties antérieures du tractus uvéal, et que l'on ne saurait guère l'extraire sans produire sur cette membrane des tiraillements plus ou moins irritants. On réussit presque toujours à dilacérer les cataractes de cette espèce avec deux aiguilles, et, s'il existe un rétrécissement du champ pupillaire assez prononcé pour empêcher le chirurgien de les mouvoir librement, rien ne s'oppose à ce qu'on procède préalablement à l'excision d'une partie de l'iris.

Quant à tenter l'extraction de ces cataractes, nous n'y serions amené que dans le cas où un examen attentif nous aurait montré l'opacité, presque dépourvue d'adhérences, vacillant dans le champ pupillaire, comme il arrive quelquefois pour certaines cataractes arides-siliqueuses fortement réduites en volume. En pareille circonstance, des pinces très-fines, droites ou courbes et à écartement limité, nous paraissent de beaucoup préférables aux instruments plus complexes imaginés pour les remplacer (serretèles).

On procède à l'opération au moyen de deux aiguilles à discision très-fines et l'on choisit pour points d'introduction les milieux des rayons qui divisent en deux parties égales les quarts inférieurs de la cornée. (Pour la cornée droite, on peut, si on le trouve plus commode, ponctionner les milieux des rayons des quarts supérieurs.)

La pupille étant dilatée, on commence par enfoncer l'aiguille tenue de la main gauche, dont on se sert alors pour fixer l'œil, en dirigeant sa pointe vers le milieu de la pupille. Une fois la seconde aiguille introduite de la même manière, on réunit les pointes des instruments pour les pousser dans la partie centrale de l'opacité; puis, les écartant simultanément, on déchire et refoule vers les bords interne et externe de la pupille les lambeaux du feuillet opaque dilacéré. Si alors, ramenant les deux pointes vers le centre du champ pupillaire, on s'aperçoit que l'ouverture produite dans le premier temps de l'opération soit suffisamment large, on peut s'en tenir là et retirer les aiguilles. Si, au contraire, on remarque que les lambeaux du feuillet capsulaire reviennent sur eux-mêmes et tendent à fermer l'ouverture pratiquée, on doit essayer de nouveau, mais avec prudence, la dilacération de ces lambeaux et la destruction des adhérences qui les retiennent au bord de la pupille. Dans ce but, nous conseillons, non-seulement de fixer constamment l'œil avec l'aiguille tenue de la main gauche; mais encore, au besoin, de fixer avec la pointe du même instrument le lambeau capsulaire qu'on se propose de déchirer avec l'autre aiguille.

Tout l'avantage de cette opération nous semble résider dans ce fait qu'elle permet d'immobiliser avec une aiguille la mince opacité capsulaire que l'on attaque avec l'autre; tandis que la discision de ce genre de cataractes avec une seule aiguille échoue trop souvent, même entre les mains les plus expérimentées, à cause de la mobilité de l'opacité et de la facilité avec laquelle, étant en partie dégagée, elle se renverse et reprend sa position primitive, dès qu'on l'abandonne à elle-même.

L'expérience seule peut apprendre au chirurgien jusqu'à quel point il lui est permis d'attaquer impunément des adhérences capsulo-pupillaires, avec deux instruments introduits dans l'œil. D'ailleurs, il importe uniquement d'obtenir une ouverture centrale dans la pupille, et il est bon, dans les cas douteux, de ne point rechercher, aux dépens de la sécurité du malade, le plaisir d'un succès éclatant, au point de vue de l'aspect extérieur.

C'est par la discision avec les deux aiguilles que nous avons récemment opéré l'un des professeurs les plus distingués de la Faculté de médecine de Paris, chez lequel existait une cataracte traumatique, datant de plusieurs années et fortement réduite en dimension. Le résultat a été très-satisfaisant sous tous les rapports, quoique l'iris fût, sur plusieurs points, adhérent à la cataracte, et que le défaut de dilatation pupillaire qui en résultait gênât beaucoup le maniement des aiguilles.

ARTICLE VIII.

EXTRACTION LINÉAIRE SIMPLE.

On peut poser en principe, pour toute opération de cataracte :

1° Que l'ouverture pratiquée à l'œil doit être exactement en rapport avec la consistance du cristallin opaque, afin que les bords de la plaie soient préservés, autant que possible, de frottements et de tiraillements nuisibles, pendant l'issue de la lentille.

2° Qu'on peut espérer la résorption d'un cristallin laissé, en partie ou en totalité, dans l'œil, et mis en contact direct avec l'humeur aqueuse, quand la consistance du noyau ne dépasse pas certaines limites, quand l'âge du sujet est propice à cette résorption (sans toutefois la précipiter à l'excès), et quand aucun vice survenu dans la constitution anatomique de l'œil (par exemple, un défaut d'élasticité de la sclérotique) n'y met d'obstacle sérieux en déterminant des complications inflammatoires ultérieures.

Ces axiomes énoncés, nous pouvons dire que l'extraction linéaire simple ne convient que pour trois variétés de cataractes, à savoir :

A. La cataracte entièrement molle;

B. La cataracte ramollie qui succède, chez les jeunes sujets, à une blessure de la cristalloïde ;

C. La cataracte des jeunes sujets ramollie artificiellement, au moyen d'une large discision préalable de la capsule.

La plupart des auteurs rangent encore parmi les cataractes opérables par une simple section linéaire les cataractes arides-siliqueuses, spontanées ou traumatiques, et les cataractes secondaires. Nous avons fait connaître (art. *Discision*) les motifs pour lesquels nous nous refusons formellement à accepter cette division.

Les dangers qui résident dans l'ouverture d'une plaie oculaire trop large ont inspiré, de bonne heure, à nombre de praticiens le désir de restreindre, autant que possible, l'étendue de l'ouverture par laquelle doit sortir le cristallin opaque. Mais ils ont été bientôt arrêtés dans cette voie par les difficultés qui naissent directement d'une pareille modification, et portent principalement sur le temps de l'opération dans lequel on évacue la cataracte, ainsi que par les graves symptômes d'irritation qui surviennent, presque toujours, lorsque cette évacuation est très-incomplète ou trop laborieuse.

On conçoit ainsi que l'extraction linéaire n'ait pu entrer dans la pratique qu'à une époque où les moyens d'exploration étaient assez perfectionnés pour éclairer l'observateur sur la consistance exacte de chaque variété de cataracte. Paluci et Fr. Jæger se servirent, à la vérité, d'une section linéaire pour donner issue à des cataractes membraneuses (arides-siliqueuses) ; mais c'est Wardrop qui, le premier, tenta de l'ériger en méthode générale. On comprend qu'il dut éprouver de sérieuses difficultés à l'adapter à des cataractes d'une certaine consistance ; aussi cette manière d'opérer fut-elle bientôt abandonnée. Gibson, de Manchester (1), réhabilita le procédé en l'améliorant notablement. Il avança qu'il était indispensable de ramollir les cataractes d'une certaine dureté, par une large discision préalable, et de ne pratiquer l'extraction, au travers d'une section linéaire placée du côté de la tempe, que deux ou trois semaines après.

Mais lorsqu'on lit, à côté de ce sage conseil, que Gibson attribuait les difficultés qu'il rencontrait parfois à faire sortir les masses corticales, à l'insuffisance de l'ouverture capsulaire primitive, qu'il tentait, dans ces cas, d'élargir, et qu'il se vit quelquefois contraint de laisser dans l'œil le noyau du cristallin ; on reconnaît aisément qu'il appliquait alors l'extraction linéaire à des cataractes trop consistantes et dont l'issue, lors même qu'elle était possible, entraînait nécessairement la contusion et l'irritation de l'iris et de la plaie cornéenne.

Ce fut certainement un grand mérite à M. de Græfe (2) d'assigner à l'extraction linéaire son véritable terrain, en en restreignant l'usage aux cataractes entièrement molles. Celles-ci s'observent presque uniquement sur les sujets qui n'ont pas dépassé l'âge de vingt-cinq ans. Encore faut-il, à cette limite, que les masses corticales soient cataractées jusqu'au voisinage de la capsule, pour qu'elles s'en dégagent sans difficulté, et est-il indispensable que les masses opaques n'aient pas encore subi la métamorphose régressive pendant laquelle elles s'attachent de nouveau à la cristalloïde, en augmentant de consistance.

Il serait donc faux de dire que les cataractes des jeunes sujets sont généralement opérables par extraction linéaire simple, car il faut excepter de cette règle les cataractes stratifiées et les cataractes régressives (arides-siliqueuses).

La modification imaginée par Gibson pourrait, à la rigueur, multiplier les indications de cette méthode, si toutefois la grande déchirure de la capsule qu'il avait coutume de pratiquer était reconnue inoffensive (sans excision préalable de l'iris), et si, après une telle ouverture, le cristallin qui renferme un noyau dur se ramollissait en totalité, ce qui est con-

(1) *Practical observations on the formation of an artificial pupil, to wich are annexed remarks on the extraction of soft cataract.* London, 1811, p. 103.

(2) *Archiv für Augenheilkunde*, 1855, Bd. I, A. 2, S. 224.

traire à l'observation. Du reste, l'occasion se représentera pour nous de prouver que l'opération de Gibson peut être heureusement modifiée par une large excision de la partie supérieure de l'iris, précédant la discision capsulaire préparatoire de quatre à six semaines.

Les instruments nécessaires pour l'extraction linéaire simple sont : une pince à fixation (1) de M. Waldau (voy. t. I, fig. 5, p. 431), un large couteau lancéolaire droit (fig. 20), un cystitome de M. de Græfe (fig. 21) muni d'une curette de Daviel, un couteau mousse droit (fig. 22), avec des pinces à pupille et des ciseaux courbes, pour le cas où il faudrait exciser un prolapsus iridien.

Les divers temps de cette opération, qui tend, chaque jour, à se vulgariser en France (2), s'exécutent de la manière suivante.

Le malade ayant la pupille dilatée, au moyen d'une

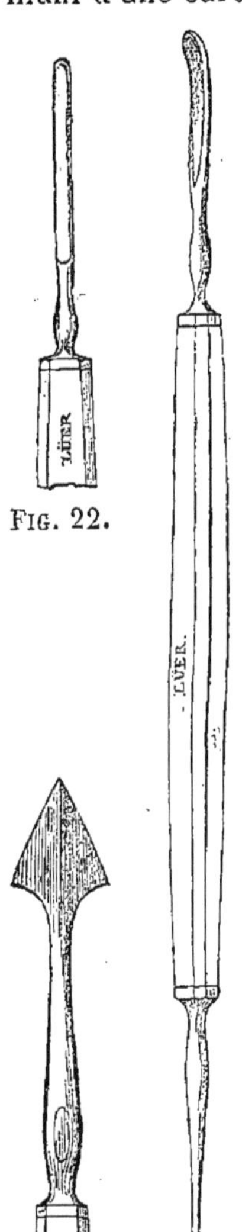

Fig. 22.

Fig. 20. Fig. 21.

(1) Au fur et à mesure des progrès du diagnostic ophthalmologique, les praticiens se sont, de plus en plus, attachés à écarter de la thérapeutique chirurgicale tout ce qu'elle pouvait présenter d'incertain et de chanceux. C'est pour ce motif qu'ils ont répandu l'usage des instruments de fixation, et il ne reste plus aujourd'hui qu'un petit nombre d'opérateurs qui, par une recherche d'élégance exagérée, se refusent, souvent au détriment du malade, à se servir de ces instruments. On leur a fait le reproche d'encombrer le champ d'opération, de causer de la douleur, d'irriter l'œil localement, d'exposer cet organe à une compression, et d'empêcher le chirurgien de concentrer toute son attention sur l'instrument qu'il dirige. Mais tous ces inconvénients, futiles en eux-mêmes, ne sont rien, si l'on considère quelle sécurité donne à l'opérateur l'immobilité de l'œil. La meilleure méthode pour fixer cet organe est évidemment celle qui consiste à le maintenir au moyen d'une pince à rateau qui saisit, non-seulement la conjonctive, mais encore le tissu sous-conjonctival. La main qui porte cette pince doit prendre au voisinage de l'œil un appui solide et s'abstenir soigneusement d'exercer sur cet organe la moindre pression. Toutefois, la fixation devient impraticable quand l'œil a été ouvert par une large section à lambeau ; alors qu'il faut, de toute nécessité, éviter d'exciter, en aucune façon, les contractions des muscles de l'œil.

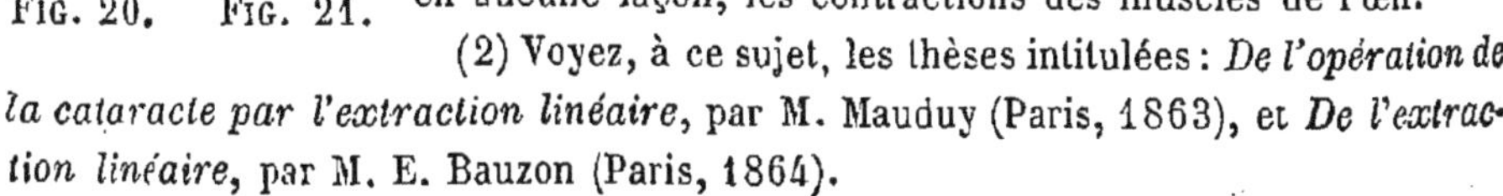
(2) Voyez, à ce sujet, les thèses intitulées : *De l'opération de la cataracte par l'extraction linéaire*, par M. Mauduy (Paris, 1863), et *De l'extraction linéaire*, par M. E. Bauzon (Paris, 1864).

forte solution d'atropine, et étant couché (1), on écarte les paupières, soit avec des écarteurs pleins, soit, ce qui vaut mieux, avec les doigts, et l'on procède à l'opération.

Premier temps. — On saisit avec les pinces un pli conjonctival, en dedans du bord interne de la cornée, et l'on traverse cette membrane presque perpendiculairement à sa surface, au milieu de son rayon transversal externe, ou, comme l'indique M. de Græfe, à 2 millimètres de distance de l'anneau sclérotical. Dès que la pointe du couteau a pénétré dans la chambre antérieure, on abaisse le manche de l'instrument de manière à diriger son plan parallèlement à celui de l'iris ; puis on le pousse assez loin pour donner à la plaie externe une étendue de 5 à 6 millimètres.

Avant de retirer le couteau, on abaisse encore son manche, afin de rapprocher sa pointe de la membrane de Descemet, à mesure que l'écoulement de l'humeur aqueuse s'effectue avec plus de rapidité. Si l'on a des motifs de supposer alors que la section n'est pas suffisamment large, on agrandit la plaie, en prolongeant la section de la cornée pendant le retrait de l'instrument, et l'on s'attache à égaliser les lèvres profondes et superfi-

(1) Comme la plupart des ophthalmologistes de notre école, nous opérons toujours sur le malade couché. Quoiqu'il soit généralement accepté que les opérations oculaires exécutées de cette façon offrent plus de difficultés ; cette condition est néanmoins très-avantageuse pour le succès de l'opération. En premier lieu, le malade est plus tranquille couché qu'assis : il est aussi plus facile de fixer la tête en l'appuyant contre un coussin résistant où on la maintient entre deux mains, qu'en l'adossant au dossier d'un siége ou à la poitrine de l'aide lui-même. Ajoutons que le premier venu peut alors remplir cet office. En outre, s'il survient un accident, tel qu'un prolapsus du corps vitré, il est fort désagréable d'avoir à changer, tout à coup, la position du malade, pour l'étendre horizontalement, ce qui est alors indispensable. Mais l'avantage le plus réel que nous revendiquons pour le décubitus dorsal, c'est qu'il permet au chirurgien de se placer en arrière du malade, s'il opère l'œil droit, et d'exécuter ainsi toutes les opérations de la main droite. En effet, tout en tenant compte des différences individuelles d'habileté manuelle, la main droite est toujours la plus sûre et celle dont on se sert le plus volontiers lorsqu'on dépouille toute affectation puérile d'élégance. Quand on opère un malade couché, on doit le faire sur un lit disposé de manière à n'embarrasser aucun mouvement (lit de sangle), assez haut pour qu'on n'ait pas besoin de trop se baisser, et placé dans un éclairage aussi favorable que possible. Pour cela, il faut approcher le lit d'une croisée vers laquelle on tourne le côté sur lequel on opère. Il est bon que la lumière tombe, s'il se peut, des carreaux les plus élevés, ce qu'on obtient en couvrant les inférieurs d'un rideau blanc peu épais. On agit ainsi pour se prémunir contre l'incommodité des reflets cornéens qui s'opposent souvent à ce qu'on suive du regard l'extrémité des instruments introduits dans la chambre antérieure. Enfin, il importe de placer le lit de telle sorte que l'opérateur ne se porte pas ombre à lui-même, avec la main qui conduit les instruments.

cielles de l'ouverture, en dirigeant, dans ce mouvement, la pointe de la lance soit vers le rebord orbitaire supérieur, soit vers l'inférieur, selon que l'on agrandit la partie supérieure ou la partie inférieure de la section.

En effet, lorsqu'on se contente de retirer directement le couteau, il est évident que l'ouverture interne de la cornée est d'autant inférieure à l'externe que les deux tranchants du couteau lancéolaire employé s'écartent sous un plus grand angle, et que l'instrument a pénétré plus obliquement. Ajoutons que cette obliquité exerce encore une influence notable sur la distance qui sépare les lèvres profondes de la plaie cornéenne de ses lèvres superficielles et du bord de la cornée.

Second temps. — Il consiste à ouvrir la capsule. Tout en maintenant l'œil fixé, on introduit dans la plaie un petit crochet, ou mieux un cystitome, que l'on enfonce en déprimant doucement la lèvre externe de la section, et que l'on conduit le long de la face postérieure de la cornée. Dès que l'extrémité de l'instrument a pénétré à un demi-millimètre du bord interne de la pupille, on lui imprime un quart de rotation destiné à conduire son tranchant contre la capsule et on l'attire vers le bord externe de la pupille, en prenant bien soin de ne pas s'en approcher à plus d'un demi-millimètre. Cela fait, on tient le cystitome à plat, on l'applique contre la face postérieure de la cornée et on le retire de manière que le tranchant quitte le dernier la plaie, de même qu'il y a pénétré le dernier.

En général, dans les cataractes molles des jeunes sujets, pour lesquelles cette méthode trouve sa véritable indication, le champ pupillaire est naturellement assez large et s'accroît assez, dès que le cystitome a ouvert une voie aux masses cristalliniennes ramollies, pour qu'on ne coure aucun danger de blesser l'iris. Du reste, cette membrane est garantie, d'un côté, par la lèvre interne de la section ; et, dans le cas même où elle formerait un prolapsus étendu, par suite d'une évacuation trop rapide de l'humeur aqueuse, ou d'une position vicieuse (trop périphérique) de la plaie, il serait facile d'éviter de la blesser, en rasant le prolapsus avec le dos de l'instrument.

Troisième temps. — Il consiste à donner issue au cristallin ramolli. Dans ce but, ayant abandonné les pinces à fixation, on soulève doucement de la main gauche la paupière supérieure ; on confie à un aide le soin d'immobiliser la paupière inférieure en l'appliquant avec modération contre le globe de l'œil, et l'on appuie légèrement le dos de la curette de Daviel contre la partie de la cornée comprise entre la section externe et l'anneau sclérotical. Exerçant alors sur cet instrument une très-faible pression, on entre-bâille la plaie de manière à permettre à l'émulsion cristallinienne de s'échapper par cette ouverture.

Pendant ce temps de l'opération, nous conseillons de ne soulever la paupière que juste assez pour ne pas entraver les mouvements de la curette, et pour surveiller l'évacuation de la cataracte. Si cette dernière montre quelque difficulté à s'épancher au dehors, il est bon de favoriser sa sortie en exerçant sur l'œil, en même temps qu'on tient écartées les lèvres de la plaie, de faibles pressions et des frictions douces, à travers la paupière supérieure légèrement soulevée. Le seul soin que l'assistant doive prendre, durant ce temps de l'opération, consiste à maintenir la paupière inférieure de telle manière que, sous l'influence des pressions exercées par le chirurgien sur l'œil opéré, cet organe ne puisse se porter en bas. Si l'on ne disposait pas d'un aide accoutumé à ce genre d'assistance, il vaudrait mieux procéder à l'écartement des paupières avec l'index et le pouce de la main gauche, tandis qu'on placerait la curette dans la position ci-dessus indiquée (1).

En général, l'émulsion cristallinienne s'échappe de la plaie en un seul jet, et la pupille apparaît aussitôt avec sa coloration noire. Lorsque pourtant une portion de la cataracte est retenue dans l'œil, nous ne mettons aucune précipitation à en provoquer la sortie immédiatement, par le moyen de la curette, et nous préférons patienter quelques minutes. Nous promenons alors légèrement la pulpe du doigt sur la paupière supérieure abaissée, afin de ramasser les masses cristalliniennes dans le champ pupillaire et de permettre à l'humeur aqueuse de les imprégner au fur et à mesure qu'elle s'accumule dans la chambre antérieure, pour les entraîner ensuite avec elle, lorsqu'on lui ouvre de nouveau un passage.

L'introduction de la curette de Daviel dans la chambre antérieure est le plus souvent superflue, si le diagnostic est exact, c'est-à-dire si la cataracte ne présente ni noyau consistant, ni masses cristalliniennes incomplétement altérées et adhérentes à la cristalloïde. On sait d'ailleurs que la rétention d'une faible partie de la cataracte ramollie est sans inconvénient sur l'issue finale de l'opération, attendu que, chez les jeunes sujets, la résorption s'en opère avec une rapidité remarquable.

Les *accidents* qui peuvent survenir dans le cours de l'opération elle-même sont peu nombreux. Ils consistent dans un prolapsus de l'iris ou du corps vitré. Il nous semble inutile de mettre les praticiens en garde contre la possibilité de ne pas ouvrir la chambre antérieure, en imprimant au

(1) La véritable habileté de l'opérateur consiste évidemment à pouvoir, dans une circonstance donnée, suppléer par lui-même, autant que possible, à l'imperfection de son assistance ; car c'est assurément une preuve d'infériorité que de perdre une partie de sa sûreté et de sa tranquillité d'esprit lorsqu'on vient à opérer en dehors des conditions de parfaite assistance et de commodité complète auxquelles on s'est accoutumé.

couteau une direction défectueuse, car un tel résultat ne peut être que l'effet d'une maladresse insigne. La faute contraire, c'est-à-dire celle que l'on pourrait commettre en poussant directement la pointe de la lame à travers la cristalloïde antérieure, ne doit pas avoir de conséquences regrettables. On prend soin de la réparer en retirant, sans retard, le couteau et en achevant l'opération d'un seul coup.

Pour que l'iris fasse hernie dans la plaie, il faut généralement que le chirurgien ait méconnu la nécessité d'éloigner (1) suffisamment la section externe de l'anneau sclérotical, ou que le malade, en contractant les muscles de l'œil, ait rapidement évacué la chambre antérieure, au moment du retrait de l'instrument tranchant.

Nous avons déjà dit qu'il est inutile de se préoccuper du prolapsus, tandis qu'on procède à l'ouverture de la capsule, aussi bien qu'au moment où l'on donne issue aux masses cristalliniennes. Une fois la cataracte sortie, le prolapsus rentre généralement de lui-même, aussitôt qu'on anime les contractions de l'iris, en exerçant, à travers la paupière supérieure, des frottements doux sur le globe de l'œil. Si néanmoins ces tentatives échouaient et qu'on ne réussît pas davantage à réduire la hernie de l'iris en s'aidant directement du dos de l'instrument, il nous semble qu'on ne doit pas hésiter à pratiquer l'excision du lambeau hernié, pour éviter que, restant enclavé dans la plaie, il n'y détermine une irritation permanente. Ordinairement, toutefois, lorsque la position de la plaie n'est pas trop périphérique, les manœuvres de réduction employées sont suivies de succès et ne peuvent avoir, au pis aller, que l'inconvénient de favoriser la production d'une synéchie antérieure, au voisinage de la lèvre interne de l'incision.

Le corps vitré peut, lui aussi, faire hernie pendant qu'on procède à l'ouverture de la capsule, soit que la cataracte étant, dans un cas exceptionnel, extrêmement mince, on la traverse, de part en part, avec le cystitome ou le crochet; soit que cet accident résulte uniquement d'un maniement inhabile de l'instrument mis en usage. Il arrive plus fréquemment encore que ce prolapsus soit provoqué, au moment de l'issue du cristallin, par une contraction énergique des muscles de l'œil ou par une pression maladroite exercée sur cet organe.

Les inconvénients d'une hernie du corps vitré sont de deux sortes. En premier lieu, cet organe, en formant un prolapsus, refoule l'émulsion cata-

(1) Nous sommes surpris de lire dans la thèse de M. Bauzon, écrite cependant sous les auspices de M. Sichel, que le couteau doit pénétrer, pour l'extraction linéaire simple, à la jonction de la cornée avec la sclérotique. Le prolapsus de l'iris nous paraît alors presque inévitable, au moment où l'on donne issue à l'émulsion cataracteuse.

racteuse et en entrave, jusqu'à un certain point, l'écoulement. Il peut même arriver, en pareille circonstance, que le prolapsus ait pour effet de faire paraître immédiatement la pupille d'un noir foncé, pour y laisser apercevoir, un ou deux jours après, des opacités cristalliniennes abondantes, refoulées ou dissimulées en arrière de l'iris, au moment même de l'opération.

En second lieu, l'enclavement d'une portion du corps vitré dans la plaie, qui persiste ordinairement plusieurs jours, sous l'aspect d'un mucus blanchâtre, irrite les lèvres de la section, et donne lieu à une cicatrice assez apparente, au lieu de la traînée blanchâtre presque imperceptible qui succède ordinairement à une extraction linéaire non suivie de complications.

Signalons, à côté de ces accidents, la possibilité d'une erreur de diagnostic, en vertu de laquelle on aurait méconnu l'existence dans la cataracte d'un noyau consistant de moyenne grandeur situé dans le champ pupillaire. Si pareille chose nous arrivait, nous ne croirions pas devoir suivre le conseil donné par M. Zehender, dans son excellent traité, d'abandonner ce noyau à la résorption. Il nous semble bien plus expéditif et moins dangereux d'agrandir la section à l'aide d'un couteau mousse, d'exciser une portion de l'iris et d'évacuer le noyau avec la curette, de la manière indiquée à propos de l'extraction linéaire modifiée. On échappera ainsi aux inconvénients que la rétention du noyau détermine presque toujours et l'on évitera une seconde opération qui, autrement, deviendrait, en général, urgente.

Lorsqu'il existe, dans le champ de la pupille, une opacité capsulaire, il est bon d'introduire par l'ouverture cornéenne de fines pinces courbes pour en pratiquer l'extraction. Il faut avouer, il est vrai, que cette manœuvre expose fortement à un prolapsus du corps vitré ; mais cet accident n'a rien de grave, lorsque l'évacuation préalable du cristallin s'est opérée.

Le *pansement* se fait au moyen du bandeau compressif. Il faut l'appliquer sur les yeux jeunes, afin de procurer à ces organes un repos complet, et le faire avec un soin tout spécial sur les enfants dont l'agitation et les cris seraient capables, dans le cas contraire de déterminer un prolapsus de l'iris.

Les pièces nécessaires pour ce pansement, dont nous faisons usage après toute opération de cataracte, sont : 1° deux petites pièces elliptiques de toile fine, destinées à protéger les paupières contre l'introduction des brins de charpie entre ces voiles membraneux ; 2° un nombre suffisant de petits plumasseaux de charpie très-minces et de forme ronde ou ovale ; 3° une bande de flanelle large de 4 à 5 centimètres et longue de 4 à 5 mètres (1).

(1) Voyez pour l'usage du bandeau compressif, Sichel (*Gaz. des hôpitaux*, n° 54,

Après avoir instillé une goutte de la solution d'atropine dans l'œil opéré, on recouvre les yeux avec les rondelles de toile, puis ayant comblé très-exactement avec les petits plumasseaux le creux orbito-nasal, tout en s'assurant, à diverses reprises, avec le plat de la main, qu'il n'existe aucune inégalité dans la répartition de la charpie, on fixe le tout avec le bandeau roulé en forme de binocle, que l'on assujettit, en dernier lieu, avec quelques épingles. Il convient de faire passer les obliques ascendants (au nombre de trois) sur l'œil opéré. (Nous n'opérons jamais de cataracte les deux yeux à la fois.)

La tranquillité que ce pansement procure au malade et la sécurité qu'il donne au médecin, annulent, sans contestation, le reproche qu'on lui a adressé d'échauffer l'œil et de causer la rétention des larmes et de la sécrétion conjonctivale. Nous avons, quant à nous, la pleine conviction que la faible augmentation de la chaleur locale occasionnée par le bandeau ne peut exercer sur la cicatrisation de la plaie qu'une influence très-salutaire, alors que l'application du froid serait, en pareille circonstance, bien plutôt défavorable.

Quant à la rétention des larmes qu'on accuse le bandeau compressif d'occasionner, nous nous contenterons de faire remarquer que ce mode de pansement réduit presque à rien la sécrétion lacrymale, en immobilisant les paupières, et que, dans les cas où il ne survient pas de complications, on trouve le bandeau très-souvent sec, vingt-quatre heures après son application. Ajoutons que si les larmes sont sécrétées assez abondamment, consécutivement à une irritation quelconque de l'œil opéré, ce liquide est absorbé par la charpie, et que si la même cause détermine un afflux exagéré de la sécrétion conjonctivale, on élude l'inconvénient qui pourrait en résulter, en renouvelant l'appareil deux ou trois fois dans le cours de la journée.

Nous avons coutume de lever le bandeau compressif, vingt-quatre heures après l'opération, d'en prolonger l'usage un jour encore et de le remplacer, au bout de ce temps, par un carreau flottant de soie noire maintenu au devant de l'œil, en recommandant au malade de tenir, autant que possible, les yeux doucement fermés jusqu'à ce que toute

1853), et *Iconographie* (pl. XIV, fig. 9); de de Græfe; Zehender, *Handbuch der Augenheilkunde*. Erlangen, 1861, p. 425, et *Archiv für Augenheilkunde*, Bd. IX, A. 2, S. 111. M. de Græfe préfère une bande dont le tiers moyen soit de coton tricoté; il en donne pour raison que la chaleur qu'il produit est plus agréable au malade, et que cette portion du bandeau qui tombe justement sur l'œil est moins sujette à glisser, attendu que ce chirurgien, lorsqu'il fait usage du bandeau compressif, l'emploie à l'état de monocle simple.

irritation de l'organe opéré se soit dissipée. En général, le malade garde le lit un ou deux jours, et peut sortir le cinquième ou sixième, les yeux protégés par des lunettes à verres bleuâtres et bombés.

Les *modifications* apportées, dans ces dernières années, au manuel de l'extraction linéaire simple, sont de deux ordres. Les premières, applicables aux cataractes tout à fait liquides, ont pour objet de restreindre au minimum les dimensions de la plaie; les secondes, tout au contraire, imaginées dans le but d'adapter la méthode linéaire à l'extraction des cataractes à noyau, consistent essentiellement dans un élargissement de la section combiné à l'excision d'une portion de l'iris. Nous ne nous occuperons ici que de la première de ces modifications, nous réservant de traiter de la seconde dans un article spécial.

C'est surtout en Angleterre que, depuis peu de temps, les chirurgiens tendent à remettre en vigueur un ancien procédé d'opération de la cataracte molle, par succion ou aspiration de l'émulsion cristallinienne. En France, M. Laugier (1) fit construire, en 1847, une aiguille à succion destinée à remettre en expérience l'aspiration des cataractes molles, dont l'idée remonte, à ce qu'il paraît, aux Arabes.

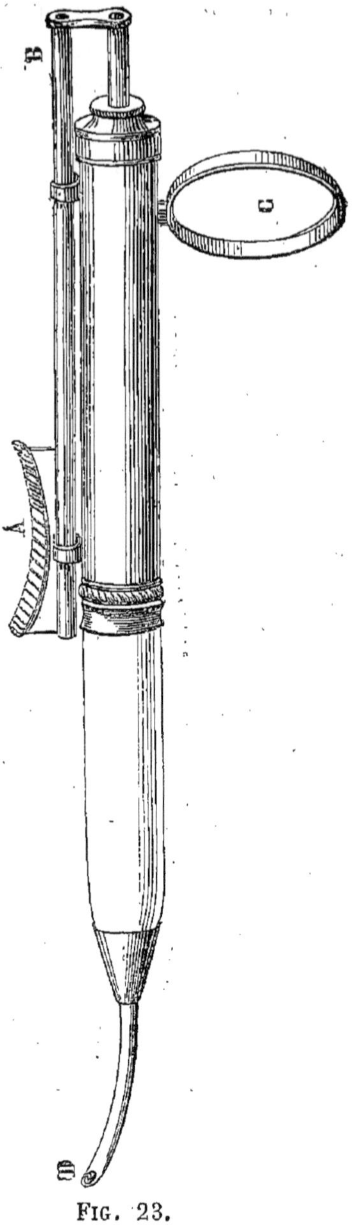

FIG. 23.

M. Bowman a donné à son appareil la forme d'une curette qui aboutit à un petit corps de pompe aspirante avantageusement modifié, quant aux détails de construction (fig. 23) (2). On

(1) Voyez *Nouvelle méthode d'opérer la cataracte, ou méthode par aspiration* (*Annales d'oculistique*, t. XVII, p. 29).

(2) A et C. Point d'appui du pouce et de l'index. — B. Pièce mobile rattachée au piston et communiquant à ce dernier les mouvements qu'elle reçoit de l'impulsion du pouce. — D. Ouverture de la canule en forme de curette.

introduit cet instrument après avoir pratiqué dans la cornée une étroite section linéaire et ouvert la cristalloïde, à moins cependant qu'on n'ait préalablement opéré cette déchirure de la capsule dans le but de compléter la liquéfaction du cristallin. Tout l'avantage que présente l'emploi de cette petite pompe consiste donc dans la possibilité de donner à la plaie de la cornée des dimensions fort restreintes, d'obtenir, dans certains cas spéciaux, une évacuation plus complète du cristallin; enfin de permettre au chirurgien qui opère en public de montrer à ses élèves une méthode très-élégante et d'exécution facile.

Sans appuyer ici outre mesure sur la nécessité de ne pas accroître, sans qu'il en soit besoin, le nombre des instruments de chirurgie oculaire, très-coûteux et d'entretien si difficile, il nous semble que toute aspiration pratiquée dans l'œil peut n'être pas sans une influence fort fâcheuse sur la circulation des membranes profondes de cet organe. On sait, en effet, quelle modification y apporte déjà l'évacuation de la chambre antérieure, en diminuant plus ou moins subitement la pression intra-oculaire.

En résumé, la méthode de succion de M. Bowman nous semble offrir moins d'avantages que d'inconvénients. Si, par exemple, il existe, à coup sûr, une cataracte ramollie en totalité, rien de plus facile que de lui donner issue par une ouverture cornéenne égale en dimensions à celle qu'il faut pratiquer pour l'introduction de la canule. Si pourtant cette manière de procéder laissait dans l'œil une petite portion de cristallin ramolli, que l'on fût parvenu sans peine à aspirer avec la pompe dessinée plus haut, nous n'y voyons aucun inconvénient, tant est facile la résorption de cette substance, à l'âge où s'observe la cataracte entièrement liquide.

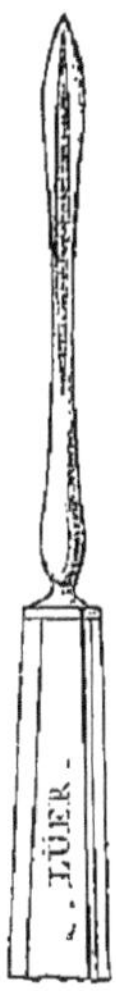

FIG. 24.

Nous croyons donc pouvoir proposer de substituer à cette pompe une simple aiguille à rainure, analogue, quant au principe de sa construction, au couteau imaginé par Walker et à l'aiguille de Buzzi (1), pour la cataracte complétement molle (voy. fig. 24), et que l'on introduirait de la même manière que le couteau lancéolaire dans le premier temps de l'extraction linéaire simple, en prenant soin de l'enfoncer du premier coup en arrière de la capsule antérieure et de rapprocher progressivement sa pointe de la face postérieure de la cornée, au fur et à mesure de l'écoulement de l'humeur aqueuse et de l'émulsion cristallinienne mélangées. Il est entendu toutefois que ce procédé, aussi bien que toute méthode de succion, est exclusivement ap-

(1) Voyez *Annales d'oculistique*, 1849, t. XXI, p. 261.

cable aux cas où le diagnostic n'hésite pas à proclamer la cataracte absolument molle. L'extraction de ces cataractes au moyen de l'aiguille à rainure que nous venons d'indiquer se rapproche beaucoup, d'ailleurs, de la discision combinée de M. de Græfe, telle que nous l'avons exposée dans l'article précédent.

ARTICLE IX.

EXTRACTION LINÉAIRE MODIFIÉE. — EXTRACTION DITE A CURETTE (*spoon-extraction*).

La sécurité que trouve le chirurgien dans une section linéaire, soit pendant, soit après l'opération, opposée au danger qui réside dans l'établissement d'une large plaie cornéenne, comme dans l'extraction à lambeau, a naturellement éveillé chez les praticiens le désir d'agrandir, autant que possible, le cadre de l'extraction linéaire, pour y comprendre les cas où la cataracte présente une certaine consistance, c'est-à-dire est pourvue d'un noyau.

Le problème à résoudre consistait purement et simplement à savoir si la contusion de la plaie cornéenne et des autres parties que le noyau doit traverser pour arriver au dehors, contusion inévitable en raison de la réduction en largeur de la section, offrirait assez peu d'inconvénients pour qu'il fût permis de renoncer aux avantages manifestes que procure, à cet égard, une large plaie à lambeau, dans le but d'éluder les dangers primitifs et secondaires que l'on sait être attachés à l'existence d'une ouverture de l'œil aussi étendue?

Nous pensons aujourd'hui que le véritable terrain de l'extraction linéaire modifiée, c'est-à-dire combinée, d'après les indications de M. de Græfe, à l'excision d'une portion de l'iris, doit être restreint aux cas où un examen attentif a démontré l'existence d'un noyau aplati, relativement peu volumineux et entouré d'épaisses masses corticales ramollies. (La cataracte avec masses corticales liquéfiées, ou de Morgagni, rentre naturellement dans ce groupe.) Néanmoins, lorsque le noyau l'emporte en dimensions sur les masses corticales, et qu'il est volumineux, nous avons appris, par notre expérience personnelle et par celle de praticiens consommés, qu'il convient de se priver des avantages d'une ouverture linéaire restreinte, avantages singulièrement compromis, en pareil cas, par la contusion de la plaie, l'introduction plusieurs fois répétée des instruments, et enfin par la nécessité fréquente de laisser dans l'œil une portion des masses corticales.

On sait que Wardrop tenta, il y a longtemps déjà, de substituer une incision linéaire à la section d'un lambeau. Cette méthode, justement délaissée après lui, fut reprise par M. Desmarres (1) qui expérimenta le broiement du noyau contre la cornée, par le moyen d'une curette, en procédant ensuite à l'extraction des fragments (de ceux du moins qui ne s'étaient pas soustraits en arrière de l'iris).

Malgré ces tentatives, l'extraction linéaire, appliquée aux cataractes consistantes, n'entra, à proprement parler, dans la pratique, que lorsque M. de Græfe (2) eut exprimé l'idée d'y combiner, dans tous ces cas, une iridectomie. Cet auteur y fut conduit en réfléchissant que la portion de l'iris contiguë à la plaie était justement ce qui s'opposait à l'introduction de la curette en arrière du noyau, et que, d'ailleurs, ce temps de l'opération devait être constamment suivi de la contusion de cette membrane, en ce même point, surtout lorsqu'on s'attachait, à l'exemple de M. Desmarres, à pratiquer le broiement de la cataracte. M. de Græfe a donc apporté à l'extraction linéaire simple les modifications suivantes :

1° Il fait la section tout près du bord de la cornée, du côté de la tempe, comme s'il se proposait de pratiquer une iridectomie. La section doit comprendre un quart de la circonférence de la cornée, et, pour ce motif, être exécutée avec un large couteau lancéolaire. Il agrandit, au reste, la section, en élevant ou en abaissant la pointe du couteau, au moment où il le retire.

2° Dans le second temps, il excise une portion de l'iris qui ne doit pas occuper toute l'étendue de la section, et ne dépasse guère son tiers moyen. Le sang qui s'écoule, après cette excision, n'est généralement pas un obstacle à l'exécution immédiate du troisième temps de l'opération.

3° Le troisième temps consiste à ouvrir la capsule avec le cystitome, en prenant soin de diviser cette membrane dans toute l'étendue comprise entre le bord de la pupille et la lèvre interne de la plaie cornéenne. On atteint donc avec le cystitome jusqu'au voisinage de l'équateur du cristallin, protégé lui-même par la lèvre interne de la plaie de la cornée. L'opérateur ne doit rien faire sans être certain d'avoir divisé largement la capsule, ce qu'il reconnaît à une dilatation assez brusque de la pupille, au moment où les masses corticales ramollies s'échappent de l'ouverture capsulaire. Si ce phénomène venait à manquer, il serait prudent de réintroduire le cystitome, pour ne pas s'exposer à luxer le cristallin avec la curette, en appuyant cet instrument contre la cristalloïde intacte.

4° Le quatrième et dernier temps de l'opération consiste à saisir le noyau, au moyen d'une curette de Daviel, plus large que celle dont on fait habituellement usage et plus tranchante à son extrémité. On fait glisser cet instrument dans l'épaisseur des masses corticales postérieures, en arrière du

(1) *Clinique européenne*, 1859, n° 8.

(2) *Archiv für Augenheilkunde*, Bd. V, A. 1, S. 161.

noyau, jusqu'au delà de son pôle postérieur; puis on en abaisse légèrement le manche, afin d'appliquer doucement la curette contre le noyau. « Il faut alors, dit M. de Græfe, que la plaie cornéenne soit assez largement ouverte, et, si les muscles de l'œil ne se contractent pas suffisamment, je confie à un aide le soin d'exercer avec la pulpe du doigt une pression modérée sur le côté interne de l'œil, afin de faciliter l'expulsion du noyau. » Dès que les premiers fragments du noyau broyé se présentent dans la plaie, on pousse encore un peu la curette vers le côté interne de l'œil de manière à saisir dans son extrémité recourbée le bord de ce noyau, et, abaissant de nouveau le manche de l'instrument, on le retire avec les parties qu'il entraîne.

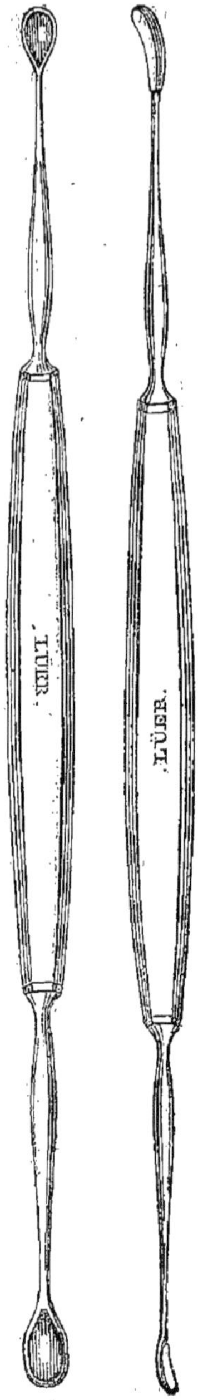

On reconnaîtra sans peine que cette méthode d'extraction à curette n'est pas sans participer aux reproches adressés au violent procédé par broiement de M. Desmarres; aussi faut-il savoir gré à M. Waldau (Schuft) (1) d'y avoir apporté des modifications, en changeant la forme de la curette, pour lui permettre de saisir le noyau avec plus de facilité, et d'avoir tenté, pour sa part, d'éliminer de l'extraction linéaire modifiée les manœuvres irritantes et dangereuses qui avaient pour objet, avant lui, de broyer la portion consistante de la cataracte, avant ou pendant l'extraction.

Nous donnons (fig. 25 et 26) le dessin des curettes les moins volumineuses de M. Waldau, vues de face et de profil. Elles sont d'argent malléable, ce qui permet de les courber à volonté. Les deux plus grandes ont, à mon avis, des dimensions excessives, et l'on peut parfaitement s'en passer dans la pratique. Le bord de ces curettes est très à pic, un peu acéré, et haut de 1 millimètre et 1/4. Le col de l'instrument est très-peu épais et s'insère, sans changer d'épaisseur, à la cuiller qui le termine, de telle sorte que les lèvres de la plaie puissent se rapprocher derrière elle, dès qu'elle a été introduite.

LÜER. LÜER.

Fig. 25. Fig. 26.

La section que pratique M. Waldau est située du côté de la tempe et distante du bord cornéen de 1 millimètre. Du reste, ce

(1) *Die Auslöffung des Staares, ein neues Verfahren*, von Dr. Ad. Schuft. Berlin, 1860.

chirurgien n'a pas modifié les trois premiers temps de l'opération de M. de Græfe. Le changement qu'il y fait subir a exclusivement rapport au mode de maniement de la curette. Il introduit cette dernière dans la plaie, à peu près perpendiculairement à sa direction, et la fait glisser dans les masses corticales postérieures, en arrière du noyau, qu'il embrasse aussitôt dans sa presque totalité. Cela fait, il place la curette dans une direction horizontale qu'il ne dépasse point, afin de ne pas comprimer le noyau contre la cornée; en effet, la résistance de cette membrane suffit amplement à maintenir dans la cuiller le noyau de la cataracte et à l'empêcher de la quitter, lorsqu'on l'attire hors de l'œil. Si l'on a soin d'observer toutes ces précautions, et si l'on donne à la plaie de la cornée un longueur suffisante, le noyau peut être extrait en totalité, sans subir la moindre fragmentation, comme il arrive si facilement avec la curette de Daviel, usitée par M. de Græfe.

Ce simple exposé suffit à montrer que la modification imaginée par M. Waldau a principalement pour but de diminuer les violences exercées contre les membranes antérieures de l'œil, pendant l'extraction du noyau ; mais on conçoit en même temps que l'augmentation de volume apportée à la curette et la nécessité de l'introduire plus profondément que celle de Daviel, soient la source de nouveaux dangers, en menaçant de comprimer la portion de l'iris opposée à la plaie de la cornée entre la face postérieure de cette membrane et le noyau, lorsqu'on attire ce dernier au dehors.

Ces considérations ont démontré l'opportunité de modifications nouvelles dans l'appareil instrumental et le mode opératoire, et c'est à M. Critchett (1) que nous les devons.

Cet ingénieux chirurgien donne à la plaie de la cornée des dimensions plus considérables et y introduit une curette bien moins épaisse que celle de M. Waldau. Comme on le voit (fig. 27 et 28), cet instrument est complétement plat et n'a de rebord qu'à son extrémité pour fixer le noyau au moment de l'extraire.

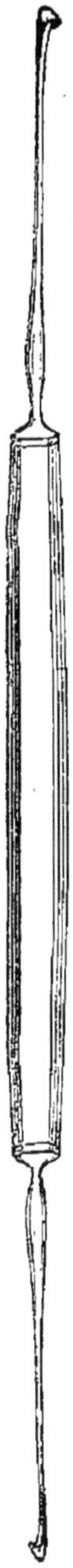

LÜER

Fig. 27. 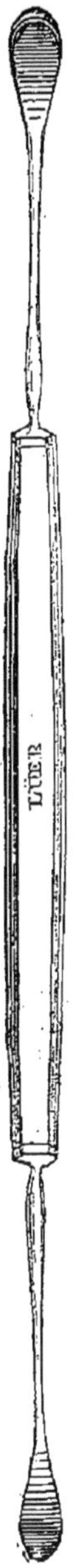 Fig. 28.

Les temps de l'opération de M. Critchett ne diffèrent pas notablement

(1) Voyez *Annales d'oculistique*, t. LII, p. 115.

de ceux que nous venons de décrire; toutefois ce chirurgien se sert, pour la section, d'un couteau lancéolaire coudé (fig. 29) qu'il introduit au bord de la cornée même et à l'extrémité supérieure du diamètre vertical de cette membrane. Il opère ainsi dans le but de dissimuler en arrière de a paupière supérieure la pupille artificielle qu'il pratique. Cette manière de procéder réduit presque à rien les désavantages que l'agrandissement de la pupille peut présenter au point de vue fonctionnel; mais, d'un autre côté, elle soulève des difficultés pratiques assez sérieuses, en forçant l'opérateur à n'employer que des instruments courbes, ce qui n'est point sans l'incommoder, lorsqu'il n'est pas très-familiarisé avec cette méthode.

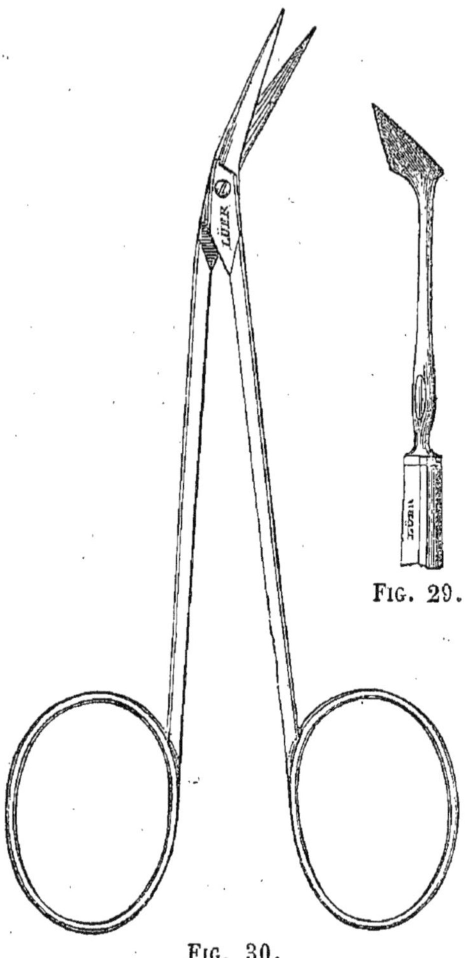

Fig. 29.

Fig. 30.

Le couteau ayant pénétré jusqu'à son coude, à travers le bord supérieur de la cornée, de manière à sectionner, comme dans le procédé primitif, le demi-quart de la circonférence de cette membrane, M. Critchett, après l'avoir retiré, introduit par la plaie, si le noyau est volumineux, l'une des branches des petits ciseaux représentés fig. 30, au moyen desquels il agrandit la plaie. Cette ouverture occupe alors un peu plus du tiers de la circonférence cornéenne, se rapproche d'une section à lambeau de faible dimension, et présente, au delà des points extrêmes de l'incision linéaire, des angles obtus très-ouverts.

L'excision de l'iris, l'ouverture de la capsule, le maniement de la curette (à laquelle on doit imprimer au préalable une courbure qui permette d'éviter la rencontre du bord orbitaire supérieur), s'exécutent absolument comme dans le procédé de M. Waldau. On évite donc avec soin toute fragmentation du noyau et toute compression exagérée de ce dernier contre la face postérieure de la cornée. Au reste, il est facile de surveiller, dans les moindres détails, l'accomplissement des précautions ci-dessus indiquées, attendu que l'ouverture, relativement restreinte, de l'œil, permet, aussi bien que dans les procédés de MM. de Græfe et Waldau, de faire maintenir les paupières au moyen d'écarteurs et de fixer le globe oculaire pendant toute la durée de l'opération.

Il n'est besoin de déposer la pince à fixation et de rapprocher les paupières qu'immédiatement après l'extraction du noyau, et c'est alors que M. Critchett s'attache, avec un soin extrême, à donner issue à toutes les masses corticales restées dans l'œil. Il y arrive au moyen de douces frictions et de pressions modérées qu'il exerce au travers des paupières, pendant qu'il fait doucement écarter les lèvres de la plaie. Cet habile praticien attend parfois une demi-heure, une heure et même plus, pour permettre à l'humeur aqueuse régénérée de mieux rassembler dans le champ pupillaire les masses corticales refoulées en arrière de l'iris, et d'en faciliter l'issue en s'y mélangeant. Cela fait, la plaie étant soigneusement nettoyée et coaptée, on applique le bandeau compressif. Les malades ne gardent le lit que fort peu de temps, et nos confrères anglais n'hésitent quelquefois pas à les renvoyer chez eux aussitôt après l'exécution de cette méthode.

Nous avons expérimenté avec beaucoup de conscience et une prédilection toute spéciale le procédé de M. Waldau, heureusement modifié par M. Critchett. A une certaine époque même, il nous a paru devoir porter à l'extraction à lambeau une atteinte sérieuse; mais nous devons avouer que la fréquence des résultats incomplétement satisfaisants qu'il nous a donnés, et la multiplicité des cataractes secondaires que nous avons vu suivre son exécution nous portent actuellement, lorsque le noyau dépasse certaines dimensions, à faire, de préférence, usage d'une méthode que nous exposerons dans l'article suivant.

APPENDICE.

M. de Græfe s'occupe actuellement, comme il nous l'apprend lui-même (1), des moyens d'éviter, lorsqu'il exécute l'extraction linéaire modifiée, d'introduire dans l'œil tout instrument d'un certain volume, pour saisir et entraîner au dehors le cristallin. Il attribue principalement à l'emploi de ces instruments volumineux, et au jeu de levier qu'on leur communique, pour extraire le cristallin, la pullulation des cellules intra-capsulaires et de celles qui occupent la superficie de l'iris, phénomène qui altère si souvent les résultats définitifs de l'extraction linéaire modifiée.

M. de Græfe croit avoir trouvé le moyen d'échapper à cet inconvénient, dans une *nouvelle forme* de la section, qu'il exécute avec un couteau

(1) Lettre du 29 juin 1865.

très-étroit et dont la configuration se rapproche beaucoup de celle d'une aiguille (fig. 31).

La section a, comme le montre la figure 32, une direction presque tangente au sommet de la cornée, et remplit bien plus complétement la condition d'une plaie linéaire, que celle qu'on pratique au moyen du couteau lancéolaire ; car la lèvre interne de la plaie concorde presque exactement avec un grand cercle du sphéroïde cornéen. Cette plaie offre donc tous les avantages d'une ouverture non béante, et, d'un autre côté, la configuration de son bord interne est très-favorable à l'évacuation du cristallin. Aussi, lorsque le noyau est peu volumineux et assez peu résis-

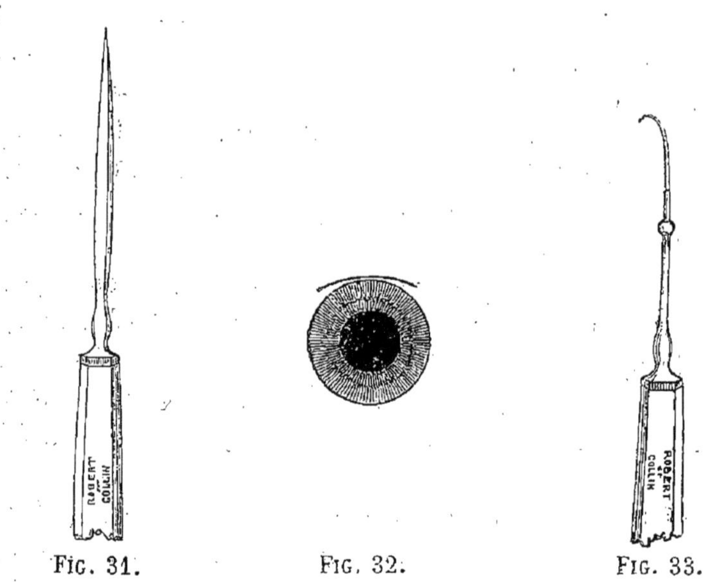

FIG. 31. FIG. 32. FIG. 33.

tant, il n'est pas nécessaire d'introduire un instrument pour le saisir. S'il est plus dur, il suffit de faire glisser dans les masses corticales postérieures, au delà du pôle postérieur du noyau, un crochet très-faible (fig. 33) qu'on se contente d'attirer directement au dehors, sans mouvement de bascule ni pression d'arrière en avant. Notre honoré maître se prononcera bientôt, d'une façon plus arrêtée, sur cette méthode opératoire encore en expérimentation au moment où nous écrivons ces lignes.

ARTICLE X.

EXTRACTION A LAMBEAU.

Historique. — Au commencement du siècle dernier, on croyait encore généralement que la cataracte consistait dans une sorte de pellicule située au devant du cristallin et non dans une altération de cet organe lui-même ;

aussi, en pratiquant l'opération de l'abaissement, qui remonte aux temps les plus reculés, croyait-on attaquer cette pellicule, à l'exclusion du cristallin, que l'on considérait alors comme absolument indispensable à l'accomplissement de la fonction visuelle.

Quelques extractions de cristallins abaissés et remontés ou déplacés par une luxation spontanée (Saint-Yves, Petit), apprirent enfin que l'opération de l'abaissement avait, en réalité, pour effet de débarrasser le champ pupillaire du cristallin troublé dans sa transparence, et non d'une opacité juxtaposée à cet organe. C'est en 1705 que Brisseau fils (1) présenta à l'Académie des sciences un mémoire dans lequel, s'appuyant sur l'autopsie d'un œil cataracté, il conclut que le siége de la cataracte était le cristallin, et que cet organe, tout en remplissant un rôle des plus importants dans l'exercice de la vue, n'est pas cependant indispensable à l'accomplissement de cette précieuse fonction. Maître Jean avait bien, grâce à des autopsies exécutées en 1691, localisé dans le cristallin le siége de la cataracte; mais il ne publia ses résultats dans son traité que deux années après la publication du mémoire de Brisseau.

Quoiqu'on possédât, dès cette époque, la notion exacte du siége anatomique de la cataracte, il fut bien rare qu'on y portât remède au moyen de l'extraction (Freytag, Heister, Taylor, etc.), et l'on peut dire que Daviel l'érigea, le premier, en méthode et en devint le véritable vulgarisateur. En 1752, il avait déjà opéré par extraction 206 cataractes, dont 182 suivies, à ce qu'il assure, de succès (2).

Daviel exécutait l'extraction en incisant la partie inférieure de la cornée avec un couteau analogue à nos couteaux lancéolaires; en élargissant la section avec un couteau semblable, mais émoussé, et en terminant la plaie avec les ciseaux qui portent encore son nom. Sa section, très-périphérique, remontait de 1 à 2 millimètres au-dessus du diamètre horizontal de la cornée : il renversait ce large lambeau avec une petite spatule, ouvrait la capsule avec une aiguille et facilitait l'issue du cristallin, au moyen de sa curette. Cela fait, il couvrait l'œil d'un petite pelotte de coton qu'il maintenait à l'aide d'un bandeau médiocrement serré.

Wenzel père apporta à ce procédé une modification importante. Richter donna à la section une direction oblique, et l'exécuta, le plus souvent, en dehors et en bas. Il se servait d'un couteau assez analogue, pour la forme, à une lancette allongée pourvue d'un côté mousse jusqu'à 3 millimètres de

(1) Voyez la BIBLIOGRAPHIE.

(2) Les recherches que l'Académie fit faire à Reims fournirent le résultat suivant : Sur 34 opérés par extraction, 17 présentèrent un résultat complet, 8 un succès moyen, et 9 perdirent complétement la vue.

sa pointe où il devenait tranchant. Wenzel enfonçait cet instrument à travers la cornée et achevait la section en continuant à le pousser dans la direction qu'il lui avait donnée. Le lambeau qu'il taillait ainsi comprenait un peu plus de la moitié de la cornée ; mais, si l'on se reporte au dessin que Wenzel présente dans son traité, on reconnaît que ce même lambeau était bien moins périphérique que celui de Daviel, et, partant, moins étendu.

Jusqu'à cette époque, les opérations de cataracte par extraction et les perfectionnements qui y furent apportés s'exécutèrent presque exclusivement en France et notamment à Paris. C'est à ce moment que l'Allemagne, s'emparant de cette méthode, y apporta des améliorations remarquables. A. G. Richter (1771) fut le premier à préciser les indications de l'extraction. Il modifia les instruments, en imaginant un couteau plus large que celui de Wenzel, et grâce auquel le médecin pouvait, en le poussant au travers de la cornée, achever la section sans perdre d'humeur aqueuse et sans blesser l'iris. Richter recommande déjà d'extraire, s'il est possible, la cataracte dans sa capsule, pour éviter les cataractes secondaires.

Après Richter, c'est évidemment Beer (1792-1817) qui a le plus perfectionné l'extraction à lambeau, et l'on peut dire que, de nos jours, on n'a changé que fort peu de chose à ses modifications, pour ce qui concerne du moins l'extraction à lambeau simple. Il donna au couteau à cataracte la forme qu'il affecte encore actuellement, conseilla de faire de préférence la section dans la moitié inférieure du bord de la cornée, et indiqua avec beaucoup de soin toutes les précautions grâce auxquelles l'humeur aqueuse ne s'écoule qu'au moment où l'on retire l'instrument.

En lisant la précieuse description donnée par cet auteur dans son traité on ne saurait se défendre d'un mouvement de surprise en considérant combien la plupart de ses successeurs (1) sont restés au-dessous de la clarté et de la justesse d'exposition par lesquelles il se distingue. Ajoutons que Beer, lui aussi, montra une prédilection marquée pour l'extraction de la cataracte encore contenue dans sa capsule.

Daviel, Wenzel et Richter avaient eu le grand mérite de propager l'extraction de la cataracte, en repoussant l'opération irrationnelle et dangereuse de l'abaissement que Willburg (1785) essaya néanmoins, après eux, de remettre en vogue. Par bonheur, la précision que Beer apporta dans le manuel opératoire de l'extraction, vint, très à propos, neutraliser ces fâcheuses tentatives.

Depuis le commencement de ce siècle, l'extraction est donc, parmi les

(1) Une des meilleures descriptions du manuel opératoire est certainement celle que M. Arlt a donnée dans son traité.

chirurgiens de bonne foi et d'expérience consommée, la meilleure méthode d'opérer la cataracte, tandis que se restreint, de plus en plus, le nombre des cas où l'abaissement leur paraît indiqué. Il y a plus, un des principaux mérites de la chirurgie oculaire contemporaine nous semble résider dans les tendances qu'elle manifeste à abandonner complétement l'abaissement, comme une opération irrationnelle et pleine de dangers. Depuis Beer, il est vrai, on n'a pas manqué de sentir l'urgence de se prémunir, autant que possible, contre les dangers que présente, même entre des mains habiles, l'extraction de la cataracte par une ouverture aussi large que celle de la section à lambeau. Nous passerons sous silence les tentatives de Conradi, de Buchhorn et de Langenbeck, qui, en propageant la discision, ont soustrait un certain nombre de cataractes à l'extraction à lambeau; nous ne nous étendrons pas davantage sur les perfectionnements apportés par M. de Græfe à l'extraction linéaire simple, afin de mieux insister sur les modifications introduites dans le procédé de l'extraction à lambeau elle-même, dans le but d'en restreindre les dangers.

Ces modifications portent sur trois points essentiels. Elles ont pour objet : 1° de diminuer, comme le fait M. Critchett, l'étendue de la section, tout en la rapprochant, pour la forme, d'une incision linéaire; 2° de ménager au cristallin une issue plus complète et plus facile, au moyen d'une pupille artificielle pratiquée quelques semaines avant l'opération principale, comme le fait M. Mooren, ou bien associée à l'extraction même, d'après le procédé de M. Jacobson, et comme M. de Græfe l'avait indiqué le premier, sans pour cela l'ériger en méthode; 3° d'espacer les principaux temps de l'extraction à lambeau modifiée, en intercalant entre chacun d'eux un laps de temps variable. Ainsi, on pratique une pupille artificielle plusieurs semaines avant l'extraction, et, huit ou quinze jours avant de la faire, on procède à l'ouverture de la capsule (Manhardt, de Græfe).

D'après ce qui précède, il est aisé de reconnaître que les dernières améliorations, imaginées dans le dessein d'écarter de l'extraction à lambeau ordinaire les dangers inhérents à son exécution, ont moins pour but de diminuer les dimensions de l'ouverture cornéenne que de s'opposer à la rétention d'une partie du cristallin cataracté dans l'œil, au froissement des membranes au travers desquelles il s'engage, et à la multiplicité des traumatismes exercés, dans un court espace de temps, sur un organe aussi délicat.

Dans le mode de description que nous adoptons au sujet de cette importante opération, nous traiterons : A. de l'extraction à lambeau simple; B. de l'extraction à lambeau modifiée; C. de l'extraction à lambeau modifiée et à temps espacés; D. de l'extraction à lambeau modifié sans ouverture de la cristalloïde.

A. — Extraction a lambeau simple.

Les instruments nécessaires pour cette opération sont :

Une pince à fixation ;

Un couteau à cataracte à tranchant droit (ancien modèle de Beer), ou courbe (fig. 34) (comme celui de White-Cooper, et comme ceux que M. Zehender (1) a récemment proposés ;

Un couteau mousse droit ;

Un cystitome ;

Des pinces à pupille ;

Des ciseaux à branches courbes ;

Un fort crochet pointu pour saisir la cataracte en cas de luxation du cristallin, crochet très-avantageusement remplacé par une curette de Waldau.

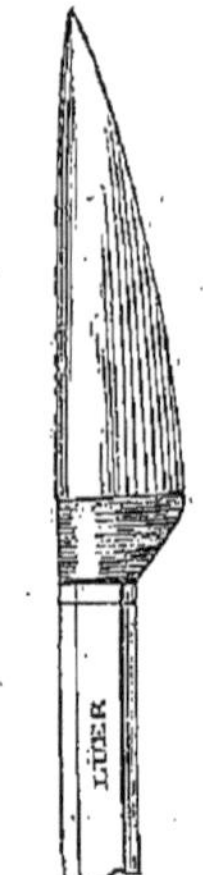

Fig. 34.

Premier temps de l'opération. — Le malade étant couché, on bande celui des yeux qui ne doit pas être opéré, et, faisant fixer solidement par un assistant la tête du patient, on confie à l'aide l'écartement des paupières. La paupière supérieure doit être maintenue de telle sorte que son cartilage tarse soit refoulé sous le rebord orbitaire, et que son bord ciliaire soit fixé près de ce rebord osseux par la pulpe du doigt indicateur.

Dans cette position, la paupière ne peut ni descendre ni basculer autour de son axe horizontal : d'ailleurs le médius de la même main, en appli-

(1) Nous ne saurions mieux faire que de reproduire ici l'analyse d'un article fort judicieux que M. Zehender a publié en 1864, dans son journal, pour démontrer les avantages qui résident dans l'emploi d'un couteau à tranchant convexe. Nous éviterons ainsi la nécessité d'insister, plus tard, assez longuement sur les particularités du mode d'action de cet instrument. « A. G. Richter a établi, d'une façon presque mathématique, les conditions que doit remplir un bon couteau à cataracte. Un seul point a été négligé dans la description, à savoir la forme du tranchant. Celui-ci peut être droit, convexe ou concave ; la dernière de ces formes est celle qui paraît trouver le moins d'applications. Il reste donc à choisir entre la forme convexe, usitée en Angleterre, et la forme droite, à laquelle on s'est généralement tenu, jusqu'ici, en France et en Allemagne. Les couteaux de Beer et de Jæger, dont on se sert presque exclusivement en Allemagne, sont munis d'un tranchant exactement rectiligne, qui n'est pas exempt de reproche. Il est vrai que ces couteaux ont ordinairement un tranchant légèrement convexe ; mais c'est là, sans doute, une modification qu'il faut attribuer à l'arbitraire du fabricant. Le dessin que Beer donne lui-même (*Lehre von den Augenkrankheiten*, Bd. II, Tab. V, fig. 19) ne laisse aucun doute à cet égard. Les objections qu'on peut soulever contre cette forme absolument rectiligne ne nous paraissent pas manquer de fondement. Admettons que la section de la cornée doive se faire d'un mouvement continu, sans agir en sciant : les diverses positions du

quant l'orbiculaire contre le bord supéro-externe de l'orbite, résiste aux contractions involontaires auxquelles ce muscle est si sujet. Un bon aide doit s'appliquer soigneusement à n'exercer aucune pression contre le globe de l'œil lui même, soit de la main droite, soit de la gauche avec laquelle il abaisse et maintient la paupière inférieure, en appliquant l'extrémité du doigt sur le bord ciliaire de cette dernière.

Cela fait, l'opérateur saisit avec les pinces à fixation un pli de la conjonctive voisin du bord interne de la cornée, et situé soit au-dessus, soit au-dessous du point où il doit faire la contre-ponction, suivant qu'il pratique la kératotomie inférieurement ou supérieurement. Les dimensions du lambeau doivent, à ce qu'il nous semble, être constantes ; car l'extraction à lambeau n'est, à proprement parler, applicable qu'aux cataractes séniles dont le noyau dépasse en volume les masses corticales opaques.

Nous savons parfaitement à quoi nous en tenir sur la valeur du conseil qui veut qu'on proportionne exactement la section à la grandeur du noyau ; car la précision du diagnostic poussée à ces limites est illusoire, et si quelque opérateur la revendique pour lui-même, pourquoi, s'il a affaire à une cataracte à noyau peu volumineux, ne porterait-il pas son choix sur un procédé d'extraction plus convenable, en pareil cas, que celui que nous décrivons? (Extraction linéaire modifiée.)

tranchant qui traverse la chambre antérieure appartiennent à un système de cordes parallèles entre elles, dont la dernière vient se confondre avec la tangente à la section. La position de ce point, qui est le dernier atteint, est facile à déterminer. La section est-elle faite en avançant vers le nez, ce point est éloigné du sommet du lambeau d'un arc de cercle dont l'angle du centre est égal à l'angle de la pointe du couteau. Plus cet angle est ouvert, plus le point en question se rapprochera du nez, et inversement. Or, le couteau à cataracte se comporte exactement comme un plan incliné, le poids étant représenté, à chaque instant, par la résistance de la cornée. Pour un mouvement uniforme du couteau, cette résistance est proportionnelle au nombre d'éléments qui sont rencontrés pendant un temps donné. Le calcul montre que la dernière partie à diviser, longue de 1 à 3 millimètres, n'exige plus qu'un très-petit mouvement du couteau. Aussi, tous les praticiens ont-ils dû remarquer que la section de cette dernière partie exige un effort relativement très-grand ; et cela est d'autant plus sensible que la pointe du couteau forme un angle plus ouvert. Considérons maintenant un tranchant en arc de cercle convexe : à chaque point du tranchant on peut substituer la tangente, et l'on voit qu'un pareil couteau agira comme un plan incliné dont l'angle diminuerait constamment. Si la largeur de la lame est peu supérieure au rayon de la cornée, la force nécessaire pour trancher le dernier élément de la cornée sera presque nulle, et cet élément sera placé presque au sommet du lambeau En n'exigeant pas de l'opérateur un effort plus grand à la fin qu'au commencement, nous n'avons pas la pensée que la force matérielle puisse lui faire défaut, mais nous pensons que la sûreté de main doit être plus grande quand

Il convient de faire le lambeau, si l'on s'en veut tenir à l'ancienne méthode, dans la cornée même (Richter, Beer, Arlt), en lui donnant les dimensions de la moitié de cette membrane. Pour cela, on pousse le dos du couteau dans la direction du diamètre horizontal, aux extrémités duquel on fait ainsi la ponction et la contre-ponction, *en deçà* du limbe conjonctival et tout près de lui. Si, au contraire, on adhère, comme nous le faisons, à la méthode nouvelle (Jacobson), d'après laquelle on porte la section plus périphériquement, on pénètre *dans* le limbe conjonctival, à la jonction de la cornée avec la sclérotique, en tenant l'instrument parallèle au diamètre cornéen horizontal et à 1 millimètre au-dessus ou au-dessous de ce dernier (1).

On saisit le couteau de la main droite, de manière à appliquer la pulpe du médius et de l'index écartés sur la face postérieure du manche, tandis que celle du pouce s'applique à la face antérieure dans l'intervalle

l'effort à exercer est plus constant. De tout ce qui précède, il résulte que les couteaux à lame concave, agissant d'une manière diamétralement opposée, doivent être absolument rejetés. Pour atteindre le but désiré, le sommet de la courbure doit être au point de la lame qui agit en dernier lieu. Le rayon de cette courbure est assez arbitraire. Plus il sera faible, plus le couteau sera court, et inversement. Nous nous sommes arrêté à un rayon de quatre pouces : la largeur la plus grande du couteau étant d'un peu plus de 5 millimètres, il en résulte une proportion assez convenable. Si l'on préférait opérer avec un couteau plus court, on pourrait adopter un rayon de trois pouces à deux pouces et demi. Si nous voulions nous laisser aller à des subtilités théoriques, nous pourrions chercher s'il n'y aurait pas avantage à substituer une autre courbe à l'arc de cercle précédent. On pourrait, par exemple, construire une cycloïde telle, que les longueurs des arcs de cercle que le couteau trancherait fussent proportionnelles aux mouvements imprimés au couteau; mais cette courbe aurait ce désavantage, qu'à partir du moment où le couteau agit simultanément en deux points, un seul des points de la lame agirait conformément au but que nous proposons. Nous avons voulu faire un pas de plus et substituer une lame cintrée à la lame plane que nous venons de décrire : nous espérons, entre autres avantages, obtenir une occlusion plus énergique de la plaie ; mais d'autres inconvénients nous empêchent de recommander, quant à présent, cette modification. D'ailleurs, nous avons remarqué, depuis, que Casamata avait déjà proposé une forme de ce genre. En résumé, nous pensons devoir recommander, comme la plus convenable, la forme circulaire convexe décrite plus haut; les tranchants rectilignes et les concaves, surtout, devront être rejetés comme vicieux. »

(1) Cet emplacement périphérique de la plaie a, comme on le voit fig. 35, pour avantage principal de faciliter la sortie de la cataracte ; car si l'on fait la section soit en B, soit en C, l'axe du cristallin qui, une fois l'humeur aqueuse écoulée, vient s'appliquer contre la cornée, doit, au moment où cet organe sort de l'œil, occuper la position B B' ou CC'. Consécutivement, le bord du cristallin opposé à la section se renverse d'autant plus en arrière que le sommet de cette section est plus près du centre de la

des deux doigts précédents. Les deux autres faces du manche doivent rester libres de tout contact avec la main. L'annulaire et le petit doigt, que l'on peut replier vers la paume de la main, serviront, soit isolément, soit ensemble, comme de point d'appui, en s'appliquant sur l'os de la pommette.

C'est seulement en se conformant à ces principes d'une rigueur, au premier abord, un peu pédantesque, que l'on obtient une sûreté d'action parfaite dans l'exécution de tous les mouvements que l'on imprime aux

cornée. Or, pendant ce mouvement de bascule du cristallin, la zonule de Zinn est exposée à se rompre, d'où s'ensuit généralement une hernie du corps vitré. Si, au contraire, la section (A) occupe le limbe conjonctival, le cristallin, chassé en avant, n'a, en quelque sorte, pour sortir qu'à exécuter un mouvement de glissement, attendu que l'axe (xx) vertical de cet organe tombe à peu près dans la plaie. D'ailleurs l'issue de la cataracte est encore bien plus facile après l'excision d'une portion (ED) de l'iris (fig. 35). Si l'on tient compte de l'épaisseur de la cornée, on remarque que dans les cas où la cataracte est dure et volumineuse, la largeur de la plaie interne n'est suffisante qu'à la condition que l'externe soit tout à fait périphérique. En effet, les points d'immergence du couteau dans la chambre antérieure étant éloignés tous deux de 1 millimètre des points où le couteau a pénétré dans la cornée et en est sorti, on comprend que si ces derniers ont été choisis à 1 millimètre, par exemple, en dedans du bord cornéen, l'ouverture de la chambre antérieure ne doive commencer à chaque extrémité de la section qu'à 2 millimètres en deçà de la ligne de jonction de la cornée avec la sclérotique. Si nous déduisons maintenant ces 4 millimètres de la longueur moyenne du diamètre horizontal de la cornée, qui est de 10 millimètres, il ne reste plus que 6 millimètres pour la longueur de l'ouverture interne, au travers de laquelle doit passer, dans certains cas, un cristallin dont le diamètre mesure jusqu'à 8 millimètres et plus. En pareille circonstance, il faudrait, comme on peut en juger par la considération précédente, une section très-périphérique, c'est-à-dire exactement située à la jonction de la cornée avec la sclérotique, et ayant pour base le diamètre horizontal de la cornée. Nous croyons d'ailleurs, avec M. Jacobson, qu'il existe dans cette situation de la section, en raison de la vascularité que présente cette région comparativement aux parties moins périphériques, des conditions de cicatrisation plus favorables, et il nous semble prouvé que les lambeaux s'appliquent d'autant mieux qu'ils s'éloignent davantage par leur sommet du centre de la cornée.

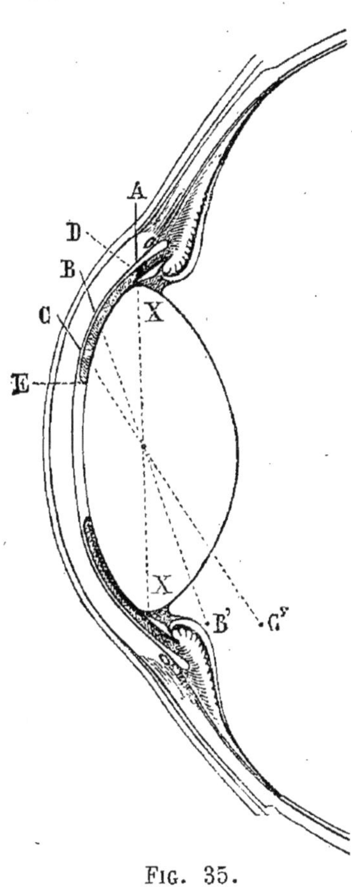

Fig. 35.

instruments avec le pouce, l'index et le médius, en laissant le corps de la main dans une immobilité aussi complète que possible.

Comme nous opérons de préférence par la kératotomie inférieure (1), c'est cette méthode que nous décrirons, en nous réservant de dire plus loin quelques mots de la kératotomie supérieure.

Avant de pratiquer la section, on présente le couteau à l'œil, ou, en d'autres termes, on mesure le lambeau de telle sorte que le dos de l'instrument se trouve exactement à 1 millimètre au-dessous du diamètre horizontal de la cornée. Après quoi, on enfonce la pointe dans cette membrane à son point de jonction avec la sclérotique. On peut, en commençant la section, diriger le couteau parallèlement à l'iris, ou le faire pénétrer d'abord perpendiculairement à la surface de la cornée, et ne le mettre parallèlement à l'iris que lorsque la sensation d'une résistance vaincue indique que sa pointe est arrivée dans la chambre antérieure.

(1) Avant qu'on n'eût adopté le bandeau compressif pour le pansement des yeux opérés de cataracte, il y avait incontestablement de l'avantage à faire la section à la partie supérieure de la cornée, où la coaptation des lèvres de la plaie est, à coup sûr, favorisée par la pression de la paupière supérieure abaissée. Il y a plus, même sous le bandeau compressif, le lambeau inférieur se cicatrise un peu moins rapidement que le supérieur. Mais si l'on considère combien l'exécution du premier est plus aisée, combien elle exige moins de perfection dans l'assistance, et facilite le dégagement de la cataracte en permettant de s'aider, pour faire sortir les masses corticales, de pressions douces, exercées au moyen de la paupière supérieure à peine soulevée, on ne doit pas, au contraire, hésiter un instant à se prononcer, en thèse générale, pour la kératotomie inférieure. Ajoutons que, s'il survient une suppuration partielle du lambeau, elle est moins grave dans ce cas que dans le précédent, où la position de la plaie permet au pus de fuser assez loin dans l'épaisseur de la cornée. De même, s'il se fait un prolapsus de l'iris, la pupille est déviée en haut et ainsi masquée par la paupière supérieure, quand la cataracte a été extraite par en haut. Nous sommes, quant à nous, persuadé que le prolapsus du corps vitré se fait plus souvent après la kératotomie supérieure qu'après l'inférieure, en raison de la facilité avec laquelle se renverse le lambeau que donne la première, surtout dans les conditions d'écartement forcé des paupières, sans lesquelles il est impossible de pratiquer cette opération. En opérant sur la partie inférieure de la cornée, il n'est, au contraire, besoin d'écarter largement ces voiles membraneux qu'au moment même où le tranchant du couteau traverse la chambre antérieure. Nous admettons aisément, en faveur de la kératotomie supérieure, une exception pour les cas où il s'agit d'un œil très-proéminent ; car, dans cette circonstance, on observe, faute d'avoir taillé le lambeau avec un soin très-minutieux, une coaptation imparfaite des lèvres de la plaie, dont la supérieure est refoulée en haut et irritée par la paupière inférieure. Encore faut-il ajouter que, dans ces cas, l'usage du bandeau compressif, suffisamment prolongé, peut quelquefois dispenser l'opérateur de mettre en pratique ce procédé, si délicat d'exécution sur ces yeux saillants.

Nous conseillons à ceux qui ne sont pas encore très-familiarisés avec ce genre d'opération, de s'en tenir au premier mode d'introduction du couteau; car ils s'exposeraient, en agissant autrement, à exercer sur l'œil, pendant le renversement du manche, une pression qui aurait pour résultat l'évacuation d'une partie de l'humeur aqueuse, et rendrait fort embarrassant l'achèvement de la section, sans blessure de l'iris. Il est d'ailleurs évident que la plaie doit être plus régulière, si l'on traverse la cornée dans un seul plan, attendu qu'il n'est pas possible, dans le cas inverse, de faire la contre-ponction de la même manière que la ponction. Aussi, lorsqu'on ponctionne la cornée perpendiculairement à sa surface, tout en augmentant faiblement l'étendue de la plaie interne, a-t-on l'inconvénient de la rendre un peu irrégulière, car une de ses extrémités est moins distante du point de ponction que l'autre du point de contre-ponction.

Le couteau ayant pénétré dans la chambre antérieure, l'opérateur en pousse la pointe, en ayant soin de la tenir constamment à 1 millimètre de distance du diamètre horizontal, et en s'efforçant de tenir le plan du couteau aussi exactement que possible parallèle à celui de l'iris.

Si l'on observe attentivement cette double règle de conduite, la pointe du couteau doit exactement sortir en un point symétrique du point de ponction à l'union de la cornée avec la sclérotique. Il est indispensable que ce mouvement du couteau s'exécute avec rapidité, et que les doigts qui le poussent, ne se ralentissent qu'après la section d'une portion de la cornée assez étendue pour que la totalité du tranchant ait quitté la chambre antérieure et se soit engagée dans le tissu cornéen.

Cela fait, on dépose les pinces à fixation, et l'on achève le lambeau en y mettant le moins de précipitation possible. On profite, pour le faire, du calme qui succède généralement, chez le malade, au saisissement déterminé par le premier attouchement de l'œil. Pendant ce temps de l'opération, nous avons coutume d'adresser au patient quelques paroles rassurantes, en lui faisant entendre que tout se passe à souhait, et qu'il suffira de quelques instants de tranquillité pour en finir avec la partie la plus pénible de l'opération.

On achève alors la section, en poussant constamment la pointe de l'instrument dans sa direction première, en ayant soin toutefois d'en renverser le manche vers la tempe, si la pointe menaçait de blesser le nez. Durant ce mouvement de bascule du manche, il est important de n'exercer sur le plat du couteau que le moins de pression possible (1).

(1) Si, en poussant la pointe du couteau, l'opérateur est arrêté par la rencontre du doigt médius avec le rebord orbitaire externe, il doit, sans retirer le tranchant, déplacer successivement vers l'extrémité du manche, le pouce, puis l'indicateur, et, en dernier lieu, le médius.

Un peu avant que l'achèvement du lambeau ne soit complet, c'est-à-dire lorsqu'il ne reste plus en avant du tranchant qu'une faible bride de tissu, l'aide chargé du maintien de la paupière supérieure la laisse retomber sans précipitation sur le dos du couteau et se contente d'abaisser un peu l'inférieure du côté de la joue. L'opérateur retire alors le couteau, dont il dirige le fil en avant, et porte aussitôt le pouce de la main gauche, posée sur le front du malade, sur la paupière supérieure abaissée, qu'il maintient doucement dans cette position. En même temps, il recommande au patient de tenir les yeux fermés, avec aussi peu de contraction des paupières que s'il voulait sommeiller. Dans le cas où l'on aurait pratiqué la section en haut, l'aide devrait appliquer toute son attention à ne laisser retomber la paupière supérieure qu'après que le lambeau, exactement appliqué, se serait partiellement caché sous cette dernière, de telle sorte qu'on n'ait pas à craindre de le voir se renverser (1).

Le meilleur moyen d'obtenir un lambeau très-régulier consiste à pousser en avant le couteau soigneusement maintenu dans un plan parallèle à celui de l'iris, jusqu'à ce qu'on ait à peu près terminé la section, et de n'employer le mouvement de retrait du tranchant, que pour couper la mince bride membraneuse qui retient encore le lambeau à la sclérotique. Il est vrai que, pour ne pas blesser alors la racine du nez, il est nécessaire de renverser, vers la tempe, à une ou plusieurs reprises, le manche de l'instrument, précaution qu'il est difficile, sans une certaine habitude, d'observer sans exercer sur le globe de l'œil une pression qui aurait pour effet de permettre l'écoulement de l'humeur aqueuse. Or, cet accident est fâcheux lorsqu'il survient avant que la totalité du tranchant ait quitté la chambre antérieure; car il donne lieu à une hernie de l'iris qui expose l'opérateur à intéresser cette membrane, sans qu'il puisse, en général, l'éviter, se conformât-il au conseil de Beer, en appliquant directement la pulpe du doigt indicateur sur la face antérieure et inférieure de la cornée, pour y exercer une pression modérée et y faire des frictions douces.

Si l'on remarque, au moment d'achever la section, que le malade contracte trop énergiquement les muscles de l'œil, et s'il a fait preuve d'une grande excitabilité lorsqu'on lui écartait les paupières et qu'on lui saisissait l'œil avec les pinces, il convient, à notre avis, de ménager au sommet du lambeau un petit pont de tissu cornéen, en retirant doucement le cou-

(1) Une pareille opération n'est donc exécutable qu'avec un aide très-exercé; tandis que l'on peut, à la rigueur, pratiquer la kératotomie inférieure avec l'assistance d'une personne peu expérimentée, en lui confiant le soin de retenir la paupière supérieure avec un élévateur peu volumineux, que l'on retire immédiatement après avoir déposé la pince à fixation, et lorsque le couteau a pénétré assez avant pour qu'il suffise à fixer l'œil solidement.

teau, dans le plan suivant lequel il a parcouru la chambre antérieure. En agissant ainsi, on a pour objet : 1° de laisser au malade le temps de se calmer avant qu'on ne procède à un débridement et à une détente aussi prononcés de l'œil ; 2° de se réserver la possibilité de pratiquer la section de la capsule, cette manœuvre si délicate, sur un œil qui ne soit pas ouvert trop largement, et que l'on puisse encore, si l'intolérance du patient l'exige absolument, immobiliser avec des pinces.

Le *second temps* de l'opération consiste à ouvrir la capsule, acte auquel on ne doit jamais procéder avant d'avoir laissé au malade quelques instants de repos, en lui réitérant l'assurance qu'il suffira d'un temps très-court pour achever l'extraction de la cataracte. Il ne faut pas oublier que, à partir de l'achèvement de la section, le pouce gauche de l'opérateur n'a pas cessé de maintenir la paupière supérieure doucement appliquée. Après avoir essuyé le bord des paupières avec un linge fin, il engage son aide à attirer légèrement, sans aucune pression sur l'œil, la paupière inférieure en bas, tandis que lui-même relève doucement la supérieure, tout prêt à la laisser de nouveau retomber, au premier clignement énergique, à la première contraction musculaire un peu forte tentée par la malade.

Quand la section a été pratiquée en un seul temps, on introduit le cystitome sous le lambeau, dans une direction à peu près horizontale, en écartant aussi faiblement que possible les lèvres de la plaie, à l'ouverture de laquelle on présente d'abord le col du cystitome, qui entraîne à sa suite, vers le champ pupillaire, de dedans en dehors, la petite lame qui y est associée. Cette dernière reste ainsi, pendant toute la durée de ce mouvement, appliquée à plat contre la face postérieure du lambeau, remonte, sans quitter cette direction, vers le champ pupillaire, et quand elle avoisine d'un demi-millimètre le bord supérieur de la pupille, on imprime, entre les doigts, au manche qui la supporte, un quart de rotation qui a pour effet de tourner son bord tranchant vers la capsule. C'est dans cette position qu'on retire l'instrument, dans la direction même de son axe, jusqu'à un demi-millimètre de distance du bord pupillaire opposé ; et l'on ouvre ainsi la capsule par une simple section. Cette incision linéaire suffit, en général, pour que le cristallin qui la traverse en détermine la déchirure sous forme de lambeaux triangulaires ; mais si l'on juge nécessaire et possible d'ouvrir plus largement la cristalloïde, et principalement si le patient est très-calme ; remettant le cystitome à plat, on le porte une seconde fois, le long de la face postérieure du lambeau, vers le bord pupillaire supérieur, et l'on procède à une nouvelle section de la capsule, au moyen d'une incision que l'on met, s'il est possible, en croix avec la première. On retire le cystitome à plat et de telle sorte que le dos de l'instrument quitte le premier la plaie, sans en écarter notablement les bords.

L'ouverture de la capsule se révèle ordinairement par une légère propulsion du cristallin en avant, propulsion qui a pour effet de dilater plus ou moins sensiblement la pupille et d'entr'ouvrir légèrement la section cornéenne. Le maniement du cystitome est évidemment l'un des points les plus délicats de l'extraction à lambeau ; car, une fois que la section est complément terminée, il n'y a plus moyen de fixer l'œil et l'on est forcé de suivre dans tous ses mouvements cet organe que le patient, en dépit de toutes les exhortations, est quelquefois incapable de tenir, un seul instant, immobile.

C'est aussi pendant ce temps de l'opération que se manifestent, d'une manière souvent très-embarrassante pour l'opérateur, les inconvénients de la kératotomie supérieure. Dans certains cas, en effet, le malade, malgré les exercices préalables auxquels on a pu le soumettre, ne réussit en aucune façon à diriger l'œil en bas, et dès que l'on tente de soulever la paupière supérieure assez haut pour permettre l'introduction du cystitome, on est arrêté par un clignement tellement énergique que l'on se voit souvent contraint de laisser retomber la paupière, même au risque de renverser le lambeau. C'est de cette manière qu'on n'arrive parfois à pratiquer la section de la cristalloïde qu'après bien des tentatives infructueuses et des manœuvres pénibles, en saisissant, pour ainsi dire au vol, l'instant favorable.

Les précautions les plus importantes qu'il faut observer dans le maniement du cystitome, consistent :

1° A ne pas blesser l'iris et à ne pas détacher cette membrane de ses insertions, en l'accrochant au passage. Le plus sûr moyen d'éviter ce regrettable accident est d'écarter les lèvres de la plaie par une douce pression du col du cystitome, et d'empêcher que le plat de l'instrument ne quitte la face postérieure de la cornée avant qu'on n'en ait engagé le tranchant dans le champ de la pupille.

2° Il importe de ne jamais pousser le col du cystitome dans les angles de la section, d'après le dessin reproduit dans plusieurs traités réputés classiques, et cela pour éviter de contusionner inutilement ces parties, et d'y entraîner des produits de sécrétion et ces particules étrangères qui adhèrent si facilement aux instruments, fussent-ils nettoyés avec un soin minutieux.

3° Enfin, pendant les mouvements que l'on imprime au cystitome pour ouvrir la capsule, il faut bien se garder d'en redresser le manche, et le tenir plutôt faiblement incliné en bas ; car c'est la cristalloïde seule qu'il faut diviser, et cette membrane présente, en s'adossant à la face postérieure de la cornée, un plan convexe en avant. Faute de se conformer à ce conseil, on s'expose à pousser le cystitome dans la substance du crisallin et à luxer cet organe. D'ailleurs, il n'est possible de diviser la capsule suivant les règles de l'art, c'est-à-dire sans soulever le lambeau et sans donner à l'air un large accès, qu'en tenant le manche du cystitome faiblement abaissé pendant les mouvements qu'on lui fait subir.

Dans le cas où l'on procède en deux fois, à la section de la cornée, on introduit le cystitome avant de diviser le pont terminal du lambeau, par le côté externe de la section, de la même manière que si l'on avait à faire une extraction linéaire simple, en ne perdant pas un instant de vue la position des angles de cette ouverture partielle, afin de maintenir constamment le cystitome à distance de l'un et de l'autre, pour ne pas les tirailler inutilement (1).

Le *troisième temps* de l'opération est celui dans lequel on procède à l'évacuation de la cataracte. On le fait précéder de l'achèvement de la section dans les cas où l'on n'a pas terminé du premier coup cette dernière, en ménageant un pont de tissu cornéen, au sommet du lambeau. Pour cela, on introduit entre les lèvres de la plaie, écartées au moyen d'une douce pression, un couteau mousse droit, en le poussant le long de la surface postérieure de la cornée dans la partie la plus déclive de la plaie. Nous conseillons d'achever cette dernière le plus lentement possible, car, à ce moment même, la cataracte peut sortir avec beaucoup de rapidité, n'étant plus retenue dans l'œil par la cristalloïde préalablement dilacérée.

(1) Il serait bien à désirer que les tentatives jadis si hardiment poursuivies par Richter et Beer, et que MM. Sperino, Pagenstecher et moi avons reprises dans ces derniers temps, aboutissent à un résultat certain, c'est-à-dire à permettre d'extraire le cristallin contenu dans la capsule. Non-seulement, en effet, on arriverait ainsi à écarter de l'extraction à lambeau l'un des temps les plus délicats de cette opération ; mais encore à obtenir l'avantage tant recherché de permettre l'évacuation du cristallin dans sa totalité absolue. De cette manière, on échapperait sûrement aux nombreux accidents qui résultent, soit de la prolifération des cellules intra-capsulaires, soit du gonflement des masses corticales restées dans l'œil après l'extraction, soit de l'irritation consécutive de l'iris et de l'hypersécrétion intra-oculaire qui en résulte, soit enfin de la coaptation vicieuse des lèvres de la plaie, si funeste dans ses suites. Ajoutons encore qu'on parerait ainsi au développement des cataractes secondaires. Jusqu'à ce jour, les essais qui ont eu pour objet l'extraction du cristallin dans sa capsule ont exposé les praticiens qui les ont tentés sans les précautions nécessaires, à de si nombreux accidents, à des pertes du corps vitré si abondantes et si souvent accompagnées de luxation du cristallin, que la plupart ont, à leur grand regret, préféré en cesser la poursuite. Nous sommes persuadés que l'usage plus répandu de l'éther ou du chloroforme, joint à l'excision préalable d'une portion assez périphérique de l'iris, permettra de poursuivre ces tentatives et peut-être de généraliser cette méthode si rationnelle.

Lorsque, au contraire, on a terminé la section en un seul temps, lorsque la plaie se trouve être assez large, et dans les cas ou la pupille présentait une dilatation satisfaisante immédiatement avant l'écoulement de l'humeur aqueuse; l'opérateur n'a plus qu'à relever la paupière supérieure, en priant le malade de porter le regard en haut, pour que la cataracte s'échappe de l'œil. Cette évacuation, pour ainsi dire spontanée, s'annonce par une dilatation notable de la pupille qui se distend principalement dans la direction de son diamètre horizontal. Dès que cette dilatation apparaît, le chirurgien doit cesser rigoureusement toute pression sur le globe oculaire, écarter lui-même les deux paupières et charger l'aide de faciliter, au moyen d'une curette ordinaire, le dégagement du cristallin aussitôt que son plus grand diamètre aura dépassé la section.

Si cependant la contraction spontanée des muscles droits était impuissante à expulser, à elle seule, la cataracte, l'opérateur n'aurait qu'à exercer, au travers de la paupière supérieure relevée, de douces pressions sur le bord correspondant du cristallin, par l'intermédiaire du bord supérieur de la cornée, tout en se servant de la paupière inférieure pour donner à l'œil un point d'appui, en l'appliquant contre la sclérotique.

Le bord inférieur du cristallin se présente alors dans la plaie, et l'opérateur se tient prêt à cesser toute pression sur l'œil, au cas où cet organe serait, de la part du patient, le siége d'un effort ou d'un mouvement brusque. Si ces manœuvres n'avaient pas pour effet immédiat de donner à la cataracte une issue facile, il serait bon de rechercher si leur insuccès ne serait pas déterminé par l'absence d'une ouverture capsulaire, et, pour s'en assurer, de réintroduire le cystitome. Les pressions exercées au travers des paupières, sur le globe de l'œil, n'en doivent pas moins se faire toujours avec une extrême modération. Un bon moyen de les contrôler consiste à observer l'effet qu'elles produisent sur la dilatation de la pupille, dilatation qui, nous l'avons vu, est le signe précurseur de la présentation du bord cristallinien dans cette ouverture

Nous aimons mieux exercer ces pressions sur le bord supérieur de la cornée indirectement, c'est-à-dire au travers de la paupière, que directement et à l'aide de la curette de Daviel, dont l'emploi nécessite toujours un écartement un peu forcé des paupières. Aussitôt que le noyau du cristallin s'est échappé de l'œil, ainsi qu'une portion considérable des masses corticales cataractées, l'opérateur applique la face palmaire du pouce sur la paupière supérieure abaissée, et l'y maintient quelques instants; après quoi il exerce, en tous sens, sur ce voile membraneux, de légers frottements, afin d'amener les contractions de l'iris, d'éviter ainsi le prolapsus de cette membrane dans la plaie, et de rassembler, autant que possible, dans la pupille, les masses corticales restées dans l'œil et refoulées en arrière de l'Iris. Ordinairement, en effet, une portion variable de ces dernières a été retenue dans l'œil par le sphincter contracté, et quelques minutes de repos permettent à l'humeur aqueuse de se reproduire en quantité suffisante pour les délayer et en faciliter l'évacuation. Il ne reste, pour produire cette sortie, qu'à diriger ces masses vers le sommet du lambeau, au moyen de douces pressions exercées de haut en bas sur l'œil, à travers la paupière supérieure. Il est assez rare que nous soyons obligé de procéder à la recherche de ces débris du cristallin, en introduisant une curette de Daviel dans le champ pupillaire; en général, cet instrument ne sert, comme nous aurons occasion de le répéter, qu'au nettoyage de la plaie.

Pour que la guérison s'effectue avec toute la rapidité désirable, il est nécessaire de débarrasser, autant qu'on le peut, la pupille des masses corticales détachées du noyau. Aussi, un chirurgien consciencieux ne doit-il jamais répugner à prolonger, s'il le faut, l'opération, en attendant, à différentes reprises, la reproduction de l'humeur aqueuse, grâce à laquelle il lui devient ordinairement possible de nettoyer complétement le champ pupillaire.

La pupille n'apparaît avec sa coloration noir foncé, qu'à la condition que toutes les masses corticales aient abandonné la capsule et que le feuillet antérieur de cette membrane se soit consécutivement rétracté, du centre à la périphérie; or ceci n'arrive que quand la cristalloïde antérieure est dépouillée de toute substance agglutinante, c'est-à-dire ne contient plus d'éléments cristalliniens incomplétement cataractés.

Si les tentatives que nous venons de recommander avec tant d'insistance, dans le but de nettoyer le champ pupillaire, restaient sans résultat, on pourrait les renouveler au moyen de la curette ou à l'aide de fines pinces pupillaires, avec lesquelles on saisirait alors la capsule, en s'efforçant de l'extraire, en partie ou en totalité. On arrive ainsi à entraîner avec elle les éléments du cristallin qui y adhèrent encore. Mais, hâtons-nous de le dire, cette manœuvre, outre qu'elle exige une extrême délicatesse, expose l'opérateur à voir la première traction des pinces suivie d'un prolapsus du corps vitré, dont le moindre inconvénient serait de s'opposer nécessairement à de nouvelles tentatives de nettoyage du champ pupillaire. Aussi, conseillons-nous de n'introduire les pinces dans la plaie, quand on a reconnu une opacité capsulaire, que lorsque, en dépit d'essais réitérés, on ne parvient point à donner au champ pupillaire toute la netteté qu'exige le succès immédiat et absolu de l'opération, ou enfin lorsqu'on a affaire à un sujet fort docile et capable de supporter avec calme des attouchements répétés de l'œil.

Quelquefois, tout en prenant les précautions indiquées et en poussant les tentatives jusqu'à introduire à plusieurs reprises le cystitome dans l'œil, on ne parvient point à faire exécuter au cristallin le faible mouvement de bascule qui doit avoir pour effet de présenter son bord à l'ouverture de la plaie. En pareille circonstance, il serait téméraire de forcer l'évacuation de la cataracte par des pressions exagérées; car il pourrait s'ensuivre une luxation du cristallin et un prolapsus du corps vitré. Il est de beaucoup préférable de procéder, sans plus tarder, à l'excision d'une portion inférieure de l'iris, comprenant toute la largeur de cette membrane, de son bord libre à son bord adhérent. Cette iridectomie est, en général, suivie d'une issue facile de la cataracte. Si cependant cette dernière résistait encore, retenue par des synéchies, il serait indiqué de réintroduire le cystitome pour diviser la capsule antérieure jusqu'au voisinage du cercle équatorial du cristallin, et de tenter l'extraction du noyau avec la curette de Critchett ou de Waldau, comme si l'on avait pratiqué une section linéaire simple.

Des pressions maladroites exercées sur l'œil, par l'opérateur ou son aide, après l'achèvement du lambeau, ou une contraction spasmodique des muscles de l'œil survenue à ce moment même, peuvent être immédiatement suivies d'une luxation du cristallin et d'un prolapsus du corps vitré. Cet accident met le chirurgien dans une position des plus critiques; car s'il essaye, par des pressions convenablement dirigées, de ramener la cataracte dans une position favorable à son évacuation, il ne réussit ordinairement qu'à augmenter la procidence du corps vitré. Dans cette occurrence, nous conseillons d'introduire sans retard la curette de Waldau, de la porter, dans un mouvement rapide, en arrière de la lentille, et d'extraire celle-ci encore contenue dans sa capsule, en retirant l'instrument dès qu'on suppose que son bord a dépassé le pôle postérieur du cristallin, et après en avoir replacé le manche horizontalement et dans une direction telle qu'il corresponde au milieu de la base du lambeau. Cette manœuvre est suivie de l'évacuation du cristallin, dans sa totalité, à la condition que la section ait assez d'étendue pour le permettre. D'ailleurs, on peut l'exécuter sans soulever fortement la paupière supérieure.

A la vérité, la conservation du sphincter de l'iris constitue un obstacle à l'introduction de la curette de Waldau; mais, en général, le prolapsus du corps vitré, qui se fait en sens inverse du déplacement du cristallin, refoule en arrière le bord libre de l'iris, et facilite ainsi le glissement de l'instrument en arrière de la cataracte luxée. Nous avons observé, dans notre pratique personnelle et dans celle de plusieurs de nos confrères que cet usage de la curette offre beaucoup moins de dangers et fournit des résultats beaucoup plus certains que l'emploi d'un crochet fort et pointu. Aussi, avons-nous renoncé à nous servir de cet instrument. Pour en faire usage, on l'introduit à plat dans la plaie, en déviant faiblement sa pointe vers la membrane de Descemet; puis, dès qu'il a atteint le champ pupillaire, on le fait glisser derrière le cristallin luxé que l'on embroche par sa face postérieure, et que l'on attire au dehors. Ces manœuvres sont plus périlleuses que les premières, car elles exigent un écartement de la plaie beaucoup plus considérable, augmentent ainsi le prolapsus du corps vitré et exposent l'œil à de graves dangers, dans le cas où la consistance du noyau serait assez faible pour qu'il pût se fragmenter, au moment où le crochet pénètre dans son épaisseur.

Le *quatrième et dernier temps* de l'opération consiste à débarrasser avec un soin minutieux la plaie cornéenne et le cul-de-sac conjonctival des débris de cataracte qui peuvent s'y être arrêtés. En même temps, on s'assure d'une coaptation du lambeau aussi parfaite que possible.

Après avoir donné issue au noyau et aux masses corticales, nous avons coutume d'attendre quelques instants la reproduction d'une partie de l'humeur aqueuse, et, écartant faiblement alors les lèvres de la plaie, nous y déterminons un courant de liquide assez rapide pour entraîner ces débris. Lorsque la coaptation du bord du lambeau paraît insuffisante, et qu'on a quelque motif de supposer que cette application vicieuse des lèvres de la plaie est déterminée par l'interposition, entre ces dernières, d'un débris de cataracte ou d'une languette de tissu conjonctival, on peut glisser sans crainte la curette de Daviel dans la section, en dirigeant du côté du nez sa concavité, faiblement déviée en haut, et en la promenant le plus légèrement possible d'une extrémité à l'autre de la plaie. L'opérateur achève ce temps de l'opération en soulevant un peu la paupière supérieure, qu'il faut laisser retomber à la moindre contraction un peu vive des muscles de l'œil, ou au premier mouvement brusque de cet organe.

En cas de prolapsus de l'iris, il suffit, en général, pour y porter remède, d'exciter la contraction du sphincter iridien par les douces frictions conseillées plus haut. Si ce moyen reste insuffisant, on essaiera de réduire le prolapsus à l'aide de la curette de Daviel. Lorsque ces tentatives échouent, en raison de la saillie que fait le corps vitré lorsqu'il refoule l'iris devant lui, nous n'hésitons pas à exciser la portion de cette membrane qui se présente dans la plaie. On risque, il est vrai, de provoquer ainsi un léger prolapsus du corps vitré sous-jacent, mais on y gagne une coaptation plus exacte du lambeau et, par suite, une cicatrisation plus régulière et plus rapide.

Le chirurgien, après s'être assuré que le lambeau s'adapte rigoureusement au bord inférieur de la section, peut alors, en garantissant l'œil d'un jour trop vif avec la paume de la main, contrôler l'état fonctionnel de l'œil à l'aide de quelques objets présentés au malade, des doigts qu'on lui fait compter, ou d'un verre à demi plein d'eau sur lequel on le prie d'indiquer à quelle hauteur s'élève le liquide. L'avantage principal de ces essais réside en ce qu'ils réussissent, mieux que tous les discours, à rassurer l'opéré et à lui donner la force morale nécessaire pour subir, sans découragement, une immobilité rigoureuse et prolongée.

Le *pansement* consiste dans l'application du bandeau compressif S'il ne survient aucun accident, il convient de le laisser en place pendant vingt-quatre ou quarante-huit heures. Nous n'exigeons du malade un repos absolu que durant les vingt-quatre heures qui suivent immédiatement l'opération. Au bout de ce temps, nous l'asseyons sur son lit pendant quinze ou trente minutes. Après la seconde application du pansement, précédée, elle-même, de l'instillation de quelques gouttes d'une forte solution d'atropine entre les paupières, nous permettons de le placer, à différentes reprises, sur son séant. Pendant les premiers jours qui suivent l'opération, toute nourriture consistante sera évitée avec soin. L'usage du bandeau compressif, appliqué sur les deux yeux à la fois, doit être continué pendant au moins cinq à six jours, et, le quatrième ou le cinquième, nous laissons le malade, dans les cas ordinaires, une ou deux heures hors de son lit. Enfin, nous remplaçons le premier pansement par un carreau de soie noire flottant au devant de l'œil opéré, que doivent encore protéger des lunettes bleues, lorsqu'il s'expose au jour, et c'est dans le cours de la troisième semaine que nous avons coutume d'accorder au malade sa première sortie (1).

On sera probablement surpris, si ayant lu ce qui précède sur notre manière d'agir relativement à nos opérés de cataracte, on vient à la comparer à celle que professe, dans son traité, notre excellent maître M. Arlt; mais nous croyons pouvoir rapporter à l'usage constant que nous faisons du bandeau compressif la rapidité que nous observons ordinairement dans nos guérisons, et l'inutilité de soins consécutifs plus minutieux et plus prolongés que ceux que nous venons d'indiquer. Il est certain que ce mode de pansement procure à l'organe opéré un repos bien plus complet que les bandelettes de taffetas d'Angleterre, dont la dessiccation et le raccornissement irritent sensiblement la peau et excitent le malade à des clignements répétés. Ajoutons que la position climatérique de Paris, le mode d'alimentation et la tonicité du régime que nous prescrivons à nos opérés peuvent bien être invoqués aussi pour rendre compte de la rapidité avec laquelle s'opère la cicatrisation, dans la plupart des cas qui nous passent sous les yeux.

(1) Dans notre clinique ou, faute d'espace, nous sommes quelquefois obligé de renvoyer les malades avant ce laps de temps écoulé, nous prolongeons l'application du bandeau compressif sur l'œil opéré seulement, et nous n'avons pas eu, jusqu'ici, à regretter d'avoir rendu quelques personnes à leur famille, dès le huitième jour, à la condition d'être à même de renouveler quotidiennement le pansement de l'œil opéré.

B. — Extraction a lambeau modifiée.

L'idée de faciliter l'extraction de la cataracte par l'excision d'une partie de l'iris n'est pas nouvelle ; mais au début, cette modification fut le domaine exclusif d'une variété de cataracte, et paraît n'avoir été appliquée que dans les cas où des adhérences unissaient le cristallin au bord pupillaire ou à la face postérieure de l'iris (cataracte adhérente).

Tous les chirurgiens qui ont eu l'occasion d'opérer un nombre assez élevé de cataractes par extraction à lambeau et qui se sont attachés à étudier soigneusement le mode de cicatrisation de la plaie, sont certainement arrivés à conclure que, dans la plupart des cas, les obstacles qui s'opposent à la guérison ne prennent pas leur point de départ dans le fait de la lésion cornéenne elle-même. Il est, en effet, assez rare que, par suite d'une disposition spéciale de l'état général du sujet, on observe une suppuration qui débute par les lèvres de la plaie. Le plus souvent, au contraire, le foyer primitif des phénomènes morbides qui combattent avec le plus d'énergie la régularité de la guérison est tantôt dans l'iris, tantôt dans la cristalloïde, munie de sa couche épithéliale.

Il va sans dire que la condition indispensable d'une cicatrisation normale par première intention réside dans une exacte coaptation du lambeau de la cornée, et il peut exister dans la rétractilité de la substance cornéenne, aussi bien que dans celle du tégument externe envisagé d'une manière générale, des conditions qui favorisent le retrait du lambeau, et, s'opposant ainsi à une parfaite juxtaposition des bords de la plaie, deviennent souvent la cause d'une suppuration des plus fâcheuses. Toutefois, il est évident que ce phénomène est, en quelque sorte, exceptionnel, et que le défaut de coaptation dont nous venons de signaler les dangers a bien plus fréquemment sa source dans l'intérieur même de l'œil opéré. Quelqu'en soit d'ailleurs le point départ, ce défaut de coaptation a presque constamment pour effet une suppuration plus ou moins étendue, tantôt circonscrite et tantôt diffuse.

L'iris joue, dans la production de l'accident qui nous occupe, un rôle des plus importants et dont le mode varie, suivant qu'il s'accomplit pendant l'opération elle-même, ou après celle-ci.

On conçoit sans peine que, malgré tout le soin avec lequel on a dilaté la pupille, le sphincter puisse se contracter très-énergiquement, après l'écoulement de l'humeur aqueuse, surtout si le plat de l'instrument s'est mis en contact immédiat avec l'iris, en exerçant sur cette membrane une pression ou des frottements assez intenses. Il faut alors une certaine contraction des muscles droits pour que la résistance du sphincter de la pupille soit vaincue, et pour que le bord de la cataracte puisse s'y engager. Dans ces conditions, tandis que la portion la plus consistante de la cataracte s'échappe de l'œil, la résistance du sphincter peut être poussée assez loin pour retenir en arrière de l'iris les parties molles du cristallin. Nous ne comprenons pas comment, dans quelques traités classiques, on nie la résistance que l'iris peut opposer à la sortie du cristallin, en refusant à cette membrane la tension signalée plus haut, tandis que tous sont unanimes à déclarer que le sphincter peut, par sa contraction, détacher du noyau des masses corticales moins consistantes.

Les tiraillements de l'iris et la contusion qu'il subit sont évidemment d'autant plus marqués que la section cornéenne est plus étroite et que l'exiguité de ses dimensions ajoute davantage aux difficultés de la sortie de la cataracte.

La contraction spasmodique du sphincter, qui succède immédiatement, dans beaucoup de cas, aux tiraillements signalés plus haut, est capable, à elle seule, de s'opposer à l'achèvement complet de l'opération, c'est-à-dire à l'évacuation totale des masses cataractées. On arrive bien à débarrasser le champ pupillaire des débris de cataracte qui y sont restés; mais il en est d'autres qui, refoulés en arrière de l'iris, sont maintenus dans cette position par la contraction de son sphincter, et n'apparaissent, en général, que plusieurs heures après son entier relâchement. C'est ainsi qu'on observe souvent, après l'extraction d'une cataracte, une pupille complétement noire et parfaitement régulière, en arrière d'un lambeau très-exactement appliqué, sur un œil qui porte néanmoins en lui-même le germe de la destruction.

En effet, les masses corticales restées dans l'œil et refoulées derrière l'iris ne tardent pas à se gonfler au contact de l'humeur aqueuse, à irriter le bord pupillaire déjà contusionné par la sortie de la cataracte, et à exciter une nouvelle contraction du sphincter. L'iris est refoulé en avant par ces éléments cristalliniens gonflés; les nerfs ciliaires, qu'il renferme en si grande abondance, sont eux-mêmes tiraillés, et l'irritation consécutive de ces filets nerveux sécréteurs détermine dans l'œil une hypersécrétion plus ou moins abondante, qui a bientôt pour résultat d'augmenter la tension interne de l'œil et de détruire ainsi les faibles adhérences déjà formées entre les lèvres de la plaie.

Rien n'est moins douteux que l'influence fâcheuse que ces variations si soudaines de la pression interne sont capables de produire sur la circulation profonde de cet organe.

A cette hypersécrétion intra-oculaire s'ajoute ordinairement une hypergenèse active des cellules intra-capsulaires, s'adjoignant, le plus souvent, des phénomènes analogues, à la surface de l'iris et sur la membrane de Descemet. Si l'irritation a été très-intense ou si l'état général du sujet présente de mauvaises conditions, l'hypergenèse de ces éléments peut se transformer en une véritable pyogenèse et en une fonte purulente de l'œil. Il est assez rare, heureusement, que ces phénomènes morbides présentent un tel degré d'intensité. En général, ils s'arrêtent après avoir donné lieu à une cataracte secondaire, ou à une occlusion de la pupille. Si cependant cette hypergenèse cellulaire se prolonge outre mesure, si les parties antérieures de la choroïde prennent part à ce procès inflammatoire, il se peut former en arrière de l'iris d'épaisses croûtes d'exsudat, et, avec les symptômes d'une inflammation chronique, en apparence peu redoutable, on voit survenir une destruction insensible, c'est-à-dire une atrophie lente de l'œil opéré.

En résumé, tantôt l'irritation et l'inflammation de l'iris, si efficacement entretenues par le gonflement des débris de cataracte restés dans l'œil, engendrent des dangers immédiats pour cet organe, en donnant lieu à des variations brusques et fréquentes de la tension intra-oculaire, en s'opposant ainsi à la coaptation de la plaie et en y provoquant une suppuration progressive; tantôt elles conduisent l'œil à une destruction lente, mais sûre, en y déterminant une irido-choroïdite chronique dont le dernier terme est l'atrophie.

C'est en vertu de toutes les considérations précédentes que des praticiens prudents en sont venus à combiner l'iridectomie à l'extraction à lambeau, principalement dans les cas où les conditions générales de la santé et une conformation vicieuse de l'œil augmentaient leur inquiétude, en leur faisant craindre que cet organe ne pût impunément supporter un traumatisme aussi violent que celui que nécessite l'extraction d'une cataracte.

Dès l'année 1856, M. de Græfe (1) écrivait ce qui suit : « Si quelqu'un avait l'idée d'ouvrir, quelques semaines avant l'extraction, une pupille artificielle en haut, comme cela m'a été proposé plus d'une fois, je n'y trouverais, quant à moi, rien à dire, si ce n'est que cette précaution serait superflue dans la plupart des cas... » Cette proposition, très-probablement faite de vive voix à l'auteur de cette réflexion, par M. Mooren (2), fut livrée, quelques années plus tard (1862), à la publicité par ce chirurgien lui-même. Il conseillait d'ouvrir une pupille artificielle en haut, quinze jours avant la kératotomie : 1° dans tous les cas où le sujet présenterait un marasme sénile profond, où il serait sujet à des conges-

(1) *Archiv für Augenheilkunde*, Bd. II, A. 2, S. 298.

(2) *Die verminderten Gefahren einer Hornhautvereiterung bei der Staar-Extraction*. Berlin, 1862.

tions de la tête, où enfin il lui serait impossible, pour une raison ou pour une autre, de s'aliter pendant un certain temps; 2° si la pupille réagissait mal à l'action dilatante de l'atropine, et si, par exemple, le retrait de l'iris consécutif à l'instillation de ce mydriatique ne mesurait que le tiers de sa largeur; 3° si la cataracte présentait un noyau peu volumineux, entouré de masses corticales abondantes (1).

En analysant le travail de M. Mooren dans les *Annales d'oculistique* (avril 1862), tout en applaudissant aux propositions de cet habile praticien, nous nous sommes demandé s'il ne serait pas préférable « de réunir ces deux opérations en un seul temps, en pratiquant l'iridectomie avant de terminer la section du lambeau qu'on fait pour extraire la cataracte. On laisserait une bride assez large pour que la fixation du globe pût être continuée; on exciserait alors une partie de l'iris, on ouvrirait la capsule, et, après avoir terminé la section, on ferait sortir le cristallin ». Cette proposition a été réalisée, un an plus tard, et érigée en méthode par M. Jacobson (2), avec cette différence toutefois que ce chirurgien excise l'iris après la sortie du cristallin, en faisant porter l'excision sur la partie de cette membrane que le passage de la cataracte a le plus contusionnée. M. Jacobson donne à cette pupille artificielle une grande étendue et attaque presque toute la largeur de l'iris, de son bord libre à son bord adhérent; car il taille son lambeau cornéen dans le plan même du limbe conjonctival.

Quant aux résultats que fournit l'extraction modifiée (c'est-à-dire combinée à une iridectomie, tantôt préalable et tantôt simultanée), il semble qu'on n'ait à déplorer que la perte immédiate de 2 yeux sur 100; tandis que, d'après les statistiques les plus consciencieuses, l'extraction ordinaire donne, pour 100 cas, 10 insuccès complets et immédiats, et environ un même nombre de faits où une opération corrective devient nécessaire (cataracte secondaire, occlusion de la pupille (3). On est donc parfaitement auto-

(1) En pareille circonstance, nous préférons, de beaucoup, l'extraction linéaire modifiée de M. Critchett.

(2) *Ein neues u. gefahrloses Operations-Verfahren zur Heilung des grauen Staares.* Berlin, 1863.

(3) Si la plupart de nos confrères prenaient l'habitude de ne terminer leurs statistiques qu'après six mois écoulés, à partir de l'opération, on verrait certainement le nombre des succès incomplets s'élever au chiffre de 15 pour 100, et l'on reconnaîtrait que, parmi ces malades, cinq au moins n'obtiennent pas d'une opération corrective une vue suffisante pour se conduire. Si donc, en nous appuyant sur les faits de notre pratique personnelle et de celle de nos confrères les plus dignes de foi, nous recherchons le chiffre exact des résultats de l'extraction à lambeau ordinaire, nous constatons que sur 100 sujets, 10 perdent immédiatement la vue, 5 restent définitivement dans un état voisin de la cécité, et 10 autres obtiennent

risé à se demander, si, même au risque de prendre « une précaution superflue » on ne ferait pas bien, pour conserver la vue à 8 cataractés sur 100, d'employer, dans tous les cas, l'extraction à lambeau modifiée.

On s'empresse beaucoup trop, à ce qu'il nous semble, d'avancer que cette méthode doit être réservée à des cas particuliers, du choix desquels déciderait l'expérience de l'opérateur, et d'affirmer que, dans les conditions ordinaires, l'extraction simple est préférable. Ceux qui ont observé un grand nombre de cataractes savent parfaitement que l'expérience la plus consommée est souvent déjouée, et que tel perd l'œil à la suite d'une extraction très-habilement pratiquée, sans que son état général et les conditions hygiéniques où il se trouve puissent rendre compte de cette malheureuse issue. Nous croyons donc qu'il faut entièrement déplacer le terrain de la question, c'est-à-dire rechercher si les avantages que possède une pupille ronde, petite et contractile sur une pupille échancrée, plus large et presque immobile, sont assez grands pour qu'on abandonne les cataractés aux chances d'une opération manifestement plus dangereuse que l'extraction à lambeau modifiée.

Lorsque, suivant la méthode de M. Mooren, on pratique, quelque temps avant l'extraction, une pupille artificielle en haut, et que le coloboma de l'iris se trouve ainsi masqué par la paupière supérieure, les inconvénients de l'iridectomie sont presque nuls. Si, au contraire, à la manière de M. Jacobson, on fait l'iridectomie en bas, on ne prévient pas les éblouissements auxquels cette opération expose ceux qui la subissent; les cercles de diffusion qui se produisent, en deçà et au delà de la distance focale de l'appareil dioptrique corrigé au moyen de verres, deviennent plus incommodes, excitent les opérés à déplacer plus souvent leurs lunettes, et augmentent les difficultés de l'orientation (de Græfe). (1)

Cette méthode modifiée, que nous sommes loin de présenter comme sans défauts, nous paraît cependant indiquée dans tous les cas où il s'agit avant tout de rendre la vue, sans beaucoup se préoccuper d'en perdre un degré d'acuité représenté par un chiffre très-faible, et sans accorder grande importance aux légers éblouissements qui peuvent survenir après son exécution.

Nous la regardons, par exemple, comme étant la méthode générale à suivre dans tous les services d'hôpitaux et de cliniques, où l'on ne soumet ordinairement à l'opération de la cataracte sénile que des sujets dont

d'une opération réparatrice une vue qui leur permet de s'orienter. On a donc le droit de dire que sur 4 personnes soumises à l'extraction à lambeau simple, 3 seulement recouvrent immédiatement la vue.

(1) Voyez la discussion qui a eu lieu au congrès de Heidelberg (*Klinische Monatsblätter*, sept.-déc. 1864, et *Annales d'oculistique*, août 1865).

la position sociale ne permet pas qu'on risque, en les opérant, d'abandonner une seule chance de succès, puisqu'en les plongeant à jamais dans la cécité, on s'expose à augmenter leur misère et la tristesse de leur situation. Dans la pratique privée, au contraire, le chirurgien conserve, jusqu'à un certain point, le droit de choisir, entre les deux procédés, celui qui lui semble mieux en rapport avec le cas spécial auquel il a affaire. Toutefois, en faisant cette concession aux partisans de l'extraction simple, nous doutons fortement qu'un médecin puisse assez oublier ses propres intérêts pour négliger, dans une opération à la réussite de laquelle sa réputation est intéressée, d'employer sans hésitation la méthode qui a fourni, jusqu'à présent, le plus beau chiffre de succès, et qu'il est, pour ce motif, en droit de considérer comme la moins aléatoiree.

Pour ce qui regarde le mode d'exécution de l'extraction à lambeau modifiée, il est prouvé que l'excision d'une portion supérieure de l'iris, pratiquée un certain temps avant l'extraction, est de beaucoup préférable à une iridectomie inférieure, faite simultanément avec l'extraction. C'est la seule règle de conduite à suivre dans les cas où le malade ne possède plus qu'un seul œil et où la dureté de la cataracte rend impossible la discision modifiée. Seulement l'intervalle de huit à quinze jours qui, suivant M. Mooren, doit s'écouler entre l'iridectomie et l'extraction, nous paraît insuffisant, et il faut espacer les deux opérations d'au moins quatre semaines, afin de ne point accumuler dans un temps trop restreint les actions traumatiques que l'œil doit supporter.

Il faut bien s'avouer qu'on trouve aujourd'hui peu de malades qui consentent à se soumettre à une opération purement préparatoire, en laissant reculer d'un mois l'époque de celle qui doit leur rendre le jour. Toutefois, nous avons coutume de proposer l'iridectomie à ceux de nos cataractés dont l'opacité cristallinienne est encore incomplète et entourée, à la périphérie, d'une zone transparente assez large, et chez lesquels cette opération préliminaire retarde encore les progrès de la cécité qu'ils ont tant de peine à supporter.

Si l'opération de M. Jacobson pouvait facilement s'exécuter par kératotomie supérieure, elle présenterait, certes, beaucoup d'avantages sur celle de M. Mooren. Mais malheureusement la difficulté d'exciser en haut un lambeau de l'iris, sur un œil largement ouvert, est telle que nous y avons définitivement renoncé. D'un autre côté, en ménageant un pont cornéen suffisamment large pour pouvoir, sans danger, fixer l'œil pendant l'iridectomie, qu'il faut alors pratiquer immédiatement avant l'achèvement du lambeau, on est tellement gêné par l'écoulement du sang, lorsqu'on veut ouvrir la capsule et évacuer complétement la cataracte, que cette manière d'agir nous semble elle-même beaucoup trop périlleuse.

Lors donc qu'on est forcé de faire l'iridectomie en même temps que l'extraction, le plus sage est de pratiquer en bas la section de la cornée et l'excision de l'iris. Contrairement à l'habitude de M. Jacobson, nous nous contentons d'exciser un lambeau iridien qui ne dépasse pas 2 millimètres en largeur, bien qu'il occupe toute l'étendue de l'iris comprise entre son bord libre et son bord adhérent.

La section de la cornée étant achevée, on conduit la pince le long de la surface postérieure du lambeau en évitant de le soulever, puis, quand les extrémités de ses branches ont atteint le bord pupillaire, on les laisse s'écarter de 2 millimètres environ, on attire l'iris au dehors et, le soulevant légèrement, on coupe cette membrane assez près des pinces, mais cependant de manière à obtenir un coloboma assez périphérique. Le moment de l'opération qu'il convient de choisir pour faire l'iridectomie nous semble être celui qui succède à l'achèvement du lambeau, et cela en vertu des considérations qui vont suivre. Il est bien plus facile d'exciser l'iris, lorsque ce voile membraneux est encore appliqué à la surface convexe du cristallin, que lorsqu'il n'a plus d'autre point d'appui que le corps vitré bombé en avant et tellement mobile qu'il se déprime et fuit devant la pince. D'un autre côté, l'iridectomie a, nous le croyons, pour objet principal de prévenir les tiraillements de l'iris et non, comme le pense M. Jacobson, d'enlever la partie la plus contusionnée de cette membrane. Ajoutons que l'évacuation d'un cristallin volumineux détermine le tiraillement du sphincter tout entier, sans ménager celles de ses parties sur lesquelles l'excision ne porte pas.

A la vérité, le sang qui s'écoule après l'iridectomie peut, en masquant la pupille, embarrasser l'opérateur au moment où il veut ouvrir la capsule; mais de légères pressions exécutées sur l'œil, à l'aide de la paupière supérieure, suffisent, en général, pour favoriser l'écoulement de ce liquide; et dans les cas où la chambre antérieure ne se viderait pas de la totalité du sang qu'elle contient, on n'aurait qu'à conduire le tranchant du cystitome vers le centre de la cornée et à diviser la cristalloïde en suivant exactement la direction selon laquelle on a fait la nouvelle pupille.

Nous pratiquons ordinairement l'iridectomie après avoir complétement achevé le lambeau, et ce n'est que dans les cas où le malade, peu tranquille, contracte violemment les muscles de l'œil, que nous laissons une bride au sommet de la section, pour faire l'iridectomie en dedans et en bas. Du reste, si l'on opère sur un sujet soumis aux inhalations du chloroforme (ou, ce qui vaut bien mieux encore, de l'éther) et amené à une résolution musculaire complète, nous conseillons toujours de faire le lambeau en un seul temps et de tenter, aussitôt après l'iridectomie, de faire sortir le cristallin avec sa capsule intacte, à l'aide de pressions convenables exercées vers les bords supérieur et inférieur de cet organe.

On ne doit procéder à l'ouverture de la capsule que lorsqu'on a reconnu que le cristallin ne manifeste alors aucune tendance à se présenter dans la nouvelle pupille, et lorsqu'on craint d'en produire la luxation en poursuivant de pareilles tentatives.

C. — EXTRACTION A LAMBEAU MODIFIÉE ET A TEMPS ESPACÉS.

Jusqu'à nos jours, tous les opérateurs qui pratiquèrent l'extraction à lambeau de la cataracte crurent devoir prendre pour règle de ne jamais l'exécuter avant la maturité parfaite de l'opacité cristallinienne. Pour eux, en effet, sans cette condition, on ne pouvait espérer que, tous les éléments de la lentille se détachant de leur membrane d'enveloppe, on obtînt une complète évacuation de la cataracte.

Mais comment préciser, au juste, l'époque à laquelle le dégagement des couches cristalliniennes juxtaposées à la capsule doit s'opérer le plus facilement? Cela n'est pas facile. Or, comme nous l'avons dit plus haut, une fois que les masses corticales ont dépassé ce degré de maturité, leur consistance augmente de nouveau, et elles deviennent visqueuses comme avant qu'elles ne fussent complétement cataractées. D'un autre côté, il n'est pas indispensable que les couches corticales aient subi, en totalité, la transformation émulsive pour qu'elles se détachent aisément de la cristalloïde. Il suffit que, sur un grand nombre de points, cette altération ait gagné la surface interne de la capsule, pour que les parties intermédiaires encore partiellement transparentes, mais en voie de transformation cataracteuse, perdent leur viscosité et se détachent facilement de la cristalloïde. Cependant, il importe aussi que ces parties intermédiaires non émulsionnées n'occupent pas une grande superficie, mais qu'elles soient isolées et interrompues par de nombreux foyers de substance cristallinienne ramollie.

Dans le but de régulariser ces transformations cataracteuses des couches corticales externes et d'en faciliter le dégagement, MM. de Graefe (1) et Mannhardt (2) ont tenté d'intervenir activement, en pratiquant, comme l'avait fait Gibson pour l'extraction linéaire, une ouverture à la capsule, plusieurs jours avant l'extraction à lambeau. Cette manière d'agir aurait encore l'avantage, suivant M. de Graefe, d'ouvrir à l'humeur aqueuse un accès vers les cellules épithéliales qui tapissent la face interne de la cristal-

(1) *Archiv für Augenheilkunde*, Bd. X, A. 2, S. 209.

(2) *Klinische Monatsblätter für Augenheilkunde*, 1864, p. 408.

loïde antérieure, souvent en voie d'hypergenèse, d'amener ainsi la prolifération de ces éléments à son summum, avant l'extraction même de la cataracte, et d'éviter ainsi les accidents que cette évolution cellulaire pourrait déterminer, si elle atteignait son maximum d'énergie après l'opération définitive, c'est-à-dire à une époque où l'œil est si peu capable de la supporter.

Cette hypothèse, qui ne s'appuie pas, il est vrai, sur des recherches directes, semble néanmoins confirmée par des nécropsies faites sur des opérés de cataracte ayant subi, depuis peu, l'extraction ordinaire et par les résultats qu'a fournis l'exécution d'une ouverture capsulaire avant l'extraction. Après cette opération préliminaire, en effet, l'évacuation du cristallin et de la couche épithéliale sous-capsulaire ayant été très-complète, la guérison a été plus rapide et l'acuité de la vue plus considérable.

Enfin, l'une des raisons les plus sérieuses pour lesquelles on se soit décidé à faire précéder l'extraction de la cataracte d'une ouverture de la capsule, c'est qu'il devient possible d'avancer, par ce procédé, la maturité des cataractes, lorsqu'étant doubles et présentant une marche extrêmement lente, elles deviennent insupportables au sujet qui en est atteint.

Si l'on considère qu'à l'âge auquel sont arrivées la plupart de ces personnes, il n'est pas indifférent de perdre quelques années dans une attente pénible, on doit se féliciter de posséder un moyen grâce auquel, comme nous l'avons déjà vérifié, on puisse hâter la guérison, tout en diminuant les dangers du traitement chirurgical.

L'extraction à lambeau modifiée et à temps espacés se pratique de diverses manières. Suivant M. de Græfe, une iridectomie inférieure doit toujours précéder de quelques semaines la discision de la capsule. On exécute ensuite cette dernière avec une aiguille de Bowman, en donnant à l'incision la forme cruciale et en ayant toujours soin de maintenir le tranchant de l'instrument à un millimètre, au moins, du bord de la pupille et de l'équateur du cristallin. Il importe de ne procéder à cette discision capsulaire qu'avec un éclairage très-favorable, et d'éviter que l'aiguille ne pénètre dans l'épaisseur même du cristallin, ce qui pourrait être suivi d'une luxation de cet organe. On laisse ensuite huit à douze jours s'écouler entre cette ouverture de la capsule et l'extraction.

La section pourrait, suivant M. de Græfe, avoir, dans ce cas, des dimensions un peu plus faibles que dans l'extraction ordinaire. Nous nous sommes déjà prononcé, à ce sujet, sur notre préférence à donner au lambeau des dimensions invariables, lorsqu'il s'agit d'extraire des cataractes séniles dures; car nous n'osons pas trop compter encore sur la facilité que la division préalable de la capsule apporte, à ce qu'on assure, au dégagement du cristallin. Il faut donc pratiquer la section suivant une ligne parallèle au diamètre horizontal de la cornée et située à un millimètre au-dessous, en prenant le soin d'achever le lambeau le plus lentement possible, et en profitant, pour cela, d'un moment où le patient ne contracte pas les muscles de l'œil. Cette précaution est importante, attendu qu'à l'instant même où l'on termine la section, le cristallin peut sortir brusquement.

La manière dont M. Mannhardt, qui a expérimenté cette méthode en même temps que son ancien maître, procède à cette opération, est évidemment inférieure, au point de vue de la sécurité; mais elle a l'avantage, précieux pour le malade, de coûter moins de temps. Suivant ce chirurgien, on peut faire précéder d'une iridectomie la dilacération de la capsule, ou remettre l'excision d'une portion de l'iris au jour même où l'on procède à l'extraction à lambeau.

Dans le premier cas, on peut ouvrir la capsule avec le couteau lancéolaire même qui sert à l'iridectomie. (Cette manière d'agir ne peut donner assurément qu'une ouverture irrégulière et par laquelle l'accès de l'humeur aqueuse ne saurait se faire que très-incomplétement dans les couches corticales externes.) Si donc on ne veut pas ouvrir la cristalloïde avec le couteau lancéolaire, on le fait, quelque temps après l'iridectomie, avec une aiguille de Bowman, en se conformant aux règles exposées plus haut. M. Mannhardt pratique aussi la dilacération de la capsule sans la faire précéder d'une iridectomie. Il combine alors cette dernière avec l'extraction même, qu'il a coutume de faire de trois à huit jours après l'opération préparatoire, sans craindre de provoquer des phénomènes d'irritation sérieux qui contrarieraient le succès de l'opération définitive.

Il est certain qu'une large ouverture de la capsule ne produit pas sur les cataractes séniles le même effet que sur les cataractes molles des jeunes sujets; car il ne se produit, dans cet âge avancé, de symptômes d'irritation prononcés que lorsque l'imbibition du cristallin par l'humeur aqueuse envahit les couches corticales périnucléolaires ou les parties centrales du cristallin; mais on se garde bien d'attendre cette période d'imbibition, et l'on procède à l'extraction dès que les couches juxtaposées à la capsule ont subi une transformation cataracteuse uniforme.

Il n'y a donc rien de surprenant à ce que quelques praticiens distingués se déclarent contraires à la méthode de Gibson, qui a pour objet de généraliser le ramollissement du cristallin, par une discision capsulaire, à un degré assez avancé pour que cet organe puisse sortir de l'œil au moyen d'une simple incision linéaire. Un tel ramollissement expose le chirurgien à voir éclater des phénomènes inflammatoires tellement intenses dans les parties antérieures du tractus uvéal, que l'évacuation complète du cristallin et la détente passagère de l'œil qui la suit ne suffisent pas toujours à les enrayer. Ces accidents ne sont jamais à craindre lorsqu'on se contente d'inciser superficiellement la capsule sur les cristallins affectés de cataracte sénile et dure, et surtout dans les cas où l'on a pratiqué une iridectomie, quelque temps auparavant.

D. — Extraction a lambeau modifiée sans ouverture de la cristalloïde (1).

Les personnes qui observent avec une attention réfléchie les résultats ournis par les différentes méthodes d'extraction de la cataracte sénile, n'ont pas manqué de s'apercevoir que la plupart des insuccès ont pour causes essentielles la rétention d'éléments cristalliniens dans l'œil, et les transformations qui les atteignent, en même temps que la cristalloïde. Richter (2), en 1773, conseillait déjà l'ablation du cristallin dans sa capsule, et il y procédait en exerçant sur l'œil une douce pression, après l'achèvement de la plaie. D'ailleurs cet auteur recommande de cesser ces tentatives, dès qu'on éprouve de la part du cristallin une résistance telle qu'il faille, pour la vaincre, un effort assez énergique. En 1799, Beer reprit cette méthode, et indiqua d'extraire le cristallin dans sa capsule en la piquant avec la lance à cataracte, de manière à ébranler, à rompre ses attaches et à l'enlever ensuite facilement, quelquefois même à la pointe de l'instrument. Cette proposition souleva les plus vives discussions, et ceux qui y donnèrent suite, ne s'en louèrent, à ce qu'il semble, que médiocrement.

Un certain temps s'écoula ensuite avant que la question ne fut reprise par Christiaen (1845) qui, pour arriver à l'extraction du cristallin dans sa capsule, conseille d'exercer sur l'œil les pressions nécessaires, avant même que le couteau n'ait achevé la section. « S'il arrive, dit l'auteur, que le cristallin reste en place au moment de l'achèvement de la section de la cornée (ce qui forme un extraordinaire, lorsqu'on suit la conduite que j'ai indiquée), je laisse à l'œil un temps de repos ; puis, soulevant la paupière supérieure et abaissant l'inférieure, en usant de précautions convenables, je porte le plat de la curette sur la partie supérieure du globe, et par quelques mouvements compressifs, y amène la sortie de la lentille. »

Quelques années plus tard, les mêmes tentatives furent renouvelées par MM. Moyne, à Naples, et Sperino, à Turin. M. Sperino a bien voulu nous faire, tout récemment, la communication suivante. « L'extraction de la cataracte, sans division de la capsule, que je pratique depuis longtemps avec succès, ne diffère du procédé ordinaire que par l'absence du deuxième

(1) *Gazette hebd.*, n° 30, 1865.

(2) Voyez la bibliographie.

temps de l'opération (discision de la capsule). Comme je l'ai écrit, dans le mémoire publié dans le compte rendu du congrès de Bruxelles, on exerce, par secousses très-légères, une douce pression à l'aide de la curette de Daviel appliquée sur la sclérotique, à l'opposé de la partie section née de la cornée, et à l'aide de deux doigts qui compriment légèrement le globe oculaire à travers la paupière. L'œil étant ainsi comprimé doucement dans son tiers antérieur, le cristallin bascule peu à peu, et si le malade ne contracte pas trop fortement les muscles de l'œil, il sort souvent sans une goutte d'humeur vitrée. Jamais je n'ai vu se perdre une quantité d'humeur vitrée plus forte que celle que je voyais s'écouler, dans certains cas, alors que j'ouvrais encore la capsule. Dans les cataractes molles, la capsule, toujours plus ou moins amincie, se déchire souvent, quand le cristallin traverse l'ouverture pupillaire; mais généralement, elle sort aussi, en grande quantité, avec le cristallin. Aussi ne vois-je jamais de cataractes secondaires chez mes opérés. »

L'extraction du cristallin dans sa capsule, a été combinée à l'extraction à lambeau modifiée par notre excellent ami, M. Pagenstecher (de Wiesbaden), qui d'abord, comme on peut en juger par un court exposé de cette méthode, inclus dans le traité de M. Zehender (p. 464) en restreignait l'usage à un nombre de cas limité. M. Pagenstecher, après avoir pratiqué une large iridectomie, procède, lui aussi, à l'aide de simples pressions, à l'évacuation du cristallin complet; tout récemment il nous a écrit qu'il s'est déterminé à tenter, dans tous les cas d'extraction à lambeau, l'évacuation du cristallin sans ouverture de la capsule, en n'opérant jamais, dans ces conditions, sans soumetre son malade aux inhalations de chloroforme.

Avant la communication de M. Pagenstecher, nous avions aussi, dans notre clinique, appelé l'attention sur cette méthode, dont nous faisons maintenant un emploi général contre toutes les cataractes séniles à noyau volumineux. Nous nous contenterons de présenter ici un court exposé du procédé, nous réservant de faire connaître les résultats qu'il nous aura fournis, quand le chiffre des opérations exécutées de cette manière sera assez élevé pour être significatif.

Nous commençons par soumettre le malade aux inhalations d'éther, car nous préférons cet anesthésique au chloroforme, en raison du peu de durée et d'intensité, quelquefois même de l'absence complète, de la période d'excitation qui suit son administration par la méthode américaine; enfin, en raison de la rareté des vomissements qu'il détermine, soit pendant, soit après l'opération. Une résolution musculaire complète nous paraît une condition très-favorable au succès de ce mode d'extraction.

Nous pratiquons, en un seul temps, la section du lambeau qui doit intéresser très-exactement la moitié inférieure de la cornée. Cette section terminée, nous recommençons, pendant quelques instants, les inhalations d'éther, en maintenant l'œil opéré doucement fermé, au moyen d'une boulette de charpie et de la paume de la main. Nous ne poursuivons l'opération, par l'excision d'une portion de l'iris (larg. de 2 mill.), qu'après nous être assuré que le sommeil du sujet est aussi profond qu'au moment de la section cornéenne. Enfin, exerçant, par l'intermédiaire des paupières, de douces pressions, analogues à celles dont on fait suivre, dans l'ancien procédé, l'ouverture de la capsule, nous pratiquons l'évacuation du cristallin. Nous devons avouer qu'à l'instant même où le cristallin s'échappe, il s'écoule habituellement hors de l'œil un peu de corps vitré; mais nous pouvons affirmer avec M. Sperino que la quantité de cet écoulement n'atteint même pas celle qui s'observe dans un certain nombre de cas d'extraction ordinaire.

Avant de constater les rapports du lambeau et d'appliquer le bandeau compressif (que nous serrons alors un peu plus que de coutume), nous répétons encore les inhalations d'éther, pour empêcher que le sujet n'exécute des mouvements involontaires et dangereux, au moment où nous terminons l'opération et le pansement.

Inutile d'ajouter que la guérison s'effectue, après l'exécution de ce procédé, avec plus de rapidité, beaucoup moins de phénomènes d'irritation du côté de l'organe opéré, qu'après l'extraction ordinaire, et qu'enfin les pupilles présentent une netteté qu'il est bien rare d'obtenir par les autres méthodes généralement usitées.

ARTICLE XI.

DES ACCIDENTS QUI PEUVENT SURVENIR PENDANT L'OPÉRATION ET DES MOYENS D'Y PORTER REMÈDE.

A. *Mauvaise exécution du lambeau.* — Il est certain que la section d'un lambeau très-régulier, large et bien périphérique, est d'une exécution très-difficile pour un opérateur peu expérimenté. Aussi n'est-il pas rare qu'aux premières opérations de ce genre que pratique un jeune chirurgien, le lambeau présente des dimensions insuffisantes, et qu'il s'ensuive, non-seulement de grandes difficultés dans l'évacuation complète de la cataracte, mais encore des contusions très-fâcheuses de l'iris et des lèvres de la plaie, au moment où s'opère la sortie du cristallin.

Cette faute d'exécution peut résulter de ce que l'opérateur, tout en ayant déterminé convenablement le point de ponction, ait imprimé à l'instrument, en le poussant dans la chambre antérieure, une direction vicieuse.

Tantôt, négligeant de maintenir le plat du couteau parallèle à l'iris, en l'inclinant vers la face postérieure de la cornée, il fait la contre-ponction en un point asymétrique par rapport à la ponction et plus rapproché du centre de la cornée ; tantôt, il a bien observé les rapports du plan du couteau avec l'iris, mais sans diriger la pointe de l'instrument suivant une ligne parallèle au diamètre horizontal de la cornée, et de telle sorte que le dos du couteau fasse avec ce dernier un angle variable. Tantôt enfin, évitant ces deux fautes, il a négligé, après la contre-ponction, de maintenir le couteau dans un plan parallèle à l'iris, d'où il résulte que, le tournant vers lui, comme il arrive le plus souvent, il taille un lambeau dont le sommet s'écarte plus ou moins de la jonction de la sclérotique avec la cornée, et se rapproche du centre de cette dernière. Quoique, dans ce cas, l'ouverture de la chambre antérieure puisse avoir, à sa base, l'étendue que nécessite une section bien faite, cette ouverture s'entr'ouvre mal et le cristallin doit, pour s'y engager, exécuter un fort mouvement de bascule.

Il est très-rare qu'en se conformant au conseil de fixer toujours l'œil, pour l'opération de la cataracte, on fasse la ponction en un point assez mal choisi (trop éloigné, par exemple, du rebord cornéen) pour qu'on soit contraint de retirer de l'instrument et, à cause de l'écoulement de l'humeur aqueuse, obligé de remettre l'opération après la cicatrisation de cette plaie insignifiante. Lorsque la ponction occupe une position convenable relativement au bord de la cornée, mais vicieuse dans ses rapports avec le diamètre horizontal de cette membrane ; il faut bien se garder de retirer le couteau et de permettre ainsi l'écoulement de l'humeur aqueuse car il suffit de relever, ou d'abaisser, la pointe de l'instrument pour faire la contre-ponction en un point symétrique de la ponction, par rapport à un diamètre quelconque de la cornée.

Il peut encore arriver qu'au moment où la pointe du couteau parcourt la chambre antérieure, on l'incline en arrière, de manière à faire la contre-ponction dans la sclérotique et à ouvrir ainsi l'œil trop largement. Le même accident résulte aussi d'une inclinaison du plan du couteau en arrière, alors que, la ponction et la contre-ponction étant bien faites, on procède à la section du lambeau ; mais on remédie assez facilement à l'une et à l'autre de ces fautes, si, les reconnaissant à temps, on corrige à propos la direction du plan de l'instrument, en en inclinant le tranchant vers soi. Quant à retirer alors un peu le couteau, pour mieux choisir le siége de la contre-ponction, il ne faut s'y décider que dans le cas où cette dernière a été pratiquée assez loin dans la sclérotique pour que l'on puisse craindre, en poursuivant la section, d'intéresser le corps ciliaire en même temps que l'iris et de provoquer ainsi un prolapsus immédiat d'humeur vitrée.

En effet, ce mouvement de retrait de l'instrument donne nécessairement lieu à un écoulement variable d'humeur aqueuse, et peut, en conséquence, être suivi d'une blessure plus ou moins étendue de l'iris, surtout si le malade favorise, par des contractions musculaires, cette issue de liquide. Toutefois un tel accident, s'il survient, serait loin d'avoir les mêmes inconvénients que la pratique conseillée, en pareille circonstance, dans nombre de traités, et qui consisterait à renoncer momentanément à l'opération plutôt que d'achever la section, toutes les fois que la ponction ou la contre-ponction serait immédiatement suivie d'un écoulement de l'humeur aqueuse assez abondant pour que l'on soit contraint d'exciser toute la portion de l'iris qui se place au devant du tranchant. En se conformant à ce beau conseil, le chirurgien aurait, presque toujours, la consolation de ne pas voir sa responsabilité engagée, une seconde fois, sur le même malade.

Les inconvénients d'une plaie trop étendue sont presque nuls ; car c'est à tort qu'on a prétendu que la cicatrisation est plus difficile dans la sclérotique, membrane, vasculaire, que dans les parties de la cornée qui l'avoisinent, moins riches en vaisseaux ; les inflammations ne sont d'ailleurs pas plus fréquentes dans la première que dans la seconde de ces membranes. Le seul reproche qu'on puisse faire à une section qui, par une extrémité, occupe la sclérotique en un point asymétrique de l'autre, c'est qu'une pareille disposition de la plaie peut, jusqu'à un certain point, favoriser la production d'un prolapsus iridien, si la coaptation immédiate des bords de la section ne se fait pas d'une manière satisfaisante. Encore a-t-on, en ce cas, la ressource de pratiquer une iridectomie préventive.

Les inconvénients d'une section trop peu étendue sont bien plus sérieux, en raison de la contusion des bords de la plaie que produit alors la sortie du cristallin, et de la difficulté qu'on éprouve à évacuer la totalité de la cataracte. Si la section, trop étroite, occupe cependant la périphérie de la cornée, on procède à son élargissement, soit à l'aide des ciseaux que nous avons dessinés, soit avec les ciseaux courbés sur le plat que Daviel a imaginés dans ce but. Ces ciseaux sont bien plus faciles à manier qu'un couteau mousse droit, devant lequel l'œil fuit et se soustrait par un mouvement de rotation, et dont l'action nécessite une certaine pression, assurément périlleuse pour un organe si largement ouvert. Richter avait déjà traité de préjugé l'opinion qui regarde les sections pratiquées avec les ciseaux comme plus exposées à la suppuration que celles qu'on a faites avec un couteau. Il va sans dire que, malgré ces avantages, le maniement des ciseaux exige une certaine délicatesse, et que si l'opérateur s'est aperçu à temps de l'insuffisance de la section, il fera bien de ménager au sommet du lambeau une bride assez large pour lui permettre de continuer la fixation de l'œil pendant l'agrandissement de la plaie.

Si l'étroitesse de la section résulte de ce que les points de ponction et de contre-ponction ont été choisis trop près du centre de la cornée, il est impossible d'y remédier par l'instrument tranchant. Nous conseillons, en pareille circonstance, pour faciliter le dégagement de la cataracte, de changer aussitôt de procédé opératoire, en se comportant, pour le reste de l'opération, comme si l'on avait à faire une extraction linéaire modifiée, et en se servant de la curette de Critchett pour l'extraction du noyau.

B. L'*écoulement prématuré de l'humeur aqueuse* a, nous l'avons dit, l'inconvénient d'exposer le chirurgien à blesser l'iris avec le tranchant du couteau. Cet accident survient d'autant plus sûrement que l'évacuation de l'humeur aqueuse a suivi de plus près la ponction. On l'observe dans les opérations exécutées par des mains encore inexpérimentées, et au moment où le chirurgien place horizontalement le couteau, après l'avoir introduit dans une direction perpendiculaire à la surface de la cornée. Il en est de même si l'opérateur, ayant trop approché de l'iris la pointe de l'instrument, y imprime instinctivement, pour ne pas blesser cette membrane, un mouvement de retrait, au lieu de changer simplement l'inclinaison du manche.

Lorsque l'iris s'est transporté, après l'évacuation partielle ou totale de la chambre antérieure, au devant du tranchant du couteau, on réussit quelquefois à détourner cette membrane, à l'aide de douces pressions exercées sur la cornée, avec la pulpe de l'index. Mais, le plus souvent, on ne peut éviter l'excision d'un lambeau iridien plus ou moins étendu, et, dans les cas même où l'on a réussi à éviter cette excision directe, on se voit ordinairement contraint de la faire, pour ne pas laisser dans l'œil la portion de l'iris éraillée par le tranchant. Il faut donc, après l'écoulement prématuré de l'humeur aqueuse, soit régulariser la pupille artificielle accidentelle, souvent séparée de la pupille normale par une bride de tissu iridien, soit exciser, par précaution, une portion de l'iris. Lorsque la blessure accidentelle de l'iris survient pendant une kératotomie supérieure, elle a encore pour inconvénient de remplir de sang la chambre antérieure et de gêner ainsi, d'une manière très-fâcheuse, l'exécution des temps suivants de l'opération.

C. Le *renversement du lambeau* n'est dangereux que lorsqu'il se répète à plusieurs reprises pendant l'opération, en favorisant ainsi la hernie du corps vitré, et lorsque le lambeau cornéen a été, par ce fait, assez fortement plié pour qu'il se prête mal à une coaptation exacte. Cet accident n'est d'ailleurs à craindre que dans la kératotomie supérieure, lorsqu'on ne dispose pas d'un aide exercé ou que le malade est très-indocile. Le chirurgien doit, en pareil cas, s'attacher, par-dessus tout, à régulariser la coaptation du lambeau, avant de procéder au pansement de l'œil, et ici le bandeau compressif rend d'excellents services, en combattant très-efficacement la tendance que l'on observe dans certains lambeaux de la cornée à se renverser d'eux-mêmes, sous les paupières simplement rapprochées avec des bandelettes de taffetas. Cet accident est surtout à craindre lorsque le plissement de la cornée a déterminé la production d'une traînée grisâtre à la base du lambeau.

D. *Accidents qui peuvent survenir pendant l'excision de l'iris, dans l'extraction à lambeau modifiée.* — Si le malade ne tient pas l'œil dans une immobilité presque absolue, pendant ce temps de l'opération si délicat, l'opérateur est menacé de produire une dialyse variable de l'iris, immédiatement suivie d'un épanchement sanguin considérable dans l'œil. On doit donc s'estimer heureux si l'on dispose d'un aide intelligent auquel on puisse confier le soin d'exciser l'iris, tandis que, soulevant de la main gauche la paupière supérieure, on attire un lambeau iridien hors de la plaie, en se tenant toujours prêt à lâcher les pinces, au premier soupçon d'un mouvement brusque du malade. Si l'on ne dispose pas d'une bonne assistance, il est bien préférable de ménager, au sommet du lambeau, une bride cornéenne assez large pour que l'on puisse confier à l'aide la fixation du globe de l'œil, et procéder soi-même à l'iridectomie.

E. *Insuffisance de l'ouverture capsulaire.* — Cet accident survient principalement lorsque la capsule a augmenté de consistance, en s'épaississant par la superposition de dépôts de diverse nature, ce qui arrive surtout dans les cas où la cataracte a dépassé le degré de sa maturité. La capsule peut encore échapper au tranchant du cystitome, lorsque le malade, peu docile, est incapable de tenir son œil immobile pendant ce temps délicat de l'opération. Quand l'augmentation survenue dans la résistance de la capsule est un obstacle à l'incision de cette membrane, on peut, aussitôt après l'introduction du cystitome, exercer une douce pression sur la partie de l'œil opposée à la section, pression qui a le double avantage de refouler un peu le cristallin en avant et d'élargir ainsi le champ pupillaire, et, en second lieu, de pousser contre le tranchant la membrane qui doit être divisée. Il est bien difficile d'indiquer jusqu'à quel point le chirurgien, sûr d'avoir divisé la capsule, peut pousser les pressions qu'il exerce ainsi sur l'œil pour en chasser le cristallin : l'expérience seule en donnera la mesure. D'ailleurs nous croyons que M. Sperino (1) est dans le vrai, lorsqu'il pense qu'assez fréquemment la déchirure de la cristalloïde est le résultat, non du contact de la capsule avec le cystitome, mais bien des pressions exercées sur l'œil pour chasser le cristallin de sa membrane d'enveloppe, et cette assertion est surtout exacte quand la cataracte a peu de consistance.

(1) Voyez *Compte rendu du congrès d'ophthalmologie de Bruxelles*. Paris, 1858, p. 450.

F. *Prolapsus du corps vitré.* — Lorsque, par des pressions exagérées, ou sous l'impulsion d'un mouvement brusque opéré par le malade, il s'est fait une hernie du corps vitré, avant que le cristallin ne se soit présenté dans la plaie, on doit se conformer aux indications que nous avons mentionnées à propos du dégagement de la cataracte. Le prolapsus est bien moins redoutable lorsqu'il succède à l'issue du cristallin. On peut alors, en effet, empêcher, par l'occlusion de l'œil, une perte considérable de ce milieu, aussitôt que l'on s'est assuré que le lambeau est assez exactement appliqué et que l'iris ne fait pas hernie dans la plaie. Dans ce dernier cas, il faudrait exercer avec le pouce droit de doux frottements sur la paupière supérieure, maintenue abaissée et faiblement tendue par l'index de la main droite, dans le but d'exciter la contraction de l'iris et de déterminer ainsi le retrait du prolapsus.

C'est principalement dans des cas semblables que le bandeau compressif agit d'une façon si favorable, en facilitant, bien mieux que tout autre mode de pansement, la coaptation des lèvres de la plaie, tenues écartées par le corps vitré hernié. En outre, la douce compression que ce bandeau exerce sur l'organe opéré combat, partiellement au moins, la tendance aux hémorrhagies intra-oculaires qui constituent l'une des suites les plus fâcheuses des prolapsus assez volumineux du corps vitré. Du reste, une perte modérée de ce milieu n'a d'autres inconvénients que ceux de s'opposer ordinairement à l'évacuation complète de tous les débris de la cataracte, de déterminer une cicatrice plus apparente, enfin, de dévier faiblement la pupille vers le sommet de la section. Ce déplacement semble résulter d'un léger enclavement de l'iris dans la lèvre interne de la plaie.

La position horizontale, dans laquelle nous conseillons de placer le patient pour l'opération de la cataracte, diminue la fréquence des pertes abondantes de corps vitré, et ce n'est pas dans les lois de la pesanteur qu'il faut en chercher la cause, mais bien dans la détente musculaire générale qui se fait chez les personnes couchées. L'emploi des anesthésiques, notamment de l'éther, en augmentant cette résolution, diminue encore de beaucoup les chances d'une hernie du corps vitré.

G. *Accidents rares de l'extraction à lambeau.* — Il peut arriver, au moment même de la ponction, qu'en transportant brusquement le couteau, d'abord perpendiculaire à la surface cornéenne, parallèlement à la surface de l'iris, on casse la pointe de l'instrument, qui tombe alors dans la chambre antérieure. Le même accident peut survenir, au moment de la contre-ponction, si l'on se sert d'un instrument trop faible. Il arrive parfois aussi que la pointe du couteau se recourbe, au moment où l'on pratique la contre-ponction, et que l'instrument devienne, par ce seul fait, tout aussi impropre à faire cette dernière que s'il avait perdu sa pointe. Il est indispensable, en pareil cas, d'exécuter la contre-ponction avec un autre couteau à cataracte, comme nous l'avons vu faire quelquefois avec une rare habileté par M. Sichel. Cette manière d'agir, assez délicate, il est vrai, est de beaucoup préférable à celle que l'on trouve conseillée dans les traités, et qui consiste à porter toute son attention sur l'évacuation de la pointe cassée, sans se préoccuper, pour l'instant, de la sortie du cristallin cataracté.

Il est beaucoup plus aisé, en effet, de donner un semblable conseil que de le mettre à exécution, et il est bien plus facile de procéder à l'extraction de la pointe, lorsqu'on a largement ouvert l'œil par une section à lambeau qu'au travers d'une section linéaire bien plus étroite, comme celle qui existe après le retrait du couteau.

Nous nous contenterons de mentionner ici la blessure de la conjonctive et des paupières, qui, en amenant un écoulement de sang quelquefois assez abondant, gêne l'exécution de l'opération et déroute un chirurgien peu expérimenté.

L'un des accidents les plus fâcheux qui puissent se présenter dans le cours de l'extraction à lambeau, c'est la coaptation vicieuse de ce dernier. Le plus souvent, elle résulte, non de ce qu'on a manqué à tailler ce lambeau assez régulièrement, mais bien plutôt de ce qu'on n'a pas réussi à évacuer complétement la cataracte.

Parfois la cornée s'enfonce, se déprime en forme d'entonnoir, et la plaie reste béante, de telle sorte que l'air s'insinue sous la cornée avec une extrême facilité. Il faut attendre alors, en exerçant sur l'œil une douce compression, qu'une partie de l'humeur aqueuse se soit reproduite, pour pouvoir donner issue à cet air, de la manière usitée pour l'évacuation des masses corticales. Mais il serait inutile de temporiser à l'excès, si l'on remarquait que la reproduction de l'humeur aqueuse ne favorisât point la sortie de l'air et améliorât notablement la coaptation de la plaie. On se contenterait alors de serrer plus fortement le bandeau compressif, pour corriger le défaut de cette coaptation. Nous n'approuvons pas le conseil que M. Arlt (1) donne, du reste assez timidement, d'ouvrir la membrane hyaloïde et de provoquer une hernie du corps vitré, afin d'obtenir une coaptation plus parfaite du lambeau.

(1) *Die Krankheiten des Auges*, Bd. II, S. 317.

ARTICLE XII.

SOINS A DONNER AUX OPÉRÉS DE CATARACTE PAR EXTRACTION A LAMBEAU, ET MOYENS DE REMÉDIER AUX ACCIDENTS QUI PEUVENT SUIVRE CETTE OPÉRATION.

Après toute extraction à lambeau, l'œil est si largement ouvert qu'il est urgent de procurer à cet organe un repos complet, pendant quelques jours, pour permettre à la cicatrisation de se faire par première intention. Or, nous l'avons déjà dit ailleurs, le meilleur moyen d'immobiliser les yeux consiste à les maintenir fermés à l'aide du bandeau compressif, tandis qu'on prescrit au patient de garder, pendant quelques jours, le décubitus dorsal. Le premier jour, le malade doit rester étendu sur le dos, et il n'existe qu'un petit nombre de circonstances où l'on soit obligé de le faire coucher sur le flanc, du côté opposé à celui de l'œil opéré. Grâce à l'emploi du bandeau compressif, il est superflu de mettre une garde-malade à demeure au chevet de l'opéré, comme on était autrefois contraint de le faire. La seule précaution qu'il faille prendre consiste à attacher faiblement, pour la nuit, les mains du malade à la barre de son lit, de telle sorte qu'il ne puisse, pendant le sommeil ou au réveil, les porter à ses yeux par un mouvement brusque et irréfléchi.

Si, pendant les premières heures qui suivent l'opération, le malade accuse des douleurs légères dans l'œil opéré, il ne faut pas y attacher beaucoup d'importance, et, il y a plus, ce symptôme nous paraît plus favorable, chez les sujets âgés, qu'une insensibilité absolue de l'organe opéré.

Quant au régime alimentaire, il se composera, les premiers jours, de mets liquides d'une température peu élevée, qu'il est prudent d'administrer, pendant les quarante-huit heures qui suivent l'extraction, en se contentant de soulever légèrement la tête du patient ; tandis qu'il est permis, au delà de ce terme, de l'asseoir sur son lit pour le repas. Il serait téméraire de modifier à l'excès le régime accoutumé des opérés, surtout lorsqu'ils ont un âge avancé ; nous conseillons, par exemple, de ne point les priver de vin, lorsqu'ils en boivent habituellement. On est aujourd'hui revenu de l'opinion fausse qui condamnait les cataractés à un régime débilitant, pour les préparer (1) à l'extraction ; on se contente maintenant de

(1) Comme préparation à l'extraction, nous devons signaler les instillations d'atropine que l'on fait, à deux ou trois reprises, la veille de l'opération et le matin même de ce jour. Quelques-uns de nos confrères anglais ont, à tort, prétendu qu'on s'expose ainsi à blesser l'iris, par l'effet de l'accroissement en épaisseur qui survient dans cette membrane, lorsque la pupille se dilate fortement. Quoique, après l'écoulement de l'humeur aqueuse, la dilatation de la pupille diminue sensiblement, il n'en

leur donner, à la veille de l'opération, un léger purgatif, pour leur permettre de garder aussi rigoureusement que possible le décubitus dorsal, pendant les premiers jours qui la suivent. Nous espérons qu'on abandonnera bientôt aussi l'usage d'un sévère régime, après l'extraction de la cataracte. M. Braun, de Moscou, a observé, dans la statistique de ses opérations d'extraction, un revirement des plus favorables, depuis qu'il a pris le parti de donner à ses malades, aussitôt après l'opération, 30 ou 40 grammes d'eau-de-vie ou de vin de Xérès (1).

Dans le but de procurer une nuit tranquille à l'opéré, souvent encore en proie à l'agitation qu'a produite chez lui la crainte de l'opération, nous avons l'habitude de lui administrer, le soir, une faible dose d'acétate de morphine, ou mieux encore de narcéine, à l'emploi de laquelle nous revenons quelquefois deux ou trois nuits de suite.

Pour n'omettre aucune des précautions qu'exige une opération aussi délicate, on pourrait, à la rigueur, éprouver, quelques jours à l'avance, la tolérance du sujet pour les narcotiques : on serait sûr de prévenir ainsi les vomissements si fâcheux qui en suivent, dans certains cas, l'administration la plus prudente.

La réunion des lèvres de la plaie débute, suivant M. Arlt, par la partie moyenne, tandis que la cicatrisation des membranes de Descemet et de Bowman ne s'effectue qu'en dernier lieu. Au bout de vingt-quatre ou de quarante-huit heures, cette réunion s'est produite, quoique la cicatrice soit encore dépourvue de solidité et réclame rigoureusement la conservation du bandeau compressif. Toutefois, elle est alors suffisante pour que le chirurgien ne doive pas hésiter, deux jours après l'opération, à entr'ouvrir les paupières, pour se renseigner sur l'état de la plaie, et à faire une instillation de sulfate d'atropine.

Les dangers qui résident dans les efforts violents de toux et d'éternuement (2), en menaçant de rompre une cicatrice récente, ne sont pas à

est pas moins vrai que le rétrécissement de cet orifice est moindre lorsqu'on a préalablement instillé dans l'œil une solution mydriatique, que quand on s'est abstenu de cette précaution. Ajoutons que la dilatation pupillaire reparaît, au moins en partie, dès que l'humeur aqueuse est reproduite. Rien n'empêche d'ailleurs d'instiller, de nouveau, quelques gouttes de la solution d'atropine, immédiatement après l'extraction de la cataracte, lorsqu'on a soumis le patient aux inhalations anesthésiques : dans le cas contraire, on pourrait craindre, au moment même de l'instillation, une contraction involontaire et dangereuse des muscles de l'œil.

(1) *Archiv für Augenheilkunde*, Bd. XI, A. 1, S. 200.

(2) Pour combattre l'envie d'éternuer, M. Arlt conseille au malade d'appliquer fortement la face palmaire du pouce sur la muqueuse palatine, tout en arrière des incisives supérieures et au niveau du trou incisif.

craindre tant que l'œil est sous le bandeau compressif; ils s'éloignent d'ailleurs rapidement, huit ou dix jours après l'opération.

Tandis que, dans les cas où tout s'est bien passé, le chirurgien peut, en général, être tranquille sur la cicatrisation de la plaie, quatre ou cinq jours après l'extraction, l'iris reste la source de dangers qui quelquefois n'apparaissent qu'au bout de trois ou quatre semaines. C'est en vue de cette irritabilité de l'iris que, contrairement à la coutume de notre honoré maître, M. de Graefe, lequel n'ouvre ordinairement les paupières que le quatrième ou le cinquième jour, nous conseillons de prendre ce soin dès le surlendemain et de réitérer les instillations d'atropine, à chaque fois qu'on renouvelle le pansement, pour en continuer l'usage durant quelques semaines encore; sauf toutefois lorsqu'on a extrait la cataracte sans ouvrir sa capsule, cas dans lesquels nous nous abstenons, en général, complétement des instillations d'atropine.

Si, les suites de l'opération ayant été régulières et les trois ou quatre premiers jours s'étant écoulés sans accident, le malade accuse une constipation persistante, déterminée par un changement forcé de régime, il convient de la combattre à l'aide d'un léger purgatif (30 grammes d'huile de ricin), en vue de prévenir de violents efforts musculaires, au moment de la première défécation.

Quand les opérés sont très-avancés en âge, il devient dangereux d'exiger qu'ils prolongent le décubitus sur le dos, et ce n'est peut-être pas impunément qu'on les y retiendrait plus de deux ou trois jours. Nous croyons qu'on s'est plu à exagérer, sans raison suffisante, les soins à donner aux opérés de cataracte, et qu'il faut attribuer au changement introduit dans leurs habitudes, à un âge très-avancé, la terminaison funeste observée après certaines opérations d'extraction, si inoffensives en elles-mêmes pour la santé générale.

A quelles règles faut-il se conformer quand la cicatrisation ne suit pas une marche régulière?

Nous avons dit plus haut que, pendant les premières heures qui suivent l'extraction, le malade accuse, la plupart du temps, dans l'œil, une sensation de pesanteur ou même de légères douleurs. Si cette sensibilité se prolonge jusqu'au commencement de la soirée, nous administrons le narcotique un peu plus tôt qu'à l'ordinaire, pour provoquer le sommeil qui est, en pareille circonstance, le meilleur remède. Dans les cas où, pendant la soirée, il survient un larmoiement abondant du côté opéré, et où le patient indique une forte sensation de chaleur sous le bandeau compressif, M. de Græfe (1) veut qu'on lève l'appareil et que l'on pratique une saignée, en

(1) Voyez la lettre publiée dans le *Traité* de M. Zehender, 2e édit. Erlangen, 1861, p. 429.

même temps qu'on donne à l'intérieur de 50 à 80 centigrammes de calomel ou du nitre. Nous sommes loin de partager cette manière de voir; car, outre que nous considérons les déplétions sanguines comme plus funestes que salutaires pour la cicatrisation, nous nous garderions bien d'enlever aux opérés la sécurité dont ils ont si grand besoin, en les saignant quelques heures après l'extraction.

Si le sommeil ne vient pas mettre un terme à la sensation de cuisson ou aux douleurs que le malade éprouve, nous nous contentons de lever le bandeau pour la nuit et administrons une seconde et jusqu'à une troisième dose de morphine. Lorsque, le lendemain, le malade continue à se plaindre de son œil, il est indispensable de soumettre cet organe à un examen très-attentif. La flamme d'une simple bougie suffit alors pour l'éclairage latéral, dont on se trouve si bien, en pareille circonstance. Si alors on remarque que la coaptation du lambeau soit défectueuse, et que son bord prenne une légère teinte d'un blanc jaunâtre d'où partent, en se dirigeant vers le centre de la cornée, quelques stries grisâtres et légèrement ondulées, on a tout lieu de craindre le développement d'un abcès arciforme, et la meilleure manière de le prévenir est de forcer la coaptation en appliquant le bandeau compressif serré.

Quoiqu'il répugne, au premier abord, de placer cet appareil sur un œil dont les paupières commencent à se tuméfier et qui devient le siége d'une sécrétion muco-purulente, l'expérience n'en a pas moins prouvé que c'est, en pareil cas, le moyen le plus efficace, et il faut y recourir, en prenant la précaution de renouveler le bandeau de trois heures en trois heures, jusqu'à ce que la sécrétion ait manifestement diminué; tout en instillant, à chaque pansement, quelques gouttes d'atropine entre les paupières.

Si, le lendemain de l'opération, l'examen de l'œil démontre que la tuméfaction de la paupière, tendue et luisante, le chémosis conjonctival et la sécrétion muco-purulente, dont le produit s'accumule dans le grand angle de l'œil, ne résultent pas d'une suppuration localisée au niveau des lèvres de la plaie; mais que ces accidents accompagnent une production de globules purulents qui s'opère aux dépens d'une grande partie du lambeau; qu'une suppuration diffuse tende à s'établir, et qu'enfin l'humeur aqueuse se trouble et devienne jaunâtre, nous abandonnons, pour un temps, la compression de l'œil, et, sans négliger les instillations d'atropine, nous faisons appliquer sur les paupières, pendant plusieurs heures par jour, des compresses imbibées d'une infusion de camomille à 40 ou 45 degrés centigrades.

Cette suppuration diffuse, qui s'observe très-rarement en dehors des cas de marasme sénile avancé et d'affections profondes du corps vitré, s'établit habituellement de trente-six à quarante-huit heures après l'opération.

Elle ne s'annonce qu'exceptionnellement par des douleurs vives : d'ailleurs, elle détermine d'autant plus sûrement la fonte purulente de l'œil, que le régime auquel on soumet alors le malade est plus débilitant. Les applications glacées, que nous réprouvons, d'une manière générale, après toute opération d'extraction, sont, en pareil cas, du plus fâcheux effet.

Quant au traitement que l'on a coutume de prescrire à l'apparition des accidents graves qui suivent l'extraction à lambeau, il convient de l'approprier à l'âge et au tempérament, en ayant surtout en vue la cause présumée des phénomènes morbides que l'on veut combattre.

Si l'on croit devoir attribuer les symptômes inflammatoires survenus aux lésions produites par le passage du cristallin et à la rétention de fragments de cataracte dans l'œil opéré, et si enfin le sujet est assez robuste, nous combinons à l'emploi alternatif du bandeau des compresses chaudes et des frictions d'onguent mercuriel belladoné, sur le front et la tempe, l'usage interne du calomel que nous administrons, de deux heures en deux heures, à la dose de 10 centigrammes.

Lorsque, au contraire, nous avons affaire à un sujet manifestement atteint de marasme sénile, et quand la suppuration, nous paraissant résulter de l'état déplorable de sa santé générale, est, en quelque sorte, sans corrélation avec une altération de l'iris, nous nous hâtons de recourir à une médication corroborante, notamment à l'emploi des alcooliques, du quinquina, etc. Grâce à l'usage de ces moyens combinés, aux fomentations chaudes, on est quelquefois assez heureux pour arrêter la suppuration, au point de pouvoir conserver la forme de l'œil, ou même établir, plus tard, avec chance de succès, une pupille artificielle.

Les dangers qui surgissent du côté de l'iris ne se manifestent ordinairement que plusieurs jours après l'opération, sauf toutefois, dans les cas assez rares où éclate une iritis purulente (irido-phakitis) qui entraîne ultérieurement la suppuration du lambeau. Les malades accusent, au début de l'iritis, des douleurs gravatives plus ou moins intenses dans la région du sourcil, puis l'œil devient larmoyant et s'injecte, sans présenter un chémosis considérable. On reconnaît alors, à l'aide de l'éclairage latéral, que l'humeur aqueuse s'est altérée dans sa transparence et que l'orifice pupillaire commence à se rétrécir, malgré l'usage des mydriatiques. En pareille circonstance, nous multiplions les instillations d'atropine, nous éprouvons la tolérance du sujet à l'égard des compresses chaudes, et nous administrons à l'intérieur, et à doses réfractées, du calomel ou du bichlorure de mercure. C'est à cause de la nécessité de rapprocher les instillations d'atropine que le concours d'une garde-malade sûre et adroite, est, en pareil cas, pour ainsi dire indispensable.

Lorsqu'il est survenu, pendant la période de cicatrisation, un prolapsus iridien, le meilleur moyen de parer aux accidents consiste à prolonger, le plus possible, l'application du bandeau compressif. La hernie de l'iris se ratatine alors peu à peu ; mais il reste une déviation de la pupille plus ou moins marquée, et quelquefois assez grande pour que cet orifice disparaisse, en arrière de l'opacité cornéenne pigmentée qui avoisine la section.

Les ponctions, les ablations, enfin, les cautérisations de la hernie iridienne au moyen du nitrate d'argent, sont moins aptes à accélérer la marche si traînante de la cicatrisation que l'application prolongée du bandeau compressif. Aussi, ce moyen est-il encore, de tous, le plus efficace contre les modifications de courbure si fâcheuses qui succèdent presque constamment à l'enclavement permanent d'une partie de l'iris dans la plaie. M. de Graefe, conseille, lorsque le prolapsus de l'iris est recouvert d'une couche plastique épaisse, ce qui n'arrive qu'à une époque assez éloignée de l'opération, de pratiquer l'ablation de cette hernie, au moyen d'un couteau à cataracte ou d'une petite lame effilée (voy. t. I, fig. 11) construite à cet effet.

Parmi les troubles généraux que l'on a observés consécutivement à l'extraction de la cataracte, ou pour mieux dire, au régime rigoureux auquel on avait soumis les opérés, nous signalerons essentiellement les pneumonies hypostatiques des vieillards : aussi faut-il ausculter très-attentivement le sujet lorsqu'il accuse une oppression prolongée, même après qu'on l'a assis un certain temps sur son lit.

Les vomissements consécutifs à l'opération de la cataracte sont bien moins fréquents après l'extraction qu'après l'abaissement. Lorsqu'ils surviennent, on les combat en administrant des lavements opiacés et en faisant prendre au malade de petits fragments de glace, de faibles doses de morphine, etc.

Un accident rare, mais très-grave, observé après l'opération de la cataracte a été l'apparition d'un accès de manie (Zehender, Sichel, Magne, Borelli). Cette complication peut être mise sur le compte de l'isolement complet dans lequel on plonge le patient, en lui bandant les yeux et en lui imposant, pendant quelque temps, une immobilité et un repos absolus.

Quant à l'usage des lunettes, que l'on fait bien de renvoyer à deux, trois ou quatre mois après l'opération, il en sera question dans l'article APHAKIE.

ARTICLE XIII.

ABAISSEMENT.

La pensée de chasser du champ pupillaire une cataracte dure, en l'immergeant dans un milieu tel que le corps vitré, où, loin de se dissoudre, elle peut agir à la manière des corps étrangers, est démontrée si peu rationnelle, dans l'état présent des connaissances cliniques et anatomo-pathologiques, que nous avons sérieusement hésité à décrire cette méthode de traitement. Mais, comme en dépit des fâcheux résultats qu'elle a si souvent donnés, elle a cependant rendu la vue, dans un certain nombre de cas, et comme, encore aujourd'hui, beaucoup de praticiens croient devoir l'ériger en méthode exceptionnelle, nous sommes contraint de présenter ici un court exposé de ce procédé qui, selon nous, devrait, à la rigueur, être relégué dans l'historique des opérations de cataracte.

Les méthodes de discision et d'extraction ont été si ingénieusement modifiées, que nous ne croyons pas qu'une seule considération de quelque valeur puisse aujourd'hui déterminer un chirurgien consciencieux et au courant de la science à pratiquer l'abaissement.

Si les tristes conséquences de l'abaissement ne tardaient pas plus à apparaître que les accidents consécutifs à l'extraction, il est certain que cette méthode serait, depuis longtemps déjà, jugée et complétement délaissée. Mais, malheureusement, l'inflammation des membranes profondes ne se déclarant, en général, qu'après le traitement, il est facile de persuader au patient qu'elle est indépendante de l'opération. Que l'on interroge les opérés par abaissement, quelques années après l'application de cette vicieuse méthode, la moitié d'entre eux déclareront avoir, de nouveau, perdu l'usage de la vue (1).

L'abaissement peut s'exécuter de trois manières différentes : la méthode

(1) Si nous n'avons, heureusement, pas observé la vérification de ces assertions dans notre pratique personnelle, nous n'avons pas manqué de le faire sur des malades opérés par des praticiens qui, après s'être, de tout temps, déclarés contraires à l'abaissement, semblent néanmoins l'avoir érigé en méthode, applicable aux cataractés de nationalité étrangère. Dans le courant du mois de mars dernier, nous avons été mandé en consultation avec M. Nélaton chez un Américain du Sud qui avait subi l'abaissement au commencement du mois de septembre, et qui, depuis cette époque, était atteint, par accès, de douleurs ciliaires tellement vives que son état général en était profondément troublé. Ces accidents glaucomateux avait complétement aboli la vue, et, pour mettre un terme aux souffrances du malade, on pouvait hésiter entre une iridectomie et l'énucléation de l'œil. On se décida pour la première de ces opérations; et l'excision de l'iris, que j'exécutai, fut immédiatement suivie de la cessation des douleurs, mais sans amener le retour de la vue. Dans la même semaine, je fus consulté par un habitant de la province auquel l'abaissement avait été pratiqué à Paris, dix-huit mois auparavant. Le malade avait vu, de l'œil opéré, pendant à peu près un an; mais ce terme écoulé, la vue s'était abolie au milieu de vives souffrances, survenant par accès. Chez ce malade, on apercevait, dans le champ pupillaire dilaté, la cataracte en partie remontée, tandis que, chez le précédent, nous avions vainement tenté d'apercevoir, pour l'extraire, le cristallin abaissé.

la plus ancienne, consiste à traverser la sclérotique avec une aiguille, à porter cette dernière sur le bord supérieur de la cataracte, et à l'abaisser de telle sorte que son plan antérieur corresponde environ aux procès ciliaires. Dans un autre procédé, indiqué par Willburg (1785), on renverse le cristallin en appliquant l'aiguille à plat sur sa surface antérieure. Le bord supérieur du cristallin devient alors postérieur, sa surface antérieure, supérieure, et son bord inférieur, antérieur.

En 1803, Scarpa modifia cette méthode en déplaçant en bas et en dehors la cataracte renversée, de manière à lui faire occuper l'espace compris entre les muscles droit externe et droit inférieur, sa surface antérieure étant dirigée en dedans et en haut.

L'abaissement n'est praticable qu'à la condition que la cataracte présente une résistance suffisante pour que la majeure partie des masses corticales, restant adhérentes au noyau, puissent obéir au mouvement que lui imprime l'aiguille. S'il n'en était pas ainsi, on pratiquerait, contre son gré, le *broiement* de la cataracte, méthode justement délaissée.

Il est rare que le cristallin ait atteint une densité assez élevée pour que l'on puisse enfoncer dans le corps vitré la presque totalité de cet organe. On n'y réussit que quand la cataracte a dépassé depuis longtemps l'époque de sa maturité, et quand les masses corticales ont subi, dans leur ensemble, une transformation régressive complète.

Les instruments nécessaires à l'exécution de l'abaissement, sont : 1° une pince à fixation ; 2° une aiguille faiblement courbée sur le plat, de 1 millimètre de largeur, et mesurant, entre la pointe et le collet, de 3 à 4 millimètres.

Le malade, ayant la pupille dilatée, s'assied devant l'opérateur, qui après avoir fait écarter les paupières, saisit avec des pinces un pli de la conjonctive, près du bord interne de la cornée. Il enfonce ensuite l'aiguille, tournée en haut par sa convexité, dans la sclérotique, à 4 millimètres du bord cornéen et à 2 millimètres au-dessous du diamètre horizontal de l'œil. Au moment où l'instrument pénètre, il doit occuper une direction perpendiculaire au plan tangent à la sclérotique par le point de ponction, et ses bords tranchants doivent regarder directement vers les pôles antérieur et postérieur de l'œil. De cette manière, l'aiguille entre dans la direction des nerfs et des vaisseaux, assez loin de la cornée pour ne pas blesser la portion la plus épaisse du corps ciliaire, et pourtant assez près du limbe cornéen pour tomber facilement entre l'iris et la cristalloïde, au voisinage de son bord.

Dès que l'aiguille a traversé la sclérotique jusqu'à son collet, on dirige en avant sa face convexe et, faisant basculer son manche du côté de l'oreille autant qu'il est nécessaire, on dirige sa pointe entre le bord pupillaire et la capsule, de manière à raser l'iris avec le plat de l'instrument.

Il faut avoir soin de ne pas exagérer ce mouvement de bascule, de crainte de blesser l'iris, accident qui s'annonce immédiatement par un mouvement de propulsion de cette membrane, et prévient ainsi l'opérateur de la nécessité de retirer un peu l'aiguille pour corriger sa direction. Du reste, il faut toujours opérer avec beaucoup de lenteur au moment où l'on porte l'instrument au devant de la capsule; car on sait aujourd'hui que, dans ce trajet, l'aiguille traverse le bord du cristallin, et que, pour atteindre la face antérieure de cet organe, elle doit, en quelque sorte, soulever l'iris, exactement appliqué sur cette face. Le prétendu passage de l'instrument à travers la chambre postérieure est tout à fait illusoire; puisque, d'après les anatomistes les plus compétents, cette dernière n'existe pas. Ce que l'aiguille traverse, ce sont les masses corticales les plus équatoriales; d'où il résulte que, dans toute direction différente de celle que nous venons d'indiquer, l'instrument pénètre, ou bien dans l'iris, au voisinage de son insertion, ou bien dans le noyau du cristallin, qui peut être ainsi luxé dans la chambre antérieure.

On pousse la pointe de l'aiguille, mise à plat sur la capsule antérieure, vers la partie médiane de cette dernière; puis, l'ayant portée à 1 millimètre du bord interne de la pupille dilatée, on s'en sert comme d'un levier, soit, d'après Willburg, pour renverser purement et simplement la cataracte, soit, suivant Scarpa, pour la renverser et l'abaisser en dedans et en bas. Quelques auteurs (M. Arlt) veulent que la pointe de l'aiguille, parcourant le milieu de la pupille, soit poussée sous une faible inclinaison en haut, jusqu'à l'insertion de la zonule, près du bord interne du cristallin. Mais, si la dilatation de la pupille n'a pas été poussée à l'extrême, la pointe de l'instrument doit alors glisser de nouveau en arrière de l'iris, ce qui complique nécessairement l'exécution du procédé opératoire.

Dans l'abaissement du cristallin par la méthode de Scarpa, le manche de l'aiguille qui, une fois appliquée à la surface du cristallin ne doit plus glisser dans la plaie scléroticale, est incliné vers un plan qui coupe celui de l'iris sous un angle d'environ 120 degrés. Ce déplacement s'exécutera très-lentement et le plus légèrement possible, et l'opérateur veillera, avec le plus grand soin, à ce que le cristallin ne puisse faire un mouvement de bascule qui le porte dans la chambre antérieure. En outre, il se gardera bien d'exagérer le mouvement du manche de l'aiguille, de crainte de pousser la cataracte contre les membranes internes de l'œil.

Une fois le cristallin déplacé du champ pupillaire, on maintient quelques instants l'instrument dans la position qu'on lui a donnée; puis, on ramène le manche de l'aiguille dans la direction de l'oreille pour qu'elle se porte par sa convexité vers les procès ciliaires, et l'on se tient prêt à la ramener, une seconde fois, dans la pupille, pour le cas où l'on verrait la cataracte remonter. S'il n'en est pas ainsi, il ne reste plus qu'à retirer l'aiguille exactement dans la direction suivant laquelle on l'a poussée.

De crainte que l'instrument, ayant été conduit trop profondément dans l'épaisseur de la cataracte, n'entraîne cette dernière au moment où on la retire vers les membranes enveloppantes de l'œil, il est prudent d'imprimer alors à l'aiguille, pour la dégager, de faibles mouvements de circumduction.

Lorsqu'il reste dans la pupille des lambeaux de capsule auxquels adhèrent des fragments de masses corticales opaques, il est nécessaire, avant de retirer l'aiguille, d'en tenter le déplacement ou, au moins, la dilacération.

Si l'on considère que l'aiguille à abaissement pénètre toujours dans la substance même du cristallin, on reconnaîtra sans peine qu'il ne faut pas espérer déplacer cet organe en entier, dans sa capsule intacte, à moins que la cataracte ne soit, avant l'opération, notablement réduite dans ses dimensions. Mais, en ayant soin d'appliquer sur cette membrane le plat de l'instrument on réussira bien mieux à déchirer et à déplacer la cristalloïde dans une grande étendue, que si l'on essayait de la diviser avec le tranchant de l'aiguille avant d'abaisser la cataracte. Rosas (1), qui en donnait le conseil, a partagé son opération en six temps : 1° introduction de l'aiguille ; 2° propulsion de sa pointe vers le bord interne de la pupille; 3° division de la capsule antérieure ; 4° réclinaison du cristallin ; 5° division de la capsule postérieure, de la membrane vitreuse et de la fossette hyaloïde ; 6° retrait de l'aiguille.

Nous comprenons, à la rigueur, qu'on puisse, après avoir porté l'instrument au devant de la cristalloïde antérieure, avoir l'idée de diviser cette membrane, surtout quand des synéchies postérieures y attachent le bord de la pupille. Mais que pensait Rosas de la résistance des membranes vitreuses pour s'imaginer qu'il fallait, après avoir, par un effort assez intense, déplacé le cristallin, remettre l'aiguille dans le champ pupillaire pour diviser la cristalloïde postérieure et l'hyaloïde ?

Lorsque le cristallin, par un mouvement de bascule accidentel, est tombé dans la chambre antérieure ou s'est dévié latéralement, de telle sorte qu'on ne réussisse point à l'abaisser, on a donné le conseil de piquer la cataracte, d'arrière en avant, avec la pointe de l'aiguille et de l'enfoncer dans le corps vitré ; mais nul ne fournit un moyen sûr de dégager alors l'instrument sans risquer d'attirer, dans ce second mouvement, la cataracte vers les membranes enveloppantes, accident sur la gravité duquel tous les auteurs sont d'accord.

(1) *Handbuch der Augenheilkunde*, 1830, Bd. III, S. 296.

Ce simple aperçu doit suffire, à ce qu'il nous semble, pour montrer combien l'abaissement, même entre des mains habiles, est loin de fournir les garanties d'une exécution précise et sûre. Cette imperfection tient, on le voit, à l'impossibilité dans laquelle est le chirurgien de contrôler, de visu, l'effet des mouvements qu'il imprime à l'aiguille, en dehors du champ pupillaire.

Les soins consécutifs nécessaires après une opération d'abaissement sont, en général, bien moins rigoureux qu'après une extraction de catacacte ordinaire. Il n'est même pas indispensable que le malade s'alite, après qu'on lui a bandé les yeux ; mais il doit s'abstenir de mouvements brusques, et surtout éviter de baisser la tête.

ARTICLE XIV.

QUELQUES CONSIDÉRATIONS SUR L'OPÉRATION DE LA CATARACTE ENVISAGÉE D'UNE MANIÈRE GÉNÉRALE.

1° *Faut-il opérer un œil de cataracte lorsque l'autre est complétement sain?* — M. de Græfe (1) résout cette question par l'affirmative, à la condition toutefois que le procédé opératoire indiqué par la nature de la cataracte possède, en lui-même, toutes les garanties désirables d'un succès assuré. Il ne peut, en conséquence, être ici question que des différentes méthodes d'extraction linéaire et de discision. Il y a tant d'avantage à voir des deux yeux, même sans vision binoculaire, que l'on ne saurait hésiter devant les faibles inconvénients que présente l'absence de fusion des images rétiniennes. L'expérience a prouvé que, malgré l'extrême différence que l'on établit entre deux yeux, relativement à leur réfringence, en enlevant l'un des cristallins, c'est-à-dire en privant l'œil opéré de sa faculté accomodatrice et en le rendant presque toujours fortement hypermétrope, on n'abolit pas pour cela nécessairement la faculté de confondre en une seule les deux images, ou, autrement dit, la vision binoculaire. Les moyens dont on s'est servi pour constater le rétablissement de cette faculté, après l'opération de la cataracte, ont consisté : 1° à apprécier la déviation que l'œil opéré exécute, en arrière d'un verre prismatique, pour échapper à la diplopie ; 2° à noter l'apparition d'images doubles, lorsque, dans cette expérience, l'angle du prisme employé a dépassé la force adductrice ou abductrice dont un œil normal dispose. Un moyen bien plus simple, à notre avis, de s'assurer de la persistance de la faculté de fondre les images, après une opération de cataracte unilatérale, réside dans l'usage du sté-

(1) *Archiv für Augenheilkunke*, Bd. II, A. 2, S. 177.

réoscope, instrument dont l'emploi peut encore servir à combattre, en pareille circonstance, un défaut d'aptitude à la vision binoculaire (Javal), ou même la diplopie observée, dans certains cas tout à fait exceptionnels.

D'ailleurs, hâtons-nous de le dire, la plupart des malades opérés de cataracte, d'un seul côté, sont privés de la vision binoculaire; mais l'œil exclu pendant la fixation n'est pas, pour cela, dévié d'une manière apparente. Ce déplacement est ordinairement si minime, qu'il ne se révèle à l'opérateur que si, ordonnant au sujet de fixer de près un petit objet, il voile et découvre les deux yeux l'un après l'autre. Généralement, en ce cas, des prismes, placés en divers sens devant l'œil opéré, ne déterminent pas de diplopie.

Nous n'avons pas besoin de faire ressortir les avantages considérables que procure le rétablissement de la vision binoculaire, en permettant à l'opéré une exacte appréciation des distances et en lui rendant la perception du relief; nous insistons plutôt sur le bienfait qu'il tire de l'élargissement de son champ visuel et de l'amélioration de son orientation, alors même qu'il ne jouit pas de la vision binoculaire. Tout au plus, l'absence de cette faculté pourrait-elle, à la longue, déterminer dans l'œil exclu de la fixation une amblyopie d'un degré variable; mais, outre que l'expérience apprend à ne faire que peu de cas de ce danger, on peut le combattre efficacement en soumettant l'œil opéré à des exercices méthodiques.

Les éblouissements, l'asténopie, la diplopie, auxquels l'opération de la cataracte unilatérale peut donner lieu, suivant quelques auteurs, sont, si tant est qu'ils existent, des phénomènes passagers qui ne doivent pas contre-indiquer l'opération.

Dans tous les cas, l'opportunité de l'opération est avérée lorsque le second œil devient manifestement le siége d'une opacité cristallinienne à marche progressive. Nous croyons tout à fait irrationnel d'attendre, en pareille circonstance, pour attaquer la cataracte, que la cécité de l'autre œil soit tellement avancée que le sujet ne puisse plus se conduire. Il nous semble bien préférable de pratiquer l'opération à une époque à laquelle l'esprit du malade n'est pas aussi fâcheusement affecté par la décadence progressive de sa vue; car on sait quelle funeste influence exerce cette prostration morale sur l'état général.

2° *Faut-il, dans tous les cas, attendre la maturité de la cataracte pour procéder à l'extraction?*—Le vieux préjugé, en vertu duquel on s'est abstenu jusque dans ces derniers temps, d'extraire tout cristallin dont les éléments n'étaient pas atteints presque totalement de transformation cataracteuse, a privé bien des vieillards de la joie de recouvrer la vue. Il existe, en effet, un bon nombre de cataractes séniles dont la marche est tellement lente que, vouloir attendre, pour les extraire, qu'elles soient parvenues à maturité, ce n'est rien moins que remettre à jamais l'opération. Du reste, l'extraction de la cataracte sans ouverture de sa capsule, et l'extraction modifiée et à temps espacés, sont des méthodes applicables aux cataractes séniles incomplètes, et l'on peut, dès à présent, avancer qu'en règle générale, tout sujet atteint de cataracte incomplète double doit être soumis à l'opération, dès que les troubles de sa vue sont assez avancés pour l'empêcher de se livrer à ses occupations journalières, de lire et surtout de se conduire.

3° *Quels inconvénients y a-t-il à reculer, pour un temps plus ou moins long, l'opération de la cataracte?* — Tandis que l'expérience journalière démontre qu'un œil exclu de l'acte de la vision binoculaire, et qui n'est pas employé isolément, tombe, par cela même, assez rapidement, dans une amblyopie marquée, alors que l'obstacle qui s'oppose à ce qu'il participe, pendant la fixation, à la vision binoculaire, ne réside pas dans un défaut de transparence de ses milieux ; c'est ordinairement le contraire qui s'observe quand l'exclusion de l'œil est le résultat de la présence d'une cataracte simple.

L'existence de l'écran opaque que constitue, en arrière de l'iris, le cristallin cataracté, et l'absence consécutive d'image rétinienne (image que l'œil n'est pas, en conséquence, contraint de supprimer par un effort instinctif), expliquent, jusqu'à un certain point, la persistance de la sensibilité de la rétine, même après un temps relativement énorme, puisqu'on l'a vue conservée après un espace de quarante et même de soixante ans (Serre, Dubois, Zehender, de Græfe, Knapp). On n'observe d'exception à cette règle que chez les jeunes enfants atteints de cataracte congénitale double, ou sur les sujets chez lesquels les opacités cristalliniennes se sont développées dans une extrême jeunesse. En pareil cas, le défaut fonctionnel de la rétine, coexistant à une croissance rapide de l'œil, a les effets les plus fâcheux. Ordinairement alors, les opérations pratiquées à une époque un peu plus avancée de la vie (quinze, vingt ans), ne fournissent que des résultats fonctionnels fort peu satisfaisants.

D'ailleurs il est bon de tenir compte, dans ces mêmes cas, pour interpréter ce fait exceptionnel, des altérations profondes de l'œil sous l'influence desquelles la cataracte s'est peut-être développée, et du retentissement qu'elles doivent avoir exercé sur la sensibilité de la rétine. Il y a donc tout avantage à opérer les enfants le plus tôt possible, en négligeant les objections soulevées par plusieurs auteurs contre cette pratique, dont les dangers sont aisément prévenus par l'emploi des anesthésiques et du bandeau compressif. Avons-nous besoin d'ajouter que la règle de conduite que nous conseillons est entièrement conforme aux intérêts de l'éducation intellectuelle des jeunes sujets qui nous occupent ?

4° *Est-il permis, en cas de cataracte double et complète, d'opérer les deux yeux à la fois?* — Les principes élémentaires de la prudence indiquent assez qu'il ne faut pratiquer l'opération de la cataracte que sur un œil à la fois. En premier lieu, les suites que présente alors la première opération et les résultats qu'elle fournit sont, pour le chirurgien, des enseignements précieux, relativement à la règle de conduite qu'il devra suivre pour la seconde. En second lieu, il n'est pas un opérateur sérieux qui consente à exposer son malade à perdre, d'un seul coup, tout espoir de recouvrer la vue, ce qui peut arriver après une extraction double, suivie d'accidents tout à fait indépendants de l'opération elle-même, et déterminés par une imprudence du sujet ou des personnes qui l'entourent.

BIBLIOGRAPHIE.

BRISSEAU. Nouvelles observations sur la cataracte. Tournay, 1706.

— Traité de la cataracte et du glaucome. Paris, 1709.

MAITRE-JEAN (Antoine). Traité des maladies des yeux. Paris, 1707.

SAINT-YVES. Histoire de l'Académie des sciences, année 1708, p. 501.

LUSARDI. Dissertation sur l'opacité du cristallin et sur l'opération de la cataracte. Gand, 1711.

STEPHAN. Diss. de lente cristallina ocul. hum. Lipsiæ, 1712.

HEISTER (L.). Tract. de cataracta, glaucomate et amaurosi. Altorf, 1713.

WOOLHOUSE. Dissertationes ophthalmicæ de cataracta et glaucomate. Francofurti, 1729.

TAYLOR. New Treatise on the diseases of the eye. London, 1736.

DAVIEL (Jacq.). Sur une nouvelle méthode de guérison de la cataracte par l'extraction (*Mém. de l'Acad. de chir.*, t. II, p. 337, 1748).

LA FAYE (*Ibid.*, p. 523).

PALUCCI. Histoire de la cataracte. Paris, 1750.

DE VERMALE. Lettres sur l'extraction du cristallin hors du globe de l'œil, imaginée par M. Daviel. Paris, 1751.

SIGEVART. Dissert. de extractione cataractæ ultro perficienda. Tubingæ, 1752.

PETIT. Remarques sur l'opération de la cataracte par extraction (*Mercure de France*, août 1782).

DAVIEL (Henri). Ergo cataractæ tutior extractio forf. ope. Parisiis, 1754.

TENON. Thèses de cataracte. Paris, 1757.

SABATIER. Theses de variis cataractam extrahendi methodis. Parisiis, 1759.

TEN HAAF. Korte verhandeling nopens de niuwe wiyze van de cataracta te geneezen door van het cristalline vocbt mithet oog ten neemen. Rotterdam, 1761.

JERICHO. Dissert. sistens modum sectionis in cataracta instituendæ. Traj. ad Rhenum, 1766.

REICHENBACH. Cautelæ et observationes circa extractionem cataractæ. Tubing., 1767.

LE VACHER. De cataracta nova ratione extrahenda (dissert.). Parisiis, 1768.

VAN DER STEEGE. De suff. method. Wenzelii et Contii extract. catar. Groningæ, 1772.

JANIN. Mémoires et observations sur l'œil, etc. Lyon, 1772.

RICHTER. Abhandlung von der Ausziehung des grauen Staares. Gœttingen, 1773.

HELLMANN. Der graue Staar u. dessen. Herausnehmung. Magdeburg, 1774.

BORTHWICK. Treatise upon the extraction of the crystalline lens. Edinb., 1775.

DE WITT. Vergleichung der verschied. Methoden den Staar auszuziehen. Giessen, 1775.

MURSINNA. Vom grauen Staar u. dessen Ausziehung med.-chir. Beob. Berlin, 1782.

BUTTER. A new Method of extracting the cataract. London, 1783.

PELLIER DE QUENESY. Recueil de mémoires et d'observations sur les maladies qui attaquent l'œil. Montpellier, 1783.

WENZEL. Dissert. de extractione cataractæ. Paris, 1779.

— Traité de la cataracte. Paris, 1786.

WILLBURG. Betrachtungen über die Operation des Staars. Nürnberg, 1785.

ROWLEY. Treatise on 118 principal diseases of the eyes. London, 1790.

YUNG. Methode den grauen Staar auszuziehen. Marburg, 1791.

BEER (Jos. G.). Practische Beobachtungen über den grauen Staar u. die Krankheiten der Hornhaut. Wien, 1791.

CONRADI. Bemerkungen über der grauen Staar. Leipzig, 1791.

WARDENBURG. Dissert. de methode catar. extrah. nova. Gottingæ, 1792.

VAN WY. Nieuwe manier van cataract on staarsnyding. Arnheim, 1792.

ASSALINI. Discorso sopra un nuovo stromento per l'estrazione della cataratta. Pavia, 1792.

BISHOFF. A Treatise on the extraction of the cataract. London, 1793.

SANTERELLI. Ricerche per facilitare il cateterismo e l'estrazione della cataratta. Viennæ, 1795.

WARE. An Inquiry into the causes which have most commonly prevented success in the operation of extracting the cataract. London, 1795.

BARTH. Etwas über die Ausziehung des grauen Staares für den geübten Operateur. Wien, 1797.

SCHIFERLI. Abhandlung vom grauen Staar. Jena, 1797.

BEER (Jos. G.). Methode den grauen Staar sammt der Capsel auszuziehen, etc. Wien, 1799.

HIMLY (Ch.). Ist es rathsam die Staaroperation auf beiden Augen zugleich vorzunehmen. Ophthalm. Beobacht. u. Unters. Bremen, 1801.

SCHMIDT (Jos. Ad.). Ueber Nachtaar u. Iritis nach Staaroperationen. Wien, 1801.

— Prüfung der von Beer bekannt gemachten Methode den grauen Staar sammt der Kapsel auszuziehen (*Loder's Journal f. Chirurg.*, 1801, t. III).

JACOBI. Theor. pract. Gründe gegen die Anwendbarkeit der von Beer vorgeschlagenen Methode den gr. Staar sammt der Kapsel auszuziehen. Wien, 1801.

SCARPA (Antonio). Saggio di osservazionie e di esperienze sulle principali malattie degli occhi. Pavia, 1801, et Traité pratique des maladies des yeux. Paris, 1802.

HEYLEG. Practical observations in surgery. London, 1803.

COOPER (Samuel). Critical reflexions on several important practical points relative to the cataract. London, 1805.

BUCHHORN. Dissert. de keratonyxide. Hel., 1806.

— De keratonyxide nova catar. aliisque oculi morbis med. meth. Magdeb., 1810.

— Die Keratonyxis eine gefahrlose Methode. Magdeb., 1811.

LANGENBECK (C. J. M.). Ueber die Staaroperation (*Biblioth. f. Chirurg.*, t. I, 1806).

— Prüfung der Keratonyxis, einer neuen Methode den grauen Staar durch die Hornhaut zu recliniren oder zu zerstücklen. Goettingen, 1811.

— Zur Prüfung der Keratonyxis (*Biblioth. f. Chirurg.*, t. IV, 1811).

— Zur Prüfung der Keratonyxis (*Neue Bibl. f. Chirurg.*, t. I, 1815).

— Beschreibung seines Keratom zur Zerstücklung des Staares (*ibid.*, t. I, 1818).

MONTAIN. Traité de la cataracte. Paris, 1812.

GIBSON. Observations on the formation of an artificial pupil and on the extraction of soft and membranous cataract through a puncture of the cornea. London, 1811, and *the New Engl. Journal of Medicine and Surgery*, t. III, N. 1-IV, 1819.

JAEGER (Fred.). Dissert. de keratonyxidis usu. Vienn, 1812.

BENEDICT. Monographie des grauen Staares. Breslau, 1814.

SCARPA. Trattato delle princip. malatt. degli occhi. Pavia, 1816.

ADAMS. A practical Inquiry into the causes of the frequent failure of the operations of depression and of the extraction of the cataract as usualy performed. London, 1817.

BEER. Lehre von den Augenkrankheiten. Wien, 1817.

KIRCHMAYER. Dissert. de cataractæ extrah. methodis. Landish, 1819.

FISCHER. Ueber das Verhältniss der Extraction zur Keratonyxis (*Neue Biblioth. für Chirurg.*, t. III. Hanovre, 1819).

LACHMANN. Instrumentorum ad corneæ sectionem in cataractæ extractione perficiendam descriptio historica. Gotting., 1821.

AMMON (A. v.). Ophthalmoparacenteseos historia, etc. Gotting., 1821.

HAERTELT. Dissert. extractionis cataract. præstantis, etc. Vratisl., 1823.

JAEGER (C.). Dissert. exh. fragmenta de extractione cataractæ et experimenta de prolapsu artificiali corporis vitrei. Vind., 1823.

CATANOSO. Osservazioni cliniche sopra l'estrazione della cataratta. Messina, 1823.

APPIANI. Dissert. de phacohymenitide. Fienni, 1828.

GIERLT. Ueber die Resorption der cataractœsen Linsen in der vorderen Augenkammer (Reisinger's Annalen. Sulzbach. 1824).

RITTERICH. Bemerkungen über die Operation des grauen Staares (*Beitr. zur Vervollkommnung der Augenheilk.* Leipzig, 1827, t. I).

LUSARDI. Mémoire sur la cataracte congénitale, etc. Paris, 1827.

LOUDON. Short Inquery into the principal causes of the unsuccessful termination of the extraction by the cornea, with the view of showing the superiority of Dr Jägers knife over the single cataract knife of Wenzel and Beer. London, 1827.

SŒMMERING (W.). Beobachtungen über die organ. Veränderungen im Auge nach Staaroperationen. Francf. sur-le-Mein, 1828.

AMMON (A. v.). Ueber die angeborene Cataracta centralis, Graefe et de Walther Journ. f. Chir. u. Augenh., t. IX, 1828.

SEELIGER. Uebersicht der verschiedenen Staarausziehungsmethoden, nebst pract. Belegen über die wesentl. Vorzüge des Hornhautschittes nach oben. Wien, 1828.

ROSAS. Haudbuch der Augenheilkunde, t. III, 1830.

BECH. Dissert. de caract. central. Lipsiæ, 1830.

SCHMIDT (J. A.). Die cataracta, v. Ammon (*Zeitschr. für Ophthalm.*, t. I, 1831).

SCHOEN. Ueber den Marasmus senilis der Kapsel u. Linse im menschlichen Auge (*Ibid.*, 1831).

WARNATZ. Dissert. de cataracta nigra. Lips., 1832.

BECK. De oculorum mutationibus quæ cataractæ operationem sequuntur, observatio, adnexis corollariis. Freib., 1833.

AMMON (A. v.). Die angeborene cataract in path.-anat., in path. u. in operat. Hinsicht, dans son Journal, t. I. Leipzig, 1833.

CARRON DU VILLARDS. Recherches pratiques sur les causes qui font échouer l'opération de la cataracte suivant les divers procédés. Paris, 1834.

WARNATZ. Resorptio cataractæ spontanæ, v. Ammon (*Zeitschr. f. Ophthalm.*, t. V, 1835).

RUETE. Verbessertes Verfahren bei der Scleroticonyxis (*Holscher's Annalen f. gest. Heilk.* t. III, 1836.)

SICHEL. Traité de l'ophthalmie, la cataracte et l'amaurose. Paris, 1837.

PAULI (F.). Ueber den grauen Staar u. die Verkrümmungen u. eine neue Heilart dieser Krankheit. Stuttg., 1838.

BECK. Ueber die Entstehung der cataracta centralis capsularis anterior (v. Ammon, *Monatsschr. f. Augenh. u. Chir.* II, 1838).

STOEBER. Observations de cataracte traumatiques adressées à l'Acad. roy. de méd. de Paris (*Annales d'oculistique*, t. III, 1848).

SICHEL. Méthode simple et facile de faire des cataractes artificielles (*Ibid.*, t. IV, p. 147, 1840).

HOERING. Ueber die Dislaceratio capsulæ nach Jäger (Würtemb. *Med. Corresp.-Blatt*, n° 8, 1841).

DITTRICH. Dissert. sistens. conspectum cataractarum in clinica et consignatione ophthalmiatrica operatorum. Prague, 1841.

SICHEL. De la cataracte glaucomateuse, de l'inutilité et des suites fâcheuses de son opération. (*Ann. d'ocul.*, t. V, p. 232, 1841).

MALGAIGNE. Opinion sur la nature et le siége de la cataracte (*Ibid.*, t. IV, p. 62, 1841).

GUÉPIN (A.). Note sur la nature et la formation des cataractes (*Ibid.*, t. VI, p. 203, 1842).

SERRE (de Montpellier). De l'opération de la cataracte sur un œil, comme moyen de rétablir la vue des deux yeux (*Ibid.*, t. VI, p. 210, 1842).

HOERING (G.). Sur le siége et la nature de la cataracte (*Ibid.*, t. VIII, p. 13, 1842), et Ueber den Sitz u. die Natur des grauen Staares. Gekrönte Preisschrift. Heilbronn, 1844.

SICHEL. Études cliniques et anatomiques sur quelques espèces peu connues de la cataracte lenticulaire (*Ann. d'oculist.*, t. VIII, p. 127, 1842).

BENEDICT. Einige Bemerkungen über die Aetiologie der Cataracta, etc. Abhandl. aus dem Geb. der Augenh. Breslau, 1842.

TEXTOR. Ueber die Wiedererzeugung der Krystalllinse. Würzburg, 1842.

VALLIN. Le succès de toute opération chir. dépend autant des soins qui la précèdent et de ceux qui la suivent que de l'opération elle-même ; application de ce principe à la guérison de la cataracte. Paris, 1843.

BLASIUS. Nouveau procédé de l'extraction de la cataracte (*Ann. d'ocul.*, t. IX, p. 34, 1842), et Dissert. de cataractæ extractione adjecta nova extrahendi ratione, par van der Porten. Halæ, 1842.

SANSON. Traité de la cataracte. Paris, 1842.

DUVAL (d'Argentan). Considérations générales sur la cataracte (*Ann. d'ocul.*, t. IX, p. 61, 1843).

GULZ. Velpeau's Extraction des gr. Staares am rechten Auge (*Oest. med. Wochenschrift*, n° 39, 1843).

QUADRI. Monographie de la double dépression destinée à détruire la cataracte. Paris, 1843.

MAGNE. De la cataracte noire (*Ann. d'ocul.*, t. IX, p. 244, 1843).

GERHARDT. Ueber Vorfall der Krystalllinse im menschl. Auge (*Heidelb. med. Ann.*, t. IX, 1843).

BARBAROTTA, Guarigione spontanea di cataratta (*l'Osservatore med.*, n° 5, 1843).

MACKENZIE (W.). Cataracte lenticulaire, opérée par extraction. Section de la cornée au moyen d'un couteau-aiguille. Remarques sur les couteaux-aiguilles (*Ann. d'ocul.*, t. X, p. 209, 1842).

VALENTIN. Microscop. Untersuchungen zweier wiedererzeugter Krystallinsen des Auges (*Henle u. Pfeufer's Zeitschr. f. rat. Medicin*, t. I, 1843).

TAVIGNOT. Mémoires sur les cataractes secondaires. Paris, 1843.

DUVAL (d'Argentan). De la cataracte secondaire (*Ann. d'ocul.*, t. XI, p. 5, 1844).

FLECHLES. Heilung einer Cataract durch die Karlsbader Heilquellen (*Hufeland's Journ.* Maerz, 1844).

SICHEL. Observations et considérations supplémentaires sur le glaucome, la cataracte glaucomateuse (*Ann. d'ocul.*, t. XI, p. 157, 1844).

SCOTT. Cataract and its treatment comprising an easy method of dividing the cornea for its extraction, etc. London, 1844 (*British and foreign med. Review*, avril 1844).

MIRAULT (d'Angers). Sur la cataracte second. (*Ann. d'ocul.*, t. XII, p. 73, 1844).

DUESING. Das Krystallinsensystem des menschl. Auges in phys. u. path. Hinsicht. Berlin, 1844.

PAMARD. De la cataracte et de son extraction par un procédé particulier (*Ann. d'ocul.*, t. XII, p. 149, 1844).

JAEGER (Ed.). Inaug. Diss. Ueber die Behandlung des grauen Staares in der ophthalm. Klinik des Josephs-Akademie. Wien, 1844.

STRICKER. Die Krankheiten des Linsensystems nach phys. Grundsaetzen. Francf.-sur-le-Mein, 1845.

FRERICHS. Path.-anat. u. chem. Untersuchungen über Linsenstaare (*Hanov. Ann.*, nov. et déc. 1845).

DESMARRES. De la cataracte pigmenteuse ou uvéenne et de son diagnostic différentiel (*Journal de chirurgie*, de Malgaigne, 1845, et *Annales d'ocul.*, t. XIII, p. 132).

ARLT. Zur Nosogenie des Cataract. caps. cent. anterior u. der Cataract. pyramidalis. (*Oester. Wochenschr.*, n° 10 et 11, 1845).

FURNARI. De la prétendue influence des climats sur la production de la cataracte, etc. (*Ann. d'ocul.*, t. XIII, p. 158, 1845).

CHRISTIAEN. De l'extraction spontanée du cristallin et de sa capsule (*Ibid.*, p. 181, 1845).

GUTHRIE. On Cataract and its appropriate treatment by the operation adapted for each peculiar case. London, 1845.

WALTHER. Kataractologie (*v. Walther's u. Ammons Journ.*, t. V, H. 2, 1845).

TAVIGNOT. Abaissement en masse du cristallin et de sa capsule (*Ann. d'ocul.*, t. XIV, p. 33, 1845).

SICHEL. Études cliniques sur l'opération de la cataracte (*Gazette des hôpitaux*, 1845, et *Ann. d'ocul.*, t. IV, p. 75).

ROUX. Généralités sur les deux procédés d'opération de la cataracte (*Ibid.*, t. XIV, p. 177, 1845).

SERRE (de Montpellier). Opération de la cataracte selon la méthode par déplacement, faite avec succès, après soixante ans de cécité (*Ann. d'ocul.*, t. XIV, p. 224, 1845).

DUBOIS (de Neuchâtel). Opération de cataracte datant de quarante-quatre ans, suivie de rétablissement de la vue (*Gazette méd.*, 1845, et *Ann. d'ocul.*, t. XIV, p. 229).

WATSON. Historical and critical remarks on the operation for the cure of cataract. Edinbourg, 1846.

SICHEL. Essai préliminaire de statistique des résultats d'opérations de cataracte (*Ann. d'ocul.*, t. XVI, p. 50, 1846).

STRICKER. Staar oder Starr (*v. Walther's u. Ammons Journ.*, t. VI, 1847).

GUÉPIN (de Nantes). Note sur les résultats comparatifs de l'abaissement et de l'extraction dans l'opération de la cataracte (*Ann. d'ocul.*, t. XVII, p. 39, 1847).

LAUGIER. Nouvelle méthode d'opérer la cataracte ou méthode par aspiration (*Ibid.*, p. 29, 1847).

ARMATI. De l'opération de la cataracte par aspiration. Revendication de priorité en faveur de M. le prof. Pecchioli de Sienne (*Ibid.*, p. 79, 1847).

CUNIER. Note pour servir à l'histoire de la succion de la cataracte (*Ibid.*, p. 85, 1847).

SICHEL. Recherches historiques sur l'opération par succion (*Ibid.*, p. 104, 1847).

MAGNE. Note sur un couteau-aiguille, nouvel instrument pour l'opération de la cataracte (*Ibid.*, p. 111, 1847).

RAU. Ueber die Behandlung des grauen Staares durch pharmac. Mittel (*v. Walther's u. Ammons Journ.*, t. VIII, 1848).

NEIL. On the cure of cataract with a pract. summary of the best modes of operating. London, 1848.

RIVAUD-LANDRAU. De la kystotomie postérieure, ou déchirement de la cristalloïde post.

après l'opération de la cataracte par extraction, comme moyen d'éviter la formation des cataractes capsulaires consécutives (*Ann. d'ocul.*, t. XIX, p. 54, 1848).

MARCUS. Ueber die Nachbehandlung bei Staaroperationen (*Casper's Wochenschr.*, n° 49, 1848).

SICHEL. Des principes rationnels et des limites de la curabilité des cataractes sans opération (*Bulletin de thérapeutique*, 1848, et *Ann. d'ocul.*, t. XX, p. 76).

GEROLD. Elementa photometri ad curam cataractæ secund. adhibendi, etc., Magdeburg, 1848.

MALGAIGNE. Des diverses espèces de cataracte (*Ann. d'ocul.*, t. XX, p. 234, 1848).

PAULI. Aus der Praxis u. vom Schreibtische (*Med. Correspondenzb. bay. Aerzte*, N° 42, 1849).

BUZZI. Aiguille pour la cataracte laiteuse (*Bulletino delle zienze mediche*, 1849, et *Ann. d'ocul.*, t. XXI, p. 261).

BOYER (Lucien). De l'entraînement des parties antérieures du corps vitré pendant l'opération de la cataracte par abaissement. Mémoire lu à l'Académie de médecine, 18 juillet 1848. Paris, 1849.

LANGENBECK (Max). Klinische Beiträge aus dem Gebiete der Chirurgie u. Ophthalmologie. Goettingen, 1849.

NÉLATON. Parallèle des divers modes opératoires dans le traitement de la cataracte (Thèse de concours, 7 févr.). Paris, 1850.

PILZ. Zur Pathologie des Krystallinsensystems des menschl. Auges nebst pract. Bemerkungen über Staaroperationen (*Prag. med. Vierteljahrschr.*, Jahrg. VII, 1850).

BRODHUST. On the crystalline lens and cataract. London, 1850.

DIETRICH (v.). Operation mit der Iris verwachsener Cataract (*Med. Zeitschr. Russland's*, n° 20, 1850).

FRONMUHLLER. Beobachtungen aus dem Gebiete der Augenheilkunde. Fürth, 1850.

RIVAUD-LANDRAU. Cataracte capsulo-lenticulaire produite par la foudre (*Union médicale*, 1850).

GOSSELIN. Déplacement subit de capsules demeurées dans le champ de la vision lors de l'abaissement de cataractes (*Arch. gén. de méd.*, juin 1850).

FOLLIN. Examen d'un œil opéré de la cataracte par extraction, quinze ans avant la mort du malade (*Ann. d'ocul.*, t. XXV, p. 1451).

HASNER (v.). Ueber Aetiologie der Cataract (*Prager Vierteljahrssch.*, Jahrg. VIII, 1851).

— Ueber das anatom. Verhältniss der Linsenkapsel zum Glaskörper (*Deutsche Klinik*, n° 12, 1851).

GERHARD. Peut-on prévenir la formation d'une cataracte secondaire dans l'opération par scléroticonyxie (*Ann. d'ocul.*, t. XXV, p. 181, 1851).

COURSERANT. De la prééminence de l'extraction sur l'abaissement de la cataracte. Avantage de la kératotomie supérieure (*Ibid.*, t. XXVI, p. 160, 1851).

AMMON (v.). Ophthalm. Skizzen, Verdunklungen des orbiculus capsulo-ciliaris (*Deutsche Klinik*, n° 45, 1851).

LEBERT. Anatomie, pathologie et curabilité de la cataracte (*Union méd.*, 1851, et *Ann. d'ocul.*, t. XVI, p. 192, 1851).

BRODHURST. On the crystalline lens and cataract. London, 1851.

SICHEL. Note sur la pince-tube pour l'extraction scléroticale des cataractes capsulaires et des fausses membranes (*Ann. d'ocul.*, t. VII, p. 142, 1852).

FURNARI. Nouvelle invention d'un instrument pour l'opération de la cataracte et de la pupille artificielle (*Ibid.*, p. 144).

STELLWAG (de Carion). Statistische Beiträge zur Lehre vom Staar, etc. (*Zeitschr. Wiener Aerzte*, avril, mai et juin 1852).

BLOT. Anatomie path. de la cataracte noire (*Gaz. méd. de Paris*, n° 26, 1852).

DAVAINE. Examen microsc. de deux cataractes lenticulaires (*Gaz. méd. de Paris*, n° 49, 1852).

AMMON (v.). Zur Genesis der Cataracta centralis pyramidalis nach Sectionsresultaten (*Deutsche Klinik*, n° 9, 1852).

LAUGIER. Nouvelle aiguille à lance mobile pour l'abaissement de la cataracte. Keratotome caché terminé par une lance mobile articulée pour l'extraction de la cataracte (*Ann. d'ocul.*, t. XXVIII, p. 113, 1852).

KANKA. Untersuchungen über den grauen Staar (*Ungar. Zeitschr.*, n° 34, 1852).

WILDE. Cataracta Morgagni (*Med. Times and Gaz.*, oct. 1852).

WHITE COOPER. Cataractes congenitales (*Med. Times and Gaz.*, juill. 1852).

OPPOLZER. Cataract als Complication des Diabetes mell. (*Heller's Arch. f. phys. u. path. Chemie*, n° 11 u. 12, 1852).

BOWMAN. Discision à l'aide de deux aiguilles à la fois (*Med. Times and Gaz.*, oct. 1852, et *Ann. d'ocul.*, t. XXIX, p. 293, 1853).

GUÉPIN (de Nantes). Des cataractes de naissance et des opérations qui leur conviennent (*Ann. d'ocul.*, t. XXX, p. 75, 1853).

RICHARD (A.). Des diverses espèces de cataracte et de leurs indications thérapeutiques spéciales (Thèse de Paris, 1853).

DINGÉ. Statistique des résultats de l'opération de la cataracte pratiquée d'après les indications rationnelles (Thèse de Paris, 1853).

DIXON. Observations de cataracte liquide de Morgagni (*The Lancet*, n° 9, 1853).

BOWMAN. Leçons sur les parties intéressées dans les opérations qu'on pratique sur l'œil, etc. (*Ann. d'ocul.*, t. XXXI, p. 7, 1854).

LOHMEYER. Beiträge zur Histologie u. Aetiologie der erworbenen Linsenstaare (*Zeitschr. f. rat. Med.*, t. V, H. 1 et 2, 1854).

BROCA. Mémoire sur la cataracte capsulaire, etc. (*Archives d'ophth. de Jamain*, t. II, p. 184, 1854).

GRÆFE (A. v.). Ueber Staaroperationen (*Deutsche Klinik*, n° 1, 2, 4 et 6, 1854, et *Arch. f. Augenhk.*, t. I, A. 1, p. 323-351, 1854).

JAEGER (E.). Ueber Staar und Staaroperationen. Wien, 1854.

PAMARD. De l'opération de la cataracte chez les personnes très-avancées en âge (*Ann. d'ocul.*, t. XXXI, p. 224, 1854).

HIS. Microsc. Untersuch. eines weichen Linsenstaares bei Diabetes (*Arch. f. path. Anat.*, t. VI, p. 561, 1854).

CARTON. De l'opération de la cataracte par kératotomie supérieure. (Thèse de Paris, 1854.)

CRITCHETT. Cataracte capsulaire congénitale (*Dublin medical Press*, 1854, et *Ann. d'ocul.*, t. XXXIII, p. 94, 1855).

OETTINGEN. Observationes quædam de cataractæ operatione extractionis ope instituenda (Diss. inaug. Dorpati, 1854).

DOUMIC. De l'opération de la cataracte par kératotomie supérieure, accidents qui peuvent se présenter, statistique raisonnée, etc. (*Arch. d'ophth. de Jamain*, t. IV, p. 209, 1855).

HEYMANN. Classification des cataractes (*Schmidt's Jahrbücher*, t. LXXXV, p. 116, 1855).

MAGNE. Mémoire sur les heureux effets de la glace appliquée immédiatement après l'opération de l'abaissement (*Gaz. méd. de Paris*, n° 38-45, 1855).

RAU. Cataracta nigra u. angeborene Cataracte (*Arch. f. Augenhlk.*, t. I, A. 2, p. 167-205, 1855).

GRAEFE (A. v.) Ueber die lineare Extraction der Linsenstaare, etc. (*Ibid.*, p. 219, 1855).

— Aberration der Augenaxe bei der Fixation bedingt durch Schiefstellung des Linse (*Ibid.*, p. 291, 1855).

ARLT. Die Krystallinse u. ihre Kapsel, dans son traité. Prag., 1855.

TESTELIN. Note sur quelques points de la structure du cristallin et de sa capsule, à l'état normal et à l'état pathologique (*Ann. d'ocul.*, t. XXXIV, p. 109 et t. XXXV, p. 61, 1856).

GRAEFE (A. v.) Ein aussergew. Fall von Extraction einer in die vordere Kammer vorgefallenen varkalkten Linse (*Arch. f. Augenhlk.*, t. II, A. 1, p. 195, 1855).

— Fälle von spontaner Linsenluxation (*Ibid.*, p. 250).

— Notiz über Schichtstaar (*Ibid.*, p. 273).

— Sectionsbefund nach vorausgeg. Reclination (*Ibid.*, p. 273).

MUELLER (E.). Cataracta nigra (*Ibid.*, t. II, A. 2, p. 164, 1856).

— Schichtstaar (*Ibid.*, p. 166).

ROBIN. Anatomie pathologique des cataractes en général (*Arch. d'ophth.*, t. V, 1856).

SPIELMANN. De la cataracte (Thèse de Strasbourg, 1856).

HUGÉ. De la cataracte secondaire et de son extraction par la sclérotique (Thèse de Strasbourg, 1856).

JOSEPH. Bermerkungen über krankhafte Vorgänge an den Augen Cholerakranker (*Günsburg's Zeitschr. f. klin. Med.*, t. VII, 1856).

GRAEFE (A. v.). Wie Kranke, deren eines Auge am Staar operirt ist, sehen, etc. (*Arch. f. Augenhlk.*, t. II, A. 2, p. 177, 1856).

WEDL. Untersuchung einer getrübten Kristalllinse (*Zeitschr. der Gesellsch. der Wien. Aerzte*, n° 47, 1856).

PRICHARD. Anatomie, physiologie et maladies de la membrane pupillaire. Étiologie de la cataracte capsulaire centrale, traduit de l'anglais par M. Doumic (*Union médicale*, n° 126 et 128, 1857).

MUELLER (H.). Ueber die anatomischen Verhältnisse des Kapselstaares (*Arch. f. Augenhlk.*, t. III, A. 1, p. 55, 1857).

— Ueber den Sitz des Kapselstaares und Miltheilung neuer Fälle (*Verhandl. der phys. med. Gesellsch. zu Würzb.*, t. VIII, 1857).

GRAEFE (A. v.). Beobachtung einer partiellen Dislocation der Linse unter der Conjuncti durch ein Trauma (*Ibid.*, t. III, A. 2. 365, 1857).

— Notiz über die Entstehung des Schichstaares an dislocirten Linsen (*Ibid.*, p. 372).

— Ueber Verkleinerung des Linsensystems mit Erhaltung der Transparenz (*Ibid.*, p. 376).

FOERSTER. Zur pathologischen Anatomie der Cataracte (*Ibid.*, p. 187).

KUNDE. Notiz über den Einfluss der Kälte auf die Linse (*Ibid.*, p. 275 et *Zeitschr. f. wiss. Zoologie*, v. Kölliker u. Siebold, t. VIII, p. 466, 1857).

ARLT u. WEDL. Trübung und Färbung der Linse durch einen in dieselbe eingedr. Eisensplitter (*Zeitschr. der Gesellsch. der Wien. Aerzte*, n° 34, 1857).

STOEBER. Extraction de la cataracte par incision linéaire (*Ann. d'ocul.*, t. XXXIII, p. 15, 1857).

STREATFIELD. Statistics of cataract (*Ophth. Hospital Reports*, n° 1, p. 1, 1857).

TESTELIN. De la cure radicale de la cataracte sans opération (*Ann. d'oculist.*, t. XXXIX, p. 5).

KÖHNHORN. De cataracta aquæ inopia effecta. Diss. inaug. Gryphiæ. 1858.

KOEBERLÉ. De la cataracte pyramidale (*Gaz. méd. de Strasbourg*, n° 5, 1858).

SPERINO. De l'extraction linéaire de la cataracte (*Giornale d'oftalmologia italiano*, Jan. 1858).

GUÉPIN (de Nantes). Du traitement médical des cataractes naissantes (*Ann. d'ocul.*, t. XXXIX, p. 218, 1858).

ROTHMUND. Luxation der Linse in die vord. Kammer, cataracta accreta (*Intilligenz-Blatt bayr. Aerzte*, n° 40, 1858).

GRAEFE (A. v.). Ueber die Iridectomie bei spontaner Verschiebung der Krystalllinse (*Arch. f. Augenhlk.*, t. IV, A. 2, p. 211, 1858).

— Verklebung der vorderen Linsenkapsel mit der memb. Descem. u. Bemerkungen über gewisse Formen von Nachstaar (*Ibidem*, p. 241).

WEDL. Ueber den Kapselstaar (*Zeitschr. der Aerzte zu Wien*, n° 29, 1858).

DIXON. Anomal position of the cryst. lens occurring in four membres of the same family (*Ophth. Hosp. Reports*, n° 2, p. 54, 1853).

STREATFIELD. Six cases of cataract in one family (*Ibid.*, n° 3, p. 104, 1858).

MARTIN (William). On the operations of cataract among the natives of India (*Ibid.*, n° 2, p. 161, 1858).

HULKE. Observations on the growth of the cryst. lens (*Ibid.*, n° 4, p. 181, 1858).

VOSE (Salomon). The reclination of cataract with two needles (*Ibid.*, n° 5, p. 219, 1858).

STREATFIELD. Cataract first affects the right or the left eye (*Ibid.*, n° 5, p. 214, 1858).

DUBARRY. Recherches sur la cataracte (Thèse de Paris, 1859).

CAUSSADE. Recherches pour servir à l'histoire de la cataracte et de son traitement (Thèse de Montpellier, 1859).

JAEGER (Ed. v.) Ueber Faserschichtstaar (*Zeitsch. der Gesellsch. der Aerzte zu Wien*, n° 51, 1859).

GRAEFE (A. v.). Ueber zei Modificationen der Staaroperationen (*Arch. f. Augenhlk.*, t. V, A. 1, 1859).

FRANCE. The cataract in association with diabetes (*Ophth. Hosp. Reports*, n° 6, p. 272, 1859).

— On the use of forceps in extraction of cataract (*Ibid.*, n° 7, p. 20).

HULKE. Rupture of the eyeball with escape of the lens, etc. (*Ibid.*, n° 6, p. 292, 1859).

GOSSELIN. Repos absolu des paupières et du globe de l'œil après l'opération de la cataracte (*Gaz. des hôp.*, n° 165, 1860).

LEPORT. Guide pratique pour bien exécuter, bien réussir et mener à bonne fin l'opération de la cataracte par extraction supérieure. Paris, 1860.

VIOL. Zuckergehalt des grauen Staares bei Diabetes (*Med. Central-Zeitung*, n° 51, 1860).

WILSON. Dislocation of the lens (*Ophth. Hosp. Reports*, n° 13, p. 65, 1860).

GRAEFE (A. v.) et SCHWEIGGER. Cataracta traumatica u. chronische Choroïditis durch einen fremden Körper in der Linse bedingt (*Arch. f. Augenhlk.*, t. VI, p. 134, 1860).

MÜLLER (H.). Nachträge zum Kapselstaar. (Verhandl. der Würzb. phys. med. Gesellsch., t. X, 1860).

HESSER. Faserschichtenstaar (*Zeitschr. der Gesellsch. der Aerzte zu Wien*, n° 23, 1860).

MITCHELL. De la cataracte diabétique, expériences physiologiques (*Gaz. hebd.*, n° 48, 1860).

JUST. Eigenthümlicher Kapselstaar, etc. u. hinterer Polarstaar (*Oest. Zeitschr. f. pr. Heilk.*, n° 30, 1860).

SCHUFT. Die Auslöffelung des Staares. Ein neues Verfahren. Berlin, 1860.

SICHEL. Extraction de la cataracte (*Gaz. des hôp.*, n° 20 et 32, 1860).

GRAEFE (A. v.). Ueber die Vorzüge eines von Dr Schuft erfundenen Löffels bei der Linearextraction (*Arch. f. Augenhlk.*, t. VI, A. 2, p. 155, 1860).

MITCHELL. Cataractbildung durch Injection von Zuckerloesung ins subcutane Zellgewebe (*Oest. Zeitchr. f. pr. Heilk.*, n° 39, 1860).

RICHARDSON. Ueber ünstliche Cataractbildung (*Ibid.*, n° 45, 1860).

CRITCHETT. Practical observations upon congenital cataract (*Ophth. Hosp. Reports*, n° 14, p. 137, and n° 15, p. 153, 1861).

PAGENSTECHER. Die Verlagerung der Pupille duch iridodesis (*Arch. f. Augenhlk.*, t. VIII, A. 1, p. 192, 1861).

MUELLER (E.). Beitrag zur Lehre der spontanen Linsenluxation (*Ibid.*, p. 166, 1861).

SCHWEIGGER. Ueber die Entstehung des Kapselstaars (*Ibid.*, p. 227, 1861).

HEDDAEUS. Partieller Schichtstaar (*Ibid.*, p. 315, 1861).

WILDE, Congenital diseases and malformations of the dioptric media (*Dublin quarterly Journal*, n° 61, Febr. 1861).

HULKE. Cases of soft cataract treated by Gibson's operation, with remarks (*Ophth. Hosp. Reports*, n° 15, p. 339, 1861).

LECORCHÉ. De la cataracte diabétique (*Arch. gén. de méd.*, mai 1861).

JAEGER (E. v.). Spontane Heilung von Trübungen in der menschl. Linse (*Oest. Zeitschr. f. pr. Heilk.*, n° 31 et 32, 1861).

TEDESCHI. Nouveau procédé pour opérer l'extraction de la cataracte (*Union méd.*, avril, 1861).

HEYMANN. Spontane Freibeweglichkeit der Linse (*Zeitschr. der Gesellsch. f. Natur. u. Heilkunde*. Dresden, 1861).

FISCHER. De la luxation spontanée du cristallin (*Arch. gén. de méd.*, janv. 1861).

QUADRI (A.). Note sur un cas de traitement de la cataracte sans opération (*Ann. d'ocul.*, t. XLVI, p. 212, 1861).

FANO. Sur la sortie prématurée du noyau du cristallin dans la cataracte molle opérée par extraction (*Gaz. des hôp.*, p. 394, 1861).

RIVAUD-LANDREAU. Statistique d'opérations de cataracte (*Gaz. méd. de Lyon*, p. 450, 1861).

ZEHENDER. Die Krankheiten des Linsensystems, Handbuch der Augenheilkunde. Erlangen, 1861.

SAEMISCH. Zur Operation der Kataract (*Würzb. med. Zeitschr.*, t. II, p. 272, 1861).

MEIER (Ignaz). Die Kriebel-Krankheit als Ursache der Staarbildung (*Wiener Wochenschrift*, n° 47, 1861, et *Arch. f. Augenhlk.*, t. VIII, A. 2, p. 120, 1862).

SPERINO. Études cliniques sur l'évacuation répétée de l'humeur aqueuse, etc. Turin, 1862.

SWAIN. Case of cataract and diabetes (*Ophth. Hosp. Reports*, n° 17, p. 331, 1862).

ALESSI. Cause de la cataracte chez les paysans des bords du Don (*Ann. d'ocul.*, t. XLVII, p. 30, 1862).

MOOREN. Die verminderten Gefahren einer Hornhautvereiterung bei der Staarextraction. Berlin, 1862.

JACOBSON. Ein neues u. gefahrloses Operationsverfahren zur Heilung des grauen Staares. Berlin, 1863.

BOLLING A. POPE. A case of lammelar cataract (*Ophth. Hosp. Reports*, n° 18, p. 79, 1863).

WECKER. Iridesis in einem Fall von doppelter Linsenluxation (*Klin. Monatsblätter*, Maerz 1863).

KNAPP. Erfolgreiche Pupillenbildung bei einer durch einen Stoss disloc. Linse (*Ibid.*, april 1863).

GRAEFE (A. v.). Extraction bei marastischem Auge, umschriebene Suppuration (*Ibid.*, April, Juni 1863).

HAYS. Remarks on cataract (*Amer. Journ. of med. science*, July 1863).

SICHEL. Sur une espèce particulière de délire sénile, qui survient quelquefois après l'extraction de la cataracte (*Union méd.*, janv. 1863).

BORELLI. Nouveau cas de délire nostalgique consécutif à l'opération de la cataracte (*Giornale d'ophthalmologia Italiano*, 1863).

BECKER (F. J. v.). Untersuchungen über den Bau der Linse bei dem Menschen u. Wirbelthieren (*Arch. f. Augenhlk.*, t. IX, A. 2, p. 1, 1863).

GRAEFE (A. v.). Ueber die Zweckmässigkeit einer breiten Discisionsnadel bei Operation flüssiger Cataracten (*Ibid.*, p. 43, 1863).

— Ueber den Druckverband bei Augenkrankheiten (*Ibid.*, p. 111, 1863).

HILDRIGE. Sur le traitement de la cataracte par l'évacuation fréquente de l'humeur aqueuse (*Gaz. méd. de Paris*, p. 507, 1863).

QUAGLINO. Sulla cura medica della cataratta et sugli effecti della paracentesi corneale repetuta, etc. (*Annali univ. di med.* Milano, t. CLXXXI, 1863).

MASEN. Catatacte traumatique, etc. (*Bullet. de la Soc. de méd. de Gand*, mars 1863).

MAUDUY. De l'opération de la cataracte par extraction linéaire (Thèse de Paris, 1863).

CRITCHETT. A case of congenital cataract treated by iridesis, which some modifications were introduced in the operation (*Ophth. Hosp. Reports*, n° 19, p. 150, 1864).

ZEHENDER. Ueber die zweckmassigste Schneideform der zur Lappenschnittextraction dienenden Messer (*Klinische Monatsbl.*, p. 73, 1864).

LEUCKART. Ueber die Parasiten der menschlichen Linse (*Ibid.*, p. 86, 1864).

MAGNE. Du délire à la suite de l'opération de la cataracte (*Bull. de la Soc. de méd. prat.* Paris, 1864, p. 28).

JACOBSON. Zur Lehre der Cataract-Extraction mit Lappenschnitt (*Arch. f. Augenhlk.*, t. X, A. 2, p. 78, 1864).

— Ueber Cataract-Extraction (*Klinische Monatsbl.*, p. 330, 1864).

GRAEFE (A. v.). Ueber die Kapseleröffnung als Voract der Staarextraction, nebst Bemerkungen über die Wahl des Operationstermins (*Ibid.*, p. 209, 1864).

MANHARDT. Ueber Extraction unreifer Cataracten (*Ibid.*, p. 408, 1864).

BAUZON. De l'extraction linéaire (thèse de Paris, 1864).

CRITCHETT. Description d'un nouvel instrument pour l'extraction de la cataracte (*Lancet*, 1864, et *Ann. d'ocul.*, t. LI, p. 44, 1864).

— De l'extraction de la cataracte au moyen de la curette (*Ann. d'ocul.*, t. LII, p. 115, 1864, et *Klinische Monatsbl.*, p. 349, 1864).

LAWSON. Traumatic cataract produced without rupture of the external coats of the eye (*Ophth. Hosp. Reports*, n° 19, p. 179, 1864).

PRIDGIN TEALE. A suction-curette for extraction of soft cataract (*Ibid.*, n° 19, p. 197, 1864).

JACOBSON. Ueber die Zulaessigkeit des Chloroforms bei Staarextractionen (*Arch. f. Augenhlk.*, t. XI, A. 1, p. 114, 1865).

BRAUN. Beitrag zur Heilung des harten Staares (*Ibid.*, p. 200, 1865).

BONNEVAL (Galigny de). De la cataracte zonulaire et de son traitement (Thèse de Paris, 1865).

PAGENSTECHER (C.). Ueber Verletzungen der Linsenkapsel (*Klinische Monatsbl.* p. 71, 1865).

GRAEFE (A. v.). Luxatio lentis traumatica mit gleichzeitiger Caractbildung (*Ibid.*, p. 164, 1865).

SOPHUS DAVIDSEN. Zur Lehre vom Schichtstaar. Inaug. Diss. Zürich, 1865.

GALEZOWSKI. Luxation du cristallin sous la conjonctive et de l'issue du corps vitré pendant l'opération de la cataracte par extraction (*Ann. d'ocul.*, t. LIII, p. 196, 1865).

WECKER. Extraction de la cataracte sans ouverture de la cristalloïde (*Gaz. hebdom.*, n° 30, 1865).

MALADIES DU CORPS VITRÉ.

ARTICLE PREMIER.

INFLAMMATION DU CORPS VITRÉ (HYALITIS).

Considérations générales. — Il est peu de maladies de l'œil aussi difficiles à décrire avec exactitude que celles qui se localisent dans le corps vitré, et en voici les motifs. Nous sommes encore aujourd'hui en discussion ouverte sur la composition de cet organe ; il y a plus, des autorités considérables refusent à ce milieu de l'œil une structure cellulaire propre. En second lieu, l'emplacement qu'occupe le corps vitré et la dépendance absolue dans laquelle il se trouve, relativement aux membranes profondes, auxquelles il emprunte ses matériaux de nutrition et de reconstitution, troublent singulièrement le jugement de l'observateur, lorsqu'il lui faut apprécier la part rigoureuse que prennent, dans les différents états morbides du corps vitré, les altérations des membranes nutritives de ce milieu. De plus, il est rare qu'il soit donné à l'ophthalmologiste de soumettre à l'examen anatomique des altérations récentes du corps vitré ; et, alors même qu'il est possible de compléter cet examen par des expériences directes sur l'œil des animaux, ces études sont tellement délicates qu'il n'appartient de les tenter qu'aux hommes les plus versés dans la connaissance des travaux d'histologie. En s'y adonnant, sans une expérience éprouvée dans ce genre de recherches, ou avec les qualités d'un simple critique, on s'exposerait témérairement à augmenter le nombre des résultats controuvés qui n'encombrent que trop déjà cette branche de la nosologie oculaire.

Pour admettre dans le corps vitré une inflammation propre, pas plus que pour accepter des phénomènes analogues dans la cornée et le cristallin, nous n'avons besoin de la présence de vaisseaux et de nerfs dans ces différentes parties ; mais ce dont nous ne saurions nous passer, pour reconnaître ici la possibilité d'une inflammation, c'est l'existence de cellules : or cette notion est aujourd'hui prouvée, à ce qu'il nous semble, par des travaux d'anatomie signés des noms les plus autorisés ; et d'ailleurs fortement appuyée, comme nous le verrons plus loin, par les faits anatomo-pathologiques eux-mêmes.

Or, si la recherche des éléments cellulaires normaux du corps vitré est le sujet de discussions si vives, bien que les matériaux abondent pour cette étude, et que le seul obstacle qui l'entrave réside dans l'arrangement physique spécial (1) des éléments en question, n'est-il pas naturel que les observateurs hésitent autant à se prononcer sur la part active que prennent les cellules du corps vitré dans l'évolution des procès morbides qui s'y développent ?

C'est sur ce terrain mouvant qu'il nous faut entreprendre l'édification de la nosologie du corps vitré. Nous espérons qu'on nous saura gré de la prudence avec laquelle nous tenterons de le faire, et nous aimons mieux encore, au pis aller, sembler manquer de hardiesse qu'affecter ici une assurance déplacée, en accumulant sans unité des matériaux sans consistance et puisés, par certains auteurs, aux sources d'une fantaisie désordonnée.

Les cellules qu'on observe dans le corps vitré sont de trois sortes :

1° Des cellules épithéliales, décrites par M. Ritter, page 23. Ces cellules avaient été déjà signalées par Finkbeiner (2) et Coccius (3), mais ces auteurs les considéraient comme tapissant des membranes particulières du corps vitré.

2° Des cellules fusiformes ou étoilées, pourvues de trois à cinq prolongements que M. Weber veut avoir vus s'anastomoser ensemble. Le contenu de ces cellules est finement granulé, et elles renferment de deux à trois noyaux. Ces cellules ont été vues par Virchow (4) (1852) sur l'embryon du porc. Plus tard, Doncan (5) n'a pas réussi à les observer comme un élément constant du corps vitré, tandis qu'elles ont été poursuivies avec le plus grand soin par M. C. O. Weber (6), puis par M. Iwanoff (7). (M. Ritter, comme on peut le voir dans son mémoire, n'admet pas leur existence.) M. Iwanoff parle aussi d'une espèce particulière de cellules étoilées, ressemblant à des cellules ganglionnaires, et dont les prolongements variqueux sont munis de petites vésicules sphéroïdales.

3° Des cellules contenant une petite vésicule et de conformation ana-

(1) Le professeur C. O. Weber dit, dans la préface de son travail classique sur le corps vitré (*Archives de Virchow*, 1860, t. XIX), qu'il a dû consacrer dix-huit mois à ces recherches microscopiques avant de réussir à s'y reconnaître. Et pourtant M. Weber est bien loin, sans doute, d'avoir dit le dernier mot sur cette épineuse matière.

(2) *Zeitschrift für wiss. Zoologie v. Siebold u. Kölliker*, 1854, t. VI, p. 330.

(3) *Ueber das Gewebe u. die Entzündung des menschl. Glaskoerpers*. Leipzig, 1860.

(4) *Archiv für path. Anatomie u. Physiol.*, t. IV, p. 460.

(5) *Dissert. de corporis vitrei structura*. Utrecht, 1854.

(6) *Archiv für path. Anatomie u. Physiol.*, 1860, t. XIX, p. 367.

(7) *Zehender's klinische Monatsblätter*, 1864, p. 420, et *Archiv für Augenheilkunde*, 1865, t. I, A. p. 155.

logue aux physaliphores de M. Virchow. Ces cellules, observées par Doncan, ont été mieux étudiées par M. Iwanoff. Ce sont les cellules étoilées, dont les embranchements sont garnis de vésicules, et les cellules physaliphores qui constituent, suivant cet auteur, la plus grande partie des éléments cellulaires du corps vitré. La petite vésicule que renferment les cellules de ce dernier genre est tout à fait sphérique, et son développement est tel qu'elle laisse à peine place, dans la cellule, pour un ou deux noyaux et une petite quantité de substance granuleuse.

Le plus souvent, les physaliphores sont dépourvus de prolongements. Pour M. Iwanoff, ce sont surtout les cellules auxquelles sont annexées des vésicules, ou qui en contiennent, qui fournissent au corps vitré ses matériaux de réparation; car il les considère comme des éléments mucipares. Elles disparaissent lorsque le corps vitré s'atrophie, tandis que leur nombre s'accroît sensiblement, lorsque survient une augmentation de la totalité de ce milieu (glaucome, staphylôme.) Enfin toutes ces cellules présentent encore, selon M. Iwanoff, une particularité caractéristique, à savoir un mouvement propre de rétraction et d'allongement qui s'observe dans leurs prolongements, et un déplacement simultané de leur contenu.

Symptômes. — Il est presque impossible d'étudier l'inflammation du corps vitré, lorsque des phénomènes de même nature se produisent, en même temps, dans les membranes enveloppantes de l'œil; car on est alors extrêmement embarrassé d'apprécier séparément les effets de chacune de ces phlogoses simultanées. Il n'existe donc, à proprement parler, que deux circonstances dans lesquelles il soit possible d'étudier l'inflammation propre du corps vitré : 1° lorsqu'un corps étranger y a pénétré sans déterminer une lésion grave des membranes enveloppantes; 2° lorsque s'est produit, au travers d'une plaie, un prolapsus du corps vitré, et que l'on assiste, en réalité, à la propagation de phénomènes inflammatoires qui n'ont pas débuté par les lèvres de la plaie, mais qui (comme nous l'avons observé dans quelques cas exceptionnels, après plusieurs cliniciens très-compétents) ont pris leur point de départ dans la partie herniée elle-même.

C'est grâce seulement à l'ophthalmoscope qu'on a pu constater qu'un corps étranger (éclat de capsule, fragment de pierre ou de verre), introduit dans le corps vitré, est sujet à déterminer dans ce milieu des phénomènes complétement indépendants de toute altération des membranes voisines. Autour de ce corps, on observe, en premier lieu, un léger nuage qui, en s'épaississant, se délimite bientôt, sur divers points, en flocons filamenteux et membraneux, et finit par soustraire complétement le corps étranger à l'inspection. Selon que la marche de ces phénomènes est plus ou moins rapide, le trouble en question reste localisé au pourtour du corps étranger; ou, au contraire, il apparaît bientôt, dans des points éloignés du foyer morbide primitif, un pointillé fin qui, peu à peu, prend l'aspect floconneux et filamenteux de ce dernier. Jusqu'à cette époque, les membranes profondes de l'œil ne présentent aucune altération, autant du moins que l'examen ophthalmoscopique permet d'en juger.

Si le corps vulnérant s'est logé assez près de la surface postérieure du cristallin, il est encore possible de poursuivre, au moyen de l'éclairage oblique, et sans ophthalmoscope, l'évolution des phénomènes que nous venons de mentionner. L'opacité grisâtre et peu épaisse qui circonscrit, au début, le corps étranger, prend insensiblement une teinte jaunâtre qui, plus tard, lorsque l'altération du corps vitré s'est étendue, communique à la pupille une nuance d'un jaune doré, de l'aspect d'une rétine décollée et atteinte de dégénérescence graisseuse.

Lorsque l'opacité qui siége dans le corps vitré augmente en étendue, elle s'accuse surtout vers les régions déclives de ce milieu, dans lesquelles le corps vulnérant descend généralement peu à peu, et ce fait rend, en partie, compte de l'interprétation admise par quelques auteurs (M. Ritter) (1), pour lesquels les globules de pus proviendraient constamment du stroma de la choroïde, et, lorsqu'ils ne sont pas accumulés en trop grande quantité, occuperaient toujours les parties déclives du corps vitré.

Comme il est très-rare qu'on ait l'occasion de vérifier par la nécropsie les altérations primitives survenues, par ce mécanisme, dans le corps vitré, on a tenté d'élucider la question de leur origine au moyen d'expériences pratiquées sur des animaux. (M. Donders (2) a employé pour cela un procédé des plus ingénieux. Il traversait l'œil, de part en part, d'un fil de gomme élastique qu'il tendait fortement et faisait couper, au même instant, des deux côtés, à ras de la sclérotique).

Ces expériences ont démontré, d'une manière évidente, qu'il survient alors une suppuration circonscrite autour du corps étranger, et que, lorsqu'elle commence, les cellules du stroma de la choroïde sont tout à fait inaltérées. Les cellules mères des globules de pus sont probablement les éléments fusiformes et étoilés précédemment décrits (Weber, Schweigger).

Une autre circonstance qui permet d'étudier l'inflammation suppurative du corps vitré se présente, nous l'avons dit, lorsque, par exemple, après une opération de cataracte ou l'ablation d'un staphylome, il se fait, entre les lèvres de la section, une hernie persistante d'humeur vitrée. On sait depuis longtemps que, dans ces conditions, le prolapsus du corps vitré, d'abord tout à fait transparent, prend peu à peu, avant d'être éliminé,

(1) *Archiv für Augenheilkunde*, t. VII, A. 1, p. 55.

(2) *Klinische Monatsblätter für Augenheilkunde*, 1864, p. 323.

l'aspect du muco-pus. Des recherches microscopiques récentes (Schweigger) (1) ont démontré que cet aspect résulte du développement d'un très-grand nombre de petites cellules, mal définies quant à leur caractère, mais voisines, pour la forme, du globule purulent.

Dans quelques cas, heureusement assez rares, on a vu une inflammation suppurative éclater brusquement dans ces yeux si largement ouverts, et, chose surprenante, des observateurs attentifs ont assisté à une transformation muco-purulente du corps vitré tellement étendue et rapide, qu'à l'aspect de la choroïde et des membranes externes, ils n'eussent jamais soupçonné qu'une prolifération aussi abondante de cellules nouvelles se fût produite dans l'œil.

Quoique M. de Graefe (2) considère les traits cliniques de l'inflammation suppurative du corps vitré comme assez caractéristique pour qu'on puisse séparer l'hyalitis suppurative de la choroïdite de même nature, nous croyons, quant à nous, ce diagnostic trop incertain et d'ailleurs trop peu fécond en résultats pratiques pour nous y arrêter longuement. Ces deux maladies éclatent, en général, après une blessure de l'œil, et si l'on pouvait les distinguer l'une de l'autre, ce serait peut-être, à notre avis, dans le cas où l'on apercevrait, dans le champ pupillaire dilaté, un reflet jaunâtre étendu, sans rapport avec un décollement de la rétine, alors que l'injection sous-conjonctivale, la dilatation des vaisseaux ciliaires antérieurs et le chémosis seraient trop peu marqués pour qu'on dût admettre l'existence d'une choroïdite suppurative (3).

Si, pour la plupart des cliniciens, l'inflammation suppurative du corps vitré est actuellement un fait avéré, il n'en est pas de même de l'inflammation chronique de ce milieu, où la prolifération des cellules est lente, n'a pas les caractères propres à la pyogenèse, et où les éléments de nouvelle formation ressemblent plutôt à des éléments de tissu cellulaire. La chronicité de ce phénomène est ordinairement modifiée par le développement d'une inflammation des membranes profondes, déterminée par les causes mêmes qui ont agi primitivement sur le corps vitré. Il devient alors impossible d'établir, au point de vue clinique, même à l'autopsie, une ligne de démarcation tranchée entre ces deux altérations. Nous nous contenterons d'appeler l'attention sur deux modes de terminaison de cette inflammation chronique.

(1) *Klinische Monatsblätter für Augenhelikunde*, 1844.

(2) *Ibidem*, p. 223.

(3) On peut provoquer artificiellement l'hyalitis suppurative, en injectant, comme nous l'avons fait, au moyen d'une seringue de Pravaz, quelques gouttes d'une solution de sucre assez concentrée dans le corps vitré.

Dans certains cas, la prolifération cellulaire reste limitée, et les éléments nouvellement formés sont atteints de dégénérescence graisseuse. C'est sans doute alors seulement que les changements morbides se révèlent à l'examen ophthalmoscopique, sous l'aspect d'opacités circonscrites, et ordinairement cette métamorphose régressive coïncide avec une liquéfaction de la totalité du milieu où elle s'observe.

D'autres fois, l'inflammation chronique du corps vitré se termine par un développement abondant de masses de tissu cellulaire qui, parvenu à une époque plus avancée de son évolution, se rétracte manifestement, décolle alors la rétine et donne lieu à une atrophie complète du corps vitré, puis de l'œil.

Les vaisseaux du tissu cellulaire qui a pris, dans ces circonstances, la place du corps vitré, communiquant toujours, en dernier terme, avec le système vasculaire des membranes nutritives de ce milieu, on conçoit très-bien qu'il soit, à cette époque, impossible de remonter à l'origine des altérations primitives.

Il n'existe qu'un petit nombre de cas où l'on puisse constater le développement limité de masses de tissu cellulaire à la suite d'une hyalitis circonscrite et chronique. On a pourtant observé, autour d'un corps étranger, une hyalitis circonscrite et lente, qui eut pour effet d'enkyster le corps vulnérant dans une membrane principalement composée de tissu cellulaire.

L'hyalitis chronique survient quelquefois aussi après un prolapsus du corps vitré consécutif à l'extraction à lambeau d'une cataracte. Un cordon blanchâtre unit alors le corps vitré, relativement sain, à la cicatrice cornéenne, en déprimant dans son trajet à travers la pupille, le bord correspondant de cet orifice (Arlt).

La rétraction du tissu cellulaire né de la transformation partielle du corps vitré explique aussi, dans une certaine mesure, les décollements rétiniens qui suivent si souvent les blessures de la partie postérieure de la sclérotique.

La symptomatologie et la marche de l'hyalitis aiguë et suppurative (qui seule doit figurer ici à titre de maladie propre) se confondent tellement, comme nous l'avons dit, avec celles de la choroïdite suppurative, que nous risquerions de tomber dans des redites inutiles, en en présentant ici la description détaillée. Comme dans la choroïdite suppurative, lorsque la pyogenèse est limitée, elle est susceptible de rétrograder et n'entraîne pas la phthisie de l'œil, qui devient inévitable lorsque le plus grand nombre des éléments du corps vitré ont participé à la génération des globules de pus. Ce milieu, qui donne au globe oculaire sa forme sphéroïdale, est alors atteint d'une atrophie à marche rapide, qui entraîne bientôt celle de l'œil tout entier.

Pour le *traitement*, nous renvoyons à la choroïdite suppurative.

ARTICLE II.

OPACITÉS DU CORPS VITRÉ.

Depuis la découverte de l'ophthalmoscope, ce précieux moyen d'investigation a permis de considérer comme un phénomène des plus fréquents la présence d'opacités dans le corps vitré : c'est ainsi qu'on observe aujourd'hui cette altération dans nombre de choroïdites, de scléro-choroïdites et de rétino-choroïdites. Ce qu'il importe surtout d'examiner dans cette étude, ce sont les états morbides de l'œil dans lesquels le trouble plus ou moins étendu qui a son siége dans le corps vitré constitue le symptôme le plus saillant de la maladie, états morbides dont nous chercherons, autant du moins que cela est possible, à élucider l'origine. Voyons, en premier lieu, sous quel aspect se présentent à l'observateur les opacités du corps vitré.

1° Les opacités forment, dans certains cas, un pointillé très-fin qui, lorsqu'il se montre localisé dans une région assez restreinte du corps vitré, peut, à la rigueur, être analysé en détail, au moyen d'un éclairage peu intense (miroir plan). Lorsque, au contraire, ce pointillé occupe une fraction considérable de ce milieu et s'étend, en profondeur, vers la partie postérieure de l'œil, il voile l'image ophthalmoscopique d'un nuage comparable à une poussière fine, et dont il est alors assez difficile de déterminer exactement le siége. Ce qui permet encore de reconnaître qu'il occupe le corps vitré, c'est qu'en examinant avec soin le champ pupillaire, alors qu'on fait imprimer à l'œil des mouvements rapides, on constate que ce nuage se condense passagèrement sur certains points, tandis que le fond de l'œil s'éclaircit sur d'autres. L'existence de ce nuage, lorsqu'il est étendu, apporte à l'exercice des fonctions visuelles un obstacle bien plus prononcé que ne ferait un trouble composé d'opacités limitées, quoique d'une certaine épaisseur, mais entre lesquelles il existerait des intervalles complétement transparents.

2° Plus souvent, on observe dans le corps vitré des opacités floconneuses et filamenteuses qui, pendant les mouvements de l'œil, changent de forme en se déployant ou en se déplissant. La rapidité avec laquelle on les voit se déplacer dans le champ pupillaire éclairé, et l'étendue de leurs excursions renseignent le médecin sur le degré de liquéfaction du milieu qui les contient, et sur l'étendue de la portion du corps vitré où existe cette modification de consistance. L'existence de ces flocons et de ces filaments altère d'autant plus la vision qu'ils sont plus nombreux et plus rapprochés de la rétine, où ils projettent alors des ombres. Tandis que les malades atteints de la forme d'opacité plus haut signalée en accusent la présence sous forme d'un trouble généralisé, voilant les objets à la manière d'un nuage ; ceux dont le corps vitré contient des flocons plus épais se plaignent généralement de voir s'agiter devant eux, dans la direction du regard, des corps serpentants, des pattes d'araignées, etc.

Quant aux mouches volantes que certains malades disent apercevoir, elles proviennent presque toujours d'opacités très-ténues, dont il est difficile de constater directement la présence, même en les recherchant avec un grossissement assez fort. Comme l'a dit avec beaucoup de raison M. C. O. Weber (1), leur présence dans le corps vitré est si commune qu'il serait, jusqu'à un certain point, permis de les admettre comme faisant partie de l'état physiologique. Il est rare qu'elles troublent sensiblement la vue, et elles se révèlent ordinairement avec la forme de scotomes mobiles, sous l'emploi de l'examen endoptique, sur lequel nous aurons d'ailleurs à revenir (Listing, Brewster, Donders, Doncan).

3° Une variété de trouble du corps vitré plus importante que la précédente se présente avec l'aspect de véritables membranes, de largeur et d'épaisseur variables. Elles sont parfois assez fines pour s'enrouler sur elles-mêmes, lorsque l'œil se meut. Dans d'autres cas, au contraire, elles sont épaisses, très-opaques, adhèrent, par une extrémité, aux membranes profondes, et flottent, par l'autre, en masquant assez souvent le fond de l'œil, au point d'empêcher l'observateur de l'apercevoir, si ce n'est quand elles se déplacent, dans un mouvement brusque effectué par l'organe malade. Ces opacités membraneuses projettent sur la rétine une ombre plus ou moins intense, que les malades perçoivent sous l'aspect d'une toile d'araignée ou d'un voile d'épaisseur variable et mobile, qui couvre, en partie ou en totalité, les objets sur lesquels se porte leur attention. A l'examen endoptique, le sujet les décrit ordinairement comme un réseau à mailles étroites ou, d'autres fois, assez larges.

Ces opacités de différentes espèces sont fréquemment réunies dans un même corps vitré, et, en s'agglutinant momentanément les unes aux autres, produisent, dans certains cas, les apparences les plus bizarres. L'aspect de l'image ophthalmoscopique devient encore plus singulier, lorsqu'à ces opacités irrégulières s'ajoutent des cristaux de cholestérine qui, se fixant aux filaments et aux membranes sus-décrites, en font partir des reflets brillants.

Lorsque des opacités floconneuses ou membraneuses sont très-abondamment répandues dans le corps vitré, elles peuvent intercepter une si grande quantité de rayons lumineux que les malades ne parviennent plus à distin-

(1) *Loc. cit.*, p. 399.

guer les objets de petit volume, qu'en imprimant à l'œil un mouvement brusque, de manière à déplacer l'ensemble des corps opaques et à rouvrir, pour un moment, une portion du champ visuel. Bientôt, en effet, les opacités redescendent vers les parties déclives du corps vitré, et le champ visuel s'obscurcit de nouveau, progressivement, de haut en bas.

Les mouvements réitérés dont les sujets agitent leurs yeux, dans le but de recouvrer, pour quelques instants, une vue assez nette, sont tellement caractéristiques qu'ils suffisent parfois à faire reconnaître la nature de la maladie.

L'appréciation de la forme, de la mobilité et du siége des opacités du corps vitré trouve un précieux auxiliaire dans l'examen endoptique. Pour y procéder, le malade regarde, au travers d'une carte percée, sur une surface éclairée et éloignée de lui (un ciel couvert). Il perçoit d'autant plus exactement les images endoptiques de ses milieux réfringents, que son appareil dioptrique est adapté à une plus faible distance (interposition d'une lentille convexe à court foyer).

Il faut savoir que, même à l'état physiologique, on aperçoit toujours, à l'examen endoptique, de petits corps opaques de toute espèce, dont une partie seulement appartient au corps vitré. On juge de l'emplacement de ces *scotomes mobiles* en déplaçant l'écran finement perforé au devant du champ pupillaire ; car, en changeant ainsi la direction des rayons qui tombent sur ces corpuscules, on en éclaire d'autres, on déplace les ombres qu'ils projettent et l'on reçoit une perception identique avec celle que donnerait un déplacement réel de ces petits corps. Comme les éléments rétiniens extériorent leurs impressions suivant une direction toujours déterminée, et passant par le point d'intersection des lignes de direction, il en résulte que les mouvements des scotomes ne concordent pas, dans toutes les positions qu'ils occupent, avec ceux de l'écran.

Si, par exemple, les opacités qui font ombre sont en arrière de la pupille, elles se déplacent dans le même sens que l'orifice de l'écran. C'est le contraire qui arrive lorsque ces opacités sont situées au devant du champ pupillaire. L'excursion du scotome est d'autant plus étendue, pour un même déplacement de l'écran, que le corps opaque est plus éloigné du plan de la pupille.

Les scotomes les plus ténus se présentent sous l'aspect de petits globules disposés en chapelet, de filets et de stries composés de petits corps arrondis. Ils sont très-mobiles, suivent les mouvements des axes optiques et, quand l'œil s'arrête brusquement, ils continuent à courir un instant dans la direction du déplacement de l'œil, avant de s'arrêter eux-mêmes. Après un moment d'immobilité, ils descendent pour disparaître complétement, ou s'arrêter près de la limite inférieure du champ visuel.

Les opacités de ce genre, désignées sous le nom de *scotomes mobiles*, semblent occuper les parties les plus antérieures du corps vitré et interceptent une si faible quantité de rayons lumineux que quand l'éclairage est moins intense, elles deviennent inappréciables et n'accusent pas leur présence dans les conditions ordinaires. Celles qui persistent, et que les malades désignent sous le nom de *mouches volantes*, occupent probablement les parties postérieures du corps vitré, et proviennent de petits corpuscules qui projettent une ombre sur la rétine, soit parce qu'ils interceptent les rayons lumineux, soit parce que, possédant un indice de réfraction différant de celui du milieu qu'ils occupent, ils altèrent l'uniformité de l'éclairage rétinien.

On sait que les recherches endoptiques ont été utilisées pour l'étude de la structure histologique du corps vitré, structure que l'on a tenté d'élucider au moyen des images perçues et des déplacements qui s'y observent. Ainsi M. C. O. Weber rapporte à la structure cellulaire du corps vitré la présence des petits cercles pâles qui remplissent tout le champ visuel dans l'examen endoptique, et que Doncan avait, avant lui, signalés. On peut réellement, dans certains cas, reconnaître aux opacités une structure globuleuse, un contour indécis circonscrivant une zone large et transparente, au centre de laquelle on aperçoit un petit corps sphérique, qu'on est en droit de regarder comme un noyau. Nous voulons bien accorder que l'imagination et la fantaisie sont capables d'induire en erreur dans l'examen de pareils détails ; mais il est certain que des malades intelligents peuvent, au moyen de l'examen endoptique, renseigner parfaitement leur médecin sur les fluctuations qui surviennent dans le volume et le nombre des opacités de leur corps vitré. D'ailleurs l'examen ophthalmoscopique est très-suffisant pour éclairer un observateur exercé sur ces variations.

L'*examen microscopique* des opacités du corps vitré a montré qu'elles se composent essentiellement d'éléments de trois espèces : 1° de cellules de diverses formes ; 2° de masses fibrineuses ; 3° de petits cristaux.

1° Les cellules qu'on rencontre à l'état d'opacité, dans le corps vitré, sont des cellules épithéliales provenant de la membrane hyaloïde, des cellules fusiformes et étoilées, des noyaux libres (globules de pus), enfin des cellules qui se rapprochent, pour l'aspect, des éléments du tissu cellulaire. Celles-ci sont quelquefois tellement serrées les unes contre les autres qu'elles offrent l'apparence d'un véritable tissu cicatriciel.

Tous les éléments que nous venons d'énumérer sont souvent atteints de dégénérescence graisseuse, altération qui rend leur structure très-apparente, et qui, suivant M. C. O. Weber, facilite singulièrement l'étude des connexions qu'ils ont les uns avec les autres. Si la dégénérescence graisseuse est assez avancée, les parois d'un certain nombre de ces cellules peuvent être détruites, et l'on aperçoit alors des agglomérations de molécules graisseuses dispersées dans la substance du corps vitré malade. Dans ces conditions, on constate fréquemment, au sein de ce milieu, la présence de molécules pigmentaires de couleur de rouille, qui, comme les particules graisseuses, sont tantôt libres et tantôt contenues dans une membrane cellulaire. Ce phénomène explique, en partie, la teinte gris foncé que l'éclairage oblique permet d'apercevoir dans un certain nombre d'opacités du corps vitré, assez voisines de la surface postérieure du cristallin.

Lorsque le développement d'éléments cellulaires morbides dans le corps vitré est assez avancé pour que ces éléments y simulent des lambeaux de tissu cellulaire, il s'y associe quelquefois des dépôts calcaires étendus; mais ce n'est que dans un nombre de cas extrêmement limité que l'on a pu reconnaître dans le milieu qui nous occupe une véritable ossification. Un fait de ce genre, à tous égards incontestable, a été rapporté par M. de Wittich (1).

La présence de masses cartilagineuses (Sichel) et de vrai tissu osseux ne s'observe que dans des yeux si profondément désorganisés qu'il n'y existe même plus de vestiges reconnaissables du corps vitré, et que, lors même qu'on restreint l'observation aux parties de l'œil précédemment occupées par ce milieu, il n'est pas possible de déterminer exactement la part qu'il a prise au développement de cette curieuse altération. La seule chose que permette d'avancer, à ce sujet, l'état actuel de la science, c'est que, dans la grande majorité des cas, la production du tissu osseux de nouvelle formation se fait aux dépens des amas de tissu cellulaire fournis par la choroïde, et qui occupent l'espace compris entre cette membrane et la rétine atrophiée.

2° Les masses fibrineuses observées au nombre des opacités du corps vitré présentent ordinairement l'aspect de filaments qui s'entrecroisent avec les éléments de tissu cellulaire et les agglomérations de pigment, de graisse et de cristaux plus haut signalées : parfois aussi il s'y ajoute des masses fibrineuses ayant la forme de grumeaux.

3° Les cristaux qu'on aperçoit dans les corps vitrés malades sont principalement composés de cholestérine et d'hématine. Ces cristaux s'observent, dans certains cas, à l'état d'isolement, fixés, par exemple, à des amas de fibrine; ou bien ils constituent, en s'associant les uns aux autres, de véritables plaques. On voit souvent des cristaux d'hématine entourés de pigment brunâtre et révélant ainsi leur origine. D'ailleurs, on les observe presque toujours associés aux masses fibrineuses dont il vient d'être question.

(1) Virchow, *Archiv f. path. Anatomie*, etc., t. V, p. 580.

Les cristaux de cholestérine, qu'on aperçoit assez fréquemment en nombre très-considérable, peuvent, comme on l'a déjà constaté, disparaître insensiblement par une sorte de résorption (de Graefe).

Relativement à leur *origine*, nous rangerons les opacités du corps vitré sous trois chefs principaux.

A. Les unes proviennent d'une altération morbide des cellules normales du corps vitré ; altération déterminée par un défaut de nutrition ou par une irritation inflammatoire.

B. D'autres tirent leur source d'épanchements de nature diverse.

C. Les dernières reconnaissent pour origine la migration d'éléments cellulaires provenant, pour la plupart, de la choroïde, et qui, de là, sont passés dans le corps vitré.

A. Du moment où l'on admet une inflammation propre du corps vitré, (opinion en faveur de laquelle se prononcent aujourd'hui tous les observateurs qui prennent l'anatomo-pathologie pour base de leurs études cliniques) (1), il est naturel d'accepter, comme conséquence de phénomènes identiques, mais à marche lente, la production d'opacités du corps vitré, par suite d'un changement survenu dans le nombre et la qualité des cellules qu'il renferme. Là encore, il est vrai, la difficulté la plus sérieuse consiste à savoir si cette inflammation chronique peut être, dans un cas donné, véritablement idiopathique, ou si elle est toujours consécutive à une maladie des membranes profondes. Beaucoup de choroïdites et de rétino-choroïdites débutent, on le sait, par l'apparition d'un pointillé opaque dans l'épaisseur du corps vitré. Nous sommes, quant à nous, porté à croire que ce fait résulte d'une hypergenèse active des éléments cellulaires qui entrent dans la composition de ce milieu, et qui ne tardent pas à tomber en dégénérescence graisseuse.

B. Une des sources les plus fréquentes des opacités du corps vitré, comme M. de Graefe (2) l'a, depuis longtemps déjà, mis hors de doute, réside dans les épanchements de sang qui s'y opèrent. La rapidité avec laquelle apparaissent un certain nombre de ces opacités, la coloration qu'elles présentent, lorsqu'elles sont accessibles à l'inspection directe, au moyen de l'éclairage oblique ; enfin, des recherches microscopiques

(1) Nous ne saurions concevoir d'après quelles vues d'anatomie pathologique on arrive à conclure, comme l'ont fait MM. Desmarres et Galezowski (*Étude sur les flocons du corps vitré*; *Ann. d'oculistique*, 1864, t. LI, p. 71), que le corps vitré ne peut se prendre d'inflammation, parce que « cette humeur est un liquide semblable, selon M. Robin, à du blanc d'œuf, et tout à fait incapable de s'enflammer... et parce que « le corps vitré n'a ni vaisseaux, ni nerfs ».

(2) *Archiv für Augenheilkunde*, t. I, A. 1, p. 351, 1854.

attentives démontrent cette origine avec évidence. Du reste, assez souvent, les sujets atteints de semblables opacités accusent alors l'apparition soudaine d'un nuage rouge ou verdâtre qui leur masque, en partie ou en totalité, les objets qu'ils cherchent à fixer.

Le sang extravasé dans le corps vitré provient, le plus souvent (et l'on peut dire toujours, lorsque l'épanchement est abondant), des vaisseaux de la choroïde. Ces ruptures se produisent ordinairement dans les parties antérieures de cette membrane, c'est-à-dire les plus riches en vaisseaux, et celles dont le rapport avec le corps vitré est le plus immédiat, attendu qu'elles n'en sont séparées que par une portion de la rétine très-amincie. Aussi observe-t-on la plupart de ces épanchements au voisinage du cristallin, où ils sont, au moins en partie, accessibles à l'examen par l'éclairage latéral.

Il est rare, assurément, que le sang épanché provienne des vaisseaux rétiniens, d'un calibre très-inférieur, on le sait, à ceux de la choroïde. Ajoutons que la texture du tissu cellulaire qui entre dans la composition de la rétine; tissu dont les éléments sont, presque partout, perpendiculaires au plan de la choroïde, et augmentent d'abondance et de solidité vers la membrane hyaloïde, favorise singulièrement la migration du sang entre la rétine et la choroïde. D'ailleurs, la pression sous l'effort de laquelle se produit la rupture des vaisseaux rétiniens n'est pas suffisante, en général, pour vaincre la résistance de la membrane limitante et frayer au sang un passage dans le corps vitré.

Dans les cas où la rupture d'un vaisseau choroïdien, dont le sang s'est épanché dans le corps vitré, s'est effectuée en un point accessible à l'examen ophthalmoscopique, on parvient ordinairement, après la résorption du sang extravasé, à apercevoir la cicatrice rétinienne, sous la forme d'une tache pigmentée, à la constitution de laquelle prennent évidemment part des cellules pigmentaires choroïdiennes dont la membrane d'enveloppe a été détruite.

On observe, en général, ces épanchements dans des yeux dont la circulation a subi de profondes altérations, où la pression interne s'est accrue (scléro-choroïdite, glaucome), où sont survenues de brusques variations de la tension qui pèse sur les vaisseaux intra-oculaires. C'est ce qui arrive lorsque, ouvrant subitement la chambre antérieure de l'œil, on fait cesser cette tension, ou bien, lorsque ayant comprimé le globe oculaire énergiquement et pendant un certain temps, on relâche tout à coup la pression qu'on exerçait.

Outre ces causes toutes locales d'épanchements sanguins du corps vitré, nous devons en signaler d'autres qui dérivent de troubles de la circulation générale, ou d'altérations multiples des parois vasculaires; on s'explique ainsi la coïncidence des faits pathologiques qui nous occupent, avec des épistaxis, des flux hémorrhoïdaux et des pertes sanguines abondantes. On a observé de même une certaine corrélation entre l'irrégularité ou la cessation du flux menstruel et l'apparition d'épanchements sanguins dans le corps vitré. Cela n'a rien qui doive surprendre ; car la fréquence des altérations du tractus uvéal, à l'époque de la ménopause, est depuis longtemps démontrée.

C. Les épanchements du corps vitré reconnaissent enfin, dans certains cas, pour origine la migration d'éléments cellulaires dans ce milieu. Ces éléments proviennent presque toujours de la choroïde et ont, pour la plupart, l'aspect de noyaux, ou, pour mieux dire, de globules de pus. Les recherches de M. Ch. Ritter (1) ont appris que ces éléments tirent leur source de la segmentation des noyaux des cellules non pigmentées du stroma choroïdien. D'après les travaux publiés par cet auteur sur la panophthalmie, les globules de pus traversent la couche épithéliale, et la destruction d'un certain nombre de cellules y laisse alors un vide, à travers lequel une mince couche de pus peut fuser entre la rétine et la choroïde. Dès que les éléments purulents se produisent en plus grande abondance, la rétine ne leur opposant pas assez de résistance, ses éléments sont dissociés, et la membrane limitante est déchirée aussi bien que l'hyaloïde. Les cellules qui tapissent cette dernière tombent rapidement en dégénérescence graisseuse, pour flotter dans le corps vitré avec un certain nombre d'éléments rétiniens dissociés et les globules de pus eux-mêmes. On ne sait pas encore au juste s'il se peut qu'un petit nombre d'éléments purulents fusent dans le corps vitré, à travers la membrane amorphe qui constitue l'hyaloïde, sans qu'il existe dans cette dernière une solution de continuité apparente.

Nous sommes très-porté à admettre que les épanchements sanguins sus-décrits, lorsqu'ils traversent, pour tomber dans le corps vitré, la rétine et l'hyaloïde, déterminent dans les parties qui leur livrent passage des altérations analogues à celles que M. Ritter y a signalées. On sait néanmoins qu'il faut des extravasations réitérées, avec déchirure de la rétine, pour que la destruction d'un certain nombre d'éléments sensoriaux se traduise par l'abolition d'une partie circonscrite du champ visuel.

Nous en concluons que, si la segmentation des noyaux du stroma choroïdien est assez limitée pour ne pas porter sérieusement atteinte à l'intégrité de cette membrane, la migration des globules de pus vers le corps vitré est elle-même incapable de troubler profondément les fonctions de l'organe malade. Cela est surtout vrai lorsque cette migration s'opère au travers de parties périphériques de la rétine, peu riches en éléments ner-

(1) *Archiv für Augenheilkunde*, t. VIII, A. 2, p. 59.

yeux. D'ailleurs les globules de pus, comme les globules sanguins, sont susceptibles de se résorber assez rapidement dans le corps vitré où ils sont tombés.

Il est reconnu que le corps vitré n'est pas aussi fréquemment le siége d'épanchements purulents, provenant de la choroïde, que ne l'est la chambre antérieure, à la suite d'une inflammation des parties antérieures du tractus uvéal. Nous sommes toutefois persuadé que, dans les cas d'irido-choroïdite purulente, l'opacité soudaine que l'on observe à la partie déclive du segment antérieur du corps vitré, résulte presque exclusivement de la migration de globules de pus dans cette région. Cet hypopion postérieur, comme l'appelaient avec raison les anciens, accessible, lorsque la pupille est dilatée, à l'inspection directe, présente une coloration d'un blanc jaunâtre (de Graefe) (1). Il est, le plus souvent, limitée à la partie la plus antérieure du corps vitré, et peut laisser au reste de ce milieu sa transparence et sa consistance normales. La répétition de ces hypopions postérieurs a probablement pour effet de rompre, sur divers points, la partie la plus mince de la rétine, et non de détacher cette membrane de la zonule de Zinn; car ce dernier fait ne s'est jamais produit dans les expériences instituées sur des animaux pour juger cette question.

Le *pronostic* des différentes variétés d'opacités du corps vitré est, en raison de la diversité de leur origine et de leur nature, très-difficile à établir. Tout ce qu'on peut avancer à ce sujet, c'est que celles qui proviennent d'épanchements sanguins non compliqués de maladies choroïdiennes graves, sont encore, de toutes, celles dont le pronostic est le moins fâcheux; car l'intégrité relative de la nutrition du corps vitré qui existe en pareil cas, est une condition des plus favorables à la résorption de l'épanchement et à la réparation du milieu qu'il occupe.

Il paraît pourtant indispensable, pour que la guérison s'effectue aussi complétement, que la structure même du corps vitré n'ait pas été notablement endommagée, c'est-à-dire que l'épanchement n'ait pas été fort abondant. Lorsqu'il en a été autrement, on voit presque toujours un certain nombre d'opacités filamenteuses ou floconneuses résister à la résorption et indiquer, par les excursions étendues et rapides qu'elles exécutent, lorsque l'œil se meut brusquement, que le corps vitré a subi dans sa consistance une altération profonde et persistante. Il est vrai que ces espèces d'opacités, qui se déposent dans les parties déclives du milieu qu'elles occupent, n'apportent, en général, que peu d'obstacle à l'accomplissement régulier de la vision.

Les opacités membraneuses et étendues du corps vitré que, en raison

(1) *Archiv für Augenheilkunde*, t. II, A. 2, p. 330.

des modifications concomitantes et analogues de la choroïde, on croit devoir rapporter à une prolification cellulaire, donnent, quant à elles, un pronostic très-fâcheux, à cause de la rétraction cicatricielle qui s'y opère toujours, à une époque plus ou moins tardive, et qui a pour résultat nécessaire l'atrophie des éléments cellulaires du corps vitré, avec décollement de la rétine.

Le *traitement* de l'affection qui nous occupe ne saurait lui-même, on le comprend, être indiqué d'une manière plus précise que le pronostic. Comme, dans nombre de cas, la choroïde est simultanément atteinte, nous renvoyons aux indications du traitement de ses maladies.

Lorsqu'on a affaire à des épanchements provenant de troubles circulatoires généraux ou de lésions multiples de l'appareil vasculaire, nous conseillons les déplétions sanguines, au moyen de la ventouse de Heurteloup, appliquée à la tempe, pour modifier la circulation des membranes profondes et hâter la résorption de l'épanchement. Il convient, en même temps, d'activer, autant que possible, les fonctions de la peau et des reins, et de prévenir toute constipation.

En cas d'hémorrhagies du corps vitré très-abondantes et manifestement liées à des troubles menstruels, l'eau minérale de Kissingen, administrée méthodiquement pendant plusieurs semaines, nous a donné, à plusieurs reprises, des résultats satisfaisants. En règle générale, on s'abstiendra, en pareil cas, de tout traitement débilitant, et c'est pour ce motif que des eaux minérales légèrement laxatives, en même temps que toniques par le fer qu'elles contiennent, sont ici d'un très-bon emploi (Kissingen, Hombourg, etc.)

Nous recommanderons, comme le seul moyen local que nous croyions efficace, une douce contention exercée, pendant la nuit, sur le globe de l'œil, à l'aide du bandeau compressif. Il faut rigoureusement proscrire du traitement les applications et instillations irritantes, comme les lotions avec une solution d'iodure de potassium, qui ne peuvent que congestionner d'une manière fâcheuse l'organe malade. Inutile de dire que les personnes sujettes à des hémorrhagies intra-oculaires doivent éviter, avec le plus grand soin, toutes les causes qui congestionnent la tête et, indirectement, les yeux (bains chauds, boissons chaudes, etc.).

Signalons enfin les essais de M. de Graefe qui, dans un petit nombre de cas, a tenté de dilacérer et de déplacer, avec une aiguille, certaines opacités membraneuses du corps vitré. Dans un de ces cas, l'amélioration qu'il obtint de cette méthode, fut assez remarquable (1).

(1) *Archiv für Augenheilkunde*, t. IX, A. 2, p. 101.

ARTICLE III.

LIQUÉFACTION DU CORPS VITRÉ. — SYNCHYSIS (SIMPLE ET ÉTINCELANT).

Le corps vitré peut, on le sait, devenir entièrement fluide, sans, pour cela, perdre sa parfaite transparence. On ignore d'ailleurs complétement jusqu'à quel point cette liquéfaction porte atteinte à l'intégrité des éléments que ce milieu renferme à l'état normal; mais on peut affirmer comme certain que, dans la plupart des cas, le ramollissement simple s'accompagne d'une augmentation de la partie aqueuse du corps vitré, augmentation consécutive, elle-même, à un accroissement général du volume de ce milieu. On observe donc principalement le synchysis dans les cas où les diamètres de l'œil se sont agrandis, comme il arrive dans les différentes variétés d'ectasies.

On a grand tort d'admettre, comme étant un signe presque constant de liquéfaction du corps vitré (ce qu'on peut lire dans la plupart des traités) une diminution notable de la tension intra-oculaire. Il est, au contraire, beaucoup plus commun d'observer cet état sur des yeux dont la pression interne s'est exagérée, ce qui, bien entendu, n'empêche pas qu'on ne constate presque toujours une liquéfaction du corps vitré dans les yeux ramollis et atteints de phthisie commençante.

Un autre signe de la fluidité du corps vitré est, dit-on, le tremblement de l'iris; mais ce symptôme doit, lui-même, être réduit à sa juste valeur. L'iris ne présente, en effet, ce tremblement que lorsqu'il a perdu, sur une étendue variable, le point d'appui auquel il doit sa fixité. Tant que subsistent les rapports de la surface postérieure de cette membrane avec la cristalloïde antérieure, on n'observe pas de mouvements anormaux dans l'iris, quelle que soit d'ailleurs la consistance du milieu qui nous occupe. Si donc sa liquéfaction détermine, dans un certain nombre de cas, un vacillement manifeste de l'iris, surtout à sa périphérie, lorsque l'œil se meut avec rapidité, c'est que le ramollissement du corps vitré, et surtout l'augmentation des diamètres de l'œil ont insensiblement altéré les rapports normaux de ses milieux. Or, en pareille circonstance, l'accroissement du volume de l'œil et la déviation du cristallin sont des faits bien plus significatifs, au point de vue sémiologique, que le faible tremblement dont l'iris est agité.

Le diagnostic du synchysis n'offre réellement de difficultés sérieuses que quand le corps vitré a conservé toute sa transparence. Il arrive alors quelquefois, et principalement dans les cas d'ectasie des membranes enveloppantes de l'œil, que la liquéfaction du corps vitré ne soit pas généralisée et n'occupe que la portion de ce milieu qui avoisine l'ectasie. C'est ainsi que, dans un cas de scléro-choroïdite postérieure, le corps vitré peut avoir conservé en avant sa consistance physiologique et se trouver complétement liquéfié en arrière, au voisinage de l'altération de l'enveloppe oculaire (Arlt). Faut-il penser, en pareille circonstance, que l'irritation locale des nerfs ciliaires (sécréteurs) de la partie malade a développé, en ce point, une hypersécrétion dont le produit liquide s'est déversé dans le corps vitré? On pourrait le croire ; car de nombreuses dissections ont démontré qu'une irritation plus générale des nerfs ciliaires, est capable de déterminer, comme il arrive dans le glaucome, un ramollissement complet du corps vitré.

La part active que ce milieu peut prendre à la production de ce phénomène nous échappe encore complétement. Ce qu'on peut affirmer, en connaissance de cause, c'est que le synchysis n'est pas nécessairement le résultat d'une lésion matérielle des membranes nourricières du corps vitré, et qu'on l'a certainement constaté à la suite d'un traumatisme de ce milieu. Par exemple, après l'abaissement de la cataracte, on trouve presque toujours le corps vitré ramolli, notamment dans sa partie antérieure, alors même que l'œil soumis à cette opération irrationnelle n'a pas été frappé de cécité, consécutivement à une affection choroïdienne. La liquéfaction a succédé, dans ces cas, et sans s'accompagner du moindre trouble de transparence, à la destruction de ceux des éléments cellulaires du corps vitré que le cristallin avait dissociés en s'abaissant (1).

D'ailleurs la fluidification du corps vitré à laquelle donne lieu le traumatisme chirurgical ou accidentel du cristallin résulte, non pas de la lésion directe du corps vitré lui-même, mais bien de l'hypersécrétion engendrée par les nerfs ciliaires, qu'un gonflement très-rapide des éléments cristalliniens a fortement irrités.

Le ramollissement du corps vitré s'observe encore sur des yeux atteints d'altérations séniles profondes, par exemple, de dégénérescence graisseuse et de sclérose des parois vasculaires, d'épaississement des membranes vitreuses (voy. *Choroïdite*), d'une sclérose avancée du noyau du cristallin. Ce ramollissement sénile est l'expression d'un vice de nutrition, et se rapproche du synchysis dont s'accompagnent certaines formes de choroïdite (rétinite pigmentaire), principalement caractérisées par une atrophie marquée du tissu choroïdien.

En résumé, nous pourrions distinguer trois espèces de synchysis. La première reconnaîtrait pour cause la liquéfaction du corps vitré par irrita-

(1) On peut rapprocher de ce fait le ramollissement qui s'opère dans le corps vitré, après une déperdition abondante de sa masse au travers d'une plaie scléroticale ou cornéenne. La réparation de cette perte se fait alors constamment au moyen d'une matière entièrement fluide.

tion des nerfs ciliaires et hypersécrétion consécutive de liquide, telle qu'on l'observe dans les différentes formes d'ectasie et de glaucome. La seconde serait en rapport plus intime avec une lésion directe des éléments cellulaires et probablement mucipares du corps vitré. C'est cette variété qu'on observe après l'introduction d'un corps étranger dans ce milieu, après l'abaissement du cristallin dans sa substance, après la hernie d'une portion de sa masse. Enfin, la troisième forme de synchisis surviendrait, par défaut de matériaux reconstituants du corps vitré, dans les yeux atteints d'un marasme sénile profond, d'une variété de choroïdite atrophique, ou de phthisie par atrophie choroïdienne.

On a désigné sous le nom de *synchysis étincelant* (*synchysis scintillans*), une variété de ramollissement du corps vitré qui a, pendant un certain temps, vivement excité la curiosité des auteurs. Nous avons déjà signalé, à propos des opacités du corps vitré, la présence de cristaux de cholestérine dans ce milieu altéré. Tandis que ces cristaux, lorsqu'ils sont entremêlés de masses opaques abondantes, ne présentent rien qui frappe l'esprit de l'observateur, on comprend aisément quel étrange aspect doit présenter l'œil, à l'examen direct ou ophthalmoscopique, lorsque le corps vitré a conservé toute sa transparence, et se montre parsemé d'innombrables corps brillants, dont les couleurs chatoient lorsqu'ils se meuvent au sein du corps vitré liquide.

La présence de ces corps étincelants observée, pour la première fois, dans l'humeur vitrée, par Parfait Landrau, avait été, en 1804, signalée par J. A. Schmidt dans un cristallin cataracté. Plus tard (1845), on confirma l'existence accidentelle de ces particules brillantes dans le corps vitré et dans le cristallin. Backer et Stout vérifièrent, par l'examen microscopique, l'hypothèse de Malgaigne, qui les supposait composées de cholestérine. Ce sont MM. Sichel et Desmarres qui se sont le plus occupés de cet état singulier du corps vitré. Du reste, une fois qu'on eut constaté la présence de cristaux de cholestérine dans l'œil, les observations de cas semblables se multiplièrent à tel point que, dès 1852, M. Schauenburg (1) en avait réuni vingt-trois.

Le diagnostic du synchysis étincelant, facilité, soit par l'éclairage latéral, soit par l'examen ophthalmoscopique, est tellement aisé, en raison de l'étrange aspect que présente alors le corps vitré, qu'il nous paraît superflu d'insister davantage sur cette maladie, plus intéressante pour l'anatomo-pathologiste que pour le clinicien. Nos moyens d'investigation et nos connaissances anatomiques actuelles nous dispensent heureusement de tenir compte aujourd'hui des nombreuses discussions soulevées autrefois, au sujet

(1) *Ueber Cholestearinbildung im mensch. Auge*. Erlangen, 1852.

de la nature et du siége de ces corps brillants. Nous nous contenterons d'insister sur une particularité curieuse de leur histoire, en disant que les cristaux de cholestérine peuvent n'occuper qu'un segment du corps vitré, en pareil cas seul liquéfié, et qu'ils sont quelquefois aussi, comme nous l'avons constaté chez le père d'un de nos confrères italiens, en partie immobiles dans une région du corps vitré, parfaitement transparent. M. Coccius (1) rapporte un fait identique.

Il est assez difficile de se prononcer avec certitude sur la provenance des cristaux de cholestérine. Il paraît néanmoins probable, en raison de la fréquence des cas où le synchysis étincelant s'observe sur les yeux antérieurement soumis à l'opération de l'abaissement, que tantôt, ces cristaux proviennent directement du cristallin cataracté, et, tantôt, se déposent sur les fragments de la lentille désagrégés dans le corps vitré liquide. D'autre part, on observe la présence de ces cristaux sur des yeux où l'examen ophthalmoscopique le plus attentif ne révèle aucune altération des membranes profondes, et dont les fonctions s'accomplissent avec une régularité presque parfaite. Dans les différentes formes de choroïdite atrophique et ectatique, on a souvent trouvé des cristaux de cholestérine au milieu du corps vitré, cristaux dont la quantité présentait d'ailleurs des fluctuations manifestes.

ARTICLE IV.

VASCULARITÉ DU CORPS VITRÉ (ARTÈRE HYALOÏDE PERSISTANTE).

Il faut, pour déterminer la vascularisation du corps vitré, des désordres tellement graves dans la nutrition des membranes profondes de l'œil, et dans celle du corps vitré en particulier, qu'on ne rencontre qu'exceptionnellement l'occasion d'étudier cet état morbide, autrement que par la nécropsie.

Cependant l'observation que nous rapportons en note, en l'empruntant à M. Coccius, prouve que, dans des cas très-rares, le corps vitré peut, en pareille circonstance, rester assez transparent pour qu'on soit admis à suivre, sur le vivant, cette singulière altération, presque toujours liée, à ce qu'on pense, à une forme particulière de rétinite parenchymateuse (2).

(1) *Klinische Monatsblätter*. Sept.-Déc. 1864.

(2) Une femme âgée de trente-six ans avait été prise, quatre semaines avant de se présenter au médecin, d'un trouble nuageux de la vue, qui augmenta, dans l'espace de quelques heures, au point de la contraindre à se faire conduire. Les yeux offraient, à l'extérieur, un aspect normal; l'iris était d'un vert clair, les pupilles un peu paresseuses. Le corps vitré, en partie liquéfié, était sillonné d'opacités ponctuées, dont quelques-unes traversaient, dans toute leur étendue, ses diamètres transversal et longitudinal, en arrière du cristallin. A la partie postérieure, on

Comme on peut en juger par ce fait, et comme le prouvent d'ailleurs les résultats d'expériences pratiquées sur des lapins (Weber), ainsi que les observations microscopiques (Ad. Pagenstecher), les vaisseaux du corps vitré sont toujours, dans ces cas, en communication directe avec ceux de la rétine. Ce rapport est d'ailleurs analogue à celui qu'on observe, après l'ablation d'un staphylôme, entre les vaisseaux qui recouvrent, au bout d'un certain temps, la hernie du corps vitré et le réseau vasculaire qui rampe dans l'épaisseur des lèvres de la plaie cornéenne.

Le développement de ces vaisseaux se rapproche beaucoup de celui que nous avons représenté (t. I, pl. IV, n°s 6 et 7), suivant les belles recherches de M. His, relativement à la vascularisation de la cornée. Ici, comme sur la cornée, il se forme de véritables bourgeons de cellules fusiformes qui se creusent en canaux; ou bien deux traînées linéaires de ces mêmes cellules apparaissent l'une à côté de l'autre, et constituent ainsi une paroi vasculaire. M. C. O. Weber (1) veut même avoir constaté la canalisation de simples anastomoses de tissu cellulaire (théorie de Schwann).

Dans un cas examiné par M. Ar. Pagenstecher (2), la vascularité du corps vitré était aussi nettement localisée dans les parties de ce milieu contiguës à la rétine, parties où l'on constatait, à la fois, la présence de nombreuses cellules de tissu cellulaire très-développées et pourvues de ramifications multiples. Du reste, dans tous les faits du même genre, on trouve dans le corps vitré des éléments de tissu cellulaire à divers états de développement, et l'on voit la rétine profondément altérée par suite d'une hypergenèse très-active du tissu cellulaire qu'elle renferme.

Une variété assez curieuse de vascularité du corps vitré consiste dans la persistance de l'artère hyaloïde. Celle-ci, comme on sait, traverse, pendant

observait, lorsqu'on ordonnait à la malade de mouvoir lentement les yeux, un certain nombre de vaisseaux, plus serrés dans l'œil droit que dans le gauche. Le plus long de ces vaisseaux se prolongeait jusqu'au milieu du corps vitré, et se perdait dans sa partie supérieure en un filet blanchâtre pointu. De semblables filets prolongeaient d'autres vaisseaux moins allongés, qui tous furent reconnus pour des anses terminales de capillaires. La vascularité de la rétine était extraordinaire, et si l'on faisait exécuter aux yeux des mouvements étendus, on voyait s'agiter, en décrivant de petites courbes, des extrémités de vaisseaux que, sur l'œil à l'état de repos, on pouvait considérer comme courant à la surface de la rétine. Les veines de cette membrane étaient très-tortueuses et, en quelques points, recouvertes par la substance rétinienne opaque. Les limites du nerf optique étaient complétement effacées. Quelque temps après, il survint dans l'œil droit une hémorrhagie considérable; mais, grâce à un traitement antiphlogistique, le corps vitré s'éclaircit partiellement (*Ueber Glaucom*, etc. Leipzig, 1859, p. 47).

(1) *Loc. cit.*, p. 809.

(2) *Archiv für Augenheilkunde*, t. VII, A. 2, p. 92.

la vie fœtale, la partie médiane du corps vitré, gagne la fossette hyaloïde et forme, entre le corps vitré et le cristallin, un réseau qui embrasse la cristalloïde postérieure. Des mailles périphériques de ce réseau partent de fins rameaux qui se recourbent sur la cristalloïde antérieure pour se rendre à la membrane capsulo-pupillaire, tandis que d'autres se portent vers la zonule de Zinn. Ce n'est qu'à la fin de la vie fœtale que ces vaisseaux s'oblitèrent, à partir de la membrane pupillaire, et le dernier qui disparaisse est l'artère hyaloïde. Chez le veau et le poulain, cette artère s'observe même un certain temps après la naissance.

M. Meissner (1) est le premier qui, dans ses recherches anatomo-pathologiques ait constaté, sur l'homme, la persistance de l'artère hyaloïde. Après lui, feu H. Müller (2) a décrit avec beaucoup de soin cette disposition chez le bœuf, et attribue au même phénomène le petit bulbe blanchâtre qu'il avait, à plusieurs reprises, observé chez l'homme, près de l'artère centrale, au point où elle se recourbe sur la rétine. Il supposait d'ailleurs, en se basant sur ses recherches anatomo-pathologiques, que l'artère hyaloïde persistante deviendrait un jour l'objet d'une description ophthalmoscopique.

Quelque temps après, M. Sæmisch (3) confirmait cette opinion, en apercevant une artère hyaloïde sur un œil qui, d'ailleurs, ne présentait d'autre particularité qu'un certain degré d'hypermétropie. L'artère en question était représentée par un cordon opaque, entouré d'un second contour faiblement grisâtre, et était tendue entre la papille et le pôle postérieur du cristallin.

A la même époque, M. Zehender (4) relata une observation analogue. Dans ce cas, le cordon était très-faiblement tendu et présentait des mouvements ondulatoires (liquéfaction du corps vitré?). L'éclairage oblique montrait manifestement une coloration rouge dans la partie de ce cordon accessible à ce mode d'examen.

Des faits analogues ont été rapportés, plus tard, par MM. Liebreich (5), Toussaint (6), etc. Nous avons publié, dans les *Annales d'oculistique* (7), une observation qui nous semble présenter un certain intérêt, attendu que l'artère persistante y coexistait avec une cataracte luxée, probablement elle-même congénitale.

(1) *Zeitschr für rat. Medicin*, p. 1857, p. 562.
(2) *Archiv für Augenheilkunde*, t. II, A. 2, p. 65.
(3) *Klinische Monatsblätter*, 1863, p. 258.
(4) *Ibidem*, p. 260.
(5) *Ibidem*, p. 260.
(6) *Ibidem*, p. 349.
(7) Tome LIII, p. 65.

ARTICLE V.

CORPS ÉTRANGERS DE L'HUMEUR VITRÉE. — ENTOZOAIRES.

Parmi les corps étrangers qu'on a vus, le plus souvent, se loger dans l'humeur vitrée, nous signalerons, dans l'ordre de fréquence, de petits grains de plomb, des éclats de capsule de chasse, des paillettes métalliques, des fragments de pierre et de verre.

Nous ne traiterons ici que des cas où ces corps n'ont, en traversant les membranes de l'œil, déterminé aucune lésion sérieuse directe (cataractes traumatiques), et où leur présence dans le corps vitré peut, à elle seule, porter atteinte aux fonctions de l'organe blessé et à sa conservation. Il a déjà été question des altérations morbides qu'un pareil corps étranger est capable de déterminer, soit en provoquant une inflammation suppurative du milieu qu'il occupe, soit en amenant une hypergenèse moins active et moins rapide des cellules du corps vitré, et en finissant par s'entourer d'une sorte de capsule, composée, en grande partie, de véritable tissu cellulaire.

Le diagnostic de la présence d'un corps étranger dans l'humeur vitrée n'est facile, au moyen de l'investigation ophthalmoscopique et de l'examen endoptique, que si l'on voit le malade peu de temps après l'accident, à une époque à laquelle les milieux de l'œil ne soient pas encore altérés dans leur transparence.

MM. Ed. de Jæger (1) et A. de Graefe (2) citent des cas où l'on pouvait, non-seulement suivre le trajet parcouru par le corps vulnérant, mais encore assister à l'évolution de la membrane kystique dont il s'entourait.

Ordinairement, le corps vulnérant reste suspendu, pendant quelque temps, dans le corps vitré, lorsque son poids et son volume ne l'entraînent pas dans les parties déclives ; mais, à mesure que le milieu ambiant se liquéfie, il tombe, peu à peu, vers les membranes enveloppantes de l'œil. Lorsque l'irritation qu'il a déterminée s'est bornée à produire, dans son voisinage, un simple développement de tissu cellulaire, celui-ci se rétracte à la longue ; phénomène qui rend bien compte, en pareil cas, de la fréquence des décollements rétiniens progressifs et de la phthisie lente du corps vitré et de l'œil lui-même. Les meilleures conditions sont celles où le corps étranger s'enkyste, étant encore assez éloigné des membranes de l'œil,

(1) *Oest. Zeitschrift f. pract. Heilk.*, n° 2, 1857.

(2) *Archiv für Augenheilkunde*, t. III, A. 2, p. 338.

et où la poche qui l'entoure n'a, comme on l'a constaté pour des cristallins abaissés, aucun rapport avec les membranes profondes.

La marche des phénomènes consécutifs à la pénétration d'un pareil corps est des plus variables : si les lésions qu'il a produites en s'introduisant dans l'œil, si son volume, sa composition chimique ne sont pas de nature à entraîner immédiatement une hyalitis suppurative, les fonctions de l'organe blessé peuvent continuer à s'accomplir, jusqu'à ce que le déplacement progressif du corps vulnérant finisse par les troubler plus ou moins profondément. Dans une statistique récente, dressée par M. Ballias (1), nous trouvons, sur 50 cas, 35 pertes de la vue : sur les 15 yeux restant, l'enkystement ne se produisit que 6 fois, et l'on pratiqua, dans 3 cas, l'extraction du corps étranger.

D'ailleurs, nous ne comprenons guère la possibilité de tirer parti d'une telle statistique, pour établir le nombre des chances favorables à l'œil blessé ; car les fonctions de cet organe et celui-ci même se détruisent souvent à une époque tellement éloignée de l'accident, que l'auteur de pareilles observations n'est jamais en droit d'affirmer les résultats heureux qu'il enregistre. Ainsi M. White Cooper rapporte qu'un éclat de pierre, introduit dans le corps vitré, ne s'ouvrit, que seize ans après, une issue, au travers de la cornée. Nous pouvons citer un cas analogue où, après douze ans d'immobilité dans l'œil, un autre éclat de pierre a déterminé une telle sensibilité de l'organe blessé, que nous dûmes nous résoudre à l'énucléation de ce dernier.

D'ailleurs, la gravité du pronostic qu'entraîne la présence d'un tel corps étranger dans l'œil ne résulte pas seulement des dangers, parfois très-éloignés, auxquels il expose les fonctions de l'organe (décollements rétiniens, phthisie lente), mais elle provient aussi de ce fait qu'elle menace l'autre œil d'altérations sympathiques et destructives.

C'est en raison de ces considérations qu'il importe, dans la plupart des cas, d'intervenir activement et sans retard, à la condition toutefois que la position qu'occupe le corps étranger permette de le faire. Il est rare qu'on soit assez heureux pour avoir à extraire des corps étrangers encore engagés entre les lèvres de la plaie et saillants à l'extérieur.

D'ailleurs, l'exploration de la plaie, au moyen d'une sonde d'Andel, n'est elle-même praticable que dans un très-petit nombre de cas, tant cette opération est délicate et dangereuse. Lors donc qu'on a affaire à un corps étranger dont la composition chimique est telle qu'on ne puisse espérer qu'il finisse par s'enkyster (fragment de capsule fulminante), il ne reste qu'à l'attaquer directement, après s'être, autant que possible, éclairé sur la

(1) *Des corps étrangers du corps vitré*, thèse de Paris, 1865, p. 34.

position qu'il occupe dans l'œil. Dans ce but, on procède à l'examen ophthalmoscopique du fond de cet organe, et l'on explore extérieurement, avec une sonde mousse, tous les points de la sclérotique où les opacités sont le plus condensées, et en arrière desquels on a, pour ce motif, quelque raison de supposer la présence du corps vulnérant. Généralement, en effet, la sclérotique est plus vasculaire et plus sensible au voisinage des corps étrangers introduits dans le corps vitré, que dans ses autres parties.

Pour extraire le corps vulnérant, on pratique, comme le fait M. de Graefe (1), à quelque distance de l'équateur de l'œil, une plaie scléroticale parallèle au bord de la cornée, et qui mesure 1/6 ou 1/5 du cercle correspondant; tout en évitant, autant que possible, d'intéresser dans la section toute l'épaisseur d'un muscle droit. Il y a souvent avantage à comprendre dans l'incision le point même au niveau duquel a pénétré le corps étranger, et à suivre, avec les instruments destinés à le saisir, le trajet que ce corps a parcouru et qui se révèle assez exactement à l'examen ophthalmoscopique. Quand le sujet a été préalablement soumis aux inhalations anesthésiques, l'opérateur est assez maître de limiter la quantité de l'humeur vitrée à laquelle il livre passage, au travers de la plaie. Dans les cas favorables, le corps étranger sort de l'œil au milieu de l'humeur vitrée qui s'écoule, ou, tout au moins, on réussit à saisir avec des pinces le paquet membraneux qui l'enveloppe. Quand ces tentatives échouent, le sondage de la plaie ne peut réussir que si le corps étranger adhère en un point aux membranes enveloppantes de l'œil. Mais, en général, l'extraction du corps vulnérant échoue lorsque l'humeur vitrée contient déjà, en abondance, des éléments cellulaires de nouvelle formation, et lorsque, par conséquent, on n'est plus en droit d'espérer que cette humeur sorte en quantité suffisante pour entraîner avec elle le corps vulnérant.

Quand ce dernier avoisine la surface postérieure du cristallin, il est préférable de pratiquer sur cet organe une extraction à lambeau modifiée, sans ouvrir la cristalloïde. Il est, en ce cas, prudent d'espacer les divers temps de l'opération, et l'on y est d'autant mieux autorisé, qu'ordinairement l'iridectomie exécutée en premier lieu a pour effet de calmer les phénomènes inflammatoires, et permet ainsi de remettre l'extraction du cristallin à un temps plus favorable. Lorsqu'enfin on donne issue à cet organe, c'est, en général, au moment même où il sort de l'œil, entraînant à sa suite une faible portion d'humeur vitrée, que le corps vulnérant se présente à l'ouverture de la plaie, où il devient alors facile de le saisir, soit avec une pince, soit, mieux encore, avec une curette de M. Waldau.

En admettant que l'on ne réussisse pas à l'extraire par ce moyen ex-

(1) *Archiv für Augenheilkunde*, Bd. IX, A. 2, S. 80.

trême, la suppuration que déterminent ordinairement ces tentatives, et la phthisie consécutive de l'œil préservent au moins le sujet de l'ophthalmie sympathique dont son autre œil était menacé.

Lorsque, le malade se présentant trop tard au médecin, cette ophthalmie sympathique s'est déclarée; il n'y a pas à hésiter, et il faut nécessairement substituer aux tentatives d'extraction dont nous venons de parler, l'énucléation de l'œil blessé. D'ailleurs, il faut bien avouer qu'on ne se décide à essayer l'extraction du corps étranger par la sclérotique ou par la cornée que pour mettre un terme aux vives souffrances dont le malade peut être tourmenté; c'est ce qui arrive, par exemple, dans un certain nombre de cas, après l'abaissement de la cataracte, alors qu'on hésite à proposer au patient une opération aussi radicale que l'énucléation de son œil. Dans ces conditions, on réussit quelquefois, il est vrai, à extraire avec la curette de Waldau le cristallin abaissé, après avoir pratiqué une grande ouverture linéaire à la partie externe de la cornée, et excisé, par cette plaie, une large portion de l'iris.

Cysticerques du corps vitré.—En 1853, M. Stellwag de Carion (1) écrivait que, jusqu'à cette époque, on n'avait pas encore observé d'entozoaires dans le corps vitré de l'homme, quoiqu'on eût déjà rencontré le cysticerque dans cette partie de l'œil chez le porc, et plusieurs variétés de filaires dans le corps vitré du chien, du cheval, etc. (Nordmann, Gescheidt). A la même époque, M. Coccius (2) décrivit une ampoule sphérique qu'il avait observée dans le corps vitré d'une femme; mais sur la nature de laquelle il évita de se prononcer. Un an plus tard, M. de Graefe (3) signala, le premier, la présence, au milieu du corps vitré, d'un cysticerque qui fut décrit avec beaucoup de soin par M. Liebreich (4). Cet animalcule était, en quelque sorte, enkysté dans une fine membrane d'enveloppe, qui le tenait suspendu entre le pôle postérieur du cristallin et une partie assez voisine de l'insertion du nerf optique.

Quelque temps après, M. de Graefe (5) publia une nouvelle observation tout à fait analogue à la précédente, mais dans laquelle la membrane d'enveloppe était dite s'insérer sur l'origine oculaire du nerf optique même. Deux ans plus tard, le même auteur (6) relatait un fait où l'entozoaire était parfaitement libre dans le corps vitré. Le sujet, paysan âgé

(1) *Die Ophthalmologie*, etc., t. I, p. 722.
(2) *Ueber die Anwendung des Augenspiegels*. Leipzig, 1853, p. 93.
(3) *Archiv für Augenheilkunde*, 1854, Bd. I, A. 1, S. 457.
(4) *Ibidem*, t. I, A. 2, p. 343.
(5) *Ibidem*, 1855, t. II, A. 1, p. 263.
(6) *Ibidem*, 1857, t. III, A. 2, p. 312.

de cinquante-six ans, s'était, après s'être baissé, aperçu d'un trouble subit de l'œil gauche, et, depuis ce moment, n'avait pu se servir de cet organe pour lire. Ce nuage ne se dissipa qu'au bout de quelques mois, mais pour reparaître, un jour, brusquement, pendant la marche. Le champ visuel était rétréci en haut et en dehors. L'ophthalmoscope montra dans le corps vitré, outre un grand nombre d'opacités déliées, une vésicule bleu-verdâtre flottant à la partie inférieure et interne de ce milieu. On constata, d'une manière évidente, les mouvements de contraction de l'animal. Le col, la tête et les suçoirs ne purent être clairement reconnus, à cause de la position déclive que l'entozoaire occupait.

M. de Græfe croit pouvoir interpréter l'intermittence que le malade accusait dans le trouble de sa vue, en disant que probablement le cysticerque, d'abord logé dans la rétine, avait fini par perforer cette membrane et par donner naissance aux opacités du corps vitré, ainsi qu'aux troubles visuels accusés par le malade, lors de sa présentation. L'inspection directe de la rétine était fort difficile, à cause des opacités du corps vitré.

On se décida à opérer, parce que l'œil malade présentait des phénomènes inflammatoires toujours croissants, tandis que l'autre œil offrait déjà des troubles sympathiques. On commença par pratiquer une large iridectomie en dedans et en bas, dans le but de faciliter l'inspection directe des parties profondes de l'œil, et de se renseigner, avec plus de précision, sur la position de l'entozoaire. M. de Græfe incisa ensuite la sclérotique au moyen d'une aiguille, comme pour faire l'abaissement, mais dans un point situé à 3 ou 4 millimètres en arrière du siége des ponctions ordinaires. Comme une petite quantité de corps vitré avait fusé dans la conjonctive, celle-ci fut incisée avec des ciseaux courbes. On poussa ensuite dans la plaie scléroticale une pince capsulaire, jusqu'à ce qu'elle se montrât en arrière du cristallin et au-devant de l'entozoaire. M. de Græfe tenta, à ce moment, de saisir le col du cysticerque; c'est-à-dire sa partie la plus résistante. Le premier essai échoua complétement; dans le second, la tête et le col furent extraits avec des lambeaux de la vésicule, qui, en raison de sa ténuité, ne pouvait, on le comprend, traverser, sans se rompre, une ouverture aussi étroite.

Les manœuvres exercées avec la pince ne tardèrent pas à manifester leur influence sur la nutrition du corps vitré, par l'augmentation du nombre des opacités membraneuses plus haut signalées et dont une partie révélait encore le passage de la pince et de l'objet saisi. Quoique l'irritation de l'œil diminuât sensiblement et que les phénomènes d'irritation sympathique se dissipassent complétement du côté opposé, il se développa une cataracte, plusieurs mois après l'opération.

Nous citons une autre observation du même auteur (1), intéressante à un autre point de vue. Il s'agissait d'un jeune paysan de vingt-six ans qui, n'ayant jamais été atteint du tænia, se plaignait, depuis deux ans environ, d'un affaiblissement de l'œil droit. On y aperçut assez distinctement, à côté des opacités membraneuses caractéristiques, la vésicule bleu-verdâtre du cysticerque. En prévision de la terminaison funeste que la présence de cet entozoaire dans un œil a presque toujours présentée, on se décida à l'opération. Pour éviter, cette fois, de rompre la vésicule, en l'attirant au travers d'une petite ouverture scléroticale, on pratiqua, en dehors et en bas, une large iridectomie ; puis, quelques semaines après, on enleva le cristallin complétement transparent, au travers d'une section à lambeau. Le cysticerque apparut alors avec beaucoup de netteté, quoique l'opacité du corps vitré n'eût fait que s'accroître.

Six semaines après la dernière opération, on extrait le cysticerque vivant, à travers une plaie linéaire ouverte en face du bord pupillaire supéro-externe ; c'est-à-dire dans un point opposé à l'emplacement de l'entozoaire. Le couteau ouvre, en même temps, la capsule postérieure, et facilite, avec le prolapsus du corps vitré, la procidence de l'animalcule dans la chambre antérieure. On saisit alors son col avec une pince à pupille droite, et l'on achève de l'extraire, sans difficulté. Une faible quantité de corps vitré s'échappe en même temps. Le cysticerque vécut encore pendant quatre heures. La guérison de l'œil opéré marcha fort bien ; mais les opacités du corps vitré persistèrent en partie, ce qui n'empêcha pas l'amélioration de la vue d'être très-sensible.

La relation de ces deux faits nous apprend qu'on ne doit probablement espérer un succès complet qu'en opérant à une époque où le corps vitré ne présente encore que des altérations peu prononcées ; mais il est bien rare qu'on puisse assister, pour ainsi dire, à l'invasion de cet entozoaire, voir le cysticerque aussi nettement qu'il est représenté dans l'atlas de M. Liebreich, et réussir à apercevoir, comme dans ce dessin, les fines opacités circonscrites que l'animalcule produit par la succion qu'il opère. En général, le corps vitré est envahi par des opacités nombreuses, de plus en plus épaisses, et dans l'espace de un à deux ans, il survient une irido-choroïdite avec phthisie de l'œil, qui termine cette fâcheuse affection.

On a vainement expérimenté, pour arrêter ce mal, toutes les instillations anthelmintiques ; mais ce n'est que très-exceptionnellement que l'on a pu, comme dans deux des cas précités, voir l'animalcule enkysté et toléré sans détriment pour la conservation du globe oculaire. On est, on le voit, entièrement autorisé à recourir, dans ces cas, à une opé-

(1) *Archiv für Augenheilkunde*, t. IV, A. 2, p. 171.

ration qui, du reste, variera suivant l'époque de la maladie à laquelle on observera le malade. Lorsque l'opacité du corps vitré est assez faible encore pour que l'on soit en droit d'espérer la conservation de la vue, il convient de recourir à l'extraction par la cornée. En pareille circonstance, nous nous bornerions, quant à nous, à pratiquer deux opérations. Dans la première, nous ouvririons une large pupille artificielle, en bas; dans la seconde, après avoir éthérisé le malade, nous extrairions le cristallin, sans diviser sa capsule, et tenterions aussitôt d'enlever l'entozoaire. Si, au contraire, le corps vitré est rempli d'opacités et si, à cause de la durée du séjour du cysticerque, on n'a que peu d'espoir de sauver la vue, il ne reste, pour enrayer l'irritation progressive développée dans cet œil, et pour protéger son congénère de troubles sympathiques, qu'à pratiquer l'extraction du cysticerque par une large ouverture scléroticale. C'est ainsi que, deux fois déjà, M. de Graefe est parvenu à faire sortir de l'œil un cysticerq ompléteme nt intact.

BIBLIOGRAPHIE.

PARFAIT-LANDRAU. Cas de pathologie oculaire, relatif à des corpuscules voltigeant dans la chambre post. de l'œil, et donnant lieu à des images fantastiques. (*Revue médicale*, 1828, t. IV, p. 203 et *Ann. d'oc.*, t. XV, p. 171 (Sichel.)

AMMON (A. V.). Zur Lehre von den spontanen Blutergiessungen, etc. (*Zeitsch. f. die Ophthalm. v. Ammon*, t. I, p. 103, 1831).

DESMARRES. Synchysis étincelant, ramollissement du corps vitré avec étincelles apparentes au fond de l'œil (*Ann. d'oculist.*, 1845, t. XIV, p. 220).

SICHEL. Recherches sur la formation des étincelles mobiles et luisantes dans le corps vitré (*ibid.*, 1846, t. XV, p. 167).

STOUT. Nouvelles recherches à l'aide du microscope, sur un cas de synch. étinc., etc. (*Gaz. méd.*, 1847, p. 72).

BOUISSON. Origine du synchysis étincelant (*Bulletin de l'Académie des sciences* du 19 juillet 1847).

TAVIGNOT. Synchysis hémorrhagique (*Gaz. des hôp.*, 1847, nº 103).

HERVIER. Recherches sur le synchysis étincelant, d'après l'observation d'une nouvelle variété, etc. (*Gaz. méd. de Paris*, 1848, nº 46).

HANOVRE. Mémoire sur la structure du corps vitré (*Ann. d'oculist.*, 1848, t. XIX, p. 45).

BLASIUS. Ueber scintillatio pupillæ (*Deutsche Klinik*, 1849).

— Cholestearin im Auge. Iridodonesis, Synchysis (*Med. Zeitsch. f. Heilk. in Preussen*, 1850, nº 5).

GÜNSBURG. Scintillatio pupillæ (*Deutsche Klinik*, 1840, nº 8).

FISCHER. Cholestearinbildung im Auge (*Deustche Klinik*, 1850, n° 17).

BACKER. Mittheilungen aus der chir. Abtheilung des Reichshospitals zu Christiania (*Schmidt's Jahrb.*, 1851, t. LXX, p. 105).

— Scintillatio pupillæ (*Med. Zeitsch. Russlands*, 1851, n° 3).

SEIDL. Ueber das Vorkommen u. die Bedeutung der Cholestearinkrystalle in dem Auge (*Wien. med. Wochenschrift*, 1851, n°s 34 et 35).

SCHAUENBURG. Ueber Cholestearinbildung im menschl. Auge. Erlangen, 1852.

KOELLIKER. Glaskœrper (*Mikroscop. Anatomie*. Leipzig, 1852, t. II, p. 713).

VIRCHOW. Notiz über den Glaskœrper (*Archiv f. path. Anat. u. Physiol.*, 1852, t. VI, p. 458).

DESMARRES. Scintillatio oculi (*Revue thérapeut. du Midi*, n° 3, 1853).

— Ueber den menschl. Glaskœrper (*Ibid.*, t. V).

WITTICH (V.). Verknoecherung des Glaskœrpers (*Ibid.*, t. V, H. 4, et *Prager Vierteljahrsch. f. pract. Heilk.*, 1853, t. IV).

BOWMAN. Du corps vitré, leçons sur les parties intéressées dans les opérations qu'on pratique sur l'œil, etc. (*Ann. d'oculist.*, 1854, t. XXXI, p. 203).

DONCAN. Diss. inaug. continens de corporis vitrei structura disquisitiones anatomicas entopicas et pathologicas. Utrecht, 1854.

DIXON. De l'épanchement du sang dans la chambre vitrée de l'œil (*Ann. d'oculist.*, 1854, t. XXXI, p. 228).

FINKBEINER. Vergleichende Untersuchungen der Structur des Glaskœrpers bei den Wirbelthieren (*Zeitsch. f. wiss. Zoologie*, 1854, t. VI, p. 330).

GRÆFE (A. v.). Notiz über die im Glaskœrper vorkommenden Opacitaeten (*Arch. f. Augenheilk.*, 1854, t. I, A. 1, p. 35, et *Deutsche Klinik*, 1854, n° 6).

— Vier Faelle von Cysticercus in den tieferen Theilen des Auges (*Arch. f. Augenheilk.*, 1854, t. I, A. 1, p. 457).

RAU. Beobachtung eines Falles von Scintillatio oculi (*Ibid.*, 1855, p. 345).

BOWMAN. Observations sur la structure de l'humeur vitrée; leçons sur les parties intéressées dans les opérations etc. (*Ann. d'ocul.*, 1855, t. XXXIII, p. 197).

DUMONTPALLIER. Hémophthalmie (*Arch. d'ophthalmol.* de Jamain, 1855, t. IV, p. 189).

GRÆFE (A. v.). Faelle von Cysticercus im Innern des Auges (*Archiv f. Augenheilk.*, 1855, t. II, A. 1, p. 259).

— Sectionsbefund nach vorausgegangner Reclination (*Ibid.*, 1855, p. 273).

MÜLLER (Henry). Ueber die Arteria hyaloidea als opthalmoscopisches Object. (*Ibid.*, 1856, t. II, A. 2, p. 65).

GRÆFE (A. V.). Ueber das acute Entstehen von Glaskœrperopacitæten bei Iridocyclitis (*Ibid.*, 1856, p. 330).

QUAGLINO. Maladies du corps vitré comme cause de l'amblyopie amaurotique (*Ann. univ. di medicina*, mai et juin 1857).

JÆGER (E. v.). Des corps étrangers enkystés dans l'humeur vitrée de l'homme (*Oesters. Zeitsch. f. pract. Heilk*, n° 2, 1857, et *Moniteur des hôpit.*, 1857, p. 189; *Ann. d'ocul.*, 1857, p. 151).

GRÆFE (A. v.), Ein Fall von Cysticercus im Glaskœrper extrahirt (*Archiv für Augenhk.*, 1857, t. III, A. 2, p. 312).

GRÆFE. Notiz über fremde Kœrper im Innern des Auges (*Ibid.*, 1857, p. 337).

GROS. Note sur le synchysis étincelant (*Ann. d'oculist.*, 1857, t. XXXIII, p. 157).

BUSCH. Cysticercus im Glaskœrper (*Archiv f. Augenhk.*, 1858, t. IV, A. 2, p. 99).

GRÆFE (A. v.). Cysticercus im Glaskœrper durch die Cornea extrahirt (*Ibid.*, 1858, p. 171).

KUECHLER. Pupillenbildung wegen Blasenwurm im Glaskœrper (*Deutsche Klinik*, nº 50, 1858).

NAGEL. Cysticercus auf der Netzhaut (*Ibid.*, 1859, t. V, A. 2, p. 183).

DIXON. Extraction of foring body from the vitreous chambre (*Ophthalm. Hosp. Reports*, 1859, nº VI, p. 280).

PAGENSTECHER (Arnold). Gefaessneubildung im Glaskœrper (*Arch. für Augenhk.*, 1860, t. VII, A. 1, p. 92).

GRÆFE (A. v.). Ueber intraoculare Cysticerken (*Ibid.*, 1860, t. VII, p. 48).

COCCIUS. Ueber das Gewebe u. die Entzündung des menschl. Glaskœrpers. Leipzig. 1860.

WEBER. Ueber den Bau u. die pathol. namentlich entzündlichen Veraenderungen desselben (*Arch. f. path. Anat. u. Phys.*, 1860, t. XIX, p. 367).

HILDIGE. Abcès enkysté du corps vitré (*Med. Times and Gazette*, mai 1861).

IAGO. Mouches volantes observées à l'ophthalmoscope (*Ibid.*, mai 1861).

BLESSIG. Glaskœrperleiden bei constitut. Syphilis (*Petersb. med. Zeitsch.*, 1861, t. IV).

RITTER. Entstehen des Eiters in der Glaskœrperhöhle und Verhalten der Choroidea (*Arch. f. Augenhk.*, 1861, t. VIII, A. 1, p. 52).

GRÆFE (A. v.). Extraction fremder Koerper, reclinirter Linsen u. Entozoen aus dem Glaskœrperraum (*Ibid.*, t. IX, A. 2, p. 79).

— Perforation von abgelœsten Netzhaeuten u. Glaskœrpermembranen (*Ibid.*, 1863, p. 85).

SÆMISCH. Notiz über die arteria hyaloidea als ophthalmosc. Object. (*Klinische Monatsblaetter*, 1863, p. 258).

ZEHENDER, Arteria hyaloidea (*Ibid.*, p. 260).

— Arteria hyaloidea (*Ibid.*, p. 349).

GALEZOWSKI. Études sur les flocons du corps vitré (*Ann. d'ocul.*, 1864, t. LI, 61).

COCCIUS. Zur groeberen Anatomie des Glaskœrpers (*Klinische Monatsblaetter*, 1864, p. 319).

WECKER. Artère hyaloïde persistante avec cataracte luxée (*Ann. d'oculist.*, 1865, t. LIII, p. 65).

IWANOFF. Zur normalen u. path. Anatomie des Glaskœrpers (*Arch. f. Augenhk.*, 1865, t. XI, A. 1, p. 55).

BALLIAS. Des corps étrangers du corps vitré (thèse de Paris, 1865).

MALADIES DE LA RÉTINE ET DU NERF OPTIQUE

ARTICLE PREMIER.

HYPÉRÉMIE DE LA RÉTINE.

L'hypérémie de la rétine, que l'on a si souvent diagnostiquée à une certaine époque, est bien loin de figurer, avec le même degré de fréquence, dans les statistiques actuelles; et l'on peut dire, sans exagération, qu'il est très-rare de l'observer en tant que maladie distincte. Elle constitue, le plus souvent, un symptôme prodromique ou concomitant. Nous nous contentons de donner ici une courte description des deux formes principales sous lesquelles elle se présente. Ce sont: *a.* l'hypérémie active ou artérielle; *b.* l'hypérémie passive ou veineuse.

a. L'hypérémie artérielle ne se caractérise que par une rougeur anormale de la papille et une faible diminution de la netteté de ses contours. Cette coloration de la papille résulte d'une ampliation des petits vaisseaux qu'elle contient. Il va sans dire qu'il faut une expérience consommée pour oser avancer que la rougeur qu'une papille présente, à l'examen ophthalmoscopique, est véritablement morbide, et cela surtout quand, pour un motif ou pour un autre, on ne peut établir une comparaison entre les deux yeux. Quant à chercher le terme de cette comparaison dans la coloration que présentent les téguments, en général, et particulièrement la peau du visage, c'est, à notre avis, une prétention théorique très-mal justifiée par une observation impartiale.

L'hypérémie active de la rétine, état dans lequel le calibre des grosses artères rétiniennes n'est pas augmenté d'une façon bien appréciable, s'observe dans toutes les circonstances où les membranes internes de l'œil sont fortement congestionnées; lorsque le globe oculaire présente une injection sous-conjonctivale intense, comme dans les conjonctivites graves, après la pénétration d'un corps étranger dans la cornée, etc. On peut, au reste, la provoquer artificiellement, dans le but d'étudier la rougeur morbide qu'elle détermine dans la papille, en instillant dans le sac conjonctival une goutte de laudanum (comme on le fait souvent, par exemple, contre certaines opacités cornéennes).

b. L'hypérémie passive ou veineuse se caractérise essentiellement par des flexuosités très-manifestes des vaisseaux veineux, qui ont, de plus, augmenté et, dans certains cas, doublé de calibre. En s'allongeant, ces veines deviennent tortueuses, et leur ampliation a pour résultat de rendre leur coloration plus foncée.

Une légère transsudation séreuse accompagne ordinairement l'hypérémie passive, transsudation qui néanmoins, lorsque l'hypérémie est simple, reste localisée le long des plus gros troncs veineux. Elle se révèle alors, dans les points qu'elle occupe, par un reflet grisâtre particulier qui s'oppose à un examen minutieux des parties sous-jacentes de la choroïde, tandis que les autres parties de cette membrane apparaissent, en général, avec beaucoup plus de netteté.

L'hypérémie active de la rétine précède ou accompagne presque toujours les inflammations aiguës des membranes enveloppantes de l'œil ; tandis que l'hypérémie passive concorde habituellement avec des troubles, soit de la circulation générale (maladies du cœur, des reins, du foie), soit de la circulation intra-crânienne (tumeurs comprimant les sinus), soit enfin de la circulation intra-oculaire (glaucôme). Dans ces cas, l'hypérémie passive serait bien nommée *hypérémie mécanique*. C'est dans ces circonstances que les flexuosités des vaisseaux sont le plus marquées, que les veines sont quelquefois comme variqueuses, et s'entourent de petits foyers apoplectiques arrondis, généralement localisés au voisinage de la papille.

Les troubles fonctionnels qui se rattachent à l'hypérémie active consistent principalement dans une grande sensibilité de l'œil, sous l'action d'une lumière vive, et dans l'impossibilité où se trouve cet organe d'exercer, avec quelque suite, l'acte visuel, et principalement la fonction accommodatrice. Dans l'hypérémie passive, le malade ne tarde pas non plus à se plaindre d'un affaiblissement de la vue, ce qui tient probablement alors au faible degré d'œdème que nous venons de signaler.

Quant au traitement de l'hypérémie rétinienne, nous croyons devoir le rattacher à l'étude des différentes formes de rétinite, puisque, comme nous l'avons dit, nous n'envisageons cette hypérémie que comme un symptôme, le plus souvent prodromique.

ARTICLE II.

RÉTINITE SÉREUSE (AIGUE).

Considérations générales. — La rareté relative des cas où l'on observe une rétinite idiopathique, et le petit nombre des faits où l'autopsie est venue confirmer, en les complétant, les résultats de l'examen ophthalmoscopique, rendent suffisamment compte du désaccord qui règne encore aujourd'hui parmi les teurs, au sujet de l'interprétation et de la classification des états morbides désignés sous le nom de *rétinites*. Comme nous nous proposons, avant tout, de présenter à nos lecteurs des descriptions qui puissent leur faciliter l'étude clinique des faits pathologiques, nous nous efforcerons de reproduire ici, aussi fidèlement que possible, les enseignements que cette étude nous a fournis à nous-même.

Nous distinguerons, en conséquence, la *rétinite séreuse*, qu'on pourrait, à la rigueur, désigner sous le nom d'*aiguë*, d'une forme bien plus grave d'inflammation rétinienne, ou, autrement dit, de la *rétinite parenchymateuse*. De plus, nous subdiviserons cette dernière forme, d'après son siége, en *rétinite interstitielle* (ou *diffuse*), *périvasculaire* et *neuro-rétinite* (*rétinitis circumscripta*). A ces divisions, presque entièrement fondées sur l'anatomo-pathologie, nous ajouterons trois autres espèces d'inflammation rétinienne, pratiquement séparées des précédentes par leur étiologie, et qui sont la *rétinite apoplectique*, la *rétinite syphilitique* et la *rétinite néphrétique*. Enfin, l'affection dite *rétinite pigmentaire* doit faire l'objet d'un chapitre isolé ; car, à proprement parler, ce n'est pas une rétinite, mais une chorio-rétinite.

Symptômes. — La rétinite aiguë se caractérise essentiellement par une transsudation séreuse qui s'ajoute aux phénomènes d'hypérémie signalés dans l'article précédent. Il survient, en conséquence, un œdème variable du tissu cellulaire rétinien. La transsudation séreuse a non-seulement pour résultat une imbibition notable des divers éléments du tissu cellulaire ; mais elle va aussi jusqu'à produire de petits épanchements entre la membrane limitante et la membrane hyaloïde (Iwanoff). La diaphanéité de la membrane nerveuse est bientôt altérée à tel point que la choroïde sous-jacente se soustrait, plus ou moins complétement, aux regards de l'observateur. D'ailleurs, ce défaut de transparence est surtout marqué dans la région où la rétine présente son maximum d'épaisseur ; c'est-à-dire au voisinage du nerf optique : il en résulte que les limites de la papille s'effacent assez rapidement.

Le contraste des différents aspects que présente le fond de l'œil, dans cette maladie, en raison des différences d'épaisseur de la membrane nerveuse, s'observe principalement : 1° entre les parties équatoriales et les parties voisines de la papille ; 2° entre la tache jaune et son pourtour.

Assez souvent, le défaut de transparence de la rétine est peu accusé vers l'équateur de l'œil, et alors, à mesure qu'on se rapproche de la papille, on aperçoit une teinte grisâtre qui s'ajoute au ton rouge ou brunâtre du fond de l'œil, et qui présente, près du nerf optique, sa plus grande intensité. Sur la tache jaune, où la rétine s'amincit considérablement, et ne présente plus qu'une petite proportion de tissu cellulaire, on peut apercevoir, grâce au peu d'épaisseur de la couche œdémateuse, la coloration rouge brunâtre de la choroïde, plus fortement pigmentée, comme on sait, dans cette région, que dans les autres. Cette coloration, en contrastant avec la teinte uniformément grise que présentent les parties voisines, peut simuler, jusqu'à un certain point, pour un observateur sans expérience, une extravasation sanguine.

Dans la rétinite séreuse, quel que soit d'ailleurs le grossissement qu'on emploie, on n'arrive à apercevoir sur le fond grisâtre des parties œdématiées, ni les petites plaques, ni le pointillé, ni enfin les stries rayonnantes que peuvent présenter d'autres variétés de rétinite. Tel est le motif pour lequel il est souvent difficile, sans une expérience consommée, d'affirmer que la rétine a perdu de sa transparence. Il faut, pour en juger, tenir principalement compte du plus ou moins de netteté des contours de la papille et des vaisseaux rétiniens, que l'on examinera surtout près de leur émergence.

Les veines, très-tortueuses et plus larges qu'à l'état normal, plongent çà et là, en faisant un coude, dans le tissu opaque de la rétine. On constate parfois, dans leur voisinage, des apoplexies de peu d'étendue. Les artères, quelquefois amincies, sont généralement assez peu altérées dans leur volume et leur direction. Ajoutons que, dans les cas bien accentués, la coloration générale du fond de l'œil a beaucoup perdu de son éclat, principalement vers le pôle postérieur de cet organe, tandis que, près de son équateur, sa teinte se rapproche beaucoup de l'état normal. Ce dernier caractère nous fournit un excellent moyen de différencier l'image de la rétinite séreuse d'avec celle que fournissent certaines opacités pointillées qui siégent dans le corps vitré et que, sans ce moyen de diagnostic, on prendrait facilement pour un trouble rétinien.

L'aspect extérieur de l'œil est absolument normal. Ce qui pousse le malade à consulter le médecin, c'est l'anesthésie rétinienne variable, c'est-à dire l'amblyopie, dont il est atteint, et qui est proportionnée à l'abondance de la transsudation séreuse, ainsi qu'au gonflement œdémateux du tissu cellulaire de la rétine. Il en résulte, en effet, une certaine compression des éléments nerveux, compression qui a pour résultat d'amoindrir et quelquefois d'abolir complétement leur conductibilité.

Le malade se plaint, au début, d'un nuage gris blanchâtre qui l'éblouit, le rend sensible à l'action des rayons lumineux et finit par altérer la netteté des images. Peu à peu, ce nuage s'épaissit, et, au bout de quelque temps, il ne permet plus que la perception des gros objets. Tandis que surviennent ces phénomènes, la vision excentrique diminue plus rapidement que la vision centrale, ce qui tient à l'inégalité de la répartition du tissu nerveux rétinien, lequel, peu abondant vers l'équateur de l'œil, y subit, par suite du gonflement du tissu cellulaire, une compression plus considérable que dans les points de la rétine où existe une moindre disproportion de quantité entre ses éléments nerveux et cellulaires. Lorsque le gonflement œdémateux augmente, la vision excentrique s'abolit presque complétement; les parties centrales de la rétine ne sont plus impressionnées que par des irritations lumineuses intenses, et dès que l'éclairage baisse, toute perception cessant, on constate une véritable héméralopie.

Dans les plus hauts degrés de rétinite séreuse, il se peut que l'anesthésie rétinienne soit presque complète, sans que l'image ophthalmoscopique révèle, pour cela, des altérations frappantes. C'est à peine, cependant, si le malade distingue encore les variations d'intensité d'éclairage.

Tandis que ce premier trouble visuel, c'est-à-dire l'apparition d'un nuage très-clair, coloré en gris blanc ou légèrement verdâtre, peut n'avoir pour causes que la transsudation séreuse et la diffusion consécutive des rayons lumineux qui viennent impressionner les éléments nerveux; les altérations fonctionnelles qui s'observent ensuite proviennent de la compression partielle de ces derniers et du défaut de conductibilité dont ils sont atteints.

Pour ce qui regarde la *marche* de la rétinite séreuse, nous devons reconnaître qu'il est assez rare que, s'étant maintenue dans cet état primitif, elle se termine par résolution. Fréquemment, après avoir duré un certain temps, elle finit par revêtir les caractères de la rétinite parenchymateuse pour se terminer comme elle. Du reste, l'apparition presque constante de noyaux de nouvelle formation, dans les cas intenses de rétinite séreuse qui se développe dans la couche des fibres nerveuses, marque ce terme de transition. C'est pour ce motif que nous n'insisterons pas ici, de peur de tomber dans des redites, sur l'étiologie de cette maladie, rarement primitive, et concordant presque toujours, avec des troubles de la circulation générale, des altérations des parois des vaisseaux, ou un changement survenu dans la constitution du sang.

Quant au *traitement* de la rétinite séreuse, nous renvoyons aussi à l'article suivant.

ARTICLE III.

RÉTINITE PARENCHYMATEUSE.

Considérations générales. — Tandis que le caractère essentiel de la forme de rétinite que nous venons de décrire consiste dans une transsudation séreuse qui produit l'œdème du tissu cellulaire rétinien, le trait caractéristique de la rétinite parenchymateuse est une hypertrophie ou hyperplasie (1) du tissu cellulaire qui entre dans la constitution de la

(1) Si quelques anatomistes, et, de ce nombre, notre honorable collaborateur

membrane nerveuse. Pendant que le tissu de nouvelle formation s'accroît en masse, les éléments nerveux s'atrophient et finissent par disparaître; puis, dès que l'irritation inflammatoire diminue ou cesse, le tissu cellulaire nouveau tend manifestement à se rétracter, se détruit, en proportion variable, par voie de dégénérescence graisseuse, et, finalement, il ne reste plus de la rétine qu'une trame ténue de tissu cellulaire que parcourent, çà et là, quelques vaisseaux.

Nous nous proposons de passer en revue les différents modes de localisation de ces graves altérations, qui, par suite de la diversité de leur siége, présentent, à l'examen ophthalmoscopique et fonctionnel, des symptômes assez variés.

A. RÉTINITE INTERSTITIELLE (DIFFUSE).

Cette forme d'inflammation, en premier lieu décrite par M. Iwanoff, occupe dans la rétine, comme son nom l'indique, une grande étendue, sinon la totalité de cette membrane. Cependant, tout en s'étalant uniformément en surface, elle peut, comme on l'a observé, intéresser plus particulièrement, tantôt les couches internes de la rétine (cas dans lequel les manifestations phlegmasiques tendent à gagner le corps vitré), tantôt les couches rétiniennes externes (en portant principalement atteinte à l'intégrité de la choroïde). Dans le premier cas, l'hyperplasie du tissu cellulaire se concentre au voisinage de la membrane limitante interne; dans le second, les phénomènes morbides sont surtout prononcés près de la membrane limitante externe (Schultze), que l'on sait être, après la précédente, la région de la rétine la plus riche en tissu cellulaire.

Lorsque l'inflammation parenchymateuse est, en quelque sorte, concentrée, au pourtour du corps vitré, dans les couches internes de la rétine, cet état se révèle, de prime à bord, à l'anatomiste, par l'apparition de nombreux noyaux dans les couches des fibres nerveuses et des cellules ganglionnaires. Ces noyaux, d'abord arrondis, s'allongent, deviennent fusiformes et se segmentent. Il s'effectue ainsi, dans la couche des fibres nerveuses, un développement actif de tissu cellulaire, lequel, par la compression qu'il exerce sur ces dernières, les atrophie bientôt à divers degrés.

Le tissu cellulaire de nouvelle formation se dispose en faisceaux qui,

M. Ritter, refusent à cette interprétation une cause anatomique, nous ne saurions nous associer à cette manière de voir. L'examen des principaux travaux ayant pour objet l'anatomie pathologique de la rétine (Virchow, Schweigger, Pope, Sæmisch, etc.), et surtout les excellents travaux que M. Iwanoff a tout récemment publiés sur ce sujet, ne permettent aucun doute sur la réalité de cette hypergénèse du tissu cellulaire de la rétine.

en s'entrelaçant, constituent un réseau à mailles serrées. Celui-ci naît donc surtout d'une hyperplasie du tissu cellulaire qui constitue normalement la trame de la couche des fibres nerveuses, mais il se forme aussi partiellement aux dépens de la membrane adventice des vaisseaux.

Tandis que ces phénomènes s'opèrent dans les couches des fibres nerveuses et des cellules ganglionnaires, les fibres perpendiculaires (fibres radiées, fibres de Müller), s'entourent de petits amas de noyaux, pendant que ceux qu'elles contiennent se segmentent et entrent, eux-mêmes, en prolifération manifeste. Là où les fibres perpendiculaires plongent dans la couche granuleuse interne, elles se disposent en plusieurs faisceaux qui, en s'anastomosant avec les faisceaux de même origine, donnent naissance à un second réseau très-apparent. Mais les changements les plus remarquables s'opèrent près de l'insertion des fibres perpendiculaires à la membrane limitante.

Le gonflement simple de ces fibres qui, dans ces conditions, réfléchissent la lumière d'une façon particulière, a été décrit sous le nom de *sclérose* : tout récemment, M. Iwanoff (1) a démontré qu'en devenant le siége d'une hyperplasie active, elles peuvent donner naissance à des excroissances condylomateuses. La membrane limitante perd alors son aspect normal, se décompose en fibres serrées, étroitement entrelacées et entremêlées de noyaux. En même temps, la base triangulaire des fibres perpendiculaires qui s'y adossent présente le même mode de dispersion en fibrilles, et celles-ci, s'entrelaçant avec celles de la membrane limitante, constituent des excroissances qui s'élèvent à une hauteur variable, au-dessus du niveau de la rétine. Ces diverses excroissances polypeuses occupent principalement les parties périphériques ou équatoriales de cette membrane. C'est de là que naissent les vaisseaux qui parcourent le corps vitré, lorsqu'après la destruction d'une portion de la membrane limitante, le tissu cellulaire du corps vitré s'est mis en contact direct avec les masses hyperplasiées de la rétine.

Pendant que cette hyperplasie du tissu cellulaire rétinien s'effectue dans les couches externes, celle des bâtonnets et les couches granuleuses ne présentent que peu d'altérations. Ce n'est que vers la fin de la maladie, lorsque la phlogose s'est généralisée, que ces derniers éléments disparaissent, après avoir pris un aspect finement granuleux. En même temps que ces phénomènes d'hyperplasie se produisent dans les couches rétiniennes qui avoisinent le corps vitré, les éléments nerveux se détruisent, dans un espace de temps variable, par suite de la compression qu'ils subissent. Généralement aussi, les cellules ganglionnaires offrent, à cette époque, des altérations qu'on a décrites sous le nom commun de *sclérose*.

(2) *Archiv für Augenheilkunde*, 1865, t. XI, A. 1, p. 136.

Peu à peu, un certain nombre des éléments cellulaires de nouvelle formation se remplissent de molécules graisseuses pour disparaître finalement ; mais il faut reconnaître que cette dégénérescence graisseuse n'est pas, en ce qui concerne la rétine, un symptôme nécessaire de la maladie qui nous occupe, et que l'hyperplasie cellulaire peut persister, pendant un temps fort long, et être suivie des métamorphoses régressives ordinaires, sans que la dégénérescence graisseuse en soit le dernier terme.

Lorsque la phlogose porte principalement sur les couches externes de la rétine, elle se caractérise surtout par l'accroissement du réseau cellulaire qui occupe la couche granuleuse externe : un développement excessif de tissu cellulaire dans cette couche ayant pour effet d'éloigner et, en quelque sorte, d'isoler les grains qui la composent, on avait supposé d'abord que l'hyperplasie portait sur ces grains eux-mêmes. A mesure que ces éléments sont écartés les uns des autres, ils pâlissent, se remplissent de granulations fines et enfin disparaissent. Quelquefois aussi, avant de se détruire, ils passent par la dégénérescence colloïde (Iwanoff). En même temps, les éléments du tissu cellulaire qui se recourbent en arcades et constituent la membrane limitante externe de Schultze deviennent le siége d'une hyperplasie active, et, au lieu de fournir des excroissances condylomateuses, donnent naissance à de véritables trabécules qui se mettent en communication avec les éléments cellulaires de la choroïde. Celle-ci présente, en général, dans tous ces cas, des altérations profondes ; les cellules de sa couche épithéliale se détruisent sur une étendue variable, et le pigment qu'elles contiennent fuse, sans difficulté, dans l'épaisseur de la rétine enflammée.

Nous devons encore signaler, parmi les altérations pathologiques qui accompagnent ces états morbides, le changement de structure des vaisseaux rétiniens. Les parois de ces derniers s'épaississent, par hypertrophie de leur membrane adventice.

Quant aux aspects sous lesquels se présentent, à l'examen ophthalmoscopique, ces différentes altérations morbides, nous devons, tout d'abord, avouer qu'il est impossible de les distinguer les uns des autres avec une parfaite exactitude. La raison de cette difficulté réside en ce que : 1° les parties atteintes de dégénérescence graisseuse donnent une image ophthalmoscopique presque identique à celle des parties affectées de sclérose ; 2° les éléments du tissu cellulaire rétinien et, principalement, les fibres perpendiculaires qui s'adossent à la membrane limitante, affectent une direction telle qu'en se sclérosant ou en subissant la dégénérescence graisseuse, elles donnent des images ophthalmoscopiques qui, en raison de leur disposition, simulent parfaitement des changements analogues opérés dans les fibres nerveuses. Ce n'est qu'en tenant compte des rapports qu'affectent les vaisseaux rétiniens avec les plaques graisseuses ou scléromateuses, qu'il est possible de juger du siége de ces altérations et de reconnaître si elles occupent les couches internes ou externes de la rétine.

Lorsque les manifestations de la phlogose siégent, pour la plupart, vers la membrane limitante interne, les vaisseaux sont, en partie, recouverts par les plaques jaunâtres; ils y plongent, en quelque sorte, en s'infléchissant, tandis que si les altérations ont pour foyer principal la couche granuleuse externe et le tissu cellulaire de la membrane limitante externe, les vaisseaux rétiniens courent au-dessus des plaques. A cela, nous pouvons ajouter que, dans la première de ces formes de rétinite, les changements de niveau qui s'opèrent dans la rétine, par rapport au corps vitré, sont perceptibles pour l'observateur, notamment au moyen de l'examen à l'ophthalmoscope binoculaire, si toutefois le corps vitré n'est pas assez troublé dans sa transparence pour porter obstacle à cet examen.

Si l'on considère encore que les altérations morbides, lorsqu'elles occupent principalement la couche des fibres nerveuses et la membrane limitante interne, sont disposées en stries ou rayons qui longent les vaisseaux, au moins dans une certaine étendue de leur trajet ; tandis que les modifications des couches granuleuses présentent, à l'examen ophthalmoscopique, une configuration qui ne paraît se rattacher à aucun arrangement anatomique connu, on aura épuisé la série des faits grâce auxquels il est possible d'établir, jusqu'à un certain point, si les altérations de la membrane nerveuse ont atteint ou non ceux de ses éléments qui jouent, dans l'accomplissement de sa fonction, le rôle le plus important.

Il va sans dire que les altérations des couches externes de la rétine sont les seules qui, en raison de leur disposition et de la proximité de la choroïde, puissent être confondues avec des changements analogues siégeant dans cette dernière membrane. Mais, en général, l'œdème qui masque, dans ces rétinites, les contours de la papille, les changements de configuration des vaisseaux, enfin l'existence de quelques foyers hémorrhagiques, disséminés et striés, fournissent des caractères distinctifs suffisants. On pourrait croire qu'en l'absence de moyens infaillibles de préciser, par l'examen ophthalmoscopique, le siége principal et la nature de l'altération, il serait facile d'y suppléer par l'examen fonctionnel et de trouver, par ce mode d'exploration, une concordance parfaite entre la lésion anatomique et l'altération sensorielle, établissant des signes certains de diagnostic. Mais il n'en est pas ainsi. Tous les observateurs s'accordent, en effet, sur l'inconstance des troubles fonctionnels qui accompagnent dans ses phases la rétinite parenchymateuse.

On est quelquefois très-surpris de constater une abolition complète de la vue, alors que l'examen ophthalmoscopique ne montre, dans le tissu de la rétine, qu'un trouble léger, probablement consécutif à une transsudation séreuse. Dans d'autres cas, au contraire, on observe des foyers étendus de dégénérescence graisseuse et scléromateuse, entremêlés d'apoplexies multiples, sans que, pour cela, l'acuité de la vue ait baissé d'une fraction considérable, et sans que le champ visuel offre de nombreuses interruptions (1). Il ne faut pas oublier ici que, non-seulement, les éléments nerveux peuvent être atteints d'altérations qui échappent à nos sens, mais que, de plus, la rétinite peut coïncider simplement avec une anesthésie rétinienne indépendante, ayant son origine dans une modification du centre nerveux ou même dans une altération du sang. Nous ne mentionnerons que pour mémoire la coïncidence de la rétinite avec l'urémie.

Il est donc impossible de déterminer, étant donné une altération rétinienne inflammatoire, le trouble fonctionnel qui doit en résulter.

De tout temps, nous nous sommes attaché à rechercher, au moyen de l'ophthalmoscope, les variations de l'image du fond de l'œil qui peuvent concorder soit avec une amélioration, soit avec une aggravation de l'état fonctionnel. Relativement à l'amélioration de la vue, nous avons reconnu, dans un certain nombre de cas, qu'elle coïncidait avec une diminution générale de l'opacité rétinienne diffuse; les contours de la papille réapparaissant alors avec plus ou moins de netteté, sauf, toutefois, dans les cas où la rétinite s'était, pour ainsi dire, concentrée dans cette région (neuro-rétinite) (2).

(1) Tout récemment encore, nous avons pu constater ce fait chez un ouvrier atteint de neuro-rétinite. Les papilles étaient tellement altérées qu'on pouvait à peine indiquer approximativement le point d'émergence des vaisseaux. Une couronne de plaques apoplectiques entourait le foyer morbide, qui proéminait manifestement du côté du corps vitré. Cet homme vint à notre clinique en n'accusant de troubles visuels que dans un œil, avec lequel il lisait difficilement le n° 14 de Jæger. Nous dûmes attirer son attention sur l'état de son autre œil, pour qu'il y constatât un affaiblissement de la vue; car il lisait encore facilement, avec cet œil, le n° 4 de Jæger. Le champ visuel était faiblement rétréci des deux côtés. L'examen le plus attentif des deux yeux ne nous permit pas de découvrir, avec l'ophthalmoscope, une différence assez tranchée pour rendre compte de l'inégalité constatée dans leur état fonctionnel et, de chaque côté, le rapport des altérations avec la tache jaune nous parut identique.

(2) A l'appui de cette assertion, nous citerons l'observation d'une jeune femme qui nous avait été adressée par M. le docteur Treuille. Elle venait d'accoucher et présentait une rétinite diffuse très-marquée. Les contours des papilles avaient complétement disparu, et des plaques blanchâtres multiples et arrondies avoisinaient les vaisseaux, qui n'en étaient recouverts que sur peu de points. Les veines étaient larges et tortueuses; les artères, plutôt rétrécies, n'offraient aucune altération visible dans leurs parois. On ne rencontrait pas d'apoplexies rétiniennes. La figure

B. — Rétinite périvasculaire.

Nous ne saurions mieux faire, pour présenter ici une description exacte de cette variété très-rare de rétinite, que d'en reproduire une observation détaillée recueillie par M. Iwanoff sur un œil que nous avons énucléé, en raison des désordres symptomatiques que sa présence déterminait dans son congénère, depuis que ses fonctions avaient été abolies par le choc d'un fragment métallique.

Cet œil ayant été divisé par une section horizontale, M. Iwanoff y constata les modifications suivantes.

« Le corps vitré est complétement liquéfié dans sa moitié postérieure, tandis qu'il se montre, vers le cercle ciliaire, plus consistant qu'à l'état normal, semi-diaphane et apparaît, sous le microscope, constitué par un réseau épais de fibres de tissu cellulaire, entre lesquelles existe une grande quantité de cellules étoilées et fusiformes. La membrane hyaloïde, qui recouvre les trois quarts du segment postérieur de la rétine, est complétement transparente et n'entrave aucunement l'inspection directe de la

étoilée, composée de petites plaques d'un blanc brillant et avoisinant la tache jaune (voyez Rétinite néphritique), était des plus prononcées. La tache jaune, elle-même, se présentait, au milieu de cette étoile et d'un tissu œdémateux faiblement grisâtre, avec l'aspect d'une tache arrondie, d'un rouge foncé, simulant parfaitement une ecchymose. La malade était albuminurique et dans un état de faiblesse extrême. Un voile épais couvrait sa vue, et elle ne lisait que difficilement, avec les deux yeux, le n° 16 de Jæger. Le rétrécissement du champ visuel était d'ailleurs peu marqué. Le pronostic, fait en présence de plusieurs médecins, fut posé favorablement, en considération de la cause, pour ainsi dire accidentelle, de ces phénomènes (état puerpéral) de l'absence apparente d'une altération brightique des reins, et surtout à défaut d'altération cardiaque. La malade, soumise à un traitement tonique (fer et quinquina) recouvrit complétement l'usage de ses yeux, dans l'espace d'environ huit semaines. L'amélioration de la vue coïncida, d'une manière irréfutable, avec la décroissance de l'œdème rétinien. Les contours de la papille reparurent, peu à peu, pendant que le nombre et l'étendue des plaques blanchâtres diminuaient, en même proportion. Mais nous devons affirmer que, à une époque où la malade arrivait déjà à lire le n° 1 de Jæger, on pouvait encore constater, dans la région de la tache jaune, la figure étoilée signalée plus haut, quoiqu'elle fût moins accusée, et que la tache jaune eût recouvré son aspect normal. Quant à l'albuminurie elle-même, elle avait diminué, au début de cette amélioration de la vue, assez rapidement; mais sans, pour cela, disparaître. (Dans un cas analogue cité par M. Horner, l'amélioration de la vue s'était de même produite, sans que les altérations morbides localisées au pourtour de la tache jaune eussent sensiblement diminué. (*Klinische Monatsblätter*, 1863, p. 19.)

rétine. La papille est fortement gonflée ; les vaisseaux rétiniens affectent tous, de leur point d'émergence à l'ora serrata, la forme de cordons blancs qui tranchent par leur éclat sur le fond légèrement opaque de la rétine. Cette altération des vaisseaux occupe toutes leurs branches artérielles et veineuses, quel que soit leur calibre. En se servant d'une loupe, on constate que ce changement de texture est moins prononcé vers la périphérie, et que les gros vaisseaux ne sont pas tous, au voisinage de la papille, affectés de la même façon. Les uns ont doublé de volume et représentent des stries opaques qui proéminent faiblement en avant du niveau de la rétine. Quelques autres sont moins épaissis, et, en y regardant de près, on y reconnaît la présence de globules sanguins. La rétine s'est faiblement épaissie en totalité, mais surtout au voisinage de la papille. Audessous de cette dernière, et à partir de sa limite inférieure, il existe un petit pli déterminé par un léger soulèvement de la membrane nerveuse. »

« Sous le microscope, on reconnaît que les éléments nerveux de la rétine sont, en général, dans un état de conservation assez complet. Les fibres nerveuses sont un peu plus variqueuses qu'à l'état normal. Leurs connexions avec les cellules ganglionnaires, bien conservées, sont faciles à poursuivre sur des préparations obtenues par dilacération. Il en est de même des fines branches nerveuses qui se rendent aux bâtonnets. La couche des bâtonnets est elle-même, sur beaucoup de points, très-bien conservée, tandis que dans d'autres régions elle semble avoir perdu de sa cohésion, et présente, çà et là, vers la membrane limitante externe, de petites cavernules remplies de masses grumeuses. »

« Tout le tissu cellulaire du stroma rétinien est épaissi ; mais il ne s'agit pas ici d'une hypertrophie généralisée, dans laquelle chaque faisceau se serait accru simultanément en volume et en résistance : ce stroma semble plutôt distendu et moins condensé qu'à l'état normal. Tous les éléments rétiniens sont, en quelque sorte, dissociés par un exsudat séreux interstitiel, altération qui représente, en général, le premier degré de l'inflammation aiguë de la rétine. »

« Quant aux changements des vaisseaux, ils ne sont aucunement en rapport avec ces modifications peu profondes de la rétine et de son tissu cellulaire. L'intérieur des vaisseaux est complétement intact, rempli de corpuscules sanguins parfaitement conservés ; pourtant l'épithélium de leur face interne n'a plus son aspect normal. Les noyaux sont fusiformes ou en fer à cheval, et quelques coupes renferment deux de ces éléments. La couche moyenne des vaisseaux est complétement intacte ; toute l'altération morbide se concentre sur leur enveloppe externe ou membrane adventice. Le tissu cellulaire de cette dernière est transformé en une agglomération épaisse de noyaux ovales, fusiformes, quelquefois arrondis et entourés d'une couche à peine perceptible de protoplasme. Ces noyaux sont contenus dans un réseau de fibres extrêmement ténues. Ils enveloppent la périphérie de chaque vaisseau, en séries de 4 à 12. Lorsqu'on peut les désunir, on détache inévitablement du stroma de la rétine le vaisseau et l'amas nucléolaire qui l'engaîne. Cette prolifération des noyaux de la membrane adventice commence déjà dans l'épaisseur du nerf optique, et, sur des sections pratiquées suivant la direction des vaisseaux, on peut, sans difficulté, distinguer l'altération des artères de celle des veines. En effet, tandis que la masse nucléolaire qui entoure les artères est composée de cinq à six couches de noyaux, celle des veines n'en présente que deux ou trois. Toutefois, il n'est pas aussi facile de poursuivre cette différence dans toute l'étendue de la rétine même, et l'on aperçoit des artères dont la configuration est à peu près normale, tandis qu'on observe, sur quelques veines, le plus haut degré de l'altération sus-décrite, puisqu'elles sont engaînées dans dix ou douze couches de noyaux. »

« Les vaisseaux capillaires sont eux-mêmes, mais à un degré beaucoup plus faible, atteints des mêmes changements anatomiques. Leurs noyaux sont aussi augmentés de nombre, mais, nulle part, cette prolifération n'arrive à entourer le vaisseau capillaire d'une couche de noyaux non interrompue. »

« Outre les modifications que ses vaisseaux présentent, la papille offre à l'observation des changements très-dignes d'intérêt. Elle est gonflée, œdémateuse, et cette tuméfaction se perd insensiblement dans les parties voisines. Ce gonflement provient surtout de l'hypertrophie du tissu cellulaire et des vaisseaux qu'elle contient, hypertrophie qui se concentre essentiellement aux extrémités des fibres perpendiculaires, là où se trouvent accumulées les fibres nerveuses. Il s'y ajoute, au delà de cette région, un gonflement notable des embranchements de ces mêmes fibres qui plongent dans la couche granuleuse interne.

» Comme c'est à l'origine oculaire du nerf optique que les vaisseaux rétiniens sont le plus serrés, on comprend facilement jusqu'à quel point les modifications de leur membrane adventice doivent contribuer au gonflement de la papille. L'œdème de cette dernière est déterminé par un exsudat interstitiel, dont une partie s'est accumulée entre la rétine et la choroïde et a déterminé le faible décollement que nous avons signalé plus haut. »

« Les autres parties de l'œil ne présentent pas de changements bien dignes d'intérêt. Dans la choroïde, on constate tous les signes d'une inflammation, surtout manifeste dans ses parties antérieures, au voisinage des procès ciliaires. Les cellules du stroma de cette membrane sont en proifération très-active : çà et là, on constate une faible hypergenèse de la membrane adventice des vaisseaux choroïdiens. Le cristallin a disparu et n'a laissé d'autres vestiges que sa capsule revenue sur elle-même. L'iris et la cornée sont intimement confondus au niveau de la blessure. »

On remarque que, dans ce cas, la rétinite s'est exclusivement localisée à la périphérie des vaisseaux, et que le reste du tissu cellulaire du stroma n'est que faiblement altéré ; qu'enfin les éléments nerveux eux-mêmes (cellules ganglionnaires et fibres nerveuses), sont entièrement conservés. Jusqu'à présent, cette altération des vaisseaux rétiniens n'a été signalée par personne ; mais ce qu'il importe surtout de considérer, c'est qu'on a décrit, dans ces derniers temps, une altération identique des vaisseaux du cerveau dans la dégénérescence grise (MM. Rindfleisch (1) et Leidesdorf (2).)

Il est vrai que, dans la forme précédente de rétinite diffuse ou interstitielle, dont nous avons appuyé principalement la description sur les recherches de M. Iwanoff, les vaisseaux participent manifestement à la phlogose rétinienne ; mais toute la part qu'ils y prennent se réduit à une simple hypertrophie des fibres du tissu cellulaire de leur membrane adventice. Ce phénomène n'est, en quelque sorte, que l'extension de l'hyperplasie du tissu cellulaire rétinien aux parois des vaisseaux. Il est donc très-légitime de distinguer la rétinite périvasculaire de la rétinite diffuse, puisque la première a pour trait caractéristique une prolifération énorme des noyaux de la membrane adventice des vaisseaux, et que le tissu cellulaire de la rétine ne prend qu'une part insignifiante à cette hypergenèse.

Il n'existe, nous le croyons, que deux observations de cette curieuse altération, dont la connaissance deviendra peut-être très-importante, au point de vue des rapports que les maladies rétiniennes peuvent avoir avec celles de l'encéphale.

De ces deux observations, l'une a été recueillie à notre clinique et la seconde appartient à M. Nagel.

La première est d'autant plus intéressante, qu'il nous a été permis de poursuivre, dans leur évolution, toutes les phases de la maladie. Il s'agissait d'une femme âgée de soixante-neuf ans qui se présenta, en avril 1863, à notre clinique. Elle se plaignait d'un trouble considérable de la vue de l'œil gauche, avec lequel elle pouvait à peine compter les doigts à quelques pieds de distance. Le champ visuel était notablement rétréci dans tous les sens. L'autre œil fonctionnait parfaitement bien. La malade n'avait éprouvé les premiers symptômes de sa maladie que dix jours avant de nous consulter. L'ophthalmoscope ne montra d'autre altération qu'une opacité générale de la rétine, au pourtour de l'entrée du nerf

(1) *Archiv für path. Anatomie u. Physiologie*, t. XXIV, p. 474.

(2) *Wiener Wochenschrift*, 1864.

optique, dont les contours étaient presque entièrement effacés : les artères rétiniennes étaient amincies, tortueuses et un peu élargies. Il n'existait aucune modification particulière autour de la tache jaune. L'urine de la malade contenait une quantité assez notable d'albumine (hypertrophie du cœur gauche). Comme l'état des forces était peu satisfaisant, on s'en tint, pour le traitement local, à l'expectation. Huit jours après, la vue était presque entièrement abolie du côté gauche, et la malade commençait à signaler, dans l'œil droit, la première atteinte d'un trouble analogue à celui qui avait frappé le gauche. L'ophthalmoscope permit de constater que l'opacité rétinienne gauche, absolument diffuse, et où l'on ne pouvait reconnaître aucun pointillé, s'était accrue au point d'effacer entièrement les contours de la papille. Nous vîmes, à droite, se produire une diffusion rétinienne semblable à celle qui s'était effectuée dans l'œil gauche.

Quatre semaines après le jour où la malade avait éprouvé les premiers troubles visuels dans l'œil gauche, elle ne distinguait plus, avec les deux yeux, la flamme d'une forte lampe placée devant elle. Cependant l'ophthalmoscope ne révélait d'autres changements anatomiques que ce simple œdème rétinien. C'est à cette époque que la malade se décida à rester à demeure à notre clinique. Sous l'emploi des sudorifiques et d'émissions sanguines locales pratiquées avec la ventouse de Heurteloup, elle recouvra partiellement la vue de l'œil gauche, dans l'espace de deux à trois semaines, au bout desquelles elle réussissait à compter les doigts, à la distance de deux pieds, dans une faible partie de son champ visuel, située en dehors et en bas. En même temps, l'ophthalmoscope révélait un faible éclaircissement de la papille. En dépit du traitement, cette amélioration ne se soutint pas, et la malade retomba bientôt dans une cécité absolue. Nous pûmes suivre, pendant dix mois encore, cette personne qui avait excité, au plus haut point, notre curiosité, en raison de la disproportion que nous avions tout d'abord constatée entre les troubles fonctionnels et les altérations que nous montrait l'examen ophthalmoscopique. Cette discordance nous avait tellement surpris, que nous avions porté un pronostic relativement favorable, malheureusement trop tôt démenti.

Quelques semaines après cette amélioration passagère, la rétine commençait à s'éclaircir et les contours de la papille se dessinaient avec assez de netteté. A la même époque, il apparut, au voisinage de la tache jaune, une figure étoilée et pointillée, mais d'ailleurs peu accentuée. Ce qui nous frappa surtout, c'est que tous les gros vaisseaux, et notamment les artères, commencèrent à s'entourer, vers leur émergence et dans la papille même, d'une couche blanchâtre qui, sur certains points, les enveloppait en totalité. A mesure que la rétine alla en s'éclaircissant, cet état particulier des vaisseaux se dessina avec une netteté croissante, et bientôt les vaisseaux artériels apparurent sous la forme de bandelettes d'un blanc jaunâtre, d'un diamètre assez peu supérieur à leur calibre normal. Sur la papille même, la colonne sanguine intravasculaire était complétement masquée par cette altération, tandis qu'à une distance de la papille approximativement égale au diamètre de cette tranche nerveuse, le sang reparaissait dans les artères avec une coloration rouge légèrement atténuée par la couche blanchâtre que nous venons de décrire. Vers la périphérie, les vaisseaux de la rétine semblaient inaltérés, et, d'ailleurs, dans aucune région, la largeur de la colonne sanguine ne paraissait modifiée. Nous présentâmes cette malade aux médecins qui fréquentaient alors notre clinique, comme étant atteinte d'une dégénérescence graisseuse avancée de la membrane adventice des vaisseaux rétiniens.

Plus tard, la malade ayant quitté Paris, nous la perdîmes complétement de vue, et nous apprîmes qu'elle avait succombé, deux ans après le début de sa maladie.

La seconde observation, que nous donnons en note, a été présentée, en 1864, au congrès ophthalmologique de Heidelberg, par M. Nagel (1).

(1) Il s'agit d'un jeune homme qui, avec une bonne vision centrale, présentait des lacunes circonscrites dans le champ visuel. Ces dernières, qui d'abord étaient en forme d'îlots, s'agrandirent peu à peu et finirent par constituer, de chaque côté, un anneau irrégulier, laissant intacts le centre du champ visuel et une zone qui le limitait en dehors. Dans un œil, cette altération du champ visuel touchait le point de la vision directe. L'examen ophthalmoscopique était des plus curieux. Dans les deux yeux, toutes les artères et leurs embranchements étaient transformés en cordons blanchâtres. On pouvait croire que ces vaisseaux étaient vides, et que cet état dépendait d'une obstruction ou d'une compression de l'artère centrale ; mais des recherches ultérieures démontrèrent bientôt qu'il n'en était pas ainsi, que la circulation continuait à s'opérer dans ces vaisseaux blanchâtres, et que cette coloration provenait uniquement d'une altération de leur paroi. Les troncs artériels d'un certain calibre laissaient apercevoir, au milieu de ce cordon, une ligne rouge fine : quelques artérioles minces avaient conservé leur coloration normale. Les veines offraient les caractères opposés : leurs gros troncs ne présentaient rien de particulier, si ce n'est un amincissement général et des irrégularités de calibre. A la périphérie seulement, quelques branches et leurs ramifications déliées avaient subi la même transformation que les artères. Cette altération pathologique des parois des vaisseaux semble donc être partie des artères de la rétine pour se propager aux veines. Le tissu rétinien était opaque, dans certaines parties, correspondant environ aux interruptions du champ visuel. Ce n'est que vers l'équateur du globe de l'œil qu'il était possible de voir distinctement la choroïde. De nombreuses ecchymoses ponctuées étaient disséminées dans les parties malades, et se réunissaient principalement, en groupes serrés, autour des émanations de certaines branches veineuses, plus nombreuses dans ces parties qu'à l'état normal. L'entrée des vaisseaux dans la papille

C. — Neuro-rétinite (retinitis circumscripta).

Dans les formes de rétinite précédemment décrites, la phlegmasie occupait constamment une fraction considérable de la membrane nerveuse. La neuro-rétinite, au contraire, a pour caractère essentiel de se localiser à l'extrémité oculaire du nerf optique et au pourtour de la papille. Cette inflammation circonscrite se rapporte, presque toujours, à une compression exercée sur le trajet du nerf optique (tumeurs, dépôts inflammatoires siégeant à la base du crâne) : dans un petit nombre de cas, elle est produite par une inflammation progressive ayant pris son point de départ dans l'encéphale même (encéphalite, dégénérescence grise).

Les altérations propres à cette variété de rétinite consistent dans une hyperplasie du tissu cellulaire, autour des fibres nerveuses, au niveau du coude qu'elles forment pour s'épanouir dans la rétine, ainsi que dans leur trajet à travers l'anneau sclérotical. La membrane criblée participe elle-même à cette hyperplasie, dans une proportion assez élevée. Les fibres

était couverte d'une masse proéminente d'un blanc éclatant, qui occupait la partie moyenne de l'origine oculaire du nerf. La papille droite présentait une tache rouge clair, qu'un examen attentif montra composée d'une multitude de points et de stries fortement serrés. Évidemment, il s'agissait là de la production de nouveaux vaisseaux dans le dépôt papillaire. En comprimant le globe de l'œil, on faisait disparaître cette coloration rouge, qui réapparaissait aussitôt qu'on cessait la compression. Sur la papille gauche, où ce développement de vaisseaux était moins prononcé, on put distinguer les anses vasculaires et suivre leur croissance pendant plusieurs semaines. Quant à leur signification, peut-être constituaient-elles, en raison de l'amincissement général des vaisseaux, un système circulatoire collatéral? Un phénomène singulier fut observé sur la papille gauche. Lorsqu'on l'examinait avec l'éclairage ophthalmoscopique ordinaire, le dépôt blanchâtre en question paraissait d'un blanc éclatant, et les vaisseaux s'arrêtaient brusquement sur son bord ; mais si l'on observait cette partie par le bord faiblement éclairé de l'image de la flamme, on reconnaissait dans la masse devenue semi-transparente le point d'émergence et la direction des vaisseaux qui se révélaient par une teinte rouge atténuée. Au moyen de cet éclairage indirect, il fut encore possible de distinguer, çà et là, dans certaines artères blanchâtres, et dans des points où l'opacité de la membrane adventice n'était pas trop épaisse, quelques apparences du cylindre sanguin.

Voici l'explication de ce phénomène, que je trouve à peine signalé, et qui, nulle part, n'est bien interprété. Si la portion centrale de l'image de la flamme se trouve à côté d'un vaisseau enveloppé d'une masse transparente, et si la lumière diffuse provenant des parties voisines éclairées tombe sur le cylindre sanguin, celui-ci apparaît à travers le dépôt transparent, mais faiblement éclairé. Au contraire, l'éclairage direct fait ressortir le brillant éclatant de ce dépôt, de telle sorte que la faible teinte rouge perpendiculaires les plus rapprochées de la papille sont incomplétement épaissies, et, comme la démontré M. Sæmisch (1), une hyperplasie abondante du tissu cellulaire de la couche granuleuse externe se produit dans la même région.

Il se forme ainsi, aux dépens de cette couche, de petites excroissances qui, en se réunissant du côté de la choroïde, circonscrivent là d'étroites cavités tapissées par la membrane limitante externe. La couche des bâtonnets est presque entièrement détruite, au niveau de ces altérations, et ses débris remplissent, en s'associant à une substance graisseuse, les petites cavernules formées. Sur certains points, les excroissances de la couche granuleuse ne se réunissant pas toutes entre elles pour constituer ces petites cavités, on y aperçoit des amas pigmentaires adossés, du côté de la choroïde, à des excroissances développées dans cette membrane, et, en quelque sorte, emprisonnées dans l'épaisseur de la rétine.

On comprend facilement que cette hypertrophie du tissu cellulaire rétinien, tissu dont une fraction importante appartient, comme on le sait, à la membrane adventice des vaisseaux, détermine bientôt, au niveau de l'anneau sclérotical, un véritable étranglement des fibres nerveuses et des vaisseaux eux-mêmes. Une transsudation séreuse abondante s'opérant alors dans cette région, il en résulte que la papille augmente sensiblement de hauteur. Elle s'élève, en effet, quelquefois, de plus d'un millimètre vers la cavité oculaire, atteignant ainsi plus du double de sa saillie normale. A une époque encore peu éloignée du début de la maladie, cette compression détermine, à la fois, une atrophie rapide des fibres nerveuses, par voie de dégénérescence graisseuse, et une destruction complète de la couche gan-

qui s'y ajoute ne peut être perçue. Ce mode indirect d'éclairage peut être avantageusement employé dans l'examen du fond de l'œil et du corps vitré.

Le cours de la maladie, quoique lent, fut constamment progressif. Parfois il survint dans le champ visuel un obscurcissement général ; mais de courte durée, que j'ai cru devoir expliquer comme provenant d'une anémie momentanée de la rétine. Les lacunes du champ visuel s'agrandirent peu à peu. La vision centrale de l'œil dans lequel l'altération était contiguë à la tache jaune devint défectueuse ; l'état général resta satisfaisant ; le cœur était sain, et les données anamnestiques ne permirent que de soupçonner très-vaguement le début d'une affection des centres nerveux. Ce cas, quoique isolé, diffère tellement des formes de rétinite connues et est tellement caractéristique, que je n'hésite pas à le prendre comme type d'une maladie rétinienne particulière. C'est une affection inflammatoire chronique, à marche lentement progressive, qui, débutant par une hypertrophie du tissu cellulaire des parois vasculaires artérielles, se propage aux éléments cellulaires du stroma rétinien et arrive aux veines, par l'intermédiaire des parois du système capillaire. (*Klinische Monatsblätter*, sept.-déc. 1864.)

(1) *Beiträge zur normalen u. path. Anatomie des Auges*. Leipzig, 1862, p. 18.

glionnaire (Sæmisch). Peu à peu, l'atrophie s'étend aux éléments cellulaires de nouvelle formation, et le retrait qu'ils subissent diminue consécutivement le calibre des vaisseaux, quelquefois au point de les oblitérer. A cette époque, la papille et toute la rétine offrent une atrophie avancée, à laquelle les couches granuleuses échappent seules, pour quelque temps encore.

L'image ophthalmoscopique de la neuro-rétinite est, on le comprend sans peine, sujette aux plus grandes variétés d'aspect. Nous pouvons toutefois avancer que les différentes phases de la maladie, en s'accomplissant, donnent lieu à des images ophthalmoscopiques tellement caractéristiques qu'avec un peu d'expérience il est aisé de les reconnaître. Dans plusieurs cas, nous avons pu suivre, sans interruption, l'évolution complète de cette forme de rétinite ; mais sans rencontrer, comme M. de Graefe, des occasions multipliées d'en vérifier, par l'autopsie, la cause déterminante.

Au début, on constate, par l'examen ophthalmoscopique, un simple trouble de la rétine, au voisinage de la papille dont les contours sont, par ce fait, dérobés au regard. Ce qui frappe alors le plus l'observateur, c'est l'élargissement des veines rétiniennes et les flexuosités qu'elles décrivent près de leur émergence. A cette époque, il apparaît déjà, dans un grand nombre de cas, des ecchymoses striées le long des vaisseaux distendus. Plus tard, le trouble de la rétine augmente en épaisseur; la papille se colore d'une faible teinte violacée, et se montre, dans toute son étendue, traversée de stries qui, partant du point d'émergence des vaisseaux, rayonnent jusqu'à la limite du foyer morbide. Les vaisseaux eux-mêmes commencent à disparaître, sur quelques points, en arrière de l'opacité, et il devient quelquefois très-difficile de déterminer exactement le lieu de leur émergence.

Quant aux ecchymoses striées que nous venons de signaler, elles deviennent plus nombreuses et plus larges, surtout à la périphérie du foyer de la rétinite. On aperçoit fréquemment, à cette époque, au centre de la papille, des plaques d'un blanc jaunâtre se prolongeant vers les bords de la saillie papillaire par des émanations filiformes, et, dans d'autres cas, le pourtour de la tache jaune présente les altérations si souvent observées dans la rétinite néphrétique.

Il est facile de constater, surtout lorsqu'on fait usage de l'ophthalmoscope binoculaire, que la papille proémine fortement en avant. D'ailleurs, il est aisé de reconnaître cette modification, à l'aide de l'ophthalmoscope monoculaire lui-même ; car on aperçoit sans la moindre difficulté la papille, à l'image droite, en se tenant à une certaine distance de l'œil malade, et quelquefois même en plaçant un faible verre convexe en arrière du miroir. En outre, en imprimant de faibles mouvements de latéralité à la lentille convexe dont on se sert pour l'examen de l'image renversée, on communique à l'image du sommet de la papille une déviation parallactique bien plus étendue qu'à l'image de ses parties périphériques.

A une époque encore plus avancée de la maladie, on voit la papille s'affaisser, les vaisseaux diminuer de calibre, les ecchymoses et les plaques blanchâtres disparaître, et enfin survenir les signes d'une atrophie extrême du nerf optique. Toutefois, il est toujours possible de reconnaître, à certains caractères, cette sorte d'altération des autres variétés d'atrophie qui ne suivent pas une évolution inflammatoire analogue. Ainsi, la papille ne recouvre jamais, après la neuro-rétinite, la netteté primitive de ses contours, et ceux-ci restent, aussi bien que les contours des vaisseaux papillaires, toujours voilés par un faible nuage grisâtre. Jamais non plus la papille ne prend, dans ces conditions, l'aspect nacré tendineux qu'elle offre dans les cas d'atrophie ordinaire, et il est très-rare qu'elle s'excave aussi profondément que dans ces mêmes cas. Un cercle pigmentaire voisin de la papille et occupant évidemment, en partie, le tissu atrophié de la rétine, indique à peu près, dans tous les sens, la limite atteinte par la phlogose rétinienne.

Pour ce qui regarde les troubles fonctionnels déterminés par ces altérations, ils sont extrêmement variables selon que la maladie affecte une marche rapide ou lente. Comme dans l'observation citée, l'acuité de la vue peut être relativement assez bien conservée, à une époque où le gonflement de la papille atteint déjà un degré assez élevé ; mais, en général, la vue baisse bientôt rapidement, et une cécité complète survient quand les phénomènes d'atrophie nerveuse se caractérisent davantage. Cependant, dans certains cas, d'ailleurs exceptionnels, la vue se rétablit à tel point que les malades peuvent lire les caractères moyens de l'échelle de Jæger (1). Dans ces faits eux-mêmes, où la principale altération consiste évidemment dans une transsudation séreuse abondante et non dans une hyperplasie cellulaire très-active, les contours de la papille ne reprennent pas leur ancienne netteté.

Nous devons mentionner encore une forme particulière de *rétinite circonscrite* qui, signalée par quelques auteurs (Müller, Sæmisch, Jæger, Förster), n'a pas encore acquis une grande importance clinique. Cette rétinite se localise exclusivement sur la tache jaune et sur ses limites, et détermine, dans les points qu'elle occupe, un épaississement notable du tissu rétinien. Cet épaississement est dû, comme l'a démontré M. Sæmisch, à une hypertrophie des couches granuleuses, avec production de petites

(1) Nous ne connaissons que deux exemples de cette heureuse terminaison. L'un d'eux a été relaté par M. de Græfe.

cavernules dans leur épaisseur. En arrière de ce tissu rétinien atteint d'hyperplasie et en avant de la choroïde, il existe une couche épaisse d'un tissu d'aspect strié, vascularisé, et qui emprisonne des noyaux et des cellules irrégulières contenant du pigment foncé (1). La couche des bâtonnets et des cônes est complétement détruite au niveau de ces altérations. A l'ophthalmoscope, on aperçoit sur la tache jaune et dans son voisinage une plaque d'un blanc jaunâtre, proéminente, entourée et parsemée de petites taches pigmentaires.

Étiologie. — Si nous recherchons les causes de la rétinite, envisagée d'une manière générale, nous devons dire qu'il est extrêmement rare de la rencontrer à l'état idiopathique. Le plus souvent, elle coïncide avec des altérations du système circulatoire, des lésions du cœur (hypertrophie du ventricule gauche) et des modifications athéromateuses des parois vasculaires. Très-souvent, ces troubles circulatoires sont compliqués de maladies du rein, du foie et de la rate, et il n'est pas rare de voir les formes parenchymateuses de rétinite se développer simultanément avec des altérations analogues de l'encéphale. Cette coïncidence est surtout remarquable, en ce qui concerne la neuro-rétinite.

Au point de vue des causes, nous devons admettre deux variétés différentes de cette inflammation. Dans l'une, il semble qu'une encéphalite développée à l'origine apparente des nerfs optiques se soit propagée le long de leurs fibres pour atteindre la rétine qu'elle altère, en pareil cas, dans une certaine étendue, bien au delà de la papille.

Dans l'autre forme, au contraire, le nerf optique étant comprimé, il éclate une inflammation circonscrite dans le tissu de la papille, c'est-à-dire là où les fibres nerveuses sont le plus exposées à être étranglées dans l'anneau résistant de la sclérotique. Cette compression du nerf peut être déterminée par une tumeur siégeant dans la cavité crânienne, ou par une exsudation abondante déposée à la base du crâne, au voisinage du nerf optique, et provenant des méninges enflammées. Pour produire cet effet, la masse exsudative doit posséder un certain volume.

Il est faux qu'on puisse, comme M. Bouchut (2) le pense, diagnostiquer, au moyen de l'examen ophthalmoscopique, la méningite, et notamment la forme tuberculeuse (granuleuse) de cette maladie (3). Il n'en est pas de

(1) *Loc. cit.*, Sæmisch, p. 29.

(2) *De la méningite étudiée à l'ophthalmoscope* (*Gaz. des hôp.*, 1862, n° 118).

(3) Nous avons, sur l'invitation de M. Roger, examiné, pendant le cours d'une année, tous les enfants qui se présentaient dans son service avec des symptômes cérébraux. Nous pouvons assurer que, dans les cas de méningite vraie et confirmée par l'autopsie, l'examen ophthalmoscopique n'a révélé, à part une ampleur douteuse des vaisseaux rétiniens, aucune altération significative.

même lorsqu'il s'est effectué une production abondante de tubercules dans l'encéphale et le cervelet ; en pareille circonstance, nous avons, dans quelques cas, reconnu l'existence d'une neuro-rétinite des mieux caractérisées. Mais l'ensemble des autres symptômes de la maladie était, à cette époque même, tellement complet, que les données ophthalmoscopiques n'avaient plus qu'une valeur secondaire.

Il n'est pas nécessaire que l'étranglement du nerf optique, à son passage au travers de l'anneau sclérotical, soit le résultat d'une compression opérée sur ce cordon nerveux dans la cavité crânienne. On l'a observé, en effet, à la suite de tumeurs de l'orbite et d'inflammations du coussinet rétro-oculaire (érysipèle), ou de la capsule de Tenon.

Dans les traités les plus récents, on lit qu'une lumière très-éclatante, frappant l'œil à différentes reprises, est capable, ainsi qu'une fatigue excessive de la vue, de déterminer une rétinite (Stellwag). C'est là évidemment une vue théorique ; car aucune observation sérieuse n'appuie l'authenticité de ce genre de causes. On conçoit très-bien, au contraire, que les diverses inflammations du tractus uvéal, surtout lorsqu'elles donnent lieu à une transsudation abondante, soient susceptibles de s'étendre à la rétine. C'est ce qui arrive pour les différentes variétés d'irido-choroïdite et de choroïdite suppurative, dans lesquelles les éléments du tissu cellulaire de la rétine peuvent prendre une part active à la pyogenèse.

Dans la syphilis, la rétinite n'est généralement qu'associée à la choroïdite.

Parmi les principales altérations du sang au milieu desquelles s'observe l'inflammation de la rétine, nous signalerons la leucémie, où une pâleur remarquable des vaisseaux rétiniens et du fond de l'œil, en général, serait alors caractéristique (Liebreich, Secondi). La glycosurie, l'oxalurie, l'alcoolisme ont été signalés comme constituant des états prédisposants à la rétinite, mais sans qu'un nombre suffisant d'observations ait appuyé cette assertion.

La *marche* de la rétinite est ordinairement chronique. Le début de la maladie échapppe souvent à l'observation, eu égard au peu de troubles fonctionnels qui l'accompagnent, surtout dans les cas où la rétinite n'a éclaté que sur un œil. Le malade ne se présente au médecin que lorsque son champ visuel s'est plus ou moins rétréci, ou s'est voilé sur différents points, et lorsque sa vision centrale a baissé d'une manière sensible. A partir de cette époque, on constate souvent des irrégularités marquées dans l'évolution de la maladie, comme, par exemple, une amélioration manifeste bientôt suivie d'une aggravation soudaine. Il importe de faire remarquer ici que cette marche de la rétinite est souvent indépendante des phases de l'état morbide général qui l'accompagne ou l'a déterminée. A propos de la rétinite néphrétique, nous aurons une nouvelle occasion d'insister sur ce fait, que l'affection du rein et l'altération cardiaque peuvent s'aggraver de beaucoup pendant que la rétinite s'améliore sensiblement. D'ailleurs l'inverse s'observe aussi.

Les altérations que nous devons envisager, lorsque l'ophthalmoscope nous les révèle, comme étant liées à la sclérose ou à la dégénérescence graisseuse du tissu cellulaire de la rétine, mettent toujours un temps fort long à disparaître, tandis que celles qu'il faut rapporter à une transsudation séreuse simple, sont sujettes à des fluctuations multipliées.

Le *pronostic* de la rétinite est, en général, très-fâcheux, hors les cas où cette maladie résulte de troubles circulatoires passagers (grossesse). Il doit être des plus graves lorsque l'examen fonctionnel et l'examen ophthalmoscopique réunis autorisent à admettre une sclérose très-avancée des élément nerveux de la rétine, ou une atrophie progressive de ces mêmes éléments.

La durée de la maladie et la conservation relative de la vision excentrique, à une époque déjà très-éloignée du début, permettent, dans quelques cas, de poser un pronostic plus favorable : au contraire, un rétrécissement marqué ou des lacunes multipliées du champ visuel sont des signes dont l'existence ne permet guère d'espérer le rétablissement complet de la sensibilité rétinienne dans les parties affectées. Si l'on ne constate à l'ophthalmoscope que les caractères d'une transsudation séreuse, d'un œdème simple de la rétine, et si l'anesthésie, d'ailleurs incomplète, est uniformément répartie sur toute l'étendue du champ visuel, on peut compter, en général, sur une amélioration satisfaisante. Notons toutefois que, si les causes prédisposantes de la maladie persistent, les récidives sont très-fréquentes.

Traitement. — Il est peu de maladies oculaires où l'état général réclame, avant l'institution d'un traitement, une étude aussi sérieuse que dans la rétinite. Non-seulement, en effet, cet examen aprofondi doit fournir au médecin des données précieuses au point de vue thérapeutique, mais il indique, ce qui est plus important encore, les contre-indications formelles dont il faut tenir compte.

Il importe, dans tous les cas, avant d'intervenir activement, de mettre au repos l'organe malade, ce à quoi l'on arrive en préservant les yeux, au moyen de lunettes bleuâtres, d'un abord excessif de rayons lumineux, et en interdisant toute espèce d'occupation, tout le temps que cette mesure paraît urgente. On a conseillé de couvrir les yeux d'un bandeau, pendant toute la durée du traitement; mais le séjour du malade dans une pièce sombre est préférable, car il n'offre pas, comme l'application du bandeau, l'inconvénient de congestionner légèrement les yeux. Il est bien entendu qu'on doit alors défendre au sujet toute tentative d'accommodation faite dans le but de distinguer les objets, au sein de la demi-obscurité où il se trouve.

Nous administrons contre la rétinite les préparations de mercure, auxquelles nous associons quelques déplétions sanguines pratiquées à la tempe avec la ventouse de Heurteloup; mais seulement dans les cas où l'état général du sujet ne contre-indique pas l'emploi de ces moyens.

Si le malade est anémique, il faut rigoureusement s'abstenir de cette médication qui, en pareille circonstance, ne donne lieu qu'à une diminution manifeste de la vue (peut-être en augmentant l'œdème rétinien). Alors, l'usage de ventouses sèches appliquées à la nuque, deux ou trois fois par semaine, dans la soirée; l'emploi de pédiluves sinapisés, et l'administration des préparations de fer et de quinquina fournissent des résultats bien plus satisfaisants. Quoiqu'il importe beaucoup au médecin de se rendre compte, par l'examen fonctionnel, de la marche de la maladie, il serait dangereux de répéter trop souvent ce mode d'exploration, en raison de la fatigue qu'il détermine dans l'œil affecté.

Les complications qui s'observent dans le cours des différentes formes de rétinite rendent, dans nombre de cas, toute médication stérile : mais ce n'est pas un motif pour abandonner la maladie à elle-même, surtout si l'on tient compte de l'indépendance qui se fait souvent remarquer entre l'état de l'œil et celui de la santé générale.

L'étude des variétés de rétinite qui feront l'objet des articles suivants, nous fournira l'occasion de signaler quelques indications thérapeutiques spéciales.

ARTICLE IV.

RÉTINITE APOPLECTIQUE.

Symptômes. — Après l'étude détaillée qui précède sur la rétinite séreuse et la rétine parenchymateuse, il nous suffira de quelques mots pour faire connaître les caractères distinctifs de la maladie qui nous occupe. La rétinite apoplectique s'accompagne ordinairement d'une transsudation séreuse peu abondante : les contours de la papille ne sont que diffus, et même, sur quelques points, on les trouve encore relativement assez bien dessinés. Les vaisseaux, notamment les veines, sont très-flexueux, et l'on aperçoit, le long de leurs parois, une multitude de foyers apoplectiques striés. Quelquefois, le sang, épanché en plus grande abondance, ne reste pas circonscrit dans les couches internes de la rétine, mais fuse entre cette membrane et la choroïde, et, refoulant les éléments rétiniens qu'il comprime, se creuse, en quelque sorte, une loge complète à paroi compacte, où on le retrouve à divers degrés d'altération. La disposition particulière du tissu cellulaire rétinien et l'aptitude qu'il présente à se laisser ainsi déplacer dans un sens ou dans l'autre, expliquent comment ces grands épanchements sanguins se présentent à l'examen ophthalmoscopique avec des contours tantôt droits et tantôt curvilignes, mais toujours assez nettement tranchés, surtout peu de temps après leur formation.

Il est bien rare que le sang perfore la membrane limitante interne et l'hyaloïde, et révèle sa présence dans le corps vitré par l'apparition soudaine d'opacités floconneuses au milieu de cette humeur. Lorsque le sujet se présente à l'observateur, à une époque déjà éloignée du début de sa maladie, on constate qu'une partie des foyers apoplectiques offre les caractères d'une métamorphose régressive plus ou moins avancée. La résorption du sang s'effectue, on le sait, très-lentement dans l'épaisseur de la rétine. Les foyers apoplectiques conservent quelquefois, pendant des mois entiers, leur coloration rouge : ce n'est ordinairement qu'après un long intervalle de temps qu'on les voit pâlir vers leurs bords, tourner au jaune orangé et finir par prendre une teinte blanchâtre. Lorsque l'épanchement occupait primitivement quelque étendue, on en reconnaît le siége initial, même après la résorption complète du sang extravasé, à une faible teinte grisâtre.

La multiplicité des foyers apoplectiques dans une rétine qui, d'ailleurs, ne paraît pas profondément altérée et dont les vaisseaux ne présentent, à l'examen ophthalmoscopique, que des modifications de calibre, est un caractère tellement distinctif qu'il légitime suffisamment la dénomination de rétinite apoplectique, exclusivement affectée à cette forme de maladie rétinienne.

Les changements fonctionnels qu'elle détermine consistent dans un trouble visuel qui reste modéré, tant que la tache jaune et son pourtour échappent à l'altération. Mais lorsque des épanchements sanguins éclatent dans cette région, la vue baisse brusquement, et les malades déclarent qu'un corps opaque se place au devant de tous les objets qu'ils veulent fixer. Il est donc prudent de prévenir de cette éventualité les personnes atteintes d'une rétinite apoplectique au début, afin qu'elles ne soient pas trop effrayées, si cet accident leur arrive, et surtout qu'elles ne songent pas à l'attribuer au traitement qu'elles subissent.

La *marche* de la maladie est ordinairement lente; le rétablissement complet de la vue, par le fait de la guérison, est possible, mais n'a pas été souvent observé. En général, quand les épanchements étaient étendus, le champ visuel reste, après l'évolution complète du mal, interrompu sur divers points, au niveau desquels s'observe une anesthésie incomplète de la rétine. Assez souvent, lorsqu'on croit la maladie terminée, il apparaît de nouveaux foyers apoplectiques, et la rétinite traîne indéfiniment en longueur, sans pour cela faire baisser considérablement l'acuité de la vue. Il est très-rare que les épanchements sanguins soient assez nombreux pour que le tissu rétinien se prenne, consécutivement, d'une atrophie manifeste ayant pour caractères appréciables une diminution marquée des vaisseaux et une excavation en nappe de la papille. D'ailleurs, l'état général du sujet, cause première de tous ces accidents, se soutient rarement assez longtemps pour que l'observateur soit en mesure d'assister à une pareille terminaison de la maladie.

Le *pronostic* de la rétinite apoplectique est toujours sérieux, moins encore en raison de l'atteinte que cette maladie porte aux fonctions visuelles que parce qu'elle est ordinairement le signal de troubles profonds de la constitution du sujet. C'est ainsi qu'on l'observe fort souvent simultanément avec des lésions du cœur et des altérations athéromateuses avancées du système artériel, états que l'on sait être fréquemment la source de maladies encéphaliques des plus graves (1).

Le pronostic est encore bien plus sérieux si l'on a affaire à une récidive plus intense que la première atteinte. Alors, en effet, les éléments nerveux de la rétine sont exposés à une compression directe qui les menace d'atrophie.

Le *traitement* consistera essentiellement dans une médication dérivative, dans l'emploi des déplétions sanguines locales, si l'état du sujet le permet, avec cette réserve qu'il ne faut pas user de ces déplétions sans des précautions extrêmes, si l'on veut éviter d'augmenter le nombre des foyers apoplectiques, par le fait de la congestion du fond de l'œil qui suit, pendant

(1) Nous ne citerons, à l'appui de cette assertion, que deux faits récemment observés dans notre clientèle. Une institutrice, âgée de trente-huit ans, demeurant rue du Colysée, 6, se présenta à nous, au mois de février dernier, atteinte, sur l'œil gauche, d'une rétinite apoplectique qui, datant de quelques semaines, éclata sur l'œil droit, pendant le cours du traitement. Le cœur, examiné avec soin, ne sembla présenter d'autre modification qu'une dilatation moyenne du ventricule gauche. Outre des troubles visuels assez intenses, déterminés par la présence de foyers apoplectiques au voisinage de la tache jaune, la malade accusait un affaiblissement général qui la plongeait dans une mélancolie incessante. Quatre mois environ après le début de sa maladie, elle est prise un matin de vomissements violents, d'hémiplégie gauche, tombe dans un état soporeux et succombe dans l'après-midi. En mars dernier, un vieillard nous est adressé par M. le docteur Marx. Il se plaint d'un trouble visuel de l'œil gauche, où l'on constate une rétinite apoplectique des mieux caractérisées. La même maladie existe à droite, où elle n'est encore qu'à son début. Le malade ne se représentant pas, de quelque temps, à notre consultation, nous allons aux renseignements chez notre honoré confrère, et nous apprenons que son client a été subitement atteint d'un accès de manie.

quelques heures, toute déplétion sanguine pratiquée dans le voisinage de cet organe.

L'usage temporaire du bandeau compressif peut aussi, dans cette maladie, rendre de bons services. Inutile d'ajouter qu'on ne doit pas négliger, en pareil cas, l'administration méthodique des eaux minérales légèrement purgatives et diurétiques.

ARTICLE V.

RÉTINITE SYPHILITIQUE.

Symptômes. — L'image ophthalmoscopique et la marche de la maladie qui fait l'objet de cet article, ainsi que les troubles fonctionnels qu'elle détermine, sont certainement trop peu caractéristiques pour qu'on puisse, abstraction faite des données de l'étiologie, considérer, d'après ces seuls moyens, la rétinite en question comme étant de nature syphilitique. Ce n'est qu'en s'appuyant sur les résultats fournis par la statistique et non, comme on l'a prétendu, en se fondant sur l'action obtenue des mercuriaux, qu'on est parvenu à reconnaître que l'infection syphilitique peut se traduire par une inflammation des membranes profondes de l'œil, et en particulier de la rétine. Cette notion étant acquise, on a étudié avec un soin particulier les cas de rétinite dans lesquels le sujet présentait tous les signes de la syphilis constitutionnelle, et l'on est arrivé à constater qu'un certain ensemble de symptômes se présente chez les syphilitiques avec un degré de fréquence plus élevé que chez les autres sujets atteints de rétinite.

La rétinite syphilitique débute par une hypérémie veineuse très-prononcée, à laquelle s'ajoute bientôt un trouble rétinien principalement localisé autour de la papille et de la tache jaune, et se perdant insensiblement dans les parties voisines de cette région.

L'opacité rétinienne donne au fond de l'œil un reflet bleuâtre particulier qu'on ne saurait mieux caractériser qu'en le comparant au reflet normal de la rétine, chez les sujets dont la choroïde est fortement pigmentée, chez les nègres par exemple. Sous cette opacité bleuâtre, les contours de la papille s'effacent bientôt, et, en se servant d'un grossissement assez fort pour l'examen à l'image renversée, ou en explorant le fond de l'œil à l'image droite, on constate aisément que la partie opaque de la rétine présente une striation manifeste, rayonnant vers le point d'émergence des vaisseaux qui, çà et là, sont recouverts, sur leurs sinuosités, par ces stries. Dans aucun cas bien caractérisé de rétinite syphilitique, il n'est possible d'apercevoir, au voisinage de la papille, soit un pointillé grossier, soit de petites plaques opaques disséminées. Ce qu'il nous a été donné de remarquer autour des parties troublées de la rétine, ç'a été des altérations de la couche épithéliale choroïdienne, une répartition irrégulière du pigment des cellules de cette couche et de petits amas pigmentaires foncés, peut-être dus à une hypergénèse de ces cellules épithéliales.

Tout porte à croire que la rétinite syphilitique siége, en général, dans les couches externes de la rétine, et que la choroïde y prend souvent part. Il est, en effet, facile de vérifier ce fait, en examinant la choroïde après la disparition du trouble rétinien; car on y constate alors fréquemment des altérations notables et qui portent, non-seulement sur la quantité de pigment renfermée dans les cellules épithéliales ; mais encore sur le stroma choroïdien lui-même.

Les principales modifications qu'on observe dans la membrane nerveuse malade sont constituées par une transsudation séreuse et, à ce qu'il paraît, dans les cas où le rétablissement ultérieur de la vue a été complet, par un simple gonflement des éléments du tissu cellulaire rétinien, surtout des fibres perpendiculaires. Ainsi s'explique encore l'aspect strié que présente alors la rétine.

Les troubles fonctionnels sont, en général, très-accusés quand la maladie est complétement développée, et on les trouve alors plus prononcés que dans certaines autres formes de rétinite parenchymateuse. Ceci s'explique par l'abondance de la transsudation séreuse signalée plus haut et par la présence, souvent remarquée, de fines opacités dans l'épaisseur du corps vitré. Le champ visuel se conserve, dans la plupart des cas, assez intégralement, et, par conséquent, ne présente pas aussi souvent des lacunes que dans les autres variétés de rétinite.

La *marche* de la maladie est lente. La rétinite syphilitique a plus de tendance que les autres à affecter un cours intermittent et à récidiver plusieurs fois de suite. Dans ces rechutes multipliées, la maladie change quelquefois sensiblement de caractère, et l'on y observe alors les plaques graisseuses et les foyers d'apoplexie qui, dans d'autres circonstances, font absolument défaut dans la rétinite syphilitique. C'est alors aussi qu'en sus du trouble uniformément répandu sur toute l'étendue du champ visuel, il y apparaît sur plusieurs points des lacunes irrégulières, par l'effet d'une anesthésie complète de certaines parties de la rétine.

Les ophthalmologistes anglais pensent que la rétinite syphilitique s'associe très-fréquemment à d'autres inflammations spécifiques de l'œil, notamment à l'iritis et à l'irido-choroïdite syphilitiques. L'absence d'un trouble rétinien marqué, dans ceux de ces cas où la conservation de l'orifice pupillaire et la transparence des milieux réfringents permettent l'examen direct, prouve déjà l'inexactitude de cette assertion. Du reste, les malades n'accusent, dans ces mêmes cas, qu'un affaiblissement médiocre de l'acuité de la vue.

Le *pronostic* de la rétinite syphilitique est plus favorable que celui des autres formes de rétinite, surtout lorsque le malade suit un traitement convenable, peu de temps après l'invasion de la maladie, et lorsque cette dernière s'est déclarée assez près du début de la période secondaire. La fonction visuelle se rétablit alors, assez souvent, intégralement. Il n'en est pas ainsi quand la rétinite a été abandonnée à elle-même, pendant un certain temps, quand elle coïncide avec des altérations profondes du périoste et des os, et enfin quand elle constitue déjà une récidive plus ou moins éloignée de l'attaque initiale. Ordinairement, dans ces circonstances, le traitement est impuissant à arrêter les progrès d'une atrophie rétinienne à marche lente, finalement suivie d'une cécité complète. A mesure que la rétine, ainsi atrophiée, s'éclaircit en s'amincissant, on aperçoit des modifications profondes dans la couche épithéliale et dans le stroma de la choroïde.

Pour ce qui regarde le *traitement*, on peut, dans la plupart des cas, recourir aux déplétions sanguines locales, dont l'effet est ordinairement alors assez remarquable. Les mercuriaux, l'iodure de potassium et la médication sudorifique fourniront d'ailleurs la base du traitement à mettre en usage. Dans les cas suraigus, nous recourons, de préférence, à l'emploi méthodique des frictions mercurielles, pour obtenir une absorption rapide, et à l'administration de la décoction de Zittmann.

ARTICLE VI.

RÉTINITE NÉPHRÉTIQUE.

Après que Landouzy eut attiré l'attention du public médical sur la fréquence des troubles visuels chez les sujets atteints d'albuminurie (maladie de Bright), et surtout après que M. Türk eut reconnu, dans un certain nombre de ces cas, une lésion directe de la rétine, lésion essentiellement constituée par la présence de cellules remplies de molécules graisseuses; ces troubles fonctionnels et cette altération sont devenus l'objet d'un grand nombre de travaux. En poursuivant ces travaux, on n'a pas tardé à reconnaître que cette forme de rétinite ne s'observe pas exclusivement dans la néphrite albumineuse; mais que l'ensemble de ces symptômes est plus souvent en corrélation avec la maladie de Bright qu'avec tout autre état morbide. De plus, on est arrivé à constater que cette rétinite n'accompagne pas seulement la néphrite parenchymateuse désignée sous le nom de maladie de Bright, mais qu'elle coïncide assez souvent avec les altérations lardacées et amyloïdes du rein. Il paraît maintenant avéré que les formes de néphrite qui prédisposent le plus à la rétinite, sont celles où il existe une altération profonde des parois des vaisseaux du rein, altération qui concorde ordinairement avec des troubles généraux du système circulatoire et des lésions étendues des parois de l'arbre vasculaire (hypertrophie du ventricule gauche, athéromes des capillaires).

Quoique l'image ophthalmoscopique de la rétine malade et les altérations qui la déterminent ne coïncident pas absolument, dans tous les cas, avec les lésions du rein, il n'en est pas moins vrai que la réunion des symptômes locaux que nous allons passer en revue permet presque toujours de conclure à l'existence de l'affection générale, et qu'un observateur expérimenté s'y trompe rarement.

Ordinairement la maladie rétinienne s'annonce, en pareil cas, par une hyperémie veineuse. Les veines de la rétine, en s'allongeant, deviennent plus tortueuses qu'à l'état normal; en même temps, elle changent de position, et tandis que celles de leurs courbures qui avoisinent la membrane limitante interne apparaissent d'un rouge intense; les autres, plus rapprochées de la choroïde, sont moins apparentes, en raison de l'épaisseur du tissu rétinien qui les recouvre.

Il se fait, autour de la papille optique, une transsudation séreuse qui tend bien moins à s'étendre périphériquement, en suivant la direction des vaisseaux, que dans la rétinite syphilitique. La rétine apparaît, dans cette région, d'un gris sale, et les contours de la papille ne tardent pas à s'effacer. A peu de distance de cette dernière se développent des plaques blanchâtres qui, en se réunissant, forment autour d'elle une zone mal délimitée, du côté de l'insertion du nerf, et pourvue à sa périphérie de prolongements anguleux. Ces plaques sont entremêlées et entourées de foyers apoplectiques qui présentent la disposition de plaques striées ou irrégulièrement arrondies. En même temps, il se développe autour de la tache jaune un nombre illimité de points ou de petites plaques d'un blanc éclatant, et qui se groupent de manière à former une sorte d'étoile ayant la tache jaune pour centre. Cette dernière altération est l'effet d'une dégénérescence graisseuse ou d'une simple sclérose des fibres perpendiculaires (radiées) de la rétine, qui, on le sait, convergent vers la tache jaune.

Tandis que ces importantes modifications de structure se produisent au voisinage de la papille et de la tache jaune, on voit apparaître sur les parties postérieures du fond de l'œil, où elles sont irrégulièrement disséminées, des plaques jaunâtres arrondies et des foyers apoplectiques multiples. Les parties périphériques ou équatoriales de la rétine ne participent pas à ces altérations.

Nous avons insisté plus haut sur la difficulté que l'on éprouve à reconnaître, par l'examen ophthalmoscopique seul, si ces différentes plaques sont le produit d'une simple dégénérescence graisseuse du tissu cellulaire de la rétine, ou s'il s'agit là d'une sclérose des fibres nerveuses et des cellules ganglionnaires. En effet, ces deux ordres de modifications morbides s'observent dans la forme de rétinite qui nous occupe. Les recherches anatomo-pathologiques ont démontré que l'image ophthalmoscopique fournie dans ces cas par la papille et ses parties voisines, est le résultat d'une hypertrophie avancée du tissu cellulaire de cette région, hypertrophie qui se manifeste, tout d'abord, par un gonflement notable de la papille.

Les vaisseaux, dont la membrane adventice est fortement hypertrophiée, sont donc soulevés, et, s'opposant, en vertu de l'élasticité qui leur est propre, à l'expansion du tissu de la papille, ils affectent dans leur ensemble la disposition d'un infundibulum dont le sommet répond à leur point d'émergence. En même temps, le tissu cellulaire des couches granuleuses, au moins dans l'étendue par laquelle elles touchent à la papille, est pris d'une hypergénèse active, ainsi que les fibres perpendiculaires qui traversent ces couches. Comme d'ailleurs cette hypertrophie ne s'effectue pas uniformément sur le pourtour de la papille, il en résulte, dans le tissu rétinien de cette région, des inégalités de niveau assez marquées, et l'image ophthalmoscopique de ces altérations varie beaucoup, selon que la dégénérescence graisseuse ou la sclérose envahit à la fois la plupart des éléments de nouvelle formation, ou se délimite et se localise sur un petit nombre de points.

C'est ordinairement par la couche granuleuse externe que débute la dégénérescence graisseuse, comme M. Virchow et feu Müller l'ont démontré les premiers : les cellules ganglionnaires et les fibres nerveuses peuvent être atteintes de sclérose ; mais, en général, cette altération, au lieu de s'étendre sur toute la continuité de la surface qu'elle occupe, y constitue des foyers arrondis qui proéminent autant du côté du corps vitré que vers la choroïde. Les parois des vaisseaux capillaires qui avoisinent ces foyers de sclérose, sont souvent prises elles-mêmes de cette sclérose ou d'une dégénérescence graisseuse, et livrent bientôt issue à une partie de leur contenu.

Tandis que la dégénérescence graisseuse des couches granuleuses affecte principalement la forme de plaques arrondies, traversées, çà et là, par les vaisseaux de la rétine, et tandis que les changements morbides qui ont pour siége les fibres perpendiculaires de cette membrane, se caractérisent par leur disposition striée et rayonnante vers la tache jaune ou la papille, la sclérose des éléments nerveux se présente ordinairement sous l'aspect de petites taches blanches superposées aux vaisseaux rétiniens, et fréquemment entourées de foyers apoplectiques à peine perceptibles, si ce n'est lorsqu'on a recours, pour les distinguer, à un fort grossissement.

Ces différentes altérations de la rétinite néphrétique n'offrent, nous devons le dire, aucune corrélation les unes avec les autres. C'est ainsi qu'il survient, dans certains cas, une hyperplasie très-active du tissu cellulaire de la papille, une dégénérescence graisseuse étendue des fibres perpendiculaires et des couches granuleuses, sans que, pour cela, les éléments nerveux rétiniens soient atteints de sclérose, et inversement.

Il n'existe de même aucun rapport, comme on l'a supposé autrefois, entre le nombre des foyers apoplectiques et l'étendue de la dégénérescence graisseuse des couches granuleuses. On constate, dans certaines circonstances, une altération profonde et étendue des parois des vaisseaux et notamment des capillaires, sans que le tissu cellulaire de la rétine soit atteint, sur une grande surface, de dégénérescence graisseuse. Hâtons-nous d'ajouter que l'hyperplasie et la dégénérescence graisseuse de la membrane adventice des vaisseaux rétiniens, qui, dans la rétinite néphrétique, apparaît, à l'examen ophthalmoscopique, comme une traînée blanchâtre parallèle à la colonne sanguine, ne peut, en aucune façon, être confondue avec l'image propre à la rétinite périvasculaire, dans laquelle la colonne sanguine est, en quelque sorte, enfoncée, sur une étendue variable, et se trouve complétement soustraite à l'examen, dans les points où l'altération est le plus avancée ; soit d'ailleurs que l'observateur projette directement l'image de la flamme sur le vaisseau qu'il examine, soit qu'il la fasse tomber à côté de ce vaisseau, pour mieux l'apercevoir par transparence.

Les altérations concomitantes de la rétinite néphrétique consistent, à ce qu'il apparaît, dans des modifications de texture du corps vitré qui, comme l'a démontré H. Müller, se revèlent par la présence d'un nombre considérable de filaments très-fins entrelacés les uns avec les autres et occupant de préférence les régions du corps vitré qui avoisinent les parties les plus altérées de la rétine. Ces changements ne se révèlent ordinairement pas à l'observateur qui les recherche avec l'ophthalmoscope, et il ne faut pas les confondre avec les opacités filamenteuses qui apparaissent tout à coup dans le corps vitré, à la suite d'un épanchement de sang opéré dans ce milieu.

Il est rare que la choroïde reste intacte, dans les cas où la rétine est profondément altérée dans sa constitution, par suite des modifications qui précèdent. C'est ainsi que la couche pigmentaire de cette membrane se prend, çà et là, d'une hypergénèse active, tandis que, sur d'autres points, ses cellules perdent le pigment qu'elles contiennent. La chorio-capillaire présente, assez souvent, elle-même, des plaques de sclérose analogues à celles qui occupent les vaisseaux rétiniens.

Comme complication assez rare de la rétinite néphrétique, nous devons signaler le décollement de la rétine. Ce décollement porte ordinairement sur une très-faible étendue de cette membrane, et n'est constitué que par l'épanchement d'une mince couche de liquide entre la choroïde et la rétine, épanchement qui s'opère dans les cas où la transsudation séreuse s'est effectuée avec beaucoup de véhémence.

Il serait très-important, au point de vue étiologique, de savoir quelles sont les formes de néphrite albuminurique qui prédisposent le plus à l'inflammation de la rétine, et à quelle période de l'altération rénale l'invasion de la maladie oculaire est le plus à craindre.

Pour résoudre cette double question, nous ne possédons encore que des éléments incomplets. Assez souvent, en effet, les malades sont atteints de phénomènes généraux si peu sensibles, qu'ils ne viennent consulter le médecin qu'après avoir éprouvé un trouble de la vue, et que c'est alors l'examen ophthalmoscopique qui met l'observateur en garde contre la maladie générale. Il est vrai que l'albuminurie peut persister, chez certains sujets, pendant un temps assez long, sans modifier notablement leurs forces, et peut, par conséquent, échapper complétement à l'observation. Il faut que l'atrophie rénale atteigne un degré assez avancé, que l'urine diminue en quantité, vienne à perdre de son poids spécifique et de la proportion d'urée qu'elle contient normalement, pour que la santé en ressente une altération profonde, et c'est à cette période même que la rétine s'enflamme le plus souvent. En somme, il faut reconnaître que la plupart des albuminuriques échappent à cette complication; mais il est impossible, dans l'état actuel de la science, d'établir la proportion des cas où on l'observe par un chiffre précis. Cela s'explique d'autant mieux que les médecins ne s'accordent pas encore aujourd'hui sur celles des altérations fonctionnelles du rein que l'on doit attribuer avec certitude à une néphrite, et prennent souvent pour cette maladie les différents états dans lesquels ils constatent de l'albumine dans l'urine.

Faut-il admettre, avec quelques auteurs, que la rétention de l'urée dans le sang est la cause principale de l'inflammation de la rétine? Nous ne penchons nullement vers cette manière de voir. A l'époque où l'excrétion urinaire s'entrave de plus en plus, consécutivement à l'atrophie du tissu rénal, les troubles de la circulation générale s'accroissent, la tension vasculaire du système artériel augmente, et c'est à ces phénomènes, ainsi qu'aux altérations morbides concomitantes des vaisseaux, que nous attribuons le plus volontiers la coïncidence de la rétinite avec la néphrite. L'hypérémie veineuse, toujours très-accusée au début de la rétinite néphrétique, et 'existence presque constante de foyers apoplectiques multiples, à cette ême période, viennent singulièrement appuyer cette interprétation.

arrive fréquemment, au contraire, que certains sujets manifestement atteints d'urémie présentent une rétine complétement intacte, et que les troubles visuels dont ils se plaignent n'ont d'autre cause que l'intoxication générale du sang et la torpeur de la rétine ou des centres nerveux vers lesquels rayonne l'impression qu'elle reçoit.

Si quelques auteurs prétendent que la rétinite néphrétique peut quelquefois précéder l'affection rénale, c'est à coup sûr pour avoir observé des malades chez lesquels l'albuminurie avait passagèrement diminué ou cessé; car, en pareille circonstance, l'autopsie vient toujours démontrer que l'altération du rein est bien plus ancienne que celle de l'œil.

En résumé, il existe, à notre avis, une corrélation bien plus intime entre la rétinite et les troubles circulatoires qui dépendent de l'altération du rein ou coïncident avec elle, qu'entre cette inflammation rétinienne et les changements de composition survenus dans la constitution du sang.

La marche de la rétinite peut être très-rapide et déterminer, dans l'espace de peu de jours, par suite de la transsudation séreuse qui marque son début, une cécité complète. Dans la plupart des cas, cependant, c'est par une progression lente que les symptômes de la rétinite s'aggravent, et souvent la maladie générale enlève le sujet avant que les fonctions visuelles aient considérablement baissé.

La rétinite néphrétique, une fois développée, poursuit son cours sans être, à ce qu'il semble, notablement influencée par l'état général (1).

Il est certain que les altérations rétiniennes qui consistent essentiellement dans une hypertrophie simple du tissu cellulaire de cette membrane, hypertrophie suivie ultérieurement de dégénérescence graisseuse, sont sujettes à présenter des métamorphoses régressives, après lesquelles les fonctions de la rétine peuvent se rétablir dans toute leur intégrité. D'autre part, il existe incontestablement des modifications morbides de la rétine, caractérisées par la sclérose des éléments nerveux de cette membrane, et

(1) Nous avons eu, tout récemment encore, l'occasion de constater ce fait, sur une dame qui nous avait été amenée par le docteur Baldy, dans le but de rechercher, par l'examen ophthalmoscopique, la cause de troubles visuels dont elle était atteinte. Nous trouvâmes, sur les deux côtés, une rétinite néphrétique très-avancée, quoique la malade n'accusât, pour tout dérangement de sa santé, que quelques palpitations de cœur et des accès de dyspnée consécutifs à tout exercice violent. L'emploi des déplétions sanguines locales, et l'administration du fer et de la limonade nitrique n'eurent que fort peu d'action sur l'état de la vue, quoique la santé s'améliorât, tout d'abord, assez sensiblement. Plusieurs mois après la première visite que cette personne nous avait faite, la quantité d'albumine augmenta dans l'urine, tandis que cette excrétion diminua d'abondance; il survint bientôt une ascite, puis une anasarque généralisée, et, avant que la malade ne succombât, sa vue s'était sensiblement améliorée.

qui, une fois développées, ont toujours pour résultat, quelques transformations qu'elles subissent, de troubler plus ou moins profondément et définitivement l'exercice de la fonction visuelle.

C'est toujours par exception que l'on voit une rétinite néphrétique se guérir sans laisser de traces; aussi faut-il toujours poser, en pareil cas, un pronostic sérieux, mais d'autant plus grave que la rétinite apparaît à une période plus avancée de l'altération rénale.

Le *traitement* doit consister dans une médication appropriée à l'état général. Les déplétions sanguines locales, au moyen de la ventouse de Heurteloup, sont, le plus souvent, d'un heureux effet. Il convient de surveiller avec un soin tout spécial les évacuations alvines, et de combattre toute constipation; car cet état prédispose manifestement à l'urémie et à l'augmentation de l'œdème rétinien.

ARTICLE VII.

RÉTINITE PIGMENTAIRE (TIGRÉE).

Dès 1838, de Ammon (1) donna le dessin de deux rétines où se voyaient des taches pigmentées, et sur l'une desquelles le nombre des taches augmentait sensiblement du centre vers la périphérie; mais ces faits isolés et non rattachés par l'auteur à des observations cliniques, ne pouvaient enrichir la nosologie oculaire. Quand l'ophthalmoscope eut permis l'investigation du fond de l'œil sur le vivant, on ne tarda pas à retrouver cette singulière altération. MM. Van Trigt et de Græfe semblent avoir eu, les premiers, l'occasion de voir, sur le vivant, des rétines ainsi pigmentées; mais ce fut M. Donders (2) qui, grâce à ses recherches, donna à l'étude de cette altération des bases anatomiques, et acquit le droit de la classer, en lui assignant une dénomination spéciale, dans le cadre des maladies oculaires.

Cet auteur conclut de ses examens microscopiques que le pigment qu'on trouve dans la rétine s'y développe à la suite d'une rétinite chronique. Plus tard, des travaux très-consciencieux furent entrepris dans le but d'éclairer cette question d'origine, par H. Müller (3), et MM. Junge (4) et Schweigger (5) qui modifièrent cette opinion. H. Müller

(1) *Klinische Darstellungen der Krankheiten des mensch. Auges*, t. XIX, fig. 9 et 10. Berlin, 1838.

(2) *Archiv für Augenheilkunde*, t. III, A. 1, p. 139. 1857.

(3) *Sitzungsbericht der Würzburger med. Gesellschaft.* 8 mai 1858.

(4) *Archiv für Augenheilkunde*, t. V, A. 1, p. 49. 1859

(5) *Ibidem*, p. 96.

démontra d'abord que le pigment trouvé dans la rétine provient, en grande partie, de la couche pigmentaire de la choroïde et que celui qui s'est développé dans la rétine provient du sang qui s'y est extravasé. Pour cet auteur, la pigmentation de la rétine n'est qu'un symptôme concomitant d'une infiltration séreuse de la membrane nerveuse, avec hypergénèse de son tissu cellulaire et épaississement consécutif de ce dernier.

M. Junge insiste sur la nécessité d'une atrophie avancée des couches rétiniennes externes, pour que les molécules pigmentaires puissent pénétrer cette membrane sous l'influence de la vibration des parois des vaisseaux rétiniens, vibration qui se transmet, plus ou moins directement, aux cellules pigmentaires hyperplasiées et les détruit.

M. Schweigger attribue à la choroïde un rôle bien plus actif sur la production de la rétinite pigmentaire. Pour lui, en effet, le pigment choroïdien est soulevé et déplacé par des excroissances exsudatives qui proéminent du côté de la rétine. Les deux membranes s'uniraient ainsi intimément l'une à l'autre, et une transsudation abondante opérée dans leur épaisseur faciliterait singulièrement la migration des molécules pigmentaires entre les éléments de la rétine atteinte d'une atrophie progressive.

De tous les travaux publiés sur la rétinite pigmentaire, c'est celui de M. Bolling Pope (1) qui établit le plus d'analogie entre cette altération et les autres inflammations de la rétine dont il a été fait mention plus haut. Cette maladie, comme on va le voir, se rapproche beaucoup des formes de rétinite parenchymateuse intersticielle décrites par M. Iwanoff, et de la neuro-rétinite de M. Sæmisch.

Il est évident que les autres modes de migration du pigment signalés plus haut, et, à coup sûr, bien observés par des hommes aussi compétents, doivent se rencontrer dans les diverses variétés de rétino-choroïdite avec pigmentation de la rétine qu'on a si souvent occasion d'observer; mais nous croyons que l'altération décrite par M. Bolling Pope est la seule qui mérite le nom de *rétinite dite pigmentaire* ou *tigrée*.

Anatomie pathologique. — De toutes les formes d'inflammation rétinienne, la rétinite pigmentaire est la seule qui, dans la plupart des cas, s'étende des parties périphériques de la membrane nerveuse vers le pôle postérieur de l'œil, sans cependant que ce mode de propagation s'observe dans les altérations vasculaires qui l'accompagnent. On peut ranger sous trois chefs les modifications pathologiques qui la constituent. Ce sont 1° la transsudation séreuse; 2° l'hypertrophie du tissu cellulaire, surtout localisée dans les couches externes de la rétine; 3° la sclérose des vaisseaux rétiniens.

(1) *Würzburger med. Zeitschrift*, t. III; Heft, IV et V, p. 244. 1862.

1° La transsudation séreuse qui s'opère dans les parties de la rétine où le pigment choroïdien fuse dans l'épaisseur de la membrane nerveuse, a été signalée par le plus grand nombre des anatomistes qui se sont occupés de ces recherches. Elle échappe souvent à l'observation; car elle débute à une époque où le trouble visuel n'incommode que médiocrement les malades, c'est-à-dire quand la rétinite siége encore exclusivement dans la région équatoriale de l'œil. La transsudation séreuse occupe ordinairement la trame cellulaire de la rétine et surtout les fibres perpendiculaires (radiées) qui en font partie.

2° L'hyperplasie du tissu cellulaire éclate surtout dans la couche granuleuse externe, contrairement à ce qui arrive dans la rétinite intersticielle. Il se forme dans cette couche de véritables excroissances qui, dissociant et détruisant les bâtonnets et les cônes, se réunissent par leurs bords, de manière à circonscrire le pigment choroïdien, après avoir déplacé, déformé et souvent détruit les cellules qui le renferment.

La choroïde offre aussi des traces d'inflammation plus ou moins accusées; souvent il arrive que, dans les parties sous-jacentes aux points de la rétine où l'accumulation du pigment est le plus prononcée, la choroïde adhère à la sclérotique par l'intermédiaire d'une couche plastique organisée.

En outre, le tissu cellulaire de la rétine, envisagé d'une manière générale, se prend d'une hyperplasie active à laquelle participe encore, pour une assez grande part, la membrane adventice des vaisseaux. Les couches granuleuses acquièrent un aspect fibrillaire, et la couche des fibres nerveuses se remplit d'un nombre considérable de corpuscules de tissu cellulaire qui s'associent en formant des plaques ou de véritables couches. La destruction des bâtonnets est alors très-prononcée. Finalement, la rétine, intimement unie à la choroïde, se transforme, pour ainsi dire, en une trame cellulaire dans laquelle les éléments nerveux deviennent de plus en plus rares.

Au bout d'un certain temps, le tissu cellulaire de nouvelle formation se rétracte manifestement, et, comme on le comprend sans peine, les points de cette membrane les plus fortement rétractés sont ceux où l'hyperplasie cellulaire s'est, en quelque sorte, concentrée, c'est-à-dire ceux qui avoisinent les vaisseaux. Telle est encore la raison pour laquelle ces mêmes points sont le siége le plus habituel des dépôts pigmentaires rétiniens. La configuration singulière de ces amas de pigment, dont on a justement comparé la forme à celle des corpuscules osseux, n'est, à notre avis, que le résultat de l'irrégularité avec laquelle s'est rétracté le tissu cellulaire nouveau, inégalement réparti dans les différents points de la rétine.

La rétine traverse, on le voit, dans l'évolution de la rétinite pigmen taire, trois différentes phases : la transsudation séreuse, le ramollissement et le gonflement, par l'effet de l'hypertrophie de son tissu cellulaire; enfin la rétraction des éléments de nouvelle formation, avec atrophie complète de l'élément nerveux. On doit remarquer que le déplacement du pigment est un phénomène d'ordre très-secondaire, et, s'il a si vivement excité la curiosité des observateurs, c'est uniquement en raison de l'étrange aspect qu'il donne à la rétine malade.

Suivant M. Bolling Pope, tout le pigment que renferme, en pareil cas, la rétine, provient de la choroïde. Ce que cette migration présente de caractéristique est que les cellules pigmentaires se conservent en grande partie et s'accumulent exclusivement au voisinage des vaisseaux autour desquels la transsudation séreuse et l'hypergenèse cellulaire sont le plus prononcées. Un caractère des plus frappants que cette rétinite présente, consiste en ce que toutes ces transformations s'accomplissent avec une certaine lenteur, et que l'altération arrive souvent, sur certains points de la rétine, à sa période ultime, alors que les autres portions de cette membrane n'offrent encore d'autres modifications pathologiques qu'une faible sclérose de leurs vaisseaux.

3° Les vaisseaux rétiniens, et spécialement les artères, offrent dans leurs parois un épaississement scléromateux qui, en rétrécissant leur calibre, diminue l'épaisseur de la colonne sanguine à laquelle ils livrent passage; toutefois, l'épaisseur totale du vaisseau n'augmente pas sensiblement. Le rétrécissement du calibre des artères, et l'amincissement consécutif de la colonne sanguine qui les traverse avait frappé certains observateurs qui crurent devoir attribuer ces phénomènes à une atrophie concomitante du nerf optique. Cette hypothèse était d'autant plus vraisemblable que, dans ces conditions, les contours de la papille ne se dessinent pas avec toute leur netteté, voilés qu'ils sont par un léger trouble survenu dans le tissu rétinien. L'aspect singulier que présente alors la papille porte l'observateur à explorer avec soin les parties périphériques de l'œil; il découvre des agglomérations de pigment disséminées dans cette région et qui auraient pu lui échapper, à un examen moins approfondi. Au reste, la torpeur fonctionnelle de la rétine, caractérisée par l'héméralopie, qui forme un des traits les plus significatifs de cette maladie, est liée aux modifications survenues dans la circulation rétinienne et dont le début précède, assez souvent, l'époque à laquelle l'ophthalmoscope révèle une altération appréciable au fond de l'œil.

Il est évident que, dans les cas où cette sclérose des parois vasculaires atteint un degré avancé, elle contribue, en entravant la nutrition de la rétine, à l'atrophie de cette membrane, quelquefois même, au point d'y faire disparaître tous les éléments nerveux qu'elle contient. Cette atrophie contraste singulièrement avec l'intégrité relative de la choroïde dont les éléments sont, en général, conservés pour la plupart; mais il est néanmoins certain que la rétinite pigmentaire qui siége principalement dans les couches rétiniennes externes ne saurait parcourir ses phases sans porter atteinte au tissu choroïdien sous-jacent. Si l'on est en droit de désigner sous le nom de rétinite l'altération du fond de l'œil qui nous occupe, c'est qu'en général la rétine est manifestement son siége principal.

Dans certains cas, il faut le dire, le pigment de la choroïde fuse dans la rétine, et ces deux membranes présentent un même degré d'atrophie; mais alors leurs vestiges adhèrent solidement à la sclérotique, qui, au niveau de ces adhérences, semblent participer aux altérations inflammatoires, car on y observe un amincissement appréciable. Il s'agit alors d'une véritable rétino-choroïdite atrophique ou ectatique, qui diffère autant de la rétinite pigmentaire par ses caractères anatomiques que par la marche qu'elle suit, et les symptômes auxquels elle donne lieu.

Symptômes. Un des premiers phénomènes que les malades présentent, est une torpeur de la rétine en vertu de laquelle cette membrane ne fonctionne physiologiquement qu'à la condition que les impressions lumineuses qu'elle reçoit soient assez vives; c'est-à-dire que l'éclairage soit intense. Quand cet éclairage diminue, l'acuité de la vue baisse d'une manière entièrement disproportionnée. En conséquence, à la tombée de la nuit, les malades ne peuvent plus se conduire, et l'on a désigné ce phénomène sous le nom d'*héméralopie*. C'est là, en général, le seul symptôme que les malades accusent pendant un certain nombre d'années.

A mesure que la rétinite s'étend de la périphérie vers le fond de l'œil le champ visuel se rétrécit d'une manière sensible, ce qui ajoute nécessairement aux difficultés de l'orientation; c'est alors aussi que le regard des malades devient très-mobile et vacillant, comme inquiet. Lorsqu'il entrent dans une pièce moins éclairée que le milieu d'où ils sortent, il promènent avec une certaine rapidité le regard dans toutes les directions sur les objets qui les entourent. L'acuité de la vision centrale peut, cette époque même, être encore assez bien conservée, et certains sujet continuent à lire les caractères les plus fins de l'échelle de Jäger, alor que leur champ visuel, examiné à la distance de 6 à 8 pouces, n'offr plus qu'une latitude de 2 à 3 pouces, en tous sens.

Toutefois, en général, le rétrécissement du champ visuel marche d pair avec la diminution de l'acuité de la vue. Peu à peu, l'altération enva hissant les parties les plus sensibles de la rétine, la fixation centrale es abolie, et une cécité complète ne tarde pas à survenir.

A une période encore peu avancée de la maladie, il faut examiner ave beaucoup de soin les parties équatoriales du fond de l'œil pour découvrir çà et là, un petit amas irrégulier et anfractueux de pigment d'une coloration foncée, et occupant ordinairement le voisinage d'un vaisseau rétinien. Plus tard, les plaques pigmentaires, qui suivent souvent avec une régularité parfaite la direction des vaisseaux et ont été judicieusement comparées, pour la forme, aux corpuscules osseux, constituent une véritable zone qui tarde quelque temps à se compléter en dehors, et présente toujours sa partie la plus étroite au pourtour de la tache jaune. Plus tard, le pigment se montre enfin au voisinage de cette dernière, et l'on en aperçoit quelquefois autour de la papille ou sur la papille même. Celle-ci pâlit sensiblement, ses contours deviennent de moins en moins accusés, et ses vaisseaux se présentent sous l'aspect de filaments fins qu'on a beaucoup de peine à poursuivre entre les amas pigmentaires. Au terme même de l'altération, c'est à peine si l'on peut apercevoir ces vaisseaux sur la papille et sur son pourtour; pourtant la section du nerf optique ne prend jamais l'aspect tendineux qu'elle offre dans les cas d'atrophie consécutifs aux altérations de l'encéphale.

Nous devons faire remarquer ici que, ni la quantité de pigment qu'on trouve répandue dans la rétine, ni son mode de répartition, ne sont en rapport direct avec l'affaiblissement progressif de la vue. Au contraire, il est prouvé que le rétrécissement graduel du champ visuel procède de l'étendue de la pigmentation anormale de la rétine. Enfin, dans certains cas exceptionnels, où la symptomatologie de la rétinite pigmentaire est des mieux caractérisées, on n'observe que quelques îlots de pigment dans les parties équatoriales du fond de l'œil.

Il n'est pas commun de constater, dans la rétinite pigmentaire, à côté des altérations rétiniennes ci-dessus indiquées, des troubles nutritifs de la choroïde. M. Mooren (1) signale pourtant la présence de plaques irrégulières constituées par l'absence du pigment de la couche épithéliale. Nous avons vu, avec M. Otto Becker de Vienne, un malade atteint de rétinite pigmentaire et âgé de quarante-six ans, chez lequel tout le fond de l'œil, notamment au niveau de la région équatoriale, semblait couvert de petites vésicules transparentes autour desquelles le pigment épithélial était irrégulièrement disséminé. J'ai cru pouvoir attribuer ce phénomène à un épaississement verruqueux de la membrane vitreuse de la choroïde, d'ailleurs sans rapport apparent avec les dépôts pigmentaires rétiniens.

Dans aucun cas de rétinite pigmentaire, nous n'avons constaté d'opacités du corps vitré; tandis que M. Mooren signale trois fois cette particularité sur soixante-quatre cas.

(1) *Klinische Monatsblätter*. 1863, p. 93.

Van Trigt a mentionné la coïncidence de la rétinite pigmentaire avec une forme particulière d'opacité siégeant vers le pôle postérieur du cristallin. Cette opacité se présente, le plus souvent, sous la forme d'une étoile à trois branches, dont les divisions s'écartent à peu de distance du pôle postérieur du cristallin, sans jamais atteindre la périphérie de cet organe. On observe bien rarement des rétinites pigmentaires ayant atteint un certain développement, sans pouvoir, au moyen d'un éclairage faible, comme celui que fournit un miroir plan, constater, au moins à son début, cette opacité cristallinienne. Comme la pupille des sujets atteints de rétinite pigmentaire est, en général, fortement rétrécie, cette opacité centrale contribue elle-même, en diminuant l'éclairage rétinien, à augmenter le trouble de la vue. D'ailleurs ce n'est que dans des circonstances tout à fait exceptionnelles que cette sorte de cataracte arrive à se compléter.

La rétinite pigmentaire se rencontre ordinairement sur des yeux dont la réfraction est normale. Dans quelques cas cependant, les malades présentent un degré de myopie assez élevé, qui augmente l'embarras de leur situation, et que l'on a pu quelquefois expliquer par la coexistence d'une scléro-choroïdite postérieure.

L'aspect extérieur des yeux atteints de rétinite pigmentaire ne présente ordinairement d'autre modification qu'une contraction des pupilles assez marquée, et persistant malgré l'affaiblissement de l'éclairage. Quelquefois aussi la chambre antérieure paraît avoir perdu de sa profondeur. Les sujets accusent quelquefois, si la maladie fait chez eux des progrès rapides, une sensation pénible de tension, des phosphènes et une forte pesanteur dans les paupières.

La *marche* de la maladie est généralement très-lente. Les premiers symptômes remontent presque toujours à la plus tendre enfance, et ordinairement la cécité ne survient qu'entre trente et quarante-cinq ans.

Nous devons dire cependant qu'on a quelquefois l'occasion d'observer chez de jeunes sujets atteints de rétinite pigmentaire manifestement congénitale, une rapidité d'évolution bien plus grande et telle que la cécité se produise dans l'espace de peu d'années. Nous avons examiné, l'an passé, une petite fille de trois ans, atteinte de cécité complète et offrant, sur les deux yeux, un rétinite pigmentaire des mieux caractérisées. Les papilles étaient modérément atrophiées, et l'on pouvait encore poursuivre les vaisseaux rétiniens, très-amincis, jusqu'à une distance de la papille équivalente à deux fois son diamètre.

La rétinite pigmentaire occupe toujours les deux yeux à la fois; mais sans suivre une marche identique dans l'un et dans l'autre. Assez souvent, en effet, le champ visuel se rétrécit beaucoup plus d'un côté que du côté opposé, et les malades atteints de cécité disent quelquefois avoir perdu la vue d'un œil bien plus tôt que de l'autre. Il est extrêmement rare que la rétinite pigmentaire n'atteigne qu'un œil (*Pedraglia*) (1).

Le rétrécissement du champ visuel s'effectue ordinairement d'une façon régulièrement concentrique. On rapporte, à la vérité, des cas où il ne se serait formé dans le champ visuel qu'une lacune annulaire contournant le point de fixation. Nous sommes très-porté à croire qu'il ne s'agissait pas, dans ces cas, d'une rétinite pigmentaire simple; mais bien d'une chorio-rétinite atrophique. Du reste, M. Mooren, qui cite une observation de ce genre, dit lui-même que l'image ophthalmoscopique était devenue, au bout de quelques années, celle d'une choroïdite disséminée en plaques.

L'*étiologie* de cette singulière affection (2) offre encore bien des points obscurs. M. de Græfe a, le premier, signalé l'influence de l'hérédité sur la production de cette maladie et sa coïncidence avec l'idiotie et la surdi-mutité.

Ces notions une fois acquises, M. Liebreich a insisté sur la fréquence de cette maladie chez les enfants issus de consanguins, et il porte de 40 à 50 pour 100 le chiffre des cas où cette origine a été constatée; mais nous pensons devoir réduire cette fraction à un tiers des cas environ.

Tout récemment MM. Höring, Stör et nous-même avons cité des observations où la rétinite pigmentaire coïncidait avec une anomalie congénitale particulière consistant dans une augmentation du nombre des doigts et des orteils.

Nous croyons être dans le vrai en avançant que la rétinite pigmentaire est presque toujours congénitale. Dans une série de cas, les enfants présentent un affaiblissement de la vision centrale hors de proportion avec le rétrécissement du champ visuel, et, chez eux, la marche de la maladie est bien plus rapide. On ne saurait se défendre de supposer, en pareil cas, l'existence d'une complication consistant dans une altération des centres nerveux, peut-être identique à l'altération rétinienne, en ce qui concerne les modifications morbides des parois vasculaires. Aussi est-ce surtout chez les enfants que l'on constate, simultanément avec la rétinite pigmentaire, des troubles de l'intelligence. Dans une autre série de cas, l'héméralopie, qui remonte au plus bas âge, est le seul symptôme morbide qui rattache la période initiale du mal à son évolution ultérieure, et ce n'est que vers vingt ans que surviennent les désordres contre lesquels le malade

(1) *Klinische Monatsblätter*. 1865, p. 114.

(2) Cette maladie a été constatée récemment sur le cheval, par M. Van Biervliet (*Archiv für Augenhk.*, t. X, A. 1, p. 87).

invoque les secours de l'art. Dans cet ordre de faits, les troubles intellectuels font souvent défaut.

Aucun *traitement* n'a d'action contre cette funeste maladie. Sur la recommandation de M. Mooren, nous avons essayé des déplétions sanguines locales, au moyen de la ventouse de Heurteloup, et du sublimé à doses réfractées; mais avec un résultat absolument négatif. Nous nous contentons actuellement de fortifier l'état général du sujet, au moyen des ferrugineux, des préparations de quinquina, des cures hydrothérapiques et, si les malades accusent de la sensibilité dans les yeux, nous leur prescrivons l'usage de lunettes bleu de cobalt plus ou moins foncées.

ARTICLE VIII.

TROUBLES CIRCULATOIRES DE LA RÉTINE.

A. — EMBOLIE DE L'ARTÈRE CENTRALE.

M. Virchow (1) a, le premier, avancé et démontré par des exemples qu'une embolie des troncs artériels de l'œil est capable de déterminer dans cet organe des désordres graves. Notre illustre maître pense que les ophthalmies qu'on observe comme complications d'états pyohémiques et puerpéraux se développent, pour la plupart, sous l'influence de cette cause, et qu'un phénomène de même ordre pourrait rendre compte de la coïncidence de certaines ophthalmies dites arthritiques ou rhumatismales avec l'endocardite.

L'embolie de l'œil a été constatée, pour la première fois, sur le vivant, par M. de Græfe (2). Dans ce cas, il ne s'agissait pas, comme dans les faits rapportés par M. Virchow, d'altérations inflammatoires graves des membranes enveloppantes et du corps vitré, mais bien d'une cécité soudaine déterminée par la pénétration d'un caillot dans l'artère centrale (3), accident qui n'occasionne dans la rétine que des phénomènes inflamma-

(1) *Archiv für path. Anat.*, t. IX, p. 307 et t. X, p. 179 (voy. aussi *Gesämmelte Abhundlungen*. Francfort, 1859, p. 539 et 711).

(2) *Archiv für Augenheilkunde*, t. V, A. 1, p. 136.

(3) M. Schweigger possède une préparation anatomique très-curieuse de cette artère centrale, où l'on voit clairement le thrombus arrêté dans le vaisseau, à quelque distance de la papille.

toires peu intenses. Depuis l'époque de cette publication, MM. Blessig (1), Schweigger (2), Liebreich (3), Pagenstecher (4) et Otto Just (5), ont relaté des faits analogues dont le nombre est encore fort restreint. Ces cas sont loin de suffire pour permettre d'interpréter d'une manière satisfaisante les nombreuses altérations fonctionnelles de l'œil qui coïncident avec l'endocardite et ont attiré déjà l'attention de plusieurs auteurs (Seidl, Kanka, Blodig).

Les *symptômes* observés dans les divers cas d'embolie de l'artère centrale offrent entre eux tant d'analogie, qu'il est permis de tracer, dès à présent, la description de cette maladie, si intéressante au point de vue de l'étude nosologique; car elle établit, une fois de plus, l'analogie des changements morbides qui ont pour siége l'appareil sensoriel de l'œil avec ceux qui se développent dans les centres nerveux. Il y a plus, ces phénomènes constituent souvent une manifestation prodromique des altérations encéphaliques les plus graves.

Les malades racontent ordinairement qu'un nuage épais a couvert tout à coup l'un de leurs yeux, et que, dans l'espace de quelques minutes, la vue s'est complétement éteinte de ce côté. (Dans le cas de M. Blessig, c'est au réveil que le malade constata la cécité d'un de ses yeux.)

La vue reste ordinairement abolie. Quelquefois, elle se rétablit passagèrement, et alors c'est dans une portion excentrique du champ visuel. Il est remarquable que la soudaineté d'apparition du voile qui couvre l'œil malade frappe d'abord l'esprit du sujet, et que la plupart affirment n'avoir perdu complétement l'usage de la vue qu'au bout de quelques minutes.

L'examen ophthalmoscopique fournit des résultats qui varient suivant l'époque à laquelle on observe l'œil malade. Peu de temps après l'accident, les artères semblent vides de sang dans une grande partie ou dans la totalité de leur trajet, et apparaissent alors avec l'aspect de filets blanchâtres, plus étroits autour de la papille que vers la périphérie. On constate quelquefois, au centre de la portion périphérique de leur trajet, une coloration plus foncée qu'à l'état normal (coagulum?). Les veines sont elles-mêmes fortement rétrécies au niveau de la papille; mais l'augmentation de leur calibre, vers les parties équatoriales du fond de l'œil, est bien plus sensible que celle des artères. La section du nerf optique pré-

(1) *Archiv für Augenheilkunde*, Bd. VIII, A. 1, S. 216.

(2) *Ibidem*, p. 271.

(3) *Deutsche Klinik*, n° 50, 1861, et *Atlas d'ophthalmoscopie*, pl. VIII.

(4) *Mitheilungen aus der Augenheilanstalt zu Wiesbaden*, H. 2, p. 275.

(5) *Klinische Monatsblätter*. Juin 1863.

sente une pâleur évidente, et tous les vaisseaux qui la parcourent sont d'une minceur extrême. Au reste, ce ne sont pas là les seules altérations que l'on constate. Généralement, quelques jours après le début de la maladie, on voit la tache jaune s'entourer d'une opacité grisâtre et simuler un foyer d'apoplexie rétinienne, tant sa coloration contraste avec celle des parties voisines. Il est vrai que, dans certains cas, on a constaté l'existence de véritables ecchymoses dans cette région.

Le trouble que présente la rétine, trouble de nature probablement œdémateuse, diminue insensiblement, en s'irradiant à partir de la tache jaune. La papille et le tissu rétinien qui l'avoisine prennent aussi une légère teinte opaque qui, sous un grossissement fort, apparaît composée d'une multitude de fibres rayonnantes, tandis que l'opacité voisine de la tache jaune est composée d'innombrables points ou de petites plaques d'un gris clair ou rougeâtre.

L'opacité du tissu de la papille prend, dans l'espace de quelques semaines, une teinte comme tendineuse ; mais celle qui circonscrit la tache jaune diminue et se décompose de plus en plus en un pointillé nacré, à mesure que l'atrophie de la papille augmente et que cette saillie se transforme en une excavation de plus en plus profonde.

Pendant les différentes phases de l'altération de nutrition que subit ainsi la rétine, on observe ordinairement des phénomènes circulatoires extrêmement curieux dans les veines, dont le calibre s'est ordinairement accru peu à peu, tandis que les rameaux artériels sont restés dans leur état d'affaissement primitif. Ces phénomènes se passent dans les embranchements périphériques des veines. Ainsi on voit une colonne sanguine se précipiter, par un jet rhythmique et par saccades, de la périphérie du vaisseau vers son point d'immergence, en emplissant irrégulièrement les différentes parties de la veine, selon que les portions du canal où elle pénètre présentent leur calibre normal ou se sont rétrécies, par suite d'un affaissement prolongé. Ce phénomène se rapporte très-probablement au développement d'une circulation collatérale ; mais nous ne possédons actuellement, sur ce point, aucune notion exacte, et l'on n'élucidera cette question qu'en pratiquant sur des animaux des expériences appropriées.

Il nous paraît fort intéressant de rapprocher de ces faits, déterminés par la suppression brusque et complète de l'afflux du sang artériel vers la rétine, les résultats que M. Rosow (1) a obtenus sur des lapins à qui il avait pratiqué la section du nerf optique. Malheureusement, cet auteur ne s'est pas attaché particulièrement à l'étude des changements circulatoires

(1) *Sitzungsberichte der Kais. Acad. der Wissenschaften zu Petersburg*, t. XLIX, et L (14 avril 1864).

survenus, et d'ailleurs, comme, chez le lapin, l'artère centrale entre dans le nerf très-près de son insertion à la sclérotique, il est possible que, dans quelques-unes de ces expériences, ce vaisseau ait échappé à la section. Cette dernière détermine, dans un certain nombre de cas, un trouble opaque du tissu rétinien, au voisinage de la papille, trouble qui, en s'éclaircissant peu à peu, découvre une excavation atrophique très-accusée. L'examen histologique apprend qu'en pareil cas, la couche des fibres nerveuses est seule atteinte, dans une partie notable de son étendue, de dégénérescence graisseuse ; tandis que les autres éléments rétiniens conservent, même après un intervalle de six mois, une intégrité complète : preuve que l'appareil sensoriel de l'œil est indépendant de son appareil de conduction.

Si, dans certains cas d'embolie des artères de l'encéphale, on a vu se rétablir, jusqu'à un certain point, les fonctions de cet organe, on n'en peut dire autant de l'état fonctionnel de la rétine après l'embolie de son artère centrale ; il est vrai que la circulation de cette membrane est soumise à des conditions particulières. M. Schneller cite un cas, isolé dans la science, où la vue se rétablit au point de permettre à la malade de lire avec un verre convexe n° 10, le n° 2 de Jäger. Le champ visuel resta néanmoins rétréci. Les vaisseaux rétiniens s'étaient notablement accrus en volume et avaient atteint environ les deux tiers de leur calibre normal.

Dans la plupart des cas, on avait constaté, d'une manière irréfutable, l'existence d'une altération du cœur, consistant fréquemment dans une lésion des valvules aortiques. Chez quelques malades, des phénomènes d'embolie cérébrale ont suivi de près la maladie oculaire. Aussi, même en négligeant les troubles visuels qui en résultent, faut-il porter sur cette affection un pronostic des plus graves, en raison des dangers, souvent prochains, que court la vie même du sujet.

Relativement au *traitement* de l'embolie de l'artère centrale, nous citerons les essais tentés dans le but d'affaiblir, au moyen de paracentèses ou par une iridectomie, la pression intra-oculaire, pour faciliter le rétablissement de la circulation ou l'établissement d'une circulation collatérale. Vu l'innocuité des paracentèses, nous croyons toujours permis de faire de ce moyen un emploi méthodique et assez prolongé. On peut encore administrer l'iodure de potassium à l'intérieur ; mais la confiance que certains auteurs mettent dans l'action de ce médicament, au moyen duquel ils espèrent pouvoir dissoudre le caillot obstructeur, est ordinairement de courte durée.

B. — ANÉVRYSME DE L'ARTÈRE CENTRALE.

La science n'a enregistré qu'un petit nombre de cas de cette maladie, constatée à l'examen nécropsique, sauf dans un cas où l'exploration ophthalmoscopique a permis de constater, sur le vivant, l'existence de cette altération.

Le docteur Schmiedler (1), de Fribourg, a, dit on, possédé des yeux dans chacun desquels existait un anévrysme de l'artère centrale. Ils avaient appartenu à une princesse de Bade, qui ne pouvait voir un peu qu'en dirigeant le regard en bas. Graefe père (2) rapporte aussi l'observation d'une malade qui avait perdu la vue, après s'être plainte de photophobie et de battements dans l'orbite. L'artère centrale de la rétine avait acquis le volume d'un brin d'herbe (?) et les vaisseaux de la rétine étaient variqueux. Scultet, cité par Demours (3), mentionne une dilatation simple de l'artère centrale de la rétine, sur les yeux d'une femme dont les nerfs optiques s'étaient réduits à la moitié de leur volume.

La seule observation ophthalmoscopique de cette maladie a été recueillie par M. Sous (4), de Bordeaux, sur une femme, et nous citons

(1) *Dictionnaire des sciences médicales*, t. XXXV, p. 20, 1814 et traduction de *Mackenzie*, par MM. Warlomont et Testelin, t. II, p. 799.

(2) *Angiectasie*. Leipzig, 1808, p. 32.

(3) *Traité des maladies des yeux*. Paris, 1818, t. I, p. 108.

(4) « On constate la transparence des milieux refringents et l'état normal de la choroïde. Sur les deux tiers inférieurs des disques de la papille (image renversée) existe une tumeur qui déborde en bas la limite propre de la papille. La grosse tubérosité est en haut; en bas la tumeur se rétrécit brusquement et se continue avec une artère de la rétine, artère qui offre le phénomène de double contour. Cette tumeur exécute des mouvements alternatifs de contraction et de dilatation. La coloration rouge de cette tumeur varie suivant l'incidence de la lumière réfléchie par le miroir et suivant le degré de dilatation. Quand la tumeur est affaissée, elle permet de constater une plus grande quantité de la surface papillaire, et alors sa coloration est celle des artères. Quant il y a dilatation, le centre de la tumeur, plus éclairé que les bords, prend une teinte plus claire que les artères, et les bords une teinte qui se rapproche de celle des veines. La dilatation coïncide avec la contraction des ventricules du cœur. Les veines de la rétine m'ont paru un peu plus volumineuses qu'à l'état normal, néanmoins elles ne sont pas variqueuses. Les artères de la rétine, autres que celle qui émane de la tumeur, sont filiformes. Une portion de la rétine qui avoisine la tumeur en bas, présente une teinte vaporeuse que j'attribue à un léger œdème de la rétine. » Affaiblissement de la vue du côté gauche. (*Annales d'oculistique*, t. XLIII, p. 141, 1865.)

textuellement en note la courte description qu'il en donne, en regrettant qu'elle ressemble trop, par son laconisme, aux précédentes.

ARTICLE IX.

DÉCOLLEMENT DE LA RÉTINE.

Anatomie pathologique. — La rétine peut perdre ses rapports normaux sous l'influence de trois ordres de causes principales :

1° Par suite d'une distension progressive ayant pour effet d'éloigner ses insertions centrale et périphérique. (Décollement par distension.)

2° Consécutivement à l'interposition d'un liquide ou d'une substance concrète (tumeur) entre cette membrane et la choroïde. (Décollement par soulèvement.)

3° Par l'effet d'une traction exercée sur l'un de ses points, du côté de sa surface interne, par un tissu pathologique développé dans le corps vitré. (Décollement par attraction.)

1° Le décollement rétinien par distension s'observe presque toujours dans un œil atteint d'une des différentes formes de choroïdite ou de scléro-choroïdite atrophique ou ectatique, et constitue ainsi l'une des plus fâcheuses complications de ces maladies. Dans quelques cas, il succède à la rétraction cicatricielle d'une large plaie scléroticale. Lorsque les membranes enveloppantes de l'œil sont soumises à une distension progressive, uniformément répartie ou localisée sur un point de la coque oculaire; on remarque, principalement chez les jeunes sujets, que la sclérotique et la choroïde se prêtent bien, en vertu de leur élasticité, à ce mouvement d'expansion; mais qu'à une certaine époque de la maladie, la rétine, ne pouvant obéir à cette distension, se détache de la choroïde. Pour que ce décollement puisse se faire, il est indispensable qu'une partie du corps vitré se résorbe et que le vide qui tend à se produire entre la rétine et la choroïde soit comblé par un liquide épanché entre ces deux membranes. La résorption du corps vitré est singulièrement favorisée par les troubles qui sont survenus dans la nutrition de cette humeur et qui l'ont, en partie ou complétement, liquéfiée. L'activité avec laquelle s'opère la résorption du corps vitré se manifeste souvent par la disparition soudaine d'opacités diffuses dont ce milieu était le siége.

L'épanchement du liquide sous-rétinien se fait aux dépens de la secrétion séreuse préexistante (choroïdite séreuse). Ce liquide contient beaucoup d'éléments coagulables, renferme ordinairement un certain nombre de globules de pus, de cellules grumeuses, provenant, selon toute apparence, des cellules épithéliales qui tapissent la choroïde, et enfin des cristaux de cholestérine ou d'hématine. Son aspect, comme nous l'avons pu, dans quelques cas, vérifier sur le vivant, par la ponction de la poche sous-rétinienne, est ordinairement celui d'une urine plus ou moins foncée.

2° Le décollement rétinien par soulèvement s'observe dans des cas où un épanchement s'est produit brusquement entre la rétine et la choroïde. Dans certaines circonstances, d'ailleurs assez rares, les épanchements de cette espèce sont de nature hémorrhagique et dépendent d'une altération pathologique des artères de l'œil, de troubles circulatoires généraux, ou enfin, d'un obstacle qui s'oppose au reflux du sang veineux de l'œil.

L'apparition soudaine d'un nuage coloré au devant de l'organe malade, symptôme que les malades accusent, et les données anamnestiques qu'ils fournissent, renseignent le médecin sur la nature de l'épanchement en question ; car l'examen direct est assez souvent impropre à le faire, attendu que la coloration du décollement de la rétine ne dépasse jamais la nuance d'un bleu verdâtre peu foncé. La pression sous l'effort de laquelle le sang s'épanche entre la rétine et la choroïde rend compte de la rapidité avec laquelle se résorbe une partie du corps vitré, pour faire place au liquide sous-rétinien.

Celui-ci est de nature séreuse dans les cas où la membrane nerveuse est devenue le siége d'un procès inflammatoire intense (rétinite néphrétique). Il en est de même lorsque les vaisseaux de l'œil sont soumis à une compression soudaine, par exemple, dans les cas où une exophthalmie s'est développée rapidement (abcès de l'orbite). Cette compression peut encore être intra-oculaire et consécutive au développement d'une tumeur ayant son origine dans la choroïde. Ce sont les épanchements de cette espèce qui, en décollant bientôt la plus grande partie de la rétine, s'opposent à ce que l'observateur suive, dans ses phases, le développement de la néoplasie.

3° Le décollement rétinien par attraction est celui qu'on rencontre le plus souvent lorsque le corps vitré, devenu le siége d'une désorganisation avancée, contient des opacités floconneuses et membraneuses qui, composées, en grande partie, de tissu cellulaire, adhèrent sur un point à la rétine. En se rétractant, ces produits de nouvelle formation attirent dans leur direction la membrane nerveuse, qui n'oppose à cet effort qu'une résistance à peine sensible ; car on sait que, dans les conditions normales, elle ne tient que très-faiblement à la choroïde. Il faut expliquer par ce mécanisme le décollement de la rétine dans les différentes formes d'irido-choroïdite à marche chronique, et les suites funestes de l'hyalitis qui succède à la pénétration d'un corps étranger dans le corps vitré. La tendance que le corps vitré manifeste, dans ces circonstances, à se ratatiner par suite d'une atrophie progressive de ses éléments cellulaires (mucipares) favorise beaucoup la production du décollement de la rétine.

Quant à ce qui concerne l'état de la rétine décollée, les altérations qu'elle présente dépendent de la cause même du décollement, de son étendue et du temps qui s'est écoulé depuis sa formation. On ne constate l'intégrité presque complète des éléments de la rétine décollée que lorsque la cause du décollement n'a pas prolongé son action au delà d'un temps très-court, et lorsque la portion de la membrane nerveuse détachée de la choroïde est assez peu étendue pour n'avoir pas eu à subir, en se décollant, des tiraillements d'une certaine intensité. Lorsque, au contraire, le décollement rétinien complique un procès inflammatoire grave et lorsque la rétine est détachée sur une grande surface, cette membrane ne tarde pas à présenter les signes d'une dégénérescence graisseuse avancée, à laquelle ses couches granuleuses résistent seules, pendant un certain temps. En dernier terme, la rétine est transformée en une couche mince de tissu cellulaire.

On n'a que rarement l'occasion de constater dans la rétine décollée les traces d'un travail inflammatoire, et l'on n'observe ces signes que dans les cas où la rétine s'est séparée de la choroïde sous l'influence d'une rétinite accompagnée d'une transsudation séreuse abondante.

Le *diagnostic* de cette maladie a été fait bien avant la découverte de l'ophthalmoscope et l'on désignait alors cet état morbide sous le nom d'hydropisie sous-rétinienne. Seulement, à cette époque, il fallait, pour qu'on pût reconnaître sur le vivant cette altération, que la rétine décollée proéminât fortement vers la surface postérieure du cristallin et arrivât ainsi bien en deçà du foyer des milieux réfringents. Elle se présentait, dans ces conditions, au fond de l'œil, sous la forme d'une masse bleuâtre, bosselée, flottante et parcourue, çà et là, par des vaisseaux. Quoiqu'il en soit, le nombre des faits de ce genre signalés avant la découverte de l'ophthalmoscope est encore assez restreint, tandis qu'à partir de cette époque on a reconnu que le décollement de la rétine est une maladie assez fréquente.

Le diagnostic d'un décollement rétinien, au moyen de l'ophthalmoscope, ne présente de difficultés que lorsque la partie soulevée de la rétine est très-limitée, située au voisinage de l'équateur de l'œil et quand il existe dans le corps vitré un trouble diffus assez épais. Lorsque les milieux réfringents de l'œil ont conservé leur transparence, on observe à l'aide du miroir ophthalmoscopique seul, une masse bleu verdâtre qui flotte au fond de l'œil, quand cet organe est mis en mouvement.

La coloration du décollement s'explique par le défaut de transparence du liquide sous-rétinien et par l'intensité inaccoutumée du reflet que donne la rétine au niveau de sa portion décollée et flottante. En examinant l'œil malade, à l'image droite, et en se rapprochant, pour cela, de cet organe, on reconnaît les vaisseaux qui parcourent le décollement et les replis de la poche rétinienne, ordinairement peu tendue.

Au niveau du point où les vaisseaux atteignent le décollement, on les voit fortement courbés ou même interrompus, si la portion soulevée de la rétine proémine assez pour masquer, sur quelques points, le sillon qui sépare le décollement du reste de la rétine. Ce changement de direction des vaisseaux est un signe pathognomonique précieux, dans les cas où le liquide sous-rétinien est absolument transparent, et où le décollement présente, par conséquent, la même coloration que le reste du fond de l'œil, à ce point qu'il est, dans certains cas, encore possible d'apercevoir la choroïde au travers. En général, un examen attentif permet de constater, au niveau du coude que forment les vaisseaux, un faible reflet grisâtre déterminé par l'incidence anormale des rayons éclairants qui tombent sur cette portion soulevée de la rétine. Les vaisseaux rétiniens offrent ordinairement une coloration plus foncée sur le décollement que dans son voisinage, et cela par suite du contraste des couleurs. Cette coloration est, on le conçoit, d'autant plus accentuée que le liquide sous-rétinien est moins transparent.

A ces signes nous ajouterons que, le plus souvent, lorsque l'œil malade se meut, on voit la rétine se plisser et présenter des mouvements d'ondulation manifestes. Ces mouvements ne manquent que dans un petit nombre de cas, c'est-à-dire, lorsque la portion décollée de la rétine est tendue et limitée par un contour régulier, ce qui arrive quand un travail inflammatoire a établi des adhérences entre la rétine et la choroïde, sur la limite du décollement.

Au reste, le malade vient ordinairement lui-même en aide au médecin, dans les investigations auxquelles ce dernier se livre, par les détails qu'il fournit sur les troubles visuels dont il est affecté, et cela lui est surtout facile dans les cas où le décollement s'est opéré brusquement et n'a que peu d'étendue. Un nuage plus ou moins large voile une partie du champ visuel, de telle sorte que ce dernier paraît au malade interrompu par l'interposition d'un écran. Près de sa limite, cette lacune, lorsqu'on examine le sujet à un éclairage peu intense, ne tranche pas nettement sur la portion conservée du champ visuel, mais en est séparée par une zone de largeur variable, où les objets apparaissent d'une manière diffuse, et au voisinage de laquelle les lignes droites semblent courbées, ondulées, ou même interrompues sur divers points.

Cette métamorphopsie, car c'est ainsi que M. de Graefe (1) a, après

(1) *Archiv für Augenheilkunde*, t. I, A. 1. p. 363.

Beer (1), désigné ce symptôme, occupe, dans certains cas, une portion plus considérable du champ visuel, et, suivant M. Förster (2), elle dépendrait alors d'un ratatinement de la rétine. On l'observe ainsi dans certaines formes de choroïdite disséminée et de scléro-choroïdite. Dans le décollement simple, la métamorphopsie s'explique par les changements de position déterminés dans les éléments nerveux voisins du décollement, consécutivement aux tiraillements qu'ils subissent. Elle existe d'ailleurs, le plus souvent, dans les cas ou le décollement de la rétine reste assez éloigné du pôle postérieur de l'œil et n'intéresse pas les parties les plus sensibles de la rétine.

Les troubles visuels dont le siége doit être rapporté aux parties voisines du décollement s'expliquent encore par le fait de l'obstacle que la poche rétinienne tout entière oppose au passage des rayons lumineux, en raison de la saillie qu'elle fait dans l'œil. C'est ainsi qu'on voit, dans quelques cas, la fixation centrale être abolie sur un œil, par suite d'un décollement qui avoisine la tache jaune, sans pour cela l'intéresser, et se rétablir au bout de quelque temps, lorsque, pour une raison quelconque, le liquide sous-rétinien diminue de quantité et que le décollement s'affaisse. C'est à un affaissement de cette nature, ayant pour cause la condensation du liquide sous-rétinien, qu'il faut attribuer l'amélioration sensible constatée dans certains cas de décollement de la rétine.

La *marche* de cette maladie est assez variable. On croyait autrefois que les décollements débutaient toujours par les parties déclives de la rétine, puis, de là, envahissaient, peu à peu, les parties supérieures de cette membrane. Mais une observation attentive a démontré qu'assez souvent le décollement commence par la partie supérieure de l'œil et que quelques jours s'écoulent parfois avant que le liquide sous-rétinien ne fuse entre la rétine et la choroïde, pour atteindre les parties inférieures. Ce fait est important à noter ; car, si dans ces circonstances, on ne constate finalement aucune interruption de la partie inférieure du champ visuel, c'est une preuve évidente que la rétine, primitivement décollée en haut, s'est réappliquée, dans cette région, à la choroïde et a complétement recouvré l'intégrité de ses fonctions.

En général, les décollements rétiniens présentent une grande tendance à gagner, peu à peu, toute l'étendue de la rétine, consécutivement aux progrès des maladies qui les ont engendrés. La tension de l'œil baisse de plus en plus, et l'on constate par le toucher que cet organe se ramollit considérablement.

La rétine complétement décollée prend la disposition d'un infundibulum

(1) *Lehre von den Augenkrankheiten*, t. II, p. 428, § 15.

(2) *Ophthalmologische Beiträge*, Berlin, 1862.

dont la base regarde en avant, et que M. Arlt a très-judicieusement rapproché, pour la forme, de la fleur des convolvulacées. Dans un grand nombre de cas, ces décollements généraux de la rétine sont bientôt suivis de l'apparition d'une cataracte corticale molle. En outre, sans cause appréciable, il éclate dans les parties antérieures du tractus uvéal des symptômes d'irritation ; des synéchies unissent le bord de la pupille à la cataracte ; il se dépose des produits calcaires dans les couches du cristallin sous-jacentes à la capsule, et finalement il survient des symptômes de plus en plus tranchés de phthisie du globe oculaire.

Il est assez rare qu'un décollement de la rétine reste stationnaire, ne trouble pas la vision centrale, et ne détermine dans le champ visuel qu'une lacune circonscrite occupant sa partie supérieure. Les décollements doués d'une transparence parfaite sont encore, de toutes les formes de cette triste maladie, celle pour laquelle il existe le plus de chances d'une marche aussi bénigne, et, lorsqu'on examine très-attentivement les yeux qui en sont atteints, on arrive parfois à reconnaître que, la poche rétinienne s'étant rompue, il paraît s'être établi une communication directe entre cette dernière et le corps vitré.

Enfin, dans certains cas, plus rares encore que ceux dont nous venons de faire mention, on a vu des décollements de la rétine se guérir par réapplication de cette membrane à la choroïde (1). Pour qu'une semblable terminaison soit possible, il est indispensable que la nutrition du corps vitré n'ait pas été profondément altérée, et que ses éléments mucipares soient en état de reproduire ce milieu, en quantité suffisante pour combler l'espace abandonné par la rétine, lorsqu'elle tend à se réappliquer.

De ce qui précède, on peut conclure que le *pronostic* du décollement rétinien est toujours très-sérieux ; mais il faut abandonner tout espoir de guérison dans les cas où le décollement a été le résultat d'une inflammation intense des membranes enveloppantes, ou lorsqu'il accompagne une scléro-choroïdite progressive. On peut en dire à peu près autant des décollements qui datent de quelques années.

Le *traitement* du décollement de la rétine, jusqu'à présent assez pauvre en résultats, consistait autrefois dans une médication antiphlogistique, et si l'on a enregistré quelques faits heureux, cela peut s'expliquer par l'action que l'emploi de la ventouse de Heurteloup, du séton à la nuque, du sublimé à l'intérieur, a pu produire sur les parties voisines du décollement, et notamment contre l'état morbide primitif des membranes profondes.

(1) Un cas remarquable de guérison de décollement rétinien consécutif à un abcès rétro-bulbaire a été relaté par M. de Graefe (*Klinische Monatsblätter*. Fév. et mars 1863, et *Annales d'oculistique*, t. XLIX, p. 244).

Faute de trouver dans ces moyens des ressources suffisantes, on a tenté, depuis quelques années, d'intervenir contre les décollements de la rétine par des moyens chirurgicaux.

Il paraît que les premières tentatives ayant pour objet d'ouvrir une issue au liquide épanché sous la rétine, par une ponction faite à la sclérotique, ont été faites par M. Sichel (1); mais cela, moins dans le but de rétablir la fonction visuelle que pour combattre efficacement des états inflammatoires chroniques de l'œil. M. Kittel (2), sur un sujet atteint de décollement rétinien, employa, à différentes reprises, les ponctions scléroticales de M. Sichel, et en obtint, sinon la guérison, du moins un arrêt qui dura quatre mois.

Quelque temps après, M. de Graefe (3), se basant sur l'heureuse issue de certains cas devenus spontanément stationnaires, essaya d'établir une communication entre la poche rétinienne et le corps vitré. Les résultats de cette opération, que ce chirurgien pratiqua à différentes reprises, furent quelquefois des plus satisfaisants; mais il faut reconnaître que les renseignements fournis sur les sujets opérés de cette manière n'ont de signification sérieuse que lorsqu'ils comprennent une période d'au moins deux années.

Pour procéder à cette délicate opération dans les meilleures conditions possibles, nous croyons qu'il convient de dilater fortement la pupille et d'éclairer le fond de l'œil au moyen d'un réflecteur fixé au front, d'après la méthode quelquefois usitée en laryngoscopie. M. de Graefe se contente d'attaquer le décollement après s'être préalablement éclairé aur sa position, et nous avons agi de même dans un certain nombre de cas. Notre honorable maître se sert d'une aiguille à double tranchant, dont le col doit être assez fort pour obturer la plaie, et munie d'un arrêt distant de la pointe de 16 millimètres. Il enfonce cette aiguille dans la sclérotique, du côté interne, à 8 ou 10 millimètres de la cornée, et, arrivé à une profondeur de 12 millimètres, dirige vers la rétine le tranchant, qu'il fait aussitôt basculer d'avant en arrière, afin de couper, ou plutôt de dilacérer le décollement, en retirant l'aiguille.

M. Bowman (4) a modifié cette méthode opératoire en y introduisant deux aiguilles, analogues, pour la forme, aux aiguilles à discision. Cet auteur a trouvé dans cette modification les avantages qui l'ont déterminé à pratiquer la discision de la cataracte avec deux aiguilles au lieu d'une

(1) *Clinique européenne*, N° 9, 1859.

(2) *Algem. wiener med. Zeitung*. N° 23, 1860.

(3) *Archiv für Augenheilkunde*, t. IX, A. 2, p. 85, 1863.

(4) *Ophthalm. hosp. Reports*. N° 19, p. 133, 1864.

(voyez p. 195). M. Bowman introduit séparément ces aiguilles, en traversant la sclérotique, le liquide sous-rétinien et la rétine décollée. Comme il enfonce les pointes jusqu'au centre de l'œil, il n'est, dit-il, guère possible que la rétine puisse être refoulée assez loin pour n'être pas transpercée, et, par suite, dilacérée dans le second temps de l'opération. Plus les deux points de ponction sont éloignés l'un de l'autre, et plus aussi l'opérateur a de chances d'ouvrir largement la rétine.

Nous avons nous-même soumis un certain nombre de malades à l'opération du décollement de la rétine, en employant alternativement les différentes méthodes jusqu'à présent usitées, afin de profiter, autant que possible, de tous les avantages qu'elles présentent isolément; ainsi, pour déterminer l'écoulement du liquide sous-rétinien au dehors, écoulement que M. Bowman n'obtient que très-incomplétement par son procédé, et pour ouvrir entre la poche rétinienne et le corps vitré une communication directe, nous avons fait construire par M. Luër une aiguille-trocart (voyez fig. 36) munie d'un arrêt en forme de curseur et que l'on peut, au moyen d'un petit ressort, fixer à une distance variable de la pointe. La gaîne de l'aiguille (fig. 37) doit glisser très-exactement sur cette dernière et se confondre insensiblement avec la base de sa pointe, afin de traverser la sclérotique sans beaucoup d'effort.

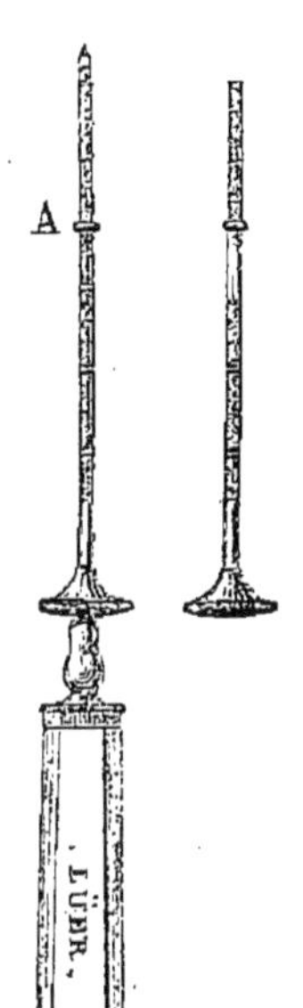

Fig. 36. Fig. 37.

J'introduis l'aiguille-trocart entre les tendons des muscles droits externe et supérieur, à 8 millimètres environ du bord de la cornée, et je perfore, de dedans en dehors, la poche rétinienne, en enfonçant l'instrument à une profondeur d'environ 15 à 18 millimètres, pour être certain d'avoir perforé le décollement. Le liquide sous-rétinien, ordinairement très-fluide dans les décollements de formation récente, les seuls d'ailleurs qu'il convienne d'attaquer par ce procédé opératoire, s'écoule au dehors à travers la canule, dès qu'on a retiré l'aiguille, et, aussitôt que cet écoulement commence à se ralentir, je retire la canule elle-même, tout en lui imprimant un mouvement de bascule analogue à celui que M. de Graefe donne à son aiguille.

L'examen ophthalmoscopique nous a permis de constater qu'on obtient ainsi une plaie triangulaire étendue, et que la poche rétinienne apparaît très-affaissée après l'opération.

Comme M. de Graefe et M. Bowman, nous avons, en procédant ainsi, obtenu des améliorations assez marquées; seulement, chez aucun de nos opérés, cette amélioration ne s'est maintenue au delà d'un an. Mais ce que nous croyons surtout devoir signaler à ce propos, c'est que, sur 12 opérés, nous avons vu, dans un cas, éclater une irido-choroïdite purulente. Et pourtant nous avions, cette fois, perforé la sclérotique avec une aiguille à simple tranchant (1). En tout cas, nous ne consentirions jamais à soumettre un malade à une opération de ce genre, s'il ne disposait que d'un œil.

ARTICLE X.

KYSTES DE LA RÉTINE.

L'étude de ces kystes n'offrant d'intérêt qu'au point de vue anatomo-pathologique, nous nous contenterons d'en dire quelques mots.

Les faits de kystes rétiniens relatés par les anciens auteurs se rapportent presque tous à la présence d'un cysticerque sous la membrane nerveuse, et quelques descriptions très-exactes, dues à M. de Graefe, ont définitivement acquis à la science cette singulière maladie. La transparence dont la rétine est douée, permet, dans les cas où cette membrane n'a pas encore subi d'altérations profondes, de voir la tête du cysticerque, et même d'observer les mouvements de la vésicule, sillonnée par les vaisseaux rétiniens, alors que le malade ne meut ni l'œil ni la tête : tels sont les signes sur lesquels s'appuie le diagnostic. C'est surtout dans ces circonstances qu'il convient d'intervenir activement et de tenter la ponction directe au moyen de l'aiguille-trocart.

Parmi les kystes vrais de la rétine, nous devons ranger les cavernules que M. Sämisch a signalées dans la couche granuleuse externe, au voisinage du nerf optique, sur des yeux atteints de néuro-rétinite. Nous rapporterons aussi la description des kystes rétiniens observés par M. Iwanoff

(1) Il s'agissait d'une femme âgée de cinquante-six ans, chez laquelle était survenu spontanément un décollement de toute la partie inférieure de la rétine gauche, sans qu'il fût possible d'en découvrir la cause occasionnelle. La fixation centrale était abolie, mais la portion supérieure de la rétine avait conservé sa sensibilité. Deux jours après la ponction, pratiquée en haut et en dehors, et dans laquelle nous sommes certain de n'avoir pas intéressé le cristallin, il survint un hypopion considérable, une injection périkératique intense, bientôt voilée par un chémosis épais, puis l'œil s'atrophia, peu à peu, au milieu d'atroces souffrances, que des injections narcotiques sous-cutanées réussirent seules à diminuer. D'ailleurs la plaie pratiquée aux enveloppes de l'œil n'était certainement pas le point de départ de cette violente inflammation.

dans trois yeux énucléés par M. Pagenstecher, et l'on trouvera en note les résultats de l'examen nécropsique pratiqué par M. Iwanoff (1).

ARTICLE XI.

TUMEURS DE LA RÉTINE.

Les tumeurs qui siégent dans la rétine donnent matière à des considérations d'un grand intérêt et d'un ordre très-élevé. Cette étude nous révèle, une fois de plus, d'une manière évidente, les connexions intimes qui unissent les altérations de l'encéphale et celles de l'appareil sensoriel de l'œil, et de plus, comme l'étude des tumeurs choroïdiennes, elle jette un jour remarquable sur deux questions d'une importance capitale, au point de vue de la pathologie générale. Ainsi, d'une part, elle tend à prouver qu'un procès inflammatoire peut se confondre insensiblement avec le développement d'une production nouvelle, ou néoplasie, et, d'autre part, elle nous

(1) « Sur les trois yeux que j'ai examinés, il existait un décollement de la rétine; l'un deux renfermait sept de ces kystes, compris, pour les dimensions, entre un pois et une petite noisette. Ils étaient irrégulièrement espacés sur divers points de la rétine, dont ils occupaient la face externe (ou choroïdienne). Dans un des autres, il n'existait qu'un kyste unique, gros comme un pois volumineux, et siégeant au niveau de la macula. Le troisième œil contenait cinq kystes dont le plus développé occupait le même point que le précédent. Ces yeux étaient d'ailleurs extrêmement intéressants en ce qui concerne la production de vaisseaux dans le corps vitré. La rétine montrait, sur ces yeux, les altérations suivantes. Les fibres de Müller étaient hypertrophiées; leurs prolongements latéraux (peu visibles à l'état normal) étaient manifestement épaissis. La prolifération des noyaux de ces fibres était évidente; car, par suite de leur segmentation, ils se trouvaient, dans chaque fibre, au nombre de trois ou quatre. Il en résultait que, dans le point où siégeaient ces noyaux, la couche granuleuse interne se montrait, çà et là, épaissie. Dans la couche des fibres nerveuses, il existait des noyaux et des fibres de tissu cellulaire nouveau, de direction parallèle à celle des fibres nerveuses et situés entre celle-ci et les cellules ganglionnaires. Ces cellules avaient conservé, en plusieurs endroits, toute leur intégrité, tandis qu'ailleurs elles étaient atrophiées. Les altérations principales occupaient la couche granuleuse externe. En certains points de cette dernière, le nombre des grains avaient sensiblement augmenté, tandis qu'en d'autres, ils étaient remplacés par une masse considérable de fibres, les unes obliques, les autres horizontales et dirigées parallèlement aux fibres nerveuses. Entre ces fibres, on apercevait des corps arrondis, fortement réfringents, ayant l'aspect du sagou et accumulés, sur divers points, en nombre variable. Quant à la nature des modifications de la couche granuleuse externe, deux opinions se présentent : l'une, généralement acceptée, regarde les grains comme étant augmentés de nombre d'une manière absolue, les cellules, comme atteintes de

apprend que rien n'est moins facile que d'établir, deux néoplasies étant données, si l'une est bénigne ou de bonne nature, et l'autre maligne ou de mauvaise nature.

La rétine n'a, à proprement parler, que deux espèces de tumeurs qui lui soient propres; nous les désignerons, avec M. Virchow (1), sous les noms de glioma et de gliosarcome. Les tumeurs encéphaloïdes de la rétine sont, dit cet auteur, extrêmement rares; nous sommes d'autant plus autorisé à les négliger ici, que la littérature ophthalmologique moderne ne fournit aucune observation assez bien contrôlée par l'examen histologique pour permettre de tracer actuellement le tableau de l'encéphaloïde rétinien.

L'un des premiers, Wardrop (2) parla de certaines tumeurs fongueuses qui prennent exclusivement leur point de départ dans la rétine, finissent par remplir l'œil et arrivent à perforer les membranes enveloppantes de cet organe.

Le *glioma* de la rétine se rapproche, sous tous les rapports, des tumeurs

prolification et comme s'étendant, pour ce motif, au delà de leur limite normale. Quelques faits connus autorisent néanmoins une autre hypothèse. La quantité absolue des grains n'a pas augmenté, mais bien diminué; ce qui semble s'être accru, c'est l'ensemble de ces éléments, ou autrement dit, la couche qu'ils forment. On sait que la couche granuleuse externe est comme emprisonnée dans un réseau de tissu cellulaire; et qu'à l'état normal les grains isolés de cette couche sont exactement juxtaposés. Le stratum cellulaire qui les entoure est difficile à apercevoir, et on ne peut l'étudier qu'en s'aidant des grossissements les plus forts. Dans cette forme de rétinite, où il est impossible de révoquer en doute l'hypertrophie du stratum cellulaire, il est possible d'observer ce tissu au moyen du système VII de M. Hartnack. Les interstices ont doublé ou triplé d'espace, et de là il suit que l'épaisseur de la couche a augmenté en même proportion. L'apparition, dans la couche granuleuse externe, des masses colloïdes plus haut signalées, n'est autre qu'une métamorphose régressive des éléments de cette couche. Sans vouloir trop insister sur cette théorie, je la propose néanmoins; car elle aide beaucoup à interpréter le mode de développement des kystes. Ceux-ci peuvent se former à la suite d'un développement de masses colloïdes provenant de la couche granuleuse externe, et qui s'accompagne d'une hypertrophie des fibres de Müller. Ces dernières formeraient ainsi les parois latérales et externes du kyste, tandis que son contenu seraient constitué par la masse colloïde. La paroi interne ou inférieure du kyste serait représentée par les autres couches de la rétine; c'est-à-dire par la couche des fibres nerveuses, des cellules ganglionnaires, par une masse moléculaire et par la couche granuleuse interne. Parfois, ces couches, notamment celle des cellules ganglionnaires, se trouvent dans une intégrité parfaite, quoique le kyste ait atteint son summum de développement (*Klinische Monatsblätter*, 1864, p. 417).

(1) Voy. *Die Krankhaften Geschwülste*, t. II, H. I, p. 151. Berlin, 1864.

(2) *Observations on fungus hæmathodes*, p. 193.

analogues que l'on observe dans la substance cérébrale; comme ces dernières, il prend naissance dans le tissu cellulaire désigné par M. Virchow, dans la substance cérébrale, sous le nom de neuroglia, et il constitue un état hypertrophique de ce tissu.

Tantôt cette hypertrophie est généralisée sur toute la rétine et rentre dans les formes d'hyperplasie interstitielle du cerveau décrites par M. Virchow; tantôt, au contraire, elle se localise sur une région circonscrite de la membrane nerveuse, et, bien qu'elle ne soit que le résultat d'une hyperplasie partielle, elle se présente alors sous la forme d'une tumeur véritable. Il n'est pas facile d'établir une démarcation rigoureuse entre le glioma et les formes de rétinite auxquelles nous avons donné le nom de parenchymateuses, car on sait qu'elles ont pour caractère principal l'hypertrophie du tissu cellulaire rétinien.

Ainsi, les excroissances polypeuses de la membrane limitante interne, que M. Iwanoff a décrites à propos de la rétinite interstitielle, peuvent être considérées comme une forme de glioma en quelque sorte microscopique et de structure fibreuse, tandis que les excroissances de la couche granuleuse externe que M. Sämisch a observées au pourtour du nerf optique, se rapprochent beaucoup des formes molles (médullaires) de glioma cérébral et rétinien.

La seule différence essentielle qui existe entre les produits de la rétinite parenchymateuse (r. interstitielle, neuro-rétinite) et les tumeurs décrites sous le nom de gliomas, réside dans la marche et le mode de développement de ces altérations. Dès leur début, les productions hyperplasiques de la rétinite parenchymateuse, s'accompagnent d'un cortége de phénomènes d'irritation (inflammatoires) plus ou moins intenses; le glioma, au contraire, naît ordinairement sans déterminer tout d'abord ces symptômes inflammatoires, auxquels il ne donne lieu qu'après avoir acquis un volume assez considérable pour exercer sur les parties voisines une compression fâcheuse. En outre, les produits de la rétinite parenchymateuse sont assez éphémères, et ordinairement tendent à disparaître après s'être ratatinés, par voie de dégénérescence graisseuse; tandis que le vrai glioma, tout en subissant, en dernier terme, une métamorphose analogue, se distingue par la longue durée de son évolution, par l'étendue de son développement, et enfin par une tendance marquée à changer de caractère, au milieu de sa période d'état, pour revêtir des formes malignes qui se traduisent par les éléments cellulaires de nouvelle formation auxquels il donne naissance.

M. Virchow dit à ce sujet : « Le nom de glioma est applicable à une néoplasie de cette espèce, qu'elle se soit ou non accompagnée de signes inflammatoires, lorsqu'elle prend ce caractère de durée, en affectant la forme d'une tumeur ; à la condition, bien entendu, que cette dernière soit composée d'éléments homologues. Une rétinite purulente ne peut jamais produire un glioma. »

Le glioma de la rétine se développe généralement, comme M. Virchow l'avait avancé, dans les couches externes de la rétine, qui acquièrent ainsi des dimensions très-notables; cela explique l'opinion de quelques auteurs, pour lesquels cet état constituerait une véritable hypertrophie des grains de ces couches. A l'état frais et au début de la maladie, la partie tuméfiée de la rétine semble ne contenir, comme il arrive pour les tumeurs cérébrales de même nature, qu'une substance granuleuse entremêlée de noyaux et de grains appartenant à la couche granuleuse correspondante. Sur une préparation obtenue par le procédé de durcissement, on reconnaît que la tumeur est traversée d'un réseau fibrillaire à mailles serrées. Lorsqu'une fois le glioma a atteint un développement plus considérable, et que la rétine remplit toute la coque oculaire, il peut arriver que la masse néoplasique soit composée essentiellement de noyaux, affectant la forme des grains des couches granuleuses, et parmi lesquels il n'existe qu'un petit nombre de fibrilles, ainsi que de rares cellules pourvues de prolongements filiformes, et dans lesquelles la membrane cellulaire est juxtaposée au noyau.

Rien n'est plus naturel, on le voit, que de croire ici à une simple augmentation du nombre des grains de la couche granuleuse; pourtant, dans certaines formes de glioma, les noyaux qui constituent l'élément principal de la tumeur, et qui présentent le léger reflet luisant propre aux grains de la couche granuleuse, sont plus volumineux et plus grumeux que ces derniers. Cette variété de glioma rétinien rentre dans la forme molle de cette maladie. On observe aussi, mais plus rarement, des gliomas dont le réseau fibrillaire s'accuse bien davantage, qui montrent, sur des coupes microscopiques, une structure fibreuse, et qui, par ces caractères, se rapprochent des formes dures (fibreuses) du glioma cérébral.

Parfois le glioma, en se développant, se remplit d'un nombre considérable de vaisseaux et saigne au moindre attouchement, après avoir perforé la coque oculaire ; on l'a quelquefois désigné, dans ces cas, sous le nom de fongus hématode (Wardrop, Lawrence); tandis qu'il s'agissait évidemment, dans les cas ou la néoplasie s'est guérie spontanément, d'un simple glioma très-vascularisé; d'ailleurs, toutes les variétés de glioma, ses formes molle, dure et télangiectasique, peuvent coexister dans le même œil, où chacune d'elles occupe alors une portion différente de la rétine dégénérée.

Ordinairement, la rétine qui devient le siége de cette néoplasie se décolle en totalité, de manière à circonscrire une cavité infundibuliforme qui va toujours se rétrécissant, à mesure que la tumeur tend à remplir la coque oculaire. Mais, comme le fait remarquer M. Virchow, alors même que les produits de la néoplasie remplissent la plus grande partie de la cavité de l'œil, on peut, en dirigeant sur la tumeur un filet d'eau, détacher les masses molles qui l'entourent en dehors, des couches internes plus résistantes qui occupent l'espace compris entre la papille et la face postérieure du cristallin. Les parties molles de la tumeur semblent comme juxtaposées aux vestiges des couches rétiniennes internes. Peu à peu les replis épais que forme la membrane nerveuse dégénérée se pressent les uns contre les autres et remplissent bientôt l'œil, de telle sorte qu'on ne saurait dire quel a été le point de départ du mal ; à cette époque, cependant, il est quelquefois possible de retrouver encore quelques traces des couches rétiniennes internes, et d'apprécier approximativement l'emplacement des différentes parties de la membrane malade. Cette recherche, d'ailleurs, est facilitée par ce fait que la membrane limitante interne se conserve très-longtemps, et que les fibres de cette membrane, épaissies, divisent la tumeur en divers compartiments.

Lorsque la pression intra-oculaire s'est exagérée, au point d'amener l'ulcération et la perforation de la cornée, la tumeur se présente extérieurement avec tous les caractères d'un fongus qui s'est rapidement développé ; elle est d'un rouge foncé et sécrète un liquide séreux ; s'il s'agit d'un simple glioma, la tumeur, ayant acquis un assez grand volume, peut rester stationnaire pendant un certain temps (jusqu'à trois ans, Mackenzie) et s'éliminer ensuite sous la forme d'un détritus graisseux, après la chute duquel l'œil s'atrophie complétement.

Il n'en est pas de même lorsque la tumeur présente les caractères d'un gliosarcome, soit qu'elle offre ces caractères dès son origine, soit qu'elle ne les ait pris qu'ultérieurement. En pareille circonstance, les dangers que le malade court ne résident pas seulement dans l'extension d'un mal, de sa nature, progressif ; ils consistent plus encore dans l'espèce infectieuse de ces néoplasies, et la menace de reproduction de tumeurs analogues, en des points plus ou moins éloignés du foyer primitif. La migration de l'altération le long de la gaîne du nerf optique est un fait acquis.

Quant à établir une distinction rigoureuse entre les formes bénignes et les formes malignes du glioma, c'est-à-dire entre le glioma vrai et les sarcomes ou gliosarcomes, rien n'est plus difficile ; comme le fait remarquer M. Virchow, justement à propos des tumeurs de la rétine. On peut dire, d'une manière générale, que le nombre des tumeurs rétiniennes est assez restreint, par rapport au nombre des néoplasies (sarcomes) qui tirent leur origine des membranes enveloppantes de l'œil. D'ailleurs, nous croyons tout à fait inutile de collectionner les nombreuses observations publiées çà et là, sous le titre de fongus de l'œil, et où rien de précis n'est consigné, relativement au point de départ et surtout à la nature de la maladie.

Dans ces derniers temps, un certain nombre de tumeurs gliomateuses simples ou mixtes (malignes) ont été signalées par MM. Robin (1), Schweigger (2), H. Müller (3), Klebs (4), de Græfe (5), Hulke (6), Virchow (7) et Rindfleisch (8). Les observations rapportées par MM. de Græfe et Rindfleisch ont manifestement rapport à des altérations qui marquent un terme de passage du glioma simple au gliosarcome. « La seule différence essentielle qui se puisse établir entre l'un et l'autre, dit M. Virchow, réside dans la grandeur et la forme des cellules. Tant que les dimensions des noyaux et des cellules sont égales ou de très-peu supérieures à celles des éléments normaux des couches granuleuses, nous devons envisager la néoplasie comme une hyperplasie simple. Si, au contraire, les éléments de la tumeur dépassent les dimensions des globules de mucus ; si c'est principalement les noyaux qui s'accroissent ; si les cellules isolées renferment plusieurs noyaux volumineux et fortement développés ; ou enfin, si les cellules deviennent partout fusiformes, nous sommes portés à reconnaître, dans l'ensemble de ces phénomènes, l'évolution d'un gliosarcome. » Il est très-probable que les tumeurs de ce dernier genre tendent à infecter les parties voisines. Dans le cas de M. Rindfleisch, une tumeur analogue s'est développée entre la choroïde et la sclérotique, et il existait plusieurs foyers morbides dans l'épaisseur du nerf optique. M. Virchow parle d'un fait analogue.

S'il est aussi difficile de se prononcer, avec quelque assurance, sur la nature d'une tumeur rétinienne que l'on a soumise à l'observation microscopique, on comprend sans peine combien le *diagnostic* doit être incertain, après le seul examen du malade.

La *marche* des tumeurs désignées sous le nom de glioma et de gliosarcome est ordinairement lente. Dans un petit nombre de cas, des symptômes inflammatoires qui survinrent, avec la physionomie d'une ophthalmie interne, parurent être le point de départ de la maladie ; tandis que, dans les autres cas, l'irritabilité de l'œil ne se révéla qu'à partir du moment où la pression intra-oculaire augmenta d'une manière considérable. Lorsqu'une

(1) Sichel, *Iconographie*, pl. LXI, fig. 14.
(2) *Archiv für Augenheilkunde*, t. II, A. 2, p. 324.
(3) *Würzb. Verhandlungen*, 1858, t. IX.
(4) *Archiv für path. Anatomie*, t. XXV, p. 377.
(5) *Archiv für Augenheilkunde*, 1860, t. VII, A. 2, p. 58.
(6) *Ophthalm. Hosp. Reports*, 1863, IV, 1, p. 86.
(7) *Loc. cit.*, p. 161.
(8) *Horner : Klinische Monatsblätter*, 1863, p. 341.

fois la perforation de l'œil a eu lieu, les symptômes inflammatoires s'amendent et peuvent cesser complétement; il s'établit alors un état stationnaire qui peut se prolonger assez longtemps, du moins en ce qui concerne le glioma simple.

Au point de vue *étiologique*, il est remarquable que les tumeurs de cette espèce s'observent presque toujours sur de très-jeunes sujets, et il semble résulter de quelques observations (Travers, Linke), que cette néoplasie peut se développer pendant la vie intra-utérine. En outre, l'hérédité exerce indubitablement une influence marquée sur le développement de ces tumeurs, aussi bien que sur celui des affections sarcomateuses de l'œil, envisagées d'une manière générale. Lerche (1), par exemple, rapporte que cette maladie éclata sur 4 sujets appartenant à une famille de 7 enfants. M. Sichel (2) dit aussi l'avoir observée sur 4 enfants nés d'une même mère.

Le *traitement* consiste à énucléer l'œil, lorsqu'il est devenu impropre à la vision, et que l'on est à peu près sûr d'y avoir constaté la présence d'une tumeur. A l'époque où l'on ne disposait pas encore d'une méthode opératoire aussi inoffensive que l'énucléation (méthode de Bonnet), et où, faute de moyens de préciser le diagnostic, on risquait de soumettre, sans raison suffisante, les malades à une opération assez dangereuse, comme l'extirpation de l'œil et de ses proches annexes, on était en droit d'hésiter et d'accorder un certain temps à l'expectation; mais cela n'est plus permis: car, en admettant même qu'on ait affaire à un glioma simple, tout ce qu'on risque est d'extraire, sans nécessité absolue, un organe qui se serait atrophié, au bout d'un certain temps, non sans donner souvent lieu à de vives souffrances chez le malade, et à de cruelles inquiétudes chez ses proches.

Il convient de procéder à l'énucléation de l'œil malade, lorsqu'on a constaté un décollement complet de la rétine, une exagération marquée de la pression intra-oculaire, et enfin de vives souffrances; mais l'opération est surtout urgente dans les cas où la marche de la maladie est assez rapide pour faire redouter une perforation prochaine de l'œil. Une fois la perforation effectuée, et lorsque la masse fongueuse qui se présente entre les paupières écartées ne semble pas contenue tout entière dans la coque de l'œil, le chirurgien se voit dans la triste nécessité de recourir à l'extirpation de cet organe, nécessité des plus pressantes, quand l'examen microscopique d'une parcelle de la tumeur détachée de sa masse y a dénoté les caractères du gliosarcome.

(1) *Vermischte Abhandlungen aus dem Gebiete der Heilkunde*. Saint-Pétersbourg, 1821, n° 14, p. 196.

(2) *Iconographie*, p. 574.

ARTICLE XII.

MALADIES CONGÉNITALES DE LA RÉTINE.

Comme nous l'avons fait en étudiant les maladies du corps vitré, nous passerons sous silence les altérations rétiniennes que l'on observe simultanément avec la microphthalmie et les fissures congénitales désignées sous le nom de coloboma. Le seul fait qui nous intéresse ici, consiste dans une conformation particulière de la rétine, exclusivement observable sur le vivant, à l'inspection ophthalmoscopique, et dont l'image présente avec certains états pathologiques assez d'affinité pour qu'il y ait en pratique de l'importance à les distinguer. Nous voulons parler des rétines avec fibres nerveuses à double contour.

M. Virchow et feu Müller (1) sont les premiers qui aient démontré par l'autopsie que cette disposition, physiologique chez certains animaux, et si facile à apercevoir sur le lapin, existe quelquefois dans la rétine humaine. L'enveloppe de myéline qui entoure les fibres nerveuses du nerf optique s'arrête, chez l'homme, au voisinage de la membrane criblée, au delà de laquelle ces fibres ne présentent qu'un seul contour. Ainsi s'explique la grande transparence du tissu de la rétine et de la papille optique. Chez quelques individus, une partie des fibres nerveuses rétiniennes possèdent, dans une certaine étendue de leur trajet, une gaîne de myéline, ce qui donne à la rétine, au niveau de cette disposition, un aspect opaque et une nuance blanc jaunâtre. Généralement, la gaîne des fibres rétiniennes à double contour ne se continue pas directement avec celle des fibres du nerf.

Cette anomalie congénitale se traduit, à l'examen ophthalmoscopique, sous la forme de plaques blanchâtres voisines de la papille, effilées et pourvues, à leur périphérie, de dentelures en forme de stries. Tantôt les vaisseaux rétiniens plongent complétement dans ces plaques, et tantôt ils n'en sont recouverts que sur une faible partie de leur trajet, comme par une tache blanche striée. En général, la papille est entourée d'un certain nombre de ces plaques, sous la forme de pyramides dont la base regarde l'insertion du nerf optique, tout en restant ordinairement séparée de cette dernière par un étroit anneau de tissu rétinien complétement transparent.

C'est principalement dans la manière dont la rétine se comporte au voisinage de ces plaques blanchâtres et striées, que l'observateur trouve des signes grâce auxquels il lui est facile d'établir le diagnostic, en évitant de confondre, par une erreur regrettable, cette singulière disposition avec les altérations d'une rétinite parenchymateuse. Jamais, en effet, dans cette

(1) Voyez la *Bibliographie*.

dernière maladie, des parties de la rétine assez profondément modifiées dans leur constitution pour être absolument opaques, ne sont immédiatement contiguës à d'autres parties entièrement transparentes. Toujours on les voit entourées d'une zone opalescente, dans laquelle il est possible de constater, soit un pointillé fin, soit une légère striation. Presque toujours aussi, ces vaisseaux rétiniens offrent, dans la rétinite, un changement de calibre notable, et leurs parois sont visiblement altérées, près des points où ils plongent dans le tissu opacifié de la rétine. Il n'en est pas de même dans les cas qui nous occupent. Là, les vaisseaux, de configuration normale, ne présentent pas la moindre altération, au niveau des points où ils plongent, plus ou moins à pic, dans les plaques de fibres à double contour.

Si l'on ajoute à cela que les fonctions visuelles sont, malgré l'existence de cette disposition congénitale, absolument intactes, on ne saurait concevoir qu'on puisse, après un examen attentif, commettre l'erreur que nous avons signalée, et prescrire un traitement.

Il nous paraît douteux que les fibres nerveuses de la rétine puissent acquérir, dans le cours de la vie extra-utérine, ce singulier aspect, et que cette transformation puisse coïncider avec quelques états morbides siégeant dans cette membrane.

ARTICLE XIII.

MALADIES DU NERF OPTIQUE. — INFLAMMATION SUBAIGUE DU NERF OPTIQUE.

Considérations anatomiques. — Le nerf optique, dont le rôle exclusif est de conduire vers les centres de perception les impressions lumineuses reçues par la rétine, parcourt, dans l'encéphale, un assez long trajet avant d'atteindre sa terminaison oculaire. Pour la plupart des anatomistes modernes, il tire la première de ses origines des tubercules quadrijumeaux, par deux tractus inégaux de substance blanche, qui, de ces tubercules, se portent en dehors et en avant, vers deux saillies de la couche optique appelées *corps genouillés*, et distinguées en interne et externe. L'interne répond à l'extrémité d'un cordon aplati qui, sous le nom de racine blanche interne, converge vers un autre ruban de substance médullaire, beaucoup plus fort, émané du corps genouillé externe, et appelé racine blanche externe de la bandelette optique.

Née du concours de ces deux racines, la bandelette optique contourne le côté externe du pédoncule cérébral correspondant, en formant un arc à concavité interne dont l'extrémité antérieure s'entrecroise, sur la ligne médiane, au niveau de la gouttière optique, avec celle du côté opposé, pour constituer le chiasma. Dans toute cette partie de son trajet, le nerf optique est composé de fibres médullaires.

Au niveau de leur commissure, ou chiasma, les bandelettes optiques présentent des modifications très-importantes au point de vue physiologique. Chacune d'elles, avant de s'entrecroiser avec l'autre, reçoit, par sa face supérieure, un large faisceau de fibres grises émanées de la masse grise qui recouvre la face interne de la couche optique. De plus, la pie-mère fournit, dans cette région, aux deux bandelettes optiques, à leur chiasma et aux cordons nerveux qui s'en détachent, une gaîne qui accompagne ces derniers jusqu'à leur insertion oculaire, et envoie dans leur épaisseur des cloisons déliées qui les partagent en plusieurs faisceaux secondaires.

Quant au mode d'après lequel se fait l'entrecroisement des bandelettes ; selon l'opinion la plus accréditée et la mieux appuyée par les faits, il serait tel que chaque nerf optique tirerait ses fibres internes de la bandelette du côté opposé. Suivant Arnold et quelques autres auteurs, le chiasma renferme aussi des fibres curvilignes, non entrecroisées d'arrière en avant, opposées par leur convexité, et qui se jettent, tout entières, les postérieures dans les bandelettes optiques, les antérieures dans les nerfs de même nom.

Ces derniers, à partir des extrémités du chiasma, prennent une direction divergente, et chacun d'eux traverse le trou optique correspondant, pour atteindre le sommet de la cavité orbitaire ; à son entrée dans cette cavité, le nerf optique reçoit une nouvelle gaîne, appelée gaîne externe, généralement regardée comme un prolongement de la dure-mère crânienne, beaucoup plus épaisse et plus résistante que la gaîne interne, et dont les fibres se continuent, en partie, avec les éléments de la sclérotique.

Du sommet de l'orbite à sa terminaison oculaire, le nerf optique suit un trajet sensiblement rectiligne, et ne présente dans son diamètre d'autres inégalités qu'un étranglement très-marqué, dans le point où il traverse l'anneau sclérotical pour s'épanouir dans la rétine.

L'insertion oculaire des nerfs optiques ayant été étudiée dans le chapitre consacré à l'anatomie de la rétine, nous nous contenterons de faire connaître, en quelques mots, les plus importants des rapports qu'ils présentent avec les parties voisines.

Située, en grande partie, à la face inférieure de la couche optique, la bandelette optique est, comme cette face, séparée de la cavité du ventricule latéral correspondant par le plexus choroïde qui tapisse ce dernier. Avant d'atteindre le chiasma, elle devient libre et répond inférieurement à l'arachnoïde qui l'enveloppe, et au nerf moteur oculaire commun qui la croise. Le chiasma repose sur la gouttière optique, creusée tout entière sur la paroi supéro-externe des sinus sphénoïdaux, lamelle osseuse d'une minceur extrême. Quant à la face supérieure de la commissure des nerfs optiques, elle n'est séparée du troisième ventricule que par une fine membrane cellulo-nerveuse appelée lamelle sus-optique. Au niveau du point où chaque nerf optique pénètre dans le trou de même nom, sa face postérieure est croisée par l'artère carotide interne, qui part du sinus caverneux pour monter verticalement et se rendre au cerveau.

Dans le trou optique, au delà duquel l'arachnoïde abandonne le nerf optique, et où la dure-mère crânienne se jette sur lui, ce cordon nerveux est situé en dedans de l'artère ophthalmique. Il pénètre dans l'orbite, au voisinage de l'insertion des muscles droits, qui est en dehors, par rapport

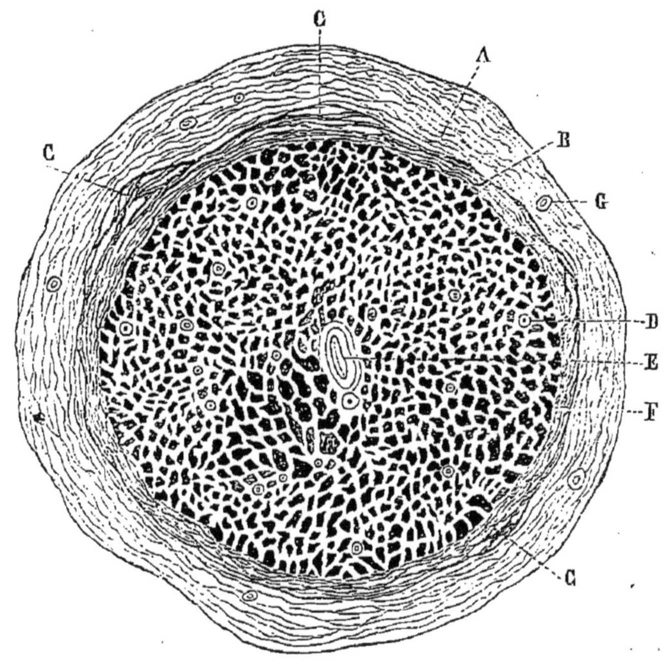

Fig. 38 (1).

à lui, et, pour atteindre l'œil, plonge dans le tissu cellulo-graisseux rétro-bulbaire. Là il répond : supérieurement, au tronc de l'artère ophthalmique, qui, en le croisant, lui fournit son artère centrale, et à la portion oblique du rameau nasal de la branche ophthalmique ; en dehors, au ganglion ophthalmique et aux nerfs ciliaires. Au voisinage de la sclérotique,

(1) Les enveloppes du nerf optique sont représentées ici d'après un dessin de M. Ritter. La section du nerf a été pratiquée à 6 millimètres de distance de la papille. Grossissement, 10 diamètres. A, gaîne externe ; B, gaîne interne ; C, tissu celluleux lâche interposé entre les deux gaînes ; D, vaisseaux sanguins du nerf ; E, vaisseaux centraux ; F, faisceaux les plus étroits du nerf ; G, vaisseaux de la gaîne externe.

les nerfs et les artères ciliaires entourent le nerf optique dans tous les sens.

Anatomie pathologique. — En traitant (p. 326) de la neuro-rétinite, nous avons déjà mentionné une forme particulière d'inflammation du nerf optique, le plus souvent déterminée par un étranglement de ce dernier, au niveau de l'anneau sclérotical. Nous n'aurons plus à nous occuper, dans cet article, des inflammations circonscrites de ce nerf, et nous nous contenterons d'étudier celles qui s'y développent spontanément, ou qui s'y propagent secondairement, tantôt après être nées sur un point de l'encéphale plus ou moins rapproché de son origine, tantôt, et c'est le cas le plus fréquent, après avoir éclaté primitivement dans les méninges de la base du crâne. Dans ce dernier cas, ce sont les enveloppes du nerf qui sont, tout d'abord, atteintes par la phlogose. Il faut d'ailleurs reconnaître que les inflammations intra-oculaires, notamment les rétinites, peuvent, elles-mêmes, s'étendre au delà de l'œil, le long des nerfs optiques; mais ce mode de propagation est certainement exceptionnel.

Les dissections démontrent que les nerfs optiques peuvent conserver, pendant un certain temps, leur intégrité, alors que leur expansion oculaire est profondément altérée, à la suite de procès inflammatoires violents ou répétés (maladies choroïdiennes).

Les produits inflammatoires qu'on a eu l'occasion d'observer dans un certain nombre de cas, d'ailleurs assez restreint, de l'inflammation qui nous occupe, consistent dans un exsudat séreux abondant, qui détermine, dans le névrilème interstitiel des faisceaux secondaires, un gonflement notable, en même temps qu'il augmente de beaucoup l'épaisseur de la gaîne celluleuse lâche qui enveloppe l'ensemble de ces faisceaux. Par l'effet de cette transsudation séreuse, le nerf optique s'épaissit considérablement et présente des bosselures nombreuses, dans le cas où le gonflement en question s'est inégalement réparti. En général, lorsque le gonflement œdémateux du névrilème a persisté un certain temps, on constate, au sein du tissu cellulaire devenu le siége de cet œdème, un grand nombre de noyaux de nouvelle formation et une véritable prolifération de ce tissu même, qui prend alors un aspect comme gélatineux et une coloration grisâtre.

A cette période du mal, les fibres nerveuses peuvent déjà présenter des altérations profondes : elles pâlissent, leur substance médullaire devient transparente; et les fibres nerveuses prennent pe[illegible]ı, comme on le constate avec le microscope, l'aspect du névrilème œdématié dont les éléments cellulaires sont en prolifération. Plus tard encore, des molécules graisseuses apparaissent dans les fibres nerveuses, et des rangées de gouttelettes de graisse indiquent seules, en dernier terme, la direction des éléments nerveux, qui tendent progressivement à disparaître.

Tandis que le tissu cellulaire de nouvelle formation se ratatine, ou tombe lui-même en dégénérescence graisseuse, le nerf optique perd sa tuméfaction, parfois au point de se transformer en une étroite bandelette. Dans d'autres cas, le nerf optique ne diminue pas sensiblement d'épaisseur; mais, en pratiquant une section, on reconnaît que le contenu de la gaîne s'est réduit à une petite quantité de substance grisâtre, gélatineuse, qui représente les vestiges des fibres nerveuses et du névrilème hypertrophié, puis rétracté.

Il est fort rare que la prolifération des cellules du névrilème marche assez rapidement pour dégénérer en pyogénèse; il n'existe guère d'observations de ce genre, en dehors des cas de pyohémie où l'on a constaté des foyers métastatiques multiples dans l'orbite et dans la cavité crânienne. Il est aussi très-rare que l'inflammation reste localisée sur une partie circonscrite du nerf, comme cela s'observe, dans la neuro-rétinite, au niveau de l'anneau sclérotical. Mais ce n'est pas à dire qu'on ne puisse, dans un certain nombre de faits, retrouver sur le trajet du nerf les traces d'une inflammation très-inégalement répartie; car on a vû les fibres nerveuses entièrement détruites sur un point, alors que les points voisins du nerf avaient conservé une intégrité relative.

L'inflammation peut n'occuper qu'un des nerfs optiques, et s'étendre, au delà du chiasma, jusqu'aux corps genouillés correspondants où on l'a vue se délimiter assez régulièrement; mais ce sont des faits d'une grande rareté, et comme c'est presque toujours dans les méninges de la base du crâne que la phlogose prend son point de départ, elle atteint généralement les deux nerfs et ne se propage guère au delà du chiasma.

Symptômes. — Nous avons, en traitant de la neuro-rétinite, décrit l'image que fournit cette inflammation circonscrite au niveau de l'insertion oculaire du nerf optique. Il nous reste à parler ici des symptômes par lesquels se traduit une inflammation lente et chronique de ce nerf, étendue à une certaine longueur de son trajet, et se terminant par l'atrophie progressive des éléments nerveux.

L'affaissement du nerf, se manifestant à l'observateur par une excavation de la papille, est, en pareil cas, généralement peu prononcé. Les fibres nerveuses ont disparu; mais elles ont été remplacées, en partie du moins, par du tissu cellulaire de nouvelle formation. La papille est d'un blanc tendineux; les vaisseaux sont amincis, et il devient difficile de les poursuivre, à quelque profondeur, dans la papille. Ils semblent juxtaposés à la section du nerf, et la membrane criblée apparaît d'une manière peu accusée, sauf dans les cas où il existe fortuitement une excavation physiologique étendue.

Les premiers signes par lesquels s'annonce l'invasion du mal consistent dans une légère anesthésie de la rétine, produisant un faible degré d'amblyopie. En examinant le malade avec un éclairage peu intense, on constate un rétrécissement du champ visuel, qui débute ordinairement en dedans, et tantôt par la partie supérieure, tantôt par l'inférieure. Peu à peu ce rétrécissement augmente; l'amblyopie s'accroît, la fixation centrale se perd; il ne reste bientôt plus du champ visuel que son quart supéro-externe, et, finalement, la sensibilité rétinienne se détruit en totalité.

La maladie commence fréquemment par un seul œil; mais elle ne tarde pas à envahir son congénère; car il est très-rare qu'elle n'atteigne pas les deux yeux. Les maux de tête dont se plaignent ordinairement les malades, au début de l'inflammation, présentent le caractère d'une douleur gravative, soit frontale, soit occipitale, et qui, dans beaucoup de cas, augmente lorsqu'on percute faiblement avec le doigt la voûte crânienne. Il ne faudrait pas confondre cette douleur avec la sensation d'un tiraillement pénible qu'accusent les sujets atteints d'anesthésie incomplète et de torpeur rétiniennes, et qui résulte de la tension d'esprit habituelle à ces personnes, ainsi que des efforts prolongés par lesquels elles tentent de se rendre compte des impressions confuses et imparfaites qu'elles reçoivent du dehors.

On pourrait supposer qu'à cette époque, où les malades accusent quelques symptômes d'irritation (douleurs, phosphènes), la papille optique devrait présenter des altérations inflammatoires analogues d'aspect à celles que nous avons décrites, à propos de la neuro-rétinite. Mais il n'en est pas ainsi ; les seules altérations que l'on constate dans le tissu de la papille consistent dans un défaut de transparence et dans un changement de coloration, auxquels s'ajoute, à une période plus avancée, un amincissement des troncs moyens des vaisseaux rétiniens, et une excavation atrophique peu prononcée.

On comprend de quelle difficulté doit être, en pareil cas, le diagnostic, et combien on a de peine à distinguer ces inflammations chroniques du nerf optique, avec atrophie progressive, de celles qui résultent d'une compression lente du nerf, ou qu'on observe à la suite de procès morbides développés au niveau de ses origines centrales. Dans ces derniers cas, il est vrai, des symptômes d'hémiopie, sur lesquels nous reviendrons, et la paralysie concomitante d'autres nerfs crâniens, viennent souvent éclairer le médecin sur le point de départ du mal, en lui permettant de reconnaître s'il siége ou non en arrière de la décussation des fibres qui s'opère dans le chiasma.

Assez souvent, nous devons le reconnaître, ces éclaircissements sont plutôt fournis par la marche de la maladie, et par l'absence complète de symptômes d'altérations encéphaliques étendues, et le doute se dissipe mieux encore lorsque, après de longues années, le trouble fonctionnel des nerfs optiques reste le seul phénomène du même genre que le malade présente à l'observation.

En effet, lorsque l'atrophie du nerf résulte d'une altération dont le siége avoisine de très-près ses origines les plus reculées, il est rare qu'elle ne soit pas suivie, au bout d'un temps variable, d'un certain ensemble de symptômes de paralysie, d'un affaiblissement de la mémoire et de troubles intellectuels plus ou moins caractérisés, ce qui n'arrive jamais en cas d'inflammation localisée dans le nerf lui-même. D'ailleurs, la poursuite de ces recherches exige un examen approfondi des antécédents du malade, et une exploration très-minutieuse de ses différents appareils.

La *marche* de cette maladie est généralement chronique, et quoique la cécité en soit presque toujours le terme, elle peut durer jusqu'à des années, et paraître présenter des temps d'arrêt de plusieurs mois. Mais lorsqu'on suit la maladie avec beaucoup d'attention, et surtout lorsqu'on mesure, par intervalles, la latitude du champ visuel, avec un éclairage modéré, on ne tarde pas à se convaincre que, si lente qu'elle semble, la maladie ne cesse de faire quelques progrès.

C'est principalement l'exploration de la sensibilité fonctionnelle des parties périphériques de la rétine qui fournit, dans ces cas, au pronostic ses éléments les plus précieux. Lorsque le second œil se prend, pendant que le rétrécissement du champ visuel de l'œil atteint en premier lieu n'est pas encore très-avancé, il est de la plus haute importance de rechercher si le rétrécissement du champ visuel s'opère sur le second œil, de telle sorte qu'on puisse encore supposer qu'un seul des nerfs optiques est altéré dans sa constitution, et que l'on a affaire à un phénomène d'hémiopie (1), quelquefois observé dans ces circonstances. Si, au contraire, le champ visuel de l'œil atteint le second diminue en un point asymétrique de celui par lequel a commencé le rétrécissement du champ visuel de son congénère, ou si l'on y constate des lacunes irrégulières (scotomes), il faut abandonner l'espoir de voir persister les fonctions de l'un des nerfs optiques.

On a remarqué, dans ces derniers temps, que, dans l'atrophie progressive des nerfs optiques, la faculté de distinguer les couleurs s'émousse souvent bien avant l'époque à laquelle l'acuité de la vue baisse d'une manière notable (Benedict, Schelske) ; mais, de nos jours, l'étude de ce symptôme n'a pas été poussée assez loin, pour qu'il soit possible de l'utiliser en établissant le pronostic. En outre, il paraît certain que la faculté de distinguer les couleurs est sujette à s'améliorer après s'être affaiblie, alors que l'acuité de la vue continue à baisser.

(1) Voyez l'article suivant.

Au point de vue *étiologique*, nous avons déjà mentionné la fréquence des cas où le mal se rattache d'une manière certaine à une inflammation des méninges de la base du crâne. On sait aussi que les formes chroniques de cette inflammation sont celles qui prédisposent le plus à l'inflammation du nerf optique, tandis que les méningites basilaires aiguës qui s'accompagnent d'une exsudation abondante, sont plus souvent suivies de neuro-rétinite. Nous pouvons ajouter qu'on a vu l'inflammation du nerf optique se rattacher à la dégénérescence grise des cordons postérieurs de la moelle, à certains états pyohémiques, à la tuberculose et à des formes particulières de néphrite. Comme causes prédisposantes de la maladie qui nous occupe, on admet encore les altérations profondes des parois vasculaires (procès athéromateux, embolies).

Le *traitement* de l'inflammation du nerf optique, qui exige de la part du médecin une extrême circonspection, reste, le plus souvent, inefficace. Il est prouvé que, dans un certain nombre de cas, le traitement antiphlogistique rigoureux dont on faisait autrefois usage, n'a d'autre effet que de hâter la terminaison funeste du mal. Aussi faut-il n'employer qu'avec la plus grande réserve les déplétions sanguines locales, et surveiller attentivement leur effet, en explorant le champ visuel, peu de jours après leur application. Les transpirations prolongées et l'hydrothérapie sont encore les moyens auxquels nous avons le plus volontiers recours. Nous y ajoutons, s'il est besoin, l'application d'un séton à la nuque, quand le sujet est robuste. Nous conseillons l'administration du nitrate d'argent, dans tous les cas où l'on aurait lieu de supposer une altération des cordons postérieurs de la moelle. Peut-être serait-il possible, en recherchant, pour les combattre efficacement, les causes premières de la maladie, de l'enrayer dans sa marche, au moins pour un temps limité?

ARTICLE XIV.

ATROPHIE PROGRESSIVE DU NERF OPTIQUE.

Après avoir traité d'une altération du nerf optique dont la terminaison ordinaire est l'atrophie de ce cordon nerveux, nous nous proposons de passer en revue, dans cet article, les diverses formes d'atrophie des nerfs optiques, dont la cause déterminante siége en dehors de leur gaîne et en un point plus éloigné de leur trajet. Les signes ophthalmoscopiques de cette variété d'atrophie diffèrent, sous quelques rapports, de ceux que nous venons de décrire.

Le premier des changements morbides que la papille présente est la décoloration de son tissu : elle pâlit, sa teinte rosée se transforme peu à peu en une coloration d'un blanc mat qui prend l'aspect tendineux, à mesure que l'atrophie des éléments nerveux fait des progrès. Tandis que cette décoloration s'opère, le tissu nerveux de la papille perd de sa transparence, et le point d'émergence des vaisseaux, ainsi que la lame criblée, se voilent pendant un certain temps. Mais lorsque l'atrophie nerveuse augmente, que la limite nerveuse de la papille s'efface, et que cette saillie s'excave en forme de nappe, la membrane criblée reparaît avec une netteté parfaite; les limites scléroticale et choroïdienne de la papille se dessinent avec des contours très-précis, et les vaisseaux tranchent avec éclat, sur la section d'un blanc tendineux que représente le nerf atrophié. A mesure que l'atrophie se caractérise davantage, ces vaisseaux, et surtout les artères, diminuent sensiblement de volume, et quand plusieurs années se sont écoulées depuis le début de la maladie, les contours de la papille perdent de leur régularité, et présentent parfois à l'observateur de faibles échancrures curvilignes que nous croyons devoir attribuer à un mouvement de retrait de la gaîne externe du nerf optique.

Ces deux derniers signes, la diminution du calibre des vaisseaux centraux et le retrait qu'éprouve la gaîne du nerf optique, nous ont souvent permis de reconnaître, en examinant des malades atteints, depuis de longues années, d'une atrophie complète des nerfs optiques, celui des deux yeux par lequel la maladie avait débuté (c'était ordinairement l'œil gauche). Quant à trouver dans les excavations atrophiques elles-mêmes des différences perceptibles, cela nous a été impossible, à cette période de la maladie.

Dans l'atrophie progressive des nerfs optiques, l'amincissement des vaisseaux n'atteint jamais un degré assez avancé pour priver presque complétement la rétine de sa vascularité apparente; comme, par exemple, on le constate à la suite des rétinites et des chorio-rétinites. En effet, dans l'atrophie du nerf optique, les couches des fibres nerveuses et des cellules ganglionnaires sont les seules qui disparaissent, tandis que les couches qui constituent, en quelque sorte, l'appareil sensoriel de l'œil se conservent assez bien, pendant un temps fort long; ce qui ne peut arriver que par le fait de la conservation des vaisseaux nourriciers qui leur arrivent de l'appareil de conduction, c'est-à-dire du nerf optique.

Tandis que, dans l'atrophie qui survient à la suite d'une inflammation lente du nerf optique, on constate, à l'examen microscopique, les signes non équivoques d'une transsudation séreuse et d'un œdème inflammatoire avec prolifération du tissu cellulaire, et que le tissu nerveux qui disparaît est, au moins en partie, remplacé par du tissu cellulaire de nouvelle formation, de telle sorte que le calibre du cordon nerveux diminue à peine, il n'en est plus ainsi dans la variété d'atrophie qui nous occupe. Ici, les nerfs se transforment en d'étroites bandelettes qui ne renferment qu'une proportion peu abondante d'un tissu cellulaire lâche, vestige du névrilème, dans lequel on rencontre, çà et là, quelques gouttelettes de graisse, des corpuscules amylacés, des grumeaux calcaires et des cristaux de cholestérine. Parfois les dépôts calcaires se trouvent plus abondamment répartis, occupent jusqu'à la gaîne externe du nerf, et constituent alors ce que les auteurs ont décrit sous le nom d'ossification du nerf optique. La substitution du tissu cellulaire au tissu nerveux, et les caractères inflammatoires signalés plus haut, font, dans ces cas, entièrement défaut.

Peu de temps après la découverte de l'ophthalmoscope, les observateurs se flattaient de pouvoir, d'après la simple inspection de la papille, se prononcer sur la nature progressive ou stationnaire de l'atrophie. Mais cette distinction est absolument impossible, si l'on ne prend pas le soin d'établir exactement les rapports qui existent entre les lésions physiques et les signes fonctionnels de l'atrophie, par un examen très-minutieux de l'impressionnabilité des différentes parties de la rétine. La recherche de l'acuité de la vue, faite de pair avec l'exploration du champ visuel, à l'aide d'un éclairage dont on fait varier à volonté l'intensité, sont donc les seuls moyens que le médecin possède de s'éclairer sur la nature de la maladie et le pronostic qu'elle comporte.

L'anesthésie rétinienne se manifeste de différentes manières, selon que l'altération porte sur une seule des bandelettes optiques, sur la partie moyenne du chiasma, ou sur l'un des cordons nerveux en avant de cette commissure. Lorsqu'une bandelette optique cesse de fonctionner, la moitié externe de la rétine du côté correspondant présente une anesthésie complète, ainsi que la moitié interne de l'autre rétine. Cette anesthésie, à laquelle on a donné le nom d'*hémiopie*, établit, entre les parties impressionnables de la rétine et celles qui ne le sont plus, une ligne de démarcation des plus tranchées ; mais, comme chaque rétine fonctionne encore exactement par moitié, le trouble visuel qui en résulte, quoique facilement appréciable, peut échapper quelque temps à un malade préoccupé par des infirmités plus sérieuses, et c'est là, sans nul doute, un des motifs pour lesquels les médecins qui ont à traiter des sujets atteints d'hémorrhagies cérébrales ou d'embolies des artères du cerveau, laissent, assez souvent, échapper les faits de ce genre.

Ajoutons que, comme l'hémiopie exerce ses effets sur la moitié du champ visuel qui correspond au côté paralysé, les parents du malade doivent être portés à attribuer exclusivement aux troubles de la motilité l'hésitation qu'il éprouve dans la préhension des objets. C'est encore là un des motifs pour lesquels ce symptôme, à coup sûr fréquent, des hémorrhagies cérébrales, n'a pas été plus souvent signalé.

L'hémiopie, ce trouble fonctionnel qui n'a pas peu contribué, par sa singularité, à jeter du jour sur le mode de décussation des bandelettes optiques dans le chiasma, a été décrit avec beaucoup de soin par le docteur Wollaston, atteint lui-même successivement d'une anesthésie complète des moitiés (droite et gauche) de chaque rétine. Il éprouva la première de ces attaques vingt ans avant sa mort, et l'on put constater que, chez lui, « la couche optique droite était beaucoup plus volumineuse que l'autre, formait une tumeur grosse comme un œuf de poule, plus consistante que le cerveau, d'une consistance un peu caséeuse, et, à son centre, de couleur brune, molle et dans un état de demi-dissolution. »

M. Mackenzie, à l'excellent traité duquel nous empruntons ces détails, pense que cette altération n'explique pas les deux attaques d'hémiopie en sens inverse, signalées par le docteur Wollaston lui-même; attendu que ces attaques furent séparées par un intervalle de vingt ans, et que chacune d'elles se dissipa au bout de quinze à vingt minutes. « C'est un fait commun, dit Mackenzie, que les altérations de la substance cérébrale déterminent souvent des maladies périodiques; que certaines causes d'excitation venant à agir sur un cerveau malade, l'une ou l'autre des fonctions de l'organe se trouve entravée pour un certain temps, et que, lorsque ces causes viennent à cesser d'agir, l'individu se trouve de nouveau dans l'état de santé apparent dont il jouissait. »

Nous mentionnerons, à ce sujet, quelques faits parvenus à notre connaissance, et dans lesquels l'hémiopie a, en effet, constitué un symptôme transitoire de très-courte durée.

L'une des bandelettes optiques peut cesser, pendant un temps fort long, de fonctionner, sans que, pour cela, les papilles des nerfs optiques présentent la moindre altération d'aspect. A l'appui de cette assertion, nous citerons l'exemple d'un tisseur des Gobelins atteint d'hémiopie, en traitement depuis plus d'un an, et qui nous a donné des renseignements très-exacts sur la singulière altération de sa vue. Et pourtant ses papilles ne montrent pas le moindre changement d'aspect ! L'hémiopie est restée absolument stationnaire, et le seul trouble nerveux qui se soit antérieurement manifesté chez lui fut une surexcitation vénérienne des plus violentes, à laquelle succéda bientôt une impuissance complète.

M. de Græfe (1) rapporte cependant un cas où une hémiopie gauche, qui remontait à trois années, fut suivie d'une atrophie des moitiés droites des papilles. D'ailleurs, dès que l'altération, d'abord localisée sur une des bandelettes optiques, atteint celle du côté opposé, ces signes de l'atrophie progressive se dessinent avec assez de rapidité.

(1) *Klinische Monatsblätter*, 1865, p. 215.

Parfois, l'hémiopie se montre, comme il nous a été donné de le constater (1), sous une forme tout à fait singulière; ce sont les moitiés internes des deux rétines qui sont frappées d'anesthésie, et les parties insensibles tranchent alors si nettement sur les parties saines, qu'il serait illogique d'admettre, pour interpréter ce fait, une compression de la partie moyenne du chiasma; car lorsque pareille compression se produit, les parties insensibles sont toujours séparées des parties sensibles par une zone incomplétement anesthésiée.

Comment faut-il interpréter un phénomène aussi bizarre? Nous voici de nouveau forcés à faire intervenir ici les troubles circulatoires auxquels on a si volontiers recours, faute d'une explication plus rigoureuse et mieux justifiée. Dans le cas qui nous occupe, on peut admettre, par exemple, un afflux insuffisant du sang dans certaines régions du cerveau fournies par des artères symétriques, pour s'expliquer la rapidité d'apparition et de disparition de certains troubles fonctionnels, enfin leur stabilité après un nombre variable de rechutes, c'est-à-dire à une époque où sont survenues de profondes altérations de nutrition. C'est aussi de cette manière qu'on parvient à comprendre la coexistence de certaines convulsions épileptiformes avec l'amaurose produite par l'atrophie progressive des nerfs optiques (Hughlings Jackson) (2). Une seule fois, M. de Graefe (3) a observé une paralysie nettement localisée sur la moitié externe des rétines.

La cécité observée au début, comme *aura* de certaines attaques épileptiformes, se rapporte à une anémie rétinienne; de même que les mouvements convulsifs peuvent s'expliquer par l'anémie de certaines régions du cerveau, consécutive à la contraction des parois de leurs vaisseaux artériels. La pâleur de la rétine précéderait alors celle du cerveau. (Brown-Séquard.)

En parlant de l'hémiopie latérale (droite ou gauche), nous avons pu,

(1) Un exemple de cette variété d'hémiopie nous a été fourni par un peintre très-distingué, M. de L..., qui nous avait été adressé par le Dr G. Sée. Cette hémiopie interne s'était montrée, à diverses reprises, et le malade était complétement familiarisé avec les phénomènes qu'il éprouvait alors. Les deux moitiés de rétine anesthésiées se séparaient brusquement des parties sensibles, phénomène qui déterminait, on le conçoit sans peine, un trouble marqué de l'orientation, et rendait impossible tout travail de chevalet. Le malade n'accusait aucun autre symptôme cérébral. Nous rappellerons, à ce sujet, que les hommes de bureau sont beaucoup plus incommodés par une anesthésie des moitiés gauches des rétines que par une hémiopie droite, attendu qu'ils ne peuvent plus, comme on a coutume de le faire, utiliser pour la lecture courante, la vision excentrique, en devinant, pour ainsi dire, les mots qui suivent le mot fixé.

(2) *Medical Times and Gazette*, 1864, p. 480.

(3) *Archiv für Augenheilkunde*, Bd. I, A. 2, S. 82.

jusqu'à un certain point, déterminer le siége de l'altération encéphalique et rapporter les phénomènes observés à une hémorrhagie cérébrale, à une embolie, à un foyer d'encéphalite, ou enfin au développement progressif et lent d'une tumeur du cerveau (1).

Quant à l'hémiopie interne, remarquablement symétrique, nous avons invoqué, pour l'expliquer, des troubles circulatoires d'ailleurs assez mal définis. Mais que dire pour les cas où nous voyons survenir l'atrophie progressive des nerfs optiques, à la suite de maladies du cervelet ou consécutivement à la dégénérescence grise des cordons postérieurs de la moelle? Il paraît constaté que les lésions soudaines du cervelet (hémorrhagies) ne se compliquent pas de troubles visuels que l'on puisse rattacher à un trouble de la fonction rétinienne. Il n'en serait pas de même lorsque le cervelet devient le point de départ d'une tumeur, cas dans lequel une neuro-rétinite pourrait rendre compte de la cécité quelquefois observée dans ces circonstances.

Lorsque l'on a constaté l'existence d'un foyer d'encéphalite en voie de ramollissement, en même temps qu'une amblyopie, généralement double, mais quelquefois monolatérale et située du même côté que l'altération cérébelleuse, il faudrait, si l'on en croit M. Brown-Séquard, interpréter le trouble fonctionnel des nerfs optiques par l'irritation de certaines parties du cervelet qui présideraient à leur nutrition.

Il faudrait admettre une influence identique dans les cas de dégénérescence grise des cordons postérieurs de la moelle qui se compliquent d'atrophie progressive. Si l'on envisage, comme le font quelques auteurs, cette dégénérescence grise comme le résultat d'une inflammation du tissu cellulaire interstitiel des cordons nerveux, il ne serait pas illogique d'accepter une altération analogue du névrilème des nerfs optiques; mais il va sans dire qu'il ne peut être ici question que de la forme de neurite subaiguë décrite dans l'article précédent, et non d'une neuro-rétinite, comme cela est positivement démontré (2). Les maladies atrophiques du nerf optique

(1) Les tumeurs développées dans le crâne, et principalement les sarcomes, dont l'évolution est très-rapide et qui empiètent, dans un laps de temps fort restreint, sur la cavité qu'elles occupent, déterminent ordinairement, lorsqu'elles se compliquent d'amaurose, une neuro-rétinite par étranglement du nerf optique. Au contraire, celles de ces tumeurs qui affectent une marche très-lente, certaines formes de glioma, par exemple, sont suivies de cécité, par simple atrophie progressive des nerfs de la vision, surtout lorsqu'elles envahissent les racines de ces derniers.

(2) « Sur les nerfs optiques, dit M. Topinard dans son excellent traité *De l'ataxie locomotrice*, on a constaté la vascularisation, la diminution de consistance et de volume, le ramollissement et l'atrophie considérable, la transformation en un cordon fibreux, enfin, et avant tout, la dégénérescence grise semi-transparente. Le plus souvent, la périphérie du nerf est seule grise et ramollie, tandis que le centre est encore

qui accompagnent l'ataxie locomotrice (*tabes dorsalis* de Romberg), s'annoncent par la pâleur de la papille et par un défaut de transparence de son tissu. A plusieurs reprises, en examinant ces sujets, nous avons remarqué un léger défaut de transparence qui, dans l'examen à l'image droite, voilait faiblement les contours de la section du nerf; mais nous avons été surtout frappé de l'époque tardive à laquelle survient la diminution du volume des vaisseaux, ce qui peut faire supposer, lorsqu'on n'est pas prévenu, que l'atrophie n'est pas encore très-avancée (1).

On sait que l'atrophie progressive des nerfs optiques qui coïncide avec la dégénérescence grise des cordons postérieurs de la moelle, ne suit que

blanc, comme si l'envahissement s'opérait de la périphérie au centre, d'autres fois, c'est l'inverse. A la surface ou dans la profondeur, on retrouve au milieu du gris, des fascicules blancs respectés; à un degré plus avancé, on n'en distingue plus. La maladie envahirait la papille d'abord, puis s'étendrait au reste de la rétine; je ne connais pas d'exemple où l'examen ophthalmoscopique n'ait pas confirmé la lésion annoncée par les symptômes. A l'autopsie, ce sont les nerfs qui sont atteints le plus souvent et à un degré plus avancé; de là l'altération, diminuant d'intensité, gagne le chiasma, les bandelettes même et s'arrête ordinairement avant que celles-ci ne prennent le nom de corps genouillés, sans jamais les dépasser. Une fois seulement, la périphérie de ces corps était déjà grisâtre. Aucun indice ne donne à penser que la dégénérescence puisse atteindre les tubercules quadrijumeaux. » On voit que cette altération, qui se développe sur place dans le nerf optique, concorde avec la neurite subaiguë que nous avons exposée dans l'article précédent; mais nous nions formellement qu'on puisse, comme le pense M. Topinard (p. 166), voir, au premier degré de l'altération oculaire, la congestion des papilles, ou du fond de l'œil, en général.

(1) Un exemple d'un fait de ce genre nous a été fourni en 1863. Le colonel N.... présentait, depuis un an environ, les signes manifestes de l'ataxie locomotrice, diagnostic porté par M. Trousseau dans une consultation préalable. La faiblesse des membres inférieurs avait atteint, dans l'espace de quelques mois, un degré tel, que le malade avait dû renoncer à monter à cheval, et ne pouvait marcher sans l'aide d'un guide. A la suite d'un traitement au nitrate d'argent et à l'iodure de potassium, les jambes s'étaient notablement fortifiées, quand la vue commença à s'affaiblir, d'abord du côté droit, puis du gauche. Ces nouveaux phénomènes prirent en peu de temps une telle gravité, qu'il survint, en cinq mois, une cécité complète, et cela malgré tous les traitements mis en usage. Mon conseil fut d'entreprendre, dans l'intérêt de la santé générale, une cure hydrothérapique, et, vu l'état des nerfs optiques, d'abandonner, de ce côté, toute médication locale. Les papilles étaient d'un blanc mat. Les vaisseaux n'avaient pas sensiblement diminué de calibre, et l'excavation atrophique n'était nettement dessinée qu'à droite. Ce fut à cette époque que M. Brown-Séquard vit le malade, et crut devoir modifier le traitement, en administrant du bromure de potassium et de la strychnine, et déclara que les nerfs optiques étaient, à la vérité, anesthésiés, mais non atrophiés. Malheureusement pour le malade, ce pronostic favorable ne se réalisa point, et M. N... succomba après dix-huit mois de cécité complète.

médiatement les troubles de la motilité dont sont frappés les membres inférieurs, et nous avons noté, à plusieurs reprises, que les malades, au moment même où surviennent chez eux des signes de paralysie de la vue, constataient dans leur état général un changement favorable. Il est excessivement rare d'observer le fait dont MM. de Graefe (1) et Duchenne (2) signalent des exemples, et dans lequel les symptômes d'atrophie des nerfs optiques précédèrent les signes de l'ataxie (3).

Au contraire, il est assez fréquent que cette atrophie des nerfs de la vision, lorsqu'elle prend son origine dans une lésion directe des centres nerveux, précède, d'un temps variable, les troubles intellectuels (démence) et la paralysie progressive consécutive à cette lésion. Il serait du plus haut intérêt pratique d'arriver à déterminer exactement, à l'avance, les cas dans lesquels l'atrophie des nerfs optiques constitue une entité morbide et ceux, au contraire, où elle n'est qu'un prodrome de troubles fonctionnels encore plus alarmants. Des statistiques étendues faites avec soin, dans les établissements consacrés aux aveugles adultes, sont seules capables d'élucider cette question. Nous nous permettrons toutefois d'appeler l'attention sur un point important de l'histoire de ces maladies, en disant que les personnes atteintes d'atrophie progressive des nerfs optiques et qui accusent, en même temps, un certain affaiblissement de la mémoire sont celles chez lesquelles il est le plus à craindre de voir éclater la démence, fût-ce plusieurs années après le développement complet de la cécité.

Les formes d'atrophie des nerfs optiques dont nous venons de traiter, tiennent, plus ou moins directement, à une altération des centres nerveux; il nous reste à mentionner celles qui dépendent d'une cause morbide ayant son siége, soit sur le trajet des nerfs, soit dans leur voisinage, en deçà du chiasma, dans l'orbite, ou enfin tout près de l'anneau sclérotical. En raison des rapports de proximité qui existent dans ces régions, entre les nerfs optiques et d'autres nerfs crâniens, il est rare que les premiers soient seuls soumis à l'influence de la cause morbide qui agit sur eux, d'une compression, par exemple (envahissement du nerf lui-même par une tumeur), et que l'on n'observe pas, avec les troubles fonctionnels qui leur correspondent, des paralysies concomitantes des nerfs voisins (moteur oculaire commun, nerf olfactif, pathétique, trijumeau, moteur oculaire externe, nerf auditif (4)).

(1) *Klinische Monatsblätter*, 1865, p. 156.

(2) *Traité de l'électrisation localisée*. Paris, 1861.

(3) Il n'en est pas de même, on le sait, pour les paralysies musculaires de l'œil qui précèdent souvent de plusieurs années l'ataxie.

(4) Au sujet des symptômes morbides concomitants de l'atrophie des nerfs optiques, M. Lancereaux dit, dans un travail récent (*Arch. génér. de médecine*, janv., et

Il peut arriver, en pareille circonstance, que les paralysies concomitantes rétrogradent, et que l'atrophie du nerf optique persiste seule (nous en avons observé, dans notre pratique, deux exemples très-remarquables analogues à celui qu'a signalé M. Sæmisch). Il paraîtrait que le nerf optique soumis, par exemple, à une compression de quelque durée, est moins apte à recouvrer ses fonctions que les autres nerfs crâniens. Cependant on sait que, dans certains cas d'exophthalmie, suivis de guérison, le nerf optique qui a été fortement tiraillé et la rétine entièrement anesthésiée ont repris leurs fonctions dans toute leur intégrité. Par conséquent, la persistance du trouble fonctionnel du nerf optique, alors que les paires nerveuses voisines reprennent leur action, nous semble plutôt signifier que ce nerf a été envahi, soit par un procès inflammatoire, soit par une néoplasie.

Lorsque la cause déterminante de l'atrophie siége en deçà du chiasma, la maladie peut rester indéfiniment localisée du côté correspondant. Les sections du nerf optique faites en arrière de la sclérotique par M. Rosow ont démontré que l'atrophie peut être poursuivie au-delà du chiasma, et principalement du côté lésé. Ces expériences, d'ailleurs très-délicates, fourniront peut-être des données sur les origines profondes des nerfs optiques et, inversement, sur le point de départ de certaines atrophies centrifuges.

A côté des causes d'atrophie des nerfs de la vision que nous avons signalées au sein de l'encéphale même, nous devons mentionner encore certains troubles circulatoires consécutifs aux diverses intoxications, notamment à l'alcoolisme et à l'intoxication par la nicotine. Ces intoxications, qui ne donnent lieu tout d'abord qu'à une torpeur de la rétine, peuvent, à la longue, revêtir les signes de l'anesthésie consécutive à une atrophie progressive. Du reste, cette anesthésie rétinienne stationnaire

suiv. 1864) : « Le trouble de la vision est-il borné à un seul œil et exempt de tout désordre cérébral, il sera permis de croire à une altération des nerfs optiques. Est-il accompagné de la perte de l'odorat ou de la paralysie d'un des nerfs moteurs de l'œil, on songera à une tumeur de la base du cerveau. Les troubles du côté de la miction, des vomissements avec convulsions, sans paralysies, porteront à supposer l'existence d'une tumeur des tubercules quadrijumeaux ou de leur voisinage. La surdité venant s'ajouter à l'amaurose conduira à penser à une lésion des couches optiques. Une hémiplégie avec ou sans contracture donnera lieu de croire à un désordre anatomique du côté des corps striés ; des attaques consistant dans l'abolition momentanée de toutes les fonctions cérébrales, quelquefois accompagnées de couvulsions ou de tremblement général, précédant l'amaurose ou venant s'y ajouter, éveilleront l'idée d'une affection ayant pour principal siége l'un des lobes antérieurs du cerveau. » On le voit, dans ces régions obscures, tout est hypothèse, rien n'est certitude.

concorde ordinairement avec des troubles de l'intelligence et des symptômes de paralysie, lorsqu'il existe déjà, dans les centres nerveux, de profondes altérations de nutrition.

Relativement à la symptomatologie de cette affection, nous avons insisté déjà sur les diverses modifications d'aspect qu'elle imprime à la papille. Il est tout à fait impossible d'énumérer tous les symptômes qui se lient à l'atrophie progressive des nerfs optiques, car ils ne sont pas moins complexes que les causes qui la déterminent. Aussi nous contenterons-nous de signaler, dans cet ordre de faits, les points les plus intéressants observés jusqu'à ce jour. Du reste, on trouvera un certain ensemble de ces symptômes et leur constatation à l'article AMAUROSE.

Chacun sait quelle importance on accordait autrefois, avant la découverte des moyens d'exploration qui permettent aujourd'hui l'examen du fond de l'œil, à l'état de contractilité de l'iris dans les cas d'amblyopie ou d'amaurose. Ce signe a bien perdu de sa valeur, depuis qu'on sait que la sensibilité rétinienne peut être complétement et définitivement abolie d'un côté, sans que l'iris correspondant ait perdu la faculté de se contracter, sous l'influence d'une impression lumineuse reçue par la rétine de l'œil sain. En outre, il est maintenant prouvé qu'une cécité absolue peut exister, sans que, pour cela, l'iris ait cessé, dans tous les cas, de réagir à l'action de la lumière. Ce singulier phénomène est susceptible d'interprétation. En effet, il se peut que la conduction des impressions lumineuses vers les centres nerveux soit conservée, et que, pourtant, la portion de l'encéphale où ces impressions sont élaborées, ait cessé de fonctionner, ce qui n'empêche nullement l'action réflexe développée par ces impressions, de produire ses effets sur les fibres motrices qui se rendent au sphincter de l'iris. Du reste, rien ne prouve que cette action réflexe ne s'effectue pas au voisinage de l'œil ou dans celui-ci même ; et s'il en est ainsi, elle peut s'exercer, grâce à la conservation souvent si prolongée de l'appareil sensoriel de la rétine, alors même que les appareils conducteurs sont eux-mêmes détruits dans leur trajet vers les centres nerveux.

Nous dirons ici quelques mots de l'état de la pupille dans les cas d'atrophie progressive des nerfs optiques qui se lient à la dégénérescence grise des cordons postérieurs de la moelle. Tandis que, dans les cas où cette atrophie a eu rapport avec une altération cérébrale, la pupille devient ordinairement paresseuse et se dilate légèrement ; on observe des phénomènes inverses dans le groupe des états morbides décrits sous le titre commun d'ataxie locomotrice. Dans ces derniers, le début des troubles visuels se marque fréquemment par une contraction manifeste des fibres du sphincter de l'iris, que l'action de l'atropine ne peut alors dilater qu'au degré qu'on observe dans les paralysies du sphincter iridien (paralysie de la troisième paire). Cette contraction des pupilles est surtout manifeste dans les cas où les malades accusent de la céphalalgie et des douleurs fulgurantes (1). Il faut, en général, pour que leurs pupilles acquièrent spontanément un degré moyen de dilatation, que l'atrophie des nerfs optiques soit déjà très-avancée, et que des symptômes paralytiques apparaissent dans d'autres régions.

Cependant, nous possédons quelques observations dans lesquelles la contractilité de la pupille s'est maintenue avec une intensité remarquable, plusieurs années même après l'extinction complète de la vue. Cette contraction pupillaire doit évidemment être rapportée à une paralysie des fibres du grand sympathique qui innervent les fibres radiées de l'iris, et cette manière de voir est fortement appuyée par le peu d'action que l'atropine exerce sur cet orifice. On sait, en effet, qu'à l'état normal, la dilatation artificielle de la pupille n'atteint son plus haut degré que parce que l'atropine agit à la fois, en paralysant le sphincter et en irritant le dilatateur de la pupille (grand sympathique). D'après les considérations qui précèdent, on comprend toute l'importance dévolue à cet état de contraction de l'iris, au point de vue du diagnostic et du pronostic des amauroses dites spinales.

La *marche* de l'atrophie progressive est ordinairement lente. Les nerfs sont, en général, plusieurs mois à s'atrophier complétement, et la maladie ne se localise que rarement sur un seul d'entre eux. Dans certains cas exceptionnels, on y observe un arrêt temporaire, alors même qu'elle a pris une extension considérable.

Le *pronostic*, dans tous les cas, doit être posé fort grave; surtout lorsqu'il faut renoncer à tout espoir de voir l'altération rester localisée à l'une des bandelettes optiques, et lorsque le rétrécissement du champ visuel qui accompagne l'affaiblissement de l'acuité de la vue est en rapport avec les signes d'atrophie révélés par l'examen ophthalmoscopique.

Vu la variété des causes de l'atrophie progressive des nerfs optiques, il est impossible d'instituer contre cette maladie un *traitement* général et méthodique. L'état du malade doit être l'objet d'une étude approfondie sur laquelle s'appuieront ultérieurement les essais thérapeutiques. C'est encore le cas de faire remarquer que les traitements débilitants hâtent souvent les progrès de la maladie, notamment dans les cas où elle est liée à l'existence d'un foyer d'encéphalite ou à la dégénérescence grise des cordons postérieurs de la moelle. C'est pour ce motif que le traitement

(1) M. Duchenne (de Boulogne) veut avoir observé que pendant l'accès même des douleurs, la pupille se dilate. (Voy. *Phénomènes oculo-pupillaires dans l'ataxie locomotrice*, par M. A. Voisin, *Gaz. hebd.*, n° 58, 1864.)

mercuriel, les transpirations prolongées, le séjour des sujets dans un milieu à température élevée (bains romains); enfin, les déplétions sanguines ne doivent être mis en usage qu'après une recherche très-minutieuse des caractères spéciaux de la maladie. Les plus fâcheuses conséquences pourraient suivre l'emploi d'un traitement exclusif; car on sait avec quelle facilité les parents des malades attribuent à la médication débilitante la manifestation des troubles intellectuels, et l'apparition des symptômes paralytiques qui font, assez souvent, partie intégrante de la maladie, et même la terminaison fatale qu'elle a, dans un certain nombre de cas. C'est donc en pareille circonstance que le médecin est surtout appelé à faire preuve d'expérience et de tact, en précisant, autant que possible, le pronostic qu'il porte, et en s'abstenant de fatiguer et de tourmenter inutilement son malade.

ARTICLE XV.

APOPLEXIES DU NERF OPTIQUE.

La situation profonde et le trajet sinueux du nerf optique le protégent très-efficacement contre les lésions directes qui pourraient y déterminer la production de foyers d'apoplexie. Ces altérations s'observent donc principalement par suite d'un obstacle qui s'oppose au reflux du sang veineux de l'œil. La veine centrale se jette, on le sait, ainsi que les veines choroïdiennes postérieures, dans la veine ophthalmique qui traverse la fente sphénoïdale, et s'abouche avec le sinus caverneux. L'occlusion de ce sinus ou la compression, au voisinage de leur embouchure, des troncs veineux qu'il reçoit, peuvent devenir la cause d'une apoplexie du nerf optique. En effet, on sait que l'occlusion instantanée de l'une des veines jugulaires internes (l'occlusion des deux est rapidement mortelle) a pour effet ordinaire de donner lieu immédiatement à des hémorrhagies intra-oculaires.

Il faut dire que la compression ou l'occlusion des veines et du sinus caverneux déterminent, dans la plupart des cas, un étranglement du nerf optique, et, consécutivement, l'inflammation de ce dernier, au niveau de son insertion oculaire. La coexistence d'un foyer apoplectique avec ces altérations n'est donc, en pareille circonstance, qu'un symptôme secondaire. Il peut arriver, en outre, que la cause comprimante qui agit sur les veines ou sur le sinus, ne produise ses effets que très-lentement et qu'elle agisse simultanément sur les artères nourricières des nerfs, de façon à les atrophier peu à peu. C'est là sans doute un des motifs pour lesquels les observations que nous possédons relativement aux apoplexies des nerfs optiques sont encore si peu nombreuses.

Ces foyers d'apoplexie doivent marquer leur présence par l'apparition de lacunes dans le champ visuel, ou même par une anesthésie complète de la membrane nerveuse, si l'épanchement a été considérable. Dans ce dernier cas, il peut arriver qu'une fraction notable ou même la totalité des fibres nerveuses s'atrophie, et qu'au fur et à mesure de cette atrophie, la coloration de l'épanchement sanguin ou une pigmentation particulière apparaisse sur la section du nerf (1).

De plus, l'épanchement sanguin, tout en déterminant l'atrophie d'un nombre variable des fibres du nerf optique, peut donner lieu au développement d'un petit kyste, ayant pour paroi le névrilème refoulé et épaissi, par suite d'une irritation inflammatoire. Ces formes de kystes se rapprochent tout à fait de celles qu'on rencontre dans l'encéphale, comme résidus d'anciens foyers apoplectiques. De Ammon (2) rapporte un cas véritablement typique de cette variété d'altération. Un vieillard âgé de quatre-vingts ans était devenu aveugle pendant les dernières années de sa vie, sans éprouver la moindre souffrance. On trouva dans le nerf optique gauche, près de son expansion rétinienne, une cavernule ronde, encore remplie d'une masse sanguine noirâtre.

Il est plus que probable qu'un certain nombre des épanchements séreux observés dans la gaîne du nerf optique, et qu'on trouve décrits sous le nom d'*hydropisies du nerf*, avaient tiré leur origine de semblables apoplexies. Cela est d'autant plus vraisemblable que cette altération a été constatée chez des sujets manifestement prédisposés aux hémorrhagies de ce genre (maladies de Bright, altérations cardiaques, etc) (3). Du reste, pour

(1) L'observation d'atrophie de la papille avec pigmentation que M. Liebreich a rapportée (*Annales d'oculist.*, t. LII, p. 31) nous semble comporter cette interprétation. Il s'agit d'une jeune femme de trente-deux ans qui, pendant sa période menstruelle, fut renversée par une voiture, éprouva de violents maux de tête, une diminution de la vue, et fut amenée à l'hôpital, où elle perdit connaissance. Au bout de quatorze jours, elle revient à elle, et la faible perception lumineuse qui lui reste ne tarde pas à s'abolir complétement. Il semble peu naturel de prétendre que la pigmentation des papilles observée, pigmentation plus prononcée à gauche qu'à droite, et qu'il est impossible de rattacher ou à un vice congénital, ou à une altération inflammatoire, soit due « à ce que les cellules (?) pigmentaires qui se trouvent dans la papille se soient développées dans le tissu cellulaire qui, dans l'atrophie du nerf optique, remplace les fibres nerveuses. »

(2) *Archiv für Augenheilkunde*, t. VI, A. 1, p. 37.

(3) Nous sommes loin de prétendre que les cas d'hydropisie se rapportent exclusivement à des épanchements sanguins. A ce propos, notre honorable collaborateur, le professeur Manz relate une observation remarquable d'hydropisie de la gaîne du nerf optique, dont voici le texte. Il s'agit d'un manouvrier âgé de seize ans, qui, étant tombé d'un troisième étage, succomba, neuf mois après, à une affection cérébrale com-

démontrer qu'il peut se faire dans la gaîne du nerf optique un épanchement de quelque abondance, nous rappellerons ici l'observation de M. Ignace Mey (1). Toute la gaîne externe du nerf, à partir de son entrée dans l'orbite jusqu'à son insertion scléroticale, était détachée des fibres nerveuses, et, autant que le permettait l'élasticité de son tissu, distendue par le sang.

Nous regrettons que le nerf optique ne soit pas plus souvent l'objet d'investigations anatomiques semblables à celles dont M. de Ammon a donné l'exemple; car nous ne doutons pas que ces recherches ne four-

pliquée. Il avait existé un strabisme divergent de l'œil droit, et une diplopie, suite de paralysie incomplète de la troisième paire. La papille de cet œil était gonflée, les grosses veines rétiniennes turgescentes. L'état soporeux du malade ne permit pas de déterminer le degré d'acuité fonctionnelle de cet œil. L'autopsie montra les os du crâne et les membranes du cerveau gorgés de sang, la pie-mère basilaire infiltrée d'une masse gélatineuse et en partie couverte de dépôts fibrineux, surtout développés près du chiasma. Les ventricules étaient ramollis et contenaient une assez grande quantité de sérosité. Dans toutes les séreuses et dans quelques organes, notamment la rate et les reins, on constata la présence de nombreux tubercules miliaires. Les yeux avaient été enlevés de l'orbite avec les nerfs optiques. Ceux-ci avaient triplé de volume, par suite d'une extension énorme de leur gaîne. Cette dernière était transformée en un sac très-tendu, rempli d'un liquide visqueux et clair. Ce sac présentait sa plus grande circonférence au voisinage du globe de l'œil. Près de l'œil droit, la distension était plus prononcée en dehors, tandis que, près de l'œil gauche, elle donnait à la gaîne du nerf une forme assez régulièrement cylindrique. La gaîne elle-même était à peine épaissie, un peu boursouflée, sans aucune autre altération pathologique. On voyait ramper, à sa surface interne, une multitude de vaisseaux distendus et tortueux, dont un grand nombre se rendaient à la gaîne interne du nerf. Il était facile de détacher cette dernière du tissu nerveux, sous forme d'une membrane isolée, jusqu'au trou optique; d'ailleurs le décollement s'était opéré sur une petite partie de son étendue, par l'effet d'une accumulation de sérosité à sa face profonde. Le nerf optique lui-même avait conservé, sur toute sa longueur, sa forme cylindrique et ne semblait pas avoir changé notablement de consistance. L'œil, ouvert pour l'examen, n'offrait d'ailleurs aucune modification morbide, si ce n'est une altération importante de la papille. La délimitation de cette dernière, par rapport à la rétine, se traduit par un trouble bien plus prononcé que celui qui résulte des altérations cadavériques ordinaires. Soumise à des sections perpendiculaires à son axe, la papille montre une étroite cavité infundibuliforme dont les parois montent à pic et au fond de laquelle on trouve une veine dilatée, occupée, sur divers points, par des caillots sanguins. Les veines sont presque toutes, au voisinage de la papille, très-distendues et gorgées de sang.... Les altérations de l'œil se réduisent, on le voit, à une transsudation séreuse qui s'est opérée sous l'influence des troubles circulatoires des vaisseaux centraux (*Klin. Monatsblätter*, 1865, p. 281).

(1) *Beiträge zur Augenheilkunde*. Vienne, 1850, p. 29.

nissent, dans un certain nombre de cas, l'explication de quelques-uns de ces faits, dans lesquels une cécité soudaine a frappé l'un des yeux, sans que l'atrophie du nerf suivît immédiatement la perte de la vue.

ARTICLE XVI.

TUMEURS DU NERF OPTIQUE.

Les tumeurs du nerf optique sont relativement rares; elles affectent, pour la plupart, un caractère bénin, ce que d'ailleurs fait, en partie, prévoir la lenteur accoutumée de leur évolution.

On observe dans le nerf optique trois formes principales de tumeurs; ce sont : le myxoma, le glioma mou et le gliosarcome ou myxosarcome. Le carcinome médullaire (encéphaloïde) n'y a guère été constaté qu'à la suite d'une extension de cette néoplasie maligne, primitivement développée dans l'œil ou dans une autre partie du contenu de l'orbite.

Les tumeurs du nerf optique nous fournissent de nouveau l'occasion de quelques considérations fort intéressantes au point de vue de la pathologie générale. En effet, cette question nous met encore en présence de la difficulté qu'il y a à distinguer une simple hypertrophie du développement d'une tumeur. Elle nous offre, de plus, des exemples de la transition déjà signalée entre les productions bénignes et les tumeurs de mauvaise nature.

Le tissu cellulaire très-délicat qui enveloppe les fibres primitives du nerf, tissu que M. Virchow appelle neuroglia et auquel M. Robin a assigné le nom de périnèvre, lorsqu'il devient le siége d'une hyperplasie active, constitue, comme nous l'avons vu à l'occasion de l'inflammation subaiguë du nerf optique, une masse mollasse, grisâtre, gélatiniforme, que l'on aurait, même en s'aidant du microscope, beaucoup de peine à distinguer des éléments constituants du myxoma. C'est donc d'après les considérations déjà exposées, au sujet des tumeurs de la rétine, que, dans un cas, nous nous déclarons pour une simple hyperplasie d'origine inflammatoire, et, dans un autre, pour la production d'une tumeur.

Il s'agit encore, dans ce dernier cas, de décider si la tumeur en question est homologue ou hétérologue. En effet, la neuroglia de M. Virchow ou le périnèvre de M. Robin (bien moins abondante dans le nerf optique que dans certains nerfs périphériques, et surtout dans la moelle) se rapproche beaucoup du tissu muqueux, gélatiniforme (Schleimgewebe). Cette similitude est surtout frappante, lorsque le périnèvre est atteint d'hyperplasie, et pourtant, lorsque nous voyons un myxoma développé dans le nerf optique, la différence d'aspect qui se fait remarquer entre cette tumeur et son tissu générateur, peu abondant dans les parties saines, nous porte à assigner à cette production un caractère d'hétéroplasie qui, à proprement parler, ne lui appartient pas. Il est donc très-légitime de discuter l'origine hyperplasique ou hétéroplasique d'une pareille production.

La transformation insensible du myxoma en un glioma mou, et de ce dernier en un gliosarcome, est encore un fait très-digne d'intérêt. Il peut ainsi arriver qu'on rencontre, dans une seule et même tumeur, ces trois états différents. Si, de plus, on constate, en même temps, une vascularisation abondante, on aura sous les yeux une de ces tumeurs que les anciens ont désignées sous le nom de fongus hæmatodes. On comprend aisément quelle difficulté d'appréciation se présente à l'observateur qui ne connaît pas à fond les caractères essentiels de chacune de ces formes de tumeurs.

Le myxoma est une tumeur molle, gélatiniforme, qui, soumise à la pression du doigt, donne la sensation de la fluctuation. Sa consistance est tellement faible que, sur une coupe, il est facile d'exprimer, par la compression, une partie de son contenu intercellulaire, lequel s'échappe alors des mailles de la tumeur, avec l'aspect du mucus ou du blanc d'œuf. Sous le microscope, on constate dans le myxoma, outre cette substance intercellulaire transparente, un réseau fibrillaire à mailles plus ou moins larges, et dont les éléments ressemblent parfaitement aux fibrilles d'un tissu cellulaire très-lâche. Dans la masse intercellulaire elle-même, on peut apercevoir un nombre variable de cellules arrondies (corpuscules de mucus), fusiformes et étoilées. Quand la tumeur est récente, ce sont les cellules rondes (mucipares) qui sont les plus nombreuses, tandis que ces éléments tendent à disparaître des myxomas d'ancienne date, dans lesquels on voit, au contraire, les cellules fusiformes et étoilées devenir prépondérantes, au point de constituer un second réseau qui s'entrelace avec le réseau fibrillaire ci-dessus mentionné.

C'est en tenant compte de la prédominance des éléments cellulaires et fibrillaires dans ces tumeurs, ainsi que des degrés de résistance ou de vascularité qu'elles présentent, qu'on les a désignées sous les dénominations de myxomas hyalins, fibreux, cartilagineux, télangiectasiques (Virchow).

A vrai dire, l'espèce de tumeur qui marque le terme de passage du myxoma au glioma mou n'offre que des caractères distinctifs peu accusés. Seulement, dans cette dernière production, la proportion de la substance intercellulaire gélatiniforme est moindre, les réseaux fibrillaires sont composés de mailles plus étroites qui se dessinent mieux et qui comprennent dans leurs intersections des noyaux nombreux et des cellules.

Nous avons insisté, à l'occasion des tumeurs de la rétine, sur les modifications de structure que doit présenter un glioma pour qu'on soit en droit de l'appeler gliosarcome (ou myxosarcome) et, par cela même, de lui attribuer un certain caractère de malignité qu'il ne présentait pas tout d'abord.

Avant de quitter la description anatomique des tumeurs du nerf optique, nous devons faire remarquer, chose bien digne d'intérêt, que ces espèces de tumeurs ont été observées, avec une frappante analogie dans leur mode de développement, au sein même des lobes cérébraux antérieurs. D'ailleurs, il est bon de savoir que les myxomas constituent une variété de tumeurs relativement assez rares chez l'homme.

Nos lecteurs trouveront plus bas trois observations abrégées concernant les tumeurs dont il vient d'être question, observations qui leur permettront de s'éclairer sur le mode de développement et la marche qui leur sont propres, ainsi que sur les signes particuliers qui permettent, dans un assez petit nombre de ces cas, il est vrai, de reconnaître, avant l'opération, l'origine et la nature de la néoplasie. Les principaux de ces signes sont : la conservation de la mobilité ; la propulsion de l'œil parallèle à l'axe de l'orbite et un peu en dehors ; l'intégrité du centre de rotation, par le fait de la conservation relative d'une couche celluleuse entre l'œil et la tumeur ; la précocité de la perte de la vue sans phosphènes ; l'absence de douleurs et la consistance mollasse de la tumeur. (de Graefe).

OBSERVATION I. — *Myxoma du nerf optique*, par M. A. DE GRAEFE (*Archiv. für Augenheilkunde*, t. X, A 1, p. 193, 1864). Ch. A..., âgé de vingt-trois ans, cultivateur, avait été atteint, il y a deux ans, de diplopie du côté gauche, avec saillie croissante de l'œil gauche, et perte graduelle des fonctions de cet organe. Il n'y a que quelques semaines que des symptômes inflammatoires et des douleurs, se rattachant à une maladie cornéenne, portèrent ce malade à chercher du secours. La proéminence de l'œil mesurait au moins 18 millimètres, et s'était effectuée dans la direction de l'axe orbitaire. Actuellement, les paupières ne se mettent plus en contact, la mobilité est bien conservée en haut, en dehors et en bas ; en dedans, elle est notablement altérée. Le centre de rotation coïncide, à peu près, avec le centre de l'œil proéminent. Le toucher révèle une tumeur rétro-bulbaire élastique, molle et presque fluctuante sur quelques points. L'examen ophthalmoscopique de cet œil, frappé de cécité, montre les veines rétiniennes élargies et tortueuses, les artères amincies et un gonflement à pic de la moitié interne de la papille. Elle forme, dans cette partie, une élevure d'un gris jaunâtre qui masque les vaisseaux, dont la saillie s'étend un peu en dehors des limites de la section nerveuse. On se prononce pour une tumeur relativement bénigne de l'orbite, probablement un fibro-sarcome. Cette opinion se fonde : 1° sur la conservation de l'appareil musculaire et de la mobilité; 2° sur la conservation d'une couche saine de tissu cellulaire entre l'hémisphère postérieur du globe de l'œil et la tumeur. L'existence de cette couche est démontrée par l'emplacement du centre de rotation; 3° sur l'absence de douleurs; 4° sur la consistance uniformément molle de la tumeur; 5° sur l'âge du sujet et l'aspect de santé florissante qu'il présente. Il reste à faire remarquer ici la rapidité avec laquelle la cécité s'est déclarée, dès que la tumeur a pris un certain développement, ce qui, joint à l'examen ophthalmoscopique, donne à supposer que la néoplasie a envahi le nerf optique. On procède d'abord à l'énucléation de l'œil et l'on aperçoit une faible couche de tissu cellulaire dont l'incision transversale met à jour la surface rouge-bleuâtre de la tumeur. Le nerf optique, épaissi, pénètre dans cette dernière, en dehors de son diamètre vertical. Il est facile de l'enlever, à cause de l'enveloppe épaisse de tissu cellulaire qui l'entoure. La tumeur est grosse comme un œuf de pigeon et présente un prolongement pyramidal qui devait n'être pas séparé du trou optique par plus de quelques millimètres. L'examen histologique, fait par M. de Recklinghausen, montre la tumeur constituée par un myxoma, ayant pris son point de départ dans le nerf optique. Les rapports des fibres du nerf optique avec la tumeur présentaient le plus grand intérêt. On constata très-distinctement des fibres nerveuses à la surface la plus éloignée du nerf. Elles étaient, il est vrai, très-isolées, mais très-distinctes; et leur nombre allait croissant, à mesure qu'on les examinait plus près des points où le nerf pénétrait dans la tumeur et en sortait.

OBSERVATION II.—*Myxoma cystoïde du nerf optique*, par M. A. ROTHMUND (*Klinische Monatsbl.*, p. 261, 1863). Le 19 juin, se présente à la clinique une jeune fille de treize ans, offrant une tumeur énorme qui faisait saillie hors de l'orbite gauche. Cette tumeur dépassait le volume d'un œuf, et se mouvait au gré de la malade. A son extrémité antérieure, on distinguait les vestiges d'une cornée opacifiée, tandis qu'une conjonctive hyperhémiée couvrait le reste. On pouvait y constater une légère fluctuation, et la pression était très-sensible, lorsqu'on l'exerçait sur la partie externe. Les paupières, extrêmement distendues et insuffisantes à voiler complétement la tumeur, avaient néanmoins conservé beaucoup de mobilité; la fente palpébrale mesurait 2 pouces et demi, et l'orbite avait éprouvé une dilatation analogue. La malade, dont l'habitude extérieure dénotait une santé excellente, n'accusait d'ailleurs aucune douleur spontanée. Au commencement de la deuxième année, à partir du début, et à l'époque où le mal avait chassé l'œil de l'orbite, il s'y était déclaré de vives souffrances. La vue ne s'était perdue que vers la fin de la même année, et alors les douleurs s'étaient dissipées. Insensiblement, la tumeur avait acquis les dimensions qu'elle offrait à notre examen ; je l'extirpai, comme s'il s'était agi d'une simple énucléation du globe oculaire. Au moment où je coupai le nerf optique, à son entrée dans l'orbite, il s'échappa une assez grande quantité de liquide, et la consistance de la tumeur diminua. Le professeur Buhl examina la tumeur : son diamètre était de 7 centimètres. Elle présentait les résidus de la cornée et de la sclérotique et les insertions de tous les muscles de l'œil. On vit sur une coupe qu'elle était constituée par le nerf optique dégénéré, et qu'elle avait refoulé l'œil en avant en l'aplatissant. Elle n'occupait que la partie intra-orbitaire du nerf ; elle se composait de tissu fibreux dont les brides emprisonnaient des kystes de grandeur variable. Ceux-ci renfermaient des réseaux déliés contenant une substance gélatineuse et vasculaire. L'examen microscopique y fit reconnaître un myxoma, altération qu'on a souvent (?) occasion d'observer dans d'autres nerfs.

Observation III. — *Myxosarcome du nerf optique*, par M. A. de Graefe (*Archiv. fuer Augenheilkunde*, t. X, A. 1, p. 201, 1864). Mademoiselle O..., âgée de vingt-quatre ans, s'était adressée à moi, en 1858, pour une amblyopie gauche avec rétrécissement du champ visuel. Cette amblyopie dépendait d'une neuro-rétinite, et comme il existait, dès cette époque, une propulsion de 4 millimètres, je songeai à l'existence d'une tumeur intra-orbitaire. Le pouls artériel qu'on voyait battre dans cet œil, fit supposer que la cause comprimante n'était pas loin du nerf optique. Pendant les cinq années qui suivirent, la saillie de l'œil augmenta sans douleurs, et la vue se perdit insensiblement. Dans l'été de 1863, l'œil proéminait de 16 millimètres. La mobilité de tous les muscles était relativement conservée. Le centre de rotation correspondait au centre du globe. Il existait une tumeur dans l'infundibulum des muscles, tumeur qui se prolongeait entre les droits supérieur et interne, de manière à se présenter sous la conjonctive par une surface lisse, de couleur jaune-rougeâtre. Le globe de l'œil proéminait principalement en dehors, en empêchant les paupières de se rapprocher. Il offrait d'ailleurs un aspect normal ; mais ses fonctions s'étaient affaiblies à ce point qu'il lui restait à peine la perception de la lumière. La consistance de la tumeur était mollasse ; et l'on suppose qu'elle avoisinait le nerf optique. L'opération fut exécutée par M. Langenbeck ; on procéda à l'énucléation, et l'on enleva la tumeur, qui était fort bien délimitée de tous les côtés. Au sommet de l'infundibulum orbitaire, il existait encore une couche non altérée de tissu adipeux. Dans ses parties antérieures, la tumeur contenait un petit kyste, et elle était sillonnée par de nombreux vaisseaux élargis, ce qui rend compte de la rapidité du collapsus de la tumeur, plus grosse qu'un œuf de pigeon. Le nerf optique pénétrait dans la tumeur et s'y perdait sous la forme d'une expansion aplatie, striée. Le globe de l'œil était notablement raccourci dans son diamètre antéro-postérieur (20 millimètres). L'examen de la tumeur fait par M. de Recklinghausen, montra que c'était un sarcome, avec transformation myxoïde partielle et production de vaisseaux, développé dans le nerf optique.

Il se présente, à ce propos, une question importante : est-il ou non possible de diagnostiquer, à l'aide de l'inspection ophthalmoscopique, le développement de ces tumeurs ? Jusqu'à présent, il ne s'est guère présenté d'occasions d'élucider ce point de science. M. Mackenzie (1) rapporte dans son traité un fait qui, à ce qu'il semble, se serait bien prêté à cette recherche, si l'exploration ophthalmoscopique avait été connue, lorsqu'il s'est présenté.

En effet, la rétine et la choroïde n'avaient aucun rapport direct avec la tumeur « qui remplissait tout l'espace occupé, d'ordinaire, par l'humeur vitrée et le cristallin, et naissait du nerf optique par un pédicule. Cette tumeur, environnée d'une membrane délicate semblable à l'hyaloïde, était d'une couleur blanc jaunâtre et avait la consistance de la matière cérébrale. Le nerf optique, dans sa portion extérieure à la sclérotique, ne paraissait point malade. Cette pièce provenait d'un enfant âgé d'environ trois ans. Quelques mois après l'opération, l'orbite était rempli par une nouvelle tumeur, et l'enfant mourait bientôt après. L'orbite était occupé par une masse morbide prenant naissance du moignon du nerf optique et ressemblant, sous le rapport de la texture, à celle qui existait à l'intérieur de l'œil. Les nerfs optiques, depuis leur origine au cerveau jusqu'à leur commissure, paraissaient sains ; mais, depuis ce point jusqu'au trou optique, celui du côté malade était aussi volumineux que le doigt médius. En traversant le trou optique, il était rétréci comme s'il eût été serré par une ligature ; mais dès son entrée dans l'orbite, il s'élargissait de nouveau, de façon à occuper l'espace situé entre les muscles droits. »

Un cas bien plus remarquable, attendu qu'il a été l'objet d'un examen ophthalmoscopique et histologique, a été relaté par M. Jacobson (2). Il s'agissait d'un jeune homme de vingt ans qui avait constaté, deux ou trois ans auparavant, que son œil gauche, très-amblyopique et avec lequel il avait longtemps louché en dedans, commençait à proéminer. Cette proéminence augmenta rapidement, en s'accompagnant de maux de tête, de douleurs profondes dans l'orbite et de vertiges. La proéminence de l'œil, d'un aspect parfaitement normal, est de 1 pouce ; cet organe est, en même temps, dévié d'un demi-pouce en bas. Sa mobilité a peu souffert.

A l'examen ophthalmoscopique, les milieux et les membranes profondes

(1) *Loc. cit.*, t. II, p. 281.

(2) *Archiv für Augenheilkunde* t. X, A. 2, p. 55, 1864.

paraissent normaux; seule, l'entrée du nerf optique présente des modifications considérables. La papille offre une configuration très-irrégulière, différente dans ses diverses parties et proémine inégalement dans l'intérieur de l'œil. La figure singulière qu'elle présente est encadrée par un bord sinueux de pigment choroïdien. Une partie de la tumeur, celle qui proémine le plus dans l'œil, est d'un bleu clair et absolument dépourvue de vaisseaux. Une autre portion, moins saillante en avant, est vascularisée et rappelle, comme aspect, les tuméfactions inflammatoires ordinaires du nerf optique. Une troisième partie, d'un jaune brun, offre une surface entièrement plane. Les vaisseaux qui partent de ces diverses portions de la papille sont tous engaînés, sur une étendue variable de leur trajet, par une couche de couleur blanchâtre. Le diagnostic porte sur une tumeur du nerf optique ayant envahi la cavité oculaire.

L'opération pratiquée consista dans l'énucléation de l'œil, qu'on fit suivre d'une excision du nerf à un demi-pouce de son insertion scléroticale. En explorant l'orbite, on découvrit alors un cordon qui, partant du trou optique, allait vers la région de la glande lacrymale, quant à elle intacte, et qui mesurait en longueur trois quarts de pouce. Comme il était impossible de circonscrire les parties malades, on se contenta de comprendre, dans une extirpation exécutée d'après l'ancien procédé, tout le contenu de l'orbite.

L'examen anatomique des parties, fait par M. de Recklinghausen, montra six tumeurs de la grosseur d'un noyau de cerise, disséminées dans l'orbite et dont le volume total était insignifiant, comparé à celui des tissus graisseux et musculaire enlevés. L'examen histologique assigna à ces tumeurs les caractères du myxosarcome. Le nerf optique, très-libre dans sa gaîne, a perdu sa coloration blanche, est devenu diaphane et présente les signes d'une atrophie simple. L'aspect de la papille correspond exactement au dessin fait d'après l'examen ophthalmoscopique. Elle représente une élevure à très-peu de chose près analogue aux tumeurs disséminées dans l'orbite et avec lesquelles elle n'affecte d'ailleurs aucun rapport direct. Cette tumeur intra-oculaire renferme une plaque de substance osseuse située à sa base et intimement adhérente à la choroïde.

M. Jacobson fait suivre cette observation fort intéressante de quelques remarques très-judicieuses. Les caractères de l'image ophthalmoscopique qui plaident pour l'existence d'une tumeur du nerf sont l'inégalité de la saillie des différentes parties de la papille, les reflets de diverses nuances qu'elle fournit, l'élargissement de la limite choroïdienne; la démarcation tranchée des parties altérées avec la rétine, très-transparente, enfin le changement brusque de direction ou les interruptions des vaisseaux, au niveau du bord des parties saillantes. A ce sujet, M. Jacobson fait encore remarquer que la figure 3 de la planche VII de l'atlas de M. Liebreich ressemble beaucoup à une semblable production néoplasique, et que l'identité d'aspect de ce dessin avec l'altération qu'il venait d'observer sautait aux yeux.

L'auteur de l'atlas, au contraire, rapporte cette image à une choroïdite exsudative dans laquelle un exsudat solide occuperait la surface interne de la choroïde et où un caillot aurait perforé la rétine. Nous nous sommes demandé, avec M. Jacobson, comment l'auteur, sans le contrôle d'un examen microscopique, a pu constater la solidité de cet exsudat, comment un coagulum a pu perforer la rétine, et comment enfin, en admettant même cette étonnante perforation, le coagulum, mis au contact du corps vitré, a pu conserver, un certain temps, la régularité de ses contours?

Lorsqu'on a l'occasion d'observer un malade qui présente une semblable altération de la papille, nous croyons, comme M. Jacobson, qu'il faut songer à l'existence d'une tumeur, même dans le cas où l'œil ne ferait aucune saillie.

Parmi les tumeurs du nerf optique, nous devons encore signaler quelques variétés de kystes observés dans l'épaisseur de ce cordon nerveux (Paw, Richter). Certains d'entre eux peuvent se rapporter à la présence de cysticerques dans la gaîne du nerf ; d'autres, dont il a été déjà question, à des foyers apoplectiques développés dans le nerf et auxquels succèdent de petites cavernules kystiques. Mais à côté de ces faits, rarement observés, il arrive quelquefois que la substance intercellulaire d'un myxoma devienne tellement peu consistante, que la tumeur offre beaucoup d'analogie avec un kyste à contenu fluide. Parfois, il arrive aussi que, sur quelques points isolés du myxoma, cette fluidification succède à la destruction des éléments cellulaires, procès morbide qui donne naissance à une variété de néoplasie désignée sous le nom de myxoma cystoïde.

On a coutume de pratiquer, comme *traitement*, l'extirpation de la tumeur, lorsque après avoir complétement aboli la vue, elle prend un accroissement sensible. Le procédé opératoire le plus simple nous paraît consister à faire l'ablation de l'œil, par énucléation, si toutefois cet organe a conservé sa forme, à explorer ensuite le fond de l'orbite, pour circonscrire, s'il est possible, la tumeur du nerf afin de l'enlever; sinon, à pratiquer l'extirpation du contenu de l'orbite par l'ancienne méthode.

ARTICLE XVII.

ANOMALIES CONGÉNITALES DU NERF OPTIQUE.

Parmi les altérations congénitales des nerfs optiques, nous pouvons négliger, comme offrant un intérêt pratique secondaire, l'absence congénitale de ces nerfs (Haller, Klinkosch, Magendie, Seiler), l'absence de leur entrecroisement, c'est-à-dire de leur chiasma (Vésale, Melchior, Schön) et leur atrophie congénitale (Allan Burns, Panizza, Seiler), enfin l'absence complète des vaisseaux centraux (de Graefe). Il nous paraît plus intéressant de rechercher si l'on peut constater, à l'état congénital, une insertion vicieuse des nerfs, donnant lieu à une incongruence factice des rétines. M. de Graefe a publié une observation de ce genre ; mais comme l'incongruence est un point de science encore bien litigieux, nous nous contentons de signaler cette observation, en ajoutant que l'ectopie du nerf optique n'a, en réalité, été constatée, jusqu'à présent, que sur des yeux difformes, atteints d'ectasie congénitale. Une dernière altération congénitale du nerf optique a été décrite sous le nom de coloboma du nerf optique (de Ammon, Liebreich). Cette altération, qui se rencontre le plus souvent avec un coloboma de l'iris ou de la choroïde, se présente sous la forme d'une ectasie en forme de poche de l'extrémité scléroticale du nerf, ectasie qui fait voir, à l'ophthalmoscope, la papille beaucoup plus étendue qu'à l'état normal (3 ou 4 fois), excavée et remarquable par l'irrégularité et la dissémination de l'émergence de ses vaisseaux. Il ne nous a été donné qu'une fois de constater isolément, sur un œil, cette anomalie, coexistant d'ailleurs avec une acuité parfaite de la vue.

BIBLIOGRAPHIE.

CORNAZ. Des anomalies congénitales des yeux et de leurs annexes. Lausanne, 1848.

BOWMAN. Lecturing on the parts concerned in the operations on the eye, and on the structure of the retina. London, 1849.

LANDOUZY. De la coexistence de l'amaurose et de la néphrite albumineuse (*Ann. d'ocul.*, 1849, t. XXII, p. 129).

TUERK. Anatomischer Befund von Amaurose (*Zeitschr. der k. k. Gesell. der Aerzte zu Wien*, Jahrg. V, H. 8 et 9, 1849.

FORGET. Recherches cliniques sur l'amaurose comme symptôme de l'albuminurie (*Ann. d'ocul.*, 1849, t. XXII, p. 180).

BROWN-SÉQUARD. Diagnostic de la paralysie de la rétine (*Gazette médicale de Paris*, 1849).

BOUCHARDAT. De l'affaiblissement de la vue accompagnant les maladies qui ont pour symptôme une modification anomale dans la composition de l'urine (*Annuaire de thérapeutique, de matière médicale, etc.*, 1850, p. 298).

LANDOUZY. De l'amaurose dans la néphrite albumineuse, deuxième mémoire (*Ann. d'ocul.*, 1851, t. XXVI, p. 134).

BLODIG. États amaurotiques accompagnant des affections du cœur et des gros vaisseaux (*Zeitchr. der k. k. Gesellsch. der Aerzte in Wien*, année 1851, et *Ann. d'ocul.*, 1852, t. XXVII, p. 191).

ABEILLE. Albuminurie ayant occasionné une amaurose unilatérale (*Gaz. méd. de Paris*, 1853, n° 59).

FAUCONNEAU-DUFRESNE. Expérience de M. Claude Bernard prouvant l'union du nerf optique avec le grand sympathique (*Union méd.*, 1853).

BAUER. Albuminurie mit Hemiopie und nachfolgender Amaurose (*Deutsche Klinik*, 1852, n° 28).

TUERK. Ueber Compression und Ursprung der Sehnerven (*Zeitschr. der k. k. Gesellsch. der Wien. Aerzte*, Jahrg. VIII, H. 10, 1852).

SERRE (d'Uzès). Essai sur les phosphènes ou anneaux lumineux de la rétine, etc. Paris, 1853).

HOFFMANN. Organische Gehirnkrankheiten der Irren (*Zeitschr. für klin. Med. v. Günsburg*, Bd. IV, H. 1, 1853).

TUERK. Ein Fall von Haemorrhagie der Netzhaut beider Augen (*Zeitschr. der k. k. Gesellsch. der Wien. Aerzte*, Jahrg. IX, H. 3, 1853).

AVRARD. Mémoire sur l'amaurose albuminurique (*Gaz. méd. de Paris*, 30 juillet et 6 août 1853).

THEILE. Drei Faelle von Albuminuria amaurotica (*Deutsche Klinik*, n° 15, 1853, et *Ann. d'ocul.*, 1854, t. XXXI, p. 233).

MACKENZIE (William). De la rétinite produite par la lactation contre-indiquée (*Undue lactation*) (*Ann. d'ocul.*, 1854, t. XXXI, p. 162).

GRAEFE (A. v.). Notiz über die Abloesung der Netzhaut von der Choroidea (*Arch. für Augenh.*, 1854, Bd. I, A. 1, S. 262).

— Fall von gaenzlichem Fehlen der Netzhautgefaesse (*ibidem*, p. 403).

GRAEFE (A. v.). Fall von scheinbarer Netzhaut-Inkongruenz durch anomalen Eintritt des nervus opticus (*ibidem*, p. 435).

RUETE. Bildliche Darstellungen der Krankheiten des menschl. Auges. Leipzig, 1854.

SICHEL. Leçons sur l'encéphaloïde de la rétine, recueillies par M. le docteur Doumic, suivies de l'observation micrographique du myéloplaste par M. Ch. Robin (*Moniteur des hôpitaux*, et *Arch. d'ophthalmologie*, 1854, t. II, p. 198).

DONDERS. Zur patholog. Anatomie des Auges (*Nederl. Lancet*, févr. 1855).

GRATIOLET. Note sur les expansions des racines cérébrales du nerf optique, et sur leur terminaison dans une région déterminée de l'écorce des hémisphères (*Arch. d'ophthalm.*, t. VI, janv. 1855).

STELLWAG (de Carion). Ueber Amaurose in ihrer Begründung zu den Leistungen des Augenspiegels (*Wiener med. Wochenschrift*, n°s 13 et 14, 1855).

COCCIUS. Recherches sur la rétine, trad. et analys. par F. Binard (*Ann. d'ocul.*, 1855, t. XXXIII, p. 74).

GRAEFE (A. v.). Cysticercus in retina (*Arch. f. Augenhlk.*, 1855, Bd. I, A. 2, S. 326).

LIEBREICH. Apoplexia retinæ (*ibidem*, 1855, p. 346).

HOPPE. Chemische Untersuchung eines nach aufgehobener Function atrophirten Sehnerven (*Arch. f. path. Anatomie*, 1855, Bd. VIII, H. 1).

GUÉPIN (de Nantes). Quelques notes extraites d'une leçon sur la rétine et ses états morbides (*Ann. d'ocul.*, 1855, t. XXXIII, p. 257).

BASTIEN. Atrophie des nerfs optiques (*Arch. d'ophthalm.*, 1855, t. VI, p. 49).

TUERK. Krankheiten der Sehnerven (*Zeitschr. der k. k. Gesellsch. d. Aerzte zu Wien*, 1855, H. 9 et 10).

HEYMANN. Ueber Amaurose bei Brightschen Krankheit und Fettdegeneration der Netzhaut (*Arch. f. Augenhlk.*, 1856, Bd. II, A. 2, S. 137).

— Ophthalmoscop. Beiträge zur Lehre von der Amaurose (*Prag. Vierteljahrsch.*, t. I, 1856).

GRAEFE (A. v.). Ueber die Untersuchung des Gesichtfeldes bei amblyop. Affectionen (*Arch. f. Augenhlk.*, 1856, t. II, A. 2, p. 258).

VIRCHOW (Rud.). Zur path. Anatomie der Netzhaut u. der Sehnerven (*Arch. f. path. Anatomie*, 1856, t. X, p. 170).

JAEGER (E. v.). Ueber die mittelst des Augenspiegels sichtbaren Veränderungen am Sehnerven (*Wochenschrift der k. k. Gesellsch. d. Wiener Aerzte*, n° 27, 1857).

FREITAG. De amblyopia in nephrit. album. Leipzig, 1857).

MUELLER (H.). Anatomischer Befund bei einem Fall von Amaurose mit Atrophie des Sehnerven (*Arch. f. Augenhlk.*, 1857, t. III, A. 1, p. 92).

DONDERS. Pigmenbildung in der Netzhaut (*ibidem*, p. 139).

MAUTHNER. Centrale discusfoermige Lähmung der Retina (*Zeitschr. f. Natur. u. Heilk. in Ungarn*, n° 19, 1857.

FOERSTER. Bemerkungen über Excavationen der *papilla optica* (*Arch. f. Augenhlk.*, 1857, B. III, A. 2, S. 81).

GRAEFE (A. v.). Ueber die Entstehung von Netzhautabloesung nach perforirenden Scleralwunden (*ibidem*, p. 391).

— Zur Prognose der Netzhautabloesung (*ibidem*, p. 394).

LÉCORCHÉ. De l'altération de la vision dans la néphrite albumineuse (thèse de Paris, 1858).

MASSALOUP. De l'amaurose comme symptôme de l'albuminurie (thèse de Paris, 1858).

HULKE. Contributions to the morbid anatomy and pathology of the choroid and retina (*Ophth. Hosp. Rep.*, 1858, n° II, p. 67, and n° IV, p. 180).

BADER. An account of three cases illustrating a peculiar disease of the retina (*ibidem*, 1858, n° II, p. 74).

CHARCOT. De l'amblyopie et de l'amaurose albuminuriques ; anatomie et physiologie pathologiques (*Gaz. hebd.*, p. 150, 1858).

MUELLER (H.). Ueber die anatomische Grundlage einiger Formen von Gesichtsfeld-beschränkung (*Verhandl. der Würzb. phys. med. Gesellsch.*, t. X, 1859).

ESMARCH. Perforation der Nezthaut durch eine Choroidealblütung (*Arch. f. Augenhlk.*, 1858, t. IV, p. 850).

MUELLER (H.). Ueber Nervenveraenderungen an der Eintrittsstelle des Sehnerven (*ibidem*, Bd. IV, A. 2, S. 1).

— Ueber Hypertrophie des Nervenprimitivfasern in der retina (*ibidem*, p. 41).

GRAEFE (A. v.). Zur Diagnose des beginnenden intraocularen Krebses (*ibidem*, p. 219).

— Zur Lehre von der Netzhautabloesung (*ibidem*, p. 235).

— Exceptionnelles Verhalten des Gesichtsfeldes bei Pigmententartung der Netzhaut (*ibidem*, 1858, p. 250).

MOOREN. De la rétinite pigmentaire (*Ann. d'ocul.*, 1859, t. XLI, p. 21).

BADER. Apoplexy of choroid (?) and retina (*Ophth. Hosp. Rep.*, 1859, n° 5, 267).

JUNGE. Beiträge zur path. Anatomie der getigerten Netzhaut (*Arch. f. Augenhlk.*, 1859, t. V, A. 1, p. 49).

SCHWEIGGER. Untersuchungen über pigmentirte Netzhaut. (*ibidem*, p. 96).

GRAEFE (A. v.). Ueber Embolie der *Arteria centralis retinæ*, als Ursache plötzlicher Erblindung (*ibidem*, p. 136).

NAGEL. Cysticercus auf der Netzhaut (*ibidem*, t. V, A. 2, p. 183).

LIEBREICH. Netzhautabloesung (*ibidem*, p. 251).

— Ophthalmoscopischer Befund bei morbus Brightii (*ibidem*, 1859, p. 265).

GRAEFE (A. v.). Ueber Halbschnen durch Paralyse einer Netzhauthälfte auf beiden Augen bedingt (*Deutsche Klinik*, n° 7, 1860).

MACKENZIE (W.). Amaurosis from fatty degeneration of the retina, originating in Bright disease (*Ophth. Hosp. Rep.*, 1860, n° X, p. 181).

STREATFIELD. Various ophthalmoscopic appearances of the vessels of the optic disk when excavated (*ibidem*, 1860, n° XI, p. 240).

FOERSTER. Ueber Sehstoerungen im Verlaufe Brightscher Krankheit. (*Schmidt's Jahrbücher*, 1860, t. CVIII, p. 77).

AMMON (v.). Beiträge zur path. Anatomie des intraocularen Sehnervenendes, etc. (*Arch. f. Augenhlk.*, 1860, t. II, A. 1, p. 1).

NAGEL. Die fettige Degeneration der Netzhaut (*ibidem*, p. 191).

GRAEFE (A. v.) et SCHWEIGGER. Netzhaut-Degeneration in Folge diffuser Nephritis (*ibidem*, 1860, t. VI, A. 2, p. 267).

SCHWEIGGER. Ueber die Amblyopie bei Nierenleiden mit Herzhypertrophie (*ibidem*, p. 295).

— Fall von intraocularem Tumor durch Netzhautdegeneration (*ibidem*, p. 324).

SCHNELLER. Beiträge zur Kenntniss der ophthalmosc. Befunde bei extraocularen Amblyopien u. Amaurosen (*ibidem*, 1860, t. III, A. 1, p. 70).

GRAEFE (A. v.). Tumoren der Netzhaut (*ibidem*, 1860, t. III, A. 2, p. 42).

— Ueber Complication von Sehnervenentzündung mit Gehirnkrankheiten (*ibidem*, p. 58).

GRAEFE (Alfred). Eigenthümlicher Fall von Sehnervenexcavation (*ibidem*, p. 113).

BUSINELLI. Zwei Faelle von Amaurose mit temporaerer Schwellung u. Vorwölbung der Sehnervenscheibe (*Wiener med. Wochenschrift*, n° 35, 1860).

LIDELL. Névrome du nerf optique (*New-York Journ.*, mars 1860).

KLEBS. Zur normalen u. pathol. Anatomie des Auges (*Arch. f. path. Anatomie*, t. XIX, 1860).

FRANK. On a peculiar appearance of the nerve-entrance (*Ophth. Hosp. Reports*, n° XIII, 1860, p. 89).

SOUS. De l'anémie de la papille du nerf optique (*Ann. d'ocul.*, 1861, t. XLV, p. 106).

MUELLER (H.). Affection de la choroïde, du corps vitré et de la rétine dans la maladie de Brigth, avec une forme particulière d'embolie (*Würzb. med. Zeitschrift*, H. 1, 1860, et *Ann. d'ocul.*, t. XLVI, p. 87).

RITTER (Ch.). Beiträge zur pathol. Anatomie des Auges an Thieren; Verhalten der retina waehrend des Eiterungsprozosses (*Arch. f. Augenhlk.*, 1861, t. VIII, A. 2, p. 67).

GRAEFE (Alfred). Ischaemia retinæ (*ibidem*, p. 143).

MUELLER (E.). Visus dimidiatus bedingt durch eine Geschwulst auf der sella turcica (*ibidem*, p. 160).

HEYMANN. Frische Netzhauthaemorrhagien; Section; Microscopie (*ibidem*, p. 173).

BLESSIG, Ein Fall von Embolie der arteria centralis retinæ (*ibidem*, p. 216).

SCHNELLER. Fall von Embolie der Centralarterie der Netzhaut mit Ausgang in Bessrung (*ibidem*, p. 271).

LIEBREICH. Abkunft aus Ehen unter Blutsverwandten als Grund von retinitis pigmentosa (*Deutsche Klinik*, n° 6, 1861).

— Ueber retinitis leucæmica u. über Embolie der art. cent. retinæ (*ibidem*, n° 50, 1861).

METAXAS. De l'exploration de la rétine et des altérations de cette membrane visible à l'ophthalmoscope (thèse de Paris, 1861).

RAVA. De l'amaurose albuminurique à propos d'un cas de guérison parfaite de cette affection (*Bull. de thérap.*, 15 janv. 1861).

DEVAL. Du traitement de l'amaurose dans l'albuminurie et le diabète (*ibidem*, 30 mai 1861).

HUTCHINSON. Inflammation syphilitique de la choroïde, de la rétine et du corps vitré (*Med. Times and Gaz.*, 14 sept. et 19 oct. 1861).

GALEZOWSKI. Des apoplexies de la rétine et du nerf optique (*Gaz. des hôp.*, n° 68, 1861).

FANO. De la rétinite syphilitique (*Union méd.*, n° 67, 1861).

LÉCORCHÉ. De l'amblyopie diabétique (*Gaz. hebd.*, 8 nov. 1861).

BOLLING POPE. Ueber retinitis pigmentosa, insbesondere den Mekanismus der Entstehung des Pigments in der retina (*Würzb. med. Zeitschr.*, 1862, B, III, n° 5).

SAEMISCH. Beiträge zur normalen u. path. Anatomie des Auges. Leipzig, 1862.

FOERSTER. Ophthalmologische Beiträge. Breslau, 1862.

BOUCHUT. De la méningite étudiée à l'ophthalmoscope (*Gaz. des hôp.*, n° 118, 1862).

DESMARRES (Alph.). La méningite granuleuse étudiée à l'ophthalmoscope (*ibidem*, p. 226, 1862).

BOLLING POPE. A case of retinitis pigmentosa (*Ophth. Hosp. Reports*, n° XVIII, 1863, p. 76).

HULKE. Group of cases of cancer of the eye ball (*ibidem*, 1863).

HART. Smoking as a cause of optic atrophie (*Lancet*, july 1863).

TESTELIN. Amblyopie glycosurique consécutive à une lésion traumatique (*Bull. méd. du nord de la France*, juin 1863, et *Ann. d'ocul.*, t. XLIX, p. 263).

GRAEFE (A. v.). Neuro-rétinite double avec amblyopie et rétrécissement excentrique et circonscrit du champ visuel, coïncidant avec une affection intracrânienne (*Klinische Monatsbl.*, t. I, 1863, et *Ann. d'ocul.*, t. XLIX, p. 141).

— Tumeur de la rétine (*Klin. Monatsbl.*, t. I, 1863, et *Ann. d'ocul.*, t. LI, p. 110).

— Décollement rétinien consécutif à un abcès rétro-bulbaire; guérison (*Klinische Monatsbl.*, t. I, 1863, et *Ann. d'ocul.*, t. XLIX, p. 244).

HORNER. Des affections de la rétine dans la maladie de Bright (*Klin. Monatsbl.*, t. I, 1863, et *Ann. d'ocul.*, t. XLIX, p. 144).

— Périostite de l'orbite et périneurite du nerf optique (*Klin. Monatsbl.*, t. I, 1863, et *Ann. d'ocul.*, t. XLIX, p. 252).

MOOREN. De la rétinite pigmentaire (*Klin. Monatsbl.*, t. I, 1863, *Ann. d'ocul.*, t. XLIX, p. 754, et *Ophth. Review*, avril 1861, p. 46).

HUGHLINGS JACKSON. Observations on defects of sight in brain diseases (*Ophth. Hosp. Reports*, n° IV, 1863).

GALEZOWSKI. Recherches ophthalmoscopiques sur les maladies de la rétine et du nerf optique (*Ann. d'ocul.*, 1863, t. XLIX, p. 85).

QUAGLINO. De l'amaurose encéphalo-spinale et de l'amaurose ganglionnaire (*Giorn. d'ophth. ital.*, année 1862, et *Ann. d'ocul.*, 1863, t. L, p. 73).

SICHEL. De l'influence du tabac à priser sur la production de l'amaurose (*Soc. méd. chir. de Paris*, 25 fév. 1863, et *Ann. d'ocul.*, t. L, p. 83).

WORDSWORTH. Amaurose produite par l'usage du tabac (*The Lancet*, août 1863).

VAN BIERVLIET et VAN ROOY. De la rétinite pigmentaire du cheval (*Ann. d'ocul.* 1863, t. I, p. 28).

ROTHMUND. Neurome, dégénérescence cystoïde du nerf optique (*Klin. Monatsbl.*, t. I, 1863, et *Ann. d'ocul.*, t. LI, p. 108).

JUST (Otto). Embolie de l'artère centrale de la rétine (*Klin. Monatsbl.*, t. I, 1863 et *Ann. d'ocul.*, t. LI, p. 109).

GRAEFE (Alfred). De l'œil de chat amaurotique (*Klin. Monatsbl.*, t. I, 1863, e *Ann. d'ocul.*, t. LI, p. 102).

GALEZOWSKI. De l'amaurose cérébrale et de l'œdème de la papille (*Gaz. des hôp.*, déc. 1863).

GRAEFE (A. v.). Perforation von abgeloesten Netzhäuten u. Glaskoerpermembranen (*Arch. f. Augenhlk.*, t. IX, A. 2, p. 85).

KUGEL. Ueber Collateral-Kreisläufe zwischen Choroidea u. Retina (*Ibidem*, 1863, t. IX, A. 3, p. 129).

GRAEFE (A. v.). Geschwülste des Sehnerven (*Ibidem*, 1864, t. X, A. 1, p. 193).

JACOBSON. Tumoren-Bildung im nervus opticus, etc. (*ibidem*, p. 55).

BENEDICT. Der Daltonismus bei Sehnerven-Atrophie (*Ibidem*, p. 185).

LIEBREICH. Pigment dans la papille du nerf optique (*Ann. d'oculist.*, 1864, t. LII, p. 31).

SECONDI. Relazione di tre casi di retinite albuminuriche con esito di guerizione ed osservazioni (*Giorn. d'ophth. ital.*, n°s 3 et 4, 1863).

— Case di amaurosi per ischemia della retina da atrofea del cuore guerito colla paracentesi della camera anteriore. Torino, 1864.

LANCEREAUX. De l'amaurose liée à la dégénération des nerfs optiques dans les cas d'altération des hémisphères cérébraux (*Arch. gén. de méd.*, janv. et fév. 1864).

LAVAGNE. Traitement chirurgical du décollement de la rétine (thèse de Paris, 1864).

BOWMANN. On needle operations in cases of detached retina (*Ophth. Hosp. Reports*, 1864, nº XIX, p. 133).

WECKER. Traitement chirurgical des décollements de la rétine (*Union méd.*, nº 135, 1864).

HUGHLINGS JACKSON. Klinische Bemerkungen über Gesichtsstoerungen bei Krankheiten des Nervensystems (*Med. Times and Gaz.*, nº 722, 1864, et *Klin. Monatsbl.*, p. 143, 1864).

DAUJOI. De l'albuminurie dans l'encéphalopathie et l'amaurose saturnine (*Arch. gén. de méd.*, avril 1864).

HEYMANN. Rétinite double consécutive à une affection de l'encéphale (*Klin. Monatsbl.*, t. II, 1864, et *Ann. d'ocul.*, t. LIII, p. 74).

— Œdème du nerf optique (*Klin. Monatsbl.*, t. II, 1864, et *Ann. d'ocul.*, t. LIII, p. 75).

LAQUEUR. Amblyopie cérébrale (*Klin. Monatsbl.*, t. II, 1864, et *Ann. d'ocul.*, t. LIII, p. 76).

GRAEFE (A. v.). Ueber Neuroretinitis (*Klin. Monatsbl.*, 1864, t. I, p. 367).

NAGEL. Ueber eine eigenthümliche Erkränkung der Retina (*ibidem*, p. 394).

DUCHEK. Stoerungen des Sehapparats bei Kleingehirnleiden (*Wien. med. Jahrb.*, 1864, H. IV, S. 54).

MACKENZIE (W.). Cases of amaurosis coincident with oxaluria (*Ophth. Review*, octobre 1864, p. 213).

DONITZ. Mariotte'scher Fleck bei markhaltigen Nervenfasern der Retina (*Arch. f. Anat. u. Physiol. von Reicher u. Dubois Raymond*, p. 741, 1864).

VIRCHOW (Rud.). Die krankhaften Geschwülste, t. I, Berlin 1863, et t. II, H. 1, Berlin, 1864.

JWANOFF. Ueber die verschiedenen Entzündungsformen der Retina (*Klin. Monatsbl.*, 1864, t. II, p. 415).

Jwanoff. Zur Pathologie der Retina (*Arch. f. Augenhlk.*, 1865, t. XI, A, 1, p. 136

Schelske. Rothblindheit in Folge path. Prozesses (*ibidem*, p. 171).

Klebs. Anatomische Beiträge zur Ophthalmo-pathologie (*ibidem*, p. 335).

Sichel. Nouvelles recherches pratiques sur l'amblyopie et l'amaurose causées p l'abus du tabac à fumer, avec des remarques sur l'amblyopie et l'amaurose d buveurs (*Ann. d'ocul.*, 1825, t. LIII, p. 122).

Sous. De l'anévrysme de l'artère centrale de la rétine (*ibidem*, p. 244).

Stoer. Retinitis pigmentosa (*Klin. Monatsbl.*, 1865, t. III, p. 23).

Saemische. Laterale Hemiopie durch einen Tumor bedingt (*ibidem*, p. 51).

Habershon. Tumor at the base of the brain extending into the third and right later ventricules; amaurosis; protrusion of the eyeballs; albuminuria; epileptic co: vulsions (*Med. Times and Gaz.*, n° 748, 1864, et *Klin. Monatsbl.*, t. III, p. 5 1865).

Petraglia. Retinitis pigmentosa (*Klin. Monatsbl.*, t. III, p. 114, 1865).

Recklinghausen. Markige Hypertrophie der Nervenfasern der Netzhaut (*Arch. path. Anat.*, t. XXX, p. 375, et *Klin. Monatsbl.*, 1865, t. III, p. 119).

Leyden. Sarcom des linken thalm. optic. paralysis agitans des rechten Armes (*Arc f. path. Anat.*, t. XXIX, p. 202, et *Klin. Monatsbl.*, 1865, t. III, p. 121).

Graefe (A. v.). Ueber Amblyopie, u. Amaurose (*Klin. Monatsbl.*, 1865, t. II p. 139, p. 193 et 257).

Wagner (W.). Drei Fälle von Erkrankung des opticus in Folge intracraniellæ Urs chen (*ibidem*, p. 159).

Hoering. Notizen über Retinitis pigmentosa (*ibidem*, p. 236).

Schirmer. Ueber die bei Meningitis cerebrospinis vorkommenden Augenkrankheite (*ibidem*, p. 275).

Manz. Hydropsis nervi optici (*ibidem*, p. 261).

Heddaeus (Jul.). Ischaema retinæ mit secundärer Atrophie des Opticus (*ibiden* p. 281).

Lawrence (J. Z.) et Moon (R.). Quatre cas de rétinite pigmentaire, survenus da la même famille et accompagnés d'arrêts généraux de développement (*Ophthalm Review*, avril 1865, et *Ann. d'ocul.*, t. LVI, p. 229).

EXPLICATION DES PLANCHES.

PLANCHE I (CRISTALLIN).

Fig. 1. — Epithélium capsulaire; *a*, du pôle antérieur; *b*, de l'équateur du cristallin (grossissement, 300 d.).

Fig. 2. — Epithélium capsulaire vu de profil; *a*, du pôle antérieur; *b*, de l'équateur du cristallin.

Fig. 3. — Fibres du cristallin; *a*, section des fibres; *b*, fibres d'un individu jeune; *c*, fibres d'un individu âgé.

Fig. 4. — Zone nucléolaire prise dans l'équateur du cristallin chez le nouveau-né.

Fig. 5. — Terminaison des fibres chez le veau.

Fig. 6. — Terminaison des fibres près de la capsule postérieure chez l'agneau.

Fig. 7. — Fibres du brochet; *a*, fibres corticales; *b*, fibres des couches moyennes; *c*, fibre entière du noyau.

Fig. 8. — Dépôts capsulaires.

Fig. 9. — Cataracte dure.

Fig. 10. — Cataracte corticale avec destruction des fibres.

Fig. 11. — Cataracte traumatique; élargissement des fibres, corps sphéroïdes constitués par le contenu échappé des fibres.

Fig. 12. — Epithélium des procès ciliaires; *a*, cellules chez l'homme; *b*, épithélium chez l'agneau.

Fig. 13. — Membrane hyaloïde avec des cellules épithéliales; *a*, du nouveau-né (préparation alcoolique); *b*, chez la vache.

Fig. 14. — Cellules épithéliales libres de la membrane hyaloïde; *a*, chez l'homme; *b*, chez la vache; *c*, cellules prises de dégénérescence graisseuse.

PLANCHE II (RÉTINE).

Fig. 1. — Cellules du tissu cellulaire de la rétine humaine (grossissement 300 d.).

Fig. 2. — *a*. Métamorphose vitreuse des cellules du tissu cellulaire (gr. 300 d. — homme).

b. Mode d'union des cellules du tissu cellulaire (gr. 300 d. — homme).

Fig. 3. — Fibres de la membrane limitante suivies jusqu'à la couche fibrillaire (gr. 300 d. — homme).

Fig. 4. — Transformation des fibres de la membrane limitante en fibrilles de la couche fibrillaire (gr. 500 d. — homme).

Fig. 5. — Fibres du tissu cellulaire dans la couche internucléolaire (gr. 500 d. — homme).

Fig. 6. — Cellules de la couche internucléolaire du brochet.

Fig. 7. — Terminaison externe du réseau du tissu cellulaire de la baleine (gr. 300 d. —).

Fig. 8. — Réseau du tissu cellulaire chez la baleine.

a. Membrane limitante et ses fibres.

b. Couche fibrillaire.

c. Réseau externe (gr. 300 d.).

FIG. 9. — Mode d'union de la terminaison antérieure de la rétine avec membrane hyaloïde (gr. 300 d. — baleine).

FIG. 10. — Coupe perpendiculaire de la rétine humaine au voisinage la tache jaune (gr. 300 d.).

1. Couche des bâtonnets.
2, 3. 4. Couche nucléaire.
2. Couche des noyaux.
3. Couche internucléolaire.
4. Couche des cellules.
5. Couche fibrillaire.
6. Couche des cellules ganglionnaires.
7. Membrane limitante.

FIG. 11. — Bâtonnets (gr. 300 d.).

A. A l'état frais.
1. De l'homme.
2. Du canard.

B. Durcis dans l'acide chromique.
1. De l'homme, avec un filet central.
2. De la grenouille, avec un filet central et une substance médullair

PLANCHE III (RÉTINE).

FIG. 1. — Bâtonnets (gr. 300 d.).

A. A l'état frais.
1. Du canard.
2. Du brochet.

B. Durcis dans l'acide chromique.
1. Du nouveau-né.
2. De l'adulte.
3. De la poule.
4. Bâtonnets jumellaires du brochet.

Tous pourvus d'un filet central.

FIG. 2. — Noyaux.

1. Filet du noyau.
2. Stries transversales observées chez l'agneau.
3. — — chez l'homme.
4. — — chez le veau.

FIG. 3. — Cellules de la couche nucléaire avec filets.

FIG. 4. — Cellules ganglionnaires.

1. Chez l'homme.
2. Chez le veau.

FIG. 5. — Vaisseau rétinien au début d'une incrustation calcaire.

FIG. 6. — Infiltration de la couche nucléaire dans un cas de neu rétinite.

FIG. 7. — Sclérose des cellules ganglionnaires et des fibres nerveuses.

FIG. 8. — Décollement rétinien.

FIG. 9. — Excavation glaucomateuse de la papille.

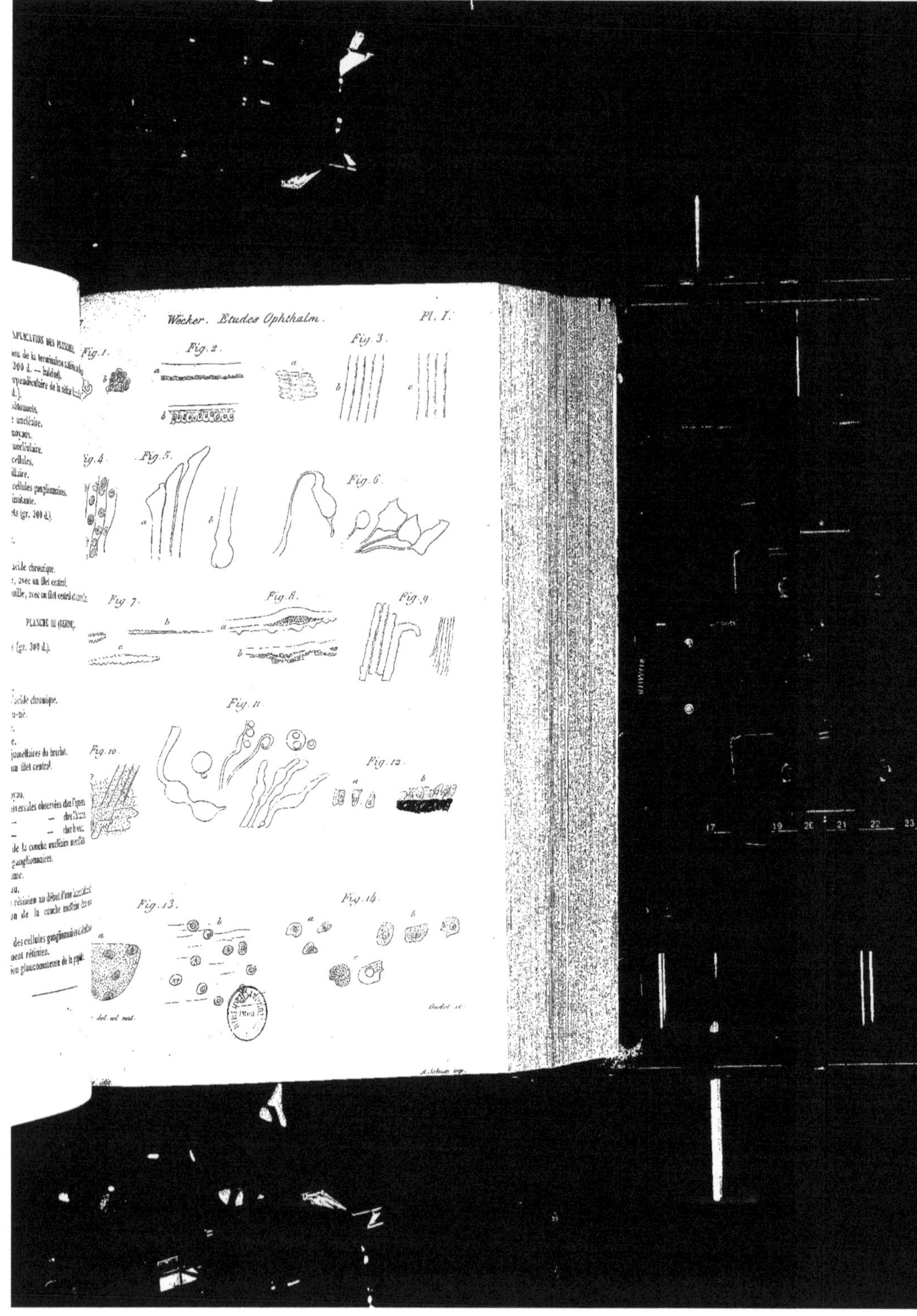
Wecker. Études Ophthalm.
Pl. I.
Fig. 1.
Fig. 2.
Fig. 3.
Fig. 4.
Fig. 5.
Fig. 6.
Fig. 7.
Fig. 8.
Fig. 9.
Fig. 10.
Fig. 11.
Fig. 12.
Fig. 13.
Fig. 14.
del. ad nat.
Dudet sc.

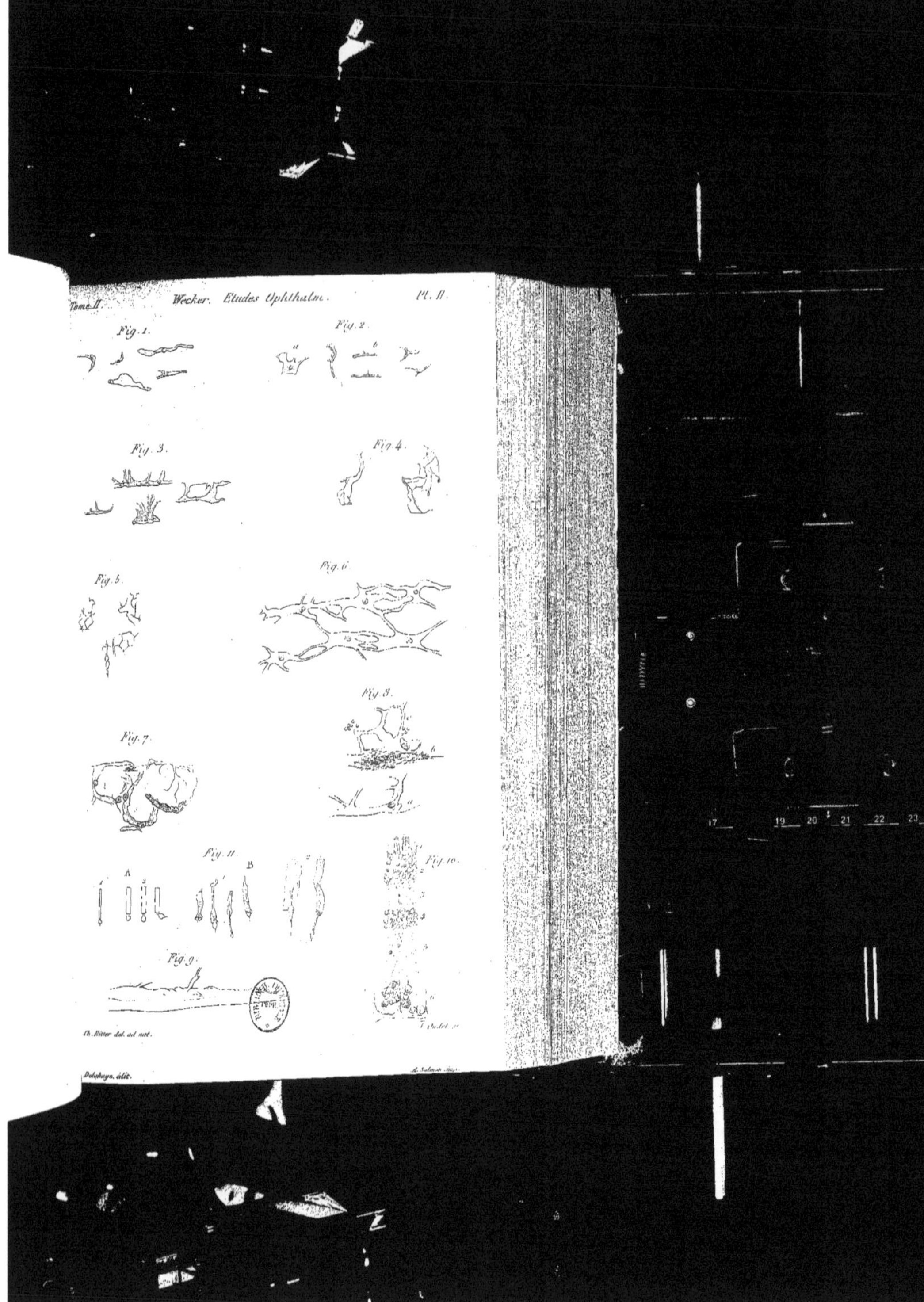
Tome II.
Wecker. Etudes Ophthalm.
Pl. II.
Fig. 1.
Fig. 2.
Fig. 3.
Fig. 4.
Fig. 5.
Fig. 6.
Fig. 8.
Fig. 7.
Fig. 11.
A
B
Fig. 10.
Fig. 9.
Ch. Ritter del. ad nat.
Delahaye, édit.

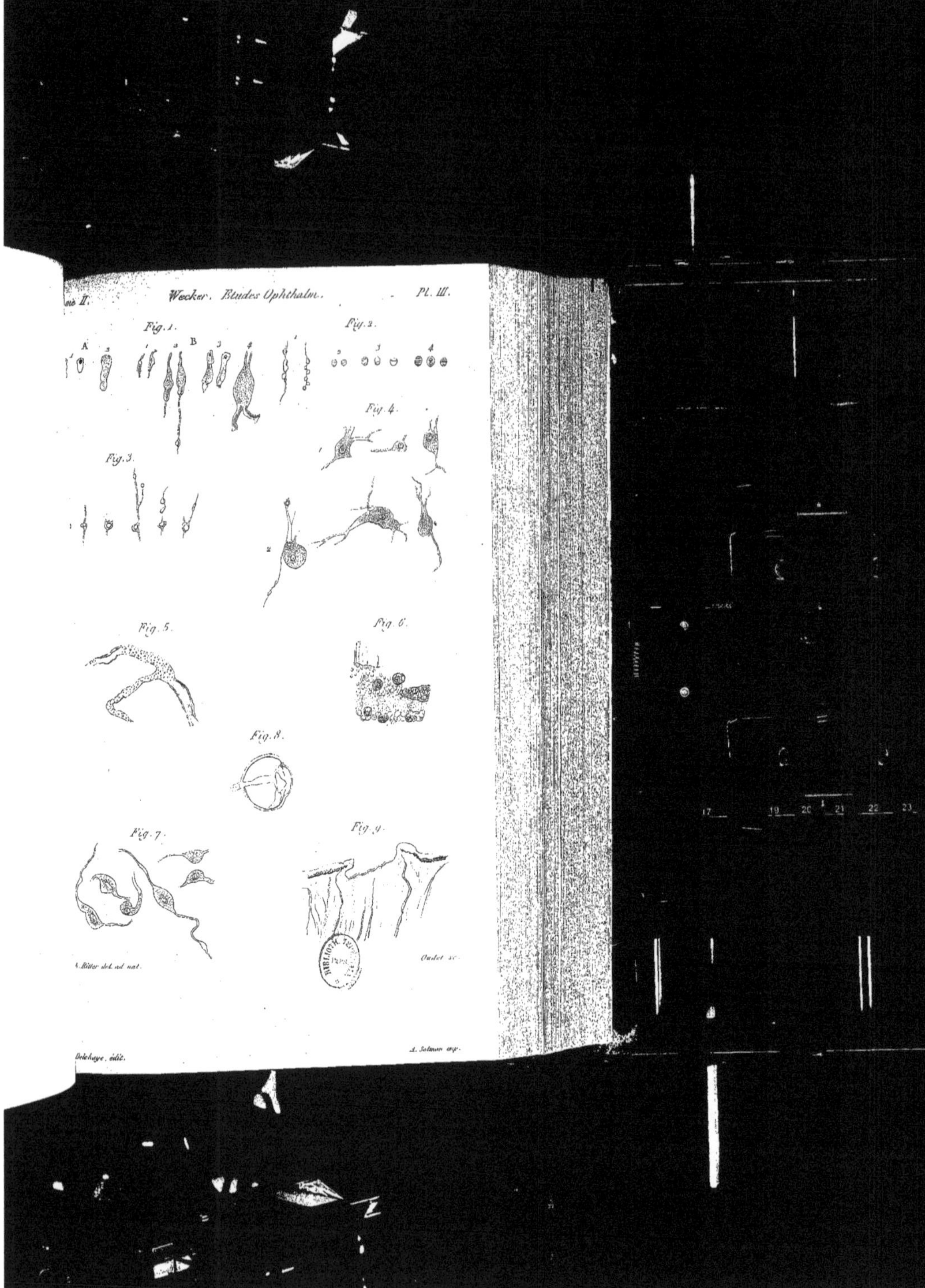
Tome II.
Wecker. Etudes Ophthalm.
Pl. III.
Fig. 1.
Fig. 2.
Fig. 3.
Fig. 4.
Fig. 5.
Fig. 6.
Fig. 7.
Fig. 8.
Fig. 9.
A. Ritter del. ad nat.
Oudet sc.
Delahaye, édit.
A. Salmon imp.

AMBLYOPIE ET AMAUROSE, MALADIES DES MUSCLES DE L'ŒIL, ACCOMMODATION ET RÉFRACTION, STRABISME.

AMBLYOPIE ET AMAUROSE

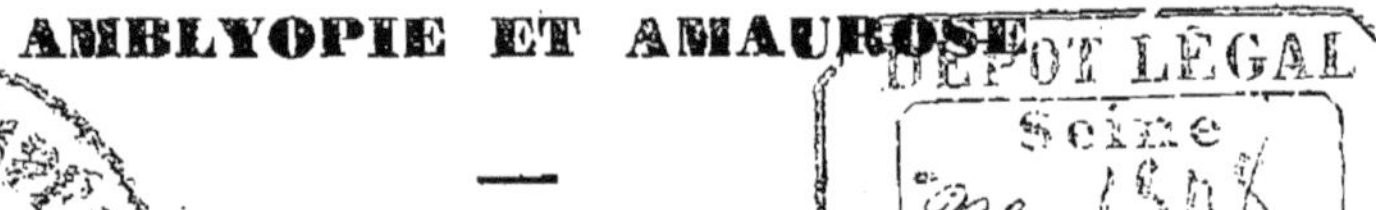

ARTICLE PREMIER.

AMBLYOPIE, AMBLYOPIE AMAUROTIQUE ET AMAUROSE PROPREMENT DITE.

Considérations générales. — Depuis plusieurs années, l'examen ophthalmoscopique a permis d'apercevoir la lésion constituante d'un assez grand nombre de maladies oculaires, jusque-là inconnues dans leur nature; de plus, on est arrivé à déterminer rigoureusement les différents états de réfraction des yeux et les anomalies de l'accommodation, double progrès, grâce auquel le chiffre des affections vaguement désignées sous les termes d'amblyopie et d'amaurose s'est notablement restreint.

Néanmoins, il reste un certain nombre de troubles de la vue, caractérisés essentiellement par une diminution variable de son acuité et dont on ne parvient pas à se rendre exactement compte, en dépit de l'exploration la plus scrupuleuse de l'œil, de son appareil dioptrique et de sa faculté accommodatrice. Nous consacrerons, en conséquence, un chapitre à l'étude de ces troubles, dont le nombre se réduira très-probablement encore, à mesure que nos moyens d'investigation deviendront plus précis.

Mais pourquoi, dira-t-on, ne pas classer ces altérations fonctionnelles parmi les anesthésies de la rétine ? A cela nous répondrons qu'en l'absence de toute lésion apparente, nous sommes dans l'impossibilité de déterminer précisément si le siége du mal existe dans l'appareil sensoriel de l'œil, dans son appareil conducteur, ou si, laissant ces derniers intacts, il occupe le foyer central même où l'impression lumineuse est élaborée et d'où elle s'extériore.

Nous avons étudié, dans d'autres chapitres de cet ouvrage, les trouble visuels manifestement déterminés par les altérations des milieux réfrin gents de l'œil, de ses membranes et du nerf optique : nous nous borneron à traiter ici de ceux qu'il est impossible de rattacher à une quelconque d ces altérations. Nous aurons donc à nous occuper, dans cet article, de moyens de constater la diminution de l'acuité de la vue, de préciser l degré de cette diminution et enfin de déterminer le rapport existant entr l'abaissement de l'acuité centrale et celui qui se manifeste dans l'acuité de parties périphériques de la rétine.

En reconnaissant une diminution de l'acuité de la vue disproportionnée avec l'âge du sujet, on constate l'existence d'une amblyopie. Le degré de cette diminution permet de décider si l'on à affaire à une amblyopie simple, à une amblyopie amaurotique, ou, en dernier lieu, à une amaurose proprement dite. Enfin, la connaissance du rapport qui existe entre l'abaissement de l'acuité centrale et celui de l'acuité des parties périphériques de la rétine fournit des renseignements très-précieux sur la marche, le pronostic, et parfois même sur l'étiologie du trouble fonctionnel observé.

Acuité de la vue. — On sait qu'on explore la sensibilité du tégument cutané en recherchant la distance variable à laquelle les deux pointes d'un compas écarté donnent une sensation double: c'est du même principe qu'on part pour explorer la sensibilité de la rétine.

La partie la plus impressionnable de cette membrane est la tache jaune, où il existe une accumulation caractéristique des éléments rétiniens connus sous le nom de cônes. A partir de la tache jaune, la sensibilité de la rétine diminue rapidement vers la périphérie, comme nous l'indiquerons plus loin. Actuellement, nous n'avons à considérer que cette sensibilité centrale appartenant à la partie de la rétine avec laquelle nous fixons les objets.

Pour déterminer le degré de cette sensibilité, il faut connaître l'étendue de l'image la plus petite qui, à une distance donnée, peut être encore nettement perçue, c'est-à-dire, distinguée d'une autre semblable et séparée de la première par un intervalle de même grandeur. Dans l'œil adulte et normal, ce minimum d'étendue sous-tend un angle d'une minute (1).

(1) La grandeur de l'arc rétinien qui correspond à un angle d'une minute mesure de 4 à 5 millièmes de millimètre. Si, suivant M. Schultze (*Sitzungsberichte der niederrh. Gesellsch. in Bonn*, 1861, p. 97), les cônes mesurent, à l'état frais, dans la tache jaune, un peu moins de 3 millièmes de millimètre, l'image rétinienne en question recouvrirait et impressionnerait, à peu près, trois demies d'élément primaire rétinien. On admet que chacun de ces éléments de la rétine peut conduire vers les centres une impression isolée. — Pour plus de détails, voyez Helmholtz, *Optique physiologique*, 1866.

C'est de cette unité qu'on part pour mesurer le degré d'acuité centrale de chacun des yeux : on détermine ensuite l'angle visuel minimum qui correspond à cette unité. A cet objet, on se sert actuellement d'échelles composées de caractères dont l'image, à une distance donnée, correspond, à peu près, à deux ou trois demies d'élément rétinien primaire (cône).

Ainsi, chacun des traits qui constitue le numéro I des échelles de Snellen et de Giraud-Teulon (1) a une étendue de 1 dixième de millimètre. Un tel trait soustend, sur la rétine, un angle d'environ une minute ; c'est-à-dire, correspond à un arc de 4 à 5 millièmes de millimètre.

La grandeur des caractères augmente suivant la progression arithmétique 1, 2, 3.... et le nombre de pieds que mesure la distance à laquelle on doit placer ces caractères, s'accroît suivant la même progression, de telle sorte que les images qui se produisent sur la rétine ne dépassent jamais en étendue 4 à 5 millièmes de millimètre. Ainsi le n° III, dont les dimensions sont triples de celles du n° I, donnera, à 3 pieds de distance, une image égale en étendue à celle du n° I placé à 1 pied de distance.

Plus est grande la distance à laquelle un pareil caractère est perçu nettement et plus l'acuité centrale est intense. Au contraire, moins cette distance est étendue, plus est grand l'angle visuel sous lequel est vu le caractère, et moins l'acuité de la vue est élevée. A mesure que l'angle visuel diminue, l'image dessinée sur la rétine, de moins en moins étendue, nécessite une acuité plus intense pour donner une perception distincte. On peut donc dire que : « L'acuité de la vue d'un sujet est inversement proportionnelle à la grandeur de l'angle visuel minimum qui peut l'impressionner » (Giraud-Teulon).

Il résulte de ce qui précède que le degré de l'acuité de la vision (S) s'exprime par le rapport de la distance (d) à laquelle les caractères sont distingués, à la distance (D) où les traits qui constituent ces caractères se montrent sous un angle d'une minute. $S = \frac{d}{D}$. Dans les cas où $d = D$, l'acuité de la vue est 1. Ainsi, si les caractères XX sont vus à 20 pieds

(1) L'échelle de Jäger, autrefois si justement répandue dans la pratique, ne permet pas de déterminer par un chiffre exact le degré d'acuité de la vue. Elle ne permet donc pas non plus de préciser mathématiquement, dans un cas donné, l'accroissement ou la décroissance de cette acuité. En effet, d'une part, Jäger n'avait pas pris pour unité des caractères de son échelle une image rétinienne d'une grandeur fixe, en rapport avec l'étendue d'un élément rétinien primaire, et, d'un autre côté, ses caractères s'accroissent en dimension d'une manière irrégulière, accroissement incompatible avec le maintien d'une image de dimension déterminée, correspondant à des distances régulièrement progressives.

de distance, l'acuité visuelle (S) est égale à 1. Si le n° **XX** n'est vu qu'à 5 pieds de distance, $S = \frac{5}{20} = \frac{1}{4}$. Le n° X, vu à 2 pieds de distance, donne $S = \frac{2}{10} = \frac{1}{5}$.

Ainsi, l'acuité de la vue a pour mesure « une fraction dont le dénominateur est le rang, dans la série, du caractère le plus petit vu nettement, et le numérateur la distance à laquelle est placé le sujet » (Giraud-Teulon) (1).

On dit qu'un sujet qui peut lire tous les caractères de Snellen et de Giraud-Teulon aux distances qui leur correspondent (le n° II à 2 pieds, le n° **X** à 10 pieds), sans le secours de lunettes, jouit d'une acuité visuelle centrale normale ; mais il ne s'ensuit pas, pour cela, qu'une personne incapable de remplir cette condition ne possède pas cette acuité. Ainsi, il peut arriver qu'une personne lise parfaitement les caractères, à partir du n° CC jusqu'au n° III, aux distances voulues, et soit pourtant incapable de distinguer les caractères placés en deçà de 3 pieds de distance, c'est-à-dire les n°s I et II. L'emploi d'un verre convexe lui est nécessaire, car il existe chez ce sujet de la presbytie; c'est-à-dire un éloignement du *punctum proximum*, mais non une diminution de l'acuité de la vue.

Inversement, il peut arriver que les caractères qui doivent être lus à de courtes distances soient, à ces distances mêmes, perçus avec beaucoup de facilité, tandis que les plus éloignés paraissent diffus et ne reprennent leur netteté qu'après l'interposition d'un verre concave. Il suffit, dans ces deux cas, pour que l'acuité de la vision centrale soit bonne, que l'un des caractères de l'échelle soit vu très-nettement à la distance qui lui correspond ; car alors on a la preuve qu'un objet, aperçu sous un angle visuel déterminé et occupant une fraction minima de la surface rétinienne, est aperçu distinctement.

Mais les choses se compliquent un peu lorsque, par suite d'une altération de la réfraction, altération combinée ou non à une diminution de l'amplitude de l'accommodation, le sujet ne peut distinguer aucun des caractères de l'échelle, en se plaçant à la distance même qui lui correspond. On pourrait alors être tenté d'admettre une altération de la sensibilité rétinienne. C'est ce qui arrive, par exemple, lorsqu'un œil trop court, c'est-à-dire fortement hypermétrope, présente, en devenant presbyte, une diminution notable de son amplitude d'accommodation. Il se peut alors que le *punctum proximum* soit reculé au delà de l'infini et que le parcours d'accommodation se trouve en dehors de la portée du champ de

(1) Pour plus amples détails, voir plus loin le § 16 de la partie consacrée aux anomalies de la réfraction et de l'accommodation.

l'échelle. En pareil cas, l'emploi de fortes lentilles convexes peut changer la direction des rayons convergents (pour lesquels seulement cet œil hypermétrope est capable de s'adapter) et réunir les rayons sur la rétine. Dans ce cas encore, la possibilité d'obtenir, au moyen d'un simple verre convexe, des images distinctes des caractères successifs de l'échelle, à des distances régulières, nous garantit l'intégrité de l'acuité centrale.

Une autre difficulté résulte parfois de l'irrégularité prononcée qui peut exister dans la réfringence des différents méridiens de la cornée, c'est-à-dire d'un astigmatisme (voyez l'article correspondant). Il existe un moyen assez simple d'éluder ordinairement cette difficulté. Celui-ci consiste à placer au-devant de l'œil observé un diaphragme percé d'une petite ouverture, pour empêcher la production des cercles de diffusion qui résulteraient de cette réfraction irrégulière. Si le malade accuse alors une amélioration sensible de la vue, il n'est pas possible qu'il existe un degré élevé d'amblyopie, attendu que la diminution notable qu'on a produite, par l'interposition du diaphragme, dans l'intensité de l'éclairage, est incompatible avec une amélioration manifeste de la perception des fins objets, pour les cas où il existe en réalité une certaine diminution de l'impressionnabilité rétinienne. Il est alors indispensable de corriger l'astigmatisme par l'emploi de verres cylindriques, afin d'être certain que le trouble visuel observé est uniquement en relation, lorsqu'il persiste, avec un affaiblissement de l'acuité de la vue (1).

(1) Nous devons, pour ne rien omettre de ce qui peut éclairer le diagnostic des amblyopies, faire remarquer que, dans les hauts degrés de myopie, où le *punctum remotum* est situé en deçà de 12 pouces, aucun caractère des échelles désignées, même le n° I, ne peut être lu à la distance indiquée, sans l'emploi de verres. Si, par exemple, dans ces conditions, le malade ne lit, à 6 pouces de distance, que le n° I, on pourrait croire qu'il ne dispose que d'une fraction d'acuité visuelle exprimée par le nombre 1/2, car cette distance est exactement la moitié de celle à laquelle les caractères du n° I devraient être aperçus distinctement (1 pied). Si, alors, l'emploi de verres concaves convenables permet de lire ce caractère à 1 pied de distance, on peut être assuré que l'imperfection de la vue ne tient pas à un défaut d'acuité. La difficulté qui se présente nous rappelle les cas où l'hypermétropie et la presbytie combinées s'opposent à la lecture des caractères des échelles, aux distances indiquées, en l'absence de verres convexes. — Il faut, toutefois, convenir que la correction qu'on obtient au moyen, soit des verres convexes, soit des verres concaves, ne laisse pas d'exercer sur les dimensions mêmes de l'image rétinienne une certaine influence; car les verres concaves, surtout lorsqu'ils sont à court foyer, déterminent, comme il sera dit plus loin, une faible diminution dans les dimensions de l'image, tandis que les verres convexes produisent un effet inverse. Cependant ces modifications de la grandeur de l'image peuvent, en pratique, être négligées lorsqu'on fait usage de lentilles dont la distance focale n'est pas très-courte.

Il ne suffit pas d'avoir constaté une diminution de l'acuité visuelle pour être autorisé à considérer ce trouble fonctionnel comme un fait pathologique. On sait, en effet, qu'au fur et à mesure du progrès de l'âge, l'acuité de la vue baisse peu à peu. Ce phénomène tient, en partie, à l'altération progressive de la transparence des milieux de l'œil, aux changements séniles de ses membranes profondes (épaississement verruqueux de la membrane vitreuse de la choroïde), et enfin aux modifications de la conductibilité des éléments rétiniens et centraux.

L'acuité visuelle ne commence à diminuer d'une manière sensible qu'à partir de trente ans; cependant, de trente à quarante ans, elle ne baisse pas beaucoup. A partir de la quarantaine elle s'affaiblit rapidement, et à cinquante ans elle s'est déjà amoindrie de $\frac{1}{5}$, à soixante, de $\frac{1}{3}$, enfin à quatre-vingts, de $\frac{1}{2}$ environ (de Haan) (1). Ajoutons à cela que cette décroissance ne s'opère pas uniformément pour tous les yeux, mais qu'elle se fait beaucoup plus vite pour les yeux atteints d'une forte myopie que pour les autres.

Lorsqu'on connaît l'acuité centrale, il devient indispensable de mesurer l'acuité des parties périphériques de la rétine. A diverses reprises, nous avons traité du mode d'exploration du champ visuel, et nous avons avancé que cette recherche doit être faite avec un éclairage dont l'intensité varie. Aussi nous contenterons-nous, pour le moment, d'appeler l'attention du lecteur sur un nouveau procédé d'exploration auquel nous avons eu recours dans ces derniers temps (2).

Avant de procéder, dans un cas donné, à l'exploration de la sensibilité des parties périphériques de la rétine, il faut être suffisamment édifié sur

(1) *Onderzœkingen naar den invloed van der leeftijd op de gezigsscherpte* (*Diss. inaug.* Utrecht, 1862).

(2) Nous avons tenté, en premier lieu, d'éclairer par derrière un écran de verre dépoli, au moyen d'un miroir parabolique à long foyer placé à une distance convenable de l'écran. Celui-ci étant éclairé, nous avons essayé de déterminer la sensibilité périphérique de la rétine, en arrêtant les limites du champ visuel sur notre plaque, au moyen des ombres portées par de petits disques de caoutchouc, de dimensions différentes, et que nous faisions adhérer, comme des ventouses, à la surface du verre. La grande difficulté qu'on éprouve à obtenir ainsi un éclairage uniforme, sur une surface assez étendue, nous a fait renoncer à l'emploi de cet appareil. Nous nous servons actuellement d'une glace ordinaire couverte, sur sa face postérieure, d'une couche de blanc de céruse et sur laquelle nous appliquons les petites ventouses de caoutchouc. Cette glace est directement éclairée par une source lumineuse placée au-devant d'elle, et dont on modifie à volonté l'intensité.

l'état fonctionnel normal de ces parties. La sensibilité de la rétine ne diminue pas suivant une série de cercles concentriques groupés autour du pôle postérieur de l'œil : elle décroît bien plus rapidement de haut en bas que de dehors en dedans (Aubert, Förster) (1).

L'étendue du champ visuel mesure, le regard étant supposé immobile, dans le sens vertical, environ 160 degrés, tandis qu'elle en comprend 175 dans le sens horizontal. Cette décroissance ne tient pas à ce que l'image, en traversant dans telle ou telle direction les milieux réfringents de l'œil, perde de sa régularité et de sa netteté; elle résulte, comme l'ont prouvé les expériences de E. Weber, Förster, Aubert, etc., de la raréfaction progressive des éléments sensoriels de la rétine, qui s'opère du centre vers la périphérie. Cette diminution périphérique de la sensibilité rétinienne ne se fait pas, chez tous les sujets, d'une manière uniforme : elle présente, sous ce rapport, des variations physiologiques analogues à ce qui s'observe pour la sensibilité cutanée.

Les travaux de Purkinje, Hueck et Aubert nous ont appris que la propriété de distinguer les couleurs appartient exclusivement aux parties centrales de la rétine, où elle n'existe que dans une étendue assez restreinte. La dégradation de cette propriété ne se fait pas non plus d'une manière uniforme dans toutes les directions. Elle s'effectue bien plus rapidement en haut et en bas qu'en dedans et en dehors du pôle postérieur de l'œil (Aubert) (2). Jusqu'à présent, ces données physiologiques relatives à la perception des couleurs n'ont pas encore trouvé d'application pratique, bien qu'on sache que, dans les cas où il existe un abaissement marqué de l'acuité visuelle, il peut se produire un phénomène désigné sous le nom de daltonisme et sur lequel nous reviendrons dans un article spécial.

Actuellement, on ne demande à l'exploration du champ visuel que de constater l'existence ou l'absence de la diminution de la sensibilité dans les parties périphériques de la rétine ; mais nous sommes absolument incapables d'indiquer cette diminution par un chiffre exact, comme on le fait pour celle de la sensibilité centrale. La raison de cette impuissance est qu'il nous manque un terme de comparaison ; attendu que cette sensibilité périphérique n'est pas encore suffisamment connue et dosée à l'état physiologique et qu'elle varie d'ailleurs notablement, suivant qu'on l'exerce ou non. Or, il faut, en pratique, une unité de comparaison susceptible de peu de variations.

Dans les affections amblyopiques, le champ visuel peut se présenter sous trois principaux états différents :

(1) *Archiv für Augenheilkunde*, t. III, A. 2, p. 1.
(2) *Ibid.*, t. III, A. 2, p. 38.

1° La vision centrale a baissé jusqu'à un certain degré, sans, pour cela, que le champ visuel présente la moindre anomalie. C'est dans ce cas qu'il faut être parfaitement sûr de n'avoir pas pris un trouble de la réfraction pour une diminution de l'acuité centrale et, par suite, de la sensibilité rétinienne.

2° La sensibilité centrale ayant baissé, la vision périphérique présente une décroissance analogue et qui lui est exactement proportionnelle. Ainsi, lorsqu'on procède à l'exploration avec un éclairage de très-faible intensité, on doit observer un rétrécissement concentrique du champ visuel, rétrécissement tout à fait proportionnel au degré d'abaissement de l'acuité centrale.

3° Enfin, on constate une diminution de la sensibilité périphérique qui ne concorde pas avec la diminution de la vision centrale. Ainsi, la sensibilité périphérique peut, sur différents points, être complétement abolie et le champ visuel présenter des lacunes.

On comprend bien que cette dernière variété est celle qui comporte le pronostic le moins favorable ; car, en pareil cas, un certain nombre d'éléments rétiniens sensoriels ou conducteurs sont mis hors d'action, définitivement ou pour un temps.

Lorsqu'on ne savait pas encore désigner par un chiffre exact l'abaissement de l'acuité centrale, et indiquer en degrés le rétrécissement du champ visuel dont cet abaissement pouvait être compliqué, on était nécessairement fort embarrassé relativement à la nomenclature des altérations dont le symptôme essentiel consiste dans une diminution de l'acuité de la vue.

On disait alors avoir affaire à une amblyopie simple, lorsque le sujet distinguait encore des caractères de diverse grandeur, et l'on qualifiait cette amblyopie de faible, de moyenne ou de forte, en tenant purement compte de la dimension des caractères de Jäger perçus par le malade. On parlait, au contraire, d'amblyopie amaurotique, lorsque la distinction des caractères, quelle que fût leur grandeur, était impossible, et lorsque le malade ne jouissait plus que de la perception des gros objets. Enfin, on prononçait le nom d'amaurose lorsque la perception de la lumière n'existait plus qu'au point de vue quantitatif, et l'amaurose était appelée absolue dans le cas où, ce reste de sensibilité n'existant même plus, le sujet était plongé dans une obscurité complète.

Il est nécessaire, on le comprend, de modifier les termes beaucoup trop vagues sous lesquels on a, jusqu'à présent, désigné l'amblyopie, et la nomenclature la meilleure nous paraît être la suivante.

Il y a *amblyopie* tant que l'acuité de la vue n'a pas baissé au point qu'il ne soit plus possible de déterminer le chiffre de l'acuité visuelle restante. Ce chiffre indique alors le degré de l'amblyopie. On désigne sous le nom d'*amblyopies amaurotiques* les affections dans lesquelles la perception des caractères de l'échelle est impossible à toute distance, et l'on conserve ainsi l'ancienne dénomination pour cet état. Enfin on conserve également sa signification ancienne à l'expression *amaurose simple* ou *absolue*.

L'étiologie des affections qui font le sujet de ce chapitre est de la plus haute importance, au point de vue du pronostic et du traitement. Nous avons annoncé qu'il ne serait ici question que des troubles visuels que nous ne sommes pas autorisés à rapporter à des altérations des milieux, des membranes enveloppantes de l'œil, ou de son appareil de conductibilité nerveuse. Nous nous bornerons, par conséquent, à traiter des amblyopies et des amauroses sans lésions ni vices de conformation appréciables, affections que l'on peut, à notre avis, ranger, au point de vue étiologique, sous trois chefs distincts.

1° Dans les unes, la cause morbide a porté, plus ou moins directement, sur l'appareil sensoriel.

2° Dans la seconde catégorie se placent les troubles dans lesquels l'action nuisible occupe une partie plus ou moins voisine de cet appareil sensoriel.

3° Enfin, dans les autres, la cause efficiente du mal doit être rapportée à l'appareil circulatoire.

1° Dans le premier groupe des amblyopies et des amauroses, nous devons ranger celles qui ont été déterminées par une commotion de l'œil. Des faits de ce genre ont été observés consécutivement au passage d'un projectile au-devant des yeux, à l'action de la foudre, à une compression instantanée, mais très-violente des yeux. Il faut reconnaître qu'en pareil cas la papille et la rétine peuvent ne présenter aucune lésion visible, peu de temps après l'accident; mais il n'en est pas moins vrai qu'il se manifeste parfois, au bout d'un certain temps, des changements très-facilement appréciables dans l'appareil conducteur de l'œil (1).

(1) Nous en avons observé un exemple frappant chez un jeune ouvrier ajusteur. Cet homme avait été blessé par un fil de fer qui, en se cassant, avait jailli contre son œil gauche et avait fendu profondément le tiers interne de la paupière inférieure. Le blessé avait dû abandonner aussitôt ses occupations d'ajusteur; car, à la suite de cet accident, il avait perdu complétement l'usage de l'œil. Il vint, peu de temps après, nous consulter, et nous constatâmes une amaurose absolue de l'œil gauche, sans aucune lésion appréciable. La pupille de l'œil amaurotique était moyennement dilatée, ne réagissait pas à l'action directe de la lumière; mais se contractait et se dilatait aussi énergiquement que celle de l'œil sain, suivant les variations de l'éclairage auquel ce dernier était soumis. Sous l'emploi d'injections sous-cutanées de strychnine, il revint, au bout de quelques jours, dans la partie supéro-externe du

La plupart des observations qui signalent une suppression instantanée de la vue par le fait d'une simple commotion datent d'une époque à laquelle l'exploration du fond de l'œil n'était pas encore possible sur le vivant, et il est à présumer qu'à un certain nombre de ces faits se rattachaient des lésions matérielles très-appréciables.

Dans cette catégorie de troubles nous devons toutefois ranger les amblyopies et amauroses, le plus souvent passagères, produites par l'éclat soudain ou l'action prolongée d'une très-vive lumière. Nous rappellerons, à ce sujet, les lacunes du champ visuel (scotômes) observées chez des personnes qui s'étaient appliquées à examiner les phases d'une éclipse de soleil.

Dans le groupe des troubles fonctionnels déterminés par une action nuisible ayant agi plus ou moins directement sur l'œil, nous rangerons enfin les amblyopies et amauroses occasionnées par un défaut d'exercice. A propos de l'étude du strabisme, nous aurons à revenir sur ces états qui nous intéressent aussi bien au point de vue de leur mode d'évolution que du traitement qui leur convient.

2° Dans le second groupe rentrent les amblyopies et les amauroses observées à la suite de lésions ou d'irritations prolongées de la cinquième paire. Nous avons parlé plus haut (t. I, p. 665) de l'influence fâcheuse que la lésion du nerf sus-orbitaire peut exercer sur la fonction visuelle. Récemment encore, M. Hutchinson (1) et nous (2) avons attiré, de nouveau, l'attention sur l'influence désastreuse que l'irritation des nerfs dentaires peut exercer sur la vision. L'action réflexe des filets de la cinquième paire sur les nerfs moteurs, notamment sur les filets du facial qui se jettent dans l'orbiculaire des paupières, est connue depuis longtemps, et l'on s'est empressé de déduire de cette notion un certain nombre d'indications

champ visuel, une sensation lumineuse vague, et, dans l'espace de dix jours, le malade arriva à compter les doigts, suivant la direction indiquée, à 2 pieds de distance. Malheureusement, cette amélioration rétrocéda, quoique l'on eût persévéré dans l'emploi des injections de strychnine, et mis en usage quelques moyens dérivatifs. Deux mois plus tard, quand le malade se présenta de nouveau, il fut facile de constater une décoloration de sa papille gauche et une diminution du calibre des artères rétiniennes, rendue très-manifeste par la comparaison qu'on fit entre le volume de ces vaisseaux, des veines du même côté et des artères du côté sain. Le malade ayant cessé de venir à ma consultation, il m'a été impossible de constater si ces symptômes d'atrophie commençante du nerf optique se sont plus caractérisés encore.

(1) *Ophthalmic hospital reports*, t. II, part. IV, 1865, p. 381.

(2) *El Pabellon medico*. Madrid, febrero 1866, n°s 6 et 7, et *Annales d'Oculistique*, t. LV, p. 134.

thérapeutiques. Les mêmes indications existent, à notre avis, dans les amblyopies et les amauroses qui se rattachent à des névralgies localisées dans la cinquième paire.

3° Le troisième groupe comprend les troubles de la vue qui dépendent d'altérations du sang, parmi lesquelles nous citerons, en première ligne, l'anémie aiguë. Le trouble visuel peut alors être causé par une insuffisance de l'excitation des éléments nerveux de la rétine, insuffisance que détermine la diminution rapidement survenue dans l'afflux du sang artériel. En pareil cas, l'ophthalmoscope révèle ordinairement des modifications du calibre des vaisseaux, et, pour cette seule raison, les cas de ce genre devraient être exclus de ce chapitre. Aussi ne parlons-nous pas ici des affaiblissements passagers de la vue ; mais de ceux dans lesquels, à la suite d'épistaxis abondantes ou de métrorrhagies, la vue s'est abolie en grande partie ou en totalité et est restée dans cet état, sans que l'inspection du fond de l'œil ait permis d'apercevoir la lésion. On est donc porté à localiser cette dernière dans les centres nerveux eux-mêmes.

Dans d'autres circonstances, c'est l'introduction dans le sang de principes nuisibles de nature toxique qui porte entrave à l'exercice de la vision. Nous citerons, comme faisant partie de cette catégorie de faits et suivant l'ordre de la fréquence, les intoxications du sang par l'alcool, la nicotine, l'opium, la belladone, le plomb, la quinine, l'urée. Quoique l'ophthalmoscope ne révèle, ordinairement, au début de ces intoxications, aucune altération du fond de l'œil, il nous a été possible de constater, chez certains sujets dont la cécité est devenue complète et a persisté un temps assez long, qu'il s'était développé des troubles graves dans la nutrition du nerf optique.

Nous devons encore citer, parmi les amblyopies et les amauroses par intoxication du sang, celles qu'on a observées après la suppression brusque d'une transpiration abondante (des pieds, par exemple) du flux menstruel, etc. Peut-être faut-il ranger sous ce même chef les amblyopies et amauroses qu'on a vu instantanément se produire après un vif chagrin, une grande terreur et une forte excitation morale.

Les observations qui signalent ces faits deviennent de moins en moins fréquentes, depuis que l'exploration ophthalmoscopique permet de rapporter, dans la plupart des cas, ces troubles fonctionnels à des altérations des membranes profondes de l'œil. Le meilleur exemple que nous puissions citer à l'appui de cette assertion, est celui que nous offre l'amaurose dite urémique. Tandis qu'on regardait généralement autrefois l'amaurose par urémie comme assez fréquente ; aujourd'hui les praticiens les plus compétents admettent que cette cause de cécité est relativement très-rare et que des lésions inflammatoires de la rétine déterminent, presque toujours, les troubles visuels qui compliquent les affections rénales.

Le pronostic des anomalies fonctionnelles dont nous traitons est en rapport intime avec la nature de leur cause, leur mode de développement et le degré qu'elles ont atteint. Ainsi, ce pronostic diffère notablement suivant que la maladie a débuté brusquement ou s'est établie d'une manière progressive, et suivant qu'il est possible ou impossible de mettre fin à l'affection qui lui a donné lieu. D'ailleurs il serait, en général, téméraire de se prononcer sans hésitation sur la marche et la terminaison de troubles fonctionnels généralement si peu connus. En pareil cas, il faut, au contraire, se bien garder d'affirmations imprudentes que l'événement ne viendrait pas justifier.

On ne peut, dans cet ordre de faits, s'appuyer que sur une expérience éprouvée; mais il importe de savoir qu'alors même qu'on dispose de cette précieuse ressource, on n'en reste pas moins exposé à formuler plus d'un pronostic erroné. L'incertitude sur laquelle nous venons d'insister existe particulièrement dans les cas où la marche de la maladie a été fort lente, et où l'amblyopie qu'on observe a déjà atteint un certain degré de développement. Si, en pareille circonstance, l'examen ophthalmoscopique révèle dans le nerf optique le moindre trouble de nutrition (décoloration partielle et amincissement des artères), il convient, presque toujours, de s'en tenir à un pronostic défavorable.

Le traitement prescrit doit être entièrement subordonné lui-même à la cause présumée de l'altération et nous sommes amené à rappeler, à ce sujet, les trois catégories de faits que nous avons établies.

Lorsque le mal provient d'une commotion de l'appareil sensoriel et que le médecin est appelé aussitôt après l'accident, il y a presque toujours lieu de recourir aux antiphlogistiques; applications de la sangsue artificielle, dérivatifs cutanés et abdominaux, etc. Mais, s'il s'est écoulé entre l'accident et la consultation un certain nombre de jours, il nous paraît préférable d'employer une médication excitante, des injections sous-cutanées de strychnine, l'application d'un courant continu au pourtour de l'orbite, etc.

Lorsqu'on a affaire à une amblyopie ou à une amaurose en quelque sorte réflexe, il faut agir sur les branches des nerfs où l'on a quelque raison de placer le siége de l'irritation primordiale. On sait, par exemple, qu'on dit avoir obtenu d'excellents résultats de l'excision de cicatrices frontales ayant occasionné des tiraillements du nerf sus-orbitaire; on sait aussi que l'avulsion de dents cariées, que l'ablation de petits séquestres et l'extirpation de corps étrangers du maxillaire supérieur, ayant appartenu, presque toujours, à des appareils de prothèse, ont, dans certains cas, mis un terme plus ou moins prompt à des troubles variables de la vision (1).

Parmi les intoxications que nous avons surtout occasion de combattre, nous signalerons, au premier rang, les empoisonnements chroniques par l'alcool et le tabac, soit isolés, soit, plus souvent encore, associés. L'abstinence la plus rigoureuse possible de ces substances toxiques est la première condition d'un traitement efficace. Des déplétions sanguines rapides, pratiquées aux tempes avec la ventouse de Heurteloup, et des transpirations prolongées, sont aussi d'un excellent effet. Nous avons l'habitude de corroborer ce traitement par l'administration de pilules de narcéine (1 centigramme matin et soir), préférables aux pilules d'opium, en ce sens qu'elles ne déterminent pas de constipation incommode.

Dans les cas où l'intoxication a été produite par l'usage de l'opium ou de la belladone, on peut utiliser, avec beaucoup de fruit, l'antagonisme que l'on sait exister entre l'action physiologique de ces principes, et qui du reste, au point de vue thérapeutique, s'observe aussi entre la nicotine et la morphine ou la narcéine.

Quant aux intoxications qui ont une cause différente et aux altérations amblyopiques ou amaurotiques dont l'origine échappe, il est nécessaire de baser le traitement qu'on y applique sur une étude très-approfondie de l'état général du sujet et, dans ces conditions encore, les abondantes transpirations qu'on obtient par l'emploi d'une température élevée (35 à 40 degrés centigrades), les dérivations cutanées et les moyens hydrothérapiques sont les seules ressources auxquelles on puisse recourir avec quelque confiance (2).

ARTICLE II.

HÉMÉRALOPIE, NYCTALOPIE (NIGHT-BLINDNESS, SCHNEEBLINDHEIT).

L'observation a démontré que les éléments rétiniens, sans présenter d'altérations dans leur structure histologique, peuvent être temporairement privés de leurs fonctions :

(1) Il existe des observations de faits semblables rapportées par Howship, Travers, Watson, Galenzowski, Caffe, Desmarres, Hutchinson, Wecker, etc. Voyez aussi, à ce sujet, un travail très-intéressant de Charles Teirlinck : « *Essai sur les rapports pathologiques du système dentaire et de l'appareil visuel* », ouvrage présenté à la Société médicale de Gand, en janvier 1848 (*Annales d'Oculistique*, t. IX, p. 92).

(2) Nous renvoyons le lecteur, pour la Bibliographie, à la page 404 de ce tome.

1° Lorsque le sang artériel y arrive en quantité insuffisante et n'y détermine plus qu'une excitation incomplète ;

2° Lorsque, et surtout dans les conditions précitées, l'irritation physiologique qu'y produisent les impressions lumineuses s'est exercée pendant un temps trop long.

Sous ce rapport, l'appareil sensoriel de l'œil est exactement comparable à l'appareil tactile de la peau. Nous voyons donc des causes et des actions en apparence opposées donner lieu à des effets très-analogues.

Une personne est héméralope, lorsqu'elle est incapable de voir distinctement les objets, s'ils ne sont fortement éclairés. L'éclairage faible de la nuit, et, en général, l'éclairage artificiel, sont incompatibles, en ce cas, avec l'exercice de la vision. Cet état peut résulter d'un défaut d'irritabilité de la rétine consécutif à l'insuffisance de l'afflux du sang ou à une altération chimique de ce liquide nourricier. Il s'observe encore dans les cas où une lumière trop intense a, en quelque sorte, surmené les éléments sensoriels de l'œil. Le plus souvent, toutefois, ces deux ordres de causes agissent simultanément. Si, en effet, le sang perd une partie de sa propriété excitante, comme, par exemple, lorsqu'il est appauvri en globules et en sels, la rétine ne dispose plus d'assez d'excitabilité pour résister à la fatigue que des impressions lumineuses prolongées outre mesure peuvent lui causer. L'état fonctionnel de cette membrane est alors troublé par une sorte de torpeur que les auteurs ont désignée sous des noms variés.

Nous savons que l'héméralopie constitue un des symptômes les plus caractéristiques de la rétinite pigmentaire. Bien avant que les altérations propres à cette maladie eussent été révélées par l'examen ophthalmoscopique et étudiées au microscope par Donders, Mackenzie écrivait, à ce sujet, les lignes suivantes : « En disséquant l'œil d'un sourd-muet atteint d'une cécité nocturne congénitale, j'ai vu sur la rétine de nombreuses taches noires, ressemblant à la mélanose de la rétine décrite par Langenbeck et figurée par de Ammon. » Mackenzie ne sut pas reconnaître le lien qui existe entre cette pigmentation spéciale et l'héméralopie, et cette coïncidence ne fut expliquée que lorsqu'on sut que, dans cette maladie, les vaisseaux et notamment les artères sont le siége d'un épaississement notable, par sclérose de leur paroi. Il résulte, en effet, de cette altération une diminution considérable de la masse du sang en circulation dans la rétine et, par suite, une certaine torpeur de ses éléments nerveux.

Si nous négligeons ici les faits dans lesquels l'héméralopie s'explique par les altérations anatomiques, pour ne nous occuper que des cas dans lesquels l'ophthalmoscope et le microscope ne révèlent pas la moindre lésion, nous pouvons classer en deux catégories les observations d'héméralopie connues dans la science. Dans l'une, la principale cause nuisible est une excitation exagérée de la rétine par une lumière trop intense; dans l'autre catégorie, uue excitation modérée produit des résultats identiques, en agissant sur des sujets affaiblis.

1° On n'ignore pas que les voyageurs qui traversent des plateaux étendus et couverts de neige sont quelquefois frappés d'une cécité dont ils ne sont délivrés que lorsqu'ils quittent ces plaines ou lorsque, pendant un temps suffisant, ils s'abritent les yeux derrière des lunettes foncées, des voiles de crêpe noir, etc. Il se produit, dans ce cas, un épuisement d'excitabilité nerveuse identique à celui que nous pouvons déterminer sur une portion restreinte de notre rétine en fixant assez longtemps, dans un lieu faiblement éclairé, un petit disque blanc, fixé sur un écran noir. Ce disque finit par disparaître, lorsqu'on l'a fixé pendant un certain temps.

Nous ne voulons pas affirmer que, chez ces voyageurs, ce soit là la cause exclusive de l'héméralopie qui les affecte. Il se peut que la faible densité de l'air, sous cette altitude, modifie, d'une manière sensible, les conditions de la circulation oculaire. Du reste, les hémorrhagies abondantes qu'on a vu se faire alors à la surface de la conjonctive (Boussingault) plaident assez fortement en faveur de cette influence. En outre, la lassitude et la prostration générale des forces auxquelles sont sujets les voyageurs qui parcourent ces régions élevées, prouvent surabondamment que l'excitabilité de leurs centres nerveux a cessé d'être normale. Il semble pourtant certain que l'irritation produite par l'excès de la lumière puisse, dans quelques cas, déterminer, à elle seule, l'héméralopie, attendu qu'on a observé ce trouble fonctionnel chez des voyageurs qui traversaient les plaines du nord de la Russie, les régions polaires, etc.

2° Dans le second groupe, nous placerons les observations d'héméralopie dite endémique ou épidémique. On sait que les équipages des navires sur lesquels l'alimentation est insuffisante et propice au développement du scorbut, sont, parfois, lorsqu'ils traversent les parages des tropiques, frappés d'héméralopie.

A côté de ces faits, se rangent les cas d'héméralopie épidémique signalée dans les régiments que l'on a, durant la saison chaude, surmenés à force d'exercices et de parades dans des plaines arides, en même temps qu'on les affaiblissait par un régime incomplétement réparateur. Et la preuve que la réverbération des rayons solaires par le sol n'est pas, dans ces circonstances, la cause unique de l'héméralopie, c'est qu'on observe parmi les officiers de ces corps une immunité presque absolue.

L'influence exercée par une nourriture défectueuse, sur la rétine, qui se trouve ainsi temporairement épuisée, ressort, d'une manière éclatante, des épidémies d'héméralopie dont on a donné la relation (Hubbenet) et qu'on voit se produire dans les provinces méridionales de la Russie lors des jeûnes rigoureux imposés par le carême. On devine que la noblesse et le clergé sont complétement à l'abri du mal.

On doit attribuer à des influences de même ordre l'héméralopie observée dans les prisons et les maisons d'éducation, et l'on remarquera que ces accidents surviennent principalement dans les conditions où une lumière excessive frappe, pendant un temps assez prolongé, les yeux des personnes qui sont assujetties, dans ces établissements, à un régime incomplet. Ainsi, M. Stellwag de Carion rapporte que dans le grand asile de Vienne, l'héméralopie frappait surtout les vieillards logés dans les chambres des pavillons pourvus de fenêtres sur trois faces.

On a tenté de rattacher l'héméralopie à des altérations du sang, notamment au scorbut et aux fièvres paludéennes, et cela par une simple raison de coïncidence entre ces diverses affections. Récemment encore, on a signalé une sorte de xérosis conjonctival comme un phénomène lié à l'héméralopie. Évidemment, cette sécheresse de la conjonctive y produisant des plaques nacrées n'est, comme le pityriasis de la peau, que le témoignage d'états anémiques de cause différente (1).

Le pronostic de l'héméralopie est en rapport direct avec l'étiologie de ce phénomène. Nous savons qu'il est fort grave dans les cas où ce symptôme est lié à une altération anatomique importante, telle qu'une sclérose des vaisseaux rétiniens. Si, au contraire, l'ophthalmoscope ne nous apprend rien, l'héméralopie n'a généralement qu'une durée faible et disparaît dès qu'on soustrait le malade aux influences à la fois débilitantes et surexcitantes qui ont agi sur son appareil sensoriel.

Le traitement de l'héméralopie est des plus simples, dans les cas où cet accident ne signale qu'un épuisement temporaire. On s'appuie alors, pour le diriger, sur deux principes différents. Le premier consacre la nécessité de soustraire, pendant quelque temps, la rétine à une irritation intense, ce qu'on a proposé de réaliser en enfermant le malade dans une pièce sombre (Netter), ou en lui prescrivant l'usage de verres teints en bleu de cobalt ou fumés. On a même vu cesser des épidémies d'héméralopie par le fait d'un temps pluvieux et nuageux de quelque durée. Le second principe du traitement commande de tonifier le malade. Le foie rôti et l'huile de foie de morue, si chaleureusement recommandés en pareil cas,

(1) M. de Hubbenet avait, dans la séance de la Société médicale des hôpitaux (26 sept. 1860), signalé, chez les héméralopes, la sécheresse de la conjonctive, d'où se détachent de petites écailles qui ne sont autre chose que des cellules épithéliales atteintes de dégénérescence graisseuse; cette même altération a été rapportée par M. Bittot (*Gaz. hebdom.*, 1863, p. 284, et *Un. méd.*, 30 avril 1863), comme une lésion conjonctivale non encore décrite, coïncidant avec l'héméralopie.

n'agissent alors qu'à la façon d'aliments gras. C'est encore à juste titre qu'on vante les préparations du quinquina, du fer et les médicaments amers (1).

BIBLIOGRAPHIE.

D'ENTRECOLLE. Traitement de la nyctalopie par les fumigations avec du foie de mouton, rapporté dans les Lettres édifiantes et curieuses écrites des Missions étrangères. Nouvelle édition, t. XXII, Paris. Lettre datée de Péking, 8 novembre 1736.

WEISSE. Dissert. de nyctalopia seu cœcitate diurna. Francofurti, 1754.

KRAFT (Franciscus). Dissert. inaug. de nyctalopia. Halæ, 1791.

BAMPFIELD. A practical essay on hemeralopia commonly called nyctalopia (*Med. chir. Trans.*, t. V, London, 1814).

EHRLE. Dissert. inaug. de hemeralopia. Tubingæ, 1834.

CUNIER (Florent). Histoire d'une héméralopie héréditaire depuis deux siècles (Extrait des *Annales de la Société de médecine de Gand*, 1838).

PÉTREQUIN (J. E.), Héméralopie double (*Ann. d'Ocul.*, t. I, p. 30, 1838-39).

FLEURY (E. J.). Note sur l'héméralopie épidémique (*Ibid.*, t. II, p. 197, 1839).

MANCINI. Amblyopie héméralopique. Altération remarquable de l'humeur aqueuse (*Gaz. des hôp.*, 1838; *Ann. d'Ocul.*, t. II, p. 259, 1839).

MAGNE. Note sur un cas curieux d'héméralopie (*Revue médic. franc. et étrang.*, 1846, et *Ann. d'ocul.*, t. XVI, p. 233).

(1) En terminant cet article, nous devons attirer l'attention du lecteur sur un travail très-consciencieux de M. Förster (*Ueber Hemeralopie*, etc. Breslau, 1857), et nous en extrayons les conclusions auxquelles cet auteur est arrivé. L'héméralope voit aussi mal à un éclairage diurne peu intense qu'à la tombée de la nuit. La torpeur héméralopique de la rétine existe à des degrés très-variables. Au grand jour, les héméralopes observés par l'auteur jouissaient d'une excellente vue; si ce n'est toutefois dans les cas où la maladie était d'ancienne date et très-prononcée. Les parties les plus sensibles de la rétine sont les premières qui présentent cette torpeur morbide : l'altération fonctionnelle se propage ensuite, à partir de la macula, dans une direction centrifuge. Dans l'héméralopie, la faculté de distinguer les couleurs devient aussi plus ou moins obtuse. Les deux yeux sont souvent atteints de la maladie à des degrés très-différents. Les pupilles qui, pendant le jour, se contractent comme à l'état normal, se dilatent fortement lorsque la perception des objets commence à devenir difficile. A la fin de sa brochure, l'auteur cite un cas d'héméralopie congénitale chez un collégien de quatorze ans, dont le fond de l'œil ne présentait, à l'examen ophthalmoscopique, aucune altération. Il signale, en outre, deux cas de torpeur héméralopique consécutive à une dégénérescence brightique de la rétine. Relativement à la coïncidence de l'héméralopie avec l'amblyopie cérébrale, il est démontré que la diminution de l'étendue du champ visuel ne correspond pas exactement à la diminution de l'impressionnabilité de la rétine, soumise à des éclairages d'intensité différente.

CULLERIER. Héméralopie saturnine (*Gaz. des hôp.*, 1847, et *Ann. d'ocul.*, t. XVIII, p. 272, 1847).

DUTROULAU. Études sur les maladies maritimes, héméralopie, etc. (*Gaz. médic.*, n° 33, 1850).

TAVIGNOT. Réflexions pratiques sur une héméralopie chronique guérie après dix-huit années de durée (*Gaz. des hôp.*, n° 107, 1850).

TRAPPER. Réflexions et observations sur l'héméralopie observée dans les pays chauds, à bord des bâtiments (thèse de Montpellier, 1850).

HAUFF. Héméralopie observée pendant une grossesse (*Würtemb. med. Corresp. Blatt*, 7 mars 1853).

FIECK. Hemeralopie u. Nyctalopie (*Med. Zeit. Russlands*, n°s 45-47, 1855).

AUDOUIT. Héméralopie observée dans les voyages des circumnavigateurs (*Revue de thérapie méd.-chir.*, 15 juillet 1855).

GEISSLER (Arthur). De cœcitate crepusculari (Diss. inaug. Lipsiæ, 1855).

GUÉRIN-MÉNEVILLE. Héméralopie à bord des bâtiments (thèse de Paris, 1856).

FÖRSTER. Ueber Hemeralopie und die Anwendung eines Photometers (Breslau, 1857).

GUÉPIN (fils). Deux observations d'héméralopie (*Ann. d'ocul.*, t. XXXIV, p. 48, 1858).

DEVAL (Charles). Note sur l'héméralopie, observation d'un cas de ce genre rapidement guéri à l'aide des vapeurs azotées (*Union méd.*, n° 78, 1858).

NETTER. Cause, nature et traitement de l'héméralopie (*Journal des connaissances médicales*, n° 26, 1858).

FONSAGRIVES. De l'emploi des fumigations de foie de bœuf contre l'héméralopie ou amblyopie nocturne (*Union méd.*, n° 91, 1858).

NETTER. Du traitement de l'héméralopie par l'obscurité (Paris, 1858, et *Union méd.*, 25 sept. 1858).

BADER. Apparences opthalmoscopiques dans l'héméralopie (*Ophth. Hosp. Reports*, avril 1859).

GRAEFE (Alfred). Beiträge zum Wesen der Hemeralopie (*Arch. für Augenheilk*, t. V, p. 112, 1859).

BARRE. De l'héméralopie et de sa fréquence relative en France et dans les pays septentrionaux (*Gaz. des hôp.*, n° 106, 1859).

OVENS. Night-Blindness with scurvy in the Crimea (*Ophth. Hosp. Reports*. July, 1859).

BRYSON. Night-Blindness in connexion with scurvy (*Ibid.*, 1859).

SCANZONI. Nachtblindheit bei Schwangern (*Prager Viert. Jahrschr.*, t. IV, p. 94, 1859).

BALDY. De l'héméralopie épidémique (thèse de Strasbourg, 1859).

STREATFEILD. Note sur la cécité nocturne ou héméralopie (*Ophth. Hosp. Reports* et *Annales d'oculistique*, t. XLIV, p. 43, 1860).

QUAGLINO. Sur les conditions pathologiques de l'héméralopie ou amblyopie nocturne (*Giornale d'Ophthalmologia Italiano*, 1860, et *Ann. d'Oculistique*, t. XLVII, p. 278, 1862).

HUBBENET. Observations sur l'héméralopie (*Union méd.*, n° 124, 1861).

BAIZEAUX. De l'héméralopie épidémique (Paris, 1861).

Despons. Traitement de l'héméralopie par l'huile de foie de morue à l'intérieur (*Union méd.*, nos 84 et 119, 1862).

Mendes. Estudo sobre a hemeralopia a proposito dos casos observados na guarniçao de Lisboa (Lisboa, 1862).

Netter. Des cabinets ténébreux, dans le traitement de l'héméralopie (Paris, 1863).
— Mémoire sur les taches blanches des sclérotiques dans l'héméralopie (*Gaz. méd.*, n° 35, 1863).

Bittot. Lésions conjonctivales non encore décrites, coïncidant avec l'héméralopie (*Union méd.*, 30 avril 1863).

Estor. De la nature de l'héméralopie. Montpellier, 1863.

Gomez. Paralysies épidémiques par imitation (*Union méd.*, p. 223, 1865).

Quaglino. Des conditions morbides de l'héméralopie (*Gaz. des hôp.*, p. 27, 1865).

Colin. De l'hémétralopie et de son traitement (thèse de Paris, 1866).

ARTICLE III.

DALTONISME, ACHROMATOPSIE (DE HELING), AKYANOBLEPSIE (DE GOETHE), CHROMATOPSEUDOPSIE (DE SOMMER).

Suivant la théorie généralement admise de Young, toute sensation de couleur perçue est la résultante de la perception des trois couleurs élémentaires. En acceptant cet axiome, on admet que la rétine renferme trois espèces de fibres nerveuses diversement impressionnables par les diverses ondulations de l'éther. Les unes seraient particulièrement impressionnées par les ondes les plus excursives, par les rayons qui nous donnent la sensation subjective du rouge. Les secondes recevraient leur impression principale des ondes moyennes, qui nous donnent la sensation subjective du vert. Enfin, les dernières seraient essentiellement impressionnées par les ondes les moins excursives, celles qui nous donnent la sensation subjective du violet.

De cette organisation de la rétine il résulterait que les fibres les plus particulièrement impressionnables par les rayons rouges, le seraient faiblement par les rayons verts et violets, sans, pour cela, être complétement insensibles à ces deux ordres de rayons. La perception des couleurs intermédiaires serait donc, en quelque sorte, la résultante de perceptions complexes, réparties entre ces divers ordres de fibres. La notion de la couleur blanche se produirait par une irritation également intense des trois espèces de fibres admises, et celle de la couleur noire, par l'absence de toute irritation.

Si cette théorie est exacte, il en résulte ce fait, démontré du reste par M. Schelske (1), que si la perceptibilité d'une couleur est anéantie, celle

(1) *Archiv für Augenheilkunde*, t. XI, A. 1, p. 171.

des autres doit être modifiée par l'absence de la première. On trouve la vérification de ce principe dans l'insensibilité normale de la périphérie de la rétine pour la couleur rouge, insensibilité qu'on rencontre d'ailleurs accidentellement, à l'état congénital ou pathologiquement, dans les parties centrales de la membrane nerveuse. Dans ces divers états, la perception des couleurs est la résultante des impressions combinées de deux couleurs élémentaires seulement. La non-perception de la troisième couleur élémentaire explique les modifications survenues dans l'appréciation de toutes les couleurs en général.

Nous ne pouvons passer sous silence une théorie récemment énoncée sur la production du daltonisme par M. Max Schultze (1), théorie qui se base sur les variétés que présente la tache jaune, relativement à l'intensité de sa coloration. Le pigment de cette portion de la rétine existe, d'après les recherches de cet auteur, dans les couches internes, et exerce évidemment une certaine influence sur la perception subjective de la raie bleue du spectre, ainsi que sur celle de l'ultra-violet. Cette influence est bien plus marquée que celle que produit la fluorescence des milieux de l'œil (Helmholtz, Setschenow). Cependant il n'est pas prouvé que les rayons bleus puissent être absorbés en totalité par le pigment de la tache jaune.

On sait que l'ingestion de la santonine détermine une variété particulière de daltonisme, en rendant la rétine insensible aux rayons violets. M. Edm. Rose, qui a étudié cette question avec un soin extrême, a trouvé, ainsi que M. Schultze, que l'ingestion du santoniate de soude produit, de son côté, un certain nombre de phénomènes, dont les plus caractéristiques sont : 1° une réduction du spectre aux dépens de son extrémité violette, et pouvant aller jusqu'à déterminer dans la rétine une insensibilité complète pour les rayons bleus ; 2° une réduction analogue, mais ordinairement beaucoup moindre du spectre, aux dépens de son extrémité rouge ; 3° enfin, une coloration jaune ou jaune verdâtre des objets perçus. M. Schultze pense que ces divers phénomènes peuvent parfaitement s'expliquer par une augmentation d'intensité dans la coloration de la tache jaune.

Cette modification aurait encore, d'après M. Schultze, un effet sur lequel cet auteur insiste, et jusqu'à présent peu connu, qui consisterait en ce que les sujets atteints, avant d'avoir une rétine complétement insensible aux rayons violets, ou alors qu'ils présentent déjà cette anomalie fonctionnelle, verraient en violet, au début de l'intoxication, les objets qui les entourent. Notre savant auteur croit pouvoir interpréter ce curieux désordre par le fait d'images persistantes teintes de la couleur complémen-

(1) *Ueber den gelben Fleck der Retina*, etc., Bonn, 1866.

taire du jaune, c'est-à-dire violettes. La santonine produit vers la tête des congestions passagères qui favorisent singulièrement l'apparition des images persistantes.

On sait que, dans l'ictère, on devient parfois insensible aux rayons violets et qu'on voit les objets en jaune. Or, ce phénomène n'est pas suffisamment expliqué par la teinte que l'ictère communique aux milieux réfringents de l'œil, et M. Max Schultze se demande si cette anomalie ne tiendrait pas plutôt à une augmentation survenue dans la coloration de la tache jaune (1).

Si l'on parcourt les auteurs, on est surpris de la multiplicité et de la barbarie des noms attribués par eux à ces troubles fonctionnels. C'est, sans doute, le motif qui a fait prévaloir la dénomination beaucoup plus euphonique de *daltonisme*, sous laquelle tout le monde connaît aujourd'hui cette anomalie, signalée par Dalton qui en était affligé (2).

L'*Achromatopsie* constitue, suivant les auteurs, un état caractérisé par l'impossibilité complète d'apercevoir les couleurs. Les personnes affectées de cette achromatopsie ne distingueraient que les degrés de clair et de sombre et ne verraient, par exemple, les objets que tels qu'ils sont rendus par la photographie. A un degré moindre, la perception du jaune s'ajoute à celle des nuances du clair et du sombre.

On désigne sous le nom d'*Akyanopsie* l'état d'un homme qui ne perçoit pas le bleu, état qui concorde toujours avec l'insensibilité de la rétine aux rayons rouges.

Dans la *Chromopseudopsie*, il n'existe, pour aucune couleur déterminée, d'insensibilité rétinienne capable de faire confondre cette couleur avec le blanc, le gris ou le noir ; mais les sujets sont inaptes à distinguer entre elles les différentes couleurs.

La variété de daltonisme qui a été le plus souvent signalée, a été désignée sous le nom de *Chromatodysopsie*. Elle est caractérisée par l'insensibilité de

(1) Il ressort d'une observation curieuse de M. Schultze une forte présomption en faveur de l'influence que les degrés de pigmentation de la tache jaune semblent exercer par rapport à la perception des couleurs, et peut-être aussi par rapport à l'action chimique des différentes parties du spectre sur les éléments délicats de la rétine. En effet, M. Schultze a remarqué que la plupart des oiseaux ont la tache jaune très-fortement pigmentée, tandis que le hibou, oiseau nocturne, a une macula lutea presque incolore. Une étude approfondie et comparée sur la coloration des taches jaunes d'un grand nombre d'espèces d'oiseaux diurnes et nocturnes, jetterait sans doute, sur cette question, une lumière qu'elle réclame encore.

(2) Dalton avait lui-même localisé cette insensibilité partielle pour les couleurs dans ses cristallins, et il ordonna qu'on les soumît, après sa mort, à un examen attentif. Sauf les altérations séniles ordinaires, ils furent, on le pense bien, trouvés parfaitement sains (voy. *Froriep's Notizen*, n° 737, 1845).

la rétine au violet, les autres couleurs étant perçues à la condition que les nuances soient pures et l'éclairage intense. Les couleurs le plus difficilement perçues par les personnes atteintes de daltonisme sont, en général, les plus réfrangibles du spectre, c'est-à-dire le violet, l'indigo et les teintes voisines, le lilas et le rose.

Les sujets atteints de daltonisme n'ont souvent même pas conscience de leur état et se servent, pour traduire leurs impressions, des termes généralement employés. Aussi, pour éviter de commettre une erreur à leur sujet, ne faut-il pas leur demander autre chose que d'indiquer si tel ou tel objet est, ou non, de même couleur que tel ou tel autre, sans chercher, bien entendu, à leur faire apprécier les nuances (1).

Les anomalies qui peuvent se produire dans la perception des couleurs ont été reconnues beaucoup plus fréquentes qu'on ne le supposait autrefois, depuis l'époque à laquelle fut institué l'usage de signaux de diverses couleurs sur les voies ferrées. C'est en Angleterre principalement qu'on s'est aperçu, non sans frayeur, que cette anomalie, en apparence inoffensive, avait parfois des conséquences désastreuses.

On a généralement admis jusqu'à ce jour que le daltonisme, bien plus fréquent chez l'homme que chez la femme, à quelque degré qu'il existe, est toujours congénital et souvent héréditaire. On est surpris de lire dans le traité de M. Stellwag (1858) que cet état est toujours congénital, alors que, quelques pages plus loin, ce savant auteur déclare que la faculté de distinguer les couleurs est presque absolument anéantie dans les amblyopies d'un degré élevé. C'est M. Benedict (2) (de Vienne) qui, plusieurs années plus tard, attira l'attention sur la fréquence du développement du daltonisme dans l'atrophie progressive du nerf optique. M. Schelske a, plus récemment encore, vérifié ces faits par des recherches très-approfondies.

D'après les observations que nous avons eu personnellement l'occasion de faire, nous croyons que cette coïncidence éclate surtout dans les cas d'atrophie progressive des nerfs optiques, en rapport avec l'ataxie locomotrice. Ici, en effet, le daltonisme apparaît souvent à une époque où l'acuité de la vue n'a pas sensiblement baissé et où le champ visuel est à peine rétréci.

On a constaté que l'affaiblissement de la faculté de distinguer les cou-

(1) Le but de cet ouvrage ne nous permet pas d'insister plus longuement sur les modes d'investigation applicables à la recherche du daltonisme ; aussi nous contenterons-nous de renvoyer le lecteur aux deux excellents procédés indiqués par MM. Rose (*Archiv. de Virchow*, t. XXXVIII, p. 35) et Schelske (*Archiv für Augenheilkunde*, t. XI, A 1, p. 175).

(2) *Archiv für Augenheilkunde*, t. X, A. 2, p. 185, 1864.

leurs n'est pas toujours en rapport avec l'affaiblissement de l'acuité de la vue, et ce sont précisément ces amblyopies cérébro-spinales ou, mieux, ataxiques, qui confirment cette assertion. On a, de plus, observé que le trouble fonctionnel qui nous occupe peut alors rétrocéder et même se dissiper en majeure partie, alors que l'acuité visuelle continue à baisser. Dans l'état actuel de nos connaissances, il est donc impossible d'utiliser cette particularité au point de vue du pronostic.

Que le daltonisme soit d'ailleurs congénital ou acquis, il échappe généralement à tous les moyens dirigés contre lui. Ajoutons que, si grande que soit la valeur scientifique de cette anomalie dans l'étude de la vision et des lois de l'optique, elle n'offre au praticien qu'un intérêt fort secondaire, motif pour lequel nous n'avons pas cru devoir lui consacrer ici plus d'espace. Pour plus de détails, renvoyons à l'admirable paragraphe 20 de l'*Optique physiologique* d'Helmholtz.

BIBLIOGRAPHIE.

SOMMER. Chromatopseudopsie oder den manchen Menschen eigenen Mangel des Farbenunterscheidungsvermögens (*Journal v. Graefe u. Walther*, t. V, H. 4, 1824).

SEEBECK. Ueber den bei manchen Menschen vorhandenen Mangel an Farbensinn (*Valentin's Repertorium f. Anat. u. Physiol.*, t. II, 1837).

SZOKALSKI. Essai sur les sensations des couleurs dans l'état physiologique et pathologique de l'œil (*Ann. d'ocul.*, t. II, p. 11, 1839; et t. III, p. 1, 1840).

WORTMANN. Ueber den Daltonismus, eine Augenkrankheit (*Haeser's Repertorium*, etc., t. IV, p. 125).

BOYS DE LOURY. Aberration dans la sensation des couleurs (*Lancette française*, n° 151, 1843, et *Bullet. de thérap.*, t. XXV, p. 459, 1843).

FRICHINETTI. De la chromatopseudopsie, etc., 1841 (*Annal. univ. di med. Milano*, n° 1, 1844).

DALTON. Eigenthümlichkeit des Sehvermoegens (*Froriep's Notizen*, n° 737, 1845).

KRIEGER. Ueber Licht u. Farbensehen (*Deutsche Klinik*, n° 50-52, 1850).

HELFT. Ueber Achromatopsie u. Dyschromatopsie (*Med. Zeit. d. Vereins f. Heilk. in Preussen*, n° 20, 1850).

WITCKE. Merkwürdge Wirkung des Wurmsamens (*Ibid.*, n° 7, 1852).

EICHMANN. Achromatopsie (*Ibid*, n° 47, 1852).

TYNDALL. De la fausse appréciation des couleurs (*Athenæum*, 29 janvier 1853, et *Ann. d'ocul.*, t. XXX, p. 143, 1853).

WILSON. Statistique des individus atteints de chromatopseudopsie (*Archives gén. de médecine*, 8 novembre, 1854).

POLTON. Recherches sur le daltonisme (*Gaz. méd. de Lyon*, mars 1854).

ZIMMERMANN. Ueber das Gelb- u. Crünsehen nach Santoningebrauche (*Deutsche Klinik*, n° 14, 1855).

LEMBERT. Observation d'un cas de pseudochromie (*Gaz. hebd.*, n° 16, 1855).

BRONNER. Mémoire sur le daltonisme (*Med. Times and Gazette*, 12 avril 1856, et *Ann. d'ocul.*, t. XXXVII, p. 246, 1857).

NOËL. De la chromatopseudopsie (Thèse de Paris, 1857).

WEICKER. De nonnullis coloribus complementariis quales singulis hominibus apparent. Diss. inaug., Lips., 1857.

MARTINI. Action de la santonine sur la vision (*Monit. des hôpit.*, n° 97 et 175, 1858).

CLEMENS. Farbenblindheit während der Schwangerschaft, etc. (*Arch. f. physiol. Heilk.*, t. II, H. 1, 1858).

CLEMENS. Daltonisme non congénital (*Gaz. des hôp.*, p. 180, 1860).

ROSE (Ed.). Ueber die Wirkung der wesentlichen Bestandtheile der Wurmblüthen (*Santonikum*) (*Arch. de Virchow*, t. XVI, p. 233, 1859, t. XXVIII, p. 15, 1860; et t. XXVIII, p. 30, 1863).

ROSE (Ed.). Ueber stehende Farbentäuschungen (*Arch. f. Augenhlk*, t. VII, A. 2, p. 72, 1860).

SCHELSKE. Zur Farbenempfindung (*Arch. f. Augenhlk*, t. IX, A. III, p. 39, 1863).

ROSE (Ed.). Die Gesichtserscheinungen im Icterus (*Archives de Virchow*, t. XXX, p. 442, 1864).

BENEDICT. Der Daltonismus bei Sehnervenatrophie (*Arch. f. Augenhlk*, t. X, A. 2, p. 185, 1864).

SCHELSKE. Zur Farbenempfindung, Rothblindheit in Folge path. Processes (*Archiv f. Augenhlk.*, t. XI, A. 1, p. 171, 1865).

ROSE. Ueber die einfachste Untersuchungs-methode Farbenkranker. (*Berlin. kl. Wochenschrift*, n° 31, 1865).

SCHULZE (Max.). Ueber den gelben Fleck der Retina, seinen Einfluss auf normales Sehen u. auf Farbenblindheit. Bonn, 1866.

HELMHOLTZ. Physiologische optik, 1866 (ouvrage en cours de publication).

MALADIES DES MUSCLES DE L'ŒIL.

ANATOMIE ET PHYSIOLOGIE.

L'œil est mis en mouvement par six muscles qui impriment à cet organe, de forme sphéroïdale, des évolutions autour d'un centre fixe. De ces six muscles, quatre sont appelés droits et deux obliques.

Les premiers s'insèrent, ainsi que le muscle releveur de la paupière, au fond de l'orbite, près du trou optique, et à la gaîne du nerf de même nom. Ils se portent, de cette double insertion, vers le globe de l'œil, auquel ils s'appliquent très-près de son équateur, sous la forme de faisceaux ou, mieux, de bandelettes aplaties. A partir de l'équateur de l'œil, ils s'adossent à la capsule de Tenon, qu'ils perforent à quelque distance du bord de la cornée, pour se fixer à la sclérotique par leur tendon terminal.

La partie des muscles droits comprise entre leur insertion profonde et l'équateur de l'œil, est plongée dans les masses graisseuses et le tissu cellulaire lâche que renferme l'orbite. Ce tissu cellulaire se condense tout autour des rubans musculaires pour leur fournir une sorte de gaîne. La moitié interne de chaque gaîne ainsi formée s'arrête au niveau du point où le muscle correspondant devient tangent à la capsule de Tenon.

Les quatre muscles droits délimitent une sorte de pyramide quadrangulaire dont la face interne seule est sensiblement parallèle au plan médian de la face.

A partir de l'équateur de l'œil, les muscles droits sont juxtaposés à la capsule de Tenon, qui enveloppe le globe oculaire à la façon d'une synoviale, et se confond insensiblement, près du bord de la cornée, avec le tissu épiscléral et la conjonctive bulbaire. Les rapports que la capsule de Tenon affecte avec le globe de l'œil sont, dans les points étrangers à cette fusion, assez peu intimes et constitués par quelques tractus de tissu cellulaire délié; mais il n'en est pas de même au voisinage de l'insertion des muscles et de leur trajet dans la capsule.

Là, en effet, cette dernière projette deux ordres d'émanations celluleuses par lesquelles elle se relie, d'une part indirectement, d'autre part directement, à la sclérotique. Les premières naissent de la capsule au niveau des perforations qu'elle présente, se jettent sur la face interne des muscles droits, et vont, par un trajet rétrograde, prolonger la moitié interne de leur gaîne jusque près du point où nous l'avons vue faire défaut. Un certain nombre de fibres de ces faisceaux s'en séparent, dès l'origine, pour aller fortifier les parties latérales de la capsule de Tenon proprement dite, au voisinage des points où elle livre passage aux muscles. Les prolongements de la capsule qui rattachent directement cette dernière à la sclérotique se portent vers les insertions tendineuses des muscles, en leur fournissant une sorte de gaîne intra-capsulaire complète (1).

L'action simultanée des muscles droits a pour effet d'attirer l'œil directement en arrière, c'est-à-dire suivant son axe antéro-postérieur.

Des deux muscles obliques, le supérieur a son insertion osseuse commune avec celle des muscles droits; l'inférieur naît près du bord orbitaire du maxillaire supérieur. Tous deux, entourés d'une gaîne analogue à celle des muscles droits, se portent vers le quart postéro-supéro-externe du globe de l'œil, où ils s'insèrent, après avoir aussi perforé la capsule de Tenon. L'un des effets de l'action simultanée des muscles obliques est de contre-balancer celle des muscles droits, en attirant l'œil en avant.

(1) A propos de la strabotomie nous aurons à revenir sur la disposition de la capsule de Tenon au voisinage de ses perforations.

Cet organe est, en outre, maintenu en équilibre par un certain nombre de faisceaux fibreux qui de la poulie du grand oblique se portent, en s'étalant, vers la capsule de Tenon, et représentent un ligament suspenseur rudimentaire. De plus, au-dessus du plancher de l'orbite, les muscles droit et oblique inférieurs forment à l'œil, par l'effet de la tonicité musculaire qui les tend, une sorte de sangle qui lui sert de soutien.

Pour étudier avec fruit l'action des différents muscles de l'œil, nous les diviserons en trois groupes. Pour chacun d'eux, nous imaginerons un seul plan musculaire tracé suivant les lignes qui indiquent la direction de l'action des deux muscles du groupe et un axe d'évolution perpendiculaire à chacun de ces plans.

Pour connaître l'action d'un muscle sur l'œil, on conçoit qu'il ne suffise pas de savoir quel mouvement il peut imprimer à un point donné de la sphère; il faut noter le déplacement simultané de deux points de sa surface, ou encore, d'un point et d'un méridien. On a pour habitude d'apprécier les mouvements de l'œil par rapport au centre de la cornée et au méridien vertical qui passe par ce point.

Les trois groupes musculaires sont ainsi constitués : Ier, droits interne et externe; IIe, droits supérieur et inférieur; IIIe, grand et petit obliques.

I° Le *droit interne*, le plus fort de tous les muscles de l'œil, suit un trajet parallèle à la paroi interne de l'orbite et s'insère, par un tendon large de 8 millimètres, à la sclérotique. Ce tendon forme, vers le bord cornéen, une ligne courbe dont le sommet est dans le même plan horizontal que le centre de la cornée. La distance qui sépare le tendon du bord de cette membrane est de 4 à 5 milimètres.

Le *droit externe*, moins fort, mais plus long de 6 millimètres que le muscle précédent, s'insère aussi à la sclérotique par un tendon arqué large de 6 millimètres. Cette insertion est distante de 6 à 7 millimètres du bord de la cornée.

Le plan musculaire de ce groupe est représenté par le méridien horizontal et son axe d'évolution par l'axe vertical de l'œil : c'est le seul groupe dont le plan musculaire circonscrive un grand cercle de la sphère et dont l'axe d'évolution représente un diamètre de celle-ci. Aussi, les mouvements que ces muscles exécutent sont, de tous, les plus simples : ils transportent directement le centre de la cornée en dedans et en dehors, sans lui imprimer jamais la moindre déviation de hauteur et sans jamais incliner le méridien, qui reste invariablement vertical lorsqu'ils se contractent seuls.

II° Le *droit inférieur* offre un tendon large de 7 millimètres dont l'extrémité dessine une courbe distante, par son sommet, de 6 millimètres de la cornée. Ce sommet ne se trouve pas directement sous le centre de la cornée, mais à 1 millimètre en dedans du méridien vertical. Tandis que l'extrémité interne de ce tendon arrive jusqu'à 5 millimètres du bord cornéen, son extrémité externe ou temporale en reste éloignée de 7 millimètres.

Le *droit supérieur*, le plus faible de tous les muscles droits, court parallèlement à la paroi supérieure de l'orbite et s'insère à la sclérotique par un tendon large de 7 à 8 millimètres, de telle sorte que le sommet de la ligne courbe décrite par son extrémité, placé dans le méridien vertical, reste à 6 millimètres du bord de la cornée. La terminaison nasale du tendon est à 5 millimètres de ce bord, la temporale à 7 millimètres (1).

On conçoit, d'après ce qui précède, qu'on ne puisse rigoureusement admettre, pour le second groupe, un plan musculaire unique qu'à la condition de commettre une légère inexactitude, suffisamment justifiée, du reste, par la simplification qu'elle apporte à l'exposé de l'action physiologique des muscles considérés. Ce plan musculaire ne concorde pas, comme on le croyait autrefois, avec le méridien vertical; mais il s'incline un peu d'arrière en avant et de dedans en dehors. Ce plan, qui coupe l'axe antéro-postérieur de l'œil sous un angle de 20 degrés, ne représente pas un méridien de la sphère et ne contient pas le centre de l'œil; mais le laisse en dehors. L'axe d'évolution perpendiculaire à ce plan fait avec le diamètre horizontal un angle de 20 à 25 degrés et avec l'axe antéro-postérieur un angle de 70 degrés.

Le pôle antérieur du cercle qui représente le plan musculaire est un peu plus en dehors du pôle antérieur de l'œil que son pôle postérieur n'est en dedans du pôle postérieur de l'œil. D'après la disposition de ce plan musculaire relativement au centre de l'œil, la contraction de ces muscles devrait, en théorie, déterminer non-seulement une rotation de l'œil; mais un déplacement en totalité de cet organe. Cette dernière supposition est éliminée par la constatation expérimentale de la fixité absolue du centre de rotation de l'œil.

Lorsque les muscles de ce groupe se contractent, non-seulement ils transportent en haut ou en bas le centre de la cornée; mais, en raison des dispositions anatomiques signalées, le droit supérieur et l'inférieur, lorsqu'ils dévient la cornée chacun de leur côté, attirent son centre en dedans. Si ces muscles pouvaient agir de concert, ils produiraient, par conséquent, une faible déviation de la cornée en dedans.

(1) Pour fixer dans la mémoire la disposition des insertions tendineuses des quatre muscles droits par rapport au bord de la cornée, nous avons l'habitude d'enseigner, dans nos cours d'opérations, qu'en moyenne toutes les terminaisons tendineuses appartenant à la moitié nasale de l'œil restent à 5 millimètres, toutes les terminaisons temporales à 7 millimètres de la cornée, et que, de plus, les sommets des courbes décrites par les extrémités tendineuses occupent les méridiens horizontal et vertical, à l'exception de celle du droit inférieur, déviée d'un millimètre en dedans.

En outre, lorsque le droit supérieur se contracte, il attire en dedans l'extrémité *supérieure* du méridien vertical et, par ce motif, incline ce méridien en dedans, tandis que le droit inférieur, en se contractant, dévie l'extrémité *inférieure* du même méridien en dedans, et par ce motif, incline ce méridien en dehors.

On comprend facilement que l'effet produit par la contraction des muscles de ce groupe, d'une part sur la position du centre de la cornée, d'autre part sur l'inclinaison du méridien, ne peut être toujours la même et doit varier suivant la position de l'axe antéro-postérieur de l'œil (axe optique), au moment de cette contraction. Si le centre de la cornée se dirige en dehors, de telle sorte que l'axe d'évolution du groupe forme avec l'axe optique un angle de plus en plus voisin de 90 degrés, et que le plan musculaire tende progressivement à se confondre avec le méridien vertical, la contraction musculaire produira essentiellement ses effets sur la déviation en haut ou en bas du centre de la cornée, tandis que l'inclinaison déterminée dans le méridien sera nulle ou très-peu accusée. Inversement, si l'axe optique se dirige en dedans et forme avec l'axe d'évolution un angle de moins en moins ouvert, et si le plan musculaire tend à former avec le méridien vertical un angle de plus en plus ouvert, l'influence de la contraction des muscles du groupe se fera surtout valoir sur l'inclinaison du méridien vertical, tandis que la déviation de hauteur sera très-faible (1).

III° Le *grand oblique* est un muscle très-long et grêle dont l'insertion postérieure avoisine le trou optique; qui, de là, se dirige horizontalement vers l'angle supéro-interne du rebord orbitaire, se réfléchit sur la poulie qu'il trouve en ce point, puis, se courbant à angle aigu, se porte vers le globe de l'œil, où, s'aplatissant, il glisse sous le droit supérieur et vient s'insérer par un tendon large de 6 millimètres au quart supéro-externe du globe de l'œil. La ligne courbe formée par l'extrémité du tendon regarde par sa convexité en arrière et en dehors. Sa terminaison interne est à 7 ou 8 millimètres du nerf optique, tandis que l'externe s'en éloigne de 13 à 14 millimètres.

Le *petit oblique* offre un trajet plus simple. Il part du bord orbitaire du maxillaire supérieur, en dehors du sac lacrymal, et se dirige, le long du

(1) On peut faciliter la démonstration de ces faits au moyen d'une petite sphère de bois sur laquelle on a tracé le méridien vertical, les plans musculaires de chaque groupe et indiqué les points terminaux des axes d'évolution. Dans les cours, on peut se servir, avec avantage, d'appareils plus compliqués, désignés sous le nom d'ophthalmotropes. Celui de M. Ruete, celui de M. Knapp construit d'après un principe formulé par M. de Hasner, sont les plus employés.

plancher de l'orbite, en dehors et un peu en bas, pour glisser sous le droit inférieur à 12 millimètres environ du rebord orbitaire. En ce point, il est rattaché par des liens celluleux à la gaîne du droit inférieur (Arlt). Au delà de cette partie de son trajet, il change notablement de direction, se réfléchit brusquement en haut et en arrière, glisse sous le droit externe et atteint le quart supéro-externe du globe de l'œil, où il s'insère par un tendon large de 10 millimètres. La convexité de cette extrémité tendineuse est dirigée en haut et en avant. Sa terminaison antérieure est à 14 millimètres du nerf optique, tandis que la postérieure s'en approche jusqu'à une distance de 4 à 5 millimètres. Il est à remarquer que l'oblique inférieur, qui comme le supérieur, s'insère au quart postéro-externe du globe de l'œil, doit, pour atteindre ce point si éloigné de son insertion osseuse, décrire, en s'aplatissant notablement, une forte courbe de bas en haut, en même temps que le bord antérieur de ce muscle doit former une ligne convexe dont la courbure regarde en avant (Arlt).

Pour simplifier l'étude de l'action musculaire des obliques, on est dans la nécessité de commettre encore une erreur volontaire, en rapportant cette action à un plan musculaire unique. Ce plan ne concorde pas, comme on le croyait autrefois, avec le plan équatorial de l'œil, mais s'en écarte par sa circonférence interne en avant, par sa circonférence externe en arrière. Le centre de l'œil est situé en dedans de ce plan musculaire, qui s'écarte plus du plan équatorial en avant et en dedans qu'en arrière et en dehors. Son axe d'évolution ne concorde donc pas non plus avec l'axe optique, mais forme avec lui un angle de 35 à 40 degrés (de Graefe). L'extrémité antérieure de cet axe aboutit en dehors du pôle antérieur de l'œil.

L'immobilité du centre de mouvement de cet organe étant un fait acquis, ces muscles ne peuvent produire que des rotations de la sphère.

L'action de chacun des muscles obliques est triple, comme celle des muscles du second groupe. Le grand oblique dévie le centre de la cornée en bas et en dehors ; mais son action principale a pour objet d'attirer l'extrémité supérieure du méridien vertical en dedans et, par suite, d'incliner ce méridien en dedans. L'oblique inférieur dévie la cornée en haut et en dehors, et, attirant l'extrémité inférieure du méridien vertical en dedans, incline ce méridien en dehors.

L'effet que produira la contraction de ces muscles, soit comme déviation de hauteur, soit comme inclinaison du méridien, variera, comme on l'a vu à propos du second groupe, suivant l'angle que formera l'axe optique avec l'axe d'évolution ; c'est-à-dire suivant que le pôle antérieur de l'œil sera dirigé en dehors ou en dedans. L'effet que les obliques produisent sur la hauteur de la cornée est d'autant plus prononcé que l'œil est plus fortement porté en dedans ; car alors l'axe d'évolution des obliques forme avec l'axe optique un angle de plus en plus voisin de l'angle droit. Au contraire, cet angle diminue par le rapprochement des deux axes, quand la cornée se dirige en dehors, et c'est pour cette raison que la contraction musculaire produit alors, presque exclusivement, son effet sur le méridien qu'elle dévie et non sur la hauteur du centre de la cornée.

Si nous résumons l'action des droits supérieur et inférieur et des obliques, nous sommes frappé de l'antagonisme qui existe entre les groupes qu'ils forment. L'action combinée des premiers attire l'œil en dedans, celle des obliques l'attire en dehors. L'influence la plus prononcée qu'exercent les premiers sur la hauteur de la cornée s'observe dans les cas où l'axe optique est dirigé en dehors. L'inverse a lieu pour les obliques. Ceux-ci exercent leur maximum d'action sur le méridien vertical, lorsque le regard est porté en dehors ; tandis que c'est le contraire qui arrive pour les droits supérieur et inférieur.

L'action commune du droit supérieur et de l'oblique inférieur dévie la cornée en haut, et ces muscles sont antagonistes relativement à la déviation de latéralité et à l'inclinaison du méridien. Les mêmes rapports existent entre le droit inférieur et le grand oblique.

Après avoir étudié isolément l'action des muscles de l'œil et des groupes qu'ils forment, il nous reste à examiner la part que chacun d'eux prend aux divers mouvements dont cet organe est capable.

1re *position. — L'œil regarde droit en avant,* dans un plan horizontal. Les muscles se font alors équilibre et le méridien vertical du globe est exactement perpendiculaire. Faisons encore remarquer ici que, dans cette position, ainsi que dans toutes celles que l'œil peut occuper, il y a toujours égalité de pression, et que, lorsqu'un seul muscle se contracte, son antagoniste s'allonge d'une longueur équivalente. Le centre de rotation et la forme de l'œil ne changent pas.

2e *position. — L'œil regarde en dedans,* dans un plan horizontal. Le seul muscle qui entre en action est le droit interne, qui, n'exerçant, comme on l'a vu, aucune influence sur l'inclinaison du méridien, le laisse dans sa position verticale.

3e *position. — L'œil regarde en dehors,* dans un plan horizontal. Pour qu'il puisse occuper cette position, il n'est besoin que d'une contraction du droit externe. Le méridien conserve encore sa situation verticale. Dans les mouvements associés des deux yeux, deux muscles seulement entrent donc en action lorsqu'il s'agit de tourner les yeux en dehors ou en dedans, dans un plan horizontal ; et les méridiens, exactement parallèles, gardent constamment leur direction verticale.

4e *position. — L'œil regarde droit en haut,* dans un plan vertical. Ce mouvement revient essentiellement au droit supérieur ; mais si ce muscle se contractait seul, il ne pourrait exécuter une déviation directe du centre de la cornée en haut. D'ailleurs, les expériences qu'a fait Donders, au moyen des images persistantes, ont prouvé que, dans cette direction du regard, le méridien reste absolument vertical, ce qui ne pourrait arriver si le droit supérieur était alors seul à se contracter. Il faut donc, pour dévier directement le centre de la cornée en haut, que le droit supérieur s'associe un muscle doué d'une action antagoniste par rapport à la déviation du centre de la cornée et à l'inclinaison du méridien vertical en dedans, c'est-à-dire l'oblique inférieur. En conséquence, lorsque les deux yeux se portent directement en haut, quatre muscles entrent en action.

5e *position. — L'œil regarde directement en bas.* — D'après les mêmes considérations, ce mouvement est produit par le droit inférieur et l'oblique supérieur.

6e *position. — L'œil regarde en haut et en dehors.* — Les expériences de M. Donders ont prouvé que, dans cette position, le méridien vertical est incliné en dehors. Les muscles qui exécutent, en majeure partie, ce mouvement, sont le droit externe et le droit supérieur; mais si ces muscles se contractaient seuls, le méridien devrait, par suite de l'attraction qu'exerce le droit supérieur sur son extrémité supérieure, s'incliner en dedans. Une traction de l'oblique inférieur sur l'extrémité opposée du méridien s'ajoute alors à celle qu'exercent les muscles précédents et détermine l'inclinaison du méridien en dehors.

Rappelons ici que, le regard étant dirigé en dehors, l'œil occupe une position qui favorise beaucoup cette inclinaison du méridien par l'oblique inférieur; tandis qu'au contraire, dans cette direction de l'axe optique, le droit supérieur ne peut guère produire d'effet que sur la déviation en hauteur du centre de la cornée et non sur l'inclinaison du méridien. Donc, lorsque les yeux regardent simultanément en haut et de côté, six muscles sont contractés. Le droit externe n'agit, en ce cas, qu'en produisant l'abduction de l'œil; le droit supérieur élève le centre de la cornée, et enfin l'oblique inférieur corrige et détermine la direction du méridien.

7e *position. — L'œil regarde en bas et en dehors.* — L'expérience des images persistantes a démontré que le méridien est, dans cette position, incliné en dedans. Pour diriger l'œil, dans ce cas, le droit externe l'attire directement en dehors; le droit inférieur l'abaisse et incline faiblement le méridien en dehors, vu que l'axe optique est alors dirigé de telle sorte que la contraction du muscle ne puisse guère influencer la position du méridien. Pour que ce dernier soit incliné en dedans, il faut qu'un nouveau muscle intervienne, et c'est l'oblique supérieur qui, dans la position indiquée, est le plus capable d'entraîner le méridien dans ce sens. Donc, pour porter les yeux en bas et latéralement, il faut encore que six muscles se contractent. Le droit externe dévie l'œil en dehors, le droit inférieur l'abaisse et l'oblique supérieur corrige et détermine la position inclinée du méridien.

8e *position. — L'œil regarde en haut et en dedans.* — Le méridien vertical est incliné en dedans. Le droit interne attire simplement en dedans le centre de la cornée, le droit supérieur, en portant l'œil en haut, incline le méridien en dedans, d'autant plus énergiquement que l'axe optique est dirigé en dedans.

Mais si nous rappelons qu'en même temps, l'autre œil étant dirigé en haut et en dehors, l'inclinaison de son méridien en dehors ne se produit que par l'intervention de l'oblique inférieur, après qu'il a neutralisé l'effet du droit supérieur sur ce méridien, on voit que pour maintenir l'harmonie des actions musculaires simultanées et le parallélisme des méridiens, il faut qu'un troisième muscle agisse sur l'œil, dont le pôle antérieur est porté en haut et en dedans. Ce muscle sera l'oblique inférieur, qui modérera l'inclinaison du méridien en dedans produite par le droit supérieur, sans toutefois la neutraliser, attendu que la position de l'axe optique lui permet d'influer bien plus notablement sur la hauteur du centre de la cornée que sur l'inclinaison du méridien. Donc, lorsque le regard se porte en haut et en dedans, six muscles se contractent; le droit interne comme adducteur, le droit supérieur comme releveur de l'œil et déviateur du méridien, et l'oblique inférieur comme releveur de l'œil et modérateur de la déviation du méridien.

9e *position. — L'œil regarde en bas et en dedans.* — Le méridien vertical se trouve incliné en dehors. L'attraction en dedans est effectuée par le droit interne. Le centre de la cornée est porté en bas par le droit inférieur, qui, en même temps, trouve l'œil dans une position très-favorable pour incliner le méridien en dehors.

Il faut ici rappeler de nouveau que, dans cette position, l'autre œil est porté en bas et en dehors et son méridien incliné en dedans. Cette inclinaison est ici produite par le grand oblique, une fois qu'il a corrigé la déviation du méridien produite par le droit inférieur. Pour maintenir l'harmonie musculaire et le parallélisme des méridiens, il faut donc que, sur l'œil dont la cornée est dirigée en bas et en dedans, l'inclinaison excessive produite par le droit inférieur soit modérée par la contraction du grand oblique. Six muscles interviennent donc encore lorsque le regard se porte en bas et en dedans. Le droit interne est alors simplement adducteur, le droit inférieur abaisseur et déviateur du méridien, l'oblique supérieur abaisseur de l'œil et modérateur de la déviation du méridien.

Pour mieux fixer dans la mémoire la position qu'occupe le méridien, lorsque le regard se dirige en diagonale, nous dirons : quand l'œil se éplace dans un plan strictement *vertical* ou *horizontal*, le méridien este vertical; dans les positions *en dehors*, ce sont les obliques qui éterminent l'inclinaison du méridien; dans les positions *en dedans*, 'est le droit supérieur ou l'inférieur. Il faut, en outre, se rappeler que, ans ces diverses positions, les muscles en question peuvent d'autant nieux agir sur le *méridien* que l'axe optique tend davantage à se confondre ıvec leur axe d'évolution.

ARTICLE PREMIER.

'ARALYSIE DE LA TROISIÈME PAIRE (NERF MOTEUR OCULAIRE COMMUN).

Anatomie. — Les nerfs moteurs oculaires communs naissent de la ace interne des pédoncules cérébraux, un peu en arrière des tubercules mamillaires, par des racines, au nombre de huit ou dix, qui se approchent bientôt pour former un cordon, d'abord aplati, puis arrondi, jui se porte en dehors, en haut et en avant. Ce cordon pénètre dans la paroi externe du sinus caverneux, puis traverse la fente sphénoïdale, le endon postérieur du muscle droit externe et se jette dans l'orbite.

Dans ce trajet, il est, d'arrière en avant, en rapport avec les artères cérébrale postérieure et cérébelleuse supérieure, la bandelette optique correspondante, la carotide interne, le pathétique, le rameau ophthalmique de Willis, enfin le moteur oculaire externe.

Dans l'orbite, le moteur oculaire commun fournit : en haut et au-dessus du nerf optique, le rameau du droit supérieur et celui de l'élévateur de la paupière supérieure ; en bas, le rameau du droit interne, celui du droit inférieur, enfin celui du petit oblique. C'est ce dernier rameau qui donne au ganglion ophthalmique sa racine motrice.

La troisième paire s'anastomose avec la cinquième et avec le grand sympathique.

Symptomatologie. — Les muscles innervés par la troisième paire sont, comme nous venons de le voir, le releveur de la paupière supérieure, le droit interne, le droit supérieur, le droit inférieur et le petit oblique. Suivant que la paralysie est complète ou incomplète (parésie) ; suivant qu'elle porte sur quelques-uns des rameaux du nerf ou sur toute son expansion, on observe des symptômes très-différents.

Lorsqu'il existe une *paralysie complète* de la troisième paire, le premier symptôme qui frappe l'observateur est la chute de la paupière supérieure du côté malade, paupière que le sujet s'efforce vainement de relever, en contractant le muscle sourcilier et le frontal. Si le releveur de la paupière n'est pas complétement paralysé, le malade réussit mieux à relever ce voile membraneux, lorsque, fermant l'œil sain, il concentre sur l'œil affecté toute l'innervation dont il dispose.

L'immobilité de l'œil malade se manifeste dans toutes les directions qui correspondent aux muscles privés d'innervation, sauf toutefois quand l'œil malade se dirige en bas ; car alors le grand oblique, dans les cas où il n'est pas lui-même altéré dans sa fonction, supplée en partie au défaut d'action de la troisième paire. On sait, en effet, que, pour diriger le regard en bas, le concours du grand oblique est indispensable, non-seulement pour produire l'inclinaison nécessaire du méridien, mais encore pour aider, dans certaines positions de l'axe optique, à la déviation en bas du centre de la cornée.

Aussi, lorsque le moteur oculaire commun est seul affecté de paralysie, on remarque, quand on prescrit au sujet de regarder en bas, que l'œil se dirige, à la vérité, un peu dans ce sens, mais toujours en passant par un mouvement très-manifeste de rotation, dû à l'inclinaison du méridien en dedans que détermine le grand oblique. Ce mouvement de rotation est surtout visible pour l'observateur, lorsqu'il fixe son attention sur les vaisseaux conjonctivaux qui rampent au voisinage de l'insertion du droit externe, presque parallèlement au diamètre horizontal de l'œil.

Il est tout à fait inutile, en pareil cas, de rechercher dans la position des images doubles la constatation de l'immobilité absolue des muscles affectés. Ce mode d'exploration n'est nécessaire que pour les cas où l'on est désireux de formuler avec précision le diagnostic de la paralysie de certains muscles, alors que cette paralysie est incomplète, difficile à constater par l'inspection directe en raison du peu de déperdition de la mobilité, et lorsqu'on a intérêt à connaître exactement le concours ou l'abstention d'un muscle quelconque, dans une position donnée du regard (1).

(1) Dans l'exposition des paralysies des muscles de l'œil, nous admettons la théorie des points identiques de la rétine, théorie énergiquement combattue, dans ces derniers temps, par des auteurs très-sérieux. Nous nous croyons, néanmoins, autorisé à nous appuyer sur cette hypothèse ; car c'est encore, de toutes, celle qui s'harmonise le mieux avec l'interprétation des différents phénomènes que nous devrons décrire. Ainsi, une image située en dehors du point de la fixation centrale est toujours extériorée suivant le prolongement d'une ligne qui réunit le point impressionné de la rétine au point d'intersection des lignes de direction. En conséquence, les images seront d'autant plus distantes que le point impressionné de la rétine sera plus éloigné de la tache jaune ; elles seront homonymes, c'est-à-dire situées chacune du côté correspondant à l'œil impressionné par elle, si le point irrité de la rétine est en dedans de la tache jaune ; elles seront croisées, si le point irrité de la rétine est en dehors de cette même tache jaune. On facilite la perception d'images doubles en affaiblissant, au moyen d'un verre coloré en violet ou en rouge, que l'on place au-devant de l'œil sain, l'éclairage de l'image correspondante à cet œil. Par cet artifice,

Ainsi, dans une paralysie complète de la troisième paire, on pourrait, à rigueur, procéder à l'examen des images doubles, pour savoir si le petit oblique a conservé son action ou s'il l'a perdue. Dans ce but, on étudie-it les images dans une position de l'œil favorable à l'exercice de la fonc-on principale du muscle considéré, qui est d'incliner en dehors le méri-en vertical. On fait diriger le regard en haut et en dehors, et l'on s'efforce à constater si l'image du côté affecté indique un défaut d'inclinaison du méridien en dehors. Rappelons ici que, si l'action de l'oblique inférieur fait défaut du côté malade, il en résultera une convergence anomale des méri-iens qui, lorsque les images seront homogènes, se traduira par une di-ergence de leurs extrémités supérieures, et lorsque ces mêmes images seront croisées, comme dans le cas actuel, donnera lieu à une convergence de ces extrémités.

Si, au contraire, le petit oblique n'a pas perdu son action, il se produit, lorsque le regard est dirigé en haut et en dehors, une inclinaison excessive du méridien, attendu que l'action du petit oblique n'est pas neutralisée par celle du droit supérieur supposé paralysé. Il doit donc en résulter une divergence des extrémités supérieures des images croisées.

Un autre symptôme de la paralysie complète de la troisième paire est une dilatation moyenne de la pupille, devenue immobile ; mais que l'on peut encore dilater *ad maximum* par l'action de l'atropine sur les fibres radiées de l'iris. Nous avons déjà insisté (t. I, p. 410) sur les cas exceptionnels dans lesquels la pupille conserve alors sa mobilité, en raison d'une distribution anomale des filets nerveux de l'iris.

En même temps que le sphincter de l'iris est paralysé, la faculté accommodatrice est anéantie et l'œil adapté au point le plus éloigné de la vision distincte (*punctum remotum*) (1).

Un dernier symptôme de la paralysie complète de la troisième paire est une faible saillie du globe de l'œil que l'on a attribuée au relâchement de trois des muscles droits et à la rétraction du grand oblique.

Au début de la paralysie, le globe de l'œil ne montre pas de déviation

non-seulement on établit entre les deux images de l'objet fixé par le malade une différence qui en facilite la perception isolée ; mais encore, en affaiblissant l'éclairage de l'image reçue par la tache jaune de l'œil sain, on rapproche son intensité de celle de l'image reçue par une portion excentrique de l'autre rétine.

(1) Il faut convenir que, dans un assez grand nombre de cas de paralysie de la troisième paire, où tous les muscles extrinsèques de l'œil sont complétement paralysés, il n'est possible de constater qu'une réduction plus ou moins prononcée dans l'amplitude de l'accommodation. Ajoutons que le rétablissement graduel de la fonction accommodatrice est, dans les paralysies qui nous occupent, un très-bon signe du rétablissement fonctionnel des muscles extrinsèques compris dans la paralysie.

en dehors; mais ce symptôme ne tarde pas à se manifester, lorsque le droit externe a été privé, pendant quelque temps, de l'antagonisme du droit interne. Il arrive alors que la diplopie, qui ne se manifestait d'abord que lorsqu'on dirigeait le regard dans un sens tel que les muscles paralysés eussent dû se contracter, finit par exister dans toutes les directions du regard.

Ordinairement, la chute de la paupière débarrasse les malades de cette diplopie et prévient les vertiges, symptômes très-pénibles lorsque le releveur de la paupière a échappé à la paralysie. Dans cette circonstance encore, le malade s'efforce d'échapper à l'inconvénient que nous venons de signaler, en tournant fortement la tête du côté sain et en suppléant par des mouvements de totalité de la tête au défaut d'élévation et d'abaissement de l'œil malade.

La paralysie complète du nerf moteur oculaire commun présente un ensemble de symptômes tellement frappant que le diagnostic en est généralement facile. Le seul embarras que puisse quelquefois y rencontrer un observateur peu expérimenté, réside dans la constatation de l'existence ou de l'absence d'une paralysie simultanée du grand oblique et dans l'examen fonctionnel du petit oblique.

Le diagnostic est tout aussi facile lorsqu'un ou plusieurs des muscles innervés par la troisième paire sont atteints d'une paralysie complète. Mais il n'en est plus ainsi lorsque cette paralysie est incomplète et occupe à la fois plusieurs des muscles innervés par le moteur oculaire commun. Il est donc indispensable de passer rapidement en revue les symptômes des paralysies incomplètes de ces différents muscles, afin d'en établir le diagnostic différentiel le plus exactement possible.

A. *Paralysie incomplète du droit interne.* — Lorsque le malade fixe un objet situé droit devant lui, il ne se manifeste aucune déviation; si toutefois la parésie est récente et ne s'est compliquée d'aucune rétraction secondaire du droit externe.

Si l'on fait fixer un objet qu'on promène dans un plan horizontal, on constate un défaut variable de mobilité en dedans. Cependant si la parésie est très-peu accusée, ce symptôme ne se révèle que lorsqu'on voile l'œil sain, pour faire fixer l'objet par l'œil malade. On remarque alors que cet œil, pour se mettre en fixation, doit exécuter un mouvement plus ou moins sensible de dehors en dedans (1). De plus, l'œil sain est dévié en de-

(1) Pour étudier les mouvements associés du second œil, pendant la vision monoculaire, nous nous servons, d'après l'indication de M. Javal, d'un fragment de verre finement dépoli pour couvrir l'œil qui ne doit pas concourir à la vision. Ce verre, tenu tout près de l'œil observé, est transparent pour l'observateur, tandis qu'il ne l'est pas pour le malade tant que l'objet fixé n'est pas trop brillant, comme le doigt, par exemple. (Voy. *Ann. d'ocul.*, t. LIV, p. 11, 1865.)

hors, sous la main qui le cache, d'un angle beaucoup plus grand, par suite du mouvement associé qu'il exécute à ce moment. En effet, l'excitation nerveuse nécessaire pour déplacer alors le centre de la cornée de l'œil atteint de parésie doit se traduire, sur l'autre œil, par une contraction du muscle associé beaucoup plus intense que celle du muscle paralysé. Il en résulte nécessairement que l'angle de la déviation primitive est bien inférieur à celui de la déviation secondaire.

Cependant, lorsque la parésie est très-peu prononcée, les déviations des centres des cornées qu'on observe, lorsqu'on fait fixer alternativement un objet par les deux yeux, peuvent être assez faibles pour échapper totalement à l'investigation, ce qui fait que la diplopie est alors le seul symptôme qui permette de diagnostiquer la parésie. Ces images doubles apparaissent, à partir de la ligne médiane du champ visuel, vers le côté sain. La cornée de l'œil malade restant en dehors de la position qu'elle devrait occuper, il se produit des images croisées dont la distance augmente lorsque l'observateur transporte progressivement l'objet fixé du côté sain vers le côté malade. En outre, par une raison encore assez mal définie, la divergence s'accroît lorsque le malade élève le regard, et diminue lorsqu'il l'abaisse. Aussi la ligne qui sépare la partie du champ visuel dans laquelle le malade voit simple de celle où il accuse de la diplopie, n'est pas verticale, mais sensiblement inclinée vers le côté sain.

Quand l'objet est mû dans un plan horizontal, les images sont situées à la même hauteur et exactement verticales. L'obliquité des images n'apparaît que quand l'objet fixé est situé du côté sain dans une direction diagonale. Ainsi, quand l'œil affecté se dirige vers un objet placé en haut et en dedans, la diplopie étant causée par un défaut d'action du droit interne, l'action complexe qui a pour objet d'harmoniser la position des méridiens devient inutile. On pourrait supposer que l'oblique inférieur n'intervenant plus pour modérer l'inclinaison du méridien produite par le droit supérieur, l'extrémité supérieure de ce méridien devrait être attirée trop en dedans. Néanmoins il n'en est pas ainsi; car on voit diverger les extrémités supérieures des méridiens et, par conséquent, celles des images croisées. Cette action incomplète du droit supérieur sur l'extrémité supérieure du méridien tient à ce que, par suite de l'action incomplète du droit interne, la cornée reste en dehors; c'est-à-dire, dans une position défavorable à l'action du droit supérieur sur l'inclinaison du méridien.

En parlant de la paralysie du droit externe, nous exposerons avec plus de détails le mécanisme par lequel cette inclinaison défectueuse du méridien peut produire une faible déviation de hauteur des images.

Pour les raisons indiquées plus haut, quand l'œil malade suit un objet dirigé en bas et latéralement, il doit y avoir inclinaison incomplète du méridien en dehors, puis convergence des extrémités supérieures des méridiens et enfin même disposition pour les images croisées.

Afin d'éviter, le plus possible, la diplopie gênante qui survient quand le malade dirige le regard du côté sain, il incline assez sensiblement la tête de ce côté.

B. *Paralysie incomplète du droit supérieur.* — La différence de hauteur et de latéralité des yeux ne peut être constatée que quand le malade dirige le regard en haut, et elle échappe facilement à l'observation lorsqu'on ne prend pas soin de contrôler successivement la position du centre des cornées, en masquant, l'un après l'autre, les deux yeux. Alors, si l'on cache l'œil sain, au moment où il fixe un objet voisin et élevé, on remarque que l'œil affecté, pour se mettre en fixation, exécute un mouvement variable de bas en haut. En même temps, l'œil sain, qui n'avait pas changé de position, au moment où l'on masquait l'autre, exécute alors, sous la main qui le cache, un mouvement de déviation en haut bien plus prononcé que celui de la déviation primitive observée lorsque les deux yeux fixaient à la fois l'objet.

L'image appartenant à l'œil malade est située plus haut que celle de l'œil sain, parce que le premier reste plus bas que le second. Les images sont croisées, parce que l'œil malade est faiblement dévié en dehors, et leurs extrémités supérieures divergent parce que, l'action du droit supérieur destinée à attirer en dedans l'extrémité supérieure du méridien faisant plus ou moins défaut, ce méridien s'incline en dehors. L'absence absolue ou presque complète d'inclinaison du méridien, et, par suite, l'obliquité des images est surtout sensible, lorsque l'œil affecté se dirige vers un objet situé en haut et en dehors. C'est surtout dans cette position que la différence de hauteur des images frappe l'observateur.

Si, au contraire, on déplace un objet situé à une certaine hauteur, du côté malade vers le côté sain, c'est-à-dire en dedans, la différence de hauteur des images diminue et leur obliquité augmente. Leur plus grande distance latérale existe lorsque l'objet fixé est situé au milieu de la moitié supérieure du champ visuel. Comme, dans toute direction du regard correspondant à la moitié inférieure de ce même champ visuel, la diplopie fait défaut, le malade, pour échapper à la diplopie, recherche, de préférence, cette position, et, pour cela, renverse la tête en arrière.

C. *Paralysie incomplète du droit inférieur.* — Tandis que la paralysie précédemment décrite ne cause au sujet qui en est affecté qu'une faible incommodité, il n'en est pas ainsi quand le droit inférieur est troublé dans ses fonctions ; car ce muscle entre en activité dans la plupart des occupations de l'homme.

L'œil atteint est dévié en haut et faiblement en dehors. En faisant fixer un objet situé au-dessous du plan horizontal et en masquant l'œil sain, on imprime à l'autre un mouvement plus ou moins manifeste, de haut en bas et de dehors en dedans. En même temps, l'œil sain se dévie bien plus fortement en bas, sous la main qui le voile. Les images sont croisées : celle qui appartient à l'œil malade, resté trop en haut, est située au-dessous de l'image du côté sain. L'inclinaison du méridien en dehors par le droit inférieur faisant plus ou moins défaut, il en résulte une convergence des extrémités supérieures des images croisées. La distance latérale de ces images est surtout accusée lorsqu'on transporte l'objet fixé au milieu de la partie inférieure du champ visuel ; c'est-à-dire directement de haut en bas. L'obliquité des images augmente lorsqu'on transporte, dans cette même partie du champ visuel, l'objet fixé vers le côté sain ; tandis que la différence de hauteur augmente lorsqu'on dirige le même objet vers le côté malade, c'est-à-dire en dehors.

D. *Paralysie incomplète du petit oblique.* — Nous ne connaissons pas de faits où cette paralysie ait pu être constatée isolément ; mais elle doit nécessairement donner lieu aux symptômes qui suivent. A la manière de la paralysie du droit supérieur, elle occasionne des images doubles situées à la partie supérieure du champ visuel, mais homonymes (la cornée du côté malade restant trop en dedans et en bas). Les extrémités supérieures des méridiens convergent, par suite de l'insuffisance de la traction que le petit oblique de l'œil malade exerce sur l'extrémité inférieure de son méridien. Par conséquent, les extrémités supérieures des images *homonymes* divergent. Contrairement à ce qui arrive dans la paralysie du droit supérieur, la divergence des images augmente si l'on porte le regard en haut et en dehors, tandis qu'on observe la plus grande différence de hauteur, lorsque le regard se dirige en haut et en dedans. Le maximum de distance latérale s'obtient en portant le regard directement en haut. Du reste, la paralysie du petit oblique doit nécessairement produire les mêmes symptômes dans les positions des yeux qui correspondent à la partie supérieure du champ visuel, comme nous aurons occasion de le répéter à propos de la paralysie du grand oblique, d'ailleurs assez fréquemment observée.

Pour compléter la symptomatologie des paralysies incomplètes du moteur oculaire commun, nous devons encore examiner deux formes de parésies combinées qu'on a parfois l'occasion de rencontrer et dont le diagnostic différentiel est susceptible de présenter quelques difficultés.

E. *Paralysies incomplètes et combinées du droit interne et du droit supérieur.* — Ordinairement, lorsqu'on dirige le regard droit en avant, il ne se produit pas de diplopie. Ce symptôme ne se manifeste que lorsque le regard est dirigé en dedans ou en haut. Si le sujet regarde directement en dedans et dans un plan horizontal, la cornée du côté paralysé reste en dehors, et il apparaît des images croisées, situées à la même hauteur et verticales, dont la distance augmente à mesure que l'objet fixé avance vers le côté sain. Si l'on élève l'objet en même temps qu'on le porte en dedans, le malade signalera dans les images, non-seulement une différence de hauteur sensible, mais encore une obliquité manifeste.

La divergence des extrémités supérieures des images croisées se prononce de plus en plus, au fur et à mesure que l'objet fixé s'élève, en se portant vers le côté sain; elle diminue, tandis que la différence de hauteur augmente, au fur et à mesure que l'objet fixé est dirigé en dehors. Si le regard est porté en dehors et en haut, la différence de hauteur a atteint son maximum, les images sont presque l'une au-dessus de l'autre, et c'est à peine si le malade peut apercevoir une faible inclinaison de l'extrémité supérieure de l'image de l'œil malade vers le côté sain. Toute diplopie disparaît lorsqu'on dirige l'objet dans le quart inférieur et externe du champ visuel.

F. *Paralysies incomplètes et combinées du droit inférieur et du petit oblique.* — Les symptômes de cette parésie complexe ressemblent beaucoup à ceux de la précédente, vu que la diplopie apparaît et fait défaut dans les mêmes parties du champ visuel. Les images sont croisées. Quoique le défaut fonctionnel de l'oblique inférieur tende à dévier l'œil un peu en dedans, celui du droit interne détermine une déviation en dehors bien plus accusée. Le défaut fonctionnel de l'oblique inférieur fait converger les méridiens; par conséquent, les extrémités supérieures des images croisées convergent.

Contrairement à ce qui arrive dans la parésie précédemment décrite, l'obliquité des images augmente lorsque le regard se porte en dehors, tandis que lorsqu'il se dirige en dedans, ce qui frappe surtout l'observateur, c'est, à la fois, la différence de hauteur des images (petit oblique) et la distance latérale, progressivement croissante (droit interne), qui les sépare.

La marche et la terminaison de la paralysie de la troisième paire, la plus fréquente des paralysies musculaires de l'œil, varient notablement suivant le degré de la paralysie, et surtout suivant les causes qui l'ont déterminée.

On peut avancer, en règle générale, que toutes les paralysies dont l'origine est centrale ont bien moins de tendance à diminuer et à disparaître sans laisser de traces, que celles dont la cause a siégé sur le trajet du nerf, soit au niveau de son entrée dans l'orbite, soit dans cette cavité même. En pareille circonstance, il n'est pas rare d'observer le retour complet des fonctions nerveuses et le rétablissement de l'équilibre musculaire. Une guérison aussi parfaite est beaucoup moins probable lorsque le siége du mal est dans les centres nerveux, attendu que l'observation a démontré que la rétraction secondaire (ou spasmodique) de l'antagoniste du muscle paralysé s'établit très-rapidement, et souvent aussi vite que la paralysie elle-même. Pourtant, il ne faudrait pas croire que cette complication ne fût possible dans les cas où la paralysie est périphérique, si celle-ci persiste un temps assez long.

Quand la paralysie n'arrive pas à se dissiper d'une manière absolue, on peut observer l'une des terminaisons suivantes :

A. La paralysie rétrograde jusqu'à un certain point ; le mouvement se rétablit partiellement du côté paralysé ; mais ce rétablissement de la fonction ne se complète pas, et la paralysie devient stationnaire. Si, en pareil cas, l'acuité de la vue est également bonne des deux côtés, et si la fusion des images, dans l'acte de la vision binoculaire, se fait activement, la rétraction de l'antagoniste ne se développe souvent que très-tard. La diplopie n'existe que dans une partie restreinte du champ visuel, et le malade s'efforce d'obvier, autant qu'il le peut, à cette légère incommodité par un mouvement compensateur de la tête.

B. On remarque, tandis que la motilité reparaît du côté paralysé et tend à revenir à son état normal, que la rétraction de l'antagoniste, ayant atteint déjà un certain degré, est progressivement combattue et, en partie, neutralisée par le muscle paralysé dont l'innervation se rétablit. Si, en pareil cas, la vue est satisfaisante des deux côtés, la vision binoculaire se rétablit toutes les fois que le sujet fixe son attention. L'œil ne se dévie alors du côté de l'antagoniste du muscle paralysé que quand le regard est vague et indifférent, ou lorsque, par l'interposition d'un écran ou de la main, on exclut l'œil de l'acte de la fixation. La paralysie se termine alors par un strabisme concomitant périodique (1).

Les modes de terminaison qui précèdent sont ceux qui se rapprochent le plus d'une guérison parfaite.

C. Tandis que la paralysie rétrograde, on voit quelquefois la rétraction de l'antagoniste augmenter graduellement. La déviation de l'œil produite par l'antagoniste rétracté s'effectue alors d'autant plus facilement qu'il existe entre les deux yeux des différences dans l'acuité de la vue et l'amplitude de l'accommodation, ayant favorisé une prédominance fonctionnelle de l'œil sain sur l'œil malade. Lorsqu'une fois cette déviation dans le sens de l'antagoniste s'est établie, la mobilité du muscle paralysé peut revenir complétement, de telle sorte qu'il attire la cornée de son côté dans les mêmes limites que par le passé, sans cependant pouvoir vaincre la résistance que lui oppose l'antagoniste rétracté, et faire disparaître la déviation devenue définitive. En pareil cas, la paralysie est tout à fait transformée en un stra-

(1) N'oublions pas qu'en pareille circonstance toute la mobilité du muscle paralysé peut être rétablie et que la déviation primitive (celle qui s'observe lors du regard indifférent) est identique avec celle qu'on produit sous la main, en excluant de la fixation l'œil non atteint de paralysie.

bisme concomitant (voy. l'article consacré à ce strabisme). En effet, la déviation primitive, c'est-à-dire celle qu'a déterminée la rétraction de l'antagoniste, est égale à la déviation que produit l'œil sain par un mouvement associé, lorsque, en plaçant la main devant cet œil, on fait entrer en fixation l'œil dévié, primitivement frappé de paralysie.

Il est nécessaire d'insister ici sur ce fait que le strabisme concomitant peut se développer sur l'œil sain, lorsque l'œil incomplétement paralysé est doué d'une acuité de la vue supérieure à celle dont il est lui-même doué. Aussi sera-ce avec l'œil atteint de paralysie que le malade fixera de préférence les objets, en déviant l'œil le plus faible, par un mouvement associé d'autant plus étendu que l'effort nerveux nécessaire pour amener l'œil atteint de parésie à entrer en fixation, doit être plus violent.

Si ces conditions persistent pendant un certain temps, il se produira, du côté sain, une déviation permanente vers le muscle qui exécute le mouvement associé, et si alors la parésie rétrograde, même au point de disparaître complétement, la déviation persistera du côté opposé. Il est aisé de comprendre qu'en pareille circonstance la déviation est toujours plus marquée que si elle s'était développée sur l'œil où siégeait d'abord la paralysie.

D. La terminaison la plus défavorable de celles qui nous occupent est celle dans laquelle la mobilité reste définitivement abolie dans le muscle paralysé et où l'antagoniste, se raccourcissant de plus en plus, dévie fortement l'œil de son côté et ne permet à cet organe que de faibles déplacements.

Étiologie. — La paralysie absolue de toutes les branches du moteur oculaire commun, qui implique une cause agissant sur le nerf avant l'émanation de ses nombreuses branches, a toujours un siége profond. Il est à présumer que ce siége occupe la cavité crânienne même, ou le point au niveau duquel le nerf pénètre dans l'orbite.

Si nous recherchons quelles sont les causes principales de la paralysie de la troisième paire, nous remarquons que, de celles qui agissent sur la périphérie du nerf, la diathèse rhumatismale est la plus importante. On admet généralement, sans toutefois appuyer cette opinion sur des données anatomo-pathologiques, que les paralysies musculaires dont l'apparition est brusque et qui succèdent à un refroidissement, par exemple, au passage soudain d'un milieu très-chaud dans une atmosphère très-froide, sont déterminées par le gonflement de la gaîne du nerf. La rapidité avec laquelle ces sortes de paralysies se développent, le petit nombre des ramuscules nerveux qu'elles frappent, le plus généralement, enfin leur coïncidence fréquente avec des douleurs de rhumatisme musculaire ; telles sont les conditions, d'ailleurs assez vaguement déterminées, qui les ont fait regarder comme des manifestations rhumatismales.

Lorsque la troisième paire est atteinte de paralysie complète, en même temps que la quatrième ou la sixième, et en l'absence des symptômes d'une maladie cérébrale, il est rationnel de rapporter cette paralysie à une compression siégeant en dehors de la gaîne du nerf et déterminée par un gonflement inflammatoire du périoste de l'orbite, dans la région où les nerfs moteurs sont rassemblés dans un étroit espace. En pareille circonstance, le vice rhumatismal est bien moins fréquemment la cause des accidents observés que la syphilis constitutionnelle. Une légère exophthalmie, et une certaine sensibilité de l'œil, au moment où le doigt le comprime comme pour le repousser dans l'orbite, donnent à l'existence de cette origine plus de probabilité encore.

Parmi les lésions centrales capables de déterminer la paralysie de la troisième paire, nous signalerons, en premier lieu, les tumeurs de la base du crâne et principalement les tumeurs gommeuses, les résidus plastiques de la méningite chronique, etc. S'il se développe une tumeur dans la protubérance annulaire, dans les pédoncules cérébraux ou tout près de l'origine centrale du nerf oculo-moteur commun, cette production donne généralement lieu à un ensemble de symptômes tellement graves que la paralysie musculaire de l'œil se trouve reléguée au second plan.

On sait aujourd'hui que les affections de la moelle et des méninges sont souvent précédées de symptômes paralytiques siégeant dans la troisième paire (ataxie locomotrice). On sait aussi que les fonctions de ce nerf sont très-facilement influencées, quoique d'une manière assez passagère, par des états congestifs du cerveau, tels que ceux qui sont produits par l'ivresse alcoolique, l'abus des narcotiques et les agents anesthésiques, notamment le chloroforme et l'éther.

Les apoplexies cérébrales, les embolies des vaisseaux du cerveau, n'ont pas été souvent signalées parmi les causes de la paralysie qui nous occupe. On peut en dire autant de la compression directe du tronc de l'oculo-moteur par les rameaux de l'artère profonde du cerveau, lorsque ces rameaux sont anormalement tendus, comme cela s'observe dans les cas d'hypertrophie partielle du cerveau (Türk). Quelquefois aussi, cette compression est le résultat d'un anévrysme de la carotide interne ; mais alors elle coïncide ordinairement avec une amaurose progressive, par atrophie des nerfs optiques (Lebert).

Quant à savoir si le nerf moteur oculaire commun est, comme le nerf optique, susceptible d'être envahi par une inflammation développée dans le voisinage (méningite, encéphalite); c'est encore une question non résolue. Évidemment, il y aurait dans cette circonstance une cause de paralysie complète et irremédiable. Quelques auteurs admettent cette névrite et prétendent l'avoir vue coïncider avec des apoplexies capillaires du tissu nerveux enflammé (Türk).

On a constaté, dans l'ataxie locomotrice, des paralysies de la troisième paire remarquables par leur apparition soudaine et par la facilité avec laquelle elles ont souvent cédé à l'usage de moyens thérapeutiques insignifiants. Dans quelques cas, cependant, la troisième paire reste définitivement paralysée, et, tandis que dans les paralysies fugaces, qui appartiennent presque toujours à la période prodromique de l'ataxie, on est, à la rigueur, autorisé à rejeter les acidents sur une simple congestion du tissu nerveux (Topinard), il est plus que probable que les paralysies persistantes observées dans l'ataxie sont liées à une dégénérescence grise centripète, analogue à celle qu'on voit se produire au sein du nerf optique.

Il est à regretter qu'on n'ait que très-rarement, dans le cas qui nous occupe, fait porter les recherches microscopiques sur la périphérie du nerf moteur oculaire commun, comme on l'a déjà fait, à différentes reprises, pour le nerf optique. Quoi qu'il en soit, il n'est pas inutile de remarquer qu'on a constaté, simultanément avec la dégénérescence des cordons postérieurs de la moelle et avec des foyers de dégénérescence grise (ramollissement du cerveau), des altérations analogues des nerfs moteurs de l'œil, sans qu'il ait été possible d'établir entre ces lésions centrales et ces altérations périphériques le moindre rapport direct.

Comme ces paralysies musculaires se présentent, assez souvent, dans la pratique, pendant la période prodromique d'affections fort graves, on conçoit sans peine l'importance qu'il y a pour le médecin à ne pas se hâter de poser le diagnostic d'une paralysie périphérique, lorsque les symptômes d'une maladie centrale font encore défaut.

Ceux-ci consistent principalement dans une rétraction secondaire immédiate des antagonistes, que nous avons déjà signalée plus haut, et dans une extrême répugnance à fusionner les images, lorsqu'on corrige, par l'interposition de prismes convenables entre l'œil malade et l'objet fixé, la déviation qui résulte, soit de la paralysie, soit de la rétraction de l'antagoniste. Cette difficulté que le malade éprouve à fusionner les images provient très-probablement d'une torpeur de la sensibilité musculaire qui affecte tous les muscles de l'œil et qui les rend impropres à faire les faibles mouvements d'adduction et d'abduction nécessaires pour compléter l'action des prismes, quand la correction qu'ils produisent n'est pas tout à fait rigoureuse (1).

En outre, l'existence d'une affection centrale concomitante peut se révéler par une anesthésie cutanée de la moitié correspondante de la face, de la moitié opposée du tronc, et par l'apparition de vertiges, bien distincts de

(1) Il va sans dire que, dans toutes les paralysies musculaires, il convient de soumettre l'œil malade à un examen ophthalmoscopique, pour savoir si l'état du nerf optique fournit quelques éclaircissements sur la nature de la paralysie.

ceux qu'occasionne la paralysie des muscles, par suite de la perversion qu'elle produit dans la sensibilité spéciale de ces derniers. Aux symptômes précédents viennent souvent s'adjoindre des vomissements, qui surviennent, en général, le matin, des douleurs de tête plus ou moins intenses et des troubles de l'intelligence.

Pronostic. — La paralysie de la troisième paire implique, en général, un pronostic bien plus favorable dans les cas où l'ensemble des symptômes permet de la juger périphérique, que dans ceux où elle est démontrée d'origine centrale ; sauf toutefois dans les cas où il ne s'agit pas d'une lésion directe du nerf, ou d'une compression permanente déterminée par des altérations de la paroi osseuse de l'orbite. D'ailleurs, ces paralysies sont, bien plus que les autres, sujettes à se dissiper complétement, attendu que les changements qui s'opèrent dans les antagonistes des muscles paralysés et les déviations consécutives sont beaucoup moins prompts à se développer que dans les paralysies d'origine centrale.

Le pronostic de la paralysie de la troisième paire est d'ailleurs d'autant moins grave que la maladie est plus récente et qu'elle a frappé moins de muscles. En effet, la paralysie est généralement démontrée périphérique lorsque, existant depuis quelque temps, elle ne porte que sur une partie des branches de la troisième paire. Le pronostic doit toujours être posé avec une extrême réserve, lorsqu'à une paralysie complète du moteur oculaire commun s'ajoute une paralysie d'un autre nerf moteur du côté opposé.

Le *traitement* de la maladie qui nous occupe doit varier notablement suivant que la paralysie est récente ou ancienne, qu'elle est périphérique ou centrale. Dans le cas où elle est récente et périphérique, l'administration de l'iodure de potassium, l'emploi des sudorifiques, des bains de vapeur, l'application de mouches de Milan au pourtour de l'œil affecté, peuvent être avantageux. Nous avons coutume de prescrire des transpirations quotidiennes de deux ou trois heures de durée, que nous favorisons en faisant envelopper le malade dans d'épaisses couvertures de laine.

Lorsque la paralysie périphérique dure depuis quelque temps déjà et que les moyens précédents sont restés inefficaces, on peut essayer, à titre de moyen irritant, la faradisation du muscle orbiculaire des paupières et de la peau du pourtour de l'orbite. Si l'on cherche à ranimer directement, par la faradisation, la contraction des muscles de l'œil, on doit ne mettre en usage, de crainte d'accident, que des courants très-faibles, et l'application des électrodes en forme de stylets fins, garnis, à une extrémité, de peau mouillée, ne laisse pas que d'être assez désagréable pour la plupart des malades. Aussi préférons-nous à ce moyen l'usage des courants continus, c'est-à-dire la galvanisation des muscles, telle qu'elle a été instituée par

M. Benedict, à Vienne. On trouvera, en note, un court aperçu de cette méthode (1).

Si la paralysie est d'origine centrale, le médecin doit apporter dans la direction du traitement toute la circonspection possible. Par exemple, il ne donnera les mercuriaux que s'il a quelque raison de soupçonner l'existence d'une tumeur syphilitique. Le nitrate d'argent sera toujours pres-

(1) Les muscles de l'œil, dit M. Benedict, ne peuvent pas être étudiés, relativement au degré de leur contractilité, par l'emploi direct des courants électriques. En effet, il est, on le comprend, difficile d'obtenir la contraction de ces muscles au moyen de la faradisation pratiquée avec des aiguilles à acupuncture. D'autre part, on détermine, en agissant ainsi, une abondante suffusion sous-conjonctivale, en même temps qu'on expose la rétine à des dangers réels. Si donc on veut instituer contre ces affections musculaires un traitement par l'électricité, il faut chercher à produire, au moyen de cet agent, des effets réflexes du côté du trijumeau, ce à quoi l'on arrive par la galvanisation, en donnant lieu à une irritation peu prolongée (environ d'une demi-minute) et peu intense des rameaux de la cinquième paire. On augmente ainsi la myotilité sans avoir produit de contractions dans les muscles soumis au traitement. Les irritations plus intenses et plus prolongées amènent une aggravation manifeste. On remarque ordinairement, au bout de quelques secondes, un certain accroissement de la myotilité et une diminution de la diplopie. Dans des cas exceptionnels, on n'a observé d'amélioration qu'après deux semaines de traitement, pendant lesquelles on avait fait, comme cela est nécessaire, une séance par jour. La durée ordinaire du traitement varie entre six et soixante jours... Les diverses branches du trijumeau sont, relativement à leurs actions réflexes sur les branches motrices des muscles de l'œil, dans des conditions respectivement déterminées, et c'est sur ce fait que repose la méthode en question... Lorsqu'il s'agit d'une paralysie du droit interne, je place le pôle cuivre sur le front et je promène le pôle zinc sur la région zygomato-maxillaire. Lorsqu'il s'agit d'une paralysie du grand oblique, je donne au pôle cuivre la même position que précédemment, et je promène le pôle zinc le long du nez, au voisinage du grand angle de l'œil. J'opère de la même façon dans les cas de paralysie du droit externe. Si le droit supérieur ou l'inférieur est attaqué, je porte encore le pôle cuivre sur le front et le pôle zinc sur le bord supérieur ou inférieur de l'orbite. Le ptosis guérit ordinairement sous l'influence de ce traitement et de celui qu'on applique à la paralysie du droit interne. Dans les cas de paralysie du moteur oculaire commun, il est quelquefois réellement avantageux d'appliquer le pôle cuivre, non plus sur le front, mais à l'aide d'un court réophore en forme de cathéter, sur la muqueuse de la joue (Schultze). Il faut prendre le soin de contrôler, de seconde en seconde, l'effet produit. Si l'amélioration s'arrête ou diminue dans le cours d'une séance, il devient urgent de s'arrêter immédiatement. L'intensité du courant sera exactement telle que le malade en ait la sensation, et si la sensibilité cutanée est émoussée, cette intensité sera moindre (environ 10 à 12 éléments). Ce traitement doit être conduit avec une extrême délicatesse. (*Mediz-Chirurg. Rundschau.* Wien, 1865, et *Wiener Medizinal-Halle*, nos 14 à 47.)

rit, s'il survient des accidents du côté de la moelle épinière. On doit viter alors toute thérapeutique débilitante, ainsi que toute cause capable le congestionner la tête. Les transpirations, les bains de vapeur, la faradiation, seraient plus nuisibles qu'utiles. En pareille circonstance, on ne pourrait essayer de la galvanisation qu'avec une certaine prudence, en faiant passer le courant d'une tempe à l'autre ou du front à la nuque.

Si l'on avait affaire aux troubles fonctionnels résultant d'une ancienne paralysie, on se conformerait aux indications suivantes :

En cas d'un défaut de mobilité du muscle paralysé, n'excédant pas 2 ou 3 millimètres, et sans rétraction de l'antagoniste, la simple ténotomie de ce dernier suffira pour mettre fin à la diplopie dont le malade se plaint en pareil cas.

Si la mobilité du muscle autrefois paralysé s'est complétement rétablie, en même temps que s'est produite une rétraction de l'antagoniste, c'est-à-dire si la paralysie s'est transformée en un strabisme concomitant, la ténotomie du muscle rétracté sera pratiquée suivant les principes exposés dans l'article relatif à ce genre d'opération.

Lorsque le défaut de mobilité excède 3 millimètres, une simple ténotomie du muscle antagoniste, rétracté ou non, ne suffira pas pour harmoniser les mouvements, et il faudra, non-seulement détacher à son insertion le muscle antagoniste, mais encore déplacer le muscle parétique vers le centre de la cornée au moyen d'une suture conjonctivale (procédé de Critchett).

Dans les cas où la rétraction du muscle antagoniste est notable et où la mobilité du muscle paralysé ne s'est rétablie que très-imparfaitement, de telle sorte qu'il ne puisse attirer l'œil de son côté que dans l'étendue de 1 ou 2 millimètres, la suture conjonctivale devient insuffisante, et l'on se trouve dans la nécessité de déplacer le tendon du muscle vers le centre de la cornée, en traversant d'un fil le tendon de l'antagoniste (voyez l'opération). Toute intervention chirurgicale est inutile lorsque la mobilité du muscle a été complétement détruite par la paralysie, cas dans lequel on voit généralement l'antagoniste fortement rétracté.

Ordinairement, ces dernières indications thérapeutiques n'existent que dans les cas où il s'agit d'harmoniser les mouvements des yeux, après une paralysie d'ancienne date et dans laquelle un seul des muscles droits (supérieur, inférieur, interne), ou son antagoniste, présente un trouble fonctionnel persistant. Si la diplopie est encore sensible dans une très-grande portion du champ visuel, c'est-à-dire lorsque plusieurs muscles sont altérés à la fois dans leur fonction, l'intervention du chirurgien est, dans la plupart des cas, impuissante à corriger d'une manière satisfaisante cet état défectueux.

Du reste, le traitement chirurgical ne doit jamais être mis en usage que dans les cas où la stabilité du mal est un fait acquis. Ainsi le ptosis de la paupière supérieure ne doit être attaqué, soit par des sutures métalliques, soit par l'excision d'un large pli cutané, que lorsque cet état persiste et devient, pour le malade, extrêmement incommode. Un excellent moyen de contrôler la permanence des paralysies musculaires de l'œil consiste à rechercher si deux images d'un objet placé à une distance donnée du sujet conservent entre elles, à la même distance et à des intervalles de temps assez éloignés, un écartement invariable.

ARTICLE II.

PARALYSIE DE LA QUATRIÈME PAIRE (NERF PATHÉTIQUE), OU DU MUSCLE GRAND OBLIQUE.

Quatrième paire. — Anatomie. — Les nerfs pathétiques naissent, par des tractus transversaux, de la valvule de Vieussens, au-dessous des tubercules quadrijumeaux ; puis, contournant la protubérance annulaire, deviennent sous-jacents aux pédoncules cérébraux, gagnent obliquement, dans un pli de la dure-mère, la paroi externe du sinus caverneux qu'ils parcourent ; traversent la fente sphénoïnale et arrivent, en croisant la branche supérieure de la troisième paire, aux muscles grands obliques, où ils se jettent tout entiers.

Dans l'orbite, ces nerfs sont immédiatement sous-jacents au périoste. Sous les pédoncules cérébraux, ils sont en rapport, en dedans, avec la troisième paire, en dehors, avec la cinquième. Autour de la protubérance, ils sont accompagnés par les artères cérébelleuses supérieures.

Symptômes. — Cette paralysie, bien plus rare que la précédente, n'a pu être étudiée avec fruit qu'à partir de l'époque où les fonctions des différents muscles de l'œil ont été analysées et constatées avec une exactitude scientifique. Aussi les premières observations précises et authentiques de cette espèce de paralysie sont-elles assez récentes, puisqu'elles appartiennent, pour la plupart, à M. de Graefe (1).

Un malade *récemment* atteint d'une paralysie de la quatrième paire, accuse des symptômes tellement caractérisés qu'il est impossible de ne pas soupçonner la paralysie lorsqu'on est tant soit peu familiarisé avec la physiologie des muscles de l'œil. Il n'a de diplopie que lorsqu'il dirige le regard en bas. Cette diplopie est d'autant plus embarrassante qu'elle gêne notablement la lecture et rend très-difficile la marche sur un sol inégal,

(1) *Archiv für Augenheilkunde*, Bd. I, A. 1, S. 55, et Bd. I, A. 2, S. 313.

ur un escalier, etc. Ces phénomènes attirent donc rapidement l'attention lu médecin sur l'existence d'une altération fonctionnelle dans un ou plusieurs des muscles abaisseurs de la cornée.

L'inspection des yeux, en cas de paralysie unilatérale du pathétique, ne révèle ordinairement aucune déviation, lorsque le sujet fixe un objet situé droit en face de lui ou promené dans le plan du méridien horizontal ; on n'aperçoit même généralement pas de déviation lorsque l'objet fixé est abaissé, si l'on n'a pas la précaution de voiler alternativement les deux yeux, dans le but de constater qu'un seul entre en fixation. En effet, lorsque l'on cache l'œil sain sous la main, on voit l'œil malade exécuter un mouvement léger de haut en bas et de dedans en dehors. Ce mouvement devient d'autant plus sensible que l'objet fixé, en même temps qu'il s'abaisse, se transporte en dedans, c'est-à-dire du côté sain.

Lorsqu'on observe l'œil sain, sous la main (ou mieux encore sous le verre dépoli), pendant que l'œil malade se met en fixation, on constate que le premier s'est dévié en bas et en dedans d'un angle beaucoup plus grand que n'était l'angle de déplacement de l'œil malade. Une fois que l'on a constaté dans un œil les phénomènes que nous venons de décrire, il devient facile de reconnaître directement que l'œil malade reste un peu dévié en haut et en dedans, toutes les fois que le regard s'abaisse. Il est donc avéré, en pareil cas, que l'action musculaire qui abaisse la cornée et la dévie en dehors est plus ou moins affaiblie, ou bien que celle qui l'élève et la dévie en dedans se trouve exagérée. Dans le premier cas, on a affaire à une paralysie du grand oblique ; dans l'autre à une rétraction (spasmodique) du droit supérieur.

Si la diploplie fait absolument défaut dans toute la partie supérieure du champ visuel, s'il est impossible de reconnaître la déviation lorsque le regard se porte en haut, on peut éliminer d'emblée l'altération fonctionnelle du droit supérieur. Il en est de même dans tous les cas de paralysie récente du grand oblique ; mais nous aurons à revenir sur le diagnostic différentiel de cette espèce de paralysie, à propos des paralysies anciennes du grand oblique, avec rétraction du petit oblique, son antagoniste.

Comme, dans la paralysie du pathétique, la déviation de latéralité est peu prononcée, tandis que la déviation de hauteur prédomine, ce qui peut s'observer dans la paralysie incomplète du droit inférieur, il est indispensable de contrôler le diagnostic par l'examen des images doubles.

La diplopie ne se manifeste, dans une paralysie récente du grand oblique, que lorsque le regard se transporte en bas, c'est-à-dire lorsque le grand oblique se contracte. Si le regard s'élève au-dessus du plan médian horizontal, la diplopie disparaît. Cependant, les moitiés du champ visuel dans lesquelles le malade voit une ou deux images ne sont pas séparées par une ligne rigoureusement horizontale; mais bien par une ligne oblique de bas en haut vers le côté sain. Ce fait a pour cause la différence de hauteur des images, qui résulte de ce que l'altération fonctionnelle du grand oblique se manifeste très-diversement dans les différentes directions de l'axe optique. Ainsi, cette différence de hauteur est surtout manifeste quand l'œil se dirige en dedans, autrement dit du côté sain. Si donc on promène devant le malade une flamme située dans le plan médian horizontal, et à quelque distance du sujet, celui-ci accusera de la diplopie aussitôt que la flamme passera du côté sain et dépassera le plan médian vertical.

Les images doubles sont homonymes (la cornée étant restée défectueusement en dedans); l'image reçue par l'œil sain est placée au-dessus de celle de l'œil malade, et il existe, suivant la direction du regard, une obliquité plus ou moins marquée des images, vu que le grand oblique n'incline plus le méridien en dedans et ne contrebalance plus, dans certaines positions, l'inclinaison en dehors produite par la contraction du droit inférieur. Aussi, voit-on, dans ce cas, une inclinaison défectueuse du méridien en dehors se manifester par une convergence sensible des extrémités supérieures des images homonymes.

On comprend sans peine que, suivant le degré d'activité avec lequel le grand oblique modifie la déviation de hauteur ou l'inclinaison du méridien, la position des images doive nécessairement varier : si, par exemple, on abaisse graduellement l'objet fixé au milieu du champ visuel, on remarque que les différences de hauteur et de latéralité des images augmentent progressivement. Dans cette position du regard, l'inclinaison des images n'est ordinairement pas indiquée par le malade, mais il est physiologiquement certain qu'elle existe.

Si l'on promène l'objet dans la moitié inférieure du champ visuel, vers le côté sain (en dedans), on voit diminuer la distance latérale des images qui, au maximum, ne dépasse pas quelques centimètres; tandis que la différence de hauteur augmente sensiblement. Si, au contraire, l'objet fixé est transporté du côté malade (en dehors), la distance latérale et la différence de hauteur diminuent simultanément. Cette dernière disparaît même complétement, lorsque l'axe optique, incliné en bas, est dévié de 35 degrés en dehors, de telle sorte que le pôle antérieur de l'œil coincide, à peu près, avec l'extrémité antérieure de l'axe d'évolution des obliques.

Les images sont alors faiblement distantes l'une de l'autre, situées à la même hauteur, et il est très-rare que, dans cette position du regard, le malade n'accuse pas spontanément une convergence sensible des extrémités supérieures des images (le défaut d'action du grand oblique sur le éridien se faisant valoir au maximum dans cette position de l'axe ›tique).

Quelle est la position des images dans la paralysie récente et incomplète i *droit inférieur?* Là aussi, la diplopie se manifeste lorsque le regard se ansporte en bas; mais, quant à la déviation latérale, les images sont ors *croisées*, la cornée restant définitivement et à un faible degré en hors. Les extrémités supérieures des images *croisées* convergent, ce ii indique que le méridien de l'œil malade s'est anormalement incliné dedans, au contraire de ce qui arrive dans la paralysie du grand lique.

En outre, on observe que si le regard se porte en bas et en dedans, bliquité des images augmente; tandis que leur différence de hauteur exagère surtout dans une direction diagonale du regard, oblique en bas en dehors.

Un symptôme important de la paralysie du grand oblique consiste en ce ue l'image du côté malade semble au sujet plus rapprochée que celle du ôté sain. M. de Graefe, en constatant ce symptôme, avait été porté à ttribuer au déplacement du centre de rotation de l'œil, par la contraction es muscles droits privés d'un de leurs antagonistes. Mais l'absence du phénomène inverse, lorsqu'il existe une légère propulsion de l'œil, par exemle dans la paralysie complète de la troisième paire, suffit pour infirmer ette interprétation. Celle qui vint plus tard et voulut rapporter ce symtôme aux lois de la convergence des axes optiques qui règlent la grandeur pparente des objets n'est pas plus soutenable que la première. « La otion des grandeurs, dit notre honorable confrère M. Giraud-Teulon (1), oit être troublée dans la paralysie avec toutes celles qui dépendent, comme le, de l'intégrité du sens musculaire. » Mais, dans toute paralysie musculaire de l'œil, ce symptôme devrait alors être observé, et néanmoins on ne voit guère se produire que dans la paralysie du grand oblique, ainsi ue dans celle des muscles qui donnent lieu à une différence apparente de auteur des images.

L'explication de M. Förster (2), quoique vivement attaquée par Nagel (3) nous paraît la plus rationnelle. M. Förster dit: «Si nous fixons n objet placé sur un plan horizontal (obliquement de haut en bas), l'image fera sur la tache jaune. Tout ce qui se trouvera entre le point fixé et ous fera son image sur la partie supérieure de la rétine; tout ce qui sera delà se peindra sur sa partie inférieure. Nous sommes habitués à

(1) *Leçons sur le strabisme*. Paris 1863, p. 180.

(2) Voy. *Archiv für Augenheilkunde*, Bd. VI, A. 2, S. 109.

(3) *Ibidem*, B. VIII, A. 1, S. 368.

considérer comme étant plus rapproché de nous l'objet qui se dessin au-dessus de la macula. »

Il en résulte que dans les paralysies où l'image se produit anormalement du côté malade, en un point supérieur à la tache jaune, nous la considérons comme étant plus rapprochée que celle du côté opposé (1).

Un second symptôme digne d'intérêt, qui s'observe dans les paralysies du grand oblique, consiste en ce que, dans l'abaissement direct et forcé du regard, position où nous avons vu l'image du côté paralysé descendre progressivement au-dessous de celle du côté sain, il arrive un moment où le déplacement en question s'arrête et même où, le regard étant abaissé autant que possible, l'image du côté malade se superpose à celle du côté sain.

Cependant, en ce cas, un examen attentif montre que la cornée de l'œil paralytique est restée plus haut que celle du côté sain. Pour comprendre ce phénomène bizarre, il faut considérer que, dans l'abaissement direct du regard, le méridien du côté sain reste exactement vertical; tandis que celui du côté malade est fortement incliné en dehors, en raison du défaut d'action du grand oblique. Un objet qui se peint, du côté sain, sur la tache jaune, ne doit donc pas se dessiner, dans l'œil malade (dévié en haut et un peu en dedans), sur le quart supéro-externe de la rétine; mais bien sur son quart inféro-interne, par suite du renversement du méridien en dehors. Son image sera; par conséquent, extériorée au-dessus de l'image de l'œil sain, quoique la cornée soit restée déviée dans le même sens. A ce moment on voit (et nous avons eu l'occasion de le vérifier) l'image du côté malade se mettre progressivement au même niveau que celle du côté sain; puis se placer en arrière, dès que la superposition s'effectue.

La position de la tête du malade, dans les paralysies récentes du grand oblique, est caractéristique. Pour éviter, autant que possible, la nécessité de diriger le regard en bas, et surtout, dans le sens diagonal, en bas et en dedans, le sujet penche la tête en avant, en même temps qu'il l'incline du côté sain (en dedans).

Les paralysies récentes n'offrent au diagnostic, nous l'avons dit, que de médiocres difficultés; mais l'ensemble des symptômes se complique singulièrement lorsque, la paralysie ayant persisté un certain temps

(1) M. Alfred Graefe dit avoir produit, à son gré, le rapprochement et l'éloignement de l'image, en élevant ou en abaissant par pression l'un des yeux avec le doigt. Cela explique comment M. de Graefe a pu, comme il le dit dans ses premières publications sur les paralysies du grand oblique, faire disparaître le rapprochement de l'image en exerçant une pression sur l'œil sain. Évidemment, il n'agissait pas ainsi en reculant le centre d'évolution de cet œil, mais bien en soulevant le globe oculaire par un déplacement de totalité.

oblique inférieur, c'est-à-dire le muscle antagoniste, vient à se rétracer. On voit alors la diplopie s'étendre, de plus en plus, sur la moitié upérieure du champ visuel, et la cornée de l'œil malade conserver, dans outes les directions du regard, une position plus élevée que celle du côté ain. Mais, tandis que, dans la moitié inférieure du champ visuel, on contate l'existence d'images homonymes (la cornée étant anormalement éviée en dedans, par suite du défaut d'action du grand oblique), les nages seront croisées dans la moitié supérieure du champ visuel (l'acion exagérée du petit oblique déterminant une déviation exagérée de ı cornée en dehors). Les extrémités supérieures des images homonymes onvergent ; celles des images croisées divergent, et pourtant, soit que le egard s'élève ou qu'il s'abaisse, les extrémités supérieures des méridiens ivergent. (L'*entrecroisement* des images explique cette discordance entre ı position relative des extrémités supérieures des *méridiens* et de celles es *images.*)

La différence de hauteur, la diminution de la distance latérale et l'acroissement de l'obliquité des images se produiront, bien entendu, dans le ıême sens, soit que le muscle paralysé, soit que son antagoniste rétracté ntre comme élément dans la direction imprimée au regard.

N'oublions pas qu'il y a là une chance d'erreur, en ce que cet état peut tre confondu avec une rétraction spasmodique du droit supérieur, accomagnée du relâchement de son antagoniste. En effet, là encore, la diplopie e manifeste dans toutes les parties du champ visuel, attendu que, dans outes les positions du regard, le centre de la cornée du côté malade este constamment plus haut que celui du côté opposé. Mais comme, 'autre part, le centre de la cornée de l'œil malade est toujours, dans cette orme de spasme, faiblement dévié en dedans, les images ne sont plus, omme dans la paralysie du grand oblique avec rétraction du petit, omonymes seulement dans la partie inférieure du champ visuel ; elles le ont aussi dans sa moitié supérieure. Au surplus, les différences de auteur et d'obliquité des méridiens s'exagèrent, dans les positions diagoales du regard, en sens inverse de ce qui arrive pour la paralysie comiquée du grand oblique.

La *marche* et la *terminaison* de la paralysie qui vient de nous occuper e diffèrent en rien de celles des paralysies précédemment étudiées. lle peut disparaître sans laisser de trace, lorsque sa durée ne s'est pas olongée outre mesure et qu'il ne s'est pas développé, dans le petit oblie, une rétraction secondaire définitive. En cas contraire, la déviation oduite par cette complication prend, lorsque la paralysie du grand oblie s'est complétement dissipée, tous les caractères du strabisme concoitant. A mesure que cette transformation s'opère, la différence de hauteur des images devient le phénomène prédominant, tandis que la déviation de la cornée en dedans diminue de plus en plus, contrebalancée qu'elle est par la rétraction permanente de l'oblique inférieur. Alors l'image du côté malade est, dans toutes les positions du regard, défectueusement inclinée en dedans. Il survient une déviation définitive qui simule le strabisme déterminé par la rétraction du muscle droit supérieur; mais, dans ce dernier cas, l'image est constamment inclinée en sens inverse, c'est-à-dire en dehors; soit d'ailleurs que la diplopie ait pour cause la rétraction du droit supérieur, soit qu'elle provienne d'un défaut d'action du droit inférieur. La constance de la déviation de hauteur qui se lie à une rétraction secondaire du petit oblique ne permet pas de confondre, un seul instant, cette transformation de la paralysie du grand oblique avec un défaut d'action du droit inférieur.

Nous renvoyons le lecteur, pour l'*étiologie* de cette paralysie, à ce que nous avons dit sur ce sujet dans l'article précédent. Nous sommes porté à penser que les paralysies isolées du grand oblique sont plus souvent déterminées par des maladies des centres nerveux que les autres paralysies musculaires de l'œil.

On dirigera le *traitement* d'après les indications données pour la thérapeutique des paralysies musculaires de l'œil en général.

Cependant, nous croyons devoir insister ici tout particulièrement sur deux points : comment peut-on, à l'aide de prismes (1), combattre momentanément la diplopie dont le malade est affligé, et comment doit-on traiter la rétraction secondaire du muscle petit oblique?

Si l'on corrige, à l'aide d'un prisme, la déviation principale qui se produit lorsque l'action du grand oblique est plus ou moins altérée, c'est-à-dire la déviation de hauteur, la faible déviation latérale de l'image peut être supprimée par un mouvement d'abduction instinctif.

(1) A propos du traitement des paralysies musculaires de l'œil au moyen des prismes, il nous suffira de rappeler ce fait physiologique, que nous pouvons corriger la déviation de l'image rétinienne vers la base du prisme, en contractant le muscle qui agit en sens inverse de cette déviation. Il existe, relativement au degré de cette faculté, des différences individuelles très-marquées; toutefois, on peut formuler, à cet égard, les quelques lois suivantes : L'action déviatrice de prismes puissants est vaincue par la contraction du droit interne, lorsque la base du prisme est tournée en dehors (vers la tempe). Lorsque la base du prisme est tournée en dedans (vers le nez) et que l'action de ce verre doit être neutralisée par une contraction du droit externe, on ne peut employer que des prismes beaucoup moins forts. Des prismes très-faibles, c'est-à-dire de quelques degrés, suffisent pour produire de la diplopie, lorsqu'on tourne leur base en haut ou en bas et qu'on veut faire neutraliser l'effet de la déviation qu'ils produisent, par une contraction, soit du droit infé-

De cette manière, on obtient la vision simple dans une étendue du champ visuel qui varie avec le degré du prisme. La base de ce dernier étant dirigée en bas, le malade s'efforce instinctivement, en donnant à sa tête une position convenable, de n'avoir à porter le regard que dans la direction du champ visuel où il voit simple, par conséquent de ne pas l'abaisser au delà de la limite de correction du prisme et de ne pas l'élever jusqu'au point où le prisme, n'ayant plus aucune correction à produire, donnerait nécessairement lieu à de la diplopie. On peut quelquefois, grâce à l'emploi d'un simple prisme, rendre possible aux malades des occupations que leur état leur interdisait absolument. Ainsi, il y a deux ans, un curé, atteint d'une paralysie de la quatrième paire, fut forcé de suspendre ses fonctions sacerdotales jusqu'au jour où nous lui fîmes porter un verre convexe prismatique. Nous ne saurions donner ici aucune règle précise relativement au degré du prisme convenable ; car le choix de ce dernier dépend et du degré de la paralysie, et de la nature des occupations du sujet.

C'est par le tâtonnement qu'on réussit le mieux à trouver le verre correcteur nécessaire. A mesure que la paralysie tend à disparaître et que la différence de hauteur des images diminue, on peut affaiblir le degré du verre prismatique employé. Si, enfin, toute la mobilité du grand oblique s'est rétablie et si, par le fait de la rétraction du petit oblique, la diplopie occupe la partie supérieure du champ visuel, des prismes, tournés en sens inverse des premiers, c'est-à-dire ayant la base en haut et placés devant l'œil sain, peuvent remédier aux troubles fonctionnels qui résultent de cette rétraction. Lorsque la paralysie est devenue entièrement stationnaire et que la diplopie continue à être très-incommode, on est en droit de chercher à la combattre par une opération.

Il ne faut pas songer à attaquer directement les muscles obliques, soit pour

rieur, soit du droit supérieur. Des prismes dirigés dans un sens diagonal provoquent toujours normalement de la diplopie. Si, dans un cas de paralysie incomplète, on corrige, au moyen d'un prisme, la déviation existante, de manière à amener l'image du côté malade très-près de la tache jaune, sans toutefois l'amener exactement sur cette dernière, on peut (la diplopie devenant très-gênante, en raison de la position et de l'intensité de l'image du côté malade) obtenir du muscle parétique qu'il accomplisse le déplacement nécessaire pour la fusion des images. Si alors on augmente peu à peu la distance qui sépare de la tache jaune, l'image du côté malade, en diminuant insensiblement la force du prisme employé, on peut amener par degrés le muscle parétique à fournir, dans l'intérêt de la vision binoculaire, des contractions plus efficaces et, par cette sorte de gymnastique, rétablir l'intégrité fonctionnelle du muscle malade. Des exercices stéréoscopiques permettent d'arriver plus rapidement encore au même but.

déplacer en arrière le tendon du petit, soit pour déplacer en avant celui du grand. La profondeur de leur insertion tendineuse ne le permettrait pas. Mais on peut tenter le déplacement de l'insertion d'un muscle qui attire la cornée en haut, pour obtenir la déviation de cette dernière en bas, et produire un effet analogue avec celui qu'on retire d'un prisme dirigé verticalement et ayant sa base tournée en bas.

La faible déviation de latéralité et l'obliquité des images ne s'opposent plus à leur fusionnement. Il importe de rappeler ici que si une paralysie persistante du grand oblique s'est compliquée d'une rétraction de son antagoniste, les images doubles, dont la différence de hauteur augmente, au fur et à mesure qu'on abaisse l'objet, prennent, au contraire, une distance de hauteur invariable, lorsqu'on élève l'objet au-dessus du plan médian horizontal.

Il résulte de cette disposition fonctionnelle que le chirurgien peut attaquer, avec plus ou moins d'avantage, ou bien un muscle releveur de l'œil du côté paralysé; et égaliser ainsi le niveau des images en abaissant le centre de la cornée, ou bien un muscle abaisseur de l'œil du côté sain, en relevant le centre de la cornée correspondante.

Il s'agit donc de décider si, dans un cas de paralysie complète ou incomplète du grand oblique, combinée à la rétraction de son antagoniste, il est préférable de pratiquer la ténotomie du droit supérieur du côté malade, ou celle du droit inférieur du côté sain? Si l'on sectionne le droit supérieur du côté paralysé, on neutralise, il est vrai, la hauteur des images (déterminée par la rétraction du petit oblique), et, en fortifiant le droit inférieur, on favorise le déplacement de la cornée dans sa direction; c'est-à-dire qu'on neutralise, en majeure partie, la différence de hauteur des images déterminée par le défaut d'action de l'un des grands obliques. Mais dans les positions les plus élevées du regard, il peut arriver que l'insuffisance musculaire produite donne lieu à de la diplopie, et que le résultat correctif cherché soit dépassé, tandis qu'au contraire, dans l'abaissement forcé du regard, la correction produite par la simple descente du centre de la cornée qui succède à l'affaiblissement du releveur soit insuffisante pour combattre la diplopie produite par le défaut d'action du grand oblique.

Il est donc plus rationnel de relever le centre de la cornée du côté sain, en déplaçant en arrière le tendon du droit inférieur. L'insuffisance produite par cette opération concordera, pour le regard forcé en bas, avec l'insuffisance musculaire du côté paralysé. La position dans laquelle la correction de hauteur sera le moins satisfaisante correspondra à l'élévation du regard, là où il n'y aurait à corriger que la déviation produite par la rétraction du petit oblique.

Si, après la section du muscle droit inférieur, le regard se porte fortement en bas et du côté sain, on verra que le défaut d'action du grand oblique laisse défectueusement la cornée en haut et en dedans, tandis que l'insuffisance du droit inférieur produit une déviation de la cornée en haut et un peu en dehors. Hâtons-nous cependant d'ajouter qu'il n'est pas possible d'harmoniser complétement la position des cornées, dans toutes les directions du regard, et qu'il importe surtout de rendre au malade la jouissance d'une portion de son champ visuel assez étendue dans laquelle il échappe à la diplopie et dont la situation soit le plus favorable possible à ses occupations. Une exploration préalable, faite à l'aide de prismes, doit indiquer dans quelles limites on peut espérer d'obtenir la correction de latéralité et d'obliquité des images, une fois que la ténotomie aura supprimé leur différence de hauteur.

ARTICLE III.

PARALYSIE DE LA SIXIÈME PAIRE (MOTEUR OCULAIRE EXTERNE).

Anatomie. — Le moteur oculaire externe naît de la pyramide antérieure du côté correspondant et émerge ordinairement par deux racines distinctes, du sillon qui sépare le bulbe rachidien de la protubérance annulaire.

De là il se dirige obliquement, en haut, en dehors et en avant; traverse un repli de la dure-mère; entre dans le sinus caverneux qu'il parcourt, et pénètre dans l'orbite par la fente sphénoïdale. Il s'insinue bientôt entre les deux origines du droit externe, dans lequel il s'épanouit.

Il est en rapport, d'arrière en avant, avec la protubérance annulaire et la gouttière basilaire, avec l'artère carotide, les troisième et quatrième paires, et la branche ophthalmique de la cinquième. Enfin, dans l'orbite, il est adjacent à la branche inférieure du moteur oculaire commun et du nerf nasal.

La sixième paire s'anastomose avec la branche ophthalmique de Willis et le grand sympathique.

Symptômes. — Après la paralysie du moteur oculaire commun, c'est celle de la sixième paire qu'on observe le plus souvent. Le diagnostic offre peu de difficulté si la paralysie est assez marquée ; car elle entraîne alors rapidement une déviation de l'œil du côté de l'antagoniste, le droit interne, ce muscle relativement si puissant. L'angle de la déviation primitive augmente au fur et à mesure que le sujet fait plus d'efforts pour regarder du côté malade. De plus, on peut voir qu'au lieu de s'opérer par un mouvement graduel, l'abduction de l'œil se fait par saccades; ce qui résulte de l'impuissance où est le muscle parétique à retenir, d'une manière continue, l'œil de son côté.

En outre, lorsqu'on cherche à faire exécuter à l'œil malade des mouvements d'abduction, on remarque que cet organe, n'obéissant qu'incomplétement à la volonté du sujet, reste manifestement en dedans.

Si l'on masque les yeux l'un après l'autre, on constate, surtout dans les cas où il existe déjà une déviation sensible du côté de l'antagoniste, que lorsque l'œil malade entre en fixation, l'œil sain exécute en dedans un mouvement associé tellement prononcé que l'angle de la déviation secondaire l'emporte de beaucoup sur celui de la déviation primitive.

L'obstacle apporté à l'abduction de l'œil par la paralysie et les mouvements saccadés par lesquels cette dernière s'exécute sont assez caractéristiques pour que l'examen des images doubles soit superflu et n'offre, en pareil cas, d'intérêt qu'au point de vue de la recherche des complications possibles et du contrôle de la marche suivie par la maladie. L'examen des images doubles (après avoir pris la précaution de placer au-devant de l'œil sain un verre coloré) ne devient indispensable que lorsque la paralysie est peu prononcée et qu'il n'existe aucune déviation secondaire due à la rétraction de l'antagoniste.

Si, dans le cas d'une paralysie récente et incomplète du droit externe, on promène une bougie au-devant des yeux et dans le plan médian horizontal, à quelques pieds de distance, la diplopie n'apparaît que lorsque l'objet fixé, transporté du côté sain vers le côté malade, a dépassé le plan médian vertical.

La distance latérale des images homonymes (l'œil restant anormalement en dedans) augmentera au fur et à mesure que cet objet sera porté plus en dehors. Les deux parties du champ visuel dans lesquelles le malade voit simple ou double sont séparées, non par une ligne verticale, mais bien par une ligne inclinée du côté malade, et cela à cause de la diminution de convergence qui survient quand le regard est dirigé en haut (voyez p. 449).

Comme le droit externe n'a aucune influence sur le méridien vertical de l'œil, on devrait présumer que ce méridien garde, du côté malade, une position correspondante à celle du méridien du côté sain. Par suite, les images ne devraient présenter aucune obliquité. Et pourtant, il n'en est pas ainsi, lorsque l'œil affecté se porte en dehors et dans une position diagonale. Lorsqu'on dirige le regard en haut et en dehors, le méridien de l'œil malade doit s'incliner en dehors; mais si, en raison du défaut d'action du droit externe, l'œil est dévié en dedans et qu'il survienne de la diplopie, l'oblique inférieur n'intervient plus dans l'inclinaison du méridien, pour mettre sa position en harmonie avec celle du méridien de l'œil sain, et, celui-ci restant soit vertical, soit insuffisamment incliné en dehors, il en résulte que les extrémités supérieures des images homonymes divergent.

Si l'objet fixé est en bas et en dehors, position du regard pour laquelle interviennent les muscles droit externe, droit inférieur et oblique inférieur, et où le méridien du côté malade se trouve incliné en dedans, le défaut d'intervention du grand oblique donnera lieu à un écartement défectueux des extrémités supérieures des méridiens et, par suite, à une convergence des extrémités correspondantes des images homonymes.

L'examen des images doubles n'est pas le seul auxiliaire du diagnostic de la paralysie du droit externe; cette maladie se caractérise encore par quelques symptômes très-remarquables. Ainsi, lorsque les malades regardent avec l'œil atteint de paralysie, en couvrant l'œil sain, et lorsqu'ils veulent toucher rapidement avec le bout de l'index un objet placé à leur portée, ils manquent constamment leur but et leur doigt touche à faux, en dehors de l'objet fixé. Ce phénomène s'explique par le surcroît d'impulsion nerveuse nécessaire au muscle parétique, pour amener l'œil à fixer un objet correctement. Il résulte de cette nécessité que le malade juge la distance parcourue par l'œil bien supérieure à ce qu'elle est en réalité et croit voir l'objet bien plus en dehors qu'il ne l'est. Ce symptôme s'observe d'ailleurs dans toutes les paralysies musculaires de l'œil; si nous le signalons en cet endroit, c'est que, dans aucune paralysie, il n'est aussi manifeste que dans celle qui nous occupe. Nous le retrouvons dans les paralysies incomplètes des membres supérieurs, où les résistances à vaincre sont constamment mises en rapport avec la quantité d'influx nerveux dépensée.

C'est à ce trouble survenu dans l'extérioration des images qu'il faut attribuer la tendance qu'a le sujet à tomber constamment du côté malade, lorsqu'on le fait marcher après lui avoir couvert l'œil sain d'un bandeau. Les vertiges qu'il éprouve, lorsqu'il tient les deux yeux ouverts, résultent du défaut d'appréciation exacte des distances et du trouble apporté à la progression par une diplopie récente. Pour échapper à ces inconvénients, le sujet ferme instinctivement l'œil où existe la paralysie (si toutefois cet œil n'est pas de beaucoup supérieur à l'autre, relativement à l'acuité fonctionnelle), et il tourne fortement la tête du côté malade, en dirigeant le côté sain vers les objets à fixer, quand il tient les deux yeux ouverts.

Toute paralysie du droit externe doit nécessairement apporter une perturbation variable dans la convergence des yeux que nécessite l'acte de l'accommodation pour les objets rapprochés; car une égale impulsion nerveuse agissant sur les deux droits internes, il est évident que celui du côté malade se contractera plus efficacement que l'autre, par suite d'un défaut variable dans l'action de son antagoniste. Il est plus que probable que ce trouble est une des principales raisons pour lesquelles la rétraction du droit interne suit de si près la paralysie de son antagoniste.

La *marche* de cette paralysie ne diffère en rien de celle que nous avons précédemment décrite, si ce n'est que les guérisons spontanées s'y observent moins souvent, en raison de la prépondérance bientôt acquise par le muscle antagoniste rétracté et du strabisme concomitant qui s'ensuit, dans la plupart des cas.

Étiologie. — En vertu de la même raison, il ne faut pas, dans la paralysie du droit externe, considérer la rétraction du droit interne comme militant pour l'opinion qui attribuerait à la paralysie une origine centrale. On peut affirmer, au contraire, que ces paralysies, qui se développent souvent avec une extrême rapidité, sont assez souvent périphériques. Les névralgies faciales péri-orbitaires qui les précèdent permettent, jusqu'à un certain point, de leur attribuer alors une cause rhumatismale.

Quant au *traitement*, nous renvoyons à l'article premier, en faisant toutefois remarquer que, plus que dans toute autre paralysie musculaire incomplète de l'œil, les exercices orthopédiques faits à l'aide de prismes ou du stéréoscope (voyez p. 466) sont sujets à donner de bons résultats, et cela à cause de la simplicité de la déviation des images à laquelle il faut porter remède. Mais, en pareil cas, la rétraction du droit interne doit être à peine accusée, et le malade ainsi que le médecin doivent user d'une patience extrême dans l'exécution de ces exercices.

Comme la rétraction du droit interne suit, de très-près, cette paralysie; elle contraint, bien plus souvent que toutes les autres, à la ténotomie du muscle antagoniste. Nous renvoyons, pour la mesure de la ténotomie et pour les indications des déplacements musculaires, lorsqu'un défaut de mobilité persiste, aux articles qui traitent de ces diverses opérations.

ARTICLE IV

SPASMES TONIQUES DES MUSCLES DE L'ŒIL.

Symptômes. — Cette sorte de spasmes constitue une des maladies les plus rares, si toutefois on néglige le spasme du releveur de la paupière supérieure qui s'observe dans la maladie de Basedow (voyez t. I, p. 707). Aussi regardons-nous comme étrangère au cadre des études essentiellement pratiques qui font l'objet de cet ouvrage l'énumération de tous les symptômes appartenant isolément au spasme de chacun des muscles de l'œil. D'ailleurs, c'est à peine si la littérature ophthalmologique mentionne quelques exemples (1) de cette maladie, encore assez mal assise dans notre nosologie.

Nous nous bornerons, par conséquent, à signaler les symptômes caractéristiques de ces spasmes toniques. Avant tout, il importe de les bien distinguer de la rétraction secondaire des antagonistes des muscles paralysés, rétraction qui explique la transformation insensible d'un certain nombre de paralysies en strabismes concomitants. Dans le spasme qui nous occupe, la déviation de l'œil, et, par suite, l'écartement des images augmentent à mesure que l'œil se porte davantage vers les parties du champ visuel où le muscle affecté a le plus d'action. La même chose s'observe si le regard se maintient, un certain temps, dans cette dernière direction.

Dans la simple rétraction musculaire, au contraire, où il y a lieu d'admettre un raccourcissement permanent du muscle affecté, la déviation et l'écartement des images sont constants, quelles que soient les parties du champ visuel parcourues : à la condition, bien entendu, qu'un reste de paralysie ne complique pas cet état secondaire. Cette augmentation de la déviation de l'œil malade et, par suite, de l'écartement des images lorsque

(1) M. Alfred Graefe donne, dans son excellent traité des troubles de la motilité de l'œil (Berlin, 1858), un exemple intéressant d'un spasme de ce genre. Voici, en abrégé, l'observation qu'il rapporte : M. F..., âgé de seize ans, éprouve une difficulté notable à fixer les objets, après avoir ressenti des douleurs violentes dans le front et la tempe. Lorsqu'on lui présente un livre, il lit rapidement quelques mots ; puis il lui vient des contractions spasmodiques des paupières, et il se trouve dans l'impossibilité de continuer sa lecture. Cet embarras cesse de se faire sentir aussitôt qu'il ferme un des yeux. Après plusieurs tentatives faites dans le but de déterminer la position des yeux, lorsque le malade fixe un objet, on constate que, lorque le regard est fortement élevé, il existe entre les deux cornées une différence de hauteur. C'est l'œil gauche, plus abaissé que le droit, qui fixe l'objet ; car, lorsqu'on masque l'autre, il maintient sa position ; tandis que le droit, situé plus haut, exécute un mouvement oblique en bas et en dedans, dès qu'on couvre le gauche avec la paume de la main. Il en résulte que, lorsqu'on dirige le regard en haut, l'œil droit s'élève à l'excès en haut et en dehors. On est donc porté à supposer dans l'oblique inférieur un excès d'activité, puisqu'un défaut d'action du droit inférieur devrait évidemment donner lieu à une déviation beaucoup plus considérable lorsque le regard se dirige en bas, contrairement à ce qui arrive. Quand on faisait prendre à l'œil malade une direction telle que son axe fût dévié de 35 à 50 degrés en dehors (à droite) et, par suite, concordât avec l'axe d'évolution des obliques, le malade accusait des images doubles croisées dont la distance latérale était très-faible et dont les extrémités supérieures divergeaient fortement. La position relative des images doubles ne variait pas, lorsqu'on transportait les objets, de haut en bas, dans un même plan

le muscle atteint de spasme est sollicité d'activer ses contractions, est donc le caractère principal du spasme tonique proprement dit.

Avant de procéder à l'exploration des images doubles, il faut rechercher, par un examen minutieux de la position relative des yeux, dans les différentes directions, quel est l'œil dévié, dans quel sens existe la déviation, et dans quel sens s'opère la déviation secondaire, lorsque l'œil malade entre en fixation? C'est alors qu'on procède à l'examen des images doubles, qui a pour but de résoudre les questions suivantes :

1° Déterminer les muscles qui, soit par défaut, soit par excès d'action, peuvent donner lieu aux images doubles et déterminer les positions respectives qu'elles occupent.

2° Déterminer, dans le cas où il s'agit manifestement d'une affection spasmodique, l'excès d'action du muscle affecté sur la position qu'il donne au méridien; lorsque l'axe optique concorde avec son axe d'évolution, et sur la déviation qu'il imprime au centre de la cornée; lorsque l'axe optique se rapproche du plan musculaire ou concorde avec ce dernier. Si l'on arrive à établir que ces excès d'action de différent ordre sont équivalents entre eux, on peut considérer le diagnostic comme certain.

Quand le spasme tonique d'un muscle est peu accusé, la diplopie ne se manifeste que dans la direction de l'œil qui nécessite la contraction du

vertical, si toutefois l'axe optique conservait la déviation latérale indiquée. Cependant, les images doubles étaient bien plus nettement perçues et la distance latérale ainsi que l'obliquité un peu plus accusées, lorsque le regard se transportait en haut. Quand l'œil malade se dirigeait en dedans (vers la gauche) de façon que son axe fût dévié de 50 à 55 degrés dans ce sens et concordât avec le plan musculaire des obliques, le sujet disait que les images doubles étaient sur la même verticale (celle de l'œil droit étant au-dessous de l'autre); mais sans signaler la moindre obliquité. Quand on transportait l'objet dans un plan vertical, l'axe de l'œil étant toujours dévié de haut en bas et de dehors en dedans; on constatait, pour un objet placé à deux pieds de distance et à une hauteur telle que l'axe de l'œil fît un angle de 50 degrés avec le plan médian horizontal, que la distance des images mesurait de 5 à 6 pouces, tandis que cette distance descendait à 3 pouces lorsque le regard s'abaissait de 50 degrés. Lorsque l'axe optique est dévié en dedans au point de dépasser 50 ou 55 degrés, c'est-à-dire le plan musculaire des obliques, les phénomènes observés ne sont, on le comprend, plus du tout les mêmes que dans les positions ordinaires; car alors l'action de l'oblique inférieur sur le plan médian vertical est inverse de ce qu'elle était, et le muscle agit de plus en plus à la manière du droit supérieur. Aussi, si, comme dans le cas actuel, l'action de ce muscle est exagérée, on doit, *à fortiori*, constater ce renversement physiologique par l'examen des images doubles. Le malade disait que, dans cette position de l'axe optique droit, les images, de croisées, étaient devenues homonymes, et que leurs extrémités supérieures divergeaient (par excès de convergence des méridiens).

muscle affecté ; tandis que, dans toutes les autres positions, il ne s'observe aucun trouble d'innervation. Au contraire, si le spasme est intense, la diplopie occupe toute l'étendue du champ visuel ; car alors le muscle altéré est atteint d'une sorte de contraction tétanique (1) qui produit une déviation permanente de l'œil malade et augmente à mesure que les contractions du muscle affecté sont plus vivement sollicitées.

Pour compléter la symptomatologie des spasmes toniques des muscles de l'œil, nous devons dire qu'ils sont, à ce qu'il paraît, précédés de douleurs névralgiques périorbitaires et qu'ils se compliquent, parfois, de phénomènes spasmodiques siégeant dans l'orbiculaire des paupières et dont il a été plus haut question (t. I, p. 674).

Les observations connues de cette maladie sont trop peu nombreuses pour que nous puissions rien affirmer de certain sur la *marche* et l'*étiologie* de cette singulière affection.

On a cherché (2) à la combattre par la ténotomie partielle du muscle malade, opération téméraire, à notre avis ; car on s'est vu forcé, après la disparition de tout symptôme spasmodique, à corriger cette ténotomie par une ténotomie compensatrice sur l'œil sain.

En outre, la ténotomie du muscle spasmodique ne peut faire disparaître la diplopie que dans une portion relativement restreinte du champ visuel. Il nous paraît donc beaucoup plus rationnel de rechercher si, au moyen de prismes tournés, par leur base, en sens inverse de la direction suivant laquelle agit le muscle spasmodique, on n'arriverait pas à obtenir la vision simple dans la partie du champ visuel le plus souvent explorée par le malade, dans le cours de ses occupations. Si cette tentative restait sans résultat, on devrait se résigner à exclure provisoirement l'œil malade de l'acte visuel, par l'interposition d'un verre noir, et combattre par un traitement général ce phénomène pathologique. Il conviendrait aussi de soumettre l'œil

(1) On trouve chez les anciens auteurs (Himly, *Krankheiten u. Missbildungen*, t. I, p. 395, et Jünken, *Augenkrankheiten*, p. 890) des observations de spasmes tétaniques de tous les muscles de l'œil. M. Jünken dit que la rétraction du globe de l'œil peut être portée au point de communiquer à l'hémisphère antérieur de l'œil une forme conique, et il ajoute que cet « *exophthalmus spasticus* » peut déterminer un plissement de la conjonctive assez prononcé pour que cette membrane voile presque complétement la cornée. » Nous ne citons ces faits que pour prouver, une fois de plus, qu'un certain nombre de procès morbides ont disparu de la nosologie, depuis que l'observation a gagné en exactitude, par suite des perfectionnements apportés à l'exploration de nos organes.

(2) *Klinische Analyse der Motilitaetstoerungen des Auges*, par Alfred Graefe, p. 205. Berlin, 1858.

malade, pendant toute la durée de ce traitement, à l'influence d'une forte solution de sulfate d'atropine, qui, en paralysant les muscles intrinsèques de l'œil, paraît exercer sur les muscles extrinsèques une action sédative.

ARTICLE V.

SPASMES CLONIQUES DES MUSCLES DE L'OEIL, NYSTAGMUS.

Symptômes. — On entend par nystagmus des contractions oscillatoires des muscles de l'œil qui, se succédant avec beaucoup de rapidité, peuvent n'apparaître que périodiquement, ou se maintenir à l'état continu et ne cesser que lorsque le malade fixe un objet, à une distance déterminée, ou lorsqu'un sommeil profond s'accompagne d'une résolution musculaire générale. Ordinairement, ces contractions cloniques et rhythmiques se produisent autour de l'axe d'évolution des muscles droits interne et externe (*nystagmus oscillatorius*), avec cette particularité, toutefois, que la déviation qu'exécute en dedans l'un des yeux, l'emporte généralement un peu sur le mouvement associé de son congénère en dehors. (Nous faisons abstraction du cas où le nystagmus complique une déviation constante d'un des yeux en dedans.)

Une autre forme de nystagmus est celle dans laquelle les mouvements oscillatoires et rhythmiques s'exécutent autour de l'axe d'évolution des muscles obliques (*nystagmus rotatorius*). Dans quelques cas tout à fait exceptionnels, on a observé une combinaison des deux variétés de nystagmus (*nystagmus mixtus*) où l'une d'elles dominait, soit dans certaines directions du regard, soit dans le regard indifférent.

Dans un très-grand nombre de cas de *nystagmus oscillatorius* ou *rotatorius*, on peut déterminer la fixité du regard en dirigeant ce dernier à l'extrême droite ou à l'extrême gauche, ou bien en l'abaissant sur un objet très-rapproché. Ce repos est beaucoup plus rare, si l'objet est dans le plan médian horizontal, droit devant les yeux.

Au contraire, le nystagmus augmente beaucoup, non-seulement lorsqu'une excitation morale quelconque affecte le sujet ; mais encore lorsque l'éclairage baisse ; lorsque l'accommodation s'est exercée pendant quelque temps sur de petits objets très-rapprochés, ou enfin si les objets fixés passent rapidement devant les yeux atteints de nystagmus et si le sujet est contraint à faire varier fréquemment son accommodation, pour s'adapter à des distances différentes. Ainsi, chez certains individus, on observe une augmentation marquée du nystagmus pendant la lecture, inconvénient auquel quelques-uns d'entre eux cherchent à remédier par des mouvements compensateurs de la tête, ou en donnant au livre une position qui nécessite le moins possible d'action de la part des muscles affectés.

Les déplacements de la tête sont exécutés dans un sens opposé à celui vers lequel s'effectue le déplacement des axes optiques dû à la contraction clonique des muscles. Elle se prononce de plus en plus, au fur et à mesure que le malade cherche à fixer des objets de plus petite dimension. Quelques sujets disposent leur livre de telle sorte, que les lignes courent de bas en haut, position dans laquelle ce sont les muscles droits supérieur et inférieur qui entrent surtout en jeu.

Les malades ne s'aperçoivent généralement pas d'eux-mêmes des mouvements oscillatoires qu'exécutent leurs yeux, sauf dans le cas où, l'acuité de leur vue étant assez satisfaisante, on les prie de compter des lignes verticales serrées.

L'*étiologie* de cette singulière maladie est encore très-obscure. M. Bœhm (1) a voulu rapprocher les causes du nystagmus de celles du strabisme. Il le considère comme principalement dû, soit au raccourcissement d'un seul des muscles droits internes, soit à ce raccourcissement compliqué d'une altération analogue du droit interne de l'autre œil, soit enfin à une modification semblable des deux muscles droits internes.

Si l'on remarque combien les opinions ont changé sur l'étiologie du strabisme, depuis que Donders a signalé l'influence capitale des divers états de réfraction sur cette altération, et si l'on considère que le raccourcissement musculaire pur et simple est à peine mentionné aujourd'hui parmi les causes de strabisme, on ne se sent guère porté à partager, sur la question qui nous occupe, la pensée de M. Bœhm. Au contraire, tout nous engage à rapporter le développement du nystagmus, dans la majorité des cas, à un trouble fonctionnel de la réfraction, et non à une affection musculaire primitive; car les cas où une innervation morbide a directement produit un nystagmus (observations de Mackenzie (2) et de Bright) (3) sont évidemment exceptionnels.

Le développement du nystagmus peut s'effectuer dès la plus tendre enfance. Nous en avons eu, tout récemment encore, une nouvelle preuve sur un enfant de trois mois, chez lequel des mouvements oscillatoires très-rapides des deux yeux, survenus aussitôt après la naissance, avaient vivement impressionné les parents (4). Nous avons dernièrement observé sur

(1) *Der Nystagmus u. dessen Heilung*. Berlin, 1858.

(2) Fourth edition, p. 386.

(3) *Report of medical Cases*, t. II, p. 226. Londres, 1831.

(4) L'examen ophthalmoscopique, très-difficile en raison de l'instabilité des yeux, fut absolument négatif.

une petite fille de sept ans un cas très-remarquable de nystagmus passager. Cette enfant était atteinte de strabisme concomitant et alternant, d'origine hypermétropique. Elle fut soumise à une ténotomie des deux muscles droits internes. Nous remarquâmes, avec étonnement, qu'après la ténotomie du muscle droit interne de l'œil gauche, il se développa un *nystagmus rotatorius* des plus caractérisés. Cinq jours après, les mouvements oscillatoires se dissipèrent complétement pour se reproduire, pendant le même temps et avec une égale intensité, lorsque la ténotomie du droit interne de l'œil droit eut été pratiquée.

Ordinairement, le nystagmus s'observe chez les enfants albinos, chez ceux dont les cornées portent des taies plus ou moins larges (suites d'ophthalmie purulente), chez les sujets atteints de cataracte congénitale et d'autres vices congénitaux des milieux de l'œil (coloboma de l'iris et de la choroïde, microphthalmie). Dans la plupart de ces cas, l'acuité de la vue est très-inégale sur les deux yeux ; souvent même, l'un de ces organes est complétement amaurotique, sans échapper, pour cela, aux mouvements oscillatoires. Enfin, il n'est pas très-rare d'observer le nystagmus sur des yeux où la vue est complétement abolie, par exemple après la destruction absolue des deux cornées, le développement d'une hydrophthalmie double, etc.

Faut-il supposer, avec M. Arlt (1), que le nystagmus se développe surtout dans les cas où il ne se fait sur la rétine qu'une image d'une netteté défectueuse, et que les malades cherchent instinctivement à présenter à l'objet, à des intervalles très-courts, la même portion de la rétine, de manière à y déterminer des impressions successives très-rapides et à augmenter ainsi l'intensité de l'impression totale ? Mais que deviendrait alors cette interprétation dans les cas où les yeux sont impropres à la vue et ne reçoivent aucune image ? Il n'est pas un praticien un peu répandu qui n'ait observé des malades devenus complétement amaurotiques, à la suite d'une atrophie des nerfs optiques par compression, et chez lesquels, même plusieurs années après la perte de la vue, un nystagmus se développait sans qu'on pût l'attribuer à un trouble central de l'innervation musculaire.

Enfin, on a observé des cas dans lesquels l'acuité de la vue et l'exercice de la faculté accommodatrice offraient une intégrité parfaite. (Ch. Bell (2), Stellwag de Carion (3) et moi, nous avons constaté des faits de cette nature.)

(1) *Nervous System of the human body*. Appendix, t. XLII. London, 1830, traduit en allemand par M. Romberg. Berlin, 1836, p. 241.

(2) Voyez son *Traité*, t. II, p. 336.

(3) *Die Ophthalmologie*. Erlangen, 1858, t. II, p. 1319.

Nous devons donc, tout en admettant que le nystagmus est, dans la majorité des cas, en relation intime avec un trouble de la fonction visuelle, reconnaître que, quant à présent, il n'est pas possible d'en donner une explication satisfaisante et générale.

Traitement. — Il est avéré que le nystagmus, très-marqué pendant la jeunesse, diminue souvent beaucoup dans l'âge adulte, où il peut même disparaître complétement. Peu de temps après la découverte de la strabotomie, on croyait, par la section des muscles atteints de contractions cloniques, parvenir à faire disparaître le nystagmus (Dieffenbach, Chelius). Bœhm a repris ces tentatives, en appliquant la ténotomie aux muscles qu'il regardait comme rétractés, du côté desquels la déviation s'accusait de plus en plus pendant les mouvements oscillatoires, et qui résistaient le plus aux efforts opérés par le malade, dans le but de diriger son regard en sens inverse de ces mouvements. La confiance absolue de M. Bœhm dans l'emploi de ces moyens nous paraît peu justifiée; car c'est à peine si le nombre des sujets atteints de nystagmus a diminué, quoique nous vivions à une époque où la chirurgie réparatrice ne fait certes pas preuve de timidité. Les résultats que nous a fournis notre expérience personnelle sont absolument négatifs.

En conséquence, le traitement purement palliatif du nystagmus nous paraît, de tous, le plus rationnel. Après avoir déterminé très-exactement l'état de réfraction des yeux du malade, on lui choisira, au besoin, des verres correcteurs, afin de lui éviter, autant que possible, tout effort d'accommodation prolongé. Il semble, en outre, que chez beaucoup de personnes, l'usage de verres bleu de cobalt exerce sur les yeux atteints de nystagmus une certaine influence palliative.

ARTICLE VI.

TUMEURS DES MUSCLES DE L'ŒIL.

Nous avons négligé les affections congénitales et les altérations traumatiques des muscles de l'œil, car nous nous réservons d'en parler en peu de mots à l'occasion du strabisme. Nous aurions même passé sous silence les tumeurs des muscles extrinsèques de l'œil, dont nous ne trouvons aucune mention dans les auteurs, si nous n'avions été, il y a quelques mois, appelé à constater l'exemple très-curieux d'un kyste développé (ou insinué) dans le droit inférieur.

Il s'agissait d'un enfant de dix ans, chez lequel avait pris naissance une tumeur siégeant au-dessus du plancher de l'orbite, et qui refoulait légèrement l'œil en haut (2^{mm}), en diminuant *très-notablement* la mobilité de cet organe en bas. Cette tumeur offrait au toucher le volume d'une grosse noisette; son apparition remontait à une époque indéterminée. L'enfant accusait des images doubles, qui s'écartaient considérablement dès que le regard se dirigeait en bas. Le médecin de la maison et nous-même avions diagnostiqué, d'après la dureté de la tumeur et la lenteur de son développement, un fibrome de l'orbite. Je pratiquai une incision parallèle au rebord orbitaire inférieur; je mis la tumeur à jour, et, en essayant, avec une spatule mousse, de la dégager du périoste, je vidai un kyste dont le contenu caséeux et semi-fluide s'écoula au dehors. J'enlevai ensuite avec beaucoup de soin la poche adhérente en divers points au globe de l'œil, et qui se propageait jusqu'au voisinage du trou orbitaire. Cette ablation faite, je fus très-surpris de trouver, par le toucher, la surface inférieure du globe de l'œil absolument lisse, quoique je fusse presque certain de n'avoir pas attaqué un des muscles situés dans cette région. Or voici ce que démontra l'examen microscopique de la paroi du kyste, d'après MM. Cornil et Ranvier.

Sur la paroi supérieure du kyste existait une bandelette rougeâtre, striée en long, visiblement musculaire, large de 4 à 5 millimètres, longue de 2 centimètres, et dans laquelle le microscope ne révéla que des fibres striées. A côté de ce tissu, dont il se séparait très-nettement, existait un tissu cellulaire condensé, d'un blanc grisâtre, contenant çà et là, dans son épaisseur, de rares fibres musculaires striées et quelques capillaires. Ces dernières fibres striées, nullement perceptibles à l'œil nu, s'apercevaient à une grande distance de la bandelette musculaire, et étaient, par conséquent, disséminées dans toute la paroi. Le contenu du kyste, adhérent à la paroi, se trouvait composé de cellules à divers degrés de dégénérescence graisseuse, de gouttelettes de graisse, de cristaux et de margarine. La surface interne du kyste était dépourvue d'épithélium.

La réunion s'effectua par première intention, de telle sorte que, huit jours après, le seul symptôme qui persistât était une immobilité absolue de l'œil en bas et un faible chémosis conjonctival.

La bibliographie de cette partie de l'ouvrage est réunie à celle du strabisme.

DES ANOMALIES DE L'ACCOMMODATION ET DE LA RÉFRACTION

Par M. le professeur DONDERS

AVEC UNE INTRODUCTION ET DES NOTES

Par M. Émile JAVAL.

INTRODUCTION.

Si le lecteur consent à ne pas s'exagérer par avance les difficultés de l'étude que nous allons entreprendre, s'il veut bien lire attentivement les premiers chapitres, il sera surpris de voir bientôt se développer dans un enchaînement admirable une suite de faits dont l'explication se gravera sans peine et pour toujours dans sa mémoire, et de voir, à chaque pas, les applications découler de la théorie.

Pour lire avec fruit les pages qui vont suivre, il est *nécessaire* de posséder quelques verres sphériques, prismatiques et cylindriques, de manière à pouvoir répéter les expériences fort simples qui seront indiquées : étudier la réfraction sans verres serait aussi rebutant et stérile que faire de la chimie sans laboratoire ou de l'anatomie sans dissection.

Nous soumettons au lecteur la traduction du livre classique de M. Donders (1). La disposition typographique adoptée permet de distinguer immédiatement les parties qui nous sont personnelles : elles sont imprimées en petit texte. Dans le livre anglais, les parties mathématiques un peu difficiles sont en petits caractères, ainsi que les parties historiques et les observations de malades. Nous remplacerons les développements mathématiques et historiques par de courtes analyses.

Conservant le cadre du livre original, et jusqu'au numérotage des paragraphes, nous avons cru utile de rédiger en entier le chapitre VIII, trop étendu pour un traité pratique. Il existe du reste une traduction de la plus grande partie de ce chapitre (2). Si l'on nous reprochait les suppressions que

(1) *On the Anomalies of Accommodation and Refraction of the Eye*, publié par *The new Sydenham Society*, London, 1864. Pour se procurer le volume, qui n'existe pas dans le commerce, s'adresser au secrétaire de la Société, M. Jonathan Hutchinson, 4, Finsbury Circus, E. C. (Londres).

(2) *L'astigmatisme et les verres cylindriques*, traduction par Dor. Paris, 1862.

nous nous sommes permises, et certes, pour une partie des lecteurs, le livre intact serait préférable, nous pouvons répondre que nous ne nous adressons ici qu'aux praticiens, et quand nous nous substituerons à M. Donders, ce sera généralement pour leur épargner des détails théoriques un peu arides.

Le travail de traduction a été fait par MM. Debove et Rendu, les docteurs Hunt (de Boston) et Monoyer, professeur agrégé à Strasbourg; il doit aux soins de M. Wecker son homogénéité et sa parfaite conformité au texte anglais.

Avant d'entrer en matière, il sera utile, pour un certain nombre de lecteurs, de rappeler quelques notions élémentaires d'optique.

Dans un milieu homogène, la lumière se propage en ligne droite. Pour s'en assurer, on peut répandre un peu de poussière dans une chambre où la lumière solaire pénètre par un trou percé dans un volet : les particules de poussière ne sont éclairées que sur le trajet des rayons lumineux. Cette notion est si familière à chacun, que, pour voir si un tube est droit, un enfant a l'idée de regarder à travers.

D'après ce qui précède, il semblerait que l'air étant sensiblement homogène, tous les corps qui ne peuvent pas être joints au soleil par un ligne droite devraient être dans une obscurité complète. Il n'en est pas ainsi ; car lorsque la lumière vient rencontrer un corps, elle est en partie renvoyée par ce corps. Cette lumière est dite *réfléchie* quand elle n'est renvoyée que dans un sens déterminé, et on l'appelle lumière *diffusée* quand elle est renvoyée dans tous les sens. C'est grâce à la diffusion de la lumière par les corps environnants, que sont éclairés les objets qui ne reçoivent pas directement la lumière solaire.

L'étude de la lumière réfléchie régulièrement constitue la *catoptrique.* Elle est inutile pour le but que nous nous proposons ; nous n'avons besoin que des notions de *dioptrique* exposées dans les pages suivantes.

EXPÉRIENCE FONDAMENTALE.

Quand la lumière passe d'un milieu dans un autre, elle est généralement déviée. Pour nous en assurer, mettons au fond d'une cuvette (fig. 39) une

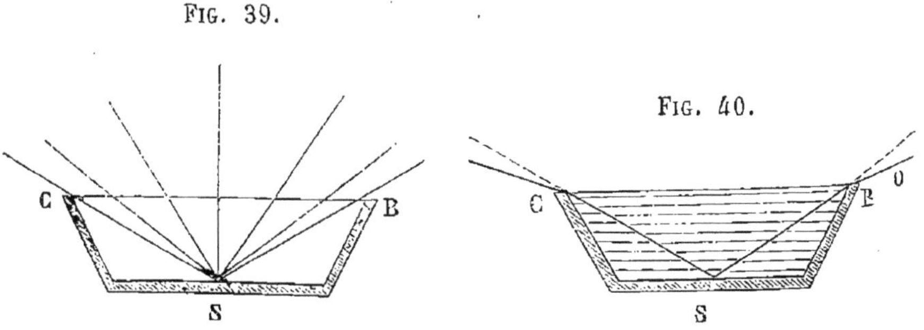

FIG. 39. FIG. 40.

pièce de monnaie S. Cet objet sera visible tant que l'œil sera à l'intérieur du cône CSB, ou, en d'autres termes, tant que, de S à l'œil, il sera possible de mener une ligne droite. Versons de l'eau dans la cuvette, et nous nous apercevons que nous pouvons mettre l'œil plus bas que tout à l'heure, en O par exemple (fig. 40), sans cesser de voir le point S. L'expérience est surtout frappante, si, après s'être mis un peu trop bas pour voir la pièce de monnaie dans la cuvette vide, on y fait verser de l'eau par un aide : l'objet S apparaît aussitôt. Puisque, dans l'air comme dans l'eau, la lumière se propage en ligne droite, il faut bien qu'entre S et O il y ait eu à la surface du liquide un point de brisure du rayon : c'est cette brisure à laquelle on a donné le nom de *réfraction*.

LOI DE RÉCIPROCITÉ.

L'expérience démontre que si l'on mettait l'œil en S et l'objet en O, le chemin suivi serait exactement la même ligne brisée SBO. — Cette loi est d'une importance extrême : il est impossible, par exemple, de comprendre un mot à l'ophthalmoscopie, sans l'avoir constamment présente à l'esprit.

DES PRISMES.

En passant de l'air dans le verre, la lumière est déviée d'un certain angle. Si nous prenons une lame de verre à faces parallèles (fig. 41), en vertu de notre loi de réciprocité, il se produira à la sortie d'un rayon lumineux une déviation égale à celle qui s'est produite à son entrée. Soit S le point lumineux : l'angle β sera égal à l'angle α; le rayon émergent RO sera donc parallèle au rayon incident SI.

Fig. 41.

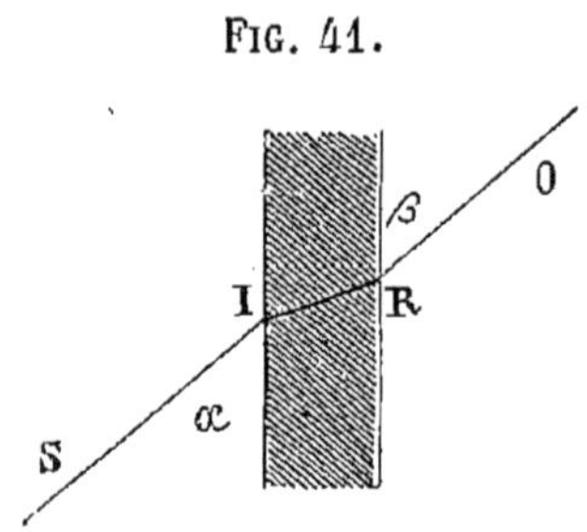

On appelle *prisme*, en optique, un solide transparent, dont deux faces planes se coupent suivant une ligne droite nommée l'arête du prisme. Ainsi, un prisme est fait comme un coin à fendre du bois : le tranchant prend le nom d'*arête* ou *sommet;* la partie sur laquelle on frappe prend le nom de *base*. Ces dénominations, employées par tous les oculistes, sont, comme on voit, en opposition flagrante avec les définitions géométriques. On inscrit, sur le prisme, l'angle

Fig. 42. Fig. 43.

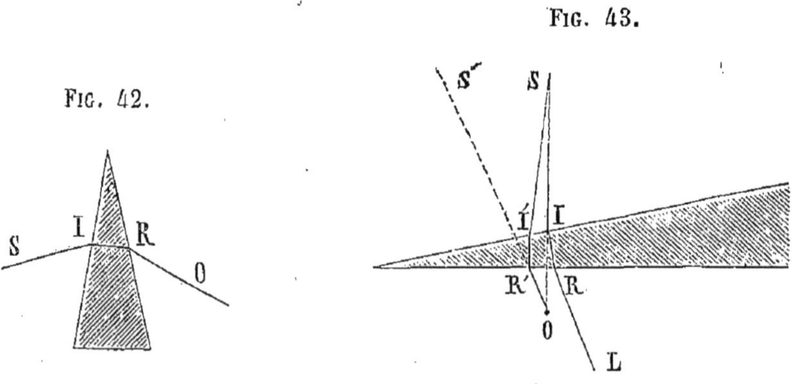

compris entre ses deux faces, et ce nombre sert à désigner le prisme. C'est ainsi que le prisme qui porte le n° 12, est celui dont les faces font entre elles un angle de 12 degrés. Coupons le prisme par un plan perpendiculaire à

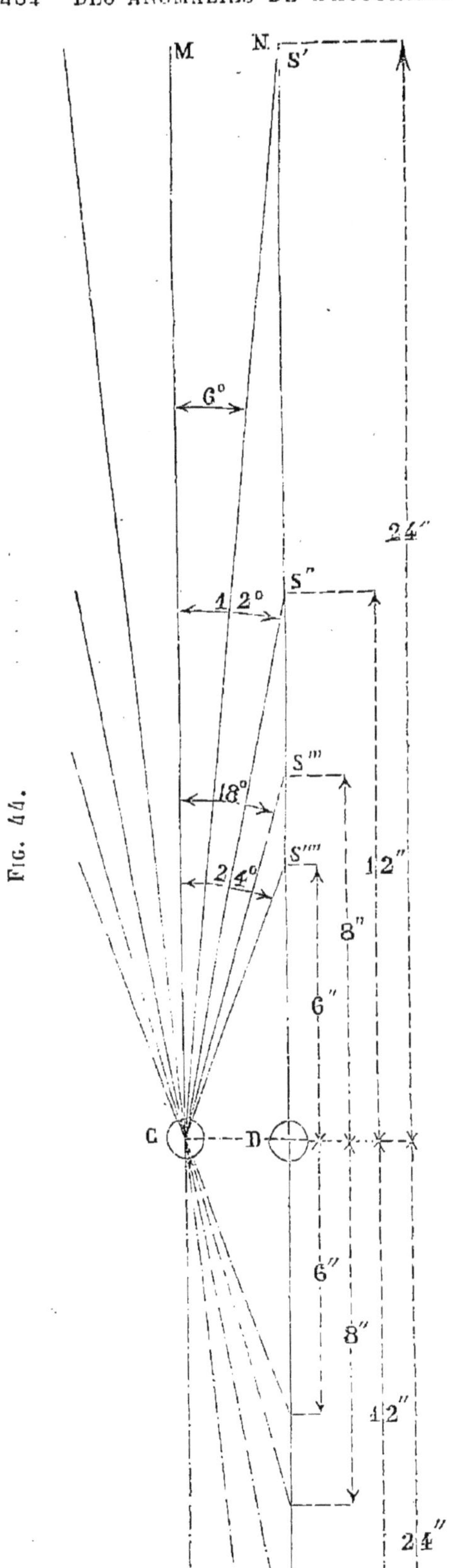

Fig. 44.

son arête, les choses se comportent comme sur la figure 42. Soit SI le rayon incident. Après s'être réfracté en I et en R, le rayon sort suivant la direction RO : on voit qu'il a été dévié vers la base du prisme.

Ceci mérite quelques explications, car les praticiens commettent parfois des erreurs quand ils emploient des prismes contre la diplopie.

Soient O l'œil et S le point lumineux (fig. 43, p. 483). Tant que nous n'ajoutons pas de prisme, l'objet est vu suivant la direction OS. Interposons un prisme. Le rayon que nous considérions sera dévié suivant IRL et n'arrivera plus à l'œil. Cependant le point S continuera d'être vu, car ce point émet des rayons dans tous les sens, et, parmi ces rayons, il en est un, SI', qui, après réfraction, arrive en O. Mais, pour juger de la position d'un objet, l'œil n'a pas d'autre renseignement que le rayon qui lui en arrive; on juge donc que l'objet est dans la direction OS'. L'objet est donc toujours transporté *vers le sommet* du prisme.

Si nous considérons deux prismes égaux superposés et agissant dans le même sens, il est naturel d'admettre que la déviation qu'ils produisent est double de celle que produirait chacun d'eux pris isolément. C'est ce qui a véritablement lieu tant que les prismes ne sont pas trop forts, et, en tout cas, en pratique, nous pouvons admettre que la déviation produite par un prisme est proportionnelle à l'angle de ce prisme. En d'autres termes, un prisme de 12 degrés produit une déviation deux fois plus grande qu'un prisme de 6 degrés, trois fois plus grande qu'un prisme de 4 degrés, etc.

De plus, *pour les prismes de*

que la déviation est sensiblement égale à la moitié de l'angle du prisme : des déviations de 1, 2, 3, 4, ... degrés sont données par des prismes de 2, 4, 6,..., 8 degrés.

APPLICATION AU STRABISME.

Nous pouvons, dès maintenant, voir dans quelle mesure les prismes peuvent être employés à la correction du strabisme.

Sans étudier ici la vision binoculaire, qui fera l'objet d'un chapitre spécial, nous dirons que nous ne pouvons, en général, voir simple un point donné, que tant que les axes visuels de nos deux yeux viennent se rencontrer en ce point. Soient G et D (fig. 44) nos deux yeux. Considérons un point lumineux venant de l'infini et prenant différentes positions S′, S″, S‴,..., sur une même droite horizontale ND passant par l'œil droit D, et perpendiculaire à GD. Pour voir binoculairement le point S, quand il est parvenu en S′ par exemple, l'œil droit restant immobile, l'œil gauche a dû faire un mouvement représenté par l'angle MGS′. Dans le cas de la figure S′, étant à 24 pouces de D (1), cet angle est de 6 degrés. Ainsi, en partant du parallélisme, pour se diriger sur un objet situé à une distance de 24 pouces, les lignes visuelles doivent se dévier de 6 degrés : sur la figure, la déviation a été subie par l'œil gauche seul.

On a vu, une demi-page plus haut, qu'une déviation de 6 degrés était produite par un prisme de 12 degrés. Si donc nous considérons des yeux qui convergent à une distance de 24 pouces et qui ne peuvent être amenés en parallélisme, ces yeux verront double au delà de 24 pouces, et ils appartiennent à un strabique auquel un prisme de 12 degrés pourra rendre simple la vision des objets infiniment éloignés.

Ordinairement, on exprime en millimètres ou en lignes les déviations des yeux strabiques (2). Un calcul simple apprend que le strabique dont nous venons de parler possède un millimètre de déviation, mesuré sur le bord de la paupière.

Ainsi, un strabisme de...............	1,	2,	3....	millimètres
comporte une déviation de.............	6,	12,	18....	degrés
et peut-être corrigé par des prismes de...	12,	24,	36....	degrés
le point de convergence extrême étant à...	24,	12,	8....	pouces.

Jusqu'ici nous avons considéré un strabisme convergent. Pour un strabisme divergent, la figure nous montre qu'également, pour des déviations de 6, 12, 18 degrés, les lignes visuelles se coupent respectivement à 24, 12, 8 pouces du point D : seulement ici leur intersection est *virtuelle*. En d'autres termes, les lignes visuelles d'un strabique divergent ne se coupent qu'à condition de les prolonger en arrière.

Cherchons à évaluer le strabisme convergent par la distance où se trouve

(1) Sur la figure, le signe ″, placé à la droite d'un chiffre, signifie que ce chiffre exprime des pouces : cette notation est d'un usage général dans les pays où l'on se sert encore de pouces, et nous en ferons un usage continuel par la suite.

le point S. Appelons 1 un strabisme, impossible d'ailleurs, tel que les lignes visuelles se rencontrent à un pouce. Si elles se rencontrent :

A 24 pouces, le strabisme sera............	1/24	
12 pouces...........................	1/12	= 2/24
8 pouces...........................	1/8	= 3/24
6 pouces...........................	1/6	= 4/24
....		

Ainsi, strabisme de 3 millimètres, strabisme de 18°, strabisme équivalent à un prisme de 36° ou strabisme de $\frac{1}{8}$, ces quatre désignations sont identiques.

Pour le strabisme divergent, puisque les axes se croisent en arrière du point D, il faut prendre forcément le signe — pour la dernière notation ; il sera dès lors naturel de l'adopter pour les autres désignations : les fautes de signes sont faciles à éviter, en se souvenant que + appartient au strabisme *convergent* comme il appartient aux lentilles *convergentes*, ainsi que nous le verrons plus loin.

Fig. 45.

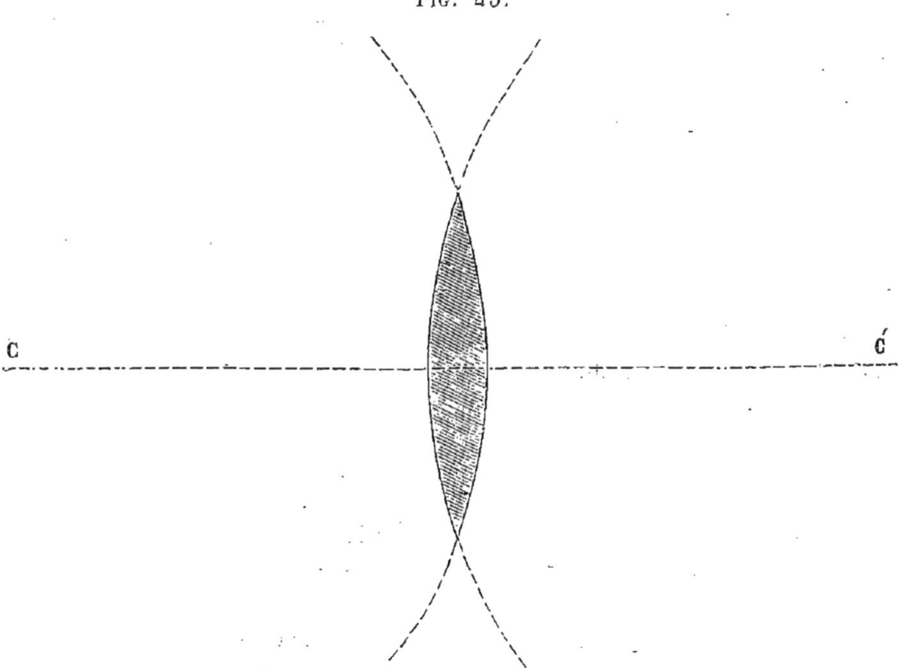

En montrant que le strabisme peut s'exprimer par une fraction, nous avons fait plus qu'un jeu de l'esprit, nous avons posé une règle qui trouvera son application pratique, et nous avons préparé le lecteur à mieux comprendre la théorie des lentilles, dont certains points se rapprochent de ce que nous venons d'exposer pour le strabisme.

DES LENTILLES.

Les lentilles sont des morceaux de verre terminés par des faces planes, sphériques ou cylindriques.

Les lentilles sphériques ordinairement employées sont terminées par deux surfaces appartenant à deux sphères de même rayon. Suivant qu'elles sont biconvexes ou biconcaves, leur section offre la forme présentée figure 45 ou figure 46.

Le rayon des surfaces sphériques est généralement très-considérable : les verres représentés, grandeur naturelle, sur les deux figures 45 et 46, ont 2 pouces de foyer : ce sont les plus forts de toute la collection usuelle. Le verre le plus faible qu'on puisse employer utilement, est pris sur une sphère d'un rayon supérieur à 2 mètres : c'est assez dire que, sur un dessin, la courbure de ses faces serait absolument insensible.

Fig. 46.

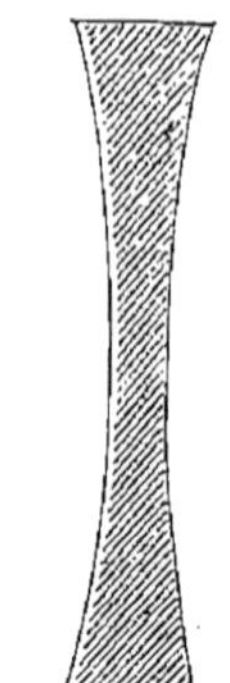

LENTILLES CONVEXES.

Occupons-nous d'abord des lentilles biconvexes. Nous remarquons que ces verres sont numérotés. En recevant les rayons solaires sur un quelconque d'entre eux, ces rayons viennent se réunir, former foyer, en un point dont la distance à la lentille est mesurée par le nombre inscrit sur le verre ; l'unité de longueur adoptée est le pouce. Ainsi le foyer du verre n° 9 est à 9 pouces de ce verre.

Cherchons à nous rendre compte de la force de nos différents verres. Nous remarquerons aisément qu'en mettant l'un sur l'autre deux verres n° 2, nous obtenons le même effet qu'avec le verre n° 1, et que le foyer est à 1 pouce de distance de nos deux verres n° 2 superposés. De même, trois verres n° 3 produisent le même effet que le verre n° 1. Appelons 1 l'action du verre n° 1, le verre 2 sera $\frac{1}{2}$, le verre 3 sera $\frac{1}{3}$, etc. — Si cette règle est générale, nous allons combiner deux verres quelconques, 48 et 24 par exemple : l'action du premier étant $\frac{1}{48}$ et celle du second $\frac{1}{24}$, leur action simultanée devra être $\frac{1}{48} + \frac{1}{24} = \frac{1}{16}$; et en effet, superposant les verres 48 et 24, nous trouvons que le foyer se trouve à 16 pouces de ces verres.

Pour retenir plus aisément ce résultat, *appelons* P *et* Q *les numéros de deux verres donnés, et* R *le numéro du verre résultant : l'action du verre* P *est* $\frac{1}{P}$, *celle du verre* Q *est* $\frac{1}{Q}$; *celle du verre* R, *ou* $\frac{1}{R}$, *est donnée par la formule :*

$$\frac{1}{P} + \frac{1}{Q} = \frac{1}{R}.$$

Cette formule, que les mathématiciens démontrent très-simplement, est pour nous l'expression de ce fait, que la force des verres convexes est en raison inverse de la distance où ces verres réunissent en foyer les rayons parallèles (1).

(1) La démonstration se trouve dans tous les traités de physique. — Les lecteurs qui voudront pousser plus loin l'étude de l'optique géométrique trouveront dans la *Formation des images par réflexion et par réfraction* de M. Gavarret (Paris, G. Baillière, 1866), la théorie de Gauss rendue accessible au moyen de la géométrie élémen-

Cette distance se nomme distance focale principale.

En particulier, *pour les lentilles usuelles biconvexes de verre*, la distance focale est sensiblement égale au rayon de courbure de leurs faces. Une lentille de 24 pouces est celle donc le foyer est à 24 pouces, et le rayon des sphères qui constituent ses faces est également de 24 pouces. Cette coïncidence, purement fortuite, n'existe que pour les lentilles de verre; de même que, pour les prismes de verre, la déviation est la moitié de l'angle des prismes.

Les lentilles convexes se nomment *convergentes* ou *positives*.

LENTILLES CONCAVES.

Nous avons vu qu'une lame de verre à faces parallèles ne change pas la direction des rayons lumineux.—Considérons une lentille biconcave A (fig. 47). Prenons une lentille biconvexe B de même rayon de courbure. Coupons cette dernière en deux : nous aurons deux *ménisques* plan-convexes que nous pourrons placer sur les deux faces de notre lentille biconcave, ce qui nous donnera une lame de verres à faces parallèles. Il en résulte que la lentille biconcave neutralise exactement la lentille biconvexe du même foyer. Puisque la lentille convexe, rassemblant les rayons parallèles, mérite le nom de *lentille convergente*, la lentille concave, détruisant cet effet, s'appellera *lentille divergente*.

Si l'on compte les longueurs dans le sens où marche la lumière, et à partir de la lentille, toute lentille convergente a une distance focale principale posi-

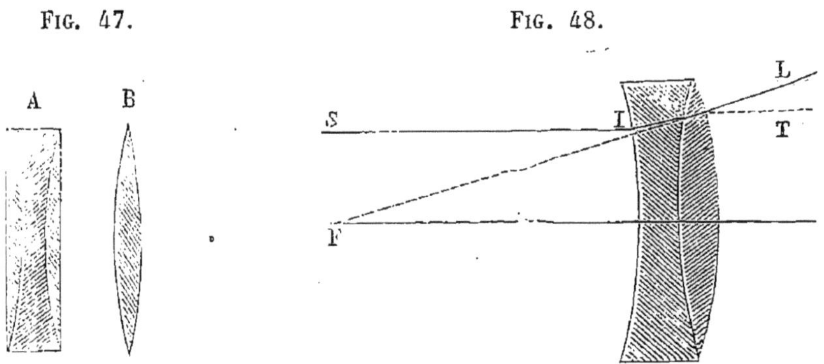

FIG. 47. FIG. 48.

tive. — Au contraire, pour la lentille concave, le rayon SI (fig. 48) sort suivant IO. En le supposant prolongé, il coupe l'axe en F; car si l'on ajoute une lentille convexe de même courbure, le rayon SI sortirait de cette seconde lentille suivant T. Le foyer de la seconde lentille étant en F, pour que les rayons qui en sortent soient parallèles, il faut qu'ils lui arrivent comme s'ils venaient du point F. Le foyer de la lentille biconcave est donc, comme pour la lentille biconvexe, confondu avec le centre de courbure.

taire. Citons encore l'ouvrage un peu moins facile de WÜLLNER, *Einleitung in die Dioptrik des Auges*, 1866; GIRAUD-TEULON, dans *Supplément au Traité des maladies des yeux de Mackenzie*, 1866; enfin, Z. LAURENCE, *The optical Defects of the Eye*, ce dernier très-élémentaire et d'une clarté parfaite.

SIGNES ET ABRÉVIATIONS EMPLOYÉS DANS LES OUVRAGES DE M. DONDERS SUR LES ANOMALIES DE L'ACCOMMODATION ET DE LA RÉFRACTION.

ρ........... Rayon de courbure.
ρ^0.......... Rayon de la cornée dans la direction de la ligne visuelle.
n........... Indice de réfraction.
k........... Point nodal.
h........... Point principal.
k' et k''...... Points nodaux antérieur et postérieur du même système.
h' et h''...... Points principaux antérieur et postérieur du même système.
φ' et φ'' ..... Foyers antérieur et postérieur du même système.
k_1 et k_2 ...... Deux points nodaux de deux systèmes différents.
h_1 et h_2 ...... Deux points principaux de deux systèmes différents.
φ_1 et φ_2 ..... Deux foyers de deux systèmes différents.
o........... Centre optique.
F′ et F″...... Distances focales principales antérieure et postérieure.
G′ et G″...... Distances focales principales calculées de k' et k''.
F........... Distance focale principale, quand F′ et F″ sont égales.
G........... La même, calculée à partir de k, quand G′ et G″ sont égales.
f' et f'' ...... Distances focales conjuguées, calculées d'après h' et h''.
g' et g''...... Distances focales conjuguées, calculées à partir de k' et k''.
B........... B, objet; b, son image.
i........... Point prix sur l'axe; j, son image.
i'........... Point pris hors de l'axe; j', son image.
p........... *Punctum proximum*, absolu de la vision distincte.
p_1.......... *Punctum proximum*, relatif de la vision distincte.
p_2.......... *Punctum proximum*, binoculaire de la vision distincte.
r........... *Punctum remotissimum*, absolu de la vision distincte.
r_1.......... *Punctum remotissimum*, relatif de la vision distincte.
r_2.......... *Punctum remotissimum*, binoculaire de la vision distincte.
$P_/$, P_1 et P_2 .. Distances de $p_/$, p_1 et p_2 à k'.
$R_/$, R_1 et R_2 .. Distances de $r_/$, r_1 et r_2 à k'.
P′, P″ et R′, R″. Distances de p et de r à une lentille ou à un autre point donné.
1 : A .... Amplitude absolue de l'accommodation.
1 : A_1 ...... Amplitude relative de l'accommodation.
1 : A_2 ...... Amplitude binoculaire de l'accommodation.

O........... Œil ; D ou R, droit ; S ou L, gauche.
C........... La cornée.
L........... Le cristallin.
l........... Une lentille.
N........... La rétine.
V........... Le corps vitré.
D........... L'épaisseur d'une lentille.
x........... Distance d'une lentille à un point.
α........... Angle compris entre la ligne visuelle et l'axe de la cornée.
S .... Acuité de la vue.

E........... Emmétropie.
H........... Hypermétropie.
Hm .... Hypermétropie manifeste.
Hl .... Hypermétropie latente.

Ht	Hypermétropie totale.
M...........	Myopie.
Pr..........	Presbyopie.
As	Astigmatisme.
Ah..........	Astigmatisme hypermétropique.
Am	Astigmatisme myopique.
Amh et *Ahm* ..	Astigmatisme mixte.
En H	Dans le plan médian horizontal.
En V	Dans le plan médian vertical.
M*o*..........	Méridien principal de courbure maximum de l'œil.
M*c*..........	Méridien principal de courbure maximum de la cornée.
M*l*..........	Méridien principal de courbure maximum du cristallin.
A*s*	Astigmatisme de l'œil entier.
A*sc*	Astigmatisme de la cornée.
A*sl*..........	Astigmatisme du cristallin.
$<$..........	Plus petit que.
$>$..........	Plus grand que.
0/0	Pour cent.
$'$	(Après un nombre), pied ou pieds. Ex. : $2'$, deux pieds.
$''$	(Après un nombre), pouce ou pouces. Ex. : $2''$, deux pouces.
$'''$	(Après un nombre), ligne ou lignes. Ex. : $2'''$, deux lignes.

Nous ne rencontrerons dans ce qui suit qu'une partie de ces abréviations, dont nous avons conservé la liste complète.

PARTIE GÉNÉRALE.

§ 1. — Conditions de la vision distincte. — Fonction de la rétine.

Pour voir nettement et distinctement un objet, deux conditions doivent être remplies. D'abord, une image de l'objet, renversée, mais bien définie, doit se former à la surface de la membrane de Jacob ou couche des bâtonnets et des cônes. En second lieu, l'excitation locale ainsi produite doit se transmettre aux fibres du nerf optique, de là au cerveau, puis être projetée au dehors dans une direction inverse.

Grâce à cette double inversion, l'image projetée correspond à l'objet, et nous disons alors, pour ce motif, que nous voyons l'objet, bien que ce ne soit, à proprement parler, que la projection de l'image rétinienne qui se trouve devant nos yeux.

Tout trouble de la vision dépend du trouble de l'une ou de l'autre de ces conditions, ou des deux à la fois. Si la projection est troublée par des anomalies de la rétine, du nerf optique ou du cerveau, l'affection est une amblyopie ou une amaurose. S'il ne se forme pas d'image, ou si l'image s'obscurcit par diffusion de lumière dans l'œil, l'affection reconnaît pour cause des opacités qui se trouvent sur le chemin que suivent les rayons dans l'organe. Enfin, si l'image des objets placés aux distances ordinaires de la vision distincte ne se forme pas sur la couche des bâtonnets et des cônes, ou si, par une anomalie de courbure des surfaces, il ne se produit pas d'image bien définie, nous avons une anomalie de réfraction ou d'accommodation.

Les lésions de la vision, pour chaque œil envisagé séparément, peuvent donc toutes se rapporter à trois classes principales : amblyopie, opacité, anomalies de réfraction et d'accommodation. Si le pouvoir visuel d'un œil est affaibli, l'un de ces trois genres de trouble doit nécessairement exister.

L'ophthalmoscope nous montrera immédiatement si les milieux de cet œil sont transparents ; s'ils le sont, nous devons conclure qu'il existe une amblyopie, ou un trouble de la réfraction ou de l'accommodation. Si ensuite, malgré l'aide de verres convexes, nous ne pouvons, à aucune distance, obtenir une vision nette, nous avons une amblyopie. Si, au contraire, la vision est nette à une certaine distance, ou si, au moins, nous pouvons la rendre telle en employant un verre convenable, nous avons une anomalie de réfraction ou d'accommodation : le défaut de transparence et l'amblyopie sont exclus.

Les mots eux-mêmes nous indiquent les différences entre les lésions de la réfraction et celles de l'accommodation. Les lésions de la réfraction doivent se chercher dans la structure de l'œil à l'état de repos, sans intervention de l'accommodation. Les troubles de l'accommodation tiennent à l'action anormale du système musculaire interne de l'œil. C'est ce que nous expliquerons avec plus de détails au chapitre II.

Ici nous supprimons une note où l'auteur, après avoir donné une courte description anatomique de la rétine expose en détail, les arguments d'après lesquels nous devons localiser la sensibilité rétinienne dans la couche des bâtonnets et des cônes. Son exposition paraît inattaquable. A ceux qui désireraient pousser plus loin l'étude de la physiologie de la rétine, nous ne saurions trop recommander la lecture de l'*Optique physiologique* de Helmholtz et de la *Physiologie de la rétine* d'Aubert. Le premier de ces ouvrages jouit d'une notoriété qui nous dispense de tout commentaire. — Quant au livre d'Aubert, nous pouvons rendre à l'auteur ce témoignage que, dans un volume de quatre cents grandes pages, sans sortir un seul instant du cadre que lui traçait son titre, il a su grouper tous les travaux relatifs au sujet qu'il avait choisi ; toutes les fois qu'un point important lui paraissait mal éclairci, le professeur de Königsberg se mettait à l'œuvre et faisait de nouvelles expériences pour combler la lacune laissée dans la science par ses prédécesseurs. A une patience germanique M. Aubert a su joindre une précision et une élégance d'exposition rares. Son livre a paru par fragments pendant nombre d'années : il est complet depuis plusieurs mois, et nous croyons pourtant qu'il n'a point encore été signalé aux lecteurs français.

Un mot du § 1 qu'on vient de lire mérite, peut-être, quelques commentaires. Au lieu de dire, comme le traducteur, que l'*excitation locale* produite à la surface de la membrane de Jacob est *projetée au dehors*, plusieurs physiologistes français disent que l'impression rétinienne est *extériorée*. Ce néologisme, qu'on peut adopter d'ailleurs, signifie que lorsqu'un élément rétinien est affecté par une impression lumineuse, nous localisons au dehors la cause de cette impression. L'auteur admet que cette *extérioration* se fait suivant la même construction géométrique que l'image rétinienne. En d'autres termes, à un objet donné correspond une certaine image rétinienne, et, réciproquement, à une image rétinienne donnée correspondrait la notion d'un corps déterminé dans l'espace.

CHAPITRE PREMIER.

§ 2. — Preuves de l'existence de l'accommodation dans l'œil.

Les milieux de l'œil forment un système dioptrique composé, dans lequel nous pouvons tracer avec exactitude et facilité la marche des rayons lumineux, à condition seulement d'en connaître les points cardinaux. Mais, pour éclaircir un certain nombre de questions, il est préférable d'assimiler tout le système à une seule lentille, avec un foyer déterminé ; l'action d'une pareille lentille donne une idée suffisante de l'accommodation.

On sait que des rayons lumineux *parallèles* tombant sur une lentille convexe (fig. 49) se réunissent sensiblement, à une certaine distance derrière la lentille, en un point appelé *foyer principal*. La distance d'un certain point h'' de la lentille au foyer est la *distance focale* F. Les rayons *parallèles* sont ceux qui viennent d'objets situés à l'infini. De chaque point d'un objet placé à une distance finie, partent des rayons qui ont une direction *divergente*. Lorsque des rayons divergents (fig. 50, *ab* et *a'b'*) tombent sur une lentille, ils s'unissent également presque en un point *j* ; mais ce point est derrière la lentille, à une distance plus grande que le foyer principal. Un tel point est généralement appelé *foyer*. Le foyer principal est le foyer des rayons parallèles. Les rayons peuvent tomber sur la lentille avec une divergence telle que celle-ci se maintienne encore, à un certain degré, derrière la lentille. C'est ce qui arrive lorsque le point *i* (fig. 51), d'où partent les rayons *ia* et *ia'*, est à une distance moindre que la distance focale F. Après la réfraction, les rayons lumineux comme *bc* et *b'c'* ont la même direction que s'ils venaient d'un point plus éloigné de la lentille. Pour la vision ordinaire, cette dernière considération n'a d'ailleurs aucune importance ; car les objets sont toujours tenus suffisamment éloignés de l'œil pour que les rayons qu'ils émettent soient amenés à se réunir, ou tout au moins à prendre une direction convergente.

Dans l'œil normal, la rétine est précisément placée à la distance focale du système dioptrique. Les rayons parallèles, partant de points situés à l'infini, se réunissent donc exactement sur la rétine. Les objets sont nettement perçus. Les rayons provenant d'objets rapprochés ont, comme nous

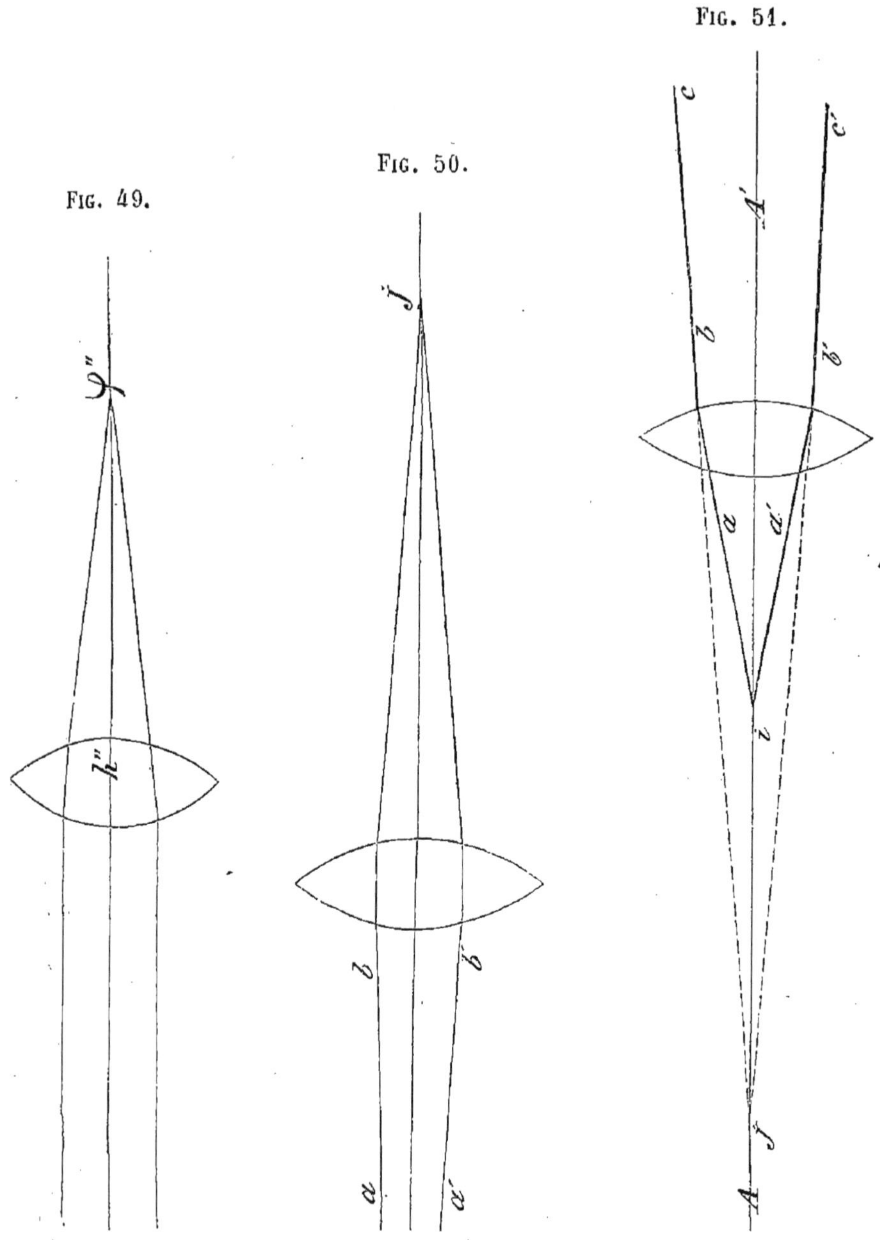

Fig. 49.

Fig. 50.

Fig. 51.

l'avons vu, une direction divergente; leur point d'union dans l'œil normal est, par conséquent, situé derrière la rétine, et cependant l'organe peut percevoir avec la même netteté les objets rapprochés. Il a donc le pouvoir de réunir sur la rétine les rayons divergents. Ce pouvoir de réunir à volonté sur la rétine des rayons de différentes directions est le *pouvoir d'accommodation de l'œil.*

Nous pouvons facilement nous convaincre que l'œil normal possède ce pouvoir. Chacun sait, par expérience, qu'il est possible de distinguer clairement et distinctement les objets situés à différentes distances. Nous devons donc nous assurer seulement que nous ne pouvons voir nettement et *en même temps* les objets rapprochés et les objets éloignés, pour avoir une preuve de l'existence du pouvoir d'accommodation; autrement dit, qu'il se produit dans l'œil un changement en rapport avec la distance à laquelle nous pouvons voir distinctement.

Il est presque superflu de donner une preuve directe de cette assertion; l'observation ordinaire la démontre largement. Tenons un voile à quelques pouces de l'œil, et un livre à une distance plus grande; nous pouvons, à volonté, voir distinctement la texture du voile ou les lettres du livre; jamais l'un et l'autre à la fois. Si nous voyons la texture du voile, nous ne pouvons distinguer les lettres du livre; si nous lisons, le voile ne produit qu'un nuage faible et presque uniforme dans le champ de la vision, nous ne voyons presque rien de chacun des fils.

Le cercle de diffusion, dans l'accommodation imparfaite, peut se voir distinctement, soit autour d'un point brillant, soit autour d'un point foncé sur un morceau de verre ordinaire. Nous appliquons ce verre devant l'un des yeux (l'autre étant fermé), de façon que nous puissions voir nettement le point en question; les objets situés à une certaine distance derrière le verre nous apparaissent alors sans contours définis. Nous pouvons cependant, à l'instant, voir à volonté, distinctement, les objets éloignés qui sont sur la direction du point, mais ce dernier apparaît aussitôt comme une tache large et diffuse. Il s'est donc produit un changement dans notre œil. Nous en avons très-bien conscience. Lorsque nous regardions, à travers le verre, les objets éloignés, l'œil était ajusté pour des rayons presque parallèles; les rayons divergents qui viennent du point se réunissaient derrière la rétine. Lorsque le point était vu distinctement, l'œil était accommodé pour les rayons divergents qui en partaient, et les rayons presque parallèles venant d'objets éloignés s'étaient déjà réunis au devant de la rétine et s'étaient décussés en un foyer. En s'unissant devant ou derrière la rétine, les rayons procédant de chaque point formaient sur celle-ci une tache ronde au lieu d'un point. La section de ces rayons a, en effet, *la forme de la pupille*, et, si les rayons du cône ne se sont pas encore réunis, ou s'ils se sont déjà décussés, ils forment sur la rétine une petite tache de même forme que la pupille. Toutes ces petites taches, qui représentent les différents points de l'objet dans l'image rétinienne, empiètent les unes sur les autres; cette image perd alors la netteté de ses contours et devient diffuse. Mais l'image est projetée telle qu'elle est sur la rétine, et nous disons alors que nous voyons l'objet d'une manière diffuse. Il en est de même de tous les objets pour lesquels l'œil n'est pas accommodé.

§ 3. — Changement du système dioptrique de l'œil pendant l'accommodation.

Dans le paragraphe précédent, nous avons prouvé qu'il se produit un changement de l'œil dans l'accommodation. Quel est ce changement? Depuis Kepler, qui tenta le premier de la résoudre, cette question a été la source constante de maintes dissidences des physiciens et des physiologistes. On a produit toutes les hypothèses imaginables. On a tour à tour invoqué un changement de situation du cristallin, une élongation de l'axe de la vision, une contraction de la pupille, un changement de forme du cristallin, et ceux que ne satisfaisaient point ces théories ont été quelquefois assez hardis pour nier l'existence du pouvoir d'accommodation. L'ophthalmoscope, qui nous permet de voir, au fond de l'œil, les images diffuses des objets pour lesquels l'œil n'est pas accommodé, réduit ces derniers au silence.

Ce n'est pas mon intention de réfuter la longue série de théories fausses émises à ce sujet ; je n'écris pas une histoire d'erreurs. Nous savons maintenant le changement que subit, dans l'accommodation, le système dioptrique, et le principe de ce changement peut se résumer ainsi : *Le changement consiste en une altération de forme du cristallin, et surtout de sa face antérieure, qui devient plus convexe et se rapproche de la cornée.*

Il y a plus de soixante ans que Thomas Young (1) s'était convaincu que le pouvoir d'accommodation dépend d'un changement de forme du cristallin. Il n'acquit pas cette conviction seulement par l'exclusion d'autres hypothèses ; il produisit des raisons qui, bien comprises, auraient été reçues comme des preuves positives. Cette idée avait déjà été émise comme hypothèse ; mais, avant Young, on pouvait la considérer comme une assertion vague à laquelle on ne devait pas attacher de valeur. La force des expériences de Young ne fut pas comprise, et sa doctrine trouva à peine place dans la longue liste d'opinions fausses et de suggestions hasardées qui furent encore constamment produites. Peut-être ne fit-on pas l'atten-

(1) *Philosophical Transactions*, 1801, vol. XCII, p. 23. Conf. *Miscellaneous Works of the late Th. Young*, edited by George Peacock, vol. I, p. 12. London, 1855.

tion nécessaire à la démonstration de Young, parce que les physiologistes, ne connaissant dans l'œil aucun élément musculaire, ne pouvaient imaginer par quel mécanisme le cristallin changerait de forme, et répugnaient à croire, avec Young (1), à la contractilité des fibres de cet organe. Ce ne fut qu'après que d'autres eurent donné des preuves directes (que tout le monde peut observer et comprendre) du changement de forme du cristallin, que Helmholtz (2) fit ressortir les belles recherches de Thomas Young. Ces preuves directes furent données il y a peu d'années, et c'est à notre compatriote Cramer (3), trop tôt enlevé à la science, qu'en appartient l'honneur.

Depuis nombre d'années, les images réfléchies par les faces antérieure et postérieure du cristallin étaient généralement connues. Purkinje les avait découvertes en 1823, et Sanson en avait fait un signe diagnostique de la cataracte (1837). S'il restait encore quelques doutes sur l'origine de ces deux images réfléchies, observées dans l'œil derrière celle de la cornée, ils furent levés par les expériences de Meyer (4). Elles perdirent leur valeur dans le diagnostic de la cataracte, lorsque de meilleurs signes furent découverts ; mais elles pouvaient résoudre définitivement cette question : Le cristallin, dans l'accommodation de l'œil, subit-il un changement, soit de forme, soit de situation ?

Maximilien Langenbeck (5) eut, le premier, l'idée d'appliquer l'examen des images réfléchies à la solution de cette importante question. Il les examina seulement à l'œil nu, de plus sous un angle très-défavorable, en ayant presque exclusivement égard à la profondeur de leur situation dans l'œil, et nous comprenons difficilement comment cet examen suffit à le convaincre. Néanmoins il annonça le fait le plus important ; c'est-à-dire que *dans l'accommodation pour les objets rapprochés, la face antérieure du cristallin devient plus convexe.* Cette assertion restait cachée dans un livre dont le nom était peu fait pour attirer l'attention des physiologistes. Le livre me tomba, par hasard, dans les mains. Frappé de l'heureuse idée de Langenbeck, je voulus immédiatement vérifier l'exactitude de ses résultats ; mais, en raison des moyens imparfaits que j'employai, je n'obtins rien de satisfaisant. Je n'hésitai cependant pas à prédire que l'examen des images réfléchies, à l'aide d'un instrument grossissant, montrerait avec certitude

(1) *Miscellaneous Works*, vol. I, p. 1 et seq.

(2) *Allgemeine Encyclopædie der Physik, herausgegeben* von G. Karsten. Erste Lieferung, Bd. I, p. 112 et seq.

(3) *Het Accomodatie-vermogen, physiologisch Tœgelicht.* Haarlem, 1853.

(4) *Zeitschrift für ration. Medizin*, 1846, Bd. V, p. 262.

(5) *Klinische Beiträge aus dem Gebiete der Chirurgie und Ophthalmologie.* Göttingen, 1849.

s'il se produit dans l'accommodation un changement du cristallin (1). J'appris bientôt que Cramer (2), conduit par cette prédiction, avait entrepris la question. Il comprit toute son importance, la résolut de la manière que j'avais indiquée, et produisit un résultat tel, que son exactitude fut en très-peu de temps universellement admise.

J'ai fait observer plus haut que nous pouvons connaître par les images réfléchies du cristallin la *courbure* et la *situation* de ses surfaces. Cramer avait déjà déduit de ses recherches ces deux résultats.

En premier lieu, pour ce qui concerne la courbure, nous savons que les miroirs convexes produisent en arrière, et les miroirs concaves en avant de la surface réfléchissante, une image diminuée, et que les grandeurs de ces images sont en raison directe du rayon de courbure. On peut les voir aisément, en comparant l'image réfléchie d'une flamme formée par des lunettes biconvexes taillées avec des rayons différents. On voit alors une image réfléchie droite derrière la face antérieure du verre et une image renversée devant le verre : toutes deux sont d'autant plus petites, que les surfaces du verre employé sont plus convexes. L'image droite postérieure est formée par la réflexion sur la surface antérieure du verre; l'image renversée antérieure est formée par la réflexion sur la surface postérieure, ou, pour parler plus correctement, sur la surface concave de l'air contigu à la surface postérieure convexe. Maintenant, la surface antérieure du cristallin est un miroir convexe; la surface postérieure, ou plutôt la surface antérieure de l'humeur vitrée qui y correspond, représente un miroir concave. Les images réfléchies sont peu éclairées, parce que, la différence entre la réfringence des fluides de l'œil et celle du cristallin étant faible, la réflexion n'est pas considérable. On peut cependant les distinguer nettement lorsqu'on tient une flamme brillante d'un côté de l'œil, et qu'on regarde dans l'organe de l'autre côté.

Si une ligne menée de la flamme à l'œil forme un angle d'environ 30° avec l'axe de la vision, et si l'on regarde dans l'œil de l'autre côté, sous un angle d'également 30° avec ce même axe, on voit les trois petites images l'une à côté de l'autre dans le plan de la pupille (fig. 52). A représente leur situation dans l'œil accommodé pour les objets éloignés; B, dans l'œil accommodé pour les objets rapprochés. Dans les deux, *a* est l'image réfléchie de la cornée; *b*, celle de la surface antérieure, et *c*, celle de la surface postérieure du cristallin. Cramer les examina avec un grossissement de dix ou vingt fois. Il se convainquit ainsi que l'image *b* réfléchie par la face antérieure du cristallin est, dans

(1) *Nederl. Lancet*, 2 sér. D.V, p. 135 et 147.

(2) *Loc. cit.*

l'accommodation pour les objets rapprochés, considérablement plus petite; il en conclut, avec raison, que la convexité de la face antérieure du cristallin augmente, que son rayon de courbure diminue. Dans la suite, Helmholtz (1), qui, indépendamment de Cramer, avait découvert le vrai principe

FIG. 52.

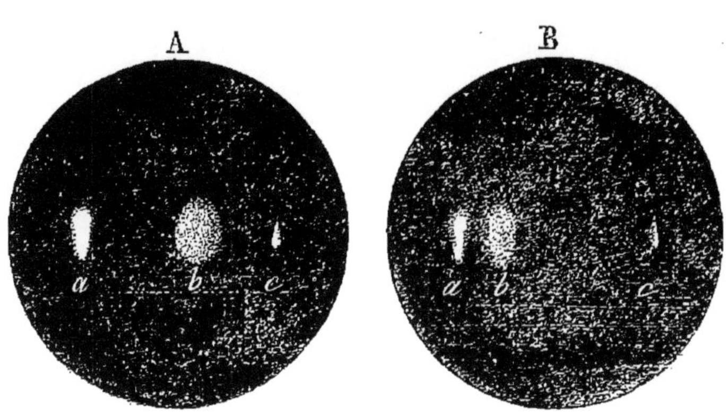

de l'accommodation (2), établit que la petite image renversée *c*, formée par la réflexion sur la surface de l'humeur vitrée, diminue un peu, non-seulement de grandeur apparente, mais de grandeur réelle, dans l'accommodation pour les objets rapprochés, et qu'en conséquence la convexité de la face postérieure du cristallin augmente également, quoique cette augmentation soit très-légère.

Quant au changement de situation des surfaces courbes du cristallin, il peut se déterminer par le changement de place des images réfléchies. Si nous comparons (fig. 52), A et B, nous verrons que dans B, l'image *b*, réfléchie par la face antérieure du cristallin, est beaucoup plus rapprochée de l'image réfléchie de la cornée *a* que dans A ; et Cramer en conclut que la face antérieure du cristallin, qui était devenue plus convexe, s'approche aussi de la cornée.

La figure 53 le montre clairement. AA' est l'axe de la cornée, que nous supposons se confondre avec l'axe du cristallin L. Le cristallin a été dessiné sous deux formes : le trait continu représente sa forme dans l'accommodation des objets éloignés; le trait ponctué, sa forme dans l'accommodation des objets rapprochés. Au point *f* est une lumière; au point O, l'œil de l'observateur. Les deux points sont disposés de telle sorte que les lignes qui en partent coupent tous les points de l'axe sous des angles semblables.

Donc les rayons renvoyés par les surfaces réfléchissantes de l'œil observé,

(1) *Archiv für Ophthalmologie*, Bd. I, A. 2, S. 1.

(2) *Monatsberichte der Akademie zu Berlin*. Febr. 1853, S. 137.

aux points où ces surfaces sont coupées par l'axe, arrivent à l'œil de l'observateur.

On voit, en conséquence, l'image réfléchie de la cornée dans la direction O 1, et (négligeant la réfraction des surfaces situées au devant) celle

Fig. 53.

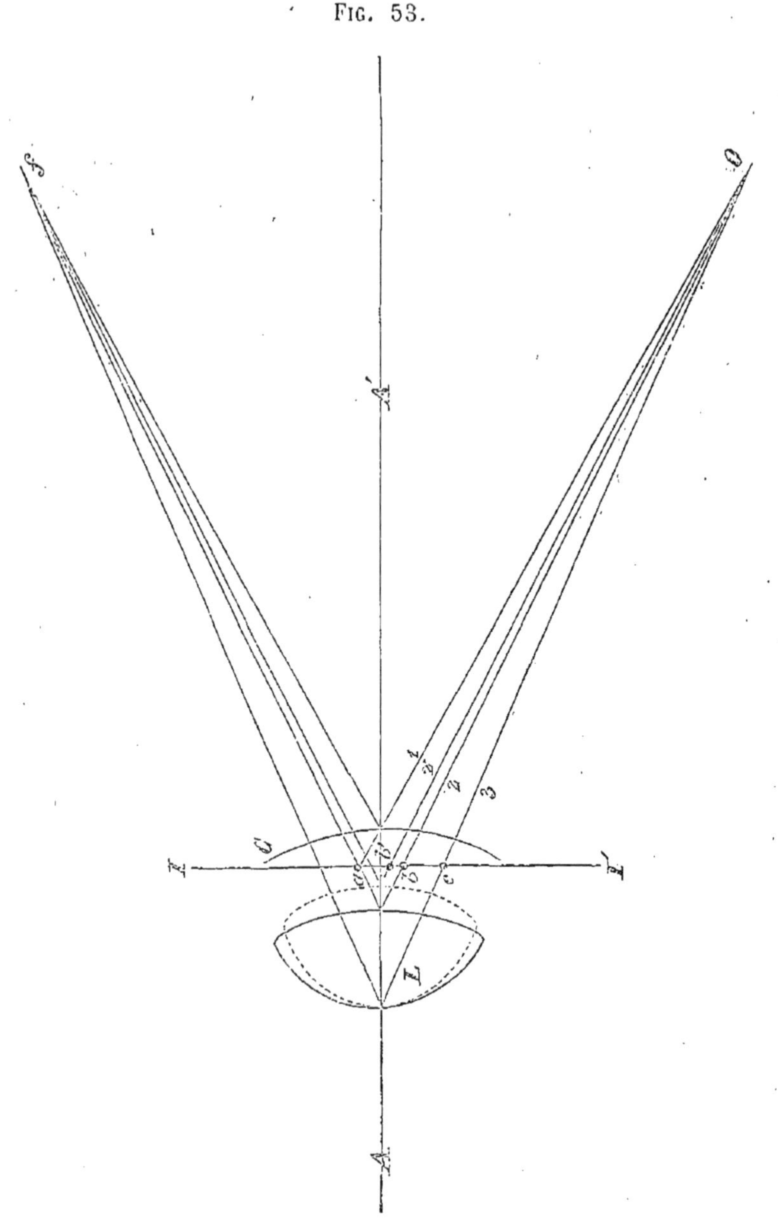

de la face antérieure du cristallin dans la direction O 2, celle de la face postérieure dans la direction O3. Projetées sur le plan II', elles paraissent l'une à côté de l'autre comme a, b et c (comparez fig. 52, A).

Si maintenant la face antérieure du cristallin vient se confondre avec la ligne ponctuée, la seconde image se voit dans la direction O 2′, et se projette sur la surface II′, en *b′*; elle s'est donc rapprochée de l'image réfléchie *a* de la cornée (comparez fig. 52, B). De ce changement de position, qu'on peut facilement observer, nous concluons donc que, dans l'accommodation pour les objets rapprochés, la face antérieure du cristallin se rapproche de la cornée. Il est vrai que nous ne voyons pas les images *b* et *b′* exactement dans la direction du point où l'axe coupe la surface du cristallin, les rayons incident et réfléchi étant réfractés par la cornée; mais, en raison de la symétrie de la cornée, qui ne change pas de forme, de la position symétrique de l'œil O, et de la lumière *f* par rapport à l'axe, les déviations ainsi produites sont égales de chaque côté, et notre précédente conclusion demeure complétement exacte. Si nous déterminons la direction du rayon de la cornée au point où le rayon réfléchi sur la surface antérieure du cristallin pénètre dans la cornée et l'abandonne, nous pouvons, connaissant la distance des images *a* et *b*, *a′* et *b′*, calculer la distance de la surface antérieure du cristallin à la cornée.

Cramer n'observa pas de déplacement de l'image postérieure. Il en conclut que la situation de la face postérieure du cristallin ne variait pas. Cette conclusion était hasardée, tant que l'on ignorait le degré d'influence du changement de forme du cristallin, dans l'accommodation, sur la place où l'on voit l'image *c*. Maintenant, toutefois, depuis que Helmholtz a démontré par des recherches mathématiques, qu'en raison d'une compensation accidentelle, cette influence est nulle ou minime, nous sommes autorisé à conclure de l'invariabilité de position de l'image *c*, que la position de la surface postérieure du cristallin ne varie pas ou varie peu dans l'accommodation.

Les changements du système dioptrique observés pour l'accommodation des objets rapprochés sont donc les suivants : 1° la surface antérieure du cristallin devient plus convexe et se rapproche de la cornée; ces deux changements sont très-marqués; 2° la surface postérieure du cristallin devient un peu plus convexe, mais néanmoins reste à peu près à la même distance de la cornée. Ces changements produisent seuls l'accommodation. En premier lieu, Knapp a prouvé que, suivant les sujets, les changements de forme que subit le cristallin sont, en général, suffisants pour rendre compte de leur amplitude d'accommodation. En second lieu, je me suis assuré que, même chez les enfants, lorsqu'il n'existe pas de cristallin, il n'existe pas la plus petite trace du pouvoir d'accommodation. Je donnerai les résultats de Knapp à la fin du premier chapitre; j'exposerai plus loin les miens.

Dans une note que nous passons à regret, l'auteur

strument dont Cramer se servait pour observer les images de Sanson, et auquel il a donné une forme un peu différente et le nom de *phacoïdoscope*. Ensuite vient une description très-abrégée de l'ophthalmomètre de Helmholtz, et l'indication de la manière dont cet instrument s'applique à l'observation des trois surfaces réfringentes de l'œil.

Nous ne pouvons résister au désir de signaler à M. Donders un passage de la Biographie de Thomas Young, lue en séance publique de l'Académie des sciences, par Arago, le 26 novembre 1832. Ce passage, extrait des *Œuvres complètes* d'Arago (t. I, p. 256), montrera qu'en France du moins, la théorie d'Young n'était pas restée complétement incomprise avant les admirables travaux de Helmholtz. « Rien de » plus simple que son argumentation, rien de plus ingénieux que ses expé» riences. Young élimine d'abord l'hypothèse d'une variation de courbure et de forme » de la cornée, à l'aide d'observations microscopiques qui auraient rendu les plus » petites variations appréciables. Disons mieux : il place l'œil dans des conditions » particulières où les changements de courbure seraient sans effet; il le plonge dans » l'eau, et prouve qu'alors même, la faculté de voir à diverses distances persiste dans » son entier. La seconde des trois suppositions possibles, celle d'une altération » dans les dimensions de l'organe, est ensuite renversée par un ensemble d'objec» tions et d'expériences auxquelles il serait difficile de résister. Le problème sem» blait irrévocablement résolu. Qui ne comprend, en effet, que si, de trois solu» tions possibles, deux sont écartées, la troisième devient nécessaire; que le rayon » de courbure de la cornée et le diamètre longitudinal de l'œil étant inaltérables, » il faut bien que la forme du cristallin puisse varier? Young toutefois ne s'arrête » pas là; il prouve directement, par de subtils phénomènes de déformation des » images, que le cristallin change réellement de courbure; il invente ou du moins » il perfectionne un instrument susceptible d'être employé par les personnes les » moins intelligentes, les moins habituées à des expériences délicates, et, armé de » ce nouveau moyen d'investigation, il s'assure que tous les hommes chez lesquels » manque le cristallin, à la suite de l'opération de la cataracte, ne jouissent plus de » la faculté de voir *nettement* à différentes distances. »

§ 4. — Du mécanisme de l'accommodation.

Dès que les changements que subit le système dioptrique dans l'accommodation furent connus, les physiologistes furent en mesure de chercher, avec quelque espoir de succès, le mécanisme qui produit ces changements. On a cherché à résoudre cette question de maintes manières : les uns ont fait des expériences; les autres ont examiné soigneusement l'anatomie des parties qui paraissent en rapport avec ce mécanisme; d'autres enfin ont eu recours à la pathologie. Malgré tous ces efforts, aucune des théories avancées n'a encore été complétement prouvée. Le seul résultat obtenu a été de restreindre considérablement, par exclusion, le champ des hypothèses.

On a tacitement admis que l'accommodation pour les objets éloignés et même pour le point le plus éloigné de la vision distincte est purement passive; qu'alors seulement il y a relâchement des parties qui produisent l'accommodation des objets rapprochés. Je pense que cette opinion a été pleinement justifiée à tous les égards. Avant d'expliquer le mécanisme de l'accommodation, il convient d'insister sur ce point : quelques auteurs ont, en effet, admis une accommodation active pour les objets éloignés. Voici les raisons par lesquelles on peut soutenir, à mon avis, que l'accommodation est active pour les objets rapprochés seulement, et passive pour les objets éloignés.

1° La sensation subjective ; — et pour moi elle est décisive.

2° Les phénomènes produits par les mydriatiques. Si nous instillons dans l'œil une solution d'une partie de sulfate d'atropine dans 120 d'eau, la pupille, après dix ou quinze minutes, commence à se dilater ; bientôt après, le point le plus proche de la vision distincte s'éloigne de l'œil de plus en plus. Au bout de quarante minutes, toute action est abolie, l'œil demeure accommodé pour le point le plus éloigné. Le système musculaire qui produit l'accommodation est alors paralysé, et la paralysie (qui est le plus haut degré d'atonie) a donc un effet équivalent à celui de l'accommodation des objets éloignés. Si nous supposions qu'il existe un système distinct produisant l'accommodation des objets éloignés, nous devrions soutenir : 1° que ce système n'est pas paralysé par l'atropine ; 2° que l'atropine le met dans l'impossibilité de se relâcher. Cette supposition ne serait pas tout à fait absurde. On dit qu'il se passe quelque chose d'analogue lorsque l'atropine agit sur l'iris ; les fibres circulaires de celui-ci sont paralysées, mais en même temps ses fibres rayonnées sont, dit-on, contractées (1), en sorte que la pupille devient beaucoup plus large que dans la paralysie du sphincter, et l'irritation du grand sympathique, au cou, ne peut pas ou peut à peine produire une plus grande dilatation. Quoique cette supposition ne soit pas absurde, elle est cherchée et peu admissible.

3° Les phénomènes qui suivent la paralysie du nerf moteur oculaire. Dans cette affection, le pouvoir d'accommodation est assez souvent complétement perdu. Cette perte de l'accommodation peut s'accompagner de la paralysie de plusieurs ou de tous les muscles placés sous la dépendance du nerf moteur oculaire ; mais elle peut aussi exister seule. Dans ce cas, la réfraction correspond au *punctum remotum* originel, comme des cas de guérison me l'ont prouvé. La pupille est immobile et un peu dilatée. En instillant de l'atropine, son diamètre devient beaucoup plus grand ; mais la réfraction de l'œil demeure invariable. L'accommodation pour le *punctum*

(1) Voyez de Ruyter, *De actione Atropæ belladonnæ in iridem*. Trajecti ad Rhenum, 1856. — Kuyper, *Onderzoekingen betrekkelijk de kunstmatige verwijding van den oogappel*. Utrecht, 1860.

remotum correspond donc à la paralysie totale. Dans la paralysie incomplète (parésie de l'accommodation), le *punctum proximum* est toujours éloigné de l'œil, le *punctum remotum* demeurant invariable. Il ne se présente pas de cas de paralysie où le *punctum remotum* soit rapproché de l'œil; ces cas se présenteraient nécessairement, s'il existait un système musculaire produisant l'accommodation des objets éloignés.

4° Le cristallin, renfermé dans sa capsule, jouit d'une propriété sur laquelle nous devons insister. Il possède une très-grande élasticité. Une légère pression le déforme facilement; mais il reprend sa forme première dès que la pression a cessé.

Le mécanisme de l'accommodation pour les objets rapprochés peut donc s'expliquer par l'action musculaire, et, pour les objets éloignés, par l'élasticité du cristallin, qui reprend spontanément sa forme première lorsque l'action musculaire a cessé. Les efforts des individus myopes pour voir distinctement à une distance plus grande ne produisent, comme nous le verrons dans la suite, qu'une diminution des cercles de diffusion, par le resserrement de la pupille; il n'y a point là de véritable accommodation, de changement du système dioptrique.

L'accommodation des objets rapprochés doit dépendre d'une action musculaire; car nous ne connaissons pas de mouvements volontaires produits sans l'intervention d'éléments contractiles musculaires.

Avant que les physiologistes connussent les changements du système dioptrique, ils attachaient souvent de l'importance aux muscles *extérieurs* dans la production de l'accommodation. Aujourd'hui que nous savons l'accommodation sous la dépendance d'un changement de forme du cristallin, cette opinion ne mérite guère une réfutation. Si, avec des lignes de vision amenées à une direction convergente par l'action des muscles droits internes, nous sommes capables de produire un degré plus élevé d'accommodation que dans une position parallèle de ces lignes, cela prouve seulement que l'action musculaire de l'accommodation et celle de la contraction des muscles droits internes sont associées : nous ne pouvons nullement conclure que les muscles droits internes ont une influence directe sur l'accommodation. C'est ce que j'ai pu constater clairement dans des cas où le muscle droit interne était complétement paralysé, et où l'accommodation était restée intacte.

On pouvait arriver à la même conclusion par le fait suivant : lorsque nous fixons des objets situés de côté, le droit interne d'un œil est inactif, et néanmoins, dans ce cas, l'accommodation des objets rapprochés a encore lieu. Dans maintes circonstances, l'accommodation est complétement abolie par une paralysie, sans que l'action des muscles extérieurs de l'œil soit, le moins du monde, gênée; enfin, on cite des cas de paralysie de tous ou de presque tous les muscles de l'œil, ou d'absence de ces mêmes muscles, dans lesquels le pouvoir d'accommodation a été intact. Nous pouvons donc conclure que les muscles externes de l'œil n'ont pas une influence directe sur l'accommodation.

Les éléments contractiles qui produisent l'accommodation doivent donc être situés exclusivement *dans* l'œil. Nous ne connaissons dans l'œil des mammifères que des fibres lisses; elles sont remplacées chez les oiseaux par des fibres striées, nous pouvons donc leur attribuer les mêmes usages et la même action volontaire. Il est aussi peu étrange de voir ici des fibres lisses soumises à la volonté que d'y voir soustraites les fibres striées du cœur. Enfin, si nous considérons que Cramer vit l'accommodation des objets rapprochés survenir par l'irritation galvanique de l'œil chez différents animaux, alors que cet œil était privé de ses muscles extérieurs; si nous considérons encore que la paralysie de l'iris et la paralysie de l'accommodation vont presque toujours ensemble, nous ne douterons plus que des éléments musculaires internes, placés sous l'influence des nerfs ciliaires, produisent l'accommodation par leur contraction.

Les éléments musculaires connus de l'œil des mammifères sont les suivants :

1° Les fibres musculaires de l'iris. Les fibres circulaires (sphincter de la pupille) se voient et s'isolent facilement, surtout chez les rats et les lapins blancs.

Les fibres radiées sont plus difficiles à démontrer. Les troncs vasculaires, qui ont également une direction radiée, possèdent une couche musculaire distincte, et il est généralement difficile de prouver que les faisceaux de fibres musculaires trouvés n'appartiennent pas aux vaisseaux. Le plus grand nombre des anatomistes pense cependant avoir constaté leur présence ; je n'y ai jamais complétement réussi. Je reconnais qu'il est difficile d'expliquer la dilatation de la pupille par l'atropine ou dans les cas de paralysie du sphincter de la pupille (qu'elle soit produite par une maladie ou par la division du nerf moteur oculaire), à moins d'accepter l'existence de fibres radiées. Mais, en admettant l'existence de fibres radiées, je ne regarde pas l'explication comme satisfaisante, puisqu'il est nécessaire de supposer que la même substance qui provoque leur contraction paralyserait les fibres circulaires. J'ai démontré clairement, par des expériences sur des lapins blancs (1), que les vaisseaux sanguins de l'iris, par l'irritation du grand sympathique au cou, diminuent de volume en même temps que la pupille se dilate. Je ne me hasarde pas à donner une opinion sur la connexion de ces deux phénomènes.

2° Le muscle ciliaire.

(1) Comparez Kuyper, *loc. cit.*, p. 19.

Mes estimables amis Bowman et Bruecke ont démontré, chacun de leur côté, que l'organe jadis connu sous le nom de ligament ciliaire est de nature musculaire (fig. 54). Les fibres proviennent, pour la plupart, des cou-

FIG. 54.

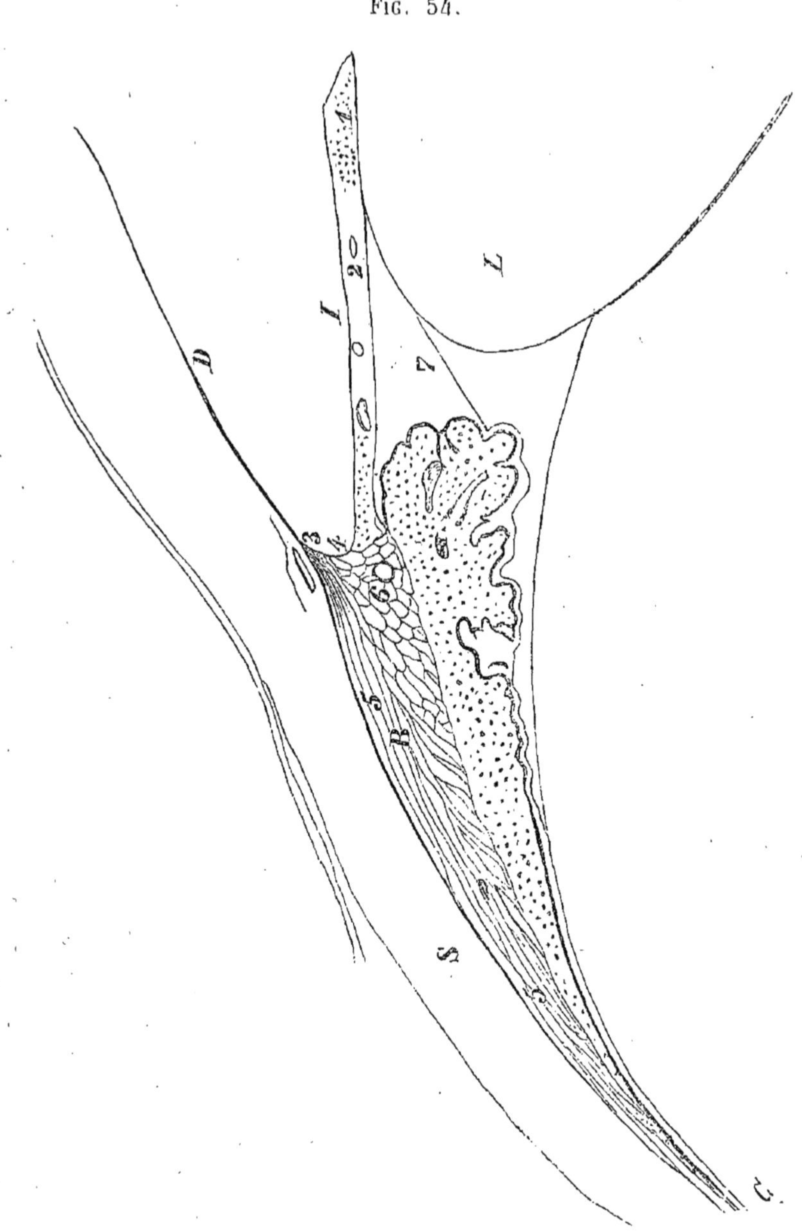

ches les plus externes (3) des fibres vitrées dans lesquelles la membrane de Descemet (D) se subdivise, tandis que les couches les plus internes de ces fibres vont s'étendre sur l'iris et y former le ligament pectiné. Les fibres musculaires forment des fascicules dont les plus externes, réunies en longues mailles, courent en arrière, parallèlement à la surface de la sclérotique (S), et pénètrent entre les différentes lames de la choroïde (C). A mesure qu'elles deviennent plus internes, les mailles deviennent graduellement de plus en plus courtes, et finissent par s'étendre, pour la plupart, dans une direction circulaire, de telle sorte que les fascicules affectent plutôt, dans cette région, une direction circulaire qu'une direction antéro-postérieure. La portion la plus interne du muscle ciliaire est en rapport avec le tissu choroïdien au point où le corps ciliaire (P) passe de dehors en dedans.

Découpons un morceau des membranes réunies; saisissons avec des pinces, sur toute sa largeur et près de son insertion, le lambeau de l'iris, et cherchons à l'arracher : nous verrons la partie la plus interne (6) du muscle ciliaire rester adhérente à la surface externe du procès ciliaire, tandis que la partie la plus externe (5) reste étendue sur la sclérotique et en rapport avec les dernières couches externes de la choroïde, qui n'ont pas été déchirées. Nous pouvons ainsi partager le muscle en deux parties, comme il a été indiqué dans la thèse de von Reeken (1). Les mailles des faisceaux de la portion la plus interne ont une direction plus circulaire, ainsi que la figure l'indique.

H. Müller (2) les a décrites depuis comme formant un muscle séparé. Il a le mérite d'avoir ainsi attiré l'attention sur cette partie la plus interne. La transition graduée que nous avons décrite montre clairement que la division en deux muscles ne doit pas être adoptée.

3° On a aussi soupçonné la contractilité d'autres parties de l'œil des mammifères; mais elle n'a pas été démontrée. Max. Langenbeck a admis qu'il existe autour du cristallin un muscle qui le comprimerait. D'autres, cependant, n'ont pu le découvrir. Sous l'influence de l'acétate de plomb et de l'acide acétique, la zone de Zinn revêt, comme Nuhn l'a montré, une apparence trompeuse; elle paraît posséder des faisceaux striés transversalement; on a essayé en vain d'établir par d'autres raisons l'existence de fibres musculaires dans cette membrane ou sa contractilité. Dans la choroïde, Schweigger a trouvé des cellules présentant l'apparence de cellules ganglionnaires, et il semble qu'on doive les considérer comme telles. Henri Müller est porté à croire la choroïde contractile. Ces vues sont encore problématiques.

D'après ce que nous venons de dire, il est très-probable qu'il n'y a, comme éléments contractiles, que ceux de l'iris et du muscle ciliaire qui jouent un rôle dans l'accommodation. Cramer pensait que le changement de forme du cristallin pouvait s'expliquer par l'action de l'iris : la contrac-

(1) *Ontleedkundig onderzoek van den toestel voor accommodatie van het oog.* Utrecht, 1855.

(2) *Archiv für Ophthalmologie*, Bd. IV, S. 1.

tion simultanée des fibres circulaires et des fibres radiées aurait produit une pression sur le cristallin, aurait donné à sa face antérieure une plus grande convexité, et l'aurait fait saillir par l'orifice pupillaire. Mais la pathologie est venue montrer que l'iris n'a pas d'influence directe sur l'accommodation du cristallin. L'iris peut être adhérent à la cornée, laissant ainsi un espace entre sa face postérieure et le cristallin ; il peut flotter dans l'humeur aqueuse (iridodénosis) ; il peut être en partie enlevé par l'iridectomie ; il peut même manquer entièrement, sans que le pouvoir d'accommodation soit troublé d'une manière sensible. Dans un cas remarquable où l'iris avait été enlevé complétement par une opération, de Græfe (1) fit des recherches exactes, et établit que l'amplitude de l'accommodation correspondait à l'âge du malade, et que le changement survenu dans l'image réfléchie par la face antérieure du cristallin se voyait parfaitement pendant l'accommodation. Nous sommes donc suffisamment autorisés à refuser à l'iris toute ou presque toute influence sur le changement de forme du cristallin dans l'accommodation, et à penser que la contraction de la pupille, dans l'accommodation des objets rapprochés, est simplement un mouvement associé.

C'est donc au muscle ciliaire seul que nous pouvons attribuer la fonction importante de muscle de l'accommodation ; nous y sommes arrivé par exclusion. Le mécanisme par lequel ce muscle change la forme du cristallin n'a pas encore été suffisamment éclairci. On a étudié avec grand soin les changements de l'œil qui se produisent à ce moment : l'avancement de la pupille et la rétrocession de la partie périphérique de l'iris dans l'accommodation des objets rapprochés ; le phénomène lumineux (*phosphène*) qui termine l'accommodation (Czermak), etc. ; mais le problème n'est pas complétement résolu.

Je me contenterai d'expliquer brièvement les vues de Helmholtz, qui comptent le plus grand nombre d'adhérents, et celles de H. Müller. Helmholtz, par des mesures sur des sujets vivants, trouva le cristallin, dans l'accommodation des objets éloignés, plus mince que sur le cadavre. On dit que ceci peut dépendre d'une élongation du cristallin (fig. 54, L) produite par la tension de la zone de Zinn, tension que l'on sait, pendant la vie, être le résultat de la pression de l'humeur vitrée : après la mort, la pression cesse, la tension peut diminuer, et le cristallin devient alors plus épais. Pendant la vie, le muscle ciliaire peut produire le même effet. Il est évident que les fibres externes du muscle ciliaire, par leur contraction, peuvent rapprocher l'origine des couches fibreuses de la membrane de Descemet et la terminaison de la choroïde (C) ; car ces deux

(1) *Archiv für Ophthalmologie*, Bd. VII.

membranes sont élastiques. Aussi l'iris (I), qui est immédiatement en rapport avec la partie antérieure du muscle ciliaire, se portera-t-il en arrière dans l'accommodation des objets rapprochés; tandis que le point d'insertion sur la choroïde se portera un peu en avant. En raison de ses rapports avec la choroïde, la zone de Zinn avance en même temps que cette dernière; sa tension cesse; l'équateur du cristallin devient plus petit; le cristallin lui-même devient plus épais au milieu, et ses deux faces deviennent plus convexes. Helmholtz suppose qu'en outre la pression de l'iris augmente la convexité de la face antérieure du cristallin et diminue celle de la face postérieure.

Les recherches anatomiques de H. Müller sur le muscle ciliaire lui ont fait adopter une autre théorie. Il admet, comme nous l'avons vu, un muscle circulaire capable d'exercer une pression sur le bord du cristallin, tandis qu'il tirerait en arrière la partie périphérique de l'iris. En outre, comme Helmholtz, il attache de l'importance au relâchement de la zone de Zinn. Enfin, il voit dans l'action des couches externes du muscle ciliaire un moyen d'augmenter la pression de l'humeur vitrée, de pousser le cristallin en avant, de diminuer la convexité de la face postérieure, et, grâce à la résistance qu'offre l'iris contracté, d'augmenter celle de la face antérieure.

J'ai contre ces deux théories des objections que je ne développerai pas. Il serait facile de produire d'autres hypothèses, je m'en abstiendrai également; je ne veux point priver cet ouvrage du caractère que je désire avant tout lui voir attaché, — le caractère d'une science exacte.

On voit que la question du mécanisme de l'accommodation est loin d'être vidée. Un travail de M. Rouget est de la même époque que le mémoire souvent cité de Müller; les résultats du professeur de Montpellier sont peu différents de ceux du physiologiste allemand. Citons encore une observation d'aniridie de M. de Gräfe, dont M. Donders parle dans une note que nous supprimons; une thèse de M. Marc Sée sur le muscle ciliaire; des mémoires de M. Becker et de M. Förster, et, pour le reste, renvoyons à l'*Optique physiologique* de Helmholtz. Si le mécanisme de l'accommodation est mal connu, on est, du moins, généralement d'accord sur ce point, que l'accommodation pour les objets rapprochés est seule active, celle pour les objets éloignés étant un relâchement du muscle accommodateur; il nous paraît utile de faire observer que cette assertion manque encore d'une preuve irréfragable.

§ 5. — Amplitude de l'accommodation.

Quelques explications préalables ne seront peut-être pas inutiles aux personnes peu familiarisées avec les mathématiques.

Nous avons déjà vu que l'œil normal jouit de la propriété de former sur sa rétine une image nette des objets éloignés, lorsque l'accommodation est nulle. En d'autres termes, l'appareil dioptrique de l'œil fait converger les rayons parallèles qu'il reçoit, de manière à leur faire former foyer sur la rétine. Supposons maintenant que, l'état de l'œil restant le même, nous mettions un objet à une distance D, assez faible, de cet organe. Cet objet donne des rayons qui arrivent à l'œil en divergeant : il n'y a plus, par suite, d'images nettes sur la rétine. Mais si l'œil fait un effort d'accommodation convenable, immédiatement l'objet en question est de nouveau vu nettement. L'effort d'accommodation qu'il a fallu faire est d'autant plus considérable qu'on a plus rapproché l'objet.

On appelle distance la plus grande de la vision distincte, la distance R de l'œil au point le plus éloigné que cet œil puisse voir nettement. Ce point, que nous désignerons par r, n'est à une distance finie que pour l'œil myope (fig. 56, page 512). Il est à l'infini pour l'œil normal, ainsi que nous l'avons vu plus haut. Il porte le nom de *punctum remotum* ou mieux *remotissimum*.

On appelle plus courte distance de la vue distincte, la distance P de l'œil au *punctum proximum*, c'est-à-dire au point le plus rapproché p que l'œil puisse voir nettement en mettant toute son accommodation en jeu.

A condition de varier son accommodation, l'œil permet de voir distinctement tous les points compris entre p et r. La distance de p à r s'appelle *parcours de l'accommodation*, et ce parcours a pour valeur R — P, comme on le voit sur la figure 56.

Il était nécessaire de définir le *parcours de l'accommodation*, moins pour nous en servir que pour montrer que ce *parcours* ne peut donner une mesure de l'accommodation. En effet, vous êtes au théâtre, vous voyez successivement et distinctement les acteurs, puis le programme : prenez une lorgnette et mettez-la au point pour voir la scène : elle ne peut vous servir pour lire le papier que vous tenez à la main ; le parcours de votre accommodation a été singulièrement diminué, et pourtant le mécanisme de votre œil est resté intact.

Il faut donc chercher une autre mesure pour l'accommodation : c'est ce que Young a compris le premier, et c'est à lui qu'il faut attribuer l'idée de mesurer l'accommodation par un verre convexe. Voici le raisonnement suivi : Considérons un œil normal ; pour voir nettement des objets de plus en plus rapprochés, au lieu de lui laisser faire des efforts d'accommodation de plus en plus grands, laissons son cristallin en repos, mais au-devant de l'œil mettons des verres convexes. Le numéro du verre à employer est donné par la distance de l'œil à l'objet : en effet, l'œil demande des rayons parallèles, et pour que les rayons qui sortent de la lentille pour pénétrer dans l'œil soient parallèles, il faut que l'objet soit au foyer principal de la lentille. Nous pouvons donc prendre pour mesure de l'accommodation la lentille convexe capable de la remplacer.

Si, pour un œil normal, le *punctum proximum* est à une distance P, l'accommodation est mesurée par la force d'une lentille de foyer P ; appelons Q l'*amplitude d'accommodation* ; on a $Q = \frac{1}{P}$; les lettres P et Q ayant ici une signification différente de celle que nous leur avions attribuée plus haut (voyez page 487).

Pour un œil myope, au repos de l'accommodation, l'état est le même que celui d'un œil emmétrope armé d'une lentille R, et si les distances respectives de l'œil aux *punctum proximum* et *remotum* sont P et R, l'*amplitude* de l'accommodation sera $Q = \frac{1}{P} - \frac{1}{R}$, car cet œil n'a besoin d'aucun effort pour voir à la distance R.

On désigne généralement par $\frac{1}{A}$ l'amplitude d'accommodation que nous venons de nommer Q. Nous nous conformerons à cet usage.

Nous espérons qu'il est bien compris et convenu que P et R sont les distances à l'œil des *punctum proximum* et *remotum*. Ces distances sont mesurées en pouces, ce qui permet de les comparer aux distances focales principales des lentilles du commerce.

Avant de rendre la parole à M. Donders, remarquons que la connaissance des points nodaux k et k', dont il va être question pendant quelques lignes, est, suivant nous, aussi inutile au praticien « qu'elle est indispensable, » pour emprunter les expressions de M. Gavarret, « à tout physiologiste jaloux de se rendre compte de la marche des rayons lumineux à travers les milieux transparents de l'œil. »

Dans la pratique, partout où nous rencontrerons les notations k et k' et les expressions *point nodal antérieur* et *point nodal postérieur*, nous pourrons lire sans inconvénient : centre de l'œil.

Dans toutes les recherches qui ont trait à la cause et au mécanisme de l'accommodation, les observateurs paraissent ne pas avoir pensé à définir l'amplitude de l'accommodation dans différentes circonstances, et à chercher une expression numérique simple qui y corresponde. Cette nécessité était plus grande encore pour l'oculiste que pour le physiologiste. Si l'on veut faire des recherches sur l'accommodation, au point de vue des changements observés dans l'œil, à différents âges, ou dans ses rapports avec la myopie, l'hypermétropie, l'asthénopie, le strabisme, la parésie, etc., il est évidemment nécessaire d'avoir un type facilement comparable de son amplitude.

Si l'on en avait senti toute la nécessité, il n'eût pas été difficile d'y pourvoir. Il suffirait de connaître la distance R de l'œil au *punctum remotum* et la distance P qui le sépare du *punctum proximum*. En connaissant ces distances, on peut, par une formule très-simple, trouver l'amplitude de l'accommodation $\frac{1}{A}$.

La formule est :

$$\frac{1}{A} = \frac{1}{P} - \frac{1}{R}.$$

Les distances P et R peuvent se calculer du point le plus proche p, et du point le plus éloigné r de la vision distincte, à un point situé à 3 lignes environ derrière la face antérieure de la cornée, appelé le point nodal antérieur k'. Dans l'œil, il coïncide presque avec le second point nodal k'' ; on peut donc les considérer comme ne formant qu'un point. Ce point, qui correspond presque à ce qu'on appelle le centre optique, a une très-importante signification ; les rayons qui se dirigent vers le point nodal marchent dans l'humeur vitrée parallèlement à leur direction primitive et se dirigent presque vers le même point ; on peut donc considérer ces rayons comme n'ayant pas été réfractés. C'est ce que représente la figure 55.

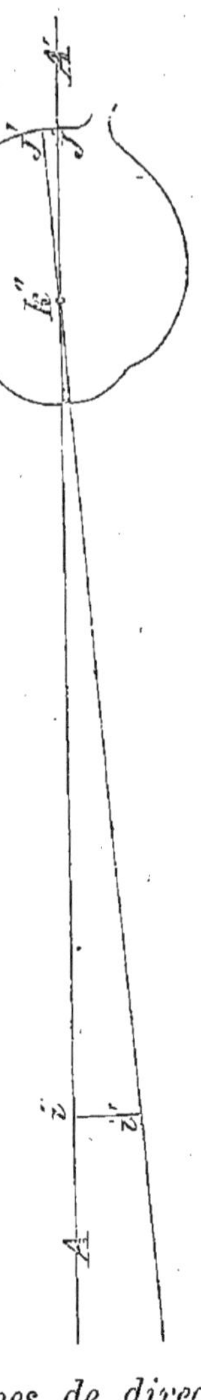

FIG. 55.

Le rayon $i' \, k''$, qui part du point i', se continue comme $k'' \, j'$, et, puisque tous les rayons partis du point i' s'unissent en un point, ce sera celui où ils rencontrent le rayon $k'' \, j'$. Si l'œil est accommodé, l'union a lieu sur la rétine, et alors l'image du point i' est au point j'. De même, l'image du point i est en j, tous deux étant situés sur le même axe A A'. Donc, $j \, j'$ est l'image de $i \, i'$, et l'on voit immédiatement que leurs grandeurs réciproques sont comme leurs distances du point k'', où se coupent les rayons $i \, j$ et $i' \, j'$. Si nous exprimons la distance $i \, k''$ par g' et la distance $j \, k''$ par g'', les grandeurs de l'objet B et de l'image β sont, l'une à l'autre, dans l'œil parfaitement accommodé, comme g' est à g''.

$$B : \beta = g' : g''.$$

Dans l'œil normal, g'' est d'environ 15 millimètres. Donc, si nous voyons un objet distinctement à 15 mètres de distance, l'image rétinienne est 1000 fois plus petite que l'objet; si l'objet est à $1^{m},5$ (1500^{mm}), l'image rétinienne est $\frac{1500}{15}$ fois plus petite. L'importance du point nodal k'' est donc bien démontrée. Si nous unissons l'un à l'autre par des lignes droites les points correspondants de l'objet et de l'image, ces lignes comme $i' j'$ passent par le point k'', et on les appelle lignes de direction; *le point nodal postérieur k'' est donc le point de décussation des lignes de direction.*

La signification de la formule de l'amplitude de l'accommodation

$$\frac{1}{A} = \frac{1}{P} - \frac{1}{R}$$

se comprend facilement. Dans cette formule, A est la distance focale d'une lentille qui donne aux rayons du *punctum proximum p* la même direction que s'ils venaient du *punctum remotum r*. C'est ce que montre

tance $r\,k' = R$; pendant la plus forte tension de l'accommodation, pour la distance $p\,k' = P$. Dans le premier cas, les rayons divergents provenant de r s'unissent sur la rétine; dans le second, ce sont ceux provenant de p. Dans l'accommodation, il doit donc se passer dans

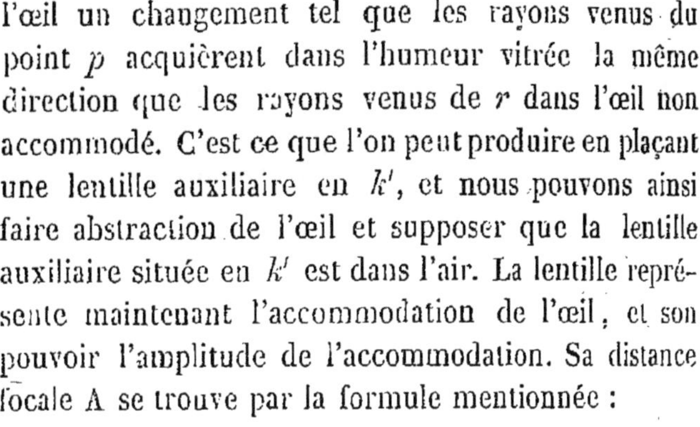

l'œil un changement tel que les rayons venus du point p acquièrent dans l'humeur vitrée la même direction que les rayons venus de r dans l'œil non accommodé. C'est ce que l'on peut produire en plaçant une lentille auxiliaire en k', et nous pouvons ainsi faire abstraction de l'œil et supposer que la lentille auxiliaire située en k' est dans l'air. La lentille représente maintenant l'accommodation de l'œil, et son pouvoir l'amplitude de l'accommodation. Sa distance focale A se trouve par la formule mentionnée :

Fig. 56.

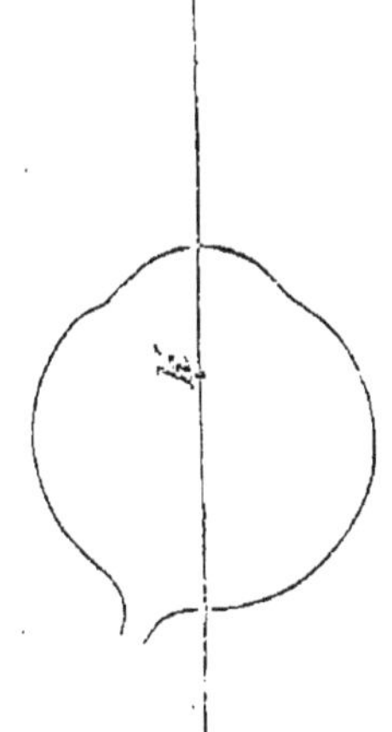

$$\frac{1}{P} - \frac{1}{R} = \frac{1}{A}.$$

En conséquence A est la distance focale de la lentille auxiliaire, dont se sert l'œil dans l'accommodation, et comme le pouvoir d'une lentille est inversement proportionnel à sa distance focale, $\frac{1}{A}$ ou $1 : A$ exprime l'amplitude de l'accommodation. Il convient de représenter la valeur de A en pouces de Paris, spécialement parce que la distance focale des lentilles s'établit ordinairement de cette manière, et ceci s'applique aussi plus particulièrement aux lunettes.

Qu'il me soit permis de montrer le calcul de l'amplitude de l'accommodation par deux exemples.

Soit la distance P du *punctum proximum* = 4 pouces, celle du *punctum remotum* R = 12 pouces, alors l'amplitude de l'accommodation sera :

$$\frac{1}{4} - \frac{1}{12} = \frac{1}{6}.$$

Si le *punctum remotum* est à l'infini, $R = \infty$, et le *punctum proximum* à 5 pouces, l'amplitude de l'accommodation sera :

$$\frac{1}{5} - \frac{1}{\infty} = \frac{1}{5}.$$

Dans le premier cas, l'amplitude de l'accommodation est représentée par une lentille auxiliaire de 6 pouces, et, dans le second, par une de 5 pouces. J'applique maintenant la même formule à toutes les lentilles. Le pouvoir peut toujours être regardé comme inversement proportionnel à la distance focale F, et peut donc s'exprimer par 1 : F. Si la distance focale est négative, cette expression devient 1 : F. Des verres de $\frac{1}{10}$, de $-\frac{1}{8}$, etc., signifient donc des verres d'une distance focale positive de 10 pouces, négative de 8 pouces. Nous verrons dans la suite que les degrés d'anomalies de réfraction peuvent s'exprimer d'une façon analogue, notation qui exprime en même temps par quels verres on peut les neutraliser.

Nous avons vu plus haut que l'amplitude de l'accommodation est contenue dans la formule :

$$\frac{1}{A} = \frac{1}{P} - \frac{1}{R}.$$

Il est donc nécessaire de posséder une méthode simple de déterminer les points p et r avec une exactitude suffisante pour la pratique. La détermination de r s'accomplit avec un état presque parallèle des lignes de vision, c'est-à-dire, en fixant avec les deux yeux un objet distant d'au moins 5 mètres. Nous savons, en effet, que lorsque les lignes de vision convergent, l'accommodation a nécessairement lieu, et qu'en conséquence le vrai *punctum remotum* dans le relâchement total de l'accommodation ne peut se déterminer ainsi. Au lieu d'un objet, nous pouvons employer des groupes de lignes noires verticales, de chacune de 2 millimètres et demi d'épaisseur et distantes l'une de l'autre de 10 millimètres, et examiner si, à une distance de 5 mètres, on peut les voir très-distinctement à l'œil nu, ou si la netteté de l'objet est augmentée par des verres. Si les verres ne produisent pas d'amélioration, r est distant d'au moins 5 mètres (1), ce que l'on peut ici représenter également par une distance infinie. Lorsqu'il y a myopie, des verres concaves négatifs sont nécessaires pour obtenir une netteté parfaite ; dans ce cas, nous déterminons quel est le verre le plus faible de ce genre avec lequel on obtient la vision la plus nette. Dans la détermination, la distance du *punctum remotum* est mesurée ; ainsi lorsque des rayons parallèles (fig. 57), $a\,b$ et $a'\,b'$, venus d'un objet éloigné, tombent sur une lentille concave l, ils sont, après réfraction, divergents, comme $c\,d$ et $c'\,d'$, et paraissent alors venus du point φ'. La distance $\varphi'\,l$ est la distance focale négative F de la lentille l. Si maintenant

(1) Cette distance de 5 mètres est, bien entendu, arbitraire ; 4 mètres peuvent tout aussi bien être considérés comme équivalant à l'infini. En effet, $4^m = 12' = 144''$, et un verre 144 est moitié plus faible que le verre 72, qui est déjà, comme on sait, l'un des moins forts qu'on emploie. (E. J.)

nous désignons la distance $l\,k'$ par x, il est évident que le point φ', pour lequel l'œil myope est accommodé avec des lignes de vision parallèles, est à la distance $F + x$ du point k'. En conséquence $R = F + x$. Donnons un exemple. Un œil myope, pour voir distinctement au loin, a besoin d'un verre à distance focale négative de 15 pouces ($F = 15$), placé à un quart de pouce au-devant de la cornée, c'est-à-dire, à un demi-pouce du point nodal k' dans l'œil $\left(x = \frac{1}{2}\right)$ alors

Fig. 57.

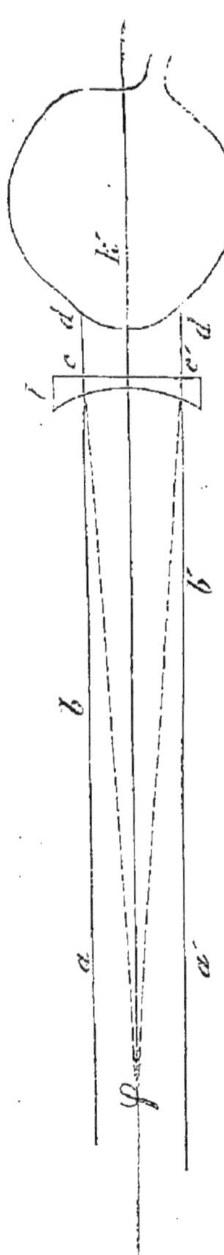

$$R = F + x = 15\,\frac{1}{2} \text{ pouces.}$$

Au lieu des lignes noires mentionnées, nous pouvons, dans la détermination, employer des lettres ou des nombres définis ; en les faisant nommer, nous pouvons nous assurer d'une manière plus objective avec quels verres on les voit distinctement. A une bonne lumière, un œil perçant reconnaît des lettres telles que celles ci-jointes (fig. 58) à une distance d'environ 20 pieds. Dans le système des échelles typographiques du docteur Snellen, chaque nombre exprime en pieds la distance à partir de laquelle un bon œil distingue les lettres correspondantes. Les lettres ci-après (fig. 58) correspondent donc au n° XX de Snellen. En pratique, ces expériences avec des lignes verticales et des lettres donnent un résultat suffisamment exact. Si une détermination très-exacte est nécessaire, nous devons employer un petit point lumineux, qui change de forme à la plus légère altération de l'accommodation. C'est ce que nous expliquerons plus en détail en traitant de l'astigmatisme.

La détermination du *punctum proximum* s'effectue au moyen d'un optomètre à fils. Il consiste en un petit châssis de la grandeur représentée sur la figure (fig. 59), sur lequel sont étendus quelques fils noirs fins et verticaux, et muni d'une mesure B que l'on peut dérouler : la graduation commence au châssis et la bobine est appliquée à la tempe sur la même ligne que la face antérieure de la cornée. En éloignant de l'œil le châssis, la bobine se déroule jusqu'à ce que les fils verticaux se distinguent parfaitement. Il est possible de déterminer avec une exactitude suffisante s'ils sont vus exactement ; car, par une légère déviation, les bords perdent la netteté de leur contour et un plus grand nombre de ces fils apparaissent. La plupart des personnes examinées s'en aperçoivent très-facilement. On peut, comme moyen de contrôle, faire lire des ca-

Fig. 58.

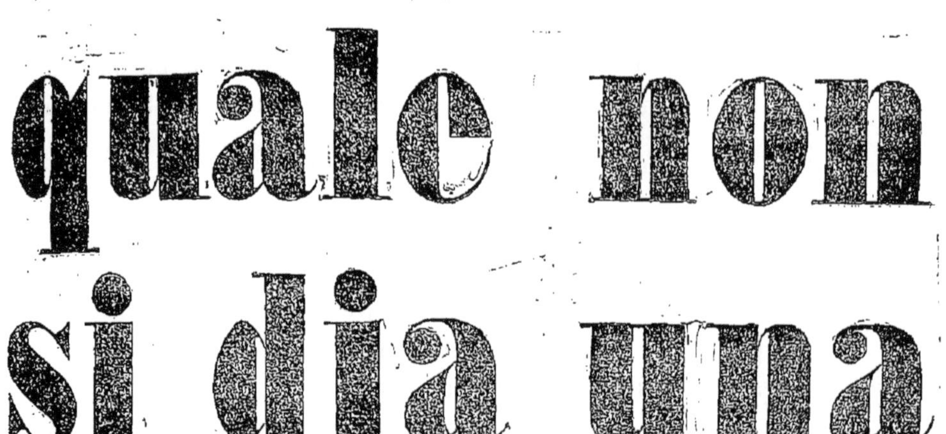

ractères d'impression à des distances où ils doivent être distingués par un œil doué d'une bonne acuité et exactement accommodé.

La plupart des optomètres sont basés sur le principe de l'expérience bien connue de Scheiner ; par deux ouvertures ou fentes, placées l'une près

Fig. 59.

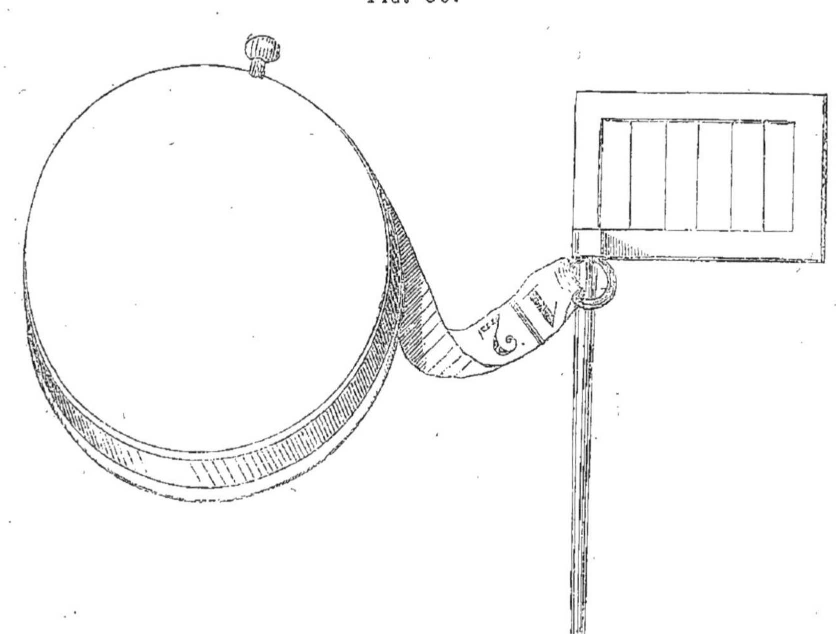

de l'autre, à une distance moindre que le diamètre de la pupille, on voit l'objet, un fil métallique par exemple ; et il paraît double si l'œil n'est pas exactement ajusté pour cette distance. Si nous faisons regarder quelqu'un dans un pareil optomètre et lui faisons déterminer la distance où il voit le fil simple, nous obtiendrons, en général, une distance pour laquelle la personne accommode facilement sa vision, mais cette distance ne correspondra ni au *punctum proximum* ni au *punctum remotum*. Ce point est regardé comme *la distance moyenne de la vision distincte*. Mais nous ne devons pas attacher à ceci trop d'importance; car une pareille distance moyenne n'existe pas, ou du moins elle a une très-grande amplitude; c'est ce que l'on voit en faisant un certain nombre de déterminations, par exemple avec l'optomètre de Stampfer; la même personne n'obtient jamais, même dans des circonstances identiques, des résultats semblables, et, lorsque les circonstances diffèrent, les résultats varient beaucoup. Seulement, lorsqu'une personne a appris à exercer de l'empire sur son pouvoir d'accommodation et peut volontairement le mettre en état d'action la plus énergique ou de relâchement parfait, nous pouvons, avec ces optomètres, déterminer successivement son point *remotum* et son point *proximum*. Mais ce n'est qu'avec beaucoup d'exercice qu'on peut arriver à soumettre à la volonté le pouvoir accommodatif. Les personnes non exercées n'accommodent pour leur *punctum remotum* que lorsqu'elles regardent réellement un objet éloigné, et pour leur *punctum proximum*, que lorsqu'elles voient très-distinctement un objet qui se rapproche et lorsqu'elles ont conscience du déplacement que subit cet objet en se rapprochant. Alors, par l'effort fait pour continuer à voir distinctement l'objet, aussi longtemps que possible, il se produit la plus haute tension du pouvoir d'accommodation. Le châssis ci-dessus décrit est un objet qui s'approche de cette manière, tandis que, dans l'optomètre, la distance de l'objet étant inconnue, rien ne stimule la tension.

Si l'on désire une plus grande exactitude, comme dans les observations prises pour résoudre une question scientifique, il est bon d'employer un autre instrument, que nous décrirons en traitant de l'amplitude relative de l'accommodation.

Nous avons déjà fait allusion à la relation qui lie l'accommodation à la convergence des lignes visuelles. Dans la détermination du *punctum proximum*, ceci doit être présent à l'esprit. Théoriquement, afin de pouvoir établir un point de comparaison, nous devrions toujours déterminer le *punctum proximum* avec le même angle de convergence, de même que le *punctum remotum* est examiné avec des lignes visuelles parallèles. On n'obtiendrait pas ce résultat sans de grandes difficultés pratiques, et, comme je le montrerai dans un instant, on arriverait même à des résultats tout à fait inexacts. La seule condition requise à cet égard est que, dans tous les cas où le *punctum proximum* est à une distance de l'œil plus grande que 8 pouces, la détermination soit faite avec des verres convexes tels que le *punctum proximum* soit amené à environ 8 pouces de l'œil. Il sera alors nécessaire de calculer à quelle distance l'œil aurait dû être amené dans cet état d'accommodation, sans l'aide de verres convexes. Ce calcul n'est pas difficile : — soit x la distance de la lentille convexe l (fig. 60) au point k' : F la distance focale de la lentille convexe ; F'' la distance de p' à l. Les rayons venus de p' réfractés à travers la lentille ll, prennent la même direction que s'ils venaient de p. L'œil est donc accommodé non pour p', mais pour p. La distance P' du point p à la lentille se trouve maintenant par la simple formule :

FIG. 60

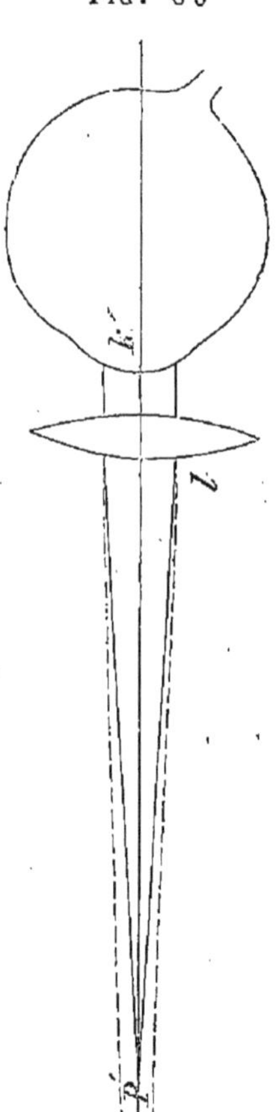

$$\frac{1}{P'} = \frac{1}{P''} - \frac{1}{F}.$$

La distance P du *punctum proximum* est $P' + x$. — Un exemple le fera ressortir. Avec une lentille qui a une distance focale de 12 pouces ($F = 12$), éloignée de $\frac{1}{2}$ pouce de k' $\left(x = \frac{1}{2}\right)$, le point p', situé à $7\frac{1}{2}$ pouces de la lentille, se voit distinctement. Nous trouvons donc que la distance de P' à l'œil, d'après ce calcul :

$$\frac{1}{7\frac{1}{2}} - \frac{1}{12} = \frac{1}{20}$$

est de 20 pouces, et P est donc $= 20\frac{1}{2}$ pouces.

Enfin, j'établirai ici une méthode d'exprimer les *amplitudes d'accommodation* par des *longueurs* : elle montre, en même temps, le commencement et la terminaison du parcours de l'accommodation, c'est-à-dire le *punctum proximum* et le *punctum remotum*. Au-dessus de lignes parallèles, équidistantes, placez (fig. 60) des nombres exprimant les distances de la vision distincte, et dans un ordre tel que la distance entre deux lignes représente, en tout point, une égale amplitude d'accommodation, par exemple $\frac{1}{24}$. Il est évident que dans la figure 61, les différentes distances d'une ligne à une autre montent toujours à $\frac{1}{24}$ d'amplitude d'accommodation : cela est vrai de ∞ à 24, de 24 à 12, de 12 à 8, etc. ; car

$$\frac{1}{24} - \frac{1}{\infty} = \frac{1}{24}$$

$$\frac{1}{12} - \frac{1}{24} = \frac{1}{24}$$

$$\frac{1}{8} - \frac{1}{12} = \frac{1}{24}, \text{ etc.}$$

Une seule ligne horizontale montre maintenant immédiatement le parcours et l'amplitude de l'accommodation. Dans la figure 61, on voit trois de ces lignes.

Fig. 61.

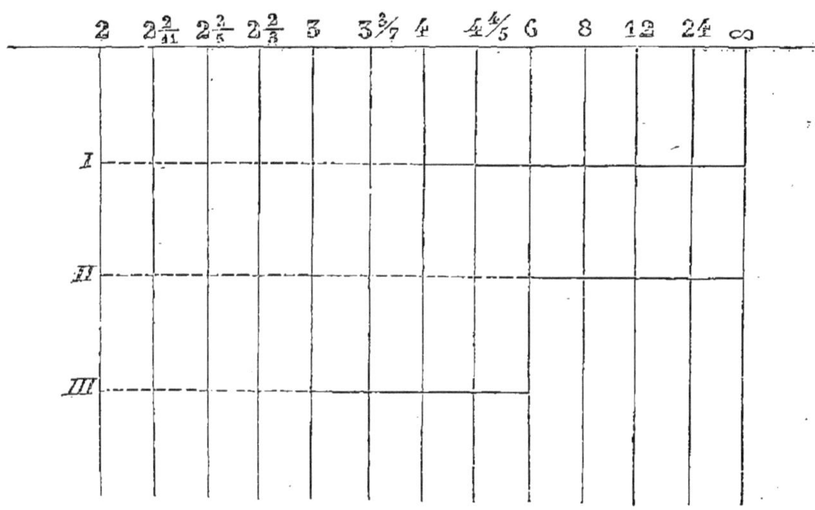

I représente une personne dont le *punctum remotum* est à l'infini, le *punctum proximum* à 4 pouces. Son amplitude d'accommodation est :

$$\frac{1}{4} - \frac{1}{\infty} = \frac{1}{4}$$

et s'exprime par six lignes de distance, chacune de $\frac{1}{24}$ de cette amplitude d'accommodation : en conséquence, $\frac{6}{24} = \frac{1}{4}$.

II a également son *punctum remotum* à l'infini, mais son *punctum proximum* à 6 pouces. Son amplitude d'accommodation est :

$$\frac{1}{6} - \frac{1}{\infty} = \frac{1}{6}, \text{ exprimée par } \frac{4}{24}.$$

III a son *punctum remotum* à 6 pouces (il est donc myope), son *proximum* à 3 pouces. Son amplitude d'accommodation est :

$$\frac{1}{3} - \frac{1}{6} = \frac{1}{6}$$

correspondant à quatre lignes :

$$\frac{4}{24} = \frac{1}{6}.$$

Il n'est pas besoin de montrer combien il est facile d'enregistrer des observations par cette méthode. Nous aurons, dans la suite, maintes occasions d'employer cette méthode de représenter graphiquement les différentes anomalies de réfraction et d'accommodation.

Dans les *quarante pages* que nous supprimons en cet endroit, M. Donders traite de l'optique de l'œil. Outre cette note, ceux, dit-il, qui ne sont pas effrayés par les mathématiques supérieures, peuvent consulter Moser (*Dove's Repertorium der Physik*), qui a appliqué à l'œil les recherches théoriques de Bessel (*Astronomische Nachrichten*, XVIII, n° 415) et Listing, qui, dans sa *Dioptrik des Auges* (*Wagner's Handwörterbuch der Physiologie*, Bd. IV, p. 451) a suivi la méthode adoptée par Gauss (*Dioptrische Untersuchungen*, Göttingen, 1841); enfin Helmholtz, qui, dans sa *Physiologische Optik* (*Karsten's Allgemeine Encyclopædie der Physik*, 1ste Lief. Leipzig, 1858), tout en donnant une explication à fond, a rendu toute cette théorie plus facilement accessible.

Ajoutons, pour les lecteurs français, qu'une traduction du mémoire de Gauss a été publiée en 1851, par M. Bravais, dans le XXXIIIe volume des *Annales de chimie et de physique*; M. Breton (de Champ) a donné, dans l'introduction de son *Traité du lever des plans et de l'arpentage*, une analyse étendue de ce travail dont l'exposition complète avait déjà été faite par M. Verdet dans ses leçons de l'École normale. Enfin, M. Gavarret (*Revue des cours scientifiques*, 1866) vient de publier récemment le résumé des leçons qu'il avait faites sur ce sujet à la Faculté de médecine, et ce même travail vient de paraître en un petit volume chez Baillière (*Des images par réflexion et par réfraction*). Le § 9 de l'*Optique physiologique* de Helmholtz a servi de base aux travaux plus élémentaires de M. Donders et de M. Gavarret. Ce dernier est même parvenu à démontrer géométriquement, et en s'appuyant uniquement sur l'emploi de triangles semblables, toutes les propriétés des points cardinaux de Listing et de Gauss. — Pour ne pas grossir démesurément ce volume, nous renvoyons donc le lecteur à M. Gavarret ou à Helmholtz, suivant qu'il redoutera plus ou moins les mathématiques supérieures. — Un livre d'une difficulté intermédiaire est celui, déjà cité, de M. Wüllner, *Einleitung in die Dioptrik des Auges*. Leipzig, 1866, qui, moins original que M. Donders ou M. Gavarret, s'est contenté de développer les calculs indiqués par Helmholtz.

CHAPITRE II.

DÉFAUTS DE RÉFRACTION ET D'ACCOMMODATION EN GÉNÉRAL.

§ 6. — Distinction des défauts de réfraction et d'accommodation.

Jusqu'ici les défauts de réfraction et d'accommodation ont été plus ou moins mêlés ensemble. Cette confusion gênait la clarté de la description, qui, en cette matière surtout, est absolument nécessaire pour une appréciation exacte du sujet. Les idées de réfraction et d'accommodation doivent donc être, dans le principe, soigneusement distinguées l'une de l'autre. Il ne sera pas difficile, ensuite, de rappeler, autant qu'il sera nécessaire, la connexion qui unit les deux phénomènes.

Par *réfraction de l'œil*, nous comprenons sa réfraction à l'état de repos; c'est-à-dire, la réfraction que l'œil possède en raison de sa forme et de ses parties constituantes, indépendamment de l'action musculaire, indépendamment de l'accommodation. Le terme s'applique donc à la réfraction de l'œil dont les muscles d'accommodation sont inactifs ou paralysés (par exemple sous l'influence de l'atropine), à la réfraction de l'œil mort; mais cependant aussi à l'œil qui n'a pas subi d'altération cadavérique.

Le *punctum remotum* correspond donc à l'état de repos de l'accommodation. Maintenant, aussitôt que l'action d'accommoder intervient, l'œil s'ajuste pour un point voisin, et c'est par diminution de cette opération active qu'il est ensuite capable de voir un point plus éloigné. Donc, l'accommodation pour un objet voisin seul est une opération active (comparez § 3). Cette action est d'autant plus énergique que nous examinons un point plus voisin. *L'accommodation est donc l'action volontaire par laquelle l'œil s'ajuste pour un point plus rapproché que dans l'état de repos de l'accommodation.*

De là il résulte que la réfraction dépend de la condition anatomique des parties constituantes de l'œil; l'accommodation, au contraire, dépend de l'action physiologique des muscles.

Pour ce qui est de la réfraction, nous dirons que la structure de l'œil est normale, lorsque, dans l'état de repos, il réunit les rayons venus d'objets placés à l'infini en un foyer exactement situé à la face antérieure de la couche des bâtonnets et des cônes ; autrement dit, lorsque les rayons incidents parallèles s'unissent sur cette couche (en φ'', fig. 62). Le *punctum remotum* de cet œil est à l'infini. Si les rayons convergents peuvent aussi se réunir en un foyer, l'œil a un pouvoir dont il n'a pas besoin; car de tous les objets partent des rayons divergents ou, tout au plus, paral-

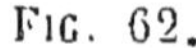

Fig. 62.

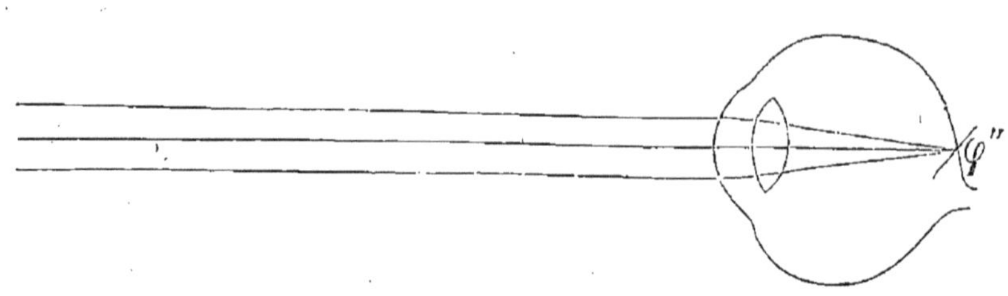

lèles. Si, au contraire, le *punctum remotum* n'est point à l'infini, mais à une distance finie, la vision est indistincte dans une grande partie de l'espace. En conséquence, la *réfraction* des milieux de l'œil à l'état de repos peut s'appeler normale par rapport à la situation de la rétine, seulement lorsque les rayons incidents parallèles s'unissent sur la couche des bâtonnets et des cônes. Alors, en effet, la limite est précisément à la moyenne; on a affaire à l'emmétropie (de εμμετρος, *modum tenens*, et ὤψ, *oculus*). Nous appelons un pareil œil *emmétrope.*

Ce mot exprime parfaitement ce que nous voulons dire. Cet œil ne peut s'appeler *normal;* car il peut être anormal ou malade tout en étant emmétrope. L'expression *œil normalement construit* n'est pas non plus tout à fait correcte; car la structure d'un œil emmétrope peut, à beaucoup d'égards, être anormale, et l'*emmétropie* peut exister avec une différence de structure. Donc, le mot *emmétropie* exprime seul avec précision et netteté la condition à laquelle nous avons fait allusion.

Il y a donc emmétropie lorsque le foyer principal des milieux de l'œil, à l'état de repos, tombe sur la face antérieure de la couche la plus externe de la rétine (comparez fig. 62). Voilà la définition la plus simple.

L'œil peut dévier de la condition emmétropique de deux manières : le foyer principal φ'' de l'œil à l'état de repos peut tomber *en avant* (fig. 63) ou *en arrière* (fig. 64) de la couche la plus externe de la rétine. Dans le premier cas, les rayons divergents (pointés dans la fig. 63), dans le second, les rayons convergents (pointés dans la fig. 64) se réunissent en un foyer sur la rétine. Dans le premier cas donc, à l'état de repos, on voit distinctement les objets situés à une distance finie déterminée (fig. 63, *i*); dans le second cas, on ne peut les voir distinctement à aucune distance; car les rayons, en tombant sur la cornée, doivent, pour s'unir sur la rétine, converger déjà vers un point situé derrière l'œil (fig. 64, *i*). Dans le premier cas, la limite la plus éloignée est *comprise dans* la mesure normale : la mesure est trop courte, et l'état peut donc s'appeler *brachymétropie.* Dans

Fig. 63. Fig. 64.

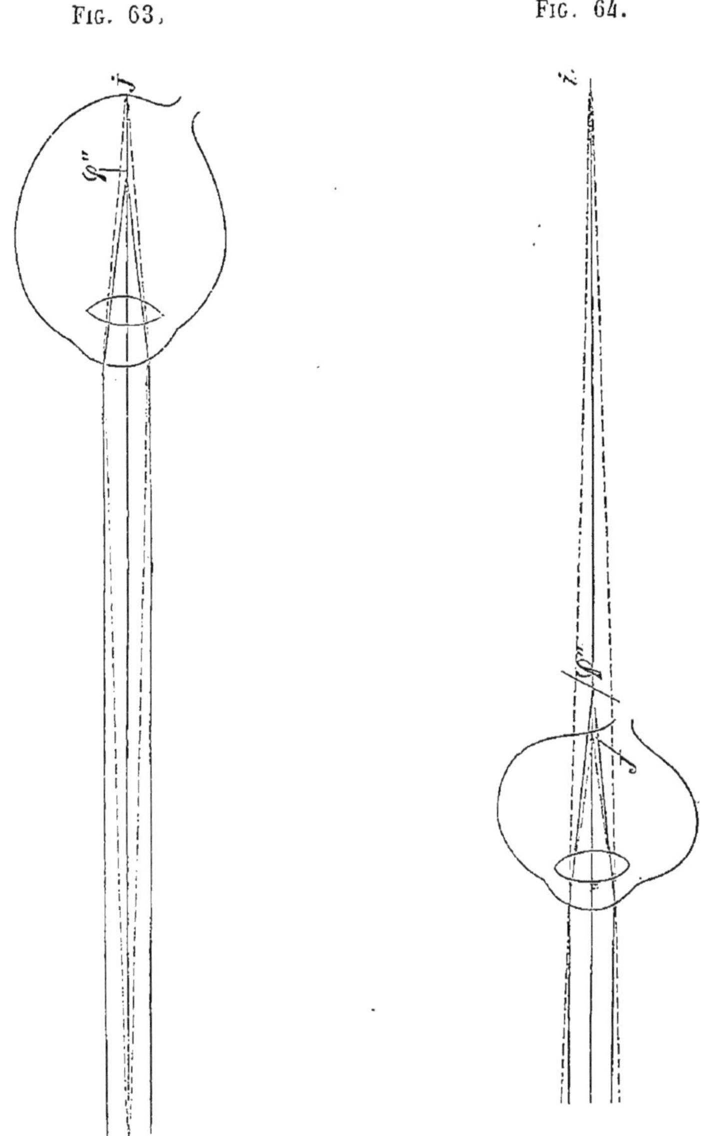

le second cas, la limite est *au delà* de la mesure, et j'ai, pour cette raison, appelé cet état *hypermétropie.*

De là il résulte clairement que la brachymétropie et l'hypermétropie sont deux conditions opposées.

Les définitions sont maintenant extrêmement simples : le foyer postérieur principal φ'' des milieux de l'œil à l'état de repos tombe :

Dans l'EMMÉTROPIE, *sur* la couche la plus externe de la rétine ;

Dans la BRACHYMÉTROPIE, *en avant* de la couche la plus interne de la rétine ;

Dans l'HYPERMÉTROPIE, *derrière* la couche la plus externe de la rétine.

Pour exprimer que l'œil n'est pas emmétrope, nous pouvons employer le mot *amétropie* (de ἄμετρος, *extra modum*, et ὤψ, *oculus*). La brachymétropie et l'hypermétropie sont donc toutes deux rapportables à l'amétropie.

La brachymétropie n'est évidemment que la *myopie*, et il paraît préférable d'employer le mot *myopie* comme étant un terme établi. Le mot *brachymétropie* a été formé seulement par opposition avec *hypermétropie*, expression que j'ai jugé convenable de conserver.

Il résulte évidemment de là que la myopie et l'hypermétropie sont des conditions opposées. La myopie se rencontre très-fréquemment et doit être considérée comme une importante condition, c'est ce qui a été admis depuis longtemps. L'hypermétropie, qui est encore plus commune et plus importante dans ses résultats, a été jusqu'ici étudiée superficiellement, ou confondue avec d'autres états.

Je répète, en raison de son importance, ce que j'ai déjà fait ressortir, que *la myopie et l'hypermétropie sont les deux conditions opposées de l'amétropie.*

D'après les définitions données des anomalies de réfraction, on a vu que la distance R du *punctum remotum* est la base sur laquelle elles reposent. Le raccourcissement de la distance focale, grâce auquel des points plus rapprochés deviennent distinctement visibles, est l'ouvrage des muscles d'accommodation. Par le maximum d'action de ces muscles, l'œil s'adapte à la distance P de son *punctum proximum*. Maintenant nous avons trouvé, comme expression numérique de l'amplitude de l'accommodation, $\frac{1}{A} = \frac{1}{P} - \frac{1}{R}$. L'amplitude de l'accommodation, et nous insisterons plus loin sur ce point, diminue avec les progrès de l'âge. En même temps, R peut rester presque invariable, et P devient ainsi plus grand. Le résultat de ceci est que, dans l'œil emmétrope, le *punctum proximum* est, à une certaine période de la vie, si éloigné de l'œil, que les opérations délicates ne peuvent plus bien s'accomplir avec des objets rapprochés. Cette condition de l'œil s'appelle *presbyopie. Il y a donc presbyopie, lorsque, en raison des progrès de l'âge, par suite de la diminution de l'amplitude d'accommodation, le* punctum proximum *s'est trop éloigné de l'œil.*

Autrefois les auteurs avaient coutume de faire contraster la presbyopie et la myopie. En apparence, c'était tout à fait exact. Mais, dans la myopie, les objets rapprochés, et dans la presbyopie les objets éloignés, peuvent se voir distinctement. Dans la myopie, ils trouvaient « la distance moyenne de la vision distincte » située trop près de l'œil, et la trouvaient trop éloignée dans la presbyopie. Ils se sentaient ainsi obligés, soit qu'ils négligeassent l'hypermétropie ou la confondissent avec la presbyopie, d'opposer directement la presbyopie à la myopie, et de les regarder comme des déviations de nature semblable, mais opposées en direction.

Il résulte cependant d'un examen plus attentif, qu'une telle opposition est illogique. Le fait est que, et au point de vue anatomique et au point de vue physiologique, la myopie et la presbytie appartiennent à des catégories très-différentes. La myopie est basée sur une construction anormale de l'œil ; la presbyopie est la condition normale de l'œil normalement construit, à une période plus avancée de la vie. Dans la myopie, le pouvoir d'accommodation possède l'amplitude normale ; la presbyopie, au contraire, est basée sur une diminution de cette amplitude, résultat naturel de l'âge. La myopie, enfin, repose sur une situation anormale du *punctum remotum;* la presbyopie, d'une variation dans la position du *punctum proximum.* La myopie et la presbyopie sont si peu des états opposés, qu'elles peuvent se rencontrer simultanément dans le même œil. Un œil, par exemple, qui peut voir distinctement de 20 pouces à 14, est en même temps myope et presbyte : le *punctum remotum* est à une distance trop courte, le *punctum proximum* à une distance trop grande.

Nous pouvons donc considérer qu'il est pleinement prouvé et démontré :

1° Que la myopie et l'hypermétropie doivent être considérées comme deux états opposés ;

2° Qu'il n'est ni logique ni pratique d'opposer la myopie et la presbyopie l'une à l'autre.

Pour ce qui est de la presbyopie, cet état n'est pas anomal, mais plutôt la condition normale de l'œil emmétrope construit normalement, parvenu à une période de la vie plus avancée. Fût-elle une anomalie, on ne devrait pas l'envisager comme une anomalie de réfraction, mais comme une anomalie d'accommodation. Elle ne serait pas classée avec la myopie et l'hypermétropie, mais, au contraire, avec les troubles d'accommodation. Comme, cependant, il n'y a pas trouble, mais diminution de l'amplitude d'accommodation, on doit la traiter en considérant l'influence de l'âge sur l'œil.

L'accommodation est, comme nous l'avons vu, basée sur un changement de forme du cristallin, changement produit par la contraction des muscles intérieurs de l'œil.

De là il résulte que les anomalies d'accommodation peuvent dépendre :

a. D'une altération du système cristallinien ;

b. D'une altération des muscles intérieurs.

Parmi les altérations de l'appareil cristallinien, l'absence totale du cristallin, que j'ai nommée *aphakie*, est presque la seule qui se présente à l'observation.

Les altérations des muscles de l'accommodation sont d'une nature très-variable. Nous aurons principalement à distinguer :

1° La faiblesse, qui, assez souvent, se manifeste par des phénomènes définis chez les sujets épuisés par différentes maladies.

2° La paralysie plus ou moins complète, qui, probablement sans exception, se lie à une condition semblable du muscle sphincter de l'iris, et se présente souvent comme une partie de la paralysie du nerf moteur oculaire.

3° Le spasme, qui se présente beaucoup plus rarement que la paralysie, et, comme cette dernière, se base sur une action anormale directe ou indirecte du système nerveux.

Outre ces rares formes de spasme, nous observerons, comme un phénomène ordinaire de l'hypermétropie, une augmentation persistante de la contraction des muscles d'accommodation, produite par l'habitude. Ce sujet sera donc traité en parlant de l'hypermétropie.

En outre, on doit ici remarquer, d'une manière générale, que l'état de réfraction exerce une influence importante sur l'usage ordinaire de l'amplitude d'accommodation, et, par conséquent, sur l'accommodation elle-même. Les modifications ainsi produites ne sauraient se séparer des états de réfraction dont elles dépendent, elles sont donc naturellement considérées avec ces dernières. Pour ce motif et d'autres encore, il était nécessaire de donner une idée de l'accommodation avant de passer à la description des anomalies de réfraction.

Dans une note d'une page environ, M. Donders explique combien la classification des yeux d'après le *punctum remotum* est plus scientifique que celle d'après le *punctum proximum*, ce dernier point variant avec l'âge et l'état de fatigue de l'organe, ou que celle d'après la distance moyenne de la vue distincte, d'après laquelle les yeux seraient myopes ou presbytes suivant qu'il leur faudrait des verres concaves ou convexes pour lire à 30 centimètres. Remarquons seulement que la nouvelle classification a été formulée nettement pour la première fois par M. Donders, et que c'est par là que notre auteur a le mieux mérité, peut-être, de l'ophthalmologie.

M. Laurence résume le système dans le tableau suivant, relatif à l'état de repos complet de l'accommodation, et que nous copions textuellement dans son ouvrage précité (*The optical Defects of the Eye*) :

	ŒIL		
	NORMAL.	MYOPE.	HYPERMÉTROPE.
Les rayons parallèles forment foyer.......	*Sur* la rétine.	*En avant* de la rétine.	*En arrière* de la rétine.
Punctum remotum........	A l'infini.	A une distance finie et positive.	A une distance finie négative.
L'œil au repos est adapté pour.......	Rayons parallèles.	Rayons divergents.	Rayons convergents.
Effet des verres sur la vision au loin.....	Les concaves et les convexes sont nuisibles.	Les concaves améliorent.	Les convexes améliorent.

§ 7. — Causes des défauts de réfraction en général.

Définir les anomalies de l'accommodation, c'est déterminer leur cause. Car, quoique des états ou des phénomènes morbides très-différents puissent donner naissance à la paralysie ou au spasme des muscles d'accommodation, — nous savons que, dans le premier cas, les phénomènes dépendent toujours de la diminution ou de l'abolition de l'action des muscles d'accommodation, et, dans le second, d'une action involontairement exaltée de ces mêmes muscles.

Au contraire, la définition dioptrique posée ne jette aucune lumière sur la cause des anomalies de réfraction. Elles sont simplement définies des troubles de connexion dans la position relative du foyer principal et de la rétine. On laisse ainsi indécise la raison anatomique ou physiologique dont ces troubles de connexion peuvent dépendre.

Il semblerait que c'est ici le lieu de traiter ce sujet d'une manière générale. Toutefois nous n'exposerons ici que ce qui se passe dans la plupart des cas. Les troubles d'une nature particulière, qui ne se présentent qu'exceptionnellement, ne seront considérés qu'en parlant en détail de chacune des anomalies.

La disposition ordinaire est exprimée dans les trois figures ci-jointes. La figure 65 représente un œil emmétrope, la figure 66 un œil myope, et la figure 67 un œil hypermétrope. Nous sommes immédiatement frappés de ce que dans l'œil myope l'axe de vision est plus long, dans l'œil hypermétrope, au contraire, plus court que dans l'œil emmétrope. C'est presque exclusivement à cette raison qu'on doit attribuer que les rayons incidents parallèles forment foyer, dans l'œil myope, en avant de la rétine, dans l'œil hypermétrope en arrière de celle-ci. Nous pouvons, même sur le vivant, nous convaincre d'une manière satisfaisante de cette différence de longueur de l'axe de vision. C'est ainsi que, si nous faisons diriger le regard en dehors aussi fortement que possible, nous observerons le lent changement de courbure de l'ovale qui appartient à l'œil myope et la variation rapide

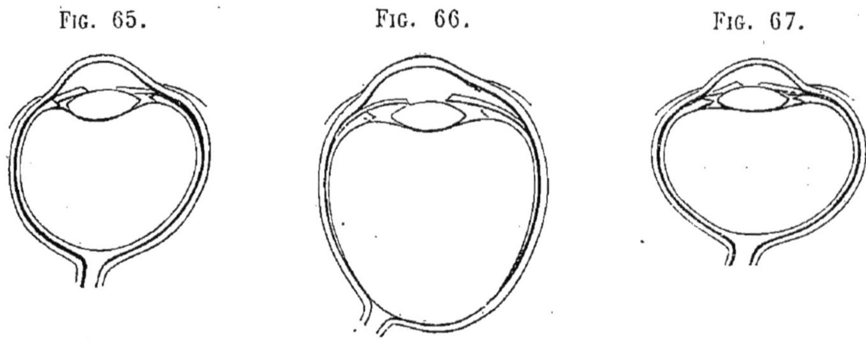

Fig. 65. Fig. 66. Fig. 67.

dans la direction de cette courbure, qui se présente en avant de l'équateur dans l'œil hypermétrope.

On peut supposer que la myopie et l'hypermétropie dépendent aussi de beaucoup d'autres causes. Les anomalies de réfraction pourraient dépendre de la courbure des différentes surfaces réfringentes, aussi bien que des indices de réfraction. Les théories n'ont pas manqué sur ce sujet.

L'opinion la plus généralement accréditée fut d'abord que, dans la myopie, la cornée est plus convexe. D'après ce que l'on connaissait de l'hypermétropie, on la supposait liée à un trop grand aplatissement de la cornée, aplatissement que l'on affirmait exister dans la presbyopie. A un examen extérieur, il semblerait réellement que, chez les myopes, la cornée soit plus convexe, et chez les hypermétropes et les presbytes, plus aplatie que chez les emmétropes. Cette apparence vient de ce que, dans la myopie, l'iris et le cristallin sont plus éloignés de la cornée, tandis qu'ils en sont plus rapprochés dans l'hypermétropie et la presbyopie. Une autre raison peut encore, à tort, faire admettre à l'observateur une différence de courbure de la cornée, c'est que souvent, chez les myopes, le globe oculaire tout entier est plus saillant, tandis qu'il est plus enfoncé dans l'orbite chez les hypermétropes. Mais, en réalité, la courbure de la cornée dans l'amétropie ne diffère pas essentiellement de celle de l'emmétropie, et l'âge n'exerce qu'une influence à peine appréciable. De nombreuses mesures des rayons de courbure de la cornée m'ont donné cette conviction. Elles m'ont montré que, contrairement à ce à quoi on s'attendait, la cornée, à un âge avancé, devient un peu plus convexe, et que, dans les degrés extrêmes de myopie, au contraire, on la rencontre quelque peu plus aplatie. De plus, les rayons de la cornée des deux yeux du même individu m'ont semblé, en général, ne pas présenter de différence, ou du moins présenter une différence beaucoup moindre que celle qu'on rencontre généralement dans les yeux de différentes personnes; tandis que, enfin, le rayon (aussi bien que l'œil tout entier) est, chez les femmes, quelque peu plus court que chez les hommes.

Quoique, dans la myopie ordinaire, la cornée ne soit pas plus convexe, il est évident que, toutes choses égales, une plus grande convexité de la cornée doit donner naissance à la myopie, et nous verrons bientôt que, dans les maladies de la cornée, la myopie se produit accidentellement de cette manière.

Nous arrivons maintenant naturellement à considérer la distance focale principale du cristallin comme une cause d'anomalies de la réfraction. On doit tenir compte ici, et de la courbure des surfaces réfléchissantes, et de l'indice de réfraction. Avec l'âge, le cristallin devient plus dense spécialement à l'extérieur, et l'indice de réfraction des couches les plus externes paraît ainsi augmenter. Si les choses se passent réellement ainsi; et si l'indice des couches corticales s'approche ainsi davantage de celui du noyau, la distance focale devient plus grande. La diminution de réfringence de l'œil, dans l'âge avancé, paraît dépendre réellement de cette cause. Mais il n'existe aucun autre fait qui nous autorise à admettre que des changements définis dans la distance focale du cristallin se présentent ordinairement dans des anomalies définies de réfraction. Dans quelques mesures des surfaces de courbure de cristallins de personnes myopes, mesures prises sur le cadavre, je n'ai rien trouvé d'anormal; il semblerait plutôt que, chez les individus fortement hypermétropes, on dût s'attendre à trouver un cristallin plus aplati. Les déterminations de ce genre pendant la vie prennent beaucoup de temps, cependant elles doivent être faites. Dans les yeux mesurés par Helmholtz, aussi bien que dans ceux mesurés par Knapp, il se trouva, par hasard, un œil myope. Les chiffres trouvés par ces deux observateurs n'indiquent pas que le cristallin des myopes présente une distance focale plus courte; les résultats de l'ablation du cristallin chez les myopes ne conduisent pas non plus à cette conclusion, comme nous le montrerons plus en détail en parlant de l'aphakie.

Maintenant, si, chez les myopes, le cristallin est, en général (comp. fig. 66 avec fig. 65), plus éloigné de la cornée que chez les emmétropes, le foyer du système dioptrique doit, chez les premiers, se trouver plus profondément que chez les seconds; c'est en dépit de cette cause et en raison de l'élongation de l'axe visuel que la myopie existe. Dans l'hypermétropie, le cristallin, étant situé plus antérieurement (comp. fig. 65 et 67), doit, toutes choses égales, former le foyer principal à une distance moindre de la cornée; mais, l'axe visuel étant beaucoup plus court, le foyer principal est encore derrière le système. Dans les deux cas, donc, l'anomalie de réfraction est plutôt compensée que causée par le système cristallinien.

On ne sait rien de ce qui concerne les changements d'indices de réfraction. A un point de vue théorique, nous devons dire que l'indice de la cornée et de l'humeur aqueuse étant plus grand, et celui de l'humeur vitré au contraire étant moindre, le foyer principal serait porté en avant.

Le résultat final reste donc ce que nous avions énoncé au début : *la myopie dépend généralement d'une élongation, et l'hypermétropie d'un raccourcissement de l'axe visuel.*

Nous supprimons ici des tableaux contenant les moyennes de mensurations faites, au moyen de l'ophthalmomètre, sur les cornées d'un grand nombre d'individus ; des chiffres donnés, il paraît résulter que la courbure de la cornée n'est aucunement en relation avec l'amétropie.

§ 8. — Représentation diagrammatique de l'amplitude d'accommodation et des anomalies de réfraction et d'accommodation.

Dans le § 5, nous avons vu ce qu'on doit entendre par amplitude d'accommodation. Nous avons décrit la faculté d'accommodation comme le pouvoir de l'œil de s'ajouter à lui-même une lentille positive, et la force de cette lentille a été pour nous la mesure de l'amplitude d'accommodation. Nous avons montré plus loin que la distance focale de cette lentille auxiliaire se trouvait immédiatement, en déterminant les distances du *punctum proximum* et du *punctum remotum*, au point nodal de l'œil. Nous avons appelé ces distances P et R, et l'amplitude de l'accommodation était alors :

$$\frac{1}{A} = \frac{1}{P} - \frac{1}{R}.$$

Si $\frac{1}{A}$ est l'amplitude d'accommodation, A est la distance focale de la lentille auxiliaire que l'œil peut s'ajouter à lui-même.

Tout cela est très-clair ; mais il y avait encore un desideratum, c'était de le rendre plus sensible au moyen d'un dessin. Un essai dans cette direction réussit au delà de notre attente. Non-seulement nous pouvons, dans un diagramme, exprimer l'amplitude d'accommodation, proportionnelle à la longueur des lignes, mais le commencement et la fin des lignes nous montrent en même temps p et r, et nous font voir le degré de myopie et d'hypermétropie de l'œil ainsi représenté. Un coup d'œil jeté sur la table ci-jointe le démontrera. Les longueurs des grosses lignes horizontales représentent les amplitudes d'accommodation. Au-dessus des lignes plus fines verticales sont marquées les distances de l'œil, auxquelles la vision distincte a lieu ; les nombres donnent en pouces les distances d'où les rayons doivent diverger pour former un foyer sur la rétine. Prenons quelques exemples :

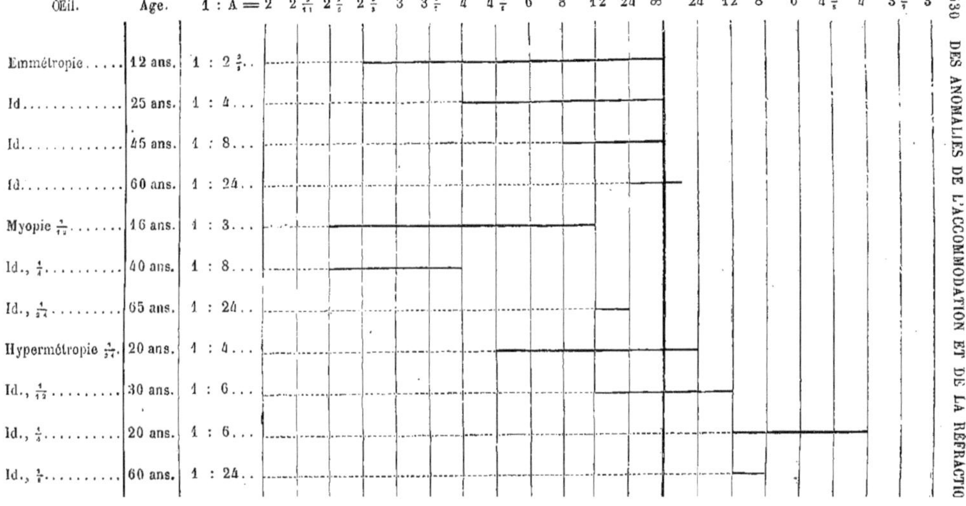
Œil.
Age.
1 : A = 2 2 2/11 2 2/5 2 2/3 3 3 3/7 4 4 4/5 6 8 12 24 ∞ 24 12 8 6 4 4/5 4 3 3/7 3
Emmétropie..... 12 ans. 1 : 2 2/3..
Id............. 25 ans. 1 : 4...
Id............. 45 ans. 1 : 8...
Id............. 60 ans. 1 : 24..
Myopie 1/12....... 16 ans. 1 : 3...
Id., 1/4.......... 40 ans. 1 : 8...
Id., 1/24......... 65 ans. 1 : 24..
Hypermétropie 1/24. 20 ans. 1 : 4...
Id., 1/12......... 30 ans. 1 : 6...
Id., 1/4.......... 20 ans. 1 : 6...
Id., 1/8.......... 60 ans. 1 : 24..

La première ligne transversale représente les limites et l'amplitude de l'accommodation chez un enfant de douze ans. Celle-ci commence à ∞ et finit à 2 pouces $\frac{2}{3}$. Ce qui indique que la distance du *punctum remotum* $R = \infty$, tandis que celle du *punctum proximum* $P = 2$ pouces $\frac{2}{3}$. L'œil est donc emmétrope et a une amplitude d'accommodation de $\frac{1}{2\frac{2}{3}} - \frac{1}{\infty} = \frac{1}{2\frac{2}{3}}$. C'est ce que l'on voit d'un coup, d'après la première ligne.

La cinquième ligne transversale, représente les limites d'accommodation et l'amplitude d'accommodation d'un jeune homme de seize ans. Le *punctum remotum* est à 12 pouces, le *punctum proximum* à 2 pouces $\frac{2}{5}$ de l'œil $\left(R = 12,\ P = 2\frac{2}{5}\right)$. Il est donc d'abord myope, et sa myopie est d'un degré tel qu'elle peut être corrigée par des verres de $-\frac{1}{12}$ (c'est-à-dire de 12 pouces de distance focale négative). De tels verres donnent aux rayons venus d'objets situés à l'infini la même direction que s'ils venaient d'un point situé à 12 pouces de l'œil. Le degré de myopie est donc exprimé aussi par $\frac{1}{12}$, $M = \frac{1}{12}$. Maintenant, si le *punctum proximum* est à 2 pouces $\frac{2}{5}$, nous trouvons comme amplitude d'accommodation $\frac{1}{2\frac{2}{5}} - \frac{1}{12} = \frac{1}{3}$. Tout cela est exprimé par la cinquième ligne.

Le principe sur lequel repose le diagramme est celui-ci : La distance réciproque des deux lignes verticales exprime, chaque fois, une amplitude d'accommodation déterminée ; cette unité a été prise ici de $\frac{1}{24}$. Si maintenant nous commençons à ∞, et comptons vers la gauche, nous trouvons, au-dessus de la première ligne, 1 : 24 correspondant à $\frac{1}{24}$ de l' mplitude d'accommodation.

Au-dessus de la seconde ligne..... 1 : 12.... $2 \times \frac{1}{24}$.

— de la troisième........ 1 : 8..... $3 \times \frac{1}{24}$.

Au-dessus de la sixième.......... 1 : 4...... $6 \times \frac{1}{24}$.

— de la septième......... 1 : $3\frac{3}{7}$.... $7 \times \frac{1}{24}$, etc.

La différence d'amplitude d'accommodation des deux lignes voisines est toujours $= \frac{1}{24}$. Par exemple :

$$\frac{1}{6} - \frac{1}{8} = \frac{1}{24};\quad \frac{1}{2\frac{2}{3}} - \frac{1}{2\frac{2}{2}} = \frac{1}{24},\ \text{etc.}$$

Si nous avons maintenant réuni le *punctum proximum* et le *punctum remotum* par une ligne horizontale, nous n'aurons plus qu'à compter les espaces séparés par des lignes verticales qu'elle traverse, pour connaître à combien de $\frac{1}{24}$ s'élève l'amplitude d'accommodation. La première ligne transversale traverse neuf espaces : elle représente donc $\frac{9}{24} = \frac{1}{2\frac{2}{3}}$ d'amplitude d'accommodation ; la sixième, qui traverse huit intervalles, correspond à $\frac{8}{24} = \frac{1}{3}$ d'amplitude d'accommodation, etc.

D'après ce dessin, il est maintenant bien évident que le même pouvoir d'accommodation est nécessaire pour venir de l'infini à 8'', que pour venir de 8'' à 4'' ; pour venir de 6'' à 4'' que pour venir de 4'' à 3'', etc. En un mot, la distance de chaque couple de lignes verticales correspond à la même amplitude d'accommodation $\left(= \frac{1}{24}\right)$, et, pour venir de l'une à l'autre, la même action du pouvoir d'accommodation est chaque fois nécessaire ; c'est-à-dire que l'œil doit, chaque fois, s'ajouter une lentille positive de $\frac{1}{24}$.

De plus, nous observons qu'aussi à la droite de ∞, il est des lignes verticales au-dessus desquelles sont placés des nombres. Toutes ces lignes sont du domaine de l'hypermétropie. Les nombres indiquent également en pouces à quelle distance derrière l'œil les rayons incidents doivent converger en un point, pour s'unir sur la rétine. La huitième ligne horizontale représente donc l'œil d'une personne hypermétrope. Dans le relâchement total de l'accommodation, les rayons doivent, pour s'unir sur la rétine, converger à 24 pouces derrière l'œil. Pour voir distinctement à l'infini, l'individu aura donc besoin d'un verre de $\frac{1}{24}$, avec lequel les rayons parallèles acquièrent la convergence que nous venons de mentionner. Cette hypermétropie est donc neutralisée par des verres de $\frac{1}{24}$; il manque à cet œil, pour être emmétrope, une lentille de $\frac{1}{24}$: c'est pourquoi nous écrivons $H = \frac{1}{24}$. Avec la plus forte tension possible du pouvoir d'accommodation, le même œil voit distinctement à la distance de $4\frac{4''}{5}$, les rayons doivent donc, dans ce cas, diverger à partir de ce point pour former un foyer.

L'accommodation sur la rétine, utilisée par cet œil, a donc été en premier lieu $\frac{1}{24}$ pour voir à ∞, et, en second lieu, de $\frac{1}{4\frac{4}{5}}$ pour parvenir au *punctum proximum* de la vision distincte. C'est donc :

$$\frac{1}{24} + \frac{1}{4\frac{4}{5}} = \frac{1}{4}.$$

D'accord avec ce résultat, nous voyons que la ligne horizontale s'étend sur six espaces, correspondant à $\frac{6}{24} = \frac{1}{4}$ d'amplitude d'accommodation.

Dans l'œil hypermétrope, les distances sont négatives, c'est-à-dire qu'elles sont derrière l'œil. Aussi trouvons-nous sur la table, marqué à la droite de ∞, 1 : 24, etc. Donc, dans la formule de l'amplitude d'accommodation, $\frac{1}{P} - \frac{1}{R} = \frac{1}{A}$, les termes sont négatifs, en tant que les distances exprimées par P et R sont négatives.

Dans l'exemple cité de la huitième ligne horizontale, c'était le cas de R. La formule devenait donc :

$$\frac{1}{P} - \left(-\frac{1}{R}\right) = \frac{1}{A},$$

et en conséquence l'amplitude de l'accommodation doit être calculée $\frac{1}{4\frac{4}{5}} + \frac{1}{24}$, et non $\frac{1}{4\frac{4}{5}} - \frac{1}{24}$.

Les autres yeux représentés sur la table n'ont pas besoin d'autre explication. Ce que nous venons de dire a pleinement montré comment on pouvait déduire des lignes transversales la nature et le degré d'amétropie, aussi bien que l'amplitude d'accommodation.

Il est inutile de faire remarquer que, par cette méthode, nous pouvons enregistrer facilement et aisément une série d'yeux dont nous déterminons l'accommodation, et que, sur un principe défini, nous pouvons facilement comparer l'un à l'autre les cas ainsi classifiés. Dans la suite, nous emploierons fréquemment cette méthode.

Notre auteur ajoute ici une observation très-importante, à savoir, que l'hypermétropie devrait toujours s'inscrire précédée du signe —. Pour s'en souvenir, il suffit de remarquer que le défaut est corrigé par l'action d'un verre *positif*. La *myopie*, au contraire, est *positive*, puisque pour neutraliser une myopie de $\frac{1}{6}$, par exemple, pour le ramener à zéro, il faut employer un verre *négatif* ou concave $-\frac{1}{6}$.

Il est donc entendu, une fois pour toutes, que c'est pour abréger qu'on écrit $H = \frac{1}{6}$, au lieu de $H = -\frac{1}{6}$.

Les notations M pour l'hypermétropie et H pour la myopie sont dues à M. Donders; pourquoi faut-il que nous critiquions celle qu'il a adoptée pour l'amplitude d'accommodation? Dès qu'on adopte H et M pour l'hypermétropie et la myopie, il n'y a aucune raison pour ne pas prendre, avec M. Giraud-Teulon, A pour l'amplitude d'accommodation. Si l'on veut, au contraire conserver la notation $\frac{1}{A}$ pour l'amplitude d'accommodation, il faudrait prendre $\frac{1}{H}$ et $\frac{1}{M}$ pour l'hypermétropie et la myopie. Cette dernière convention aurait l'avantage de supprimer bien des fractions. En effet, si $\frac{1}{H} = -\frac{1}{6}$, on a forcément aussi $H = -6$, ce qui est plus vite écrit que $H = -\frac{1}{6}$, et ce qui, dans les ouvrages imprimés, dispenserait des espaces blancs que les fractions obligent à ménager entre une partie des lignes. Quoi qu'il en soit, nous nous conformerons à l'usage, et nous écrirons H, M et $\frac{1}{A}$.

Nous passons sous silence quelques développements de M. Donders sur la véritable signification de $\frac{1}{A}$ dans les différents yeux. Ajoutons seulement que l'expression *amplitude d'accommodation* qui nous a servi à traduire les mots *range of accommodation* (*Accommodationsbreite*) avait été acceptée par M. Verdet, dont personne ne contestera l'autorité en pareille matière, comme préférable aux mots *latitude*, *parcours*, *puissance*, etc., dont certains auteurs français se sont servis indistinctement.

§ 9. — Détermination clinique de l'amétropie en général.

Comme nous l'avons déjà vu et comme nous le verrons d'une manière plus particulière, la myopie et l'hypermétropie exercent une grande influence sur la fonction de la vue, et sont toutes deux intimement liées à de nombreuses affections de l'œil de nature différente. L'ophthalmologiste doit donc se faire une règle d'examiner la réfraction des yeux de tous les malades qui s'adressent à lui. Dans les affections inflammatoires aiguës, on peut, au premier moment, différer la détermination; quoique, lorsque l'inflammation cède, même dans ces cas, on ne doive pas la négliger. Je me suis depuis longtemps habitué à noter ce point chez tous mes malades : dans les registres de l'hôpital pour les maladies des yeux, une colonne spéciale est disposée à cette intention. J'ai, dans maintes circonstances, reconnu le grand avantage de cette règle.

Avec un peu de pratique, la détermination s'effectue rapidement et sûrement. Deux méthodes ont été employées. La première consiste à essayer le pouvoir visuel avec des verres d'une distance focale connue; la seconde consiste à déterminer l'état de la réfraction au moyen de l'ophthalmoscope.

I. Pour la première méthode, il faut avoir : d'abord les verres nécessaires de $\frac{1}{80}$ à $\frac{1}{2}$ et de $-\frac{1}{80}$ à $-\frac{1}{2}$; en second lieu, les objets nécessaires à l'épreuve.

Les verres sont contenus par paires dans une boîte, avec une lunette d'essai dans laquelle on peut les fixer. Il convient aussi d'avoir une plaque métallique noircie, de même grandeur que les verres, qui, placée dans la lunette, masque l'un des yeux; en fermant l'œil avec le doigt, la netteté de la vision se perd facilement pour quelques instants, de telle sorte que nous ne pouvons examiner cet œil immédiatement après l'autre.

Les objets les plus convenables sont des lettres et des nombres. Le docteur Snellen en a construit un système régulier, et a ainsi rempli un vide qui se faisait depuis longtemps sentir. Les principes que le docteur Snellen a eus en vue sont les suivants :

1° Les lettres sont détachées, séparées, noires sur un fond blanc, formant une suite irrégulière.

2° La lettre est romaine, large, carrée; le trait vertical est $\frac{1}{4}$, le trait horizontal $\frac{1}{8}$ de la largeur de la lettre.

3° Certaines lettres, plus difficiles à distinguer que les autres, sont exclues.

4° Les grandeurs augmentent de I à CC, et la grandeur est proportionnelle au nombre, de sorte que CC est deux cents fois plus grand que I; XX dix fois plus grand que II, etc.

5° Les différentes grandeurs peuvent être distinguées par un œil perçant, avec un bon éclairage, à une distance qui, en pieds, correspond exactement au nombre. Ainsi II correspond à 2 pieds, VI à 6 pieds, XX à 20 pieds, etc. ; tous ces caractères, vus sous des angles semblables (de 5 minutes), sont également distincts pour un œil accommodé à la distance.

On obtient de grands avantages de l'application de ces principes. En premier lieu, l'existence de l'amétropie est immédiatement évidente, lorsque, eu égard au pouvoir de distinguer, la proportion entre la distance et la grandeur est détruite : par exemple, si une personne voit I à 1 pied, II à 2 pieds, et ne peut voir XX à 20 pieds, la myopie existe, etc. Si elle voit XX à 20 pieds, et ne voit pas I à une distance de 1 pied, le *punctum proximum* est à plus d'un pied de l'œil, etc. En second lieu, nous pouvons immédiatement déterminer avec une parfaite exactitude l'acuité de la vue. Celui qui, ayant ses yeux convenablement accommodés, distingue XX seulement à 10 pieds au lieu de 20, a une acuité de vision $S = \frac{10}{20} = \frac{1}{2}$; lorsqu'il distingue III à 1 pied, sa vision est $S = \frac{1}{3}$; lorsqu'il voit C à 20 pieds, $S = \frac{20}{100} = \frac{1}{5}$, etc. Celui qui distingue C, LX, XII, III à une distance d'un pied seulement, a une vision respectivement égale à $\frac{1}{100}$, $\frac{1}{60}$, $\frac{1}{12}$, $\frac{1}{3}$, etc.

Dans la recherche de l'amétropie, nous n'avons à nous occuper que de R, et, à cet effet, nous faisons regarder le malade à une distance d'environ 20 pieds. Sur le carton destiné à cette distance, on a figuré jusqu'au numéro CC ; ce modèle est donc applicable tant que S n'est pas inférieur à $\frac{1}{10}$. Si l'acuité est encore moindre, nous approchons le carton davantage, et, comme dernière ressource, nous pouvons faire compter des doigts.

Quant aux personnes qui ne savent pas lire, nous pouvons leur faire compter des traits verticaux. Par cette méthode, cependant, il est difficile d'obtenir des résultats, et, de plus, on ne saurait les comparer avec ceux obtenus par les lettres. Il est donc préférable d'apprendre à ces malades à reconnaître un couple de lettres et un couple de signes, ce qui est facile à faire.

La meilleure manière d'apprendre à reconnaître rapidement l'amétropie serait une instruction pratique ; nous devons cependant nous efforcer de donner ici quelques indications à ce sujet. A cet effet, mettons-nous au point de vue clinique. Des détails plus minutieux seront donnés en traitant de différentes formes d'amétropie et de différentes modifications d'accommodation.

Un individu âgé de vingt ans se présente.

La question est : Y a-t-il amétropie ? *Nous lui donnons à lire de fins caractères* — I à IV des échelles typographiques de Snellen.

A. *Il lit* I *sans difficulté à une distance de* 6 *à* 12 *pouces;* II à une distance de 2 pieds. Nous pouvons conclure premièrement que son pouvoir de vision est normal; deuxièmement, qu'il est emmétrope ou du moins très-légèrement amétrope. Nous lui montrons **XX** à 20 pieds. Il le lit également. Est-il emmétrope, c'est encore la question.

1. *Avec* $-\frac{1}{40}$ *il ne voit pas* **XX** *à la distance citée, d'une manière plus distincte;* il n'est pas myope. *Avec* $\frac{1}{40}$ *il voit les lettres moins distinctes, moins noires, quoiqu'un peu plus larges :* il n'a pas d'hypermétropie *manifeste.* Peut-il être néanmoins hypermétrope ? Il peut exister une hypermétropie *latente*, qui peut ne pas paraître tant que l'accommodation est active. Elle peut ne se manifester qu'après l'instillation du sulfate d'atropine (solution $\frac{1}{120}$) qui paralyse l'accommodation; s'il y a hypermétropie, l'œil verrait alors beaucoup plus distinctement à distance avec $\frac{1}{40}$, peut-être même avec $\frac{1}{24}$ ou $\frac{1}{16}$.

Devons-nous donc, pour nous assurer de l'existence ou de la non-existence de l'hypermétropie latente, chez chacun de nos malades, paralyser le pouvoir d'accommodation au moyen de l'atropine ? Nullement ; nous ne devons le faire que lorsqu'il existe une raison de suspecter l'hypermétropie, et, même dans ce cas, nous devrions avertir le malade que, pendant quelques jours, il subsistera une faiblesse de la vision, principalement pour les objets rapprochés, accompagnée de vision indistincte et probablement de photophobie. Quand sommes-nous donc autorisés à admettre ou à suspecter, chez un individu jeune, l'existence d'une hypermétropie latente ? Nous pouvons l'admettre lorsque l'hypermétropie manifeste existe; une portion reste toujours alors latente, grâce à l'action de l'accommodation. Nous pouvons la soupçonner avec de grandes probabilités : 1° lorsqu'il existe actuellement un strabisme convergent ; 2° lorsque le malade se plaint d'asthénopie ; 3° lorsque P est trop grand pour l'âge du malade. Si, par exemple, la personne examinée âgée de vingt ans dit qu'elle ne peut lire distinctement à la distance de 6'', nous découvrirons dans 19 cas sur 20 une hypermétropie latente. Comme nous allons le voir plus bas, il peut alors devenir utile de lui donner des verres.

2. *Si avec* $-\frac{1}{40}$ *il voit plus distinctement à distance*, il est très-légèrement myope.

3. *Si avec* $\frac{1}{40}$ *il voit aussi distinctement que sans verres*, il y a hypermétropie manifeste. Prenons des verres plus forts : $\frac{1}{36}$, $\frac{1}{30}$, etc.

Tant que le sujet voit également bien, l'hypermétropie manifeste n'est pas corrigée. Les verres les plus forts avec lesquels il voit distinctement indiquent le degré. S'il voit encore distinctement avec $\frac{1}{24}$, son hypermétropie manifeste est $= \frac{1}{24}$. Dans ce cas, nous ferions bien de déterminer aussi l'hypermétropie totale (manifeste + latente), après la paralysie par l'atropine.

B. Il lit le plus facilement I à 6″, II à 9″; il peut les lire beaucoup plus près, mais non plus loin. De 6″ à 9″, la lecture devient quelque peu plus difficile. Le dilemme est : il y a myopie ou diminution de l'acuité de la vision. A 20 pieds de distance, il ne voit ni XX, ni XL, ni LX, qui est trois fois plus grand que XX. Il y a presque certainement myopie. Nous essayons avec $-\frac{1}{9}$. Il voit maintenant beaucoup plus distinctement, et lit XXX ou même XX à une distance de 20 pieds : la myopie est prouvée. Son degré n'est cependant pas exactement connu. Pourquoi avons-nous essayé des verres de $-\frac{1}{9}$? Parce que le point le plus éloigné auquel existait encore une vision suffisamment distincte était à environ 9″. En faisant attention à ce dernier point, nous obtenons M approximativement. Si le sujet voit avec $-\frac{1}{9}$, les rayons parallèles acquièrent la même direction que s'ils venaient d'un point situé à 9″ en avant du verre. En comparant avec des verres de $-\frac{1}{8}$, on reconnaît que sa vision est encore plus distincte; avec $-\frac{1}{7}$ elle n'est pas meilleure qu'avec $-\frac{1}{8}$; avec $-\frac{1}{10}$ elle est décidément moins distincte; M est donc $= \frac{1}{8}$.

C. *Il ne peut, ou du moins il ne peut que difficilement lire* I *(ou même des lettres plus grandes), quelle que soit la distance du livre.* Son âge exclut la presbyopie. Trois choses sont encore possibles : il y a diminution de netteté de la vision, ou H, ou parésie (paralysie incomplète) de l'accommodation. Lorsque la pupille se contracte librement, cette dernière supposition peut être éliminée presque avec certitude. Le moyen le plus simple est de le faire lire immédiatement avec $\frac{1}{10}$. Des lunettes munies de ces verres doivent toujours se trouver sur la table de l'oculiste. C'est, dans un grand nombre de cas, le premier numéro qu'il essaye pour arriver rapidement à une conclusion. Si maintenant avec $\frac{1}{10}$ I est lu à 12 pouces, même si I $\frac{1}{2}$ se lit à 10″, nous ne pouvons soupçonner plus longtemps une diminution de netteté de la vision, et H est devenue très-probable. A une distance de 20 pieds, le malade distingue XL et aussi XXX; au contraire, il ne distingue pas XX. Mais avec $\frac{1}{30}$ le malade les voit plus distinctement; avec $\frac{1}{20}$ il distingue XX; avec $\frac{1}{16}$ il les voit encore aussi bien; avec $\frac{1}{13}$, les lettres deviennent diffuses : l'existence de H et même de $H = \frac{1}{16}$ est ainsi établie : S est en même temps parfaite. Si des verres positifs produisent une amélioration considérable, même si l'on ne peut en trouver avec lesquels XX puisse être distingué à 20 pieds, H est compliquée d'une diminution d'acuité de la vision, comme cela se rencontre fréquemment. Dans les deux cas, l'hypermétropie totale H se déterminerait alors par la production artificielle de la paralysie. S'il y avait eu parésie de l'accommodation, sans H, l'œil nu aurait vu distinctement à distance, et même de faibles verres positifs auraient diminué la netteté de la vision par rapport aux objets éloignés. Cet état aurait été immédiatement distingué de H, car avec $\frac{1}{10}$, à plus de 10″, les lettres seraient devenues un peu diffuses, et, par conséquent, I $\frac{1}{2}$ n'aurait pas été lu à 16″. Lorsqu'il y a complication d'une diminution de netteté dans la vision, un examen à l'ophthalmoscope des milieux et du fond de l'œil est nécessaire. Dans H, cette recherche est fréquemment sans résultat, quoique la netteté de la vision soit diminuée. Assez fréquemment, il existe en même temps de l'astigmatisme, état dont je dois remettre la description au chapitre suivant.

D. *Le malade lit* II, *ou au moins* IV *et* VI *à* 3″, 4″ *ou* 5″ *de l'œil, mais non à une plus grande distance.* Il y a ici une myopie avec diminution de netteté dans la vision, ou un haut degré d'hypermétropie. S'il lit VIII à 2 pieds, ce ne peut guère être que de l'hypermétropie. Si, à distance, il ne voit que LX avec des verres de $\frac{1}{6}$, XXX avec ceux de $\frac{1}{5}$, mais moins bien, il y a hypermétropie, et même $Hm = \frac{1}{6}$; une partie de cette hypermétropie est encore latente. S'il y avait eu de la myopie avec une grande diminution de netteté dans la vision, le malade aurait vu plus mal à 2 pieds de distance, et, ce qui est décisif, la vision d'objets éloignés aurait diminué avec des verres positifs; avec des verres négatifs, au contraire, elle aurait augmenté. Nous expliquerons dans le chapitre de l'hypermétropie pourquoi, dans les hauts degrés de H, des lettres d'une grandeur définie se voient mieux près de l'œil qu'à une distance de 1 pied.

E. *Le malade dit qu'il voit complétement et parfaitement, particulièrement à distance, et qu'il voit aussi les objets rapprochés, mais que son œil se fatique rapidement, qu'il ne peut se livrer à des travaux assidus.* Il y a ici asthénopie : nous en parlerons en détail dans un article spécial. Je peux ici faire remarquer que, dans la grande majorité des cas, H en est la cause ultime. Nous essayerions si le malade peut lire à 6″, 5″ et 4″; si cette lecture est difficile ou non. Nous le faisons regarder à distance : de faibles verres positifs de $\frac{1}{40}$, $\frac{1}{36}$, etc., augmentent, ou du moins ne diminuent pas la netteté de la vision. L'existence de H est ainsi démontrée, et nous n'avons qu'à déterminer son augmentation par la paralysie artificielle (H latente). Mais quelquefois, malgré l'existence de l'asthénopie, les lettres à distance deviennent diffuses par l'addition de verres positifs faibles, par exemple de $\frac{1}{40}$. Pouvons-nous, de là, conclure l'absence de H ? Nullement; il est presque certain qu'il y a de l'hypermétropie latente. Nous devons donc, dans ces cas, déterminer P, et avoir ensuite recours à la paralysie artificielle de l'accommodation. Si l'on trouvait ainsi que H n'existe pas, $\frac{1}{A} = \frac{1}{P} - \frac{1}{R}$ sera singulièrement petit, et nous arrivons ainsi à la parésie d'accommodation, qui est infiniment plus rare que H.

Tous ces cas dépendent de la détermination de R. Cette distance déterminée, on connaît l'existence ou la non-existence, et en même temps le degré de l'amétropie. De plus, nous pouvons, de la manière simple déjà décrite, déterminer le *punctum proximum ;* par lui on connaît l'amplitude d'accommodation $\frac{1}{A} = \frac{1}{P} - \frac{1}{R}$. Avec l'âge, elle diminue, et la vision est pour ce motif considérablement modifiée. Il était donc nécessaire, dans les exemples précédents, de supposer un âge défini, et nous avons choisi un jeune homme de vingt ans. Il sera avantageux de présenter au lecteur quelques exemples de personnes plus âgées.

Un homme de cinquante ans se présente.

A. A une bonne lumière, il reconnaît facilement II à 20″ et même à 24″; I $\frac{1}{2}$ d'une manière douteuse à ces deux distances, et ne peut lire I à aucune distance. A la distance de 16 pieds, il reconnaît les lettres de XX. La netteté de la vision est donc pratiquement parfaite. Avec $\frac{1}{40}$ il voit moins distinctement à distance, mais avec grande facilité les objets rapprochés. Notre conclusion est qu'il y a seulement Pr, et que le malade est déjà obligé, pour les travaux assidus, d'employer des lunettes.

B. *Il ne peut lire sans lunettes. Il y a même dix ans qu'il a commencé à éprouver de la difficulté en travaillant. A distance, cependant, il voyait alors distinctement ; aujourd'hui il voit moins nettement ; il ne reconnaît pas* XX *à une distance de* 20 *pieds,* XXX *d'une manière douteuse, et les lettres ne sont pas noires.* Nous pouvons être presque certains que, dans ce cas, Pr a été surajouté à H. Avec $\frac{1}{10}$ il lit I à environ 12″, plus près il lit plus difficilement : la netteté de la vision est parfaite; l'existence de H, à proprement parler, a déjà été prouvée, puisqu'il voyait à 12″ avec des verres de $\frac{1}{10}$. Déterminons-la pour la vue à distance : avec $\frac{1}{30}$ la vision est aussi perçante qu'avec $\frac{1}{40}$; avec $\frac{1}{24}$ elle est moins bonne. Nous avons $H = \frac{1}{30}$. A cinquante ans, l'hypermétropie latente est très-légère; il est inutile de la déterminer. Le malade peut porter constamment des verres de $\frac{1}{30}$; pour lire et écrire, des verres plus forts sont nécessaires.

C. « *Il a toujours eu une excellente vue, voyait extrêmement bien les objets distants et rapprochés; il se vante de ses yeux, mais il a observé depuis quelques semaines qu'il ne voit plus aussi bien les objets éloignés de l'œil droit.* » Il lit I de 6'' à 12'', II à 2 pieds, mais non III à 3 pieds de distance. Nous concluons qu'il y a myopie. Le malade se récrie; il est surpris de ne pouvoir reconnaître XX et XXX à distance, et encore plus de les distinguer nettement avec des verres de $-\frac{1}{30}$. L'œil avec lequel il pouvait encore lire, mais voyait moins distinctement à distance, paraissait affecté d'un commencement de cataracte.

Ces exemples peuvent suffire pour faire ressortir en général la manière de rechercher l'amétropie. J'ajouterai seulement, comme une chose importante pour la première indication, que beaucoup d'hypermétropes se plaignent d'asthénopie ; que la plupart des myopes savent qu'ils voient moins bien à distance; que, de plus, les premiers ont généralement une chambre antérieure moins profonde, les seconds une chambre antérieure plus profonde, qu'enfin l'âge donne une indication pour la presbyopie.

Dans la détermination de R à l'aide de verres, on néglige la distance x du verre au point nodal k de l'œil. En employant des verres à longue distance focale, x a moins d'influence ; mais lorsque les verres employés sont à courte distance focale, on doit tenir compte de x. Si nos verres sont positifs, x doit être déduit de la distance focale ; s'ils sont négatifs, on doit l'y ajouter. Ainsi, si la myopie est neutralisée par des verres de $-\frac{1}{6}$, et si $x = 1''$, $M = \frac{1}{7}$; si l'hypermétropie est corrigée par des verres de $\frac{1}{8}$, et si $x = 1''$, alors $H = \frac{1}{7}$.

L'influence de x peut aussi nous aider à déterminer le degré d'amétropie. Si, par exemple, une image également distincte, ou même une image plus distincte, s'obtenait avec le verre employé, en l'éloignant de l'œil, le verre négatif était trop faible ou le positif trop fort. Nous connaissons ainsi quel verre nous aurions ensuite à essayer. On pourrait, peut-être, supposer que nous n'avions qu'à déterminer x avec le verre primitivement essayé, et à tenir compte de sa valeur. Ceci peut cependant conduire à un résultat inexact. Les myopes, en effet, préféreront souvent tenir tout près de l'œil un verre même trop fort : l'image est alors plus grande, et, par une légère tension de l'accommodation, ils l'empêchent d'être diffuse. Nous devons donc toujours, pour une détermination finale, chez les myopes, essayer quel est le verre le plus faible qui, tenu tout près de l'œil, donne une image définie. Chez les hypermétropes, nous courons moins de risque à tenir compte d'une grande valeur de x; mais il est préférable, dans ce cas encore, de faire la détermination finale avec un verre qui, tenu près de l'un des yeux, donne des images définies. Dans les hauts degrés de myopie, et, lorsqu'on n'a que des réponses incertaines, la recherche est souvent abrégée en constatant l'influence de verres faibles, par exemple, de $\frac{1}{40}$ et $-\frac{1}{40}$, superposés alternativement au verre négatif qui corrige à peu près la myopie, et qui est maintenu dans la lunette d'essai.

II. En second lieu, nous pouvons, dans un certain sens, déterminer plus objectivement l'état de réfraction par un examen à l'ophthalmoscope. Le grand inventeur de cet instrument ne s'est pas contenté de faire ressortir ce point, il a encore fait connaître la manière d'appliquer cette méthode. C'est ce que nous pouvons expliquer en peu de mots. D'après des lois bien connues, les rayons venus d'un point de la rétine, réfractés par les milieux de l'œil, auront, à leur entrée dans l'air, une direction semblable à celle des rayons qui, tombant sur la cornée, s'unissent au même point de la rétine. Si $M = \frac{1}{8}$, le point r, dont les rayons s'unissent sur la rétine, est à 8'' en avant du point nodal ; inversement, les rayons venus de la rétine convergent en avant de l'œil et s'unissent au même point. Si $H = \frac{1}{10}$, alors s'unissent sur la rétine des rayons dont les prolongements au delà de la cornée iraient se rencontrer en un point r, situé à 10'' derrière le point nodal; et, *vice versâ*, les rayons envoyés par la rétine atteignent l'air, divergent, et paraissent provenir du point cité. En dernier lieu, l'œil emmétrope en repos, qui a sur la rétine son foyer des rayons parallèles, donne aux rayons venus de la rétine, lorsqu'ils entrent dans l'air, une direction parallèle. En conséquence, l'œil de l'observateur, pour voir distinctement une image droite de la rétine de l'œil emmétrope, doit s'adapter pour des rayons parallèles; au contraire, il doit s'adapter pour des rayons convergents, afin de distinguer nettement l'image de la rétine des sujets myopes; et pour des rayons divergents, chez les sujets hypermétropes. Donc, si l'observateur connaît l'état de son œil, avec lequel il voit distinctement la rétine d'un autre, il peut se former une opinion de la condition de réfraction de l'œil observé. Le mieux est de s'exercer à voir en s'accommodant pour son propre *punctum remotum* (dont on a préalablement déterminé la position), et d'essayer le verre que l'on doit placer devant son œil pour voir alors distinctement les vaisseaux de la rétine d'un autre. Afin de pouvoir placer devant l'œil les verres les plus différents, j'ai fait placer sur l'ophthalmoscope un anneau qui peut tenir les différents verres de la boîte à verres. Mon œil est emmétrope et est habitué, en regardant dans les instruments d'optique, à s'accommoder pour des rayons parallèles. Si, maintenant, il me faut un verre de $-\frac{1}{8}$ pour voir distinctement une rétine, il y a une myopie de $\frac{1}{8}$; s'il me faut un verre de $\frac{1}{10}$, il y a une hypermétropie de $H = \frac{1}{10}$. Une petite correction, négative pour M, positive pour H, est nécessaire, pour tenir compte de la distance de l'œil observant à l'œil observé, et de la distance du verre à l'œil observant; mais si nous nous approchons autant que possible, cette correction peut se réduire à 1'' : faisons donc cette correction dans les exemples cités, et nous aurons $M = \frac{1}{9}$ et $H = \frac{1}{9}$. De plus, en faisant varier la distance entre l'œil observant et l'œil observé, nous avons un moyen d'estimer si nous devons essayer un verre plus fort ou un verre plus faible. Si l'œil de l'observateur est amétrope, on tiendra facilement compte du degré d'amétropie. Si, par exemple, on avait dû employer les mêmes verres que ci-dessus avec un œil chez lequel $M = \frac{1}{18}$, les yeux examinés auraient donné $M = \frac{1}{9} - \frac{1}{18} = \frac{1}{18}$, $H = \frac{1}{9} + \frac{1}{18} = \frac{1}{6}$. *Vice versâ*, lorsque les mêmes verres sont nécessaires à un œil observant dans lequel $H = \frac{1}{18}$, la M trouvée aurait monté à $\frac{1}{9} + \frac{1}{18} = \frac{1}{6}$, la $H = \frac{1}{9} - \frac{1}{18} = \frac{1}{18}$.

En observant à l'ophthalmoscope l'image renversée, l'estimation est plus difficile; car l'influence du verre objectif qui doit être placé devant l'œil et la position de l'image ne sauraient être bien définis. Cependant, les hauts degrés de myopie se manifestent immédiatement, lorsque, sans tenir de verre convexe devant l'œil observé, nous voyons au devant de cet œil l'image rétinienne renversée. Si nous pouvons alors déterminer approximativement la distance de cette image à l'œil, nous connaissons approximativement le degré de la myopie.

Tels sont les principes d'une détermination d'amétropie au moyen de l'ophthalmoscope. Généralement, cette méthode est inférieure comme précision à la détermination de vision par des verres d'une distance focale connue.

1. Il est difficile pour beaucoup d'observateurs, en employant l'ophthalmoscope, de relâcher entièrement leur pouvoir d'accommodation; s'ils ne sont pas certains d'arriver à ce résultat, la méthode est inapplicable pour eux. Celui, au contraire, qui est arrivé par la pratique, non-seulement à relâcher complétement son pouvoir d'accommodation, mais aussi à estimer avec justesse le degré d'action volontaire, peut très-souvent employer cette méthode avec avantage. Je le sais par ma propre expérience.

2. Si nous ne produisons pas la paralysie de l'accommodation, nous ne sommes jamais parfaitement sûrs de déterminer la réfraction à l'état de repos.

3. Il est parfois difficile, lorsqu'on est obligé d'employer des verres fortement négatifs, et que la pupille est étroite, de voir distinctement les vaisseaux de la rétine.

4. Les vaisseaux qui se trouvent à différentes profondeurs dans la couche fibreuse ne donnent qu'un objet imparfaitement situé pour l'estimation.

5. De plus, un tel objet ne convient guère pour déterminer avec précision si nous voyons distinctement. En conséquence, la méthode exige, dans chaque cas, un grand degré d'attention.

6. La détermination sur la ligne visuelle, qui présente une importance particulière, est le plus souvent d'une exécution difficile, parce que la place de la tache jaune n'est pas bien vue, ou parce que la détermination de la netteté de vision est particulièrement difficile.

Si donc cette seconde méthode n'est pas égale à la première en exactitude, elle mérite néanmoins notre attention, car elle est applicable dans des cas où la première nous fait défaut complétement ou en partie. C'est ce qui est vrai d'abord chez les jeunes enfants, comme chez les aveugles, et même dans les hauts degrés d'amblyopie, où la connaissance de l'état de réfraction est parfois d'une grande importance. De plus, par cette méthode, nous pouvons déterminer mieux et plus aisément le degré d'amétropie pour la vision indirecte, que par la première : dans maintes circonstances, j'ai, par ce seul moyen, réussi à me convaincre que la myopie pour la vision indirecte était moindre que lorsque le malade regardait suivant la ligne visuelle. En outre, le manque de fixation d'un œil hypermétrope examiné à l'ophthalmoscope, produit parfois un relâchement plus complet du pouvoir d'accommodation, grâce auquel l'hypermétropie, latente dans les essais de vision, peut se manifester. Enfin, cette méthode peut être très-utile dans l'amétropie simulée.

La note que nous supprimons ici se rapporte à une réclamation de priorité de Stellwag de Carion, qui soutient avoir indiqué le premier la distinction à établir entre les anomalies de la réfraction et celles de l'accommodation. Quoi qu'il en soit, c'est à M. Donders qu'appartient le mérite d'avoir montré la valeur pratique de cette délimitation, et d'avoir, par suite, jeté une grande clarté sur toute la partie de l'ophthalmologie qui nous occupe.

Bien que les discussions de priorité ne soient pas de notre goût, un point nous paraît mériter des recherches. Nous serions curieux de savoir quel physiologiste a dit le premier que la belladone amène l'accommodation à se faire pour le *punctum remotum* : le nom de l'auteur de cette découverte fondamentale n'est cité nulle part, et c'est là, suivant nous, une lacune regrettable.

On a vu que pour déterminer l'amétropie, on fait essayer au malade différents verres sphériques. Ceux usités en France portent les numéros 80, 72, 60, 48, 42, 36, 30, 24, 20, 18, 16, 15, 14, 13, 12, 11, 10, 9, 8, 7, 6 1/2, 6, 5 1/2, 5, 4 1/2, 4, 3 1/2, 3 1/4, 3, 2 3/4, 2 1/2, 2 1/4, 2. Il importe de savoir que les chiffres de cette série se suivent dans un ordre irrégulier totalement arbitraire. Burow a, le premier, essayé de faire adopter une série dont les verres fussent de force régulièrement croissante. MM. Nachet et fils (17, rue Saint-Séverin, à Paris) ont disposé, conformément à mes indications, une boîte qui paraît remplir convenablement le but proposé. Les verres portent les numéros 48, 24, 16, 12, 10, 8, 7, 6, 5 1/2, 5, 4 1/2, 4, et sont disposés par paires. De plus, la boîte contient une fois chaque verre de la série du commerce, autre que les précédents. Pour plus de détail, voyez l'instruction qui se trouve également chez MM. Nachet sur la série équidistante, dont nous dirons encore un mot plus loin (p. 576).

CHAPITRE III.

EXPOSÉ PLUS COMPLET DES DIFFÉRENTES SIGNIFICATIONS QUE PEUT PRENDRE L'AMPLITUDE D'ACCOMMODATION.

§ 10. — Des rapports qui existent entre l'accommodation et la convergence des lignes visuelles. — Sens des expressions : $1 : A$, $1 : A_1$, $1 : A_2$.

Les personnes qui ne tiennent pas à épuiser cette étude peuvent, sans inconvénient majeur, passer le paragraphe 10, et passer également, dans les paragraphes 11 et 12, les parties qui leur paraîtront difficiles. Celles, au contraire, qui veulent étudier complétement les variations de l'accommodation, feront bien de ne pas continuer sans avoir bien compris la signification de la figure 69 et les explications qui s'y rattachent. Cette figure permet d'étudier la manière dont l'accommodation varie avec la convergence.

Nous avons vu plus haut (page 485) que lorsqu'un objet, fixé binoculairement, est successivement à 24, 12, 8, 6.................... pouces des yeux, leur convergence est de 6, 12, 18, 24..................... degrés *environ*.

Ce sont ces angles de convergence de 12°, 24°... qui, sur la figure 69 (p. 550), sont inscrits comme étant de 11° 21′, 22° 50′..., ces derniers nombres répondant exactement à des yeux distants de 28‴ 1/2 l'un de l'autre. Il est donc entendu, une fois pour toutes, que les nombres 11° 21′, 22° 50′... inscrits sur les figures analogues à la fig. 69, pourraient être remplacés, sans aucun inconvénient, par 12, 6, 4....., si l'on préférait exprimer par une longueur plutôt que par un angle la distance de l'œil au point de fixation binoculaire.

On verra par la suite que l'accommodation dépend plus ou moins de la convergence. — Proposons-nous de représenter graphiquement l'amplitude de l'accommodation *relative à chaque degré de convergence*. La figure 68 donne une solution de

Fig. 68.

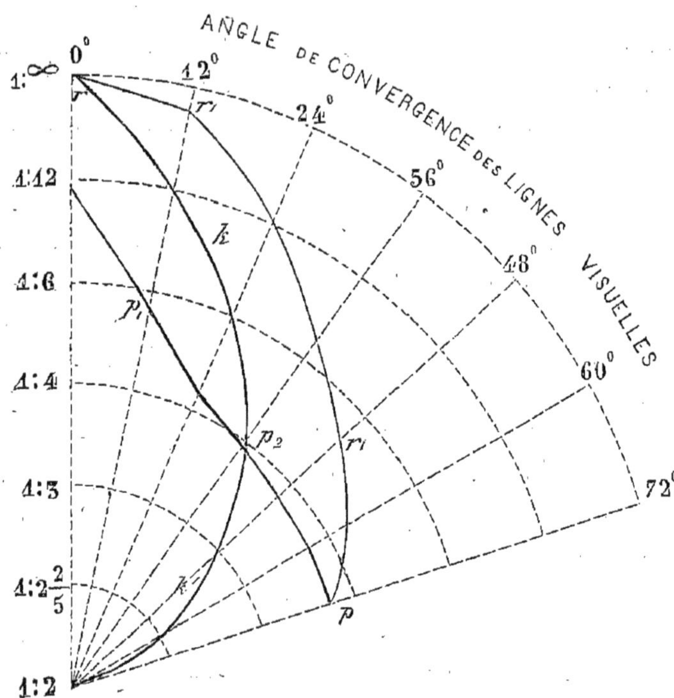

la question. — Du point 2 on a mené des lignes faisant entre elles des angles de 12°. Sur ces lignes nous voulons représenter les points pour lesquels l'accommodation peut se faire. 1° Les points où l'accommodation répond exactement à la convergence sont figurés sur la courbe *kk* (1). En effet, pour une convergence de 36°,

(1) Par construction, cette courbe est une spirale d'Archimède.

par exemple, d'après ce qu'on a vu page 485, le point fixé binoculairement est à 4″, et, s'il est vu nettement, l'accommodation est, par définition, 1 : 4. — 2° Les *punctum proximum* relatifs à une convergence donnée, sont sur la ligne pp'. — 3° Les *punctum remotum* sont sur rr'. — En un mot, cette figure exprime absolument la même chose que la figure 69 dont M. Donders va nous expliquer le sens.

Avec un peu de réflexion, on pourrait trouver bien d'autres constructions graphiques pour exprimer l'accommodation en fonction de la convergence : celle choisie par M. Donders nous paraît la plus simple qu'on puisse adopter ; si nous venons d'en indiquer une autre, c'est uniquement pour démontrer d'une manière palpable que ces tracés graphiques sont de convention, et peuvent se présenter plus ou moins élégamment suivant l'adresse du géomètre qui les dispose.

Le lecteur curieux de voir sous différentes faces les questions qui nous occupent peut varier ces constructions d'une manière très-intéressante, en représentant les distances 24, 12.... par des longueurs qui leur soient proportionnelles. On obtient ainsi sur le papier des figures qui correspondent aux figures 68 et 69, mais où les courbes ont des branches infinies, et où les parties comprises entre les courbes pp' et rr' limitent le *parcours* et non plus l'*amplitude* de l'accommodation.

Dans les limites de l'amplitude d'accommodation des deux yeux, l'état d'accommodation de l'œil correspond toujours à un degré déterminé de convergence des lignes visuelles. Ainsi, l'œil emmétrope, avec des lignes visuelles parallèles, accommode à une distance infinie ; avec des lignes convergeant à 8″, il accommode pour une distance de 8″, etc. Il existe donc infailliblement, entre la convergence des lignes visuelles et l'accommodation, un rapport intime, sur lequel Porterfield (1) et Jean Müller (2) ont déjà appelé l'attention. Toutefois, ces deux observateurs ont paru avancer que ce rapport est absolu et nécessaire (*causal*) : pour eux, un degré déterminé de convergence entraîne infailliblement un degré déterminé d'accommodation, à l'exclusion de tout autre ; seulement, *au delà* des limites de l'accommodation, ils admettent qu'il peut y avoir une convergence plus ou moins grande, à laquelle correspond encore l'accommodation pour le point le plus rapproché et pour le point le plus éloigné de la vision distincte. C'est là qu'est l'erreur.

Volkmann (3) a montré que, même dans les limites du pouvoir d'accommodation, il n'y a point une corrélation aussi absolue entre les deux phénomènes, et j'en ai donné ailleurs la preuve par des expériences simples, qui permettaient, en même temps, de déterminer le degré d'indépendance de chacun d'eux. Les expériences étaient faites, en partie avec

(1) *A Treatise on the Eye*, vol. I, p. 410. Edinburgh, 1759.
(2) *Vergleichende Physiologie des Gesichtssinnes*, 1826, p. 216.
(3) *Neue Beiträge zur Physiologie des Gesichtssinnes*, 1836, p. 148.

des verres convexes et concaves, en partie avec des verres prismatiques faibles (1). Il est aisé de se convaincre que les deux yeux peuvent voir très-nettement à la fois un objet à une distance déterminée, que l'on se serve ou non de verres légèrement concaves ou convexes. Par conséquent, sans changement de convergence, l'accommodation peut être modifiée. Il est aussi facile d'observer qu'en plaçant un prisme faible devant l'un des yeux, on peut voir également bien un objet à la même distance avec les deux yeux, quand l'angle du prisme est tourné en dedans ou en dehors. Par conséquent, la convergence peut varier sans modifier l'accommodation. Lors donc que l'on regarde comme indispensable à la vision distincte le rapport qui existe entre la convergence et l'accommodation, on exagère, au moins en partie. J'ai indiqué, il y a longtemps, une méthode pour déterminer jusqu'à quel point ces deux termes peuvent être indépendants l'un de l'autre. Depuis, on l'a appliquée avec toute l'exactitude désirable (2).

La question est très-simple. Il s'agit seulement de connaître R_1 et P_1 avec des lignes visuelles parallèles et une série de degrés convergents (au maximum). Or, ces derniers, nous les connaissons par le calcul des points les plus rapprochés et les plus éloignés, qui nous sont donnés au moyen de différents verres convexes et concaves. Toutefois, pour des déterminations précises, il est besoin d'un optomètre spécial.

Le résultat de l'examen des yeux emmétropes d'une personne âgée de quinze ans est représenté sur la figure 69. Les différents points de la diagonale kk' sont formés par l'intersection de lignes horizontales, en face desquelles sont indiquées les distances en pouces français, et de lignes verticales au-dessus desquelles sont marqués les degrés de convergence des lignes visuelles correspondant aux distances. La distance réciproque des lignes visuelles des deux yeux, quand elles étaient parallèles, était de $28,1/2'''$: or, dans ce cas (voyez la figure), pour une distance de $12''$, la convergence est de $11° 21'$; pour une distance de $6''$, elle est de $22° 50'$, etc. La ligne $p_1 p_2 p$, représente, pour cette suite de variations de convergence, la course du point le plus rapproché ; la ligne rr_1, celle du point le plus éloigné. Les points marqués sur ces lignes ont été déterminés expérimentalement.

Ainsi construite, cette figure montre que les yeux dont les lignes visuelles sont supposées ici parallèles, peuvent s'accommoder depuis une

(1) *Holländische Beiträge zu den anat. und physiol. Wissenschaften herausgegeben von van Deen, Donders und Moleschott*, 1846, Bd. I, p. 379.

(2) Voyez Mac Gillavry, *Onderzoekingen over de hoegrootheid der Accommodatie*, dissert. inaug. Utrecht, 1858.

distance infinie jusqu'à 11″; et avec 22° 50′ de convergence, depuis 12″ jusqu'à 4″,16, etc. En p_2 où la ligne des points les plus rapprochés coupe la diagonale kk', nous atteignons la limite de la plus courte distance de p_2 de la vision binoculaire distincte. Avec une convergence encore plus forte, 46°38′, par exemple, la ligne p_2 p reste au-dessous de la diagonale kk', en sorte que l'accommodation de l'œil ne peut avoir lieu pour

Fig. 69.

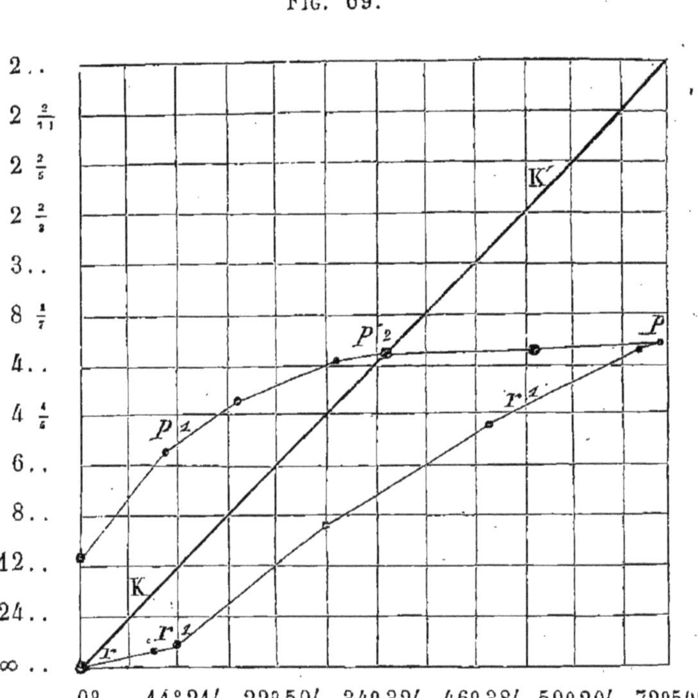

le point de convergence qui correspond ici à une distance de 3″; le point le plus rapproché, pour ce degré de convergence, se trouve, dans ce cas, à 3″,8 environ, comme on peut le voir sur la figure 69. Quant au point le plus rapproché, absolument, il est situé encore un peu plus près, et se trouve de fait à 3″,69; mais, pour cela, il faut une convergence d'environ 70°, qui correspond à une distance à peu près de 2″. Avec ce degré maximum de convergence, on ne trouve plus l'espace nécessaire à l'accommodation, et c'est pour cela que les lignes p_2 p_1 et r r_1 se coupent.

De ce qui précède, il résulte que, chez toute personne dont les yeux sont identiques et suffisamment mobiles, on peut distinguer :

1° La plus grande distance de la vision distincte R (de ∞ à r, dans la figure 69).

2° La plus courte distance binoculaire de la vision distincte P_2 (dans la figure, c'est le point p_2 correspondant à 3″,9).

3° La plus courte distance absolue de la vision distincte P, correspondant au degré maximum de convergence (dans la figure, c'est le point p_1 pour 3″,69).

4° La plus courte distance relative de la vision distincte P_1 pour un degré donné de convergence (par exemple, dans la figure, à 22° 50′, $P_1 = 4'',16$).

5° La plus grande distance relative de la vision distincte R, pour un degré donné de convergence (par exemple, dans la figure, à 22° 50′ de convergence, $R_1 = 12''$).

En déterminant ces quelques distances, on peut obtenir trois sens de la formule, exprimant autant de valeurs d'accommodation différentes.

I. Accommodation absolue........ $\frac{1}{A} = \frac{1}{P} - \frac{1}{R}$.

II. — binoculaire..... $\frac{1}{A_2} = \frac{1}{P_2} - \frac{1}{R_2}$.

III. — relative........ $\frac{1}{A_1} = \frac{1}{P_1} - \frac{1}{R_1}$.

On peut toutes les déduire de la figure 69.

Nous n'avons parlé dans les chapitres précédents que de l'amplitude absolue d'accommodation, de celle qui comprend l'accommodation à partir du point le plus éloigné r, jusqu'au point absolu le plus rapproché p, pour chaque œil en particulier. Dans la figure on a :

$$\frac{1}{A} = \frac{1}{3,69} - \frac{1}{\infty} = \frac{1}{3,69}.$$

L'amplitude *binoculaire* comprend l'accommodation à partir du point le plus éloigné r_2 pour les deux yeux à la fois, jusqu'au point le plus rapproché p_2 pour les deux yeux à la fois. Dans l'œil emmétrope r_2 coïncide avec r, et, par conséquent, le pouvoir d'accommodation déduit de la figure 69 est celui-ci :

$$\frac{1}{A_2} = \frac{1}{3,9} - \frac{1}{\infty} = \frac{1}{3,9}.$$

Enfin, l'amplitude d'accommodation *relative* est celle qui existe pour un degré donné de convergence des lignes visuelles. Elle représente le point où l'accommodation est indépendante de la convergence, et est mesurée, pour toute espèce de convergence, par la distance qui sépare les lignes $p_1\, p_2\, p$ et rr_1. En se reportant à la figure, on voit que pour une augmentation de convergence, le pouvoir relatif de l'accommodation devient alors plus grand, puis diminue, jusqu'à ce qu'il devienne égal à zéro pour le maximum de convergence, lorsque les lignes dont nous avons parlé viennent à se rencontrer. En consultant la figure, nous voyons qu'avec des lignes visuelles parallèles

$$\frac{1}{A_1} = \frac{1}{11} - \frac{1}{\infty} = \frac{1}{11},$$

et qu'avec une convergence de 11° 21',

$$\frac{1}{A_1} = \frac{1}{5,33} - \frac{1}{72} = \frac{1}{5,76},$$

il atteint déjà le maximum. Pendant quelques degrés $\frac{1}{A_1}$ se continue sans changement notable : pour 22° 50' de convergence, il est réduit à $\frac{1}{6,4}$, et au point le plus rapproché de la vision binoculaire, avec une convergence de 38° environ, il monte encore à $\frac{1}{9}$.

Il est encore important d'observer que le pouvoir relatif d'accommodation comprend deux parties distinctes, l'une *positive* et l'autre *négative*. La diagonale KK' représente la série de points de convergence des lignes visuelles : toute la portion située au-dessus de cette diagonale est positive, toute celle qui est au-dessous est négative. La première indique le degré d'accommodation que l'œil peut effectuer à partir du point de convergence pour se rapprocher encore ; la seconde pour s'éloigner davantage. Par exemple (voy. fig. 69), l'œil emmétrope, sous une convergence de 11° 21' qui correspond à 12'' sur la figure, accommode, dans la vision normale, à cette distance de 12''. Mais la convergence étant la même, l'accommodation peut se faire avec une tension plus considérable, pour une distance de 5'',33, je suppose, comme aussi elle peut reculer la vision distincte à une distance de 72''. C'est là un fait évident, puisque dans l'un des cas, avec des verres négatifs, dans l'autre avec des verres positifs de force déterminée, à la distance de 12'', on peut obtenir une vision nette des objets avec les deux yeux à la fois. Pour 11° 21' de convergence, la ligne $p_2 k_1$, représente donc la portion positive, et $k_1 r_1$ la portion négative du pouvoir relatif d'accommodation.

Le calcul donne pour la partie positive :

$$\frac{1}{5,33} - \frac{1}{12} = \frac{1}{9,6},$$

pour la négative :

$$\frac{1}{12} - \frac{1}{72} = \frac{1}{14,4}.$$

En sorte que, dans le cas cherché, à 11° 21′, nous trouvons :

$$\frac{1}{A_1} = \frac{1}{9,6} + \frac{1}{14,4} = \frac{1}{5,76},$$

résultat identique au précédent.

Un coup d'œil jeté sur la figure montre encore : que dans l'œil emmétrope, à l'infini, c'est-à-dire quand les lignes visuelles sont parallèles $\frac{1}{A_1}$ est entièrement positif ; que, bientôt, la convergence allant toujours croissant, la portion négative s'accroît rapidement aux dépens de la positive, et qu'à 36° de convergence, le rapport $\frac{1}{A_1}$ est devenu complétement négatif.

La distinction que nous venons d'établir acquiert une importance pratique, grâce à la loi suivante : *L'accommodation ne peut avoir lieu que pour une distance où, de l'amplitude relative d'accommodation, la partie positive l'emporte notablement sur la négative.*

La manière dont ont été faites les expériences pour tracer la figure 69 est facile à imaginer. M. Donders consacre quatre pages de petit texte à cette utile explication. Au fond, la méthode consiste à déterminer, au moyen d'un optomètre spécial, les *punctum proximum* et *remotum* d'yeux armés de verres tantôt convexes, tantôt concaves et de force connue.

Comme on le verra plus loin, les résultats exprimés par la figure 69 et les suivantes dépendent, quoi qu'on fasse, du degré de fatigue de l'organe et des exercices d'accommodation auxquels s'est préalablement livré l'expérimentateur. Ainsi, après quelques essais, nous sommes parvenu à augmenter considérablement la valeur de $\frac{1}{A_1}$ pour nos propres yeux, et nous sommes convaincu qu'il suffirait de quelques jours d'exercice continu pour dissocier complétement la convergence et l'accommodation.

Au moyen d'un appareil facile à concevoir, on peut fournir à l'œil droit les images que reçoit ordinairement l'œil gauche, et inversement. Armé de cet appareil, le sujet en expérience doit converger pour voir au loin, et inversement : une pareille disposition produit en même temps ce qu'on appelle la *pseudoscopie;* nous sommes porté à croire, bien que la disposition anatomique des parties ne paraisse pas favorable à cette idée, que bientôt la pseudoscopie ferait place à la stéréoscopie, et que, bientôt aussi, l'accommodation se ferait au mieux de la vision chez un sujet qui ne verrait jamais autrement qu'à travers l'appareil dont nous venons d'indiquer le principe.

§ 11. — Différences de l'amplitude relative d'accommodation $1 : A_1$ suivant les conditions de réfraction de l'œil.

Nous avons terminé le paragraphe précédent par cette conclusion pratique : l'accommodation ne peut avoir lieu que pour une distance où la partie positive de l'amplitude d'accommodation l'emporte notablement sur la négative.

En regard de ce résultat, il est fort important de montrer que l'amplitude relative d'accommodation des yeux amétropes diffère essentiellement de celle des yeux emmétropes. Cette différence est d'une double nature. D'abord, pour un degré donné de convergence, le rapport de la partie positive à la partie négative, dans l'expression $1 : A_1$, n'est pas le même ; en second lieu, les lignes $p_1\, p_2\, p$, et rr_1 ont une autre forme.

Examinons d'abord la relation qui existe entre les parties positive et négative de $1 : A_1$. Nous pouvons résumer ainsi ce que nous avons dit à ce

Fig. 70.

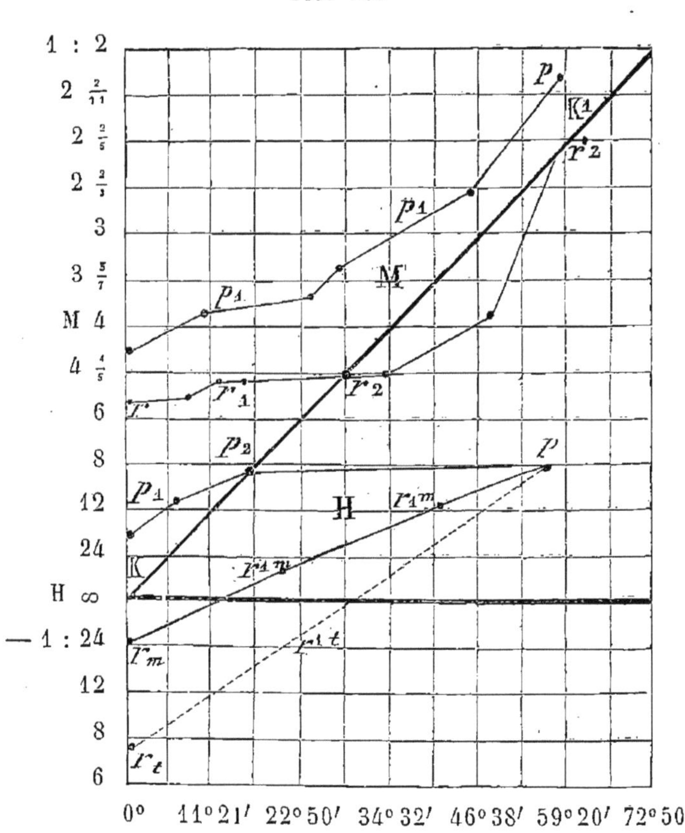

sujet : l'amplitude relative d'accommodation, considérée relativement à la réfraction de l'œil, se trouve avoir une position toute différente de celle qu'elle occupait par rapport à la ligne des points de convergence kk'. La figure 70 le fait voir en détail. Ce diagramme contient les courbes des points les plus rapprochés et les plus éloignés de la vision distincte d'un homme myope M et hypermétrope H. Toutes deux ont besoin d'être expliquées. Voyons d'abord celle de l'œil myope M.

Le commencement de la ligne rr_1 montre que nous avons affaire à une myopie de $\frac{1}{5,33}$: le point le plus éloigné r_2 de la vision binoculaire se trouve à 5''. Jusqu'à cette distance, c'est-à-dire jusqu'à une convergence d'environ 28°, $1 : A_1$ est essentiellement positif. Mais à partir de ce point, la portion négative s'accroît rapidement ; à 34°, elle atteint la moitié de la portion positive. Jusque-là, le rapport $1 : A_1$ allait toujours croissant ; là il atteint son maximum $\frac{3}{24}$; l'amplitude totale d'accommodation s'élève alors à $1 : A = \frac{7}{24}$. A partir de ce point pourtant, $1 : A_1$ diminue un peu; mais la partie négative, pendant ce temps, s'accroît de plus en plus et devient dominante environ vers 50°. Là les difficultés de convergence augmentant, le point le plus éloigné commence à se rapprocher, et, vers 58°, il coïncide avec le point de convergence. A cette convergence maximum cependant, l'accommodation peut s'effectuer avec une tension encore plus considérable, comme le montre la ligne verticale ascendante $r_2\, p$, qui représente à peu près le rapport $1 : A_1 = 1 : 18$. Ceci nous fait voir que dans le cas où la myopie est la plus complète, même avec le maximum de convergence, il reste encore une certaine amplitude d'accommodation, et cela proportionnellement, d'autant plus que la convergence elle-même est plus restreinte. Ce diagramme montre, en outre, que pour la myopie, dans le domaine de la vision binoculaire, la partie négative du rapport $1 : A_1$ est très-peu de chose. Au contraire, la convergence est souvent très-bornée. D'où il suit que *dans les cas d'extrême myopie, la difficulté de maintenir la vision binoculaire ne provient pas de l'effort de l'accommodation, mais plutôt de la difficulté de la convergence.*

Pour les cas de myopie où, comme dans le diagramme ci-dessus (fig. 70) p se trouve plus près de l'œil que le point de convergence des lignes visuelles le plus rapproché, p_2 n'existe pas, et c'est r'_2 qui le remplace. L'amplitude d'accommodation des deux yeux ne peut être représentée que par la formule

$$\frac{1}{A_2} = \frac{1}{R'_2} - \frac{1}{R_2},$$

dans laquelle R'_2 exprime la distance du point r'_2 au point nodal de l'œil.

Examinons maintenant le cas de l'œil hypermétrope H de la figure 70. Nous trouvons ici, comme pour l'œil emmétrope, la courbe $p_1\, p_2\, p$ que parcourent les points les plus rapprochés, et celle des points les plus éloignés $r_m\, r_{1m}$, toutes deux en rapport avec le degré de convergence. Mais, en outre, nous remarquons une ligne ponctuée $r_t\; r_{1t}$. Cette dernière exige quelques mots d'explication.

Nous avons vu déjà que l'œil hypermétrope ne peut jamais relâcher complétement son pouvoir d'accommodation. Le sujet hypermétrope âgé de seize ans, dont l'observation est ci-jointe sur le tableau, préférait, pour regarder à une distance donnée, des verres de $\frac{1}{28}$ environ à des verres plus forts : par conséquent, il y avait là une hypermétropie manifeste de $\frac{1}{28}$ H_m, représenté par le point r_m. Mais lorsqu'on paralysait artificiellement son pouvoir d'accommodation par le sulfate d'atropine, des verres de $\frac{1}{8}$ placés à $\frac{1}{2}''$ du point nodal lui devenaient nécessaires pour voir nettement à une certaine distance, si bien que l'hypermétropie *totale* s'élevait à $\frac{1}{7,5}$. C'est là ce qu'exprime le point r_t. Dans cet état de paralysie, la réfraction ne subit aucune modification par suite des variations de convergence : aussi ne peut-on rechercher où se trouverait le point le plus éloigné, à différents degrés de convergence, s'il n'y avait point de contraction spasmodique involontaire. Par suite, la ligne $r_t\; r_{1t}\; p$ est purement imaginaire et sert à relier le point absolu le plus éloigné r_t avec le point le plus rapproché. L'amplitude totale d'accommodation est donc, finalement :

$$\frac{1}{A} = \frac{1}{8} - \left(- \frac{1}{7\ 1/2}\right) = \frac{1}{3,87}.$$

Quant à l'amplitude relative, nous voyons qu'elle est très-grande, et qu'elle diminue avec assez d'uniformité au fur et à mesure que s'accroît la convergence. Sa partie positive qui, dans l'état de parallélisme des lignes visuelles, est assez considérable, devient complétement négative pour une convergence de 9° (en p_2) sous un angle de 16° à 17°, et, à partir de ce point, ne cesse plus de l'être. Si nous partons du point absolu le plus éloigné $r\,t$, nous voyons la partie positive arriver seulement à la moitié de la partie négative, les lignes visuelles étant parallèles. Si nous partons du point apparent le plus éloigné r_m, cette partie positive est d'abord plus grande, il est vrai ; mais on peut voir que, même pour une convergence de 55°, les rapports sont intervertis.

Nous arrivons donc à cette conclusion, en rapport avec le résultat pratique exprimé tout à l'heure, que, pour ce degré d'hypermétropie, les yeux ne peuvent accommoder longtemps de suite au point d'intersection des lignes visuelles. Pour des degrés plus forts d'hypermétropie, nous montrerons plus tard que jamais la vision binoculaire ne peut avoir de netteté ; et que pour l'hypermétropie absolue au plus haut degré, la vision monoculaire même en manque constamment.

Application des données précédentes aux rapports qui existent entre l'amplitude d'accommodation et la convergence des lignes visuelles. — Nous devons maintenant étudier de plus près la forme des courbes précédentes. Même dans la figure 70, nous voyons que les courbes de M sont concaves supérieurement, tandis que celles de H sont convexes dans le même sens. Si nous comparons ces résultats à ceux de la figure 71, nous constatons que les courbes de l'œil emmétrope gardent un juste milieu entre M et H. La raison de cette disposition est basée sur ce fait, que, avec une faible convergence, un œil myope accommode moins proportionnellement

Fig. 71.

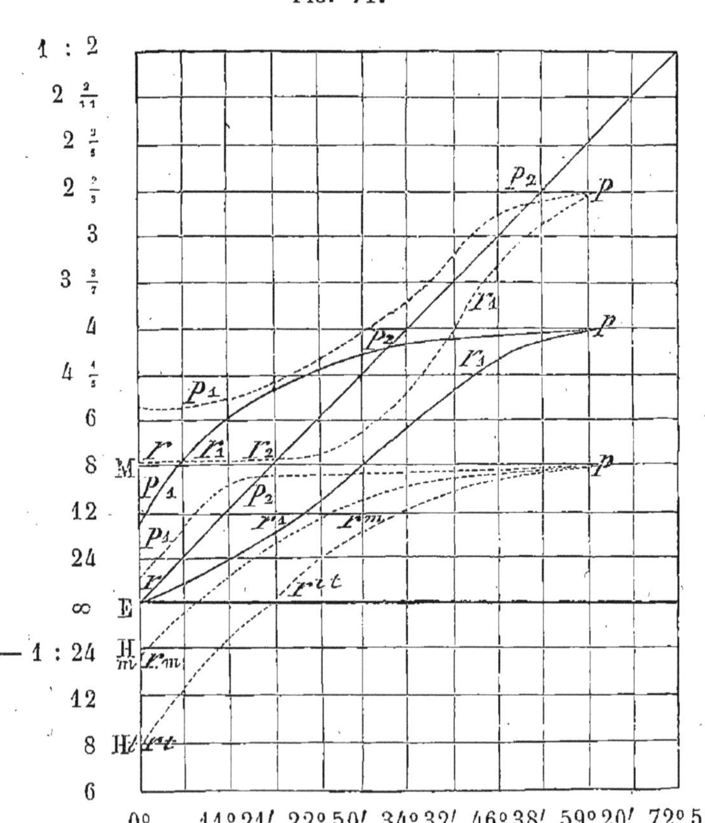

qu'un œil emmétrope et un œil hypermétrope davantage. Le diagramme représenté dans la figure 71 met ce fait en lumière. Il contient les courbes des points les plus éloignés et les plus rapprochés de la vision distincte, en fonction de la convergence pour l'œil emmétrope, E (lignes pleines), l'œil myope, M (lignes ponctuées), et l'hypermétrope, H (lignes alternativement ponctuées et rayées). Pour faciliter la comparaison de ces trois courbes, le rapport $\frac{1}{A}$ est pris égal à $\frac{1}{4}$ et le maximum de convergence à 59° 20′. Les lettres E, M, H sont placées aux différents *punctum remotum.* La lettre H_m (hypermétropie apparente) répond au point manifestement le plus éloigné r : la lettre H_t (hypermétropie totale), au point *absolu* le plus éloigné r_t. Du reste, les lettres ont la même signification que dans la figure 70.

Ceci posé, voici ce que montre l'étude de ce diagramme.

1° Les rayons visuels étant parallèles, l'œil emmétrope peut mettre en jeu environ $\frac{1}{3}$ de son amplitude totale d'accommodation; le myope seulement $\frac{1}{4,5}$; l'hypermétrope, au contraire, les $\frac{3}{5}$.

2° Avec une faible convergence, l'œil myope peut accommoder beaucoup moins que l'œil emmétrope; l'hypermétrope, au contraire, beaucoup plus; et c'est en réalité ce qui a lieu. On peut s'en assurer en examinant à cet effet la courbe rr_1 qui, pour l'œil myope, est d'abord presque horizontale, tandis que pour l'hypermétrope elle est fortement ascendante.

3° Pour une convergence plus forte, l'accommodation de l'œil myope peut encore augmenter beaucoup; celle de l'hypermétrope, au contraire, ne s'accroît que très-peu. La figure montre, à partir de 18° de convergence, la courbe de l'œil hypermétrope $p_1\ p_2\ p$ gardant une direction presque horizontale, tandis que celle de l'œil myope commence à devenir franchement ascendante.

Le diagramme répond à toutes les questions analogues que l'on peut se poser : il semble donc superflu de s'appesantir plus longuement sur ce sujet.

Les différences que nous venons de déterminer sont pratiquement d'une grande importance. Il s'ensuit évidemment, par exemple, que quand on neutralise l'amétropie par des verres (ce qui revient à amener le point r à l'infini), l'œil ne devient en aucune façon identique avec un œil emmétrope, dont l'amplitude d'accommodation serait semblable. C'est ce que l'on peut déduire facilement des figures ci-dessus. Ce résultat est encore plus manifeste dans la figure 72, où sont répétées les courbes de la figure 71 (l'œil emmétrope Ep-Er, le myope Mp-Mr, l'hypermétrope Hp - Hr mHr t), de telle façon que dans toutes le point r soit ramené à l'infini. Ce diagramme montre que l'œil myope ainsi neutralisé, a son point de vision binoculaire le plus rapproché à 16″, en sorte que le rapport $1 : A_2$ ne s'élève qu'au quart de $1 : A$. Réciproquement, pour l'œil hypermétrope, le point binoculaire le plus rapproché p_2 est presque égal au point absolu p. De plus, dans l'œil myope, $1 : A_1$ devient complétement négatif pour une convergence qui n'excède pas 8° ou 9° : dans l'hypermétrope, $1 : A_1$ reste entièrement positif pour une convergence de plus de 30°. De là il résulte pour

Fig. 72.

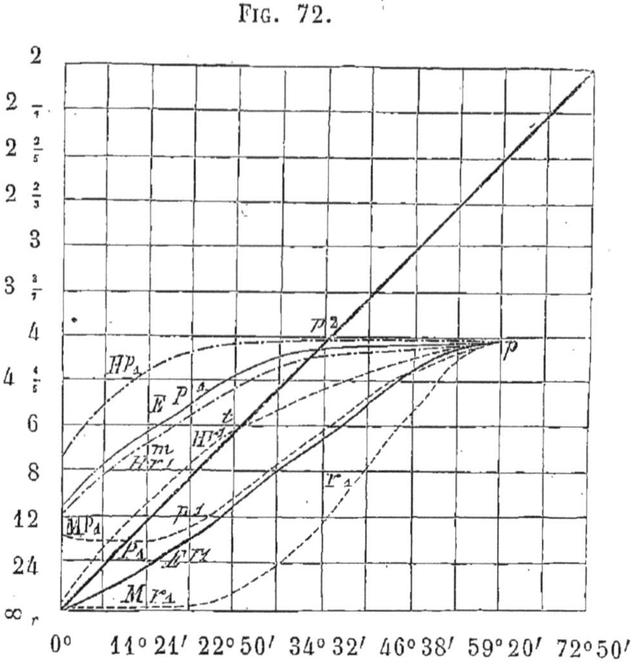

les deux de la difficulté dans la vision binoculaire sous une convergence modérée : pour le myope ainsi corrigé, parce que, dans ces circonstances, il accommode trop faiblement ; pour l'hypermétrope, parce qu'il accommode trop fortement.

La cause de cette différence est également manifeste, elle est le résultat de l'habitude. L'œil myope a appris à converger jusqu'à un certain degré sans mettre en jeu son amplitude d'accommodation dans la même proportion que l'œil emmétrope. Ainsi le point binoculaire le plus éloigné (fig. 72 Mr_2), quoique vu sous une convergence assez considérable, reste presque aussi loin de l'œil que le point *absolu* le plus éloigné de Mr. Mais d'autre part, l'œil ne s'est pas exercé à mettre en jeu, pour une faible convergence, une partie relativement considérable de son amplitude d'accommodation, parce qu'il n'avait pas besoin de le faire. L'œil hypermétrope, au contraire, s'est trouvé obligé, pour voir distinctement même avec des lignes visuelles parallèles, de maintenir son amplitude d'accommodation dans une tension continuelle ; il est même allé si loin dans cette voie, qu'il n'est plus capable de se relâcher complétement de cette tension, et que dans chaque effort qu'il fait pour voir, il accommode involontairement. Comme, d'ailleurs, pour une convergence croissante, il doit toujours mettre en jeu, d'une manière disproportionnée, une grande partie de sa puissance d'accommodation, il n'est pas étonnant que l'amplitude relative d'accommodation se soit trouvée considérablement déplacée. L'habitude peut produire réellement les différences que nous venons de signaler; nous pouvons en donner les preuves suivantes :

1° L'usage de verres positifs ou négatifs a sur le pouvoir d'accommodation d'un œil emmétrope une influence notable, même au bout de quelques heures. La figure 73 montre les effets qu'entraîne l'usage de verres négatifs.

Fig. 73.

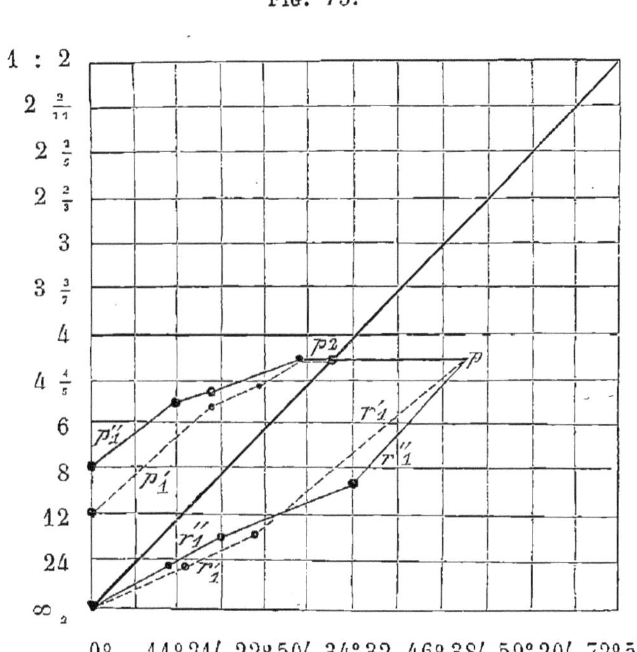

Elle se rapporte à un jeune sujet de vingt et un ans qui, pour une faible congence, peut accommoder un peu moins qu'à l'ordinaire. La courbe en lignes ponctuées représente la marche des points les plus éloignés et les plus rapprochés de la vision distincte. Après avoir employé parfois pendant quelques jours des verres négatifs, il obtint en répétant l'expérience les courbes représentées par les lignes pleines. Or, celle-ci, du moins la courbe p''_1 p_2 p, approche bien plus de celles d'un œil hypermétrope que la courbe ponctuée.

S'il avait continué plus longtemps cet exercice, il lui serait survenu une contraction permanente, juste comme dans le cas de l'œil hypermétrope, et le point r ne serait point resté à l'infini. C'est ce qui lui arrivait pendant quelques minutes, après qu'il avait enlevé les verres négatifs. D'autre part, l'usage des verres positifs diminue rapidement l'amplitude d'accommodation pour une certaine augmentation de convergence : c'est un fait bien connu que lorsqu'on se sert trop tôt de verres positifs, on éprouve beaucoup plus de peine qu'auparavant à lire sans leur aide.

2° L'amplitude relative d'accommodation se déplace chez les individus amétropes qui, pendant longtemps, ont porté des verres à correction. Celle des myopes comme celle des hypermétropes, tend graduellement à se rapprocher de celle des emmétropes.

3° Dans la diminution de l'amplitude d'accommodation par le progrès de l'âge, même avant que l'on soit devenu franchement presbyte, les courbes de l'œil emmétropes approchent de celles de l'hypermétrope. La figure 74

FIG. 74.

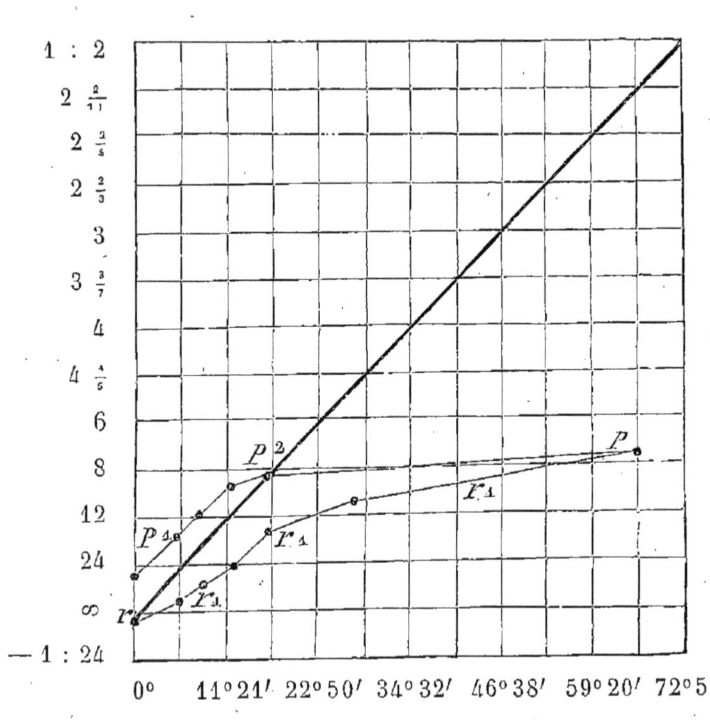

représente fidèlement l'amplitude d'accommodation d'un individu emmétrope âgé de quarante-quatre ans. Pour les lignes verticales, il y a tendance manifeste à l'hypermétropie, et r se trouve au-dessous du point normal. Au surplus, pour se convaincre que, par l'habitude, la courbe $p_1\, p_2\, p$ s'est particulièrement rapprochée de celle d'un œil hypermétrope, il suffit de faire observer que le maximum de l'accommodation est presque atteint pour une convergence de 9″.

CHAPITRE IV.

DES LUNETTES ET DE LEUR ACTION EN GÉNÉRAL.

§ 12. — Différentes sortes de lunettes.

On se sert en pratique ophthalmologique de différentes sortes de lunettes, que l'on emploie dans des buts bien différents.

I. *Lunettes protectrices.* — Nous en distinguerons deux variétés :

a. Celles qui ne servent qu'à nous garantir de l'action mécanique des corps étrangers (poussières, fragments de métal, éclats de pierre, charbon, etc.). Elles n'ont aucun rapport avec la réfraction de la lumière dans l'œil, et n'exigent aucun commentaire.

b. *Lunettes destinées à nous garantir de la lumière.* — Celles-ci consistent surtout en verres colorés, verts ou bleus, principalement bleus, cette dernière couleur étant moins fatigante pour l'œil. Cependant, en général, les lunettes grises, appelées aussi verres neutres, méritent la préférence, au moins pendant le jour. La lumière blanche du soleil, réfléchie par les différents objets et décomposée en leurs couleurs spéciales, est l'excitant naturel et harmonique de la rétine : or de bons verres neutres tempèrent dans une mesure suffisante l'éclat de ces rayons. C'est le même but qu'avaient cherché à atteindre certains opticiens (Fischer) en combinant deux verres de couleurs complémentaires. Il serait à désirer, dans tous les cas, que le champ total de la vision fût autant que possible uniformément obscurci. Ce résultat, dans la pratique, s'obtient par l'emploi de verres larges, arrondis, semblables à des verres de montre, et, mieux encore, quand on y joint des abat-jour latéraux de soie ou de quelque autre substance semi-transparente. On peut aussi garnir les côtés des conserves de verres de la même couleur, mais on a ainsi l'inconvénient d'en augmenter trop le poids. La lumière qui arrive par les côtés exerce une action doublement nuisible, quand des verres de couleur sont appliqués au devant de l'œil : car les parties latérales sont vues alors, par contraste, avec la couleur complémentaire de celle des verres ; et dans la partie du champ de la vision qui reste, la couleur complémentaire apparaît comme une image secondaire encore plus marquée, sitôt que les lunettes sont ôtées. Chez les personnes affectées d'une irritation de la rétine, ou en général de photophobie, on peut recommander l'usage de verres absorbant faiblement les rayons lumineux, quand ces malades sont obligés de s'exposer pendant un certain temps à une brillante lumière. Mais dans l'intérieur, avec une lumière modérée, ils doivent les laisser de côté. Il ne faut pas oublier non plus que lorsqu'on porte ces verres au soleil, ils s'échauffent en proportion de la nature des rayons qu'ils absorbent ; aussi peut-on regarder les verres très-sombres comme particulièrement nuisibles à l'œil. Pour les dames, il est bon de recommander de modérer la lumière au moyen de leurs voiles, quand cela sera nécessaire.

II. *Lunettes sténopéiques ; lorgnette sténopéique ; appareil sténopéique.* — Souvent un léger défaut de transparence des milieux où se réfracte la lumière, et surtout de la cornée, produit de grands troubles dans la netteté de la vue. La cause de ces troubles tient moins à la réflexion ou à l'absorption d'une partie de ces rayons, qu'à la diffusion qu'éprouve la lumière en traversant ces milieux. L'explication en est facile. En effet, des rayons partis de tous les points du champ total de la vision arrivent sur le point obscurci ; de là ils se répandent dans toutes les directions à travers la totalité de l'œil. Par conséquent, il ne se forme pas seulement dans la région de la tache jaune une image simple de l'objet situé dans la direction de la ligne de vision ; mais au-dessus de cette image se trouve répandue, dans le cas de taches semi-transparentes, une lumière uniforme qui provient de tout le champ de la vision. Cette lumière diffuse produit de grands troubles ; car les différences d'éclairement de l'image formée d'après les lois régulières de la réfraction, deviennent, par là même, beaucoup moins appréciables. C'est exactement comme si l'on regardait à travers un nuage réel ; la lumière diffuse vient se surajouter à l'image relativement plus faible ; c'est pour cela que les taches reproduisent l'impression, comme si la vue se faisait à travers un nuage. La seule différence est qu'un nuage s'aperçoit mieux par rapport aux objets éloignés, tandis que dans la vision nuageuse que détermine une tache, tous les objets sont représentés de la même manière, indépendamment de la distance.

Il est bien connu que des points obscurs produisent moins de troubles dans la vue, quand l'œil tourné du côté opposé à la lumière regarde un certain objet. Qu'un tableau ou quelque autre objet soit suspendu à une muraille dans l'intervalle de deux fenêtres, et qu'il soit éclairé d'autre part par une croisée située derrière l'observateur, celui-ci le verra bien plus nettement, avec des oppositions d'ombre et de lumière bien plus tranchées, lorsque les croisées seront fermées, que lorsqu'elles seront ouvertes. L'explication de ce fait repose sur ce que nous venons de dire. Dans les deux cas (en admettant que les croisées ouvertes n'envoient point de lumière à l'objet), cet objet envoie à l'œil des rayons uniformes, qui, réfractés régulièrement, viennent former une bonne image dans la région de la tache jaune. Mais si la lumière peut arriver aux yeux par les croisées placées sur les côtés de l'objet, les taches de l'œil se trouvent éclairées et de nombreux rayons qui en partent viennent se superposer à l'image de la tache jaune ;

celle-ci se trouve ainsi recouverte comme d'un réseau de lumière blanche. Même lorsque l'œil ne présente point de taches, il y a toujours de la lumière qui s'y diffuse : aussi une personne dont l'œil est normalement constitué pourra voir, surtout si elle est déjà avancée en âge, ce réseau de lumière blanche lorsque les croisées seront ouvertes, dans l'expérience précédente. Nous savons d'ailleurs que lorsque la vision est obscure, la netteté de l'image se trouve manifestement augmentée par l'approche de la main qui nous cache la lumière périphérique, et par les parois des tubes au travers desquels nous regardons. Là encore, si ces moyens agissent efficacement, c'est qu'ils nous garantissent des rayons qui arrivent latéralement en se diffusant de la tache dans tout l'intérieur de l'œil. La règle pratique qu'on peut déduire de ce fait est la suivante : « *Quand il y a des points obscurs, il faut, pour permettre de distinguer les objets relativement avec netteté, éclairer convenablement la petite portion du champ de la vision sur laquelle l'observation doit porter et laisser tout le reste de l'œil dans l'obscurité la plus complète possible.* »

Ces observations sur les effets nuisibles des points obscurs m'ont conduit à employer les remèdes dits *sténopéiques*. Leur but est d'empêcher la lumière de parvenir aux taches de l'œil, et à l'aide d'un diaphragme percé d'une ouverture, de ne donner entrée, autant que possible, qu'à ceux des rayons qui doivent être soumis à une réfraction régulière, sur la partie normale de la surface réfractante. La partie essentielle de ces lunettes consiste dans l'étroitesse de l'ouverture : d'où leur dénomination de sténopéiques (de στενός, étroit, et ὀπή, jour, ouverture). Pour ne point limiter le champ de la vision plus qu'il n'est besoin, l'ouverture doit être aussi près que possible de l'œil, et pour empêcher plus sûrement encore l'accès de toute lumière latérale, elle doit être entourée d'une barrière opaque en forme d'entonnoir. L'ouverture doit en général avoir la forme et à peu près l'étendue de la partie la plus transparente de la surface de réfraction correspondant à la pupille. Suivant les cas, elle peut être ronde, ovale, ou présenter l'aspect d'une simple fente. Rarement, son diamètre est inférieur à un millimètre, souvent il s'élève jusqu'à deux millimètres et plus.

L'*appareil sténopéique*, qui est indispensable pour les recherches d'un médecin-oculiste, se compose d'un cylindre très-court garni d'une poignée. L'une de ses extrémités est ouverte et échancrée du côté de l'œil ; l'autre est munie d'une ouverture au devant de laquelle est un diaphragme. Celui-ci renferme lui-même une série de petites ouvertures de diamètres différents, susceptibles de tourner autour d'un axe, de façon à se présenter successivement devant l'œil. D'autres appareils sténopéiques sont munis d'une fente dont on fait varier la largeur à volonté.

A l'aide de cet appareil, on peut reconnaître si la suppression de la lumière latérale augmente réellement la netteté de la vision, ce qui est souvent fort important au point de vue du diagnostic ; de plus, il indique s'il peut y avoir avantage à l'employer, et, dans ce cas, quel est le diamètre le plus convenable de l'ouverture à donner aux rayons lumineux. On peut ensuite appliquer ces indications à la prescription d'une lunette ou d'un lorgnon sténopéique. Pour les lunettes destinées à servir journellement dans les rues, le principe sténopéique n'est point applicable, parce qu'il limite trop le champ de la vision. En revanche, de pareilles lunettes, auxquelles on adapte des verres appropriés, rendent de grands services pour la lecture. Mais l'application la plus importante du principe est le lorgnon sténopéique. Bien des personnes qui souffrent d'une vue trouble y ont recours instinctivement en se préservant avec la main des rayons incidents périphériques, et en rétrécissant à dessein l'ouverture de leurs paupières, afin d'augmenter la netteté de la vision, mais jamais elles n'arrivent à ce résultat aussi parfaitement qu'avec un lorgnon sténopéique.

Si la portion de surface de l'œil qui est restée transparente a une forme oblongue, c'est une ouverture en forme de fente qui est le plus convenable. En général, c'est un grand avantage pour la facilité de la lecture, quand une fente horizontale suffit : aussi devra-t-on l'essayer d'abord. Si l'opacité n'existe que d'un côté, il peut y avoir grand avantage à rendre opaque un verre de lunette ordinaire au niveau du point obscur, par exemple en y appliquant un vernis noir. En général, les lunettes sténopéiques les plus simples sont celles où l'ouverture de la forme qu'on a adoptée comme préférable, est la seule partie du verre qui ne soit point obscurcie, et où les côtés, recouverts d'une substance opaque, garantissent l'œil de toute lumière incidente. Le verre peut être plan dans les cas ordinaires ; d'autres fois, suivant les nécessités de la vision, il devra présenter une certaine courbure. Dans certains cas, entre autres après l'extraction de la cataracte, j'ai trouvé de grands avantages à couvrir une partie du verre avec un enduit noir. Il n'est pas rare, quand l'incision a été faite en bas, de voir la partie inférieure de la cornée devenir légèrement trouble, surtout si l'iris a contracté quelque adhérence avec la plaie, ou même s'il s'est renversé un peu en avant. Les troubles sont alors plus considérables parce que la pupille se trouve également tirée en bas, et que probablement la courbure de la cornée est devenue un peu irrégulière : dans ces circonstances, la lecture au moyen d'un verre convexe ordinaire ne se fait qu'avec beaucoup de difficultés, souvent même elle est impossible. Mais on y remédie de la façon la plus étonnante en recouvrant le verre à une hauteur convenable d'une couche noire opaque, au-dessus de laquelle l'œil voit parfaitement, tandis que les rayons qui viendraient tomber sur la partie inférieure de la cornée, aux points où elle présente de l'opacité et une courbure irrégulière, n'arrivent point jusque-là. Ce mode d'emploi des verres de lunette ne limite qu'inférieurement le champ de la vision, et par conséquent ne s'accompagne d'aucun empêchement ni pour la lecture, ni pour la vision en général.

Enfin je dois rappeler également (ce qui se rapporte plus spécialement aux anomalies de réfraction) que le lorgnon sténopéique m'a rendu des services notables dans des cas de myopie au plus haut degré, où notamment la netteté de la vision avait beaucoup souffert. Cette seule raison suffirait pour ne point passer sous silence l'appareil sténopéique. Dans des cas de cette nature, la vision des objets rapprochés, au moins avec un seul œil, n'entraîne pas d'autre désagrément que celui d'être obligé d'approcher l'objet très-près de l'œil, à 3'' et au-dessous. Mais la vision à distance est extrêmement imparfaite, et se trouve relativement peu améliorée par l'emploi des verres concaves qui corrigent la myopie. Si, grâce à eux, l'image est vue plus nettement, elle devient en même temps tellement plus petite, que l'œil, atteint d'amblyopie, distingue fort peu les objets et, par suite, n'est nullement satisfait. En pareille circonstance, un lorgnon sténopéique à petite ouverture rend de très-bons services. Il agit alors d'une façon bien connue, mais tout autrement que dans les cas précédents, en diminuant les cercles de diffusion. Il est évident que dans une accommodation imparfaite, la grandeur des cercles de diffusion s'accroît avec celle de la base du cône de lumière qui est représenté par la surface de la pupille. Or, dans la myopie au plus haut degré, la pupille est ordinairement très-dilatée, et par suite il y a un trouble relativement considérable, lorsqu'il s'agit de regarder des objets à distance. C'est précisément pour cette raison qu'un lorgnon sténopéique produit d'aussi bons effets. Lorsqu'un individu myope regarde à travers une ouverture de 1/2''' à 1''' de diamètre, il distingue les objets situés à une certaine distance aussi nettement qu'à travers des lunettes qui ne neutralisent qu'imparfaitement sa myopie, et il a l'avantage de voir ces objets plus gros qu'à travers les lunettes. Pour s'en convaincre, une personne emmétrope n'a qu'à se placer devant l'œil un verre positif de façon à se rendre myope, et alors, en regardant à travers une ouverture, elle éprouvera l'effet que nous venons de décrire et pourra constater que sa myopie artificielle a été neutralisée partiellement. On peut, de la même façon, à l'aide d'une petite ouverture, et par suite de la diminution des cercles de diffusion, distinguer les objets avec une netteté suffisante, même à la plus courte distance de la vision distincte, et voir de petits objets placés beaucoup plus près de l'œil, c'est-à-dire sous un angle bien plus grand. Toutefois, il y a toujours une certaine déperdition de lumière et une diminution du champ de la vision. Quant à la lumière, la déperdition est d'autant plus grande que l'ouverture est plus petite : aussi pour les myopes il est souvent utile de ne point laisser d'ouverture trop étroite, et d'associer au lorgnon sténopéique un verre qui corrige en partie la myopie. Quant à l'étendue du champ de la vision, la diminution en est d'autant plus sensible, que l'ouverture est placée plus loin de l'œil. En combinant un verre négatif avec le verre sténopéique, le sujet pourra tourner la petite ouverture du côté de son œil, quand il voudra agrandir le champ de la vision; il appliquera, au contraire, la lentille négative contre son œil, quand il voudra obtenir une plus grande netteté dans la vision.

Avant de faire deux observations critiques sur le passage qu'on vient de lire, nous tenons à protester de nouveau de notre sincère admiration pour l'ouvrage auquel nous empruntons tant de chapitres importants. C'est précisément parce que les travaux du physiologiste hollandais sont classiques, qu'il nous importe d'en signaler les moindres imperfections; en effet, avec les sentiments autoritaires qui sont de mode aujourd'hui, le *jurare in verba magistri* fait des ravages auxquels nous avons à cœur de résister.

Les deux observations que nous allons faire sont, d'ailleurs, si simples, qu'elles ont dû venir à l'esprit de bien des lecteurs : ils nous pardonneront d'avoir développé inutilement leur pensée.

En premier lieu, pour l'expérience du tableau accroché entre deux fenêtres, et éclairé par une troisième fenêtre située en face de lui, il est certain que lorsqu'on ferme les volets des deux fenêtres latérales, le tableau est beaucoup mieux vu, mais le motif en est surtout dans la dilatation des pupilles qui se produit alors : la lumière que les deux fenêtres envoyaient sur des parties latérales de la rétine, causait une contraction des pupilles hors de proportion avec l'éclairage peu intense du tableau; cette cause, qui a certainement échappé à la plume et non à l'esprit de M. Donders, est assurément d'un ordre bien plus important, pour la plupart des yeux, que la diffusion de la lumière. En effet, cette diffusion ne peut se produire que par l'action de particules translucides : les opacités des milieux de l'œil, qui sont si fréquentes, sont sans action à cet égard. Il suffit, du reste, à chacun, de répéter l'expérience en munissant l'œil d'un diaphragme plus petit que le plus petit diamètre possible de la pupille, pour fixer complétement ses idées sur le point en question.

Notre deuxième observation est la suivante : nous avons remarqué que les taches de la cornée sont très-souvent accompagnées d'astigmatisme plus ou moins régulier, et nous pensons que, dans bien des cas, l'appareil sténopéique agit comme correcteur de cet astigmatisme. — Cette supposition se convertit en certitude pour les opérés de cataracte dont parle M. Donders. En effet, *sans exception*, nous avons trouvé de l'astigmatisme dit « contraire à la règle » chez les opérés de cataracte que nous avons examinés. La déformation de la cornée est telle, que le verre sphérique correcteur doit être additionné d'un cylindre *convexe à axe horizontal*, ou d'une fente horizontale. — Une couche de vernis opaque s'élevant jusqu'à une certaine hauteur sur le verre, produit un effet analogue ; mais, pour notre part, nous préférons de beaucoup la correction optique, bien que nous sachions, pour l'avoir pratiquée souvent nous-même, combien un écran qui couvre la moitié de la pupille peut soulager les personnes affectées d'un astigmatisme « contraire à la règle ». — Indépendamment des opacités, troubles ou irrégularités d'une des moitiés de la pupille, il n'est pas toujours indifférent de supprimer au moyen de l'écran la lumière qui pénètre dans l'une ou celle qui pénètre dans l'autre des moitiés de ce diaphragme naturel. Nous avons vu des malades préférer la partie supérieure à la partie inférieure de la pupille, ou la partie externe à la partie interne. Ces faits tiennent sans doute, alors, à un défaut de réfraction non encore étudié qui vient s'ajouter à l'astigmatisme, et qui est peut-être en rapport avec la valeur et la position de l'angle α de Senff, angle formé par la ligne visuelle avec l'axe de la cornée (voy. § 15).

III. *Verres prismatiques; lunettes prismatiques.* — On emploie les prismes, en physique, pour obtenir le spectre *ordinaire* par la réfraction de la lumière sur deux surfaces. L'angle que font entre eux les deux plans de réfraction, est l'angle de réfraction du prisme. Pour produire le spectre solaire, on choisit un angle assez considérable : beaucoup de prismes sont triangulaires, et chacun des trois angles est égal à 60°. On les construit en *flint-glass*, afin d'obtenir une dispersion notable des rayons, tout en conservant une déviation considérable. Pour l'ophthalmologie, au contraire, on ne recherche qu'une déviation faible ; aussi emploie-t-on des prismes dont l'angle de réfraction est beaucoup plus petit, de 3° à 24°. De plus, il importe de choisir une nature de verre qui ne présente qu'une faible dispersion relativement à son pouvoir réfringent, par exemple du *crown-glass*. Ces prismes se vendent dans des boîtes à l'usage des ophthalmologistes ; ordinairement ils sont de seize numéros différents. Les numéros III à XXIV indiquent les angles de réfraction, de 3° à 24°. Dans la position de déviation minimum, les angles de déviation, pour les numéros les plus faibles, sont sensiblement égaux à la moitié de l'angle de réfraction ; pour les numéros plus élevés, c'est quelque chose de plus. Si l'on veut les connaître exactement, il est nécessaire de calculer les déviations pour chaque verre en particulier.

La déviation qu'éprouve la lumière dans des verres prismatiques est cause que les objets que l'on voit au travers sont aperçus dans une tout autre direction : soit i un point lumineux (fig. 75), ia un rayon tombant au point a sur un des plans de réfraction du prisme ; au lieu de continuer sa marche dans la même direction aa', il se rapproche de la perpendiculaire va, et traverse le prisme suivant la droite ab ; arrivé en b, il change encore de direction et là, dans son passage du verre dans l'air, il s'écarte de la normale $v'b$ et arrive à l'air o, suivant bc. Conséquemment, le point i est aperçu sur le prolongement de bc, au point j environ. Toutefois, dans ce trajet général du faisceau lumineux, les rayons les plus réfrangibles (ceux du côté du violet) subissent une plus forte déviation ; les moins réfrangibles, ceux du côté rouge, en subissent une moindre. De là proviennent des troubles dans la vision occasionnés par des franges colorées qui bordent

FIG. 75.

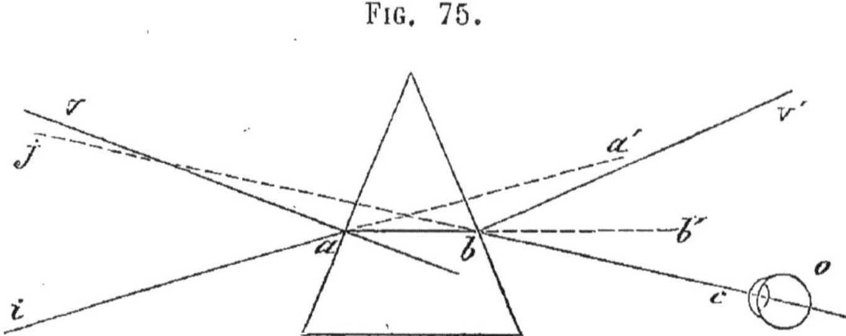

les objets, troubles d'autant plus considérables que le prisme est plus fort, et que précisément dans les prismes puissants il est difficile d'y remédier. Afin d'obtenir une déviation sans dispersion, le prisme doit être rendu achromatique par l'association de deux prismes C (fig. 76) de crown-glass, *F* de flint-glass, dont l'antagonisme neutralise complétement leur dispersion respective, tout en ne détruisant qu'en partie leur réfraction. Mais de tels prismes ainsi achromatiques deviennent bientôt trop épais et trop lourds pour pouvoir être portés, si peu qu'on veuille obtenir une déviation de quelques degrés. On pourrait peut-être obvier, en partie, à cet inconvénient, en ayant de très-petits prismes (il n'est d'aucune utilité d'avoir de grands prismes comme ceux des lorgnettes), parce que, pour voir les objets distinctement, on ne doit pas regarder obliquement au travers du verre, mais à peu près à l'angle de déviation minimum. Toutefois, les prismes achromatiques ne sont pas encore entrés dans la pratique avec ces perfectionnements.

FIG. 76.

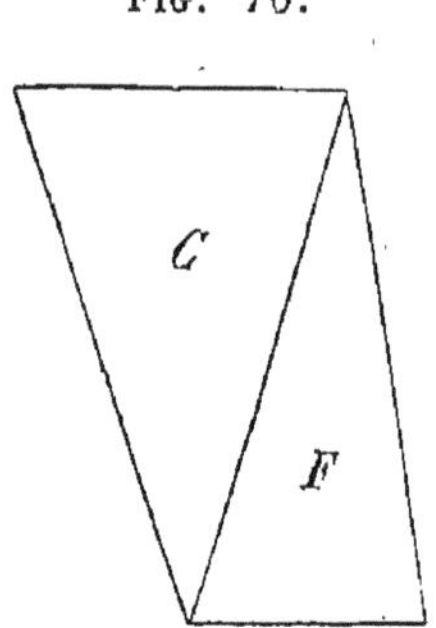

Ce fut la déviation des rayons visuels qui conduisit à essayer des verres prismatiques. L'idée de rendre la vue binoculaire possible, en dépit de cette déviation, vint d'abord à l'esprit de mon ami Krecke (1), docteur ès sciences naturelles, d'Utrecht, je cherchai à la réaliser et à la développer par des expériences physiologiques. La découverte de trois phénomènes remarquables suivit immédiatement mes premières expériences avec des verres prismatiques.

Et d'abord, un premier résultat manifeste est qu'on se sent porté invo-

(1) *Nederlandsch Lancet uitgegeven*, door F. C. Donders, G. L. H. Ellerman en J. H. Jansen, 2e Ser. D. III, S. 227 et 233. 1847.

lontairement à changer la direction des lignes visuelles pour neutraliser la vision double qui se produit. Si l'on tient le prisme de façon que son angle de réfraction soit en dedans, il faut une augmentation de convergence pour concentrer en une seule les images doubles; ce mouvement s'effectue immédiatement, presque indépendamment de la volonté. En enlevant le verre, les images doubles reparaissent : celles-ci, à leur tour, se réunissent instantanément en une seule, par la diminution de convergence des rayons visuels; seulement, si le prisme a été tenu longtemps devant l'œil, il reste, pendant quelques instants, une tendance à une augmentation de convergence.

Un second fait est celui-ci. Les lignes visuelles ne sont habituellement susceptibles que d'une très-faible divergence et peuvent à peine se dévier en haut ou en bas, même sous l'influence du besoin instinctif de rendre la vision unique. En général, quand on place un prisme de telle façon que son angle de réfraction soit tourné du côté externe de l'œil, il faut que ce prisme soit très-faible, pour permettre à l'observateur la vue simple des objets éloignés. Le même prisme faible produit des images doubles *qu'on ne peut prévenir* quand son angle de réfraction est tourné en haut ou en bas. Si l'observateur a réussi enfin, après de longs efforts, à fondre ensemble les deux images qui se trouvaient, dans le dernier cas, l'une au-dessus de l'autre, ces deux images reparaîtront, le prisme une fois éloigné; mais elles ne se réuniront pas de nouveau immédiatement en une seule.

En troisième lieu enfin, on peut se convaincre de la vérité de ce que j'ai dit plus haut, que, sous l'influence d'un prisme à angle tourné en dedans ou en dehors, l'observateur peut converger avec plus ou moins d'énergie, sans pouvoir changer sa tension d'accommodation.

Ces résultats que donnent les verres prismatiques, sont d'une importance capitale pour la physiologie de l'œil, et même pour bien des points de sa pathologie. Mais, en outre, ces verres servent, en ophthalmologie, à différents usages qui, entrevus déjà en partie, ont été antérieurement mis à exécution, surtout par de Graefe. C'est ainsi qu'on peut les appliquer au diagnostic des différentes anomalies que présentent les muscles et du degré de ces anomalies. C'est ainsi qu'on peut les employer à corriger certaines déviations légères, mais incurables, des lignes visuelles en dehors, en haut ou en bas, qui produisent deux images confuses, ou encore à contre-balancer l'asthénopie musculaire provenant de l'insuffisance du muscle droit interne. On peut également, en cas de paralysie incomplète (parésie) d'un muscle, remédier suffisamment à ces désordres au moyen d'un prisme, et amener les muscles à se contracter énergiquement pour produire la superposition des deux images que les verres ont amenées très-près l'une de l'autre ; résultat qui est loin d'être indifférent pour atténuer la paralysie.

Enfin, il faut signaler également l'importance de ces verres prismatiques dans les anomalies de la réfraction. Les individus hypermétropes distinguent les objets nettement avec beaucoup plus de facilité quand, en regardant à travers un prisme dont l'angle est tourné en dedans, pour la vision unique, ils peuvent converger plus énergiquement. Ce fait, par parenthèse, donne la clef de l'origine du strabisme comme une conséquence de l'hypermétropie. Il en résulte que l'on peut quelquefois appliquer avec avantage le principe des verres prismatiques, en modifiant la distance respective des verres concaves ou convexes des lunettes, de telle sorte que l'œil regarde, non dans l'axe des lunettes, mais à côté de cet axe, ce qui modifie la direction dans laquelle est vu l'objet, exactement comme lorsqu'on emploie un verre prismatique.

Verres à surface sphérique ; verres de lunettes ordinairement convexes ou concaves. — Les verres qui modifient les limites de la vision distincte sont appelés *lentilles*. Il y a deux sortes de lentilles, toutes deux

FIG. 77.

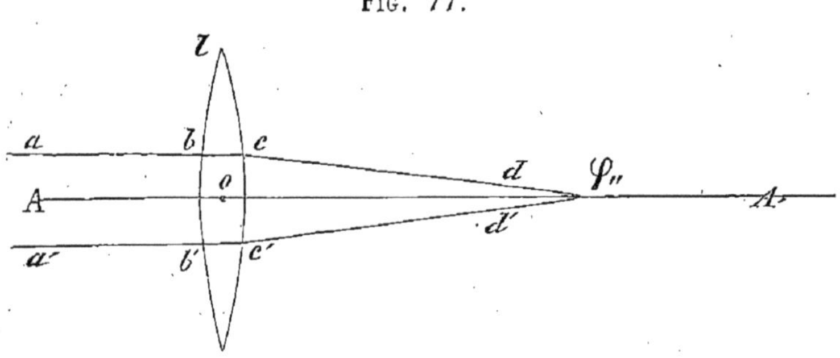

également employées comme verres de lunettes : ce sont les *lentilles convergentes* (fig. 77, *l*) qui font converger les rayons parallèles *ab*, *a'b'*, sui-

FIG. 78.

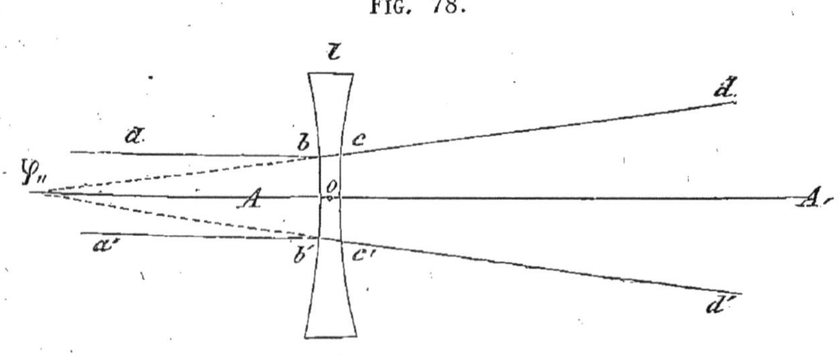

vant *cd* et *c'd'* ; et les *lentilles divergentes* qui font diverger *ab* en *a'b'*, suivant *cd* et *c'd'* (fig. 78, *l*). Une lentille convergente a son foyer φ'' du côté opposé à celui d'où partent les rayons ; dans la lentille divergente, ce foyer est situé du même côté. La première rassemble le faisceau des rayons en un foyer *réel ;* la seconde ne les rassemble pas directement, leur fait prendre une direction telle qu'ils semblent provenir du point φ'' d'intersection des deux droites *cd*, *c'd'* prolongées (lignes ponctuées) : de là la dénomination de foyer *virtuel* qui lui est donnée.

Outre les lentilles *biconvexes* que nous venons de voir, on distingue encore, comme lentilles convergentes, la lentille *plan-convexe* et la lentille *concavo-convexe* ou ménisque positif (à surface convexe de rayon plus petit). Parmi les lentilles divergentes, outre la lentille *biconcave*, il y a encore la lentille *plan-concave* et *convexe-concave*, ou *ménisque négatif* (à surface concave de rayon plus petit). Les lentilles plan-convexe et plan-concave présentent, à pouvoir égal, le maximum d'aberration ; aussi doit-on les rejeter comme verres de lunettes. Les lentilles biconvexes et biconcaves conviennent mieux. Quant aux ménisques, leur principal avantage, ainsi que l'a démontré Wollaston, est d'altérer moins les images quand l'observateur regarde obliquement en faisant un certain angle avec l'axe des lunettes, ce qui permet à l'œil de se mouvoir plus librement derrière ces lentilles. Aussi les appelle-t-on *périscopiques* (de περισκοπεῖν, regarder autour). Toutefois, on peut aussi voir obliquement d'une façon satisfaisante en regardant à travers des lentilles biconvexes et biconcaves, pourvu qu'elles ne soient pas trop fortes ; et pour les numéros les plus forts, les verres périscopiques ont encore le désavantage d'un poids plus considérable. Ne serait-ce que pour cette raison, on ne devrait pas donner d'emblée à ceux-ci la préférence. Quand nous ajouterons que, dans certaines circonstances, les verres périscopiques sont plus sujets à occasionner du trouble dans la vue, par suite de la réflexion des rayons sur la surface concave tournée du côté de l'œil, et qu'ils sont d'ailleurs un peu plus chers, nous ne serons pas surpris qu'ils n'aient point supplanté les verres biconvexes et biconcaves.

Les verres de lunettes biconvexes et biconcaves sont construits avec un égal rayon de courbure sur leurs deux faces. Le centre optique *o* (fig. 77 et 78) se trouve au milieu de la lentille sur l'axe AA_1. La distance du foyer φ'' à ce centre optique s'appelle ordinairement la distance focale F. Cette expression n'est pas cependant tout à fait exacte : F est en réalité la distance du foyer au *point principal*. Pour les verres de lunettes ordinaires biconvexes et biconcaves, qui ne sont pas très-épaisses et dont les deux faces ont le même rayon de courbure, cette erreur est négligeable ; mais, pour les ménisques, il faut déterminer avec précision les points principaux, afin de connaître la position du foyer et de pouvoir calculer la distance réelle du foyer au point principal tel que F.

Les figures ci-jointes, qui représentent (fig. 79) une lentille biconvexe, (fig. 80) une biconcave, (fig. 81) un ménisque positif, et (fig. 82) un négatif, montrent quelle est, dans ces différentes sortes de lentilles, la position du premier et du second point principal $h_{,}$ et $h_{,,}$ ainsi que celle du premier et du second foyer $\varphi_{,}$ et $\varphi_{,,}$. Les rayons qui tombent

FIG. 79.

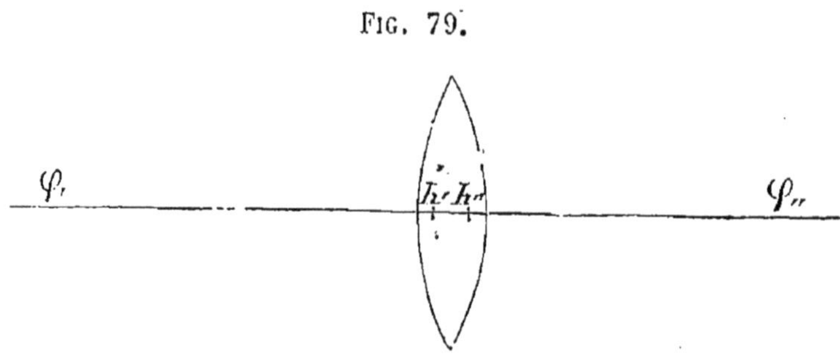

parallèlement à l'axe sur la face 1 ont leur foyer en $\varphi_{,,}$; ceux qui, partant du côté opposé, viennent tomber sur la face 2, parallèlement à l'axe, convergent en φ. Pour une lentille placée dans l'atmosphère, la

FIG. 80.

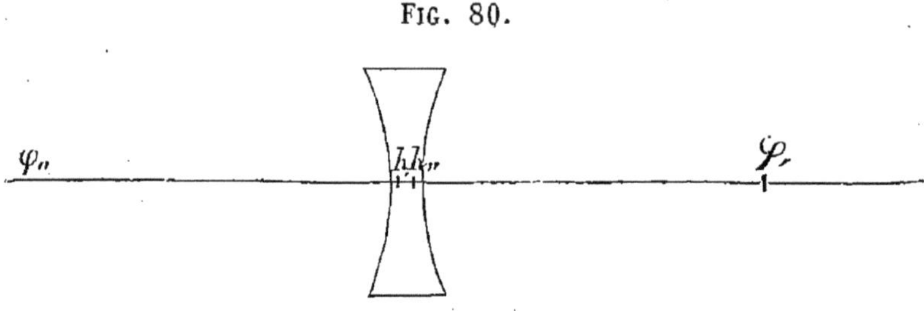

distance h_1 φ_1 est toujours égale à h'' φ'' et toutes deux sont égales à F. Si maintenant, comme dans les figures 79 et 80, les deux surfaces appartiennent au même rayon de courbure, les points h_1 φ_1 et $h_{,,}$ $\varphi_{,,}$

FIG. 81.

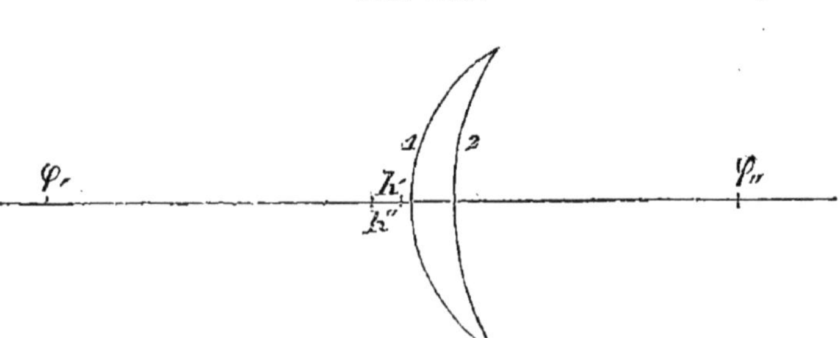

se trouveront évidemment placés symétriquement sur l'axe. Mais si elles appartiennent à des rayons de courbure différents, ou si l'une est concave quand l'autre est convexe, comme dans les figures 81 et 82, les points h_1 h_{11} peuvent avoir une autre position et même se trouver en dehors de la lentille ; les foyers φ_1 et φ_{11} se trouvent également à des distances différentes. On peut aisément comprendre, par suite, comment il n'est nullement indifférent de savoir quelle face de ces lentilles est tournée du

Fig. 82.

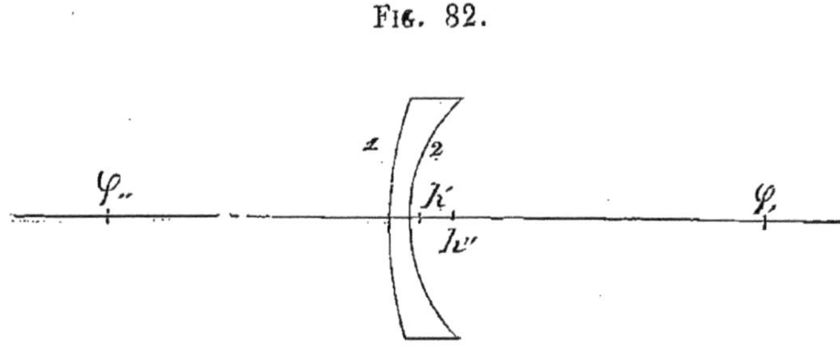

côté de l'œil. Je reviendrai sur ce point en parlant de l'influence de la distance du verre par rapport à l'œil.

Le pouvoir (convergent ou divergent) d'une lentille est en raison inverse de sa distance focale F. On peut, par conséquent, le représenter par $\frac{1}{F}$ pour les lentilles convergentes, et par $-\frac{1}{F}$ pour les lentilles divergentes. La valeur de F est comptée en pouces français, absolument comme l'expression numérique du pouvoir d'accommodation ; des verres de $\frac{1}{6}$ de $-\frac{1}{8}$, etc., sont, par conséquent, des verres dont la distance focale est positive de 6″, négative de 8″, etc.

Indépendamment des verres de lunettes que nous avons décrits, il en est d'autres pour lesquels la distance focale n'est plus la même à la partie supérieure et à la partie inférieure. Franklin était légèrement myope et avait un faible pouvoir d'accommodation : pour voir à distance, il avait besoin de verres négatifs ; pour voir de près, il avait besoin de verres positifs. Or, comme en regardant un objet rapproché on regarde toujours à travers la moitié inférieure des lunettes, tandis qu'on regarde à travers la moitié supérieure pour voir les objets à distance, il combina deux moitiés de verre, l'une appartenant à un verre positif, l'autre à un verre négatif ; plaça la première moitié en haut, la seconde en bas, et remédia parfaitement à son défaut d'accommodation.

Ces lunettes sont connues sous la dénomination de verres de Franklin, d'après le nom du savant qui les a, le premier, employés. Tout récemment, on a cherché à atteindre le but que se proposait Franklin, en taillant le sommet du verre du côté qui ne regarde pas l'œil, de façon à lui donner un autre rayon de courbure. Ces verres sont préparés à Paris sous le nom de *verres à double foyer*. La figure 83 montre en *a* le plan en surface d'un verre de cette nature, faiblement convergent dans sa partie supérieure et fortement dans sa partie inférieure ; *b* en représente la coupe. Il m'a toujours suffi d'indiquer à l'opticien quelle distance focale je désirais pour les moitiés supérieure et inférieure de la lentille, et j'ai toujours trouvé

Fig. 83.

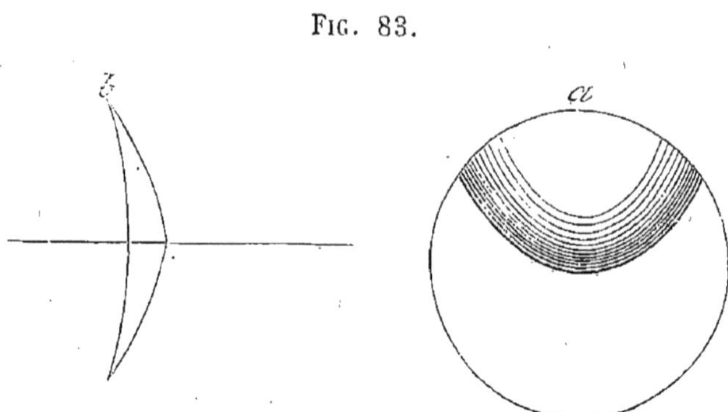

l'exécution convenable, aussi bien quand je demandais simplement une différence de foyer, les deux moitiés du même verre devant être simultanément positives ou négatives, que quand je demandais un foyer négatif en haut et un positif en bas. En général, ces lunettes ont donné de bons résultats. Il est indispensable qu'elles soient placées devant les yeux juste à la hauteur convenable, de façon qu'en regardant à distance, les rayons ne tombent que sur la moitié supérieure, et qu'ils ne traversent que la moitié inférieure dans la vision des objets rapprochés. Il est également nécessaire que ces différences dans la direction de la vision soient déterminées plutôt par le mouvement des yeux que par celui de la tête ; car si la pupille se trouve en face de la limite des deux plans, il est évident que la vision sera confuse.

Le choix de la matière avec laquelle sont faits les verres de lunettes n'est nullement indifférent. Le flint-glass et surtout le cristal de roche sont beaucoup plus durs, et les verres faits de ces substances sont plus difficiles à rayer. C'est là un avantage, surtout pour les verres convexes qui sont si exposés à être rayés. Mais en regard de cet avantage que présentent le flint-glass et le cristal, il faut signaler l'inconvénient qu'ils offrent d'un pouvoir dispersif plus considérable. Aussi pour les verres *forts* on devrait donner la préférence au *crown-glass*. Ceci s'applique principalement aux verres concaves. Quant aux verres convexes de crown-glass, leur prix peu élevé permet de les remplacer facilement, s'ils viennent à être rayés.

On ne peut employer de verres achromatiques pour les lunettes ; car s'il s'agit de verres à courte distance focale, l'achromatisme ne s'obtient qu'avec une augmentation de poids trop considérable ; si les verres à longue distance focale suffisent, même avec l'emploi du cristal, on ne peut empêcher la dispersion des couleurs.

Ici, M. Donders consacre trois pages de petit texte à expliquer comment on peut vérifier la distance focale d'un verre donné, soit approximativement, au moyen de verres étalons, soit exactement, en employant l'ophthalmomètre conformément aux indications d'Helmholtz. La vérification exacte, qui peut aussi se faire au moyen du sphéromètre, est moins nécessaire pour le spécialiste que la vérification approximative au moyen de verres étalons. Pour cette dernière, nous employons un procédé un peu différent de celui de M. Donders, et qui a l'avantage de présenter presque autant d'exactitude pour les verres forts que pour les verres faibles. A environ 20 pieds de la boîte de verres sont tracés sur le mur deux traits verticaux distants de 1 pied environ. En superposant au verre donné un verre équivalent, mais de signe contraire, et tenant à bras tendu ces deux verres superposés, on voit que les parallèles, vues au travers des verres, présentent le même écartement qu'au-dessus et au-dessous de ces verres.

Dans ces essais, nous gagnons du temps en nous servant de la série à verres équidistants et n'essayant qu'en dernier les verres qui ne font pas partie de la série (1).

Pour les verres à court foyer surtout, les opticiens emploient souvent le procédé de vérification suivant : on mouille le verre proposé, et l'on cherche sur quel verre de la série type il peut alors adhérer facilement ; ce verre, de signe contraire au verre proposé, en donne la longueur focale.

Nous avons expliqué ailleurs (2) comment on peut tenir compte de l'indice de réfraction des verres, et remplacer la série en pouces, généralement employée, par

(1) Il est certain que les livres de M. Donders seront d'une lecture plus facile encore quand il aura adopté cette série.

Pour les verres forts, on peut dire que la différence de 1/48 entre deux verres consécutifs est trop faible, pour ces motifs : que la variation de distance du verre à l'œil produit facilement une telle différence ; qu'en second lieu, il s'agit de gens qui voient mal ; vieux myopes ou opérés de cataracte, ils peuvent se contenter de verres moins exacts ; enfin, on peut dire que si le défaut de réfraction est très-fort, une erreur absolue, même assez forte, donnera une erreur faible relativement au défaut qu'il fallait corriger. Si nous consignons ici ces objections, qui ne sont pas sans valeur, nous n'en croyons pas moins qu'après s'être servi, pendant quelques minutes, d'une série à verres équidistants, aucun ophthalmologiste ne voudra en employer d'autre, et remerciera *in petto* M. Burow d'avoir eu l'idée si naturelle de composer une pareille série.

(2) *Annales d'oculistique*, t. LV, p. 5 (1866).

une autre en centimètres et qui présenterait les mêmes avantages sans autre inconvénient que la nouveauté.

Dans le chapitre précédent, on a vu M. Krecke proposer les verres prismatiques contre le strabisme. Wollaston avait déjà fait une proposition analogue ; on lit dans Lucien Boyer (1) que « Wollaston, pour redresser l'œil dévié, avait imaginé de lui faire parvenir la lumière sous une certaine obliquité, au moyen d'une double réflexion sur » deux miroirs adaptés à une paire de lunettes. Cet appareil, que l'on a appelé en » plaisantant *un fort joli petit observatoire* placé sur le nez du malade, méritait » d'être traité plus sérieusement.....»

§ 13. — Influence directe des verres à surface courbe sur la vision.

Dans ce paragraphe, malgré la suppression de plusieurs passages en petit texte, on rencontrera quelques calculs qui peuvent heureusement être laissés de côté sans grand inconvénient. Un passage relatif à la vision binoculaire a été également supprimé comme appartenant plutôt à la physiologie qu'à la pathologie. Enfin, à la notice historique, nous n'emprunterons que les trois indications suivantes d'auteurs qui ont étudié la question des lunettes :

Szokalski, in *Prager Vierteljahrsschrift*, 1848, t. V.

Smee, *The Eye in Health and in Disease*. London, 1854, p. 44 et seq.

Ruete, *Lehrbuch der Ophthalmologie für Aertzte und Studirende*. Braunschweig, 1853, t. I, p. 238.

Quand on place devant l'œil des verres de cette nature, on doit les considérer comme faisant partie intégrante de l'appareil dioptrique de l'organe. *En premier lieu*, considérons le verre comme *centré*, par rapport à tout le système, c'est-à-dire admettons que les centres de courbure de ses faces se trouvent sur l'axe qui contient les centres de courbure de l'œil. Dans le cas où cette condition n'est pas remplie, il en résulte quelques déviations que nous examinerons à la fin de ce chapitre.

Cela posé, les conséquences immédiates de l'apposition d'un verre à foyer réel ou virtuel devant l'œil sont les suivantes :

1° Les limites les plus éloignées ou les plus rapprochées de la vision distincte, P et R, subissent des modifications.

2° Le pouvoir d'accommodation est altéré.

3° L'horizon d'accommodation est changé de position et d'étendue.

4° La grandeur de l'image formée sur la rétine ne reste pas la même.

5° La détermination de la distance, de la grandeur et de la forme des objets subit des changements.

6° La vision stéréoscopique avec les deux yeux est modifiée.

(1) *Recherches sur l'opération du strabisme*. Paris, 1842, p. 36.

Je vais examiner et expliquer successivement ces résultats.

1° *Les limites les plus éloignées et les plus rapprochées de la vision distincte,* P *et* R, *subissent des modifications.* — Pour le démontrer, nous n'avons besoin que de suivre l'action du verre sur le trajet du rayon lumineux.

Soit p le point le plus rapproché de la vision distincte pour l'œil o (fig. 84) sans lunettes. Les rayons $pcla$, $pdlb$, se réunissent en N sur la rétine. Si, maintenant, on place devant l'œil la lentille L, les rayons $p_0 c_0$, $p_0 d_0$, réfractés par la lentille, prendront la même direction Pc et Pd;

FIG. 84.

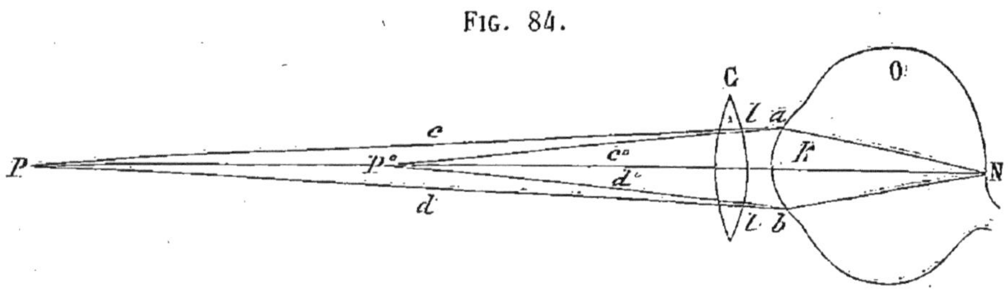

c'est-à-dire qu'ils suivront la même marche que la et lb, arriveront sur l'œil, et se réuniront de la même manière sur la rétine : pK = P a donc été remplacé par p^0K = P°. Le calcul est très-simple. Soit F la distance focale de la lentille ; x celle de la lentille à partir de k ; P — x est évidemment la distance de la lunette L à partir de P, et l'on a :

$$\frac{1}{P-x} + \frac{1}{F} = \frac{1}{P^0-x}.$$

On trouve ainsi P° — k, où l'on n'a qu'à calculer k pour trouver P°.

On déduirait de la même façon R° de la formule :

$$\frac{1}{R-x} + \frac{1}{F} = \frac{1}{R^0-x}.$$

Si L eût été une lentille divergente (fig. 85), les rayons $p_0 c_0 l$ et $p_0 d_0 l$,

FIG. 85.

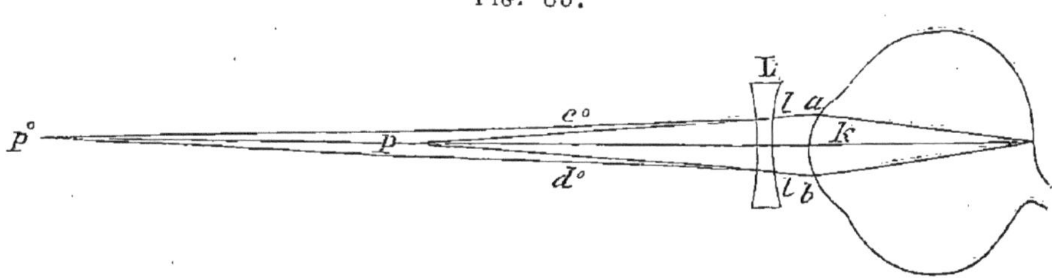

réfractés par la lentille, auraient pris la direction la et lb, comme s'ils étaient venus de p, et l'accommodation de l'œil pour une distance $pk = P$ serait devenue, en passant par la lentille, une accommodation pour la distance $p^o k = P^o$. Dans ce cas, on trouve P^o au moyen de la formule :

$$\frac{1}{P-x} - \frac{1}{F} = \frac{1}{P^o-x}.$$

On calculerait de la même manière la modification qu'éprouve la distance R, et celle de tout autre point d'accommodation de l'œil.

Si l'on néglige la distance x, les formules précédentes se simplifient et deviennent :

$$\frac{1}{P} + \frac{1}{F} = \frac{1}{P^o},$$

$$\frac{1}{P} - \frac{1}{F} = \frac{1}{P^o}.$$

C'est seulement dans l'emploi de verres faibles que ces modifications n'entraînent pas trop d'inconvénients. Je suppose que, chez un individu presbyte, P soit égal à 24'' : avec un verre de $\frac{1}{12}$, $\frac{1}{P^o}$ devient, d'après la formule, égal à $\frac{1}{24} + \frac{1}{12} = \frac{1}{8}$: P^o égale donc 8''.

Si, chez un myope, $R = 10''$, on trouve, pour un verre de $-\frac{1}{12}$, en négligeant x $\frac{1}{R^o} = \frac{1}{10} - \frac{1}{12} = \frac{1}{60}$; d'où $R^o = 60''$.

Si, pour plus d'exactitude, on tient compte de x, et qu'on le fasse égal à $\frac{1}{2}$, il vient, dans le premier cas :

$$\frac{1}{P^o-x} = \frac{1}{23\ 1/2} + \frac{1}{12} = \frac{1}{7{,}944},$$
$$P_o = 8{,}444.$$

Dans le second cas :

$$\frac{1}{R^o-x} = \frac{1}{9\ 1/2} - \frac{1}{12} = \frac{1}{45{,}6},$$
$$R_o = 46{,}1.$$

Dans ces cas, les valeurs différentes de R_o dans les deux calculs, ne permettent pas de ne point tenir compte de x.

2° *Le pouvoir d'accommodation est altéré.* — Il augmente par l'usage des verres négatifs, et diminue par celui des verres positifs. Cette diminution est encore bien plus sensible relativement à la distance réelle des objets observés, quand on se sert de microscopes et de télescopes.

3° *Le parcours de l'accommodation change de position et d'étendue.* — On entend par amplitude d'accommodation une valeur dioptrique, en rapport avec la distance focale de la lentille, qui exprime la différence d'accommodation de l'œil pour P et pour R. Le parcours de l'accommodation, au contraire, n'est que l'expression de la distance qui sépare le point *r* du point *p* : elle peut s'écrire par conséquent R — P. L'accommodation règle cette distance dans toutes les directions ; aussi pourrait-on l'appeler le rayon de cet horizon d'accommodation. Évidemment, à une amplitude d'accommodation peut correspondre un parcours d'accommodation complétement différent, et réciproquement. Si $R = \infty$, et $P = 6$, l'amplitude d'accommodation est $\frac{1}{6}$; le parcours d'accommodation, au contraire, s'étend depuis l'infini jusqu'à une distance de 6 pouces de l'œil. Pour $R = 6$ et $P = 3$, l'amplitude d'accommodation est $\frac{1}{3} - \frac{1}{6} = \frac{1}{6}$, et le rayon de ce parcours d'accommodation n'est plus que $6'' - 3'' = 3''$. Il n'y a, par conséquent, aucun rapport entre l'amplitude d'accommodation et le parcours d'accommodation.

Ce que nous venons de dire suffit pour nous rappeler ce que signifie l'expression de parcours d'accommodation, par rapport à l'amplitude d'accommodation. On peut voir, en même temps, que si l'amplitude absolue de l'accommodation ne subit qu'une légère modification de la part des lunettes, il n'en est pas de même du parcours d'accommodation, qu'elles changent complétement. Prenez, par exemple, un individu myope, pour lequel $R = 6''$ et $P = 3''$ et dont le parcours d'accommodation n'a qu'une étendue de $6'' - 3'' = 3''$. Mettez-lui devant les yeux, à $\frac{1''}{2}$ de distance, des verres de $\frac{1}{5\ 1/2}$, il verra le point *r* transporté à l'infini et *p* à 6″ environ : voilà donc un œil dont l'amplitude d'accommodation est restée à peu près la même, et dont le parcours d'accommodation est devenu infiniment plus considérable. Une personne affectée d'une hypermétropie de $\frac{1}{8}$, avec une amplitude d'accommodation égale à $\frac{1}{6}$, voit depuis l'infini jusqu'à 24 pouces $\left(\frac{1}{6} - \frac{1}{8} = \frac{1}{24}\right)$. A travers des lunettes de 7 1/2, placées à $\frac{1''}{2}$ de l'œil, elle voit depuis l'infini jusqu'à une distance de près de 6″.

Là encore, l'amplitude d'accommodation est intacte, si ce n'est que le $\frac{1}{8}$ précédemment perdu devient utilisable.

Au contraire, un individu presbyte, qui, avec une amplitude d'accommodation de $\frac{1}{24}$, a un horizon d'accommodation s'étendant depuis l'infini jusqu'à une distance de 24″ de l'œil, perd une grande partie de cette étendue en se servant de verres de $\frac{1}{24}$. Sans parler des modifications accessoires, son horizon d'accommodation est réduit à 24″ — 12″ = 12″, bien que son amplitude d'accommodation soit restée presque la même.

Ces exemples sont évidemment suffisants pour permettre de déduire, comme règle générale, que les verres augmentent l'horizon d'accommodation, quand ils rapprochent le point r de l'infini; au contraire, quand ils l'en éloignent, ils diminuent cet horizon.

Il s'ensuit que, s'il n'existait pas une distance déterminée pour laquelle la vision distincte et facile des objets se fasse le plus ordinairement, il serait de précepte général d'agrandir, autant que possible, l'horizon d'accommodation des personnes myopes et hypermétropes, en neutralisant complétement leur amétropie, et de les élever ainsi au niveau des personnes emmétropes. Toutefois, souvent on ne peut le faire, parce qu'on doit, pour un objet déterminé, faire attention aussi à la distance du point le plus rapproché de la vision distincte, chez les presbytes notamment.

4° *La grandeur de l'image formée sur la rétine ne reste pas la même.* — La comparaison des angles sous lesquels les objets se présentent à l'œil, suivant qu'ils sont vus sans lunettes ou avec des lunettes, n'a besoin pour se faire d'aucune détermination particulière; mais elle a lieu seulement tant que l'on peut voir distinctement, avec ou sans lunettes, l'objet à la distance à laquelle il se trouve. Jusqu'à une certaine distance, cela est réellement très-possible. Ainsi, une personne emmétrope, par exemple, avec un pouvoir d'accommodation suffisant, peut voir nettement un objet situé à 8″ de son œil, aussi bien sans lunettes qu'avec des lunettes, pourvu que celles-ci soient de $\frac{1}{12}$ ou de $-\frac{1}{12}$. Un myope peut en faire autant pour un objet plus rapproché; un hypermétrope, pour un objet plus éloigné. Dans tous les cas, on peut fidèlement se convaincre que les verres à foyer négatif diminuent la grandeur des images, tandis que les verres à foyer positif les amplifient. La démonstration en est très-simple. La relation qui existe entre l'image jj ou β produite sur la rétine (fig. 86), et l'objet ii ou B, dépend de la position du point nodal k. Plus celui-ci se porte en avant de la rétine, plus β devient grand par rapport à B ; plus il se porte en arrière, plus β devient petit. Ce que fait l'œil dans l'accommodation normale, il ne le fait plus dans le cas d'altération du cristallin, et c'est à peine s'il déplace le point nodal, celui-ci se trouvant situé dans l'intérieur même du cristallin. Au contraire, à peine a-t-on placé devant

FIG. 86.

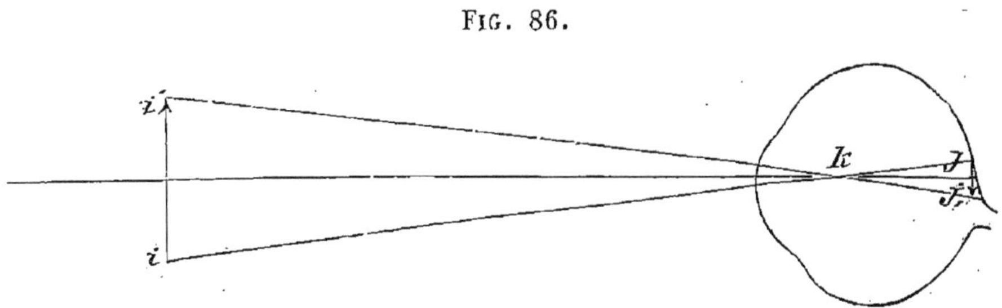

l'œil une lentille auxiliaire, immédiatement le point K se transporte en avant si c'est une lentille positive, en arrière si c'est une lentille négative, avec d'autant plus d'énergie que la lentille elle-même est à une plus grande distance de l'œil. La valeur de ce déplacement peut se calculer facilement. Voilà pourquoi l'image formée sur la rétine est toujours plus grande quand on voit nettement l'objet à travers une lentille positive, sans faire d'effort d'accommodation, que quand on le voit nettement sans lentille, en faisant un effort d'accommodation : au contraire, elle est plus petite, quand, avec un effort puissant d'accommodation, on voit distinctement l'objet à travers une lentille négative.

5° *La détermination de la distance, de la grandeur et de la forme des objets subit un changement.* — Afin de démontrer l'influence que des verres positifs ou négatifs exercent sur l'estimation que nous faisons de la distance, de la grandeur et de la forme des objets, il est nécessaire d'exposer de quelle manière se fait cette estimation à l'état normal, sans le secours des lunettes.

Les différences de distance, de grandeur et de forme des objets entraînent avec elles des modifications particulières dans les mouvements nécessaires des yeux, dans l'accommodation et surtout dans la formation des images sur la rétine, par des changements que leur font subir l'accommodation, les mouvements des yeux, de la tête et de tout le corps. C'est uniquement par la notion de ces modifications que l'esprit peut se faire une idée de la distance, de la grandeur et de la forme. Toutefois, c'est en majeure partie un acte spontané, complétement involontaire, ou, tout au moins, non raisonné. La promptitude du jugement que l'on forme sans analyse des éléments sur lesquels il se fonde, est le résultat de l'habitude. Cette habitude provient en partie de l'expérience individuelle, en partie de notions transmises par les parents : sous ce rapport, on peut dire qu'elle est innée.

Remarquez d'abord que l'estimation de la distance et celle de la grandeur sont corrélatives. On peut distinguer trois cas : 1° Nous connaissons la grandeur réelle de l'objet, ce qui nous permet de nous faire une idée de sa distance, d'après la grandeur de l'image formée sur notre rétine. 2° Nous connaissons la distance, et c'est sur elle que nous basons notre appréciation de la grandeur de l'objet. 3° Nous avons une idée imparfaite de la grandeur et de la distance ; sous cette double influence, notre esprit établit un raisonnement, et de l'examen comparatif de leurs rapports réciproques, jaillit une notion nette de l'une et de l'autre. Cette relation que nous venons de signaler entre l'appréciation de la distance et de la grandeur, est particulièrement frappante quand nous projetons l'image persistante (spectre oculaire) d'une flamme sur une muraille. La flamme nous paraît d'autant plus grande que nous nous éloignons davantage de la muraille, et d'autant plus petite que nous nous en rapprochons, bien que l'image formée sur la rétine demeure la même pendant ce temps.

Afin de rechercher complétement sur quelles bases notre jugement est établi, nous devons examiner ce que nous pouvons distinguer, et comment nous pouvons distinguer. Nous nous placerons d'abord dans les conditions de vision les plus simples, puis nous aborderons successivement des cas de plus en plus compliqués, de manière à ajouter constamment de nouvelles notions à celles que nous posséderons déjà, pour confirmer notre opinion avec plus de certitude, ou parfois pour la modifier.

On doit distinguer comme conditions de vision ordinaires :

a. Un œil immobile, voyant les objets sur un plan qui vient rencontrer perpendiculairement la ligne visuelle; *b.* le même œil regardant librement dans l'espace; *c.* un œil regardant sur une surface ou dans l'espace avec une ligne visuelle mobile ; *d.* un œil changeant de place par suite de mouvements de la tête ou de tout le corps; *e*, deux yeux au repos ; *f.* deux yeux en mouvement ; *g.* deux yeux auxquels les déplacements de la tête ou du corps impriment des mouvements.

Toutefois, nous serions entraînés trop loin dans les détails, si nous devions pousser cette étude dans ses dernières limites. Nous devons nous réduire à un exposé succinct et élémentaire de cette question complexe, et même passer presque complétement sous silence l'historique de cette question qui a déjà atteint ici un développement hors des proportions de cet ouvrage.

Nous nous bornons à examiner, page 582, 5°, la manière dont nous interprétons les sensations de la vision avec un seul œil ; et la vision stéréoscopique de l'objet avec les deux yeux sera, page 590, 6°, le sujet de notre étude.

Nous commençons par supposer que les objets sont tous placés sur un plan, et que ce plan n'est vu que d'un point avec un seul œil dont la ligne visuelle tombe perpendiculairement à cette surface. De cette manière, nous n'avons aucun moyen de juger directement de la grandeur réelle, *si nous n'en avons reçu la notion d'autre part*. Les idées que nous donne la conscience de notre accommodation sont toutes relatives à la distance. Mettez une personne à l'extrémité d'un tube qui traverse une cloison, de façon qu'elle ne puisse en apprécier la longueur; faites-lui lire au travers de ce tube des caractères placés au delà : dans ces conditions, la plupart se forment une idée à peu près exacte de la distance, et, par suite, de la grandeur. Plaçons maintenant dans ce tube une lentille positive faible, de façon à amener un effort moindre d'accommodation, les caractères paraîtront aux yeux de l'observateur à une bien plus grande distance, et, par suite, il supposera qu'ils sont plus gros en réalité, même quand on les aurait remplacés par des caractères assez petits pour que l'image restée sur la rétine restât de même grandeur. Si, au contraire, nous introduisons dans le tube une lentille négative, dont l'action puisse être aisément surmontée par un effort d'accommodation, l'observateur supposera que les caractères sont plus rapprochés de son œil, et, en même temps, leur grandeur lui paraîtra fort diminuée, même si l'on a choisi des caractères assez gros pour que l'image sur la rétine se soit maintenue stationnaire, malgré l'insuffisance de la lentille négative.

Si, au contraire, *la grandeur de l'objet est connue*, le jugement dérive, en général, de la conscience de l'effort d'accommodation qui s'est produit. Nous supposons plus éloigné l'objet que nous voyons à travers une lentille négative, parce qu'il détermine sur la rétine une image plus petite; au contraire, le même objet, vu à travers une lentille positive, nous paraît plus rapproché, parce que son image sur la rétine est plus grande. Toutefois, la conscience de l'effort d'accommodation que nous faisons entre exceptionnellement en jeu, même quand nous jetons les yeux sur ce qui nous environne, bien qu'alors nous ne manquions pas d'objets de grandeur connue, et de mille autres moyens d'établir notre jugement. C'est ce que j'ai observé sur moi-même il y a bien des années (1). En instillant dans mon œil une faible solution de belladone, je constatai dans mon pouvoir d'accommodation une diminution notable, se traduisant par ce fait que je voyais les objets plus petits qu'ils n'étaient réellement, attendu que je les supposais plus rapprochés de moi. Warlomont a rapporté aussi un fait du même genre (2). Dans une parésie de l'accommodation produite par d'autres causes, la même chose s'est présentée.

(1) *Nederlandsch Lancet*, 2e série, 1851, D. VI, p. 607.

(2) *Annales d'oculist.*, 1853, t. XXIX, p. 277.

D'ailleurs, la détermination de la distance au moyen de l'accommodation, me semble principalement tenir à ce fait, *qu'en regardant avec un seul œil*, l'autre, qui est caché, se met en rapport avec l'effort d'accommodation du premier, et change lui-même de convergence : or, c'est ce changement de convergence qui, lorsqu'on regarde avec les deux yeux, vient nous fournir des données si justes sur la comparaison des distances.

En regardant, d'un seul point et avec un seul œil, des objets situés dans l'espace, l'appréciation de la grandeur et de la distance peut se faire pour un nombre infini de plans successifs comme pour un seul ; l'interposition de verres positifs et négatifs peut également modifier notre appréciation, comme nous venons de le voir. S'il en est ainsi, nous pourrions donc prendre une idée de la forme d'un corps, aussi bien sans le secours de lunettes qu'avec elles. Mais, dans ces circonstances, le raisonnement que nous nous faisons est interverti ; nous parlons de la *forme* qui nous est connue, et nous en déduisons les distances relatives des différents objets.

Ceci a besoin d'explications.

Beaucoup d'objets ont pour nous des formes connues ; mais c'est de leur distance que dépend la forme définitive qu'aura l'image projetée sur la rétine. Un exemple fera mieux comprendre ma pensée :

FIG. 87.

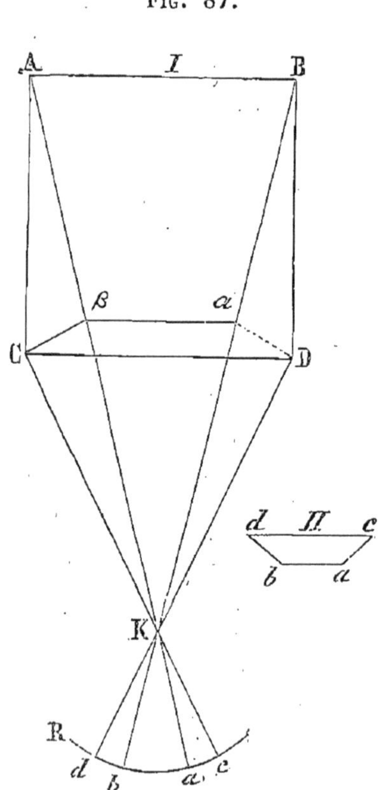

Supposons que l'observateur se place en face du milieu d'une table carrée ABCD (fig. 87, I). Pour connaître la grandeur des droites AB, CD, dans l'image formée sur la rétine, nous n'avons qu'à joindre les points ABCD au point nodal K de l'œil, que nous supposons dans ce cas *au-dessus* du plan horizontal de la table. Nous trouvons respectivement pour longueurs sur la rétine R *ab* et *cd*. Tandis que la distance de AB à l'œil s'élève presque au double de CD, l'image *cd* est, au contraire, presque le double de *ab*. L'image projetée sur la rétine a donc la forme représentée par la figure 87 (II). Cette forme nous conduit à admettre que le bord de la table AB le plus rapproché se trouve à une distance de notre œil à peu près égale à la longueur de la table. Si maintenant nous portons nos yeux de AB à CD, l'accommodation que nous sommes obligés de faire vient nous aider dans notre jugement, et pour peu que nous connaissions la hauteur de la table, l'angle sous lequel les lignes AB et CD sont vues au-dessous du plan horizontal où se trouve l'œil, vient compléter la notion que nous avons de la distance.

La même table, placée à une distance double de l'œil, donne en perspective une autre image, dans laquelle $ab : cd = 2 : 3$ (comp. fig. 88, I) et dans laquelle les angles a, b, c, d sont moins éloignés de l'angle droit (II). Toutefois, là encore, nous regardons les dimensions des objets comme identiques avec ce qu'elles étaient précédemment, et les angles de la table comme droits, uniquement parce qu'ils le sont ordinairement dans les tables, et que nous estimons la longueur de la table à peu près égale à la demi-distance de CD à l'œil. Maintenant, s'il se trouve seulement là un objet dont on connaisse la véritable grandeur et la distance réelle, il sert de point de repère pour juger de tous les autres, dont la grandeur et la distance relative se déterminent toujours d'après le même principe, la projection en perspective sur la rétine.

Fig. 88.

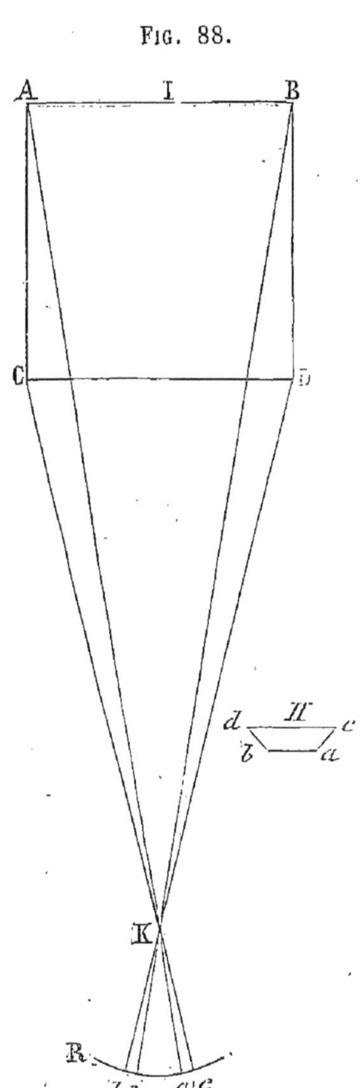

Dans les pages qui précèdent, nous étions supposés avoir connaissance de la véritable forme de quelques objets, et de la direction de quelques lignes ou de certaines surfaces. Cette connaissance, à vrai dire, nous manque presque toujours. Dans une chambre, nous voyons des surfaces que nous pouvons considérer comme horizontales, et d'autres perpendiculaires aux premières, ainsi que de nombreux objets qui nous présentent des lignes verticales et horizontales. Ce sont les angles que forment ces surfaces et ces lignes sur les images de la rétine, qui constituent la base de notre jugement. Dans la nature, la terre que nous foulons, la surface horizontale de l'eau, les arbres qui s'élèvent vers le ciel, les maisons avec leur charpente, leurs croisées, enfin l'homme lui-même, nous servent de points de repère suffisants. C'est pour cela que nous nous faisons une idée assez exacte même de ce que nous voyons avec un seul œil et d'un seul point de l'*espace*.

A proprement parler, notre jugement ne peut s'égarer que quand les choses sont disposées à dessein pour nous tromper. Par exemple, la table (fig. 87, *a*) aurait produit sur la rétine une image identique, si le côté AB n'avait eu qu'une largeur $\alpha\beta$; mais si, en même temps, on l'avait soulevée de telle sorte que les côtés αC et βD eussent respectivement coïncidé avec AC et BD. C'est ainsi que nous pouvons, sur une surface plane, un dessin par exemple, représenter un certain nombre d'objets en perspective, qui donnent sur la rétine une image analogue à celle que produiraient les objets eux-mêmes. Si nous y joignons des effets d'ombre ou de lumière, cette image peut arriver à abuser complétement, quand on la voit avec un seul œil et d'un seul point. Toutefois, si la surface n'est pas trop éloignée, la conscience de l'effort d'accommodation nous avertit encore que tout se trouve sur un seul et même plan. D'ailleurs ce sont là des circonstances artificielles qui n'infirment nullement la règle suivante : *La forme de l'image projetée sur la rétine suffit pour nous permettre de juger de la grandeur comme de la distance relative et même absolue d'un objet, pourvu que la grandeur et la distance d'un autre objet pris comme point de comparaison nous soient déjà connues.*

L'usage de verres positifs et négatifs modifie singulièrement ce jugement que nous déduisons de la projection en perspective de l'objet sur la rétine. La cause en est facile à comprendre. En réalité, quand nous nous servons de verres positifs, les objets ne nous paraissent pas seulement amplifiés, mais rapprochés. La distance qui sépare en profondeur deux objets ou deux lignes du même objet, se trouve aussi diminuée, en sorte qu'il y a amplification de l'objet aux dépens de sa profondeur. C'est l'inverse qui a lieu pour les verres négatifs. Développons davantage notre pensée. Lorsque la distance des objets à l'œil varie réellement, les angles changent, comme nous l'avons vu, et les rapports des images projetées sur la rétine sont modifiés (comp. fig. 87 et 88). Mais ces rapports et ces angles demeurent les mêmes, quand, au moyen des lentilles, les images sont amplifiées ou diminuées; dans ce cas, on suppose naturellement que les objets se trouvent à une autre distance. Comme conséquence, la forme que notre jugement regarde comme liée à l'image projetée en perspective sur la rétine doit également être différente.

La grandeur de l'image formée sur la rétine exerce une influence fort remarquable sur l'appréciation de la profondeur, pourvu que nous en connaissions les angles de la surface. Je suppose que ce soit une surface quadrangulaire, une table par exemple, le rapport qui existe entre la largeur de cette table et sa profondeur, concordera avec une grandeur déterminée de l'image sur la rétine ; en d'autres termes, l'appréciation de ce rapport sera bien différente, suivant que l'image de la rétine, tout en conservant la même forme, deviendra plus grande ou plus petite. Une simple construction géométrique met ceci en évidence. Dans les figures 89, I, et 90, I, les

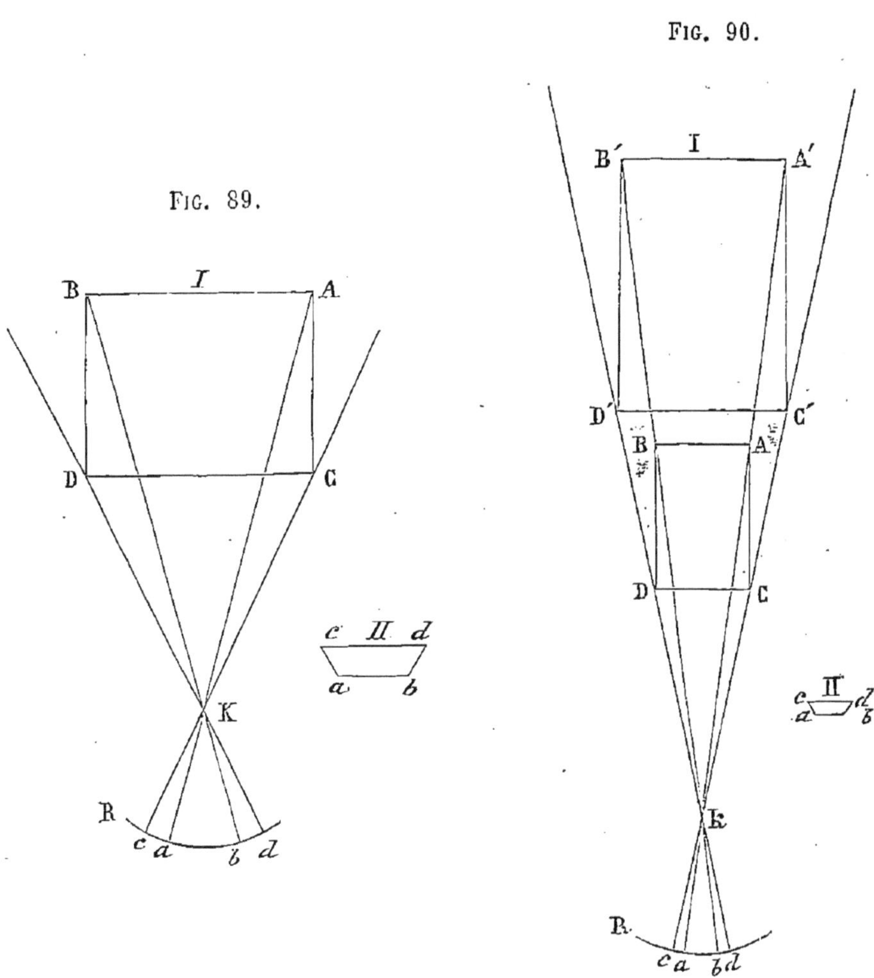

FIG. 89.

FIG. 90.

projections *ab* et *cd* des côtés AB, CD, sont dans le même rapport sur la rétine, c'est-à-dire comme 2 : 3. Ainsi que l'indiquent les figures rétiniennes II, *ab* se trouve au-dessous de *cd*, mais dans le même rapport. Les images de la rétine ne diffèrent donc aucunement quant à la forme, et l'on ne saurait supposer d'après elles que le rapport qui existe entre la profondeur et la largeur des objets puisse être différent (comparez ABCD dans les figures 89, I et 90, I). Quant à la distance à laquelle nous projetons l'image, elle n'a aucune influence sur ce rapport, qui diffère pour chaque grandeur de l'image (comparez ABCD et A'B'C'D' dans la figure 90 I).

Nous ne devons pas être étonnés de ne pouvoir rattacher les formes semblables des objets (à moins qu'ils ne se trouvent dans un même plan perpendiculaire à la ligne visuelle) à des formes analogues des images de la rétine, puisque nous voyons, d'autre part, des objets de forme analogue, mais de grandeur différente, donner sur la rétine des images dissemblables (à moins que celles-ci ne changent pas de dimensions, lorsque la distance varie). Si nous plaçons au milieu d'un des côtés d'une table carrée, ou même en un point quelconque de cette table, une feuille de papier carrée s'appliquant exactement sur sa surface, les images projetées sur la rétine ne seront pas identiques. Les différences de dimension de la limite supérieure et de la limite inférieure seront relativement plus considérables pour la table (car ce rapport dépend de la distance relative des différents points à l'œil) et, de plus, les quatre angles ne seront plus les mêmes.

De tout ceci il résulte clairement que des verres positifs et négatifs, qui nous font apprécier différemment les distances, et modifient seulement la grandeur des objets sans en changer la forme, changent, par là même, l'estimation que nous faisons de la profondeur. Les hypermétropes subissent manifestement cette influence. Avec des lunettes positives, ils voient amplifiés des objets qu'auparavant ils distinguaient par un effort d'accommodation, et qui leur paraissaient plus petits. C'est ce qu'éprouvent également les personnes qui ont perdu leur cristallin et l'ont remplacé par des lunettes convergentes : elles supposent tous les objets à une distance moindre, parce qu'elles se font illusion sur leur profondeur.

Les myopes subissent l'influence contraire, mais un peu moins nettement, parce que, sans l'aide des verres négatifs, ils ne peuvent voir clairement les objets éloignés, et que, par conséquent, la comparaison est moins parfaite. Cette influence se fait sentir plus manifestement chez eux quand ils prennent un verre négatif trop fort, avec lequel pourtant ils peuvent voir en faisant un effort d'accommodation : c'est aussi de cette façon que les personnes emmétropes peuvent employer, pour ces expériences, des verres négatifs en rapport avec leur pouvoir d'accommodation. Mais le phénomène devient bien plus frappant quand on emploie le télescope hollandais, par exemple, ou qu'on regarde au travers d'une lorgnette double de spectacle avec un seul œil, en tenant l'autre fermé. Revenons à l'expérience de la table. Naturellement, l'image projetée sur la rétine garde sa forme : seulement, si la lunette grossit n fois, l'image se trouve n fois amplifiée dans toutes ses dimensions. Mais nous voyons la table toujours plus large et plus courte, à quelque distance que nous cherchions à la supposer. Souvent nous avons de la peine à nous la représenter suffisamment longue :

mais alors elle nous paraît naturellement trop large par derrière : AB (fig. 88) semble plus grand que CD. Nous corrigeons parfois cette erreur en nous figurant dans notre esprit que CD s'élève un peu ; c'est aussi ce que font les personnes qui, dans l'*aphakie*, portent un verre convexe, et qui, en marchant sur un terrain plat, s'imaginent qu'elles gravissent une colline.

Ce phénomène devient particulièrement manifeste quand, avec une lorgnette de spectacle, nous lisons dans un livre placé à une faible distance sur la table. Le livre devient immédiatement carré, bien que l'image de la rétine conserve la même forme, et il reste souvent plus large vers son bord supérieur, mais cette apparence se perd quand, par un travail de l'esprit, nous supposons au livre une certaine inclinaison ; les lettres du titre nous paraissent alors larges et pleines, au lieu d'être, comme auparavant, franchement allongées.

Si maintenant nous retournons la lorgnette, les images projetées sur la rétine, tout en gardant la même forme, sont sensiblement diminuées, tandis que les dimensions des objets en profondeur, contrairement à la première observation, sont considérablement augmentées : le plan de la table et du livre paraissent même devenus étroits en haut.

Tous ces faits peuvent avoir lieu lorsqu'on regarde avec un seul œil.

L'appréciation des distances relatives, dans la vision monoculaire, gagne singulièrement en sûreté et en exactitude quand la tête ou tout le corps se meut, de façon à présenter à l'œil les objets sous différents points successifs. De cette façon, en réalité, il s'établit comme une parallaxe entre des objets placés à différentes distances et qui changent de position réciproque, ce qui permet d'apprécier, au moyen de quelques points isolés, leurs distances relatives.

6° *La vision stéréoscopique avec les deux yeux est modifiée.* — De tout ce que nous venons de dire dans le précédent paragraphe, il résulte évidemment que l'appréciation de la distance et de la solidité des objets se fait d'une façon assez parfaite, même en ne se servant que d'un seul œil. C'est un point qu'il faut bien se rappeler, car la belle découverte de Wheatstone a paru tellement importante, qu'elle a failli faire oublier ce que peut un seul œil. Toutefois, il est incontestable que deux yeux peuvent faire plus qu'un seul. D'abord, pour des objets rapprochés, la solidité de l'objet peut s'apprécier avec bien plus de certitude : dans la vision binoculaire, on ne peut être aussi aisément abusé par un arrangement artificiel des lignes, et il se développe dans notre esprit le sentiment de la solidité de l'objet, que l'on ne paraît nullement éprouver dans la vision monoculaire.

Ceci tient à deux causes.

La première, c'est que, relativement à la distance qui sépare les deux yeux, lorsqu'on fixe un point déterminé d'un objet où viennent se couper les deux lignes visuelles, les images formées sur la rétine ne sont point égales ni uniformes. Il en résulte que bien des points donnent dans l'œil des images doubles, dont la déviation correspond pour toutes les directions à la différence de distance de ces points. Sous cette influence, l'idée de solide se forme dans notre esprit. Mais souvent, si l'on évite de faire aucun mouvement, et s'il n'y a point d'objets dans le voisinage pour guider dans cette appréciation, on peut confondre la vraie et la fausse vision stéréoscopique, c'est-à-dire que le point que l'on voit sous une image double peut aussi bien se trouver plus rapproché ou plus éloigné que le point réel.

La seconde cause tient à ce que nous fixons successivement les différents points de l'objet (Bruecke). En réalité nous avons parfaitement conscience (à moins que ce mouvement ne se produise sous des angles trop considérables) du degré de convergence qu'exige la vision simple pour passer d'un point à un autre, suivant que le point que nous fixons est plus ou moins éloigné que celui que nous venons de fixer. En même temps, lorsque nous examinons l'objet, c'est-à-dire lorsque nous passons en revue différents points situés dans des directions différentes, les deux images changent constamment sur la rétine, et cette dissemblance, qui se modifie chaque fois, nous donne nécessairement la notion d'une forme déterminée pour ce corps; elle nous fait presque sentir et toucher; ce qui est précisément le caractère propre de la vision binoculaire. Si, tout en fixant un point, nous avons déjà une idée suffisamment nette d'un autre point que nous avons vu indirectement, et que nous voulons fixer à son tour, nous modifions immédiatement, par un mouvement simultané des lignes visuelles, la convergence des axes de l'œil. Si nous abandonnons cette idée, nous ne voyons les doubles images disparaître que quand les lignes visuelles ont déjà presque atteint le point que nous cherchions. On peut s'en rendre parfaitement compte au moyen de l'expérience suivante. Si l'on place devant un de ses yeux un verre coloré en rouge, et qu'ensuite on regarde une succession de points lumineux situés à des distances différentes, on voit l'une des deux images colorée en rouge. On observe alors également qu'avec des mouvements rapides des lignes visuelles, le changement de convergence voulu se trouve dépassé pendant un instant, mais qu'on corrige promptement cet excès.

Voyons maintenant comment l'emploi de verres convexes et concaves modifie les deux facteurs de la vision binoculaire stéréoscopique.

En ce qui concerne le premier facteur, nous voyons que les lunettes modifient la grandeur, et par suite la distance apparente, sans que ce changement soit en rapport avec la différence des images formées sur les deux rétines. Cette différence diminue à mesure que la distance des objets augmente. Ainsi, tandis que l'angle sous lequel un objet se présente est en raison inverse de la distance à laquelle il se trouve, la parallaxe de la vision stéréoscopique, et, par suite la différence des deux images formées sur la rétine, sont, au contraire, pour de grandes distances, en raison inverse du *carré* de la distance. Si l'on considère deux points a et a', qui se meuvent sans changer leur distance respective sur une droite $k'l$ (fig. 91), perpendiculaire à la ligne kk' qui joint les points nodaux des deux yeux, un simple calcul montre que pour de grandes valeurs de $k'a$, par rapport à kk' et à aa', l'angle aka' est inversement proportionnel au carré de ka. Cet angle est évidemment la parallaxe de la vision stéréoscopique.

Fig. 91.

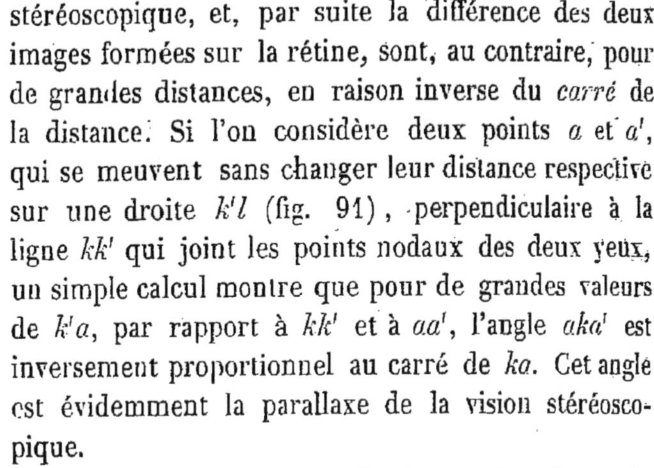

Ainsi il est démontré que les images formées sur la rétine dans les deux yeux diffèrent d'autant moins que la distance de l'œil à l'objet est plus grande. Avec des verres convexes, et surtout avec une lunette de spectacle, l'objet est vu agrandi et rapproché en apparence, mais la différence entre les deux images sur la rétine reste ce qu'elle était dans la vision à l'œil nu. Par conséquent, l'objet présente trop peu de profondeur par rapport à sa grandeur. Le phénomène inverse a lieu avec les verres concaves, qui font voir les objets plus petits, et, par conséquent, à une plus grande distance apparente. C'est ainsi que le premier facteur de la vision est modifié.

Quant au second facteur, il dépend du premier, car c'est précisément la différence des images formées sur la rétine qui nécessite une différence de convergence, suivant que nous regardons tel ou tel point de l'objet ; par suite, il n'est point nécessaire de séparer cette cause de la précédente.

Il ressort de ces considérations que, dans l'emploi des lunettes, la vision stéréoscopique avec les deux yeux modifie notre jugement dans le même sens et de la même façon qu'elle affecte séparément chaque œil. Dans les deux cas, le grossissement des dimensions d'un objet perpendiculaire à l'axe de la vision nous porte à estimer au-dessous de la vérité sa profondeur ; et, réciproquement, la diminution de ces mêmes dimensions nous conduit, d'autre part, à nous exagérer cette profondeur. Toutefois les modifications de l'image projetée en perspective sur la rétine sont d'une importance bien plus grande pour chaque œil en particulier, que les changements qui se passent dans la vision binoculaire.

Au commencement de ce chapitre, en recherchant l'action des verres sur la vue, j'ai supposé provisoirement que l'axe des verres coïncidait avec celui des lignes visuelles. Or, c'est une condition qui n'est certainement presque jamais remplie. D'abord, dans une paire de lunettes, les verres ne sont jamais placés de telle façon que la distance de leurs axes soit absolument égale à celle qui sépare les axes des lignes visuelles parallèles. D'ailleurs, dans leur position au-devant des yeux, ils peuvent facilement se trouver déplacés un peu plus haut et un peu plus bas que les lignes visuelles ; et d'autre part, les verres, et par suite les axes eux-mêmes, s'inclinent tant soit peu quand la tête est verticale. Enfin, chaque mouvement de l'œil change immédiatement les rapports des lignes visuelles avec les axes des lunettes.

La question est maintenant celle-ci : quel est le résultat de cette déviation ?

Et d'abord, quand l'axe des lunettes est parallèle à celui des lignes visuelles, mais se trouve déplacé dans telle ou telle direction, ce déplacement se traduit par un déplacement correspondant de l'objet vu à travers les lunettes.

FIG. 92.

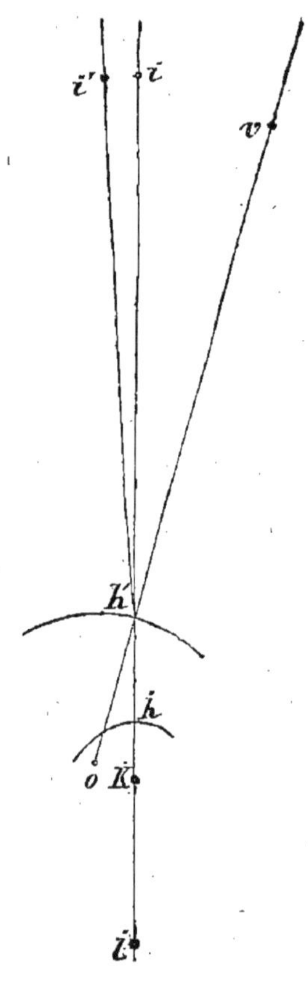

Nous pouvons nous en convaincre en faisant mouvoir au-devant de notre œil un verre convexe ou concave, de manière à regarder toujours parallèlement à l'axe de la lentille, mais tantôt au centre, tantôt au bord. Si c'est une lentille convexe, le déplacement se produit dans une direction opposée à celle de la lentille ; si c'est une lentille concave, il se produit dans la même direction.

L'explication en est facile. Soit *k* (fig. 92) le centre de la surface *h*, qui représente le système dioptrique de l'œil : *i*, un point situé sur le prolongement de l'axe *kh* ; ce point aura son image sur l'axe, par exemple en *j*. Si l'on place au devant de *h* une lentille dont les centres de courbure tombent précisément sur la ligne *kj*, l'image du point *i* restera dans cette ligne. Si, au contraire, on place au-devant de *h* une surface de réfraction telle que *h'*, dont le centre de courbure est en *o*, il n'en est plus de même. Supposons, par exemple, que *hh'* soit un rayon réfléchi : au point *h'*, il se réfractera, et par suite, s'éloignera de la normale vo en ce point, pour prendre la direction $h'i'$. Par conséquent, un rayon donné doit arriver, *vice versâ*, d'un point situé sur cette dernière ligne, i' par exemple, pour pénétrer dans l'œil suivant hh', après s'être réfracté en h', et pour continuer cette direction jusqu'en hj. Par suite, il est évident qu'un point situé en i' est vu en i, c'est-à-dire qu'il se produit un déplacement de l'objet dans une direction opposée à celle suivant laquelle se meut l'axe d'une lentille convexe par rapport à celui de l'œil.

Il suit de là que si les deux lentilles convexes d'une paire de lunettes sont trop près l'une de l'autre, les objets sont, pour les deux yeux, déplacés plus en dehors, et, par conséquent, exigent moins de convergence ; l'inverse a lieu quand les lentilles sont trop loin l'une de l'autre. Naturellement, les effets sont contraires quand il s'agit de lentilles concaves.

Dans tous les cas, le changement de convergence nécessaire à la vision est d'autant moindre que les verres sont plus faibles et qu'ils sont situés moins de côté. Depuis bien des années, j'emploie cette méthode de placer les verres excentriquement, dans des cas où, par suite d'insuffisance de tel ou tel muscle, leur combinaison avec un prisme faible est indiquée. Bien rarement, en agissant ainsi, on arrive à dépasser les limites pour lesquelles la netteté des images peut être sensiblement troublée. Cependant, si l'on tient à conserver intacte, autant que possible, la convergence des rayons visuels correspondant à une distance donnée, il faut, comme l'ont bien montré Giraud-Teulon et Knapp, régler la distance des verres suivant celle des lignes visuelles. Il faut, dans ce cas, suivant la remarque de Knapp, faire surtout attention aux axes des lentilles, qui ne correspondent pas toujours exactement au centre. Pour trouver l'axe, il n'y a qu'à déterminer la partie de la lentille qu'il faut placer au-devant de l'œil pour voir une ligne verticale, même en imprimant à la lentille un mouvement de révolution, sans que cette ligne vue au travers, soit réfractée, pas plus qu'elle ne l'est vue au-dessus et au-dessous.

Cependant il n'est pas besoin d'une exactitude scrupuleuse pour régler cet axe. Si pour voir un objet, l'œil doit converger un peu plus ou un peu moins, le plus ordinairement cela ne tire point à conséquence ; dans le cas contraire, nous réglons spontanément et involontairement la distance qui sépare l'œil de l'objet. D'ailleurs, il n'y a aucune difficulté à craindre du côté de l'accommodation ; ses limites, sous l'influence des lunettes que l'on a choisies, ne sont pas définies d'une manière assez précise pour que nous puissions nous apercevoir, en bien ou en mal, d'un léger changement de convergence que nécessite l'accommodation pour une certaine distance. Il faut seulement remarquer que, dans les lunettes que nous portons hors de chez nous, la distance des axes des lentilles n'est pas assez courte, si c'est une lentille concave; ni assez grande, si c'est une lentille convexe, pour nous permettre de regarder à une distance considérable, parce qu'à cette distance les lignes visuelles seraient obligées de diverger, ce qui ne pourrait avoir lieu sans difficulté. Enfin, nous devons, par-dessus tout, éviter une différence de hauteur dans les axes des lentilles, car celle-ci entraînerait une déviation réciproque des lignes visuelles vers la verticale.

En second lieu, en ce qui concerne l'angle que nous faisons avec l'axe de la lentille quand nous regardons à travers des lunettes, nous avons déjà vu que c'était une condition inévitable de leur emploi. La déviation qui en résulte est de deux sortes.

D'abord, l'objet que l'on voit directement se présente dans une autre direction que celle qu'il a réellement. La construction géométrique précédente (fig. 92), modifiée de façon que l'axe de la lentille fasse un angle avec celui des lignes visuelles, met ce fait en évidence. Mais cette nouvelle direction, comme nous l'avons déjà fait remarquer, est de telle nature que le trouble apporté dans le rapport harmonique qui existe entre l'angle sous lequel nous voyons une dimension d'un objet, à travers des lentilles convexes ou concaves, et la position de l'œil nécessaire pour l'apercevoir est suffisamment neutralisé. Par conséquent, cette déviation n'est pas une difficulté sérieuse.

Mais, de plus, les objets sont vus moins nettement. C'est qu'indépendamment des causes ordinaires d'erreur, il s'en produit là une nouvelle fort importante. On peut s'en convaincre en regardant un point lumineux à travers une lentille convexe ou concave que l'on tient obliquement devant l'œil, ou mieux encore en recevant sur un écran l'image dioptrique d'un point lumineux formé par une lentille convexe placée obliquement. Cette image se présente sous la forme d'un point éclairé, situé excentriquement, d'où rayonne la lumière en manière d'éventail, en sorte qu'elle représente, jusqu'à un certain point, l'apparence d'une comète. Je me bornerai ici à faire observer que l'affaiblissement de la netteté des images, surtout quand il s'agit de verres un peu forts, rend absolument nécessaire l'examen de la direction des axes. Si les lunettes ne doivent servir que pour les objets placés à distance, les axes doivent être presque parallèles et sur un plan à peu près horizontal : au contraire, celles qui ne sont destinées qu'aux objets rapprochés, doivent avoir leurs axes convergeant proportionnellement à la distance et dirigés un peu en bas. La nécessité de satisfaire à ces conditions permet difficilement, surtout quand ce sont des verres un peu forts, l'emploi des lunettes du même numéro pour toutes les distances, même dans les cas où l'accommodation est encore possible avec des verres de cette force. L'inclinaison des axes, en effet, peut être suffisamment modifiée par la manière dont on place les lunettes. Mais leur convergence ne peut varier qu'à la condition de changer la courbure de la lentille. Aussi la convergence doit-elle correspondre à la distance moyenne pour laquelle on se sert de lunettes, parce que cette distance laisse à la convergence des lignes visuelles un peu plus de latitude.

PARTIE SPÉCIALE.

I. ANOMALIES DE LA RÉFRACTION

CHAPITRE V.

L'ŒIL EMMÉTROPE.

L'œil emmétrope présente, tant dans sa structure que dans ses fonctions, le type par rapport auquel il faut envisager les anomalies de la réfraction. A ce titre, l'étude de l'œil emmétrope mérite ici une place à part. Sous d'autres rapports, cet œil ne peut manquer de nous occuper : nous devons étudier l'effet de l'âge sur cet organe, qui n'échappe pas plus à l'effet des ans qu'aucune autre partie du corps. De bonne heure, l'amplitude de l'accommodation diminue ; bientôt l'acuité de la vision devient moindre, et finalement l'emmétropie fait place à l'amétropie ; elle est remplacée par l'hypermétropie acquise. Le sujet de ce chapitre est l'œil emmétrope avec l'étude de l'influence des années sur ses fonctions. — Nous sommes consultés pour l'œil emmétrope contre sa métamorphose sénile, afin de lui permettre de continuer ses fonctions avec l'aide de moyens appropriés.

§ 14. — Définition de l'œil emmétrope ; œil schématique ; œil réduit ; œil simplifié.

L'œil emmétrope est tel que le foyer de son système dioptrique, l'accommodation étant au repos, vient se former sur la rétine (fig. 93). Par suite, cette rétine reçoit des objets infiniment éloignés, qui émettent des rayons parallèles, des images nettes qui ne peuvent être améliorées ni par des verres convexes, ni par des verres concaves ; et, de plus, au moyen de son accommodation, cet œil voit avec la même netteté à des distances relativement courtes. Aucun autre état de réfraction de l'œil ne peut donner une aussi grande étendue au parcours de l'accommodation.

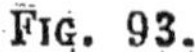

Fig. 93.

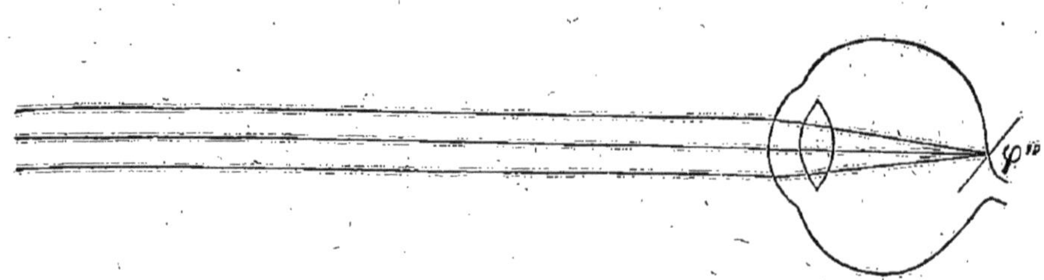

Nous avons déjà montré que cet état de la réfraction doit être considéré comme normal. Chose singulière ! pendant longtemps, il était assez généralement admis que tout œil est plus ou moins myope ; qu'à une distance infinie, sans parler de la transparence imparfaite de l'air, ce ne serait qu'exceptionnellement que les objets seraient distingués sous le même plus petit angle visuel, qu'à une distance modérée ou faible. C'était une erreur. Trop souvent, l'œil s'éloige de l'emmétropie dans une direction inverse, sa structure hypermétropique lui permettant d'amener des rayons convergents à former foyer sur la rétine.

Si l'œil emmétrope doit être considéré comme l'œil type, on doit se demander, d'autre part, si cet œil est, en même temps, l'œil ordinaire, et si l'amétropie est une exception.

Mathématiquement, il n'existe, peut-être, aucun œil qui mérite le nom d'emmétrope. En premier lieu, je n'ai jamais rencontré un œil dont la distance focale fût absolument la même dans les différents méridiens ; en général, comme on le verra plus en détail au chapitre de l'astigmatisme, la distance focale est plus courte dans le méridien vertical de l'œil que dans son méridien horizontal. Mais, laissant cette différence de côté, nous devons conserver une certaine marge. De faibles degrés de myopie, tels que $M = 1/120$, pour lesquels à 10 pieds (ou 120 pouces) la vision est encore parfaitement nette, passent généralement inaperçus. Dans la jeunesse, de faibles degrés d'hypermétropie sont impossibles à constater et encore plus à mesurer ; tout manque de puissance réfringente de l'œil, supposé au repos absolu, est remplacé par l'accommodation. Et même si, après paralysie de l'accommodation, un œil se montre emmétrope, dans l'état ordinaire, la tonicité de l'accommodation simule un léger degré de myopie. Conséquemment, la vision réellement emmétropique exige une faible hypermétropie dont le degré ne peut être évalué, car la tonicité n'est pas constante, et peut varier de $1/100$ à $1/40$.

Dans ce sens, et en pratique c'est le seul juste, la plupart des yeux des sujets jeunes sont incontestablement emmétropes.

Enfin, si l'on me demandait si l'emmétropie est l'état le plus désirable de l'organe, je répondrais qu'en ce qui me concerne, je donnerais la préférence à un faible degré de myopie, et je fournirai plus loin les raisons de cette opinion.

Les développements que nous supprimons en cet endroit sont relatifs à l'œil schématique de Listing et à son œil réduit modifiés par Helmholtz.

L'*œil schématique* a été déterminé de manière à pouvoir être substitué à l'œil véritable dans tous les calculs.

L'œil *réduit*, au contraire, est un appareil optique formé d'un seul milieu homogène, dont l'indice de réfraction est 4/3, et qui peut être substitué sans inconvénient à l'œil vrai, toutes les fois qu'il s'agit de la grandeur d'images nettes formées sur la rétine. Le point k, centre optique de l'œil réduit, est en même temps le centre de courbure de sa surface réfringente, dont le rayon de courbure hk est de 5^{mm}. — La distance focale principale postérieure, $h\varphi''$ est de 20^{mm} et la distance focale antérieure $h\varphi'$, de 15^{mm}. Les figures 94, 95 et 96 représentent ces dimensions en vraie grandeur.

FIG. 94.

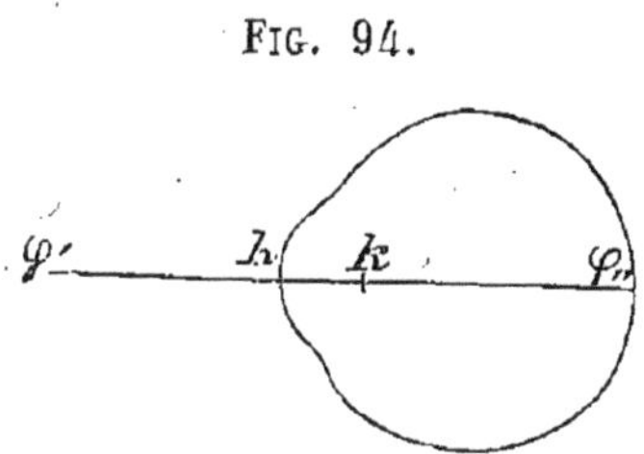

FIG. 95.

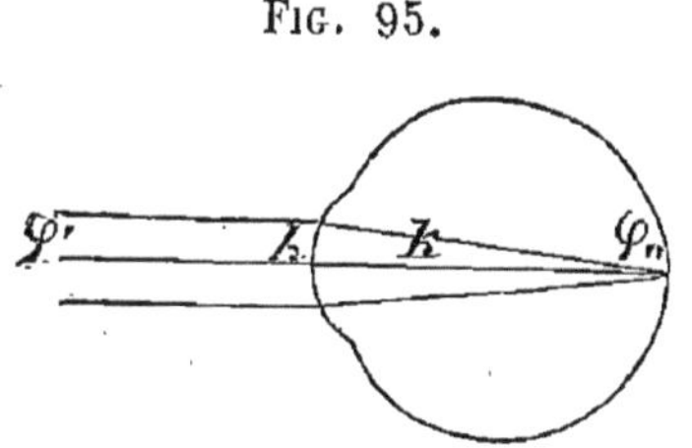

FIG. 96.

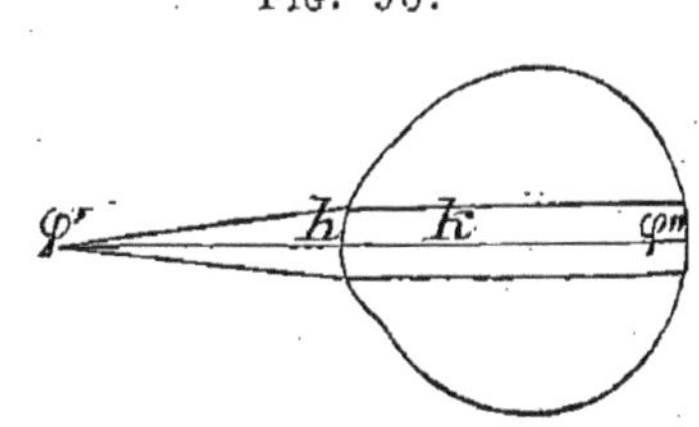

M. Donders attache une grande importance à ce qu'on retienne par cœur les nombres ronds que nous venons de reproduire, et dont Listing a, le premier, fait usage. Il nous semble que le médecin praticien peut à la rigueur, se passer de cette connaissance, et, supprimant les quelques pages suivantes de notre auteur, nous renvoyons au § 10 de l'*Optique physiologique* d'Helmholtz. Aussi bien, le sujet appartient à la physiologie bien plus que de la pathologie oculaire ; le cadre nécessairement restreint de ces *Études* nous condamne à une certaine concision, et M. Donders ne peut trouver mauvais que nous supprimions les passages les plus théoriques de son ouvrage.

§ 15. — Centre de mouvement. — Angle entre l'axe de la cornée et la ligne visuelle.

La connaissance de la position du centre de mouvement est sans intérêt pratique.

nous passons ce qui est relatif à cette question, qui d'ailleurs, n'est pas encore parfaitement élucidée. Sur les figures 97, 98 et 99 le centre de mouvement est marqué *d*.

FIG. 97. FIG. 98.

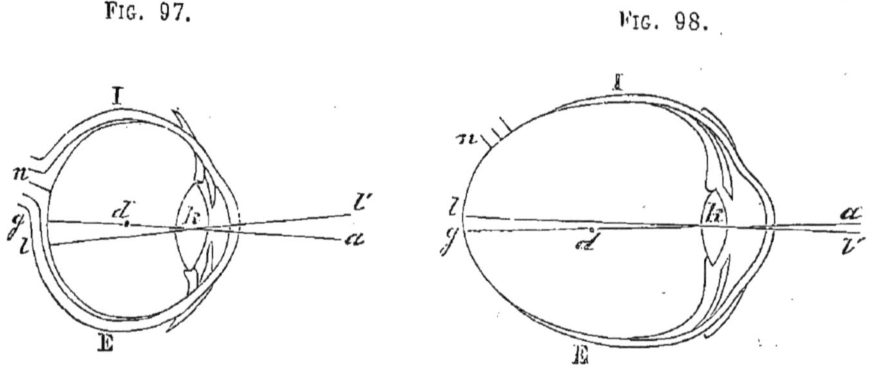

FIG. 99.

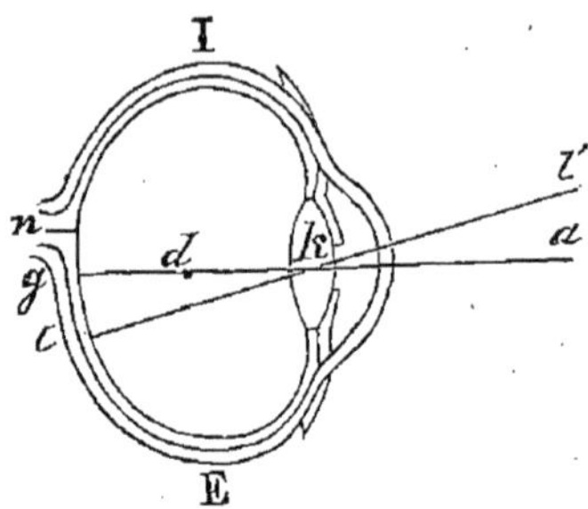

Senff a nommé α l'angle $l' k a$ formé par l'axe optique et la ligne visuelle, cette dernière ligne occupant, en général, une position plus interne. L'angle α, qui est d'environ 5° chez l'emmétrope, est plus considérable chez les hypermétropes et moindre chez les myopes. Chez ces derniers, il peut même arriver que la ligne visuelle coupe la cornée en dehors de l'axe optique. De cette disposition il résulte, chez les hypermétropes, un strabisme divergent apparent, et chez les myopes, un strabisme convergent apparent, qui forment un caractère pathognomonique bien tranché, sur lequel M. Donders a le premier appelé l'attention, et sur lequel il reviendra plus loin (Voy. notamment § 20).

§ 16. — Influence de l'âge sur l'acuité de la vision.

M. Wecker ayant déjà indiqué (pages 414 à 418) les moyens de mesurer l'acuité de la vue, nous devons, pour éviter les redites, supprimer le § 16 de M. Donders, dont une bonne partie est consacrée à la détermination de l'acuité de la vision.

Quant à la décroissance de l'acuité avec l'âge, dont M. Wecker a dit un mot (p. 418), M. Donders donne, d'après son élève M. de Haan, la représentation graphique ci-contre (fig. 100), résultat de l'examen de deux cent quatre-vingt-une personnes. Les longueurs des ordonnées représentent l'acuité de la vision à l'âge marqué au pied de chacune ; l'ordonnée 20 représente la moyenne de quinze à vingt-cinq ans, l'or-

FIG. 100.

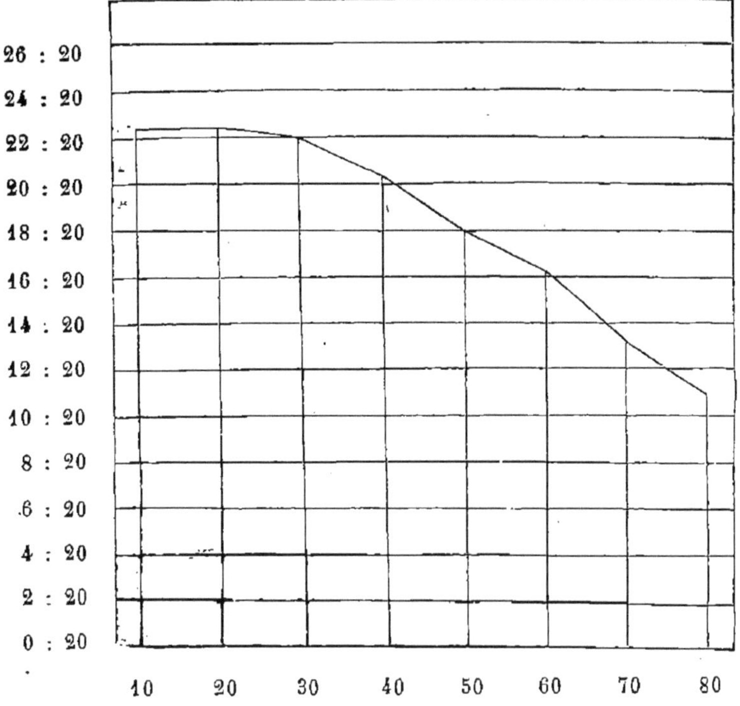

donnée 30, la moyenne de vingt-cinq à trente-cinq ans, etc.... La colonne de gauche contient les valeurs de l'acuité S.

Suivant Snellen, quand, dans la jeunesse, S est égal à 1, on n'a aucune raison de suspecter l'existence d'une anomalie.

Nous avons eu occasion d'employer très-fréquemment les tables de Snellen pour déterminer l'acuité de la vision, et ce serait faire preuve d'ingratitude que de ne pas reconnaître les services qu'elles nous ont rendus. Cependant, avec des malades dont nous déterminions tous les jours l'acuité de la vision pendant des semaines, nous nous sommes bientôt aperçu que l'éclairage exerce une influence considérable sur les résultats. Il s'agissait de strabiques dont l'acuité augmentait graduellement par suite d'exercices, et l'amélioration de la vue exerçait sur les déterminations une influence presque négligeable, à côté de celle des variations de l'éclairage d'un jour à l'autre. Aussi nous fallut-il établir nos échelles typographiques à l'extrémité d'un corridor et les éclairer au moyen d'un fort bec de gaz. Cette simple précaution rendit les observations comparables.

L'éclairage artificiel nous présente encore l'avantage d'être moins intense que celui dont usent généralement les oculistes. Il résulte de son emploi que les pupilles des malades se dilatent à peu près au maximum, si l'on a soin de s'arrêter, une fois pour toutes, à un éclairage convenable. Nous attachons à ce point une importance capitale ; en effet, il est bien connu que les appareils d'optique défectueux s'améliorent par l'usage de diaphragmes qui n'ont d'autre inconvénient que d'enlever de la lumière. Il en résulte que lorsque l'éclairage est très-intense, la pupille se resserrant, l'acuité des yeux amétropes augmente plus rapidement que celle des yeux emmétropes. Donc, pour que l'amétropie influe le plus possible sur l'acuité de la vision, il faut user d'un éclairage modéré. — Dans le choix des verres correcteurs, ce même éclairage rend bien plus précises les réponses des malades ; il nous semble donc qu'une chambre obscure est utile pour étudier convenablement la réfraction. C'est aussi l'opinion de M. Wecker, ainsi que de M. Derby, qui, depuis longtemps, procèdent de la même manière. Pour varier l'éclairage dans des limites très-étendues, nous employons parfois la lumière Drummond, mais c'est un luxe dont on peut fort bien se dispenser.

En examinant un grand nombre d'yeux sains, nous nous sommes aperçu que l'acuité, à la lumière du jour, montait généralement plus haut que ne l'indiquent les chiffres de la figure 100. Faut-il attribuer ce résultat à ce que nous corrigions préalablement la réfraction avec une exactitude scrupuleuse ? C'est ce que nous ne pouvons affirmer : faute de point de comparaison entre l'éclairage employé par les différents expérimentateurs, toute cette question d'acuité est très-mal connue. Le livre d'Aubert, cité plus haut, ne nous donne que bien peu de renseignements sur la question de physiologie qui nous occupe et qui mérite d'être réétudiée en entier.

M. Donders, attribuant, en partie, aux opacités des milieux réfringents la diminution de l'acuité visuelle avec l'âge, consacre à la fin du § 16, huit pages à la description si intéressante des phénomènes entoptiques qu'il a étudiés successivement avec M. Jansen et avec M. Doncan. Nous supprimons à regret ce passage, qui appartient à l'optique physiologique plutôt qu'à la pathologie.

§ 17. — Influence de l'âge sur l'amplitude d'accommodation ; presbytie ; hypermétropie acquise.

La réfraction de l'œil, et surtout l'amplitude d'accommodation, éprouvent avec l'âge des modifications. C'est d'abord l'affaiblissement du pouvoir d'accommodation qui se produit bien avant même que les conditions de réfraction de l'œil à l'état de repos aient subi aucune modification ; car le *punctum remotum* continue à rester à la même distance, tandis que le *punctum proximum* de la vision distincte s'éloigne chaque jour de plus en plus, ce qui entraîne une diminution dans l'amplitude d'accommodation.

L'éloignement progressif du point p est un fait d'expérience universelle. On s'imagine ordinairement que cette rétrogradation ne commence guère que vers l'âge de quarante ans. C'est une erreur. Jusqu'à cette époque de la vie, dans certaines circonstances, ce mouvement rétrograde du *punctum proximum* ne se fait pas sentir comme un trouble réel dans la vision normale, et c'est pour cela qu'à cet âge seulement on commence à faire attention à ce qu'on appelle de la faiblesse de l'œil ; mais déjà dans la jeunesse, et même avant l'adolescence, ce point se recule considérablement. C'est un changement qui atteint tous les yeux sans distinction, aussi bien les myopes que les hypermétropes et les emmétropes (l'œil étant d'ailleurs supposé en bonne santé). On peut se demander tout d'abord comment et par quel motif il se fait, qu'à une période de la vie où toutes les fonctions, et surtout celle des muscles, sont en voie de développement et de progression, le pouvoir d'accommodation, qui, lui aussi, dépend de l'action d'un muscle, perde déjà en étendue. Comme il faut bien admettre que le muscle ciliaire a subi ses phases de développement comme les autres, et qu'il est, par conséquent, dans toute la plénitude de sa force, on se trouve naturellement amené, au moins dans le principe, à en chercher uniquement la cause dans les conditions que présentent les parties destinées à être modifiées *passivement* pendant l'accommodation, et nullement dans l'état de celles qui subissent un changement *actif*. Or, l'organe qui est modifié passivement est le cristallin. Maintenant, peut-on expliquer de cette façon la diminution prématurée de l'amplitude d'accommodation $\frac{1}{A}$? Nous savons qu'à une époque avancée de la vie, le cristallin est plus ferme que dans la jeunesse. Je crois même pouvoir affirmer que cette augmentation de fermeté commence de bonne heure. Or, c'est une conséquence directe de cette dureté plus grande du cristallin, que le même muscle ne puisse plus lui imprimer les mêmes changements de forme qu'auparavant. Aussi est-ce là la cause probable de la diminution prématurée de l'amplitude $\frac{1}{A}$.

Après un affaiblissement considérable du pouvoir d'accommodation, survient graduellement une légère diminution de réfraction. Ce phénomène se traduit par l'éloignement du *punctum remotum*, qui commence, lui aussi, à reculer; il en résulte que le foyer postérieur est transporté plus profondément dans l'intérieur de l'œil, et même qu'il peut dépasser la rétine en arrière. Mais, comme je l'ai déjà fait remarquer, la diminution de réfraction n'est appréciable qu'à une période déjà avancée de la vie. A l'âge de quarante ans, elle n'a pas encore commencé, ou du moins se fait à peine sentir ; ce n'est que vers soixante ou soixante-dix ans qu'elle devient manifeste dans un œil primitivement emmétrope. Par suite de l'affaiblissement qu'a éprouvé simultanément l'amplitude d'accommodation, les rayons visuels étant parallèles, l'œil souvent ne peut plus accommoder, même pour les objets éloignés : dans ce cas, l'usage d'un verre positif pour voir à distance, devient nécessaire.

On pourrait élever en doute la question de savoir si la diminution de réfraction n'est pas seulement apparente ; en d'autres termes, si, dans tous les cas où l'on observe l'hypermétropie sur le déclin de la vie, cette hypermétropie n'existait pas déjà latente pendant toute la jeunesse. S'il en était ainsi, il faudrait rapporter tous les changements survenus à la diminution de l'amplitude $\frac{1}{A}$. Toutefois, j'ai sujet de croire que ce doute n'est pas fondé. Quelquefois il arrive qu'un certain degré d'hypermétropie se développe en si peu de temps relativement (par exemple quand il se produit quelques traces d'obscurcissement de l'œil, ou bien dans le glaucome), qu'il n'y a point lieu de croire à l'existence antérieure d'une hypermétropie analogue. D'autre part, j'ai eu l'occasion de me convaincre moi-même de l'existence de la diminution de réfraction *dans la myopie*. Enfin, et c'est là la raison la plus décisive, l'hypermétropie est beaucoup plus commune à un âge avancé que dans la jeunesse.

La question est donc de savoir d'où dépend la diminution de réfraction. On a proposé comme explication l'aplatissement de la cornée, la diminution de la circonférence du globe de l'œil dont l'axe visuel deviendrait alors plus court. Il me semble plus probable qu'il faut en rechercher la cause dans le cristallin. On sait généralement qu'à une époque avancée de la vie, cet organe se porte en avant en même temps que l'iris, ce qui fait paraître la cornée plus aplatie. Mais ce déplacement du cristallin produirait précisément l'effet contraire, et entraînerait le foyer un peu en avant. Il doit donc y avoir une autre cause qui, en dépit de cette influence, diminue la réfraction. Si je ne me trompe, c'est à une dureté plus uniforme des différentes couches du cristallin qu'il faut l'attribuer. Thomas Young a déjà fait observer ce qui a été démontré plus pleinement par Senff, Listing et d'autres, à savoir que grâce à sa structure en lames, dont le pouvoir réfringent diminue vers la périphérie, le cristallin a une distance focale plus courte que celle que présenterait une lentille de même forme, dont la substance aurait uniformément le même pouvoir réfringent que le noyau central du cristallin. Par conséquent, si le progrès des ans entraîne une dureté plus grande dans les couches extérieures de cet organe, il doit s'ensuivre également une augmentation dans la distance focale. Or, cette augmentation de dureté du cristallin est un fait évident. La réflexion croissante sur les faces antérieure et postérieure du cristallin, à un âge avancé, le prouve : réflexion qui est proportionnelle à la différence des pouvoirs réfringents des couches extérieures du cristallin et de l'humeur aqueuse ou vitrée, et que l'on peut même démontrer anatomiquement. De plus, dans la vieillesse, le cristallin commence à s'aplatir, ce qui est une cause d'augmentation des rayons de courbure de sa surface, et par suite de la distance focale.

Je me suis convaincu moi-même que la cornée n'éprouve aucun aplatissement, et je n'ai pas de raison pour croire que l'axe visuel puisse devenir plus court, sauf dans l'extrême vieillesse. Aussi, pour moi, la cause de la diminution de réfraction est dans ces changements du cristallin dont je viens de parler. En faveur de cette théorie, il faut mentionner aussi ce fait, que la diminution de réfraction est toujours concomitante avec la diminution du pouvoir d'accommodation : en réalité, ce sont deux phénomènes qui ont une commune origine, et nous avons vu précédemment que le dernier dépendait de l'induration du cristallin. Quant à l'humeur vitrée, je n'ai pas comparé son pouvoir réfringent à diverses époques de la vie. Il va de soi que si sa face antérieure est concave, l'*augmentation* de son pouvoir réfringent doit reporter le foyer postérieur de l'œil en *arrière*.

Comme je l'ai fait observer ailleurs, les changements que subissent l'accommodation et la réfraction se produisent pour des yeux de toute nature. Nous n'avons à examiner ici en détail que ceux qui surviennent chez l'œil emmétrope.

Fig. 101.

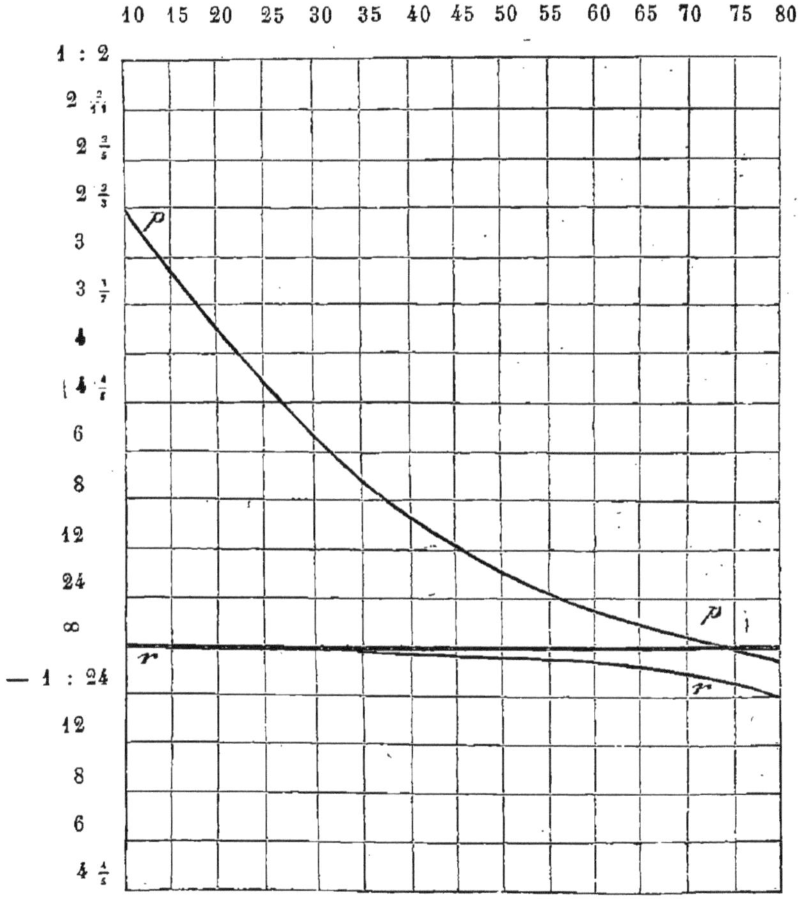

La figure 101 représente la courbe du *punctum proximum pp* et du *punctum remotum rr*, par conséquent celle du pouvoir d'accommodation de l'œil emmétrope, à différentes périodes de la vie. La figure n'a besoin que de peu d'explications. Les chiffres placés sur la gauche indiquent comme précédemment la distance à laquelle se fait l'accommodation, exprimée en pouces français. Ceux qui sont au-dessous de ∞ ont une signification négative; comme dans les autres figures, ils représentent la distance à laquelle les rayons convergents pour lesquels l'œil est accommodé viennent se réunir au foyer derrière le point nodal. Les chiffres placés au-dessus de la figure expriment l'âge compté en années. On peut donc lire, à la fois, sur les lignes *pp* et *rr*, pour chaque année de la vie, le *punctum proximum* et le *punctum remotum* de la vision distincte, tandis qu'en même temps l'amplitude d'accommodation est donnée par la distance qui sépare ces deux lignes : la distance qui sépare deux lignes transversales est environ 1/24 de l'accommodation. La figure montre clairement que, même à partir de la dixième année, époque où l'observation commence à devenir possible, le point *p* s'éloigne de l'œil par une progression sensiblement uniforme, de façon qu'à trente ans l'amplitude $\frac{1}{A}$ est devenue, à peu près, la moitié ce qu'elle était à dix ans. A partir de cette époque, ce mouvement de descente semble s'accomplir un peu plus lentement, tout en continuant sa marche incessante jusqu'à l'époque la plus avancée de la vie.

La courbe du *punctum remotum* est tout à fait différente. Jusqu'à la quarantième année il reste à la même hauteur ; mais, à partir de ce moment, commence un mouvement de descente excessivement lent, l'œil emmétrope devenant, vers cinquante ans, légèrement hypermétrope. Cette hypermétropie s'élève, à quatre-vingts ans, de $\frac{1}{24}$ à $\frac{1}{10}$. Elle n'était d'abord qu'acquise, mais elle peut devenir à la fin absolue, c'est-à-dire que l'accommodation finit par être impossible, non-seulement pour les rayons divergents, mais même pour les rayons parallèles. Je l'ai assez fréquemment rencontrée chez des personnes de soixante ans, qui probablement ne présentaient aucune hypermétropie dans leur jeunesse : c'est au moins ce que je concluais, quand ces personnes n'avaient pas eu besoin de lunettes pour travailler, le soir, avant l'âge de cinquante-cinq ans.

La courbe de *p* pour l'œil emmétrope a été déduite d'un grand nombre d'observations. Dans la figure 102, chaque observation est indiquée par un point, et la position de ces points montre, en même temps, que les déviations de la courbe sont minimes. Il faut évidemment attribuer ces déviations en partie à des erreurs d'observation ; quelques-unes peuvent être également augmentées par une légère hypermétropie. J'ai choisi pour préparer ce tableau, en majeure partie, des yeux emmétropes ; toutefois, des yeux affectés d'un faible degré de myopie M (= 1 : 40, ou moins) n'ont point été exclus. Ces derniers même méritent d'être choisis de préférence; car seuls ils nous montrent avec certitude, sans paralysie artificielle d'accommodation, que le *punctum proximum* n'est point influencé par une hypermétropie latente, ce qui donne le droit de conclure par induction que pour ces faibles degrés de myopie, $\frac{1}{A}$ est identique avec ce qu'il est chez un œil emmétrope. J'ai eu soin de réduire p en proportion de la myopie, une fois celle-ci déterminée. Enfin, je ferai observer que quand p semblait

FIG. 102.

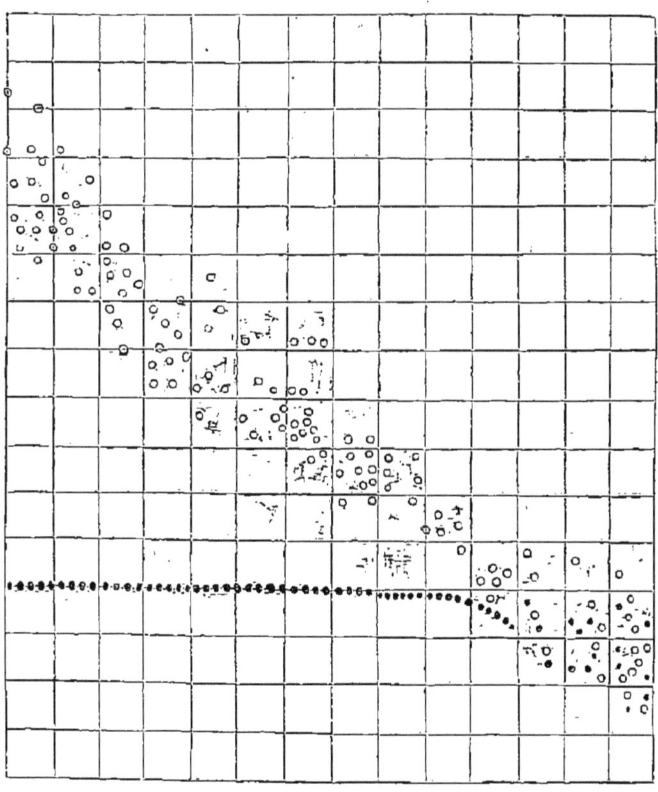

situé à une distance supérieure à 8″, il était toujours calculé d'après une détermination faite à l'aide de verres positifs. Il fut, de cette façon, amené à peu près à la distance de 8″. Faute de ce soin, $\frac{1}{A}$ aurait été compté au-dessous de sa valeur, dans un âge avancé, à cause de l'absence de convergence.

La diminution de réfraction dont nous venons de parler, et surtout celle de l'accommodation, sont la cause du défaut que l'on appelle *pres-*

bytie. Le mot *presbytie* a été créé comme synonyme de vue trop longue (*farsightedness*). Ceci ne veut pas dire le moins du monde que l'œil voit nettement à de grandes distances : c'est un privilége dont jouit seul dans la jeunesse l'œil emmétrope ou légèrement hypermétrope. On veut seulement exprimer par là que l'œil ne peut voir distinctement les objets rapprochés. C'est de la même façon que l'on dit qu'une personne a la vue courte, non parce qu'elle peut distinguer de petits objets placés près de son œil (avantage que possède à un aussi haut degré l'œil emmétrope dans la jeunesse), mais parce qu'elle voit mal à distance.

Je ne veux pas du reste insister davantage sur l'inexactitude du terme *vue trop longue*. C'est seulement l'idée qu'elle exprime que je veux examiner ; et ceci mérite d'être vu de plus près.

Je ferai d'abord observer, sous ce rapport, que la vue longue doit être regardée comme de la presbytie, c'est-à dire comme la conséquence de la diminution de $\frac{1}{A}$ par suite du progrès des ans. La véritable étymologie du mot, composé de πρέσβυς, vieux, et ὤψ, œil, l'indique. S'il fallait donner un nom à toute espèce d'obstacle à la vision nette des objets rapprochés, il y aurait lieu de ranger dans la même catégorie la paralysie du pouvoir d'accommodation. Il faudrait même comprendre sous cette dénomination l'œil hypermétrope H, tant qu'il verrait plus facilement les objets à distance que les objets rapprochés. J'ai montré suffisamment à quelle confusion d'idées cette extension du mot presbyte entraînerait (voy. § 6). *Le terme de presbytie doit donc être ramené à un sens plus restreint, et exprimer seulement la diminution de l'amplitude d'accommodation inséparable du progrès de l'âge, et entraînant avec elle des troubles dans la vision des objets rapprochés.*

Il ressort de cette définition que la presbytie se borne à la diminution de l'amplitude d'accommodation par suite de la vieillesse. C'est donc l'état normal de l'œil emmétrope chez les personnes avancées en âge. Aussi, est-ce à proprement parler un phénomène aussi naturel que de voir les cheveux grisonner et les rides venir. Et quand ce serait une anomalie, ce serait bien moins une anomalie de réfraction que d'accommodation.

A quelle époque doit-on faire remonter les débuts de la presbytie ? Si nous considérons la ligne pp' de la figure 101, qui représente l'œil emmétrope à différentes périodes de la vie, nous voyons que, depuis la jeunesse jusqu'à l'extrême vieillesse, p s'éloigne de plus en plus de l'œil, avec assez de régularité ; par suite la vision des objets rapprochés devient de plus en plus difficile. Nulle part, on n'observe d'arrêt dans la marche de la courbe.

Il suit de là qu'on ne peut fixer à la presbytie que des limites artificielles. Dans l'œil lui-même, il n'y a pas de raison pour établir une distinction fondée entre l'œil presbyte et celui qui ne l'est pas. Or, si les limites sont artificielles, elles doivent être de convention.

Ceci nous conduit à la question de savoir s'il est nécessaire de parler de presbytie, et s'il ne vaudrait pas mieux se borner à examiner l'amplitude $\frac{1}{A}$ par rapport au degré de myopie ou d'hypermétropie du sujet; sans doute, ce procédé serait scientifiquement suffisant. Toutefois, on n'obtiendrait, suivant moi, qu'un faible résultat de la suppression d'un terme aussi généralement connu et employé partout. Je crois également que la pratique n'en retirerait aucun avantage. En pratique, on a besoin d'un mot qui puisse indiquer les conditions dans lesquelles l'œil, à une époque avancée de la vie, réclame le secours de lunettes positives pour faire un travail ordinaire, et ce mot est *presbytie.*

Quoi qu'il en soit, les débuts de la presbytie ne sont pas encore indiqués : il est évident qu'ils devraient l'être.

Notre condition sociale nous oblige à passer une grande partie de notre temps à lire, à écrire, ou à quelque autre travail de l'esprit. Il est clair que la grandeur moyenne des formes que nous employons dans ce travail est en rapport intime avec la netteté du pouvoir de la vision, et avec la distance de la vision distincte pour l'œil normal. La même chose est vraie pour les productions de l'art et pour une foule d'industries. Les limites du pouvoir de l'œil, chez l'homme qui jouit de la plénitude de sa vie, donnent en général le point de comparaison. Avant que l'usage des lunettes n'eût pris une extension aussi générale, ces bornes étaient évidemment différentes. S'il devenait impossible de se procurer des lunettes, les imprimeurs feraient usage de plus gros caractères. Aussi l'usage général des lunettes a-t-il exercé de l'influence sur le point de la vision distincte que nous devons considérer comme la limite de la presbytie. La variété de ces limites devient évidente d'après ce qui précède. Nous devons rechercher combien de temps l'œil remplit ses fonctions dans toute leur intégrité par rapport au point de comparaison. Dès l'âge de trente ans, l'œil normal n'aime pas les petits caractères d'imprimerie que préfère, au contraire, les personnes à vue courte et que n'évitent pas les jeunes gens. A quarante ans, les caractères ordinaires ne présentent encore aucune difficulté à la lecture pour un œil emmétrope. A quarante-cinq ans, on passe souvent les notes des livres, qui sont imprimées en caractères plus fins, et il est probable que, le soir, on met le livre de côté un peu plus tôt qu'auparavant. Puis, on s'aperçoit bientôt que l'objet, pour être vu nettement, a besoin d'être davantage éloigné de l'œil : on recherche également une lumière éclatante, plutôt dans le but de diminuer les cercles de diffusion, conséquence d'une accommodation imparfaite, en rétrécissant l'ouverture de la pupille, que pour avoir un éclairage plus brillant. Toutefois, à cet âge, on peut encore vaquer le soir à ses occupations ordinaires, presque sans interruption, et sans un effort appréciable. Mais quand il arrive, de temps en temps, des objets fins qui demandent à être vus avec netteté, alors on se plaint involontairement de ce que les yeux ne sont plus ce qu'ils étaient. Le *punctum proximum* p_2 de la vision binoculaire se trouve alors souvent à 8'' de l'œil environ. C'est à ce point que j'ai placé le commencement de la presbytie ; je pense encore qu'il faut maintenir cette limite. Nous verrons pourtant dans le paragraphe suivant que cet état de l'œil n'entraîne pas toujours la nécessité de porter des lunettes, et même que cette nécessité n'est pas un fait général.

En convenant ainsi d'une distance déterminée qui serve de point de départ pour la presbytie, on a un moyen de fixer le degré de cette presbytie. Cela peut se faire simplement. Je suppose par exemple que p_2 soit placé à n pouces français de l'œil : on a alors, d'après la limite que nous avons posée précédemment : $\text{Pr.} = \frac{1}{8} - \frac{1}{n}$. Ainsi, si p_2 se trouve à 16 pouces $\text{Pr} = \frac{1}{8} - \frac{1}{16} = \frac{1}{16}$ si p_2 est a 24 pouces $\text{Pr} = \frac{1}{8} - \frac{1}{24} = \frac{1}{12}$. Dans ce cas, il faut se servir de lunettes à peu près égales à $\frac{1}{8} - \frac{1}{n}$: ce seront, pour les exemples choisis, des verres de $\frac{1}{16}$ et $\frac{1}{12}$, afin de ramener p_2 à 8'', et de neutraliser ainsi la presbytie. Je dis à peu près ; car avec une augmentation de convergence, p_2 se rapproche légèrement de l'œil. Mais comme, dans la presbytie, l'amplitude relative de l'accommodation se rapproche beaucoup de celle de l'hypermétropie (voy. page 561, fig. 74), on peut n'en point tenir compte habituellement dans le calcul. Pour être complétement exact, il faudrait pouvoir déterminer le degré de presbytie avec un verre qui amènerait p_2 à 8'', par la voie de l'expérimentation directe. Mais je montrerai encore plus péremptoirement dans le prochain paragraphe, que la détermination du degré de presbytie n'a qu'une valeur subordonnée ; d'une part, parce que le point de départ de la presbytie est purement conventionnel ; d'autre part, parce que l'accommodation vient compliquer les conditions du phénomène, et influer sur les applications pratiques aussi bien que peut le faire la netteté de la vision. Aussi faut-il se garder d'attacher à la détermination du degré de presbytie une aussi grande importance qu'à celle du degré de myopie ou d'hypermétropie.

Nous n'avons traité jusqu'ici que de la presbytie de l'œil emmétrope ; mais l'œil hypermétrope et le myope sont également sujets à devenir presbytes. Pour le premier, la presbytie commence au point où, avec des lunettes qui neutralisent son hypermétropie, p_2 se trouve éloigné de l'œil de plus de 8''. Quant aux myopes, il faut s'en tenir encore à la définition de la presbytie, et dire qu'elle survient quand la distance p_2 est supérieure à 8''. D'où il suit que la presbytie, dans le sens ordinaire de ce mot, ne peut se produire que pour un degré de myopie très-faible, et qu'avec une myopie de $\frac{1}{8}$, elle est presque impossible, même avec perte totale du pouvoir d'accommodation. Il faut ajouter de plus qu'elle se présente beaucoup plus tard pour des degrés de myopie très-faibles que pour l'œil emmétrope. Par là, le myope trouve une compensation de ce qui lui manque dans la vision des objets éloignés. Ce n'est pas un médiocre avantage. N'avoir point besoin de lunettes à l'âge de soixante et même de soixante-dix ans, pour voir distinctement tout ce qui nous tombe immédiatement sous les yeux, c'est là, certes, un grand privilége. Ce privilége appartient tout entier à l'œil dont la myopie n'excède pas de $\frac{1}{10}$ à $\frac{1}{14}$, degré pour lequel l'œil n'est menacé d'aucun danger. Avec un degré de myopie un peu plus faible, on jouit encore d'une grande partie de ce privilége. Ce sont là, il faut le dire, des conditions qui peuvent être enviées à bon droit par les yeux emmétropes ; car je n'ai jamais trouvé un œil normal qui participât à ces avantages. Bien des personnes, pourtant, se flattent de jouir de ce grand privilége. Presque chaque jour il arrive qu'à l'âge de cinquante-cinq ans, le point p_2 se trouve seulement à une distance de 8'' à 10'' sans qu'on ait songé à prendre des lunettes. Ces personnes se considèrent alors comme une heureuse exception : elles sont très-fières de l'acuité de leur vue. Leur demande-t-on si elles ont la vue courte, elles vous répondent que non, avec un sourire de satisfaction personnelle. A vingt pieds de distance sont suspendues les échelles typographiques de Snellen : elles ne peuvent lire ni XX, ni XXX ; XL, peu ou point ; L et LX sont les premières qu'elles reconnaissent facilement. Ce n'est qu'après avoir essayé des verres de $-\frac{1}{50}$ ou de $-\frac{1}{36}$ qu'elles parviennent à distinguer nettement XX ou même seulement XXX. Enfin, elles se tiennent, à regret, pour battues. Elles sont donc légèrement myopes ! Il est vrai qu'elles ont toujours attaché une signification tout autre à l'idée qu'elles se font de la myopie. Mais pour l'oculiste, il est important d'avoir prouvé l'existence de ce faible degré de myopie.

Il apprend par là à reconnaître jusqu'où peut aller normalement et sans variation, l'amplitude de l'accommodation aux différentes périodes de la vie, et il peut appliquer parfois utilement cette connaissance. Ainsi, quand l'oculiste interroge sur une myopie, pour savoir si elle est de nature héréditaire, que de fois ne lui affirme-t-on pas qu'elle n'a jamais existé chez les parents ; et pourtant dans la même phrase on ajoute, comme une preuve de l'excellence de leur vue, qu'au delà de cinquante ans et même plus tard encore, ils peuvent lire et écrire le soir sans lunettes. Nous savons quelle conséquence il faut en tirer. Si, d'autre part, une personne vient vous trouver, qui, pour continuer son travail, a besoin à trente-cinq ou quarante ans de lunettes positives, vous trouverez presque toujours quelques soupçons d'une hypermétropie cachée. Si le degré d'hypermétropie était plus considérable, les troubles se seraient manifestés plus tôt et plus nettement avec le caractère de l'asthénopie.

Plus j'approfondis cette question, plus je suis convaincu qu'à un moment donné de la vie, l'amplitude d'accommodation est une quantité déterminée presque mathématiquement. S'il y a des exceptions qui ne sont pas en faveur de cette théorie, elles s'accompagnent généralement de défauts déterminés, de commencement de cataracte ou d'un glaucome simple, qui exagèrent les désordres de la vision et la paralysie partielle de l'accommodation. Nous traiterons ce sujet au point de vue clinique dans le chapitre suivant.

M. Donders avait, dans ses premiers écrits relatifs à ce sujet, proposé d'appliquer la désignation de presbytes aux individus qui ne peuvent, sans verre s'ils sont emmétropes, ou avec un seul et même verre correcteur s'ils sont amétropes, voir à la fois les objets éloignés et les objets voisins : dans une note, que nous passons, il explique comment, pour ne pas détourner le mot de sa signification ordinaire, il s'est décidé, depuis, à se conformer à l'usage général, et à considérer comme *presbytes* toutes les personnes qui ont besoin de verres convexes pour voir de près.

§ 18. — Traitement de la presbytie.

La diminution du pouvoir d'accommodation conduit, comme nous l'avons vu, à la presbytie. A une certaine époque de la vie, l'œil emmétrope en est nécessairement affecté. Dans la jeunesse, il voit les petits objets à 6 pouces environ : c'est la distance qu'il préfère et qui est pour lui sans fatigue. Plus tard, cette distance augmente, en dépit d'efforts puissants, en dépit d'un emploi mieux ménagé du reste d'accommodation qui existe encore, même avec une convergence relativement plus faible. Aussi le temps n'est pas éloigné où la lecture et l'écriture deviendront difficiles. Ainsi la presbytie s'annonce d'elle-même. L'oreille prend de la dureté en même temps que le travail commence à fatiguer ; mais c'est surtout de la vue que l'on se plaint : elle n'est plus nette ; on distingue avec peine les lettres *n* et *u*, on confond les nombres 3, 5, 8 ; c'est un trait que l'on voit double, un point qui paraît multiple, etc. Si l'on place sous les yeux d'une personne ainsi presbyte une page imprimée en petits caractères, elle commence par approcher le livre trop près de son œil, et ne distingue point l'écriture, puis l'éloigne par un mouvement caractéristique en reculant la tête; elle cherche une lumière brillante, et alors seulement lit. Une lumière brillante est la condition essentielle, non partant parce que les images de la rétine se trouvent par là même plus fortement éclairées, mais parce que, la pupille se contractant, les cercles de diffusion se rapetissent et empêchent les images de la rétine de se diffuser. Aussi ces personnes éprouvent-elles d'abord une certaine difficulté à lire à demi-jour, à moins que celui-ci ne soit déjà assez clair. Ces inconvénients se seraient manifestés même beaucoup plus tôt si la diminution de l'accommodation n'avait point été accompagnée, en même temps, de celle du diamètre de la pupille. Ainsi, le rétrécissement de la pupille chez le vieillard remédie, jusqu'à un certain point, à l'affaiblissement du pouvoir d'accommodation. C'est à cette disposition que son œil doit de pouvoir distinguer suffisamment bien les objets à des distances pour lesquelles il n'accommode pas nettement. A la grande lumière et en plein air, une personne presbyte, même à un degré assez avancé, peut souvent lire des caractères ordinaires; et l'expérience réussit toujours quand on regarde à travers une petite ouverture. Mais bien auparavant, avant que la presbytie ne se manifeste par de véritables désordres, le rétrécissement de la pupille a de l'importance, parce que, pour lire et pour écrire, l'accommodation laisse toujours un peu à désirer. C'est là un point sur lequel je veux appeler l'attention, il n'est pas sans valeur. Il suit de là, en effet, que, dans les commencements de la presbytie, des verres convexes sont utiles, moins pour corriger le défaut d'accommodation que pour augmenter la vivacité des images sur la rétine. Grâce à eux, l'œil accommode déjà plus énergiquement dans la direction de l'objet, sans obstacle ni fatigue ; un effort puissant ne produirait pas un résultat pareil. A l'aide de verres faibles, l'œil continue l'effort d'accommodation presque de la même façon. Le résultat final est que l'œil voit plus distinctement : les lettres deviennent noires, la confusion cesse, et la personne presbyte se réjouit de retrouver une netteté de vision dont elle n'avait presque plus l'idée.

Les verres positifs, au commencement de l'effort, corrigent le manque de netteté dans la vision des petits objets : c'est là le signe caractéristique de la presbytie.

On peut dire, en un mot, que c'est par là que la vision de l'œil hypermétrope se distingue essentiellement de celle du presbyte. L'hypermétrope n'arrive à une netteté de vision parfaite qu'au prix d'un effort d'accommodation considérable qu'il ne peut maintenir : aussi ne dure-t-elle qu'un temps assez court, et il s'ensuit de la faiblesse de l'accommodation (asthénopie). Chez les individus hypermétropes, les verres convexes viennent remédier à l'*accommodation;* chez les presbytes, au contraire, ils commencent par augmenter la vivacité des images de la rétine.

Sitôt que, par suite d'un affaiblissement de l'accommodation, la netteté de la vision commence à s'altérer dans les travaux ordinaires, l'œil a besoin de verres convexes. On s'en assure au moyen de lunettes faibles, de $\frac{1}{80}$ *à* $\frac{1}{40}$, *quand, à une distance donnée, on voit bien plus nettement un objet avec les lunettes que sans lunettes.* C'est un préjugé généralement répandu de reculer, autant que possible, l'instant où l'usage des verres convexes devient nécessaire. Mais n'est-ce pas une singulière inconséquence que de se fatiguer à la fois la tête et les yeux sans aucune nécessité en se condamnant à entrevoir vaguement avec beaucoup de difficulté des formes que l'on verrait parfaitement bien avec des lunettes? Peut-être aussi, faut-il le dire, ce préjugé a-t-il sa source dans la vanité de chacun.

FIG. 103.

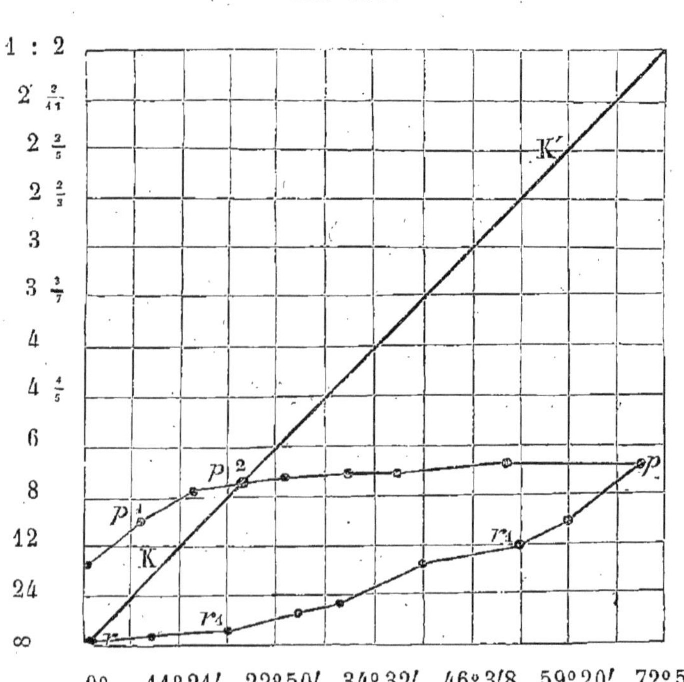

On dit qu'il faut garder l'habitude de l'accommodation. En thèse générale, rien n'est plus vrai. Ce qui développe et maintient les fonctions de l'œil dans leur harmonie, c'est de regarder alternativement à distance et près

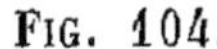

FIG. 104.

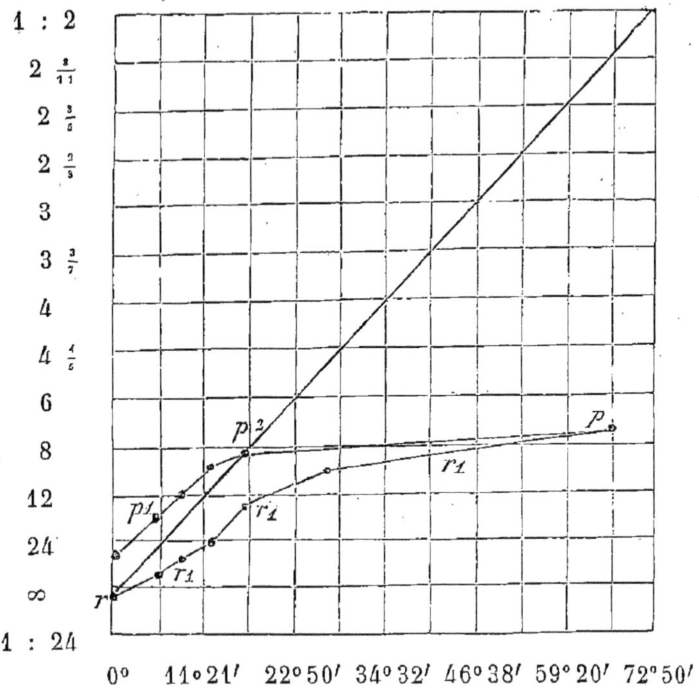

FIG. 105.

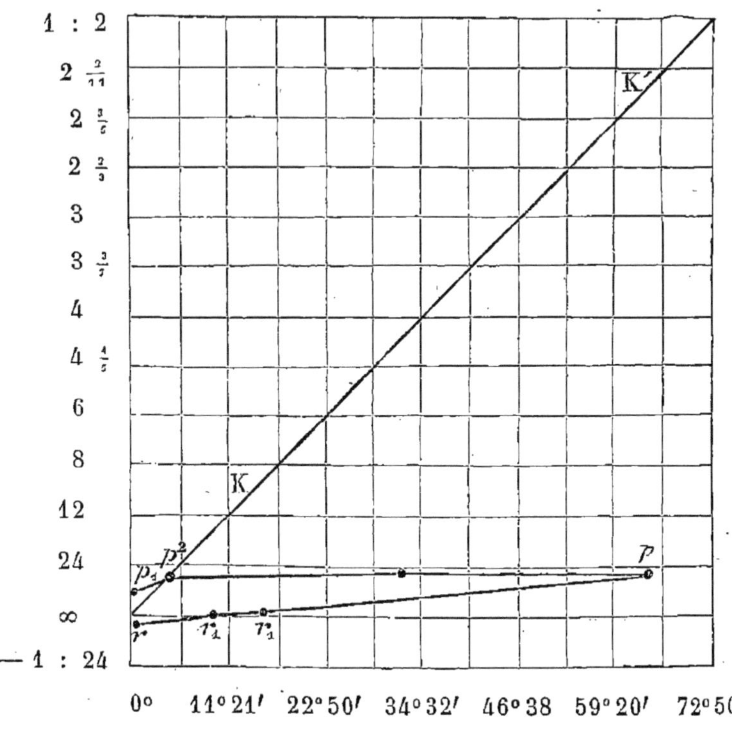

de soi, c'est d'embrasser par le regard, tantôt des objets volumineux, tantôt de petits objets. Mais nous oublions qu'à mesure que les années avancent, nous sommes obligés d'exercer de plus en plus cette accommodation ; et les efforts continuels que nécessite, de jour en jour plus impérieusement, la diminution de l'amplitude d'accommodation, nous ont déjà fait perdre en grande partie la faculté de l'exercer avec une convergence modérée. C'est ce que prouvent manifestement les figures ci-jointes qui représentent, fig. 103, l'œil d'un homme de quarante-trois ans (docteur Doyer); fig. 104, l'œil d'un homme de quarante-quatre ans (Donders) ; fig. 105, l'œil d'une personne emmétrope âgée de soixante ans, comparés avec l'œil d'une per-

Fig. 106.

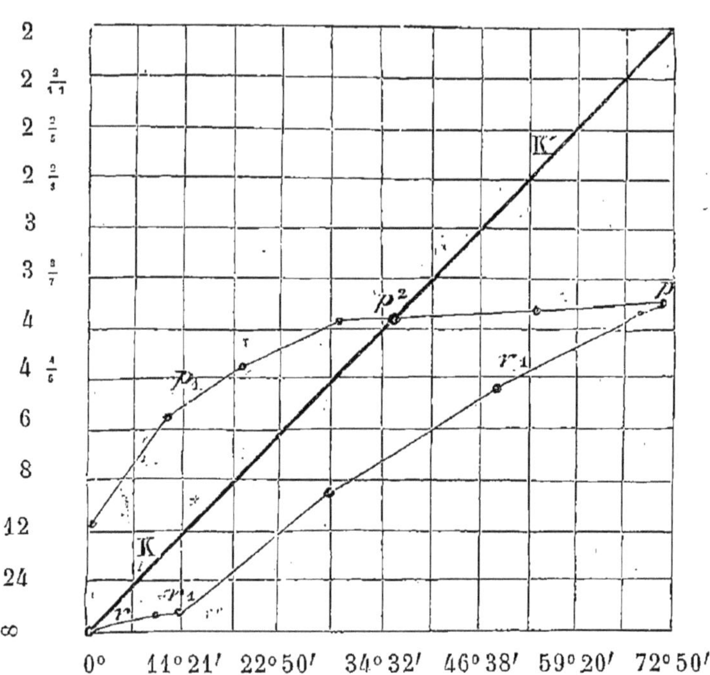

sonne de quinze ans, fig. 106. Ne doit-on pas, à priori, regarder comme une absurdité de vouloir habituer l'œil, à près de cinquante ans, à une gymnastique plus violente que celle qu'il a jamais pu faire étant jeune ?

Chose singulière, on est tombé également dans l'erreur contraire. On a cru qu'en s'habituant de bonne heure à l'usage des lunettes, on pourrait conserver plus longtemps le pouvoir de vision de l'œil : on a vanté et employé les conserves. Si je ne me trompe, il y avait bien au fond de ces chaudes recommandations quelques intérêts particuliers. Tant que l'œil ne se trompe pas, qu'il accomplit sans fatigue le travail qu'on lui demande, son propre pouvoir suffit, et il est tout à fait inopportun d'aller chercher des secours étrangers dans l'emploi de verres convexes. Les lunettes bleues elles-mêmes, qui ont été quelquefois recommandées comme conserves, peuvent avoir des inconvénients, dans les circonstances ordinaires, pour un œil bien portant. Beaucoup de gens trouvent cette lumière adoucie fort agréable : aussi a-t-on de la tendance à l'employer volontiers. Mais, en même temps qu'elles ôtent à la rétine son stimulus ordinaire, en empêchant la lumière blanche d'y arriver, elles exagèrent la sensibilité de cette membrane outre mesure, et font de l'emploi de ces conserves une nécessité. Or, cette hyperesthésie est un inconvénient par elle-même, et elle prédispose l'œil à devenir malade.

S'il est facile de décider quand il faut se servir de verres convexes, il ne l'est pas de donner une règle pour déterminer le degré de convexité voulu. Je vais pourtant l'essayer. C'est un fait bien connu, qu'au début de la presbytie, alors qu'aucun trouble, pour ainsi dire, ne s'est encore manifesté dans la vue, il suffit ordinairement de verres de $\frac{1}{60}$: on sait également qu'au fur et à mesure que la vie s'avance et que l'amplitude de l'accommodation diminue il faut les remplacer par des verres de plus en plus forts. Il était donc naturel d'ordonner la série des verres convexes suivant l'époque de la vie où ils deviennent nécessaires. Cette vieille habitude a été tournée en ridicule avec assez de justice : car les yeux présentent trop de différences individuelles, pour faire de l'âge le seul critérium dans le choix des lunettes. Mais, d'autre part, la diminution régulière de l'amplitude d'accommodation, sur laquelle j'ai insisté au § 17, montre que l'âge peut être pris, en général, pour guide, au moins dans le cas d'yeux emmétropes. Seulement, les nombreuses circonstances qui modifient l'indication fournie par l'époque de la vie ne doivent pas être négligées. Sans parler de l'amétropie, qui tient la première place, la diminution de l'acuité de la vision et les troubles pathologiques de l'accommodation doivent être pris en considération : la nature du travail que l'on a à faire n'est pas non plus sans influence. J'ai l'intention de parler de toutes ces circonstances à un point de vue clinique. Mais afin d'arriver à un résultat pratique, j'établirai d'abord ceux que donne l'expérience, les verres qui sont nécessaires à différents âges pour écrire et pour lire des caractères ordinaires, l'œil étant supposé emmétrope, et l'acuité de la vision, ainsi que l'accommodation, étant à l'état normal.

a AGE.	VERRES NÉCESSAIRES		*d* Distance de la vision distincte.	*e*	
	b pour E ACTUELLE	*c* pour E ORIGINELLE		R_2	P_2
48	$^1/_{60}$	$^1/_{60}$	14″	60″	10″
50	$^1/_{40}$	$^1/_{40}$	14″	40″	12″
55	$^1/_{30}$	$^1/_{28}$	14″	30″	12″
58	$^1/_{22}$	$^1/_{20}$	13″	22″	12″
60	$^1/_{18}$	$^1/_{16}$	13″	18″	12″
62	$^1/_{14}$	$^1/_{12}$	13″	14″	12″
65	$^1/_{13}$	$^1/_{10}$	12″	13″	11″
70	$^1/_{10}$	$^1/_{7\cdot5}$	10″	10″	10″
75	$^1/_{9}$	$^1/_{6\cdot5}$	9″	9″	9″
78	$^1/_{8}$	$^1/_{5\cdot5}$	8″	8″	8″
80	$^1/_{7}$	$^1/_{4\cdot5}$	7″	7″	7″

Ce tableau a besoin de quelques explications. La colonne *b* donne les verres qui conviennent à un œil emmétrope au moment de l'observation : *c*, ceux qu'il faut pour un œil qui a été emmétrope dans sa jeunesse, et qui par suite est devenu hypermétrope depuis. Dans les deux cas, il a été tenu compte de la diminution de l'acuité de la vision, conséquence de l'âge; *d* indique la distance pour laquelle la vision s'effectue le plus facilement avec ces verres; enfin *e* le champ qu'ils laissent à la vision distincte, depuis le point R_2, correspondant à la convergence minimum, jusqu'au point P_2, correspondant à la convergence maximum $\left(\frac{1}{A_2}=\frac{1}{P_2}-\frac{1}{R_2}\right)$. Il faut remarquer, en général, qu'il vaut mieux n'arriver que graduellement aux numéros les plus élevés : on commence par les premiers, encore ne s'en sert-on que le soir; puis on les garde encore pour la journée, quand on a besoin de lunettes plus fortes pour le soir; et ainsi de suite, en ayant toujours soin de faire servir pour le jour les précédentes lunettes du soir : enfin, quand des verres plus forts deviennent nécessaires pour lire, les précédents, plus faibles, suffisent souvent pour écrire, et l'on doit les préférer, puisque la personne qui les porte, n'étant point capable de voir à une plus grande distance, évite par là une attitude courbée qui a tant d'inconvénients pour les yeux.

Le tableau ci-dessus s'applique à des individus emmétropes. S'il existe de l'amétropie, il faut nécessairement en tenir compte. Aussi doit-on toujours, sans exception, commencer par déterminer la réfraction, et par suite l'acuité de la vision S suivant la méthode que j'ai indiquée plus haut (voy. § 9). Avec un peu de pratique, c'est l'affaire de deux minutes. Le résultat que l'on obtient remplace l'indication préliminaire, qui doit être alors toujours soumise à une contre-épreuve. Si l'œil est emmétrope, le contrôle a lieu au moyen des verres indiqués sur le tableau dans la colonne *b*. On détermine la distance à laquelle l'œil lit facilement, et de préférence les chiffres 2, 2 1/2 et l'on fixe le degré d'amplitude de l'accommodation $\frac{1}{A}$ en faisant lire au sujet les chiffres 1, 1 1/2 aussi près que possible, et en lui présentant des caractères plus gros qu'on éloigne autant que possible. Si, en procédant de la sorte, on obtient à peu près des résultats qui se trouvent compris entre *d* et *e* du tableau, les verres conviendront parfaitement. Si la distance est trop courte, le *champ* de la vision distincte trop étroit et trop rapproché de l'œil, il faut essayer des lunettes plus faibles : dans le cas contraire, il faut passer à un numéro un peu plus fort.

Si l'on trouve de l'hypermétropie, il y a une double correction à faire, pour l'hypermétropie d'abord et pour la presbytie. Je suppose qu'à soixante-deux ans on ait trouvé $H = \frac{1}{14}$, ce sont des verres de $\frac{1}{14} + \frac{1}{14} = \frac{1}{7}$ qui sont indiqués. Pour $H = \frac{1}{20}$ à cinquante-cinq ans, ce seront des verres de $\frac{1}{20} + \frac{1}{30} = \frac{1}{12}$. Comme pour l'œil emmétrope, on doit faire également dans ce cas une contre-épreuve, pour voir si les verres indiqués sont actuellement suffisants. Il est évident que cette règle, qui est donnée ici pour des yeux hypermétropes, ne s'applique qu'aux personnes hypermétropes âgées, c'est-à-dire à celles qui sont presbytes quand une fois on a neutralisé leur hypermétropie. C'est en grande partie à de l'hypermétropie acquise que l'on a affaire dans ce cas ; toutefois cette règle peut s'appliquer parfaitement, même à celui où l'hypermétropie existerait dès l'enfance, pourvu que l'âge atteigne au moins bien près de cinquante ans, et, par suite, entraîne une réduction dans l'amplitude de l'accommodation, et surtout dans l'hypermétropie latente. Quand l'hypermétropie existe originairement, on trouve habituellement (au moins c'est le résultat de mes observations) qu'à une époque plus tardive l'œil a continué à se servir de verres trop faibles. Un essai ou deux donnent le numéro exact. Les verres dont les individus affectés, dans leur jeunesse, d'hypermétropie ont besoin dans certaines circonstances, seront examinés au chapitre qui traite de l'hypermétropie.

Nous avons vu précédemment jusqu'à quel point la presbytie est compatible avec la myopie. Si $M > \frac{1}{8}$, Pr se trouve par définition supprimé, mais pour la myopie à un degré faible, elle se présente dans la vieillesse.

Il résulte du tableau précédent que, pour les personnes emmétropes, il suffit, au delà de cinquante-cinq ans, de verres de $\frac{1}{40}$; au delà de soixante ans, de verres de $\frac{1}{22}$, etc. Or, dans une myopie de $\frac{1}{40}$ de $\frac{1}{22}$, le besoin de lunettes se fait sentir, pour la première fois, à cinquante-cinq et soixante ans; en d'autres termes, les verres qui suffisent pour ces âges communiquent à l'œil emmétrope juste le degré de myopie dont je viens de parler.

Quant aux cas où la myopie n'arrive pas à compenser les désordres de l'âge, il faut en faire la soustraction. Si, par exemple, à soixante-cinq ans il y a une myopie de $\frac{1}{40}$, il faudra, au lieu de verres de $\frac{1}{13}$, qui conviennent aux personnes emmétropes, prendre des verres de $\frac{1}{19}$ $\left(\frac{1}{13} - \frac{1}{40} = \frac{1}{19}\right)$ ou même de $\frac{1}{20}$. En général, j'ai trouvé que les myopes ont recours aux verres convexes plus tard que ne me l'aurait fait supposer leur degré de myopie, et les verres que demandent les personnes emmétropes sont susceptibles de subir une réduction encore plus grande que ne l'indique le degré de myopie. Dans l'exemple ci-dessus, on aura souvent, dans la pratique, à donner au client un verre de $\frac{1}{30}$ seulement, au lieu de $\frac{1}{20}$. Cela tient, d'une part, à ce que chez les personnes qui passent pour emmétropes on rencontre souvent des traces d'hypermétropie latente; et, d'autre part, à ce que la distance limitée (20 pieds, par exemple, représentant $\frac{1}{240}$) à laquelle on détermine la myopie peut quelquefois la faire paraître trop légère.

Nous avons maintenant à apprécier les circonstances qui, chez les personnes amétropes comme chez les emmétropes, peuvent modifier le degré des lunettes qui leur conviennent. Ce sont :

1° *Une amplitude d'accommodation qui ne correspond point à l'âge.* — Les personnes qui passent presque toute leur journée à lire, à écrire, ou à quelque autre travail de cabinet, ne manquent jamais, en demandant des lunettes, de faire observer que leurs yeux ont certainement souffert; mais qu'aussi ils les ont beaucoup fatigués. Je me hâte de rectifier cette erreur. L'observation comparée m'a montré qu'un travail de cabinet ne fait pas grand tort, à proprement parler, à la vue; au moins pour les yeux emmétropes, et que, dans ces circonstances, la diminution d'amplitude d'accommodation n'est guère plus sensible, si même elle l'est, que chez les agriculteurs, les marins et autres, qui, pour la plupart, ne regardent qu'à distance. Il est vrai que les yeux prédisposés à la myopie deviennent plus myopes chez les personnes qui lisent ou écrivent beaucoup, mais ce genre de travail n'a aucune influence sur l'amplitude de l'accommodation. Il en est de même de l'usage fréquent du microscope ou des verres grossissants dont se servent, par exemple, pour leur travail, les graveurs et les horlogers : en dépit de la grandeur ou de la faiblesse des efforts, la marche régulière de l'amplitude $\frac{1}{A}$ n'est pas changée. Mais il y a des influences morbides qui font diminuer plus vite que d'habitude l'amplitude de l'accommodation et aussi quelquefois le pouvoir réfringent. Et d'abord, il faut noter la faiblesse générale, l'épuisement qui suit les maladies. Une vieillesse prématurée n'est pas non plus sans influence. J'ai déjà parlé de celle du glaucome. Si une personne est obligée de prendre des verres de plus en plus forts, coup sur coup et dans un espace de temps assez court, il y a lieu de soupçonner l'existence d'un glaucome simple, et d'examiner avec soin la tension du globe de l'œil et les autres symptômes de cette affection. Un commencement de cataracte paraît également hâter la presbytie, probablement à cause de l'augmentation rapide de dureté du cristallin, qui entraîne chez lui un changement de forme. On voit, dans ce cas, des personnes emmétropes se plaindre de ne plus voir nettement les objets rapprochés et recourir aux lunettes, ce qui doit être attribué en partie à la diminution de l'acuité de la vision S, en partie à un affaiblissement rapide de l'amplitude $\frac{1}{A}$. Mais l'influence morbide qui altère surtout prématurément la vision des objets rapprochés est la paralysie partielle et générale de l'accommodation. Ce n'est pas ici le lieu de développer ces questions : le dernier chapitre de cet ouvrage leur est consacré. Qu'il nous suffise de faire observer dès maintenant que la paralysie ordinaire peut se rencontrer à toutes les époques de la vie, mais plus particulièrement dans la jeunesse, qu'elle débute brusquement, qu'elle est de plus caractérisée par une pupille dilatée, fixe ou à peine contractile ; aussi a-t-on de la peine à concevoir qu'elle puisse être confondue avec la véritable presbytie.

Dans tous les cas, quand par une cause quelconque l'amplitude $\frac{1}{A}$ se trouve diminuée d'une façon anormale, il est besoin de verres plus puissants que ceux qui conviennent quand $\frac{1}{A}$ est normal. Ceci est vrai, surtout dans le jeune âge : mais plus tard l'amplitude de l'accommodation se trouve tellement réduite, même indépendamment de toute espèce de trouble particulier, que son action ne peut presque plus s'exercer, même avec la convergence pour laquelle les lunettes produisent la vision distincte, et que, dans aucun cas, la vision binoculaire ne peut retrouver, à l'aide de verres convexes convenables, un champ d'une certaine étendue. Dans ce cas, où il n'y a point à tenir compte de l'accommodation, la connaissance des verres qu'il faut nous est donnée par la réfraction et la distance à laquelle nous voulons voir. Par exemple, pour voir à 12″ (ce qui suffit avec une acuité ordinaire), une personne emmétrope a besoin de verres de $\frac{1}{12}$. Avec une myopie de $\frac{1}{24}$, elle a besoin de verres de $\frac{1}{12} - \frac{1}{24} = \frac{1}{24}$: avec une hypermétropie de $\frac{1}{24}$ ce sont des verres de $\frac{1}{12} + \frac{1}{24} = \frac{1}{8}$ qui sont nécessaires. C'est une autre question de savoir s'ils peuvent être employés. A cela on peut répondre qu'il n'y a qu'une seule difficulté, c'est quand il y a un état morbide qui rend désirable un repos de la vue. Pour les cataractes séniles au début, il n'y a ordinairement point de difficulté : dans la paralysie partielle de l'accommodation, l'effort de l'accommodation est même à désirer, une fois que la période aiguë est passée, et il est favorisé sensiblement par les lunettes, qui laissent encore la distance de la vision distincte un peu plus grande que ne le voudrait le sujet. Mais en cas de menace de glaucome, la prudence nous commande d'éviter l'effort des yeux : et c'est pour cela que nous ne devons pas permettre, sauf par exception, l'usage des lunettes avec lesquelles le sujet peut lire et travailler à de petits objets.

2° *Diminution de l'acuité de la vision.* — La distance de la vision distincte, que l'on regarde comme nécessaire aux différentes périodes de la vie, et qu'on cherche à obtenir au moyen de verres convexes, est en rapport intime avec l'acuité. Par suite, comme les progrès de l'âge entraînent une diminution de l'acuité, cette distance se trouve également amoindrie. (Voyez le tableau.) Quand la diminution de l'acuité est due à une cause morbide, il faut également en tenir compte pour la détermination des verres ; car on peut grossir les images de la rétine en proportion de la diminution d'acuité de vision. On y parvient simplement au moyen de verres plus forts. Ceux-ci, en effet, n'agissent pas uniquement en rapprochant de l'œil la distance de la vision distincte, ils font encore voir l'objet sous un angle d'autant plus grand que cette distance diminue davantage. (Voyez chap. IV.) Ils peuvent ainsi rendre encore possible le travail de cabinet, même avec une diminution de l'acuité. Mais la question est de savoir si ce moyen peut être employé. Il faut convenir que son application est sujette à bien des restrictions. D'abord, pour les maladies aiguës de l'œil, tout effort est nuisible quand il y a diminution de l'acuité, et l'œil doit se reposer si l'on veut une amélioration. Même dans les maladies chroniques et *vices de conformation* de l'œil, la diminution de l'acuité ne peut être compensée sans réserve par des verres plus forts.

En général, il faut remarquer que les limites pour lesquelles la compensation est possible sont rapidement atteintes. Un rapprochement trop grand n'est pas praticable ; en effet, à mesure que l'on diminue la distance, la vue d'ensemble diminue en même temps que s'accroît la nécessité de garder une distance constante, au delà ou en deçà de laquelle, avec une amplitude d'accommodation que diminuent encore les lunettes, et une pupille relativement dilatée, les objets ne sauraient être nettement distingués. Aussi l'emploi de verres plus forts entraîne-t-il une fatigue particulière qui se fait promptement sentir. De plus, la position inclinée en avant a des inconvénients que l'on ne peut guère éviter, si la distance de la vision distincte est très-courte. Quand c'est l'accommodation ou la réfraction qui a besoin d'être redressée, les verres convexes n'ont presque jamais d'inconvénients ; mais quand c'est l'acuité de la vision qui fait défaut, il vaut mieux, autant que possible, remédier à la difficulté en grossissant les objets qu'en grossissant les images, ce qui ne peut se faire qu'en diminuant outre mesure la distance des objets. En définitive, toutes ces circonstances rendent très-rares les cas où l'emploi de verres plus forts a remédié à une diminution de l'acuité de la vision. Il est évident qu'il ne faut pas songer à ce moyen dans les kératites chroniques et les iritis, et même toutes les fois qu'il y a tendance à l'inflammation. L'effort, dans les affections profondes, congestives, doit toujours être regardé comme dangereux. Il y a moins d'inconvénient à employer ces verres dans l'opacité chronique de la cornée, dans la cataracte au début, quand elle ne présente point de complications, dans l'amblyopie congénitale sans causes connues, enfin dans l'amblyopie sénile, quand l'acuité de la vision diminue très-vite et hors de toute proportion, avec l'âge. Dans toutes ces circonstances, le mieux serait de ne plus se servir que de gros caractères, et, en général, de prendre une occupation moins fatigante pour la vue ; mais si l'on ne peut se dispenser d'un travail fin, les verres qui conviennent doivent être assez forts pour permettre la vision distincte sans trop d'efforts. Nous verrons tout à l'heure que nous avons souvent à lutter avec des difficultés de convergence, pour voir avec les deux yeux à une distance très-courte.

3° *La nature du travail auquel on se livre.* — Il y a ici deux points à distinguer. C'est d'abord la petitesse des objets, qui fait que, pour travailler, l'ouvrier est obligé d'appliquer les verres tout près de son œil, de façon qu'ils servent comme de verres grossissants. Il y a même des ouvrages pour lesquels l'œil normal et jeune ne suffit pas. Le dessin à la miniature, la gravure, l'horlogerie, certaines préparations anatomiques, exigent l'emploi presque continuel d'un verre grossissant. Il y a d'autres ouvrages pour lesquels l'œil, avec une acuité normale, doit accommoder au moins à une distance de 4 à 6 pouces. Il en résulte que des verres convexes sont nécessaires, même à cet âge, pour permettre l'accommodation permanente à cette distance. Indépendamment de la petitesse de l'objet, la nature du travail exige quelquefois une distance déterminée. Pour écrire sur de grands registres, pour lire au lutrin, pour se servir de certains instruments de musique, il est souvent à désirer que les lunettes amènent la vision distincte à une distance de 1 pied et demi ou 2 pieds, et, pour cela, il faut des verres moins forts que ceux que l'on donne pour écrire, et surtout pour lire. En se guidant sur des principes sûrs, on arrive promptement, dans la pratique, à reconnaître les verres qui remplissent le mieux le but que l'on se propose; mais on trouve des difficultés insurmontables dans la diminution de l'acuité de la vision : c'est surtout dans les cas de myopie qu'on rencontre cette difficulté, comme nous le verrons plus tard.

Je pense avoir établi suffisamment les points principaux qui doivent guider dans le choix des lunettes pour les personnes presbytes. Quelques observations sur la forme de ces verres auxiliaires ne seront point ici hors de propos. En général, on doit prendre de préférence des verres de forme ovale, avec des branches reposant sur l'oreille et inclinées de telle façon que, pendant le travail, les axes des verres coïncident presque avec ceux de la vision. La portion nasale doit avoir une forme telle qu'en regardant à distance, dans une direction horizontale, la personne qui porte les lunettes puisse voir par-dessus les verres : si ce résultat est difficile à obtenir, les verres peuvent présenter à leur partie supérieure un bord droit et horizontal (lunettes pantoscopiques de Smee). Quelques personnes, par habitude, préfèrent les lunettes rondes : il n'y a aucun inconvénient à leur en laisser porter : ce sont, en général, des personnes âgées, tranquilles, qui, lorsqu'elles veulent voir des objets à distance, se contentent d'ôter leurs lunettes. D'autres ne sont pas satisfaites de regarder les objets à distance avec leur simple vue, par-dessus leurs lunettes. Elles préfèrent, comme les hypermétropes, porter des lunettes avec lesquelles elles ne peuvent pas lire, et elles ne voient pas non plus nettement par-dessus les lunettes avec lesquelles elles lisent : elles peuvent être aussi, à la fois, myopes et presbytes, et voudraient pouvoir alternativement, et dans un temps très-court, lire à travers leurs lunettes, et voir des objets placés à distance, soit dans l'exercice de leurs fonctions (par exemple un professeur de collége), soit au théâtre ou partout ailleurs. Ce souhait peut être exaucé au moyen de verres à double foyer. Quelques personnes s'en trouvent satisfaites; pour d'autres, les rayons lumineux arrivent à l'œil en même temps par les deux surfaces de courbure, et elles y ont renoncé. J'ai été plus content de ces verres pour les peintres presbytes, qui ont besoin de regarder à travers la moitié supérieure du verre des objets placés à une certaine distance, des personnes ou des paysages, et qui, à travers l'autre moitié du verre, doivent amener la vision distincte à la distance de leur toile ou de leur papier. White Cooper (1) rapporte que sir Joshua Reynolds avait l'habitude de se servir de verres de cette sorte lorsqu'il peignait ses inimitables portraits.

Plus les verres sont forts, plus on doit faire attention à leur distance respective. Rarement on a besoin d'une grande exactitude à cet égard, soit dans la presbytie, où une légère variation dans la convergence des lignes visuelles a si peu d'influence sur l'accommodation, soit dans la jeunesse, où l'amplitude d'accommodation, et, en particulier, l'amplitude d'accommodation binoculaire, est assez considérable. Aussi, habituellement suffit-il d'indiquer à l'opticien les cas où les cercles des lunettes doivent être ou très-éloignés ou très-rapprochés l'un de l'autre; quand l'inclinaison n'est pas bien déterminée, on donne aux verres une direction moyenne; et, pour l'indication de ces directions, il faut bien se mettre dans l'esprit que plus est courte la distance à laquelle les lunettes doivent servir, plus elles doivent être rapprochées l'une de l'autre. Mais, dès que l'insuffisance des muscles droit interne ou droit externe menace de donner naissance à de l'asthénopie musculaire, il est important que la distance respective des verres de lunettes tende à corriger ce défaut, au lieu de l'augmenter. De plus, les rayons visuels ont besoin d'une convergence moindre quand les verres sont rapprochés l'un de l'autre, s'ils sont convexes, ou éloignés, s'ils sont concaves, et réciproquement.

En cas d'insuffisance des muscles droits internes, il faut donc avoir soin que les axes des verres convexes soient plus rapprochés l'un de l'autre que les rayons visuels. De cette façon, quand il est besoin de verres fortement convexes, on peut renforcer notablement l'action des muscles internes, et l'image ainsi obtenue n'est pas sensiblement plus défectueuse que celle que donnent, dans le même sens, des verres prismatiques. On peut déterminer fort exactement si les verres sphériques suffisent à eux seuls, et quelle doit être leur distance respective, par le procédé de de Jæger (voyez § 9). S'ils sont insuffisants, on essaye diverses combinaisons avec des verres

(1) *On near Sight*, etc. London, 1853, p. 201.

prismatiques, ou bien on pratique la ténotomie d'après les indications données par de Graefe (1). Presque toujours, quand on a recours à des verres fortement convexes pour rendre la vision binoculaire possible à une courte distance, il est bon de favoriser l'action des muscles droits internes de l'œil en plaçant les verres relativement près l'un de l'autre. Quand il s'agit de très-courtes distances, les *lunettes de dissection*, construites et préconisées par Brücke (2), avec des verres convexes prismatiques, agissent efficacement. Indépendamment des lunettes, on emploie encore deux sortes de lorgnettes. Celles dont se servent ordinairement les dames ont les verres placés à une distance déterminée. Elles n'ont point d'inconvénient quand il ne s'agit que de regarder quelques instants, ou de faire quelque chose qui n'exige pas le concours des deux mains, car l'une est occupée à tenir la lorgnette. Mais, pour l'usage habituel, il faut avoir, en même temps, une paire de lunettes. Les verres de la lorgnette peuvent être un peu plus forts ; cela n'a pas d'inconvénient pendant le temps fort court où l'on s'en sert, et cela nous permet de distinguer au besoin des objets plus petits, ce qui est un avantage. Dans les lunettes dites *pince-nez*, dont se servent surtout les hommes, la distance des verres, déterminée par l'épaisseur du nez, est généralement trop courte. Aussi, pour peu que les verres soient forts, la personne qui les porte voit avec trop peu de convergence, à moins que la courte distance des verres ne soit compensée par la décentration de leurs axes.

Les loupes à lire (*reading glasses*) qui augmentent l'angle visuel, et qui rendent service dans certains cas, communiquent aux rayons provenant d'un certain point une direction telle qu'ils paraissent venir d'un point plus éloigné. Aussi les myopes ne peuvent-ils se servir de ces verres que quand ils se sont rapprochés de l'objet, en deçà même de leur *punctum remotum*. L'objet s'éloigne en proportion de la distance qui le sépare du verre. Quand cette distance est devenue égale à la distance focale du verre, les rayons arrivent parallèlement et l'objet, semble à l'infini. C'est pour cela que des personnes emmétropes peuvent voir à travers les loupes à lire, pourvu que leur accommodation soit complétement relâchée ; et, dans ce cas, elles obtiennent le plus haut degré du pouvoir grossissant de ces verres. Les simples presbytes, qui font un certain effort d'accommodation, tiennent le verre à peu près à cette distance, parce qu'en le rapprochant de l'objet, ils voient immédiatement moins bien. La distance de l'œil, par rapport à la lentille, est de peu d'importance : seulement le champ de la vision devient d'autant plus petit que l'œil s'en éloigne

(1) *Archiv*, t. VIII, A. 2.
(2) *Ibidem*, t. V, A. 2, p. 180,

davantage. Si la distance qui sépare l'objet de la loupe devient supérieure à la distance focale de cette dernière, les rayons tombent sur l'œil en convergeant, et c'est de cette façon que les personnes hypermétropes, et surtout les hypermétropes presbytes, emploient avec avantage la loupe et obtiennent, grâce à elle, un pouvoir grossissant considérable.

La vision binoculaire se trouve ordinairement sacrifiée dans l'emploi de la loupe : un des yeux regarde au travers; l'autre, appliqué contre la loupe, suit la direction des lignes visuelles parallèles. Les images ne sont pas assez distinctes pour avoir une influence fâcheuse sur l'autre œil, et l'observateur s'imagine qu'il voit avec ses deux yeux.

Si l'on ne veut obtenir qu'un grossissement moyen, on peut également voir avec les deux yeux à travers une lentille que l'on tient à cet effet plus près de l'objet. En agissant de la sorte, on n'a pas besoin d'une aussi forte convergence des rayons visuels, ni d'autant d'efforts d'accommodation que pour regarder le même objet sans l'intervention d'une loupe : aussi, d'après les lois de la stéréoscopie, l'objet paraît-il sur un plan plus éloigné. Toutefois, même au début de la presbytie, l'effort d'accommodation qu'exige ce mouvement est beaucoup trop grand pour le degré de convergence nécessaire, en sorte que la vision binoculaire à travers une seule lentille n'est possible que pour des personnes jeunes ou pour des vieillards, qui sont légèrement myopes. On arrive le plus facilement à ce résultat, même au début de la presbytie, quand on commence par tenir la lentille, d'abord près de l'objet, puis qu'on l'éloigne graduellement. Toutefois, en général, il est juste de dire que la vision binoculaire à travers une loupe n'est possible aux presbytes que quand ils sont aidés déjà par des verres convexes faibles. Par conséquent, ces verres ne servent ordinairement que pour la vision monoculaire, et l'on doit surtout s'en servir dans le but de grossir de petits détails d'objets d'art. Rarement, ils sont d'un bon emploi pour la lecture. Toutefois, il faut conseiller leur usage quand la diminution de l'acuité rend les grossissements nécessaires : on obtient ce grossissement au moyen de lunettes, mais seulement à une petite distance de l'œil. Quand on veut des lunettes spécialement pour la lecture, ce sont des verres larges, bordés en haut et en bas, qui conviennent le mieux. Les verres convexes bicylindriques, dont les axes se coupent, doivent être particulièrement recommandés. L'action dioptrique de ces verres est presque égale à celle des verres sphériques, mais ils s'en distinguent par une de leurs propriétés. C'est que le champ le plus étendu de la vision distincte est, avec eux, perpendiculaire à l'axe de la surface qui regarde l'œil, en sorte qu'en tournant vers l'œil la surface de la lentille dont l'axe est vertical, on a, pour lire, l'avantage de posséder une image nette se détachant sur un espace étendu dans le sens horizontal.

On n'observe point de résultats particuliers par suite de l'emploi des verres convexes. Il est vrai, cependant, que quand une personne douée d'une amplitude d'accommodation encore suffisante se sert de lunettes pour vaquer à ses travaux ordinaires, en d'autres termes quand elle se rend myope, l'amplitude relative change et se trouve modifiée dans le même sens que chez les individus myopes : par conséquent, quand même cette amplitude serait restée la même, cette personne aura de la peine à accommoder, d'une manière permanente, à la distance où convergent les lignes visuelles. C'est pour cette raison que j'ai donné précédemment mon opinion sur les lunettes dites *conserves*, pour m'opposer à l'usage prématuré des verres convexes. Ils deviennent bientôt pour nous une nécessité, et avancent pour les personnes emmétropes le moment où elles ont de la peine à voir nettement à la distance du point de convergence. On peut observer ce fait sur soi-même après un seul essai ; mais, par exemple, cela disparaît tout de suite.

Lorsque nous nous servons d'instruments d'optique, nous posons généralement en principe que, pour ne point fatiguer l'œil, il faut toujours maintenir l'accommodation au *punctum remotum*. Pour mon compte, j'ai toujours eu ce précepte présent à l'esprit en employant le microscope et les verres grossissants. Toutefois, l'idée de la proximité de l'objet produit facilement une légère convergence ; si je continue l'expérience pendant quelque temps, en évitant tout effort d'accommodation, j'éprouve de la difficulté, au moment où je cesse, à accommoder au point de convergence ; cette difficulté dure d'autant plus que j'ai, avec une convergence déterminée, relâché le plus possible mon accommodation. Je ne puis donc recommander aux personnes emmétropes de s'abstenir complétement de toute espèce d'accommodation lorsqu'elles se servent du microscope ; je le puis d'autant moins, qu'en agissant ainsi, elles trouveraient bientôt de la difficulté à appliquer dans les mensurations la méthode à double vue, que tant de raisons nous conseillent d'adopter.

Je n'ai jamais vu se produire, même après l'emploi mal compris des verres convexes, ces altérations graves de la vue, dont on menace, avec tant d'exagération, les personnes qui prennent des lunettes. Au contraire, comme nous le verrons dans le chapitre de la myopie, l'usage irréfléchi des verres concaves peut être fort dangereux.

J'ai (1) pensé bien faire en présentant ici quelques applications des règles énoncées ; j'emprunte donc à la pratique ordinaire quelques faits qui serviront d'exemples. Le lecteur m'excusera s'il trouve que cette addition est pour lui sans utilité.

1. *Débuts d'une presbytie simple.* — D..., clerc, âgé de quarante-huit ans,

(1) La partie en petit texte, jusqu'au milieu de la page 634, est de M. Donders.

demande des lunettes, attendu qu'il commence à éprouver une difficulté croissante à distinguer, le soir, de petits caractères, et qu'il lui arrive parfois de se tromper sur les figures. Son travail ne le fatigue pas autrement. Il possède $S = \frac{20}{20}$ (il voit le n° XX à 20′ de distance); il est emmétrope (il ne distingue pas mieux XX à 20′, soit avec $\frac{1}{60}$, soit avec $-\frac{1}{60}$, que sans verres); enfin, le jour, il lit plus aisément I 1/2 à 16″ qu'à 10″. On lui donne des verres $\frac{1}{60}$ qui lui permettent de voir dans un espace compris entre 7″ et 5′. Ces verres doivent lui servir le soir, le jour, par les temps sombres, et enfin d'une manière continue, dès qu'il éprouvera des difficultés à distinguer les objets. Lorsqu'il sera contraint de les porter d'une manière permanente, le moment ne sera pas loin où il pourra devenir opportun d'augmenter la force des verres destinés à servir le soir. — Quelques semaines après, D... constate qu'il ne peut plus se dispenser de lunettes dans la soirée, ce que nous croyons facilement.

2. *Presbytie modérée, besoin de voir à une distance plus grande que d'habitude.* — M. R..., âgé de cinquante-huit ans, est emmétrope; il possède $S = \frac{17}{20}$ et se sert de lunettes $\frac{1}{16}$ qui lui permettent la lecture binoculaire dans l'espace compris entre 16″ et 11″. Avec ces lunettes, il voit bien lorsqu'il a son livre à la main; mais, quand il fait ses leçons, il a peine à distinguer son écriture, placée à 20″ de ses yeux, et son auditoire lui apparaît dans un brouillard. On lui donne des verres périscopiques $\frac{1}{24}$, avec une monture dont les cercles sont rectilignes à leur partie supérieure; il peut se servir de ces verres pour lire, le jour, les caractères ordinaires; pour lire, le soir, de petits caractères, on doit lui recommander des verres $\frac{1}{16}$.

3. *Presbytie avancée, avec* H *acquise et diminution de* S. — M. L..., âgé de soixante-treize ans, a $H = \frac{1}{36}$, $S = \frac{11}{20}$: il aime la lecture (« la seule chose qui lui reste »); mais il ne réussit pas à lire, à son gré, avec ses lunettes, notamment dans la soirée, où il se fatigue vite. Il se sert des verres $\frac{1}{10}$ qui portent $P_2 =$ environ $R_2 = 13''$. On lui donne des verres $\frac{1}{7}$, avec lesquels il voit à 9″ de distance et est complétement satisfait. On lui conseille les gros caractères. A l'examen ophthalmoscopique, on voit, lorsque les axes visuels sont dirigés en bas, des traces d'opacités rayonnantes qui, cependant, ne sont pas la cause de la diminution de S. Je n'hésite pas à lui permettre un libre usage de ses lunettes, pas plus qu'à lui promettre des verres plus forts pour le moment où S diminuera et où H augmentera, ces verres lui seront alors plus agréables.

4. *Presbytie commençante, jointe à de la myopie.* — Prof. S..., âgé de cinquante-six ans, ne tarit pas en éloges sur l'excellente vue dont il est doué : « Je vois

— Continuez, lui dis-je. Prof. S... est âgé de soixante-deux ans. « Je continue à voir très-bien ; mais le travail m'est quelquefois pénible le soir ; dois-je me servir de verres ? » C'est à 14″ qu'il lit le mieux I $\frac{1}{2}$: il le déchiffre encore à 18″ ; par conséquent il possède S = environ $\frac{1,5}{1,5}$: sans lunettes, elle est seulement de $\frac{16}{30}$, et avec — $\frac{1}{40}$, elle devient, à sa grande joie, de $\frac{18}{20}$. « Ai-je vraiment été myope ? » — On lui donne $\frac{1}{60}$ en lui recommandant de s'en servir le soir. « Ces verres me grossissent les objets, et, à une distance modérée, à 2′, par exemple, je ne vois pas du tout aussi bien que sans verres. » Je lui réponds : Cela est inévitable ; à soixante ans, nous ne pouvons, avec aucun verre du monde, voir, à la fois, de loin et de près. Mais, placez vos lunettes un peu plus bas, de manière à pouvoir, quand vous le désirerez, regarder par-dessus ; ou bien encore servez-vous de lunettes à cercles rectilignes supérieurement.

5. *Faible H, nécessitant l'emploi de verres convexes avant l'âge ordinaire.* — Madame de L... se plaint ainsi : « J'ai beaucoup travaillé et abusé de mes yeux ; je n'ai que trente-six ans et ne puis plus rien voir, le soir ! » — Même pas lire ? — « Oh si ! mais je ne puis faire de travaux fins, et même la lecture me fatigue les yeux ; je suis prise de terribles maux de tête, contre lesquels mon médecin, ainsi que le docteur K..., l'homœopathe, m'ont prescrit déjà bien des choses, mais en vain. » Elle possède S = $\frac{20}{20}$; avec $\frac{1}{36}$, S. devient bien plus facilement $\frac{20}{20}$; par conséquent, $H_m = \frac{1}{36}$, et cette personne se servira avec avantage de verres $\frac{1}{36}$. « Faut-il donc me servir de lunettes ? » — Cela est désirable, nécessaire même le jour, surtout si vous voulez vous débarrasser de vos maux de tête. De plus, rien qu'en portant des lunettes, lorsque vous vous trouverez seule, vous vous épargnerez de la fatigue, ce qui vous permettra de travailler, par intervalles, sans le secours de verres, quand vous serez en compagnie. — « Je n'ai donc pas abîmé mes yeux ? » — Pas le moins du monde. La conformation de vos yeux est la cause originelle de cette nécessité où vous êtes de porter des lunettes, à une époque relativement peu avancée de la vie. Peut-être des cas analogues se rencontreront-ils dans votre famille ? — « C'est possible ; mais j'ai toujours eu de si bons yeux, et je puis voir de si loin ! Ne puis-je rien faire pour les fortifier ? » — La chose essentielle est de les reposer souvent ; rafraîchissez-les, de temps à autre, avec de l'eau froide ; frottez-vous, si vous voulez, avec un peu d'eau de Cologne, au-dessus des sourcils ; mais ne mettez rien dans vos yeux, et soyez-en sûre, les lunettes vous feront passer vos maux de tête.

6. *Presbytie avec* M. *On demande à lire à une plus grande distance qu'à la distance ordinaire.* — Madame U..., âgée de soixante-cinq ans, peut encore, avec un bon jour, lire facilement de grands caractères. On soupçonne M, qu'on trouve, en effet, $= \frac{1}{32}$; S = $\frac{18}{20}$. Elle se sert de lunettes $\frac{1}{24}$; mais elles lui fatiguent les yeux et les

lettres ne sont pas vues noires. R_2 est alors $= 13''$ et P^2 n'est pas situé à une distance moindre. Un peu surpris par cette révélation, je la prie de tenir son livre comme elle a l'habitude de le faire. Elle le met à plat sur la table, se tient roide sur sa chaise et se trouve ainsi placée à environ $16''$ du livre. Évidemment, pour l'usage qu'elle en fait, ses lunettes sont trop fortes ; elle a besoin de verres $\frac{1}{36}$ qui lui permettent la lecture entre $17''$ et $15''$. Pour lire de très-petits caractères, elle fera même bien d'employer des verres plus forts. « Je ne lis jamais de petits caractères » fut sa réponse.

7. *Décroissance rapide du pouvoir d'accommodation avec cataracte commençante.* — M. B... a quarante-cinq ans ; sa vue est depuis quelque temps moins bonne que d'habitude, surtout relativement aux objets rapprochés ; c'est seulement pour cette espèce de vision qu'il s'est servi de lunettes. Je soupçonne l'existence de H faible. Cependant les yeux paraissent être emmétropes. $S = \frac{14}{20}$. Sans lunettes, il ne peut pas lire, même III, caractères pour la lecture desquels l'accommodation étant supposée parfaite, et la distance étant $1'$, il est nécessaire que $S = \frac{1}{3}$. Évidemment, il y a ici un faible pouvoir d'accommodation. L'ophthalmoscope et l'éclairage oblique révèlent dans le cristallin des opacités rayonnantes, surtout marquées à la partie inférieure de cet organe où existe un trouble en forme de pointillé très-fin. Ainsi s'explique la diminution de S et de $\frac{1}{A}$. La papille du nerf optique est plus rouge (hypérémie capillaire) qu'on n'a coutume de l'observer, à cette époque de la vie : du reste, le fond de l'œil est d'aspect normal. Avec des verres $\frac{1}{20}$, le III est lu sans difficulté à $13''$; r_2 se trouve alors à $18''$ environ, p_2 à $10''$. M. B... ne doit user qu'avec modération des lunettes, éviter la lumière obliquement incidente, s'abstenir de garder une position courbée, et, par conséquent, écrire sur une table inclinée. Il se tiendra les pieds chauds et évitera toute cause capable de lui congestionner la tête. Il rafraîchira souvent ses yeux avec de l'eau fraîche, se fera de fréquentes frictions sur la région sourcilière avec de fortes solutions spiritueuses, et se représentera à nous au bout de six mois, plus tôt même, s'il survient dans son état quelque chose de particulier. Je ne parle pas de la cataracte. Les yeux sont congestionnés.

8. *Presbytie rapidement croissante avec* H *acquise, compliquée de glaucome simple.* — Madame K..., âgée de cinquante-quatre ans, a parfaitement vu jusqu'à l'âge de quarante-sept ans. A quarante-huit ans, elle a commencé à se servir de lunettes faibles, pour travailler, le soir, à des ouvrages fins. Ces verres lui ont suffi jusqu'à l'âge de cinquante-deux ans, époque à laquelle elle eut besoin de verres plus forts dont elle dut augmenter, progressivement, le numéro, et avec lesquels elle ne réussit plus à voir facilement. Elle se plaint de fatigue et de tension dans les yeux. Actuellement, elle se sert de lunettes $\frac{1}{12}$, avec lesquelles elle voit à $14''$, et non plus près. Cette grande distance s'explique par l'existence de H = $\frac{1}{\ }$ hypermétropie

qu'il faut regarder comme acquise, attendu qu'à quarante-sept ans l'acuité de sa vue était satisfaisante. Quoi qu'il en soit, $\frac{1}{A}$ paraît fort diminuée. Cependant $S = \frac{21}{20}$; elle est, par conséquent, excellente. La palpation du globe de l'œil y révèle un excès de dureté (T_1 à droite, T_2 à gauche, suivant Bowman). Ce signe indique un glaucome simple. On voit, avec l'ophthalmoscope, un commencement d'excavation du nerf optique, et une faible pression digitale provoque des pulsations artérielles visibles. Il n'y a pas de rétrécissement du champ visuel ; mais dans la partie interne de ce dernier, les doigts sont moins bien vus, lorsque l'éclairage est faible. L'état de l'iris, la forme et la mobilité de la pupille, la profondeur de la chambre antérieure et la sensibilité de l'organe ne présentent encore rien d'anormal. Il n'existe pas de cercles colorés autour des flammes ; mais les vaisseaux sous-conjonctivaux sont, peut-être, un peu dilatés. Je lui parle sérieusement. — « Vous êtes au début d'une maladie sérieuse qui, tantôt fait des progrès rapides, tantôt se développe lentement. L'art peut, pourtant, prévenir ses progrès. J'espère vous revoir dans un mois. S'il se produisait de la rougeur et des douleurs, hâtez-vous de revenir, même si une indisposition vous portait à différer votre retour ; car, si vous négligiez votre mal, une cécité irrémédiable pourrait s'ensuivre. Je vous donnerai quelques mots pour votre médecin. En attendant, il faut ménager vos yeux. Je ne vous défends pas absolument la lecture ; mais choisissez de gros caractères. Interrompez-vous souvent, et empressez-vous de le faire, au moindre malaise. » Ces paroles préparent la proposition d'une iridectomie qu'on lui fera à la prochaine visite. Les sentiments d'humanité exigent que le préjugé et l'ignorance ne s'opposent pas plus longtemps à l'opération de l'iridectomie contre le glaucome. DONDERS.

On a compris que, lorsqu'un presbyte se présente, on détermine le verre avec lequel ce sujet voit le mieux à distance ; puis, à l'aide de la table qu'on a rencontrée page 617 et d'un petit calcul, on obtient le numéro du verre qui convient pour lire. Un artifice très-simple dispense de recourir à la table et de faire aucun calcul. Les verres de notre boîte sont disposés de la manière suivante :

Concaves. Convexes.

..... 6, 7, 8, 10, 12, 16, 24, 48, ∞, 48, 24, 16, 12, 10, 8, 7, 6 .....

D'autre part, sur un morceau de carton, à des distances égales à celles qui séparent ces verres dans l'écrin, on a inscrit les nombres

42, 48, 54, 60, 66, 72, 78,

qui représentent l'âge du sujet. Mettant le n° 42 de cette bande sous le verre avec lequel le malade voit le mieux à distance, on trouve au-dessus de son âge le verre qu'il convient de lui donner. Les nombres obtenus diffèrent peu de ceux que donne l'emploi du tableau précité ; pour obtenir l'accord plus complet, il aurait fallu inscrire sur la bande les nombres

42, 49, 57, 61, 66, 70, 78,

qui sont moins régulièrement progressifs que les précédents, sans être sensiblement exacts.

Prenons deux exemples :

1° Un homme de soixante ans, avec H = 1/48, demande des lunettes ; d'après la règle que nous venons de donner, nous mettons le nombre 42 de notre bande sous le verre + 48 de la boîte, ce qui donne la disposition :

..... 6, 7, 8, 10, 12, 16, 24, 48, ∞, 48, 24, 16, 12, 10, 8, 7, 6,.....
42, 48, 54, 60, 66, 72,78,

et au-dessus de l'âge du sujet (soixante ans), nous trouvons le verre + 42 qui lui convient.

2° Un homme présentant M = 1/16 demande s'il peut devenir presbyte sans modification dans le degré de sa myopie. Mettons 42 de la bande sous le verre — 16 de la boîte, ainsi que le figurent les deux lignes suivantes :

..... 6, 7, 8, 10, 12, 16, 24, 48, ∞, 48, 24, 16, 12, 10, 8, 7, 6.....
42, 48, 54, 60, 66, 72, 78,

et nous voyons qu'à soixante-six ans il faudra à notre homme un verre + 48 : nous lui annonçons qu'il deviendra presbyte vers l'âge de soixante-cinq à soixante-dix ans.

(JAVAL.)

CHAPITRE VI.

HYPERMÉTROPIE.

§ 19. — Définition dioptrique des formes et degrés différents d'hypermétropie.

Le système réfringent de l'œil emmétrope a, nous l'avons vu, à l'état de repos de l'accommodation, son foyer sur la couche des bâtonnets et

FIG. 107.

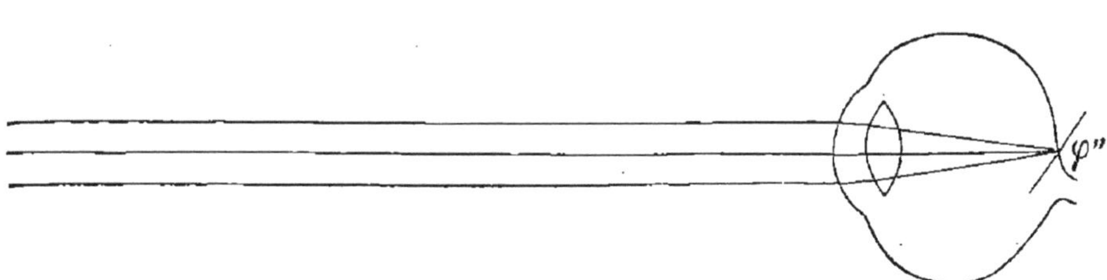

des cônes de la rétine : les rayons, venus d'objets situés à l'infini, réfractés par les milieux d'un tel œil, s'y réunissent en un foyer (fig. 107 φ''). Le *punctum remotum* r est donc à l'infini, c'est-à-dire, à la limite de nos besoins.

L'œil peut s'écarter de cet état idéal de deux manières, et devenir *amétrope*. Le foyer du système dioptrique peut se trouver *en avant* ou *en arrière* de la couche des bâtonnets et des cônes. Dans le premier cas, l'œil est *myope* (fig. 108), dans le second il est *hypermétrope* (fig. 109).

FIG. 108. FIG. 109.

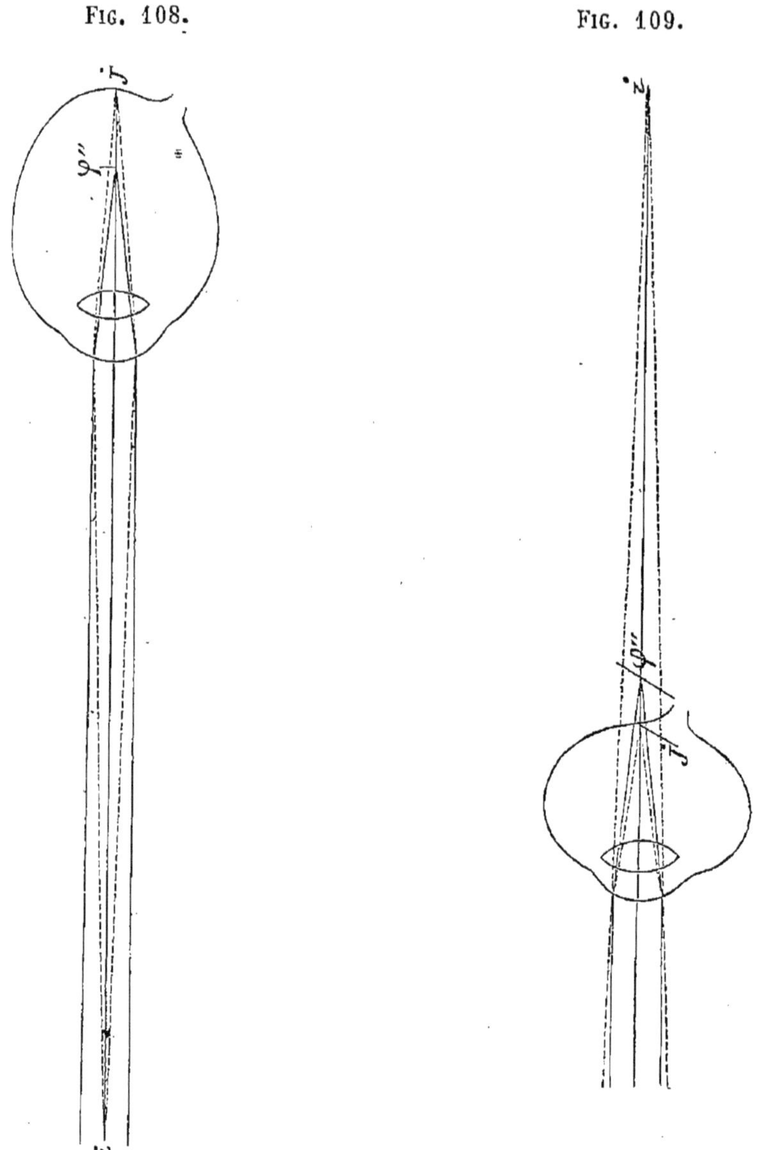

La myopie est observée depuis longtemps, et a été beaucoup étudiée. L'hypermétropie, quelque fréquente qu'elle soit, fut, au contraire, jusqu'à ces derniers temps (quoique mentionnée par Ware), presque complétement négligée; du moins sa nature et ses résultats n'étaient pas connus. Mais une fois découverte et comprise, elle nous révéla promptement tous ses mystères, et nous donna la clef de maints phénomènes dont l'origine était demeurée jusque-là énigmatique : c'est ainsi qu'on trouva dans cette anomalie la source de l'asthénopie et du strabisme convergent. Nous devons d'abord traiter ce sujet, dans ce chapitre, principalement au point de vue dioptrique. Nous avons déja défini H à ce point de vue. Cette définition est aussi renfermée dans la figure 109. Les rayons parallèles s'unissent non sur la rétine, mais en φ'', c'est-à-dire derrière la rétine. Pour s'unir sur la rétine, par exemple en j, les rayons tombant sur la cornée doivent avoir déjà une direction convergente, comme les lignes pointées de la figure 109 qui convergent en i. Le point qui a son image sur la rétine, n'est donc pas un vrai point, mais un point idéal ou virtuel situé derrière la rétine (par exemple en i). Nous ne voyons pas de pareils points dans la nature. De chaque point d'un objet les rayons partent dans une direction divergente ou, au plus, parallèle (lorsque, par exemple, l'objet est à une distance infinie) *jamais* dans une direction convergente. L'œil n'a donc pas besoin de s'adapter pour des rayons convergents. Toutes les conditions requises sont remplies, lorsqu'il peut assez bien réunir en un foyer sur la rétine les rayons divergents, et qu'il peut aussi se relâcher pour l'accommodation des rayons parallèles. S'il peut aller plus loin, il passe la mesure, et est hypermétrope. Il possède quelque chose d'inutile, et a perdu d'un autre côté de ce qui était utile. Pour voir les objets éloignés il doit être activement accommodé; et sous le rapport de l'amplitude d'accommodation utilisée, il est inférieur à l'œil emmétrope.

Le degré de H s'exprime facilement. Il est égal à la quantité dont le relâchement de l'œil peut dépasser la mesure, et cette quantité est mesurée par le plus fort des verres positifs qui permettent de voir nettement des objets infiniment éloignés. Si ce verre est de $\frac{1}{20}$, $\frac{1}{10}$, $\frac{1}{8}$, H est aussi de $\frac{1}{20}$, $\frac{1}{10}$, $\frac{1}{8}$, ou plus exactement encore de $\frac{1}{19}$, $\frac{1}{9}$, $\frac{1}{7}$ puisque le verre était à 1'' du point nodal.

H peut être *acquise* ou *congénitale*. Nous avons parlé de l'hypermétropie acquise développée par les changements séniles dans l'œil emmétrope. Comme cette dernière commence après l'âge de cinquante ans, l'hypermétropie congénitale doit aussi, après cette période, augmenter graduellement, mais seulement par degrés aussi petits que dans l'œil emmétrope. Sous le titre d'*hypermétropie acquise* nous devons comprendre provisoirement l'aphakie, c'est-à-dire l'état dans lequel le cristallin a disparu de l'œil, ou au moins du plan de la pupille.

Il est évident que, dans la forme ordinaire de l'œil, un tel état doit coïncider avec un haut degré d'hypermétropie. Je consacrerai à ce sujet une section distincte du présent chapitre.

On divise H en *manifeste*, Hm, et *latente*, Hl. Dans mes premières recherches sur H, j'éprouvai de la difficulté à déterminer avec précision le degré de cette anomalie. Ainsi, un œil refusait parfois tout verre plus fort que $\frac{1}{12}$; mais, bientôt après, il préférait $\frac{1}{8}$; puis, dans la suite, $\frac{1}{10}$ ou même $\frac{1}{14}$. Je supposais que les yeux hypermétropes, obligés de tendre leur pouvoir d'accommodation pour voir les objets éloignés, conservaient parfois un certain degré de tension, même lorsque des verres convenables rendaient cette tension non-seulement inutile ; mais nuisible à la vision distincte. Donc, après différentes épreuves, je déduisais H des verres les plus forts avec lesquels l'œil avait vu distinctement à distance. Je supposais que ces verres devaient complétement neutraliser H. Mais, comme il arrivait que, peu de temps après, des verres plus forts encore se trouvaient parfois convenir aux mêmes personnes, je découvris mon erreur, et compris que les verres d'abord donnés n'avaient pas complétement neutralisé H, mais qu'en les employant, un certain degré d'accommodation continuait à se produire. C'est ce qui me conduisit à rechercher ce que serait l'état de réfraction de ces yeux hypermétropes, lorsque par l'instillation d'une solution de sulfate d'atropine, le pouvoir d'accommodation serait paralysé ; et je m'aperçus avec surprise que, dans les essais avec des verres, la plus grande partie de H avait été, assez souvent, cachée. Au contraire, dans les yeux légèrement myopes, et aussi dans les yeux vraiment emmétropes, R demeure presque inaltéré après la mydriase artificielle : si l'œil est accommodé pour *r*, le pouvoir d'accommodation est alors, en réalité, presque complétement relâché ; il reste au plus $\frac{1}{40}$. Il y a donc évidemment une particularité pour H ; c'est que la tension de l'accommodation est associée à l'acte de la vision et qu'ainsi H est, en partie, cachée. Il ressort de ceci qu'on doit souvent distinguer dans H une partie manifeste et une partie latente. On devrait alors soupçonner que de légers degrés de H, dans l'accommodation des jeunes gens, pouvaient être complétement supprimés, et, pour confirmer ce soupçon, l'expérience m'a démontré que dans les cas où l'on avait quelque raison de soupçonner H, sans pouvoir la montrer directement, comme dans l'asthénopie et le strabisme, on voyait apparaître presque toujours un degré assez considérable d'hypermétropie, en paralysant l'accommodation.

La conclusion est : que H peut être complétement latente, = H*l*, et que dans la forme manifeste, H*m*, on peut encore supposer l'existence d'une partie latente Hl. Donc, $H = Hm + Hl$ et si $Hm = 0$, alors $Hl = H$. Maintenant est-il aussi possible que $Hl = 0$, et que H soit alors entièrement manifeste $= Hm$? C'est ce qui arrive lorsque, dans un âge avancé, le pouvoir d'accommodation est aboli, par paralysie ou par mydriase artificielle. Déjà même lorsqu'il diminue, Hm doit augmenter par rapport à Hl, et l'expérience montre réellement que, même à quarante ans, Hl est très-petite par rapport à Hm, et qu'à cinquante-cinq ans on peut la négliger complétement. De là il résulte qu'une hypermétropie primitivement latente devient graduellement plus apparente et finit, à ses plus hauts degrés, par se manifester complétement. J'ai observé Hl chez des enfants de dix ou douze ans ; en produisant la paralysie par l'atropine, je trouvais $H = \frac{1}{6}$; d'autres, avec $Hm =$ de $\frac{1}{16}$ à $\frac{1}{20}$, donnaient $H = \frac{1}{5}$. A vingt ans, la moitié ; à quarante, plus des trois quarts de cette hypermétropie seront devenus manifestes, et, à soixante-dix ans, nous devons nous attendre à ne trouver que Hm, à un degré encore plus fort (en raison de la diminution de réfraction survenue, sous le nom de H acquise) que le degré primitif de H (voyez fig. 112).

Une autre division de Hm est celle en absolue, relative et facultative.

L'hypermétropie absolue existe lorsque, même avec la plus forte convergence des lignes visuelles, on ne peut obtenir l'accommodation des rayons parallèles ou convergents : la figure 110 nous en donne un exemple. Elle nous montre les limites d'accommodation du docteur de Haas (1), l'un des plus forts hypermétropes que j'aie rencontrés. Hm monte presque à $\frac{1}{3}$, et néanmoins, avec une forte convergence, le docteur de Haas arrive presque à l'accommodation des rayons parallèles. Il a, en effet, une amplitude d'accommodation très-considérable pour son âge, d'environ $\frac{1}{3}$. Nous pouvons conclure sûrement qu'il y a quelques années, puisque $\frac{1}{A}$ était encore plus grand qu'aujourd'hui, son Hm n'était pas encore absolue. Nous voyons par là que l'hypermétropie absolue est rare dans la jeunesse. L'*hypermétropie relative* se présente alors assez fréquemment : la figure 110, II en représente un cas chez une fille de dix-sept ans. Le point manifeste le plus éloigné rm est à environ 7'' derrière l'œil ; le point absolu le plus proche p est à 10'' en avant de l'œil, en sorte que, compté à partir de rm, $\frac{1}{A}$ est $= \frac{1}{4,12}$, et cependant la ligne p_1' p_1 p ne passe nulle part au-dessus de la

(1) Auteur de la thèse : *Over de Hypermetropie en hare gevolgen*. Utrecht, 1862.

ligne de convergence KK'. Cette jeune personne peut accommoder pour un point réel *i*; mais seulement lorsque ses lignes visuelles convergent vers un point situé plus près de l'œil que ne l'est le point *i*. H n'est donc pas absolu, mais existe encore par rapport à la convergence. Par exemple, pour voir distinctement à une distance de 16'', il doit y avoir convergence

Fig. 110.

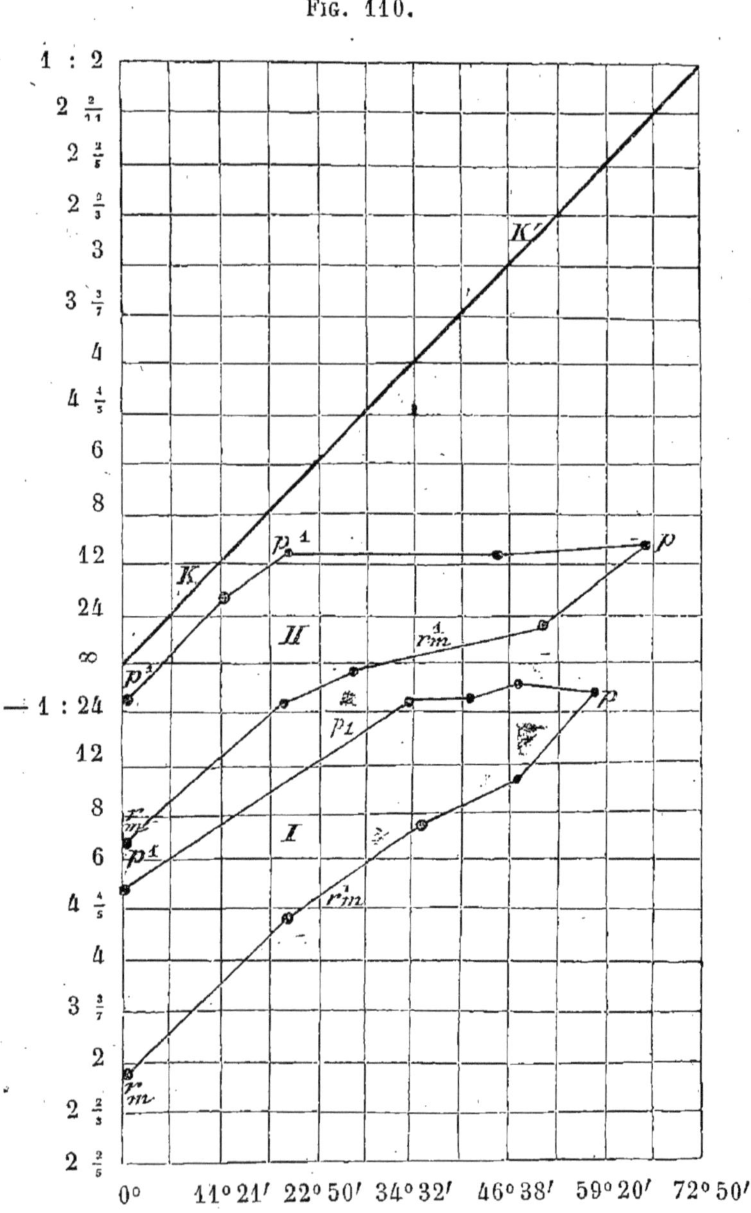

à une distance de 12'', c'est-à-dire sous un angle de 11° 21'. Mais la personne en question n'emploie pas ce moyen. Elle ne l'emploie pas même en se couvrant un œil; en conséquence elle ne voit maintenant jamais bien, même avec un seul œil, excepté à l'aide de verres, mais à l'âge de dix ou douze ans, lorsque $\frac{1}{A}$ était encore plus grand, peut-être a-t-elle vu distinctement même, avec les deux yeux à la fois. Lorsque avec l'âge, $\frac{1}{A}$ sera réduit à $\frac{1}{7}$, cette hypermétropie relative deviendra une hypermétropie absolue.

J'ai admis une *hypermétropie facultative* lorsque des objets peuvent être distinctement vus à ∞, avec et sans verres convexes. Un cas de ce

Fig. 111.

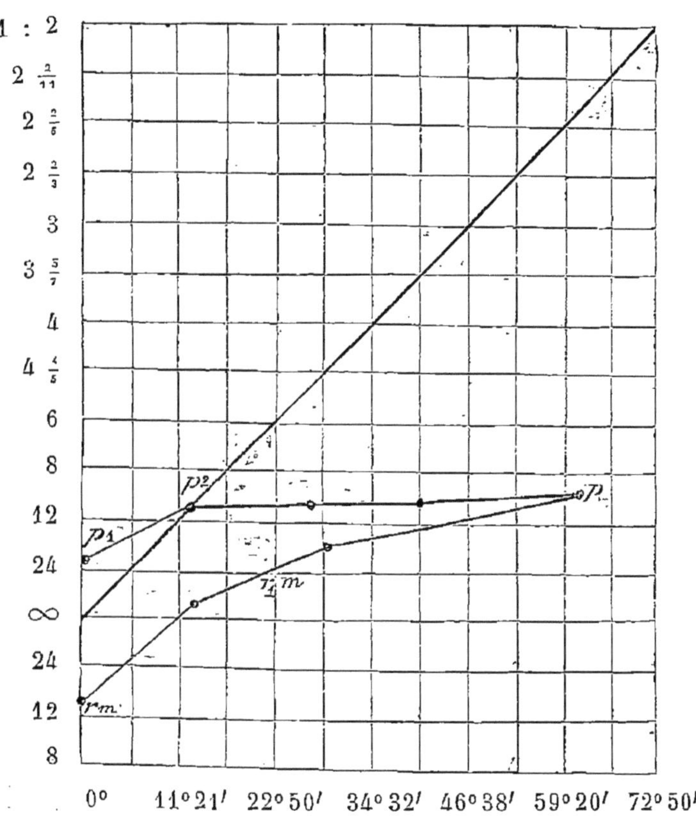

genre est représenté fig. 111. C'est celui d'un homme de vingt-huit ans, chez lequel r_m est à 30″ derrière l'œil, et p_1, avec des lignes visuelles parallèles, à 20″ en avant de l'œil; il voit aussi bien à distance avec des verres de $\frac{1}{30}$ qu'avec ceux de $-\frac{1}{20}$. Son amplitude relative d'accommodation, avec des lignes parallèles, monte donc $\frac{1}{20}+\frac{1}{30}=\frac{1}{12}$, à la distance de 10″,5, il peut, pour quelques instants, voir avec les deux yeux. Avant même trente-huit ans, cette hypermétropie facultative deviendra relative ; à environ quarante-cinq ans, elle deviendra absolue. L'œil même primitivement emmétrope ne finit-il pas par devenir absolument hypermétrope?

La distinction ici faite est justifiée à tous les égards. Le caractère distinctif de H est : la position du foyer φ'' derrière la rétine dans le repos de l'accommodation. Si, en outre, avec la plus forte tension φ'' demeure derrière la rétine, Hm est *absolue;* si φ'' ne peut atteindre la rétine qu'avec la convergence des lignes visuelles, Hm est *relative;* elle est au contraire *facultative* lorsque avec des lignes visuelles parallèles, φ'' peut être

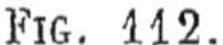

FIG. 112.

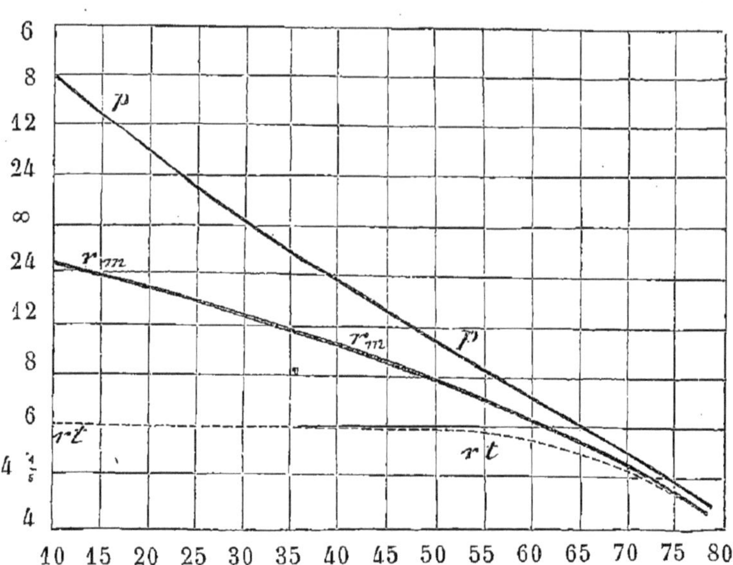

amené à former un foyer sur la rétine. Les définitions délimitent nettement ces états. Par rapport à la vision, la distinction a aussi son côté important ; car, avec une hypermétropie absolue, la vision ne peut jamais être nette ; avec l'hypermétropie relative elle ne peut l'être qu'à condition d'être *monoculaire* (et même exceptionnellement) ; avec l'hypermétropie facultative au contraire, la vision *binoculaire* peut aussi être nette. Mais cette distinction perd beaucoup de son importance par suite de la fatigue, la faiblesse, et aussi, d'une manière régulière par suite des progrès de l'âge : l'hypermétropie facultative devient relative, puis absolue. L'attention a déjà été dirigée sur ce point en décrivant les formes que nous venons d'énumérer. Un diagramme (fig. 112) peut le faire voir mieux encore. A l'âge de dix ans, avec $H = \frac{1}{6}$, Hm est ici $= \frac{1}{30}$, mais avec tension de l'accommodation, il y a encore, même sans verres convexes, une vision nette à quelque distance de l'œil (H*m* facultative). A vingt-cinq ans, H demeurant $= \frac{1}{6}$, H*m* est devenu $= \frac{1}{16}$, et tandis que le point absolu le plus rapproché est à 30″, il n'y a plus de punctum proximum binoculaire : l'H relative est survenue. Même à trente-et-un ans, *p* dépasse ici la ligne ∞, celle de la distance infinie, et il y a alors H absolue. De plus, tandis que $\frac{1}{A}$ diminue graduellement et finit par devenir = 0 à quatre-vingts ans, la partie latente de H, la distance entre $r\, r'_m$ et $r_t\, r'_t$ diminue de plus en plus et disparaît enfin entièrement au point de rencontre des lignes $r_m\, r'_m$ et r^t r'_t : en même temps l'H totale s'est élevée de $\frac{1}{6}$ à $\frac{1}{4,5}$.

§ 20. — Forme, position et mouvements de l'œil hypermétrope. — Strabisme apparent.

Dans le paragraphe précédent nous avons défini H au point de vue dioptrique. La question est maintenant de savoir de quelle déviation anatomique dépend cette anomalie de réfraction.

Maintes circonstances peuvent exceptionnellement entrer en jeu pour produire ce résultat. D'abord l'absence de cristallin, — quelle qu'en soit la cause, — état important auquel nous consacrerons un paragraphe spécial ; de plus, les maladies de la cornée accompagnées d'aplatissement de toute la cornée, ou seulement de sa portion centrale. C'est ainsi que j'ai quelquefois trouvé, avec une ulcération de la partie centrale de la cornée, un haut degré de H, qui faisait place à E ou même à M, combinée avec un astigmatisme irrégulier, lorsque, par mydriase, les parties latérales de la cornée entraient aussi en jeu dans la vision directe.

Dans le glaucome commençant aussi, l'œil parait incliner vers H, qui peut dépendre d'un aplatissement du cristallin par tension de la zone de Zinn, sinon d'un indice de réfraction plus élevé de l'humeur aqueuse, ou spécialement de l'humeur vitrée : la cornée, du moins, d'après mes mesures, ne s'aplatit pas, comme on pourrait le supposer d'après l'accroissement de pression qui semble devoir rendre nécessairement tout le globe oculaire plus sphérique. Enfin, le refoulement de la rétine par une exsudation solide de la choroïde peut donner naissance à H, et le décollement de la rétine peut même en produire un haut degré qui, dans ce cas, est bientôt suivi de cécité.

La règle est cependant que H dépend d'une structure type particulière de l'œil, qu'on peut appeler *structure hypermétrope*. L'œil hypermétropiquement construit est un *petit œil ;* toutes ses dimensions sont moindres que celles de l'œil emmétrope, mais spécialement celle de l'axe visuel. Immédiatement autour de la cornée, la sclérotique paraît plate ou légèrement convexe : à l'équateur, au contraire, la courbure est beaucoup plus grande dans la direction des méridiens que dans celle de l'équateur lui-même. Une section suivant l'axe visuel a la forme d'une ellipse, dont l'axe visuel est le petit axe (fig. 113) ; au contraire, une section perpendiculaire à l'axe visuel, faite suivant l'équateur, est presque un cercle. L'œil hypermétrope est, en général, un *œil imparfaitement développé.* Si les dimensions de tous les axes sont moindres, l'expansion de la rétine est moindre, et il y correspond un plus petit nerf optique et un plus petit nombre de fibres. De plus, l'asymétrie des différents méridiens (astigmatisme) est en moyenne, dans cet œil, plus grande que dans l'œil emmétrope. Ces deux circonstances expliquent, en partie, du moins, pourquoi, dans les hauts degrés de H, l'acuité de la vision est généralement au-dessous de la normale. Si, en outre, le développement de la cornée a été imparfait, ce qui est comparativement rare, la structure hypermétrope devient une véritable microphthalmie. — La structure hypermétrope est *héréditaire :* si l'un des parents souffre de H, nous trouvons généralement la même anomalie chez un ou plusieurs des enfants ; quelquefois aussi, plusieurs frères et sœurs sont hypermétropes, sans que cette anomalie soit observable chez l'un ou l'autre des parents. Je n'ai pas recherché jusqu'à quel point la structure en question était aussi congénitale. D'après les observations ophthalmoscopiques de de Jæger, les yeux de la plupart des nouveau-nés sont légèrement myopes, après paralysie de l'accommodation ; mais bientôt après, à une époque plus avancée du développement, ils perdent M et dans les premières années de la vie deviennent, pour la plupart, emmétropes. La grande différence dans la forme des yeux ne se développe qu'à une période plus tardive. Cependant de Jæger ne trouva pas même dans les premiers moments de la vie des yeux exclusivement myopes (78 pour 100), il en trouva 5 pour 100 d'emmétropes et 17 pour 100 d'hypermétropes. On peut dire avec probabilité que c'est spécialement parmi ces derniers qu'on trouve les hypermétropes d'un âge plus avancé. Du moins j'ai, à cinq, à six et même à quatre ans, trouvé des degrés considérables de H et je ne les ai jamais vus disparaître à une période plus avancée.

FIG. 113.

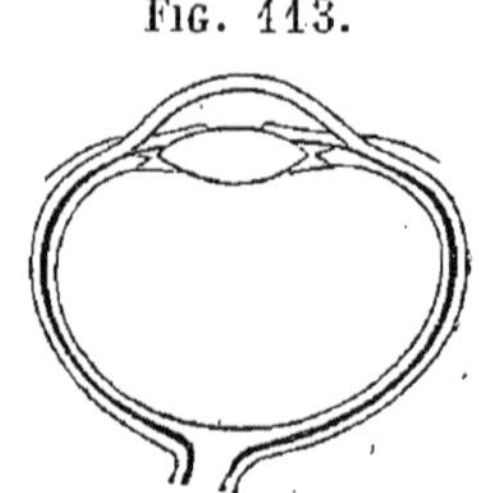

La longueur moindre de l'axe visuel de l'œil hypermétropiquement construit peut être démontrée même pendant la vie et explique d'une manière satisfaisante l'existence de H, la forme et la position des surfaces réfringentes étant la même. Il s'agit cependant de savoir si nous sommes autorisés à admettre cette analogie de position et de forme. *A priori*, on pouvait le supposer ; non-seulement on l'a supposé ; mais on a aussi affirmé qu'une convexité moindre de la cornée et du cristallin est particulière à l'œil hypermétrope. Pour ce qui est de la cornée, des déterminations nombreuses et faites avec soin m'autorisent à contredire cette assertion. Même dans les hauts degrés de H, le rayon situé dans la direction de la ligne visuelle est presque égal à celui de l'œil emmétrope, et dans les plus hauts degrés, lorsque la circonférence de la cornée est un peu moindre que d'habitude, j'ai encore trouvé le rayon moindre. Si cela est vrai pour ρ^o, ce doit l'être davantage encore pour ρ', le rayon du sommet de la cornée (qui est seul ici en question); car l'angle α compris entre l'axe de la cornée et la ligne visuelle est plus grand dans H que dans E. Il semblerait cependant que la cornée de l'œil hypermétrope est moins convexe ; c'est ce qui, exactement comme dans la presbyopie, doit être attribué seulement à la moindre profondeur de la chambre antérieure de l'œil, et à la petitesse relative de la pupille ; la position plus antérieure de l'iris et du cristallin est une particularité de la structure hypermétropique. L'influence de la cornée est ainsi exclue. On ne sait si le cristallin est aplati dans la structure hypermétropique de l'œil. Il est vrai que, dans quelques yeux, le cristallin est plus épais, dans d'autres plus minces ; mais, même si nous admettons qu'une distance focale plus courte et plus longue y correspond (ce qui n'est pas prouvé), nous n'avons pas le droit de mettre cette différence en rapport avec H. Nous savons que la cornée a parfois un rayon particulièrement long ; mais c'est plutôt particulier aux degrés les plus hauts de M qu'à H ; et accidentellement aussi, le cristallin, qui, d'après les mesures de Knapp, avait une distance focale particulièrement grande, appartient à un œil myope. En effet, il est évident que, pour être autorisé à lier l'aplatissement du cristallin à la structure hypermétropique, nous devons clairement démontrer sa présence dans les yeux hypermétropes. J'ai essayé une méthode indirecte. Je me suis efforcé, pour calculer la distance focale du cristallin, de mesurer la longueur d'yeux hypermétropes superficiellement situés et fortement tournés en dedans, et par là, connaissant le rayon de la cornée et le degré d'hypermétropie déterminé, de calculer la distance focale du cristallin, mais la mensuration de l'axe visuel ne me parut pas suffisamment exacte.

Maintenant, à défaut de déterminations décisives, nous admettrons que les points cardinaux du système dioptrique de l'œil hypermétrope ont la même position que dans l'œil emmétrope. Nous ne tiendrons pas compte de la position un peu antérieure du cristallin, dans l'œil emmétrope, en partie pour simplifier, — parce que son influence est légère, — en partie pour que nos résultats puissent être acceptés par ceux qui soutiennent l'existence d'un aplatissement du cristallin dans l'œil hypermétrope. Maintenant, la position des points cardinaux étant la même, nous pouvons appliquer ceux de l'œil réduit, afin de calculer quels degrés de H sont liés à une diminution donnée de la longueur de l'axe visuel. Nous trouvons ainsi :

Avec une diminution en longueur de $0^{mm},5$, H = 1 : 21,43
— — de 1^{mm}, H = 1 : 10,34
— — de $1^{mm},5$, H = 1 : 6,649
— — de 2^{mm}, H = 1 : 4,302
— — de 3^{mm}, H = 1 : 2,955

De même, nous pouvons, d'après le degré d'hypermétropie, calculer la diminution en longueur de l'axe visuel, et ainsi la longueur actuelle.

C'est ce qu'on a fait dans la table ci-jointe, dans laquelle sont aussi compris la position du centre de mouvement et l'angle α. Les valeurs de l'œil réduit sont prises comme base du calcul, et la diminution en longueur admise est déduite de la longueur de l'axe visuel f = $22^{mm},231$, d'après l'œil diagrammatique de Helmholtz.

Nos des Personnes	AGE.	ŒIL.	H.	LARGEUR DE L'AXE VISUEL jusqu'à la rétine.	jusqu'à la surface postérieure de la sclérotique.	POSITION du centre d'évolution derrière la cornée.	ANGLE α.
1	23	D	1:16	21,57	22,87	14,67	7
		S	1:16	21,57	22,87	13,90	7
2	21	D	1:8,75	21,06	22,36	12,95	8,5
		S	1:8,75	21,06	22,36	13,12	7
3	22	D	1:7,75	20,93	22,23	12,32	8,5
		S	1:7,75	20,93	22,23	12,40	9
4	34	D	1:6,75	20,75	22,05	12,58	7
		S	1:6,75	20,75	22,05	12,85	7
5	26	D	1:6,75	20,75	22,05	13,81	8,5
		S	1:6,75	20,75	22,05	13,40	8
6	24	D	1:3,75	19,77	21,07	13,24	7
		S	1:3,75	19,77	21,07	13,39	6
Moyenne	....	....	....	13,22	22,105	13,22	7°,55

A la longueur de l'axe visuel à la rétine, trouvée par le calcul, il faut ajouter $1^{mm},3$ pour l'épaisseur des membranes, afin d'obtenir la longueur, mesurée en dehors du globe oculaire. C'est ce qui monte, en moyenne, dans les yeux hypermétropes à $22^{mm},105$; et le centre de mouvement, qui est situé à $13^{mm},22$ derrière la face antérieure de la cornée, est donc à $8^{mm},885$ en avant de la face postérieure de la sclérotique : ces distances 13,22 et 8,885 sont l'une à l'autre comme 59, 8 : 40, 2, c'est-à-dire presque comme 3 : 2. Ainsi, comme nous l'avons déjà observé, le centre de mouvement est, dans l'œil hypermétrope, absolument un peu moins postérieur, relativement un peu plus postérieur que dans les yeux emmétropes. Cette position du centre de mouvement, comme déjà la brièveté de l'axe lui-même, n'exige dans le mouvement qu'un léger déplacement du nerf optique ; en conséquence il n'est pas surprenant que les mouvements soient généralement un peu plus grands dans les yeux hypermétropes.

Dans la table, l'angle α est aussi déterminé. Sans exception, dans les yeux hypermétropes, la cornée est coupée sur le côté interne de son axe par la ligne visuelle, et, comme nous le voyons, l'angle s'élève, dans ce plan horizontal, à 7°,55. Le maximum ici noté est de 9 degrés, le minimum de 6 degrés; mais, dans quelques yeux, j'ai trouvé une déviation encore plus grande, montant même à 11°,3. Dans l'œil emmétrope cet angle monte, en moyenne, à 5°,082 seulement; et dans l'œil myope, où il peut même être situé au côté externe de l'axe de la cornée et devenir ainsi négatif, nous le trouvons généralement d'un peu moins de 2 degrés. On voit le rapport intime qui unit cet angle à M et H, spécialement parce que l'angle maximum de E est dépassé par l'angle minimum de H. Il résulte de ceci, comme nous l'avons déjà remarqué; chez les myopes, un strabisme apparent convergent ; chez les hypermétropes, un strabisme apparent divergent. Notre opinion sur la position des yeux est déterminée par la direction des axes des cornées, et, dans la position parallèle des lignes visuelles, ces axes sont, chez les hypermétropes, plus divergents que chez les emmétropes, chez les myopes, au contraire, ils sont moins divergents ou même convergents. Si nous considérons qu'avec des lignes visuelles parallèles, entre les cas les plus extrêmes de M et H, il peut exister sur l'angle des axes des cornées une différence de 25 degrés, nous concevrons que cet angle est très-caractéristique de la physionomie des myopes et des hypermétropes, et peut même donner l'idée d'un strabisme. Nous allons bientôt voir quelle part importante joue le strabisme apparent dans la production du strabisme vrai; comment le strabisme apparent divergent provoque le développement du vrai strabisme convergent, et *vice versâ;* et l'importance de l'angle α deviendra ainsi encore plus évidente. Il nous reste seulement à savoir de quelles valeurs différentes dépend cet angle. La figure 114 montre nettement qu'en premier lieu, la position de la tache jaune l par rapport à l'axe de la cornée détermine cet angle. Mais, en second lieu, on doit aussi tenir compte de la distance $k\,g$ du point nodal à la rétine. Il est évident que si, dans l'œil hypermétrope, où cette distance est particulièrement courte, la tache jaune l est seulement à la distance ordinaire de g (un point de l'axe prolongé de la cornée), l'angle α, sous lequel $l\,l'$ et $g\,a$ se coupent en k, devient plus grand. En ceci donc réside, en partie, la cause de la plus grande valeur de α dans les yeux hypermétropes; mais, pour la plus grande partie, cette valeur plus considérable doit encore être expliquée par la position plus externe de la tache jaune. Cette position est spécialement en rapport avec l'arrêt de développement de la portion externe de l'œil hypermétrope. C'est précisément, d'un autre côté, comme on le verra plus tard, le développement extraordinaire et la distension morbide des parties extérieures des yeux myopes, qui fait approcher la tache jaune de l'axe de la cornée et le lui fait même quelquefois dépasser.

Fig. 114.

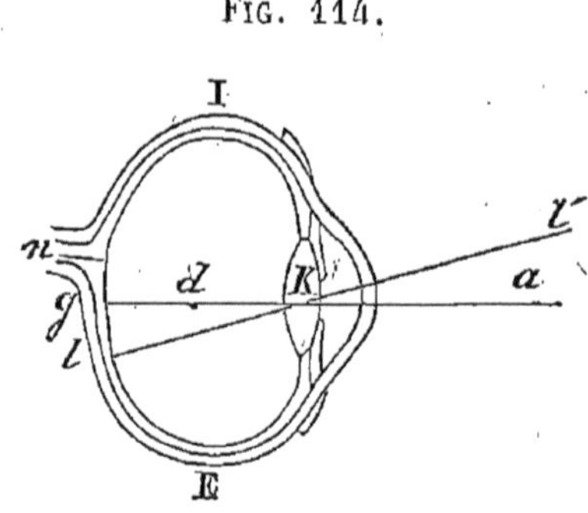

La note qui suit le § 20 est relative, en partie, au *Strabismus incongruus* de Jean Müller, que M. Donders explique par une grandeur exceptionnelle de l'angle α. C'est dans les travaux de de Græfe, d'Alfred Græfe et d'Arlt qu'il faut étudier *l'incongruence des rétines*, dont nous nous sommes occupé également à plusieurs reprises, et dont M. Wecker parlera plus loin.

Est-il nécessaire de dire que la dernière décimale des chiffres donnés dans tout ce paragraphe ne doit être considérée que comme un renseignement peu certain ? En y regardant d'un peu près, on voit que les calculs que nous avons passés ont été faits au moyen de l'œil réduit, qui ne doit pas être confondu avec l'œil schématique, lequel même ne s'approche pas assez de la nature pour calculer cette décimale, ni peut-être même la précédente. Lorsqu'on nous parle d'une hypermétropie $H = 1 : 8,75$, il faut bien s'imaginer qu'il serait tout aussi exact d'écrire 8 1/2 ou 9, et il est facile de concevoir qu'on ne peut calculer à un centième de millimètre près la longueur de l'axe d'un œil, d'après des données aussi incertaines que son hypermétropie et la position des points cardinaux d'un œil conventionnel auquel on l'assimile.

§ 21. — Phénomènes. — Diagnostic. — Vision des hypermétropes.

Le diagnostic de H ne présente que peu de difficulté. J'ai déjà établi qu'il est de notre devoir d'examiner systématiquement l'état de réfraction de l'œil de chaque malade : aucun cas de H n'échappera facilement à celui qui agit ainsi. Mais, avant d'avoir commencé cet examen, avant même que nous n'ayons mesuré l'acuité de vision, l'apparence extérieure nous fera souvent déjà soupçonner la présence de H. En premier lieu, nous trouvons une indication dans les particularités anatomiques dont il a été question dans le paragraphe précédent. L'aplatissement de la face antérieure de la sclérotique, la forte courbure de ses méridiens dans la région de l'équateur, la position superficielle de l'iris, la petitesse relative de la pupille, le strabisme divergent apparent, tous ces signes donneront à l'œil une physionomie particulière. Il y a plus. Dans la forme de la face, aussi, l'existence de H est, assez souvent, exprimée. Si je ne me trompe, la particularité qui l'emporte ici dépend principalement du peu de profondeur de l'orbite. Ses bords sont plus aplatis, moins courbes, toute la face est aplatie, avec peu de relief; les joues sont peu arrondies, parce que la partie antérieure de la face se continue rapidement avec les faces latérales aplaties. Souvent aussi, le nez n'est que légèrement proéminent et la partie supérieure de son dos est si peu marquée qu'elle peut, à peine, fournir un support aux lunettes ordinaires. Les paupières sont aplaties et larges, les yeux éloignés l'un de l'autre; il en est de même des orbites, du moins de leurs bords externes, dont la distance réciproque se mesure facilement. Autrement, pour ce qui est de la position de l'œil hypermétrope, elle est quelquefois très-profonde, quelquefois très-superficielle, en sorte qu'on ne peut en tirer aucun signe. — Il faut observer, cependant, que la forme ici décrite est loin d'être constante. Les rapports de la réfraction de l'œil et de la forme de la face ressortent très-distinctement de l'asymétrie de ses os, y compris celle du frontal, qui, presque sans exception, accompagne une grande différence de réfraction des deux yeux. En général, nous trouvons, dans ces cas, l'œil du côté hypermétrope éloigné de la racine du nez et en même temps déprimé, ainsi que tout le côté de la face correspondant. Il semble que les os de ce côté de la face soient, en général, moins développés. Ainsi, l'orbite est moins profond, l'œil correspondant est plus petit, l'axe de vision est plus court; celui-ci, à son tour, est lié au peu de profondeur de l'orbite. Nous consacrerons dans la suite un chapitre spécial à la différence de réfraction des deux yeux, et nous reviendrons alors sur cette question de l'asymétrie du crâne et de la face.

Si nous trouvons la physionomie décrite chez un jeune sujet, qui se présente comme malade, si l'apparence extérieure des yeux ne trahit aucune maladie, nous pouvons, avec la plus grande probabilité, conclure à l'existence de l'hypermétropie. A la question : « Pouvez-vous continuer à travailler longtemps? » nous obtenons, presque sans exception, une réponse négative. Cette fatigue survenant rapidement, phénomène le plus ordinaire de certains degrés de H, nous l'étudierons avec plus de détail dans le paragraphe suivant, sous le nom d'*asthénopie*.

Nous avons maintenant dans ces cas, aussi bien que dans tous ceux où toute indication manque, à déterminer plus exactement, à l'aide de verres, le véritable état des choses. Il a déjà été établi que l'hypermétropie est parfaitement caractérisée, lorsqu'à l'aide de verres positifs, la vision des objets éloignés est nette ; les verres les plus forts avec lesquels la netteté de la vision demeure parfaite, nous montrent, selon la manière précédemment décrite, la position du *punctum remotum*, et, avec lui, le degré de l'hypermétropie. Néanmoins, même avec un pareil secours, nous sommes sujets à erreur. En premier lieu, ainsi que nous l'avons établi, l'hypermétropie peut être latente. Après vingt-cinq ans, une partie des degrés même très-modérés de H se manifeste généralement ; mais, dans le jeune âge, la force du pouvoir d'accommodation peut supprimer complétement des degrés comparativement élevés; de tels degrés peuvent donc exister, alors même que des verres positifs faibles diminuent déjà la netteté de la vision à distance. Je supposais autrefois, quand les malades affirmaient qu'avec des verres négatifs faibles, par exemple de $-\frac{1}{40}$ ou $-\frac{1}{30}$, ils voyaient aussi bien ou même mieux que sans verres, je supposais, dis-je, que nous pouvions conclure, sinon à la présence de la myopie, du moins à l'absence d'hypermétropie; mais cette opinion a aussi été corrigée par l'expérience. J'ai trouvé que les jeunes malades cachent quelquefois involontairement l'hypermétropie augmentée par le verre négatif, et qu'ils ont un tel caprice pour les formes plus petites de lettres et d'autres objets qu'ils s'imaginent les distinguer aussi bien, sinon mieux qu'à l'œil nu. Il est évident qu'ils se trompent, mais il n'est pas toujours facile de le démontrer ; car les personnes hypermétropes douées d'un bon pouvoir d'accommodation perdent très-peu avec des verres négatifs, et de toutes manières, beaucoup moins que les personnes myopes ne gagnent avec ces mêmes verres. Si des phénomènes d'un autre genre nous autorisent à soupçonner la présence de l'hypermétropie, mais ne la démontrent pas pleinement, nous devons avoir recours à un mydriatique qui paralyse le pouvoir d'accommodation, et l'hypermétropie, en tant qu'elle existe, devient entièrement manifeste. Parfois, dans ces cas, l'examen à l'ophthalmoscope suffit, sans employer le mydriatique, pour établir l'existence de l'hypermétropie. En effet, dans l'état passif de l'œil ainsi examiné, le pouvoir d'accommodation se relâche, assez souvent, plus que quand l'organe est fixé, même avec des lignes visuelles parallèles.

En second lieu, nous devons particulièrement nous tenir sur nos gardes si la netteté de la vision S est beaucoup diminuée. Dans ce cas, la reconnaissance des objets dépend moins de la netteté des images rétiniennes qui, néanmoins, ne sont pas vues nettement, que de leur grandeur. Nous pouvons imaginer que la rétine d'une personne amblyope est un canevas très-grossier, sur lequel de petits objets, quoique bien dessinés, ne sont pas aussi bien distingués que des objets plus larges dont les contours ne sont pas nettement définis. Nous pouvons encore supposer que les très-petits objets sont moins bien dessinés sur un tissu plus fin, sur lequel l'avantage obtenu par l'augmentation de grandeur contrebalance immédiatement le trouble causé par la perte de netteté, — de même que les plus forts oculaires, dans les examens microscopiques, quoique rendant les images plus diffuses, nous mettent souvent à même de reconnaître la forme des plus petits objets visibles, mieux qu'il n'était possible avec des oculaires plus faibles (l'objectif restant le même). Nous comprenons ainsi facilement pourquoi les malades amblyopes, même lorsqu'ils ne sont pas hypermétropes, préfèrent souvent des verres positifs, la dimension plus grande des images leur étant particulièrement utile. S'il existe quelque doute, dans ce cas encore, l'examen à l'ophthalmoscope nous fait rarement défaut. Dans la mydriase, en raison de l'augmentation rapide de la grandeur des cercles de diffusion, des verres positifs ne seront pas volontiers choisis, à moins qu'il n'existe réellement de l'hypermétropie. En général, nous devons, dans ces cas, observer la grandeur de la pupille. J'ai vu quelques exemples de pupilles extraordinairement petites, naturellement ou artificiellement, qui, liées à un certain degré d'amblyopie, en raison de l'amélioration du pouvoir visuel à distance causée par de forts verres positifs, ont conduit à tort l'observateur à conclure à l'existence d'un haut degré d'hypermétropie. Dans des cas très-rares aussi, les maladies de la cornée peuvent nous induire en erreur. Un léger aplatissement, et spécialement des ulcérations opposées à la pupille, font disparaître la myopie, ou rendent la personne hypermétrope ; cette altération de réfraction disparaît lorsque l'ulcération est cicatrisée, et souvent même sous l'influence de la dilatation de la pupille. Enfin, je dois prévenir le lecteur de ne pas faire d'examen avec des verres sales ou ternes. Il est bien entendu que si le verre est sale ou se ternit devant l'œil, ce qui arrive immédiatement avec des verres froids, il sera rejeté, bien qu'il corrige l'anomalie existante de réfraction. Si nous soupçonnons que cette influence agisse, nous devrons tenir, devant les verres positifs placés dans la lunette d'essai, des verres d'une distance focale négative égale, et, dans ce cas, le malade doit voir aussi bien que sans verres.

A condition de tenir les verres très-propres, cette méthode mérite d'être recommandée, dans les cas où nous obtenons des réponses contradictoires et, spécialement, si nous croyons avoir lieu de suspecter la bonne foi du malade.

Pour ce qui est des fonctions de l'œil hypermétrope; d'abord nous trouvons souvent l'acuité de la vision diminuée. Dans les degrés légers, il y a rarement, à cet égard, une différence à observer, mais, dans les hauts degrés, il est presque exceptionnel de trouver $S = 1$. Il est évident qu'avec des verres qui neutralisent l'hypermétropie, la netteté de la vision devient plus grande que sans verres; en effet, grâce à eux, le point nodal est plus avancé que quand la convexité du cristallin, augmentée par la tension extraordinaire de l'accommodation, forme le foyer sur la rétine, et les images rétiniennes deviennent plus grandes (voyez § 12). Même alors cependant, dans les hauts degrés de H, S demeure souvent au-dessous de la normale. Cette diminution de l'acuité de la vision s'explique, en partie, par la structure de l'œil. En raison de la distance plus courte du point nodal à la rétine, les images rétiniennes sont plus petites que dans l'œil emmétrope, ce qui, en général, persiste malgré l'usage de verres convexes, à moins que de forts verres ne soient exigés, et que ceux-ci ne soient comparativement tenus loin de l'œil. C'est seulement si le nerf optique plus petit possédait le même nombre de fibres nerveuses, et si la surface de la rétine, plus petite, possédait autant d'éléments sensibles que l'œil emmétrope, qu'une grandeur moindre des images rétiniennes serait entièrement, ou du moins, partiellement compensée; mais rien ne nous autorise à supposer un tel rapport. De plus, comme je l'ai déjà remarqué, l'œil hypermétrope est, plus que les autres yeux, sujet à l'asymétrie. Au chapitre de l'astigmatisme, nous expliquerons avec plus de détails comment la netteté de la vision diminue par suite de cette asymétrie. Je ferai seulement remarquer ici que, même après la correction de l'astigmatisme et de l'hypermétropie, l'acuité de la vision demeure généralement assez fort au-dessous de la normale.

En général, on peut même dire que, dans les hauts degrés de H, lorsque les verres sont placés devant l'œil de telle sorte que les images rétiniennes puissent être considérées comme atteignant l'amplitude normale; dans beaucoup de cas néanmoins, l'acuité de la vision n'atteint pas la normale. Nous ne connaissons pas la cause de cet effet. Il est probable qu'un examen microscopique de la tache jaune, fait avec soin, pourrait nous en rendre compte.

Outre cette diminution de la netteté de vision dépendant d'une anomalie congénitale, une autre, acquise, se présente fréquemment dans l'hypermétropie. Ainsi lorsqu'un seul des yeux est fortement hypermétrope, cet œil est généralement peu employé, et cette exclusion, avec la suppression psychique des images, conduit à l'amblyopie. Principalement lorsque le strabisme se développe dans un œil, et c'est précisément là une tendance spéciale de l'hypermétropie (voyez § 24), l'acuité de la vision diminue rapidement et considérablement, et même particulièrement dans la région de la tache jaune. Dans ce dernier cas, lorsqu'un œil ne se redresse plus après l'occlusion de son congénère, on ne doit s'attendre à aucune amélioration dans la netteté de la vision. Mais s'il n'y a pas de strabisme, ou si l'œil dévié, l'autre étant fermé, regarde encore, du moins par préférence, directement, c'est-à-dire avec la tache jaune, un exercice systématique avec un fort verre positif peut, presque toujours, améliorer considérablement la vue. Il suffit alors d'exercer l'œil faible, pendant huit ou dix minutes, trois fois par jour, l'autre œil étant fermé, à déchiffrer ou à lire, à l'aide du verre mentionné, de larges caractères. Un grand nombre de cas m'autorisent à affirmer que celui qui appliquera cette méthode sera rarement désappointé.

Ce qui caractérise, à proprement parler, la vision des hypermétropes, ce n'est pas la diminution de S ; mais l'état anormal de réfraction qui exige un emploi excessif du pouvoir d'accommodation. Après tout ce qui a été exposé, je n'ai que peu de choses à dire à ce sujet. Il est entendu que les hypermétropes commencent leur accommodation avec un *déficit*. L'emmétrope relâche ce pouvoir autant que possible et voit alors nettement à une distance infinie; il converge et accommode, comme de son propre mouvement, pour la distance de la convergence dans la jeunesse, à 6, 5, 4 pouces et même moins; il se meut partout environ dans le milieu de l'amplitude relative de l'accommodation qui appartient à la convergence ci-dessus.

Au contraire, l'individu hypermétrope, pour voir à distance, doit déjà faire agir son pouvoir d'accommodation : c'est-à-dire son déficit. Commençant avec celui-ci, il a encore, pour chaque convergence, à ajouter autant d'accommodation que la personne emmétrope. Il est vrai que nous pouvons dire que son accommodation s'adapte d'elle-même à l'état de réfraction ; il apprend, forcé par la nécessité, avec une convergence relativement petite, à mettre en jeu une partie relativement grande de son accommodation, et peut même, enfin, ne plus pouvoir relâcher cette tension; mais constamment, à chaque convergence, il se rapproche du maximum de tension possible correspondante, et son *punctum proximum* absolu et binoculaire, est plus éloigné de l'œil que chez le sujet emmétrope. En outre, tout ceci est vrai pour l'hypermétropie facultative de la jeunesse : le trouble réel peut ne pas encore exister ; les yeux peuvent remplir leur fonctions journalières ; on peut n'entendre aucune plainte. Mais, avec les progrès de l'âge, tandis que l'amplitude absolue de l'accommodation diminue, l'amplitude relative, pour une convergence définie, devient trop petite : la fatigue survient alors rapidement, et ainsi, même dans les plus légers degrés d'hypermétropie, il se présente une presbyopie prématurée qui a d'autant plus le caractère de l'asthénopie, qu'il existe un degré plus haut d'hypermétropie facultative, et que l'âge où se produit la difficulté de travailler à des objets rapprochés est moins avancé.

Le cas est bien pire dans l'hypermétropie relative. Dans celle-ci, comme nous l'avons vu, il peut y avoir encore accommodation pour les rayons parallèles et même pour les rayons divergents ; mais seulement à condition que les yeux convergent en un point plus rapproché que celui d'où partent les rayons. La vision binoculaire et la vision nette s'excluent donc l'une l'autre. Avec un œil, sous une excessive convergence, la vision pourrait être nette ; mais, en général, on n'emploie pas ce moyen ; si on l'emploie, il apparaît un strabisme périodique qui deviendra persistant. Chez les très-jeunes sujets, l'hypermétropie relative est assez rare. Il faut que cette affection existe à un degré bien considérable pour ne pas être surmontée pendant quelque temps, avec $\frac{1}{A} = \frac{1}{3}$ ou $\frac{1}{4}$, et même pour qu'une certaine convergence ne permette pas une accommodation binoculaire suffisante. Mais, à un âge quelque peu plus avancé, même à vingt-cinq ans, plus d'un cas de H appartient déjà à cette catégorie. La vision, est dans ces cas dans une malheureuse position. A proprement parler, elle n'est jamais nette, ni pour les objets éloignés, ni pour les objets rapprochés, et tout effort pour distinguer quoi que ce soit, accompagné d'un grand froncement de sourcils, est rapidement suivi de fatigue. Les personnes ainsi hypermétropes cherchent toujours la distance à laquelle elles distinguent relativement bien. Elles tiennent le livre tantôt plus près, tantôt plus loin, parfois à 2 ou 3 pouces seulement de l'œil ; mais, même si l'impression est grosse et distincte, elles finissent bientôt par rejeter le volume. Une lumière brillante leur est d'un grand avantage, car les cercles de diffusion diminuent lorsque la pupille prend un diamètre moindre. Elles s'efforcent, quoique moins généralement que les myopes, de diminuer cette dernière par d'autres moyens, par exemple, en rétrécissant l'intervalle des paupières. J'ai vu un enfant de huit ans, très-faible et très-délicat, qui avait une amblyopie de l'œil gauche, une hypermétropie $= \frac{1}{7}$, et une très-faible amplitude d'accommodation de l'œil droit ; cet enfant se servait de son nez pour diminuer sa pupille. Lorsqu'il voulait distinguer un objet, particulièrement à distance, il tournait la tête à droite et regardait avec l'œil droit directement le long du nez qui couvrait ainsi une portion de la pupille. Il est inutile de dire le bonheur inconcevable que nous causons à de pareilles personnes avec des verres convenables, qui sont un complément naturel de leurs yeux et dont elles ont été si longtemps privées.

Nous ne trouvons presque jamais l'hypermétropie absolue avec le pouvoir normal d'accommodation des jeunes gens. Je n'ai rencontré que deux de ces cas; dans l'une l'hypermétropie s'élevait à $\frac{1}{2,97}$ dans l'autre à $\frac{1}{3,5}$. Mon ami William Bowman m'a communiqué un cas, dans lequel, des verres de $\frac{1}{1\frac{7}{8}}$ étant employés pour la vision à distance, le degré d'hypermétropie était égal à 1:1,7 et, en effet, plus que suffisant pour la rendre nécessairement absolue.

Les cas d'H absolue, aussi bien que ceux des plus hauts degrés de H relative ressemblent beaucoup à la myopie compliquée d'amblyopie, avec laquelle on peut les confondre. Ces hypermétropes ne peuvent lire de petits caractères — ils paraissent donc amblyopes — et ils ne peuvent en lire de plus gros qu'à une petite distance de l'œil — justement comme les myopes. — On les distingue des derniers en ce qu'ils voient comparativement aussi bien, c'est-à-dire sous des angles égaux, les objets distants que les objets rapprochés; et par ceci encore, qu'avec des verres positifs, ils peuvent lire les mêmes caractères à une distance plus grande que sans verres. La raison pour laquelle, lorsque l'œil est hypermétrope, les petits objets se distinguent mieux près de l'œil qu'à une certaine distance, par exemple à un pied, a été, en partie, exposée par Græfe (1) au moyen d'un simple calcul d'où il ressort que, dans ces yeux, en rapprochant l'objet, la grandeur de l'image rétinienne augmente plus que les cercles de diffusion (en partie aussi parce que nous avons plutôt affaire à de la polyopie qu'à de simples cercles de diffusion); de sorte que la forme de l'objet peut être mieux distinguée.

Nous pouvons facilement nous convaincre de cette vérité, en nous rendant fortement hypermétropes au moyen de verres négatifs, et en portant alors de larges caractères à diverses distances de l'œil sans changer notre accommodation. Nous distinguerons ainsi plus facilement près de l'œil qu'à la distance d'un pied par exemple. Nous trouverons cependant en même temps que, pour ce qui est de reconnaître les objets, nous sommes bien inférieurs aux hypermétropes dont l'anomalie de réfraction a le même degré que celui que nous produisons chez nous-mêmes. Différentes causes concourent à ce résultat. En premier lieu, l'hypermétrope, dans ce cas, accommode aussi fortement que possible, et il y réussit admirable-

(1) *Archiv f. Ophthalm.*, t. II, H. 1, p. 181.

ment en convergeant vers un point très-rapproché; en conséquence aussi, sa pupille se rétrécit; de plus, en rapprochant les paupières, il diminue davantage encore l'effet des cercles de diffusion, et amène probablement l'une des images de l'enchevêtrement polyopique à ressortir plus fortement que les autres; dans quelques cas aussi, l'astigmatisme régulier vient jouer un certain rôle, et, enfin, le sujet a appris par la pratique à déduire d'images rétiniennes imparfaites la vraie forme des objets. De cette manière, nous pouvons, je le pense, expliquer le degré, comparativement grand, du pouvoir de distinguer des objets très-rapprochés, possédé par des personnes fortement hypermétropes, sans être obligé d'avoir recours à une faculté quelque peu mystérieuse de supprimer ou de neutraliser les cercles de diffusion.

De ce qui précède il résulte que l'indication de l'existence des plus légers degrés de H dérive principalement des phénomènes de l'asthénopie, le plus important des résultats de l'hypermétropie, à l'examen duquel nous allons procéder.

Après avoir lu le remarquable paragraphe précédent, quelques personnes sont restées convaincues que l'hypermétropie est une affection assez rare ; tandis qu'au contraire, on peut affirmer que *tout le monde* est hypermétrope, sauf de rares exceptions (voyez § 26). En effet, l'emmétropie n'existe pas ; un centième de millimètre de plus ou de moins dans la longueur de l'axe optique nous rend amétropes, et tous les amétropes qui ne sont pas myopes sont hypermétropes. Si, maintenant, on réfléchit que les myopes appartiennent presque tous à la population lettrée, laquelle est en minorité, et dont ils ne forment qu'une faible partie, on conviendra que l'hypermétropie doit être la règle : et il est heureux que cela soit ainsi, car il n'y a que les hypermétropes et les emmétropes qui aient une acuité normale pour les objets lointains. Puisque l'emmétropie n'est pas de ce monde, il nous semble que le mieux est d'être légèrement hypermétrope : jusqu'à quarante-cinq ou cinquante ans, la vue suffit alors à tous les besoins sans le secours de l'opticien : la majorité des personnes atteignent-elles cet âge? et ensuite, n'est-il pas moins gênant de porter des lunettes chez soi que dans la rue ? — Laissons cette question pendante, mais n'oublions pas qu'un léger degré d'hypermétropie est l'état le plus fréquent de l'œil humain.

§ 22. — Asthénopie.

Un état morbide particulier des yeux a longtemps attiré l'attention des ophthalmologistes. Les phénomènes dont il se compose sont très-caractéristiques. L'œil a une apparence parfaitement normale, ses mouvements ne sont pas troublés, la convergence des lignes visuelles ne présente pas de difficulté, le pouvoir visuel est généralement net ; — et néanmoins en lisant, écrivant, et en s'appliquant à d'autres ouvrages minutieux, spécialement à la lumière artificielle, ou dans un endroit obscur, les objets deviennent bientôt indistincts et confus ; il survient un sentiment de fatigue et de tension, siégeant principalement au-dessus des yeux et nécessitant un arrêt dans le travail. La personne ainsi affectée ferme souvent involontairement les yeux et se passe la main sur le front et les paupières. Après quelques instants de repos, elle voit de nouveau distinctement, mais les mêmes phénomènes se développent de nouveau, plus rapidement que la première fois. Plus elle s'est reposée, plus elle peut continuer longtemps son ouvrage. Ainsi, après le repos du dimanche, elle commence la semaine avec une nouvelle ardeur et un nouveau pouvoir, suivis cependant d'un nouveau désappointement. Si elle n'est pas occupée à considérer des objets rapprochés, le pouvoir visuel paraît normal et il n'existe aucune sensation désagréable. Si, au contraire, elle tente, malgré toute la gêne qui survient, par un effort puissant, de continuer des ouvrages minutieux et assidus, les symptômes augmentent progressivement : la tension donne lieu à une douleur réelle au-dessus des yeux ; parfois même, il s'ensuit une légère rougeur et un flot de larmes ; tout devient diffus devant les yeux et le malade ne voit plus bien, même à distance. Après une trop longue tension, il est obligé de s'abstenir pendant longtemps de tout ouvrage. Il est remarquable que, même après un long effort, la douleur siége rarement à l'intérieur des yeux.

Cet état fut d'abord considéré comme une sorte d'amblyopie. Il fut appelé *hebetudo visus*, *amblyopie presbytique*, ou *amblyopie par presbytie*. Par degrés, la cause en fut cherchée de plus en plus dans les organes de l'accommodation, d'abord dans l'action des muscles extérieurs, par la suite, dans celle des éléments musculaires internes ; et, en même temps, l'importance de la rétine fut jetée dans l'ombre. La tension excessive de l'accommodation fut considérée comme une cause satisfaisante des symptômes incommodes qui, on l'espérait, pouvaient se guérir par le repos.

Évidemment, néanmoins, lorsqu'on supposait que l'origine de l'asthénopie s'expliquait ainsi, on négligeait des milliers de personnes qui faisaient subir à leur pouvoir de vision le même degré de tension ou des degrés encore plus considérables, sans éprouver ces phénomènes d'asthénopie ou de vision affaiblie ; on oubliait encore que cette dernière se rencontre assez souvent chez des hommes, et même chez des enfants n'ayant que fort peu demandé à leur pouvoir de vision.

La même cause ne produisant pas, dans chaque cas, la même déviation, les auteurs ont l'habitude d'expliquer ces différences par des prédispositions spéciales. C'est tourner la difficulté. Mais, si le fondement de cette prédisposition est obscur, la pathogénie n'a que peu gagné en adoptant cette expression. Je me sentis donc porté à me proposer cette question : de quoi peut dépendre la soi-disant prédisposition à l'*asthénopie* (tel est le nom sous lequel on désignait le plus ordinairement cet état), et je me convainquis bientôt qu'une altération congénitale, c'est-à-dire un degré modéré d'hypermétropie en est la source. L'hypermétropie est ici, cependant, plus qu'une prédisposition. L'asthénopie — je veux dire la *tendance* à la fatigue, en regardant des objets rapprochés — y est déjà entièrement comprise.

Toute hypermétropie qui, par rapport à l'amplitude d'accommodation, a atteint un certain degré, est, en même temps, de l'asthénopie. Si parfois les symptômes ne se manifestent qu'à vingt-cinq ans, ou même plus tard, on doit simplement l'attribuer à ce fait, qu'antérieurement l'amplitude d'accommodation était suffisante pour surmonter facilement le degré existant d'hypermétropie.

Gardons-nous de confondre la cause occasionnelle avec la cause première de l'affection. La cause occasionnelle des phénomènes consiste en une tension continue pour regarder les objets rapprochés ; la cause première, au contraire, est la structure hypermétropique de l'œil. En effet, l'asthénopie n'est pas la fatigue elle-même ; mais le manque de pouvoir qui donne lieu à la fatigue. La distinction établie ici peut être faite aussi dans d'autres circonstances. Si une personne gravissant une colline est vite épuisée, l'effort est, à la vérité, la cause occasionnelle de la fatigue ; mais la cause première doit être cherchée dans le peu d'énergie des muscles, en comparaison avec le poids du corps. Cette disproportion existe à tout moment, quoique la personne ne gravisse pas de collines. Par l'exercice, elle sera, en partie, surmontée ; et ce n'est qu'après des efforts excessifs et répétés, sans repos suffisant, que la fatigue surviendra plus vite encore que la première fois. Telle est justement le rapport de l'hypermétropie à l'asthénopie. Après chaque effort excessif, un plus long repos devient nécessaire ; mais le manque total d'exercice fait qu'au premier effort les phénomènes surviennent encore plus rapidement. L'analogie est parfaite.

J'ai déjà affirmé que l'hypermétropie est généralement la source de l'asthénopie. La vérité de cette assertion a été mise en doute. Aujourd'hui, je fais un pas de plus, je vais jusqu'à soutenir que, dans la forme simple d'asthénopie, l'hypermétropie ne manque presque jamais.

Les doutes qui ont été exprimés doivent être attribués, d'un côté, à un examen insuffisant, — les observateurs parfois ne trouvèrent pas de H_m, et négligèrent d'examiner si H était supprimée par l'accommodation — ; d'un autre côté, on a fait confusion avec d'autres états morbides. J'admets, sans hésiter, que beaucoup d'états différents ont été compris sous le nom d'*hebetudo* ou d'*asthénopie*. Lorsqu'on ressentait de la fatigue à la suite d'un effort continu, quelques-uns se croyaient suffisamment autorisés à conclure qu'il existait de l'asthénopie. A ce compte, différentes formes d'irritation, de congestion des yeux myopes ; d'hyperesthésie de l'œil, avec douleur augmentée par l'effort ; différentes affections de la rétine et de la choroïde ; même le commencement du trachoma, et les corps étrangers dans le sac de la conjonctive, pourraient tous être réunis sous la même dénomination. Mais je ne puis adopter une méthode sémiotique aussi primitive. Elle mène inévitablement à la confusion des idées et des choses. Lorsque j'affirmais que l'asthénopie est le résultat de la structure hypermétropique de l'œil, je pensais, non à un symptôme, mais à un portrait de maladie tel qu'il a été esquissé précédemment, et, en ce sens, je puis complétement maintenir mon assertion. En général, si le portrait a été fidèlement et parfaitement copié sur la nature, nous ne courons que peu de risque de trouver plus d'un état auquel il s'applique.

Maintenant qu'il a été réellement montré que l'asthénopie dépend de H, elle en paraît un résultat si naturel, que la conséquence se présente évidemment d'elle-même à priori. Une tension extraordinaire de l'accommodation est exigée par les occupations ordinaires des yeux jeunes. Dès la jeunesse, l'œil se conforme à ces exigences, autant qu'il peut le faire, en sorte que l'amplitude d'accommodation modifie ses limites et que H devient en partie latente. Mais, en dépit de tout, elle devient définitivement insuffisante. La diminution avec l'âge de l'amplitude d'accommodation l'explique d'une manière satisfaisante. L'asthénopie se montre alors graduellement, d'abord seulement ; dans les conditions d'éclairage les moins favorables, à la suite d'un effort extraordinaire, d'un mal de tête ; puis enfin à toute occasion et sans exception, lorsqu'on s'applique à un ouvrage minutieux, même pour un temps relativement court. En général, les symptômes de l'asthénopie apparaissent d'autant plus tôt que le degré de l'hypermétropie est plus élevé.

J'ai trouvé que l'âge auquel commence l'asthénopie est à peu près égal au dénominateur de la fraction qui exprime le degré de H : avec $H = \frac{1}{10}$, nous pouvons attendre le commencement de l'asthénopie à l'âge de dix ans ; avec $H = \frac{1}{25}$, pas avant l'âge de vingt-cinq ans ; avec $H = \frac{1}{40}$, à quarante ans, elle correspond presque avec la presbytie, et les symptômes sont alors moins caractéristiques. Enfin, s'il n'y a pas de H, la presbytie se développe comme nous l'avons vu précédemment (§ 18) ; le malade se plaint alors non de fatigue, mais de voir d'une façon insuffisante les objets rapprochés. La cause de ceci est évidente. En effet, l'asthénopie dépend de ce fait, que, non-seulement à une distance de 6″, 8″ et 10″ ; mais également à celle de 12″, 16″, 20″ et même à l'infini, la vision ne devient nette qu'avec un effort spécial du pouvoir d'accommodation. Au contraire, dans l'œil normal, au commencement de la presbytie, la vision à 8″ est absolument impossible; mais à 12″, ou au moins à 16″, elle a lieu sans effort spécial, et, à une distance plus grande, le plus faible verre positif a même une influence nuisible. L'hypermétrope n'a donc que peu ou pas d'avantage à éloigner l'objet de quelques pouces; le presbyte, au contraire, s'exempte par ce moyen de tout effort extraordinaire. Le premier est obligé de cesser de travailler; le second continue à travailler sans fatigue, pourvu que l'angle visuel à la distance de 16″ ne soit pas trop petit. Même au commencement de l'effort, le presbyte ne voit distinctement qu'à une distance assez grande; pour que la vision soit *possible* à une distance *moindre*, il a évidemment besoin de verres. Au contraire, l'hypermétrope peut d'abord distinguer parfaitement les objets rapprochés : on négligeait donc souvent le besoin de verres qui pussent lui rendre la vision plus facile à toute distance.

L'amplitude relative de l'accommodation de l'œil normal, dans la presbytie commençante, rend suffisamment compte de cette différence entre la presbytie et l'hypermétropie. Au delà du *punctum proximum* binoculaire, dans la presbyopie commençante, la partie positive de l'amplitude en question augmente rapidement d'une façon assez considérable; tandis qu'elle n'augmente que lentement chez les hypermétropes et ne reste, à chaque convergence, qu'une fraction très-minime. Mais ce n'est pas encore tout. Je suis parti provisoirement de cette supposition que, dans le même œil, pour des degrés égaux de l'amplitude d'accommodation, un effort égal du système musculaire est nécessaire. C'est cependant loin d'être parfaitement vrai. La complication du mécanisme et le mode d'action de l'effet obtenu rend presque inconcevable que cette exacte proportion puisse jamais exister. Mais, particulièrement chez les presbytes dont le cristallin est devenu plus dur et s'est graduellement porté en avant, on ne doit nullement s'attendre à cette proportion. Il en résulte donc : qu'en comparaison de la valeur totale de l'amplitude d'accommodation relative, la partie positive de cette amplitude relative représente, chez le presbyte, une tension musculaire plus grande que la partie négative; par suite, chez le presbyte, la relation entre ces deux parties peut être plus défavorable que pour un organe jeune, sans que cependant la fatigue se produise aussi rapidement.

La condition de l'asthénopie peut maintenant se formuler d'une manière plus générale encore : c'est l'existence d'une amplitude d'accommodation assez considérable; mais en même temps insuffisante. Cette insuffisance est souvent attribuable à H, comme nous l'avons complétement expliqué. Mais elle peut provenir aussi du manque d'énergie. Cette cause se rencontre exceptionnellement, spécialement dans un état de débilité générale provenant d'hémorrhagie ou d'autres causes, et dans la parésie. Il y a, dans les deux conditions, cette particularité qu'un effort musculaire court, mais assez puissant, est possible, mais que l'énergie employée est presque immédiatement perdue. C'est ce que nous observons dans tous les muscles, et c'est également vrai de ceux de l'œil. On peut encore élever avec force un bras à moitié paralysé; mais il tombe immédiatement sans pouvoir. Une contraction unique et presque spasmodique a, pour ainsi dire, épuisé la puissance musculaire. De la même manière, l'œil s'accommode un instant à un point assez rapproché; mais il se relâche aussitôt, et toute tension persistante est impossible. Nous comprenons maintenant facilement comment, sous des influences affaiblissantes, par exemple après les maladies graves, après une hémorrhagie, il se manifeste des phénomènes qui ont la plus grande ressemblance avec l'asthénopie des hypermétropes.

Ces phénomènes se manifestent avec une rapidité spéciale et caractéristique, lorsqu'il existe un léger degré de H qui, jusque-là encore, avait été facilement surmonté par une accommodation énergique. La même chose est vraie de la parésie de l'accommodation, comme nous allons l'expliquer dans un instant. Si, dans ces cas, H est entièrement absente, cet état se distingue, entre autres choses, de l'asthénopie ordinaire, par ce fait qu'alors, du moins, la vision à distance est possible sans tension de l'accommodation, et, par conséquent, d'une manière persistante. Ce n'est pas le cas, s'il y a hypermétropie. Il est bien entendu que ces phénomènes se développent d'autant plus rapidement que les objets doivent être vus à une distance moindre de l'œil (l'œil emmétrope, même doué d'un grand pouvoir d'accommodation, est asthénopique pour son *punctum proximum* binoculaire); mais, même en regardant à distance, les phénomènes d'asthénopie ne manqueraient pas chez les hypermétropes, s'ils étaient obligés d'accommoder pour des objets éloignés pendant longtemps et sans interruption. Je suis convaincu que la personne asthénopique qui prétend ne pas éprouver ordinairement de trouble et voir bien à distance, relâche, de temps en temps, son accommodation, et, par ce moyen seul, prévient la fatigue. D'accord avec ceci, quelques-uns, comme Mackenzie lui-même l'a remarqué, établissent aussi que les objets éloignés, lorsqu'ils sont fixés, deviennent parfois indistincts. Ceci, je le répète, est complétement incompatible avec l'emmétropie, même lorsque le pouvoir d'accommodation a perdu toute son énergie.

Il est encore quelques autres états morbides dont les symptômes ont quelque ressemblance avec ceux de l'asthénopie. Telle est spécialement l'insuffisance des muscles droits internes que de Græfe (1) a étudiée avec

(1) *Archiv f. Ophthalmologie*, t. III, *a* 1, p. 1, et t. VIII, *a* 2, p. 314.

beaucoup de succès, et sur laquelle je reviendrai en parlant de l'œil myope, où cette insuffisance a une tendance particulière à se produire. Cette forme fut distinguée par de Græfe, sous le nom d'*asthénopie musculaire*, de celle ici décrite qu'on peut appeler *asthénopie accommodative*. Dans l'astigmatisme aussi, nous trouverons des phénomènes ressemblant à ceux de l'asthénopie. Je m'efforcerai, en lieu convenable, d'examiner par quelles particularités se caractérise chacune de ces formes morbides.

Une personne emmétrope peut facilement se donner une idée de la vision de l'hypermétrope et des conditions et phénomènes de l'asthénopie, en se rendant hypermétrope au moyen de verres négatifs convenables. La seule condition nécessaire est d'avoir un assez bon pouvoir d'accommodation. Sa tendance à entrer en action agit immédiatement et, pour ainsi dire, involontairement. Avec des verres négatifs d'une certaine force, le sujet voit nettement et distinctement en ajoutant à son accommodation, pour chaque convergence en particulier, une quantité égale à l'hypermétropie produite par les verres concaves. Mais il en résultera de la fatigue, et il se convaincra aisément de la difficulté de continuer à voir ainsi nettement à distance. — Les jeunes myopes n'ont qu'à prendre des verres négatifs trop forts pour arriver au même résultat. Si la personne myope a quelque peu dépassé cinquante ans, elle n'a qu'à neutraliser sa myopie pour observer chez elle-même les phénomènes de presbyopie ; pour ceux de l'asthénopie, elle a alors perdu le pouvoir de les éprouver.

Il est maintenant évident pour le lecteur que les phénomènes d'asthénopie ne proviennent que de la fatigue du système musculaire d'accommodation. Il convient d'examiner avec plus de détails en quoi consiste cette fatigue.

Dans mes recherches sur l'élasticité des muscles, j'ai distingué deux formes de fatigue.

Une forme provient de l'énergie actuelle produite par le muscle. Le travail consiste à mouvoir un fardeau. Ce fardeau peut être le corps lui-même ou une partie du corps, auxquels peut être surajouté un objet extérieur.

La fatigue qui résulte de la simple extension d'un muscle élastique dans un état de contraction est bien distincte de cette première forme. Elle a lieu lorsqu'on tient un fardeau sans le mouvoir, comme, par exemple, lorsque le bras étant plié au coude à angle droit, la main est chargée d'un poids ; le bras et le poids demeurent immobiles, et cependant la fatigue survient bientôt. Au moment où le poids a été placé dans la main, une certaine énergie actuelle (action chimique dans le muscle) a été nécessaire pour maintenir le bras dans la même position les muscles (biceps et brachial antérieur) avaient à se contracter plus fortement pour rester aussi courts qu'auparavant, malgré l'état d'extension produit par le poids, et l'énergie actuelle (l'action chimique) a ainsi été convertie en énergie potentielle (tension élastique). En outre, la contraction musculaire augmente graduellement, autant que l'exige l'extensibilité plus grande qui accompagne l'augmentation de fatigue des muscles : il a été, en effet, prouvé qu'à mesure que le muscle se fatigue, son extensibilité augmente; cette augmentation d'extensibilité exige graduellement une contraction plus forte, afin que, sous l'action extensive du même fardeau, le muscle demeure aussi court qu'il était primitivement. Enlevons, en effet, subitement ce fardeau, le bras plie involontairement, c'est le simple résultat de l'extension antérieure du muscle contracté, — contracté d'autant plus fortement que le poids est resté plus longtemps sur la main — ; et, dans ce mouvement involontaire du bras, l'énergie potentielle du muscle étendu devient de nouveau actuelle. En dernier lieu, il restait aussi une certaine énergie dans les oscillations des courants électriques produisant la détente des muscles et des nerfs tétanisés, énergie très-probablement usée pour produire de la chaleur. Ainsi, pour plusieurs raisons, une certaine quantité de force ou d'énergie est employée sans qu'aucun phénomène externe le dénote, le bras et le poids restant immobiles. Mais cette quantité de force usée dans ces circonstances paraît être peu de chose, en comparaison de la fatigue qui survient en mettant et en retirant fréquemment le même poids. Mon opinion est donc que la fatigue qui provient du travail doit être distinguée de celle qui résulte d'une simple extension. Suivant la loi de la conservation des forces (*energy*), nous devons nous attendre, dans le premier cas, à une transformation de matière dans l'organisme bien plus considérable. L'accélération de la fonction cardiaque me paraît être ici le meilleur mensurateur. En effet, j'ai trouvé, lorsqu'un poids est tenu pendant quelques minutes sur la main, le bras étant fléchi, la pulsation du cœur bien moins accélérée que quand, pendant un égal espace de temps, le poids est alternativement retiré et reposé sur la main du bras tendu qui doit, en se fléchissant, venir à la hauteur primitive. Pourtant, la sensation de fatigue n'est pas plus prononcée dans ces circonstances que dans le cas précédent.

Pour expliquer la fatigue résultant d'un travail, nous pouvons avoir recours à une accumulation des produits des métamorphoses de la matière dans le tissu musculaire, accumulation qui suit réellement pas à pas cette fatigue. La fatigue produite par l'extension, sous l'influence d'un fardeau tenu immobile, peut, en partie du moins, avoir une autre source. Ainsi, l'extension peut donner lieu à une compression des filets nerveux du muscle; en effet, sans l'extension produite par un fardeau, il n'y a pas de fatigue dans le muscle, quoique le degré de contraction soit égal. Probablement, cependant, elle dépend, en partie aussi, d'une augmentation des produits de métamorphoses de matière dans le tissu musculaire, augmentation produite moins par une formation plus rapide que par un retard dans l'élimination. En effet, dans la contraction continue, les vaisseaux sont comprimés, la circulation est gênée, tandis que, dans le mouvement, elle est excitée et accélérée par l'action musculaire. Cette accumulation de produits de métamorphoses est admissible, parce que, dans les deux cas, le coefficient d'élasticité du muscle décroît, — lequel coefficient peut, à mon avis, être lié à la présence de quelques produits de métamorphoses dans le fluide nutritif du muscle. Ce n'est pas ici le lieu de discuter cette question avec plus de détails. Il suffit d'avoir dirigé l'attention sur la distinction à faire.

Maintenant, à quelle forme de fatigue appartient celle de l'œil hypermétrope qui accommode d'une manière persistante pour voir distinctement !

Évidemment nous avons ici affaire à une extension persistante du muscle contracté. L'extension est le résultat de la résistance exercée par les organes de l'accommodation, tandis qu'ils changent de forme et de position. En vertu de leur élasticité, ils reprennent leur forme et leur position premières, dès que cesse la contraction du système musculaire intérieur de l'accommodation. Ce dernier doit donc être, pour produire l'accommodation persistante, dans un état de contraction permanente. Cette contraction permanente cause de la fatigue, et la fatigue produite par l'extension augmente, comme nous venons de le remarquer, l'extensibilité : en raison de cette loi, la contraction doit toujours augmenter pour que le muscle ne change pas de longueur et exerce toujours la même force (en équilibre avec la résistance). Tôt ou tard la fatigue doit donc dégénérer en impuissance. Une contraction modérée, comme celle exigée par l'œil normal, peut être maintenue sans fatigue pendant une journée presque entière. Le degré de la contraction peut aller jusqu'au point où la puissance réparatrice du muscle vient compenser, *pari passu*, la fatigue provenant de la contraction : dans ce cas, l'extensibilité n'augmente pas. Ceci s'applique particulièrement aux muscles involontaires, composés de fibres-cellules, qui forment (du moins dans les mammifères) les muscles intérieurs de l'œil. Mais, quand il y a de l'hypermétropie, le degré de contraction requis est assez grand pour qu'il se produise bientôt une fatigue croissante, et, à la longue, une perte d'énergie complète. Ainsi s'expliquent sans peine tous les phénomènes de l'asthénopie. Il me semble qu'il n'y a pas de raison pour avoir en outre recours à l'état et à la fonction de la rétine, ou à la compression des fluides, ou à l'arrêt de la circulation.

La même loi, avons-nous dit, est applicable à la fatigue produite par le travail ; dans ce cas aussi, le coefficient d'élasticité diminue ; dans ce cas aussi, l'extensibilité augmente. Le système musculaire de l'accommodation fait un travail actuel, lorsque l'œil est accommodé pour différentes distances. Mais il n'existe, presque jamais, à un degré suffisant pour donner lieu à de la fatigue.

Quels sont les résultats d'une tension excessive et continue de l'accommodation dans l'asthénopie ?

Il y a quelques années, on en prédisait les plus effrayantes conséquences. L'asthénopie était considérée comme le premier degré de l'amblyopie, ou du moins comme lui étant intimement liée, et l'on supposait que cette dernière menaçait de destruction l'œil asthénopique, s'il n'était condamné à un repos presque absolu. Le mode de traitement qu'employaient précisément les oculistes, qui ne donnaient pas de verres ou n'en donnaient que d'insuffisants, m'a parfaitement mis à même de vérifier le peu de fondement de leurs craintes. J'ai vu des centaines de malades asthénopiques qui, depuis leur jeunesse jusqu'à trente ou quarante ans, quelques-uns jusqu'à un âge plus avancé, avaient tous les jours, sans verres ou avec des verres trop faibles, obstinément tendu, et le plus fortement possible, leur pouvoir d'accommodation, et je n'ai jamais vu une diminution d'acuité de la vision résulter d'un tel exercice. Il paraît aussi qu'il existe réellement dans H une certaine immunité contre différentes maladies qui menacent la vision ; il est certain qu'une tension excessive de l'accommodation ne met pas la rétine en danger. Dans des cas rares, peut-être une fois sur mille, j'ai observé qu'à chaque effort pour voir des objets rapprochés, il se produirait dans l'œil presque immédiatement une violente douleur, évidemment liée à la contraction des muscles de l'accommodation. Ce spasme douloureux forçait le malade à s'abstenir de travailler. L'emploi des verres ne lui servait de rien, car il convergeait chaque fois pour voir les objets rapprochés, et la tension d'accommodation liée à cette douleur était suffisante pour provoquer les douleurs. On obtient la cure de ces cas remarquables en instillant régulièrement du sulfate d'atropine qui exclut complétement l'accommodation, tandis que des verres forts rendent le travail possible ; je les décrirai plus en détail en parlant des anomalies d'accommodation.

Dans les cinq pages de petit texte relatives à l'historique de l'asthénopie, et qui terminent le § 22, le dernier alinéa nous paraît avoir une importance capitale. En voici la traduction :

« Tel était l'état de nos connaissances quand je (1) découvris que l'asthénopie

(1) *Nederlandsch Tijdschrift voor Geneesk.* Jaarg. 1858, p. 473.

» reconnaît pour cause la structure hypermétropique de l'œil. Ce qu'on supposait » être une anomalie de l'accommodation devint, dès lors, une anomalie de la réfraction ; la connexion de l'asthénopie avec les circonstances sous lesquelles la fatigue » se manifeste devenait parfaitement claire, la nécessité d'un soulagement complet » au moyen de lunettes était prouvée, et, en même temps, l'espoir d'une guérison » radicale de l'asthénopie était supprimé à tout jamais. »

§ 23. — Traitement de l'hypermétropie considérée spécialement au point de vue de l'asthénopie.

Le traitement de l'asthénopie a toujours été appelé rationnel. Je me rappelle l'époque où cette qualification était considérée comme un honneur, et où l'on dédaignait celui qui, en médecine, s'appuyait sur le terrain empirique. Heureusement il s'est fait, sous ce rapport, un changement dans les esprits. Il est devenu de plus en plus évident que, même avec la connaissance parfaite de la nature d'une anomalie, nous devons laisser à l'expérience la décision finale ; que, vu l'état de faiblesse et d'imperfection de nos connaissances, la science peut tout au plus, par rapport à la thérapeutique, nous indiquer parfois quels sont les points qui méritent d'être soumis à notre investigation, et que son devoir est de s'efforcer ensuite d'expliquer les résultats obtenus.

L'asthénopie a été considérée comme le résultat d'un affaiblissement dans le pouvoir d'accommodation. De là, ce traitement *rationnel*, dirigé contre les causes d'affaiblissement, qui prescrivait surtout le repos de l'accommodation. C'est dans cette idée que Tyrrell avait imaginé son système de traitement. Le repos pouvait s'observer facilement en évitant tout ouvrage qui vous forçait à regarder des objets rapprochés. Lorsqu'il était impossible de s'en dispenser entièrement, on prescrivait, dans le même but, l'usage de verres convexes ; quoique, en raison de l'effort d'accommodation dont s'accompagne la convergence, ce dernier procédé dût être forcément moins avantageux. Telle était la première période du traitement, pendant laquelle le repos devait guérir les organes de l'accommodation de leur maladie. Toujours en se fondant sur des bases rationnelles, on arrivait ensuite à la seconde période, celle d'exercice. Dans celle-ci, on donnait des verres de plus en plus faibles et l'on permettait les ouvrages délicats pour un temps de plus en plus long, avec la recommandation expresse toutefois de les suspendre à la moindre fatigue. On espérait ainsi surmonter l'asthénopie d'une manière permanente. Beaucoup, et ils étaient de bonne foi, affirmaient avoir atteint le but.

Mais les malades n'avaient-ils pas reçu la recommandation de se ménager ? Les lunettes prescrites ne leur restaient-elles pas dans les mains ?

Beaucoup, désirant se relâcher d'un traitement longtemps continué, ne représentaient-ils pas leur état trop favorablement et ne restaient-ils pas simplement chez eux lorsque le mal empirait ? Je suis convaincu que la plupart, s'ils se servaient de leurs yeux comme auparavant, devaient être affectés des mêmes symptômes maladifs. — Supposant que la rétine entrait pour quelque chose dans cette affection, Böhm et Ruete croyaient qu'il était *rationnel* de recommander que les verres convexes fussent bleus. Et, en effet, si, comme d'ordinaire, les verres employés étaient trop faibles, en raison de la grande réfrangibilité des rayons bleus et, en l'absence même d'une hyperesthésie de la rétine, leur emploi pouvait présenter quelque avantage. On n'en pourrait pas dire autant des verres fumés de Londres, que Fronmüller recommandait; car, ceux-ci, n'agissant que pour diminuer la quantité de lumière, ne devaient pas profiter à beaucoup d'asthénopiques.

Du reste, tous les ophthalmologistes ne se vantaient pas autant de l'excellence de leurs résultats. « Dans beaucoup de cas, dit Mackensie, traitant du pronostic de l'asthénopie, notre devoir est de déclarer la maladie incurable. Si le malade est un jeune homme engagé comme apprenti dans une profession sédentaire, et si la maladie, d'après sa durée et son mode d'origine, ne paraît pas devoir céder au traitement, nous devons lui conseiller de se faire boutiquier, cultivateur ou marin. Si c'est une femme constamment occupée à coudre, nous devons l'engager à s'occuper des affaires du ménage ou de quelque autre emploi actif et salutaire.

« Plus d'un pauvre homme a reçu de moi l'avis de quitter son métier sédentaire et de se faire charretier. A d'autres qui étaient dans de meilleures conditions et d'un âge moins avancé, j'ai conseillé l'émigration, disant que leur vue ne leur permettait pas d'occuper un emploi où il fallait lire et écrire beaucoup, tandis qu'elle leur suffirait toujours pour mener l'existence pastorale d'un colon d'Australie. »

Pourquoi, avant de prendre une décision aussi importante pour la vie d'un homme, n'a-t-on pas cherché, sans préjugé, quel effet produirait l'usage constant de verres plus forts ? Était-ce par suite du préjugé vulgaire qui s'oppose à l'usage de ces derniers chez les jeunes gens ? Ou bien était-ce par suite de cette vieille appréhension que l'asthénopie peut conduire à l'amblyopie ; idée qui se fonde sur ce que l'usage de verres convexes suffisants vous rend moins propre encore qu'auparavant aux ouvrages délicats. (Nous savons aujourd'hui que ce phénomène est dû à un déplacement de l'amplitude relative d'accommodation.) Toujours est-il que le préjugé doit être profondément enraciné, témoin cette observation si vivante tirée de Mackenzie : Un enfant sujet à l'asthénopie, en apprenant sa leçon, se plaint de ne pas voir, et répète si souvent sa plainte, surtout à la lumière artificielle, qu'à la fin son père ou son grand-père lui dit : « Essaye mes lunettes. » *L'enfant voit alors parfaitement ;* si bien que, tous les soirs, il faut lui prêter les lunettes avant que sa tâche ne soit finie. » Il ajoute alors : « Il aurait été préférable de choisir des lunettes à très-long foyer qui auraient permis à l'enfant de lire ; mais il aurait encore mieux valu l'envoyer coucher et remettre la leçon au lendemain matin ». Il est certain que Mackensie se servait de verres beaucoup trop faibles. Aussi termine-t-il par ces paroles peu satisfaisantes : « Dans quelques cas, cet état d'asthénopie se reproduit si facilement, que le malade ne peut jamais se livrer à aucune profession exigeant l'usage ordinaire de la vue. Ces faits sont suffisants pour montrer la nature sérieuse de l'asthénopie. C'est une infirmité beaucoup plus redoutable que beaucoup d'autres désordres de l'œil qui présentent, à une observation superficielle, une plus formidable apparence. »

C'est une grande satisfaction de pouvoir dire que l'asthénopie ne sera plus désormais une gêne pour personne. En ceci, nous avons un exemple des petits moyens qu'emploie quelquefois la science pour obtenir des résultats qui sont une bénédiction pour des milliers d'hommes. La découverte de ce simple fait, que l'asthénopie dépend de la structure hypermétropique de l'œil, en indiquait le remède.

En corrigeant l'hypermétropie par des verres convexes, l'asthénopie qui en est la conséquence pouvait-elle ne pas disparaître également ? Mais ici encore, la science pouvait nous égarer. Car il pouvait sembler rationnel de déterminer le degré de l'hypermétropie totale pour la neutraliser entièrement ; et c'est ce que je proposai d'abord. Mais je n'avais pas remarqué un fait que l'expérience m'enseigna bientôt, c'est que, même avec des verres qui la neutralisent complétement, l'hypermétropie reste en partie latente. Il en résulte que, dans ces conditions, non-seulement la vision des objets éloignés devient confuse, mais que, même avec une convergence modérée, l'œil est encore accommodé pour un point trop rapproché. La sensation désagréable engendrée par cet abaissement au minimum de l'amplitude relative d'accommodation, et qui, dans ce cas, empêchait la vision distincte, même à une distance ordinaire, faisait que l'on mettait l'objet de plus en plus près de l'œil. Aussi le malade tombait-il de Charybde en Scylla ; c'est-à-dire de l'asthénopie accommodatrice dans l'asthénopie musculaire. Mon erreur venait de ce que j'assimilais à l'œil emmétrope l'œil hypermétrope neutralisé, ce qui, comme je l'ai montré plus haut (§ 10), n'a aucunement lieu. Ainsi, en général, la science fait des théories. La pratique éprouve et rectifie ses hypothèses ; la science doit ensuite reprendre ces rectifications pour se perfectionner et en donner l'explication.

Dans l'établissement des règles auxquelles l'expérience m'a conduit, je dois distinguer deux séries de cas : 1° Ceux qui, avec une amplitude normale d'accommodation, sont simplement sous la dépendance de H. 2° Ceux chez lesquels la diminution de l'amplitude d'accommodation, ou son manque d'énergie, joue un rôle plus ou moins important.

La grande majorité des cas appartient à la première catégorie : l'hypermétropie est la cause et la seule cause qui fait que la vision des objets rapprochés ne peut demeurer distincte. Il est de toute évidence que cette forme ne se présente que pendant la jeunesse ; car si, à cet âge, l'œil est emmétrope, l'idée d'une presbytie ne peut pas encore être acceptée. En effet, comme je l'ai déjà expliqué, une certaine amplitude d'accommodation est une des conditions de l'asthénopie.

Beaucoup s'annoncent comme asthénopiques, depuis dix-huit jusqu'à vingt-six ans, quand $\frac{1}{A}$ est descendu à $\frac{1}{5}$ ou $\frac{1}{6}$. La plupart sont des femmes. La cause de cette prédominance me paraît résider uniquement dans la nature des occupations. Celui qui n'est pas constamment occupé à un ouvrage délicat, même avec un certain degré de H, n'a aucun symptôme d'asthénopie. On sait que, dans beaucoup de leurs occupations, les femmes ont plus souvent besoin que les hommes d'une vision exacte et prolongée. Dans certaines classes de la société, tandis que le mari n'a presque aucun besoin d'un effort d'accommodation, la femme, outre les soins du ménage, doit s'occuper, le soir, éclairée par une mauvaise lumière, de coudre et de repriser. C'est là, je crois, et non pas la plus grande fréquence de H, ce qui fait que nous entendons les femmes se plaindre plus souvent que les hommes d'être affectées d'asthénopie.

La première chose que nous avons à faire dans l'asthénopie, est de déterminer le degré de l'hypermétropie manifeste ; en d'autres termes, d'examiner quel est le plus convexe des verres avec lesquels la vision des objets éloignés devient distincte. Ce verre est néanmoins rarement suffisant pour préserver complétement de la fatigue que cause un ouvrage minutieux. Nous pouvons cependant faire lire le malade avec ce verre à la consultation, et ce n'est que s'il peut le faire avec facilité et si, le *punctum proximum* binoculaire p^2 n'est guère plus éloigné que chez l'emmétrope du même âge, que nous nous déciderons à le donner d'abord. Mais nous trouvons souvent l'indication immédiate de donner des verres un peu plus forts, comme par exemple $\frac{1}{16}$ avec $Hm = \frac{1}{20}$. Chez les sujets très-jeunes, chez lesquels nous pouvons attendre beaucoup de Hl, et chez d'autres un peu plus âgés, les personnes de trente ans, par exemple, qui ont déjà subi une certaine diminution de l'amplitude d'accommodation, il est rare que les verres qui ne corrigent qu'H*m* soient suffisants. Si le malade peut revenir facilement, on lui donnera les verres que l'on croira convenables, en lui prescrivant seulement : de ne jamais travailler sans lunettes, d'interrompre, toutes les demi-heures, son travail pour quelques minutes, d'éviter une fatigue excessive, et de revenir au bout de huit jours dire au médecin comment il se trouve. Règle presque invariable, il revient avec des expressions de joie et de reconnaissance. On lui permet alors de faire à discrétion usage de ses yeux, en lui recommandant de revenir au moindre embarras et, en tout cas, au bout d'un an ou deux. Car il est probable qu'après ce temps l'H*m* aura fait quelque progrès, et l'usage de verres plus forts sera devenu nécessaire. Mais il peut aussi arriver que les verres soient trop faibles ou trop forts. Dans le premier cas, l'asthénopie n'a pas entièrement disparu et nous observons souvent, surtout dans les moments de fatigue, un degré d'H*m* un peu plus élevé qu'auparavant.

Nous trouvons aussi que la position de p^2, déterminée avec les lunettes, est un peu plus éloignée qu'elle ne devrait l'être. Il va sans dire que nous devons alors monter, souvent même au delà de l'H*m* que nous venons de reconnaître, et amener le point p^2 au voisinage de la distance normale. Si au contraire les verres étaient trop forts, le malade a été obligé d'approcher l'ouvrage trop près de ses yeux : il obtenait alors la vision distincte ; mais il éprouvait, en même temps, une sensation de fatigue particulière (asthénopie musculaire). Cette plainte, quoique rare, se produit quelquefois, même lorsqu'on a simplement neutralisé H*m*. L'explication de ce fait est dans l'excès de puissance de l'effort d'accommodation, effort dépendant de l'habitude, et se produisant précisément pour les distances de 10″ à 14″. Dans ce cas, nous devons commencer avec des verres plus faibles et n'en prendre de plus forts que lorsque cette tension extraordinaire diminue. Parfois, outre l'obligation de tenir son livre trop près, le malade se plaint d'avoir avec ses lunettes la vue des objets éloignés extrêmement confuse.

Je puis dire que, depuis ces dernières années, il m'est arrivé de voir des verres choisis avec attention suivant les règles énoncées ne pas remplir complétement leur but. Dans quelques cas rares d'asthénopie, je me suis vu dans la nécessité d'employer des mydriatiques pour déterminer l'H. Ce n'est que dans les cas où l'asthénopie nous conduit à soupçonner l'existence de l'hypermétropie ; et où, néanmoins, nous n'observons pas de H*m*, même après une certaine fatigue, — dans ceux où les verres convenablement modifiés ne réussissent pas, — et peut-être, enfin, quand nous devons ne voir le malade qu'une fois seulement, qu'il faut, dans son intérêt, recourir à l'emploi d'un mydriatique. Cet emploi, du reste, est parfaitement justifiable pour étudier plus exactement la connexion de Hm et de Hl, d'autant plus que, durant la mydriase, on peut, si c'est nécessaire, s'acquitter parfaitement d'un travail sur des objets rapprochés, avec des lunettes plus fortes. Quand nous connaissons Hm et Hl, nous donnons des verres qui neutralisent Hm et environ le quart de Hl. En général, ils remplissent leur but soit immédiatement, soit au bout de quelques semaines.

Jusqu'ici, nous avons vu les ophthalmologistes essayer d'obtenir, par l'usage de verres de plus en plus faibles, une guérison radicale de l'asthénopie. La connaissance de la cause de l'asthénopie a complétement renversé la manière de procéder. Aussi nous donnons graduellement des verres plus forts, nous cherchons, de temps en temps, sur nos malades asthénopiques la position du parcours relatif d'accommodation ou simplement Hm, et si cette dernière a augmenté, nous augmentons la force des verres suivant les règles précédentes. Ce n'est que lorsque Hl a presque entièrement fait place à Hm, lorsque le parcours relatif d'accommodation a repris sa position normale, que nous trouvons dans l'usage des verres indiqués une garantie certaine contre le retour de l'asthénopie, et, chez les jeunes gens, les mêmes verres sont alors adaptés pour la vision à distance comme pour celle des objets rapprochés. Cet usage d'augmenter la force des verres a fait que les gens du monde m'ont communiqué leur crainte de ne pouvoir plus trouver de verres assez forts pour leurs yeux. Une telle crainte pouvait avoir une apparence de raison ; mais nous pouvons heureusement les rassurer complétement sur ce point. Je prends ordinairement la peine de leur expliquer que, lorsque la faiblesse de leur œil est entièrement corrigée, ils n'ont pas besoin de verres plus forts et que l'augmention exigée plus tard par les modifications séniles sera facile à obtenir. Il est évident que, même dans les cas les plus défavorables, il est difficile que nous soyons obligés de recourir aux verres employés dans l'aphakie. Au nombre de ces cas défavorables, nous devons ranger l'amblyopie et surtout la faiblesse de l'amplitude d'accommodation. Ce que j'ai dit plus haut sur ce point en parlant de Pr, peut ici également nous guider dans le traitement. Là sont tracées les règles de conduite pour la combinaison de H avec Pr. Qu'il me suffise ici de mentionner que dans l'amblyopie d'un seul œil, en raison de son exclusion de l'acte de la vision, il est indiqué de l'exercer isolément plusieurs fois par jour, et chaque fois, pendant quelques minutes, avec le secours d'une loupe à lire ou d'un verre grossissant.

Voilà pour l'usage des lunettes destinées aux objets rapprochés. Il est maintenant très-important de savoir si les asthénopiques, dans les usages ordinaires de la vie, doivent conserver leurs lunettes pour la vision à distance. A un examen superficiel, cela ne présente pas d'inconvénient. Pourquoi ne doit-on pas supprimer Hm et rendre ainsi possible la vision distincte des objets éloignés sans une tension extraordinaire? Évidemment, si nous pouvions faire des lunettes une partie intégrante de l'œil, il n'y aurait pas lieu d'hésiter. Nous aurions alors une raison de neutraliser presque tout H, convaincus que le parcours relatif d'accommodation s'adapterait bientôt aux nouvelles conditions de la réfraction. Mais ce n'est pas le cas. Les verres ne sont pas *dans* l'œil; mais *devant* l'œil et quelquefois même on ne les a pas sous la main. Aussi est-il très-important que le malade puisse distinguer passablement bien sans lunettes; et il est certain que si un hypermétrope s'habituait à porter des verres correcteurs, il perdrait graduellement le pouvoir de distinguer sans lunettes. Telle est la raison qui s'oppose à ce qu'on les porte constamment: même en n'employant les lunettes que pour la vision des objets rapprochés, on perd, en partie, la faculté d'accommodation; mais, dans ce cas, il s'agit d'une nécessité pressante; il n'y a donc pas de choix à faire. Il n'en est pas de même pour la vision des objets éloignés. Avec des efforts nombreux d'accommodation, la puissance visuelle, comme nous le savons, demeure inaltérée chez les individus hypermétropes. La tension nécessaire pour voir distinctement et sans lunettes les objets éloignés ne dure chaque fois qu'un instant, et ne peut certainement entraîner aucune influence fâcheuse. On peut donc sans inquiétude demander cet effort à l'accommodation. Conséquemment, lorsque H est encore entièrement facultative, et lorsque les personnes nous disent: « dans la vie ordinaire, je n'éprouve aucun embarras et je vois parfaitement à distance », ne devons-nous pas insister pour que les lunettes soient portées constamment. Tout au plus, pouvons-nous dire aux malades, que lorsqu'ils seront devenus plus âgés (c'est-à-dire quand H facultative aura fait place à une H relativement absolue), il leur sera avantageux de porter des lunettes, même pour la vision à distance, et de consulter l'oculiste aussitôt qu'ils observeront que la vision des objets éloignés n'a plus une netteté satisfaisante (1).

(1) L'année dernière, j'eus la bonne fortune de rencontrer un gentleman anglais qui occupe un rang distingué dans le monde scientifique. Je remarquai qu'avec des lunettes 1/8, il voyait à 11″, et j'en conclus qu'il était hypermétrope. « Vous ne voyez pas bien au loin », lui dis-je. « Oh non! » répondit l'intelligent et vigoureux vétéran. « Je ne reconnais plus les caractères des minéraux au loin, comme autrefois, et si je cherche à les regarder à mes pieds, au travers de mes lunettes, je trébuche dessus ». « Allez », lui dis-je, « et demandez à l'opticien des verres 1/30 ». Le lendemain, il m'écrivait: « Je ne puis vous dire combien je vous suis reconnaissant du *nouveau* sens que vous m'avez donné. Je vois maintenant les yeux des jolies filles et les rides des vieilles dames aussi bien que quand j'étais jeune soldat. » (D.)

Mais la question est toute différente, lorsque H relative ou absolue se déclare chez un jeune homme : dans ce cas, en effet, en dépit des plus grands efforts, la vision à distance n'est jamais distincte; aussi ne faut-il pas hésiter à offrir le secours des lunettes. Le meilleur résultat que l'on puisse alors obtenir est que les mêmes lunettes, qui ne sont pas trop fortes pour la vision à distance, puissent suffire ordinairement pour le travail de près. Avec une amplitude ordinaire d'accommodation, on obtient ce résultat, malgré le désavantage provenant de l'emploi des verres convexes, chaque fois que le parcours relatif d'accommodation a suffisamment changé. Aussi, dans ce cas, l'indication est-elle de faire porter continuellement au malade des lunettes graduellement plus fortes, pour provoquer ce changement.

Pour ce qui est de la seconde espèce d'asthénopie, je n'ai que peu de chose à en dire. Les exemples qu'on en pourrait citer sont caractérisés par un trouble ou une diminution morbide de l'accommodation. Aussi leur place est-elle plutôt dans la seconde partie de cet ouvrage, où je traiterai spécialement des anomalies d'accommodation. Je me bornerai ici à cette remarque générale, que lorsque, avec l'asthénopie, il n'y a que peu ou point d'H, sans aucune trace d'asthénopie musculaire, nous pouvons soupçonner la présence d'un trouble ou d'une diminution morbide dans la faculté d'accommodation. C'est de ce côté que doivent se porter nos investigations. Si l'asthénopie reconnaît pour cause une faiblesse générale, nous pouvons espérer une guérison, si nous parvenons à relever les forces. S'il existe une parésie d'accommodation sans H, il est évident que l'asthénopie guérira si la parésie disparaît. Dans chaque cas, l'usage temporaire des verres convexes est d'une grande utilité. Lorsque l'accommodation est douloureuse, il faut recourir à un traitement spécial.

Ce que j'ai à dire du traitement de H en général, non compliquée d'asthénopie, est renfermé dans ce qui précède. Pour les cas légers d'H, qui produisent rarement l'asthénopie, on devra simplement, comme je l'ai dit déjà au sujet de la presbytie, permettre l'usage des lunettes, quelques années plutôt que de coutume. Les degrés les plus élevés sont caractérisés, dans leurs symptômes, par ce fait que, très-près de l'œil, le même caractère se lit plus facilement qu'à une certaine distance. L'explication de ce paradoxe apparent a déjà été donnée. Puisque, même à distance, la vision n'est pas distincte, le soupçon d'une complication d'amblyopie et de myopie se présente facilement. De plus, la réunion des symptômes de l'asthénopie n'apparaît pas distinctement. Au commencement, c'est là la difficulté, et les résultats de la fatigue ne se voient pas facilement. Dans ce cas encore, c'est surtout dans l'usage des verres convexes qu'on doit chercher la guérison. Ils sont nécessaires, non-seulement pour faire avec facilité un travail de près ; mais leur emploi est encore avantageux pour la vision à distance. Ici, nous n'avons pas à craindre d'obtenir par leur usage un déplacement regrettable de l'amplitude relative d'accommodation. La force des verres à employer se déduit du degré de H*m* et de H. Pour l'usage ordinaire, les verres doivent complétement neutraliser H*m*. En lisant, les lunettes tombent un peu sur le nez, et fréquemment les mêmes verres sont alors suffisants; s'ils ne le sont pas, on en donne d'un peu plus forts, de manière à porter p^2 en deçà de la distance de la vision distincte désirée. A mesure que H*m* croît, nous augmentons la force des verres. Lorsqu'il existe une complication de presbytie, il faut nécessairement avoir deux paires de lunettes, une pour les usages ordinaires de la vie, l'autre pour les ouvrages de près. Quand de fortes lunettes sont nécessaires, on doit donner la préférence, en raison surtout de la position plus avantageuse des points principaux, à des verres périscopiques dont la surface concave doit être tournée vers l'œil.

Pouvons-nous, dans les cas d'H, espérer une guérison radicale? La réponse doit être négative ; *à priori*, nous pourrions penser que, puisque l'œil emmétrope peut devenir myope et la myopie être progressive, H peut faire place à E, ou même à M. En fait, il semble possible que H d'un œil non développé puisse disparaître pendant les années de développement. Mais lorsque le développement s'est produit, je n'ai jamais vu H disparaître et, dans l'état de santé, du moins, passer à l'état de E ou de M. Ce phénomène ne s'observe que lorsqu'une maladie de la cornée augmente sa convexité.

Un examen superficiel peut nous tromper sous ce rapport. Un homme de cinquante-quatre ans avait été obligé de porter des verres convexes dès l'âge de trente-six ans; à l'époque où je le vis, il préférait travailler sans lunettes. Avec $S = 1$, il avait $M = \frac{1}{15}$. Était-ce que, dans ce cas, H avait fait place à M. Je trouvai que son pouvoir d'accommodation était complétement paralysé, qu'il était dans cet état depuis l'âge de trente-six ans, et que l'observation ophthalmoscopique indiquait une M progressive. L'idée qui se présentait alors d'elle-même, c'était qu'à l'âge de trente-six ans, la paralysie de l'accommodation compliquée d'une $M = \frac{1}{20}$ ou $\frac{1}{30}$ avait rendu nécessaires les verres convexes, et que ceux-ci étaient ensuite devenus superflus et même gênants, par suite des progrès de M. La conclusion évidente, c'est qu'un œil hypermétrope n'a aucune tendance à M. Et si une modification dans ce sens ne se fait pas spontanément, on ne doit rien attendre des ressources que l'art peut fournir. Comment pourrions-nous, en effet, sans danger pour l'œil lui-même, essayer de rendre la cornée plus convexe ou l'axe visuel plus long? La guérison de l'asthénopie ordinaire par la section des muscles appartient aux fables de la période de manie opératoire, période à laquelle, dans le cours de mes remarques historiques, j'ai fait plus d'une fois allusion. On comprend que la ténotomie des muscles droits internes puisse influencer la convergence, et qu'une plus forte tension d'accommodation puisse s'associer avec certains degrés de convergence. Cette ténotomie agit de la même manière que les verres prismatiques à angles réfringents, tournés en dedans, dont l'usage a procuré aux asthénopiques quelques avantages.

Dans deux cas, où l'action des muscles droits externes était évidemment très-faible, de Graefe a, de nos jours, pratiqué la ténotomie des droits internes. Il ajoute, du reste, que ce procédé, comparé à celui du simple choix des lunettes, est plus intéressant que pratique. Et il est de fait que l'hypermétropie ne peut être diminuée, ni par ce procédé, ni par aucun autre mode opératoire, et que l'asthénopie ne peut être non plus surmontée d'une manière permanente. Je puis ajouter que, lorsque, dans le strabisme convergent confirmé, on pratique la ténotomie corrective ; l'usage des verres convexes est encore souvent nécessaire pour empêcher l'asthénopie et une rechute du strabisme. Ce n'est que lorsque l'asthénopie dépend d'une insuffisance musculaire que la méthode opératoire peut procurer un succès.

Quelques cas, que je vais relater pour finir, me donneront l'occasion d'ajouter quelques conseils pratiques.

H *n'est pas toujours la cause de troubles, et alors il n'est pas nécessaire de la corriger.*

I. Une dame élégante, âgée de vingt-deux ans, se trouve en traitement pour de légères granulations. A distance, sa vue est nette ; avec des verres négatifs, elle n'est pas aussi bonne ; avec des lunettes $\frac{1}{40}$ et même $\frac{1}{24}$, elle est aussi nette que sans verres ; mais les objets paraissent agrandis, « les hommes comme des géants ». Il existe, par conséquent, $H_m = \frac{1}{24}$, et nous pouvons supposer, avec probabilité, $H_t = \frac{1}{14}$. Cette dame n'en éprouve aucun inconvénient ; il est vrai que, quant à lire, « elle le fait peu », et, quant à travailler, « elle ne fait rien ». Si elle avait été obligée de s'appliquer, l'asthénopie n'aurait pas tardé à se manifester. En réalité, elle se rappelle qu'elle était incapable de voir les objets fins aussi distinctement que les autres dames de son âge, et, de plus, qu'en regardant de loin, elle avait eu parfois la vue obscurcie par un léger nuage. Elle a les lunettes en horreur : comme j'avais été à même de le supposer, j'aurais pu me dispenser de lui prédire qu'à l'âge de trente ans elle serait dans la nécessité d'en faire usage. Il m'eût suffi de lui recommander de venir me consulter, toutes les fois qu'elle cesserait de voir distinctement les objets rapprochés. En effet, pour le moment, les lunettes ne sont pas indiquées : elles n'auraient actuellement pour résultat qu'un déplacement peu désirable de l'amplitude relative de l'accommodation. Eu égard à l'existence de H, il importe de recommander, tant que dureront les granulations, un repos plus rigoureux qu'il n'eût fallu dans toute autre circonstance.

Nous réussissons d'emblée à attribuer, à l'existence de H, *un cas ordinaire d'asthénopie.*

II. On annonce mademoiselle H..., âgée de dix-neuf ans. Elle a le regard brillant, les yeux clairs, sans trace de maladie ; l'iris est bleu, la pupille mobile ; le globe de l'œil n'est pas enfoncé ; les rebords orbitaires sont aplatis. Les axes visuels paraissent diverger. Je soupçonne une asthénopie. Je la fais lire et je rapproche le livre : à 6″, la lecture devient difficile ; à 5″, elle est impossible. Il y a donc H, ou diminution de $\frac{1}{A}$. Mon regard tombe sur les personnes qui accompagnent cette jeune fille ; je vois un frère avec un strabisme convergent. Cela me détermine à admettre H. « Vous ne pouvez continuer longtemps votre travail ? La réponse est : — Non.— « En persistant, vous sentez une tension au-dessus des yeux ; en pressant sur cette partie et en frottant vos yeux fermés, cela se passe ; mais pour peu de temps ? — Exactement. — La confiance de la malade est gagnée. « Vous n'éprouvez pas de douleurs dans vos yeux ? à distance vous voyez bien. » — Oui. — « Après un repos prolongé, vous pouvez plus facilement continuer votre travail ? » — Oui, oui. — Avec des verres $\frac{1}{18}$, elle distingue bien à distance, et, dès qu'on éloigne les verres, elle voit, d'abord, moins nettement. Avec $\frac{1}{16}$, elle ne voit pas aussi distinctement qu'avec $\frac{1}{18}$; avec $\frac{1}{24}$, pas davantage. Il existe une petite différence entre les deux yeux. Rien à l'ophthalmoscope. J'apprends alors que cet embarras qu'elle éprouve en travaillant date de quelques années et qu'il est allé croissant ; que, lorsqu'un accès de fièvre l'avait affaiblie, elle ne pouvait, de quelque temps, ni lire ni écrire ; qu'elle avait essayé, une fois, des lunettes ; mais qu'on lui en avait sévèrement proscrit l'usage, etc. On lui donne des lunettes $\frac{1}{16}$, pour travailler, en lui recommandant d'interrompre son travail, de temps en temps, à de petits intervalles, et, en commençant, de ne pas trop s'appliquer, le soir. A la fin de la semaine, tous ses tourments sont oubliés. D'après mon conseil, elle travaille même quelquefois, et pour quelque temps, sans les lunettes, à la condition expresse de les reprendre dès qu'il surviendra un peu de fatigue, ou, s'il se peut, avant qu'elle n'en ressente.

Les asthénopiques ont quelquefois un passé malheureux et un avenir sans espérance.

III. Le Rév. G. D., âgé de cinquante-deux ans, a l'air abattu. « Mon cher professeur, dit-il, je viens à vous, car je sens que je deviens aveugle. » Depuis vingt ans, il s'imagine, chaque année, que, la suivante, il ne verra plus. Il voit pourtant encore, et néanmoins ses appréhensions restent les mêmes. Ainsi est fait l'homme ! Sa vie tout entière n'a été qu'une lutte avec ses yeux. Enfant, il éprouvait de la difficulté à lire. Étudiant, il était fatigué par la moindre application des yeux, ce qui l'obligeait à apprendre plutôt par l'audition que par la lecture. Prédicateur, il était obligé d'écrire ses sermons en gros caractères, et encore lui fallait-il les apprendre par cœur. Mais le pire, c'est qu'il ne pouvait lire ou écrire sans être obsédé par la pensée qu'il hâtait ainsi la venue de sa cécité, et cette idée absorbait son esprit, lorsqu'il lui fallait l'appliquer à un sujet défini. Cette crainte de devenir aveugle l'avait empêché de contracter un mariage auquel tenait le bonheur de sa vie. Il croyait à l'art, à la science ; il avait confiance en un médecin qu'il avait consulté en Allemagne ; quand, par hasard, un opticien lui avait donné des lunettes auxquelles il devait du soulagement, l'oculiste les lui retirait impitoyablement à sa première visite, comme un instrument trompeur dont l'usage lui ferait perdre complétement la vue. Enfin, à l'âge de quarante ans, il s'était procuré des verres de $\frac{1}{40}$, et il se sert actuellement de verres $\frac{1}{20}$. « Voyez-vous de loin, avec ces verres ? » fut ma première question. — Un peu moins mal que sans verres —, répondit-il ; mais toujours bien imparfaitement. — J'essayai $\frac{1}{10}$. — Bien mieux avec ceux-là —, répliqua-t-il ; par conséquent, je lui donnai $\frac{1}{8}$. — Encore mieux ! — En un mot, il avait $H = \frac{1}{7}$. Avec $S = \frac{17}{20}$ et avec sa faible amplitude d'accommodation, pour lire facilement à la distance de 1 pied, il avait besoin de verres $\frac{1}{5,5}$. Nous lui donnâmes à porter des lunettes $\frac{1}{7}$. Cet homme éprouva une reconnaissance véritablement enfantine. Il me quitta comme on quitte un sauveur. On rencontre encore assez fréquemment de pareilles victimes du préjugé qui existe contre les verres forts.

Dans les cas d'hypermétropie, la paralysie de l'accommodation peut déterminer des symptômes inquiétants.

IV. S. K., garçon de dix ans, fils du docteur K., remarque, dans la matinée, qu'il lui est impossible de lire. Son père constate que ses pupilles sont plus larges qu'à l'ordinaire et immobiles. Il songe à une paralysie de l'accommodation ; mais son fils ne peut pas non plus bien distinguer les objets éloignés. « Par conséquent, il doit avoir affaire à une affection menaçante du nerf optique ou du cerveau. » Il m'amène son enfant. Je reconnais, en effet, une paralysie du sphincter des deux iris. Impossible d'amener la contraction des pupilles, soit par des mouvements de convergence, soit sous l'influence d'une forte lumière. Les mouvements accommodateurs et réflexes font également défaut. Il y a donc lieu de penser à une paralysie de l'accommodation. Mais pourquoi cet enfant ne peut-il voir distinctement de loin ? Un coup d'œil jeté avec l'ophthalmoscope vient nous éclairer. Il me faut accommoder $\frac{1}{12}$ environ, pour voir le fond de l'œil à l'image renversée ; et, comme je suis emmétrope, notre garçon doit avoir approximativement $H = \frac{1}{12}$. Avec $\frac{1}{12}$, il voit admirablement à distance ; avec $\frac{1}{6}$, il lit, à la distance de 1 pied. Ainsi se dissipe toute appréhension de maladie du nerf optique. A propos des anomalies de l'accommodation, nous aurons à revenir sur des cas semblables. Qu'il suffise de faire remarquer ici, qu'au bout de quatre semaines, la paralysie avait disparu ; H était redevenue, en partie, latente, et l'enfant ne se plaignait même plus de fatigue dans le cours de ses occupations. Il faut s'attendre à ce qu'il soit, dans peu d'années, atteint d'asthénopie, état qui nécessitera l'emploi de verres convexes, aux heures de travail.

La paralysie incomplète (parésie) de l'accommodation est, chez de jeunes sujets, très-difficile à distinguer de l'asthénopie provoquée par H.

V. H. J., âgé de quatorze ans, m'est amené, parce que, depuis quelque temps, il se plaint de ne pouvoir plus lire. Il a le teint pâle et l'air faible. Je soupçonne une asthénopie consécutive, soit à des causes débilitantes spéciales, soit à une parésie de l'accommodation. Les pupilles se contractent bien. « Vous sentez-vous faible? » — Oui, je n'ai pas encore repris mes forces depuis une attaque d'angine. — L'articulation des mots est imparfaite ; il nasille, et les consonnes douces *b*, *d* et *g* sont prononcées, surtout à la fin des mots, comme *m*, *n*, *ng* (parésie du voile du palais). Ces symptômes sont les restes caractéristiques d'une angine diphthéritique (*diphtheritica* ; mieux, *diphtherina*). J'incline donc à admettre une parésie, malgré la mobilité des pupilles. A distance, $S = 1$. Ni les verres convexes, ni les concaves, ne sont supportés ; en conséquence, E existe. Le *punctum proximum* est situé à 9'' au lieu de 3'', et ne peut être maintenu qu'un instant à cette distance, comme par un effort spasmodique. La constatation de ce fait éclate mieux encore ; car, tandis que le sujet ne réussit à lire que pendant un moment, il voit parfaitement à distance. Ces phénomènes ne se distinguent des symptômes de l'asthénopie hypermétropique ordinaire que par la soudaineté de leur apparition (quinze jours environ après la fin des accidents de l'angine) ; par la conservation de la vue distincte et *continue* des objets éloignés (fait révélé non par le malade, mais par l'examen) ; enfin par l'apparition presque instantanée de la fatigue et de l'impossibilité absolue de distinguer les objets rapprochés.

L'asthénopie musculaire peut s'adjoindre à H.

VI. P. C., âgé de vingt ans, se présente en proférant les plaintes ordinaires des asthénopiques. Son état date de sa première jeunesse. On constate $Hm = \frac{1}{60}$ et on lui donne $\frac{1}{24}$ pour la lecture, ce qui porte p à 6'' de distance. A la fin de la semaine, le malade revient : il peut tenir ses occupations un peu plus longtemps ; mais pas beaucoup. La paralysie artificielle de l'accommodation par l'atropine dénote $H = \frac{1}{12}$. On permet alors des verres $\frac{1}{16}$ avec lesquels, après la disparition de la paralysie artificielle, les objets éloignés sont vus couverts d'un brouillard. Avec ses lunettes,

Néanmoins, la tension désagréable dont les yeux et le front sont le siége augmente. La possibilité d'une insuffisance musculaire se présente alors à l'esprit. Les mouvements des yeux sont libres dans toutes les directions : seulement, la convergence des yeux ne se maintient pas quand l'objet fixé est placé à moins de 5″; et, pour cette distance, l'un des yeux se dévie rapidement en dehors, quand la main de l'observateur vient à lui cacher l'objet. Au contraire, on obtient la vision simple, à distance, en plaçant devant un des yeux un prisme de 10°, dont l'arête est tournée en dehors, de façon que, pour produire la vision simple, une divergence d'à peu près 5° est nécessaire. Cela prouve évidemment que les muscles droits et internes sont insuffisants. L'emploi de verres $\frac{1}{16}$, placés très-près l'un de l'autre, diminue un peu la convergence nécessaire; mais ne soulage pas le sujet. Il lui faut, pour obtenir une amélioration permanente, se servir de verres sphérico-prismatiques $\left(\frac{1}{16}\right.$ avec prismes de 5°). Dans ce cas particulier, nous aurions eu le droit de faire, au moins d'un côté, la ténotomie du droit externe. La convergence en serait devenue plus facile, et, même à distance, il n'y aurait pas eu diplopie. «Pourrai-je, en m'y soumettant, lire plus tard sans lunettes?» Je fus obligé de répondre négativement. En effet, la convergence étant facilitée, il en résultera une diminution de la tension d'accommodation qui s'y associe, et l'H existante provoquera conséquemment de l'asthénopie plus facilement encore qu'auparavant. C'est pour la même raison qu'en combinant des prismes aux verres convexes, il convient de choisir ces derniers relativement forts $\left(\frac{1}{16}\right)$. Ma réponse détermina le malade à refuser l'opération. L'existence d'une H presque entièrement latente, se trouvait, dans ce cas, en connexion avec de l'insuffisance des muscles droits internes. Les prismes seuls, non combinés aux verres sphériques, auraient rendu manifeste une plus grande fraction de H.

Jusqu'à présent, une forte H *existant chez un enfant, a, presque toujours, été confondue avec* M.

VII. Une enfant de six ans passe pour avoir les yeux très-faibles. Lorsqu'elle veut voir quelque chose, elle court au grand jour, et tient les objets directement devant ses yeux. Les parents, inquiets, ont beaucoup consulté à son sujet. On l'a généralement regardée comme ayant la vue basse. Ce fait qu'elle est très-préoccupée de se procurer un jour éclatant, lorsqu'elle veut bien voir quelque chose, me porte à rejeter cette opinion. Si elle eût été exacte, une amblyopie notable aurait dû s'ajouter à la myopie. L'aspect extérieur des yeux ne me laisse guère de doutes sur l'existence de H. A la distance de 3″, l'enfant lisait, la tête penchée et les paupières presque fermées, le n° III de Snellen; elle ne pouvait pas distinguer des caractères plus fins. Au contraire, avec $\frac{1}{6}$, elle distinguait II à 8″. L'existence de H était ainsi prouvée : $S = \frac{1}{2}$. Il y a probablement aussi de l'astigmatisme, ce que l'on vérifiera à une époque plus avancée de la vie, lorsque l'enfant sera capable de fournir des réponses plus pourrait s'en servir constamment; mais, quant à cela, « elle aimerait mieux ne pas le faire ».

Même avec un faible degré de H, *la tension de l'accommodation peut être pénible.*

VIII. M. X., lithographe, âgé de vingt et un ans, a pu, sans effort, se livrer à ses occupations jusqu'à il y a quelques mois. Il est vrai que, de temps à autre, il sentait des douleurs dans ses yeux, mais il attribuait cette gêne à une application trop continue. Pourtant, dans ces derniers temps, les douleurs se reproduisirent si souvent, d'une manière si prompte et avec tant de violence, qu'il fut obligé de suspendre son travail. Au-dessus des yeux, il n'éprouve qu'une faible pesanteur; mais, dans les yeux mêmes, il a des tiraillements et une sensation de tension. Peu de temps après l'interruption de son travail, les douleurs se dissipent toujours, pour ne réapparaître que quand le malade s'est appliqué ou a fixé avec une certaine force. L'inspection des yeux ne révèle rien d'anormal : les mouvements sont, eux-mêmes, normaux. Des prismes, convenablement placés devant les yeux, rendent toute divergence impossible. L'examen de sa réfraction ne fait constater que $Hm = \frac{1}{36}$. Après la mydriase artificielle, on obtient $H = \frac{1}{24}$. Les verres $\frac{1}{36}$ et $\frac{1}{24}$ ne sont d'aucune utilité. En effet, à l'âge du malade, et avec l'amplitude d'accommodation dont il est doué, ($=1 : 4,3$), il ne lui aurait pas été difficile de surmonter l'H qu'il possède. D'autres cas, observés antérieurement, m'ont appris qu'en pareille circonstance toute médication est inutile, sauf la mydriase artificielle quotidienne par l'atropine.

Je me hâtai donc, ici, de recourir à ce moyen, en même temps que je prescrivis des verres $\frac{1}{24}$ pour la vue à distance et $\frac{1}{8}$ pour la vue de près. Les douleurs cessèrent aussitôt. Ce cas rentre naturellement dans les anomalies de l'accommodation sur lesquelles j'aurai à m'arrêter plus longuement. J'ai rapporté cette observation ici, parce que je n'ai observé des exemples semblables de spasme douloureux à chaque tension de l'accommodation, que lorsque H existait. Il est vrai de dire que ces cas sont rares; je n'en ai observé, en tout, que trois.

Il faut se bien garder de prendre une asthénopie apparente pour une asthénopie réelle.

IX. Madame N., âgée de trente-trois ans, petite femme nerveuse et faible, se plaint de ne pouvoir pas continuer ses occupations. Elle se fatigue rapidement, et alors, elle souffre. Les yeux se mettent à pleurer et elle est incapable de reprendre son travail pendant le reste de la journée. Dans la soirée surtout, elle est contrainte d'éviter soigneusement toute application. De temps à autre, elle éprouve de la photophobie : je la fais lire; elle tient son livre à 10″ environ, et dit qu'elle peut encore distinguer nettement les caractères lorsqu'on approche le livre à 5″. Je soupçonne déjà qu'il ne s'agit pas de H. A distance S est seulement $= \frac{1}{2}$. Mais, tandis que les verres positifs diminuent la netteté de sa vue, on constate, avec $-\frac{1}{36}$, $S = 1$. Par conséquent, il y a ici $M = \frac{1}{36}$. Un examen plus attentif nous montre que accuse une douleur siégeant dans les yeux mêmes, douleur qui est, à proprement parler, continue ; mais que l'exercice augmente, la tension sus-orbitaire caractéristique fait ici défaut. Néanmoins, actuellement encore, elle voit nettement, et ce ne sont que ses douleurs qui l'obligent à interrompre son travail. Outre ces symptômes, elle présente, en ce moment, une faible irritation des yeux qui lui est habituelle. L'ophthalmoscope révèle une hypérémie capillaire du nerf optique, et rien de plus. De pareils faits ne sont pas rares : cet état se rencontre principalement avec de la myopie ; mais parfois aussi dans d'autres yeux. C'est une forme d'hyperesthésie liée à des symptômes congestifs encore mal déterminés dans leur nature.

L'usage des verres bleuâtres, le repos, les dérivatifs stimulants, restent souvent sans efficacité. Désigner l'ensemble de ces phénomènes sous le nom d'asthénopie, c'est appliquer un même terme à deux états qui diffèrent sensiblement dans leur essence et dans leurs manifestations.

H *absolue, portée à un très-haut degré, simulant* M *avec amblyopie.*

(Ce cas a été gracieusement communiqué à l'auteur par M. Bowman.)

M. T., âgé de vingt-cinq ans, a des globes oculaires très-petits. Autant qu'il est permis d'en juger, ils semblent avoir une section horizontale de la grandeur indiquée figure 116. La figure 115 représente, à peu près, les diamètres de la cornée et de la pupille. Le diamètre antéro-postérieur est trop court : il en est de même des diamètres horizontal et vertical, ce qui fait que, vu latéralement, l'œil ne semble pas aplati outre mesure. La chambre antérieure est étroite (l'iris rapproché de la cornée) ; la pupille montre cette forme ◎ à divers degrés d'éclairage. Au moment de contrôler la présence du cristallin, le malade refusa de se laisser dilater la pupille par l'atropine ; mais la preuve fournie par l'examen catoptrique suffit amplement à me convaincre de l'existence de cet organe. Le reflet de sa face antérieure est très-marqué. De plus, la forme convexe de l'iris et la proéminence de la pupille étaient évidemment le résultat du refoulement de ces parties par le cristallin. Lorsque, en 1856, je vis, pour la première fois, M. T., il était au collége, où il se distinguait parmi ses camarades ; mais, sa vue s'étant très-fatiguée, il se détermina à me consulter. Il se servait, pour voir de loin avec l'œil droit, d'un verre convexe $\frac{1}{7}$, et, lorsqu'il tenait ce verre à 2″ ou 3″ pouces de l'œil, il pouvait lire sur un livre tenu à 2′. Sans verre, il lisait les caractères les plus fins (caractère diamant — Jæger, n° 1), à $\frac{3''}{4}$ de l'œil. Jusqu'à cette époque, il n'avait employé que l'œil droit et n'avait fait que de vains efforts pour utiliser le gauche. Cependant ces exercices ne furent pas perdus pour cet œil. Pendant l'été de 1857, il commença à lire de l'œil droit sans le secours de verre, et en tenant l'imprimé très-près de l'œil, il y réussit assez bien. Au mois de mai 1862, il prit l'habitude d'employer, pour voir de loin, des verres convexes forts, tels que $\frac{1}{-}$, ce qui lui permit de

FIG. 115.

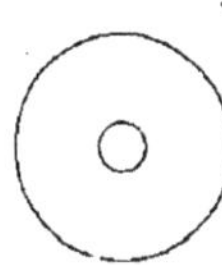

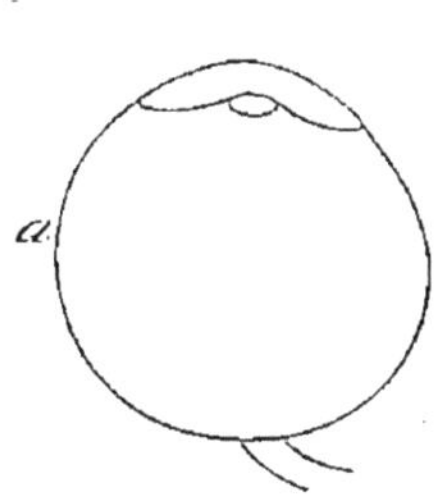

FIG. 116.

lire Jæger 18 à 8 pieds. Avec $\frac{1}{1\frac{1}{4}}$, il parvint à lire Jæger 2, sans difficulté; mais, il est vrai, non sans le secours d'un fort éclairage.

Nous n'avons guère rencontré que dans le livre de M. Lawrence (1) des observations aussi utiles et intéressantes que celles que l'on vient de lire. (J.)

§ 24. — Le strabisme convergent, conséquence de H.

Le strabisme sera traité plus loin par M. Wecker : nous devons donc suppprimer, comme faisant double emploi, une vingtaine de pages que M. Donders consacre à une variété encore incomplétement connue de cette affection.

§ 25. — Aphakie.

Pour bien comprendre ce paragraphe, relatif à la vision des opérés de cataracte, il serait nécessaire d'avoir étudié les passages relatifs à la dioptrique de l'œil, que nous avons supprimés. Pour choisir un verre à cataracte, et, en somme, c'est la seule question qui se présente en pratique, il suffit de mettre à la disposition du malade une série de verres : en regardant des échelles typographiques un peu éloignées, il choisit facilement le verre qui lui convient.

Comme la série des verres à cataracte du commerce est incomplète et irrégulière, nous avons l'habitude de mettre au malade des lunettes + 4, par-dessus lesquelles nous lui faisons choisir le meilleur verre correcteur : un calcul très-simple, dont dispense l'usage de la boîte de verres citée plus haut (voy. p. 628), ou qu'on peut faire en un coup de règle à calcul (2), permet de trouver le verre qui remplace les deux verres employés.

Il est évident qu'en mettant les verres d'essai à la place même qu'occuperont ceux des lunettes, on n'a pas à tenir compte de la distance des verres à l'œil.

Cependant il est bon de savoir la règle très-simple suivant laquelle cette distance influe sur l'action du verre : *du numéro du verre il faut retrancher la distance de ce verre à l'œil, mesurée en pouces.* Ainsi un verre 12, tenu à 8 pouces de l'œil, équivaut à un verre 4, mis *dans* l'œil. C'est pour les calculs de ce genre qu'on se sert du point nodal k', situé à environ 8 millimètres en arrière de la cornée, et à partir duquel doivent se compter les distances.

Un œil hypermétrope, ou aphakique, équivaut à un œil emmétrope armé d'un verre concave; quand nous y ajoutons un verre convexe, nous formons une lunette de Galilée, dont le grossissement est d'autant plus fort que le verre convexe est plus loin; mais, le verre concave restant le même, d'après l'alinéa précédent, le verre convexe doit être d'autant plus faible qu'il est tenu plus loin ; souvenons-nous donc que, dans ces conditions, les verres convexes les plus faibles sont ceux qui donnent le plus fort grossissement.

(1) Lawrence, *The optical defects of the eye.* London, 1865.
(2) *Ann. d'ocul.*, t. LIII, p. 181-187.

L'absence du cristallin dans le système dioptrique de l'œil est, à beaucoup d'égards, un état important. On doit donc considérer comme étrange que les auteurs aient négligé de lui donner un nom. J'ai proposé de le désigner par le terme *aphakie*, et l'on commence, peu à peu, à accepter ce mot.

L'aphakie peut être produite par des causes différentes. Le plus souvent, elle est le résultat d'une opération de cataracte ou d'une blessure, qui a donné lieu à une résorption graduelle du cristallin. Lorsque le cristallin a, par luxation ou abaissement de cataracte, disparu du plan de la pupille, quoiqu'il soit encore dans l'œil, il n'appartient plus au système dioptrique, nous sommes donc pleinement justifiés à désigner également cet état par le nom d'*aphakie*. La luxation du cristallin est généralement le résultat d'une blessure. Des cas très-remarquables de luxation spontanée du cristallin ont été communiqués par Bowman (1). Dans les ouvrages de de Græfe, j'ai vu mentionné qu'il avait observé l'aphakie congénitale chez plusieurs membres de la même famille. Je n'ai pas rencontré de cas pareils. J'ai, au contraire, rencontré très-fréquemment la luxation partielle du cristallin qui fait que son équateur correspond au plan de la pupille ; on la rencontre assez souvent chez plusieurs enfants des mêmes parents. Cet état ne peut cependant être regardé comme aphakie ; il appartient plutôt à l'astigmatisme irrégulier.

Dans l'aphakie, l'œil, compliqué comme il l'est à l'état normal, forme le système dioptrique le plus simple qu'on puisse imaginer. En raison du peu d'épaisseur de la cornée et des courbures presque égales de ses surfaces, nous pouvons sans inconvénient négliger la légère différence qui existe dans le coefficient de réfraction de la cornée et de l'humeur aqueuse et supposer, par conséquent, que l'humeur aqueuse s'étend jusqu'à la face antérieure de la cornée ; comme, de plus, les coefficients de réfraction des humeurs vitrée et aqueuse sont égaux, nous n'avons dans l'œil aphakique à tenir compte que d'une seule surface réfractante, de la face antérieure de la cornée. D'où il résulte que, pour trouver les points cardinaux, nous n'avons besoin que de connaître le rayon de la cornée et le coefficient de réfraction de l'humeur aqueuse. Nous avons admis, avec Helmholtz, comme coefficient, 1,3365 ; comme rayon de courbure au sommet de la cornée (2), nous pouvons, d'après nos mesures, prendre

(1) *Lectures on the parts concerned in the operations on the eye.* London, 1849, p. 131 et suiv.

(2) La cornée n'est pas sphérique, mais tant soit peu ellipsoïde ; et c'est avec une excentricité telle, que l'aberration de sphéricité se trouve en partie *corrigée*. Dans le calcul, on doit prendre pour base le rayon du sommet. (D.)

comme terme moyen $7^{mm},5$. Nous obtenons ainsi le système ci-joint (fig. 117) :

$$F' = h\varphi' \ (= 7,7 \ : \ (1,3365 - 1) = 22,88$$
$$F'' = h\varphi'' \ (= 7,7 \times 1,3365 \ : \ (1,3365 - 1) = 30,58$$
$$hk' = F'' - F' = 7,7.$$

D'où il ressort que l'axe visuel, avec une courbure normale de la cornée, devrait avoir une longueur $h\varphi'' = 30^{mm},58$ (fig. 117) ; afin, dans le cas d'absence du cristallin, de réunir en un foyer sur la rétine des rayons parallèles. Puisque, en général, cet axe est presque sans exception beaucoup plus court, l'œil aphakique doit être en général hypermétrope à un haut degré. Pour trouver le degré de cette H, avec une longueur donnée de l'axe visuel, nous n'avons qu'à calculer vers quel point derrière la cornée les rayons incidents doivent converger, afin qu'après avoir été réfractés par la cornée, ils s'unissent sur la rétine. C'est ce qu'on obtient par la formule :

FIG. 117.

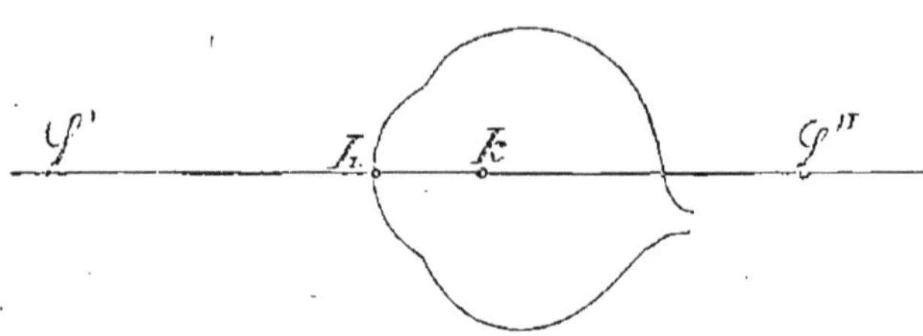

$$f' = \frac{F' f''}{F'' - f''}$$

dans laquelle f'' est la longueur de l'axe visuel, et f' le point cherché derrière la cornée. Nous trouvons :

$f''=$ mm.	$f'=$ mm.	$f'=$ pouces.	H.
30,58	∞	∞	1/∞
29	420	15,5	1/15,5
28	248,3	9,2	1/9,2
27	172,5	6,3	1/6,3
26	129,8	4,75	1/4,75
25	102,5	3,75	1/3,75
24	83,4	3,1	1/3,1
23	69,4	2,6	1/2,6
22	58,6	2,2	1/2,2

D'où l'on voit directement quels verres exige l'aphakie, avec différentes longueurs de l'axe visuel, pour voir directement à distance. Nous n'avons en effet, qu'à ajouter à la distance déterminée f', la distance x du verre à l'œil (voyez § 12) pour trouver la distance focale du verre convenable. Si nous mettons $x = 0{,}5''$, nous avons alors besoin, avec $f'' =$ 29 millimètres, de verres $\left(15{,}5 + 0{,}5 = \frac{1}{16}\right)$ de $\frac{1}{16}$; avec $f'' = 24$ millimètres de $(3{,}1 + 0{,}5 = 3{,}6)$, $\frac{1}{3{,}6}$, etc.

D'un autre côté, nous pouvons, en outre, calculer la longueur de l'axe visuel, lorsqu'on connaît la distance focale du verre convenable. Si l'on admet $x = 0{,}5''$, des verres de

				mm.
1 : 2,5	correspondant à une longueur de l'axe visuel,			$f'' =$ 21,5
1 : 3	—	—	—	$f'' =$ 22,9
1 : 3,5	—	—	—	$f'' =$ 23,9
1 : 4	—	—	—	$f'' =$ 24,6
1 : 5	—	—	—	$f'' =$ 25,7
1 : 6	—	—	—	$f'' =$ 26,5
1 : 10	—	—	—	$f'' =$ 28,1
1 : ∞	—	—	—	$f'' =$ 30,58

L'expérience a montré que, dans la majorité des cas, les verres convenables varient de 1 : 3 à 1 : 3,5, placés à $6'''$ de l'œil; ce qui correspond à une longueur de l'axe visuel de $22^{mm},9$ à $23^{mm},9$. Cette longueur coïncide presque avec celle de l'œil emmétrope; mais si l'œil était myope avant le développement de la cataracte, des verres plus faibles suffiraient après l'opération. J'ai même rencontré un cas dans lequel la netteté de la vision des objets éloignés ne pouvait être améliorée par des verres positifs ou négatifs. Dans ce cas, l'axe visuel de l'œil emmétrope avec aphakie avait réellement une longueur de plus de 30 millimètres, et nous pouvons admettre que tant que fonctionnait le cristallin, il avait existé une myopie d'environ 1/3. Dans un second cas, chez une femme âgée de trente-six ans, des verres de 1 : 133 furent suffisants; chez un homme âgé de soixante-treize ans, il ne fallut que des verres de 1/8. Dans cette circonstance, il doit donc avoir existé, avant la cataracte, une myopie de plus de 1/5, qui avait été remplacée par une H = de 1 : 7,5. Le malade déclare maintenant qu'il voit mieux sans verres, à distance, qu'il ne le pouvait dans sa jeunesse, avant sa cataracte; comme la pupille est maintenant plus petite qu'auparavant, ce n'est pas surprenant. Dans les deux autres cas cités, la différence doit avoir été encore plus grande. La femme âgée de trente-six ans n'avait qu'un œil (l'autre œil était atrophié); et dans celui que j'ai opéré, il existait depuis la jeunesse, à la suite d'une perforation de la cornée, un leucome latéral avec synéchie antérieure. Cependant elle déclara qu'avec un seul œil elle voyait maintenant mieux pour les occupations ordinaires de la vie qu'il ne lui avait été possible auparavant avec ses deux yeux; mais, pour les ouvrages minutieux qu'elle pouvait auparavant faire sans lunettes, elle était obligée de prendre des verres de $\frac{1}{8}$. Il est très-commun que, pour voir à distance, dans l'aphakie, des verres de $\frac{1}{6}$ ou $\frac{1}{5}$ soient suffisants, ce qui prouve, lorsque la forme de la cornée est normale, que l'axe visuel est plus long que d'habitude. Dans tous ces cas, il y avait une myopie antérieure, et ainsi, dans l'aphakie, les rapports de M et de la longueur de l'axe visuel sont clairement démontrés (voyez § 7). C'est ce dont j'ai pu me convaincre spécialement dans les cas de cataracte congénitale. Il m'a semblé que cet état est généralement lié à une structure myopique de l'œil. Nous savons que, dans ces circonstances, ce n'est pas le cristallin tout entier, mais ordinairement quelques lames seules qui sont obscurcies, tandis que le noyau, et spécialement les couches périphériques, sont transparents. Si la transparence de ces dernières est passable, la vision devient souvent assez bonne par mydriase artificielle. Ce n'est donc que rarement que des verres positifs sont nécessaires pour lire, etc., cependant il n'y a pas de pouvoir d'accommodation. Alors encore, le degré de la myopie se détermine facilement. Dans cette M, nous trouverons que quand l'opération est devenue nécessaire et quand le cristallin a été enlevé, des verres de $\frac{1}{4}$ à $\frac{1}{6}$ sont, dans ce cas, généralement suffisants pour voir à distance. Quelquefois, j'ai eu l'occasion de déterminer sur le même œil le degré de M avant l'opération et ensuite celui de H. Dans les trois cas que j'ai examinés avec le plus de soin, j'ai trouvé :

AMÉTROPIE		RAYON de courbure de la cornée.	LONGUEUR calculée de l'axe visuel.
avant l'opération.	après l'opération.		
M = 1:6	H = 1:5,12	7,6	25,96
M = 1:8,5	H = 1:4,5	7,92	26,36
M = 1:24	H = 1:3,2	8,04	25,02

Il arrive ainsi que le rayon de courbure de la cornée est, dans le premier cas, un peu moindre; dans les deux derniers, un peu plus grand que d'habitude. L'axe visuel se trouve donc être, par rapport au degré de myopie, particulièrement long dans les deux derniers cas : avec M = 1 : 8,5, il est même encore un peu plus long qu'avec 1 : 6. Il serait donc inexact d'admettre qu'avec $M = \frac{1}{24}$, l'axe visuel est généralement long de 25 millimètres. Le lecteur aura certainement déjà compris que dans les observations précédentes, la distance focale du cristallin f, placé dans une position donnée, peut être calculée. C'est ce que j'espère faire un peu plus loin pour un plus grand nombre de cas.

L'hypermétropie antérieure à l'opération fait aussi sentir son influence lorsque l'aphakie est survenue. Dans un cas même de cataracte congénitale, on trouva H, après l'opération, dans l'œil droit, = 1:2,44, dans l'œil gauche = 1 : 2,43. Ces yeux étaient évidemment un peu petits (approchant du *microphthalmus*), sans courbure particulièrement marquée de la cornée, et l'on ne pouvait se méprendre sur leur structure hypermétropique. De plus, il est en général rare, dans l'aphakie, de trouver H > 1 : 2,5. Lorsque je rencontrai H = 1 : 2,4 ou = 1 : 2,3, je pouvais, sur le vivant, l'œil étant fortement tourné en dedans, me convaincre que l'axe visuel était plus court que normalement, et le calcul, après mesure du rayon de courbure de la cornée, me donna les mêmes résultats.

L'existence de l'aphakie ne se reconnaît pas très-facilement au premier coup d'œil. Souvent la chambre antérieure de l'œil est profonde, et nous trouvons un certain degré d'iridédonosis; mais aucun de ces phénomènes n'est caractéristique. La recherche des images réfléchies de Purkinje est décisive (voyez § 3) : les deux images réfléchies du cristallin manquent. En outre, les secteurs et la direction des fibres du cristallin se voient facilement au moyen d'un éclairage latéral avec une lumière concentrée par une lentille, particulièrement au moyen d'un verre grossissant, comme Helmholtz l'a, le premier, remarqué : lorsque nous ne voyons ni secteurs ni fibres, nous pouvons admettre l'existence de l'aphakie. Enfin, l'existence de H, établie par l'essai des verres convexes ou à l'ophthalmoscope, liée à la forme de l'œil, ne saurait nous tromper. Lorsque, à la suite d'un coup sur l'œil, le pouvoir de vision a tout à coup diminué, sans troubles manifestes dans l'organe, nous nous rappellerons spécialement la possibilité de la disparition du cristallin du plan de la pupille, conséquence d'une luxation, ce dont nous aurions à nous assurer de la manière qui vient d'être dite.

Dans l'aphakie, l'acuité de la vision est généralement imparfaite. La cause en doit presque toujours être cherchée dans un trouble de la surface de la pupille. Même après les plus heureuses opérations de cataracte, lorsqu'à l'œil nu la pupille paraît complétement noire, en examinant à l'ophthalmoscope, surtout à une lumière concentrée, nous trouvons généralement quelque trouble dépendant principalement d'un léger dépôt sur la surface profonde de la capsule du cristallin. Aussi une portion de la lumière devient diffuse et diminue la netteté des images rétiniennes. Quelque léger que soit ce trouble, il a une grande influence ; il ressort de ce fait que si une partie, même petite, du plan de la pupille, est parfaitement transparente, la vision devient comparativement très-bonne. Les pupilles les plus transparentes que j'aie obtenues dans quelques cas d'opération de cataracte par résorption donnèrent, en tenant compte du grossissement des images rétiniennes produites par les verres convexes, une acuité plus grande que 1. Dans d'autres cas, nous pouvons être satisfaits, si $S = \frac{2}{3}$, ou même seulement $\frac{1}{2}$, ce qui est suffisant pour tous les usages. Un changement dans la courbure de la cornée, qui donne lieu à un léger astigmatisme irrégulier, est, après l'extraction, une cause assez fréquente de la diminution de S ; ce qui peut, comme nous le verrons bientôt, se corriger par une certaine inclinaison des verres.

Il n'est pas besoin de prouver qu'en raison du haut degré de H, sans verres convexes, le pouvoir de vision, dans l'aphakie, laisse beaucoup à désirer. La vision sera d'autant plus imparfaite que la pupille sera plus grande, car la grandeur des cercles de diffusion est proportionnelle à cette dernière pour des degrés égaux de H. Mais, même en employant des verres, une large pupille a des désavantages considérables. Le pouvoir d'accommodation est, en effet, comme je le montrerai avec plus de détails, complétement aboli dans l'aphakie ; un verre ne donne donc une image distincte que pour une distance définie. Tous les points qui sont plus ou moins éloignés de l'œil se voient avec des cercles de diffusion dont la largeur est en raison directe de celle de la pupille. Avec une pupille étroite, la petitesse des cercles de diffusion, même d'objets à la distance desquels l'œil n'est pas accommodé, peut amener quelqu'un à supposer, comme il est arrivé souvent, que le pouvoir d'accommodation n'est pas aboli dans l'aphakie. C'est en raison des grands avantages d'une petite pupille dans l'aphakie, que nous ne saurions considérer l'iridectomie, spécialement à la partie inférieure, comme une chose indifférente dans l'opération de la cataracte. Nous savons que Mooren, Pagenstecher, Jacobson et autres, chacun de leur côté, s'en sont montrés partisans. Il est pleinement démontré que, non-seulement lorsqu'on se propose de provoquer la résorption d'une cataracte molle par de nombreuses ponctions, mais aussi dans l'extraction, l'iridectomie diminue beaucoup les dangers de l'opération. Je l'ai observé depuis plusieurs années. Pour ce motif, lorsqu'il y a une tendance à un prolapsus, ou lorsqu'une portion de l'iris a beaucoup souffert, j'ai conseillé l'iridectomie (1). En outre, suivant l'exemple de de Graefe, j'ai fait en général précéder l'opération par ponction d'une iridectomie. Cette iridectomie se pratique à la partie supérieure. Dans ce cas, la partie qui a souffert l'excision est presque complétement couverte par la paupière supérieure, et les cercles de diffusion ne deviennent pas plus grands. Il en est tout autrement si l'iridectomie est pratiquée à la partie inférieure. Je ne puis donc, même s'il y avait moins de danger de perdre l'œil, adopter sans conditions la méthode de Jacobson, qui emploie toujours le procédé du lambeau inférieur, et excise en même temps un grand morceau de l'iris. Si cette méthode, en pratiquant le lambeau supérieurement, donne un résultat également satisfaisant, j'inclinerais plutôt à la suivre.

En ce qui concerne la vision dans l'aphakie, il me reste à dire qu'elle ne présente ni la polyopie causée par le cristallin, ni les rayons qui entourent les points lumineux, ni les bandes de lumière de l'examen entoptique.

Au contraire, comme on le verra plus en détail dans le chapitre consacré à cette anomalie, l'astigmatisme régulier de la cornée se manifeste de la manière la plus nette.

Pour prescrire dans l'aphakie les verres les plus convenables, nous commençons par déterminer quels verres sont nécessaires pour voir à distance : l'objet qui répond le mieux à ce but est un point lumineux. Nous calculons alors facilement, d'après le résultat, la distance focale nécessaire pour les objets rapprochés.

Afin, par exemple, de voir distinctement un point situé à la distance y du cristallin, les rayons qui en procèdent doivent, après avoir passé à travers la lentille dont la distance focale est F^2, converger vers le même point que les rayons venant de ∞, après avoir été réfractés par une lentille d'une distance focale F_1. En conséquence :

$$\frac{1}{y} = \frac{1}{F_2} - \frac{1}{F_1}.$$

Avec y, on trouve la distance du point de la vision distincte à la lentille. Soit x la distance de cette lentille à la surface antérieure de la cornée, alors, en employant la lentille d'une distance focale F^2, la distance du point de la vision distincte à la cornée $f = y + x$.

On peut le démontrer par quelques exemples.

Supposons que l'œil, pour voir distinctement à une grande distance, ait besoin d'un verre de 1 : 3,5 à $\frac{1''}{2}$ de l'œil : à quelle distance de l'œil

(1) Voy. *Ametropie en hare Gevolgen*. Utrecht, 1859, p. 85.

sera le point de la vision distincte si cette lentille est remplacée par une autre de $\frac{1}{3}$?

Ce calcul est :

$$\frac{1}{y} = \frac{1}{3} - \frac{1}{3\frac{1}{2}}$$
$$y = \frac{3}{3\frac{1}{2} -}$$
$$y = 21$$
$$f' = 21\frac{1}{2}'';$$

Et si la seconde lentille n'a pour distance focale que 2 1/2'',

$$\frac{1}{y} = \frac{1}{2\frac{1}{2}} - \frac{1}{3\frac{1}{2}}$$
$$y = \frac{2\frac{1}{2} \times 3\frac{1}{2}}{3\frac{1}{2} - 2\frac{1}{2}}$$
$$y = 8\frac{3}{4}$$
$$f' = 9\frac{1}{4}.$$

Avec une lentille de 3'' de distance focale, la vision sera donc nette à 21 1/2'' avec une de 2 1/2'' à 9 1/4''. Avec une lentille de 2'', cette distance ne serait que de 5 1/6''.

Si nous voulons maintenant connaître la distance focale F^2 exigée pour voir nettement à une distance donnée y, on la trouve par la formule :

$$\frac{1}{F^2} = \frac{1}{F_1} + \frac{1}{y}.$$

Il s'agit alors de savoir si nous aurons à notre disposition une lentille de la distance focale calculée. Ce but, cependant, dans le cas où il y aurait quelque difficulté à ce sujet, peut s'atteindre, comme nous allons le voir un peu plus loin, en modifiant la distance de la lentille à l'œil.

Pour ce qui est du choix des verres dans l'aphakie, nous ne devons pas oublier que, spécialement chez les vieillards, quel qu'ait été le succès de l'opération, l'acuité du pouvoir de vision est rarement parfaite, et qu'en conséquence le point de la vision distincte doit être amené assez près de l'œil. Assez souvent cette distance peut ne pas dépasser 6''. Chez les jeunes sujets en possession de toute l'acuité de leur pouvoir de vision, cette distance peut être considérablement plus grande, d'autant plus que dans l'aphakie les images rétiniennes surpassent beaucoup en grandeur celle du même œil avant qu'il ne fût privé de son cristallin. Le système dioptrique est changé : au lieu d'une lentille *dans* l'œil, une lentille est maintenant placée *en avant* de l'œil, et en conséquence le point nodal du système est porté en avant. Si la lentille est plus éloignée de l'œil, le point nodal arrivera même à se trouver au-devant de la cornée. D'où il ressort que les images rétiniennes doivent être plus grandes, et qu'elles augmentent encore en grandeur en éloignant le verre de l'œil.

Cette augmentation de grandeur, qui, avec un verre faible tenu à une grande distance, devient très-considérable, se trouve en comparant la grandeur de l'image rétinienne β^1 de l'œil primitif avec β^2, image rétinienne de l'œil aphakique combiné avec une lentille convexe. La table ci-jointe donne une idée de l'augmentation de grandeur que nous avons trouvée par calcul :

DISTANCE focale de LA LENTILLE employée.	DISTANCE de CETTE LENTILLE à la cornée.	$\beta^1 : 1 = {}^2\beta$.
3	0,5	1,322
4	1,5	1,763
5	2,5	2,203
6	3,5	2,644
8	5,5	3,525
10	7,5	4,406
16	13,5	7,050

D'où nous voyons, que, dans l'aphakie, avec $H = \frac{1}{3}$, quand une lentille de $\frac{1}{16}$ est tenue à 13,5'' de l'œil, le malade voit les objets un peu plus de sept fois plus gros qu'avec son œil primitif muni d'un cristallin. Cette vision est à peu près la même que celle de l'œil emmétrope qui emploierait des verres de $\frac{1}{2,5}$ en regardant à travers des verres de $\frac{1}{16}$ à une distance de 13'',5. La combinaison est donc égale à celle d'une lunette hollandaise ou de Galilée. Dans l'aphakie, nous trouvons l'œil sous la simple forme d'une lentille d'une distance focale de 10'' à 20'', tandis que l'œil hypermétrope joue le rôle d'un oculaire. Les yeux fortement hypermétropes peuvent aussi s'en servir n'étant pas aphakiques.

Dans les théories et calculs précédents nous avons admis que, dans l'aphakie, le pouvoir d'accommodation n'existe pas. Il est important de savoir si nous avons le droit de le faire. Car s'il peut être prouvé que dans l'aphakie il ne subsiste pas trace du pouvoir d'accommodation, cette conclusion paraîtrait légitime que ce pouvoir dépend exclusivement d'un changement de forme du cristallin. Jusqu'ici cette question n'a pas été sévèrement examinée. Il est vrai que Thomas Young avait déjà, dans quelques cas d'aphakie, examiné l'œil au point de vue de son pouvoir d'accommodation; mais les yeux qu'il put examiner ne se portaient pas particulièrement bien, et de plus, il crut que le résultat ne prouvait que d'une manière passablement satisfaisante l'absence du pouvoir d'accommodation. De Graefe, au contraire, trouva qu'il restait quelque chose du pouvoir d'accommodation. Il remarque pourtant, que ceux qui donnaient les réponses les plus exactes et les plus concordantes présentaient la moindre amplitude.

Quelles que choses que nous trouvions notées çà et là sur la présence d'une amplitude considérable d'accommodation, dans l'aphakie, elles prouvent seulement que les auteurs n'avaient pas idée juste du degré de netteté de la vision, même dans l'accommodation imparfaite.

Mes recherches m'ont convaincu que dans l'aphakie, il ne subsiste pas la plus petite trace du pouvoir d'accommodation. Chez les vieillards, lorsque l'acuité de la vision est imparfaite, les observateurs pensent parfois pouvoir démontrer l'existence d'une certaine amplitude d'accommodation; mais chez les jeunes gens, qui ont la pupille parfaitement transparente et une grande acuité de vision, et chez lesquels, précisément, nous pouvions nous attendre à trouver quelque reste du pouvoir d'accommodation, il est tout à fait évident que celui-ci est entièrement perdu.

Un jeune homme, doué d'une acuité de vision parfaite et même extraordinaire, qui était lui-même intéressé à cette recherche, avait eu une cataracte congénitale que j'avais opéré aux deux yeux avec le plus grand succès. Avec des verres de $\frac{1}{3}$, placés à 5''' de l'œil, il voyait à une grande distance un point lumineux assez rond et parfaitement défini. Une mire fut placée entre l'un des yeux et le point lumineux, et lorsqu'il regardait la mire avec des lignes visuelles convergentes, le point lumineux ne variait pas ou devenait, tout au plus, plus petit et plus distinct sans changer de forme. Si la lentille était 1/4''' plus ou moins près de l'œil, le point lumineux éloigné cessait d'être un point défini et rond, il s'allongeait dans une direction pour prendre la forme d'une ligne; alors même avec le plus puissant effort et la plus puissante convergence vers le point de mire, la ligne lumineuse devenait seulement un peu plus courte sans qu'il parût jamais de point. Ce raccourcissement, aussi bien que la diminution du point nettement vu, dépendait d'un resserrement de la pupille qu'on pouvait observer directement. L'expérience fut répétée séparément pour chaque œil avec le même résultat. Il était facile d'observer, derrière la plaque noire qui, dans ces essais, était placée devant l'un des yeux, la déviation de cet œil pendant que la vision se portait alternativement sur la mire et sur le point lumineux éloigné.

La force de cette expérience ne laisse donc rien à désirer. Il n'existait aucune accommodation. Néanmoins, dans ce cas aussi, un petit espace de vision distincte fut observé, en examinant à l'optomètre, — preuve que nous ne pouvons en conclure à l'existence du pouvoir d'accommodation.

Dans un autre cas semblable, chez un homme jeune et intelligent, l'absence totale de pouvoir d'accommodation fut prouvée de la même manière. Dans ce cas, il fut en outre constaté que, si un point lumineux était nettement vu à distance, au travers d'une lentille donnée, l'addition d'une lentille de $\frac{1}{180}$ ou de $-\frac{1}{180}$ $\left(\text{par la combinaison de } \frac{1}{30} \text{ avec } -\frac{1}{36} \text{ ou de } \frac{1}{36} \text{ avec } -\frac{1}{30}\right)$ produisait le changement bien connu dans le point lumineux : le malade affirma constamment qu'avec $\frac{1}{180}$, le point lumineux formait une courte ligne verticale, et avec $-\frac{1}{180}$ une courte ligne horizontale. D'un autre côté, la convergence des lignes visuelles, avec l'effort pour voir les objets rapprochés, n'était pas suivie du plus petit changement de forme ; en conséquence il n'y avait pas de raison pour supposer l'existence du pouvoir d'accommodation. Je dois ajouter qu'au moment où il dirigeait toute son attention vers la mire, un changement réel s'observait encore dans la netteté du point lumineux en poussant soudainement devant lui une lentille de $\frac{1}{180}$ ou de $-\frac{1}{180}$. Dans la suite j'ai, à différentes reprises, renouvelé une pareille expérience, dans laquelle des verres de $\frac{1}{300}$ ou de $-\frac{1}{300}$ $\left(\text{une combinaison de } \frac{1}{50} \text{ avec } -\frac{1}{60} \text{ ou de } \frac{1}{60} \text{ avec } -\frac{1}{50}\right)$ produisaient un changement évident dans la forme du point lumineux, tandis qu'en faisant varier la convergence, et en s'efforçant d'accommoder, aucun changement n'avait lieu. L'amplitude d'accommodation monte donc dans l'aphakie, même dans un œil jeune, à moins d'un $\frac{1}{300}$, et peut donc être considérée $= o$. Aussi pouvons-nous être étonné de ce que Jæger, qui connaît ces recherches, parle encore d'accommodation dans l'aphakie.

L'absence complète de pouvoir d'accommodation peut faire penser à tort que dans l'aphakie des verres de différents foyers sont nécessaires pour chaque distance. Il n'en est heureusement pas ainsi. Il subsiste un pouvoir d'accommodation dont le mécanisme est extrêmement simple. La restriction, c'est que la main doit chez eux accomplir la partie active. Le pouvoir d'accommodation auquel j'ai fait allusion consiste dans le changement de la distance du verre à l'œil.

La lentille placée devant l'œil a été mise pour remplacer le cristallin. Elle peut aussi se charger de l'accommodation. Elle ne peut changer de forme comme le cristallin dans l'œil, mais elle fonctionne conformément à la vieille théorie, d'après laquelle on faisait dépendre le pouvoir d'accommodation d'un déplacement du cristallin. J'enseigne à tous ceux qui souffrent de l'aphakie à accommoder de cette manière. Soit $F_1 = l'\varphi'$ (fig. 118, A), la distance focale de la lentille exigée pour la vision à distance, soit la

Fig. 118.

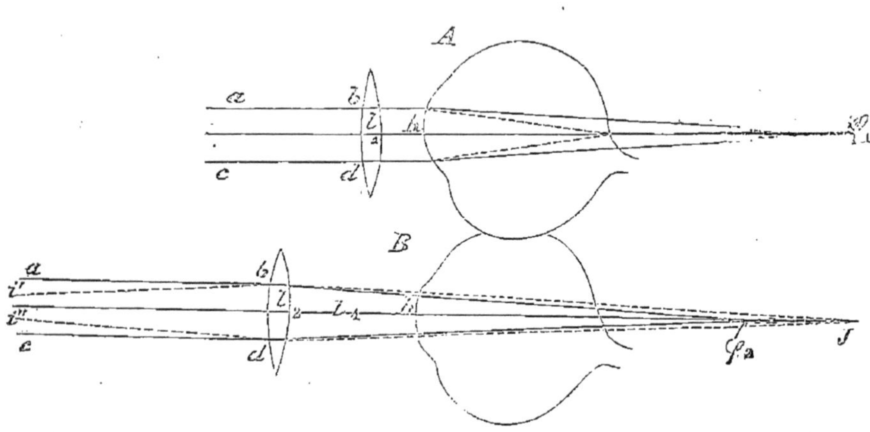

distance l, $h = x$: alors les rayons $a\ b$ et $c\ d$, réfractés en h par la cornée (lignes pointées), se rencontreraient sur la rétine et convergeraient vers φ_1 à $F_1 - x$ derrière la cornée. Si maintenant la même lentille est de plus reculée d'une distance $l_1\ l_2 = x'$ (voyez fig. B), φ_1 s'éloigne également jusqu'à φ_2 ($\varphi_2\ j = l_2\ l_1 = x'$). Nous savons maintenant que les rayons, pour être amenés par réfraction de la cornée sur la rétine, doivent être dirigés vers j (correspondant à φ_1 de A). En conséquence, ils doivent provenir d'un point i situé à une distance finie, d'où les rayons $i'\ b$ et $i''\ d$ sont supposés diverger et dont j est le foyer conjugué. Nous trouvons donc la distance $i\ l^2 = y$ de la formule :

$$\frac{1}{F_1} - \frac{1}{F_1 + x'} = \frac{1}{y}.$$

Pour trouver la distance de la vision distincte à la cornée, nous devons ajouter à y la distance $l_2\,h = x + x'$ de la lentille à l'œil.

Dans la position ordinaire, le verre est à environ un demi-pouce de l'œil, et les verres peuvent facilement descendre un pouce plus loin sur le nez. Si maintenant une personne, pour voir à distance, a besoin de verres de 1 : 3 1/2 placés à un demi-pouce de l'œil, mettez les lunettes un demi-pouce plus loin et le mode de calcul précédent montre qu'il y a eu accommodation pour la distance de 29''; mettez-les encore un pouce plus loin et le point de la vision distincte sera à 17 1/4''. Si des verres de 1 : 3, placés à un demi pouce de l'œil, sont nécessaires pour la vision à distance, alors, en mettant les verres à un pouce le point de la vision distincte sera à 22'', en les mettant à 1 1/2'', il sera à 13 1/2'', et quelques personnes lisent alors extrêmement bien.

Malgré ce pouvoir artificiel d'accommodation il est en général sage de donner dans l'aphakie deux paires de lunettes, l'une pour la vision à distance, l'autre pour la vision des objets rapprochés. Chaque paire de lunettes peut se charger d'une partie de l'étendue d'accommodation désirée, et le déplacement nécessaire peut être alors très-léger. Mais pour lire ou écrire quoi que ce soit pendant un instant, on déplace simplement, autant qu'il est nécessaire, les lunettes qu'on porte habituellement pour la vision à distance.

Si, avec un bon pouvoir de vision, l'aphakie existe dans les deux yeux, nous devons faire grande attention à la distance mutuelle des axes des deux verres. Le plus grand soin est alors nécessaire afin d'éviter dans certaines circonstances la vision double. Parfois j'ai été obligé de faire tailler les verres exprès, surtout lorsque les yeux étaient particulièrement rapprochés l'un de l'autre. Une fois aussi, j'eus l'occasion de voir, pour la vision rapprochée, une insuffisance des muscles droits internes, qui fut complétement corrigée en modifiant la distance des axes. La connaissance des lois générales doit être ici notre guide dans chaque cas particulier.

Enfin, une altération de courbure de la cornée, ce qui se voit surtout après un prolapsus de l'iris consécutif à l'opération, exige une position oblique du verre, j'en parlerai avec plus de détails en traitant de l'astigmatisme.

Un mot, pour conclure, sur l'examen à l'ophthalmoscope dans l'aphakie. En général, dans cette affection il existe un haut degré de H. Si les rayons pour former un foyer sur la rétine doivent converger vers un point situé à 3'' derrière la cornée, les rayons partant de la rétine dans une direction divergente paraîtront, après avoir été réfractés sur la surface antérieure de la cornée, venir d'un point situé à 3'' derrière la cornée. Avec une myopie de presque 1/3, l'observateur peut donc encore examiner la rétine à l'image droite. On comprend, en outre, que pour voir le fond de l'œil nettement dans l'aphakie, dans un œil ordinaire, un œil emmétrope doit ou s'éloigner ou employer des verres positifs. On peut aussi combiner les deux méthodes. Pour l'oculiste, il est important d'être averti de tout changement dans son pouvoir d'accommodation et de pouvoir, en toutes circonstances, relâcher complétement et volontairement son pouvoir d'accommodation. Grâce à ce relâchement total l'œil emmétrope voit avec une parfaite netteté le fond de l'œil dans l'aphakie au moyen de verres de 1:5, tenus à environ 2'' de l'œil observé. Les rayons paraissent alors provenir d'un point placé à trois pouces derrière la cornée, et l'œil examiné a donc besoin de verres de 1:3 1/2 à 1/2'' de la cornée pour être accommodé aux rayons parallèles, c'est-à-dire à distance.

Nous pouvons ainsi, d'après l'observation à l'ophthalmoscope, déduire la force des verres convenables. Ceci ne présente cependant pas d'avantage essentiel. Le malade constate lui-même, avec plus de précision qu'on ne saurait le faire à l'ophthalmoscope, les verres qui conviennent pour la vision à distance, et il décide en général avec une grande exactitude à quelle distance et avec quelle inclinaison des verres un point lumineux éloigné se voit le plus nettement. Mais l'observation est importante à un autre point de vue. En effet, on sait que dans l'œil emmétrope toute la courbure de la rétine est placée sur la surface focale du système dioptrique. En examinant l'image droite, nous voyons à l'ophthalmoscope sans faire varier l'accommodation, même les parties excentriques de la rétine et dans l'œil excisé d'un lapin blanc, j'ai vu des images définies des objets éloignés apparaître à travers toutes les parties de la sclérotique qui sont doublées par la rétine.

D'après Thomas Young l'union des rayons sur la surface de la rétine était liée à la structure la meilleure du cristallin. Elle a certainement de l'influence. Nous pouvons, en effet, nous assurer, comme on pouvait le conclure à priori, que la rétine, lorsqu'il y a aphakie, n'est pas visible avec une netteté égale, dans toutes les directions, avec la même lentille, à moins que l'observateur ne fasse varier son accommodation ou sa distance de l'œil.

Une autre chose est de savoir si les objets perceptibles au fond de l'œil subissent aussi un changement lorsque nous regardons dans l'œil en formant avec l'axe visuel un angle assez grand. Je me suis assuré qu'il en était réellement ainsi. Si nous dilatons la pupille dans les cas où il existe au fond de l'œil des objets facilement visibles et nettement définis; par exemple, lorsqu'il existe sur la rétine des dépôts circonscrits de pigment, nous voyons les mêmes objets s'allonger et se raccourcir dans les différents sens sous l'influence de légères différences de direction qui permettent de continuer à les voir. Il me semble que de la même manière, la forme d'une image excentrique doit s'écarter de celle produite par le même objet sur la rétine et près de l'axe de l'œil. La direction de la projection doit être modifiée en conséquence, tandis que les objets continuent d'être vus indirectement dans leur vraie forme. Or, il est digne de remarquer que dans un cas de dépôt pigmentaire sur la rétine, ce changement de forme qui se produit en regardant dans l'œil suivant différentes directions, cessa de se produire après l'extraction du cristallin ou du moins ne se produisit qu'à un très-faible degré. Nous devons donc admettre que dans l'aphakie, la vision indirecte a subi une modification en ce sens, que la forme des objets est représentée plus correctement sur la rétine et que pour ce même motif la projection se fait moins exactement; d'ailleurs avec l'usage de verres assez forts, tels qu'ils sont généralement exigés, cette remarque perd de son importance, car en faisant usage de pareils verres il ne peut se produire en aucune façon des images nettement définies sur les parties excentriques de la rétine.

Dans les six pages consacrées à l'historique de l'hypermétropie, M. Donders attribue à Janin, Ware Ruete, Stellwag v. Carion et à lui-même, l'honneur d'avoir successivement fait avancer la science. L'obligeance de M. Giraud-Teulon nous met à même de reproduire quelques passages de Janin (1), auxquels M. Donders fait allusion.

« Tous les physiologistes et les physiciens ont dit qu'il y a trois sortes de vue, » savoir : la myope, la presbyte, et la vue parfaite. De ces trois espèces de vue, il » n'y en a que deux de naturelles : qui sont, la vue ordinaire et la myope ; car la » presbyte n'est qu'accidentelle, puisqu'elle n'affecte que les vieillards........ Je » ne sache pas qu'aucun auteur ait fait mention d'aucune autre espèce de vue natu- » relle : cependant il en existe; mais on doit les considérer comme des phénomènes, » ou des écarts de la nature. L'observation suivante en est un exemple. ...... » Quoique les yeux du sieur Silva représentassent, par leur grande sphéricité, des » yeux myopes, ils ne l'étoient cependant pas, puisque les lunettes concaves, bien » loin de lui être favorables, lui causoient au contraire une plus grande confusion » dans l'objet apperçu ; il n'y avoit que les lunettes qu'on appelle mi-cataractes, qui » lui fussent utiles, ce qui fait présumer, avec quelque espèce de raison, que le vice » de son organe a beaucoup d'analogie avec l'œil d'une personne qui a souffert » l'opération de la cataracte.... »

Reproduisons également quelques lignes du mémoire souvent cité de Young (2).

« Pour finir, je récapitulerai les principaux objets et résultats des recherches que

(1) Jean Janin, *Mémoires et observations anatomiques, physiologiques et physiques sur l'œil*. Lyon et Paris, 1772, p. 429.

(2) *On the Mechanism of the Eye*, in *Philos. Transact.* for 1801, p. 23, et in *Miscellaneous Works of the late Th. Young*, edited by G. Peacock, t. I, p. 12.

» je me suis permis d'exposer en si grand détail à la *Société royale*..... 7° D'examiner quelles conclusions on peut tirer des expériences faites jusqu'à ce jour sur » des personnes privées du cristallin ; de pousser plus loin cette étude conformément » aux principes indiqués par le Dr Porterfield ; et de confirmer son opinion de » l'entière impossibilité où se trouvent ces personnes de changer l'état de réfraction » de l'organe. 8°..... »

CHAPITRE VII.

MYOPIE.

§ 26. — Détermination dioptrique, diagnostic, degrés, fréquence, hérédité, développement avec l'âge.

Nous avons déjà considéré la myopie comme l'état opposé à H. Dans cette dernière, le foyer du système dioptrique est en arrière ; dans M, au contraire, il est en avant de la rétine ; autrement dit, des rayons parallèles (fig. 119, *aa* et *bb*), venus de l'infini, s'unissent dans l'œil myope,

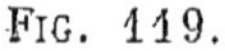

Fig. 119.

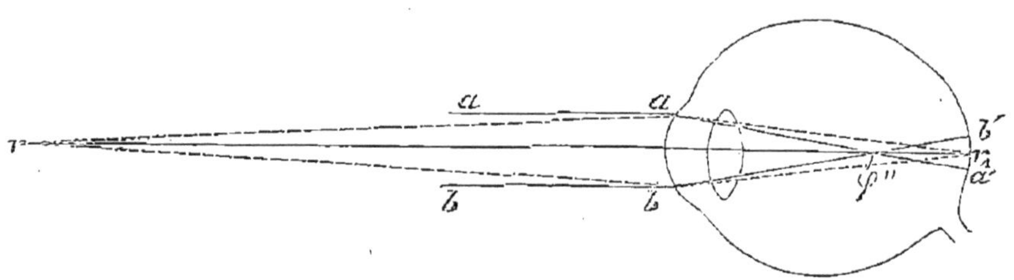

en avant de la rétine, en φ'', et chaque point situé à l'infini forme sur la rétine un cercle de diffusions (a' b') de rayons, qui se sont déjà coupés. D'où il résulte que, pour s'unir sur la rétine en r_1, des rayons doivent partir du point r situé à une distance finie, et doivent donc tomber en divergeant sur la cornée (voyez les lignes pointées).

Ce qui précède est vrai de l'œil à l'état de repos. Par la tension de l'accommodation, l'œil emmétrope, et généralement même l'œil hypermétrope, peut former son foyer des rayons parallèles en avant de la rétine ; mais il ne devient pas myope pour cela. Même lorsque, par un spasme de l'accommodation, le foyer vient à se former en avant de la rétine, et que le relâchement n'est pas possible, on ne saurait dire que l'œil est myope. M dépend, justement comme H, de la structure de l'œil, indépendamment de l'accommodation (celle-ci étant complétement relâchée).

En général, M se reconnaît facilement. La règle est, que les objets rapprochés se voient distinctement, tandis qu'à distance, la vision est, au contraire, diffuse. Dès que des lettres d'une grandeur double ne se reconnaissent pas à une distance double, nous sommes, en général, autorisés à admettre l'existence de M. Le critérium consiste d'ailleurs en ceci : qu'avec des verres concaves la vision à distance devient plus nette. Ce n'est cependant pas vrai de tous les verres concaves. Dans les plus légers degrés de M, la vision est même pire avec de forts verres concaves que sans verres, et dans les plus hauts degrés de M, l'effet de verres concaves faibles est à peine perceptible. La question est donc de savoir avec quels verres nous devons, dans un cas particulier, commencer nos recherches, afin de nous convaincre de l'existence de M ; cette question est résolue par les premières épreuves de la vue. Par ces épreuves, en effet, nous apprenons quelle est à peu près la distance R du *punctum remotum* de la vision distincte. Presque toujours le myope se présente à nous en disant qu'il voit bien les objets rapprochés, tandis qu'il distingue difficilement à distance, et si nous mettons alors dans ses mains un livre avec de fins caractères, par exemple I ou II des échelles typographiques de Snellen, la distance qu'il choisit lui-même indique à peu près son *punctum remotum.* Nous lui faisons cependant éloigner le livre jusqu'à ce qu'il lise moins facilement et voie même des lettres quelque peu plus grosses moins distinctement, et nous estimons la distance à laquelle commence la diminution d'acuité. Si cette distance est de 6″, nous essayons d'abord des verres de $-\frac{1}{6}$; si elle est de 10″, des verres de $-\frac{1}{10}$, etc. Presque invariablement la vision à distance devient meilleure : les CC à XX de la table, et même les caractères au-dessous, seront reconnues à une distance où elles ne sont pas distinguées sans verres, et l'existence de M est ainsi prouvée. L'explication en est simple : à 6″, à 10″, la vision est distincte ; par des verres de $-\frac{1}{6}$, de $-\frac{1}{10}$, les rayons parallèles venus d'objets situés à l'infini acquièrent la même direction que s'ils venaient d'un point situé à 6″ ou 10″ du verre (voyez § 5), et il est ainsi devenu possible de distinguer à une grande distance.

Cherchons maintenant immédiatement, et avec plus de précision, le degré de M ; autrement dit, déterminons R, distance de r à k'. C'est ce que l'on trouve en cherchant le *verre négatif le plus faible* avec lequel la vision est aussi nette que possible. Pour atteindre rapidement ce résultat, nous plaçons les verres supposés convenables dans un porte-verres, nous faisons regarder au malade avec ces verres la table déjà mentionnée, nous plaçons ensuite des verres plus faibles devant les yeux en levant le porte-verre un peu avec les doigts ; nous demandons alors s'ils rendent la vision aussi ou même plus nette ; s'il répond oui, nous les plaçons dans le porte-verres, et nous les comparons de la même manière avec des verres quelque peu plus faibles, répétant l'épreuve jusqu'à ce qu'on nous réponde que la vision n'est pas aussi nette qu'avec les verres essayés en dernier lieu. Nous devrions même encore essayer des verres plus faibles, et ne nous arrêter que lorsqu'on nous dirait qu'avec eux la vision est bien moins nette : l'expérience nous a en effet appris que nous ne saurions prendre trop de précautions ; car, avec une bonne accommodation, l'action de verres trop forts est assez facilement surmontée, et, puisque pour de très-petites différences de force, la vue reste à peu près la même, cette égalité peut mener à dire que la vision est moins nette. Ainsi, j'ai vu avec $M = \frac{1}{16}$, $-\frac{1}{8}$, préféré à $-\frac{1}{9}$ ou $-\frac{1}{10}$, quoiqu'à la fin $-\frac{1}{16}$ fût prouvé suffisant. — Assez fréquemment, cependant, les verres primitivement essayés sont trop faibles, auquel cas les verres plus faibles qu'on leur compare sont immédiatement rejetés. C'est ce que nous rencontrons principalement chez les myopes d'un certain âge, qui préfèrent lire à une distance comparativement grande ; tandis que les myopes très-jeunes et possédant encore un grand pouvoir d'accommodation, amènent facilement l'objet à la distance de leur *punctum remotum* et font ainsi soupçonner, à la première épreuve, un plus haut degré de M. Si nous avons trouvé que, pour atteindre une plus grande acuité de vision, un verre plus fort est nécessaire, nous en essayons de plus forts jusqu'à ce qu'ils ne produisent plus d'amélioration, et nous essayons alors une fois de plus si un verre quelque peu plus faible ne donne pas un résultat également satisfaisant. De cette manière, notre but est enfin atteint. — Nous avons déjà fait observer que la distance de l'œil à laquelle on tient le verre a une influence sur son action. Tandis qu'un verre convexe éloigné de l'œil agit davantage et plus fortement, le résultat inverse s'obtient avec les verres concaves. Ce fait est évident : des rayons parallèles réfractés par un verre concave paraissent provenir d'un point situé *au-devant du verre* à une distance égale à la distance focale, ce point est donc à une distance de l'œil égale à la distance focale plus la distance du verre à l'œil. Ainsi un verre de $-\frac{1}{8}$ tenu à un pouce de l'œil est égal à un verre de $-\frac{1}{9}$, avec cette différence que les images sont plus petites : $-\frac{1}{9}$ sera donc choisi s'il est tenu un pouce plus près de l'œil. Nous pouvons maintenant souvent, et avec avantage, faire usage de l'influence de la distance sur l'action des verres, pour voir rapidement si le verre essayé est trop fort ou trop faible. S'il est trop fort, il n'y a pas de désavantage à l'éloigner un peu; s'il est trop faible, le malade le tiendra plutôt appliqué sur l'œil. Nous ne devons cependant pas nous fier trop à ce fait. Ainsi le myope, qui a un bon pouvoir d'accommodation, tiendra de préférence un verre même trop fort appliqué sur l'œil, parce que les images rétiniennes deviennent ainsi plus grosses. Donc, lorsque la vision est bonne ou meilleure, en éloignant le verre, nous pouvons conclure que celui-ci est trop fort, et non *vice versâ*. En tout cas, nous ne nous tiendrions pas pour satisfait que nous n'ayons déterminé le verre le plus faible qui, appliqué sur l'œil, est tout à fait suffisant. On connaît ainsi le degré de M et en même temps l'acuité de la vision (voyez § 9). — Cette recherche peut être faite en général sur les deux yeux en même temps; presque toujours leur M est suffisamment égale, et l'on peut en un moment vérifier sur chacun des yeux ce qui a été trouvé sur tous deux. Mais si nous avons quelque raison de soupçonner à priori l'inégalité de M dans les deux yeux, ou si nous obtenons des réponses confuses aux premiers essais, nous pouvons commencer ces essais par un œil et ensuite comparer l'autre. Nous commencerions toujours par l'œil que le malade lui-même appelle le meilleur, l'autre serait doucement fermé avec la main.

Beaucoup de personnes trouveront peut être les instructions précédentes ennuyeuses et trop minutieuses. Elles sont cependant incomplètes à beaucoup d'égards, en sorte qu'au risque d'encourir le déplaisir de mes lecteurs, je prendrai la liberté de faire ressortir quelques autres sources d'erreur. Qu'on se souvienne qu'une détermination incorrecte du degré de M peut faire courir aux yeux de grands dangers.

D'abord, quelques personnes pensent, quoiqu'elles ne soient pas myopes, qu'elles voient mieux les objets distants avec des verres concaves : les dimensions plus petites des lettres et autres objets les flatte si agréablement qu'elles se sentent portées à vanter leur netteté. Nous ne devons donc jamais nous contenter de cette déclaration : » Je vois mieux »; mais nous devons nous assurer de son exactitude en faisant nommer les lettres.

Dans quelques cas, *les objets se distinguent réellement mieux en employant des verres concaves, quoique l'œil soit exempt de* M. C'est ce que nous rencontrons spécialement dans les opacités nuageuses de la cornée, lorsque le rétrécissement de la pupille, résultat de l'accommodation rendue nécessaire par le verre concave, diminue la diffusion de lumière. Particulièrement, lorsque l'opacité est locale et placée de telle sorte qu'elle ne trouble la vision directe que si la pupille est dilatée, la constriction de la pupille produite par un verre concave donne une amélioration considérable du pouvoir de vision. Il est inutile de dire que l'existence d'une amplitude suffisante d'accommodation est ici le *sine qua non* pour obtenir de l'amélioration par l'emploi de verres négatifs. — En outre, on devrait prendre garde de confondre avec M le spasme du muscle ciliaire, dans lequel l'accommodation ne peut être relâchée jusqu'à E, quoique dans ce cas la vision des objets distants soit améliorée par des verres négatifs. Je reviendrai sur ce sujet en parlant des troubles d'accommodation. Il suffit de constater ici que l'apparition soudaine du trouble en rapport avec d'autres phénomènes (spécialement le myosis), nous amènera à soupçonner l'existence du spasme, qui se vérifie facilement au moyen de la paralysie par l'atropine. Nous verrons, en outre, qu'un certain degré de spasme se combine assez fréquemment avec les troubles d'une forte myopie, et fait estimer trop haut le degré de M.

D'un autre côté, *une myopie qui existe réellement n'est pas toujours indiquée par une recherche ordinaire.* Ceci dépend de plusieurs causes. On doit en première ligne noter la diminution de S (acuité). Si, comme nous l'avons vu (§ 21), sans qu'il existe d'hypermétropie, on choisit parfois un verre convexe pour la vision à distance, parce que l'avantage de l'amplification des images peut contrebalancer le désavantage de diminution d'acuité; de même, s'il y a de la myopie, on rejettera un verre concave qui diminue la grandeur et ajoute peu à la netteté des images. Toujours aussi, dans les plus hauts degrés de M, un verre trop faible est préféré à un verre qui la neutraliserait complétement, et souvent la vision en est meilleure; ceci dépend en partie de la diminution de S, en partie de ce fait que les cercles de diffusion se trouvent être particulièrement petits par rapport au degré de M que laisse subsister la correction imparfaite (voyez la *Vision des myopes*). — En second lieu, on doit noter la petitesse de la pupille. Plus elle est petite, moins les cercles de diffusion causent de trouble dans l'accommodation imparfaite; on s'explique ainsi pourquoi, avec une atrésie incomplète de la pupille, avec une très-petite pupille artificielle, ces deux états, accompagnés d'une diminution de S, et même encore avec une constriction sénile de la pupille, la neutralisation d'un certain degré de M ne présente en général pas d'avantage, et pourquoi, dans de pareils cas, la neutralisation peut nous échapper très-facilement. Nous devons prendre un soin particulier, en essayant les verres, que les paupières ne soient pas serrées les unes contre les autres, comme le font habituellement les myopes, afin que les cercles de diffusion ne soient pas ainsi diminués.

Après l'examen avec des verres vient l'examen à l'ophthalmoscope. Nous en avons déjà parlé d'une manière générale (§ 9). Si la pupille est large, l'oculiste peut déterminer de hauts degrés de M par l'image droite; avec une pupille plus étroite ce serait plus difficile, et l'examen de l'image renversée convient mieux, quoique le degré de M ne se détermine pas avec précision par cette méthode. L'examen à l'ophthalmoscope rend des services essentiels dans la détermination du degré de myopie : 1° lorsque l'œil ne voit plus et que la nature de sa maladie peut être liée à sa structure (Helmholtz (1) a déterminé la myopie dans un pareil cas ; j'ai eu souvent l'occasion de donner un pronostic favorable pour le second œil, parce que l'ophthalmoscope m'avait montré que l'œil perdu avait été fortement myope) ; 2° lorsqu'il y a diminution de l'acuité, on commence par employer l'ophthalmoscope qui nous donne alors directement des renseignements assez exacts sur l'amétropie existante : au premier regard jeté dans l'œil à une certaine distance, il est évident que dans la forte M, l'image renversée se tient devant l'œil ; 3° lorsque nous voulons déterminer le degré de M dans la vision indirecte, ou constater l'existence d'une myopie localement exaltée par la présence d'un staphylôme ; dans ces deux cas, l'examen avec des verres nous fait défaut ; 4° lorsqu'on soupçonne une M simulée ou cachée ; 5° chez les enfants dont on n'a pas à attendre de réponses correctes.

Le degré de M, comme nous l'avons déjà vu (§ 8), s'exprime :

$$\mathrm{M} = \frac{1}{\mathrm{R}}$$

R est la distance du *punctum remotum* r au point nodal k' de l'œil situé à environ $\frac{1''}{4}$ derrière la cornée. La position de r se trouve en déterminant le verre qui neutralise M ; il est en avant du verre à une distance égale à la distance focale. Si, par exemple, le verre exigé $= -\frac{1}{12}$, r est à $12''$ en avant du verre, et si le verre est à $\frac{1''}{4}$ en avant de l'œil et par conséquent à $\frac{1''}{4} + \frac{1''}{4} = \frac{1}{2}$ en avant de k', r est à $12\frac{1''}{2}$ de k', et, par conséquent, $\mathrm{R} = 12{,}5$ et $\mathrm{M} = \frac{1}{12{,}5}$ (voyez § 5).

Nous comprenons parfaitement que la distance r (du verre à k') n'a que peu d'importance lorsque le verre est faible : il est en effet presque indifférent qu'un verre de $-\frac{1}{30}$ soit à $\frac{1''}{2}$ plus ou moins près de l'œil, posi-

(1) *Beschreibung eines Augenspiegels*. Berlin, 1851, p. 38.

tions qui le font au plus varier de $-\frac{1}{30,5}$ à $-\frac{1}{31}$. Mais une différence de $\frac{1''}{2}$ acquiert à distance beaucoup d'importance, lorsqu'il est question de verres forts, par exemple de verres de $-\frac{1}{2}$ agissant alors comme des verres de $-\frac{1}{2,5}$ ou de $\frac{1}{3}$. On peut donc sur les verres forts, selon la manière que nous venons d'indiquer, utiliser la différence de netteté produite par la différence de distance, pour trouver rapidement le verre nécessaire. On doit aussi, dans la détermination de M, lorsqu'il s'agit de hauts degrés, tenir compte exactement de la distance du verre qui neutralise cette myopie. Afin qu'il ressorte de la notation que l'on a tenu compte de cette distance, nous avons l'habitude de l'ajouter séparément après un $+$, et d'écrire, par exemple, $M = \frac{1}{3 + \frac{1}{2}}$, ce qui signifie qu'un verre de $-\frac{1}{3}$ à $\frac{1''}{2}$ de k' était nécessaire pour neutraliser M.

Les plus forts verres concaves que l'on rencontre dans les boîtes sont de $-\frac{1}{2}$. Avec eux, nous pouvons au plus neutraliser $M = 1 : 2\frac{1}{3}$. Assez fréquemment, cependant, il se présente des degrés encore plus élevés de M, et pour les déterminer, nous devons placer $-\frac{1}{2}$, comme lunettes, devant l'œil, et chercher quel verre il faut en outre y superposer pour produire une neutralisation complète. Soit ce second verre $= -\frac{1}{3}$, les deux verres combinés donnent alors $-\left(\frac{1}{2} + \frac{1}{3}\right) = 1 : 1,2$; nous avons encore à ajouter la distance x du verre le plus fort à k', en sorte que avec $x = \frac{1}{2}$, M est, dans le cas supposé, $= 1 : 1,7$.

M se rencontre à tous les degrés depuis E jusqu'à $M = \frac{1}{1,3}$, et probablement plus haut encore. Les plus hauts degrés sont cependant les plus rares. Sur plusieurs milliers de myopes qui m'ont consulté, le degré de M a été noté. D'après ce relevé, la table suivante a été calculée pour mille yeux ; elle donne un tableau synoptique de la fréquence relative des différents degrés.

DEGRÉS DE MYOPIE.	NOMBRE DE CAS SUR 1000.
$16 : 24 = 1 : 1\ ^1/_3$	
$15 : 24 = 1 : 1\ ^2/_3$	3
$14 : 24 = 1 : 1\ ^5/_7$	4
$13 : 24 = 1 : 1\ ^{11}/_{13}$	3
$12 : 24 = 1 : 2$	5
$11 : 24 = 1 : 2\ ^2/_{11}$	13
$10 : 24 = 1 : 2\ ^2/_5$	16
$9 : 24 = 1 : 2\ ^2/_3$	24
$8 . 24 = 1 : 3$	47
$7 : 24 = 1 : 3\ ^3/_7$	49
$6 : 24 = 1 : 4$	68
$5 : 24 = 1 : 4\ ^4/_5$	83
$4 : 24 = 1 : 6$	110
$3 : 24 = 1 : 8$	149
$2 : 24 = 1 : 12$	171
$1 : 24 = 1 : 24$	169
$0 : 24 = 1 : \infty$	85
	999

D'abord pour commencer par les plus hauts degrés, pour chaque diminution de $\frac{1}{24}$ de M, le nombre des cas augmente. Cette augmentation devient ensuite plus lente et finit même par donner lieu à une diminution dépendant seulement de ce fait, que comparativement, un petit nombre des malades affectés de très-légers degrés s'adressent à l'oculiste. Néanmoins, je me suis efforcé, en comparant avec d'autres observations, d'exprimer approximativement la fréquence relative de E et des différents degrés de M et de H dans la population hollandaise en général (fig. 120). Sur la figure sont donnés, depuis $1 : \infty$; au-dessus, les degrés de M jusqu'à $M = 1 : 1,3$; et, au-dessous, ceux de H jusqu'à $H = 1 : 2\frac{2}{5}$ qui sont les plus hauts degrés que j'aie observés.

Les longueurs des lignes transversales correspondent à la fréquence des degrés qui leur sont joints, avec cette exception cependant, que les lignes a et a' adjacentes à $\frac{1}{\infty}$ devraient être, en réalité, 10 fois plus longues qu'elles ne sont sur la figure. Puisque la distance qui sépare les différentes lignes représente $\frac{1}{96}$, la longueur de la ligne a (multipliée par 10), la première au-dessus de 1 : ∞ représente le nombre de cas entre E et M $= \frac{1}{96}$; la longueur de la deuxième ligne représente le nombre de cas compris entre M $= \frac{1}{96}$ et M $= \frac{1}{48}$; la longueur de la troisième ligne les cas de M $= \frac{1}{48}$ à M $= \frac{1}{32}$, etc. — Les lignes situées au-dessous de $\frac{1}{\infty}$, la longueur de a' devant être également décuplée, représentent la fréquence des degrés d'hypermétropie exprimés par les mêmes chiffres.

De ce tableau, il ressort maintenant que dans les plus légers degrés, H

Fig. 120.

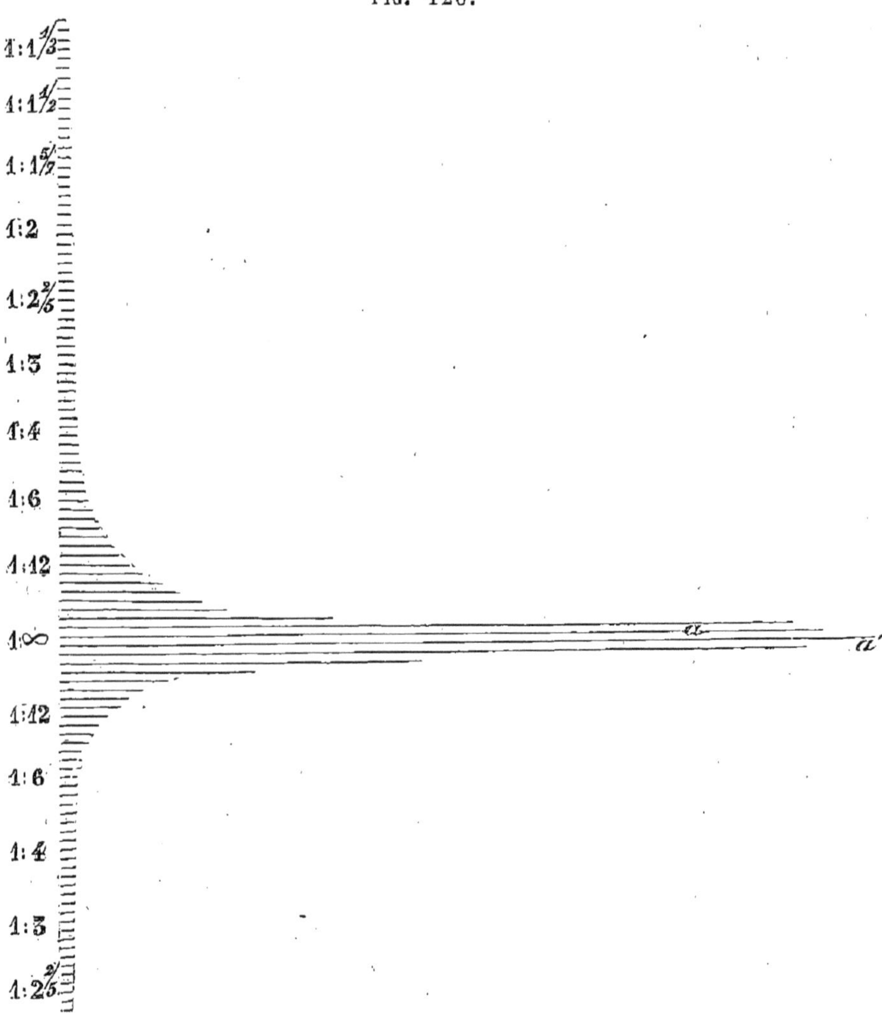

se présente plus fréquemment que M, tandis que le contraire a lieu dans des degrés plus hauts : M $= \frac{1}{24}$ est déjà plus fréquent que H $= \frac{1}{24}$. Les plus hauts degrés de ces deux états sont si rares, qu'ils ne peuvent être exprimés que par un point. D'après ce tableau, il est évident que l'œil emmétrope est l'œil normal. Si nous confondons en une seule ligne, sous le nom d'emmétropie, des degrés presque imperceptibles de $M = \frac{1}{96}$ et de $H = \frac{1}{96}$, cette ligne atteint une longueur de $1^m,650$, tandis que toutes les autres lignes qui représentent M et H, mises bout à bout ne représentent qu'une longueur de 350^{mm}; et même leur longueur se réduit à 200 contre 1800, si nous comptons comme emmétropie la myopie et l'hypermétropie jusqu'à $\frac{1}{48}$.

La position sociale a une grande influence sur la répartition de M. Il est remarquable de voir dans mes observations de malades privés (qui sont plus riches), combien M prédomine, tandis que c'est H, au contraire, qui prédomine chez mes malades d'hôpital. Pour être exact, je dois dire que les malades dans une position aisée ne sont pas beaucoup moins sujets à H, mais le sont beaucoup plus à M. Il est d'ailleurs d'observation générale que les habitants des villes souffrent plus de M que ceux de la campagne. Ware (1), il y a cinquante ans, dirigea son attention sur ce fait. « J'ai pris des informations », dit-il, « près des chirurgiens des trois régiments de Foot-Guards, qui forment 10 000 hommes environ ; il en est résulté que la myopie, parmi les simples soldats, est presque entièrement inconnue. Il n'y avait pas eu une demi-douzaine d'hommes congédiés, pas une douzaine de recrues refusées, pour cette infirmité, dans l'espace de presque vingt ans. » A l'école militaire de Chelsea, parmi 1300 enfants, trois seulement éprouvèrent quelque gêne. Au contraire, dans les colléges d'Oxford et Cambridge, on rencontra une très-grande proportion de myopes; dans un seul collége, à Oxford, 32 sur 127. Nous trouvons cette fréquence notée par tous les auteurs qui ont écrit sur ce sujet (2). Je dois cependant faire remarquer qu'à la campagne et dans les classes les moins civilisées on observe exceptionnellement M dans certaines familles, et j'ajouterai ici, que même parmi les matelots qui n'astreignent jamais leurs yeux à regarder des objets rapprochés, j'ai trouvé un petit nombre de cas de M progressive.

D'ailleurs, je pense que M n'est pas également répartie dans tous les pays. Elle est certainement plus particulièrement spéciale aux nations cultivées.

(1) *Observations relative to near and distant sights of different persons* (*Read beford the Royal Society*, 1812).

(2) Voy. Szokalski, *Prager Vierteljahrschrift*, Bd. XVII ; von Hasner, *Klin. Vorträge über Augenheilkunde*. Prag., 1860, t. I, p. 36.

Furnari (1) nous dit qu'on ne rencontre pas de myopes chez les Kabyles, et parmi les États de l'Europe que j'ai visités, tant en ville que dans les cliniques, nulle part je n'ai relativement rencontré autant de myopes qu'en Allemagne.

Il serait très-important de posséder des statistiques exactes sur la fréquence de l'amétropie, à un âge donné, dans une certaine classe d'individus, par exemple parmi les étudiants d'une université, afin de pouvoir les comparer avec les résultats de recherches renouvelées à des époques ultérieures. Si l'on trouvait — et je ne doute pas qu'il en soit ainsi — que M est progressive dans les classes cultivées, ce serait un phénomène très-sérieux, et nous devrions rechercher avec attention les moyens d'arrêter cette progression. Non-seulement le myope n'est pas en état de s'acquitter de ses devoirs civils, non-seulement il est limité dans le choix de sa position sociale ; mais, à des degrés plus élevés, M amène des troubles du pouvoir de vision, et menace le sujet d'une cécité incurable.

La fréquence de M dans les classes cultivées montre directement sa principale cause : la tension des yeux produite par la vision des objets rapprochés. Il ne peut y avoir de doute sur ce fait. Mais l'explication n'en est pas aussi évidente. Dans la tension d'accommodation pour voir les objets rapprochés, le cristallin, nous le savons, devient plus convexe ; si la myopie dépendait aussi d'une plus grande convexité du cristallin, elle pourraît être considérée comme le résultat permanent d'un état fréquemment répété, et M s'expliquerait ainsi. Mais M dépend d'une élongation de l'axe visuel, et celui-ci demeure invariable dans l'accommodation des objets rapprochés. Comment donc expliquer cette élongation? On peut ici tenir compte de trois facteurs : 1° la pression des muscles sur le globe oculaire dans la forte convergence des axes visuels ; 2° l'augmentation de pression des fluides, résultant d'une accumulation de sang dans les yeux, dans la position inclinée; 3° les processus congestifs du fond de l'œil qui, amenant un ramollissement des tissus, même dans l'œil normal, mais plus encore par suite de l'augmentation de pression des fluides de l'œil, donnent lieu à une extension des membranes. La fréquence de l'extension au pôle postérieur, lorsque la pression est augmentée, s'explique par ce fait que les muscles ne soutiennent pas l'œil en ce point. Avec l'élasticité imparfaite des membranes fibreuses, nous comprenons, d'ailleurs, que s'il se produit une tension anormale, même imperceptible en elle-même, elle persiste chaque fois à un degré très-minime. Le fâcheux effet d'un ouvrage minutieux, effet encore augmenté par un éclairage imparfait, vient se lier aux causes déjà mentionnées : car il devient ainsi nécessaire de rapprocher l'ouvrage des

(1) *Annales d'oculistique*, t. X, p. 145.

yeux, ce qui rend la convergence plus forte, et augmente la tendance à une position inclinée de la tête, particulièrement pour la lecture et l'écriture. Dans les écoles, spécialement dans les pensionnats, où les élèves lisent le soir, et à un mauvais éclairage, des livres mal imprimés, ou écrivent avec de l'encre pâle, c'est à cette cause que l'on doit rapporter principalement l'établissement de M, qui, en effet, se développe généralement pendant ces années. Chez les horlogers, au contraire, quoiqu'ils demeurent toute la journée avec un verre grossissant à un œil, nous ne voyons pas M se développer, certainement parce qu'ils ne fixent leur ouvrage qu'avec un œil, et, par conséquent, convergent très-peu, et aussi parce qu'ils évitent généralement une position très-inclinée.

Les mêmes causes qui donnent naissance à M, sont encore plus favorables à son développement ultérieur. J'ai toujours surveillé avec soin la marche de la myopie. J'y attache une importance spéciale. Ce fait bien connu que les myopes, avec un éclairage faible, peuvent reconnaître de petits objets, et spécialement cette circonstance qu'à un âge avancé, ils n'ont pas besoin de verres pour distinguer les objets rapprochés, ont produit cette croyance générale que les yeux myopes doivent être considérés comme particulièrement forts. Beaucoup de médecins même partagent cette erreur. Mais l'oculiste n'est que trop souvent convaincu du contraire par une triste expérience. Je n'hésite pas à dire qu'un œil myope n'est pas un œil sain. Il y a chez lui plus qu'une simple anomalie de réfraction. Le caractère optique de la myopie peut être cette anomalie, le caractère anatomique est une prolongation de l'axe visuel, prolongation dépendant d'une extension morbide des membranes. Si cette extension a atteint un certain degré, les membranes sont si amincies, et leur résistance est si diminuée, que l'extension ne saurait rester stationnaire, d'autant moins que dans l'œil myope la pression des fluides est généralement augmentée. La myopie progressive consiste dans cette extension progressive qui est une véritable maladie de l'œil.

D'après ce qui vient d'être dit, on comprendra facilement que les hauts degrés de myopie sont moins propres à rester stationnaires que les degrés plus légers ; à un âge plus avancé, ils peuvent continuer à se développer, en même temps qu'augmente l'atrophie des membranes. Dans la jeunesse, presque toute myopie est progressive ; souvent alors cette progression est compliquée de symptômes d'irritation. C'est la période critique de l'œil myope : si la myopie n'augmente pas trop, elle peut devenir stationnaire, et peut même décroître dans un âge avancé ; si elle se développe à un haut degré, il est, dans la suite, difficile de lui imposer des limites. A cette période donc, les causes prédisposantes que nous avons mentionnées plus haut doivent être spécialement évitées. Je ne saurais trop insister sur ce point. Toute myopie progressive menace l'avenir. Si elle continue à être progressive, bientôt l'œil éprouvera des symptômes incommodes, deviendra moins bon, et assez souvent à l'âge de cinquante ou soixante ans, si ce n'est plus tôt, le pouvoir de vision sera irrévocablement perdu, soit par décollement de la rétine, par hémorrhagie, ou par atrophie et dégénérescence de la tache jaune. Dans un des paragraphes suivants j'aurai à traiter des tristes résultats de M.

Le nombre des myopes que j'ai examinés avec le plus grand soin monte à plus de 2500. Chaque fois, le degré de myopie a été soigneusement déterminé et noté. Si après des mois ou des années le myope me consultait de nouveau, je répétais la détermination. J'arrivai ainsi à me convaincre que presque toujours la myopie est quelque peu progressive, que telle est la règle de quinze à vingt-cinq ans, et que souvent les plus hauts degrés produisent la plus rapide augmentation. Je n'ai jamais trouvé chez les jeunes gens ni les hommes mûrs de diminution de la myopie, excepté dans les cas rares où un spasme du pouvoir d'accommodation l'avait augmentée pour un temps ; mais, dans ce cas, il n'y avait plus une simple anomalie de réfraction, mais encore une anomalie d'accommodation. Même à un âge plus avancé, on rencontre rarement une diminution du degré de la myopie. Certainement, dans l'œil myope, le système dioptrique subit le même changement que dans l'œil normal (voyez § 16) ; mais lorsqu'en même temps l'axe visuel augmente en longueur, comme il arrive très-souvent dans les yeux myopes, ce changement est complétement ou partiellement compensé, et la myopie peut même continuer à être progressive, à un âge avancé. — Ce sont les résultats d'expériences directes qui cependant, sur les mêmes personnes, n'ont duré que peu d'années. Pour se faire une idée satisfaisante du cours de la myopie pendant toute la vie, il faut avoir recours à un grand nombre d'observations de malades. J'ai attaché une grande importance à ce point quand, à l'appui de leurs assertions, les malades pouvaient me présenter des lunettes qui leur avaient suffi précédemment. Ce contrôle ne se trouvait jamais en défaut.

Lorsque de cette manière les variations ordinaires du *punctum remotum*, c'est-à-dire du degré de myopie dans ces divers âges de la vie, avaient été déterminées, il n'était pas difficile d'en conclure les variations du *punctum proximum*, comme il a été fait figures 121, 122 et 123. Pour cela, il ne fallait que connaître l'amplitude d'accommodation propre à chaque âge. Pour ce qui est de cette amplitude, je suis arrivé à conclure que chez les myopes elle est à peu près égale à celle de l'œil normal. Elle n'est moindre que dans les très-hauts degrés de myopie ; c'est ce qui peut suffisamment s'expliquer par une élongation de l'œil tout entier, et particulièrement de sa partie antérieure, qui comprend le muscle ciliaire.

Les figures 121, 122 et 123 font ressortir ces observations : leur signification, après ce qui a été dit § 16, n'a pas besoin d'être expliquée. Elles représentent trois catégories de myopie en cours de développement, telle qu'elle se présente généralement. La figure 121 est une myopie *stationnaire;* la figure 122, une myopie *temporairement progressive;* la figure 123, une myopie *progressive d'une manière permanente.*

Fig. 121.

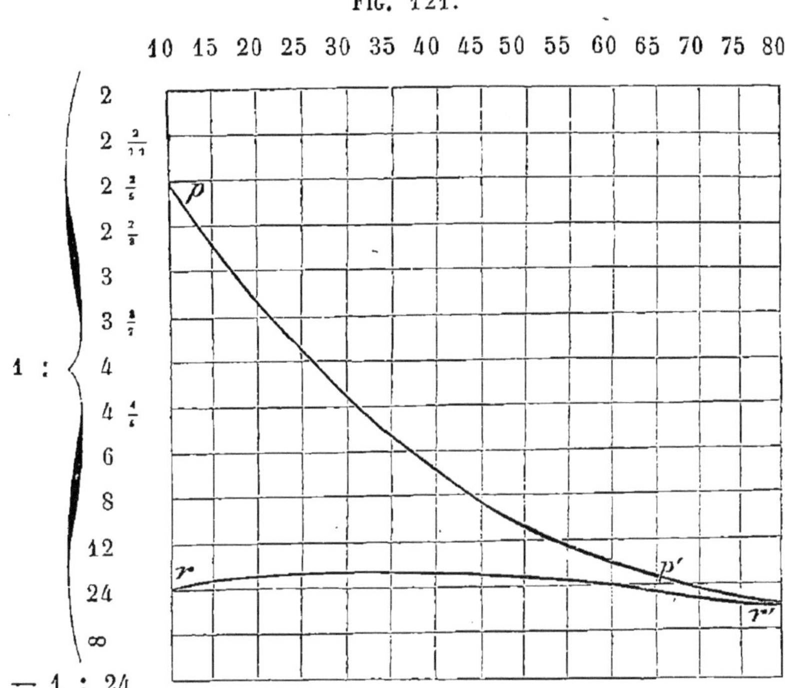

La ligne $r\,r'$, qui représente le *punctum remotum*, déterminé avec les lignes visuelles parallèles, exprime le cours de la myopie. L'amplitude d'accommodation propre à chaque âge est exprimée par la distance $r\,r'$ et $p\,p'$. Il convient de faire quelques observations sur chacune de ces catégories.

La myopie représentée figure 121 s'appelle *myopie stationnaire.* Cependant nous la voyons monter de $\frac{1}{24}$ à $\frac{1}{16}$. Comme je l'ai remarqué plus haut, une telle augmentation doit être considérée comme la règle dans les années de développement. En conséquence, si l'augmentation n'est pas plus remarquable, la myopie, en comparaison de la myopie progressive, peut s'appeler *stationnaire.* En général, les légers degrés appartiennent à cette forme. C'est pour ce motif qu'une myopie de $\frac{1}{24}$ seulement a été choisie dans la figure 121. Cependant, d'un côté, un degré de myopie primitivement haut peut demeurer stationnaire ; d'un autre, les degrés les plus légers peuvent devenir constamment progressifs et atteindre ainsi un degré très-considérable. Dans son cours le plus favorable, la myopie (fig. 121) reste presque stationnaire pendant l'âge mûr, et peut même, à l'approche de la vieillesse, diminuer un peu, comme le montre la figure ; ce qui semble cependant se présenter très-rarement. L'opinion généralement reçue, qu'avec les années le degré de myopie diminue, est une erreur basée en partie sur l'idée inexacte que le degré de myopie est déterminé par le *punctum proximum*, en partie sur le fait incontestable que la vision à une grande distance devient graduellement plus distincte, ce que l'on doit plutôt attribuer à une plus grande constriction de la pupille.

La myopie *temporairement progressive* est représentée figure 122. Dans ce cas, la progression a lieu le plus généralement de douze à vingt-

FIG. 122.

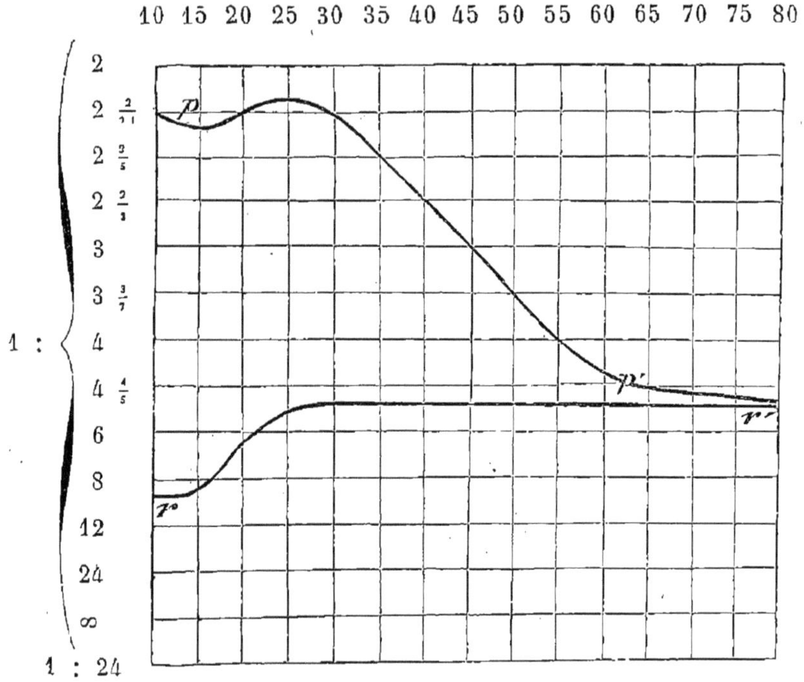

cinq ans. Il est heureux que la myopie devienne stationnaire au moins avant trente ans. Dans la figure 122, de treize à trente-cinq ans, elle monte de 1/8 à 1/5 ; c'est de dix-huit à vingt-deux ans que l'ascension est le plus rapide. Après cet âge, elle devient ici stationnaire. Il est en effet exceptionnel qu'après avoir atteint ce degré, elle devienne parfaitement stationnaire. Les hauts degrés de myopie semblent ne jamais être congénitaux, à moins que nous ne comprenions sous ce nom la buphthalmie congénitale. Je ne saurais même décider, dans les cas où la myopie est héréditaire, si elle est aussi congénitale à un certain degré. Je le crois à peine. J'ai vu trop souvent des myopies héréditaires, qui à l'âge de douze ou quinze ans existaient à un degré très-faible, par exemple 1/16, se développer dans la suite rapidement à un haut degré, de 1/5 ou 1/4, pour croire que dans les premières années elles ne puissent manquer presque complétement. D'un autre côté, j'ai vu très-rarement naître la myopie après quinze ans, jamais après vingt ans, dans des yeux qui étaient normaux. A la vérité, les malades supposent souvent que s'il en est ainsi, c'est qu'alors le léger degré primitif de myopie a été négligé. Dans ce degré primitif, tout insignifiant qu'il était, gisait le germe de l'affection ; on ne se plaint des différents symptômes qu'au moment où la myopie devient progressive. La myopie est surtout progressive lorsque, même à quinze ans, elle était assez considérable, par exemple $= \frac{1}{8}$, comme on le suppose figure 122. Le cours de myopie représenté dans cette figure doit encore être regardé comme comparativement favorable. Elle devient rarement stationnaire dans l'âge mûr ; plus rarement encore elle diminue dans la vieillesse.

Souvent elle continue à augmenter, du moins à un certain degré, et approche ainsi de la myopie *constamment progressive* représentée figure 123. Dans la majorité des cas appartenant à cette catégorie, la myopie est considérable, même à l'âge de quinze ans. On la suppose donc ici $= \frac{1}{6}$. Elle monte le plus rapidement jusqu'à vingt-cinq et même trente-cinq ans, plus lentement à une période plus avancée, d'une manière incessante, comme on le voit, mais souvent aussi par sauts. C'est ce que montre la ligne $r r'$. Elle peut même monter à 1/2 et au delà. On doit avoir alors les craintes les plus sérieuses. Il est rare, à l'âge de soixante ans, de trouver un œil pouvant rendre quelque service avec une myopie de 1 : 2 1/2 ou même de 1 : 3. On ne doit pas compter sur une diminution de pareils degrés de myopie à un âge avancé : l'influence de l'augmentation de distension de l'œil suivant la direction de l'axe visuel n'est jamais surmontée, et n'est même pas compensée par la diminution de réfringence du cristallin.

De la marche progressive de M, il résulte que les degrés les plus hauts se présentent proportionnellement avec plus de fréquence à un âge assez avancé. On n'a pas soigneusement recherché jusqu'à quel point les très-jeunes enfants en sont affectés. Un essai dans cette voie a été fait par Ed. v. Jæger, qui a aussi déclaré son intention de suivre le cours de la réfraction chez les mêmes personnes pendant toute leur vie. Aussi lui souhaitons-nous une longue vie et des malades fidèles. Il n'aurait cependant pas dû négliger la valeur de la méthode que j'ai suivie pour jeter quelque lumière sur ce sujet.

Si les causes mentionnées peuvent donner naissance à M et la dévelop-

Fig. 123.

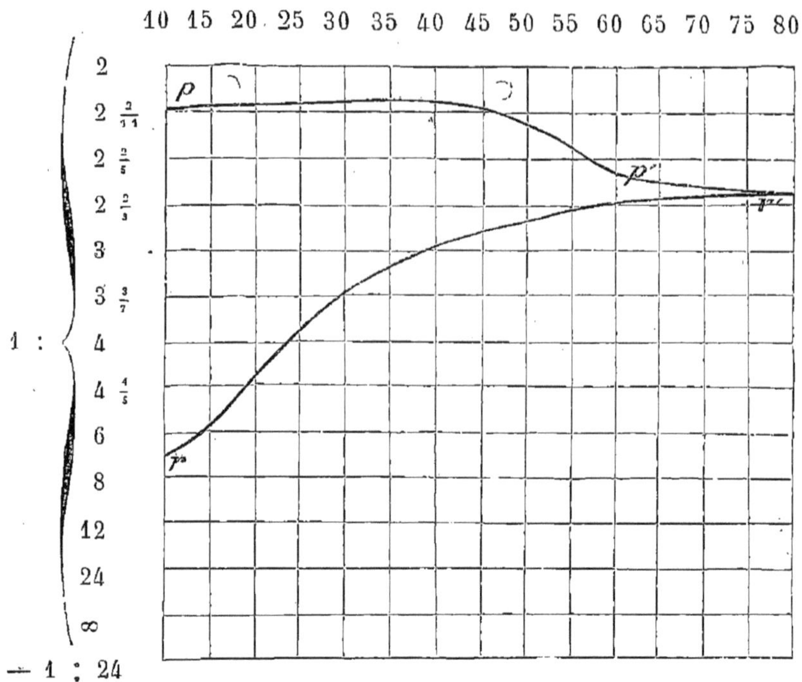

per ultérieurement, la prédisposition en est très-différente. J'ai déjà déclaré n'avoir jamais vu d'œil hypermétropiquement construit devenir myope. Même sur beaucoup d'yeux hypermétropes, la simple tension d'accommodation pour voir les objets rapprochés n'a que peu d'effet. Car la prédisposition est presque invariablement congénitale, et dans ce cas, en outre, est presque toujours héréditaire. Beer, Jüngken, Böhm, de Hasner et plusieurs autres ont affirmé sa nature héréditaire ; je crois même que de temps immémorial cette conviction a été générale dans le peuple. Du moins, les malades ont maintenant l'habitude de déclarer d'eux-mêmes que leur père ou leur mère était myope, et que le même état s'est rencontré chez leurs frères ou sœurs. Je ne puis donner avec exactitude la proportion dans laquelle se rencontrent les cas héréditaires; mais je puis dire que si je trouvais la myopie chez un ou plusieurs des enfants, et si j'avais occasion d'examiner les parents, je ne voyais qu'exceptionnellement M manquer ; tandis que, d'un autre côté, si l'un des parents ou tous les deux étaient myopes, la prédisposition passait presque toujours chez quelques enfants, de préférence peut-être chez le plus jeune (v. Artha).

L'expérience montre, en outre, que s'il n'existe qu'une trace de M dans la jeunesse, elle se développera nécessairement à un âge plus avancé, et les plus grands soins ne sauraient jamais qu'en limiter le degré. Dans les observations où l'on affirmait sa diminution dans la jeunesse, je n'ai jamais rencontré de détermination exacte du degré de M, et nous savons avec quelle légèreté on affirme, en général, que M augmente ou diminue.

L'examen de tous ces faits nous amène à la conclusion que l'œil d'une structure emmétrope ne devient que rarement myope, et que cela n'arrive jamais à l'œil hypermétrope ; mais qu'une fois existante, la myopie est souvent transmise comme prédisposition à la postérité, et, sous l'influence de nouvelles causes excitantes, se développe à son plus haut degré. Ainsi, le principe héréditaire accumule sur la postérité l'effet des causes répétées à chaque génération. Dans quelques familles, M a atteint un haut degré, et le danger est alors plus grand, puisque, d'après l'expérience, la tendance héréditaire se manifeste d'autant plus certainement qu'elle a été transmise par un plus grand nombre de générations et a pris un caractère type.

Depuis que ce paragraphe a été écrit (1864), a paru un petit travail de M. Hermann Cohn (1) qui a examiné les yeux de plus de 7500 élèves des écoles de Breslau et des environs; de ce travail il ressort jusqu'à l'évidence que la myopie, rare dans la première enfance, se développe d'autant plus que l'éclairage des salles d'étude est plus mauvais. Plus heureux que ne le serait peut-être un médecin qui voudrait agir sur notre *commission* municipale, M. Hermann Cohn réussit à entraîner la conviction de la municipalité de Breslau, qui prit tout de suite les mesures convenables pour changer l'état de choses existant. S'il est prouvé que la lecture avec un mauvais éclairage et sur des bancs d'école mal proportionnés peut déterminer la myopie, il reste encore à trouver pourquoi les mêmes causes agissent différemment sur les différents sujets.

En première ligne, on l'a vu plus haut, vient se placer l'hérédité : l'observation la plus superficielle suffit pour nous convaincre que la myopie est héréditaire. Elle paraît même être parfois liée à la constitution du sujet. On dirait que, de même que le reste de la tête, les yeux de certains myopes ont subi, avant la naissance, un allongement dans le sens antéro-postérieur. Il paraît donc établi qu'il existe des myopes de naissance, et c'est ce qui a été d'ailleurs vérifié directement par Ed. Jäger, de Vienne (*Oesterreichische Zeitschrift für praktische Heilkunde*, n° 10, mars 1856), au moyen de l'ophthalmoscope. Peut-être ces individus, dont la myopie est faible, sont-ils plus aptes à devenir fortement myopes que ceux qui sont nés emmétropes ou hypermétropes ?

Une autre cause exerce sans doute une influence décisive. Il est évident qu'à

(1) *Die Kurzsichtigkeit unter den Schulkindern und ihre Beziehung zu Schultisch und Helligkeit der Schulzimmer*, in *Deutsche Klinik*, 1866, n° 7, — in *Breslauer Zeitung*, erste Beilage, n° 150, 30 mars 1866. — Analysé in *Klin. Monatsblätter für Augenheilk.*, 1866, t. IV, p. 188.

éclairage égal l'enfant doit avoir une tendance d'autant plus grande à se rapprocher de son cahier, que l'acuité de sa vue est plus mauvaise. Or, l'astigmatisme est le plus fréquent des défauts congénitaux de l'œil ; nous devons donc nous attendre à trouver plus d'astigmatisme chez les myopes que chez les autres. — Ce raisonnement suppose implicitement que ce n'est pas le mauvais éclairage qui cause la myopie, mais bien la nécessité où se trouve l'enfant de s'approcher de son livre, et cela sans préjuger cette autre question de savoir si c'est l'attitude penchée, la convergence exagérée des lignes visuelles ou une augmentation de pression intra-oculaire qui conduit à la myopie.

Hâtons-nous de le dire, les auteurs sont manifestement défavorables à l'hypothèse que nous venons de proposer : nous lisons partout que l'astigmatisme est beaucoup plus fréquent chez les hypermétropes que chez les autres sujets ; mais c'est là une erreur dont les causes sont faciles à trouver.— D'abord, il est clair que les myopes, étant moins gênés dans leur travail par l'astigmatisme que les hypermétropes, auront moins souvent recours à l'oculiste ; ensuite les procédés généralement employés sont tout à fait impropres à constater et à mesurer l'astigmatisme chez les personnes dont la myopie est un peu considérable. Au chapitre consacré à l'astigmatisme, on verra les chiffres à l'appui de nos assertions.

Ainsi, une disposition héréditaire encore mal connue et provenant, soit d'une forme plus allongée du globe, soit d'une solidité moins grande de la coque oculaire (voyez plus loin, § 28), soit d'un astigmatisme anormal, favorise le développement de la myopie, qui a d'autant plus de chance de se produire que le sujet est obligé de faire plus d'efforts d'accommodation par le fait d'un mauvais éclairage, d'une mauvaise acuité visuelle, ou d'une mauvaise impression de ses livres d'étude.

Nous serions assez disposé à attribuer à cette dernière cause plutôt qu'à l'hérédité la grande fréquence de la myopie en Allemagne.

Depuis longtemps, l'usage de verres concaves trop forts passe pour avoir hâté les progrès de la myopie ; il n'y a là rien qui doive nous étonner ; mais, ce qui est inexpliqué jusqu'ici, c'est comment il arrive que des personnes intelligentes choisissent des verres trop forts qui, rapetissant les objets, doivent leur paraître moins bons. L'explication de ce fait nous paraît être que le système d'un œil astigmate accommodé pour voir nettement avec l'aide d'un verre concave trop fort amène sur la rétine des cercles de diffusion moindres que celui d'un œil muni seulement d'un verre suffisant. De cette observation, il résulte que les jeunes myopes doivent avoir une tendance à choisir des verres trop forts, et que si, par exception, leur myopie reste stationnaire, lorsqu'ils seront plus âgés ils reviendront à des numéros plus faibles, et diront à qui voudra les entendre que leur myopie a diminué : c'est leur puissance d'accommodation qui a faibli, et ne leur permet plus l'usage des verres qu'ils avaient primitivement choisis.

Consignons ici un fait assez fréquent que M. Donders a passé sous silence : c'est celui des myopes dont la myopie augmente momentanément à la suite d'un travail un peu assidu pour reprendre sa valeur ordinaire après quelques heures. L'observation nous en a été faite pour la première fois par le docteur T....., qui avait remarqué le fait sur lui-même, et qui croyait que la même chose avait lieu pour tout le monde, suivant en cela une pente naturelle de notre esprit, d'après laquelle nous procédons si volontiers du particulier au général. Depuis, en portant pendant plusieurs jours sans interruption, dans un but d'expérience, des lunettes qui nous rendaient très-légèrement myope, nous avons pu constater sur nous-même un effet analogue.

Signalons, comme récemment paru, un livre de Nagel (1). L'auteur de ce petit manuel étant myope, le chapitre qu'il consacre à la myopie mérite d'être lu avec une attention particulière. — Recommandons, pour le même motif, le chapitre *Myopie* de Hasner (2).

Pour l'historique de la myopie, consultez trois pages de M. Donders, que nous supprimons.

§ 27. — Résultats de l'examen à l'ophthalmoscope de l'œil myope.

Depuis que l'ophthalmoscope a rendu le fond de l'œil accessible à l'examen sur le vivant, notre idée de la base anatomique de M a subi une modification complète. L'examen à l'ophthalmoscope a montré que, presque sans exception, même dans les degrés modérés de M, on observe des changements, spécialement dans la choroïde ; on a, de plus, trouvé que ces changements sont l'expression de l'atrophie de la choroïde, qui, combinée a l'atrophie de la sclérotique, dépend, comme cette dernière, d'une distension de la partie postérieure du globe oculaire. *Myopie* et *staphylôme postérieur* sont ainsi devenus presque synonymes.

J'ai examiné des milliers d'yeux myopes ; j'ai des dessins plus ou moins détaillés ou des esquisses sur environ sept cents d'entre eux, plusieurs ont été examinés à différentes reprises, à un intervalle de quelques années : dans chaque cas, le sexe, l'âge, le degré de M, et, dans maintes circonstances, l'accommodation, les mouvements de l'œil, l'acuité de vision, l'hérédité et des troubles accessoires ont été notés.

C'est à ces observations, qui communiquées *in extenso* formeraient un volume, que j'ai emprunté la description suivante, ainsi que les conclusions que je tirerai ; on trouve cependant beaucoup de ces idées dans les ouvrages de mes prédécesseurs. Les principaux changements sont : *atrophie de la choroïde, en dehors de la papille du nerf optique*, combinée, lorsqu'elle est très-développée, avec un *changement de forme de la surface nerveuse*, une *tension des vaisseaux de la rétine*, une *atrophie diffuse incomplète de la choroïde en d'autres endroits*, et un *changement morbide dans la région de la tache jaune*. Je commence par décrire les changements d'une manière générale, j'esquisserai ensuite leur développement d'après le degré de M et l'âge du sujet.

1° *Atrophie de la choroïde, surtout en dehors de la papille du nerf*

(1) Nagel, *Die Refract. und Accommodat. Anomalieen des Auges*. Tübingen, 1866.

(2) Dr Joseph Ritter von Hasner, *Klin. Vorträge über Augenheilkunde*. Prag., 1866.

optique.—La surface du nerf optique de l'œil emmétrope normal apparaît presque ronde, réfléchissant assez fortement la lumière, comme un plan légèrement rougeâtre d'où partent les vaisseaux de la rétine; souvent on y voit une dépression. Ce plan est distinctement limité par le commencement du pigment de la choroïde, au côté interne de laquelle nous observons parfois une ligne mince, blanche, réfléchissant fortement la lumière (ce qu'on appelle limite sclérotique de Liebreich), à laquelle succède la substance nerveuse faiblement définie. C'est généralement vers cette partie du fond de l'œil que nous dirigeons d'abord notre regard. Au premier coup d'œil nous y reconnaissons avec une certitude assez grande la myopie (voy. fig. 124) qui se distingue par une surface en croissant, fortement réfléchissante (*c*), comprise entre le côté externe du nerf (*n*) et la limite du pigment de la choroïde. Cette surface est presque toujours pauvre en pigment. Si elle est petite, lorsque la plénitude des vaisseaux est normale ou même diminuée, elle peut encore être proportionnellement rouge, mais la couleur est alors aussi plus brillante que le reste du fond de l'œil et approche parfois de l'orange; presque toujours cependant elle acquiert une teinte plus blanche, sur laquelle les plus larges vaisseaux choroïdiens étendus dans une direction horizontale ou radiée apparaissent du premier coup et souvent même plus distinctement que sur les parties adjacentes de la choroïde où abonde le pigment. Entre les vaisseaux devenus rectilignes, le reste du pigment du stroma est reconnaissable sous forme de petites taches oblongues d'un gris brunâtre. La membrane *chorio capillaris* semble alors, en cet endroit, ne plus porter de sang. Enfin tous les vaisseaux sanguins peuvent disparaître au lieu atrophié, qui alors paraît encore gris ou marbré et finalement parfaitement blanc, réfléchissant plus fortement la lumière que la surface nerveuse elle-même, quoique la blancheur de cette dernière ait augmenté. Cependant, même alors, quelques taches pigmentaires plus foncées (*épithélium pigmenté*) restent encore par hasard au lieu atrophié, spécialement près du bord, semblables à celles du tissu rouge voisin.

Fig. 124.

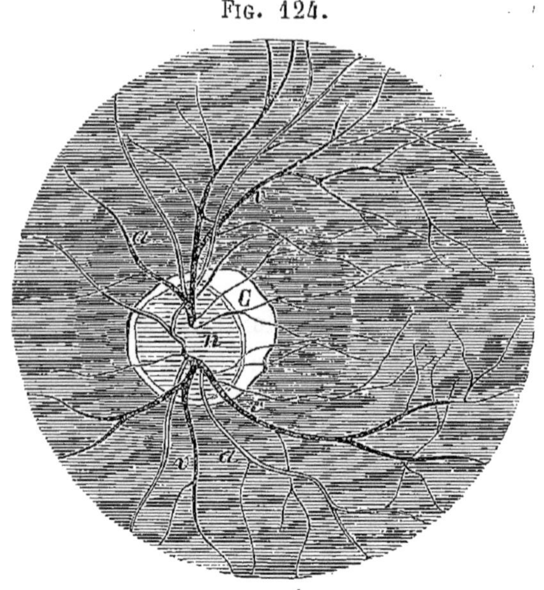

La surface atrophiée se continue quelquefois sans limites définies avec une partie atrophiée qui, elle-même, fait place au tissu normal ; en général, cependant, elle est limitée par une ligne fine et d'une courbure assez régulière (atrophie circonscrite). Cette ligne se distingue, du moins çà et là, par une abondance de pigment noir, comme on le voit généralement sur les limites des altérations morbides de la choroïde, aussi bien que sur ses limites normales. Parfois il existe, à une certaine distance, une seconde ligne noire, parallèle à la ligne limitante, accompagnée d'une augmentation de vascularité du tissu choroïdal adjacent, ou bien on voit sur la partie atrophiée les traces d'une ligne de pigment concentrique et très-profonde.

La *forme* de l'atrophie circonscrite est presque toujours celle d'un croissant dont la concavité embrasse le côté externe de la surface nerveuse (atrophie en croissant). A peine possible à constater dans les degrés légers où elle se manifeste seulement par un point foncé (fig. 125), elle s'étend généralement d'autant plus autour de la substance nerveuse qu'elle est plus large, c'est-à-dire que la flèche (*a a'*, fig. 127) du croissant est plus longue (comp. fig. 125 et 127).

Par suite de son développement, l'atrophie prend des formes très-différentes. Si l'axe est plus long, sans extension proportionnelle autour de la papille, la forme en croissant devient semi-elliptique, forme dont on ren-

FIG. 125. FIG. 126. FIG. 127. FIG. 128. FIG. 129.

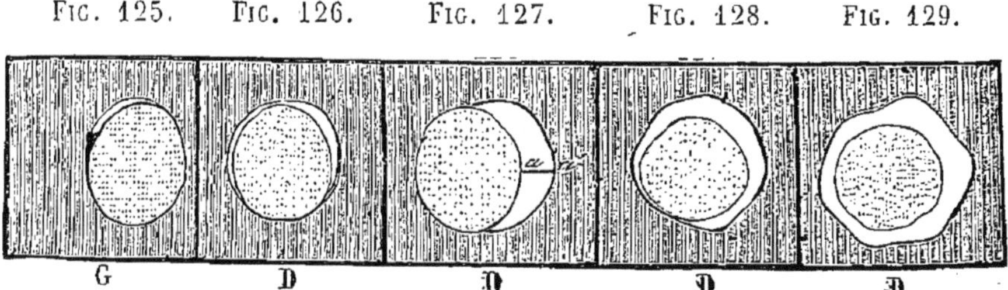

contre des modifications variées (fig. 130, *a*, *b*, *c*) ; si, au contraire, l'atrophie s'étend davantage autour de la surface nerveuse, sans prolongation

FIG. 130.

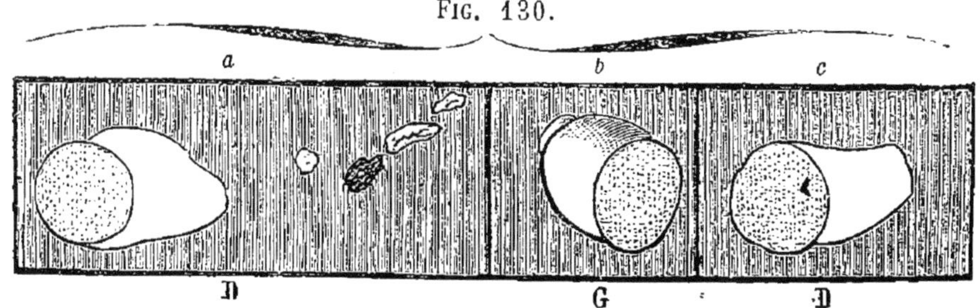

proportionnelle de l'axe, on a la forme semi-annulaire (fig. 128), puis annulaire (fig. 129), forme qui, plus étendue, mérite le nom d'elliptique (fig. 131 *a*) ou circulaire (fig. 131 *b*). Dans toutes ces formes, l'anneau est presque constamment plus large au côté externe qu'au côté interne, où

FIG. 131. FIG. 132.

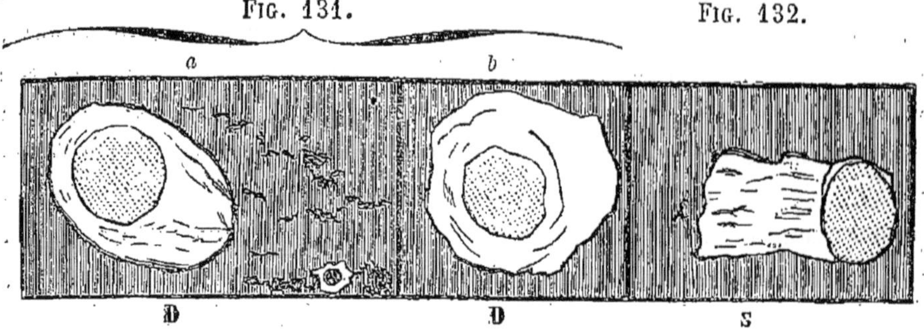

il est souvent encore moins marqué qu'au-dessus et au-dessous. Enfin, l'atrophie peut être très-irrégulièrement limitée ; par exemple, elle peut

FIG. 133.

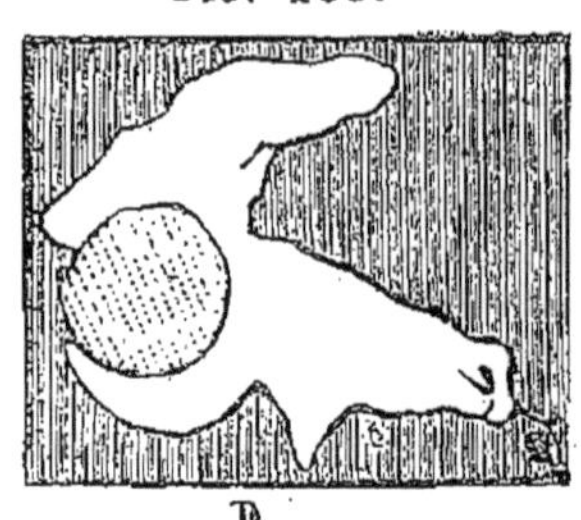

avoir une forme courbe angulaire (fig. 132), elle peut présenter des ramifications (fig. 133), parfois en forme de feuille de trèfle (fig. 134), et peut même

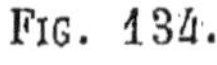

FIG. 134. FIG. 135.

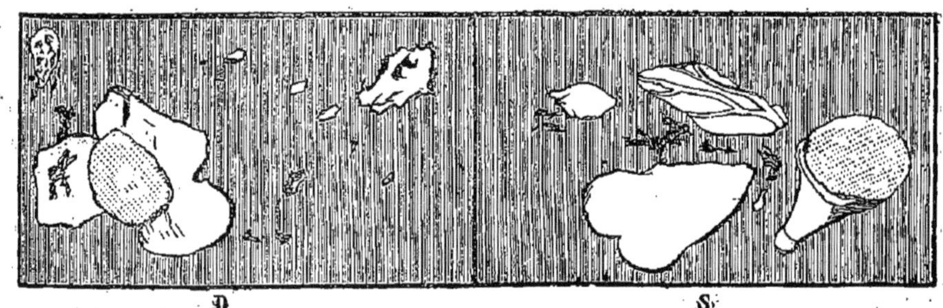

présenter alentour des taches atrophiques complétement isolées (fig. 135). L'atrophie atteint ainsi une étendue considérable de 3 ou même 6^{mm}, et

FIG. 136. FIG. 137. FIG. 138.

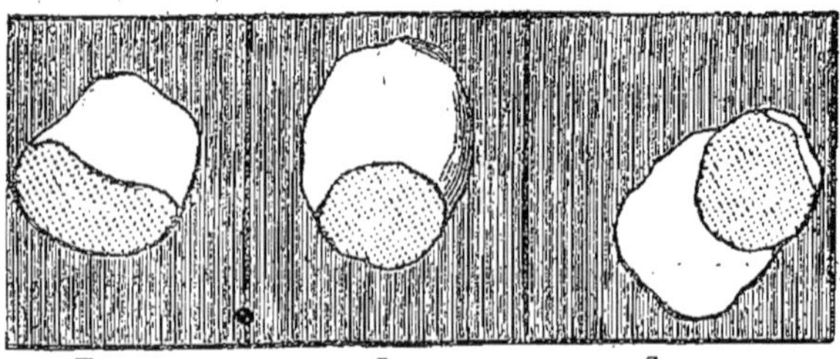

davantage, en différentes directions ; dans ces derniers cas, d'autres parties encore de la choroïde sont affectées de divers états morbides.

Dans l'œil emmétrope, la tache jaune est située au côté externe du nerf (à une distance d'environ 4^{mm} du milieu de sa surface), presque toujours, cependant, quelque peu plus bas. L'axe du croissant atrophique a une pareille direction, mais est généralement situé un peu plus bas ; il est donc dirigé vers la tache jaune (les figures 126-138 ont été dessinées d'après l'image renversée). Très-rarement cependant, même dans son plus grand développement, l'atrophie atteint directement la tache jaune, qui s'éloigne de plus en plus de la papille ; mais il est très-ordinaire, comme nous le verrons, dans les hauts degrés d'atrophie, de trouver la tache jaune indépendamment affectée. Les déviations de direction sont cependant, à tout prendre, assez communes ; l'axe du staphylôme peut descendre beaucoup plus directement (fig. 136) et même se diriger complétement en bas (fig. 137), ou bien être horizontal, et peut même monter considérablement (fig. 138), mais il n'est jamais directement dirigé en haut.

Dans des cas rares, la *partie atrophiée* est particulièrement très-*excavée*, comme on peut le voir à son bord externe, d'après une certaine courbure des vaisseaux rétiniens ; en général, cependant, la courbure se continue assez uniformément avec la partie non atrophiée.

2° *La papille a, dans les hauts degrés de M, subi un changement de forme en partie apparent, en partie réel.* — Pour ce qui est du changement apparent, la dimension horizontale paraît souvent comparativement plus petite. La raison en est évidente : dans l'œil emmétrope la surface nerveuse est en dedans, à une petite distance de l'axe de la cornée, et nous la regardons presque directement à travers la pupille ; au contraire, dans l'œil myope fortement distendu (voyez fig. 66), où la papille est déplacée en dedans, la perpendiculaire à cette surface est dirigée plus en dehors ; c'est ce qui nous fait regarder obliquement le nerf à travers la pupille, et nous le fait paraître raccourci dans la direction horizontale (Arlt). Outre ce changement de forme apparent, il s'en présente un autre réel, qu'à la vérité chacun avait vu, mais sur lequel, si je ne me trompe, Liebreich (1) a, le premier, attiré l'attention : *la papille a généralement, dans les cas d'atrophie considérable, son plus grand diamètre dans une direction perpendiculaire à l'axe de l'atrophie.* De Jaeger s'efforce d'en faire aussi un changement apparent ; mais il est réel (voyez les figures précédentes). D'autres changements viennent s'ajouter à ceux-ci. Chez les jeunes myopes, la surface nerveuse est particulièrement rouge (hypérémie

(1) *Archiv f. Ophthalmologie,* VII, 2, 124. *Atlas d'ophthalmoscopie.* Paris, 1863, p. 6.

capillaire), elle n'a pas d'autre altération. A une période plus avancée des hauts degrés de la myopie, elle réfléchit presque toujours fortement la lumière, soit dans toute son étendue, soit dans une partie seulement; il n'est pas rare de la voir excavée partiellement. Assez fréquemment, l'excavation est locale, et la lame criblée, qui est placée plus superficiellement, se dessine avec netteté. Parfois on rencontre une légère excavation, apparemment de nature atrophique, qui occupe toute la surface de la papille et qui se relie d'une manière insensible à cette partie atrophiée qui réfléchit si fortement la lumière. J'ai vu des cas où un vaisseau rétinien paraissait venir d'un point atrophié, que nous étions porté ensuite à localiser dans la surface nerveuse. Il est difficile d'apprécier avec exactitude les véritables dimensions de la papille, parce que la structure de l'œil myope a une influence marquée sur la grandeur de l'image renversée.

3° Les *vaisseaux rétiniens*, qui ressortent avec une incomparable netteté sur la surface atrophiée, se distinguent dans les hauts degrés de la myopie par leur parcours droit ou à peine tortueux. C'est surtout vrai pour les endroits les plus atrophiés. Ce parcours sans sinuosités est évidemment le résultat d'une distension subie par la rétine. On ne rencontre que rarement un notable changement dans le calibre des vaisseaux.

4° Dans les hauts degrés de la myopie, nous trouvons, outre cette partie atrophiée et qui réfléchit si fortement, des preuves de *distension et d'amincissement de la choroïde*, qui consistent dans un pouvoir réfléchissant plus fort de cette membrane et dans le trajet plus rectiligne de ses vaisseaux, qui sont enfin plus espacés les uns des autres. Assez fréquemment encore, le stroma pigmentaire qui occupe les espaces intervasculaires est diminué dans ces endroits, et l'épithélium des cellules de pigment y est distribué d'une manière inégale. Dans les intervalles, la surface est quelquefois pointillée de jaune et de blanc et réfléchit fortement la lumière. Nous trouvons souvent cette atrophie diffuse en dedans de la papille, mais surtout en dehors. Elle se continue avec la partie qui est complétement atrophiée et qui est alors moins bien limitée. La région de la tache jaune est souvent atrophiée à cette même période.

5° *Des changements circonscrits de la tache jaune et de la fossette centrale.* — Ces changements nuisent à la vision directe et méritent toute notre attention. Dans les hauts degrés de la myopie, il ne faut jamais, après l'examen du nerf et des parties environnantes, négliger d'explorer la tache jaune, que nous apercevons lorsque l'œil observé fixe la flamme réfléchie par le miroir de l'opthalmoscope. Ces altérations se rattachent à l'atrophie qui s'avance en dehors de la papille, où elles existent indépendantes et distinctes de cette atrophie.

Quelquefois, c'est du pigment granuleux irrégulièrement répandu sur un ou plusieurs endroits de forme ovale ou angulaire et d'une couleur d'un rouge intense, là où ils sont entourés d'un pigment diffus. Parfois ce sont de plus larges agglomérations foncées de pigment, se détachant sur un fond blanc ou alternant avec des points blancs ; ou enfin, une seule plaque bien définie, quelquefois bleuâtreet élevée, qui peut, en certaines circonstances, atteindre la grandeur de la papille. Cette dernière forme est probablement liée à une extravasation de sang que j'ai vue quelquefois se limiter à une partie de la tache jaune.

6° Les autres changements du fond de l'œil qui, sans appartenir à l'essence de la myopie, se rencontrent dans ses plus hauts degrés, sont une *choroïdite disséminée*, caractérisée par la présence de plaques blanches et jaunes de grandeur variable avec un dépôt irrégulier de pigment; des taches causées par l'extravasation du sang dans la rétine (une grande ou plusieurs petites), qui se changent en taches de pigment ; un décollement de la rétine par du sang ou, ce qui est plus fréquent, par une exsudation. Quelquefois, il y a un flocon long, étroit, gris et mobile, qui s'étend de la surface du nerf auquel il adhère jusque dans le corps vitré. Enfin, nous observons quelquefois dans l'œil fortement myope une forme particulière de glaucome, avec les altérations qui lui sont particulières.

7° Lorsque le *corps vitré* est plus liquide, des *flocons mobiles* constituent, dans les hauts degrés de la myopie, le phénomène le plus habituel. Ils sont liés, en partie, aux changements décrits au n° 6.

8° Dans les hauts degrés de myopie, le début d'opacification du cristallin est plus fréquent que d'ordinaire. Lorsqu'il y a un décollement de la rétine avec ou sans iritis consécutive, l'opacité se développe rapidement chez les jeunes sujets.

De tous les changements que je viens de décrire, le croissant atrophique à la partie externe de la papille est le plus fréquent et le plus caractéristique : l'époque de la vie étant la même ; en général, plus la myopie est forte, plus ce croissant est développé : s'il y a égalité dans les degrés de la myopie, son développement est d'autant plus grand que le sujet est plus âgé. La table ci-dessous montre la longueur de l'axe (fig. 127) de la partie atrophiée (a a') considérée par rapport à l'âge et au degré de la myopie, longueur déduite des observations prises sur plus de 1400 yeux.

LONGUEUR DE L'AXE DU CROISSANT ATROPHIQUE EN MILLIMÈTRES, AVEC :

AGE.	$M = \frac{1}{\infty}$ à $\frac{1}{10}$	$M = \frac{1}{10}$ à $\frac{1}{6}$	$M = \frac{1}{6}$ à $\frac{1}{4}$	$M = \frac{1}{4}$ à $\frac{1}{3}$	$M = \frac{1}{3}$ à $\frac{1}{2}$
	millimètres.	millimètres.	millimètres.	millimètres.	millimètres.
10 à 30 ans	0,1987	0,4255	0,5563	0,7431	1,25
30 à 50 ans	0,2975	0,7035	0,9679	1,356	1,68
50 à 80 ans	0,7059	1,046	1,183	1,759	2,127

Ce tableau démontre de la manière la plus évidente l'influence que l'âge et le degré de myopie exercent sur l'étendue de l'atrophie. Les observations individuelles diffèrent beaucoup entre elles. Si, d'une part, dans les degrés assez élevés de myopie, il n'y a quelquefois que des traces d'atrophie, d'autres fois cette dernière peut arriver à 6^{mm} et davantage. Que l'atrophie augmente avec l'âge, cela me semble prouvé d'une manière positive.

En tenant compte de ce que le degré de la myopie augmente dans le plus grand nombre des cas, nous pouvons déduire de ce fait que l'atrophie augmente avec l'âge encore plus rapidement qu'il ne le paraîtrait d'après les chiffres de cette colonne. Nous sommes probablement dans le vrai quand nous lisons en diagonale, admettant que si l'axe de l'atrophie, à vingt ans, monte à $0^{mm},1987$; à quarante, il s'élève à $0^{mm},7035$ et à soixante-cinq, atteint $1^{mm},183$.

Après cette simple énumération, j'essayerai de donner une idée du développement de l'atrophie et de ses phénomènes concomitants, tels que l'ophthalmoscope nous les révèle.

Chez les sujets très-jeunes, on trouve très-peu d'atrophie dans les degrés modérés de myopie. Hasner (1) affirme, cependant, qu'il l'a vue se développer d'une manière remarquable à l'âge de quatre ou cinq ans ; Jæger, en examinant les enfants des écoles, a trouvé une forme particulière d'atrophie chez un enfant qu'il a reconnu, à ce phénomène, comme étant le frère d'un autre ; il a reconnu que cette forme spéciale d'atrophie pouvait être héréditaire et qu'elle était quelquefois différente dans les deux yeux. Chez les nourrissons de mères myopes, il retrouva une tendance à l'atrophie de même forme. Sans la rechercher d'une manière spéciale, j'ai trouvé quelques cas d'atrophie bien développée à l'âge de cinq et sept ans, quoique, à cette époque de la vie, l'oculiste soit rarement consulté. Règle générale, nous ne voyons qu'une légère trace d'atrophie dans l'enfance ;

(1) *Klinische Vorträge über Augenheilkunde*. Prag., 1860.

chez ceux-là mêmes auxquels nous devons nous attendre à trouver plus tard un haut degré de myopie.

On trouve, au premier abord, soit une petite projection irrégulière, riche en pigment (voy. fig. 124), en dehors du nerf optique, soit un petit croissant distingué du tissu circonvoisin par une coloration rouge plus intense; ses limites sont un peu plus foncées, à la partie externe, que le fond qui l'entoure. Dans le premier cas, l'atrophie commence à la marge de la papille, tandis que le pigment se porte plus en dehors : une ligne blanche d'une grande puissance réfléchissante, et qui prend bientôt la forme d'un croissant, apparaît le long de la papille. Dans le second cas, l'atrophie est, pour ainsi dire, nettement circonscrite par une diminution du pigment; loin de gagner en surface, elle se développe sur place. On voit cependant souvent un second arc de pigment prendre naissance à la partie externe du croissant primitif. Tandis que la myopie se développe graduellement, dans l'adolescence, il survient assez souvent des symptômes d'irritation, et l'on trouve assez fréquemment, à l'ophthalmoscope, une congestion du contour de l'atrophie et de la papille elle-même. Si la myopie paraît ne devoir atteindre qu'un faible développement, on ne trouve, dans l'adolescence, que des traces d'atrophie, et l'on ne doit craindre un progrès de cette atrophie que par un usage immodéré de la vue. Quant il y a $\frac{1}{6}$ ou $\frac{1}{5}$ de myopie dès l'âge de seize ou vingt ans, nous trouvons presque toujours une atrophie presque complète, nettement définie, sous forme de croissant. De là vient que, quelquefois, cette partie paraît plus concave que le reste du fond de l'œil. Le pigment épithélial a disparu de cette surface; la membrane chorio-capillaire n'existe plus; les gros vaisseaux choroïdiens sont amincis, distendus; ils ont quelquefois disparu presque complétement, tandis que l'espace intervasculaire n'est indiqué que par l'apparition de taches d'un gris brunâtre. Nous pouvons augurer du développement de l'atrophie, d'après le résultat de nombreuses observations. J'ai constaté souvent, durant plusieurs années consécutives, que l'atrophie augmente quelquefois par intervalles, mais qu'elle reste rarement stationnaire, pendant un an ou deux, par exemple. Dans la jeunesse surtout, lorsque le tissu choroïdien adjacent est très-vasculaire, et qu'une longue tension des yeux a des inconvénients, l'atrophie se développe d'une manière continue. Le contour du pigment est alors rejeté en dehors. Pour ce qui est des membranes situées à la partie externe de la papille, elles sont fortement distendues et ce que nous venons de dire se vérifie.

Il faut, en outre, pour expliquer ce phénomène, supposer que le pigment soit absorbé à la marge de l'hypérémie, là où commence l'atrophie, à cause de la distension, et que ce pigment se soit accumulé sur la ligne hypérémique qui s'étend en dehors. L'augmentation du pigment est due, en général, à l'hypérémie de la choroïde (1). Si, d'une part, la résorption du pigment est imparfaite, à cause de la marche rapide de l'atrophie, et si des taches noires persistent dans la partie atrophiée; d'autre part, l'hypérémie s'étend plus en dehors et donne naissance en ce point à une augmentation de pigment; on pourrait expliquer ainsi l'accumulation pigmentaire qui se fait sur les deux côtés de la marge de l'atrophie. Un déplacement réel du pigment sur la surface de la choroïde, comme on le voit dans la choroïdite exsudative, ne peut se produire dans le cas actuel.

La première direction que prend l'atrophie nous donne une idée de la forme que nous pouvons nous attendre à lui voir prendre plus tard. Cette question est comprise dans ce que j'ai dit antérieurement; nous nous contenterons d'observer ici que, dans les légers degrés, la forme n'est jamais annulaire et que les formes annulaire et circulaire se rencontrent lorsque le croissant s'étend rapidement autour de la papille, surtout lorsqu'il se forme de bonne heure un petit croissant sur le côté opposé au premier. La portion atrophique conserve longtemps une forme régulière; à peine trouve-t-on du changement, dans le fond de l'œil, au delà de cette dernière. Lorsque le pigment choroïdien n'y met pas d'obstacle, on peut observer que les vaisseaux choroïdiens sont plus écartés les uns des autres et qu'ils sont plus déliés que d'ordinaire; mais après trente-cinq ans, et surtout après quarante, dans les hauts degrés de myopie, on commence à voir, çà et là, les changements que nous venons de décrire (voy. fig. 127, 130 et 134). La limite atrophique affecte parfois alors un contour plus irrégulier, ou bien encore il se forme des plaques atrophiques au voisinage des taches primitives, et, par une extension réciproque de chacune d'elles, on les voit ne faire plus qu'une même masse. Le changement le plus important qui se produise au delà du siége primitif de l'atrophie est la dégénérescence de la tache jaune, surtout si elle affecte la *fossette centrale*. Cette altération peut, il est vrai, se produire à n'importe quel âge, même chez les gens qui ne sont pas myopes, et bon nombre de cas d'amblyopie ordinaire dépendent d'un trouble fonctionnel localisé en ce point, qu'il y ait ou non altération organique perceptible. Un changement morbide particulier, basé sur la distension et l'atrophie de la sclérotique et de la choroïde, et qui retentit fâcheusement sur les fonctions de la rétine, est décidément particulier aux forts degrés de myopie. Comme nous savons que la tache jaune correspond souvent au sommet du staphylôme postérieur, et que

(1) Comparez : Coccius, *Ueber Glaucom, Entzündung und Autopsie mit dem Augenspiegel*, 1859, p. 36.

l'atrophie de la sclérotique et de la choroïde atteint son maximum dans cette région, dans les hauts degrés de myopie, nous ne devons pas en être étonnés. Il existe souvent, dans un âge avancé, avec une myopie de $\frac{1}{4}$ ou davantage, une atrophie diffuse incomplète de la choroïde, suivant une zone qui va de la partie externe de l'atrophie à la tache jaune, ce qu'on peut reconnaître à une teinte blanche extraordinaire ou grise et pointillée de jaune. Elle est quelquefois éclatante et paraît réfléchir fortement la lumière, quelquefois parsemée de pigment. Dans ces circonstances, la tache jaune n'est jamais entièrement indemne. La dégénérescence dont nous avons parlé se montre encore à un âge peu avancé, simultanément avec le croissant atrophique primitif, sans que la partie située entre le croissant et la tache jaune soit beaucoup altérée. J'ai observé ce fait chez un individu de quinze ans; même dans les hauts degrés de myopie, il est rare de l'observer au-dessous de trente ans. Après cet âge, il se produit avec une fréquence relativement plus grande dans une myopie de $\frac{1}{3}$ ou plus : et à soixante ans, la tache jaune et même la *fossette centrale* ont souvent eu à souffrir; je dirai même toujours, quand la myopie atteint $\frac{1}{2\frac{1}{2}}$ et $\frac{1}{2}$. Cela arrive quand l'atrophie primitive est annulaire ou circulaire, et quand elle se limite à un seul côté; quelquefois même, lorsque le diamètre de l'atrophie a peu d'étendue et ne se dirige pas vers la tache jaune.

Les changements de la papille dont nous venons de parler ne se voient distinctement que dans les degrés les plus élevés de myopie, plus que $\frac{1}{5}$ par exemple; et dans ces degrés, les vaisseaux rétiniens, devenus rectilignes, surtout sur la partie atrophiée, ne peuvent pas être méconnus. Cela se remarque surtout dans les cas où un seul œil du sujet est très-myope, ou du moins plus myope que l'autre. Dans ce cas, la relation qui existe entre les divers degrés de la myopie et les modifications survenues dans le fond de l'œil se manifeste d'une manière particulière et indépendamment de l'âge.

D'autres lésions, auxquelles les yeux fortement myopes sont sujets, telles que : épanchements de sang, décollement de la rétine, dégénérescence glaucomateuse de la papille et opacité du cristallin, ne sont pas constantes et ne sont pas suffisamment caractéristiques de la myopie pour permettre de les décrire ici, comme étant des résultats d'un plus grand développement de la myopie. La choroïdite disséminée, dont nous traiterons dans un autre paragraphe, pourrait avec plus de droit être rattachée à la myopie.

Des flocons mobiles dans le corps vitré manquent, au contraire, comme j'ai déjà eu occasion de le dire, rarement dans les hauts degrés de myopie.

Il nous reste à parler de deux questions importantes : 1° Jusqu'à quel point l'atrophie décrite ci-dessus est-elle constante dans la myopie ? 2° Se rencontre-t-elle seulement dans la myopie et est-elle, pour cela, caractéristique de la myopie ?

De Graefe a établi que, dans les hauts degrés de myopie, l'atrophie, à laquelle il faisait allusion, et qu'il attribue à une scléro-choroïdite, existait neuf fois sur dix. Jaeger était arrivé, peut-être de meilleure heure, à un résultat semblable, et tous les autres observateurs sont d'accord sur ce point. Selon mon expérience personnelle, on pourrait, à la rigueur, aller plus loin encore. Comme je l'ai déjà remarqué, de légers degrés de myopie peuvent exister, chez de jeunes sujets, sans atrophie ; mais, soit que la myopie soit restée stationnaire, soit qu'elle ait fait des progrès, à quarante ans les traces de l'atrophie ne font plus défaut. Même après trente ans, avec $M > \frac{1}{12}$, je trouvai que l'atrophie ne manquait complétement que dans trois cas, et que, avec $M > \frac{1}{20}$, elle existait dans tous les cas, excepté cinq. Nous sommes donc autorisé à dire que la *myopie dépend d'une condition dans laquelle le développement de l'atrophie est impliqué.* Dans la section suivante, on verra avec plus de clarté que la myopie peut exceptionnellement dépendre d'autres changements de forme du globe de l'œil. Mais, ce qui est assez singulier, dans les cas où une plus grande convexité de la cornée, causée par une lésion morbide, a contribué à la myopie, l'atrophie qui caractérise le staphylôme postérieur ne manque que très-rarement.

Quant à la seconde question, nous ne pouvons pas considérer cette atrophie comme caractéristique de la myopie. Nous voyons souvent, au moins dans un âge mûr, de légères traces d'atrophie à la marge extérieure de la papille, quelquefois même une atrophie annulaire ou circulaire, sans qu'il y ait M. Deux fois, je l'ai observée avec un certain degré de H. Nous ne pouvons pas affirmer que, dans tous les cas, la myopie existait à une période antérieure et qu'elle a disparu à cause de changements séniles de l'œil. En second lieu, une forme particulière d'atrophie se montre assez fréquemment autour de la papille, dans les cas de glaucome. Elle est annulaire et n'atteint que des dimensions modérées. Il y a aussi, dans ce cas, une atrophie évidente de la choroïde, qui nous paraît liée à une excavation de la papille. Probablement aussi, dans ce cas, l'inflammation possède quelque influence.

A la fin du § 27 viennent, en note, quelques conseils relatifs à l'examen ophthalmoscopique des yeux myopes. Voyez, sur ce sujet, le premier fascicule de ce volume.

§ 28. — Anatomie de l'œil myope.

Nous avons déjà vu que la myopie dépend exclusivement de l'allongement de l'axe visuel, avec staphylôme postérieur. Il nous reste donc peu de chose à faire pour décrire les changements produits dans ces circonstances et étudier leur développement : c'est ce dont nous allons nous occuper. Si nous réunissons toutes les causes de la myopie, dans le sens dioptrique du mot, c'est-à-dire dans cette condition de l'œil où le foyer se trouve en avant de la rétine, nous pouvons distinguer les altérations suivantes :

1° *Convexité exagérée de la cornée.* — Lorsque toutes les parties de l'œil restent les mêmes et que la cornée est plus convexe, il y a myopie. Jusqu'à ces dernières années, la myopie était attribuée, pour ce fait, à une plus grande convexité de la cornée. Nos mensurations ont cependant amené un résultat inattendu, c'est que généralement les myopes ont la cornée moins convexe que les emmétropes, et nous pouvons ajouter que la cornée est spécialement aplatie chez les sujets atteints de myopie très-forte. Si nous divisons en trois classes les 34 yeux mesurés par nous, pour la première, M = 1 : 1|6 à 1 : 4 ; pour la 2me, 1 : 4 à 1 : 10 ; pour la 3me de 1 : 10 à 1 : 80. Nous trouvons :

Dans la 1re classe, le rayon dans la ligne visuelle... $\rho^0 = 7,93$
Dans la 2e classe, — ... $\rho^0 = 7,829$
Dans la 3e classe, — ... $\rho^0 = 7,867$

Chez les emmétropes, j'ai trouvé en moyenne : $\rho^0 = 7,785$

Chez les forts myopes on trouve, en général, un allongement du rayon de la cornée. Nous avons pris autrefois les mesures suivantes :

Avec M = 1 : 1,648.................... $\rho^0 = 8,21$
M = 1 : 2,625.................... $\rho^0 = 7,885$
M = 1 : 2,66..................... $\rho^0 = 8,06$
M = 1 : 2,83..................... $\rho^0 = 7,68$
M = 1 : 2,875.................... $\rho^0 = 7,67$
M = 1 : 3,5...................... $\rho^0 = 7,84$
M = 1 : 3,75..................... $\rho^0 = 8,07$
M = 1 : 3,75..................... $\rho^0 = 7,97$
M = 1 : 3,75..................... $\rho^0 = 8,02$
M = 1 : 4........................ $\rho^0 = 7,96$

Des observations ultérieures ont confirmé le résultat obtenu.

Les grands rayons des hauts degrés de myopie sont liés à une distension déformatrice de l'œil; on peut dire, ordinairement, qu'on rencontre des différences semblables dans les rayons de la cornée, chez les myopes aussi bien que chez les emmétropes. — Un état morbide de la cornée peut faire que les rayons lumineux viennent tomber, dans un œil normal d'ailleurs, au-devant de la rétine. En premier lieu, cette exagération de la convexité de la cornée est consécutive à une inflammation qui a rendu sa transparence imparfaite, et sa courbure est, en général, si irrégulière, que l'acuité de la vision souffre alors de l'astigmatisme qui en résulte. On sait encore qu'il existe un état morbide particulier appelé cornée conique; j'en parlerai à propos de l'astigmatisme irrégulier. Cette affection simule, au début, une myopie ordinaire avec amblyopie.

2° *Court foyer du cristallin.* — Des déterminations faites pendant la vie avec l'ophthalmomètre, et des mensurations directes, après la mort, démontrent qu'il y a des différences individuelles du cristallin et de la cornée; s'il a été constaté que la cornée ne joue aucun rôle dans la myopie, excepté lorsqu'elle est atteinte de déformations morbides, on n'a pas toujours prouvé que le cristallin eût un foyer plus court dans l'œil myope que chez l'emmétrope. On croirait le contraire d'après les mensurations qui existent déjà. — Percy et Léveillé-Parise (*Hygiène oculaire* p. 32), disent expressément que chez les myopes le cristallin n'est pas plus convexe. — Nous avons déjà combattu, je pense avec succès, une forme particulière de myopie qui résulterait d'une accommodation continuelle pour les objets rappochés, comme l'ont affirmé Stellwag de Carion et E. Jaeger.

3° *Luxation du cristallin.* — J'ai vu deux cas dans lesquels une lacération partielle de la zone de Zinn donnait naissance à un faible degré de myopie; l'une était le résultat d'une commotion et l'autre celui d'une contusion. Un de ces cas, dans lequel le cristallin avait acquis une position oblique, se trouve décrit dans le chapitre suivant qui traite de l'astigmatisme. Ces cas sont en faveur de l'opinion de Helmholtz, qui pense que le cristallin s'aplatit sous l'influence de la tension de la zone de Zinn.

4° *Déplacement du cristallin en avant.* — Ce fait pourrait produire un certain degré de myopie, mais nous savons que dans l'œil hypermétrope le cristallin se trouve plus près de la cornée, tandis que chez le myope il en est plus éloigné; d'où il résulte qu'il n'est pas juste de rapporter la myopie à cette particularité.

Nous pouvons citer ici deux observations : dans l'une, le cristallin avait été luxé par une commotion violente et porté, au travers de la pupille, jusque dans la chambre antérieure; il s'était logé derrière la cornée. La myopie due à l'augmentation de convexité en fut le résultat. Le malade n'a pas suivi mon conseil de commencer un traitement, et deux mois plus tard, à toute extrémité, il vint me trouver : l'œil était douloureux, dur comme une pierre et la vue était perdue par l'effet d'un glaucome qui s'était développé. Je fis l'extraction du cristallin et l'œil resta privé de la faculté de voir.

Dans le second cas, il y avait déjà un degré considérable de myopie. L'œil était mou, la chambre antérieure d'une profondeur extraordinaire, et l'iris à concavité antérieure très-prononcée. Après avoir longtemps observé ces lésions de cause inconnue, il survint tout à coup, dans l'espace de vingt-quatre heures, un changement subit. La surface concave de l'iris devint convexe antérieurement et se plaça avec le cristallin tout près de la cornée. La myopie a dû, pour cette raison, être quelque peu augmentée, mais, à cause de la netteté peu grande de la vision, il ne fut pas possible de le déterminer avec certitude. Dans ce dernier état, l'œil était devenu plus ferme et le corps vitré était évidemment sécrété sous une plus forte pression que l'humeur aqueuse. Le contraire avait anomalement existé auparavant et l'iris avait été poussé en arrière ainsi que le cristallin.

5° Des modifications dans le *coefficient de réfraction des différents milieux* n'ont été que théoriquement admises comme causes probables de myopie.

6° *L'inflammation de la portion antérieure de la sclérotique*, liée souvent à la cyclite, peut avoir causé le relâchement antérieur de la sclérotique et produit un allongement de l'axe visuel, cause de myopie.

7° *Spasme de l'accommodation.* — L'œil emmétrope devient myope sous l'influence de ce spasme et des causes organiques qui le produisent. Sous ce chef, on peut ranger la myopie intermittente : il s'agit ici d'une anomalie de l'accommodation et non de la réfraction.

Après cette énumération des déviations insolites qui peuvent être considérées comme sources de la myopie, je passe à l'étude de la myopie type, avec staphylôme postérieur. Il y a deux variétés : l'œil est élargi d'une manière uniforme dans presque tous ces axes, et la condition de l'œil approche du buphthalmos congénital. — Dans le vrai buphthalmos, nous avons trouvé une cornée plate et une atrophie considérable du fond de l'œil, en un cas où il y avait une grande puissance de la vue et un très-fort degré de myopie. Le malade, atteint de buphthalmos d'un œil, avait considéré ce dernier comme perdu, jusqu'au moment où je lui montrai qu'il pouvait s'en servir pour lire à la distance d'un pouce et demi. En général cependant, l'axe visuel se trouve beaucoup plus augmenté dans sa longueur que les autres diamètres, et l'œil a une forme ellipsoïdale assez régulière, ainsi que l'a déjà représenté Scarpa (1).

(1) *Traité pratique des maladies des yeux*, traduit par Léveillé. Paris, chez Bertrand, 1807, t. II, p. 190.

Je donne ici le tableau des longueurs trouvées pour les différents axes dans quelques yeux myopes.

Axe visuel.		Axe horizontal.		Axe vertical.
33,0	....	26,8	....	25,6
31,7	....	26,0	....	24,7
31,0	....	26,5	....	26,0
30,0	....	27,5	....	25,4
28,5	....	24,3	....	24,0

Jaeger (1) en a mesuré un grand nombre, et il a toujours trouvé un plus grand allongement de l'axe visuel. En général, le sommet de l'ellipsoïde sclérotique correspond à peu près à l'axe de la cornée (2) et l'atrophie paraît avoir atteint son plus haut degré à cause du relâchement des membranes; outre cette première distension, on peut en voir survenir une seconde, dans laquelle les membranes ont probablement offert moins de résistance à la pression. Tandis que le sommet correspond plus ou moins bien à la région de la tache jaune qui s'est approchée de l'axe de la cornée, le nerf optique s'est déplacé en dedans plus qu'à l'ordinaire (voy. fig. 139). Le sommet, dans d'autres cas, se trouve plus loin de l'axe de la cornée, dans des directions variées, mais surtout en dedans, où il peut correspondre à peu près au nerf optique. On dit quelquefois que ce dernier repose sur une seconde distension : je ne l'ai jamais observé; il se fait plutôt un épaississement de 7 à 8 millimètres à la base du nerf optique, provenant d'un relâchement de la couche fibreuse externe de la gaîne de ce nerf, ce qui porte à croire à une seconde distension de la sclérotique (voy. fig. 141). Jaeger a trouvé en dedans du nerf optique le sommet de cette distension.

FIG. 139.

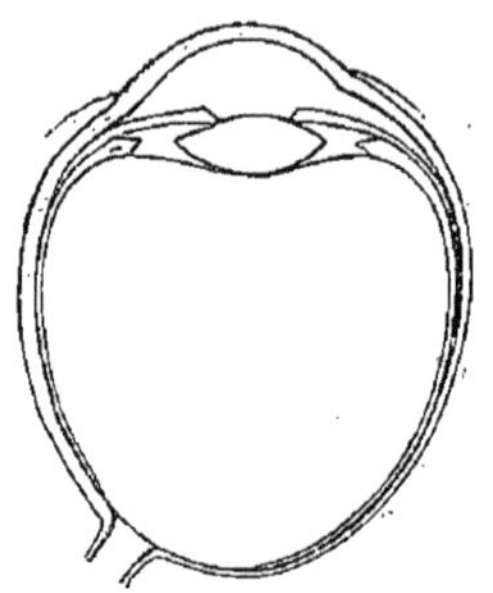

Dans les hauts degrés de staphylôme postérieur, l'œil énucléé devient rapidement mou et flasque; près du pôle postérieur, ses membranes sont si minces et si transparentes que l'on y retrouve cette apparence bleuâtre si caractéristique du staphylôme antérieur. Tournant vers la

(1) *Loc. cit.*, p. 262. Les premières mensurations de ce genre ont été faites par Arlt (*Prager Monatsschrift*, juin 1854). On trouve le tableau, qui n'offre qu'un intérêt historique, dans la traduction allemande de Donders. Vienne 1866.

(2) Comparez aussi : *Dr Josef Ritter von Hasner Klinische Vorträge über Augenheilkunde*. Prag., 1860, p. 19.

lumière la portion distendue, nous voyons à travers la pupille le fond de l'œil bien éclairé ; même pendant la vie, lorsque la cornée est fortement attirée en dedans, il est quelquefois possible de voir cette couleur bleuâtre du staphylôme. Dans un cas que j'ai observé, toute la partie visible de la sclérotique avait acquis une apparence d'un bleu uniforme très-désagréable.

Pour examiner l'œil avec plus de soin, nous faisons, à l'état frais ou après l'avoir durci dans l'acide chromique, une coupe qui passe par le milieu de la cornée et le nerf optique, en prenant garde de ne pas nous éloigner du sommet du staphylôme. La sclérotique paraît uniformément amincie, et cet amincissement va croissant, au fur et à mesure que l'on avance vers le pôle postérieur. — L'amincissement est plus prononcé à l'extérieur qu'à l'intérieur du globe, et le sommet de l'ellipsoïde n'est, en général, pas beaucoup plus épais qu'une feuille de papier ; ses fibres sont disjointes dans quelques points.

Nous voyons, en second lieu, que l'iris et le cristallin sont plus refoulés en arrière ; la même chose a lieu pour les procès ciliaires, et j'ai vu plus d'une fois le muscle ciliaire, avec prolongation et atténuation des fibres vitrées qui viennent de la membrane de Descemet, donner naissance au muscle en question, et commencer à une distance de la cornée plus grande que dans l'œil normal ; il était, en même temps, plus long, plus plat, et atteint d'un certain degré d'atrophie. Les mêmes phénomènes ont lieu quand la partie antérieure de la sclérotique est considérablement amincie, ce qui est loin d'être fréquent. La partie antérieure de la choroïde est presque normale, et elle ne se trouve amincie et décolorée que vers la partie postérieure. La choroïde peut d'ordinaire être séparée de la sclérotique avec assez de facilité. Au fur et à mesure qu'on approche des parties atrophiques, il faut l'isoler avec ménagements, car avec l'amincissement et la ténuité de la membrane croissent son homogénéité et sa friabilité.

Malgré l'atrophie, nous pouvons reconnaître partout l'existence de la choroïde ; Jaeger a constaté ce fait sur un grand nombre d'yeux, et je l'ai vu en 1856, dans la collection des excellentes préparations de Stellwag de Carion. Le maximum de l'amincissement est d'ordinaire près du nerf optique, d'où il est facile de séparer la choroïde ; la sclérotique, au contraire, est plus amincie vers le pôle postérieur. La rétine, selon Hasner, est plus intimement liée à la choroïde vers la marge de l'atrophie. On voit la surface interne de la choroïde en enlevant soigneusement le corps vitré, le cristallin et la rétine. Il est rare de voir adhérer le pigment à la choroïde, quand l'œil a été préalablement durci. Dans les deux yeux que j'ai étudiés moi-même, une partie de la couche externe de la rétine était adhérent au pigment, surtout vers l'équateur de l'œil. Ces yeux provenaient d'une femme de soixante-six ans : dans les autres yeux que j'ai examinés, il ne m'a pas été donné de constater le même fait. Chez cette femme, j'ai trouvé encore ces élevures si connues de la membrane vitreuse de la choroïde, qui peuvent toujours s'isoler facilement quand cette dernière n'est pas encore atrophiée.

Ayant porté sous le champ du microscope une portion ténue de la choroïde s'étendant de l'*ora serrata* au nerf optique, isolée de la sclérotique et soigneusement préparée, de façon à conserver tout le pigment; si nous plaçons sa surface interne en haut, nous pourrons étudier toutes les transitions de l'état normal à l'atrophie la plus complète. On voit d'abord que le pigment est moins uniformément coloré, que les cellules sont plus grandes et peut-être plus aplaties que dans l'œil normal : en dehors du croissant où ces cellules manquent cependant d'habitude, elles forment pourtant une couche parfaite.

Si l'atrophie est diffuse, on trouve des formes intermédiaires et les cellules disparaissent graduellement, laissant seulement des granules de pigment plus ou moins groupés. Les points noirs que nous voyons épars, à l'œil nu ou avec un verre grossissant, particulièrement dans la forme diffuse, ne présentent pas des cellules régulières, mais des masses noires irrégulières, anguleuses et cohérentes. On voit entre ces dernières du tissu choroïdien atrophique décoloré. J'ai vu des taches grises entourées par ce pigment noir au travers desquelles on apercevait un tissu choroïdien normal qui était moins brillant. — Si les membranes celluleuses disparaissent du pigment épithélial, pendant que le pigment granuleux demeure, le contraire a lieu pour le pigment qui fait partie du *stroma de la choroïde*. Cette observation peut être plus exacte si le pigment épithélial a été enlevé avec un pinceau.

On voit tout d'abord que, même dans les cas de croissant circonscrit, le stroma est notablement pâli, là où il y avait suffisamment de pigment épithélial; dans ces parties décolorées, les cellules pigmentaires qui se ramifient dans les espaces intervasculaires sont nettement visibles, mais elles sont pauvres en granules de pigment; ceux-ci diminuent et disparaissent graduellement vers le côté atrophié, tandis que l'on trouve encore des cellules ramifiées. Dans les endroits plus foncés où la choroïde a presque conservé son épaisseur ordinaire, les cellules pigmentaires paraissent tout à fait normales. Là où il y avait pas ou peu d'atrophie, j'ai trouvé les *larges vaisseaux* de la couche externe de la choroïde plus turgescents que de coutume. La membrane possède alors une coloration rouge strié : le même degré de congestion se retrouvait, dans les mêmes régions, dans la membrane chorio-capillaire. Le sang diminuait dans les vaisseaux à l'approche de l'atrophie, et disparaissait enfin complétement. En ce point, le peu de choroïde qui restait avait acquis une telle homogénéité qu'il était impossible d'assigner aux vaisseaux un calibre fixe. On peut cependant, avec un fort grossissement, apercevoir les grands vaisseaux, et quelquefois même la membrane *chorio-capillaire*, se dessinant avec des contours d'aspect granuleux. Les grands vaisseaux continuent d'être perméables au sang, longtemps après que la membrane chorio-capillaire est oblitérée. Je suis sûr qu'elle manque sur le croissant blanc brillant sur lequel nous voyons souvent courir quelques larges vaisseaux choroïdiens, non-seulement parce que ses vaisseaux capillaires n'avaient pas été pénétrés par une injection très-bien réussie, mais aussi parce qu'ils n'étaient pas visibles pendant la vie. S'il y a un arrière-plan rouge ou foncé, la membrane chorio-capillaire est invisible quand on l'amplifie par l'ophthalmoscope, à cause de la transparence et du peu de pouvoir réflecteur de la mince couche de sang qu'elle renferme; si cet arrière-plan est blanc, elle doit se traduire sous un aspect rougeâtre, ou même se dessiner comme un réseau fin.

La description ci-dessus se rapporte d'ordinaire aux plus hauts degrés de staphylôme postérieur, dans lesquels l'atrophie bien limitée, visible à l'ophthalmoscope, s'est déjà jointe à une atrophie diffuse. Cette dernière m'a paru exister dans des cas où elle n'est appréciable, pendant la vie, à cause du pigment épithélial assez complet, que par la grande distance des gros vaisseaux choroïdiens.

Dans le staphylôme postérieur, il est important d'étudier la réunion du nerf optique avec le globe. J'ai fait, il y a quelques années, des recherches à cet égard sur l'œil normal. Le tronc du nerf optique est déjà cloisonné par du tissu fibreux en nombreux petits faisceaux dans lesquels il se divise à son épanouissement rétinien : il diffère ainsi, par sa structure, des autres troncs nerveux, qui se ramifient graduellement. Il semble posséder une *double gaîne fibreuse*, dont l'externe plus épaisse *a*, se continue en *a'* (fig. 140), avec la partie la plus externe de la sclérotique; l'interne *b* enveloppe le tronc aussi loin que la choroïde *d*; elle se recourbe brusquement dans la même direction que cette dernière et s'y adjoint jusque dans la sclérotique *b'*, qui contient en ce point du pigment. La lame criblée *g* est, en partie, formée par elle et, en petite partie, par la choroïde. Entre les deux gaînes fibreuses *a* et *b* il y a une couche mince de tissu conjonctif lâche. La *gaîne du tissu conjonctif c* est composée d'un réseau de faisceaux à contour net qui montent jusqu'à *c'* près de la lame criblée. Déjà au-dessous de cette dernière *h*, les fibres nerveuses, comme l'a démontré Bowman, perdent leur *enveloppe de myéline*, et le nerf devient ainsi plus mince et plus transparent. Les faisceaux les plus minces passent au travers de la lame criblée que l'on peut regarder comme un renforcement du névrilème de ces faisceaux séparés et d'où émanent quelques filaments ténus qu'on peut suivre jusqu'entre les faisceaux de la couche fibreuse de la rétine. La *choroïde* paraît se terminer d'une manière abrupte à la marge du nerf, parce qu'il y a cessation du pigment accumulé jusque-là en grande quantité, et parce que les vaisseaux choroïdiens ne vont pas plus loin : le tissu choroïdien entoure néanmoins les faisceaux du nerf optique et contribue ainsi à la formation de la *lame criblée*. La choroïde est

Fig. 140.

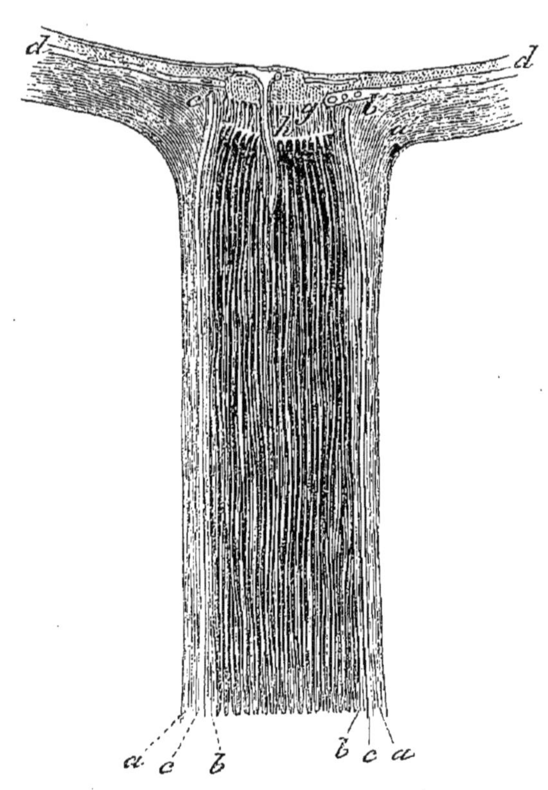

solidement attachée dans cette région par sa jonction avec la gaîne interne b' du nerf optique et par son prolongement dans le tissu du nerf. Là où commence le pigment, on voit apparaître les couches profondes de la rétine sur lesquelles s'étend la couche nerveuse.

Si nous comparons à cela la coupe de l'entrée du nerf optique, dans les hauts degrés de staphylôme postérieur (fig. 141); la gaîne externe a semblera quitter le nerf près de la sclérotique ; une partie de a' paraîtra s'incliner en dedans, tandis que la plus grande partie de a'' se porte en dehors vers la sclérotique. Au contraire, il paraîtra que la gaîne interne, b, continue à entourer le nerf de près, forme, près de la papille f, la lame criblée, passe à b', en dehors, jusque dans la sclérotique, et rencontre le faisceau a' de la gaîne externe, qui est dirigé en dedans. Ce mince faisceau a' b' limite le tissu conjonctif lâche c, qui, à c', a acquis une grande largeur et qui pour cela est très-distendu. La sclérotique, par conséquent, consiste ici, presque exclusivement, en un mince faisceau a' b', dérivé des deux gaînes, couvert antérieurement par la choroïde complétement atro-

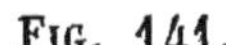

Fig. 141.

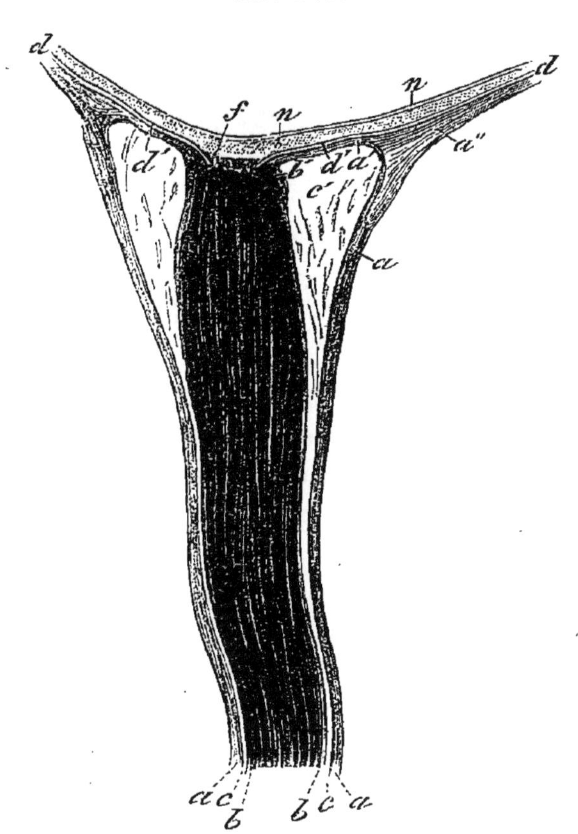

phique et privée de pigment d'. Il semble que le nerf, qui offre ici supérieurement un épaississement peut-être accidentel, après que ses fibres ont perdu leur gaîne médullaire, est encore plus mince que d'ordinaire et pénètre ainsi dans l'œil à travers une ouverture plus petite de la choroïde, quelquefois dans une direction oblique, pour s'épanouir immédiatement comme la rétine n sur la surface antérieure de la choroïde atrophique. Dans les dessins instructifs de Jaeger (1) — l'un d'eux est représenté (fig. 142)—,

(1) *Ueber die Einstellung*, etc. Wien, 1861, t. I et II.

la gaîne de tissu conjonctif est non-seulement étendue en haut, mais une de ses extrémités pénètre jusque entre les couches de la sclérotique. Jaeger ajoute que l'extrémité interne du nerf, avec l'épanouissement de ses fibres et leur précoce incurvation, semble attirée en dedans de l'œil. — Dans la figure 142, d'après Jaeger, la lame criblée et l'endroit où les fibres nerveuses perdent leur couche médullaire paraissent en réalité plus rapprochés de la rétine.

Fig. 142.

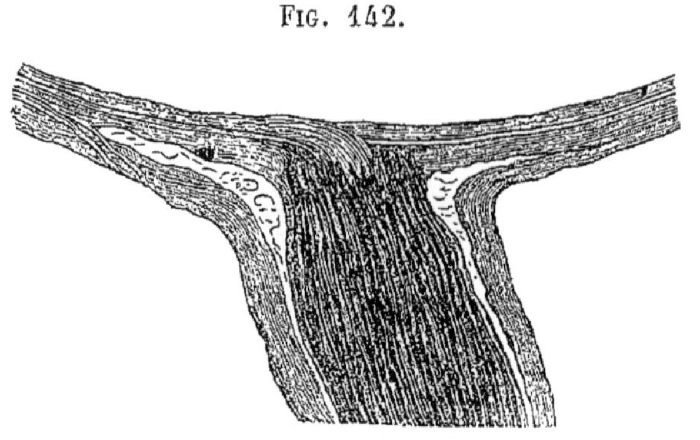

La rétine a, en général, une apparence normale. Il est difficile de lui assigner des places plus amincies que d'autres, mais il est certain que l'atrophie de cette membrane ne peut pas être comparée à celle de la sclérotique et de la choroïde. Le long trajet des vaisseaux, vu à l'ophthalmoscope, peut être facilement démontré. Il est difficile d'assigner la limite précise de l'altération de son tissu propre. Coccius (1), qui a souvent examiné la rétine dans le staphylôme de la sclérotique consécutif à une choroïdite postérieure, a trouvé qu'il n'y a pas de changement, à l'exception de quelques vacuoles dans la couche postérieure (couche des bâtonnets et des cônes). H. Müller (2) croit avoir trouvé, dans un cas, le tissu rétinien relâché, mais il ajoute lui-même qu'il faut user du plus grand discernement pour formuler une opinion sur ce sujet. Je trouve dans mes notes qu'en isolant la rétine, la substance nerveuse de la papille se séparait de la lame criblée très-facilement et restait réunie à la rétine. J'ai trouvé aussi que, dans un œil assez frais, la tache jaune était quelquefois à peine visible; que la *plica* était formée comme d'habitude, que la couche fibreuse paraissait normale et que, sur des coupes de rétines durcies, on voyait admirablement les diverses couches, excepté celle des bâtonnets : vers le bord, des fibres radiées avec granules adhérents, dépendant des deux couches granuleuses, paraissaient presque isolées. Dans la région de la tache jaune, les

(1) *Ueber Glaucom*, etc. 1859, p. 80.

différentes couches celluleuses étaient nettement visibles; en regardant à sa surface externe la rétine nouvellement séparée, on pouvait voir assez nettement la couche des bâtonnets et des cônes s'isolant parfaitement d'après les procédés connus. Je ne puis parler avec certitude de plusieurs points qui sont néanmoins très-importants, je veux dire jusqu'à quel point ces altérations s'étendent dans les éléments percipients ; comment ces éléments sont plus espacés que dans l'œil normal, dans quel état se trouvent les cônes dans la tache jaune et surtout dans la *fossette centrale*, pour les degrés élevés de l'atrophie. Pour ce qui est du corps vitré, je me bornerai à dire que dans les staphylômes postérieurs avancés il est fluide et incomplétement transparent; les flocons ont une apparence fibreuse et granuleuse, sans structure distincte.

Si nous essayons, d'après les faits observés, de nous faire une idée du développement du staphylôme postérieur, notre attention devra se porter d'abord sur le nerf optique, les membranes de l'œil et la papille. L'examen ophthalmoscopique nous apprend qu'il faut chercher en ce point le début de l'affection, et l'anatomie, en bien des circonstances, n'est pas en désaccord avec cette manière de voir. Il faut supposer dans ce cas que la portion de sclérotique la plus rapprochée du nerf optique a une extensibilité plus grande, surtout à sa partie externe, et, par cela même, que la gaîne externe du nerf optique se trouve bientôt éloignée de cette dernière et que sa couche de tissu conjonctif se trouve ainsi distendue (voy. fig. 140 c' et 141 c'). Dès que ce phénomène se produit, le tissu mince de la sclérotique b', situé en avant de la susdite gaîne, est nécessairement encore atténué, et la même chose a lieu pour la choroïde d' formant, avec la couche fibreuse susdite, entre les faisceaux nerveux, ce qu'on appelle la lame criblée.

Du côté de la papille, la rétine repose sur une choroïde et une sclérotique amincies, qui finissent par perdre tout moyen de soutien; ce n'est qu'un peu plus en dehors que la gaîne externe a du nerf optique renforce la sclérotique. L'origine du croissant atrophique paraît être réellement liée à cette extension dans le voisinage du nerf optique : la choroïde d' est ici unie immédiatement ou liée au nerf au moyen des fibres qui se continuent entre les faisceaux nerveux, et, médiatement, par leur connexion avec la gaîne interne du nerf. Les vaisseaux se terminent près de cette adhérence : s'il y a la moindre extension, la circulation est obstruée dans les dernières ramifications de la membrane *chorio-capillaire*, et provoque ainsi les premières manifestations atrophiques. Il y a quelque chose d'analogue dans le début de l'emphysème pulmonaire causé par une atrophie des cellules pulmonaires les plus distendues, qui perdent, pour ce motif, leur réseau capillaire et leur pigment. Quand cette forte distension a commencé et que la résistance se trouve, par ce fait, diminuée, il est probable que cet état demeurerait stationnaire, loin de se développer progressivement. Il est de règle que la choroïde s'avance de plus en plus, sans que l'axe visuel, pour les faibles degrés de staphylôme, s'allonge sensiblement et d'une manière persistante. L'extension à la marge du nerf optique a lieu souvent d'un seul côté, surtout au côté externe, où elle se développe conjointement avec le croissant atrophique.

Le nombre de mes observations n'est pas suffisant pour me permettre de formuler une opinion positive; mais il me paraît probable que si le sommet du staphylôme tombe presque dans le nerf optique, la gaîne externe a cédé tout autour du nerf et que l'atrophie annulaire et circulaire de la choroïde correspond à cette dernière.

Dans l'œil représenté figure 141, l'atrophie était réellement circulaire. Si le sommet du staphylôme, comme cela a lieu d'ordinaire, est situé à la partie externe du nerf optique, l'atrophie de la choroïde se trouve également de ce côté; on peut conclure qu'il y a relation entre le sommet du staphylôme et la direction que prend l'atrophie de la choroïde, de ce que la tache jaune, à laquelle correspond souvent le sommet du staphylôme, se trouve située à la partie externe et un peu au-dessous de la papille, et que l'axe du croissant atrophique s'étend ordinairement dans cette direction.

Je ne puis affirmer si l'atrophie bien définie de la choroïde ne s'étend pas plus loin sur le tissu conjonctif distendu *b'*; de Jaeger n'admet aucune coïncidence de ce genre, et il affirme que la direction de l'atrophie ne correspond nullement au côté où la gaîne celluleuse a cédé. Quant à l'étroitesse de la papille que montre l'ophthalmoscope, dans une direction perpendiculaire à l'axe du croissant, je ne puis en donner aucune explication satisfaisante. Dans les cas ordinaires, lorsque le nerf optique n'occupe pas le sommet du staphylôme, on peut se demander si l'extension ne débute pas dans la région de la tache jaune, et si elle ne se communique pas secondairement à la partie externe du nerf optique. Cette opinion est la plus admissible, non-seulement parce qu'elle explique la position du nerf optique à la partie interne de l'ellipsoïde, mais parce que, chez les jeunes sujets porteurs de hauts degrés de myopie, l'atrophie du croissant manque, ou du moins n'atteint que de faibles proportions.

Nous pouvons nous figurer comment l'extension dans la région de la tache jaune produit l'atrophie. Dans la tache jaune, la choroïde, qui abonde en pigment, est plus intimement liée à la sclérotique. Si les membranes cèdent à la partie postérieure, la distension est égale de toute part, et la choroïde se maintiendra d'autant plus facilement unie à la sclérotique qu'elle lui adhérera d'une façon plus intime en ce point. Si la sclérotique s'étend graduellement dans la direction du nerf optique, la choroïde devient très-tendue, car il est de fait que la tache jaune et la marge externe du nerf optique peuvent être considérées comme deux points fixes. Au niveau de son insertion à la partie externe de la papille, la choroïde est singulièrement tiraillée, et si nous considérons que les vaisseaux choroïdiens se terminent précisément dans cette marge, la production de l'atrophie par extension ne peut pas nous étonner : il est facile de comprendre, d'après la direction de la tension, que l'atrophie prenne la forme d'un croissant. L'atrophie sera encore avancée si la sclérotique est distendue au voisinage du nerf et que la couche externe du nerf optique cédera en dehors. Ce relâchement n'admet guère d'exceptions : il suit nécessairement de là, que le cercle artériel reconnu par Zinn et qui se trouve dans la sclérotique, autour du nerf optique, comme l'a démontré Jaeger (1), sera éloigné de ce nerf. La moitié la plus externe de la sclérotique est généralement plus fortement distendue que celle qui se trouve à la partie interne du nerf : voilà pourquoi elle est plus amincie dans cette portion externe. La tache jaune se porte vers la partie interne, et peut ainsi dépasser l'axe de la cornée de façon que la ligne visuelle coupe la cornée en dehors de son axe.

Si, dans cette extension, l'atrophie n'a pas lieu à la partie externe de la tache jaune, sur la partie antérieure de la choroïde, aussi facilement qu'à sa partie interne, on trouve l'explication de ce fait dans la plus grande extensibilité de la choroïde dans cette direction ; elle se déplace graduellement sur la surface de la sclérotique ; on pourrait, je crois, expliquer ainsi le retrait de l'iris, des procès ciliaires et de la choroïde elle-même, avec le muscle ciliaire, dans les cas où la partie antérieure de la sclérotique a gardé presque son épaisseur normale. Il existe partout une extension plus ou moins grande de la choroïde, et il n'est pas besoin de preuve pour établir que c'est à une cause d'atrophie diffuse et de diminution de la résistance élastique. On devrait attacher à cette résistance de la choroïde une grande importance. Si l'on fait une coupe des membranes de l'œil, on voit la choroïde se retirer, laissant la sclérotique dénudée sur tout le bord : la choroïde peut donc se déplacer, et sa tension est évidente. Pendant la vie, la tension de la choroïde est plus grande, sans doute à cause de la réplétion des vaisseaux, de leur *tonus*, et de la présence de fibres musculaires éparses (2). A cause de cette tension, la choroïde supporte en partie la pression des

(1) *Loc. cit.*, p. 52.

(2) H. Müller (*Verhandlungen der phys.-med. Gesellschaft.* Würtzburg, t. X, p. 179) a découvert ces fibres musculaires de même que les cellules ganglionaires de la choroïde, et Kölliker a confirmé leur présence dans les préparations anatomiques de Müller.

milieux de l'œil qui ne se transmet pas directement sur la sclérotique. Cette pression se porte tout entière sur la sclérotique distendue, là où il y a eu atrophie choroïdienne et où la choroïde a été remplacée par une membrane mince et fragile. Un staphylôme avancé ne reste pas, pour cette raison, facilement stationnaire, parce que chez les myopes, la pression intra-oculaire est en général un peu augmentée. Pour ce même motif, les vaisseaux et les inégalités de la choroïde dans le staphylôme, aussi bien que les nerfs ciliaires allongés mais non atrophiés, laissent des impressions profondes sur la face interne de la sclérotique atrophiée (1). Mon attention a plus d'une fois été fixée sur cette particularité. Surtout dans la région de la tache jaune, l'atrophie atteint souvent son maximum, parce que, indépendamment de tout autre cause, le sommet de l'ellipsoïde est retrouvé dans cet endroit.

Les altérations locales décrites ci-dessus dépendent principalement de cette extension par laquelle la rétine souffre dans ses fonctions. Il est facile de voir, quoique cela n'ait pas été prouvé par des observations microscopiques exactes, qu'avec une pareille extension, la couche la plus externe, consistant en cônes très-petits placés d'une manière radiée, doit souffrir; ces cônes doivent être séparés, irrégulièrement distribués et facilement détruits. Dans d'autres parties de la rétine, les bâtonnets et les cônes paraissent plus séparés; il n'est pas étonnant, au contraire, qu'il y ait peu ou point d'altérations de la couche fibreuse, quand nous considérons combien la structure et la fonction des nerfs résistent à l'extension produite par des tumeurs ou par toute autre cause. Quand il y a métamorphose active de matière, il se produit plus facilement un changement moléculaire sans troubles concomitants que des altérations dans les parties fibreuses. La rétine a sous ce rapport un grand avantage sur la sclérotique.

Les altérations du corps vitré peuvent avoir une origine différente : elles peuvent dépendre d'une extravasation de sang qui, quelque parfaite que soit l'absorption, ne laisse jamais le corps vitré recouvrer sa première transparence. La solution de continuité du corps vitré, encore si mal défini dans sa structure, donne naissance à un aspect trouble tel qu'on le voit après le traumatisme ou pendant la présence d'un corps étranger. Un fil de caoutchouc, porté avec une aiguille dans la direction de l'équateur, à travers l'œil d'un lapin, fut fortement tendu en tirant sur les deux bouts que l'on coupa, en même temps, tout près de l'œil; il resta dans le centre du corps vitré un petit corps visible à l'ophthalmoscope, et il se développa tout autour une opacité considérable, tandis que les plaies se cica-

(1) Comparez aussi Heymann, *Archiv für Ophthalmologie*, t. II, 1, 131.

trisaient régulièrement. La distension considérable du corps vitré dans le staphylôme postérieur produit sans doute aussi une lacération et au moins un synchisis; il faut s'attendre aussi alors à une altération de transparence (1). Dans certaines conditions, il se produit évidemment un état d'irritation ou d'inflammation de la rétine et de la choroïde.

Nous touchons maintenant à un point capital : la question est de savoir dans quelles proportions le staphylôme est lié à l'inflammation. De Graefe a d'abord cru qu'il y avait scléro-choroïdite postérieure ; mais il a en vain cherché les preuves de cette inflammation antérieure dans deux yeux qu'il a pu disséquer. L'opinion de de Graefe fut généralement discutée. Stellwag de Carion adhéra, dès le début, à une tout autre opinion ; Jaeger se rallia bientôt à sa manière de voir. Selon ces auteurs, le staphylôme postérieur n'est que le résultat d'une lésion congénitale, et l'atrophie qui s'y rattache augmente, selon Jaeger, avec le globe lui-même ; elle devient ensuite stationnaire jusqu'à un certain point. Il y a quelque chose de vrai dans cette assertion. Le staphylôme postérieur ne doit certainement pas être considéré comme le simple résultat d'une scléro-choroïdite, et ne se développe pas, ordinairement, sans qu'il y ait une prédisposition héréditaire.

Il faut admettre, en outre, que le staphylôme postérieur peut atteindre un certain degré sans symptômes d'irritation ou d'inflammation. Il n'y a pas de doute, d'un autre côté, que la distension morbide prédispose souvent à l'inflammation, et que cela soit, avec le ramollissement des membranes, une porte d'entrée pour le développement rapide du staphylôme. Je crois qu'il est erroné de ne pas considérer comme un état morbide l'œil atteint d'un staphylôme postérieur joint à une atrophie simple; une plus grande erreur est commise, si l'on ne fait pas attention que le développement de cet état amène presque toujours des symptômes d'irritation qui menacent encore davantage l'intégrité de la vision.

Je suis très-étonné de voir Jaeger se demander si la choroïdite disséminée se rencontre plutôt dans les yeux fortement myopes que dans les autres. Cette inflammation est de règle à une certaine époque de la vie. Pendant la distension morbide, l'inflammation se développe avec facilité: on ne peut pas la considérer comme récente; car elle se fait connaître de bonne heure sous forme d'irritation plus ou moins franche. Dans la jeunesse, comme l'observe de Hasner lui-même, on remarque de l'irritation, même dans les faibles degrés de myopie; l'ophthalmoscope montre une rougeur de la papille, qui, chose remarquable, occupe quelquefois seulement la moitié de son étendue. A cause de la tension de l'anneau choroïdien et de la lame criblée, il y a probablement quelque irritation mécanique,

(1) Comparez aussi, à ce sujet, de Hasner, *loc. cit.*, p. 21.

peut-être même pression sur les petits faisceaux du nerf optique. Plus tard, quand elle augmente ainsi que la tension disproportionnée, l'irritation s'accroît et il y a de l'hypérémie aux confins de l'atrophie circonscrite, ce qui démontre que la choroïde, avant d'être atrophiée, passe par une phase d'irritation. Je ne puis admettre l'existence de limites bien définies entre le développement progressif du croissant et la production des taches atrophiques éloignées : Jaeger a considéré ces dernières comme des produits inflammatoires. L'amas de pigment situé sur les limites du croissant est de nouveau résorbé dans les progrès de l'atrophie, pour être reporté encore plus loin : ce phénomène est en faveur de l'état d'irritation.

Les phénomènes subjectifs deviennent aussi plus caractéristiques, et il se forme des taches d'atrophie, précédées de réaction inflammatoire, dans le fond de l'œil : la choroïdite disséminée, je le répète, est liée dans les plus hauts degrés de myopie au développement normal de cette dernière pendant un âge plus avancé.

Nous concluons donc, en résumé, que presque toujours la prédisposition au staphylôme postérieur existe dès la naissance ; qu'il s'est développé avec des symptômes d'irritation, lesquels n'atteignent pas, dans les degrés modérés de staphylôme, une grande importance clinique ; dans les plus hauts degrés, il survient presque toujours un état inflammatoire, au moins à un certain âge, comme résultat et comme cause coopératrice du développement de la distension et de celui de l'atrophie.

Notre conclusion n'est certainement pas en désaccord avec ce fait, qu'on rencontre si peu de produits d'inflammation après la mort ; car ces produits s'atrophient aussi bien que le tissu normal. C'est ainsi que les fausses membranes, comme nous en voyons dans la synéchie de l'iris, dans les adhésions entre les plèvres et dans d'autres endroits, s'atrophient et se résorbent quand elles sont distendues. Des taches de pigment sur la capsule du cristallin sont quelquefois les seuls indices d'inflammation de l'iris. Dans le staphylôme postérieur, l'inflammation existe presque comme une période de transition vers l'atrophie.

On peut ainsi expliquer pourquoi on ne rencontre pas plus d'adhérences entre les membranes. Ces adhérences se rencontrent quelquefois, et l'on doit se demander si l'on pourrait les séparer avec tant de facilité, si la choroïde, avant de s'atrophier, n'était pas imbibée d'une exsudation parenchymateuse. De plus, comme le dit H. Müller (1), dans le staphylôme postérieur, on trouve dans les espaces intra-vasculaires de la choroïde des groupes de cellules qui, selon lui, plaideraient en faveur de la préexistence de l'inflammation. Enfin on ne peut nier son analogie avec le

(1) *Verhandl. der phys.-med. Gesellschaft*, t. IX, 1859.

staphylôme antérieur qui est évidemment le résultat d'une inflammation.

Une autre question importante est celle-ci. En quoi consiste cette prédisposition au staphylôme postérieur ? Jusqu'ici cette question n'a pas été résolue d'une manière satisfaisante. Du moins je n'ai pas une opinion arrêtée sur ce sujet. Le nombre des adultes chez lesquels nous pouvons, avec l'ophthalmoscope, apercevoir plus ou moins d'atrophie, est relativement bien plus grand que celui des enfants. Jaeger est certainement dans le vrai, quand il affirme que l'atrophie existe quelquefois chez de très-jeunes sujets. J'admets même volontiers qu'il ait trouvé, chez des nouveau-nés, un croissant atrophique bien défini, soit pendant la vie, soit après la mort ; mais la règle est que nous ne voyons rien de la sorte, quoique l'atrophie paraisse plus tard et que selon toute probabilité il y ait eu une tendance héréditaire. D'où nous concluons que, dans ces cas, la résistance à la partie externe du nerf optique était d'abord moindre que dans l'œil qui n'y était pas prédisposé. Cette prédisposition a été liée au développement de l'œil, par de Ammon. Si nous regardons le dessin de la *protuberantia scleralis* (*Archiv für Ophthalmologie*, Bd. IV, I, 39) décrite par lui trente-cinq ans auparavant ; comme existant à une certaine période de l'œil fœtal (fig. 143), la forme du staphylôme postérieur nous viendra à l'esprit. De Ammon affirme qu'à une période peu avancée de l'existence fœtale, la scléra est encore ouverte du côté cérébral, qu'elle a la forme d'une coupe et qu'elle communique par une ouverture ovale avec les cellules cérébrales antérieures. Cette ouverture est fermée par un tissu venant des marges, et à mesure que l'œil devient plus grand, le tissu supplémentaire forme la protubérance en question. Selon de Ammon, cette dernière est dirigée d'abord en bas, mais plus tard en arrière et en dedans. De Ammon ajoute que les différentes membranes ferment cette ouverture presque en même temps. Ce mode de développement a quelque chose de commun avec le coloboma choroïdien qui, représentant un défaut de la choroïde, va de la papille vers une partie de cette membrane, quelquefois sur toute la choroïde, et peut même se réunir à un coloboma de l'iris. Nous avons donc ici un *arrêt de développement*. Stellwag de Carion et Ed. de Jaeger rattachent cette disposition au staphylôme postérieur, et dans un certain sens, le staphylôme postérieur lui-même à un arrêt de développement analogue. Il est seulement bien moins prononcé et pourrait être limité à un léger reste de la *protuberantia scleralis*. La direction de l'atrophie correspond même à celle de la *protuberantia scleralis* qui est déjà complétement close.

Fig. 143.

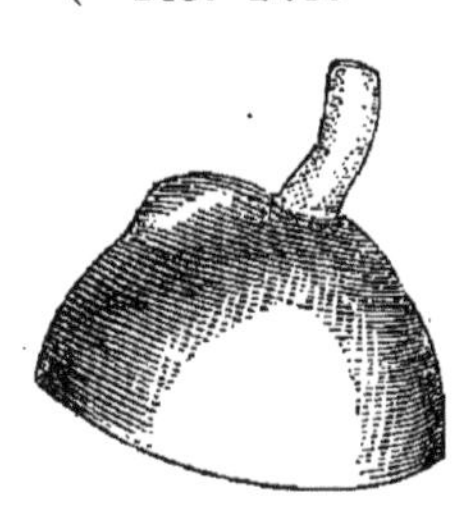

Faute de recherches personnelles, je ne puis pas me prononcer sur ce point. Je me sens, cependant, obligé de remarquer que c'est surtout cette idée qui amenait Stellwag de Carion et Jaeger à considérer la myopie acquise comme une tout autre condition, qui leur a fait supposer que la myopie congénitale n'est liée d'aucune façon à l'usage des yeux, et qu'elle devait être également fréquente dans toutes les classes de la société.

Je me suis déjà prononcé contre cette manière de voir et j'y reviendrai plus tard. Je dois observer, cependant, que si la connexion avec la *protuberantia scleralis* existe en réalité, et si le staphylôme postérieur congénital, aussi bien que la prédisposition à ce staphylôme peuvent être considérés comme un arrêt de développement, cela n'affaiblit en rien mon assertion, c'est-à-dire que l'usage intempestif des yeux soit une cause du staphylôme postérieur. Il est certain que, là même où il y a une légère prédisposition, si l'on se sert des yeux pour des ouvrages minutieux, le staphylôme se développe de plus en plus. L'expérience directe aussi bien que l'analogie nous démontrent que, dans de telles circonstances, la probabilité de transmission à la postérité, même dans un plus haut degré, est plus grande que dans le cas où le staphylôme ne s'était pas développé sous l'influence de causes propices.

§ 29. — Vision des myopes.

La vision des myopes, sans l'aide de verres (la seule dont je parle ici), est caractérisée par moins de netteté pour les objets éloignés que pour les plus rapprochés : Nous savons déjà que cela provient des cercles de diffusion formés sur la rétine par les rayons venant des points éloignés. Les myopes ont un *punctum remotum* de vision distincte, et les rayons venant de ce point peuvent converger sur un même point de la rétine; pour les points plus éloignés, les cercles de diffusion s'écartent et la vision est moins distincte au fur et à mesure que la distance devient plus grande. Dans les faibles degrés de myopie, ce défaut de netteté est si peu sensible, que les personnes qui en sont affectées ne s'en aperçoivent pas : quand elles se servent d'un verre concave, les objets leur paraissent plus nets à distance et elles reconnaissent, alors seulement, leur myopie. Ce faible degré de myopie n'occasionne aucun inconvénient.

S'il y a un désavantage pour la vision des objets éloignés, en revanche l'amplitude d'accommodation étant la même, les objets peuvent être plus rapprochés et, pour cette raison, regardés sous un plus grand angle visuel, être mieux distingués. Dans un âge plus avancé, alors que l'amplitude d'accommodation diminue, il est pourtant possible de vaquer aux occupations ordinaires sans se servir de lunettes; même avec une myopie de 1/18, c'est-à-dire dans laquelle les images sont encore nettes à 18 pouces, on ne ressent aucun inconvénient à se livrer à presque toute espèce d'ouvrages.

Les personnes atteintes d'un degré plus élevé de myopie ont, au moins dans leur jeunesse, quand l'accommodation est parfaite, une tendance à se rapprocher des objets plus que cela n'est nécessaire et à s'incliner fortement, quand elles se livrent à des occupations sédentaires. Si la myopie est de 1/10 ou 1/8 et même plus encore, ce phénomène a toujours lieu : il augmente avec le degré de myopie; il en est de même du goût que l'on trouve à observer de petits objets, qui croît avec la myopie. Les personnes affectées de la sorte lisent de préférence les petits caractères, s'habituent à une écriture fine et tracent des lignes peu longues. En agissant ainsi, il est évident qu'elles embrassent plus d'étendue à la fois et ne sont pas obligées de mouvoir les yeux et la tête, comme dans le cas où elles lisent dans des pages larges de gros caractères.

Lorsque les objets diminuent de grandeur et que leur distance diminue aussi proportionnellement, les myopes se trouvent au même rang que ceux qui ne le sont pas et distinguent également bien ces objets, quand l'acuité de la vision est la même. Cependant, comme nous le verrons plus loin, dans les plus hauts degrés de la myopie, l'acuité visuelle est imparfaite et bien que les personnes myopes distinguent plus facilement de très-petits objets que celles qui ne le sont pas; en tenant compte de la distance, ces objets leur paraissent plus grands. Il y a un grave inconvénient à avoir une position inclinée; car, si la vision binoculaire n'est pas sacrifiée, une grande convergence en est le résultat inévitable. Ce résultat est fâcheux en ce qu'il augmente la myopie. Dans un haut degré, l'inconvénient qui résulte d'une vision indistincte à une certaine distance est plus grand encore. L'emmétrope peut s'en faire une idée en mettant devant son œil une lentille convexe très-forte, et il sera étonné de l'abnégation avec laquelle les myopes se résignent à leur sort; — il comprendra alors certaines manies propres aux myopes qui n'ont pas pris de bonne heure l'habitude de se servir de lunettes.

Les cercles de diffusion dans la vision à distance sont plus grands, parce que chez les myopes le diamètre de la pupille est, en général, plus grand, comme Porterfield et Jurin le savaient déjà. C'est pour cela que, sous l'influence des mydriatiques, les myopes voient très-mal à distance; avec une bonne lumière, ils distinguent mieux les objets éloignés et à un âge plus avancé, le degré de la myopie étant le même, ils voient mieux à distance : ce qui les porte à croire que leur myopie a diminué. Les myopes distinguent avec plus de facilité les objets situés au delà du *punctum remotum*, quand ils regardent par une petite ouverture; comme nous le verrons plus tard, on peut tirer de ce fait des conséquences pratiques.

La fève de Calabar en solution, qui a la propriété remarquable de rétrécir la pupille, leur est du plus grand secours, car le champ pupillaire diminue d'abord, sans que la myopie augmente, et, lorsque ce médicament agit avec plus de puissance, le *punctum remotum* qui s'était d'abord rapproché de l'œil retourne, au bout d'une heure, à sa position normale.

On compte beaucoup de myopes parmi les anciens savants : Dechalès (1), jésuite du XVIIe siècle, qui a parfaitement décrit plusieurs particularités de la myopie, était de ce nombre ; il voyait à l'église de petites flammes sous forme de cercles de diffusion et étudiait là-dessus son spectre entoptique qu'il comprenait d'ailleurs parfaitement. Il savait aussi et expliquait très-bien par la diminution des cercles de diffusion la raison pour laquelle les myopes distinguent mieux par une petite ouverture ; relativement à l'influence du peu d'ouverture des paupières sur la vision, il rapporte des faits qui n'ont pas été signalés par les écrivains qui sont venus après lui. Il a remarqué que les dimensions verticales des cercles de diffusion diminuent seules, de telle sorte que les lignes horizontales sont plus distinctes et que la largeur de lignes verticales est quelque peu divisée par les cils, en sorte qu'un certain nombre d'images se trouvent juxtaposées ; parmi ces dernières, il en est une plus accentuée que les autres.

Beaucoup de myopes ont tellement l'habitude de rapprocher les paupières que ce mouvement fait part de leur physionomie ; cette habitude se continue alors même que l'usage des verres concaves rend ce soin superflu. Ce fait nous rappelle la tension involontaire de l'accommodation combinée parfois avec le strabisme, chez des personnes dont l'hypermétropie a été corrigée par des verres convexes.

Dans un fort degré de myopie, la vision imparfaite a des résultats particuliers, même pour une faible distance. Ceux qui en sont affectés fixent rarement les personnes à qui ils parlent, parce qu'ils distinguent imparfaitement leurs traits ; ils n'ont, en général, aucune idée de l'impression que leur extérieur ou leurs paroles peuvent produire sur une autre personne ; selon leur caractère, ils se laissent aller à trop de sans-façon ou à une timidité plus qu'ordinaire. Dans leur attitude et dans leur démarche, on remarque une certaine gaucherie qui les fait souvent remarquer. Il leur échappe plus de choses qu'ils n'en voient en réalité, et leurs connaissances en beaucoup de matières sont moins exactes, en ce qu'ils y suppléent par leur imagination. Cardanus affirme que les myopes sont particulièrement portés à l'amour, parce que, ne voyant pas les défauts des personnes qui les entourent,

(1) *Cursus s. mundus mathematicus*, t. III, p. 393.

ils considèrent de simples mortels comme des anges. Le ciel étoilé leur apparaît aussi avec une splendeur inouïe.

L'acuité de la vision, chez les myopes, est moindre que chez les emmétropes. La différence est très-légère dans les faibles degrés, elle est considérable dans les hauts degrés, à un âge avancé, quoique la myopie ne soit pas accompagnée de lésions morbides extraordinaires. Quand la myopie est $> \frac{1}{6}$, l'acuité visuelle est souvent imparfaite, à moins que la myopie ne soit congénitale et l'individu très-jeune. Dans la M $> \frac{1}{5}$ au moins l'imperfection de l'acuité est de règle. Si la M $> \frac{1}{4}$, l'imperfection est probablement constante.

Dans les hauts degrés de myopie, l'acuité diminue bien plus rapidement avec l'âge que dans l'emmétropie.

Quand M $= \frac{1}{4}$ ou $\frac{1}{3}$, l'acuité de la vision, à soixante ans, ne monte pas en général à plus de $\frac{1}{3}$. La cause de cette diminution de l'acuité chez les myopes est évidente. Il est vrai que les images rétiniennes sont plus grandes pour des angles égaux sous lesquels les objets sont vus, parce que la distance du point nodal à la rétine est plus grande ; mais d'un autre côté, la surface de la rétine est plus étendue et pour cette raison comprend moins d'éléments de perception dans un espace limité. Là où il y a parfaite compensation de ces deux données, un nombre égal d'éléments peut être impressionné, et l'acuité de la vision peut être égale, si les angles visuels sont égaux. Le siége de la distension est principalement au pôle postérieur et occupe surtout la région de la tache jaune, c'est-à-dire celle de la vision directe ; pour cette raison, on ne peut pas s'attendre à une parfaite compensation, quand même la formation de l'image ne produirait aucun autre trouble dans les fonctions de ces différents éléments. Nous avions en vue de déterminer ici l'acuité de la vision appliquée en dedans du *punctum remotum* de la vision distincte. La détermination avec l'aide des objets situés à une plus grande distance et vus avec des verres correcteurs est encore plus désavantageuse, parce que k'' approche de la rétine.

Avec l'augmentation de la myopie, les mêmes objets, pour une même distance, sont vus successivement par de plus petites portions des éléments sensibles. Comme tout ceci a lieu graduellement, l'œil s'y habitue et la grandeur de l'objet est correctement appréciée lors même qu'on n'en fixe qu'un point, et le doigt, quand on veut lui faire contourner les bords, va droit à son but.

Le grandissement de l'image a, en outre, le résultat suivant : le lien qui rattache la quantité d'action musculaire nécessaire au nombre des éléments de perception excités est modifié ; néanmoins l'harmonie a été conservée, de telle sorte que, quand l'œil se meut, il n'y a aucun déplacement de l'objet. Nous ne pouvons pas dire que les myopes qui voient le même objet, à égale distance, avec moins d'éléments sensibles, *le projettent plus petit qu'en réalité ;* sans doute ils le voient *moins nettement*, mais l'idée qu'ils se forment de la vraie grandeur n'est pas déterminée seulement par le nombre des éléments sensibles : c'est le résultat d'une combinaison psychique compliquée à laquelle contribuent un nombre considérable de facteurs. En tous cas, nous sommes justifié dans notre conclusion, qu'en conséquence du déplacement progressif produit par l'ampliation de l'image, un point de la rétine est projeté en dehors dans une direction différente de celle qui lui était autrefois propre ; d'où il suit que la direction de cette projection n'est pas absolument congénitale, mais qu'elle s'est développée avec l'aide d'autres moyens d'observation.

Les myopes ont une puissance normale de l'accommodation. Ceux qui pensent le contraire ont confondu le parcours de l'accommodation avec l'amplitude d'accommodation. Quelques auteurs anciens ont parfaitement compris ce phénomène, et Smith (1) l'a expressément signalé dans son ouvrage. Cela se démontre parfaitement quand on neutralise la myopie ; car les myopes jeunes voient très-distinctement les objets rapprochés : ils les distinguent à quelques pouces de l'œil et peuvent même voir avec netteté des objets éloignés. Nous avons déjà remarqué que l'amplitude d'accommodation des myopes est égale à celle des emmétropes. Mais, dans le plus haut degré, dans lequel le muscle et les nerfs ciliaires sont atrophiés, la puissance accommodatrice diminue et se trouve finalement détruite. Cela se produit généralement à un âge où cette puissance est presque perdue. Nous avons déjà calculé à quelle amplitude d'accommodation correspond, des différences dans la longueur des axes optiques étant données, un certain changement du cristallin, et nous avons trouvé que les myopes, vu la longueur de leur axe optique, sont un peu en retard. D'un autre côté, l'usage de verres concaves a une influence avantageuse et, partant, un effet compensateur. Il s'agit ici de quantités si petites qu'on peut les négliger dans la pratique. La différence d'amplitude relative de l'accommodation entre l'emmétrope et l'amétrope est d'une bien plus grande importance, comme cela a été, du reste, expliqué plus haut.

Nous pouvons dire, en d'autres termes, que les myopes, contrairement à ce que nous trouvons chez l'hypermétrope, avec peu de convergence,

(1) *Complete System of Optics*. Cambridge, 1738.

peuvent se servir d'une partie de leur accommodation comparativement petite (§ 10) : ils se trouvent dans de meilleures conditions avec la convergence nécessaire pour le *punctum remotum*, en ce qu'ils peuvent en même temps négliger toute tension de l'accommodation, leur effort étant constamment employé à maintenir le *punctum remotum* binoculaire aussi loin que possible de l'œil. De plus, chez les myopes, l'amplitude d'accommodation diminue avec l'âge comme chez les emmétropes. Un coup d'œil donné aux figures 120, 121, 122, nous le montre directement. La vraie presbytie, que nous faisions commencer quand p'' était à plus de 8 pouces de l'œil, ne peut avoir lieu que quand $M < \frac{1}{8}$.

Nous croyons avoir entendu raconter que le célèbre Gall, étant écolier, remarqua que ceux de ses camarades qui lui disputaient victorieusement le prix de récitation avaient des yeux très-saillants, et que cette observation fut le point de départ de son système de phrénologie ; d'autre part, il nous semble que les myopes jouissent souvent d'une très-bonne mémoire : ces deux observations méritent peut-être d'être rapprochées, et, en tout cas, il nous paraît intéressant de vérifier s'il est vrai que la myopie soit souvent accompagnée d'une mémoire excellente. Si le fait était vérifié, on pourrait dire, pour l'expliquer, que la myopie, étant le résultat d'un travail assidu, est un symptôme d'une mémoire exercée, ou bien, inversement, que la myopie met le sujet dans la nécessité de faire un usage perpétuel de sa mémoire pour reconnaître les personnes et les choses à des indices secondaires et doit être considérée comme une cause perpétuelle d'exercice pour la mémoire. Enfin, il nous semble que, sauf de bien rares exceptions, la mémoire et l'esprit d'observation s'excluent réciproquement ; le myope, isolé forcément du monde extérieur, doit souvent penser aux événements passés, ce qui les grave dans sa mémoire, tandis qu'une bonne vue, en présence de la variété continuelle des images qui s'offrent à nos yeux, est une cause permanente de distraction qui empêche l'esprit de faire un retour sur le passé.

§ 30. — Sur les inconvénients et les troubles de la myopie.

Les personnes atteintes d'un faible degré de myopie ne s'en plaignent pas. Dans la jeunesse, l'acuité moindre de la vision pour les objets éloignés passe presque inaperçue ; à cinquante et même soixante ans, lorsque ces objets sont vus plus distinctement, à cause du rétrécissement de la pupille, nous entendons ces mêmes personnes vanter l'excellence de leur vue pour les objets rapprochés. De là vient la réputation de qualité des yeux myopes, réputation qu'ils ne peuvent soutenir après un loyal examen. Un léger degré de myopie peut avoir des avantages pour des hommes de lettres et pour ceux qui s'occupent de travaux minutieux. Les hauts degrés sont accompagnés de troubles qui ne se font que trop souvent sentir à un âge avancé de la vie : dans la jeunesse cette condition est supportable, mais l'avenir est à craindre. Dans la jeunesse même, beaucoup de myopes se plaignent d'un sentiment de tension continue. Il y a alors un état d'irritation qui paraît lié à une hypérémie des parties internes et externes de l'œil.

Plus tard, et surtout quand les yeux sont proéminents et un peu plus durs qu'à l'état normal, à cause de la pression produite par les muscles tendus, cet état d'irritation peut devenir habituel et se compliquer d'une irritation des paupières qui est très-gênante. Lorsqu'à une certaine période, la myopie fait des progrès rapides, les malades se plaignent beaucoup de douleur et de fatigue, surtout lorsqu'ils sont exposés à une lumière artificielle.

Dans les hauts degrés de la myopie, il s'y ajoute un spasme de l'accommo dation, qui l'augmente; mais après un séjour dans l'obscurité et l'application de quelques ventouses Heurteloup, la myopie diminue. Maintes fois, j'ai eu l'occasion de vérifier ce fait sur lequel M. le professeur Junge de Pétersbourg a appelé mon attention. D'autres fois, la myopie atteint graduellement un haut degré, sans occasionner d'autres troubles qu'une vision imparfaite des objets éloignés. Quand nous considérons les changements survenus dans le fond de l'œil, nous sommes souvent surpris de leur trouver si peu d'inconvénients. Pour expliquer ce fait, il faut se rappeler que, lorsque des changements importants surviennent dans la structure de la choroïde, la rétine est peu altérée, et qu'en outre la diminution de l'acuité pour la vision indirecte ne cause que peu de gêne. Dans bien des cas, où l'atrophie se présente sous un aspect blanc marbré ou tacheté de jaune, et s'étend, comme une ceinture, de la partie externe du croissant à travers la région de la tache jaune, l'acuité est normale pour la vision directe, et, pour la vision indirecte, l'altération est à peine sensible. Quand l'altération est diffuse et s'étend au delà du croissant, ce que je viens de dire constitue une exception. Le trouble de la vision est bien plus grand, quand la tension et l'extension de la rétine donnent naissance à une irritation de cette membrane. Nous avons alors l'amblyopie des myopes; elle atteint quelquefois, en peu de temps, un certain degré, et rétrograde ensuite après un traitement convenable; de Graefe (1) considère le pronostic comme favorable, dans ce cas, et je suis d'accord avec lui, s'il s'agit seulement d'obtenir une amélioration passagère; mais, dans les hauts degrés, on peut s'attendre à une rechute et à une aggravation inévitable.

(1) *Archiv für Ophthalmologie*, t. II.

Outre la diminution de l'acuité, il y a encore un sentiment de tension dans l'œil, de la fatigue, quelquefois de la douleur à la pression, de la photopsie et des mouches volantes. Ces deux derniers phénomènes sont une source continuelle de désagrément, lors même qu'il y a peu d'irritation et que la diminution de l'acuité est peu considérable. Les mouches volantes ordinaires, comme je l'ai déjà dit, ne sont suivies d'aucun inconvénient grave; elles dépendent de la présence de corps microscopiques qui flottent, chez tous les hommes, dans le corps *vitré*. Les myopes cependant en sont plus affectés que les autres personnes. Dans les cercles de diffusion produits par de petites surfaces de lumière, elles se montrent avec une netteté extraordinaire, et, en général, plus les objets se présentent avec une image diffuse et uniforme et plus ces mouches se voient distinctement. Chez les sujets qui ne sont pas myopes, elles se voient le mieux sur une surface uniformément éclairée, pendant qu'aucune autre image ne se produit sur la rétine. Pour cette raison, les myopes obtiennent une diminution de ce symptôme quand ils se servent de verres concaves qui dissipent cet aspect uniformément diffus des objets. Les sujets se plaignent continuellement de cette incommodité, surtout quand ils s'en effrayent et qu'ils se sont habitués à y faire attention. J'ai vu des cas où cette inquiétude constituait une vraie monomanie, contre laquelle tous les raisonnements et les démonstrations les plus claires venaient échouer. Cela a lieu surtout dans les cas de changements morbides du corps vitré. Il faut admettre ces derniers, quand l'ophthalmoscope nous révèle des troubles dans la transparence de ce milieu; ce fait a une importance pathologique très-grande. Les corpuscules ordinaires sont trop petits pour être vus à l'ophthalmoscope, et quand il s'en présente avec des formes quelconques, il faut admettre l'existence de produits anomaux, dont nous avons déjà étudié l'origine (§ 28). Dans le cas d'irritation inflammatoire, il faut considérer ces corpuscules visibles comme des produits d'exsudation. Des produits semblables se montrent et disparaissent, tour à tour, indépendamment de la myopie, dans la cyclite et la choroïdite antérieure. Chez les myopes, ils paraissent situés plus profondément, quelquefois même en contact avec la papille, et disparaissent rarement. Pour les observer, il faut faire abaisser l'œil brusquement; puis le faire relever à la hauteur à laquelle on peut observer au travers du champ pupillaire; on voit alors les corpuscules flotter rapidement. Le verre avec lequel on les aperçoit et la distance à laquelle l'observateur se tient pour les voir, permettent de juger de leur profondeur. Ils sont ordinairement longs et filamenteux ou granuleux; quelquefois en forme de membranes.

L'autre désagrément dont nous parlions est la photopsie : elle accompagne, en général, les symptômes amblyopiques les plus intenses de la myopie. Parfois on la trouve dans les hauts degrés de myopie et alors elle reste permanente et ne cède à aucun traitement. Avec l'ophthalmoscope, on voit, le plus souvent, en pareil cas, une atrophie diffuse avec un pointillé blanc et une macération du pigment, dont l'origine est due à un état inflammatoire. Les personnes nerveuses sont quelquefois inquiétées par l'apparition constante de phosphènes, plus gênants la nuit que le jour. Mon opinion est qu'il faut les considérer comme un signe alarmant; parce qu'ils indiquent une irritation persistante causée par de la tension et de la distension ou un procès inflammatoire. J'ai constaté que la puissance de la vision peut persister longtemps malgré leur présence. Ce qu'il importe de savoir en pareil cas c'est l'étendue de l'atrophie dans la direction de la tache jaune.

Outre l'amblyopie qui dépend de cet état d'irritation quand la myopie est forte, l'acuité de la vision est, en général, diminuée dans les hauts degrés. Les malades s'en plaignent peu. Comme les myopes peuvent tenir les objets très-près de l'œil et les regarder ainsi sous un plus grand angle visuel, il leur est possible de les distinguer suffisamment bien durant un temps assez long; ils n'ont jamais été exigeants pour la vision des objets éloignés. En général, ils ne s'adressent à l'oculiste que du moment où ils éprouvent une altération de la vision directe, et où ils se plaignent alors d'un brouillard quand ils s'adonnent à la lecture ou à l'écriture. Ils voient les lettres obscures ou couvertes d'une lueur. Quelques-unes sont tronquées; d'autres manquent complétement. Ils se plaignent encore de l'incapacité de voir nettement les objets qu'ils fixent. Ces symptômes sont souvent précédés de l'incurvation des lignes droites, ce qui indique un déplacement ou une transposition en avant d'une partie des éléments de perception.

Quand les myopes accusent ces symptômes, nous trouvons toujours, dans le voisinage de la tache jaune, quelques-uns des changements décrits ci-dessus; ainsi, on voit, presque toujours, dans cette région, des points blanchâtres, de petits amas de pigment et d'autres signes d'une dégénérescence atrophique; cela, avant même que les malades ne s'en plaignent. Cette dégénérescence de la tache jaune se voit plutôt dans un seul œil que dans les deux, et pendant qu'on les observe dans l'un des yeux, les changements ci-dessus mentionnés surviennent quelques années après dans l'autre, et nous prédisent avec trop de sûreté que bientôt la vision directe sera perdue. Nous ne pouvons que peu de chose par les moyens hygiéniques contre le progrès de cette dégénérescence, et tout traitement médical est absolument inefficace. Il est vrai que, dans cette période, l'acuité de la vision s'améliore quelquefois, mais il faut supposer que le trouble dépendait alors d'une irritation de la rétine, consécutive à l'atrophie. Cette dernière suit son cours régulier et, en combattant les symptômes inflammatoires, nous pouvons à peine en ralentir la marche. L'obscurcissement de la vue reste presque sans changement, jusqu'au moment où la lecture devient impossible, ce qui se fait attendre quelques jours ou quelques semaines. Ce n'est pas là le signe d'une marche accélérée; mais il peut arriver qu'un épanchement sanguin dans la tache jaune mette fin subitement à la vision directe. C'est ordinairement l'extension à la *fossette centrale* qui détériore l'acuité visuelle.

Presque toujours, cet état a été précédé de l'existence de plusieurs *puncta cœca*, dispersés çà et là sur la rétine, surtout autour de la fossette centrale. Ils envahissent même une partie de cette dernière. Des phénomènes particuliers peuvent être produits par ces groupes de *scotomes*. J'ai vu des sujets qui lisaient plus facilement les petits caractères que les gros. Dans ce dernier cas, ils ne voyaient pas les mots en entier et les gros caractères n'étaient perçus que partiellement. Le miroitement dont se plaignent les malades provient de ce que, dans les faibles déplacements de l'œil, les lettres forment alternativement leurs images sur des parties sensibles et sur d'autres qui ne le sont pas. C'est ainsi qu'elle se montrent et disparaissent quelquefois avec changement de forme, selon l'irrégularité du déplacement des éléments de perception. Tandis que la fossette centrale peut encore fixer, les malades peuvent très-bien projeter leur *scotome* sur une surface plane, une feuille de papier, par exemple, et circonscrire les limites de leurs *puncta cœca*. De cette façon, nous pouvons nous renseigner exactement sur l'existence de ces groupes de *scotomes* dans la région de la tache jaune, avant que la fossette centrale soit atteinte et que la lecture soit devenue impossible.

Ces scotomes sont de petites lacunes du champ visuel : on pourrait s'attendre à les voir se projeter sous forme de taches noires ; il n'en est rien; on les voit, presque toujours, sous l'aspect de taches grises. Ils ressemblent, en cela, à un défaut de vision mal défini : il existe dans le champ visuel une lacune qui est occasionnée par l'entrée du nerf optique ; cette lacune peut être comparée à la portion de l'espace qui se trouve hors de la portée de notre champ visuel ; derrière nous, par exemple : nous ne la voyons pas colorée en noir ; mais nous ne la voyons pas du tout. Il est pourtant singulier que ces scotomes fixes de la rétine ne nous paraissent pas noirs et cela doit nous surprendre ; d'autant plus que nous ne pouvons pas songer ici à une fonction subjective qui devrait nécessairement manifester aussi ses effets dans l'obscurité ou lorsqu'on tient les yeux fermés.

En connexion avec les scotomes, il convient de noter quelques faits relatifs à la limitation du champ visuel en général. On avait depuis longtemps quelques données sur ce sujet : Mariotte découvrit le *punctum cæcum* nommé après lui; cette découverte occupa beaucoup les esprits de son temps et donna lieu à des interprétations différentes. On s'est encore occupé récemment de cette lacune : la détermination de sa grandeur et de sa position aurait pu laisser croire qu'elle correspondait à la papille : j'ai démontré depuis, que l'image d'une flamme projetée sur elle par l'ophthalmoscope ne devient sensible au sujet que du moment où l'image dépasse les limites de la papille. On savait que le champ visuel pouvait être en partie détruit et l'on avait déjà parlé de l'hémiopie ou du *visus dimidiatus :* je crois être dans le vrai en disant que l'étude méthodique des limites du champ visuel dans l'amblyopie a été, pour la première fois, introduite dans la pratique par de Graefe (1). Plus tard, le docteur Snellen s'appliqua à démontrer que dans plusieurs cas d'amblyopie, sans lacune et sans scotome, surtout là où l'ophthalmoscope ne dénotait aucune altération, la vision directe était notablement diminuée dans toute la région de la tache jaune : les limites de la vision distincte sont souvent indiquées sur le champ projeté de la vision. La délimitation de ce champ visuel est, en général, étudiée selon la méthode d'après laquelle Mariotte démontra la lacune qu'il avait découverte. La projection, cependant, a lieu à une distance moindre (en général à une distance de 1 pied), à moins qu'un haut degré de myopie n'exige une proximité plus grande encore. Pour conserver le résultat obtenu, nous avons l'habitude, pour chaque examen, de faire usage de feuilles de papier séparées, d'une couleur bleu foncé, ayant 70 centimètres (27 1/2 pouces anglais) de largeur, et 60 (23 1/2 pouces anglais) de hauteur ; cette feuille est fixée dans un cadre suspendu verticalement. Une petite croix blanche y est dessinée et un morceau de craie, attaché à un long manche de la couleur du papier, est porté dans toutes les directions de la périphéri du champ visuel, en décrivant de légères oscillations : le point est marqué là où la craie cesse d'être visible. Si nous trouvons un *punctum cæcum*, nous le suivons avec la craie dans toutes ses directions, et nous marquons les points là où la craie devient visible. Ces points sont ensuite reliés par un trait qui indique la lacune du champ visuel.

FIG. 144.

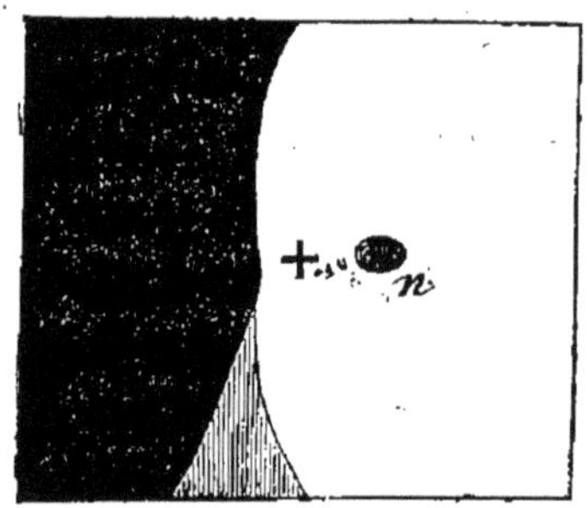

Le champ visuel ainsi déterminé est copié sur une échelle de réduction dans l'observation du malade, et le *punctum cæçum* est représenté par un point noir. Si une partie du champ visuel est insensible à la craie et non pas à une impression plus forte de lumière, par exemple à une petite flamme, cet endroit est indiqué par des hachures (voyez planche 144.)

(1) *Archiv für Ophthalmogie*, t. II, 2, p. 258.

Elle représente la projection, par conséquence l'image renversée d'un œil droit avec $M = \frac{1}{3}$, $S = \frac{14}{70}$, et avec limitation du champ visuel par un décollement de la rétine. Le tableau est tel qu'il serait, si sa projection était réduite pour une distance de 18 millimètres. La distance du point nodal à la rétine étant estimée à 18 millimètres, il est d'une grandeur naturelle, au moins pour les parties centrales. La petite croix est le point fixé c'est-à-dire la projection de la fossette centrale, *n* le *punctum cœcum* de Mariotte. Il est évident que, dans cette exploration, les parties les plus externes du champ visuel ne sont pas estimées.

Outre les scotomes, nous devons signaler les autres lacunes du champ visuel particulières à la myopie, surtout celles qui nous apparaissent comme des amplifications du *punctum cœcum*; ce sont celles qui dépendent des taches atrophiques développées sous l'influence d'une inflammation, de décollements de la rétine, suite d'une exsudation ou d'une extravasation de sang, d'un épanchement de sang dans le tissu de la rétine, finalement d'une glaucome. Quant au *punctum cœcum* de Mariotte, de Graefe dit qu'une amplification de sa surface, dans le staphylôme postérieur, peut toujours être démontrée. De Hasner, et d'autres encore, affirment le même fait. De Jaeger l'attribue au déplacement du nerf optique en dedans. Nos recherches ont prouvé qu'avec un petit développement du croissant, ce que nous pouvons voir au moyen de l'ophthalmoscope, la perception lumineuse ne manque pas dans ce point; mais que, dans les hauts degrés, avec atrophie complète, elle disparaît presque entièrement. Nous trouvons même quelquefois d'une manière assez nette, dans le fond projeté, la forme du croissant. Il est aussi important, au point de vue physiologique, de savoir que, même dans ces cas, la transmission de l'excitation des portions périphériques de la rétine ne manque pas de se manifester à travers le croissant, ce qui prouve que la couche des fibres rétiniennes par lesquelles cette transmission a lieu n'est pas altérée. Il ne nous reste plus rien à dire sur les plus grands et les plus petits scotomes des taches atrophiques; il suffit de signaler que ces taches ne sont pas un obstacle à la communication des parties périphériques.

Le décollement de la rétine est une des plus funestes altérations auxquelles le myope soit exposé : on le rencontre surtout dans la moitié inférieure de la rétine. De Graefe attribue cela à la descente du liquide, quand il s'est accumulé dans le segment supérieur. Le décollement est quelquefois de peu d'étendue et l'éloignement de la rétine et de la choroïde est peu considérable. Dans d'autres circonstances, une grande partie ou la totalité de la rétine peut être soulevée. Pour nous servir de l'heureuse expression de Arlt, elle prend la configuration d'une fleur de la famille des convolvulacées, dont le nerf optique serait la tige. Quand la partie décollée est d'une certaine étendue, elle se projette assez loin dans l'humeur vitrée pour être vue, dans un degré de myopie considérable, à l'image droite, sans l'intermédiaire d'un verre quelconque ou même avec un verre convexe. On la reconnaît immédiatement à sa couleur grise et aux plis mobiles de la membrane sur laquelle les vaisseaux rétiniens semblent nettement visibles au premier abord, au point d'apprécier la différence de couleur entre les artères et les veines. La perception lumineuse n'a pas encore cessé, en sorte que l'on est conduit à supposer que la couche des bâtonnets est séparée de la rétine et peut, dans cet état, être sensible à l'impression de la lumière.

J'ai vu un fait remarquable de ce genre : Une jeune fille âgée de quinze ans, avec $M = \frac{1}{2\frac{1}{2}}$ sur les deux yeux, s'écrie tout à coup avec joie qu'elle aperçoit et même peut reconnaître des personnes d'un côté de la rue à l'autre. Sa joie fut de peu de durée, car trois jours plus tard l'œil était complétement privé de sa fonction, et je constatai un décollement de la rétine s'étendant à travers la tache jaune; il refoulait cette dernière en avant jusqu'au foyer postérieur de l'œil.

L'importance du décollement est subordonnée à son siége. Si la tache jaune est atteinte, l'œil peut-être considéré comme perdu; si la tache jaune est demeurée saine, elle peut être souvent troublée dans ses fonctions, surtout quand le décollement s'étend jusque dans son voisinage : mais cette perturbation peut être conjurée par un traitement approprié. Tôt ou tard, le décollement augmente en étendue. M. de Graefe dit avoir constaté surtout ce fait dans les cas où le staphylôme postérieur coïncide avec une atrophie considérable du fond de l'œil, je crois devoir me ranger à son opinion. J'ai pourtant vu quelques cas dans lesquels un décollement partiel de la rétine était demeuré plusieurs années stationnaire, l'acuité de la vision de la tache jaune étant maintenue et l'atrophie très-avancée. On compte peu de cas de guérison par une réapplication spontanée de la rétine; je n'en ai vu qu'un seul, et il a été suivi de rechute. Liebreich (1) en a cité un autre. Ce triste résultat justifie la tentative que l'on a faite d'améliorer cet état par une opération, et ce but a été atteint, en réalité, pour quelques cas. Si la partie décollée s'est atrophiée comme on peut le constater par l'ampliation irrégulière des vaisseaux, par la décomposition apparente du sang, la présence des taches pigmentaires, la décoloration et la transparence, l'extraction du liquide ou la ponction ne peuvent avoir d'autre objet que de conjurer l'accroissement du mal.

Presque toujours, le liquide accumulé derrière la rétine est de nature

(1) *Archiv für Ophthalmologie*, t. V, 2, p. 251.

séreuse et il est plus ou moins trouble ; il est quelquefois sujet à d'autres métamorphoses. Ce fluide peut s'accumuler, lorsque, au moment de sa transsudation, la pression intravasculaire est supérieure à celle qui pèse sur l'humeur vitrée. Nous ne connaissons pas les conditions nécessaires à sa formation ; mais il est certain que le bulbe est généralement ramolli quand la rétine se trouve décollée. Il ne répugne pas de supposer que la tension à laquelle la rétine est exposée dans le staphylôme postérieur facilite le décollement de cette membrane d'avec la choroïde : le staphylôme augmentant, il paraît rationnel que le décollement s'accroisse en même temps. Dans cet état, la diminution du champ visuel continue d'être le phénomène principal. Dans le principe surtout, la restriction du champ visuel est plus considérable que le décollement, et la vision directe paraît souvent détruite, sans que pour cela la tache jaune soit comprise dans la lésion, comme on peut le vérifier plus tard. Exceptionnellement, l'effusion du sang peut être cause d'un décollement de la rétine : cette vérité s'adresse aux myopes aussi bien qu'à ceux qui ne le sont pas.

De temps à autre, il y a des récidives d'hémorrhagie de la choroïde avec perforation de la rétine, à la suite desquelles le sang répandu dans l'humeur vitrée apparaît en quantité d'autant plus grande que l'œil est plus ramolli, pour être plus ou moins vite absorbé. Une dernière hémorrhagie se fait derrière la rétine et la sépare de la choroïde : le sang peut même alors être encore, en partie, répandu dans le corps vitré. En général, la rétine décollée ne peut pas être si nettement distinguée lorsqu'il y a du sang derrière elle, et s'il y a hémorrhagie du corps vitré, le diagnostic est, au premier abord, très-incertain. Le sang accumulé dans la partie inférieure du corps vitré rend très-difficile la recherche de la direction dans laquelle la perception de la lumière subsiste encore. Les hémorrhagies dont nous parlons se produisent bien plus fréquemment chez les myopes que chez les autres personnes. Il est facile de comprendre que la disposition à la rupture vasculaire, causée par l'extension, subsiste lorsque, dans l'atrophie, les gros vaisseaux choroïdiens continuent d'être remplis de sang. A cause de la fréquence du décollement par un liquide séreux, surtout chez les myopes, la séparation de la rétine est plus rarement l'effet d'une hémorrhagie chez ces sujets que chez les autres.

L'œil myope est très-sujet aux apoplexies rétiniennes, aux congestions vasculaires. L'épanchement circonscrit que l'on voit quelquefois dans la tache jaune, et qui la soulève dans certains cas, provient d'un vaisseau choroïdien. D'autre part, on voit assez fréquemment, dans la rétine même, près des vaisseaux rétiniens, des petites extravasations qui viennent probablement de ces derniers. Il est plus que probable qu'aussi les infiltrations sanguines considérables de la rétine prennent leur origine dans les vaisseaux rétiniens. Dans ce cas, le principal symptôme est le scotome ou l'interruption du champ visuel, et la gêne qu'il occasionne est en raison directe de son voisinage avec la tache jaune.

Outre ces changements morbides du fond de l'œil, il peut se produire des altérations du corps vitré ; ces dernières se présentent ordinairement sous forme de flocons qui, en flottant devant le champ visuel, troublent sensiblement la vue, dans certains cas, surtout quand ils sont membraneux.

Avec ces altérations du corps vitré, on constate une disposition particulière du cristallin à s'opacifier : cette tendance est plus grande chez les myopes que chez les emmétropes. Au début de la cataracte, chose remarquable, les myopes se figurent que leur myopie seule augmente : comme ils voient les objets, à une petite distance de l'œil, sous de grands angles, ils n'éprouvent pas d'abord de trop graves inconvénients, pour la lecture, par exemple ; c'est tout au plus s'ils se doutent de l'augmentation de leur myopie quand ils regardent à distance, et ils sont seulement surpris que leur myopie progresse, loin de diminuer, comme on le croit vulgairement, quand le nombre des années augmente.

Finalement, le glaucome est assez souvent lié à de hauts degrés de staphylôme postérieur, principalement à un certain âge de la vie ; à vrai dire, le glaucome proprement dit se développe plutôt chez l'hypermétrope et l'emmétrope. Lié à de hauts degrés de myopie, il doit être considéré comme une forme particulière, même à son début, n'ayant de commun avec le glaucome ordinaire qu'une tension plus grande de l'œil et l'excavation du nerf optique. C'est un glaucome simple, parce que les autres symptômes inflammatoires du glaucome ordinaire font défaut : on le distingue, en outre, du glaucome ordinaire par moins de dureté du globe oculaire, par une direction oblique de l'excavation, par une limitation anormale du champ visuel et par l'absence d'autres symptômes. Nous ne pouvons pas non plus, en pareil cas, fonder sur l'iridectomie les mêmes espérances que pour le glaucome ordinaire.

Observons, en terminant, que, conjointement avec le strabisme convergent apparent, résultant du déplacement de la ligne visuelle, la mobilité des yeux fortement myopes est quelquefois restreinte, qu'il manque surtout une convergence suffisante pour la vision binoculaire; si l'on s'efforce de l'acquérir, on provoque une asthénopie musculaire. C'est la raison pour laquelle les forts myopes lisent avec un seul œil : un strabisme relatif et, à la longue, un strabisme divergent absolu en sont, assez souvent, le résultat. Ce sujet me paraît mériter d'être traité dans un paragraphe séparé.

Le tableau des suites de la myopie qu'on vient de voir, quoique très- fidèle, est peut-être un peu assombri par ce motif que l'oculiste ne voit que les personnes qui se plaignent. Après avoir examiné un certain nombre d'yeux pour lesquels on n'aurait jamais eu l'idée de consulter un homme de l'art, nous croyons pouvoir affirmer que bien des myopes ont lieu de se louer de la bonne conservation de leur vue même sans avoir porté des lunettes aussitôt qu'ils auraient dû le faire, et qu'ils l'auraient fait dans tout autre pays qu'en France. Nous pourrions citer (*obs.* 94) une myopie 1/9 restée absolument stationnaire depuis la jeunesse jusqu'à l'âge de cinquante-cinq ans, sans que la dame qui en est affectée ait employé autre chose qu'une face à main ; et, comme contre-partie, un professeur de l'université d'Iéna (*obs.* 255), qui, depuis l'âge de dix-huit ou dix-neuf ans, n'a pas cessé de porter des lunettes — 5 1/2, et dont la myopie est restée stationnaire pendant vingt-trois ans. Il serait facile de multiplier les exemples de ce genre. Il nous a semblé que ces myopies stationnaires coïncidaient, en règle générale, avec une bonne acuité visuelle.

Oserons-nous le dire ? Nous partageons un peu le préjugé populaire suivant lequel la myopie diminue avec l'âge : nous avons constaté cette diminution, entre autres cas (*obs.* 309), sur un œil strabique appartenant à une personne de vingt ans, très-intelligente, dont la myopie 1/7 devint successivement 1/8, 1/9 et 1/10 dans l'espace d'un mois. De même, nous avons vu (*obs.* 366), chez un homme de cinquante-cinq ans, la myopie, de 4 sur un œil et 3 3/4 sur l'autre, devenir 4 1/2 des deux côtés dans l'espace de cinq mois. Ces observations, auxquelles nous pourrions en joindre quelques autres, ne sont pas absolument probantes, nous l'avouons, et notre but est seulement d'appeler l'attention sur un point qui demande de nouvelles études.

§ 31. — Insuffisance des muscles droits internes et strabisme divergent causés par M.

Voyez plus loin le chapitre consacré par M. Wecker au strabisme.

§ 32. — Hygiène. — Traitement. — Lunettes. — Observations.

La guérison de la myopie est reléguée parmi les *pia vota*, nous en sommes réduits à de simples verres pour le traitement de la myopie. Plus nous connaissons l'élément de cette anomalie, et plus nos efforts contre cette affection paraissent devoir rester sans résultat. A l'époque où l'on croyait que la cause de la myopie résidait dans la convexité de la cornée, on était, jusqu'à un certain point, autorisé à réduire la convexité de la cornée à sa courbure normale, en exerçant des pressions sur cette membrane (Purkinje (1) et Ruete) ; il serait absurde de croire qu'il soit possible de ramener à leur état normal les membranes atrophiées, distendues et amincies, telles qu'on les observe dans la myopie. Nous ne pou-

(1) *Neue Beitrage zur Physiologie des Sehens in subjectiver Hinsicht*, p. 147.

vons approuver la conduite de ceux qui ont tenté de diminuer outre mesure la courbure de la cornée, dans le but de diminuer la longueur de l'axe visuel. La pression, convenablement exercée, est un excellent adjuvant pour prévenir la proéminence staphylômateuse de la cornée, dans un ramollissement morbide, pendant que la guérison s'effectue. Sans nous inquiéter de l'influence que cette manœuvre pourrait avoir sur une cornée saine, nous nous souviendrons qu'on ne gagnerait pas plus par cet aplatissement que par l'usage d'un verre concave approprié. L'état morbide particulier qui préside au développement de la myopie et qui menace de détruire l'œil resterait stationnaire. Le traitement est malheureusement, en partie, une affaire de vogue. Aujourd'hui, la paracentèse de la chambre antérieure est à l'ordre du jour : il a été question d'appliquer ce traitement à la myopie. Si l'on veut, par ce moyen, aplatir la cornée, le but ne sera pas atteint, ce qui n'est pas à regretter, parce que les myopes n'en retireraient aucun bénéfice particulier. La paracentèse ne jouit pas d'ailleurs d'une immunité complète. Les myotomies avaient autrefois le plus grand crédit. Téméraires par ignorance, quelques confrères ont appliqué les opérations de ténotomie musculaire au soulagement de la myopie et ils se sont même persuadés qu'ils avaient obtenu des guérisons. A vrai dire, ils ont pratiqué cette opération non pas sur des myopes, mais sur des hypermétropes qu'ils ont cru, à tort, atteints de myopie : dans ces cas eux-mêmes, l'opération demeurait sans résultat. La ténotomie cependant peut être applicable, dans certaines circonstances où la myopie existe réellement. Si les muscles sont trop fortement contractés d'une manière permanente, et si le globe est conséquemment plus dur, le déplacement en arrière des insertions musculaires, par la ténotomie, peut diminuer la pression. Une des causes efficientes des progrès de la myopie se trouve ainsi rejetée. La section du tendon du droit externe est, assez souvent, indiquée pour provoquer la convergence dans un haut degré de myopie. Après cette section, le bulbe est également moins tendu ; on a proposé de diviser les tendons des droits externes et internes pour amoindrir la tension, et cela a même été pratiqué dans certains cas. L'expérience décidera de la valeur de ce procédé. Enfin, l'extraction du cristallin a été proposée. Les opérateurs ont été tentés d'enlever un cristallin normal, vu qu'à la suite d'une opération heureuse de la cataracte, des personnes fortement myopes ont été à peu près emmétropes. Un malade, dilettante en optique, a été jusqu'à me proposer de lui faire cette opération.

Inutile de dire qu'une telle entreprise, parfois grave dans ses conséquences, serait doublement coupable si elle était tentée sur un œil myope dont le cristallin serait transparent. Nous aurions sacrifié l'accommodation sans diminuer en rien la gravité du staphylôme postérieur ; renoncé, par conséquent, à un avantage qui ne se trouve nullement compensé par la jouissance d'images un peu plus grandes que celles qu'on obtient au moyen de verres concaves qui neutralisent la myopie.

Il faut donc abandonner toute idée de guérison, par ce procédé, d'une forte myopie accompagnée de staphylôme postérieur. Reste à savoir si une myopie faible est susceptible d'être guérie : elle peut diminuer, à un âge avancé, par suite des modifications séniles. Chez les jeunes sujets, il ne m'est jamais arrivé de constater une diminution de la myopie. Un examen superficiel pourrait faire croire à une guérison ; mais on a simplement fait disparaître un spasme de l'accommodation.

On a dit souvent qu'une myopie peu intense avait cédé à des moyens appropriés. Il y a quelques années, Berthold (1) proposait l'usage d'un certain pupitre appelé *myopodiorthoticon* (!) avec lequel le myope était forcé de rester à une grande distance de ce qu'il lisait, cette distance étant augmentée graduellement. Burow démontra clairement que cela ne peut aboutir à aucune diminution de la myopie, parce que l'accommodation du *punctum remotum* est une opération absolument passive et qui ne demande aucun effort. Cet auteur en a trouvé une preuve sur ses propres yeux. Le pupitre de Berthold a été vainement employé à Königsberg, et selon de Hasner (2), l'essai fait à Prague n'a pas donné un meilleur résultat. Ce dernier auteur affirme expressément que la myopie dépendant d'un léger degré de *staphyloma scleroticæ* peut surtout être diminuée en empêchant l'œil de regarder des objets rapprochés. Malgré la confiance que j'accorde à l'autorité de Hasner, je ne puis me défendre d'un doute relatif à cette assertion. J'ai toujours trouvé une augmentation progressive de la myopie chez les jeunes sujets, je n'ai jamais constaté sa diminution. Beaucoup de cas perdent de leur autorité, parce que la détermination du *punctum remotum* n'est pas suffisamment exacte. Je reste dans mon doute, même en présence du cas dans lequel Hasner prétend avoir vu cesser la myopie après le typhus. Y avait-il eu un spasme maintenant aboli ? Était-il survenu un myosis qui permît la lecture à une plus grande distance ? Quoi qu'il en soit, nous pouvons douter de la diminution du staphylôme postérieur, et exiger des observations convaincantes de la part de ceux qui affirment le contraire.

Voici la conduite que doit tenir l'occuliste en présence de la myopie :

I. Prévenir un plus grand développement de la myopie et la production des complications.

(1) *Das Myopodiorthoticon*, 1840.

(2) *Loc. cit.*, p. 49.

II. Rendre la vue de l'œil myope plus facile et moins dangereuse, au moyen de verres convenables.

III. Combattre l'asthénopie musculaire par des lunettes ou par la ténotomie.

IV. Traiter les complications.

I. Dans l'exposé que nous avons déjà fait, je crois avoir prouvé que, là où il y a prédisposition, une accommodation soutenue pour les objets rapprochés favorise le développement d'un staphylôme postérieur. Quand cette prédisposition existe, nous devons en tenir compte dès l'enfance. L'accommodation, proprement dite, n'est pas dans ce cas la cause efficiente; car la forme seule du cristallin est altérée, tandis que, dans la myopie, elle n'a subi aucun changement. C'est donc dans des circonstances spéciales que l'accommodation, pour les objets vus de près, avance la formation du staphylôme. Notons particulièrement deux de ces circonstances, une *forte convergence* et la *position inclinée.* Pour la première, les myopes sont obligés, pour voir avec netteté, de porter l'objet en dedans du parcours de l'accommodation. Si la myopie est un peu avancée, la vision binoculaire demande une forte convergence. Les enfants et les jeunes myopes munis d'une grande puissance accommodatrice ont coutume, surtout avec un mauvais éclairage, de rapprocher les objets de leurs yeux plus que ne l'exige le degré de leur myopie. Cette forte convergence augmente la tension du globe par la pression des muscles; peut-être aussi par la pression contre les tissus voisins; la compression augmente le développement staphylômateux.

Lorsqu'une insuffisance des muscles droits internes rend la convergence difficile, cette dernière s'accompagne d'une grande tension du globe oculaire. Une forte convergence peut être évitée de plusieurs façons: nous obligeons le malade à regarder fréquemment à distance, nous ne pouvons cependant pas l'empêcher de regarder des objets rapprochés, et nous lui faisons porter, dans ce but, des verres qui ont pour effet de reculer suffisamment le *punctum remotum*, par exemple à 16 ou 18 pouces. On conseille en même temps de ne pas fixer à une moindre distance que 16 ou 14 pouces. Les jeunes personnes ont une grande tendance à agir différemment. Les parents et les précepteurs peuvent, aussi bien que le myope lui-même, se servir comme mesure d'une règle de la longueur indiquée. Il est bon d'exiger que, toutes les demi-heures, le travail soit interrompu pendant quelques minutes. Dans les forts degrés de myopie, ordinairement un seul œil est employé à la vision, et il n'y a pas de convergence; cette condition me paraît souvent désirable, car, dans une forte myopie, la vision binoculaire perd de sa valeur, et la tension que demande cette dernière n'est pas sans une influence fâcheuse. Dans ces cas, on ne donne pas de lunettes pour lire; d'abord parce que l'acuité de la vision s'est un peu affaiblie et que les verres concaves la diminuent encore; en second lieu, parce qu'en éloignant le *punctum remotum*, on produit des efforts funestes pour la convergence et la vision binoculaire. Les lunettes devraient, en tout cas, être assez faibles pour obvier à ces inconvénients.

La myopie, avons-nous dit, est souvent favorisée par une position inclinée; cette dernière congestionne l'œil: l'afflux du sang se produit sous l'influence de la gravitation, avec une force plus grande, et, jusqu'au reflux du sang, les veines supportent une grande tension. La pression du sang augmentant, celle des milieux de l'œil augmente aussi. Les symptômes d'irritation concomitants de l'hypérémie, qui accompagnent d'ordinaire la myopie progressive chez les jeunes sujets, devraient être attribués, pour la plupart, à la cause dont je viens de parler. Lorsque les personnes même qui ne sont pas myopes tiennent la face dans une position horizontale, il survient rapidement une sensation pénible de tension dans l'œil: Cette exagération de pression provoque le développement du staphylôme.

La congestion est encore nuisible à un autre point de vue, c'est en préparant, peut-être même en excitant les affections inflammatoires sous l'influence desquelles le staphylôme se produit si rapidement. La première chose à observer dans l'hygiène de la myopie, c'est d'éviter une position inclinée pendant le travail. Les myopes n'y sont que trop portés, l'objet de la plupart des occupations étant d'ordinaire situé sur un plan horizontal. On prohibe encore cette position en la déclarant dangereuse pour le jeu des organes thoraciques : sans le nier cependant, je crois que cette prohibition devrait surtout être faite en prévision des inconvénients qui peuvent en résulter pour les yeux. Tous les préceptes que nous avons donnés pour éviter une forte convergence seront utiles dans le cas présent; c'est ainsi qu'on doit tenir les objets aussi éloignés que le permet le degré de la myopie, interrompre souvent le travail, porter le *punctum remotum* à une distance suffisante, au moyen de verres appropriés: ajoutons qu'il est bon de tenir le livre à la main, et de se servir, pour écrire, d'un pupitre élevé et incliné.

J'attache à ceci beaucoup d'importance. Les travaux graphiques, sur une surface plane, sont, en somme très-nuisibles pour les yeux myopes. Dans l'intérêt des organes thoraciques eux-mêmes, beaucoup d'auteurs conseillent d'écrire dans la position debout : pour moi, je n'y vois pas une grande utilité. Il suffit que la hauteur du bureau soit en rapport avec celle de la tête et que l'inclinaison soit aussi prononcée que le permettent les circonstances : par exemple, pour le travail d'écriture, jusqu'au moment où l'encre cesse de couler le long de la plume, et l'on peut même faire usage d'un crayon. Il faut dissuader avec soin les personnes fortement myopes de toute occupation qui puisse accélérer les mouvements du cœur et congestionner la tête, pour éviter le progrès de la myopie et prévenir des complications.

II. La prescription des lunettes pour les myopes est d'une grande importance. Tandis que les hypermétropes et les emmétropes n'éprouvent pas grand inconvénient à se servir de verres peu convenables, les myopes peuvent courir un très-grand danger, à cause de la tension trop considérable de l'œil et de sa tendance à augmenter. On redoute, en général, l'usage de verres trop forts; et l'on émet comme règle générale, qu'il vaut mieux n'employer que des verres trop faibles, ou pas du tout, que d'en employer de trop forts. On n'a pas établi une distinction dans cette règle en tenant compte des divers états de réfractions. Des verres trop forts rendent myopes les hypermétropes et réciproquement. La règle ne s'applique donc pas avec une égale vérité à l'un et l'autre cas. Il est en général moins nuisible de provoquer un certain degré de myopie que d'hypermétropie, parce que celle-ci réclame de grands efforts d'accommodation. La règle serait plus correcte si elle était ainsi formulée : Éviter de donner, dans l'hypermétropie, des verres trop faibles, et d'en prescrire de trop forts dans la myopie : c'est sur cette dernière partie de la règle que nous insistons le plus. Cette formule, elle-même, ne nous avance pas à grand'chose, car il peut aussi être nuisible aux myopes de ne point porter de lunettes ou d'en porter de trop faibles. Il faut donc étudier toutes les circonstances qui peuvent exercer une influence sur le choix des lunettes : Il est difficile de réduire ces circonstances à des règles définies : notre tâche est de faire, dans ce but, tout notre possible.

Au premier coup d'œil, on croirait qu'il suffit de neutraliser chaque degré de myopie, afin d'obtenir tous les avantages d'un œil emmétrope; il n'en est rien cependant. Si, dans la myopie neutralisée, l'œil a le même *punctum remotum* que l'emmétrope, il y a une grande différence des limites de l'accommodation pour chaque convergence et l'acuité de la vision n'est pas tout à fait normale. Ces seules différences seraient suffisantes pour restreindre l'indication d'une parfaite neutralisation et nous rencontrerons encore d'autres raisons pour la défendre d'une manière positive. L'indication d'une neutralisation complète n'existe que :

1° *Quand on se sert des verres, seulement pour la vision à distance,* par exemple, des binocles, qu'on tient par intervalles devant les yeux. En regardant à une grande distance avec de semblables lunettes, l'accommodation est en repos et leur emploi ne peut être nuisible. Aussitôt qu'on se sert des mêmes verres pour des distances plus faibles, pour regarder des dessins, planches, etc., se présentent des exceptions dont j'aurai à parler plus tard.

2° *Supposons la myopie légère relativement à l'amplitude d'accommodation, et l'œil sain d'ailleurs.* Dans ce cas, on peut se servir de verres neutralisants comme lunettes, et les porter pour lire et pour écrire; je crois même qu'il est bon d'en agir ainsi. Quand les personnes faiblement myopes sont habituées à porter, dès l'enfance, des verres neutralisants, leurs yeux sont en tout semblables à ceux des emmétropes, et la myopie est alors peu progressive. Je connais beaucoup d'exemples semblables, même parmi mes amis qui ont passé leur vie dans l'étude. Les verres de $-\frac{1}{10}$, pris à dix-sept ans, sont souvent encore suffisants à quarante-cinq ans, et pour voir à distance, et pour les travaux ordinaires. A l'âge seulement où les emmétropes ont besoin de verres convexes et même quelques années plus tard, les verres neutralisants deviennent un peu trop forts pour les travaux usuels, et il faut donner des verres plus faibles, qui, joints à l'étroitesse de la pupille propre à cet âge, sont presque suffisants pour voir aussi à distance.

Encore plus tard, selon le degré de la myopie, des lunettes suffisamment correctrices peuvent être portées, en les mettant de côté pour le travail. Afin d'obtenir tous les avantages des verres concaves, les myopes devraient se servir de bonne heure de ces derniers. Si la myopie atteint un tiers ou un quart de l'amplitude d'accommodation, nous pouvons immédiatement la neutraliser en totalité. Si elle est supérieure, il faut employer d'abord des verres plus faibles et les remplacer, au bout de six mois, par des verres plus forts. Si nous donnons de prime abord, sans ces transitions, des verres trop forts, on peut s'en apercevoir par la trop grande distance du *punctum proximum* binoculaire, et, dans tous les cas, il surviendra un sentiment de fatigue (asthénopie) pour les ouvrages rapprochés. Il existe, à cet égard, de grandes différences individuelles, qui dépendent surtout de l'emplacement de l'amplitude relative de l'accommodation. Si ce dernier est défectueux, il ne faut augmenter que graduellement la force des verres. En portant des lunettes, l'emplacement de l'amplitude relative de l'accommodation est déplacée, devenant progressivement la même que celle de l'emmétrope : le *punctum remotum* binoculaire se rapproche de l'œil, tandis que le *punctum remotum* absolu ne le fait pas. La myopie, ainsi neutralisée, est moins progressive, parce que la trop grande convergence et la position inclinée sont évitées; mais si la tendance à ces dernières est si grande qu'elles se produisent encore dans la myopie neutralisée, l'usage des lunettes est dangereux et doit être interrompu dès que la myopie paraît manifestement progressive. Il faut défendre alors, pendant un certain temps, les travaux minutieux. Si l'usage des verres concaves est indiqué, on ne peut pas toujours obliger les malades à les porter. On doit surtout réserver aux dames quelques priviléges à cet égard.

Plusieurs circonstances prohibent une complète neutralisation de la myopie. Ce sont :

a. *Le degré de la myopie.* — Dans les degrés très-faibles de $\frac{1}{60}$ à $\frac{1}{18}$, nous pouvons abandonner le myope à ses propres ressources. Pour les plus hauts degrés, il faut obtenir cette neutralisation ; lorsqu'on a $\frac{1}{5}$ et au-dessus, la neutralisation parfaite n'est pas commode pour les travaux minutieux, parce que, eu égard à la diminution ordinaire de l'acuité de la vision, les images deviennent trop petites. Mieux vaudrait alors ramener r à 12 ou 16 pouces et permettre au malade de porter ses lunettes. On lui donnera, en même temps, un lorgnon de $-\frac{1}{12}$ ou $-\frac{1}{16}$ qu'il placera devant ses lunettes pour la vision à distance. L'idée que cette combinaison peut être le moins du monde funeste, est un préjugé dénué de fondement. Avec des lunettes plus faibles pour le travail, on peut en donner de plus fortes pour le dehors; mais des verres complétement neutralisants ne sont pas agréables à porter constamment, parce que la myopie est ordinairement moindre dans la vision indirecte que dans la vision directe. S'il faut, en général, éviter des verres trop forts dans la myopie, c'est parce que le danger est d'autant plus grand que le degré de la myopie est plus élevé.

b. *L'amplitude d'accommodation.* — Si l'amplitude de l'accommodation est proportionnée à l'âge du sujet, il faut agir ainsi que nous l'avons dit précédemment. Il est convenu que, dès l'enfance, on a dû se servir de verres neutralisants : dans le cas contraire, la position particulière de l'amplitude relative de l'accommodation entraîne des difficultés. On ne peut pas, vers trente-cinq ans, neutraliser complétement des degrés de myopie de $\frac{1}{10}$ par exemple. On doit être passablement satisfait, si l'on peut voir des objets éloignés avec des verres neutralisants; mais il nous arrive souvent d'entendre ces myopes se plaindre de ne pouvoir distinguer avec netteté la physionomie des personnes, avec lesquelles ils s'entretiennent, sans éprouver un sentiment pénible de tension dans l'œil. On ne peut travailler qu'avec peine, à l'aide de ces verres neutralisants. Il faut nous en tenir à des verres qui reculent r jusqu'à 24 pouces environ ; donnons, s'il le faut, des verres encore plus faibles pour le travail, et, au bout de six mois ou plus encore, il faut examiner s'il est possible d'augmenter la force des verres sans causer de l'asthénopie. En traitant des anomalies de l'accommodation nous parlerons des moyens optiques à diriger contre les troubles de cette même accommodation.

c. *Acuité de la vision.* — L'acuité de la vision influe beaucoup sur le choix des verres. Nous savons que, dans les plus hauts degrés de myopie, l'acuité de la vision est ordinairement diminuée, et, pour cela, il faut prendre beaucoup de précautions. De Graefe a beaucoup insisté sur le danger de donner des verres trop forts pour les objets rapprochés, dans les cas où l'acuité de la vision est diminuée. Ses objets, surtout les caractères d'imprimerie, paraissent alors plus petits, et, pour les voir sous un plus grand angle visuel, de tels myopes amblyopes, afin de les rapprocher, forcent leur puissance d'accommodation de tout leur pouvoir, et à cause de la convergence dont cet effort s'accompagne, ils avancent le staphylôme qui existait déjà. Mais d'un autre côté, sans verres, la convergence est encore plus grande ainsi que la tendance à la position inclinée. Nous nous trouvons donc dans un triste embarras, qu'on ne peut éviter qu'en défendant les travaux minutieux. La circonstance la plus favorable qui puisse se présenter, est celle dans laquelle, pour la vision de près, la convergence n'a pas lieu, et où un œil seul est employé. Il y a alors moins d'inconvénient à lire sans lunettes; mais il est bon de tenir le livre à la main et surtout d'éviter d'écrire. Dans les mêmes cas, nous pouvons permettre aux personnes plus âgées de porter des lunettes qui neutralisent en partie. Avec ces lunettes, aidées d'une loupe (reading-glass), qui leur permettra de tenir les objets plus éloignés, elles peuvent, de temps en temps, lire quelque peu (voy. § 18). Smee conseille son amplificateur dans ce cas. Il faut insister pour qu'on lise peu, et sur le choix de gros caractères, quoique cette dernière lecture soit accompagnée de difficultés particulières. Pour distinguer assez bien à distance dans les plus hauts degrés de myopie, avec acuité moindre de la vision, il n'y a d'autre moyen que de se servir du binocle, ou du *verre conique* très-portatif de Steinheil (1), pour un œil seulement. Dans de tels cas, un verre concave qui neutralise en totalité agit de telle façon que les images distantes paraissent si petites, et les objets si éloignés, que la vision n'est nullement satisfaisante. Des verres qui neutra-

(1) Un simple cône solide de verre, d'un pouce de largeur à peu près, dont la base est convexe, la surface opposée concave à rayon plus court que la surface convexe. Son action est analogue à celle de la lunette de Galilée ; les rayons parallèles sont réfractés à la surface convexe, rendus convergents dans le verre, ils prennent, par réfraction à la surface concave, une direction divergente qui leur permet de se réunir sur la rétine d'un œil myope proportionnellement à la surface du verre. Le pouvoir réfringent augmente pour les cônes destinés aux sujets fortement myopes. On peut se procurer ces cônes chez Steinheil à Munich. (D.)

lisent imparfaitement, dans une monture sténopéique, qui limite les cercles de diffusion, répondent mieux au but qu'on se propose.

d. *Age.* — L'influence de l'âge est, pour la plupart, comprise dans la diminution de l'amplitude d'accommodation et de l'acuité de la vision. A une période très-avancée de la vie, on doit plutôt songer au présent qu'à l'avenir. On peut donc, dans un léger degré de myopie, pour rendre possible la lecture, quand l'acuité de la vision est altérée, même avec des verres convexes, porter r' jusqu'à 6 ou 5 pouces et même plus près ; il faudrait prescrire, dans ce cas, des lunettes telles que le malade pût voir par-dessus. Les personnes âgées savent rarement profiter des verres *à double foyer*.

e. *Nature du travail et distance à laquelle on doit y vaquer.* — Celui qui neutralise sa myopie dès l'enfance peut plus tard travailler à une distance quelconque, si sa vue est bonne d'ailleurs. Celui qui n'a pas pris ou n'a pas voulu porter de lunettes, conserve l'amplitude relative de l'accommodation particulière aux myopes, et lorsque dans une circonstance donnée, il est obligé de regarder à une distance plus grande, il ne peut pas se servir de verres complétement neutralisants : il faut donc porter r à la distance à laquelle on doit voir distinctement. Les dames surtout s'aperçoivent de cette nécessité, lorsque pour lire la musique, r doit être, porté à 18 ou 24 pouces ; elles peuvent en outre se servir pour la vision à distance de lorgnons neutralisants. Il est quelquefois à désirer de porter r à 14 ou 16 pouces, souvent même à 18, en écrivant (cela est moins nécessaire pour la lecture), afin d'empêcher la position inclinée et la forte convergence. Pour consulter des notes, dans un discours, il faut porter r exactement à la distance voulue. Chez les personnes âgées qui ont perdu de leur puissance accommodatrice et qui ne distinguent pas parfaitement, on doit user de précaution, lors même que ces sujets ont déjà porté des lunettes, surtout chez ceux dont la myopie ne peut pas être complétement neutralisée. Quand il y a une diminution de l'acuité visuelle, nous éprouvons des difficultés qu'il n'est pas toujours facile de surmonter, soit en diminuant autant que possible les distances, soit en donnant des verres plus faibles. Les personnes ainsi affectées sont loin d'être satisfaites ; elles lisent les plus petits caractères à 3 ou 4 pouces de distance et sont surprises de ne pouvoir distinguer, même avec des lunettes, de l'écriture bien plus grosse à 18 pouces. Les myopes ne tiennent pas compte de ce que la distance est quatre ou six fois plus grande et que les images sont encore diminuées par les verres concaves. Il n'y a donc rien autre chose à faire que d'écrire en gros caractères.

Nous avons traité séparément de la vision des myopes ; nous avons étudié l'influence des verres sur la production des images et sur leur appréciation (voy. § 12), nous ne reviendrons pas sur ce sujet, parce que beaucoup de questions qui y sont relatives ont été traitées à propos des indications et contre-indications des verres concaves. Quant à l'influence indirecte de ces verres, nous savons déjà le déplacement de l'étendue de l'amplitude relative d'accommodation et la détermination approximative du *punctum proximum* binoculaire. Nous pouvons ajouter que le défaut d'exactitude dans l'estimation de l'étendue, de la distance et de la forme, se perd assez vite. Il est à remarquer que les myopes, quand ils se servent de lunettes, commencent, sans s'en douter, à écrire plus gros, et qu'après quelque temps ils reviennent involontairement à leur écriture fine, s'ils ne résistent énergiquement à cette tendance. Un autre effet de l'usage constant des lunettes, c'est de restreindre les mouvements des yeux, par suite de l'habitude de regarder dans l'axe des verres. Si l'on met les lunettes de côté, cette restriction des mouvements continue et ceux de la tête y suppléent; cela donne aux personnes habituées à porter des lunettes une physionomie spéciale.

III. Nous avons déjà vu que, dans les degrés élevés de myopie, les muscles droits internes sont souvent insuffisants, et que cette insuffisance peut aboutir à un strabisme relatif et même à un strabisme divergent absolu. L'insuffisance se traduit, tout d'abord, par de l'asthénopie musculaire dans la vision binoculaire des objets rapprochés. Nous trouvons quelquefois, du moins temporairement, un remède à cet état de choses dans l'usage des verres concaves qui amènent r_2 à 12 ou 14 pouces, et nous pouvons les prescrire s'il n'y a pas de contre-indications. Nous pouvons ainsi restreindre la distance qui sépare les verres, et par ce moyen, donner un peu de repos aux droits internes. Dans d'autres circonstances, les lunettes peuvent donner naissance à de l'asthénopie musculaire. C'est ainsi qu'un strabisme divergent relatif est très-fréquent dans les degrés élevés de myopie : la convergence est insuffisante pour voir à une faible distance, et, pour cette raison, le myope se sert d'un œil seulement, tandis que l'autre se dévie en dehors. Si l'on porte alors, au moyen de verres concaves, r à une plus grande distance, il y a une tendance à la vision binoculaire, et les droits internes font un tel effort que l'asthénopie musculaire ne peut être évitée. Cette dernière occasionne plus que du trouble et de la fatigue, parce qu'elle favorise le développement de la myopie. Si un œil se dévie en dehors d'une manière apparente, dès qu'on le couvre, et se porte en dedans, après qu'on a enlevé la main qui le couvrait, pour reprendre sa direction primitive, on peut s'attendre à de l'asthénopie musculaire. Il est souvent difficile de préciser la conduite qu'on doit tenir en pareil cas; les règles applicables à l'insuffisance des droits internes chez les emmétropes, sont défectueuses si on les applique à l'asthénopie musculaire des myopes. Chez les premiers, l'insuffisance est sans danger, et il serait même permis d'exciter l'action des muscles internes par un usage convenable des verres prismatiques. Dans la myopie, au contraire, il ne faut pas songer à la guérison de cette insuffisance. Cette dernière, dès qu'elle s'est manifestée, s'accroît de jour en jour, quand la myopie est progressive, ce qui est la règle. On ne peut souvent obtenir d'autre résultat que l'exclusion d'un œil, avec strabisme divergent. Dans les cas les moins favorables, la mobilité est si restreinte, qu'il y a insuffisance interne et externe. Nous avons parlé de ces deux conditions dans un précédent chapitre. Voyant le danger qui accompagne une action trop forte des droits internes, et ayant en perspective l'impossibilité d'arrêter le progrès de l'insuffisance, je me suis souvent demandé si nous ne devions pas négliger cette tendance à la déviation en dehors, qui fait cesser l'asthénopie musculaire, par l'intervention d'un strabisme divergent relatif. De Graefe (1) croit qu'il ne faudrait prendre ce parti que dans les cas de myopie excessive, afin d'éviter l'asthénopie ; nous pouvons prendre un moyen intermédiaire. Permettons la lecture sans verres, c'est-à-dire avec l'exclusion d'un œil, mais pour l'écriture ou d'autres ouvrages, qui doivent être faits à une plus grande distance, donnons, pour éviter une position inclinée, des verres prismatiques concaves. La concavité de ces derniers doit être telle que le *punctum remotum* soit porté à 12 ou 16 pouces, et l'angle des prismes doit être assez grand, pour qu'en regardant à 12 pouces ou 16 pouces, l'exclusion d'un œil ne soit pas accompagnée d'une déviation en dehors. De Graefe vante beaucoup cette combinaison : en effet, si elle est convenablement appropriée à chaque cas de myopie, la vision binoculaire, sans asthénopie, devient possible. Si nous obtenons un bon résultat, nous pouvons permettre l'usage des mêmes verres pour la lecture. Si, au contraire, les difficultés ne sont pas tout à fait surmontées, leur usage doit être borné à l'écriture, et même, pour cet exercice, il faut de la modération. Quand, après des tentatives répétées, le malade continue à se plaindre ; il ne faut pas hésiter à sacrifier l'usage d'un œil.

« Le meilleur remède », dit de Graefe, « est la ténotomie du droit externe », qui peut quelquefois donner d'excellents résultats, lors même que la myopie est cause de l'affection. Alors cependant on la pratique d'une manière relativement moins fréquente, toutes les fois qu'il y a simple insuffisance des muscles droits, sans strabisme divergent. La mobilité restreinte des yeux dans la myopie en est la cause. On ne peut pratiquer la ténotomie que dans les cas où, après l'opération, on n'a pas à craindre un strabisme convergent permanent pour la vue à distance, lors même que le

(1) *Archiv für Ophthalmologie*, t. VIII, 2, p. 314.

malade regarderait un peu vers le côté opéré. De Graefe a soigneusement établi les indications de cette opération. La condition *sine quâ non* est la suivante : qu'un certain degré de divergence des axes optiques puisse survenir quand on a essayé d'obtenir la vision unique. Commençons par neutraliser la myopie avec des verres concaves placés à une distance convenable l'un de l'autre, et étudions ensuite l'effet des verres prismatiques. Il faut voir avec quel prisme, la base étant placée en dedans, on obtient encore la vision simple à distance. Les plus forts prismes avec lesquels on puisse voir simple, donnent la mesure de la divergence possible. Il est permis de pratiquer la ténotomie de telle façon que cette divergence soit tout à fait abolie. Une convergence de 1 ou 1 1/2 millimètre peut être d'abord obtenue en regardant droit devant soi, mais après la cicatrisation cette convergence disparaît. Il n'y a pas la moindre difficulté dans la manière de pratiquer la ténotomie, quand la divergence des axes optiques existe déjà, pour la vision à distance, sans l'emploi des verres prismatiques. Nous devrions même alors déterminer l'effet que nous voulons produire, par la recherche des prismes les plus forts que l'on puisse vaincre. Il ne faut pas croire qu'en faisant disparaître cette divergence, nous ayons rendu facile la vision binoculaire pour les objets rapprochés. Quand la déviation de l'œil derrière la main, à cette distance où la vision binoculaire est désirable, est beaucoup plus forte que la divergence plus grande qu'il nous soit permis de corriger par la ténotomie, il nous restera, pour cette distance, une insuffisance qui produira de l'asthénopie dans la vision binoculaire. Il faut savoir qu'après la ténotomie la correction devrait être suppléée par des verres concaves prismatiques. Conséquemment, lorsque, dans la vision à distance, on ne peut vaincre l'action d'un prisme très-faible, l'opération produira, à coup sûr, un résultat presque nul. Lorsque la divergence paraît impossible, la ténotomie est absolument contre-indiquée. De Graefe a posé certaines règles pour calculer l'effet de la ténotomie sur le degré de déviation. Il faut cependant expérimenter par soi-même; j'ai trouvé, pour ma part, qu'en général l'effet de la ténotomie était moins marquant dans les yeux fortement myopes.

IV. *Traitement.* — Il n'y a pas, à proprement parler, de traitement de la myopie. Cette dernière consiste dans une anomalie de conformation qui n'est pas susceptible d'être améliorée. C'est par des moyens hygiéniques qu'on doit s'efforcer d'arrêter son développement. Elle se trouve souvent compliquée de symptômes inflammatoires et d'autres lésions pathologiques auxquels elle donne, en partie, naissance et qui favorisent son développement. Il est du devoir de l'oculiste de faire son possible pour y remédier. Il n'entre pas dans le plan de cet ouvrage de discuter avec détail des questions de thérapeutique. En traitant des anomalies de la réfraction, nous devons indiquer les moyens dioptriques d'y remédier, mais nous ne pouvons traiter *in extenso* des complications qui n'y appartiennent pas essentiellement et qui ne font pas partie de ces anomalies. Nous pouvons encore moins nous occuper de la manière de les guérir. On peut s'attendre à ne trouver ici que de courtes indications thérapeutiques avec quelques données sur le pronostic.

En premier lieu, notons les symptômes d'irritation propres à l'âge de la puberté; ils sont caractérisés par l'hypérémie capillaire de la papille (et de la rétine), et par un sentiment de gêne et de fatigue dans les yeux, surtout le soir après le travail. Il faut, dans ces circonstances, insister sur les moyens hygiéniques qui suffisent généralement. Il est important d'éviter le froid aux pieds; une douche sur les paupières closes est souvent agréable. Si les symptômes persistent, tout en évitant un régime stimulant on peut ajouter quelques dérivatifs vers le canal intestinal, et recommander, en outre, une embrocation stimulante sur les régions temporale et frontale. Cette embrocation doit être faite avec des agents non volatils, s'il y a, en même temps, une irritation externe des yeux. Si la myopie paraît progressive, on doit éviter toute espèce de tension. Dans les légers degrés de myopie, il faut travailler sans lunettes; mais, dans la myopie forte, on doit exactement amener à une distance de 12 pouces le *punctum remotum*. Il faut interrompre le travail quand il provoque de la douleur ou de la fatigue; ne pas trop insister sur l'usage des lunettes, si elles occasionnent rapidement de la fatigue; exiger seulement que le myope se tienne dans une posture convenable durant tous ses travaux. Si l'on a lieu de croire que les symptômes d'irritation aient excité un spasme de l'appareil accommodateur, comme cela arrive souvent dans la jeunesse, pour de forts degrés de myopie, il faut employer le sulfate d'atropine, aussi bien pour vérifier cette supposition que pour éloigner le spasme et empêcher son retour à chaque effort nécessité par la vision. On peut continuer cette instillation pendant quelques jours : le myope s'accoutume ainsi à regarder à la plus grande distance de sa vision distincte. On évite ainsi une convergence inutile, et il n'y a rien à redouter, pourvu que le malade s'éloigne d'une lumière trop vive ou qu'il la tempère avec des verres grisâtres. En cas de récidive des symptômes d'irritation, avec spasme de l'accommodation, l'application des sangsues Heurteloup à la tempe, suivie d'un séjour de vingt-quatre heures dans l'obscurité, avec transition graduelle à la lumière, a donné d'excellents résultats. En dépit de tous nos efforts, ces symptômes d'irritation se reproduisent constamment chez quelques sujets. En outre, si la myopie se développe d'une manière rapidement progressive, l'état du malade est assez sérieux pour qu'on l'engage à ne pas choisir une profession qui nécessite un travail minutieux. Par-dessus tout, il doit fuir l'état de clercs. Il est rare d'en être réduit à ces précautions. Sauf quelques exceptions, ces embarras disparaissent avant la vingtième année.

A une époque plus avancée de la vie, l'acuité de la vision, dans les hauts degrés de myopie, diminue quelquefois en peu de mois, de façon à causer beaucoup d'inquiétude. Alors l'hypérémie des bords de l'atrophie nous conduit souvent à soupçonner l'existence d'une myopie progressive, tandis qu'il survient d'autres signes d'irritation. Si dans ces cas, l'ophthalmoscope ne révèle aucun changement organique dans la région de la tache jaune, nous obtenons presque toujours, en quelques semaines, une amélioration considérable dans l'acuité de la vision par la saignée, d'après la méthode Heurteloup, pratiquée toutes les semaines, et en retenant le sujet dans un appartement médiocrement éclairé; on évitera tout ce qui peut produire un sentiment de tension dans les yeux. L'usage des douches et des embrocations stimulantes, ou une dérivation sur le canal intestinal, et des pédiluves irritants peuvent servir de moyens adjuvants selon les circonstances. Il n'y a pas lieu de désespérer, même dans les cas où il existe des changements morbides dans la région de la tache jaune, tant qu'il n'y a pas un scotôme qui empêche la vision directe. Chez les personnes agées de soixante ans et plus, avec $M = \frac{1}{5}$ et même de $\frac{1}{4}$, j'ai vu l'acuité de la vision monter de $\frac{1}{30}$ ou $\frac{1}{20}$ à $\frac{1}{4}$ ou $\frac{1}{3}$, et ainsi devenir suffisante pour la lecture et l'écriture. C'est tout à fait différent quand un scotôme circonscrit, perceptible dans la tache jaune, au moyen de l'ophthalmoscope, est vu aussi par le sujet. Cela indique un trouble profond dans le siége de la vision directe. La cécité n'est pas particulièrement à craindre, mais on ne peut pas s'attendre à une amélioration de cette vision directe; et si les deux yeux sont également atteints, il faut que le malade se résigne à ne pouvoir lire, écrire ou s'occuper d'ouvrages minutieux. Les mêmes instructions conviennent dans les cas de choroïdite disséminée accessoire. Ici, il faut s'attendre à des améliorations et à des rechutes répétées. Après quelques années, le résultat devient si peu favorable, qu'il est impossible de vaquer aux occupations ordinaires.

On trouve, en même temps, des corpuscules dans le corps vitré. J'ai déjà parlé de leur cause. D'ordinaire, on a l'habitude de prescrire, dans ces cas, de petites doses d'iode ou de mercure pendant un temps assez long. Je l'ai fait aussi bien des fois, mais je n'ose pas affirmer que j'en aie obtenu des résultats favorables. Beaucoup de malades se préoccupent, outre mesure, de ce symptôme. S'il n'y a pas de lésion morbide qui menace la tache jaune, le pronostic est plus favorable. Conseillez au malade de s'en occuper le moins possible; faites-lui porter des lunettes presque neutralisantes, construites de façon à modérer la lumière, afin que les ombres des corpuscules paraissent moins bien définies (1).

On se plaint davantage de la photopsie persistante, mais heureusement ces cas sont plus rares. Elle se trouve surtout là où il y a une atrophie diffuse, et elle indique alors une irritation du nerf optique. Outre le traitement ci-dessus, j'ai essayé différentes espèces de remèdes contre la photopsie et, parmi eux, des narcotiques, mais sans résultat. Les plaintes furent pitoyables en quelques cas, surtout chez des femmes nerveuses, et j'ai été souvent surpris qu'avec de tels signes d'irritation, l'acuité de la vision eût à peine diminué pendant des années.

Le traitement est inefficace quand il s'agit d'un épanchement de sang, d'un décollement de la rétine, etc. Quand il y a des épanchements de sang dans le corps vitré, on peut s'attendre à les voir disparaître par la résorption, laissant derrière elle quelques membranes et des corpuscules opaques. La métamorphose par laquelle l'absorption a lieu, est un procès spontané qui n'est modifié par aucun traitement. Le médecin doit se borner à conseiller des mesures hygiéniques et à prescrire un traitement dérivatif ou spécial, selon le cas. La pression au moyen d'un bandage appliqué par intervalles favorisera probablement l'absorption; mais après le déplacement du bandage, la tension intra-oculaire est diminuée et l'ophthalmoscope montre les vaisseaux distendus; le danger d'un nouvel épanchement se trouve ainsi augmenté.

Après des rechutes successives, le corps vitré reste opaque, et le fond de l'œil est souvent tout à fait invisible. Quelquefois, après des épanchements de sang répétés dans le corps vitré, il survient un décollement local de la rétine causé par la présence du sang entre la rétine et la choroïde. On peut s'attendre aussi à une résorption partielle; mais la partie de la rétine qui s'est détachée ne recouvre jamais ses fonctions. Le pronostic du décollement de la rétine par un liquide séreux est un peu plus favorable. Dans des cas très-rares, l'absorption que plusieurs médecins ont essayé d'avancer au moyen de remèdes problématiques de toute sorte (mercure, iode, dérivatifs sudorifiques), peut se produire spontanément; mais, en général, l'amélioration de la vue dépend de ce que le liquide s'affaisse au-dessous du siége de la vision directe, ou d'une diminution de la condition morbide des parties de la rétine qui bordent le décollement.

La rupture de la rétine est avantageuse, en ce qu'elle prévient le danger

(1) Un trouble plus notable résulte de la présence d'opacités membraneuses du corps vitré : les expériences les plus récentes de de Graefe discutent la question de savoir s'il faut, en pareil cas, s'attendre à quelque résultat favorable par l'intervention chirurgicale. (D.)

d'un décollement plus grand (1). Ce fait a suggéré l'idée de diviser la partie décollée par une incision. Sichel avait déjà, antérieurement, conseillé d'évacuer le liquide en ponctionnant la sclérotique au siége du décollement. Cette ponction n'est accompagnée d'aucune difficulté, mais elle ne paraît pas offrir de grands avantages. L'incision de la partie décollée fut faite surtout par Adolphe Weber et par de Graefe (2) avec une aiguille à deux tranchants, portée dedans à travers le corps vitré. De cette façon, une communication fut établie entre le liquide épanché derrière la rétine et le corps vitré avec lequel il se mêlait, et la différence de pression, qui joue un certain rôle dans l'origine et le développement de cette affection, fut ainsi écartée. L'opération n'eut pas de suites fâcheuses. Dans quelques cas, au moins, on a obtenu d'abord de l'amélioration, mais l'expérience n'a pas encore décidé dans quel cas on peut s'attendre à une amélioration permanente. Jusqu'ici on s'est servi de cette méthode dans des cas anciens et sans espoir. Il semble, il est vrai, que le danger d'une extension d'un décollement, et par conséquent le danger que court la vüe, soient le plus à craindre dans le staphylôme postérieur. Ceci justifie le médecin à agir hardiment dès le début. Dans les cas d'un décollement récent de la rétine, en outre des mesures hygiéniques ordinaires, il faut proscrire toute espèce de secousse et de mouvement brusque (voiture ou chemin de fer), aussi bien que tout exercice violent.

Pour élucider ce que je viens de dire, je vais essayer d'esquisser en peu de mots les types de myopie que l'on rencontre le plus fréquemment.

Un faible degré de myopie peut échapper même à l'observation du sujet.

I. M. S... m'amène son fils, âgé de quinze ans, qui, à cause de sa vue basse, a été refusé à l'école militaire. « Ce garçon n'a pas la vue basse : il lit les caractères les plus petits au delà de la portée de sa main. » A la distance de 20 pieds, il ne lit que le n° 60 avec $-\frac{1}{22}$, il lit le n° 20 avec $-\frac{1}{20}$, il ne le distingue pas mieux avec $-\frac{1}{24}$, et surtout avec $-\frac{1}{26}$ il le lit sensiblement moins bien. Par conséquent il a $M = \frac{1}{22}$, et le refus qu'il a subi est motivé. A l'ophthalmoscope, on distingue, à peine, une trace d'atrophie ; mais la papille est rouge. Ce jeune homme a, récemment, beaucoup travaillé pendant ses soirées, et cela avec un éclairage modéré, pour préparer ses examens. En cela, il n'éprouvait aucun inconvénient. Cependant, il a remarqué, dans ces dernières années, qu'il ne pouvait reconnaître les personnes

(1) M. Liebreich en donne une bonne reproduction dans son *Atlas d'ophthalmoscopie*, t. VII, fig. 1.

(2) Comp. *Archiv für Ophthalmologie*, t. IX, p. 85.

d'aussi loin qu'auparavant. Il n'attribuait pas cette particularité à une vue basse' attendu qu'il pouvait voir distinctement les objets les plus fins à la distance de 2 pieds. — Je pense que la myopie augmentera un peu : pour l'empêcher d'augmenter notablement, faites travailler votre fils à un bon éclairage (principalement au grand jour), qu'il tienne la tête droite, à 14″ ou 16″ d'un plan incliné, et que, toutes les demi-heures, il interrompe son travail pendant quelques minutes. J'ajoute : — « Courage, mon ami : vous pouvez devenir tout ce que vous voudrez, excepté soldat (1). Vers l'âge de dix-huit ans (M devant être, alors, environ de $\frac{1}{16}$) on vous donnera des lunettes pour voir de loin et pour travailler, et vous quitterez ces dernières, pour le travail, à peu près à l'âge où l'on commence ordinairement à en porter. »

Dans les degrés plus élevés de myopie, les personnes jeunes doivent, tout de suite, s'habituer à porter des lunettes.

II. H... arrive, à l'âge de dix-huit ans, à l'université. Il a la vue basse et voudrait, si cela était permis, porter des lunettes pour mieux voir de loin. En l'examinant, je trouve $M = \frac{1}{11}$, $S = \frac{22}{20}$, un croissant étroit près du nerf optique, une bonne amplitude d'accommodation, et, d'ailleurs, les yeux sains sous les autres rapports. Avec $-\frac{1}{11}$, il voit distinctement à 4″ de distance, et, étant surveillé, lit, pendant un quart d'heure, sans trouble aucun. Pourtant, afin d'éviter sûrement l'asthénopie s'il lisait plus longtemps, on ne lui donne actuellement que $-\frac{1}{16}$, lunettes dont il est très-content et qu'il échange, un an plus tard, contre $-\frac{1}{11}$. Trois ans après, il pensait ne plus voir, avec ces verres, aussi distinctement à distance. Je trouve alors $M = \frac{1}{10}$, et je n'hésite pas à lui donner $-\frac{1}{10}$. Dans aucune circonstance, en portant ces lunettes, il ne courra de risque pour la santé de ses yeux, et je me hasarde à pronostiquer que sa myopie ne fera pas de grands progrès.

Avec une diminution de l'amplitude de l'accommodation, on ne doit plus neutraliser la myopie.

III. Le docteur L..., âgé de trente-sept ans, avec $M = \frac{1}{9}$, avec des yeux d'ailleurs très-sains, a, pendant ces douze dernières années, porté, de temps à autre, des lunettes qui corrigeaient environ $\frac{1}{2}$ ou $\frac{2}{3}$ de sa myopie ; mais, toujours, il a lu

(1) En Angleterre et en Allemagne, M n'empêche pas d'être soldat ; en Hollande, les personnes atteintes de M jusqu'à $\frac{1}{10}$ sont admises, elles sont refusées comme élèves de l'école militaire lorsque M dépasse $\frac{1}{30}$.

et écrit sans verres. Le degré de sa myopie a, pendant ce temps, augmenté; mais, à coup sûr, fort peu. Récemment, il a consulté un opticien qui lui a donné, en l'engageant à s'en servir, $-\frac{1}{9}$, tout en lui conseillant de continuer à travailler sans lunettes. Le docteur L... trouva immédiatement que ces verres lui étaient désagréables; en se promenant et en regardant à distance, il constatait, à la vérité, une amélioration de sa vue; mais, à 2 pieds, il ne pouvait voir distinctement sans faire un effort, ce qui, à table, l'incommodait beaucoup lorsqu'il voulait regarder ses interlocuteurs, et dans maintes autres circonstances. Il me demanda ce qu'il fallait faire. Je lui répondis : — Si vous aviez commencé, dès l'âge de vingt-cinq ans, à porter des verres correcteurs faibles, même pour le travail, vous n'éprouveriez aujourd'hui aucun embarras à porter des verres neutralisants, lorsque vous convergez pour une distance de 2 pieds, et même en accommodant vos yeux pour une distanee de 1 pied. Vous êtes maintenant contraint de porter des lunettes plus faibles; par exemple, $-\frac{1}{12}$, avec lesquelles vous verrez encore très-distinctement à 3 pieds, et assez bien encore à une grande distance. Vous êtes grand, et, par conséquent, porté à vous courber en avant; il convient donc que vous vous accoutumiez à porter des lunettes en travaillant; mais elles ne doivent pas être, pour le moment, d'un degré supérieur à $-\frac{1}{20}$; peu à peu, leur force pourra être graduellement augmentée, et, peut-être, arriverez-vous, dans deux ans, à vous accoutumer à $-\frac{1}{12}$, sans que leur emploi vous donne de l'asthénopie. C'est pourquoi il vous faut alors prendre, et vous le ferez sans aucun préjudice, des verres $-\frac{1}{12}$ que vous porterez en toutes circonstances, pendant une douzaine d'années.

Lorsqu'il survient des symptômes d'irritation, les yeux myopes ont besoin de repos.

IV. Mademoiselle de D..., âgée de dix-huit ans, très-adonnée à la lecture ainsi qu'au travail, s'est, à cet égard, complétement abandonnée à son penchant, alors même que ses yeux devenaient tendres et qu'ils supportaient mal le jour. Maintenant, surtout lorsqu'elle exerce ses yeux, le soir, ils deviennent rapidement sensibles, et c'est pour cela qu'elle consulte. Je constate $M=\frac{1}{7}$, $S=\frac{18}{20}$, la présence d'une hypérémie capillaire du nerf optique et un croissant étroit, à double contour, demi-atrophié, à bords très-rouges. A l'extérieur, je remarque quelque injection des vaisseaux sous-conjonctivaux. La mobilité latérale des yeux et leur convergence sont étendues et libres. Sa mère porte $M=\frac{1}{4}$. La jeune dame se rappelle avoir eu autrefois une vue bien plus nette pour les objets à distance : sous ce rapport elle a perdu, principalement pendant ces deux dernières années. — Pour le moment, elle ne doit ni lire, ni travailler; elle doit éviter une lumière intense : on lui prescrit de porter des lunettes à verres ronds et bleus, de se donner, trois fois par jour, pendant cinq minutes, une douche d'eau froide sur les paupières fermées : elle doit, en outre, éviter de se pencher, se tenir les pieds chauds, se coucher de bonne heure et s'abstenir de toute excitation. Un mois après, les symptômes d'irritation paraissent avoir cédé. De son propre gré, elle quitte ses lunettes et recommence à travailler, ce qui provoque, au bout de deux jours, le retour de ses douleurs. Après une nouvelle période de repos, on lui permet, à la condition d'observer strictement les conseils donnés, et de porter des verres $-\frac{1}{11}$ (avec lesquels elle voit distinctement à 18''), de toucher du piano pendant deux heures par jour. En effet, les notes de son piano sont placées à 18''. On lui recommande, enfin, de se reposer quelques minutes tous les quarts d'heure. Un mois plus tard, cette personne peut graduellement recommencer à lire un peu. Il ne lui est pas permis de s'occuper constamment d'ouvrages fins ; de plus, elle doit n'écrire qu'avec beaucoup de réserve, attendu principalement qu'elle se refuse à porter des lunettes, ce qui l'oblige à converger toujours fortement et à s'incliner beaucoup en avant. On lui recommande soigneusement de tenir toujours l'objet qu'elle regarde à la plus grande distance de la vision distincte. Une année plus tard, cette personne se présente à notre observation. La myopie s'est accrue jusqu'à $-\frac{1}{6}$; parfois, quelque sensibilité des yeux a été cause d'une observation plus stricte des conseils donnés, ce qui a prévenu des symptômes plus alarmants. On ne lui permet que de lire avec modération sur un livre tenu à la main, et de jouer du piano, en se servant, pour cela, de lunettes. On lui donne, pour voir à distance, des verres $-\frac{1}{7}$. Grâce à beaucoup de précautions, les incommodités qu'elle éprouve diminueront graduellement ; mais il faut s'attendre à ce que, à l'âge de cinquante ans, la myopie ait atteint $\frac{1}{4}$, et à ce que, plus tard encore, outre que l'acuité de la vue aura plus baissé que dans les conditions ordinaires, ses yeux seront devenus sujets à d'autres accidents.

Un spasme de l'accommodation peut s'ajouter aux symptômes d'irritation.

V. T. W..., âgé de dix-sept ans, a la vue basse depuis son enfance et s'est trouvé, pour quelque temps, incapable de faire un travail suivi, à cause d'une douleur, rapidement croissante, qui se déclarait dans ses yeux. Ceux-ci sont constamment sensibles. Je trouve une myopie de $\frac{1}{2,7}$, un peu plus forte encore dans l'œil gauche. En outre, il existe une hypérémie capillaire de la papille, en dehors de laquelle est un croissant large de 8 millimètres, dans sa direction transversale (son axe). Ce croissant présente les signes d'une atrophie complète, est blanc et nettement limité : les vaisseaux rétiniens sont tendus ; il n'y a pas trace de choroïdite ; la pupille est étroite ; la convergence des lignes visuelles à 2'' 1/2 est facile (il peut lire binoculairement) ; à peine s'il existe de l'injection sous-conjonctivale ; les yeux ne sont pas proéminents ; les paupières sont saines ; mais le sujet a de la tendance à les rapprocher, non-seulement afin de mieux voir, mais encore à cause d'une certaine intolérance pour la lumière. Il me montra des lunettes $-\frac{1}{9}$ dont il s'était servi, même pour travailler ; mais, sur d'autres conseils, il les avait quittées sans, pour cela, se trouver mieux. L'acuité visuelle ne dépasse pas $\frac{13}{20}$. Cette dernière circonstance, principalement, m'engage à lui prescrire une déplétion sanguine avec la ventouse de Heurteloup appliquée aux deux tempes, opération à la suite de laquelle je le condamne, pour vingt-quatre heures, à l'obscurité. Après l'avoir fait passer, par une transition graduée, de cette obscurité au jour, on détermine, de nouveau, avec le plus grand soin et au moyen de verres, le degré de sa myopie, et on la trouve égale à $\frac{1}{3,4}$; en même temps, l'acuité de la vue s'est accrue jusqu'à $\frac{17}{20}$. Une instillation d'atropine amène alors la myopie à $\frac{1}{3,7}$. On tient encore le malade, pendant quelques jours, dans une pièce à demi éclairée, et, plus tard, on a, de nouveau, recours à une déplétion sanguine, mais de quantité double, en même temps qu'on recommande, à diverses reprises, l'observation rigoureuse des règles d'hygiène déjà mentionnées. Au bout d'un mois de ce traitement, l'acuité de la vue a atteint $\frac{18}{20}$, et la myopie s'est fixée à $\frac{1}{3,6}$. On prescrit alors des lunettes $-\frac{1}{5}$, en conseillant de les porter habituellement et même pour lire et écrire, à l'occasion, pendant un quart d'heure, ce qu'on *peut* et *doit* faire à une distance d'environ 10″. De temps en temps, de faibles attaques de douleurs reviennent encore ; mais elles se dissipent promptement. Les lunettes sont, peu à peu, portées jusqu'à $-\frac{1}{4,5}$. Ces verres, tenus près des yeux, mettent le *punctum remotum* à 14″, ce qui est tout à fait suffisant. La forte convergence et l'attitude penchée (qui n'avaient pas été complétement corrigées par les lunettes $-\frac{1}{9}$, antérieurement portées), ainsi qu'un degré élevé de myopie préexistant, avaient déterminé une congestion du nerf optique, avec diminution de l'acuité de la vue, spasme de l'accommodation et d'autres symptômes. Tous ces accidents cédèrent à un traitement assez énergique et à l'abstention de toute convergence forcée : grâce à l'emploi de verres convenables, ils ne revinrent plus avec la même violence. Cependant il faut préjuger que la myopie fera encore des progrès et, qu'à un âge plus avancé, l'acuité de la vue s'en ressentira. Ces yeux doivent, par conséquent, être toujours surveillés, et il importe au malade de choisir une position sociale qui ne réclame pas beaucoup d'application.

Pendant la jeunesse même, un très-haut degré de myopie peut occasionner de l'incommodité.

VI. Mademoiselle S..., petite et déformée, âgée de vingt-sept ans, a des yeux proéminents dont les axes sont notablement agrandis (forme buphthalmique). Elle a des cornées en apparence petites, une sclérotique quelque peu bleuâtre, une fente palpébrale large, une myopie de $\frac{1}{1,8}$, et, après neutralisation de la myopie, une acuité de la vue à distance qui ne dépasse pas $\frac{9}{100}$. Dès l'âge de douze ans, sa vue basse était pour elle un inconvénient, et elle est allée toujours s'empirant. Aujourd'hui, cette personne ne réussit pas à écrire et ne peut plus lire que des caractères relativement gros tenus près des yeux. Elle ne le fait, bien entendu, qu'avec un œil, et sans convergence. Elle accuse, en outre, des mouches volantes et surtout des flammes qu'elle voit dans l'obscurité. L'ophthalmoscope montre une papille en apparence étroite, d'une couleur blanche, entourée d'un liséré de tissu atrophié, semi-elliptique et à bord irrégulier. Les vaisseaux rétiniens sont tendus; le fond de l'œil, d'un rouge clair, se montre, çà et là, teinté de jaune et de gris, avec des vaisseaux choroïdiens séparés. L'emploi des déplétions sanguines, au moyen de la ventouse de Heurteloup, et une hygiène rigoureuse des yeux, n'amènent que fort peu d'amélioration. La malade désire ne pas porter de lunettes : celles-ci, eu égard à la réduction de grandeur des images, n'ajoutent que fort peu à la netteté des objets. La malade se fatigue également, lorsqu'elle lit, pendant un certain temps, de gros caractères avec ses lunettes : elle finit donc par se résigner à des ouvrages grossiers, qu'elle réussit à faire par tâtonnements. Elle lit quelques mots avec un œil et sans lunettes. Pour voir à distance, ce qu'elle préfère, c'est un verre sténopéique $-\frac{1}{2,5}$. Dans ces circonstances fâcheuses, on ne doit s'attendre qu'à une aggravation : si les progrès de cette dernière peuvent, ce qui est vrai, être ralentis par une bonne hygiène des yeux, ils ne sauraient être sûrement prévenus. Contre une exacerbation des symptômes inflammatoires, on pourra trouver quelque avantage à faire usage de la ventouse Heurteloup.

La sensation de fatigue survenant pendant le travail est le signe d'une insuffisance des muscles droits internes.

VII. Mademoiselle de R..., âgée de dix-huit ans, est, depuis quelques années, fréquemment forcée d'interrompre son travail, à cause d'une sensation de fatigue et de tension qu'elle éprouve. Elle a essayé, mais en vain, différentes lunettes. Je constate $M = \frac{1}{7}$, $S = 1$, avec le croissant atrophié ordinaire. D'ailleurs, les yeux sont sains, ainsi que les paupières. Je soupçonne une insuffisance des muscles droits internes. Pendant que mademoiselle de R... lit, avec les deux yeux, à 6″ de distance, je place un petit écran devant l'œil gauche, que je vois aussitôt se dévier en dehors. L'écran retiré, l'œil converge encore suffisamment. Après quelques questions, j'apprends qu'au bout d'une demi-heure de lecture, l'œil gauche est toujours tourné en dehors, ce qui détermine une sensation désagréable, et que l'effort nécessaire pour vaincre cette déviation est plus pénible encore. Ainsi, cette personne a, elle-même, remarqué déjà l'insuffisance dont elle souffre, sans avoir pu, bien entendu, s'en rendre compte et sans en avoir parlé. En regardant des objets de plus en plus rapprochés, elle converge jusqu'à 4″, après quoi, l'œil gauche se dévie rapidement et notablement. Néanmoins, l'excursion des mouvements de latéralité semble normale, les yeux prennent, en regardant les objets éloignés, une direction normale, qu'ils conservent si l'on cache l'un d'eux. Un prisme placé devant un des yeux, sa base tournée en haut, donne des images doubles d'une flamme éloignée, sans déviation latérale, une des images étant presque directement placée au-dessus de l'autre.

Un prisme de 6° dont l'arête est placée en dehors donne des images croisées qui ne se fusionnent pas. En outre, la malade diverge à volonté un peu plus qu'à l'état normal et a, comparativement, trop de difficulté à converger. Avec des verres de $-\frac{1}{12}$ à $-\frac{1}{8}$, elle peut, en regardant à une distance comprise entre 13″ et 16″, maintenir la convergence de ses lignes visuelles beaucoup plus longtemps, mais d'une manière encore insuffisante. L'œil couvert continue à se dévier directement en dehors. En combinant $-\frac{1}{12}$ avec un prisme de 8°, il semble qu'on supprime la difficulté, et alors l'œil placé derrière l'écran ne se dévie guère de la direction qu'il a précédemment prise. Outre ces lunettes, on donne à la malade un lorgnon de $-\frac{1}{7}$. Elle est très-satisfaite de ce dernier ; mais la combinaison des verres concave et prismatique l'embarrasse. Elle se prêterait volontiers à la ténotomie, dont il a été question ; mais comme il est probable que pour le regard direct en avant, et surtout pour le regard latéral gauche, cette opération ne préviendrait pas les images doubles dans la vision des objets éloignés, je ne considère pas la ténotomie comme indiquée. Je finis par prescrire des verres $-\frac{1}{7}$ dont les axes soient plus éloignés l'un de l'autre, et la malade préfère ces lunettes à la combinaison ci-dessus, toutes les fois qu'elle n'en a que pour une heure de travail. Elle prendra bien soin de ne pas employer ces verres pour la vue de loin ; car, vu la position des verres, elle serait alors contrainte de diverger un peu, ce qu'elle ne pourrait faire sans préjudice pour l'action musculaire de ses droits internes.

L'insuffisance musculaire peut, quelquefois, être entièrement corrigée par la ténotomie.

VIII. M. C..., mécanicien, porte $M = \frac{1}{8}$, présente le croissant ordinaire, mais a d'ailleurs les yeux sains et la vue bonne. Cependant, depuis quelque temps, son travail le fatigue rapidement et il croirait mal faire en continuant à se servir de ses yeux. Lorsqu'il regarde de loin, il ne présente pas de convergence apparente, mais plutôt semble diverger. Cela me fait aussitôt soupçonner une insuffisance des muscles droits internes. En l'examinant, on remarque que, dans le regard indifférent, il a de la tendance à diverger, ce qui n'avait pas lieu lorsqu'il regardait fixement avec des verres $-\frac{1}{8}$. Et pourtant, avec $-\frac{1}{8}$, il pouvait, afin de voir simple, vaincre l'effet d'un prisme de 12° ayant l'arête tournée en dehors ; c'est-à-dire diverger notablement. Si, tandis qu'il lisait à la distance de 8″, on plaçait un écran devant l'un de ses yeux, celui-ci se tournait manifestement en dehors pour se reporter en dedans, après la suppression de l'écran, et ce mouvement semblait à peine plus étendu que celui qu'on observait précédemment, pour la vue à distance, après avoir retiré le prisme de 12°. Par conséquent, l'insuffisance musculaire ne paraissait pas plus prononcée quand il s'agissait d'accomplir une certaine convergence que dans la vue à distance. La ténotomie, dans ce cas, était donc indiquée. Elle fut immédiatement pratiquée, d'abord sur l'œil gauche, puis, comme l'effet en était encore insuffisant, sur l'œil droit. L'effet obtenu fut alors excessif, de telle façon que les objets éloignés n'étaient vus simples qu'à la condition d'être placés sur une ligne droite médiane ; puis, dans la suite, la convergence se rétablit jusqu'à 8″ avec la plus grande facilité, et, quelques semaines après, les images doubles disparurent, même pour la vue à distance. Le succès fut complet. Toute fatigue pendant le travail cessa, principalement après que le malade, sur notre avis, se fut mis à porter, en travaillant, des verres $-\frac{1}{16}$.

Même chez des sujets d'un certain âge, l'amblyopie myopique peut sensiblement s'améliorer à la suite d'un traitement convenable.

IX. M. M., banquier, âgé de soixante-trois ans, a passé sa vie à écrire. Il a, dit-il, « eu grand soin de s'abstenir de lunettes et n'en a pas moins perdu presque entièrement la vue, d'une manière insensible. » Il y a longtemps, il était encore capable de lire avec l'œil gauche ; mais, quelque temps après, cet œil devint pire encore que le droit. Je constate, dans l'œil gauche, $M = \frac{1}{5}$ avec $S = \frac{1}{14}$; dans le droit, $M = \frac{1}{5{,}5}$ avec $S = \frac{1}{8}$. Ce dernier présente aussi une telle opacité du cristallin, que, sans cette particularité, l'acuité visuelle serait encore passable. Au contraire, l'œil gauche présente une atrophie diffuse bien prononcée et une bande atrophique qui traverse la région de la tache jaune. J'exprimai mon regret que ces deux altérations ne fussent pas réunies dans le même œil, et, en même temps, j'eus l'espoir d'une amélioration de l'œil gauche, dans lequel la vue avait sensiblement baissé en quelques semaines, sans épanchement de sang, sans décollement de la rétine et sans scotome fixe sur la tache jaune. J'ordonnai un liniment stimulant pour des frictions au-dessus des yeux, des pédiluves acidifiés avec des acides minéraux, du rhamnus pour tenir le ventre libre, et, afin de reposer les yeux, l'abstension de tout éclairage intense, l'usage de verres neutres, et, une fois par semaine, l'application à la tempe gauche de la ventouse de Heurteloup. En trois semaines, l'acuité de la vue remonta à $\frac{1}{4}$, et, sous l'influence de ce traitement, elle s'éleva jusqu'à $\frac{1}{3}$, grâce à une déplétion sanguine par quinzaine ; de telle sorte que le malade put, de nouveau, lire des caractères ordinaires. On lui défend d'écrire ; il lira sans lunettes, en tenant son livre à la main, à la distance de 5″, l'œil droit étant dévié en dehors. On lui donne, pour voir de loin, un verre de $-\frac{1}{5}$, à la condition qu'il s'en servira avec discrétion. Il a vécu si longtemps sans porter de lunettes, en travaillant, que je ne trouve pas indiqué de lui en donner, dans sa soixante-troisième année. Sans cela, il pourrait se servir de $-\frac{1}{7}$; mais, avec la diminution constatée dans l'acuité de sa vue, il ne devrait pas lire avec des lunettes ; heureusement, tout en s'en abstenant, une convergence des yeux n'a pas lieu.

Des scotomes localisés sur la tache jaune rendent la lecture et l'écriture impossibles, mais ne sont pas, pour cela, une menace de cécité.

X. Le consul M., âgé de quarante-sept ans, se présente avec l'apparence complète d'une personne fortement myope ; le cou courbé, les fentes palpébrales resserrées, les globes oculaires grands et frappant par la longueur de leurs axes. La myopie date de la jeunesse et est d'origine héréditaire. Il a toujours beaucoup lu et écrit, habituellement avec des verres relativement faibles. Dans l'œil droit, la myopie atteint actuellement $\frac{1}{3,3}$; $S = \frac{3}{8}$; dans le gauche, la myopie n'est pas moindre ; mais on ne peut la déterminer exactement à cause d'un scotome de la tache jaune. Celui-ci s'est développé dans l'espace de deux mois; au point que le sujet ne voyait plus l'objet qu'il voulait fixer. Il était sous le poids d'une triste disposition d'esprit et me demanda : « Dois-je devenir aveugle ? » Je trouvai dans l'œil gauche, à l'ophthalmoscope, un croissant passablement étendu ; çà et là de l'atrophie diffuse, et, sur la tache jaune, une traînée de pigment granulé disséminé et entouré par des dépôts pigmentaires noirs formant un anneau large, irrégulier et nettement circonscrit. Dans l'œil droit, le croissant était, à peu près, égal à celui de l'œil gauche, et le pigment voisin de la tache jaune était faiblement granulé et irrégulièrement disséminé sur un fond plus pâle. Je pus alors lui répondre : — Ne craignez pas la cécité ; mais gardez-vous d'user vos yeux. Ne lisez que quelques minutes, de temps à autre. Je ne puis vous dissimuler que votre œil gauche ne vous servira plus jamais pour des travaux délicats et qu'il en serait de même pour le droit, si vous le fatiguiez. — J'ai l'habitude de ne faire connaître au malade le danger de sa position que lorsque, pour l'éviter, il peut prendre des précautions efficaces. Il en est ainsi, dans le cas actuel. Cependant, ce conseil ne me réussit pas. « Sa position ne lui permet pas de le suivre. » Rien ne m'empêchait d'ajouter que, d'après moi, même s'il s'abstenait de tout travail, le développement progressif du scotome de l'œil droit ne pourrait être définitivement arrêté. Peu satisfait de mon avis, le malade consulta un oculiste étranger, qui lui promit et le convainquit qu'il le guérirait, même de la maladie de l'œil gauche. Il passa toute une année chez lui, plein d'espoir et de confiance. Mais lorsque le second œil refusa son service pour la lecture, sa confiance commença à chanceler. Deux ans après, je revis le malade. Un scotome s'était aussi développé sur l'œil droit, et tel, qu'il lui était presque impossible de déchiffrer un mot. Il me parut contrarié de n'avoir pas suivi mon conseil. Je lui fis les prescriptions d'hygiène ordinaires, et je pus lui déclarer, à sa satisfaction, que cet état n'empirerait pas. Je crois vraiment qu'il sera toujours capable de se conduire et de distinguer de grands objets. On lui donne des lunettes de $-\frac{1}{3,5}$.

Le décollement de la rétine donne un pronostic très-fâcheux.

XI. M. S., âgé de quarante-trois ans, est, comme l'a été son père, très-myope depuis sa jeunesse. Dans sa trente-deuxième année, il perdit, en grande partie, la vue de l'œil droit, où il se développa une cataracte. L'extraction de cette dernière détermina l'atrophie de l'œil. Tout à coup, la vue s'obscurcit du côté gauche. Le lendemain, je vis le malade. Je constatai un décollement de la partie interne de la rétine, s'étendant vers le voisinage de la tache jaune. M. S. peut encore lire de gros caractères, mais plus ou moins bien, suivant les moments. Je pense qu'à une époque antérieure il s'est fait aussi dans l'œil droit un décollement rétinien, suivi d'une cataracte secondaire à laquelle on s'est attaqué, trompé par le reste de la perception lumineuse, avec le résultat que nous avons dit. On fit, sans tarder, une déplétion sanguine avec la ventouse de Heurteloup, on prescrivit au malade la position horizontale, et l'on établit une dérivation sur le gros intestin et les extrémités inférieures. Deux nouvelles déplétions furent faites ensuite et, grâce à elles, le malade parvint, au bout d'une semaine, à lire d'une manière satisfaisante. Néanmoins, le rétrécissement du champ visuel persistait. Peu à peu, M. S. reprit ses occupations ordinaires. De temps à autre on lui faisait une déplétion sanguine à la tempe; il menait une vie très-régulière, évitait la fatigue, les exercices excessifs, la lecture en voiture, et voyageait, autant que possible, en bateau. Mais il put continuer à lire son prix-courant et autres papiers d'affaires dont la connaissance lui était indispensable. Il préférait ne pas sortir avec des verres neutres, parce que, avec ces lunettes, il ne pouvait lire pendant le jour. A dire vrai, on constate, à un éclairage faible, une augmentation dans la torpeur rétinienne et dans le rétrécissement du champ visuel. Au bout de six mois, le décollement a descendu par son propre poids, et, en même temps, le rétrécissement du champ visuel s'est déplacé, sans, pour cela, cesser d'affleurer, en dedans, la fossette centrale. — Un an après, la lecture est devenue plus difficile et l'usage de la sangsue artificielle ne procure que peu de soulagement. Actuellement, deux ans après le début du décollement, il existe des traces manifestes de cataracte : des corps flottants ont été constatés, il y a quelque temps déjà, dans le corps vitré, sans que, cependant, on ait vu de rupture à la partie décollée. Il est certain qu'on ne peut prévenir les progrès de la cataracte. Quand elle sera complète, il sera de notre devoir de chercher à l'extraire (de préférence, avec la curette de Waldau) ; si toutefois le décollement ne semble pas avoir fait beaucoup de progrès. Quoi qu'il en soit, nous sommes contraint de donner un pronostic fâcheux, car nous ne pouvons pas espérer de prévenir, dans ce cas, une cécité absolue et permanente.

Un décollement rétinien circonscrit peut rester longtemps stationnaire.

XII. M. V. de W., âgé de vingt-trois ans, a $M = \frac{1}{5}$ sur les deux yeux, avec un croissant étroit, nettement délimité et complétement atrophié. Depuis des années, le travail lui était pénible et il n'aimait pas à se servir de ses lunettes. Il y a quelques mois, l'état de son œil droit empira, au point qu'il avait de la peine à lire avec cet œil. Je trouvai, de ce côté, une papille rouge et une procidence de la rétine, circonscrite, peu étendue, arrondie, plissée, mobile et de couleur bleuâtre, avec rétrécissement du champ visuel correspondant à sa dimension. Après les déplétions sanguines ordinaires, pratiquées à la tempe, et sous l'influence d'une hygiène oculaire rigoureusement observée, l'acuité visuelle s'éleva, en un mois, de $\frac{1}{7}$ à $\frac{1}{2}$. Dans l'autre œil, elle alla même jusqu'à $\frac{2}{3}$. Je fis au malade des représentations sérieuses, lui disant qu'il ne pourrait conserver sa vue que s'il menait une vie régulière et soignait ses yeux. Je lui permis de lire, quatre fois par jour, pendant une demi-heure chaque fois, ce qu'il réussit à faire binoculairement avec des verres $-\frac{1}{10}$. Ces mêmes verres purent être portés d'une manière permanente, à la condition d'y superposer par moments, pour voir nettement à distance, un lorgnon de $-\frac{1}{10}$. Deux ans plus tard, le malade revient : il se trouve dans les mêmes conditions. Peu de temps après, on me fait demander, pour les parents d'une jeune fille qu'il désirait épouser, s'il courait le danger de devenir aveugle. Ma réponse, que je ne donnai qu'avec le consentement du malade, fut la suivante : — « M. de W. est très-myope : en rapport avec sa vue basse, il est survenu dans l'œil droit une altération qui, si elle augmentait de proportions, pourrait abolir la vue de ce côté. Cependant, depuis deux ans, le mal est stationnaire et l'on peut espérer qu'il restera tel longtemps encore, sinon jusqu'à la vieillesse. L'œil gauche ne présente rien de particulier que sa structure myopique ; mais l'expérience prouve que lorsqu'un décollement s'est développé d'un côté, l'autre œil étant myope à un égal degré, il arrive assez souvent que ce dernier est pris de la même manière. Eu égard au degré de la myopie et à son caractère stationnaire, il n'est cependant pas probable que l'œil gauche soit atteint, si les conseils donnés sont soigneusement observés. » Six mois après, M. V. de W. me présenta sa jeune femme. Je lui dis, encore une fois, combien il était nécessaire qu'il prît soin de sa personne, *sous tous les rapports*. Depuis il s'est écoulé plus de sept ans ; son état est stationnaire, et sa myopie elle-même n'a que faiblement augmenté.

Celui qui, avec une myopie modérée, a soin de ses yeux, n'a rien à redouter, à une époque plus avancée de sa vie.

XIII. M. M., âgé de cinquante-deux ans, qui lit et écrit beaucoup, a, pour le faire, employé des lunettes $-\frac{1}{9}$, par lesquelles sa myopie est exactement neutralisée. L'acuité de sa vue, pour les objets éloignés, est $= 1$. Toujours, il a gardé ses lunettes pour regarder les objets situés très-près qu'il avait à voir : il ne les retirait, pour quelques minutes, que lorsqu'il s'agissait de distinguer quelque chose dans le demi-jour, alors que d'autres emploient des verres amplifiants. Dernièrement, il observa qu'ayant à regarder de petits objets très-rapprochés, instinctivement il ôta, pour mieux voir, ses lunettes. — Est-ce que, le soir, vous continuez, sans en éprouver d'embarras, à travailler avec vos lunettes ? — Comme je m'y attendais, il répondit : « Seulement quand l'éclairage est bon et quand le caractère n'est pas trop petit. » — Alors, lui dis-je, le moment approche où il faudra diminuer la concavité de vos verres, en proportion du degré des verres convexes dont on a besoin à votre âge, lorsqu'on n'est pas myope. Ainsi, le soir, prenez $-\frac{1}{10}$, puis, bientôt, des verres plus faibles, et vous serez peut-être satisfait de porter ces verres constamment, quoique vous ne deviez pas voir les objets aussi nettement qu'avec $-\frac{1}{9}$. Quand vous devenez vieux, vous vous servirez de $-\frac{1}{24}$ pour le travail et porterez $-\frac{1}{12}$ habituellement. Vous finirez par lire sans lunettes et vous arriverez même, lorsque l'acuité de votre vue diminuera, à vous servir de verres convexes. Votre myopie diminuera, en effet, un peu, elle descendra peut-être à $\frac{1}{12}$. Alors vous vous trouverez, comme un homme très-vieux mais robuste et bien portant, très-satisfait de porter des lunetttes $-\frac{1}{16}$ ou $-\frac{1}{18}$.

Dans certains cas rares, un décollement de la rétine, qui s'est produit dans un haut degré de myopie, peut être guéri, d'une manière permanente, par une opération.

Cette observation est empruntée à la traduction allemande du livre de Donders, par M. O. Becker (Vienne, 1866).

XIV. L. P., âgé de vingt-six ans, serrurier, est, depuis l'enfance, très-myope. Au commencement de 1864, il reçoit sur l'œil droit plusieurs coups de poing, d'où s'ensuivent des ecchymoses des paupières qui disparaissent en quinze jours, sans laisser de traces. La faculté visuelle n'est pas altérée. Trois semaines après le traumatisme, le 27 avril, au matin, le malade s'aperçoit en se levant qu'il voit tout trouble de cet œil, comme à travers un voile. Il ne peut pas dire si la vision est différente, dans les différentes directions du champ visuel. Le 29 avril, on l'admet, avec un décollement de la moitié inférieure de la rétine, dans le service du professeur Jaeger. Le lendemain, la rétine était réappliquée et ne présentait qu'un faible trouble de transparence. Le 6 juillet, le décollement se reproduisit et il durait encore le 2 août, jour de la sortie du malade. Le 6 octobre, le malade fut, de nouveau, reçu dans le service du professeur Jæger, sa vue ayant sensiblement baissé. Il reste en traitement dans ce service jusqu'au 13 février 1865. Pendant ce temps, d'après des rapports oraux, l'image ophthalmoscopique offrit de notables variations : tantôt la partie décollée était bosselée et faisait une forte saillie ; tantôt, au contraire, elle était sensiblement affaissée. Le 18 février 1865, le malade fut adressé à la clinique du professeur Arlt. L'examen démontre dans les deux yeux une structure fortement myope : le droit avait une tension un peu plus faible, et était dévié de plus de 2^{mm} en dehors ; sur la cornée se voyaient d'anciennes taches grosses comme des pointes d'aiguilles. L'ophthalmoscope démontre sur les deux côtés $M = \frac{1}{3}$, une atrophie de la choroïde autour du nerf optique, une raréfaction très-étendue de cette membrane et des amas irréguliers de pigment gris noirâtre dans ses parties périphériques. Dans la partie postérieure du corps vitré, d'ailleurs transparent, existent quelques opacités membraneuses en forme de toile d'araignée, translucides et en partie fixes. La moitié inférieure de la rétine droite est décollée presque jusque vers la papille, peu soulevée, faiblement grisâtre et traversée de légers plis qui vacillent quand l'œil se meut.

L'œil gauche lit le n° 1 de Jaeger, l'œil droit difficilement le n° 8 à 3'' de distance.

A 20 pieds, le gauche ne distingue pas le n° 200 de Snellen, mais il y réussit avec $-\frac{1}{3}$; avec le même verre, l'œil droit compte les doigts à 3 ou 4 pieds de distance. Il n'existe pas de rétrécissement du champ visuel ; mais dans la partie supérieure de ce dernier, l'œil droit ne compte les doigts qu'à 5 ou 6″ de distance, et avec incertitude. Par conséquent, il y a abaissement de la sensibilité rétinienne, dans la moitié inférieure de la rétine.

Le 23 février, section de la partie décollée ; après avoir dilaté la pupille, on introduit une aiguille courbe de Rosas à environ 4mm de distance du bord inférieur et externe de la cornée, à travers la sclérotique, on la fait pénétrer de plusieurs lignes et on lui fait exécuter des mouvements de levier en trois sens différents, après quoi on la retire. Rien ne s'écoule de la plaie. Bandeau compressif. Faibles picotements dans la soirée.

Le 23 février, injection ciliaire forte, sécrétion abondante de larmes ; sensibilité exagérée pour la lumière. La pupille est large. Le soir, on fait, avec beaucoup de succès, une injection sous-cutanée de morphine contre de violentes douleurs survenues dans l'œil et le front.

Le 24 février, nuit calme, irritation de l'œil plus forte encore que la veille, mais qui diminue rapidement à partir de ce jour.

Le 26 février, l'examen ophthalmoscopique dénote une réduction notable du décollement en étendue et en hauteur, un éclaircissement de la partie décollée, de faibles opacités diffuses du corps vitré. Il n'est possible, ni cette fois, ni une autre, de constater la perforation. Pas de pansement.

Le 1er mars, le malade lit rapidement le n° 4 à 3 pouces, compte les doigts à 4′ avec $-\frac{1}{3}$, à 8′; en haut sans verres, à 2′.

Le 10 mars, à part un déplacement parallactique un peu plus sensible d'un seul vaisseau, il n'est pas possible de découvrir trace de décollement dans tout le tiers inférieur de la rétine.

Le 18 mars, le malade lit assez couramment le n° 2 à 3″ de distance, quelques mots du n° 1 ; avec $-\frac{1}{3}$ il compte les doigts à 11 pieds ; en haut, rien de changé.

A sa sortie, le 4 avril 1865, le vaisseau rétinien sus-mentionné ne présente qu'à l'extrême limite du champ visuel ophthalmoscopique un déplacement parallactique un peu plus sensible. La rétine n'est pas trouble et la vision centrale et excentrique se comporte comme nous venons de le dire. Les faibles opacités du corps vitré ont disparu.

Lors d'une nouvelle présentation, le 10 avril 1866, l'état fonctionnel est le même, l'ophthalmoscope ne révèle plus trace de décollement ou de trouble de transparence de la rétine. La conductibilité de cette membrane n'est altérée dans aucun sens.

Les remarquables observations qu'on vient de lire sont suivies de cinq pages extrêmement intéressantes, où M. Donders développe, à grands traits, l'historique de la myopie : un style plein d'entrain donne à ces passages historiques un charme inattendu.

Il est assez difficile d'expliquer comment certains myopes ne peuvent supporter, dans la vision à distance, l'usage de verres exactement correcteurs. Böhm (1) et Laurence (2) ont eu recours à des verres, soit bleus, soit fumés, avec un succès considérable, suivant eux, pour rendre supportable la correction exacte de la myopie. Pour expliquer la gêne que causent les verres correcteurs non colorés, faut-il admettre un état d'irritation de la rétine ? Sans verres, il pénètre un peu plus de lumière dans l'œil qu'avec les verres ; comment se fait-il que ce sont précisément les verres correcteurs qui fatiguent les malades en question ? Les verres exacts remplacent une image confuse par une image nette, dont les contours peuvent impressionner douloureusement : c'est ainsi qu'un point lumineux, par exemple, dont l'éclat est supportable lorsqu'il est réparti sur tout un cercle de diffusion, peut devenir insupportable par l'addition du verre correcteur. Nous sommes loin de prétendre expliquer complétement de cette manière les phénomènes en question.

Chez quelques-uns de ces malades, il y a un léger spasme d'accommodation qui cède à une instillation de sulfate d'atropine et à l'usage constant de verres correcteurs de la myopie et de l'astigmatisme. Chez d'autres, il existe des défauts de réfraction plus ou moins irréguliers, et il nous semble qu'on peut expliquer, d'après les travaux d'Aubert (3), comment les verres bleus, en modifiant la différence d'éclairement entre les différentes parties des objets, peuvent rendre les cercles de diffusion moins gênants. En tout cas, chez ces malades, plus souvent encore que chez les hypermétropes, nous examinons soigneusement la réfraction avant et après instillation de sulfate d'atropine, et, chez les sujets jeunes surtout, nous nous trouvons bien de cette manière de procéder.

CHAPITRE VIII.

ASTIGMATISME. As.

§ 33. — Définition de l'astigmatisme. — Astigmatisme régulier et astigmatisme irrégulier.

Définition. — Supposons qu'un myope examine une croix formée de deux fils très-fins. En éloignant graduellement cette croix, il remarque qu'à une certaine distance de l'œil, les fils cessent d'être vus nettement, et qu'un peu plus loin la croix disparaît complétement. Supposons que ce soit à 12 pouces de son œil que le trouble commence à se produire, la myopie de notre sujet est 1/12 (4). Pour la plupart des yeux, en répétant cette expérience avec

(1) Böhm, *Die Therapie des Auges mittels des farbigen Lichtes.* Berlin, 1862.
(2) Z. Laurence. *Optical defects of the Eye.* London, 1865, p. 44 et 45.
(3) Aubert. *Physiologie der Netzhaut.* Breslau. 1865, p. 49-89.
(4) Pour les personnes qui auraient lu un peu rapidement le chapitre VII, rappelons que cette manière de noter la myopie est justifiée : en effet, un myope qui voit nettement jusqu'à 12 pouces est deux fois plus myope que celui qui voit jusqu'à 24 pouces, et deux fois moins que celui dont la vision distincte ne dépasse pas 6 pouces. Les expressions de myopie 6, 12, 24, ne donneraient donc pas la mesure du défaut, tandis que celles de myopie 1/6, 1/12, 1/24 sont parfaitement conve-

les précautions convenables, il arrive que l'un des fils se brouille avant l'autre. Supposons que cela ait lieu à 8 pouces de l'œil pour le fil horizontal et à 12 pouces pour le fil vertical, nous sommes forcés de conclure que l'œil examiné possède une myopie 1/12 pour les lignes verticales et une myopie 1/8 pour les horizontales. Cette *différence de réfraction* constitue précisémnt ce qu'on nomme l'*astigmatisme*.

Séparons nos deux fils et plaçons, simultanément, le vertical à 12 pouces de l'œil et l'horizontal à 8 pouces, ils seront vus à la fois avec une égale netteté. Des observateurs anciens (Fick, etc.) avaient déjà remarqué que, faite de cette manière, l'expérience ne peut être troublée par des variations dans l'état d'accommodation de l'organe, et c'est sous cette forme que Helmholtz (1) la décrivait il y a dix ans.

La différence de la myopie relative à nos deux fils est, par définition, égale à $1/8 - 1/12 = 1/24$. Nous sommes donc amenés à dire qu'il y a un astigmatisme de 1/24. — Cette notation est de Young (2), et date presque du siècle dernier. C'est à M. Donders qu'appartient l'honneur de l'avoir introduite dans la pratique de l'oculistique.

Voyons maintenant quels verres nous pourrons employer pour corriger une pareil vue. — On sait qu'une myopie 1/12 est corrigée par un verre sphérique concave de 12 pouces de foyer, et une myopie 1/8 par un verre concave de 8 pouces. Pour voir distinctement un objet éloigné, il faudrait donner des verres — 12 ou — 8, suivant que l'objet serait composé de lignes verticales ou de lignes horizontales, et, pour un objet d'une forme plus compliquée, nous ne saurions plus nous tirer d'affaire en employant exclusivement les verres sphériques. — Divisons la difficulté et proposons-nous, d'abord, de faire voir distinctement le fil horizontal, supposé tenu à 12 pouces de l'œil : pour y arriver, il faut remplacer la myopie 1/8 relative à ce fil, par une myopie 1/12. Si nous y parvenons, il restera une myopie 1/12 pour les deux fils, qui se corrigera par un verre sphérique concave 12.

On le voit, il nous faut un verre qui agisse sur l'image du fil horizontal et n'agissse pas sur celle du fil vertical ; et la seule forme de verre qui puisse remplir cette condition est le cylindre. Dans notre exemple, l'astigmatisme est 1/24 : il faut donc mettre un cylindre concave 24, à axe horizontal. — C'est Airy (3) qui proposa, il y a plus de quarante ans, l'emploi des verres cylindriques contre l'astigmatisme.

D'après ce qui précède il est clair que ce n'est pas parce que les surfaces cylindriques sont plus faciles à tailler que d'autres plus compliquées, qu'on leur a donné la préférence pour corriger l'astigmatisme : elles sont indiquées par la théorie.

Il nous faut voir maintenant ce que deviennent les lignes autres que la verticale et l'horizontale. — L'expérience montre qu'une fois l'astigmatisme corrigé par un cylindre, toutes les lignes deviennent aussi nettes que les

(1) *Physiologische Optik*, p. 145 (premier fascicule), p. 199 de la traduction française.

(2) *Philosophical Transactions* for 1801, p. 43. — Ce mémoire se trouve reproduit in *Miscellaneous works* of Th. Young, vol. I, p. 12.

(3) *Transactions of the Cambridge philosophical Society*, 1827, vol. II, p. 267-

deux premières. — Pour nous en assurer, au lieu d'une simple croix, prenez pour objet une étoile analogue à celle représentée par la figure 145. Pour l'œil dont nous avons parlé jusqu'ici, l'étoile étant tenue à une distance de 12″, le rayon vertical est seul parfaitement net, et le rayon horizontal est le moins net de tous. Mettons devant l'œil un cylindre concave — 24 à axe horizontal : non-seulement le rayon horizontal devient aussi net que le rayon vertical, mais tous les autres rayons sont parfaitement égaux à ces deux-là.

Fig. 145.

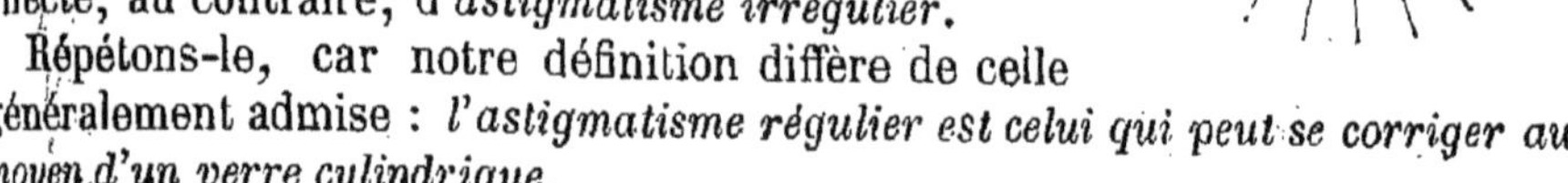

L'astigmatisme de l'œil que nous avons pris pour exemple porte le nom d'*astigmatisme régulier*. Un œil tel qu'on ne puisse trouver aucun cylindre qui ramène tous les rayons à être également nets est affecté, au contraire, d'*astigmatisme irrégulier*.

Répétons-le, car notre définition diffère de celle généralement admise : *l'astigmatisme régulier est celui qui peut se corriger au moyen d'un verre cylindrique*.

Ce n'est que pour faciliter le langage que nous avons pris le cas particulier d'un œil moins myope pour les verticales que pour les horizontales : le défaut peut se présenter sous toutes les orientations imaginables. — C'est aussi pour plus de rapidité dans l'exposition que nous avons pris l'exemple d'un œil myope ; pour répéter avec un œil, même hypermétrope, les expériences indiquées plus haut, il suffit de l'armer préalablement d'un verre convexe, destiné à rapprocher suffisamment le point le plus éloigné de la vision distincte.

§ 34. — Astigmatisme régulier de l'œil normal.

Quoique ayant pris le parti de rédiger tout le chapitre relatif à l'astigmatisme, nous avons conservé les titres des paragraphes de M. Donders. Nous ferons observer que celui que nous venons de transcrire contient un choc de mots apparent : en effet, l'œil normal n'a pas d'astigmatisme, ni régulier, ni irrégulier : cet œil n'est pas un instrument parfait, il n'est pas achromatique par exemple ; mais il n'est ni astigmate, ni myope, ni hypermétrope. A mesure que les moyens de mesure deviennent plus exacts, on constate dans chaque œil des défauts de plus en plus nombreux ; mais de ce qu'aucun œil n'en est absolument exempt, on ne peut conclure que ces défauts soient la règle, car dans un œil ils affectent un sens et dans l'autre un sens opposé : tel œil voit mieux les verticales à distance, tel autre les horizontales, ils s'éloignent tous deux de la perfection aussi bien que les yeux myopes ou hypermétropes s'éloignent de l'emmétropie, mais l'œil *normal* ne possède ni astigmatisme, ni myopie, ni hypermétropie. Du reste, nous avons rencontré assez souvent des yeux qui n'offraient pas d'astigmatisme sensible. Ces yeux exceptionnels jouissaient généralement d'une acuité de vision sensiblement supérieure à celle considérée comme normale par les auteurs.

Dans ce paragraphe, nous parlons donc de l'astigmatisme faible, de celui qui n'apporte pas une gêne sensible à la vision, et nous recherchons quelle peut être la cause du défaut de vision dont nous avons signalé le principal effet dans le paragraphe précédent.

En faisant faire, avec précaution, à un grand nombre de personnes prises au hasard, l'expérience de la figure étoilée, décrite au paragraphe 33, on trouve que la plupart possèdent un astigmatisme fort sensible ; cependant, plusieurs ne remarquent aucune différence entre la netteté des différents rayons ; enfin, un certain nombre annoncent un astigmatisme très-irrégulier : par exemple un rayon est moins net que les deux voisins, ou bien, les deux rayons vertical et horizontal restent aussi noirs l'un que l'autre, et conservent leur netteté à une distance de l'œil plus grande que tous les autres. — Pour les personnes qui n'accusent aucun astigmatisme, il est utile de faire une seconde expérience en leur mettant devant l'œil un cylindre faible (1/96 à 1/48), sans les prévenir de l'effet qui doit se produire. C'est un moyen de savoir jusqu'à quel point on peut compter sur l'exactitude des réponses, et l'on trouve qu'en général un astigmatisme de 1/96 n'échappe pas à un examen un peu attentif. — Pour les personnes dont l'astigmatisme est irrégulier, ce même procédé permet de se faire une idée de la valeur du défaut : on fait remarquer avec soin à la personne en observation la différence de netteté des rayons les plus différents, puis on lui fait comparer cette différence à celle produite par l'addition d'un verre 1/96 ou 1/60 : on se convaincra, de cette manière, que l'astigmatisme irrégulier, dans les yeux sains, n'atteint ordinairement pas 1/96.

On dit généralement que le rayon de courbure du méridien vertical de l'œil est plus court que celui du rayon horizontal : nous expliquerons plus loin que cela revient à dire que, dans notre expérience du paragraphe précédent, le rayon vertical reste plus longtemps net que les autres. Cette règle est censée si générale, que lorsque le contraire a lieu on dit que l'astigmatisme est *contraire à la règle.* Nous ne saurions nous associer à cette opinion en effet, depuis environ deux ans, nous mesurons l'astigmatisme de toutes les personnes qui veulent bien se prêter à l'expérience, et nous trouvons que la ligne qui reste nette est à peu près aussi souvent horizontale que verticale. Expliquons-nous : parmi les personnes qui se plaignent de leur vue, nous trouvons souvent l'astigmatisme « conforme à la règle », on en verra le motif au paragraphe 35, mais parmi des personnes prises absolument au hasard il n'en est plus ainsi.

Le tableau I, ci contre, a été dressé dans le but de montrer comment se comportent les choses à cet égard.

Quand nous parlons d'astigmatisme avec un médecin, nous avons l'habitude de mesurer ce défaut chez lui : c'est de cette manière qu'ont été recueillies les 47 observations que contient le tableau. Nous avons eu soin de n'inscrire que les observateurs dont les deux yeux ont été soumis à l'expérience et de ne pas y mettre les médecins qui sont venus nous consulter au sujet de leur vue. Les 114 yeux inscrits sont donc pris au hasard : peut-être les observations d'astigmatisme faible devraient-elles être un peu plus nombreuses, les personnes qui ont une vue parfaite se prêtant moins volontiers à l'examen que nous proposions à chacun d'entreprendre.

Les petits traits contenus dans les deux colonnes verticales qui occupent

Numéros des observations.	Œil gauche. Expression de la réfraction. Angle.	Cyl.	Sph.	Œil gauche. Représentation graphique de l'astigmatisme. ($\frac{1}{8}$ $\frac{1}{12}$ $\frac{1}{24}$ $\frac{1}{\infty}$)	Œil droit. Représentation graphique de l'astigmatisme. ($\frac{1}{\infty}$ $\frac{1}{24}$ $\frac{1}{12}$ $\frac{1}{8}$)	Œil droit. Expression de la réfraction. Angle.	Cyl.	Sph.	Numéros des observations.
173	»	± ∞				»	± ∞		173
186	»	± ∞				»	± ∞		186
191	»	± ∞				»	± ∞		191
420	»	± ∞	— 16			»	± ∞	— 16	420
167	165°	+ 120	+ 12			»	± ∞	± ∞	167
188	90°	± 200				As. irrég.			188
66 bis	165°	± 120				90°	± 200		66 bis
91	150°	± 250				105°	± 120		91
189	15°	± 250				90°	± 250		189
385	»	± ∞	+ 96			45°	+ 96	± ∞	385
184	»	± ∞				120°	± 96		184
185	»	± ∞				90°	± 96		185
187	90°	± 96				»	± ∞		187
97	»	± ∞	— 16			85°	— 96	— 12	97
344	As. irrég.		— 96			105°	— 60	— 96	344
324	105°	— 200	— 96			25°	— 96	— 96	324
182	15°	± 200				165°	± 96		182
194	0°	± 96				90°	± 96		194
179	75°	± 60				150°	± 120		179
195	165°	± 96				0°	± 60		195
171	0°	± 96				90°	± 60		171
209	15°	± 96				165°	± 60		209
196	0°	± 60				120°	± 96		196
371	75°	± 96				95°	± 60		371
90	105°	+ 60	± ∞			75°	— 60	— 6 ½	90
190	75°	— 60	± ∞			165°	— 60	± ∞	190
66	90°	— 60	— 8			120°	— 60	— 7	66
233	»	± ∞	+ 72			30°	± 48	+ 72	233
287	120°	— 48	— 4			»	+ ∞	— 72	287
124	0°	± 120				0°	± 40		124
181	0°	± 120				0°	± 48		181
169	135°	± 96				85°	± 48		169
175	0°	± 96				0°	± 48		175
418	45°	+ 48	+ 48			30°	± 96	+ 48	418
178	75°	± 96				90°	± 48		178
197	25°	± 48				30°	± 96		197
224	15°	— 48	± ∞			15°	+ 96	± ∞	224
127	40°	± 40				165°	± 60		127
331	65°	— 48	± ∞			150°	— 60	± ∞	331
180	30°	± 48				135°	± 60		180
176	10°	± 48				150°	± 48		176
193	30°	± 48				75°	± 48		193
199	165°	— 48	— 7			35°	— 48	— 7	199
278	0°	— 48	— 60			0°	— 48	— 60	278
310	100°	— 48	— 36			75°	— 48	— 36	310
255	»	»	— 5			45°	— 32	— 5 ½	255
192	0°	± 36				45°	± 96		192
342	90°	± 32				90°	± 70		342
177	0°	± 60				0°	± 32		177
251	80°	— 36	— 48			105°	— 48	— 48	251
174	75°	— 32	— 16			105°	— 32	— 20	174
336	»	± ∞	± ∞			90°	— 21	— 9	336
198	90°	— 20	— 6 ½			»	— ∞	— 5 ½	198
341	75°	— 16	— 24			100°	— 14	— 96	341
133	90°	— 17	+ 48			90°	— 11	+ 24	133
100	0°	— 8	— 48			0°	— 18	— 24	100
34	15°	± 8				165°	± 16		34

milieu de la partie consacrée à la représentation graphique, indiquent la *direction* de la ligne qui reste nette le plus loin de l'œil observé. Il suffit d'un coup d'œil sur ces colonnes pour voir que les traits s'y rapprochent à peu près aussi souvent de l'horizontale que la verticale.

Il suffit également d'un instant pour s'assurer que le défaut se présente, en général, d'une manière assez symétrique sur les deux yeux de la même personne, surtout quand il est un peu considérable : en parcourant le tableau de haut en bas, on rencontre des astigmatismes de plus en plus forts et de plus en plus symétriques.

La *valeur* de l'astigmatisme est représentée par la longueur des traits horizontaux, qu'on voit de part et d'autre des deux colonnes, dont nous venons de parler. A l'aspect de ces traits, on serait embarrassé de dire où commence l'astigmatisme anormal. Heureusement, en pratique, la question se simplifie considérablement : on prescrit des verres cylindriques aux personnes qui se plaignent de leur vue, et que les verres sphériques ne soulagent pas complétement. On voit qu'il est difficile de fixer un chiffre, comme limite entre l'astigmatisme normal et l'astigmatisme pathologique. Si la nature des occupations exige une bonne acuité visuelle, si le sujet n'est plus très-jeune, si l'astigmatisme existe sur les deux yeux, nous n'hésitons pas à commander des cylindres de 60''.

La principale différence qualitive entre l'astigmatisme faible et l'astigmatisme fort, c'est la moins grande analogie que nous rencontrons généralement dans l'astigmatisme des deux yeux, dans les cas d'astigmatisme faible. — Pour expliquer ce fait, nous croyons devoir admettre qu'une cause locale minime suffit pour motiver l'astigmatisme faible, tandis que l'astigmatisme fort est dû à une cause générale dont l'effet se fait sentir sur la forme de la tête entière. — Une seconde différence, c'est que l'astigmatisme faible est plus souvent irrégulier que l'astigmatisme fort ; cela tient à ce que la faible irrégularité, dont nous entendons parler ici, passe facilement inaperçu en présence d'un régulier un peu notable.

Les phénomènes d'astigmatisme tiennent évidemment à ce que l'œil affecte une forme différente de celle d'un solide de révolution.

On sait qu'on appelle *solide de révolution* tout corps qui pourrait se fabriquer sur le tour : une toupie, un gland, un œuf....., sont autant de solides de révolution. Un œuf, un oignon, sont des solides de révolution d'une forme particulière ; en effet, coupés par des plans passant par l'axe, ces solides ont pour sections des ellipses. Dans l'œuf, c'est le grand axe, dans l'oignon c'est le petit axe de ces ellipses qui coïncide avec l'axe de révolution. Tout solide de révolution qui, coupé par un plan passant par l'axe, a pour section une ellipse, porte le nom d'*ellipsoïde*.

Il n'est pas beaucoup plus difficile de se figurer un ellipsoïde qui ne soit pas de révolution. — En effet, si les dômes de nos monuments publics sont des ellipsoïdes *de révolution*, cela tient à ce que l'espace à couvrir est *circulaire* ; mais proposons-nous de construire une coupole *dont la base soit une ellipse*, si le profil de notre coupole est elliptique, sa surface est celle d'un ellipsoïde, qui, cette fois, n'est plus de révolution et auquel les géomètres donnent le nom d'*ellipsoïde à trois axes inégaux*. Dans une pareille surface, les plans sécants perpendiculaires à l'axe découpent des ellipses, et non plus des cercles comme dans une surface de révolution.

Quand on veut étudier les propriétés d'une surface, on cherche à la remplacer par une autre aussi simple que possible. C'est pour ce motif que l'on considère habituellement la surface de la cornée comme sphérique; mais puisque l'œil astigmate agit différemment dans les différents sens, il faut le remplacer par quelque chose de plus compliqué, par une surface qui ne soit pas de révolution, et pour des considérations de géométrie analytique fort simples, la surface la plus convenable à choisir était précisément l'ellipsoïde.

Sans préjuger la question de savoir si c'est la cornée, ou si c'est le cristallin qui causent l'astigmatisme, ou si l'un et l'autre peuvent y donner lieu, on peut, comme problème de géométrie, étudier ce que deviennent, après réfraction, des rayons lumineux qui pénètrent dans un ellipsoïde parallèlement à l'axe de cette surface. En limitant, de plus, par un diaphragme circulaire, le nombre des rayons admis, nous posons le problème dans les termes où il a été étudié par Sturm (1).

En admettant que l'œil fonctionne comme un ellipsoïde, Sturm a démontré qu'un point lumineux partant de plus loin que la distance la plus grande de la vision distincte et, se rapprochant graduellement de l'œil, se peint sous les formes suivantes :

Fig. 146.

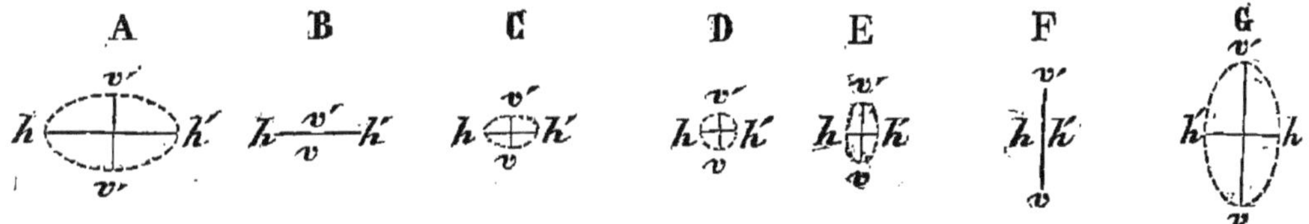

Dans l'œil étudié précédemment, au delà de 12 pouces on a une ellipse verticale G, à 12 pouces une petite ligne de droite verticale F, à 8 pouces une ligne horizontale B et plus près encore, une ellipse A dont le grand axe est horizontal. La distance entre F et B se nomme intervalle focal.

En partant de ces résultats du calcul, nous pouvons rendre compte des phénomènes décrits plus haut. — En effet, une ligne est composée de points. Pour qu'elle soit vue avec une netteté complète, il faut que les divers points qui la composent, ne pouvant se peindre suivant des points sur la rétine de l'œil astigmate, se peignent suivant de petites lignes situées dans le sens de la ligne considérée. En se rendant myope et astigmate au moyen de verres convenables, et éloignant peu à peu de l'œil la figure ci-contre, on voit facilement les points s'allonger dans le sens de la ligne qui restera nette la dernière.

Fig. 147.

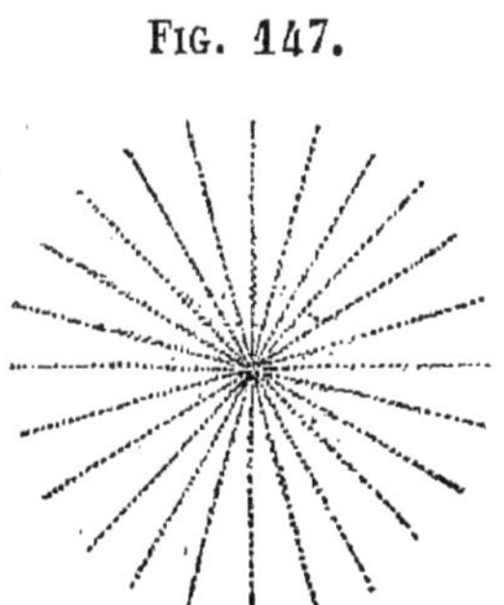

Une ligne oblique ne peut donner une image

(1) *Comptes rendus*, t. XX, p. 554, 781, 1238. — *Poggendorff's Annalen*, t. LXV, p. 116.

nette dans un œil astigmate : cela est de toute évidence, bien qu'on trouve le contraire dans les livres les plus estimés, par suite d'un *lapsus calami* d'Helmholtz, que l'on a copié inconsidérément.

Hâtons-nous d'ajouter que tous les phénomènes que nous avons décrits ne sont généralement pas remarqués par les astigmates, tant qu'on ne les leur fait pas toucher du doigt : nous pourrions citer tel docteur en médecine qui, malgré des connaissances physiques peu communes, a lu tout le livre de M. Donders sur l'astigmatisme, sans se douter qu'il fût affecté lui-même de ce défaut à un degré des plus prononcés. Cette remarque a son importance, car on s'imagine souvent que les astigmates voient les objets déformés, tandis qu'en réalité, sauf dans les degrés forts, il n'existe rien de ce genre.

Nous venons de voir qu'une structure ellipsoïdale de l'œil est nécessaire et suffisante pour causer les phénomènes que nous avons décrits sous le nom d'astigmatisme : il reste à voir quelle est la partie où siége l'irrégularité en question. Young, en plongeant son œil dans l'eau, dont l'indice de réfraction diffère fort peu de celui de la cornée, constata que son astigmatisme restait sensiblement le même. Il en conclut que le cristallin était cause du défaut, et chercha l'explication des phénomènes dans une position oblique de cet organe. Plus tard, Gerson, Wharton Jones, Wilde, placèrent dans la cornée le siége du défaut. Des travaux de Knapp et de Donders il résulte que les deux explications sont exactes, suivant les cas. Nous reviendrons plus loin (§ 37) sur cette question, qu'il était nécessaire de soulever ici pour pouvoir parler de l'influence de l'accommodation sur l'astigmatisme.

Admettons que l'astigmatisme d'un certain œil ne tienne qu'à la forme de la cornée. Corrigeons l'astigmatisme par un verre cylindrique convenable, il est clair que cet astigmatisme restera corrigé, *quel que soit l'état d'accommodation de l'œil*, fait d'une importance pratique considérable. Quand l'astigmatisme réside en partie dans le cristallin, nous ne pouvons savoir quelle sera l'influence de l'accommodation sur le défaut, mais le raisonnement nous porte à croire qu'elle sera faible, et, pratiquement, on n'a pu encore en constater aucune avec certitude.

Aussi bien que l'œil astigmate possède deux *punctum remotum*, pour des lignes situées à angle droit l'une sur l'autre, il possède deux *punctum proximum*. Prenons le même œil que nous avons pris pour exemple, et dont

Fig. 148.

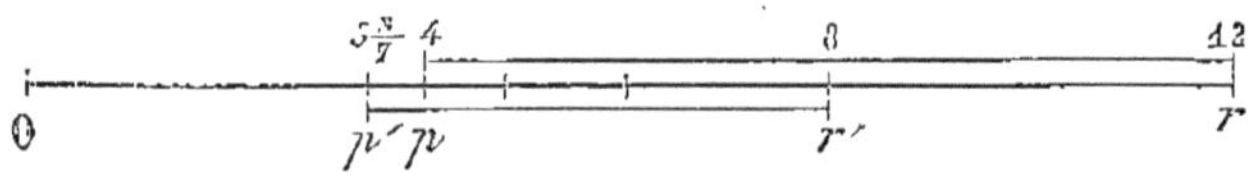

les *punctum remotum* sont à 12 pouces pour les verticales et 8 pouces pour les horizontales. Supposons que l'amplitude d'accommodation de cet œil soit 1/6, il en résulte que les *punctum proximum* seront respectivement donnés par $1/12 + 1/6 = 1/4$, et $1/8 + 1/6 = 1/3\frac{3}{7}$. Sur la figure 148, où O représente l'œil, et r, r', p, p' les *punctum remotum* et les être vues nettement; qu'entre p et p', au contraire, ce sont les horizontales seules, et enfin qu'entre r' et p, suivant l'état d'accommodation, ce sont les verticales ou les horizontables qui sont vues nettement. L'œil étant au point pour les horizontales, il suffit d'un effort d'accommodation de $1/24$ pour faire voir les verticales. — Sur la figure 149, les lettres ont le même sens que sur la figure 148; sur cette figure 149, les longueurs ont été prises proportionnelles aux inverses des distances, comme nous l'avons toujours fait jusqu'ici pour les amplitudes d'accommodation.

Fig. 149.

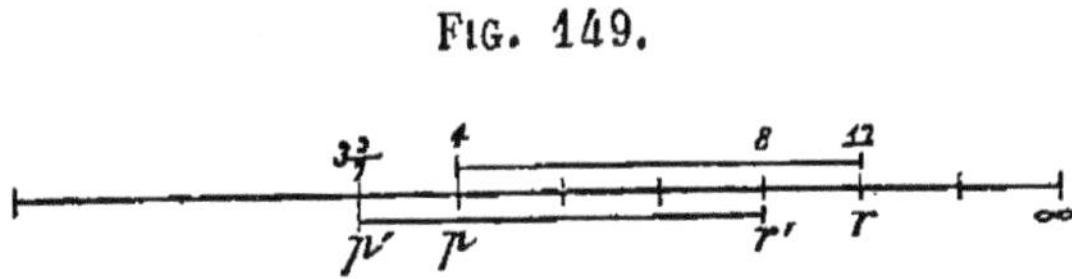

Appelons respectivement R, R′, P, P′, les distances des points r, r', p, p' à l'œil, l'astigmatisme a pour mesure, soit $\frac{1}{R'} - \frac{1}{R}$, soit $\frac{1}{P'} - \frac{1}{P}$.

Remarquons que $\frac{1}{A}$ diminuant avec l'âge et As restant constant, pour peu que As soit considérable, il arrive qu'à un certain moment, $\frac{1}{A}$ étant devenu égal à As, les points p et r' se rejoignent; il n'existe plus alors qu'un seul point où l'effort le plus grand possible de l'accommodation permette de voir nettement, tour à tour, le trait vertical et le trait horizontal.

Avant de nous occuper des degrés plus élevés d'astigmatisme, remarquons qu'un verre cylindrique de rayon convenable, joint à un ellipsoïde, fournit un système analogue à une sphère : cela peut se démontrer par un calcul dont nous ferons grâce au lecteur. Inversement, deux lentilles, l'une sphérique, l'autre cylindrique, superposées, donnent un système sur lequel on peut étudier expérimentalement l'astigmatisme : en faisant le calcul, qui ne se trouve pas dans les livres, on peut facilement démontrer que ce système ne diffère d'un ellipsoïde que par des infiniment petits, si les rayons incidents ne sont pas trop obliques à l'axe du système.

Pour se faire une idée nette de la marche des rayons lumineux dans l'œil astigmate, on peut en construire un modèle où l'on représente ces rayons par des fils : M. Gavarret a fait disposer, par M. Duboscq, un schéma de ce genre, pour ses cours à la Faculté de médecine de Paris.

§ 35. — Troubles de la vision et phénomènes qui accompagnent les degrés élevés d'astigmatisme.

Nous avons déjà dit que la distinction établie généralement entre les degrés élevés et les degrés faibles d'astigmatisme est arbitraire et que, pour nous, un degré faible sera celui où nous ne donnerons pas de lunettes cylindriques. Suivant les personnes, ce degré change ; nous n'avons pas hésité à donner des cylindres 1/60, les plus faibles qui existent dans le commerce, à un de nos amis, astronome à l'observatoire ; généralement nous ne considérons pas 1/48 comme négligeable ; pour les individus illettrés nous ne tiendrions pas compte d'un astigmatisme 1/24, à moins que leur profession n'exigeât une certaine délicatesse de vue. Par une circonstance heureuse, et bien explicable, ce sont précisément les personnes pour lesquelles une correction scrupuleuse de la réfraction a du prix, qui répondent le mieux aux questions que nous leur posons pour arriver à une détermination exacte.

L'astigmatisme ne cause pas un trouble de vision *sui generis* : dès que les images rétiniennes sont confuses, la vision l'est également, et cela quelle que soit la cause d'imperfection des images ; mais ce qu'il faut remarquer, c'est que la myopie, l'hypermétropie, la presbytie, empêchent seulement la mise au point : une lorgnette de spectacle, dont le tirage ne permet pas une mise au point exacte, nous représente bien un œil affecté d'un défaut de ce genre : ce n'est pas un mauvais instrument d'optique ; les verres sont parfaits, mais le tube est trop long ou trop court ; changeons-le, ou bien mettons un verre convexe ou concave additionnel, et tout sera dit ; mais si l'objectif est d'un mauvais travail, s'il est irrégulier, il n'y a pas de mise au point qui tienne : il faut renoncer à s'en servir, ou chercher à ajouter un verre correcteur irrégulier lui-même. — En indiquant l'application à la correction de l'astigmatisme des verres cylindriques qui compensent l'irrégularité de l'œil, Airy a rendu facile l'usage des yeux affectés de ce défaut.

Insistons sur cette distinction : les myopes en se rapprochant, les presbytes en s'éloignant, et les uns et les autres en faisant usage des verres sphériques, peuvent amener des images nettes sur leur rétine et l'accommodation vient à leur secours pour rendre inutile une grande précision dans le choix des verres correcteurs de leur amétropie. L'astigmate, au contraire, n'amène jamais sur sa rétine que des images de diffusion. Tandis que, dans l'œil parfait, le résultat d'une accommodation inexacte est de remplacer sur la rétine les points par des cercles, dans l'œil astigmate il peut se peindre les lignes droites, les ellipses et le cercle représentés par la figure 147 (p. 792).

En partant d'idées théoriques, Sturm avait cru que le cercle était celle de ces images qui se prêtait le mieux à la vision distincte : nous allons prouver que son opinion, qui a été acceptée sans discussion par les oculistes modernes, n'est pas vérifiée par l'expérience. Cette question est un peu délicate et comme sa discussion présente peu d'importance pratique, nous devons l'abréger le plus possible, mais nous ne pouvons la passer complétement sous silence.

La première idée qui vient à l'esprit d'une personne non astigmate et qui veut se rendre compte des troubles de la vision causés par l'astigmatisme, c'est de se mettre devant l'œil un verre cylindrique. L'expérience est assurément utile à faire, mais il faut bien se figurer que le trouble de la vision qui en résulte est beaucoup plus considérable que celui qu'éprouve un sujet atteint d'un astigmatisme égal à celui que corrigerait le verre cylindrique employé dans l'expérience. La *neutralisation* ou *suppression* des cercles de diffusion joue ici un rôle d'une importance capitale. M. de Gräfe (sous le nom d'*Unterdrücken der Zerstreuungskreise*) en a dit un mot dans l'*Archiv für Ophthalmologie* à propos de l'hypermétropie, et nous avons traité ce sujet dans un recueil spécial (1). La *neutralisation* domine tout dans la vision des astigmates. En effet, comment expliquer autrement la différence énorme entre l'acuité d'un astigmate et celle d'une personne qui met devant ses yeux les verres correcteurs de cet astigmate? Nous avons fait maintes fois l'expérience de prêter, pour un instant, notre pince-nez, qui contient des cylindres horizontaux +24, à des personnes qui nous demandaient si ces verres nous étaient bien utiles : toutes accusaient aussitôt un trouble de la vision bien plus grand que celui que nous éprouvons sans ces verres : le motif en est que nous avons pris l'habitude de voir malgré l'imperfection des images que reçoivent nos rétines. Cette neutralisation des images de diffusion n'est pas un acte psychique : loin de là, pour voir les images de diffusion, il nous faut une grande attention.

Ce que nous venons de dire sur la neutralisation ne s'applique pas exclusivement aux astigmates : c'est par un mécanisme analogue qu'un myope voit bien mieux qu'un emmétrope qui, au moyen de verres convexes, se donnerait, pour un instant, le même degré de myopie. Bien plus, il est connu qu'un myope habitué à porter lunettes voit fort mal quand il les quitte, et qu'en s'en privant pendant quelque temps, il s'habitue, non-seulement à la privation d'images nettes, mais aussi à voir mieux qu'au moment où il a commencé à se passer du secours des verres.

Revenons aux astigmates, et considérons d'abord un sujet assez jeune pour avoir une bonne amplitude d'accommodation. Supposons, de plus, que les deux directions suivant lesquelles il peut voir nettement les lignes droites soient l'une verticale, l'autre horizontale ; contrairement à ce qu'ont admis Sturm, et, depuis, les oculistes allemands, anglais et hollandais, notre sujet n'accommode pas de manière à amener sur sa rétine la partie du faisceau lumineux comprise entre les deux *lignes focales* : c'est ordinairement celle de ces lignes focales qui est verticale, qu'il amène sur la rétine. En examinant les choses un peu attentivement, on voit que, s'il en est ainsi, les astigmates *conformes à la règle*, amenant sur la rétine leur ligne focale verticale, se trouvent avoir amené leur ligne focale horizontale *en avant* de la rétine, tandis que les astigmates *contraires à la règle* laissent la ligne focale horizontale *en arrière* de la rétine. C'est pour ce motif que Fick (2), sans se rendre compte que c'est tantôt l'une, tantôt l'autre des extrémités de l'intervalle focal qui sert à la vision, suivant que l'astigmatisme est conforme ou contraire à la règle, écrivait que : *expressio « oculus adaptatus est ad distantiam certam » nihil aliud significare potest nisi quod oculus ex illa certa distantia lineas verticales perfecta cum claritate videat.* — Cette phrase de Fick est ce que nous avons rencontré de plus exact dans les auteurs, relativement à la question qui nous occupe.

Si l'on demande pourquoi l'astigmate préfère voir les points se peindre sur sa rétine sous forme de lignes plutôt que sous forme de figures de diffusion, nous sommes réduit à répondre par des hypothèses. Il nous semble pourtant que la surface d'une petite ligne droite étant infiniment petite par rapport à celle d'une figure de diffusion, elle présente l'avantage d'empiéter moins sur les images des points voisins. L'astigmate qui voit les verticales avec une

(1) *Annales d'oculistique*, 1865, t. LIV, p. 5-16.

(2) Ad. Fick, *De errore optico quodam asymetria bulbi oculi effecto* (*dissert.*), Marburgi, 1851, p. 12.

netteté parfaite, nous paraît dans des conditions meilleures que si, disposant de son accommodation autrement, il voyait également mal les horizontales et les verticales. — Une comparaison rendra cela plus clair : supposons que, sur une peinture encore fraîche, on applique une feuille de papier, puis qu'on la déplace légèrement en la faisant glisser de haut en bas ; une fois la feuille de papier enlevée, le tableau sera assurément défiguré, mais il nous semble qu'il le sera moins que si l'on avait frotté dans tous les sens, même en déplaçant d'une quantité moindre chaque molécule de peinture.

La question qui se présente ensuite, c'est celle de savoir pourquoi l'astigmate s'arrange de manière à voir mieux les verticales que les horizontales. Deux raisons se présentent pour expliquer le fait.

La première, c'est que l'œil étant ainsi adapté, il suffit de former une fente horizontale en rapprochant les paupières, pour qu'aussitôt les horizontales aussi soient vues avec netteté. En effet, cette manœuvre des paupières ne laisse à découvert que le méridien horizontal de l'œil, et, avec un peu d'attention, on voit que, lorsque le méridien horizontal sert seul à la vision, les lignes horizontales sont nécessairement vues nettement. Ainsi, si leurs paupières pouvaient former une fente verticale, il est fort possible que bien des astigmates s'arrangeraient de manière à accommoder pour les lignes horizontales, laissant à la manœuvre des paupières le soin de rendre nettes les lignes verticales.

La seconde raison qui doit engager l'astigmate à accommoder de préférence pour les lignes verticales, c'est que ces lignes sont plus nécessaires à voir que les horizontales. En effet, c'est par le degré plus ou moins grand de convergence des lignes visuelles, que la vision binoculaire nous renseigne sur le relief des objets, et il suffit que les traits verticaux soient vus nettement pour que la position de convergence relative des lignes visuelles des deux yeux soit parfaitement définie. Pour lire nos caractères d'imprimerie, et même notre écriture courante, la vision des lignes verticales joue également le principal rôle : est-ce hasard, ou les hommes, voyant en général mieux les verticales, leur ont-ils assigné une place plus importante dans ces caractères? Le fait n'en est pas moins constant.

Il arrive parfois que, dans des cas d'astigmatisme fort et *conforme à la règle*, l'œil soit trop hypermétrope pour pouvoir amener les verticales à former foyer sur la rétine ; il nous a semblé que, dans ce cas, les malades accommodaient exactement pour les horizontales, préférant, à défaut de la verticale, posséder du moins une direction suivant laquelle la vision fut parfaitement nette.

Quand l'astigmatisme s'écarte un peu de la verticale, les malades, par une inclinaison convenable de la tête, s'arrangent de manière à se trouver dans les conditions précédemment décrites. Ainsi, un de nos confrères (*Obs.* 131) astigmate et strabique alternant, penche la tête de 10° vers sa gauche quand il se sert de son œil droit, et de 15° vers sa droite quand il emploie l'œil gauche, et malgré un astigmatisme de 1/10 sur l'œil gauche, et 1/8 sur l'œil droit, il exécute, tout comme un autre, les dessins, parfois compliqués et toujours exacts, que les exigences professionnelles le mettent en demeure de tracer.

Comment l'accommodation se règle-t-elle quand les lignes qu'elle peut faire voir nettement forment des angles un peu considérables avec la verticale et avec l'horizontale? C'est ce que nous ne savons pas encore, n'ayant pas eu occasion d'observer à loisir un cas se prêtant bien à ce genre de recherches. On comprend, en effet, qu'il faut avoir examiné des centaines de personnes avant d'en rencontrer qui réunissent l'esprit d'observation et les conditions matérielles dont le concours est nécessaire pour les recherches du genre de celles dont nous venons d'exposer les principaux résultats. Sauf la thèse de Fick, où il n'y avait guère à prendre que les quelques lignes citées plus haut, et sauf une observation verbale du docteur Green, relative à ses propres yeux, et confirmative de nos idées, nous n'avons rencontré nulle part la mention de ce fait, que les astigmates préfèrent accommoder pour les lignes verticales : la question de savoir comment les astigmates accommodent était donc entièrement neuve, et nous ne prétendons pas l'avoir épuisée; loin de là, nous sommes persuadé que dans certains cas, d'autres moyens, tels qu'une variation dans l'accommodation, peuvent être mis en œuvre pour procurer, malgré l'astigmatisme, la notion la plus nette possible des objets extérieurs.

Il est encore un procédé dont certains astigmates hypermétropes font usage pour voir de près : c'est de renoncer à accommoder et de mettre l'objet extrêmement près des yeux. De Graefe a expliqué cette manière de faire en montrant qu'avec le rapprochement de l'objet, l'angle visuel augmente plus vite que le diamètre des cercles de diffusion. C'est un paradoxe apparent, et qui stupéfait les personnes qui assistent au fait sans en connaître l'explication, que de voir ces hypermétropes auxquels on met devant les yeux les verres exactement correcteurs, éloigner subitement le livre qu'ils tenaient tout près de l'œil, et lire plus loin avec les verres convexes qu'à l'œil nu.

Il est remarquable que souvent, avant la correction de l'astigmatisme, des lignes perpendiculaires à celle qui est la plus nette sont mieux vues que des lignes tracées suivant une direction intermédiaire. Nous avons donné de ce fait une explication qu'il serait trop long de répéter ici (1).

Un autre fait, signalé pour la première fois par le commandant Goulier, c'est qu'après correction aussi parfaite que possible de leur astigmatisme, certaines personnes conservent toujours une prédilection pour les lignes qu'elles voient le mieux à l'œil nu (2). Nous avons eu souvent occasion de vérifier l'exactitude de cette observation, et nous croyons devoir en attribuer la cause à la rétine et non pas à l'appareil réfringent, ainsi que M. Goulier est tenté de le faire. Nous croyons que telle personne, qui accommode naturellement pour les lignes horizontales, et dont nous corrigeons exactement l'astigmatisme, voit moins bien les verticales, parce que sa rétine n'ayant jamais eu à apprécier de très-petites dimensions dans ce sens, est moins sensible à l'impression qu'elles produisent. Ce qui nous porte à émettre cet avis, c'est que, fort souvent, la vision des astigmates s'améliore graduellement par l'usage des verres correcteurs; or, on peut concevoir une modification dans la sensibilité rétinienne, tandis que le verre n'exerce aucune influence sur la constitution des milieux réfringents oculaires.

Chez les malades dont nous parlons, il arrive parfois que les verticales par exemple, devenues plus nettes par l'effet du verre, sont accompagnées d'un

(1) *Ann. d'ocul.*, t. LIV, p. 5-16.
(2) *Ann. d'ocul.*, t. LV, p. 114.

reflet brillant, et que les objets paraissent animés d'un léger tremblement ; nous avons vu ces phénomènes atteindre une telle intensité, qu'il fallut la bonne volonté la plus robuste et une confiance très-grande dans le résultat promis, pour décider un malade (*obs.* 9) à ne pas rejeter, après une première semaine d'essais persévérants, les verres qui, depuis deux ans, lui rendent les plus grands services. Il nous semble que l'explication de ces faits doit être cherchée dans cette circonstance que les mouvements des yeux n'ont pas acquis, dans la direction occupée ordinairement par les images de diffusion, une précision assez grande pour permettre de tirer parti des images nettes que donnent les verres. De plus, la rétine peut être péniblement affectée par la nature tranchée des images qui viennent remplacer les contours émoussés auxquels elle était habituée.

Quant au contour brillant qui accompagne alors les objets, c'est sans doute une *image accidentelle* dont le malade n'est pas habitué à faire abstraction.

On croit souvent que les astigmates voient les objets notablement déformés, tandis qu'au contraire cette déformation ne se produit que dans des conditions exceptionnelles. — Elle se présente assurément parfois : c'est ainsi que le procès-verbal de la séance du bureau des longitudes du 7 février 1844, contient ces lignes : « M. Arago a constaté de nouveau qu'un cercle prend » une forme elliptique notablement allongée avec son œil droit, et une forme » plus aplatie dans le même sens vertical avec son œil gauche. » Il n'est pas plus vrai de dire que les astigmates voient les objets déformés qu'il ne le serait de prétendre que les myopes voient les objets agrandis

Sur la rétine du myope, chaque point est remplacé par un cercle de diffusion d'autant plus grand que la myopie est plus forte. Il en résulte que les points lumineux éloignés sont aperçus sous forme de disques d'une étendue proportionnelle au degré de la myopie ; mais la *distance* relative de deux points reste inaltérée, et quand le myope regarde un objet, il juge ses dimensions d'après les distances des cercles de diffusion de ses divers points. De plus, grâce à la polyopie monoculaire, dont le siége est, en général, dans le cristallin, il existe ordinairement dans chaque cercle de diffusion une image plus nette que les autres, et, la neutralisation aidant, cette image sert presque exclusivement à définir l'objet.

Il en est de même chez l'astigmate : chaque point se peint sur la rétine suivant une ligne ; grâce à la polyopie monoculaire, cette ligne présente, sur sa longueur, des variations d'intensité souvent considérables, et le point de cette ligne qui présente l'intensité la plus grande sert tout spécialement à la vision. Lors donc qu'il existe, entre les différentes parties de l'objet, des différences d'intensité lumineuse considérables, les objets sont vus déformés : un point lumineux isolé se trouve, par excellence, dans ces conditions ; aussi, pour peu que, par suite de fatigue, la neutralisation ne se fasse pas, ce point paraît allongé. On comprend maintenant que les cases blanches d'un échiquier, tenu à quelque distance, figureront des rectangles qui empiéteront sur les cases noires, lesquelles apparaîtront rectangulaires en sens contraire, mais que si les cases sont d'intensités lumineuses à peu près égales et ne se dessinent que par une différence de couleur, les unes étant bleues et les autres vertes par exemple, rien de pareil ne se produira, car il n'y a aucune raison pour que les unes s'allongent plutôt que les autres.

Il est curieux d'étudier les différents artifices dont les astigmates font usage pour voir nettement, malgré le défaut de leur appareil dioptrique. — Nous avons déjà cité le rapprochement des paupières dont le but est de former une fente horizontale. L'accommodation du méridien horizontal de l'œil étant exacte, le méridien vertical se trouve alors en grande partie couvert, et la vision devient assez nette.

Cependant, outre la fatigue considérable qui résulte d'une contraction permanente des paupières, ce moyen a l'inconvénient, en supprimant une partie de la lumière qui pénètre dans l'œil, de n'être plus applicable avec un éclairage insuffisant des objets. De même, avec un très-fort éclairage, la pupille est tellement petite qu'il devient impossible de placer avec une précision suffisante la fente ainsi formée ; de plus, une fente trop étroite est incompatible avec une vision précise, à cause de la formation d'images d'interférences : heureusement, quand l'éclairage est très-intense, l'acuité de la vision devient souvent suffisante pour rendre l'artifice inutile. — La contraction des paupières a encore pour effet d'exercer sur le globe de l'œil une pression dirigée de manière à le déformer précisément dans le sens voulu pour détruire l'astigmatisme, lorsque ce défaut est « contraire à la règle ».

Dans ce cas, certaines personnes obtiennent l'effet voulu au moyen de légères tractions exercées avec l'index sur la peau de la tempe, près de la commissure palpébrale. En répétant cette expérience en face de la figure de la page 789, chacun peut se convaincre à l'instant de la possibilité de produire ainsi un astigmatisme artificiel. L'expérience réussit également très-bien en regardant un point lumineux éloigné.

D'autres exercent directement sur le globe de l'œil une pression convenable, en appuyant le doigt sur la paupière inférieure.

Enfin un moyen signalé pour la première fois par Young, et repris par Kugel (1), consiste à tenir des verres sphériques obliquement au devant de l'œil.

Quant à ceux dont l'astigmatisme exigerait l'emploi d'une fente verticale, ils arrivent parfois à s'apercevoir qu'ils voient mieux les objets en visant le long du nez, dont le profil vient alors intercepter une partie des rayons qui arriveraient à la pupille. Pour lire, il leur arrive aussi de mettre le livre à angle droit de la position habituelle, de manière que les jambages des lettres viennent se peindre horizontalement sur leur rétine, et dans ce même ordre de faits, nous pourrions citer un micrographe qui tourne constamment ses préparations pour avoir successivement avec netteté les détails des objets.

Ces habitudes sont intéressantes à connaître, parce qu'elles permettent parfois un diagnostic de l'astigmatisme très-surprenant pour les malades, qui ignorent habituellement le motif qui les leur a fait contracter, et qui ne savent même pas que leur vision est plus nette dans un sens que dans l'autre ; elles ont déjà été décrites en partie par M. Goulier (2), et ne forment pas un des points les moins intéressants de son mémoire.

Un phénomène curieux et qui accompagne souvent les degrés élevés d'astigmatisme a été signalé pour la première fois par M. Donders : c'est une asymétrie remarquable des os de la face. Nous avons pu constater par nous-

(1) Kugel, in *Arch. f. Ophth.* (1844), X, 1, p. 89.

(2) *Ann. d'ocul.*, t. LV, 1866, p. 112.

même, à plusieurs reprises, la justesse de cette observation. Le cas le plus frappant que nous en ayons rencontré est celui (*obs.* 7) d'une personne qui présentait une déviation du visage analogue à celle que produirait une pression exercée de haut en bas et de dehors en dedans sur une tête dont les os seraient un peu flexibles ; le globe de l'œil présentait manifestement un aplatissement correspondant, et la mesure optométrique confirma parfaitement le résultat de la simple inspection attentive. — Il ne faut pas oublier que souvent aussi l'asymétrie de la face n'est pas accompagnée d'astigmatisme fort ni même de différence notable entre les deux yeux.

Chez la grande majorité des astigmates, on ne rencontre aucun des phénomènes que nous venons d'indiquer. Le plus habituellement les personnes qui ont un astigmatisme même assez fort, supérieur, par exemple, à 1/24, ne se plaignent nullement de leur vision à distance, et, si elles ne sont pas myopes, elles trouvent, à partir d'un certain âge, un soulagement dans les verres convexes pour travailler ; fort souvent elles croient avoir *abusé* de leurs yeux, et se résignent à ne pas s'appliquer trop le soir. Elles viennent consulter pour autre chose, pour une légère conjonctivite, par exemple, qui cède à un traitement convenable, et surtout au repos qu'on ne manque pas de leur prescrire, et s'en vont avec la conviction qu'elles ont les yeux *tendres*. C'est au médecin d'examiner leur réfraction, en attendant que le public ait pris l'habitude de s'adresser à lui pour le choix des lunettes.

On voit combien ce tableau est différent de celui que se font d'un astigmate, les médecins qui ne sont pas au courant de la question. Plus d'un s'est trouvé bien plus astigmate que le malade qu'il nous amenait à examiner comme suspecté d'astigmatisme, et chez qui nous trouvions un décollement de la rétine, une amaurose par cause cérébrale, un scotome central par suite de l'observation trop attentive d'une éclipse de soleil, en un mot, tout autre chose qu'un vice de la réfraction.

Nous sommes malheureusement hors d'état de chiffrer l'influence défavorable que l'astigmatisme exerce sur l'acuité de la vision : c'est un chapitre encore inexploré, et cela ne doit nullement nous étonner, si nous nous rappelons que les oculistes ne tiennent généralement pas compte de l'éclairage quand ils notent l'acuité de la vision. Cette lacune est attribuable, sans doute, à l'imperfection des procédés photométriques, cependant il serait facile, en y consacrant un peu de patience, de faire sur ce sujet un travail extrêmement utile; si l'on songe qu'un éclairage suffisant pour travailler et celui d'un livre tenu en plein soleil sont dans un rapport de peut-être un à mille, on comprendra qu'en présence de différences aussi énormes, il n'y a pas besoin d'une grande précison pour obtenir des résultats utilisables.

On sait que l'acuité de la vision augmente avec l'éclairage, et atteint son maximum pour une bonne lumière diffuse, telle qu'on l'obtient en lisant près d'une fenêtre par un beau jour. Le motif évident en est dans l'excitation de plus en plus forte qu'exerce sur la rétine une lumière de plus en plus intense. A cette raison vient s'en joindre une seconde. A mesure que l'éclairage augmente, les pupilles se contractent : or, toutes choses égales d'ailleurs, le diamètre des cercles de diffusion sur la rétine est proportionnel à celui de la pupille : donc, pour l'œil amétrope, deux motifs pour un, font monter l'acuité visuelle avec l'éclairage.

Prenons un exemple déterminé pour mieux faire comprendre ce qui précède. — Un jeune homme de vingt-cinq ans, affecté d'un astigmatisme faible, 1/30 par exemple, et un emmétrope de soixante ans, sont ensemble dans la rue par un beau jour d'été : le jeune astigmate lit mieux les enseignes que l'emmétrope : la contraction de ses pupilles rend les images de diffusion qui se forment sur ses rétines asssez petites pour que, la sensibilité rétinienne plus grande dans la jeunesse aidant, il voie mieux que l'emmétrope de soixante ans. Tous deux entrent dans une chambre un peu sombre ; des livres sont rangés à une distance assez grande sur une étagère : l'emmétrope lit les titres avec facilité, tandis que son compagnon ne peut pas en déchiffrer un seul. Aussitôt, l'astigmate met son pince-nez dont il ne songeait pas à faire usage dans la rue ; les cercles de diffusion disparaissant, il retrouve le bénéfice de la sensibilité plus grande de sa rétine et sa vue prend sur celle de l'homme plus âgé un avantage encore plus marqué que tout à l'heure. — Si l'on n'observe pas journellement des faits de ce genre, c'est que les personnes qui ont une faible amétropie ne se procurent généralement pas les verres correcteurs comme l'astigmate que nous avons pris pour exemple.

Ces explications suffisent pour faire comprendre que l'on ne fait rien d'utile en notant l'amélioration produite par des verres sans indiquer en même temps l'éclairage.

Pour échapper à ce reproche, nous dirons, faute de mieux, que nos observations se rapportent à une table de Snellen éclairée par un bec de gaz distant d'un mètre, et équivalant à environ dix bougies placées à la même distance.

Dans ces conditions, nous trouvons que la correction d'un astigmatisme 1/96 donne une augmentation très-appréciable, sinon mesurable, de l'acuité de la vue ; pour des verres 1/48, l'amélioration est accusée sans hésitation par les personnes les moins habituées à observer. Pour 1/32, les gens intelligents demandent de suite la prescription des verres : ils avaient remarqué voir mal au théâtre et attribuaient le fait à de la fatigue ; le soir, en société, ils éprouvaient quelque peine à reconnaître de loin les personnes dont les traits ne leur étaient pas parfaitement familiers, et croyaient devoir s'accuser d'une mauvaise mémoire, sans se douter que leur vue seule était cause de leur embarras, mais leur acuité étant doublée par les cylindres de la lunette d'essai qu'on vient de leur confier, ils sont forcés de convenir du défaut de leur vue.

A mesure que le défaut auquel nous avons affaire est plus considérable, l'amélioration produite par les verres augmente, mais il ne faut pas croire que l'abaissement de l'acuité et, par suite, l'amélioration que donnent les verres, soient proportionnels à la valeur de l'astigmatisme. Citons deux cas à l'appui de cette assertion : nous avons vu (*obs.* 144) l'acuité être *décuplée* par l'effet d'un verre cylindrique 1/18 chez un jeune homme dont la pupille avait été dilatée, il est vrai, par l'atropine, et nous connaissons, inversement, un chirurgien (*obs.* 183) qui, avec un astigmatisme 1/18 sur un œil et 1/11 sur l'autre, est tellement satisfait de sa vue que, malgré une connaissance très-respectable de la question, il ne veut pas se faire faire les verres correcteurs, ni pour voir de près, ni pour voir de loin,

Nous sommes vraiment contrarié de ne pas pouvoir donner de renseignements plus précis sur la vision des astigmates : bien des questions, relatives à ce sujet, attendent encore leur solution.

Quelle est l'influence de la direction du défaut sur la gêne qu'il produit? Nous ne saurions rien ajouter sur ce point aux quelques mots que nous en avons dit plus haut. — Quelle est l'influence de l'âge? Nous sommes certain de ne pas nous tromper en disant qu'en général, malgré le rétrécissement de la pupille qui se produit avec les années, l'astigmatisme cause une gêne de plus en plus considérable à mesure que le progrès des ans se fait sentir davantage. Nous croyons que la neutralisation se fait de moins en moins bien, et que, de plus, les milieux réfringents devenant, on le sait, de moins en moins transparents, l'acuité en souffre d'autant plus que l'appareil dioptrique est moins parfait. — Quelle est l'influence de la différence entre les deux yeux? Nous avons vu des exemples de deux effets contradictoires en apparence. Pour prendre des cas déterminés, un médecin (*obs.* 100) affecté d'astigmatisme 1/8 sur OG, et 1/18 sur OD, s'est trouvé éprouver une amélioration tellement plus considérable sur OG, que l'acuité de cet œil est devenue supérieure à celle de l'œil droit; une autre personne (*obs.* 304), avec astigmatisme 1/16 sur OG, et 1/32 sur OD, voit également mieux de son œil le plus astigmate, après correction par des verres convenables. Ce malade précise la nature de l'amélioration en disant que les objets paraissent plus éclairés pour OG. Probablement, chez l'un et l'autre de ces malades, le défaut avait préservé OG de l'excès de fatigue auquel OD s'était trouvé seul exposé.

Il serait facile de multiplier les exemples de ce genre ; cependant le contraire se rencontre plus fréquemment encore : le plus astigmate des deux yeux est devenu moins bon par suite d'une longue inaction et, mettant les verres exactement correcteurs, on trouve, au premier abord, que les verres faibles améliorent plus le bon œil que les verres forts n'améliorent le moins bon.

Si l'observation de l'influence de l'astigmatisme sur l'acuité de la vue ne nous fournit pas autant de documents qu'il serait désirable, que dirons-nous de la théorie? Elle nous laisse dans une incertitude bien plus grande encore. En effet, nous ne pouvons pas faire entrer la neutralisation dans le calcul, et si, sans tenir compte de cet élément, nous calculons la grandeur des images de diffusion sur la rétine, nous arrivons, pour l'acuité de la vision qui devrait en résulter, à des chiffres beaucoup plus bas que ceux observés en réalité.

En effet, si nous donnons à la pupille, avec Listing et Helmholtz, un diamètre de 4 millimètres, nous trouvons, pour la longueur d'une des lignes focales d'un œil affecté d'un astigmatisme de 1/24, une valeur d'environ $0^{mm},08$, nombre décuple de la distance des images formées sur la rétine par deux points qu'un bon œil peut distinguer comme tels. Lors donc qu'il s'agirait par un éclairage modéré de distinguer des lignes horizontales, l'œil affecté d'As = 1/24, et exactement accommodé par les verticales, posséderait une acuité dix fois moindre que l'emmétrope Dans ces conditions, les gros caractères de la page 515, tenus à une distance de vingt pieds, seraient vus nettement par l'œil emmétrope, tandis que, pour l'œil astigmate considéré, il faut se figurer chaque point remplacé par une ligne verticale de 4 centimètres de long. Heureusement les choses se passent tout autrement et avec un éclairage suffisant, un œil affecté d'As=1/24, lit facilement les caractères précités à la distance de vingt pieds.

On sait que l'œil n'est pas achromatique (1). Il en résulte que si l'on regarde un point lumineux éloigné émettant des rayons de réfrangibilité très-inégale, pour peu que l'accommodation soit inexacte, le point apparaît de deux couleurs: l'une occupe le centre et l'autre forme une bordure. C'est ainsi qu'à travers les verres bleus auxquels on reconnaît le soir les fiacres du quartier de Popincourt (Belleville) les flammes des lanternes apparaissent en violet bleu aux emmétropes; en bleu bordé de rouge, aux hypermétropes, et en rouge bordé de bleu, aux myopes. On comprend que, pour peu qu'il y ait de l'astigmatisme, la bordure de la flamme pourra en être influencée : s'il y a, par exemple, emmétropie pour les lignes verticales, la base et le sommet des flammes se colorent en rouge ou en bleu suivant qu'il y a hypermétropie ou myopie pour les lignes horizontales. — Cette ingénieuse expérience est due à Helmholtz.

L'expérience bien connue de Scheiner (voy. p. 515) donne aux astigmates des résultats très-dignes d'être notés ici. Nous empruntons à l'*Optique physiologique* de Helmholtz (2), une partie de la description de cette expérience.

« Pratiquons dans une carte deux trous d'épingle, dont la distance soit moindre que le diamètre de la pupille, et regardons, à travers ces ouvertures, un objet délié qui se dessine nettement en sombre sur fond clair, ou en clair sur fond sombre, par exemple une épingle tenue au devant du champ lumineux d'une fenêtre. L'épingle doit être tenue verticalement si les trous de la carte sont l'un à côté de l'autre, horizontalement, au contraire, si les trous sont l'un au-dessus de l'autre. Si l'on fixe, du regard, l'épingle elle-même, on la voit simple; si l'on vient à fixer, au contraire, un autre objet plus rapproché ou plus éloigné, l'épingle paraît double. Faisant glisser un doigt sur la carte de manière à venir boucher l'un des trous, si l'on voyait l'épingle simple, on ne remarque aucun changement autre qu'un assombrissement du champ visuel; si l'on voyait l'épingle double, une des images disparaît lorsqu'on recouvre l'ouverture, tandis que l'autre ne subit aucun changement. Si le point de fixation était situé plus loin que l'épingle, c'est l'image gauche qui disparaît en bouchant le trou droit; si l'œil était accommodé pour un objet plus rapproché, c'est, au contraire, l'image de droite qui disparaît en bouchant le trou droit. Les personnes qui ne se sont pas encore suffisamment exercées à accommoder l'œil pour différentes distances, sans le secours d'un point de fixation, placeront, au devant d'un fond éclairé, deux épingles, l'une en avant de l'autre, la première à six pouces de l'œil et verticale, la seconde à deux pieds et horizontale : on fixe alors l'une pour voir l'image double de l'autre ; il faut naturellement tenir toujours les ouvertures de la carte perpendiculairement à la direction de l'épingle qui doit paraître double.

» Si l'on fait, dans une carte, trois trous suffisamment rapprochés pour qu'on puisse les amener en même temps devant la pupille, on voit trois

(1) Voyez Helmholtz, *Optique physiologique*, § 13, p. 125 (p. 172 de la traduction française).

(2) Page 93 (page 123 de la traduction).

images de l'épingle. Si les trous ont la position *a* (fig. 151), on voit, dans l'accommodation pour un objet plus rapproché, trois épingles dans la position *b*, et dont les têtes répètent la disposition des trous. Dans l'accommodation pour un objet plus éloigné, les épingles apparaissent dans la position *c*,

Fig. 150.

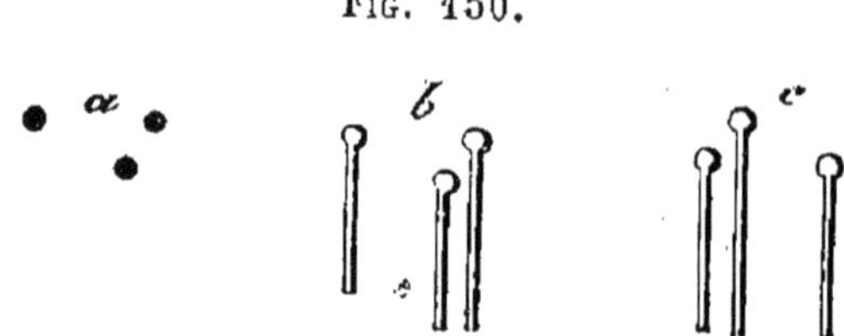

leurs têtes figurant une image inverse de celle formée par les trous. On obtient des images multiples disposées absolument de même, lorsqu'on regarde un objet éclairé se détachant sur un fond obscur, par exemple l'ouverture d'un écran obscur éclairé par derrière, ou des têtes d'épingle qui réfléchissent la lumière solaire.

» L'explication de ces expériences résulte aisément d'expériences analogues au moyen de lentilles de verre.—Soit *b* (fig. 152) une lentille convergente, au devant de laquelle est disposé un écran avec deux ouvertures *e* et *f*, soit *a* un point lumineux et *c* le point où les rayons émanés de ce point convergent

Fig. 151.

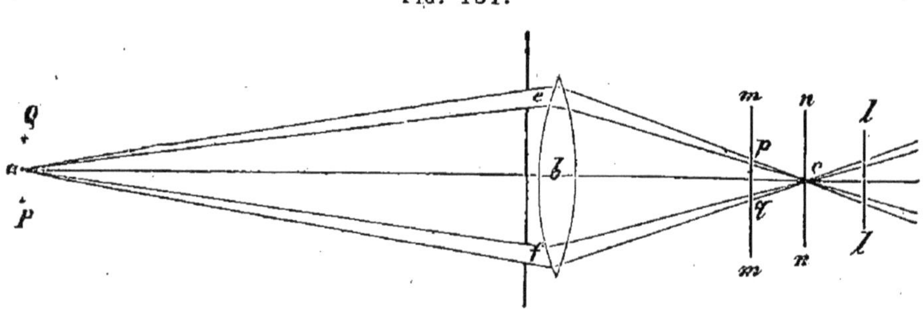

après avoir traversé la lentille. On voit que tous les rayons des deux faisceaux lumineux qui traversent les deux ouvertures *e* et *f* de l'écran se coupent au point *c*, et un écran blanc, placé en *c*, présentera, comme image de la lumière *a*, un point éclairé unique. Mais un écran qui serait placé en *mm*, en avant du point de concours *c*, ou en *ll*, en arrière de ce point, recevra séparément les faisceaux correspondant aux deux ouvertures et présentera deux points éclairés. Substituons, par la pensée, à la lentille, les milieux réfringents de l'œil, à l'écran, la rétine : cette membrane sera éclairée en un point unique, si sa surface passe par le point de concours des rayons, et en deux points, si elle se trouve, soit en avant, soit en arrière de ce point. La position *m* de l'écran correspond au cas où l'œil est accommodé pour un objet plus éloigné, la position *l*, à l'accommodation pour un objet plus rapproché. . . . .

. . . .

» Si, en avant de la lentille de verre, on donne un mouvement de va-et-vient à un écran percé d'une seule ouverture, l'image du point lumineux reste immobile (voy. fig. 151) tant que le point de concours *c* des rayons lumineux est sur l'écran fixe. Mais si cet écran est en *m*, en avant de *c*, l'image se meut dans le même sens que l'ouverture au devant de la lentille. Si l'écran est en *l* en arrière de *c*, l'image se meut en sens inverse. Les choses se passent d'une manière analogue dans l'œil. Si, tout en voyant une épingle à travers un petit trou pratiqué dans une carte, on fixe un objet éloigné, dès qu'on fait mouvoir la carte, l'épingle paraît se mouvoir en sens inverse ; si, au contraire, on fixe un point plus rapproché que l'épingle, elle paraît se déplacer dans le même sens que la carte. L'explication de ces expériences se déduit facilement de ce qui précède : sur la figure 152, au lieu d'un écran percé de deux ouvertures, il faut concevoir un trou unique qui se trouve tantôt en *e*, tantôt en *f*. »

C'est en répétant l'expérience de Scheiner, légèrement modifiée, que Young, dont l'un des yeux était à la fois myope et astigmate, s'aperçut que la distance la plus grande où cet œil pouvait voir simple l'épingle employée, était fort différente, selon qu'il plaçait les deux trous de la carte l'un au-dessus de l'autre, ou l'un à côté de l'autre, et aujourd'hui encore nous ne connaissons pas de moyen plus précis pour déterminer l'astigmatisme. Malheureusement l'expérience est un peu délicate à exécuter, même sous la forme que lui avait donnée Young (1).

Les mouvements que paraissent prendre les objets lorsqu'on déplace un trou d'épingle au devant de la pupille d'un œil inexactement accommodé, et dont nous venons d'emprunter la description à l'*Optique physiologique*, sont d'une constatation très-facile, et ils produisent, chez l'astigmate, des effets remarquables. En effet, l'œil étant accommodé pour les *verticales*, si l'on déplace le trou *horizontalement*, il est clair que les objets n'éprouvent aucun mouvement apparent, tandis que si l'on fait aller et venir le trou verticalement, les objets paraissent éprouver des oscillations suivant la même direction, et qui sont de même sens que celle du trou ou de sens contraire, suivant l'état de réfraction du méridien vertical de l'œil.

Fig. 152.

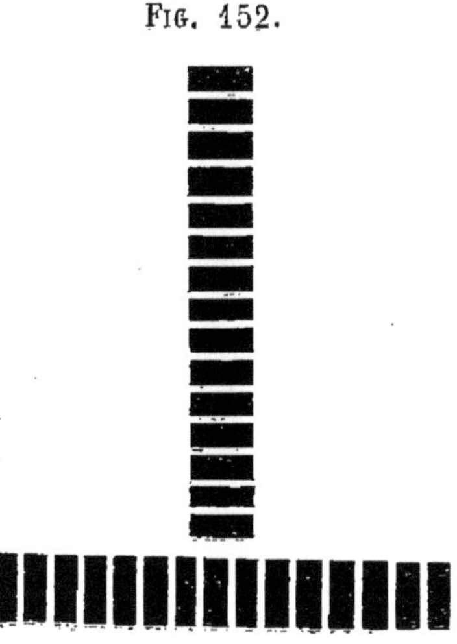

Cette expérience devient plus frappante encore en la modifiant un peu. — Considérons un œil exactement accommodé pour les horizontales et qui soit hypermétrope pour les verticales. Présentons-lui la figure ci-contre, puis faisons passer lentement devant cet œil un gril un peu serré, les barreaux du gril étant situés verticalement et compris dans un plan vertical ; chaque fois qu'un vide passe devant l'œil, d'après ce qu'on a vu plus haut, chacune des lignes verticales se déplace en sens contraire ; comme ce mouvement se répète pour chaque vide du gril, et que rien ne distingue entre elles les lignes de la figure, la grande bande horizontale tout entière paraît prendre un mouvement horizontal, et en sens contraire du mouvement donné au gril. L'illusion est comparable à celle que produit un

(1) *Philosophical Transactions for* 1801.

pas de vis en tournant sur son axe : on ne peut se défendre de voir la vis courir dans un sens ou dans l'autre.

On peut remplacer, sans inconvénient, le gril serré que demande cette expérience, par un découpage fait assez grossièrement dans une feuille de carton, à condition de placer la feuille dans un plan situé à quelques décimètres en avant de l'œil et de remplacer la figure 153 par une autre de plus grande dimension : des pleins et des vides de 2 millimètres sont alors suffisamment petits pour donner le résultat désiré.

Le même gril peut servir à faire une autre expérience fondée sur une déformation des images de diffusion. — Si, au-devant de l'œil que nous venons de prendre pour exemple, nous avançons lentement un écran, de manière à couvrir la partie droite de la pupille, la partie gauche de l'image de diffusion d'un objet regardé par cet œil disparaît et la partie la plus à droite de cette image, qui était neutralisée, apparaît à cause de l'assombrissement du reste du tableau. Si, au lieu d'un écran, nous employons le gril en question, les images des différents objets du champ visuel subissent des modifications analogues, mais comme les modifications dépendent de la position relative de chaque objet et du barreau correspondant du gril, les différents points du tableau subissent des déplacements différents : il se produit donc une *métamorphopsie* qui devient encore plus enchevêtrée si, laissant le gril dans le même plan vertical, on le tourne de manière à donner à ses barreaux une position oblique.

En prenant pour objet des lignes parallèles pour lequel l'œil ne puisse pas s'accommoder exactement, l'expérience que nous venons de décrire donne des mosaïques très-variées et très-élégantes.

Les phénomènes se présentent bien moins nettement quand l'œil est accommodé pour plus près que l'objet considéré, car alors l'image du gril est plus nette sur la rétine que celle de l'objet. C'est ce motif qui nous a empêché, lorsque nous les avons remarqués, d'en faire une application générale à la détermination de l'astigmatisme, mais, pour les yeux hypermétropes, ils nous ont permis de faire des mensurations d'une exactitude extrême, en y joignant l'emploi d'une série de verres.

La connaissance des modifications de l'expérience de Scheiner, que nous venons de décrire, donne la clef de bien des phénomènes de métamorphopsie que Förster (1) et Classen (2) ont voulu expliquer par des exsudats ayant déformé la rétine. Sans prétendre que les phénomènes dont Förster donne une description très-intéressante rentrent tous dans cette explication, nous concevions qu'une opacité des milieux de l'œil, jointe à de l'astigmatisme, pût produire de la métamorphopsie, tout comme nous la produisons artificiellement avec des corps opaques de petite dimension mis au devant de l'œil astigmate, et il ne nous fallut pas attendre bien longtemps pour rencontrer des malades chez qui la correction de l'astigmatisme fit disparaître une métamorphopsie du genre de celle décrite par Förster.

(1) Förster, *Ophthalmologische Beiträge*. Berlin, 1862, p. 1-59.

(2) Classen, *Ueber Metamorphopsie*, in *Arch. f. Ophth.*, 1864, X, 2, p. 155 *Schmidt's Jahrb.*, CXX, 228.

§ 36. — Diagnostic et mensuration de l'astigmatisme pathologique.

I. — DIAGNOSTIC.

En présence des phénomènes si variés qui accompagnent l'astigmatisme, il semblerait que, pour établir le diagnostic de cette affection, le seul embarras dût être celui du choix. — Il est loin d'en être ainsi, et tout est encore à faire sous ce rapport.

A. *Examen subjectif.* — Il est bien certain que pour savoir si une personne a un astigmatisme sensible, il suffit de lui faire regarder la figure 153 à une distance suffisamment grande pour que les traits blancs commencent à disparaître. En faisant tourner la figure dans son plan, afin de ne pas laisser échapper les cas où la ligne la plus nette, pour l'œil examiné, correspondrait à une position intermédiaire entre la verticale et l'horizontale, dans le cas où le résultat de l'expérience serait négatif, on serait certain de ne pas avoir affaire à un astigmatisme sensible. — L'expérience du point lumineux, qui paraît allongé en deçà et au delà d'une certaine distance, permettrait également de reconnaître la présence de l'astigmatisme, et l'expérience du verre violet d'Helmholtz, citée au paragraphe précédent, donnerait pour les cas faibles un critérium peut-être plus délicat encore que l'expérience de Scheiner avec ses différentes modifications.

Malheureusement il ne s'agit pas, en pratique, de savoir s'il y a, oui ou non, de l'astigmatisme; la question est de savoir s'il y a de l'astigmatisme pathologique : ce dont nous avons besoin, c'est moins d'un diagnostic que d'un moyen rapide de savoir si As dépasse 1/48 ou 1/32. Nous n'avons pas fait de recherches dans ce sens, car, pour notre statistique, nous mesurions l'astigmatisme de toutes les personnes qui se présentaient; mais cette manière de procéder est inadmissible en pratique, puisqu'un examen optométrique et ophthalmoscopique complet, accompagné de l'inévitable conversation avec le malade, nous prend souvent une demi-heure. Il est nécessaire de trouver un moyen qui dispense d'examiner toujours à fond la réfraction des deux yeux de chaque sujet.

L'habitude qui s'est généralisée parmi les praticiens les plus recommandables consiste à rechercher l'astigmatisme chez les personnes qui ne sont pas satisfaites des verres sphériques choisis avec le plus grand soin; si le malade est satisfait de ses verres sphériques, l'oculiste doit-il se montrer plus exigeant? Nous le pensons. En effet, un presbyte un peu âgé qui, avec ses lunettes, peut lire quelques heures le soir, attribue à l'effet de l'âge la fatigue qui l'empêche de continuer son travail plus longtemps; il se déclare satisfait; mais ici le mieux n'est pas l'ennemi du bien, et nous avons vu plusieurs de nos amis, qui n'auraient pas consulté pour leur vue, se réjouir vivement du soulagement que leur apportait la correction de leur astigmatisme. Les myopes, surtout, nous ont offert bon nombre de cas qui auraient passé inaperçus si nous ne les avions pas examinés par parti pris. En effet, pour peu que la myopie soit forte, les verres sphériques concaves améliorent tellement la vision des objets éloignés, que les personnes se déclarent satisfaites. Pour voir de près, ces mêmes myopes n'éprouvent aucune difficulté, leur myopie leur permettant de compenser, par le rapprochement de l'objet, le manque de netteté produit par l'astigmatisme. Devons-nous les abandonner à leur satisfaction? Cela se fait ordinairement, et c'est une faute très-grave; en effet, la correction de l'astigmatisme, jointe à celle d'une partie de la myopie, leur permet, sans cesser de voir suffisamment, de se tenir bien plus loin de leur ouvrage, et M. Donders, on s'en souvient, insiste fortement sur la nécessité de les empêcher de se pencher sur les objets qui les occupent. La correction de l'astigmatisme permet souvent d'échapper à ce triste dilemme d'après lequel, si l'on corrige une partie trop grande de la myopie, l'acuité devient insuffisante, et si on ne la corrige pas, le malade se penche sur son ouvrage d'une manière dangereuse.

Si, au lieu de s'en rapporter au malade, on examine l'acuité de la vision, on n'apprend rien absolument, à moins d'avoir la précaution d'employer un éclairage constant et peu intense. Faute de règles plus précises, chacun doit déterminer l'acuité de quelques emmétropes d'âges différents pour l'éclairage qu'il a adopté : chez les sujets dont l'acuité est inférieure à la normale ainsi établie, il y a lieu de rechercher les anomalies de la réfraction, et en particulier l'astigmatisme. — Cette manière de procéder ne peut être toujours employée. En effet, dans la myopie et dans l'hypermétropie fortes, même en l'absence d'astigmatisme, l'acuité est généralement mauvaise et sa détermination, après correction par les verres sphériques, ne donne aucun renseignement utile.

Il est une méthode qui pourrait mener au but : supposons qu'après correction par les verres sphériques l'acuité soit restée mauvaise. Mettons devant l'œil un diaphragme circulaire, de diamètre peu inférieur à celui de la pupille, et déterminons l'acuité; puis, remplaçant ce diaphragme par un autre de surface quatre fois moindre, quadruplons au même instant l'intensité de l'éclairage : il est évident que s'il y avait de l'astigmatisme, l'acuité augmentera d'autant plus que ce défaut était plus marqué, tandis que, dans le cas contraire, la quantité de lumière qui pénètre dans l'œil n'ayant pas changé, l'acuité sera restée à peu près inaltérée. Une combinaison de deux prismes de Nicol permettrait de faire varier facilement l'éclairage de la manière désirée, mais il se présenterait peut-être, en pratique, des difficultés, plus ou moins faciles à prévoir, telles que l'influence de défauts optiques de l'œil encore moins étudiés que l'astigmatisme.

B. *Examen objectif.* — On sait depuis longtemps (1) que, dans les cas d'astigmatisme fort, le défaut est souvent reconnaissable à la forme de la cornée, et M. Donders a indiqué le moyen de mieux constater cette déformation en examinant les changements de forme que subit, lors des déplacements de l'œil observé, l'image d'un carré opaque, fixé à la croisée de l'appartement, et qui vient se peindre sur la cornée de cet œil. Cet examen, fort délicat à exécuter, ne donne aucun renseignement utile quand il n'y a pas un très-fort astigmatisme de la cornée, et inversement, en essayant de l'employer, nous avons été parfois amené à suspecter l'existence d'astigmatisme

(1) Gerson, *Dissert. de forma corneæ oculi humani deque singulari visus phænomeno.* Gottingæ, 1810. — Cité in *Klin. monatsbl. f. Augenheilk.*, 1866, IV, 57; in *Schmidt's Jahrb.*, CXXVIII, 76, et par Nagel, *Historische Notiz über Hyperopie und Astigmatismus*, in *Arch. f. Ophth.*, 1866, XII, 1, p. 27.

fort chez des personnes qui ne présentaient que des traces négligeables du défaut.

L'ophthalmoscope donne un renseignement un peu plus exact, et cela par deux méthodes qui exigent l'une et l'autre l'emploi de l'image droite

Si l'on regarde à l'image droite la rétine d'un astigmate, il est clair qu'on ne peut accommoder simultanément pour tous les vaisseaux qui tapissent cette membrane : les milieux réfringents de l'œil observé rendent l'observateur astigmate, et il ne peut voir, à chaque instant, avec une netteté parfaite que les vaisseaux qui suivent une direction déterminée. Ce procédé, bien appliqué donne, dit-on, quelques renseignements. Malgré tous nos efforts, nous n'avons pu acquérir une habileté assez grande pour diagnostiquer avec certitude, par cette méthode, un astigmatisme inférieur à 1/12 environ.

Un second procédé, proposé par Knapp dès 1861, consiste à examiner la forme de la papille du nerf optique. Supposons que cette papille soit en réalité parfaitement ronde, un instant de réflexion nous apprend que dans un œil astigmate elle apparaîtra ovale. Mais comme il arrive souvent que la papille soit anatomiquement ovale, ce procédé n'est devenu applicable que depuis que Schweigger a (1) fait observer, que si la papille s'allonge dans un sens dans l'image droite, par l'effet de l'astigmatisme, elle subit dans l'image renversée un allongement en sens contraire. Fort de l'ingénieuse remarque de Schweigger, nous avons pu, par exemple, diagnostiquer ainsi un astigmatisme de 1/10 chez une malade dont la papille était tellement ovale par elle-même, qu'elle paraissait à peu près ronde dans l'image renversée

Avec quelque habitude, le procédé de Schweigger permet de reconnaître un astigmatisme de 1/24 environ, et son auteur ne procède jamais à la recherche subjective du défaut quand l'ophthalmoscope ne lui a rien indiqué. En agissant ainsi, il laisse échapper les cas les plus nombreux, ceux compris entre 1/48 et 1/24, et qui méritent souvent d'être examinés de plus près.

Il est un cas où le diagnostic ophthalmoscopique de l'astigmatisme nous rend très-grand service : c'est dans l'examen de l'œil dévié des strabiques. En effet, quand un strabique se présente avec une forte amblyopie de l'œil dévié, le raisonnement, confirmé par l'expérience, nous dit qu'il y a beaucoup plus de probabilité pour le rétablissement d'une acuité satisfaisante sur cet œil lorsqu'il est fortement amétrope, que lorsque son amblyopie ne reconnaît pas de cause facile à déterminer, et le plus ordinairement, à moins d'exercices de cet œil, il est impossible de procéder à l'examen subjectif d'un œil dont le malade n'a pas l'habitude de se servir.

On voit que les moyens de diagnostic de l'astigmatisme brillent plus par la quantité que par la qualité. En est-il de même pour les procédés de mesure? Celui que nous allons exposer nous paraît suffisamment exact et expéditif; aussi ne dirons-nous qu'un mot des autres moyens qu'on a proposés : on les trouvera d'ailleurs tout au long dans la traduction française, déjà citée, de *l'Astigmatisme et les verres cylindriques*, de Donders, publiée en 1862 par M. Dor, chez G. Baillière.

(1) *Arch. f. Ophth.*, 1863, IX, 1, p. 178. — *Vorlsungen über den Augenspiegel.* Berlin, p. 60-65. — Traduit en français par Herschell.

II. — MENSURATION.

A. *Méthode générale* (1). — Pour comprendre ce qui suit, il est nécessaire que le lecteur ait entre les mains au moins un verre cylindrique, d'un numéro quelconque d'ailleurs, et quelques verres sphériques : en exécutant, avec ces instruments, les expériences qui se présenteront naturellement à son esprit, il lui sera facile de se rendre parfaitement maître du sujet.

Voici en quels termes nous décrivions, en janvier 1865, le procédé de détermination dont nous nous servons ordinairement.

« 1° *Détermination monoculaire.* — Tracez un cercle, dans ce cercle des rayons espacés de 15 en 15 degrés, et faites regarder cette figure au malade au travers d'une lentille sphérique convexe que je supposerai de 3″, pour fixer les idées. Éloignez peu à peu la figure jusqu'à ce que toutes les lignes pâlissent ou disparaissent, sauf une. Essayez alors successivement, en commençant par le plus faible, tous vos verres cylindriques concaves, en mettant les axes perpendiculairement au rayon qui était resté noir, et cela jusqu'au verre qui rend tous ces rayons également noirs. Vous avez ainsi d'un seul coup diagnostiqué l'astigmatisme et déterminé le numéro et la position du verre correcteur.

» Pour toute personne jouissant de la vision binoculaire, on emploiera avec beaucoup plus d'avantage le procédé qui suit :

» 2° *Détermination binoculaire.* — Ajoutons maintenant devant l'autre œil (fig. 154) une lentille et un cercle identiques avec les précédents, les cercles étant d'abord aux foyers des lentilles et l'écartement des centres étant égal à celui des yeux. On ne peut fusionner les cercles qu'à la condition de tenir les axes optiques parallèles et la tête droite. La fixité de la position relative des axes optiques immobilise suffisamment l'accommodation. »

Fig. 153.

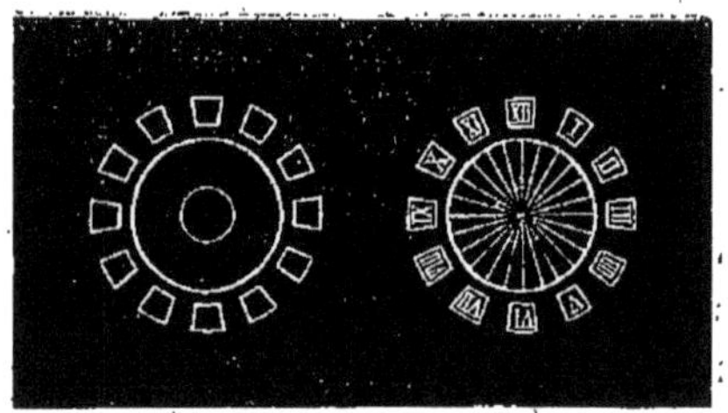

Les auteurs qui ont reproduit ce procédé paraissent avoir tous parfaitement compris la détermination monoculaire, nous n'ajouterons donc aucun commentaire à ce sujet.

Il n'en est pas de même pour la détermination binoculaire : comment se fait-il que la fixité de la position relative des axes optiques immobilise suffisamment l'accommodation ? Admettons que, sur la figure 154, la distance entre les deux centres soit précisément égale à la distance qui sépare les deux yeux de l'observateur ; les lentilles convexes, que nous ajoutons devant ces yeux, et qui peuvent être tenues dans une monture d'essai, facilitent la fusion stéréoscopique des deux images. Si le carton qui porte la figure 154 est tenu précisément au foyer des verres de la lunette d'essai, on voit que les yeux doivent s'accommoder pour des rayons lumineux parallèles, si la figure doit

(1) E. Javal, *Sur le choix des verres cylindriques*, in *Ann. d'ocul.*, 1865, t. LIII, p. 50, et 1866, t. LV, p. 5.

être vue nettement. En d'autres termes, relativement à l'accommodation, l'objet est à l'infini pour l'observateur. Ainsi, par suite de la disposition adoptée, on demande simultanément au sujet d'accommoder pour l'infini et de placer ses axes optiques en parallélisme. — On sait, d'autre part, que, par un effet de l'habitude, la position des axes optiqnes commande l'état de l'accommodation : il est impossible, à moins de s'y être exercé, d'accommoder pour un objet voisin tant qu'on ne fait pas converger les yeux en conséquence. On voit donc que la disposition adoptée, profitant de l'habitude invétérée qu'ont les yeux de fusionner les images qui leur sont offertes, les contraint de prendre une direction parallèle et, par suite, d'accommoder pour l'infini.

La figure 154 représente le carton destiné à l'œil droit ; il faut, pour l'œil gauche, un second carton analogue.

Laissons au lecteur le soin d'analyser ce qui se passe pour les yeux dont le *punctum remotum* s'éloigne plus ou moins de l'infini, dans un sens ou dans l'autre, et de démontrer comment, si l'écartement des lentilles convexes est égal à celui des cercles du carton représenté en réduction par la figure 154, ce carton étant au foyer des lentilles convexes, la fusion des deux images exige le parallélisme des axes optiques, quel que soit d'ailleurs l'écartement des yeux de l'observateur.

Dans la plupart des cas, des verres convexes de 5″ de foyer sont très-convenables pour faire la détermination de l'astigmatisme telle que nous venons de la décrire. Dans les cas d'hypermétropie forte, il faut employer des verres convexes plus forts, de 3″ par exemple. Dans les cas de myopie un peu notable, il faut supprimer les verres convexes, ou même les remplacer par des verres concaves. La pratique apprend bientôt ce qu'il faut faire dans chaque circonstance.

Nous avons insisté à plusieurs reprises (1) sur la nécessité d'employer une série de verres plus régulière que celle du commerce. Cette observation trouve son application à la série des cylindres concaves qui sont nécessaires dans la détermination de l'astigmatisme. Après avoir éloigné le carton représenté fig. 154 jusqu'à ce qu'une seule ligne soit restée nette, on met successivement devant l'œil, avec leurs axes dirigés perpendiculairement à cette ligne, les cylindres 96, 48, 32, 24, 18, 16, 14, 12, 11, 10, 9, 8, $7\,^1/_2$, 7, $6\,^1/_2$, 6, $5\,^2/_3$, $5\,^1/_3$, 5, disposés en une série telle que chacun est plus fort que le précédent, d'une quantité égale à 1/96, ou plutôt, parmi ces dix-neuf cylindres, les quinze qui existent dans le commerce. Ceux qui sont imprimés en caractères plus petits n'existent pas, dans les collections d'essai, et cela ne présente pas grand inconvénient, car dans les degrés élevés d'astigmatisme, les réponses deviennent moins précises, et la distance du cylindre à l'œil exerce une influence presque de même ordre que la différence entre deux verres consécutifs de la série régulière.

Une fois l'astigmatisme déterminé, il faut, au verre cylindrique correcteur, placé dans la monture d'essai qu'on fait mettre au malade, ajouter le verre sphérique, concave ou convexe suivant les cas, nécessaire pour ramener l'œil à l'emmétropie.

En effet, par l'action du cylindre concave correcteur de l'astigmatisme, on

(1) Pages 546 et 576 (note 1).

a ramené le plus myope ou le moins hypermétrope des méridiens de l'œil à posséder le même état de réfraction que le méridien perpendiculaire à celui-là. En termes plus clairs, l'œil était, par exemple, plus hypermétrope pour les verticales que pour les horizontales : notre cylindre lui a communiqué pour les horizontales la même hypermétropie que pour les verticales, et il reste à choisir, comme pour un œil sans astigmatisme, le verre correcteur de cette hypermétropie. Le même raisonnement s'applique, *mutanda mutatis*, au cas où, après addition du cylindre concave correcteur de l'astigmatisme, l'œil serait resté myope.

Pour donner plus de stabilité aux différents objets que nous venons d'employer dans la détermination de l'astigmatisme, nous avons fait construire, par M. Nachet, un instrument dont nous donnons ici le dessin (fig. 154). Le bouton E sert à la mise au point du carton de la page 811. Les deux croix qui,

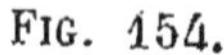
FIG. 154.

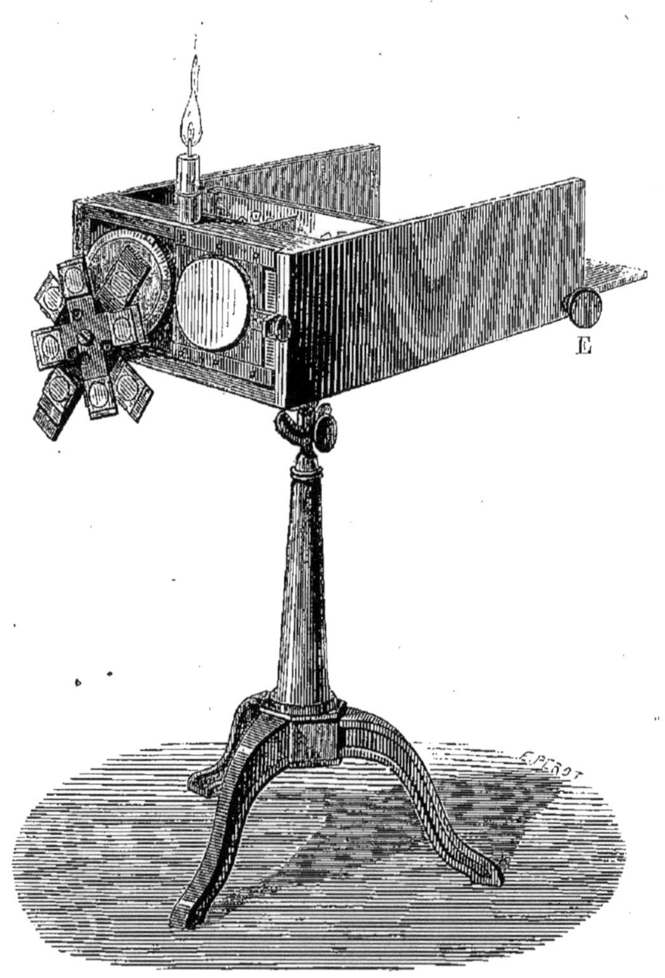

sur le dessin, sont en avant du verre convexe destiné à l'œil gauche, portent sept cylindres qui, amenés devant l'œil isolément ou combinés deux à deux, remplacent avantageusement les dix-neuf verres de la série régulière.

Bien que l'usage de cet instument paraissese généraliser assez rapidement, nous craindrions d'abuser de la patience du lecteur en indiquant ici les précautions qu'exige son emploi : l'instruction que M. Nachet tient à la disposition de chacun, comble cette lacune, et en se conformant aux indications qui précèdent, on peut, en y consacrant un peu plus de temps et d'adresse, déterminer l'astigmatisme tout aussi exactement qu'avec l'optomètre en question.

S'il est possible de se passer d'un optomètre, il n'en est pas de même de la boîte de verres d'essai. Il faut posséder la série des verres cylindriques concaves, et il est bon d'y joindre la série des cylindres convexes. Ces verres doivent porter un trait qui indique la direction de l'axe, pour les cylindres concaves, et celle d'une perpendiculaire à l'axe, pour les cylindres convexes, et ils doivent être accompagnés d'une monture d'essai. Dans le modèle que nous avons adopté (1), les yeux de la lunette portent chacun un limbe divisé, ce qui permet, après la détermination de l'astigmatisme, de mettre facilement le cylindre dans la monture suivant l'orientation voulue, pour procéder ensuite à la recherche du verre sphérique.

Une fois le verre sphérique correcteur trouvé pour chaque œil, on le place, dans la monture d'essai, au-devant du verre cylindrique destiné à cet œil ; le malade est alors muni de deux paires de verres dont la combinaison le rend emmétrope, et il ne reste plus qu'à tenir compte de son âge, de la manière indiquée page 617, par M. Donders, ou par nous, page 631, pour lui prescrire, au besoin, des verres sphériques plus convexes, associés aux mêmes cylindres, et qui lui serviront pour travailler.

Sur l'étoile qui nous a servi à déterminer l'astigmatisme, les rayons forment entre eux des angles de 15 degés. Il semblerait donc, au premier abord, que l'on ne puisse, par ce procédé, déterminer avec une approximation plus grande la position à donner aux cylindres correcteurs : il n'en est rien ; en effet, le malade indique parfois que deux traits, en éloignant l'étoile, conservent une netteté égale, ou à peu près égale, et ces indications suffisent pour nous renseigner, avec une précision suffisante, sur la position du verre correcteur. Si l'on fait usage de l'optomètre, il est facile, en changeant graduellement l'orientation du verre qui corrige le mieux, d'atteindre une précision plus grande encore.

Hâtons-nous de le dire, pour les cylindres faibles, on peut parfaitement admettre une erreur de 10 degrés dans la position de l'axe. Quant aux cylindres forts, après les avoir mis le plus exactement possible en place dans la lunette d'essai, on peut inviter le malade à chercher si, en les faisant légèrement tourner, il n'obtient pas quelque amélioration, mais ce procédé est mauvais parce qu'il suppose chez le malade une assez grande adresse. Ce qui le rend surtout incommode c'est que, généralement, la monture d'essai contient en même temps une paire de verres sphériques, ce qui rend difficile la manœuvre des cylindriques. — Nous employons toujours dans ces circonstances un artifice très-simple : le malade, muni de ses verres correcteurs, met la main devant l'un des yeux ; puis il essaye si la vision devient plus nette en

(1) Se trouve chez Nachet, 17, rue Saint-Séverin, et chez Crétès, 11, rue de l'École-de-Médecine.

penchant la tête vers l'épaule droite ou vers l'épaule gauche. Ce mouvement de la tête est accompagné, en effet, d'un mouvement rotatoire des yeux autour de leurs axes antéro-postérieurs, et pour peu que le cylindre soit mal placé, le mouvement rotatoire (*Raddrehung*) de l'œil, produit, relativement à la correction de l'astigmatisme, le même effet que si l'on faisait graduellement tourner le verre cylindrique dans le plan de la lunette.

Pour se souvenir du sens suivant lequel se fait la rotation de l'œil, il suffit de se rappeler que dans tous les traités de physiologie on lit que l'œil tend à garder la position qu'il occupait lorsque la tête était droite. En d'autres termes, si la tête penche à droite, au lieu de suivre complétement ce mouvement, l'œil effectue un mouvement rotatoire vers la gauche (1). Si donc la vision s'améliore en penchant la tête à droite, il faut faire tourner un peu le verre vers la droite dans la monture et rendre ensuite l'instrument au malade pour s'assurer si l'on a fait tourner le verre d'une quantité convenable du premier coup, ce qui est assez facile à réussir avec un peu d'habitude, et ce qui le sera davantage encore quand on connaîtra la valeur du mouvement rotatoire de l'œil, qui correspond à une inclinaison donnée de la tête.

Une circonstance, d'ailleurs, doit nous permettre de n'être pas trop méticuleux dans la détermination de la position exacte du cylindre correcteur : pour peu que la face des lunettes, que lui livrera l'opticien, soit flexible, après quelques jours le malade le moins intelligent l'aura tordue de la quantité nécessaire pour placer correctement ses verres, et cela avec une exactitude merveilleuse, et, le plus souvent, sans avoir conscience de l'avoir fait.

Fig. 155.

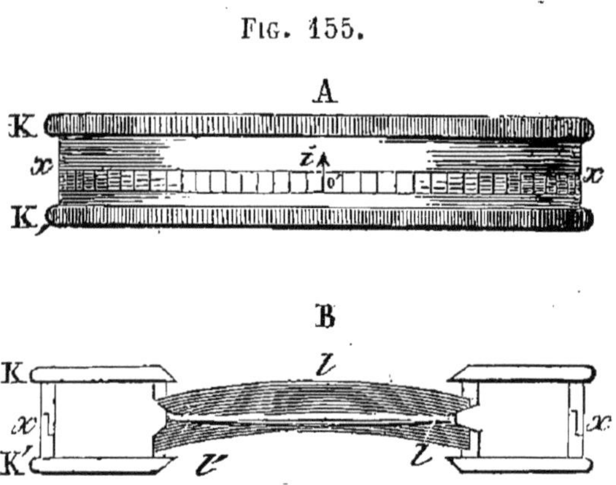

Le procédé de mensuration de l'astigmatisme, tel que nous l'avons décrit, s'applique à presque tous les cas, et comme il ne s'agit pas de faire ici de l'histoire, nous passerons sous silence la plupart des autres méthodes qui ont été proposées.

Citons cependant, à cause de son ingéniosité la lentille de Stokes (2), formée de

(1) Cette assertion des anciens physiologistes est généralement abandonnée aujourd'hui en Allemagne par suite d'expériences inexactes faites au moyen des images accidentelles par un homme qui fait un peu autorité en pareille matière ; mais pour voir que les anciens avaient raison, outre l'expérience de la différence dans la correction de l'astigmatisme suivant la position de la tête du sujet, on peut faire celle de regarder dans une glace, après avoir mis des lunettes sur l'un des verres desquelles on colle un cheveu, dirigé suivant deux de ces taches que la plupart des personnes peuvent remarquer sur leur iris : penchant la tête d'un côté ou de l'autre, on remarque aussitôt que le cheveu cesse d'être sur l'alignement des deux taches en question.

(2) Stokes, in *the Report of the British Association for the Advancement of Science for 1849*, in-8, *Transactions of the Sections*, p. 10.

deux cylindres, l'un concave, l'autre convexe, et tous deux de même foyer. Cet instrument, représenté figure 155, a été remis en honneur par Schweigger (1) et cité par Helmholtz et par M. Donders.

Malgré un perfectionnement que nous lui avons apporté (2), cette lentille à astigmatisme variable dont on comprendra le jeu après avoir lu le § 38, ne nous paraît pas, quant à présent, destinée à entrer dans la pratique ophthalmologique.

Il en est autrement de la fente sténopéique, que M. Donders emploie dans tous les cas, et à laquelle nous n'avons recours, pour des motifs que nous avons énumérés ailleurs (3), que dans les cas fort rares où le procédé optométrique devient inapplicable.

On a vu plus haut, dans la description de l'expérience de Scheiner, que si l'on met devant l'œil un écran percé de deux trous situés l'un au-dessus de l'autre, un fil vertical est vu simple à toute distance : il en est de même si nous remplaçons les deux trous par une étroite fente verticale ; à quelque distance que nous mettions le fil, et quelque verre que nous ajoutions devant la fente, le fil vertical est toujours vu simple. On voit donc que *l'état de la réfraction du méridien vertical de l'œil est sans influence pour la vision des lignes verticales*. Si donc, devant un œil muni d'une fente *verticale*, et qui regarde un objet quelconque, nous essayons des verres sphériques, celui qui sera trouvé le meilleur est celui qui rend parfaitement nette la vision des *horizontales*. Inversement, le verre trouvé le meilleur par l'œil muni d'une fente *horizontale* est celui qui rend nettes les lignes verticales, et la différence de force de ces deux verres donne la valeur de l'astigmatisme. Nous avons insisté ailleurs sur les défauts de ce procédé qui, à la mesure directe de l'astigmatisme, substitue la mesure de la réfraction dans les deux méridiens de courbure maximum et minimum, et le calcul de la différence entre les deux valeurs ainsi obtenues. Cependant, supposons que, par l'effet d'une cataracte commençante, des opacités irrégulières viennent rendre impossible la détermination telle que nous la pratiquons généralement, et qui suppose implicitement que l'astigmatisme seul influe sur la manière dont sont vues les lignes dans différentes directions ; on fera bien, dans ce cas, de recourir à une fente d'environ $1\frac{1}{2}$ millimètre de large, pratiquée dans un disque de carton ou de métal qui puisse placer aisément dans la lunette d'essai graduée, dont nous avons parlé plus haut. — De même pour certains myopes, chez qui la rétine présente des inégalités de sensibilité dans la région de la tache jaune, la fente pourra rendre des services. — Les cas où l'on doit essayer de recourir à la fente sont ceux où l'ophthalmoscope, ou les réponses singulières des malades quand on entreprend la détermination par le procédé habituel, portent à soupçonner la présence de quelque irrégularité du genre de celles que nous venons de signaler. Ces cas, relativement rares, se reconnaissent généralement à ce qu'en éloignant la figure 153, tantôt, une même ligne prend une netteté différente de part et d'autre du centre, tantôt, aucun cylindre

(1) *Ueber die Diagnose und Correction des Astigmatismus*, in *Arch. für Ophth.*, IX, 1, p. 178.

(2) *Ann. d'ocul.*, 1866, t. LV, p. 27.

(3) *Ann. d'ocul.*, 1865, t. LIII, p. 50.

ne permet de rendre la ligne la moins nette aussi distincte que celle qui l'est le plus, tantôt enfin les différentes lignes de l'étoile se troublent de manière différentes : les unes deviennent grises, d'autres deviennent larges, d'autres enfin deviennent multiples, de sorte que l'examen ne peut être mené à bonne fin.

Ces effets sont d'ailleurs tellement caractéristiques qu'il nous est arrivé plusieurs fois de diagnostiquer, par l'examen optométrique, des taches de la cornée dont nous constations ensuite la présence par l'éclairage oblique, ou des cataractes très-peu avancées.

Une comparaison fera peut-être mieux comprendre pourquoi des opacités des milieux refringents de l'œil rendent difficile la détermination optométrique de l'astigmatisme. — Dans l'optomètre binoculaire décrit page 813, plaçons le carton représenté par la figure 156, et éloignons ce carton jusqu'à ce que les deux mots, qui sont venus se placer l'un au-dessus de l'autre, commencent à pâlir légèrement. Si les deux yeux de l'observateur sont rigoureusement égaux, il est bien certain que les deux mots pâliront simultanément. S'il existe, au contraire, une différence entre la réfraction des deux yeux, l'œil gauche, par exemple, étant plus hypermétrope que le droit, il est clair que le mot *Droite* pâlira d'abord. Éloignons jusqu'à ce que le mot *Gauche* commence également à s'effacer, puis, devant l'œil droit de l'observateur, ajoutons des verres sphériques concaves de plus en plus forts, jusqu'à ce que le mot *Droite* soit redevenu aussi net que le mot *Gauche* : il est clair que le verre concave nécessaire et suffisant pour produire cette égalité mesure la *différence* entre l'hypermétropie des deux yeux. Dans cette expérience, un verre de 1/200 produit souvent un effet très-sensible. Il est donc évident que l'on obtient ainsi une évaluation bien plus exacte de la différence entre les deux yeux qu'en mesurant successivement la réfraction de chacun, et calculant ensuite la différence. C'est surtout vrai quand il y a de l'hypermétropie latente. Alors, en effet, nous trouvons facilement, sur le même œil, des variations de 1/48 d'un moment à l'autre, et c'est à peine si, trouvant 12 pour un œil et 24 pour l'autre, nous osons dire que ces yeux sont différents, tandis que la détermination, au moyen du carton représenté figure 156, n'admet pas une erreur supérieure à 1/96.

Fig. 156.

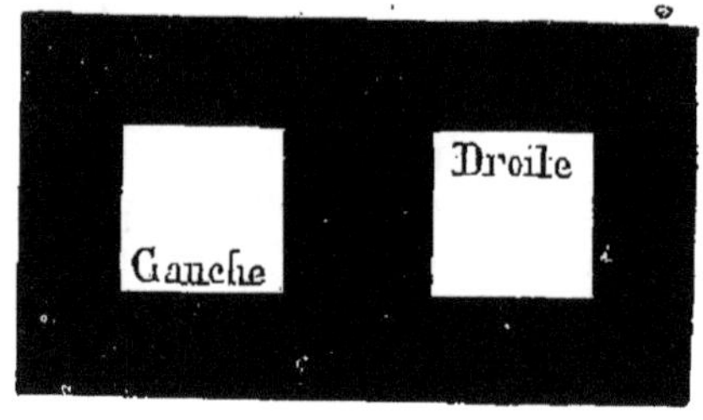

Supposons qu'on veuille répéter la même expérience avec une personne dont les deux yeux possèdent exactement la même réfraction, l'œil droit présentant un commencement de cataracte. Éloignant le carton jusqu'à ce que le mot *Gauche* commence à pâlir sensiblement, il est clair que le mot *Droite* a pâli davantage encore. Si la cataracte est très-peu prononcée, il se peut qu'un certain verre concave faible, 1/48 par exemple, suffise pour rendre le mot *Droite* précisément aussi lisible que l'autre ; l'indécision produite par la cataracte, après correction parfaite de la réfraction de l'œil droit qui en est affecté, égalant celle provenant de l'accommodation légèrement inexacte de l'œil gauche. Avec un peu d'expérience, on ne se laisse pas induire en erreur de la sorte. Il faut avoir soin de n'éloigner le carton que de la quantité strictement suffisante pour que le mot *Gauche* commence à pâlir; alors aucun verre ne peut plus rendre le mot *Droite* aussi net. Si l'on a éloigné un peu trop, et qu'un verre fasse, dans ces conditions, voir *Droite* aussi bien que *Gauche*, le malade annonce généralement de lui-même que le mot *Gauche* étant plus net, le mot *Droite* est plus noir, et qu'il les voit aussi bien l'un que l'autre, mais d'une manière différente. Cet effet est assez caractéristique pour qu'il nous ait permis de diagnostiquer une cataracte commençante, que l'éclairage oblique nous permettait ensuite à peine de constater. — Quand l'amplitude d'accommodation est la même sur les deux yeux, après avoir constaté qu'au *punctum remotum* O. D. voit plus mal que O. G., on constate aisément qu'il en est de même au *punctum proximum* d'un semblable malade.

Dans la détermination optométrique de l'astigmastisme, la différence de transparence entre les divers méridiens de l'œil se traduit par des résultats analogues à ceux produits par la différence de transparence entre les deux yeux dans l'expérience que nous venons de décrire : il est donc possible, avec un peu d'habitude, de déterminer optométriquement l'astigmatisme malgré des opacités des milieux réfringents de l'œil; mais de même que, pour la différence entre les deux yeux, il faut vérifier si cette différence, corrigée au *punctum remotum*, reste corrigée pour le *punctum proximum*, pour l'astigmatisme il faut, après correction par le verre cylindrique, voir si l'égalité approximative subsiste en rapprochant la figure étoilée. De même aussi que, pour la différence entre les deux yeux, il faut vérifier le résultat en essayant, isolément sur chacun, des verres sphériques pendant le regard au loin, pour l'astigmatisme, comme moyen de contrôle, il faut voir si le résultat est d'accord avec celui que donne la fente sténopéique de M. Donders.

Tant qu'il ne se présente pas de difficultés sérieuses, il est clair qu'on n'aura pas recours à cette fente, dont l'usage se comprendra mieux après la lecture du § 38.

§ 37. — Cause et siége de l'astigmatisme pathologique.

Dans l'état actuel de la science, l'étude du siége de l'astigmatisme ne mène à aucune conséquence pratique. Le caractère de cet ouvrage nous fait donc un devoir de n'indiquer que les résultats de cette étude, et nous nous soumettrons d'autant plus volontiers à cette obligation que nos loisirs ne nous ont pas encore permis d'étudier, autrement que dans les livres, les procédés employés dans l'examen objectif de l'astigmatisme.

Dans son immortel mémoire de 1801, Thomas Young démontra, d'une manière aussi simple qu'élégante, que l'astigmatisme de son œil était causé par le cristallin. En effet, en plongeant son œil dans une petite cuvette pleine d'eau tiède, et dont le fond était formé par une lentille convexe à court foyer, il constata que la réfraction de cet œil était restée absolument inaltérée. L'indice de réfraction de la cornée étant sensiblement égal à celui de l'eau, on voit que, dans l'expérience de Th. Young, la cornée était remplacée par une lentille sphérique de verre, et puisque l'astigmatisme restait intact, il fallait bien placer dans le cristallin le siége de cette irrégularité.

Dix ans plus tard, Gerson, dans une thèse latine déjà citée (1), sans avoir connaissance du mémoire d'Young, attribua à la déformation de la cornée, l'origine de l'astigmatisme. On ne peut traiter d'audacieuse l'assertion de Gerson, si l'on se souvient que, dans les cas d'astigmatisme fort, la déformation de la cornée est souvent assez considérable pour être facilement visible à l'œil nu.

La connaissance du siége de l'astigmatisme en était arrivée à ce point quand Kohlrausch (2), en 1839, la fit entrer dans une phase nouvelle, en profitant des images catoptriques de la cornée, pour déterminer la forme de cette membrane, mais il ne poussa pas bien loin cette étude qui fut continuée, sur les mêmes principes, par Sentf (3) en 1846. Enfin, en 1854, Helmholtz (4) reprit l'idée de Kohlrausch. Il construisit, sur le principe de l'héliomètre, un instrument auquel il donna le nom d'*ophthalmomètre*, et qui est aussi précieux pour l'examen de la forme des milieux réfringents, que l'ophthalmoscope pour l'examen des parties profondes de l'œil.

L'invention de l'ophthalmomètre impliquait la solution de la question du siége de l'astigmatisme : l'instrument de recherche étant donné, il n'y avait plus qu'à s'en servir à propos. C'est ce que fit, en 1859, le docteur Knapp (5) qui travaillait, à cette époque, dans le laboratoire de Helmholtz. Il communiqua ses résultats aux oculistes réunis au congrès à Heidelberg, en septembre de cette même année, et lorsqu'il revint sur ce sujet en 1861, M. Donders put présenter les résultats de quelques mensurations qu'il avait faites de son côté. En 1862 parurent deux importants mémoires, celui de M. Donders, que nous avons déjà cité (6) et un autre, non moins important, de M. Knapp (7). Aujourd'hui, grâce à un perfectionnement de détail apporté par M. Donders à l'ophthalmomètre, il nous semble que les mensurations de la cornée ont atteint toute la perfection désirable.

Le principe de la méthode de Kohlrausch est très-facile à comprendre. — Tout le monde connaît ces sphères creuses de verre, étamées à l'intérieur, et dans lesquelles on voit se former les images des objets environnants, et il est facile de remarquer que ces images sont d'autant plus petites que le rayon de la sphère réfléchissante est moindre : on conçoit que, pour une surface aussi facilement déformable que celle de la cornée, on arrive mieux à mesurer, au moyen d'une lunette munie d'un micromètre, le diamètre de ces images catoptriques, qu'à mesurer au compas les dimensions qu'il importe de connaître.

(1) *De forma corneæ oculi humani, deque singulari visus phænomeno*. Gottingæ, 1810.

(2) *Ueber die Messung des Radius der Vorderfläche der Hornhaut*, in *Oken's Isis*, ann. 1840, p. 886.

(3) Article SEHEN, in *R. Wagner's Handwörterbuch der Physiologie*, III, 1, p. 271.

(4) In *Gräfe's Arch. für Ophth.*, II, p. 3.

(5) *Die Krümmung der Hornhaut des menschlichen Auges*. Heidelberg, 1859.

(6) *Astigmatisme en cylindrische Glazen*. — *Astigmatismus und cylindrische Gläser*. Berlin. — *L'astigmatisme et les verres cylindriques*, trad. par Dor.

(7) *Ueber die Asymmetrie des Auges in seinen verschiedenen Meridianebenen*, in *Arch. für Ophth.*, VIII, 2, p. 185-241.

Le grand avantage de cette méthode, c'est de s'appliquer facilement à l'œil vivant.

Si, au lieu d'être un segment d'une surface de révolution, la cornée est assimilable à un ellipsoïde à trois axes inégaux, il est clair qu'un disque doit donner, sur cette cornée, une image plus ou moins elliptique, et qu'en mesurant le plus grand et le plus petit diamètre de cette image, on obtient des éléments suffisants pour calculer la forme de la surface antérieure de la cornée. Par une méthode analogue à celle que nous venons d'indiquer, Senff avait déjà trouvé, sur plusieurs yeux, une différence sensible entre les rayons de courbure du méridien vertical et du méridien horizontal.

L'ophthalmomètre de Helmholtz, dont la description ne saurait trouver place ici (1) permet de faire très-facilement et très-exactement les mensurations de ce genre ; de plus, grâce à la modification due à M. Donders, et que nous avons mentionnée plus haut, il est tout aussi facile de mesurer le rayon de courbure dans un plan incliné d'un angle quelconque sur l'horizontale. C'est sur l'ophthalmomètre que repose l'édifice de nos connaissances en astigmatisme, car, sans les recherches faites successivement par M. Knapp et par M. Donders avec son aide, la correction de l'astigmatisme n'aurait peut-être pas acquis droit de cité dans la pratique ophthalmologique. — Si nous disons *peut-être*, c'est qu'un certain nombre de cas avaient déjà été signalés en Angleterre et en Amérique et que, dès 1852, un professeur de géodésie à l'école d'application de Metz, M. Goulier (2) avait étudié ce sujet dans une excellente direction (3).

En déterminant la forme de la cornée chez un assez grand nombre de personnes, M. Donders s'aperçut que l'astigmatisme qui résultait de ces déterminations, ne coïncidait pas exactement avec les résultats des déterminations subjectives, faites sur ces mêmes personnes. Il en conclut que le cristallin peut posséder également de l'astigmatisme, et comme, en général, l'astigmatisme total était moindre que celui imputable à la cornée, il annonça que l'astigmatisme du cristallin est habituellement d'un sens contraire à celui de la cornée. Il remarqua, de plus, que d'après les observations de son élève Middelburg (4) l'astigmatisme du cristallin est souvent placé dans une position tout à fait quelconque par rapport à celui de la cornée.

A cause de l'incertitude des observations, il serait bien utile de posséder un moyen de mesurer l'astigmatisme du cristallin ; malgré un récent perfectionnement de Helmholtz (5), consistant à employer la lumière solaire dans

(1) *Physiologische Optik*, p. 8. — Traduction française, p. 11.

(2) *Sur un défaut assez commun de conformation des yeux et sur les moyens de rendre la vue distincte aux personnes qui en sont atteintes*, in *Comptes rendus de l'Académie des sciences*, 1865, t. LXI, p. 266.

(3) Pour plus de détails sur les travaux de M. Goulier, voy. Javal, *Historique et bibliographie de l'astigmatisme*, in *Ann. d'ocul.*, 1866, t. LV, p. 109-116.

(4) Middelburg, *De zidplats van het astigmatisme*. Utrecht, 1863, cité par Donders, *Ueber den Sitz des Astigmatismus*, in *Arch. für Ophth.*, 1864, X, 2, p. 83. — *Klin. Monatsbl. für Augenheilk.*, II, pp. 92, 245 ; III, 27. — Voyez aussi Donders, in *Klin. Monatsbl. für Augenheilk.*, 1863, I, 496. — *Arch. für Ophth.*, 1863, IX, 2, p. 215. — *Ann. d'ocul.*, LI, 260.

(5) *Physiologische Optik*, § 12, *Zusatz*. — Trad. française, p. 157.

les observations ophthalmométriques des surfaces du cristallin, nous croyons que c'est l'examen subjectif qui mènera plus facilement au but : après avoir déterminé, par les procédés habituels, l'astigmatisme total de l'œil et l'astigmatisme de la cornée, il serait utile de calculer, comme M. Donders, l'astigmatisme du cristallin, puis, à l'exemple d'Young, de déterminer optométriquement l'astigmatisme de cette lentille : si l'on a bien opéré et bien calculé, le résultat de la dernière expérience doit tomber d'accord avec celui du calcul. Nous en avons fait essai ; la détermination optométrique de l'astigmatisme du cristallin ne présente aucune difficulté.

Quand on aura, par de nombreuses déterminations préalables, rencontré quelques personnes intelligentes et douées d'un fort astigmatisme du cristallin, il sera facile de rechercher si l'accommodation exerce une influence sur l'astigmatisme du cristallin. Dans les expériences instituées à cet effet, il faudra supprimer préalablement l'astigmatisme de la cornée, soit au moyen d'un verre correcteur, soit, mieux encore, en plongeant l'œil dans l'eau. Cette recherche est d'une importance capitale : en effet, nous mesurons l'astigmatisme à l'état de repos de l'accommodation, et rien ne prouve qu'il n'existe pas des cas où les cylindres qui corrigent alors le défaut, cessent de le corriger dans la vision rapprochée. Assurément, s'il existe des cas de ce genre, ils sont rares, car nous n'en avons encore rencontré aucun de bien nettement caractérisé, et M. Donders, qui a probablement fait un nombre de déterminations plus grand que nous, ne parle de rien de semblable.

Il est toute une classe de personnes chez qui la recherche du siége de l'astigmatisme est superflue : ce sont celles qui sont privées de cristallin. Le tableau II ci-dessous représente la réfraction de douze yeux opérés de cata-

TABLEAU II. — *Représentation de la réfraction de douze yeux opérés de la cataracte par lambeau inférieur.*

NUMÉROS DES OBSERV.	NOTATION DES VERRES CORRECTEURS.					REPRÉSENTATION GRAPHIQUE DE LA RÉFRACTION.							
	Angle		Cyl.		Sph.	1/2½	1/2¾	1/3	1/3½	1/4	1/5	1/6	
359	105	+	12	+	6	..	....	....	....	....	■■■■	■■■■	\
235	90		faible		5 1/2	..	....	....	....	....	....	·*·	—
266	45	+	24	+	5	..	....	....	....	....	■■■■	....	/
155	90	+	24	+	4 1/2	..	....	....	....	..■	■■..	....	—
335	»		»		4 1/2	..	....	....	....	....	·*·	....	»
151	90	+	24	+	4	..	....	....	....	■■■■	....	....	—
347	80	+	24	+	4	..	....	....	....	■■■■	....	....	/
11	90	+	20	+	3 1/2	..	....	...■	■■■■	....	....	....	—
143	90	+	14	+	3 1/2	..	....	.■■■	■■■■	....	....	....	—
275	60	+	32	+	3	..	....	.■■■	....	....	....	....	/
338	90	+	24	+	3	..	....	■■■■	....	....	....	....	—
320	75	+	32	+	2 3/4	..	.■■■	....	....	....	....	....	/

racte par lambeau inférieur. Ces yeux ont été pris absolument au hasard parmi ceux des opérés qui répondaient avec une exactitude suffisante et que nous avons examinés plusieurs semaines et, ordinairement, plusieurs mois après l'opération. On voit qu'on ne se tromperait ordinairement guère en prescrivant un cylindre + 24, à axe horizontal. Il nous est arrivé cependant de rencontrer, après une opération faite dans de bonnes conditions, As = 1/6. — Ajoutons qu'il est nécessaire de déterminer de nouveau l'astigmatisme plusieurs mois après l'opération : il se produit, dans l'astigmatisme, une diminution par suite de la contraction de la cicatrice. Nous ne sommes pas à même de chiffrer cette diminution, qui nous a paru constante.

§ 38. — Verres cylindriques et règles sur la manière de les employer.

Deux observations préalables permettront de résoudre facilement toutes les questions qui se présentent en pratique.

1° On se souvient (p. 488) que la distance focale principale d'une lentille bisphérique est égale au rayon de chacune des deux surfaces sphériques égales qui la constituent. Il en résulte que pour une lentille planosphérique, la distance focale est égale à la *moitié* seulement du rayon de la surface sphérique. Ainsi une lentille biconvexe de 12 pouces possède deux surfaces sphériques, de 12 pouces de rayon chacune, tandis qu'une lentille plano-convexe de 12 pouces possède, sur sa surface sphérique, un rayon de courbure de 6 pouces.

Les verres de lunettes correcteurs de la réfraction des astigmates possèdent généralement une surface sphérique et une surface cylindrique. Pour vérifier la courbure de la surface sphérique, le moyen le plus simple consiste à mouiller légèrement cette surface et à y appliquer un verre type, de signe contraire. D'après ce qui précède, si le foyer de la surface sphérique doit être de + 12 pouces, c'est le verre bisphérique — 6 de la boîte d'essai qu'il faut prendre pour voir si, après interposition d'une goutte d'eau, les verres adhèrent sur toute leur surface.

Le même procédé de vérification s'applique aux verres cylindriques, seulement, les verres de la boîte étant plano-cylindriques et numérotés d'après leur distance focale véritable, pour vérifier l'exactitude d'une surface cylindrique donnée, il faut chercher à y appliquer le cylindre de signe contraire et *de même numéro* (1).

2° En superposant deux verres plano-sphériques de 12 pouces chacun (rayon de courbure de 6 pouces), on obtient un verre de 6 pouces de foyer. Pour les verres cylindriques la chose est un peu moins simple. Si l'on superpose deux verres plano-cylindriques de même signe et de 12 pouces de foyer, *si les axes de ces verres sont parallèles*, on obtient un verre bicylindrique de de 6 pouces de foyer (*a*) ; mais *si les axes des cylindres sont perpendiculaires entre eux*, on obtient un verre bycilindrique de 12 pouces de foyer (*b*). Ces

(1) Ce procédé permet même de vérifier les surfaces cylindriques concaves au moyen de verres sphériques convexes : le contact doit s'établir alors suivant une ligne, qui se déplace en faisant rouler la sphère dans le cylindre. — Voy. dans notre article, déjà cité, des *Annales d'Oculistique* (févr. 1866), un moyen de vérification un peu plus difficile à exposer, mais d'une exécution peut-être plus commode.

deux combinaisons sont très-différentes : la première produit un astigmatisme de 1/6, tandis que la seconde, *b*, produit le même effet optique qu'un verre bisphérique de 12 pouces. La combinaison *b* constitue un verre *à la Chamblant :* on démontre par le calcul que cette combinaison qui possède évidemment 12 pouces de foyer dans les deux plans perpendiculaires à celui du verre et menés par les axes des deux cylindres, possède le même foyer dans tout autre plan perpendiculaire au verre : on peut donc remplacer, sans inconvénient notable, les verres sphériques par des verres Chamblant.

Ces notions sont plus que suffisantes pour prescrire des lunettes dans tous les cas donnés.

A. — *Notation générale.* — On se souvient que, lors de la détermination de l'astigmatisme, on éloignait de l'œil, myope naturellement ou artificiellement, une figure analogue à celle ci-contre, et qu'on essayait ensuite les cylindres concaves en mettant leurs axes perpendiculairement à la ligne restée nette. A ce moment on doit noter la direction suivant laquelle il faut placer le cylindre correcteur, ce qui est facile, grâce à la division en degrés que porte la figure. Supposons que la ligne II ½ à VIII ½ soit restée nette, il a fallu mettre les cylindres correcteurs suivant la ligne perpendiculaire à celle-là : on voit, sur la figure, que la direction du cylindre correcteur forme un angle de 75° avec l'horizontale. Supposons, de plus, que le cylindre correcteur soit de 20'' de foyer, et que, par-dessus ce cylindre concave, il faille, pour rendre l'œil emmétrope, un verre sphérique + 16, nous écrivons, à la suite, OG., angle 75°, cyl. — 20, sph + 16, et, pour abréger, 75° — 20 + 16, l'opticien sachant, une fois pour toutes, que le chiffre qui suit l'angle est relatif au cylindre. Nous écrivons de même l'œil droit, qui sera, par exemple, 105° — 48 + 20, et, comme il s'agit d'un examen subjectif, nous écrivons l'œil gauche à gauche et l'œil droit à droite, ce qui donne 75° — 20 + 16 ; 105° — 48 + 20.

Fig. 157.

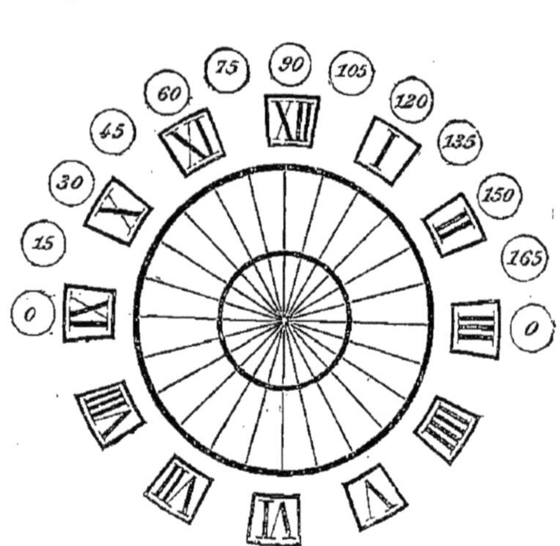

Cette notation est devenue familière à tous les opticiens parisiens qui montent des verres cylindriques ; son emploi dispense de tracer des formules telles que

O. G.—cyl. — 20 ⊂ sph. + 16 NEZ O. D.— cyl. — 48 ⊂ sph + 20,

dont le moindre inconvénient est de ne pas préciser assez exactement la position du cylindre.

Quand il faut prescrire une paire plus convexe pour voir de près, il n'y a qu'à changer, dans la notation, les numéros des verres sphériques, de la manière indiquée au chapitre de la presbytie.

B. — *Notation plus compliquée.* — La notation qu'on vient de voir suffit à tous les besoins. C'est celle que fournit, de lui-même, l'optomètre binoculaire, et les degrés qui indiquent la position du cylindre étant répétés, dans une position convenable, sur les limbes de la monture d'essai, il est vraiment difficile de commettre des erreurs.

On voit que cette manière de noter suppose emploi exclusif des cylindres concaves pour la correction de l'astigmatisme. Pour tout endroit autre que Paris, cela présente un avantage. En effet l'opticien est obligé de posséder toute la série des verres cylindriques pour n'avoir qu'à travailler la surface sphérique à mesure des commandes. Si l'on fait usage exclusivement de cylindres concaves, il lui suffit de débourser, pour son assortiment, un capital moitié moindre que si l'on emploie aussi les cylindres convexes.

Il est cependant des cas où les cylindres convexes méritent la préférence; c'est surtout pour les verres à cataracte, qui deviennent alors un peu moins lourds et plus corrects, la substitution du cylindre convexe au cylindre concave permettant de diminuer d'autant la convexité de la surface sphérique. Il faut donc savoir transformer la notation en vue de cette substitution. Supposons que, pour un opéré de cataracte, on ait trouvé 90° — 16 + 4 $\frac{1}{2}$, et qu'on veuille employer le cylindre + 16 au lieu de — 16. Remarquons d'abord, que ce cylindre doit être mis à angle droit sur la position qu'occupait le cylindre concave; en effet, si au lieu d'augmenter de 1/16 l'hypermétropie d'un méridien, nous diminuons de 1/16 celle du méridien qui lui est perpendiculaire, nous aurons encore corrigé l'astigmatisme. Quant au verre sphérique, il faut le diminuer de 1/16. En effet, par le changement du cylindre, nous avons : 1° ajouté 1/16 dans l'un des méridiens par suppression du cylindre — 1/16, et, 2° ajouté 1/16 dans le méridien perpendiculaire, par addition du cylindre + 1/16. Donc, d'après l'observation 2° de la page 822, nous avons augmenté d'1/16 la réfraction de tous les méridiens. Il reste à faire le calcul de 1/4 $\frac{1}{2}$, — 1/16, ce qui donne 1/6 $\frac{6}{23}$ et nous prescrivons le sphérique + 6 ou + 6 1/2, qui est sensiblement moins convexe que 4 $\frac{1}{2}$, indiqué précédemment. — Quant à la notation de l'angle, nous la laissons intacte, l'opticien étant prévenu, une fois pour toutes, que le verre cylindrique convexe se met à angle droit de la position qu'occuperait le cylindre concave, et nous écrivons 90 + 16 + 6 $\frac{1}{2}$.

A Paris où se fabriquent les verres cylindriques, nous faisons, même pour les verres faibles, la transformation que nous venons d'expliquer, toutes les fois qu'un cylindre concave se trouverait associé à un verre sphérique convexe plus faible que lui ou, en d'autres termes, quand on a cyl. conc. $>$ sph. conv. —Dans le cas d'égalité, cela revient à commander le plano-cylindrique convexe, une notation telle que 15° — 14 + 14 étant équivalente à 15° + 14.

C. — *Notation encore plus compliquée.* — Si la notation B présente parfois de l'utilité, il n'en est plus ainsi de celle que nous allons exposer, et qui est actuellement une affaire de pur dilettantisme. — On se souvient (2°, p. 822) que deux verres cylindriques identiques croisés (à angles droits) agissent comme un verre sphérique. Il est donc évident qu'en augmentant la force de l'un des cylindres, on aura une combinaison qui possédera un astigmatisme égal à la différence de force des deux cylindres. Les amateurs de problèmes de ce genre trouveront facilement que, dans tous les cas, on peut corriger un astigmatisme donné, au moyen de deux cylindres croisés qui, selon la réfraction de l'œil proposé, seront tous deux de même signe, ou seront l'un concave et l'autre convexe, et ils feront aisément la transformation de la formule générale en une autre, exprimant le verre bicylindrique équivalent.

Quand les verres cylindriques seront aussi connus du public que les verres sphériques, on fabriquera d'avance la collection des verres correcteurs de tous les états de réfraction possibles, et comme la fabrication en grand des verres bicylindriques revient beaucoup moins cher que celle des combinaisons sphéro-cylindriques, on peut prédire que la génération qui nous suivra fera usage de la combinaison C, que nous devons rejeter jusqu'à nouvel ordre.

Cependant, pour satisfaire un désir qui nous a été souvent manifesté par des médecins américains, nous donnons ici, p. 826, la liste de 75 verres bicylindriques, ou plutôt un tableau permettant de former cette liste. Chaque case, marquée par un trait diagonal, représente le verre bicylindrique formé par la combinaison des cylindres inscrits aux extrémités de la verticale et de l'horizontale qui passent par cette case.

Nommons *files*, les lignes de cases carrées qu'on voit s'étendre de gauche à droite et de haut en bas. — Aux extrémités de chaque file, on a inscrit les degrés d'astigmatisme corrigés par les verres de cette file. La file inférieure se composé de verres *à la Chamblant ;* ne corrigeant aucun astigmatisme, on peut les laisser de côté ; ils sont figurés pour plus de régularité dans le tableau. Il nous reste donc une collection de 62 verres bicylindriques et de 12 verres plano-cylindriques, dont l'acquisition est bien moins onéreuse que celle d'une série équivalente de verres sphéro-cylindriques. Dans les pays où il n'existe pas d'opticien, cette collection peut rendre de grands services. Il est vrai que l'écart d'1/48 entre deux verres consécutifs est un peu considérable, mais le nombre de verres à prendre en provision serait réellement exagéré si l'on voulait diminuer cet écart autant qu'il serait utile pour obtenir la correction la plus exacte possible.

Pour les personnes dont la myopie est trop forte pour permettre l'emploi des verres de la série, on mettra en lunettes les verres insuffisants et l'on joindra une seconde paire de verres concaves sphériques, montés en pince-nez.

Même observation pour les presbytes, assez rares, qui ne trouveront pas de verres convexes assez forts.

Pour les cas, relativement rares, dont l'astigmatisme sort des limites du tableau, deux paires de verres superposées feront, provisoirement, l'affaire. Le calcul à faire ne présente aucune difficulté.

TABLEAU III. — *Soixante-quinze combinaisons correctrices de l'astigmatisme, différant entre elles de 1/48, et comprises entre — 1/8 et + 1/8 de réfraction moyenne de l'œil.*

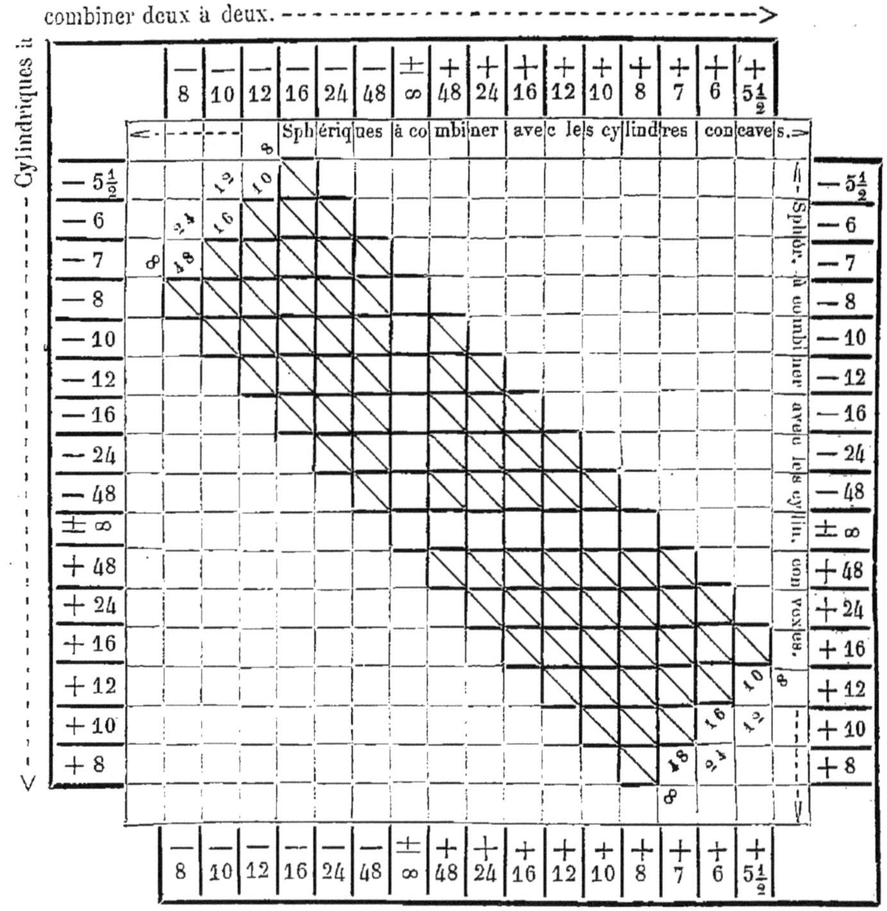

combiner deux à deux. ------------------------------->

Cylindriques à ↓

		−8	−10	−12	−16	−24	−48	±∞	+48	+24	+16	+12	+10	+8	+7	+6	+5½		
← Sphériques à combiner avec les cylindres concaves. →				8															
−5½			12	10															−5½
−6		24	16																−6
−7	8	48																	−7
−8																			−8
−10																			−10
−12																			−12
−16																			−16
−24																			−24
−48																			−48
±∞																			±∞
+48																			+48
+24																			+24
+16																			+16
+12																	10	8	+12
+10																16	12		+10
+8															48	24			+8
															8				
		−8	−10	−12	−16	−24	−48	±∞	+48	+24	+16	+12	+10	+8	+7	+6	+5½		

← Sphér. à combiner avec les cylin. convexes. →

Le tableau III permet facilement de passer de la notation générale à celle des cylindres croisés : on cherche, dans la file qui répond à l'astigmatisme à corriger, la case située verticalement sous le sphérique de la notation ordinaire, et l'on trouve les deux cylindres, l'un sur l'horizontale et l'autre sur la verticale de cette case. Ainsi la notation cyl. — 8, sph. + 16 nous amène à la septième case de la file supérieure, laquelle répond à cyl. — 16, cyl. + 16.

Le même tableau permet facilement de transformer l'une dans l'autre d'une manière quelconque les notations A, B et C.

On remarquera que les cases des extrémités répondent à ce qu'on appelle *l'astigmatisme composé myope*, Am + M, et l'*astigmatisme composé hypermétrope*, Ah + H, que celles dont le diagonale n'est pas marquée répondent à l'*astigmatisme simple myope*, Am et à l'*astigmatisme simple hypermétrope*, Ah; enfin, que celles du milieu sont relatives à l'*astigmatisme mêlé*, Amh et Ahm; mais ces dénominations et ces notations, que nous répétons ici parce qu'on les trouve dans les auteurs, ne sont nécessaires à connaître que pour n'être pas arrêté dans la lecture des livres étrangers.

Il sera facile d'étendre le tableau pour corriger des degrés d'astigmatisme plus forts, combinés avec une myopie et une hypermétropie quelconques, mais avec les 75 combinaisons astigmatiques qu'il contient on pourra obtenir, dans tous les cas, une amélioration suffisante pour permettre d'attendre au besoin l'arrivée de verres exacts qu'il faut faire venir de France.

Cependant on fera bien de joindre à la collection une série complète de verres à cataracte sphériques sur une face et présentant sur l'autre une surface cylindrique + 24; nous avons vu plus haut (p. 821) que cette série suffit à presque tous les besoins. — Il va sans dire que l'extraction linéaire de Waldau, avec la modification de Critchett ou de de Graefe, qui tend à s'introduire assez largement dans la pratique, ne produit aucun astigmatisme. — Faute de mieux, on sait que les opérés de cataracte (voy. chap. VI) peuvent se tirer d'affaire en inclinant leurs lunettes ou en recouvrant la moitié inférieure des verres avec une couche de vernis opaque.

Pour les personnes qui ont à faire un fréquent usage de la loupe, il suffit d'avoir, pour chaque foyer sphérique, deux doublets de Wollaston, dont les plans sont remplacés par des cylindres + 24 dans l'un et + 12 dans l'autre, destinés le premier aux personnes dont l'astigmatisme ne dépasse pas 12, et le second, à celles qui présentent les degrés compris entre 12 et 6 : en faisant tourner les verres, les malades, toujours intelligents, qui demandent des loupes exactes, arriveront bientôt eux-mêmes à corriger leur astigmatisme. La construction géométrique un peu compliquée qu'exigerait, de la part du médecin, l'emploi de cette disposition, est analogue à celle indiquée par Stokes (1) dans un autre but. Nous croyons que cette combinaison, qui n'a pas encore été employée, doit donner un effet optique satisfaisant.

Il est une sorte de verres que les collections précédentes sont impropres à fournir, ce sont les verres à la Franklin (voy. p. 574). Nous avons pu obtenir bien facilement à Paris un verre cylindrique sur une face, présentant sur l'autre les deux foyers demandés. Dans les pays lointains, on se tirera d'affaire, soit en mettant deux pièces semi-elliptiques dans la même monture, comme avait fait Franklin, soit en montant un verre cylindrique plan-concave dans les lunettes, la face concave étant tournée vers l'œil, et en collant au moyen de baume de Canada deux demi-verres plan-sphériques sur la face plane. Par ce second procédé le verre ne présente aucune solution de continuité du côté tourné vers l'œil, ce qui nous paraît utile, les verres montés en deux pièces formant une fente où les cils viennent parfois s'accrocher d'une manière fort désagréable.

Si nous avons traité si longuement la question du moyen d'exécution des lunettes, c'est que c'est vraiment là le point important dans l'affaire de l'astigmatisme. La nature du défaut est connue depuis Young ; son siége est connu approximativement depuis Gerson et exactement depuis l'heureuse application que MM. Knapp et Donders ont faite de l'ophthalmomètre de Helmholtz; l'utilité des verres cylindriques est connue depuis Airy ; Goulier a

(1) Stokes, in *The Report of the British Association for the Advancement of Science for* 1849, in-8, *Transactions of the Sections*, p. 10.

aperçu le premier l'extrême importance pratique de leur emploi ; enfin, l'examen des malades peut se faire facilement avec une exactitude suffisante : il reste la vulgarisation, à laquelle M. Donders a consacré une plume élégante, infatigable et polyglotte.

Tant que les verres correcteurs seront d'une acquisition difficile pour le public, nous ne serons guère plus avancés que s'il n'y avait rien de fait. Cette considération nous a décidé à faire une démarche auprès de M. Luquin, élève de Chamblant, et le plus habile des fabricants de verres cylindriques, et nous avons obtenu l'assurance que les verres bicylindriques du tableau III seraient fournis aux médecins au prix de 1 fr. pièce. Les verres de foyer plus court seront vendus un peu plus cher ; en revanche les plano-cylindriques seront moins chers encore que les bicylindriques. Pendant quelque temps, les verres bicylindriques ne seront livrés au prix réduit de 1 fr. qu'à condition d'en commander à la fois huit de chaque combinaison, le travail ne pouvant se faire économiquement qu'à condition de produire simultanément huit à neuf verres pareils. — Mêmes prix chez M. Nachet et chez M. Crétès.

Les verres dont nous venons de parler sont mieux faits que ceux du commerce. Ils présentent une forme parfaitement carrée, ce qui est une garantie de bonne fabrication et une facilité pour le montage des lunettes. Chaque verre porte ses deux numéros inscrits au diamant. Une marque au vernis noir, tracée du côté qui doit être tourné vers l'œil, évite les erreurs de montage. — Ces verres se reconnaissent facilement de ceux fabriqués avec moins de soin, à cette particularité qu'ils sont dépolis sur la tranche par suite de l'opération de l'équarrissage.

§ 39. — Nosologie et étude clinique de l'astigmatisme.

Nous sommes hors d'état de donner des observations de malades qui soient de nature à présenter quelque intérêt. En effet, la détermination se fait de la même manière dans tous les cas. Quant au diagnostic et à la détermination de l'amélioration obtenue dans l'acuité visuelle, nous avons déjà dit que ces deux opérations se font assez mal : nous préférons donc ne pas nous y arrêter.

Il n'en est pas de même des questions de statistique ; on a dit que l'astigmatisme est beaucoup plus fréquent chez les hypermétropes que chez les myopes, que le méridien le moins réfringent est habituellement vertical, que l'astigmatisme *mêlé* est plus rare que les autres formes, que le défaut est souvent héréditaire, etc. Examinons successivement ces diverses assertions.

Fréquence relative de l'astigmatisme chez les myopes et les hypermétropes. — Pour nous former une opinion sur ce sujet, nous avons dressé deux tableaux contenant, parmi les 450 premières personnes que nous avons observées, toutes celles qui s'étaient plaintes de leur vue, dont la réfraction avait été exactement notée, et dont les deux yeux présentaient, soit une hypermétropie, soit une myopie supérieure à 1/24. Les myopes se sont trouvés deux fois plus nombreux que les hypermétropes. — Si nous avons rencontré proportionnellement plus de myopes que M. Donders (p. 703), cela tient à ce que nous avons plutôt une clientèle d'opticien que d'oculiste. — Nous donnons ici (tableaux IV et V) vingt observations extraites de chacun des deux tableaux généraux dont nous venons de parler, et prises sans choix, avec la seule précaution de laisser les strabiques de côté. On voit :

1° Que l'astigmatisme se rencontre à peu près autant chez les myopes que chez les hypermétropes, surtout si l'on tient compte de cette circonstance que l'astigmatisme faible échappe bien plus facilement à la détermination chez les premiers, à cause de leur mauvaise acuité visuelle.

2° Quant à la direction du défaut, on remarque que, chez les uns comme chez les autres, la *règle* n'est pas plus fréquente que l'exception. Il n'est pas vrai non plus que la règle inverse existe pour les myopes, comme l'indique un observateur consciencieux, M. Nagel (1) : même sur nos tableaux complets, nous ne pouvons formuler aucune règle sur la direction du défaut, sinon que le méridien le plus réfringent se rapproche plus souvent de la verticale et de l'horizontale que de la direction intermédiaire.

3° Dans un tableau spécial (tabl. VI), nous avons réuni les yeux de vingt personnes, prises au hasard, et présentant, au moins sur un œil, un astigmatisme supérieur à 1/16. On voit que l'hypermétropie ne présente ni plus de cas que la myopie, ni des cas plus caractérisés. Quant à la direction, elle paraît se rapprocher un peu plus souvent de la règle. Cela tient-il à ce que réellement, dans l'astigmatisme fort, le méridien vertical est, en général, le plus réfringent ? C'est possible, mais faisons remarquer que si les observations avaient été prises exclusivement chez des personnes qui se plaignaient de leur vue, nous aurions trouvé, bien plus souvent encore, l'astigmatisme « conforme à la règle » sans que cela prouve que, pour des personnes prises absolument au hasard, la *règle* soit valable. Nous marquons d'une astérisque les personnes qui n'auraient pas eu l'idée de consulter, et que nous avons examinées presque par hasard. On voit qu'elles présentent presque toutes l'astigmatisme contraire à la règle, c'est ainsi par exemple que les n°s 348 et 444 sont relatifs à une dame et à son fils qui tous deux croyaient avoir la vue un peu fatiguée, mais la mère (obs. 348) passait une grande partie de la journée à lire avec des lunettes sphériques convexes, et le fils a jugé inutile de se procurer les verres correcteurs : il n'a pas l'habitude de s'occuper le soir.

Influence du strabisme convergent. — Dans le tableau VII, placé au-dessous du tableau VI pour faciliter la comparaison, on a représenté la réfraction de vingt strabiques convergents, présentant de l'hypermétropie sur le bon œil. Pour la plupart, la réfraction est représentée après paralysie de l'accommodation. Tandis que, dans le tableau VI, c'est l'œil le plus astigmate qui a été mis à gauche, dans le tableau VII, c'est l'œil strabique qui occupe ce côté. On remarque que, sauf de rares exceptions explicables par une différence de réfraction des deux yeux, c'est l'œil strabique qui est en général le plus astigmate.

Il est une circonstance qui nuit à la comparaison des tableaux VI et VII : c'est que, dans le premier, la réfraction a été mesurée sans paralyser l'accommodation, tandis que la mydriase complète avait été employée dans l'examen de la plupart des yeux du tableau VII. Heureusement, nous avons remarqué que l'œil dévié des strabiques, même après une ou deux semaines d'exercices, isolés ou associés, ne présente généralement pas d'hypermétropie

(1) *Archiv für Ophthalmologie*, XII, 1, p. 29.

Nos des observ.	Œil gauche. — Notation des verres correcteurs. Angle.	Cyl.		Sph.	Représentation graphique de la réfraction. 1/2½	1/2¼	1/3	1/3½	1/4	1/5	1/6	1/8	1/12	1/24	1/∞
410	85° +	14	+	24											
197 bis	»	»	+	24											
160	15° +	24	+	24											
428	0° +	32	+	24											
104	0° +	48	+	24											
433	155° <	96	+	24											
65	»	»	+	20											
414	»	»	+	20											
401	150° +	48	+	16											
497	15° +	20	+	24											
249	120° +	96	+	16											
241	120° +	96	+	15											
102	15° As. irr.		+	24											
345	120° +	60	+	12											
211	0° +	96	+	16											
152	90° +	48	+	12											
293	»	»	+	14											
377	90° +	96	+	12											
226	0° +	48	+	13											
242	0° +	32	+	10											

Tableau V. — *Représentation graphique de la réfraction de vingt myopes pri[s] de la vision binoculaire, présentai[ent]*

Nos des observ.	Œil gauche. — Notation des verres correcteurs. Angle.	Cyl.		Sph.	Représentation graphique de la réfraction. 1/2½	1/2¾	1/3	1/3½	1/4	1/5	1/6	1/8	1/12	1/24	1/∞
300	90° —	60	—	24											
298	»	»	—	8											
387	0° —	96	—	8											
225	90° —	24	—	6											
350	105° —	32	—	16											
286	»	»	—	5											
294	»	»	—	4½											
334	»	»	—	4											
443	90° —	96	—	4											
395	105° —	32	—	5											
270	45° —	32	—	4											
376	»	»	—	4											
408	»	»	—	24											
200	0° —	32	—	4											
299	165° —	32	—	4											
316	»	»	—	3¾											
318	»	»	—	3½											
380	105° —	32	—	3											

ŒIL DROIT.

	REPRÉSENTATION GRAPHIQUE DE LA RÉFRACTION.											NOTATION DES VERRES CORRECTEURS.			Nos DES OBSERV.
	1/∞	1/24	1/12	1/8	1/6	1/5	1/4	1/3 ½	1/3	1/2 ¾	1/2 ½	Angle.	Cyl.	Sph.	
—		■	■									90° +	9 +	24	410
»		*										»°	»	24	197 bis
|		■	■									0° +	16 +	24	160
|		■										0° +	48 +	24	428
\		■										120° +	120 +	24	101
/		■										45° +	96 +	24	433
|		■										0° +	60 +	20	65
»		*										»	» +	20	411
/		■	■	■								30° +	11 +	24	401
\		■										165° +	24 +	24	497
\		■										105° +	96 +	16	249
/		■										75° +	60 +	15	241
\			■									150° +	48 +	12	102
—			■									90° +	60 +	12	345
/			■									15° +	24 +	12	211
—		■	■									90° +	36 +	16	152
»			*									»	» +	11	293
—			■									90° +	96 +	12	377
/			■									60° +	96 +	13	226
\				■								150° +	32 +	8	242

hasard parmi ceux qui sont venus consulter, et qui, jouissant plus ou moins
dans tous les méridiens, M ≫ 1/24.

ŒIL DROIT.

	REPRÉSENTATION GRAPHIQUE DE LA RÉFRACTION.											NOTATION DES VERRES CORRECTEURS.			Nos DES OBSERV.
	1/∞	1/24	1/12	1/8	1/6	1/5	1/4	1/3 ½	1/3	1/2 ¾	1/2 ½	Angle.	Cyl.	Shp.	
—		■										90° —	96 —	24	300
»			*									»	» —	9	298
»					*							»	» —	6	387
—					■							90° —	32 —	6	225
\					■	■						115° —	14 —	5 ½	350
»						*						»	» —	4 ½	286
»						*						»	» —	4 ½	294
—				■	■							90° —	48 —	6 ½	334
—						■						90° —	24 —	5	443
—							■					90° —	48 —	4	395
/							■					50° —	32 —	4	270
»							*					»	» —	4	376
»							*					»	» —	3 ¾	408
|							■					0° —	48 —	3 ¾	200
/												75° —	96 —	3 ½	299
»								*				»	» —	3 ½	316

ŒIL LE PLUS ASTIGMATE.

Nos des observ.	Notation des verres correcteurs. Angle.		Cyl.		Sph.
160	0°	+	16	+	24
341	100°	—	14	—	96
284	75°	—	12	—	12
141	120°	+	12	+	16
135	15°	—	12	—	$2\frac{1}{12}$ (1)
252	175°	—	12	+	48
326	0°	—	12	—	12
215	0°	—	12	—	7
7	135°	—	11	—	10
150	3°	—	11	+	10
25	25°	+	10	—	20
37	75°	—	9	—	12
410	90°	+	9	+	24
129	5°	+	9	±	∞
100	0°	—	8	—	48
348	75°	+	8	—	16
82	0°	—	8	+	12
63	170°	—	8	—	96
444	75°	+	7	—	48
447	20°	—	3	+	16

Représentation graphique de la réfraction. — Myopie : 1/4, 1/5, 1/6, 1/8, 1/12, 1/24, $\frac{1}{\infty}$; Hypermétropie : 1/24, 1/12, 1/8, 1/6.

(1) Ce trait devrait être reporté bien au delà des limites du tableau. — Les observatio

TABLEAU VII. — *Représentation de*

ŒIL ORDINAIREMENT DÉVIÉ.

Nos des observ.	Notation des verres correcteurs. Angle.		Cyl.		Sph.
23	120°	+	96	+	16
493	120°	+	60	±	∞
87	60°	—	60	+	16
432	45°	+	32	+	10
158	45°	+	24	+	24
149	0°	+	24	+	24
391	45°	+	24	+	16
303	0°	+	24	+	24
488	15°	+	24	+	16
189 bis	30°	+	16	+	16
81	130°	+	16	+	8
426	15°	+	12	—	24
264	65°	+	12	+	12
234	0°	+	9	+	24
166	0°	+	6	±	∞
309	0°	<	96	—	10

Représentation graphique de la réfraction. — Myopie : 1/5, 1/6, 1/8, 1/12, 1/24, $\frac{1}{\infty}$; Hypermétropie : 1/24, 1/12, 1/8, 1/6, 1/5.

ŒIL LE MOINS ASTIGMATE.

Angle.		Cyl.		Sph.	Nos des observ.
15°	+	24	+	24	160
75°	—	16	—	24	341
»		»	—	6	284
120°	+	60	±	∞	141
45°	—	20	—	6½	135
10°	—	16	+	48	252
15°	—	16	±	∞	326
0°	—	16	—	8	215
45°	—	24	—	6	7
160°	—	24	—	7	150
»		∞	—	8	25
85°	—	16	—	12	37
85°	+	14	+	24	410
10°	+	10	+	32	129
0°	—	16	—	24	100
110°	+	12	—	24	348
0°	—	10	+	16	82
0°	—	8	+	16	63
90°	+	24	+	48	444
155°	—	6	±	∞	447

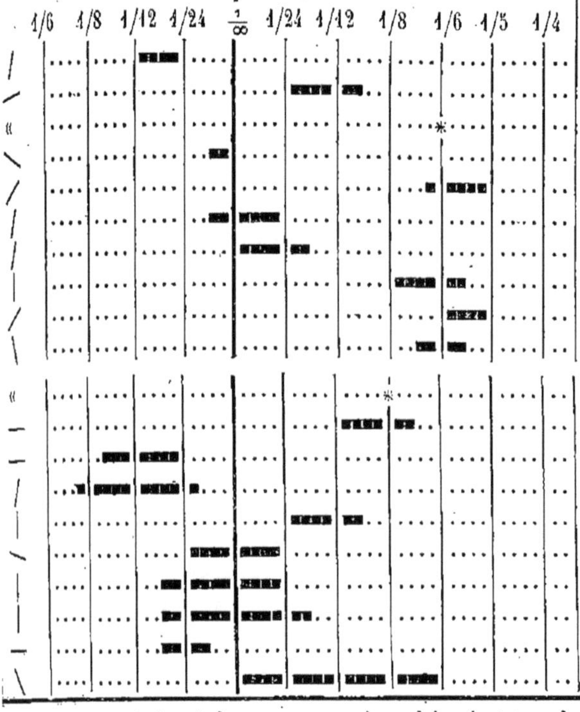

marquées * sont relatives à des personnes qui se plaignaient peu de leur vue.

fraction de vingt strabiques convergents.

ŒIL ORDINAIREMENT EMPLOYÉ.

Angle.		Cyl.		Sph.	Nos des observ.
90°	+	48	+	16	23
»		∞	+	96	493
150°	+	60	+	24	87
140°	+	48	+	10	432
130°	+	16	+	24	158
»		∞	+	24	149
165°	+	48	±	∞	391
0°	+	48	+	24	303
150°	+	32	+	48	488
165°	+	16	+	24	189 bis
0°	+	32	+	12	81
145°	+	16	+	96	426
0°	+	16	+	16	264
0°	+	24	+	48	234
»		∞	+	9	166
»		∞	+	32	309
90°	+	96	+	10	237

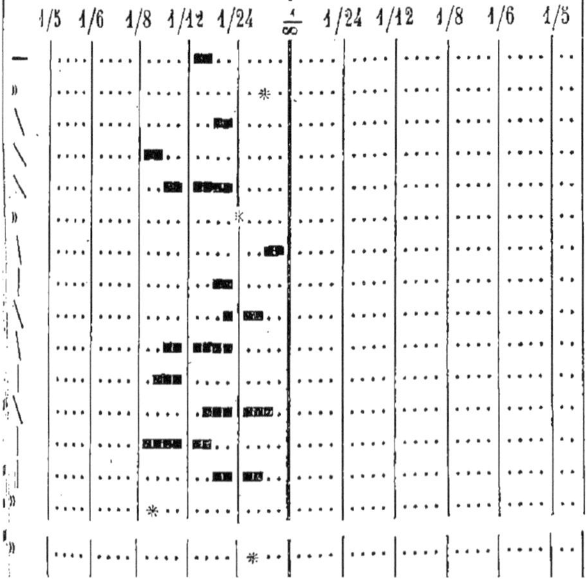

latente : les moitiés gauches des tableaux peuvent donc être hardiment comparées sous tous les rapports.

Une remarque tout à fait inattendue, c'est que l'astigmatisme des strabiques convergents est généralement conforme à la règle. Faut-il attribuer cette circonstance à l'astigmatisme préalable de l'œil strabique, ou faut-il admettre que l'astigmatisme en question est produit par une traction du muscle droit interne? Si cette dernière hypothèse est exacte, nous nous expliquerons fort bien comment nous avons pu voir l'astigmatisme diminuer après la guérison du strabisme. — Sans pouvoir citer le passage, nous croyons nous souvenir que M. Knapp a fait la même hypothèse et l'a rejetée ensuite. Dans le même ordre d'idées, M. Dor, au congrès ophthalmologique de Heidelberg, en septembre 1864, a dit avoir constaté une diminution de l'astigmatisme, consécutive à une ténotomie. Nous ignorons le motif pour lequel l'honorable secrétaire de la réunion, M. Zehender, s'est cru permis de supprimer du compte rendu l'observation de M. Dor, à qui nous concédons bien volontiers la priorité de cette remarque.

Les observations qui précèdent permettent de poser trois règles pratiques. — La première, c'est que, chez les strabiques convergents, il faut mesurer de nouveau l'astigmatisme après la ténotomie, l'œil pouvant alors regarder droit devant lui sans être soumis à une traction simultanée des muscles droit interne et droit externe qui existait *peut-être* avant le débridement du droit interne. — La seconde, c'est que, pour ces yeux, dont l'amblyopie rend parfois l'examen optométrique très-difficile, on doit s'attendre à trouver un astigmatisme conforme à la règle, c'est-à-dire dont la correction exige des cylindres convexes verticaux.—La troisième enfin, c'est que, dans le strabisme monolatéral, ou peu alternant, les deux règles précédentes s'appliquent surtout à l'œil ordinairement dévié.

Il est certain que ces règles demandent encore à être confirmées par d'autres observateurs, et que nous ne prétendons nullement avoir achevé le chapitre des rapports de l'astigmatisme et du strabisme.

Influence du nystagmus. — Dans les cas de nystagmus, avec ou sans strabisme, qu'il nous a été donné d'étudier, nous avons toujours trouvé de l'astigmatisme fort, et conforme à la règle. Ici encore, il y a sans doute une relation de cause à effet; s'il se confirme que le nystagmus est souvent accompagné d'astigmatisme conforme à la règle, il restera encore à décider lequel des défauts il faut considérer comme préexistant.

Influence de l'hérédité. — Nous avions préparé un tableau contenant un grand nombre de familles, dans l'intention de vérifier l'assertion de M. Donders relative à l'hérédité de l'astigmatisme. N'ayant pu le faire reproduire ici par suite de difficultés typographiques, nous nous bornons à donner, sous forme d'arbre généalogique, la plus nombreuse des familles que nous avons examinées. Le sexe est indiqué par les caractères italiques employés pour les femmes. Sur la feuille transparente ont été tracés les numéros des observations et les directions du défaut : on voit que, sauf deux exceptions (*obs.* 252 et 53), dans cette famille, l'astigmatisme est contraire à la règle, et encore ne sommes-nous pas certain de l'exactitude de l'observation 252, et le n° 53 est-il relatif à une petite fille dont le strabisme suffit, d'après ce qui précède, pour expliquer l'anomalie.

TABLEAU VIII. — *Représentation de la réfraction de seize personnes d'une même famille.*

	70° — 36 — 36 ; 85° — 36 — 36	» < *96 — 12 ; 90° — 96 — 12*
	»° ± ∞ — *9* ; »° ± ∞ — *9*	» ± ∞ — *16 ; 90° — 96 — 16*
Hyp.		
Hyp.		*20° + 32 + 16 ; 5° + 32 + 16*
	105° + 32 + 32 ; 85° + 32 + 48	» ± ∞ + 48 ; » ± ∞ ± ∞
	90° — 48 ± ∞ ; 90° — 96 ± ∞	*90° + 96 ± ∞ ; 90° + 96 ± ∞*
		85° + 24 + 32 ; 95° + 24 + 32
Myo.		
Hyp.	*105° — 48 ± ∞ ;* » ± ∞ — *48*	
	10° — 16 + 48 ; 175° — 12 + 48	90° + 96 ± ∞ ; 90° + 96 ± ∞
	80° — 36 — 48 ; 105° — 48 — 48	» + » + » ; 105° + 48 + »

Variation dans le degré d'astigmatisme. — Si l'astigmatisme régulier est ordinairement congénital, il n'en est pas moins concevable que le degré de l'astigmatisme puisse changer avec l'âge. Cependant, outre les cas d'aphakie et de strabisme dont nous avons parlé, nous n'avons jamais rencontré rien de ce genre, bien qu'ayant déterminé à plusieurs reprises l'astigmatisme d'un assez grand nombre de personnes. Dans la littérature, nous n'avons rencontré qu'un cas, celui décrit à la page 535 de M. Donders, et qui n'est pas assez net pour entraîner la conviction, même de son auteur. Il est certain que, toutes choses égales d'ailleurs, l'astigmatisme fait baisser d'autant plus l'acuité visuelle que le sujet est plus âgé, et cela malgré la constriction toujours croissante de la pupille avec les années, laquelle est peut-être motivée par une faculté de neutralisation de moins en moins grande, qui rend les défauts de réfraction de plus en plus gênants.

Historique. — Nous avons énuméré, chemin faisant, les principaux travaux, et nous avons renvoyé aux sources assez fréquemment pour qu'une notice historique nous paraisse superflue. — Voy. Donders, p. 539.

POST-SCRIPTUM. — Nous recevons, à l'instant même où nous corrigeons l'épreuve de ce qui précède, une brochure (1) qui contient, entre autres excellentes choses, un paragraphe assez étendu, consacré à l'astigmatisme, et dû à la plume du docteur G. Haase. L'instrument, construit sous la direction du docteur Hirschmann, et qui a servi à mesurer l'astigmatisme, diffère fort peu de l'optomètre dont nous nous servons depuis deux ans. L'auteur n'insiste pas sur les changements, peu importants d'ailleurs, que M. Hirschmann a apportés à l'instrument primitif. Nous croyons que c'est à tort qu'il a remplacé la série 96, 48, 32..... par 120, 60, 40....., et nous pensons qu'avec sa parfaite connaissance du sujet, il se rendra aux raisons que nous axons exposées, en janvier de cette année, dans une livraison des

(1) *Klin. Beobachtungen aus der Augenheilanstalt zu Wiesbaden*, mitgetheilt von Pagenstecher, drittes Heft, 1866, p. 113-126.

Annales d'oculistique qu'il n'a sans doute pas eu occasion de lire. Nous ne pouvons dire notre avis sur l'emploi qu'il fait des cylindres convexes au lieu des concaves que nous avons adoptés : le passage où il parle de cette substitution n'est pas suffisamment explicite.

Quant aux résultats statistiques, nous les avons examinés avec grand intérêt, et nous pouvons dire qu'ils sont partout d'accord avec les nôtres. Malheureusement, les savants chefs de clinique de M. Pagenstecher n'ont guère examiné à fond qu'une trentaine de personnes.

Parmi leurs malades, six opérés de la cataracte nous ont paru présenter un intérêt particulier. Après avoir observé l'astigmatisme consécutif à l'opération, M. Haase dit avoir vu le défaut disparaître le plus souvent en entier, après quelques mois, par suite de contraction de la cicatrice. Ce seul point de son travail nous paraît demander de nouvelles recherches ; en effet, nous n'avons jamais vu le défaut se perdre ainsi en entier ; mais nos observations, nous l'avouons sans détour, sont trop peu nombreuses pour être inattaquables. — Quant au degré d'astigmatisme produit, il se peut fort bien que le chiffre définitif soit inférieur à 1/24. Depuis l'impression du tableau de la page 821, nous avons observé, six semaines après l'extraction (*obs.* 506) un astigmatisme de 1/12 sur l'œil gauche d'un malade : par un bonheur rare, l'explication de ce chiffre, plus fort que d'habitude, était donnée par l'autre œil, dont le cristallin, luxé depuis longtemps, était tombé depuis quelques jours. Cet œil, absolument intact, présentait déjà un astigmatisme de 1/24, contraire à la règle, ce qui nous porte à admettre qu'un pareil défaut existait sur l'œil gauche, antérieurement à l'extraction. Cette hypothèse s'est trouvée à peu près transformée en certitude, par l'inclinaison, si caractéristique, que le malade avait pris l'habitude de donner à ses lunettes.

On devine que si le lambeau a été taillé obliquement, la direction de l'astigmatisme produit s'en ressent : M. Haase en fait la remarque, et il ajoute, sur l'influence du prolapsus de l'iris, quelques considérations fort justes, que l'espace nous empêche de reproduire ici.

§ 40. — Astigmatisme irrégulier.

Sur ce défaut, dont nous avons dit quelques mots au sujet de l'astigmatisme régulier, outre M. Donders, on peut consulter Helmholtz (*Optique physiologique*, § 14), Stellwag von Carion (*Denkschriften der K. K. Akademie* t. II, p. 172) et Knapp (*Klin. Monastbl. für Augenheilk.*, II, 304-316. — *Sitzungsbericht der Ophthalmologischen Gesell.*, p. 10. — Trad. in *Ann. d'ocul.*, 1865, LIV, p. 48). Ce dernier donne, avec une précision remarquable, les règles du diagnostic ophthalmoscopique (1) ; pour la partie subjective, le livre de M. Donders est préférable.

Comment définirons-nous l'astigmatisme irrégulier ? Le mot astigmatisme désigne, d'après son étymologie, une disposition des milieux réfringents telle

(1) On a vu plus haut (p. 810) le procédé de M. Schweigger pour le diagnostic ophthalmoscopique de l'astigmatisme régulier. L'image renversée suffit pour arriver au même résultat, à condition de faire varier la distance de la lentille à l'œil entre les deux points où le champ visuel devient plus petit que la papille, par suite d'un

que les rayons lumineux ne se réunissent pas en un même point. Dans l'acception la plus large du mot, tous les défauts optiques de l'œil, autres que l'hypermétropie et la myopie, sont donc de l'astigmatisme. Helmholtz a établi entre ces divers défauts une ligne de démarcation très-nette, en consacrant un paragraphe spécial aux aberrations *chromatiques*. Il reste donc à faire une classification des aberrations *monochromatiques*, celles qui existent indépendamment de la couleur de la lumière employée. La plus importante de ces aberrations est l'astigmatisme régulier. Devrons-nous donner à toutes les autres le nom d'astigmatisme irrégulier? Oui : jusqu'à nouvel ordre, nous formerons, sous le nom d'astigmatisme irrégulier, un *caput mortuum* , dont les matières sont destinées à être distribuées plus tard dans une série de paragraphes qui porteront les titres de kératocône, luxation du cristallin, position anormale de la ligne visuelle par rapport à l'axe optique, aberration de sphéricité, etc.

On comprend qu'un chapitre sur l'astigmatisme irrégulier ne saurait trouver encore sa place dans un livre pratique, quelque intéressante que soit la lecture des auteurs que nous avons indiqués plus haut. Sans parler de Helmholtz, notre maître à tous, on lira avec un vif intérêt le passage où M. Donders, sous le nom d'astigmatisme irrégulier de l'œil normal, décrit dans un style digne d'un aussi remarquable écrivain et d'un aussi fin observateur, les phénomènes d'astigmatisme irrégulier de sa propre vue (1).

Les bouquets de Haidinger, l'auréole de rayons capillaires, les cercles colorés vus autour des flammes, phénomènes que Helmholtz a cités en partie dans le § 14 et en partie dans le § 25 de l'*Optique physiologique*, doivent être connus de l'oculiste dans le seul but de comprendre les questions que lui adressent certains malades. Le moins étudié de ces trois phénomènes, celui des auréoles colorées, auquel nous donnerons le nom de *stéphanopsie*, fournira un jour un élément de diagnostic intéressant, si, comme nous le croyons, sa cause réside dans la présence de corpuscules sur la surface de la cornée. Nous croyons que l'*ériomètre*, de Th. Young, décrit dans tous les traités de physique un peu complets, permettra de mesurer le diamètre moyen de ces corpuscules, et, par suite, de reconnaître facilement leur signification pathologique dans le glaucome, par exemple. — Il reste à faire toute une étude des applications de l'optique supérieure à l'examen des maladies des yeux : à notre grande surprise, nous trouvons la littérature ophthalmologique presque muette à cet égard.

rapprochement ou d'un éloignement trop grand du verre : il est clair que ce mouvement du verre ne produit de déformations apparentes du fond de l'œil que s'il y a de l'astigmatisme, et que l'astigmatisme irrégulier, pour peu qu'il soit considérable, n'échappe pas à ce procédé d'investigation.

(1) Pour répéter les expériences de M. Donders, nous avons à notre disposition une série de trous faits par M. Nachet, et surtout un trou de $0^{mm},05$ de diamètre dû à l'obligeance et à l'habileté merveilleuse du célèbre M. Robert-Houdin. Nous ne sommes arrivé qu'à des résultats négatifs. — D'ailleurs, nous ne voyons jamais de rayons autour des étoiles, et les personnes qui ont une acuité excellente sont généralement dans ce cas quoi qu'on en dise ; les prétendus phénomènes d'*astigmatisme irrégulier normal* sont donc pathologiques, mais existent chez la plupart des personnes.

CHAPITRE IX.

DIFFÉRENCE DANS LA RÉFRACTION DES DEUX YEUX.

§ 41. — Manifestation. — Symptômes. — Résultats.

Comme les organes de la vie animale, en général, les yeux participent à la grande symétrie qui existe entre le côté droit et le gauche. On a commis une erreur, ou, pour mieux dire, une exagération, en avançant, comme on l'a fait souvent, que les deux yeux diffèrent ordinairement beaucoup l'un de l'autre. Leur similitude complète est, à coup sûr, le cas le plus fréquent. Ceci se rapporte, non-seulement à la grandeur du globe de l'œil, au diamètre de la cornée, à la couleur de l'iris, à la forme de la pupille et à d'autres particularités extérieures ; mais aussi à quelques déviations morbides, telles que la microphthalmie, la cataracte congénitale, l'iridérémie et à certains vices de conformation acquis, tels que la cornée conique, états qu'on observe souvent dans les deux yeux à la fois et avec les mêmes caractères. Il en est de même en ce qui concerne la réfraction des deux yeux : et comme, dans la plupart des cas, le degré de la myopie progressive ne diffère pas sensiblement dans l'un et dans l'autre ; de même, nous l'avons déjà vu, le plus grand nombre des sujets sont à peu près emmétropes, proposition vraie aussi en général, avec les deux yeux à la fois. Cette emmétropie est en rapport avec la convexité de la cornée, la position et la distance focale du cristallin et la longueur de l'axe visuel. Or, chacun de ces facteurs peut notablement varier dans l'œil emmétrope, les différences arrivant à se compenser l'une l'autre. Mais, comme de nombreuses mensurations me l'ont prouvé, la similitude qui existe entre les yeux de certains individus est telle que même le rayon de courbure de la cornée est identique des deux côtés ; il s'ensuit de là que, chez un même individu, le cristallin et la longueur de l'axe visuel peuvent offrir dans leurs rapports, d'un œil à l'autre, moins de différence que ces mêmes éléments n'en présentent dans un œil emmétrope. Il existe même, sans contredit, une certaine harmonie entre les deux yeux, relativement à la disposition des vaisseaux sous-conjonctivaux, à maints détails de la papille optique et de ses vaisseaux, à l'image entoptique du cristallin et à la situation de la tache jaune (angle α). Même dans les cas d'asymétrie de la cornée, l'œil droit et son congénère présentent une structure symétrique.

Telle est la règle. Exceptionnellement, on constate de prime abord que les deux yeux diffèrent l'un de l'autre, principalement en ce qui concerne leur état de réfraction. Comme nous l'avons déjà fait remarquer (§ 21), cette asymétrie des yeux s'accompagne ordinairement d'une asymétrie d'autres parties, notamment de l'orbite et des os qui la composent, de telle sorte que la différence entre les deux yeux se reflète aussi bien dans la conformation du front que dans celle de la face. Depuis mes premières observations sur ce sujet, je me suis beaucoup appliqué, mais sans y réussir, à établir la loi de ces anomalies. En fait de résultats généraux, le seul à maintenir est celui-ci : du côté où existe la réfraction la plus forte, ou, pour mieux dire, l'axe visuel le plus long, l'orbite (et avec lui, l'œil) est plus rapprochée de la ligne médiane : en même temps, les bords orbitaires proéminent davantage. Si les moitiés droite et gauche diffèrent, à cet égard, l'une de l'autre, généralement, il existe aussi une différence entre les états de réfraction des yeux, et *vice versâ*. Il y a donc évidemment une connexion entre les deux moitiés ; mais il n'est pas étonnant que cette connexion ne soit pas absolue, et, de même qu'on observe, malgré une conformation et un emplacement différents, des yeux emmétropes; de même, on peut voir, chez un même individu, des yeux identiques, malgré des orbites différentes. En d'autres termes, l'*homo dexter* et l'*homo sinister* étant inégaux, ils peuvent néanmoins être, ou tous deux emmétropes, ou tous deux également amétropes.

La différence qu'on observe dans la réfraction des deux yeux peut être ou *congénitale* ou *acquise*. Nous traiterons, en premier lieu, de la forme *congénitale*, la plus importante. Dans cette catégorie, citons la différence dans le degré de la myopie, bien que cette inégalité soit souvent insignifiante durant la jeunesse. La prédisposition était originelle, et impliquait le développement ultérieur de la myopie. Dans les cas où les deux yeux deviennent fortement myopes, cette forte myopie ne préexistait pas plus, dans la jeunesse.

En réalité, on observe toutes les combinaisons de réfraction imaginables. Un œil étant emmétrope, l'autre peut être myope ou hypermétrope ; l'hypermétropie, ou la myopie, peut exister à divers degrés sur les deux yeux ; enfin, l'un des yeux peut être hypermétrope, l'autre myope. Il est à remarquer que, dans les cas d'astigmatisme unilatéral, il existe, à un autre point de vue, une certaine harmonie de réfraction entre les deux yeux. Ainsi, lorsque H existe d'un côté, on constate, de l'autre côté, un astigmatisme hypermétropique ; avec M d'un côté, un astigmatisme myopique de l'autre ; avec l'emmétropie, un astigmatisme mixte. Si, avec une différence dans la réfraction des deux yeux, les rayons des cornées sont à peu près égaux, cette condition doit être considérée comme accidentelle. En général, dans ces circonstances, la différence existante est aussi grande que sur les yeux de sujets différents. Il en est de même du cristallin, attendu que la longueur de l'axe optique de chaque œil est en rapport intime avec la nature et le degré de l'amétropie.

Quant au mode d'emploi des yeux dont la réfraction diffère, on peut le classer sous trois chefs, qui sont : 1° la vision binoculaire ; 2° la vision alternante avec les deux yeux ; 3° la vision avec exclusion d'un des yeux.

1° La *vision binoculaire*, même dans les cas où les yeux sont égaux, a été jadis révoquée en doute. On prétendait qu'alors même que la position des yeux est correcte, un seul voit dans un instant donné, et qu'ils se remplacent alternativement. Il y a longtemps que cette assertion a été réfutée. Néanmoins, il est certain qu'on peut alors faire plus facilement abstraction d'un des yeux que de l'autre. Lorsqu'une personne, fixant un objet éloigné, vient à fermer l'œil gauche, il se trouve, presque toujours, que c'est du droit qu'elle se servait. Lorsqu'un objet éloigné vient à être masqué par l'interposition du doigt étendu, c'est généralement encore devant l'œil droit que l'interposition a eu lieu. Au cas où il existe une différence dans la réfraction des deux yeux, on se sert de l'œil qui, à une distance donnée, peut voir le plus aisément et le plus nettement. Mais s'il s'agit d'examiner des objets, la vision binoculaire est même possible avec des yeux de réfraction différente, dans les limites d'une convergence modérée ; quelquefois même, cet acte est accompli malgré de notables différences de réfraction. L'expérience prouve, en effet, que les images des deux rétines peuvent s'entr'aider pour concourir à l'acte de la vision, bien qu'étant de grandeur et de netteté différentes ; de telle sorte que, non-seulement l'appréciation de la solidité et de la distance des objets en soit plus correcte, mais encore que l'acuité de la vue en soit augmentée, la lecture et l'écriture facilitées. Cela n'a rien qui doive nous surprendre. Et d'abord, même dans les yeux normaux et égaux, il n'existe pas, à proprement parler, de points absolument identiques et correspondants, et il est clair que cette condition est encore moins réalisée lorsque les yeux présentent une inégalité congénitale et sont impropres à ramener progressivement, à force d'exercices, ces points de la rétine dans une position symétrique. En second lieu, comme nous aurons occasion de le démontrer, les faibles teintes des images diffuses disparaissent lorsque l'image nette de l'œil le meilleur se combine aux précédentes. A propos de l'astigmatisme irrégulier, j'ai déjà fait allusion à une coopération remarquable de deux images inégales.

Quelle différence ne remarque-t-on pas, souvent, entre la grandeur et la netteté des deux images rétiniennes d'un objet rapproché vu latéralement avec les deux yeux, ces yeux, d'ailleurs, étant égaux ! En réalité, le second œil ne trouble que rarement la vue, sauf le cas d'une opacité dont la présence fait arriver sur la rétine beaucoup de lumière diffuse. Même dans cette condition, le trouble de la vue est loin d'être constant ; ce qui le prouve, c'est qu'il est fort rare qu'un œil affecté de cataracte se dévie, et qu'il est possible qu'une cataracte se développe sur un œil, sans que le sujet s'en aperçoive.

Quand nous voulons nous convaincre que les deux yeux participent à l'acte visuel, nous les couvrons alternativement avec la main en faisant fixer un objet. Quel que soit l'œil que nous couvrions, celui qui reste à découvert doit continuer à fixer l'objet sans montrer de déplacement, tandis que l'autre, s'il s'est dévié derrière la main qui le masquait, doit reprendre sa position primitive dès qu'on ôte cette main. Si, après cet examen, il reste quelques doutes, nous plaçons devant un des yeux un prisme faible ayant sa base tournée en dehors, ce qui donne lieu, lorsque la vision était binoculaire, à une diplopie bientôt vaincue par un mouvement d'adduction manifeste.

S'il existe une différence dans la réfraction des deux yeux, nous pouvons déterminer sur chaque œil séparément le *punctum proximum* et le *punctum remotum*. Si l'acuité de la vue est assez bonne des deux côtés, nous trouvons généralement que l'amplitude d'accommodation est égale sur les deux yeux. Si la différence entre les amplitudes d'accommodation est plus grande que la différence de réfraction, au moins une partie du parcours de l'accommodation d'un œil tombe sur une partie de l'autre, et ces parties coïncidant, le point *proximum* de l'œil le moins réfringent est situé à une distance moindre que le point *remotum* de l'œil le plus réfringent. Néanmoins nous aurions tort d'admettre que, pendant l'acte de la vision binoculaire, la distance à laquelle l'accommodation se fait peut être une et identique pour les deux yeux, comme le pensait Buffon, à tort, selon nous. Nous ne saurions, par le moyen de l'accommodation, vaincre une différence, même faible, dans la réfraction des deux yeux, si leur amplitude d'accommodation était identique, tant la tension accommodatrice est synergique des deux côtés. Il est aisé de s'en convaincre. Qu'une personne dont les yeux sont égaux place devant l'un d'eux un verre faible, soit positif, soit négatif, et qu'elle regarde un objet, en masquant alternativement chacun des yeux. De telles expériences ont leur importance. On remarque d'abord que l'on continue à accommoder exactement avec un œil, particulièrement avec celui qui, moyennant une moindre tension de l'accommodation relative, reçoit les images les plus nettes et les plus grandes. Moi, par exemple, je lis le soir, pendant des heures entières, sans la moindre fatigue et sans lunettes, le caractère le plus fin (caractère diamant). Si pourtant je place devant un de mes yeux un verre $\frac{1}{24}$, je me servirai de préférence de cet œil, en regardant de près. De plus, l'autre, non muni de verre, me donne une image à cercles de diffusion, et je ne réussis, par aucun effort, de quelque nature qu'il soit, à recevoir avec les deux yeux à la fois, une image nettement dessinée. Enfin, je reconnais, en rouvrant l'œil muni de verre, que les parties les plus faibles des cercles de diffusion disparaissent presque complétement, tandis que les parties les plus foncées de cette image diffuse se fusionnent avec l'image nette de l'autre œil. Avec un verre $\frac{1}{48}$, je n'aperçois aucun trouble; avec $\frac{1}{24}$, je vois quelque chose de nébuleux qui disparaît dès que l'œil mal ajusté est couvert; mais, malgré ce nuage, je juge mieux du solide et de la distance des objets, et j'obtiens, dans le stéréoscope, une image stéréoscopique. Sans doute, les avantages de la vision binoculaire s'étendent plus loin, si la différence de réfraction entre les deux yeux est originelle, et cela pour des raisons déjà exposées. En outre, comme dans les expériences où l'on créait, au moyen d'un verre, une différence artificielle, on accommode exactement un des yeux aux dépens de l'autre, plutôt que de recevoir, par une tension moyenne de l'accommodation, des images à moitié nettes sur les deux yeux. Cela n'empêche pas que l'acuité visuelle, lorsqu'elle est imparfaite dans les deux yeux, tire profit du secours apporté par l'œil le moins exactement accommodé. C'est ce que j'ai observé surtout dans les troubles liés à l'astigmatisme. Mais, même dans les cas où, par suite d'une différence de réfraction trop considérable, le second œil ne saurait aider son congénère, il n'occasionne pas de trouble. J'ai fait récemment la connaissance d'un opticien de mérite qui me disait qu'il avait un œil emmétrope, tandis que l'autre possédait $M = \frac{1}{5,5}$. Ses yeux sont bien dirigés, à toute distance. Dans l'acte de la vision binoculaire, il ne perçoit aucun trouble, et c'est alors son œil emmétrope qu'il emploie. A la vérité, à une grande distance, une petite flamme lui apparaît petite, quand il la regarde avec l'œil emmétrope, large et diffuse avec l'œil myope. S'il ouvre alors l'œil emmétrope, l'image diffuse se rapetisse de moitié. Il me demanda ensuite l'explication de ce fait, explication que je trouvai, en partie, dans le rapetissement de la pupille de l'œil myope lorsqu'il ouvrait l'autre, en partie dans ce fait que les portions les plus externes et les moins vivement éclairées de la flamme deviennent, en effet, invisibles. La portion la plus externe était moins éclairée, parce que l'œil était adapté pour un *point plus rapproché*.

Assez souvent, il m'est arrivé d'observer que le sujet ne croyait pas pouvoir, avec un de ses yeux, distinguer nettement un objet donné, quoique l'acuité de cet œil fût encore bonne. J'ai constaté ce fait aussi bien dans les hauts degrés de la myopie que dans ceux de l'hypermétropie. Nous ne devons pas être surpris de remarquer qu'un sujet néglige la faculté visuelle d'un œil fortement hypermétrope, exigeant, par exemple, des verres de $\frac{1}{8}$, ou même de $\frac{1}{6}$, pour obtenir des images rétiniennes nettes ; mais il est singulier que des hommes intelligents et instruits persistent à ignorer qu'il leur suffit, pour voir encore passablement bien, de rapprocher assez de leur œil fortement myope l'objet qu'ils veulent regarder. En pareil cas, l'œil dont on ne se sert pas se dévie souvent, et, presque toujours, en dehors. J'ai constaté cette même déviation, lorsque l'œil dévié était fortement hypermétrope, à la condition que l'œil dont on se servait fût myope, ou, du moins, emmétrope. Dans ces circonstances, il peut arriver que la direction de l'œil considéré soit restée correcte pour quelques distances. En général, je dois dire que la différence dans la réfraction des deux yeux ne détermine pas la déviation. C'est tout au plus si cette différence est cause qu'une déviation ne soit pas empêchée de se produire, et, en réalité, la déviation cesse d'être empêchée lorsque la différence de réfraction est telle que l'un des yeux perde toute importance pour la vision binoculaire. Cet œil peut alors être comparé à un œil atteint de cécité, et, comme celui-ci, il se dévie en dehors. Mais, tant qu'un œil concourt, le moins du monde, à l'acte de la vision binoculaire, il contribue à augmenter la force visuelle et il ne se produit pas, comme on l'a prétendu, une déviation destinée à empêcher la vision binoculaire.

2° *On se sert alternativement de chacun des yeux.* — Il arrive parfois qu'étant donné une différence dans la réfraction des deux yeux, l'un sert à la vue de près; tandis que l'autre est employé pour la vision des objets éloignés. J'ai principalement en vue les cas de ce genre où, par suite de cet état, une véritable vision binoculaire ne peut avoir lieu et où il existe un certain degré de déviation. Évidemment, cette alternance est la règle, tant que la vision avec les deux yeux à la fois est possible, vision pendant laquelle, nous l'avons vu, un œil est toujours exactement accommodé et où chaque œil fait respectivement sa part de service dans le champ total de l'accommodation. Cette condition peut simuler une amplitude d'accommodation extrêmement étendue. C'est ainsi qu'un de mes amis se flattait, tout en voyant très-exactement à distance, de ne le céder à personne pour la vue de près. A l'examen, tout s'expliqua. L'œil droit était emmétrope, tandis que le gauche avait $M = \frac{1}{5,5}$. Il ne s'en doutait pas. Après sa vingt-huitième année, son œil gauche avait commencé à se dévier en dehors et avait été, ainsi, exclu de la vision binoculaire; mais il continuait à s'en servir pour distinguer nettement de très-petits objets. C'est là le moyen le plus sûr de préserver de l'amblyopie un œil myope et dévié en dehors : dévié en dedans, un pareil œil devient amblyope dans la plus grande étendue de son champ visuel. Il n'est guère besoin d'ajouter combien il importe d'éviter cette amblyopie.

3° *Un œil peut être complétement exclu de l'acte visuel.* — Il faut ici distinguer deux ordres de faits : ceux dans lesquels un état morbide (par exemple un décollement de la rétine) a occasionné l'exclusion et la déviation de l'œil, et ceux dans lesquels, la déviation étant primitive et déterminée par une action musculaire, le trouble visuel résulte d'un défaut d'usage. Nous pouvons passer sous silence les cas de la première série ; quant à ceux de la seconde, il faut les distinguer suivant que la déviation s'est opérée en dedans ou en dehors. Avec une déviation en dehors, le champ visuel s'élargit et embrasse des objets que l'œil non dévié n'aperçoit pas. Avec une déviation en dedans, le champ visuel est rétréci et la vision de l'œil dévié concorde mieux avec celle de l'autre. Cela peut produire de la confusion : aussi négligeons-nous psychiquement les impressions reçues sur des points correspondants de l'œil dévié, œil qui devient, par conséquent, amblyopique, tant que s'étend le champ visuel binoculaire. Dans le cas de déviation en dehors, il n'y a qu'une petite portion du champ visuel qui soit commune aux deux yeux, et l'abstraction d'une image n'est pas si nécessaire, attendu que l'œil dévié, ordinairement très-myope, ne reçoit que des images fort diffuses. Aussi, en pareil cas, la faculté visuelle se conserve-t-elle d'une manière assez satisfaisante, même si l'on n'exerce pas l'œil dévié.

Disons encore un mot de la différence de réfraction acquise. Nous comprenons essentiellement par ce terme l'aphakie et la perte de la faculté accommodatrice sur un œil ; c'est surtout de Graefe qui a recherché comment se fait l'acte de la vision, lorsqu'il existe une aphakie unilatérale ; dans le but de savoir s'il convient d'opérer la cataracte sur un œil, l'autre étant encore sain. Sa réponse est que, « tout étant pris en considération, l'opération de la cataracte faite d'un côté seulement présente de nombreux avantages, n'a aucun désavantage marquant et est, par conséquent, toujours indiquée lorsqu'on possède un espoir assez assuré de succès. » J'applaudis de tout cœur à cette manière de voir, surtout lorsqu'il s'agit de sujets jeunes, chez lesquels on doit prendre en sérieuse considération le moins de gravité de l'opération, l'élargissement du champ visuel, les risques que l'œil sain peut courir, la disparition d'une difformité et enfin la confiance plus grande que donne l'usage des deux yeux. En outre, je puis confirmer l'observation de de Graefe, lorsqu'il assure que chez les jeunes sujets, on peut constater l'existence d'un acte visuel binoculaire qui améliore l'appréciation de la solidité des corps, le jugement des distances, et que, dans les positions du regard où l'acte binoculaire fait défaut, l'œil privé de son cristallin ne donne que très-rarement lieu à quelques troubles. Dans un cas seulement, la déviation en dehors occasionnait de la gêne, en produisant de la diplopie. J'ajouterai que je ne saurais admettre qu'à la suite d'une pareille opération il puisse se produire du strabisme. On comprend, tout au plus, que celui-ci augmente, lorsqu'il s'est développé pendant qu'il existait une cataracte, et qu'alors il produise, immédiatement après l'opération, des images doubles juxtaposées difficiles à fusionner par une action musculaire.

Enfin, dans les cas où la faculté accommodatrice d'un des yeux est perdue ou diminuée, la distance de la vision distincte n'est pas la même des deux côtés. Ainsi, pour la vue de loin, par exemple, les deux yeux peuvent être exactement adaptés ; mais cette concordance cesse lorsque l'objet fixé se rapproche. L'inégalité qui se manifeste brusquement entre les deux yeux, ou, pour mieux dire, les variations relatives au degré d'adaptation, font que les malades se plaignent d'éprouver un vacillement devant les yeux. Une pupille large est doublement nuisible, parce qu'elle rend les cercles de diffusion plus larges et qu'elle augmente l'intensité de l'éclairage dans l'œil qui ne voit pas distinctement. Nous reviendrons sur ce point à l'occasion des anomalies de l'accommodation.

§ 42. — Traitement et moyens optiques employés dans les cas où la réfraction des deux yeux est différente.

Avant d'établir les indications d'un traitement, il importe de déterminer tout d'abord si l'acte de la vision binoculaire existe ou non. Lorsque la vision binoculaire s'effectue à toute distance, il faut s'efforcer de la conserver et d'en étendre le champ autant que possible.

Relativement au choix des verres, on se guidera sur l'état de réfraction de l'œil qui voit le plus nettement et auquel l'autre doit rester subordonné. S'il n'existe qu'une faible différence d'acuité visuelle, on pourra tenir compte de l'œil qui nécessite le verre le plus faible ; car c'est ordinairement aussi ce dernier qui jouit de la plus grande acuité. Quant au choix du verre qui convient à cet œil, eu égard à sa réfraction et à son accommodation, et indépendamment de son congénère, on se conformera aux règles précédemment énoncées (comp. §§ 18, 23 et 32). Reste à savoir quel verre l'autre œil réclame.

Au premier abord, on pourrait croire qu'il suffit de prescrire le verre capable de porter le *punctum remotum* de cet œil à la distance de celui de l'autre. Telle est, en effet, l'opinion vulgaire. « Mes yeux sont différents ; par conséquent, il me faut des verres différents. » Ainsi raisonne-t-on. Cela est si frappant, si manifeste, et en apparence si logique, que nous ne devons pas être surpris de l'erreur; d'autant moins que les soi-disant « opticiens » soutiennent ce raisonnement et sont tout disposés à mettre dans la monture des verres différents. Mais je suis loin de suivre cette règle. L'habitude seule apporte ici de très-grandes difficultés. Voici un homme qui, dans sa jeunesse, malgré l'hypermétropie d'un œil, a toujours lu et écrit sans lunettes, et n'a jamais éprouvé de difficulté à lire binoculairement. En voici un autre qui lit merveilleusement bien sans se fatiguer, bien que ses yeux soient myopes à un degré différent. Si nous donnons à ces personnes des verres convexes ou concaves identiques pour les deux yeux, elles en seront satisfaites, parce que, de cette façon, nous n'avons pas altéré le rapport qui existe entre leurs yeux, rapport auquel elles sont accoutumées. Si, au contraire, nous leur donnons des verres différents, lesquels égalisent davantage, dans les deux yeux, le champ d'accommodation, nous ne réussissons bien souvent qu'à réaliser le proverbe, « Le mieux est l'ennemi du bien ». La principale raison en est que, en égalisant la distance de la vision distincte pour les deux yeux, loin d'égaliser les images, on les rend différentes, surtout au point de vue de la grandeur. Dans de certaines limites, une différence de grandeur des images, comme celle qu'on détermine dans des yeux égaux, en combinant, pour un œil, un verre positif avec un verre négatif, ne produit pas un trouble notable, ainsi que le prouve l'expérience, surtout lorsque, comme pendant qu'on lit ou écrit, les objets sont situés sur le même plan. Si nous fermons alternativement les yeux, nous trouvons que les lettres paraissent, avec l'un, plus petites; avec l'autre, plus grandes; et avec les deux réunis, d'une grandeur moyenne. On sait qu'il en est de même lorsque nous regardons, à travers le stéréoscope, deux figures semblables qui ne diffèrent que très-peu en dimension. Cela résulte d'une concordance variable et imparfaite des points symétriques, laquelle est nécessairement déterminée par l'usage habituel des yeux, alors que des lettres et d'autres formes se présentent très-souvent aux deux yeux, à des distances quelque peu différentes. Mais si la différence de grandeur dépasse une certaine limite, il se produit manifestement une diplopie pendant laquelle correspondent, à l'un des yeux des caractères plus grands, à l'autre des caractères plus petits qui ne se fusionnent pas, ce pourquoi on est porté à augmenter leur écartement par la déviation de l'une des lignes visuelles.

Le même phénomène se produit lorsqu'on a égalisé les distances de la vision distincte, au moyen de verres différents pour les deux yeux, dans des cas de différence sensible dans la réfraction de ces derniers (1).

(1) On peut donner des verres fortement périscopiques (où le point nodal soit en dehors de la lentille), et les disposer de telle sorte qu'un œil regarde par sa sur-

Ceci m'a conduit à adopter pour règle de donner des verres égaux pour les deux yeux, lorsque, les yeux possédant une réfraction différente, la vision binoculaire est nette et facile à une distance quelconque, sans le secours de verres, et lorsqu'il y a nécessité de déplacer cette distance. Je n'ai eu qu'à me louer de cette manière de procéder ; mais ne faut-il jamais se départir de cette règle? Sans doute, cela peut-être nécessaire. D'abord nous y sommes autorisé dans tous les cas où la différence de réfraction est faible et ne dépasse pas $\frac{1}{48}$ ou $\frac{1}{36}$.

J'ai vu notamment des myopes qui, avec une semblable différence, portaient de préférence les verres correspondants. En outre, dans les cas où il existe une plus grande différence de réfraction, il est permis de la corriger partiellement au moyen de verres légèrement différents. On peut, par exemple, avec $M = {}_{12}$ pour un œil, et $M = \frac{1}{8}$ pour l'autre, donner au premier un verre $-\frac{1}{12}$ (s'il n'est pas contre-indiqué de neutraliser la myopie), et au second un verre $-\frac{1}{10}$. En pareil cas, néanmoins, la différence des verres ne doit pas dépasser $\frac{1}{40}$ ou $\frac{1}{30}$. Enfin, lorsque l'acuité visuelle est imparfaite, il peut y avoir de l'avantage à projeter sur les rétines, au moyen de verres différents, des images approximativement nettes, dont le concours peut, en effet, contribuer parfois à améliorer sensiblement la faculté de distinguer les objets. Ceci se rapporte particulièrement aux hypermétropes, et aussi aux cas où les sujets dont la réfraction diffère dans les deux yeux ne sont, à aucune distance, satisfaits de leur faculté visuelle. Mais, dans tous les cas, il importe de rechercher soigneusement si la combinaison de verres différents est utile. Il est impossible d'en rien préjuger à priori, attendu que les sujets sont déjà accoutumés à la différence qui existe entre leurs yeux, et que cette habitude exerce de l'influence sur les points correspondants des rétines.

Lorsqu'un œil participe à l'acte de la vision binoculaire, sa fonction est conservée, même lorsqu'il ne reçoit, d'une manière permanente, que des

face concave, le second par sa surface convexe ; et l'on peut ainsi, par la combinaison particulière d'un verre convexe et d'un verre concave, différents pour chaque œil, porter, des deux côtés, les points nodaux résultants à égale distance des rétines. Cela a pour effet de donner des images de grandeur égale ; mais cette méthode est très-délicate, et je puis croire qu'elle ne fera jamais son chemin dans la pratique. (D.)

images très-incomplètes et diffuses. Le champ visuel, notamment, ne se rétrécit pas, et si l'acuité visuelle baisse un peu, elle se rétablit pourtant lorsqu'on réclame plus souvent le concours de cet œil; par exemple lorsque, pour remédier à des troubles visuels qui ont éclaté, on institue des exercices systématiques. Je crois ces derniers très-opportuns dans tous les cas, surtout dans les hauts degrés d'hypermétropie et dans l'aphakie. On les exécute au moyen d'un simple verre convexe, en fermant le bon œil. L'œil exercé conserve ainsi son aptitude à voir, et devient propre, non-seulement à remplacer son congénère, au cas où ce dernier éprouverait du dommage, mais encore à lui fournir un concours plus efficace dans l'acte de la vision binoculaire.

Un œil fortement myope peut s'exercer sans verre.

Mais il est ordinairement dévié en dehors et rentre alors dans une autre catégorie de cas, à savoir, dans ceux où *la vision binoculaire manque.* C'est ici que se rangent la plupart de ces cas remarquables où le sujet considère un défaut de réfraction comme une incapacité de service complète. Voici deux exemples de ce fait.

I.-M. R., âgé de cinquante-huit ans, architecte, s'est, dès la jeunesse, beaucoup occupé de dessin d'architecture. Pour ce travail, il se sert toujours de l'œil gauche. Depuis une maladie dont cet œil a souffert, il y voit moins distinctement. « C'est le seul œil que j'aie, et je suis très-effrayé. » Je constate $M = 1 : 11,5$; $S = 0,6$, en empêchant la lumière diffuse de pénétrer. Je trouve, de plus, une opacité de la surface antérieure du cristallin et des synéchies, suites d'une iritis. En examinant, à l'ophthalmoscope, l'œil droit qui est faiblement dévié en dehors, je le trouve libre de synéchies et, à l'image droite, l'œil muni d'un verre $\frac{1}{10}$, je vois le fond de l'œil assez distinctement. Cet œil était donc hypermétrope. En questionnant le malade sur la manière dont il voyait avec l'œil droit, j'appris qu'il ne voyait de loin que d'une façon très-diffuse, et que, de près, il ne voyait pas. J'ai encore présente à la mémoire la surprise qu'il éprouva en regardant, de loin, avec $\frac{1}{10}$. « En vérité, dit-il, je vois encore mieux avec cet œil que je n'ai jamais vu avec l'autre, même en me servant de verres concaves. » En même temps les objets lui paraissaient beaucoup plus grands, et lorsqu'il fixait ceux qui lui étaient connus, il en jugeait la distance moindre qu'elle n'était en réalité. Avec $\frac{1}{6}$, il lut sans difficulté ; avec $\frac{1}{5}$, il distingua les caractères les plus fins. Son hypermétropie ne dépassait pas $\frac{1}{9}$; avec cela, il avait $S = 0,7$. Deux points de cette observation méritent de fixer notre attention. Le premier, c'est qu'il est remarquable qu'avec un défaut d'usage apparent, cet œil soit resté si bon ; mais je reste convaincu que le malade, en regardant de loin, se servait souvent de cet œil. En second lieu, nous voyons qu'avec une hypermétropie d'un degré relativement faible, le sujet avait méconnu la valeur de cet œil. Cela doit certainement résulter de ce que l'autre œil était myope, et de ce que, au temps où cette myopie était un peu moindre, en même temps que le sujet voyait sans effort des objets rapprochés, il réussissait mieux à voir à distance de son œil myope que de son œil hypermétrope. Il n'avait donc pas d'occasion de tendre fortement son accommodation. Si ses deux yeux avaient été hypermétropes, M. R. s'en serait, sans doute, servi pour lire.

II.—Madame L., âgée de quarante ans, a un nombre considérable de maux auxquels elle attribue la décroissance rapide que sa vue a éprouvée depuis six mois. « De l'œil droit, je n'ai jamais vu. » Il est fortement dévié en dehors. L'œil gauche montre $M = 1:5$; $S = 10:70$. La diminution de l'acuité visuelle résulte d'une choroïdite disséminée avec opacités du corps vitré. Un coup d'œil jeté avec l'ophthalmoscope dans l'œil droit, avec un verre $\frac{1}{10}$, me montre à quelque distance l'image renversée du fond de l'œil, qui présente une atrophie circulaire assez considérable. Il en résulte que la myopie est bien plus forte de ce côté, et lorsque je rapproche le n° 1 à 2″, elle lit, à son grand étonnement, ce caractère fin sans la moindre difficulté. « Elle n'avait jamais essayé de faire cela. » Sur cet œil, $M = 1:2,5$; $S = 10:40$ et avec $-\frac{1}{5}$, elle pouvait encore suffisamment bien lire. Pendant que je soignais l'œil gauche, je conseillai à la malade d'exercer prudemment le droit, soit sans verre, soit avec $-\frac{1}{5}$. S s'accroît ainsi, dans l'espace de quelques mois, jusqu'à $9:20$ et l'œil droit était et est resté plus utile que le gauche.

En général, le traitement des différences de réfraction par les moyens optiques est beaucoup plus facile lorsqu'un des yeux est dévié que lorsqu'il y a vision binoculaire. En pareil cas, nous gardons l'œil le meilleur pour les usages ordinaires, et nous conservons l'autre, au moyen d'exercices, indépendamment de son congénère. Dans des cas rares, avec déviation en dehors, on se sert exclusivement, pour la vue à distance, de l'un des yeux, en employant l'autre à la vue de près. Les malades doivent céder à cette tendance, et nous traitons alors chacun des yeux d'après les règles ordinaires. C'est encore ce qu'il y a de plus simple. Enfin, presque toujours avec une déviation en dedans, et quelquefois avec une déviation en dehors, l'un des yeux est mis hors d'usage. Peut-être était-il, de prime abord, moins fort que l'autre; actuellement il est devenu tout à fait amblyope. Si, pendant qu'on cache l'autre œil, celui-là ne fixe plus, tout espoir est perdu, tout exercice est inutile.

Quant à savoir dans quels cas, lorsqu'il existe une déviation, la ténotomie est indiquée, cette question ne saurait être traitée ici. Je puis, à ce sujet, renvoyer au mémoire connu de de Graefe. Quelques observations peuvent néanmoins trouver place en ces lignes. J'ai accepté, comme résultat de mes recherches, que jamais une différence de réfraction n'est la cause déterminante d'un strabisme : seulement, elle n'empêche pas qu'il se produise. Jamais, non plus, une différence de réfraction ne peut contre-indiquer la ténotomie. Tout ce qu'on peut dire, c'est qu'alors la vision binoculaire n'acquiert pas une grande valeur. Au surplus ! ne fait-on pas aussi la ténotomie pour améliorer l'aspect extérieur, même lorsqu'un des yeux a complétement perdu la faculté de voir. Faisons encore remarquer que, dans les hauts degrés de myopie, un œil dévié en dehors peut acquérir, pour la vision à distance, une position meilleure, mais qu'il apprend rarement à converger.

Lorsqu'il y a aphakie d'un œil, l'acuité visuelle de l'autre étant parfaite, et surtout en cas de déviation, on recommandera quelques exercices avec un verre convexe, pour empêcher l'acuité visuelle de diminuer. Quelques minutes par jour suffisent.

Pour ce qui regarde les indications du traitement, lorsque l'accommodation est perdue sur un œil, nous y reviendrons en traitant des anomalies de l'accommodation, à l'étude desquelles nous sommes arrivé.

Nous éprouvons un certain embarras à dire notre avis sur les matières contenues dans le chapitre IX, qu'on vient de lire, car, sur plusieurs points, notre opinion diffère sensiblement de celle de M. Donders. Nous présenterons nos idées sous forme de propositions isolées, pour que le lecteur puisse faire plus facilement un choix, sans être obligé de rejeter ou d'adopter, en bloc, notre manière de voir.

1° *Il est extrêmement rare que les deux yeux d'une même personne soient absolument pareils.* — Pour s'en assurer, il suffit de répéter avec un grand nombre de personnes, l'expérience si simple de la page 817. Quand les mots *droite* et *gauche* commencent à pâlir, même chez les personnes qui ont des yeux presque pareils, tantôt l'un se brouille un peu plus que l'autre, tantôt, les mots se troublant également, l'un devient cependant plus pâle que l'autre. Ces différences tiennent, soit à une différence de myopie ou d'hypermétropie, soit à un astigmatisme un peu plus fort sur un œil que sur l'autre, soit aux diverses anomalies de la réfraction dont l'étude est encore à faire, soit à des opacités des milieux réfringents, soit enfin à des différences dans la sensibilité des rétines. Si nos moyens d'étude étaient suffisamment parfaits, nous sommes convaincu qu'on ne trouverait jamais, même chez le même individu, deux yeux absolument pareils. En émettant cette opinion, nous nous mettons bien certainement au point de vue objectif, car nous n'avons pu, sur nous-même, constater aucune différence bien notable entre l'œil droit et l'œil gauche (1).

(1) Si nous avons remarqué, depuis longtemps, une prédilection légère en faveur de notre œil droit, cela tient peut-être à ce que c'est le gauche qu'on prend l'habitude de fermer à la chasse, et peut-être aussi à une pigmentation beaucoup plus forte de l'iris de cet œil, ce qui est sans doute un avantage. C'est cette différence de pigmentation qui nous a fait chercher, dès notre première enfance, à nous assurer soigneusement de l'égalité de ces deux organes.

L'astigmatisme est la cause la plus fréquente de différence entre les deux yeux. — On sait que, sauf de rares exceptions, les personnes qui ont des yeux différents, inclinent la tête de côté, de manière à rapprocher de leur plan médian, l'œil dont la vision est la meilleure. Ce symptôme est d'une délicatesse telle qu'on peut annoncer hardiment à une personne qui entre pour consulter, quel est celui de ses yeux qui voit le mieux à distance. Cette tenue de tête, qui est si caractéristique chez les borgnes et les strabiques, se présente, d'une manière moins accentuée, pour la moindre différence entre les yeux ; chez un jeune homme (*obs.* 33) qui présentait sur l'œil droit un astigmatisme inférieur à 1/60, et sur l'œil gauche un astigmatisme à peine constatable, une différence, inférieure à 1/96, dans l'astigmatisme des deux yeux, avait suffi pour faire pencher constamment la tête vers l'épaule droite : la différence d'acuité visuelle était à peine mesurable. On pourrait facilement citer des centaines d'exemples de ce genre; en voici un second. Le docteur A. (*obs.* 331) s'était aperçu de la supériorité de son œil droit sur son œil gauche. La réfraction s'est trouvée être 65° — 48 $\pm \infty$; 150° — 60 $\pm \infty$: une différence d'environ 1/200 dans l'astigmatisme avait produit une différence dans l'acuité des deux yeux, perceptible pour cet observateur exercé.

Ainsi, en général, les deux yeux d'une même personne sont peu différents l'un de l'autre, mais si l'on réfléchit à l'imperfection de nos moyens de mesure et à la difficulté qu'éprouvent la plupart des personnes à s'observer un peu exactement, on nous accordera que, dans l'acception rigoureuse des termes, *il est extrêmement rare que les deux yeux d'une même personne soient absolument pareils.*

2° *Dans la plupart des cas, l'œil qui nous est signalé comme le moins bon est le plus astigmate des deux.* — Cette proposition n'est point une banalité, comme on pourrait le croire, et des exemples le feront comprendre immédiatement.

Un myope (*obs.* 387) nous est amené par un de nos amis pour le tirer d'une grande perplexité : il porte constamment des lunettes — 7, avec lesquelles il ne peut lire sans addition de verres convexes ; il désirerait se dispenser de cette superposition incommode de deux paires de lunettes. Nous remarquons aussitôt un léger strabisme divergent de l'œil droit, et cependant le malade soutient avec acharnement que son œil gauche est de beaucoup le meilleur. L'examen optométrique donne 0° — 96 — 8 ; sph. — 6. L'œil droit étant moins astigmate et plus myope, le malade avait deux raisons pour l'employer de préférence à la vision des objets rapprochés, et c'est ce qu'il n'avait pas manqué de faire; comme on attache toujours plus d'importance à la lecture qu'à la vision au loin, tout en louchant de l'œil droit en nous parlant, notre myope prétendait que son œil gauche lui était absolument inutile, et il fut assez difficile de le convaincre de son erreur.

Le docteur B. (*obs.* 412), avec la réfraction 0° — 96 — 5 ; 30° — 48 — 6, considère son œil gauche comme meilleur que le droit, même pour voir de loin. Cependant nous constatons qu'avec son pince-nez — 10, il voit mieux de l'œil droit que du gauche. Pendant que nous lui adressons vainement des questions pour arriver à l'explication de son erreur, par un mouvement qui lui est évidemment habituel, le docteur B. ferme son pince-nez et le met devant l'œil gauche pour mieux voir le tableau de Snellen pendu à l'autre extrémité de la salle. Dès lors, tout s'explique : le pince-nez, mis double, corrige exactement la myopie de l'œil gauche, et lui donne une acuité supérieure à celle que peut atteindre l'œil droit, sans le secours des verres cylindriques. — Pour un motif analogue, c'est l'œil gauche qui est sans doute préféré pour lire.

3° *La différence entre les deux yeux favorise la production du strabisme divergent quand le bon œil est myope, et celle du strabisme convergent, quand le bon œil est hypermétrope.* — Les anciens auteurs placent tous la cause du strabisme dans l'œil dévié. Depuis que M. de Graefe, en montrant que le strabisme divergent se rencontre habituellement chez les myopes, et M. Donders, en constatant que les strabiques convergents sont habituellement hypermétropes, ont attiré, à juste titre, l'attention sur le bon œil, on ne s'occupe plus assez d'examiner l'autre. Assurément les cas de strabisme alternant sont là pour prouver qu'il peut y avoir strabisme sans différence sensible entre les deux yeux, mais il suffit d'étudier le tableau VII de la page 832 pour s'apercevoir que les strabiques possèdent, en moyenne, des yeux beaucoup plus différents que les autres personnes, il paraît donc certain que l'inégalité entre les deux yeux constitue une prédisposition au strabisme. Cela est surtout facile à constater pour le strabisme divergent, qui se produit à un âge où les sujets se prêtent mieux à l'observation, et qui débute généralement par une insuffisance des droits internes. Il est évident que dans la myopie forte, où la lecture binoculaire, sans lunettes, nécessite un effort de convergence très-considérable, l'insuffisance peut se produire, et se produit en effet, d'après le mécanisme, si bien décrit par M. de Graefe ; mais quand il y a peu de myopie, ou même de l'hypermétropie, on aurait tort de mettre la cause du mal dans les muscles, qui en sont ordinairement fort innocents : c'est comme si l'on voulait attribuer à une insuffisance du releveur de la paupière supérieure l'occlusion de l'œil qui accompagne certaines photophobies. En réalité, quand les yeux, fatigués, refusent le service, les paupières s'abaissent, et si le malade lutte victorieusement contre ce mouvement, ce sont alors les muscles qui refusent de faire converger les yeux sur l'objet dont la vue les fatigue. Cette asthénopie n'est aucunement musculaire; nous l'avons vue se produire dans les affections les plus diverses, telles qu'une cataracte commençante, etc.

Quand, en couvrant un œil, le malade se sent soulagé dans son travail, on n'est pas encore en droit de conclure à de l'asthénopie musculaire; en effet, il arrive parfaitement qu'un œil soit une cause de gêne : nous en trouvons des exemples dans les cas de paralysie de l'accommodation d'un seul œil, et nous pouvons nous en faire une idée en mettant devant l'un de nos yeux des verres qui l'empêchent d'être exactement accommodé : les verres qui produisent une différence très-faible ou très-forte entre les deux yeux gênent moins que ceux qui donnent une différence bien tranchée, telle que 1/24. Par l'effet de l'habitude, une différence de réfraction naturelle gêne moins que celle qu'on peut imiter artificiellement, mais elle gêne encore, et elle produit souvent, sur l'œil qui ne sert pas, une tendance à la déviation en dehors, rebelle à toutes les ténotomies, à tous les prismes, et qui cède, comme par enchantement, à la correction exacte de la réfraction. Depuis le premier cas de ce genre, que nous avons signalé l'année dernière au congrès de Herdelberg, nous en avons rencontré quelques autres. Il suffirait d'ailleurs d'un seul exemple pour prouver que l'œil le moins bon peut apporter une gêne dans la vision et être devié volontairement.

Buffon (1) paraît avoir indiqué le premier qu'un œil peut être une cause de gêne. « J'ai, dit-il, le défaut d'avoir la vue fort courte et les yeux un peu » inégaux, mon œil droit étant plus faible que le gauche. Pour lire de petits » caractères ou une mauvaise écriture, et même pour voir bien distinctement » les petits objets à une lumière faible, je ne me sers que d'un œil. J'ai ob- » servé mille et mille fois qu'en me servant des deux yeux pour lire un petit » caractère, je vois toutes les lettres mal terminées...... »

Non content d'expliquer que l'inégalité des yeux favorise le strabisme, Buffon a constaté cette inégalité dans un certain nombre de cas, et, chez les myopes qui divergent sans avoir les yeux inégaux, il a fort bien expliqué le mécanisme, décrit depuis par M. de Graefe, qui donne lieu à l'insuffisance des muscles droits internes. Aujourd'hui encore, il n'y a pas un mot à ajouter à l'analyse qu'il donne des raisons pour lesquelles les images reçues par l'œil dévié ne sont plus une cause de gêne comme avant la déviation.

4° *Des yeux inégaux peuvent être accommodés simultanément pour un même objet.*— Ce fait, dont nous trouvons encore la mention dans Buffon, est extrêmement facile à constater. Mettez votre porte-plume entre vous et le livre que vous avez sous les yeux : si vos yeux sont tous deux accommodés exactement, vous pouvez lire chaque ligne sans interruption aucune. Mettez, au contraire, le plus faible verre convexe devant l'œil gauche, et vous remarquerez que, pour lire les lettres que le porte-plume cache à l'œil droit, il vous faut faire un léger effort d'accommodation. L'expérience réussit parfaitement avec un verre + 96, mais elle est plus nette avec un verre plus fort : par ce moyen, bien mieux qu'en couvrant alternativement un œil, puis l'autre, vous vous assurerez de l'impossibilité où vous vous trouvez d'accommoder simultanément les deux yeux pour lire. Si nous ne cherchons pas plus loin, nous arriverons à une conclusion diamétralement contraire à celle que nous obtiendrions en portant constamment, *pendant des années*, des verres différents devant les deux yeux, ce qu'il faudrait faire pour nous mettre dans le cas d'une personne qui aurait des yeux différents. — Heureusement l'expérience est inutile à répéter, étant toute faite par les strabiques hypermétropes à qui l'on rend la vision binoculaire. Après leur avoir fait porter quelque temps les lunettes correctrices de l'hypermétropie de chaque œil, on peut graduellement diminuer la force des verres, et si l'on ne diminue que 1/48 environ tous les quinze jours ou tous les mois, tantôt sur les deux yeux, tantôt seulement sur le plus hypermétrope des deux, on arrive à leur procurer la vision binoculaire parfaite sans lunettes. Il est clair qu'une cure de ce genre ne réussit qu'avec des sujets assez jeunes pour posséder une amplitude d'accommodation considérable, et qu'il n'y a pas toujours lieu de l'entreprendre : il suffit, pour démontrer l'exactitude de l'assertion de Buffon, que cette tentative ait réussi une seule fois dans des conditions aussi difficiles que celles que nous présentait un strabique de douze ans dont l'hypermétropie totale, égale à 1/24 sur le bon œil, atteignait 1/9 sur l'œil dévié.

Ayant démontré que des efforts différents de l'accommodation peuvent compenser une différence de réfraction entre les deux yeux, nous devons

(1) *Histoire naturelle*, L'HOMME, addition à l'article du sens de la vue : *Sur la cause du strabisme*, et *Dissertation sur le strabisme*, in *Mémoires de l'Académie*, année 1743.

nous attendre à rencontrer, sans l'emploi de l'atropine, des yeux de plus en plus différents à mesure que nous examinerons des personnes plus âgées; et c'est ce que l'expérience nous paraît confirmer pleinement.

5° *Quand deux yeux sont inégaux, c'est le plus myope (ou le moins hypermétrope) qui reçoit des images plus grandes sur sa rétine, et, après correction de l'amétropie par des verres bisphériques tenus à quelque distance des yeux, c'est le contraire qui a lieu.* — La construction géométrique et l'expérience prouvent qu'en général la différence de grandeur, après correction par les verres, est peu considérable si les lunettes sont tenues très-près des yeux.

6° *Une différence appréciable dans la grandeur des images qui se forment dans les deux yeux n'est pas incompatible avec la vision binoculaire.* — Quand deux yeux sont inégaux, celui qui est inexactement accommodé peut parfaitement concourir à la vision binoculaire, son rôle se bornant alors à donner une notion de la distance des objets. M. Derby nous a cité, dans cet ordre d'idées, un malade intelligent qui fit extraire une cataracte pour éviter les méprises que lui causait le dérangement de la fonction binoculaire, et qui fut parfaitement satisfait du résultat de l'opération. De même, un œil myope associé à un œil emmétrope peut contribuer à donner la notion du relief. L'exemple le plus net nous en a été donné par un ingénieur qui consacre ses loisirs à faire des photographies stéréoscopiques (*obs.* 28), et chez qui nous avons constaté une participation évidente des deux yeux à la vision stéréoscopique, malgré une myopie de 1/16 sur l'un de ces organes. On voit donc qu'une différence de réfraction, accompagnée de cercles de diffusion dans l'un des yeux, n'empêche pas absolument la vision stéréoscopique.

Le même ingénieur, lorsqu'il eut corrigé la réfraction de son œil myope au moyen d'un verre concave, obtint sur cet œil des images plus petites que sur l'autre. Néanmoins, à l'instant même, il annonça une augmentation très-considérable de l'illusion stéréoscopique. Un monocle, correcteur de l'œil myope, lui fournit aussi l'avantage de voir les couleurs des objets prendre des tons beaucoup plus purs, circonstance explicable par la suppression du barbouillage que les images de diffusion de l'œil myope superposaient aux images nettes de l'autre œil.

Pour constater sur soi-même la compatibilité d'une vision nette avec une différence de grandeur des images reçues par les deux yeux, il suffit de mettre, devant chacun, l'un des tubes de deux lorgnettes de spectacle. Il est facile, en ne les plaçant pas parallèlement, de mettre les deux instruments au point de la vision la plus nette, puis de comparer la grandeur des deux images. Supposons que ces images soient, entre elles, dans le rapport de 5 à 7, par exemple; en mettant les deux instruments bien parallèlement, on obtient aussitôt la fusion des deux images. Cette expérience entraîne une fatigue assez considérable des yeux, dont nous allons donner l'explication.

Il est facile de comprendre que tant que l'attention ne se porte que sur un point déterminé de l'objet, la différence de grandeur des images étant petite par rapport à la surface, déjà fort petite, du point considéré, peut n'apporter qu'une faible gêne dans la vision. Les images des parties de l'objet qui viennent se peindre un peu loin de la *fovea centralis* donnent alors des doubles images dont l'écart augmente avec la distance de ces parties au point de fixation ; mais comme la sensibilité de la rétine diminue sensiblement dans le même rapport, à mesure qu'on s'éloigne de la *fovea*, ces doubles images sont peu gênantes. Supposons, maintenant, que les yeux viennent à fixer tous deux un de ces points qui étaient vus indirectement, il est clair qu'ils devront exécuter des excursions inégales ; celui dont la rétine recevait l'image la plus grande devra faire l'excursion la plus considérable, et la différence de grandeur des mouvements demandés aux deux yeux nous paraît suffisante pour expliquer la fatigue dont nous parlions. Cette explication présente cet avantage de nous faire comprendre parfaitement comment des verres différents aux deux yeux, qui sont souvent parfaitement intolérables au premier moment, peuvent devenir très-agréables après quelques jours ou quelques semaines, quand l'innervation des muscles moteurs de l'œil s'est modifiée dans le sens convenable pour que des mouvements associés, d'amplitude différente, s'exécutent avec facilité. Il nous paraît bien plus simple de concevoir les choses de cette manière que d'avoir recours, comme Panum, à l'hypothèse de *cercles de sensibilité* correspondant dans chaque œil aux *points de sensibilité* de son congénère.

Quoi qu'il en soit, il est prouvé, par l'expérience, qu'une *différence appréciable, dans la grandeur des images qui se forment dans les deux yeux, n'est pas incompatible avec la vision binoculaire.*

7° *Les verres inégaux, choisis sans discernement, sont une cause de gêne.* — D'après ce que nous avons vu en 3°, cette proposition est évidente. Il reste à faire voir comment les opticiens et bien des oculistes sont généralement conduits à mal assortir les verres destinés aux deux yeux. — Un malade se plaint de voir plus mal de l'œil gauche, par exemple ; sans rechercher la cause du mal, l'opticien croit raisonner juste en donnant un verre *plus fort* à cet œil *plus faible.* S'il est consciencieux, il vérifie l'effet de la combinaison, et il parvient à donner des verres avec lesquels l'œil gauche voit aussi bien, pour lire, que l'œil droit. Ces verres se trouvent souvent être absolument intolérables, et le motif en est facile à deviner. Si l'inégalité avait pour cause une hypermétropie plus forte de l'œil gauche, les verres, ainsi choisis, peuvent être utiles, mais dans tous les autres cas, ils sont gênants. Supposons, par exemple, qu'un presbyte, dont les yeux sont parfaitement égaux d'ailleurs, soit affecté d'une cataracte commençante, à gauche, et que ses lunettes soient un peu trop faibles, il est clair qu'il lira également bien des deux yeux si on lui met un verre plus fort à gauche : l'œil cataracté ayant alors sur l'œil droit l'avantage d'être exactement accommodé : il n'est pas besoin d'insister sur ce qu'il y a de vicieux à donner ainsi des verres différents à des yeux égaux sous le rapport de la réfraction.

Prenons un second presbyte, dont l'œil gauche, plus hypermétrope que le droit, présente en même temps un degré notable d'astigmatisme. Avec des verres pareils aux deux yeux, l'œil gauche est si inexactement accommodé que, l'habitude aidant, cet œil n'est pas une cause de gêne. Vient-on à corriger maladroitement la différence d'hypermétropie, sans tenir compte de l'astigmatisme, aussitôt l'œil gauche se trouve plus exactement accommodé que par le passé, les images qu'il reçoit ne sont pas assez nettes pour aider à la vision, mais elles le deviennent suffisamment pour causer un trouble intolérable.

On comprend maintenant pourquoi les auteurs remarquent que les myopes acceptent plus volontiers que les presbytes les verres différents qu'on leur propose : dans le choix des verres concaves, on ne peut commettre une erreur analogue à celle qu'a subie le cataracté dont nous venons de parler.

On comprend également comment Böhm (1), sans se douter du motif, a trouvé qu'il est souvent avantageux de donner aux deux yeux des verres bleus inégalement foncés : le verre le plus teinté, mis devant l'œil le moins bon, a pour effet de diminuer la gêne causée par cet œil. Le procédé de Böhm doit faire place, quand cela est possible, à une correction exacte de la réfraction : nous le réservons pour les malades qui présentent sur un œil un défaut que les moyens optiques sont impuissants à corriger.

8° *Les verres inégaux, choisis suivant les règles de l'art, peuvent rendre de très-grands services.* — Le malade le plus reconnaissant que nous ayons rencontré est un dentiste (*obs.* 193 *bis*), âgé de cinquante-six ans, et dont la réfraction est 90° + 16 + 48 ; 90 + 96 + 48. Négligeant l'astigmatisme de l'œil droit, nous lui avons prescrit, pour le travail, 90 + 16 + 12 ; + 12. Le malade, qui avait essayé toute espèce de verres sphériques, soit pareils, soit différents aux deux yeux, nous assure que, par l'emploi des verres exacts, ses yeux ont rajeuni de dix ans.

C'est à dessein que nous avons cité un exemple où l'astigmatisme seul était cause de la différence entre les yeux : si on les acceptait à la lettre, les objections qu'on fait contre l'emploi des verres différents arrêteraient à chaque pas dans la correction de l'astigmatisme.

Il est certain qu'une différence trop considérable entre les deux yeux se prête mal à la correction complète, et nous croyons qu'il faut ne pas chercher à égaliser les yeux à moitié : il faut le faire complétement ou y renoncer complétement. L'âge du malade devra être pris particulièrement en considération. Chez une jeune fille de dix-huit ans (*obs.* 351), les verres correcteurs 0° + 24 + 24 ; — 12, bien que donnant une différence de grandeur très-sensible, furent adoptés avec la plus grande facilité pour peindre et pour lire la musique : la différence de réfraction était supérieure à 1/8. — Chez un médecin (*obs.* 25), âgé de vingt-six ans, il fallut quelques jours pour s'habituer à la combinaison — 8 ; 25° — 10 + 20. Armé de ces verres, suivant qu'il mettait le livre à sa gauche ou à sa droite, le docteur N. voyait les caractères plus petits et plus nets ou plus grands et plus noirs. Après une semaine environ, les caractères étaient devenus aussi nets que pour l'œil gauche seul, aussi noirs que pour le droit seul, la dimension était intermédiaire, et la lecture se faisait avec moins de fatigue que par le passé. On voit que quelques années de plus ont suffi pour rendre plus long l'apprentissage nécessaire pour voir avec des verres présentant une différence de 1/8. — Le docteur S. (*obs.* 17), âgé de cinquante ans environ, renonce, après une semaine, à se servir des lunettes + 24 ; 90° + 24 + 12, et nous les donne à vérifier. Les verres s'étant trouvés exacts, nous les lui renvoyons quelques jours après. Persuadé que nous avons rectifié une erreur de l'opticien, le docteur S. fait une nouvelle tentative, et, la première fois que nous le rencontrons, il nous remercie d'avoir changé les verres, qui lui paraissent maintenant très-supportables.

Légérement modifié, l'*Iconoscope binoculaire* que nous avons présenté de

(1) *Die Therapie des Auges mittels des farbigen Lichtes.* Berlin, 1862.

l'Académie des sciences, le 26 novembre 1866, permettrait de fournir aux yeux les plus différents, des images de même grandeur, tout en donnant aux myopes la possibilité de lire de très-près sans avoir besoin de converger.

Conclusions. — Il ne faut donner de verres différents aux deux yeux qu'après avoir déterminé soigneusement la réfraction de chacun d'eux, et avoir vérifié que les verres choisis égalisent les yeux au *punctum remotum* et au *punctum proximum.*

Même avec ces précautions, l'usage de verres différents exige un apprentissage d'autant plus long que les verres sont plus différents et que le sujet est plus âgé, et il ne faut les prescrire que lorsqu'on se trouve dans des conditions au moins aussi favorables que dans les cas que nous venons de citer.

ANOMALIES DE L'ACCOMMODATION

INTRODUCTION

Nous avons commencé le second chapitre de cet ouvrage en démontrant que les anomalies de la réfraction et celles de l'accommodation forment deux catégories distinctes. Nous avons insisté sur ce fait que les premières dépendent de la conformation de l'œil, les dernières de troubles dans les fonctions des muscles. Cette distinction doit être rigoureusement maintenue. Mais, tout en reconnaissant que ces deux ordres d'anomalies sont de nature différente, il ne faut pas méconnaître la connexion qui les relie. C'est ainsi, par exemple, qu'en parlant de l'œil emmétrope, nous avons dû traiter de la presbytie, quoique cet état, qui est, à la vérité, une condition normale dans l'âge avancé, rentre plus directement, vu sa nature essentielle, dans la catégorie des anomalies de l'accommodation. Ainsi, dans l'aphakie, la réfraction est anormale, mais en même temps l'accommodation est anéantie. En outre, nous avons dit comment l'hypermétropie et, parfois, la myopie peuvent se rapporter à un spasme de l'accommodation, et de quelle manière, dans ces deux états, la connexion entre l'accommodation et la convergence se trouve modifiée. Si nous ajoutons que les symptômes changent suivant que l'anomalie de l'accommodation se rencontre dans un œil emmétrope ou dans un œil amétrope, et que le diagnostic différentiel entre l'une et l'autre catégorie n'est pas toujours exempt de difficultés, on nous permettra, dans un intérêt tout pratique, d'ajouter ici au traité détaillé des anomalies de la réfraction une description succincte des troubles de l'accommodation.

L'accommodation dépend d'une action musculaire. Nous devons donc nous attendre à rencontrer, dans cette étude, les anomalies fonctionnelles propres aux muscles, en général : à savoir, la paralysie et le spasme. En rapport avec la paralysie, il nous faut étudier l'action des mydriatiques ; en rapport avec le spasme, celle des myotiques. Ces différentes recherches doivent avoir pour base la connaissance des nerfs mis en jeu : nous étudierons aussi les mouvements de l'iris qui sont associés à ceux du système accommodateur. Nous traiterons, par conséquent, dans les trois chapitres suivants :

I. De l'influence des nerfs sur l'accommodation et sur les mouvements de l'iris.

II. De la paralysie et de la débilité.

III. Du spasme.

CHAPITRE X.

INFLUENCE DES NERFS SUR L'ACCOMMODATION ET SUR LES MOUVEMENTS DE L'IRIS.

§ 43. — Mouvements de l'iris.

Il a déjà été question (§ 4) du mécanisme de l'accommodation; il ne nous reste, par conséquent, qu'à parler des mouvements de l'iris.

Les mouvements de l'iris sont de deux sortes : mouvements réflexes et mouvements volontaires.

Le *mouvement réflexe* consiste dans le rétrécissement de la pupille qui se produit pendant l'excitation du nerf optique, sous l'influence des rayons lumineux qui viennent le frapper. Fontana (1) a prouvé que la lumière qui tombe sur l'iris ne détermine aucune contraction immédiate de la pupille. Nous avons confirmé ce fait, en faisant arriver sur l'iris, au moyen d'une lentille convexe, l'image réduite d'une petite lumière : dans ces conditions, où la perception lumineuse était faible, la pupille s'est à peine contractée ; tandis que, au contraire, ce premier rétrécissement, presque douteux, a fait place à une constriction énergique dès que la lumière, pénétrant à travers l'ouverture pupillaire, est venue éveiller dans l'œil la perception d'une vive clarté (2). Mayo (3) avait déjà démontré sur des pigeons, au moyen

(1) Fontana, *Dei moti dell' spiride*. Lucques, 1765. — Comp. aussi *Programma*, etc., dans lesquels on trouve une dissertation de E. H. Weber, contenant un résumé de la théorie du mouvement de l'iris. 1821.

(2) Voyez de Ruiter, *De actione Atropæ belladonæ in iridem*. Utrecht, 1853, et dans *Nederl. Lancet*, 1853, t. III, p. 433.

(3) Mayo, *Anatomical and physiological Commentaries*, n° II, in-4. Londres, 1823.

de preuves éclatantes, que c'est dans le cerveau que la contraction de la pupille a lieu, dans ce cas, par action réflexe du nerf optique sur le nerf oculo-moteur. D'autre part, les expériences de M. Harless (1) et de M. Budge (2) ont appris que, même après la mort, la pupille se resserre sous l'influence prolongée de la lumière, aussi longtemps que l'irritabilité subsiste. Il y a plusieurs années déjà que je me suis convaincu, avec le docteur de Ruyter, de la justesse de ce fait. Sur un chien mort d'hémorrhagie, l'un des yeux étant fermé, l'autre fut tourné ouvert vers le jour : au bout d'une heure, la pupille de l'œil resté ouvert était notablement plus petite que celle de l'œil fermé. On laissa alors ce dernier exposé à découvert à la lumière, et le lendemain, le diamètre des deux pupilles était le même. Une autre fois, on enleva le maxillaire supérieur de quelques grenouilles avec les yeux : l'un de ceux-ci fut placé à nu en pleine lumière; l'autre fut soigneusement recouvert d'un morceau de papier noir : au bout d'une demi-heure, la pupille tournée vers le jour était étroite, tandis que l'autre était dilatée; mais cette dernière se rétrécit à son tour, et presque immédiatement après qu'on eut enlevé le papier qui la recouvrait. J'ai fait des expériences du même genre avec le docteur Kuyper. Elles ont été répétées plus tard sur une large échelle par H. Müller (3), et surtout par M. Brown-Séquard (4).

Lorsqu'on fait tomber la lumière sur un seul œil, les deux pupilles se resserrent. Nous appelons constriction *directe* celle qui a lieu sur l'œil soumis à l'influence des rayons lumineux, et constriction *consensuelle* ou *sympathique* (5) celle qui se produit dans l'autre œil (6). On peut étudier

(1) E. Harless, *Die Muskelirritabilitœt*, dans *Denkschrift der München. Acad.*, t. V, 1850.

(2) Budge, *Compt. rend.*, XXXV, 561.

(3) H. Müller, *Würzburger Abhandlungen*, livre X, p. L.

(4) Brown-Séquard, *Journal de physiologie de l'homme et des animaux*, 1859, t. II, p. 281 et 451.

(5) M. Donders adopte l'expression *vernaauwing, consensuelle*, que nous traduisons littéralement par *constriction consensuelle;* mais je crois, sauf erreur, que l'épithète *consensuel* est un néologisme scientifique, et qu'on peut lui substituer, au moins à titre de synonyme, le mot *sympathique*, qui est consacré par l'usage pour exprimer le même ordre de faits, et qui a d'ailleurs la même signification étymologique. Si cependant, pour éviter toute amphibologie, il était convenable de rejeter le mot *sympathique*, ne serait-ce pas plus conforme aux lois de la dérivation des mots de créer l'expression *consensual*, et de laisser celle de *consensuel* au langage de la jurisprudence? (MONOYER.)

(6) Lorsque la contraction *directe* est absente, et que la contraction *consensuelle* se produit sur un œil, on est en droit de conclure à la cécité de cet œil. (DONDERS.)

sur soi-même et d'une manière exacte, par la méthode entoptique, ces deux espèces de mouvements de l'iris, ainsi que le mouvement accommodatif de cette membrane (Listing). En tenant à environ six lignes en avant de l'œil, une petite ouverture pratiquée dans un écran opaque et dirigée vers la lumière, on obtient dans l'humeur vitrée un faisceau de rayons sensiblement parallèles, dont la largeur égale celle de la pupille, et qui est perçu sous la forme d'un disque éclairé et circulaire, dont le diamètre augmente ou diminue avec celui de l'orifice pupillaire. Les deux yeux étant préalablement fermés, vient-on à en ouvrir un, on voit la pupille se rétrécir presque immédiatement, pour redevenir ensuite, petit à petit, plus large, en passant par une série de mouvements oscillatoires; le peu de lumière qui pénètre dans l'œil par la petite ouverture, suffit dans ce cas pour déterminer une vive constriction de la pupille. Le rétrécissement sympathique ne commence, au contraire, suivant Listing (1), que 2/5 de seconde après l'ouverture de l'œil opposé : il dure environ 1/5 de seconde; après quoi, la pupille revient, en peu de secondes, par un mouvement lent et oscillatoire, à des dimensions plus considérables. Listing a vu ce relâchement consensuel suivre, à environ 1/2 seconde d'intervalle, l'occlusion de l'œil du côté opposé et se continuer, pendant 1 ou 2 secondes, avec une vitesse décroissante. Chez moi, cette seconde phase du mouvement sympathique met à s'achever un temps notablement plus long (2). La durée totale des deux phases sympathiques de l'iris, constriction et relâchement de la pupille (ouverture de l'œil gauche, rétrécissement de la pupille droite; occlusion de l'œil gauche, dilatation de la pupille droite), était, chez Listing, de 2/5 + 1/5 + 1/2 + 1 à 2 = 2ˢ, 1 à 3ˢ, 1 ; chez moi, le phénomène entier se reproduit 10 fois par minute et a, par conséquent, une durée de six secondes. Cette différence porte principalement sur la durée du relâchement smpathique, dont il est difficile de déterminer l'instant précis où il est achevé. Dans ces expériences, on doit, pour plus d'un motif, ne produire l'occlusion de l'œil qu'à l'aide d'un écran placé devant lui.

Le *mouvement accommodatif*, comme l'accommodation elle-même, est à ranger au nombre des mouvements volontaires. Nous rétrécissons, à la vérité, notre pupille sans avoir conscience de la contraction de nos fibres musculaires; mais on peut en dire autant de n'importe quel mouvement volontaire. Celui qui élève le ton de sa voix ignore que les cordes vocales sont amenées, par la contraction musculaire, à un état de tension plus considérable ; il atteint son but sans connaître les moyens par lesquels il y parvient. Il en est de même de l'augmentation de l'accommodation dans la

(1) Listing, *Beiträge zur physiologischen Optik*. Gœttingue, 1845.

(2) Voir *Nederlandsch Lancet*, 2ᵉ série, 1846, t. II, p. 442.

vision de près et de la contraction de la pupille qui accompagne cet acte. Que cette constriction pupillaire soit simplement un mouvement associé, cela ne lui enlève pas le caractère d'acte volontaire, car il n'existe peut-être pas un seul muscle qui puisse se contracter isolément.

E. H. Weber (1) s'est occupé de la question de savoir si le rétrécissement de la pupille est associé à la convergence des lignes visuelles ou bien à l'accommodation. Des essais qu'il a faits pour voir distinctement un même objet à travers des lunettes tantôt concaves, tantôt convexes, il a été induit à conclure que la pupille ne se rétrécit, ni ne se dilate, sans un changement de convergence des lignes visuelles. M. Cramer (2) a répété ces expériences, mais sans prendre le soin de regarder dans l'axe des verres, précaution indispensable, dont l'oubli a pu facilement donner lieu à quelque changement de convergence. Cependant, les recherches que j'ai instituées avec le docteur de Ruyter m'ont conduit au même résultat que M. Cramer : à savoir, que la mise en jeu de l'accommodation, même sans augmentation de convergence, détermine le rétrécissement de la pupille. A force d'exercice, je suis actuellement en état de faire varier plus ou moins mes efforts d'accommodation, même sans le secours de verres et tout en fixant invariablement le même point de l'espace ; je me suis ainsi convaincu que tout accroissement des efforts accommodatifs est accompagné d'un resserrement de la pupille, surtout lorsqu'on regarde un objet éloigné.

Les expériences de cette dernière espèce, dans lesquelles la constriction pupillaire porte si pleinement le cachet d'un acte volontaire, sont encore plus irréprochables que celles où, en raison de l'emploi des verres, le changement d'intensité lumineuse n'est pas à éviter entièrement. Il est aisé de démontrer, avec le secours des verres prismatiques, que l'augmentation de convergence des lignes visuelles, sans changement d'accommodation, fait aussi contracter la pupille.

Listing a remarqué que le rétrécissement pupillaire qui accompagne l'acte de l'accommodation s'accomplit au moment même où la volonté entre en activité, comme cela se passe dans les mouvements des muscles ordinaires. Cependant, il est aisé de se convaincre que, s'il y a presque simultanéité entre la volonté et les mouvements de dilatation et de resserrement de la pupille, la vitesse avec laquelle s'accomplissent ces mouvements n'est nullement égale à celle qui est propre aux autres muscles soumis à la volonté. Ainsi, par exemple, en adaptant ma vue alternativement pour un objet éloigné et pour un objet rapproché, il ne m'est pas possible de produire volontairement, plus de trente fois par minute, le

(1) *Loc. cit.*, p. 12.

(2) Cramer, *Het accommodatie-vermogen der oogen*. Harlem, 1853, p. 114.

resserrement et la dilatation de ma pupille. Des expériences récentes m'ont démontré en outre que les changements de forme produits par l'accommodation précèdent un peu les mouvements de l'iris (1).

§ 44. — Système nerveux ciliaire et ses fonctions.

Nous avons déjà démontré que l'accommodation dépend d'une action musculaire qui s'accomplit dans l'intérieur de l'œil. Mais il n'existe pas d'autres muscles dans cet organe que l'iris et le muscle ciliaire qui ont déjà été décrits page 504. L'accommodation se produit par l'intermédiaire du muscle ciliaire et probablement même par lui seul (comp. page 505). Pourtant les mouvements de l'iris sont associés à ceux de l'accommodation ; ils sont gouvernés par les mêmes nerfs, et tant que le mécanisme de l'accommodation ne sera pas complétement élucidé, on ne saurait rejeter, comme inadmissible, une relation directe entre ces deux ordres de mouvements. Ajoutons à cela que les perturbations de l'accommodation se révèlent à nous principalement par des anomalies de la motilité de l'iris. En conséquence, il est permis de traiter, sous un même chef, des nerfs de l'iris et de ceux du muscle ciliaire.

L'iris et le muscle ciliaire reçoivent leurs nerfs du ganglion *ophthalmique*, aussi appelé ganglion *ciliaire*. Ce ganglion envoie de dix à quinze rameaux déliés, les *nerfs ciliaires courts*, qui perforent la sclérotique non loin du nerf optique, et, cheminant droit en avant entre la sclérotique et la choroïde, se rendent au muscle ciliaire et à l'iris et donnent quelques filets à la cornée. Un ou deux autres nerfs ciliaires, les longs, viennent directement du nerf *naso-ciliaire*, traversent la sclérotique comme les précédents, et vont se terminer, suivant M. Cl. Bernard (2), dans la conjonctive et dans l'iris, mais pas dans la cornée ; leur origine indique qu'ils sont principalement des agents de sensibilité. — Dans le ganglion ciliaire pénètrent trois branches nerveuses, qu'on appelle ses racines : la racine courte lui vient du nerf oculo-moteur ; la longue, existant souvent en double (3), émane du nerf naso-ciliaire ; la troisième racine est un rameau fourni par la portion cervicale du grand sympathique. On trouve en outre, dans ce ganglion ciliaire, un grand nombre de cellules ganglionnaires. Quel est le mode d'union de ces cellules avec les trois

(1) *Nederl. Arch. voor Genees en Naturk.*, II, 106, 1865 (traduction allemande du livre de Donders).

(2) Claude Bernard, *Leçons sur la physiologie et la pathologie du système nerveux*. Paris, 1858, t. II, p. 86.

(3) Voyez Hyrtl, *Berichtigungen über das Ciliarsystem des menschlichen Auges*, dans *Med. Jahr. Œsterreich.*, t. XXVIII, p. 1.

sortes de fibres nerveuses sus-mentionnées ? C'est ce qui n'est pas déterminé ; encore moins sait-on si de nouvelles fibres nerveuses ne s'y ajoutent pas. Tous les nerfs ciliaires, dont nous avons déjà décrit le trajet initial, arrivés au voisinage plus ou moins immédiat de la face externe du muscle ciliaire, s'y divisent d'abord en deux, et plus loin en un grand nombre de ramifications qui forment un riche plexus (*orbiculus ciliaris* de W. Krause) d'où partent de nombreux petits rameaux qui pénètrent dans le muscle ciliaire. En 1853, avec l'aide du docteur de Ruyter, j'ai suivi sur des lapins blancs le trajet de ces nerfs, et le résultat de ces recherches a été indiqué en ces termes (1) : « Un grand nombre de troncs nerveux, après » avoir concouru à former un plexus dans le muscle ciliaire, se rendent » dans la grande circonférence de l'iris et y donnent naissance, près du » bord, à un nouveau plexus composé de branches encore assez fortes. » De ce deuxième plexus partent des branches plus petites, qui vont en » constituer un troisième, dans cette partie de l'iris où les fibres muscu- » laires affectent déjà une disposition circulaire. Les fibres nerveuses appar- » tiennent pour la plupart aux fibres déliées ; elles deviennent encore plus » minces à mesure qu'elles se subdivisent : elles ont dans l'iris un très- » long parcours isolé, surtout celles, plus rares, qui appartiennent aux » grosses fibres nerveuses ; elles forment dans leur trajet un grand nom- » bre d'anses, du sommet desquelles se détachent par division de nouvelles » fibres qui, à leur tour, forment encore des anses ; ces dernières toute- » fois ne doivent pas encore être considérées comme anses terminales, car » on peut parfois observer des divisions ultérieures des fibres nerveuses, » qui, après avoir perdu leur gaîne médullaire, vont se terminer en plu- » sieurs endroits, d'une manière invisible. » — Ces faits ont été confirmés par des observateurs subséquents. Pour le moment, je n'ai rien d'essentiel à ajouter ici en ce qui concerne les fibres nerveuses. Je rappellerai seulement que des cellules ganglionaires ont été trouvées dans les expansions périphériques de divers nerfs, surtout dans ceux des muscles non soumis à la volonté, et que cette découverte concerne aussi les nerfs ciliaires. De semblables cellules n'ont pas seulement été indiquées, il y a déjà quelques années, par H. Müller et M. Schweigger, et dernièrement par M. Saemisch (2), dans la choroïde, où les fibres musculaires ne font pas entièrement défaut ; elles ont encore été vues nettement par H. Müller (3) dans l'*orbiculus ciliaris*, ou C. Krause (4) mentionne déjà leur présence. Müller

(1) *Nederlandsch Lancet*, t. III, p. 436.

(2) Saemisch, *Beiträge zur normalen und pathologischen Anatomie des Auges*. Leipzig, 1862, pl. II, fig. 2 et 8.

(3) H. Müller, *Würzb. Abhandl.*, t. X, p. 108.

(4) C. Krause, *Handb. der Anatomie*, 2e édit., I, 526.

a vu dans le muscle ciliaire, au milieu des ramifications du premier et du deuxième ordre des nerfs ciliaires, de belles cellules isolées, à contour bien délimité, et munies parfois de deux ou trois prolongements, dont le passage dans les fibres nerveuses à gaîne médullaire n'a toutefois pas pu être reconnu avec certitude. L'éminent anatomiste, dont la science déplore la perte récente, a pensé néanmoins pouvoir regarder ces organes comme de véritables cellules ganglionnaires. W. Krause (1) a confirmé cette découverte en tous points. Müller (*l. c.*) a trouvé, en outre, jusque dans les filets nerveux les plus déliés du muscle ciliaire, là même où les fibres primitives se divisent, de petits renflements de la fibre, au centre desquels on pouvait voir un petit corpuscule arrondi, de forme ovale et ayant l'apparence d'une cellule ganglionnaire bipolaire. Alors que Müller est resté dans le doute à l'égard de la vraie nature de ces corpuscules, W. Krause (*loc. cit.*), constatant leur présence constante sur douze cadavres, croit pouvoir les considérer comme des cellules ganglionnaires, tout en reconnaissant, il est vrai, qu'elles ne sont pas en connexion avec l'axe des fibres nerveuses. Il n'est pas invraisemblable qu'on découvre dans l'œil encore plus d'un groupe de cellules ganglionnaires, en relation avec les nerfs ciliaires.

Après cette courte description anatomique, occupons-nous des fonctions du système ciliaire. A l'exception d'une ou deux branches ayant une origine séparée, que nous avons indiquée précédemment, tous les nerfs destinés à l'iris et au muscle ciliaire proviennent du ganglion ciliaire. C'est dans ce ganglion, par conséquent, que réside la fonction. Il s'agit donc de connaître l'influence exercée sur le ganglion, par chacun des trois nerfs qui lui fournissent ses racines, et de savoir quels sont les états des muscles intra-oculaires qui répondent aux divers états du ganglion. Il n'y a toutefois rien de certain à dire à cet égard, et nous devons nous contenter, pour le moment, de rechercher l'influence des racines du ganglion, en tant qu'elle se manifeste dans les muscles.

L'*action du nerf oculo-moteur* sur le muscle sphincter de la pupille est hors de doute. Non-seulement, dans la paralysie de ce nerf, la pupille est dilatée et immobile, mais encore elle se contracte énergiquement sur les animaux dont on irrite la base du crâne. En contradiction avec les observations antérieures, MM. Volkman et E. Weber avaient vu sur des animaux l'irritation de la base du crâne amener une dilatation de la pupille; mais Budge (2) a démontré que ce phénomène doit être attribué à l'irritation concomitante du rameau du grand symphatique, qui marche dans le voisinage et qui conserve plus longtemps son excitabilité. Nuhn (3), qui

(1) W. Krause, *Anatomische Untersuchungen*, 1861, p. 91.

(2) Budge, *Archiv für physiol. Heilk.*, 1853, t. XI, p. 780.

(3) Nuhn, *Zeitschrift für rationnelle Medicin.*, nouv. sér., 1852, t. III.

avait vu pareillement la pupille se dilater sur un criminel décapité, a reconnu, après avoir expérimenté sur différents animaux, la même source d'erreur indiquée par Budge. Plus tard, la contraction de la pupille par l'irritation du nerf oculo-moteur fut aussi constatée sur l'homme décapité (1). Les cas de paralysie complète de ce nerf restent néanmoins les arguments les plus décisifs dans la question, parce qu'ils prouvent que le nerf de la troisième paire est la condition *sine qua non*, aussi bien des mouvements réflexes et accommodatifs de l'iris que de l'accommodation elle-même. Il ne reste plus aucune trace de ces phénomènes lorsque la paralysie du nerf est complète. Si d'autres branches nerveuses ont aussi une influence sur le sphincter de la pupille et sur le muscle ciliaire, elles ne l'ont que par l'intermédiaire du nerf oculo-moteur. Les expériences de M. Cl. Bernard (2) qui, en opposition avec ces faits positifs, n'a vu se produire, sur les lapins, aucun changement sur le diamètre de la pupille, ni par la section du nerf oculo-moteur, ni par l'irritation de son bout périphérique, ne sauraient ébranler mon opinion à cet égard. — L'irritation du nerf de la troisième paire ne provoque pas d'autres phénomènes que ceux sus-mentionnés. La seule particularité qui décèle l'influence du ganglion interposé, c'est la lenteur relative de la contraction de la pupille. — Le nerf oculo-moteur envoie-t-il aussi quelques filets purement sensitifs dans l'intérieur de l'œil? C'est un point qu'on ne peut décider.

L'influence du grand sympathique sur les mouvements de l'iris a été découverte, avant 1727, par Petit (3) : le médecin français trouva la pupille plus étroite après la section du nerf vague. Dupuy (4), en observant le même phénomène, consécutivement à l'extirpation du premier ganglion cervical, prouva que Petit avait attribué avec raison le resserrement pupillaire, dans ce cas, à la section du grand sympathique. L'exactitude du fait a été mise en évidence plus tard par les expériences pleines de soin de Reid (5). MM. Budge et Waller (6) ont le mérite d'avoir dé-

(1) Par Budge et Waller (*Archiv für physiol. Heilk.*, t. XI, p. 775), et par Duval. Rochart et Petit (*Gaz. méd. de Paris*, 1852, p. 457).

(2) Cl. Bernard, *Leçons sur la physiologie et la pathologie du système nerveux*, Paris, t. II, p. 207 et 209.

(3) Petit, *Mémoire dans lequel il est démontré que les nerfs intercostaux fournissent des rameaux qui portent des esprits dans les yeux*, dans *Mémoires de l'Académie des sciences*. Paris, 1727, p. 1, et *Hist. de l'Acad. des sciences*, p. 7.

(4) Dupuy, *Journ. de méd. et de chir.*, *etc.*, t. XXXVII, p. 340.

(5) Reid, *Edinb. med. and surg. Journal*, août 1839, et *Physiol. and pathol. Researches*. Edinburgh, 1841, p. 291.

(6) Budge et Waller, *Compt. rend.*, 1852, XXXIV et XXXV, *passim*.

montré que les filets du grand sympathique qui agissent sur la pupille tirent leur origine de la moelle épinière, en passant par les racines antérieures des deux dernières paires cervicales et des six premières paires dorsales. Sur les grenouilles et les lapins, la constriction consécutive à la section du grand sympathique est faible, et, sur ces derniers, elle n'est certainement pas plus considérable, quand en même temps le premier ganglion a été extirpé; sur les chiens, elle est très-considérable. Mais le phénomène le plus frappant et qui ne manque jamais, c'est la dilatation pupillaire qui suit l'irritation du cordon cervical du grand sympathique, dilatation lente à apparaître, mais atteignant rapidement son maximum. La différence de largeur des deux pupilles, après la section du grand sympathique, est plus grande lorsque les deux yeux ne sont exposés qu'à une lumière peu intense : si l'action du sphincter est trop puissante, la résistance opposée par l'action normale des fibres radiées cesse aussi d'être suffisante, au moins chez les lapins. La différence de grandeur de l'orifice pupillaire persiste cependant; au moins l'avons-nous vue durer plus de six mois sur les chiens et les lapins; M. Budge l'a même vue se maintenir toute une année. — MM. Budge et Waller ont observé que, après la section du nerf vague et du cordon cervical du grand sympathique, c'est le bout inférieur du premier de ces nerfs et le bout supérieur du dernier qui, conformément à leur différence d'origine, subissent la dégénérescence graisseuse. Nous nous sommes assuré de la réalité du fait dans plusieurs cas; mais le ganglion même et les faisceaux nerveux qui en émanent, et dont le nombre paraît surpasser celui des branches qui y entrent, ne présentaient aucune modification. Conformément à ceci, l'irritation du ganglion dans ces circonstances détermine encore la dilatation de la pupille, même au bout de plusieurs semaines. Extirpe-t-on le ganglion cervical lui-même, les branches nerveuses qui s'en détachent subissent à leur tour la métamorphose graisseuse; mais, dans ce cas aussi, les nerfs ciliaires restent inaltérés jusque dans l'iris, où nous les avons retrouvés plusieurs semaines après l'ablation du ganglion cervical; résultat dont on est redevable, selon toute apparence, à la présence du ganglion ciliaire. On comprend aussi par là que le resserrement de l'orifice pupillaire ne soit pas plus considérable après l'extirpation du ganglion cervical qu'après la simple division du sympathique au-dessous du ganglion.

Ce qui précède nous apprend que la racine grise du ganglion ciliaire a pour effet de relever continuellement la tonicité des fibres radiées. De cette manière, le dilatateur de la pupille agit avec une force constante comme antagoniste du sphincter. L'action de ce dernier varie, comme nous l'avons vu, avec la lumière incidente et avec l'accommodation; mais du moment que le sphincter est paralysé, la pupille est immobile. On doit néanmoins admettre que l'action tonique du muscle dilatateur, semblable en cela à celle des nerfs vaso-moteurs, est susceptible de baisser et de hausser dans certaines conditions déterminées, mais encore inconnues (irritation de la cinquième paire ?). — On a admis très-hypothétiquement que le grand sympathique agit aussi sur l'accommodation. On trouvera peut-être un peu téméraire de nier absolument une influence en faveur de laquelle on peut invoquer l'analogie de ce qui a lieu pour l'iris; cependant nous assurons que cette influence n'est prouvée par aucun fait dûment établi : nous ne connaissons aucun muscle qui soit antagoniste du muscle ciliaire, et jusqu'ici l'idée d'une accommodation *active* à distance est dénuée de tout fondement. En revanche, l'influence du sympathique sur la tonicité des vaisseaux sanguins s'est montrée à nous avec certitude. On sait que la section du sympathique cervical entraîne à sa suite une dilatation considérable des vaisseaux de la tête, qui est très-nettement apparente sur les oreilles des lapins ; on sait également que l'irritation de ce nerf détermine le rétrécissement des vaisseaux sanguins de la même région (Cl. Bernard). J'ai démontré, avec le docteur van der Beke Callenfels (1), que le système vasculaire de la pie-mère est sous la dépendance du même nerf; je me suis convaincu plus tard, avec le docteur Kuyper (2), que l'irritation du grand sympathique détermine aussi le resserrement des vaisseaux de l'iris, même lorsque ceux-ci ont été dilatés par l'instillation de la digitaline ou par l'évacuation de l'humeur aqueuse, ou que l'extrait de fève de Calabar ayant été appliqué, cette irritation du sympathique élargit à peine la pupille, comme je l'ai découvert naguère avec M. Hamer. Ce dernier fait vient à l'appui de mon opinion, que le rétrécissement des vaisseaux ne peut pas être une conséquence de la dilatation de la pupille, mais qu'il en est indépendant. A une époque antérieure, j'étais enclin à faire dériver de la construction des vaisseaux la dilatation de l'orifice pupillaire qui est produite par l'irritation du sympathique, et je supposais que la diminution du sang dans l'iris devait affaiblir en même temps la contraction du muscle sphincter. Mais la dilatation est tout aussi manifeste lorsque la circulation sanguine est abolie, et elle semble trop considérable pour pouvoir être expliquée par le resserrement des vaisseaux. On est donc porté, pour s'en rendre compte, à avoir recours aux fibres radiées de l'iris, dont l'existence a été constatée sur quelques animaux où elles sont fortement développées.

L'*influence du nerf trijumeau* sur l'iris et l'accommodation est encore entourée de ténèbres. On doit admettre par exclusion que le nerf de la cin-

(1) *Nederlandsch Lancet*, t. IV, p. 689.

(2) *Onderzökingen over de kunstmatige verwijding van den oogappel*, dissert. inaug., 1859.

quième paire donne à l'iris la sensibilité, attendu que ni le nerf oculo-moteur ni le grand sympathique ne renferment de fibres sensitives, qui puissent expliquer la grande sensibilité de l'iris ; celle-ci est d'ailleurs abolie par la section du nerf trijumeau.

Ce qui offre de la difficulté, c'est de déterminer l'influence de ce nerf sur les mouvements de l'iris. Il résulte de l'expérience que l'irritation du tronc de la cinquième paire et celle de la branche ophthalmique de Willis déterminent le rétrécissement de la pupille. Dans l'état actuel de la science, nous ne connaissons pas d'autres rétrécissements de la pupille que ceux produits par action réflexe, sous l'influence de la lumière, et par l'acte de l'accommodation ; or, ces deux sortes de mouvements sont entièrement abolies dans la paralysie du nerf oculo-moteur, comme nous l'avons dit. Une influence directe du nerf de la cinquième paire sur le sphincter de la pupille (par l'intermédiaire de filets moteurs) est donc invraisemblable. En conséquence, nous sommes conduits à admettre que l'irritation du nerf trijumeau, portée, soit sur son tronc, soit sur ses rameaux, agit sur le ganglion ciliaire, pour y augmenter l'action des fibres de l'oculo-moteur, ou pour y diminuer celle du grand sympathique. On pourrait objecter que la contraction pupillaire ainsi produite ne fait pas défaut lorsque le nerf de la troisième paire et le grand sympathique sont divisés ; mais ce fait perd sa valeur quand on se rappelle que, longtemps après la section dont nous parlons, le ganglion ciliaire et le système nerveux intra-oculaire restent normaux, ce qui, pour ce dernier, résulte déjà de cette circonstance que l'action de l'atropine ou de la fève de Calabar en instillations n'en est pas altérée.

Toutefois, le mécanisme à l'aide duquel le nerf trijumeau agit sur le ganglion ciliaire demande encore quelque explication. Puisque l'action de ce nerf persiste, comme nous l'avons dit, après la section de l'oculo-moteur et du sympathique, il faut qu'elle puisse avoir lieu sans être réfléchie dans les organes centraux. Or, ceci n'offre aucune difficulté. En effet, si nous considérons que, dans l'irritation d'un nerf, le changement de l'état électro-moteur se propage dans les deux sens, nous pouvons parfaitement comprendre l'influence directe d'une irritation, sans qu'il soit besoin d'admettre, dans le nerf trijumeau, des fibres dont la fonction normale serait une transmission centrifuge vers le ganglion ciliaire. Mais si de pareilles fibres existent en réalité (et leur présence dans le nerf lacrymal est hors de doute), on pourrait encore expliquer la contraction de la pupille qu'on observe dans l'irritation des filets nerveux périphériques, par la réflexion de cette irritation sur les fibres à conductibilité centrifuge, dans le ganglion de Gasser. Dans l'irritation de la cornée, où se répandent les nerfs ciliaires, on peut même admettre que la réflexion se fait comme dans la sécrétion de la salive, où M. Cl. Bernard a démontré l'acte réflexe s'opérant dans le ganglion submaxillaire. Les principales expériences sur lesquelles repose la théorie développée plus haut, à l'égard de l'influence du nerf trijumeau sur les mouvements de l'iris, sont les suivantes :

1° Après la section du nerf trijumeau, à la base du crâne, la pupille se resserre chez les lapins (chez les chiens ?) ; mais ce rétrécissement ne survient souvent qu'au bout de quelques minutes et disparaît, pour la plus grande part, au bout de quelques jours ou même de quelques heures (Longet, Budge). Il en est de même chez les grenouilles (Budge), et aussi lorsqu'on divise la moelle allongée en son milieu (J. Müller).

2° La seule compression du nerf ophthalmique de Willis suffit à MM. Budge et Waller pour faire naître une constriction de la pupille. M. Cl. Bernard observa le même phénomène après la section de ce nerf. La mobilité de l'iris sous l'influence de la lumière n'est pas altérée par ces conditions nouvelles, et s'il n'en résulte aucune inflammation de l'œil, les deux pupilles ne tardent pas à recouvrer à peu près le même diamètre.

3° Le nerf de la troisième paire a-t-il été préalablement divisé (Budge), ou enlevé (Cl. Bernard), la pupille ne s'en rétrécit pas moins, quand on vient à couper aussi le nerf trijumeau.

4° M. Cl. Bernard (1) déchire le nerf oculo-moteur d'un côté ; après quoi la pupille correspondante s'élargit : il instille ensuite des deux côtés de l'extrait de belladone, et les deux pupilles acquièrent le même diamètre ; enfin, la section du nerf trijumeau, du même côté où l'oculo-moteur était enlevé, amène le rétrécissement de la pupille correspondante.

5° Sur un jeune lapin, le physiologiste français coupe le nerf optique et tous les nerfs moteurs de l'œil : l'irritation de la cinquième paire n'en fait pas moins apparaître le resserrement de l'orifice pupillaire.

6° Sur un autre animal, le premier ganglion du grand sympathique est enlevé : la pupille est alors étroite, avec le diamètre vertical plus grand ; on divise le nerf trijumeau, et la pupille devient ronde tout en devenant encore plus étroite.

De tout ce que j'avais vu et lu relativement à l'influence de la section du nerf trijumeau, un certain doute m'était venu, si cette opération agissait sur la pupille surtout en raison de cette circonstance, qu'on avait en même temps divisé les filets du grand sympathique, qui, suivant M. Budge, arriveraient au ganglion ciliaire en passant par le ganglion de Gasser. Je pris donc la résolution de faire de nouvelles expériences sur ce sujet, en commun avec le docteur P. Q. Brondgeest, lecteur à l'Université et aide de physiologie. Sur des lapins, le cordon cervical du grand sympathique d'un

(1) Claude Bernard, *loc. cit.*, t. II, p. 90.

côté fut mis à nu et soumis un instant à une légère irritation, à l'aide de l'appareil à glissement (ou appareil à schlittage, *Schlitten-Apparat* de du Bois-Reymond), afin de nous assurer que le nerf mis à découvert agissait sur la pupille ; la peau fut ensuite réunie au moyen de serres-fines et le nerf trijumeau du même côté divisé selon la méthode indiquée par M. Cl. Bernard. L'insensibilité de l'œil ayant été ainsi obtenue sans troubles généraux, le sympathique fut de nouveau excité à des intervalles de temps plus ou moins longs, afin de voir s'il avait conservé son influence sur l'iris. L'expérience réussit sur onze lapins et voici les résultats qui ont été obtenus :

1° La section, soit du ganglion de Gasser, soit de la branche ophthalmique de Willis, donne constamment lieu à un rétrécissement de la pupille, avec longueur plus grande du diamètre vertical. Le rétrécissement se produit, même lorsque l'anesthésie des parties environnantes n'est pas complète, mais à condition toutefois que la cornée soit insensible.

2° Le resserrement de l'orifice pupillaire devient moindre dans l'espace de quelques heures ; mais il ne se dissipe pas si l'œil est atteint d'irritation et si les vaisseaux de l'iris sont fortement distendus. La pupille devient alors parfois anguleuse.

3° Le rétrécissement fait place à un peu de dilatation si, en protégeant convenablement l'œil, on empêche le développement d'un état inflammatoire, l'anesthésie fût-elle absolue. Le docteur Snellen (1) a démontré que l'inflammation consécutive à la section du nerf trijumeau est causée par le contact d'irritants que l'œil, en raison de son état d'anesthésie, ne cherche pas à éviter, et qu'elle ne survient pas, si l'on a soin d'éloigner méthodiquement toute cause extérieure d'injures.

4° En faisant des essais comparatifs sur les deux côtés, on observe que le rétrécissement est beaucoup plus considérable après la section du nerf trijumeau qu'après celle du sympathique cervical, ou après l'ablation du premier ganglion.

5° La tension du globe oculaire reste la même au commencement ; elle devient même parfois un peu plus grande, quand la pupille est très-petite et que l'iris est rapproché de la cornée. Mais elle diminue régulièrement dans un court espace de temps, et elle tombe le plus bas lorsque, grâce à une protection suffisante, l'œil est préservé d'inflammation. Ce fait de la diminution de la tension oculaire est conforme à ma théorie du glaucome, que je considère comme une *névrose primitive* des nerfs de la sécrétion.

6° Après la section du nerf de la cinquième paire et l'obtention de l'anesthésie, l'irritation du grand sympathique a donné lieu, sept fois sur

(1) H. Snellen, *De invloed der zenuwen op de ontsteking*. Utrecht, 1857.

onze, à une dilatation de la pupille, dilatation de beaucoup inférieure, il est vrai, à celle qu'on détermine lorsque le nerf trijumeau n'est pas divisé; quatre fois, l'irritation du sympathique a été sans effet sur la largeur de la pupille. Dans tous ces cas, la cornée était absolument insensible. Parmi les sept cas où l'irritation du sympathique fut suivie de dilatation, on observa trois fois la sensibilité de la paupière inférieure, et une fois celle des deux paupières; dans les trois autres cas, il y avait insensibilité de ces parties.

7° Dans toutes ces expériences, même dans celles où la pupille est restée immobile, les vaisseaux de l'oreille se sont resserrés par l'excitation du grand sympathique, preuve que ce nerf était sensible. Avant de couper le nerf trijumeau, nous nous étions assurés que la dilatation de la pupille et la constriction des vaisseaux de l'oreille, obtenus par l'irritation du grand sympathique, étaient simultanées.

8° Quand le nerf de la cinquième paire a été divisé, la pupille se resserre sous l'influence de la fève de Calabar, et se dilate sous celle de l'atropine. Ce dernier effet n'est pas très-marqué.

9° La dissection à laquelle il fut procédé montra que, dans la grande majorité des cas, le nerf ophthalmique de Willis avait été divisé avant son entrée dans le ganglion; que parfois on avait aussi coupé la deuxième branche du trijumeau et en partie la troisième; dans d'autres cas, le ganglion de Gasser avait été lui-même atteint. Mais la dissection ne put expliquer d'une manière satisfaisante pourquoi, dans certains cas, l'irritation du sympathique avait dilaté la pupille, tandis qu'elle était restée sans effet sur l'iris dans d'autres cas.

Les résultats, consignés sous le chef 4°, indiquent suffisamment que les phénomènes qu'on observe après la section du nerf trijumeau ne sont pas à mettre sur le compte de la section seule des filets du sympathique cervical qui serait faite en un point plus élevé. Du paragraphe 6°, il suit que l'influence du grand sympathique peut persister, même après la section du nerf trijumeau et le rétrécissement pupillaire qui en résulte.

CHAPITRE XI.

DE LA PARALYSIE ET DE LA DÉBILITÉ DE L'ACCOMMODATION.

§ 45. — Action des mydriatiques.

a. Les anciens (1) connaissaient déjà l'action mydriatique de quelques plantes et s'en servaient dans l'abaissement de la cataracte. Cependant la

(1) Pline, *Hist. naturalis*, livre XXV, chap. XIII.

vertu de cette nature qu'on a attribué à l'*anagallis* n'a pas été confirmée par l'expérience. L'influence de la *belladone* sur la pupille est mentionnée pour la première fois par Van Swieten (1), puis par Reimar (2), Mellin, Ray et d'autres ; Loder (3) fit usage de l'infusion de cette plante dans l'extraction de la cataracte. Néanmoins, Charle Himly (4), qui découvrit l'action mydriatique de la *jusquiame*, a le mérite d'avoir été le premier à généraliser l'emploi des mydriatiques en oculistique. Presque à la même époque, Darwin (5) indiqua les avantages qu'on pourrait en retirer dans certaines ophthalmies. — L'influence sur l'accommodation ne fut recherchée que plus tard et avec une précision admirable par le docteur Wells (6) ; dans ses expériences sur le docteur Cutting, il nota la perte totale de l'accommodation et même un léger reculement du *punctum remotissimum.*

L'étude comparée d'une foule de substances et de préparations a montré que les mydriatiques les plus propres à être employés se rencontrent dans les solanées : parmi les plantes de cette famille, l'*Atropa belladona* doit être préférée, pour diverses raisons, à toutes les autres, même au *Datura stramonium* et à l'*Hyosciamus niger* (7). Sont supérieurs à tout cela, l'atropine pour les cas où l'on ne recherche qu'un effet modéré, et le sulfate d'atropine pour ceux qui demandent une action plus forte : l'atropine se dissout dans 450 parties d'eau, et le sulfate d'atropine est extrêmement soluble. Une goutte d'une solution de 1 partie de sulfate d'atropine dans 120 parties d'eau, degré de force que nous représentons par l'expression 1:120, suffit déjà parfaitement pour produire un effet complet (8). L'action est, du reste, d'autant plus faible et dure d'autant moins longtemps

(1) *Commentaria*, in H. Boerhaavii *Aphorismos*, etc., t. III.

(2) Dariès, *Diss. de Atropâ belladonâ*. Lipsiæ, 1776.

(3) Comp. Schiferli, *Ueber den grauen Star*, p. 85.

(4) *Gœtt. gelehrte Auzeige*, 1800.

(5) *Zoonomia*, t. III, p. 132. Londres, 1801.

(6) *Philosophical Transactions*, 1811, t. I, p. 378.

(7) Comp. Kuyper, *Onderzökingen over de kunstmatige verwijding van den oog appel*, dissert. inaug. Utrecht, 1849.

(8) Si l'instillation du sulfate d'atropine est suivie, au bout d'une demi-heure, de douleur et d'injection, c'est que la préparation n'est pas bonne ; il survient alors, si l'on en continue l'application, une inflammation particulière que j'ai décrite sous le nom d'*atropinisme*. L'usage de la bonne préparation, continué pendant plusieurs mois, détermine aussi, chez quelques personnes, une inflammation de cette nature ; il faut alors mettre de côté le medicament pour tout de bon. Il est rare, dans ce cas, que d'autres mydriatiques soient supportés. Les réactifs ne permettent pas de reconnaître le sulfate d'atropine bien préparé. (Comp. Kuyper, *loc. cit.*)

que la solution est plus étendue. L'usage interne de ce médicament, usage qui exige de la circonspection, détermine aussi la mydriase.

b. Les principaux phénomènes qui suivent l'instillation du sulfate d'atropine sont : 1° l'augmentation du diamètre de la pupille, suivie de l'immobilité de l'iris ; 2° la diminution et bientôt la perte totale de l'accommodation.

La dilatation de la pupille est considérable chez l'homme (surtout chez les jeunes sujets), chez le chien et chat ; elle est moins grande chez les lapins, faible chez les oiseaux, où elle avait passé inaperçue avant nos recherches, très-manifeste chez les grenouilles, nulle ou à peine sensible chez les poissons. A la suite de l'instillation du soluté au 1 : 120, la dilatation commence à se montrer chez l'homme au bout de 15 minutes, et elle atteint presque son maximum dans l'espace de 20 à 25 minutes ; il y a alors immobilité complète de la pupille. L'action mydriatique est d'autant plus prompte à apparaître que l'individu est plus jeune et la cornée plus mince. Chez les grenouilles et les oiseaux, la dilatation de la pupille ne met qu'une ou deux heures à disparaître et fait place à un rétrécissement de courte durée.

Fig. 158.

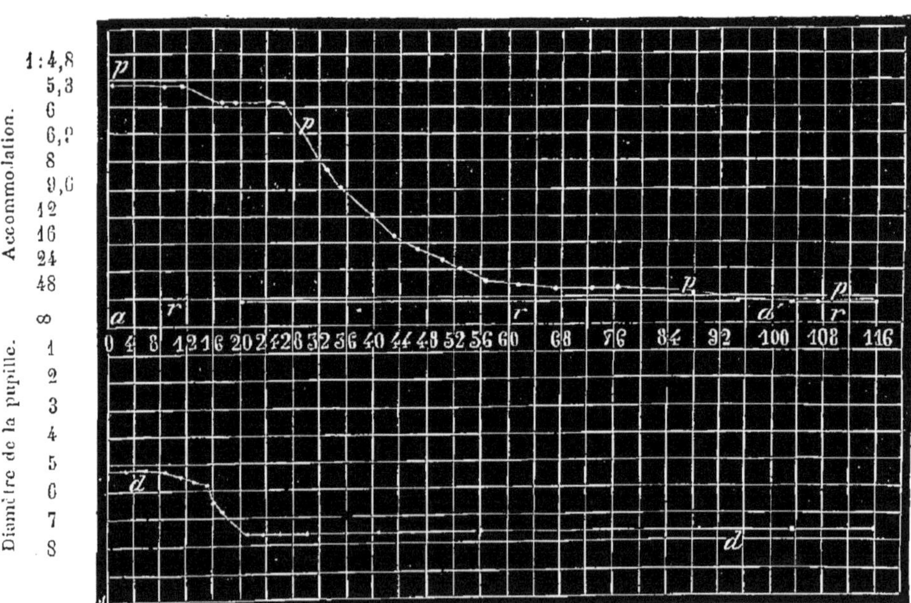

La marche de la dilatation chez l'homme, après l'instillation du soluté au 1 : 120, est représentée par la ligne *dd* de la figure 158 ; le retour de la pupille à son diamètre normal est représenté dans la figure 159 par la ligne *dd*. Sur la ligne des abscisses *aa'* sont marquées les minutes écoulées à partir du moment de l'instillation, lequel correspond au zéro ; les longueurs des ordonnées, comptées vers le bas, perpendiculairement à *aa*, donnent les diamètres transverses de la pupille, qui sont indiqués en millimètres par les nombres placés en avant des droites horizontales. La mensuration de

Fig. 159.

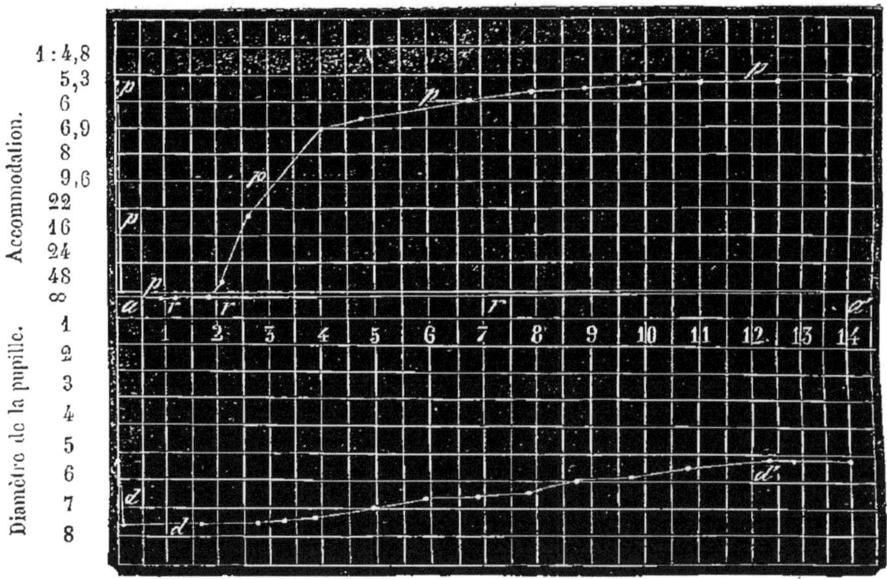

la pupille a été pratiquée avec précision au moyen de l'ophthalmomètre ; l'œil examiné était exposé à un éclairage dont l'intensité était chaque fois exactement la même et son congénère était fermé : on laissait entre chaque observation un court intervalle de repos. La figure 159, dont les abscisses représentent en jours la durée totale des variations de grandeur de la pupille, donne de la même manière les diamètres dans la courbe située au-dessous de *a a'*.

L'accommodation commence à diminuer un peu après le début de la dilatation pupillaire. Au bout de quelques jours, elle revient peu à peu, en même temps que la mobilité de la pupille. La figure 159 donne, dans la courbe *pp*, la marche du punctum proximum *absolu*, et dans la coube *rr*, celle du punctum remotissimum. On voit que ce dernier point éprouve à peine un léger déplacement, tandis que le point le plus rapproché de la vision s'éloigne de l'œil. Ce recul du punctum proximum commence à s'opérer de 12 à 18 minutes après le moment de l'instillation ; il est encore peu marqué au bout de vingt-six minutes, alors que la pupille est déjà presque complétement dilatée ; il marche ensuite rapidement et se ralentit de nouveau avant d'atteindre son maximum, qui a lieu cent trois minutes après le moment de l'instillation, lorsque p et r coïncident et que l'accommodation est en conséquence totalement abolie. — Au bout de quarante-deux heures, on trouve la pupille un peu plus petite et jouissant déjà d'une légère mobilité; on constate en même temps l'existence d'un faible degré d'accommodation, qui croit ensuite assez rapidement jusqu'au quatrième jour, mais qui ne recouvre la plénitude de sa valeur première que le onzième jour.

L'observation qui a servi à construire ces figures a été pris sur l'œil de mon aide de clinique, M. Hamer, qui est parvenu, par l'exercice, à déterminer très-exactement son *punctum proximum absolu*, en donnant aux lignes visuelles leur maximum de convergence, en même temps qu'un œil est exclu de la vision. Aux résultats qu'on peut déduire des figures, nous avons à ajouter les remarques suivantes :

1. Après le retour de l'accommodation, le troisième jour et les jours suivants, l'amplitude d'accommodation relative se trouve dans les mêmes conditions que chez les myopes (1) : pour des convergences moyennes, on ne peut disposer de plus d'une très-petite fraction de l'accommodation existante. M. Hamer a trouvé, par exemple, le sixième jour, que pour une convergence de 9 pouces qui, sur l'œil exempt d'atropine, mettait en activité environ la moitié de l'accommodation totale, l'œil soumis à l'instillation n'employait que 1/5 de l'accommodation qu'il était déjà en état de développer pendant le maximum de convergence.

2. Dans le cas de M. Hamer, qui est celui d'une myopie légère, le point le plus éloigné de la vue distincte est resté à peu près stationnaire. Il s'éloigne ordinairement un peu plus de l'œil; il recule encore bien davantage, s'il existe dans l'œil un effort continuel de l'accommodation, comme cela est propre à l'hypermétropie, et comme on le rencontre assez fréquemment chez quelques amblyopes, les astigmates et chez de jeunes myopes.

3. Lorsqu'on fait des efforts d'accommodation, les objets paraissent plus petits (micropsie) : on croit, en effet, leur distance moindre qu'elle ne l'est en réalité, et attendu que l'angle visuel n'est pas devenu plus grand, on s'imagine l'objet plus petit (2).

4. Pour l'œil atropinisé, les objets paraissent beaucoup plus fortement éclairés, surtout lorsque les deux yeux sont ouverts à la fois; auquel cas

(1) F. C. Donders, *Ametropie en hare gevolgen*, in-8. Utrecht, Van der Post, 1860, p. 38.

(2) J'ai observé ce phénomène pour la première fois sur moi-même, et j'en ai donné l'explication ci-dessus dans *Nederlandsch Lancet*, 1851 ; Deel. VI, p. 607.

la pupille de l'œil qui n'est pas sous l'influence de l'atropine est plus étroite que de coutume, par suite de la contraction sympathique. La comparaison se fait en regardant un objet clair placé sur un fond sombre, chacun des yeux étant armé d'un verre prismatique dont l'angle est tourné en dehors.

La perte de l'accommodation, après l'application de l'atropine, est d'autant plus gênante que la pupille, en raison de sa largeur si insolite, donne lieu déjà, avec une faible aberration de l'accommodation, à de grands cercles de diffusion; il faut donc, pour voir nettement à différentes distances, des verres différents, et c'est à peine s'ils laissent quelque latitude à la vision. Le trouble de la vue varie d'ailleurs suivant l'état de réfraction de l'œil : les emmétropes voient bien à distance, mais ils ne peuvent rien distinguer de près, sans le secours de verres convexes; les myopes accusent moins de gêne, car bien que la vision des objets éloignés soit beaucoup plus confuse pour eux, cependant ils peuvent souvent encore lire à la distance de leur punctum remotissimum, lequel n'a pas changé de place; chez les hypermétropes, la plus légère action du mydriatique suffit à déterminer un trouble tel qu'ils ne peuvent guère voir distinctement sans verres convexes. Un seul œil est-il sous l'influence de l'atropine, la vue en est d'autant plus troublée, parce que la clarté de l'image nette dans l'autre œil est si faible par rapport à celle de l'image diffuse dans l'œil mydriasé. Il est préférable de fermer l'œil atteint de mydriase. Lorsque les deux yeux sont sous l'influence mydriatique, il n'y a aucune contre-indication à se servir de verres convexes.

J'ai fait quelques recherches, avec le docteur Kyper, sur les solutions *faibles de sulfate d'atropine*. Notre confrère est arrivé aux résultats suivants :

a. La solution de 1 : 1,800 produit une bonne dilatation dans l'espace de 30 minutes; celle-ci atteint son maximum, avec immobilité complète de la pupille, et généralement avec une perte presque totale du pouvoir accommodateur au bout de 45 à 60 minutes. Déjà, le lendemain, on constate un retour de la mobilité. Enfin, le troisième jour, il n'existe plus aucun trouble, quoique l'on puisse encore constater, pendant deux ou trois jours, une différence dans le diamètre des deux pupilles.

b. La solution de 1 : 2,400, produit la dilatation après 25 à 33 minutes, elle atteint son maximum (diamètre = 8 $^1/_4$ ^{mm}) après 45 à 50 minutes, sans toutefois entraîner une perte complète de l'accommodation; après 55 minutes, on ne peut plus généralement constater de mobilité; enfin après 70 minutes le pouvoir accommodateur est sensiblement réduit, mais nullement anéanti. Quelques heures après l'instillation, la dilatation diminue : le lendemain, elle est encore perceptible ; le troisième jour elle est faible, et ce n'est que le quatrième jour, que la pupille est revenue à son état normal.

c. La solution au 1 : 9,600 produit la dilatation après 60 minutes, mais lentement, et ce n'est qu'après 90 minutes que la dilatation est parfaite ; cependant la pupille n'est pas immobile, et le pouvoir accommodateur n'est que faiblement réduit. Le lendemain, la pupille est très-mobile et peu large, et, le troisième jour, il n'existe plus de trace de mydriase.

d. La solution au 1 : 14,400 produit un commencement de dilatation après 35 ou 40 minutes; dans l'espace de 2 à 4 heures, le diamètre de la pupille s'est accru de 2^{mm}; après 7 heures, la contraction a déjà commencé, et, le lendemain, il n'est plus possible de constater la moindre trace de mydriase.

J'ai étudié, en 1854, avec le docteur de Ruyter (1), le mode d'action des mydriatiques. De son côté, à la suite de recherches indépendantes des nôtres, M. de Graefe était arrivé au même résultat que nous, à l'époque où je publiai mon travail. Ces expériences ont mis hors de doute le passage de l'atropine dans l'humeur aqueuse. En effet :

α. L'action de ce mydriatique est d'autant plus prompte à se manifester que la cornée est plus mince et l'animal plus jeune. L'ablation des couches externes de la cornée accélère l'apparition des premiers symptômes (de Graefe). Lorsqu'il survient un peu de mydriase, à la suite de frictions du mydriatique sur la région sus-orbitaire, c'est le plus souvent parce qu'il en est entré quelque trace dans l'œil. Lorsqu'on introduit une grande quantité de solution d'atropine dans une incision faite à la peau (sur des chiens), on ne tarde pas à voir la pupille du côté opposé se dilater aussi (par action générale). β. L'application du mydriatique bornée à la cornée donne, sur les yeux des grenouilles, dans l'espace de quelques minutes, une dilatation encore appréciable, alors même qu'on a préalablement enlevé le cœur ou décapité l'animal, ou réséqué le cerveau et la moelle épinière, ou qu'on a été jusqu'à isoler complétement l'œil. On observe le même phénomène sur une tête de veau séparée du tronc et sur des lapins récemment mis à mort. γ. Une trace d'une solution très-diluée de sulfate d'atropine ayant été introduite, au moyen d'un tube capillaire, dans la chambre antérieure d'un lapin, y détermina la dilatation de la pupille. δ. Après avoir été soumis, sur place, à des instillations prolongées, l'œil d'un lapin fut lavé complétement au moyen d'un large courant d'eau ; l'humeur aqueuse fut ensuite évacuée et transportée dans l'œil d'un chien, où on la maintint longtemps en contact avec cet organe (de Graefe l'injecta aussi dans la chambre antérieure) : on vit

(1) *Loc. cit.*

alors se produire une dilatation notable de la pupille. C'est là l'expérience capitale. La quantité de substance active qui avait pénétré dans la chambre antérieure était pourtant très-minime, attendu qu'une solution au 1 : 120000 agit déjà aussi énergiquement, quand elle est maintenue plus longtemps en contact avec la cornée. Dans la mydriase produite par l'usage interne du médicament, l'humeur aqueuse qu'on retire de la chambre antérieure est inactive.

Reste enfin la question de savoir par l'intermédiaire de quels nerfs l'atropine absorbée exerce l'action que nous venons d'étudier. Tout d'abord, il n'est pas admissible que cette substance agisse directement sur les fibres musculaires. En considérant que la nature de ces éléments contractiles est identique dans le sphincter et dans le dilatateur de la pupille, on devra s'attendre à ce qu'ils soient influencés tous deux de la même manière par l'atropine, et qu'il ne puisse en résulter un agrandissement considérable de l'ouverture pupillaire. Nous nous arrêterons donc à cette idée que l'atropine agit sur les fibres nerveuses ou sur les cellules ganglionnaires. α. *Le muscle sphincter est paralysé* : les mouvements réflexes et le mouvement accommodatif de l'iris sont abolis; il y a, en même temps, paralysie de l'accommodation (et par conséquent, du muscle ciliaire), paralysie qui, à la vérité, n'est pas complète d'aussi bonne heure que celle du sphincter de la pupille. Il s'ensuit que les fibres du nerf oculo-moteur sont paralysées, et en dernier lieu, celles qui sont situées le plus profondément; c'est-à-dire celles qui se distribuent dans le muscle ciliaire, argument de plus en faveur d'une action de l'atropine sur les éléments nerveux. β. *Le muscle dilatateur paraît se contracter énergiquement :* la preuve en serait que, dans la paralysie du nerf oculo-moteur, l'atropine augmente encore d'une manière notable la grandeur de la pupille, ainsi que M. Ruete (1) l'a, le premier, observé. Le même phénomène a lieu sur les animaux auxquels on a enlevé le nerf oculo-moteur. Pour expliquer ce fait, on admet une action excitante sur le nerf grand sympathique, excitation que nous avons peine à nous figurer continue, à moins qu'elle n'ait lieu par l'intermédiaire des cellules ganglionnaires. Il est reconnu, en effet, que ces cellules agissent d'une manière toute spécifique, et nous voyons, par l'effet de la strychnine (2) mise en contact immédiat avec la substance grise de la moelle épinière, qu'elles peuvent être amenées à un état continu

(1) Ruete, *Klinische Beiträge z. Pathologie und Physiologie der Augen und Ohren*. Brunswick, 1843, p. 250.

(2) Si Harley n'a pas obtenu de tétanos dans ces conditions, cela doit être imputé vraisemblablement à l'emploi d'une solution trop forte (voy. Kölliker, *Verhandl. des Gesellsch. Würzburg*, Bd. IX, p. XVII).

d'excitation, sous l'influence de certaines substances. Après une forte application d'atropine sur des lapins, j'ai vu la pupille se dilater encore davantage par l'irritation de la portion cervicale du grand sympathique, preuve au moins que ce nerf n'est pas paralysé. Si l'on a fait la section préalable du grand sympathique, la pupille du côté correspondant ne s'élargit pas autant que celle du côté opposé, sous l'influence de l'atropine. Biffi (1) et Cramer (2) ont aussi vu dans ce phénomène une preuve de l'action irritante exercée sur le grand sympathique. Mais ces expériences ne sauraient nous suffire ; à nos yeux, elles ne sont pas probantes : les différences de grandeur de la pupille, observées dans ces conditions, peuvent parfaitement s'expliquer par la seule variation de l'action du grand sympathique, suivant que celle-ci est normale ou abolie, jointe à la paralysie du nerf oculo-moteur. Avouons que la première expérience n'est pas non plus décisive. En admettant que, dans la paralysie ou l'ablation du nerf oculo-moteur, ses fibres continuent à agir d'une manière plus faible, mais invariable, sous l'influence du ganglion ciliaire ; la paralysie complète de ces fibres, jusque dans l'iris même, suffirait à expliquer l'augmentation ultérieure, consécutive à l'application de l'atropine, sans qu'il soit besoin d'admettre une irritation du nerf sympathique.

Il est probable que l'atropine exerce une influence stupéfiante sur le nerf trijumeau. Cependant elle agit comme à l'ordinaire, quand ce nerf est paralysé chez l'homme, ou réséqué sur des lapins. La pupille était-elle primitivement plus large sur un œil que sur l'autre, comme c'était le cas du malade observé par le docteur Snellen (3), elle continue à être plus large après que les deux yeux ont été atropinisés. Était-elle, au contraire, plus étroite sur un œil, comme on l'a vu dans les expériences sur les lapins, elle n'en demeure pas moins plus étroite que sa congénère, sous l'influence de l'atropine sur les deux yeux.

On ne peut rien dire de certain relativement à l'action de l'atropine sur les nerfs vaso-moteurs de l'iris.

§ 46. — Paralysie morbide de l'accommodation.

La paralysie de l'accommodation, en tant qu'état morbide, est assez fréquente. Les yeux emmétropes et les yeux amétropes y sont également

(1) *Intorno all'influenza che hanno sull' occhio i due nervi grandi sympatico e vago*. Pavie, 1846, p. 12.

(2) *Het accommodatie-vergomen*, 1853, p. 127.

(3) Voir *Tijdschrift voor geneeskunde*, 1864.

sujets. Ce mal s'observe à tout âge; mais il a moins d'importance chez les sujets qui ont perdu, en partie ou presque complétement, leur accommodation à la suite d'altérations séniles. Puisque nous savons que l'accommodation est exclusivement répartie aux muscles intrinsèques de l'œil, c'est dans les filets de la racine courte du ganglion ciliaire que nous devons chercher l'origine de cette paralysie. Ainsi, il arrive souvent que ces filets seuls soient paralysés, et nous avons alors affaire à une simple paralysie de l'accommodation, mais, sauf de rares exceptions, il s'y combine une paralysie du sphincter de la pupille, qui reçoit ses filets moteurs de la même racine. Enfin, dans un même nombre de cas, il existe, en même temps, une paralysie d'autres branches du moteur oculaire commun, et, parfois, tous les rameaux de ce nerf sont atteints. Il est à remarquer que, tandis que la paralysie de l'accommodation s'observe très-souvent isolée, il est relativement rare qu'une paralysie survienne dans le domaine de la troisième paire, sans paralysie de l'accommodation. Je puis ajouter, du moins en ce qui touche à mon expérience personnelle, que les paralysies de l'accommodation non compliquées sont de beaucoup plus fréquentes chez les femmes que chez les hommes, fréquentes aussi chez les enfants ; tandis que la paralysie de la troisième paire avec paralysie de l'accommodation est beaucoup plus commune chez les hommes et ne survient pas ordinairement avant l'âge de vingt-cinq ans. En pareil cas, la paralysie est rarement complète, ou, pour mieux dire, il n'existe qu'une parésie, en ce sens qu'une certaine partie du pouvoir d'accommodation est conservée. Il est juste d'ajouter que cette portion est ordinairement insignifiante.

La *paralysie de l'accommodation non compliquée* n'offre qu'un symptôme objectif; la dilatation et l'immobilité de la pupille. La dilatation n'est pas considérable ; car, même en cas de paralysie complète, il ne faut pas s'attendre à voir la pupille plus dilatée qu'elle ne l'est dans l'obscurité. Cependant, lorsque la paralysie est complète, on n'aperçoit plus trace, soit d'un mouvement accommodateur, soit d'un mouvement réflexe. Je dois ajouter que ces cas sont extrêmement rares. En outre, on ne peut considérer comme absolu le rapport qui existe entre la paralysie de la pupille et celle de l'accommodation. J'ai trouvé, une fois, une accommodation suffisante, avec une immobilité absolue de la pupille. Dans un autre cas, la paralysie de l'accommodation se dissipa sans que la mobilité de la pupille se fût rétablie. D'autre part, la mobilité de la pupille peut n'être que très-modérément altérée alors qu'on constate une perte complète ou presque complète du pouvoir accommodateur. De tout ce qui précède, il ressort que les symptômes subjectifs sont les plus importants et ces derniers sont notablement influencés par l'état de réfraction de l'œil malade.

Les *myopes* dont le punctum remotum n'est situé qu'à une distance de 14'' de l'œil lisent sans difficulté, car ce point n'est pas altéré ; et quoique le punctum proximum coïncide avec le punctum remotum, comme la réfraction est inaltérée, ils voient très-nettement à 14'' ou à une distance moindre. Le trouble qu'ils éprouvent se réduit à ce que les objets situés au delà paraissent confus à cause des cercles de diffusion dus à l'élargissement de la pupille, et à ce que les objet ssitués en deçà des points proximum et remotum réunis ne sont pas vus distinctement. Ces deux espèces de trouble manquent en grande partie quand la paralysie de l'accommodation n'est pas complète, et, dans ces conditions, ces myopes ne font entendre que peu de plaintes. Seulement, lorsqu'ils portent des verres neutralisants et qu'ils s'en servent pour travailler, ils se trouvent sur le pied de l'égalité avec les emmétropes.

Emmétropes.— Ceux-ci recourent à l'oculiste dès que leur accommodation se paralyse. Ils ne peuvent plus lire ni écrire et s'aperçoivent aussitôt qu'il est survenu dans leur vue une altération notable. Il en est ainsi même dans les cas, qui sont les plus communs, où un seul œil est atteint. La vue s'obscurcissant, à cause de la soudaineté de la paralysie, on est amené à essayer isolément la vision de chaque œil, ce qui a pour résultat de faire immédiatement découvrir le mal. Si nous constatons que la vue à distance est nette et qu'on la rend confuse par l'addition de verres concaves ou convexes, tandis que la vue de près nécessite l'emploi de verres convexes, le diagnostic est fait; il trouve sa confirmation dans la paresse de l'iris et la dilatation de la pupille.

Chez les *hypermétropes*, la paralysie de l'accommodation entraîne encore des troubles plus notables. Ils voient confusément, non-seulement les objets rapprochés, mais encore ceux qui sont à distance, alors que, relativement à la vue de loin, un effort instinctif d'accommodation triomphait naguère de leur hypermétropie. Un tel état doit évidemment simuler une amblyopie et j'ai déjà cité un cas dans lequel le père du malade, qui était médecin, avait été effrayé à l'extrême. Si l'on s'habitue, dans tous les cas où la vue est troublée, à déterminer systématiquement, au moyen de verres, l'état de la réfraction et l'acuité de la vision (voy. § 9) pour la vue à distance, on évitera sûrement l'erreur. De cette manière, l'amblyopie sera aussitôt exclue du diagnostic, et de ce que les verres qui sont nécessaires pour la vue à distance sont insuffisants pour la vue de près, on conclura qu'il existe une paralysie de l'accommodation.

Les phénomènes sont moins caractéristiques, lorsque la paralysie est incomplète; lorsqu'il y a parésie. Souvent le myope ne s'aperçoit alors d'aucun trouble, l'emmétrope se plaint de se fatiguer rapidement lorsqu'il l'applique à voir de près, asthénopie qui se rapproche de celle des hypermétropes (voy. chap. V); mais l'hypermétrope éprouve bien vite des troubles asthénopiques considérables dans la vue de près et même lorsqu'il tente de voir distinctement à distance. En général, l'asthénopie se développe très-rapidement dans la parésie de l'accommodation, attendu que la dilatation de la pupille rend nécessaire une adaptation exacte, si l'on veut distinguer assez nettement, et, en second lieu, parce que, comme dans la parésie produite par l'atropine, la latitude relative de l'accommodation est très-défavorable; alors que, avec le maximum de la convergence, le punctum proximum est relativement peu éloigné de l'œil, il n'est possible de réaliser, avec une convergence moyenne, qu'une faible tension accommodatrice.

Quelquefois aussi, on entend se plaindre de micropsie les malades affectés de parésie de l'accommodation ; ce phénomène a été expliqué plus haut (voy. § 45).

Ce qui précède se rapporte surtout aux paralysies de l'accommodation non compliquées. Cette paralysie n'est cependant, nous l'avons vu, qu'un

FIG. 160.

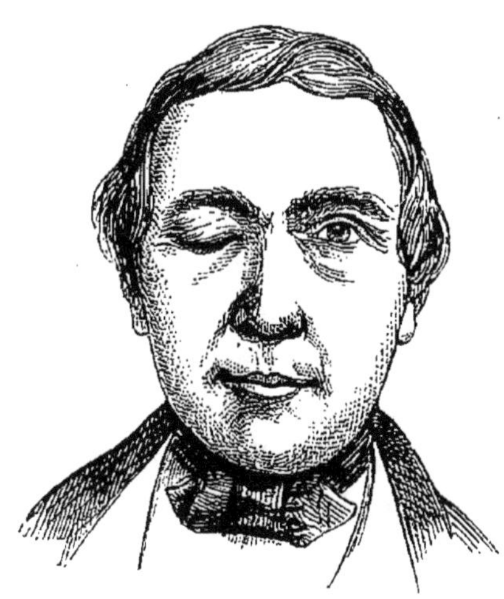

FIG. 161.

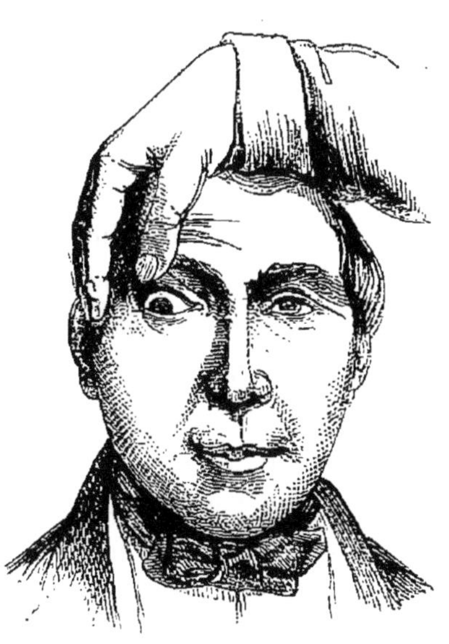

phénomène partiel appartenant à *un état pathologique général* et, le plus souvent, à la *paralysie du nerf moteur-oculaire commun*. Lorsque celle-ci est complète, la paupière supérieure est abaissée et l'angle externe de la fente palpébrale est, lui-même, sensiblement plus bas que celui du côté opposé (voy. la figure 160, tirée d'une photographie) ; ce qui prouve que le releveur de la paupière supérieure (actuellement paralysé) relève aussi la paupière inférieure qui lui est réunie. Cependant la paupière supérieure conserve un certain degré, très-faible, à la vérité, de mobilité en haut ; car lorsque le sujet tente de relever ce voile membraneux, l'orbiculaire des paupières, innervé par le facial, se détend encore : ce muscle conserve, en tout cas, très-sensiblement, la faculté de se contracter. Lorsqu'on soulève la paupière supérieure paralysée, on trouve la cornée déviée en dehors (fig. 161), et quand le sujet regarde du côté opposé, cette membrane atteint à peine le milieu de la fente palpébrale (paralysie du muscle droit interne). Quand le sujet veut élever le regard, l'œil où siége la paralysie reste immobile à sa place (paralysie des muscles droit supérieur et oblique inférieur). Si le malade veut regarder en bas, le grand oblique, animé par le nerf pathétique, agit seul ; d'où il résulte, surtout quand l'œil est dirigé un peu en dehors, qu'il se produit une faible rotation autour de la ligne visuelle plutôt qu'un mouvement en bas de l'axe optique (1). A ces phénomènes s'ajoutent une fausse appréciation de l'emplacement des objets et une déviation apparente de ces derniers, qui se manifeste toutes les fois que l'œil paralysé tente un mouvement ; ces phénomènes sont consécutifs, le premier à un faux jugement de la position de l'œil, le second à la perte du rapport qui existe normalement entre l'effort volontaire tendant à déplacer l'œil et le déplacement réel du champ visuel sur la rétine. Ainsi s'explique le vertige dont se plaignent les malades. Dans d'autres cas, une partie seulement des muscles innervés par la troisième paire est atteinte par la paralysie.

Parfois le releveur de la paupière supérieure, qui est rarement inattaqué et qui nous révèle ordinairement la nature du mal, se trouve être le seul atteint. D'autres fois, c'est le droit interne seul : il est très-rare que l'oblique inférieur soit paralysé avec lui, quoique la branche nerveuse destinée à ce muscle, et qui fournit au ganglion ciliaire sa racine courte, soit justement celle d'où part la paralysie isolée et non compliquée de l'accommodation. Il n'est pas rare de voir, des deux côtés, différents muscles innervés par la troisième paire paralysés simultanément ou alternativement, avec ou sans perte du pouvoir accommodateur. La quatrième ou la sixième paire peut aussi être atteinte simultanément (j'ai observé un cas dans lequel il y avait, à la fois, paralysie du droit externe et de l'accommodation), et parfois il s'y ajoute une *paraesthésie* de quelques branches de la cinquième paire. Enfin la paralysie de l'accommodation existe, à titre de symptôme secondaire, dans la paralysie d'autres parties du corps, et alors elle dépend de désordres siégeant dans les centres nerveux. Au milieu de toutes ces complications, les troubles résultant d'une paralysie de l'accommodation restent les mêmes.

(1) Le mouvement de rotation mentionné ici a été observé et analysé par moi dans un cas rapporté dans la *Nederlandsch Lancet*, 1850, t. VI, p. 425. Comparez aussi Ruete, *Deutsche Beitraege*, p. 242.

Le procès morbide duquel dépend la paralysie de l'accommodation est souvent obscur. L'expérience a démontré qu'assez souvent un changement brusque de température, l'exposition du corps à un orage ou à un courant d'air violent peuvent être suivis de paralysie des nerfs moteurs de l'œil, paralysie affectant soit une seule, soit plusieurs branches nerveuses. Lorsque des journées très-chaudes sont suivies de soirées très-fraîches, on voit augmenter le nombre de ces paralysies. On les appelle rhumatismales et quelques auteurs les rapportent à une altération inflammatoire de la gaîne des nerfs affectés. En pareil cas, la paralysie éclate brusquement et on la constate, le matin, au réveil. On peut alors espérer qu'elle disparaîtra dans l'espace de quelques semaines ou de quelques mois; mais il faut renoncer à cet espoir lorsqu'au bout d'une demi-année il ne s'est pas encore réalisé. Si, par la suite, le second œil est frappé (ce que j'ai souvent observé), on est tout naturellement porté à admettre une prédisposition constitutionnelle; mais, dans nombre de cas, il n'existe aucune raison suffisante à l'appui de cette manière de voir : la syphilis seule peut être considérée comme cause constitutionnelle de la paralysie en question, et elle peut, quand le mercure a été administré antérieurement, provoquer cette maladie plusieurs années même après l'infection. En pareil cas, il est rare que la paralysie ne frappe que l'accommodation. On a surtout lieu de considérer le siége du mal comme central quand les deux côtés sont pris à la fois.

La syphilis peut déterminer la paralysie, en donnant naissance à une périostite, à des tumeurs particulières des nerfs; peut-être aussi à l'inflammation de ces derniers. Ordinairement, néanmoins, il n'est possible de constater sur le vivant aucune de ces lésions morbides. En outre, dans certains cas cités, des blessures, des abcès de l'orbite, des tumeurs de la cavité crânienne et plusieurs autres altérations pathologiques ont été mises en jeu, et même des médecins crédules ont fait entrer l'hystérie et l'hypochondrie dans le cadre étiologique des paralysies dont nous traitons.

Du traitement nous dirons peu de mots. La paralysie rhumatismale cède spontanément; le plus souvent au bout de deux ou trois mois. On a assez généralement l'habitude, dans cette maladie, de frictionner le pourtour de l'œil avec une pommade à la vératrine et de donner, à l'intérieur, le seigle ergoté. Je suis, en cela, l'exemple des autres; mais il est très-difficile de s'édifier sur l'efficacité d'un pareil traitement, même au moyen d'observations comparatives. Le myosis qui succède à l'administration de l'extrait de Calabar, même dans les cas de paralysie du nerf moteur oculaire, donne, à la vérité, dans tous les cas, une amélioration symptomatique; mais jusqu'à quel point ce médicament est-il apte à remplir d'autres indications encore ; c'est ce que de nouvelles observations devront déterminer. (Voy. la fin du § 48 : *du Myosis et des Myotiques.*)

Si la syphilis constitutionnelle paraît être la cause du mal, on essaiera d'un traitement anti syphilitique. Ordinairement on emploie de préférence une courte série de frictions ; mais cette médication, comme toutes les autres, reste souvent sans grand effet. Si le système nerveux est atteint d'une manière plus générale, on devra régler, en conséquence, la manière de vivre et le traitement, sans avoir égard à la paralysie de l'accommodation.

Quant aux verres qu'il faut choisir, dans la paralysie de l'accommodation, nous dirons seulement qu'il est indiqué de placer le point de la vision distincte là où son emplacement est à désirer, en raison de l'acuité de la vue et des occupations auxquelles le malade désire se livrer. Quelquefois cependant, lorsque la paralysie de l'accommodation est incomplète, je prescris des verres plus faibles, pour assurer, par l'effort nécessaire, l'exercice du pouvoir accommodateur ; mais si, dans ce cas, il survient des embarras asthénopiques, je ne tarde pas à prescrire des verres plus forts. Pour savoir si dans une paralysie unilatérale de l'accommodation, le concours d'un verre convexe est nécessaire, et pour se renseigner sur le degré de ce verre, on se conformera aux règles que nous avons formulées sur l'usage des verres dans les cas de différence de réfraction des deux yeux. (Voy. § 43.)

On doit toujours se rappeler que, l'état de réfraction de l'autre œil n'étant pas altéré, un seul et même verre ne pourra servir que pour une distance tout à fait déterminée.

§ 47. — Parésie de l'accommodation, et faiblesse de cette dernière, consécutives à la diphtheritis faucium.

Il y a quelques années, une maladie d'un caractère très-pernicieux s'est déclarée avec une extension inusitée dans diverses contrées de l'Europe, sous le nom de *diphtheritis faucium*, ou d'*angina diphtheritica* (plus exactement diphtherina). Au commencement de 1860, elle apparut sur divers points des Pays-Bas où elle persiste et où, l'année dernière encore, elle a fait de nombreuses victimes. En France, comme ailleurs, on observe, à la suite de la diphthérie, différentes formes de paralysie. Parmi ces conséquences du mal, on a aussi mentionné un trouble de la vue, sans que cependant la nature de ce trouble ait été exactement appréciée. Peu après l'invasion de cette maladie, il se présenta à mon observation des cas de trouble visuel que je fus amené, par une circonstance particulière, à juger en liaison avec la susdite forme d'angine. Il devint aussitôt manifeste pour moi que ce qu'on avait regardé comme un trouble fonctionnel de la rétine n'était qu'une simple parésie de l'accommodation, et j'ai eu depuis l'occasion de vérifier l'exactitude de cette opinion par de nombreuses observations de malades.

Voici l'histoire du cours que mes observations ont suivi relativement à cet objet.

I. Mademoiselle D., âgée de vingt-six ans, vient chez moi le 22 mai 1860 et se plaint d'un trouble de la vue. En l'examinant, je constate que ce trouble est dû à une réduction de l'amplitude d'accommodation. Des objets éloignés étaient parfaitement vus et perdaient de leur netteté aussi bien par l'usage de verres convexes que par l'usage de verres concaves. Il y avait donc emmétropie. La distance P du *punctum proximum* (qui, à vingt-six ans, avec l'amplitude d'accommodation de l'œil emmétrope, est de 4 1/2 à 5 pouces) était située, pour l'œil droit, à 24″, et, pour le gauche, à 12″. Avec des verres $\frac{1}{24}$, R était, pour l'œil droit, $= 12''$; pour le gauche, $= 8''$. Les pupilles étaient plus dilatées qu'à l'état normal, surtout la droite. Les mouvements réflexes y étaient assez bons; le mouvement accommodateur très-restreint, surtout dans l'œil droit.

La malade avait souffert d'une angine cinq semaines auparavant, alors qu'elle habitait Bennekom. De retour à Utrecht, c'est-à-dire quinze jours environ avant sa visite, elle s'était aperçue, pour la première fois, qu'elle ne pouvait plus voir distinctement les objets rapprochés. Elle ne pouvait lire que quelques lignes, et seulement à une grande distance; bientôt, les lignes se confondant, les lettres devenaient indéchiffrables et les lignes prenaient l'apparence de stries. Les yeux avaient alors l'aspect fatigué.

Ces symptômes ressemblent à ceux de l'asthénopie. Or, il n'y avait pas d'hypermétropie manifeste, et, après la paralysie obtenue par l'atropine, on trouvait $Hm = \frac{1}{60}$ comme c'est le cas ordinaire pour les yeux emmétropes. Il ne s'agissait donc pas d'une asthénopie ordinaire. En effet, l'histoire de ces troubles, et les symptômes actuels éloignent également la pensée d'une telle origine. D'une part, le trouble était survenu brusquement ou, du moins, en quelques jours, sans que, précédemment, il se fût manifesté de fatigue dans la vue; même après une application prolongée. Lorsqu'il y a *asthénopie par suite d'hypermétropie*, on observe, au contraire, que les symptômes pénibles se développent soit très-lentement, soit lorsqu'ils débutent, d'une manière périodique, ou bien encore consécutivement à l'action d'une cause particulièrement débilitante. D'autre part, en ce qui concerne les symptômes eux-mêmes, le *punctum proximum* était trop éloigné de l'œil, ce qui rendait la lecture et les autres exercices de la vue difficiles, même à la première tentative, et le repos laissé aux yeux ne produisait qu'une amélioration faible et passagère. En outre, on n'observait pas cette sensation de pesanteur frontale, si caractéristique, qui excite le sujet à porter la main à sa tête ; et enfin la largeur et la paresse des pupilles pendant l'accommodation conduisaient directement au diagnostic de la parésie.

La cause de cette parésie resta néanmoins obscure. L'expérience m'a appris qu'on observe parfois chez les enfants une perte ou une réduction de l'accommodation, sans parésie des muscles extrinsèques de l'œil, existant au même degré sur les deux yeux, et se dissipant ordinairement au bout de deux ou trois mois : la cause en reste inconnue et la guérison survient sans qu'on y ait sensiblement contribué. Chez les adultes, les choses se passent de toute autre manière. Une double paralysie de l'accommodation est, chez eux, un symptôme très-rare, bien plus rare encore si elle ne s'accompagne d'aucune autre paralysie des muscles de l'œil ou des paupières. Il m'était donc impossible d'emprunter à mon expérience un pronostic quelque peu sûr. Toutefois celle-ci ne pouvait me donner une impression favorable, en ce sens que l'apparition simultanée du mal sur les deux yeux devait me faire soupçonner une cause centrale : à l'appui de ce soupçon venaient d'autres circonstances ; la malade avait la tête prise, se plaignait de légères attaques de vertige, et éprouvait parfois de violents maux de tête. Nous prescrivîmes des dérivatifs vers le gros intestin, des pédiluves, des embrocations stimulantes sur le front et nous recommandâmes le repos. Plus tard, nous donnâmes des verres $\frac{1}{16}$ pour la vue de près, ce qui supprima toute difficulté à cet égard.

En observant cette malade, je ne manquai pas de remarquer un *défaut particulier dans l'articulation* des mots. Je crus qu'il s'agissait d'un vice de conformation, et, par délicatesse, j'évitai de questionner, sur ce sujet, la malade qui ne m'en parla pas d'elle-même.

II. Environ quinze jours plus tard, on m'amena un jeune homme nommé R., âgé de quinze ans, blond, pâle et un peu chétif. Ses plaintes étaient les mêmes que celles de mademoiselle D. Cependant la faculté visuelle était encore plus altérée : il voyait distinctement de loin ; mais, de près, il ne pouvait même plus lire des caractères ordinaires. Le *punctum proximum* ne pouvait être déterminé directement ; avec des verres $\frac{1}{8}$, il était placé à 7''. Les pupilles étaient larges, les mouvements réflexes affaiblis, le mouvement accommodateur à peine perceptible. Je fus surpris de constater chez ce garçon le même défaut de prononciation que chez mademoiselle D. Ce malade avait, lui aussi, souffert d'une angine. De plus, il venait du village Ede, à proximité de Bennekom. Enfin, on m'apprit que, dans ce même Bennekom, il y avait encore plusieurs personnes qui, ayant eu une angine, présentaient des troubles visuels et un changement de prononciation. Ce fait me parut, en effet, important. Chez R., j'examinai tout ce qui avait rapport aux changements survenus dans la voix et dans la prononciation. Ces changements s'étaient déclarés, chez ce jeune homme, aussitôt après l'angine ; chez mademoiselle D., ils n'étaient survenus, comme nous l'avons appris plus tard, que quelque temps après le mal de gorge. La muqueuse de la bouche et de la gorge était normale, plutôt pâle que rouge ; les amygdales à peine gonflées ; mais *la luette était extraordinairement longue et absolument immobile.* Lorsque nous regardons le palais dans sa position normale, pendant que la langue est un peu abaissée et le nez fermé, de manière que la respiration s'effectue par la bouche largement ouverte, le voile du palais est retiré en arrière et la luette s'allonge et se raccourcit alternativement. Pendant les tentatives de déglutition, mouvement d'autant plus facile que le maxillaire inférieur est plus solidement fixé, le voile du palais se relève encore davantage, ses piliers se raccourcissent, et, la première fois du moins, la luette, en même temps, se porte en arrière. On observe à peu près la même chose, quand le sujet observé essaye de parler, et l'on y parvient surtout lorsqu'on engage ce dernier à donner le son *â* (ce qui se peut très-bien), la bouche étant fortement ouverte et la langue abaissée. En chatouillant le pharynx avec une plume forte, on provoque plus énergiquement encore la contraction des piliers et le soulèvement du voile du palais avec raccourcissement de la luette, c'est-à-dire le premier temps du vomissement. Or, dans tous ces essais, la luette de notre malade resta aussi longue et aussi peu mobile, le soulèvement du voile du palais fut très-restreint, et les piliers postérieurs ne se rapprochèrent que fort peu l'un de l'autre. Il était donc évident que le muscle azygos de la luette était complétement paralysé et que les autres muscles du palais étaient plus ou moins parétiques.

Quant à la prononciation, elle diffère en deux points de l'état normal : son timbre est *nasillard*, et certains sons s'accompagnent d'un bruit *râlant et ronflant.* Le premier de ces bruits dépend évidemment d'un tremblement de la luette mise en contact avec la base de la langue, et il se fait principalement entendre lors de l'articulation de certaines consonnes et de la voyelle *e* (par exemple, dans la prononciation du mot anglais *able*). Le timbre nasillard de la voix prouvait, à lui seul, qu'à la suite d'une parésie du voile du palais, l'occlusion des fosses nasales se faisait imparfaitement.

Le son nasal était surtout sensible dans l'émission de la voyelle *o;* mais il existait aussi dans l'émission des autres voyelles et dans la prononciation de toutes les consonnes sonnantes. Le défaut d'occlusion des fosses nasales, pendant l'émission des voyelles, se manifeste encore par les mouvements communiqués au duvet d'une plume fine placée sur une feuille de papier tenue contre la lèvre supérieure, au-dessous des narines.

Chaque fois qu'on comprime les narines, on perçoit nettement la faible croissance du timbre de chaque son et l'augmentation du nasillement. On reconnaît enfin l'absence ou l'insuffisance des mouvements du voile du palais à l'impossibilité de faire résonner certaines consonnes dites *explosives* (*explosive consonnants*) ou par occlusion. On produit ces consonnes, soit en fermant brusquement la bouche ouverte, soit en l'ouvrant lorsqu'elle est fermée. Si l'occlusion se fait par les lèvres, on produit le *p;* si elle s'opère entre la partie antérieure de la langue et la partie antérieure de la voûte palatine, on produit le *t*, et en rapprochant les parties postérieures de la langue et de la voûte palatine, on produit le *k*. Si, en émettant ces consonnes, nous faisons résonner la voix, *p*, *t*, *k* se changent en les consonnes sonnantes *b*, *d*, *g*. Pour produire ces dernières, il faut que les fosses nasales soient fermées du côté du pharynx. Si la paroi chargée de cette occlusion ne l'exécute pas, au lieu de *b*, *d*, *g*, nous produisons *m*, *n*, *ng*. C'est ce qui a réellement lieu chez notre malade. Une consonne par occlusion, à la fin du mot, se transforme en une résonnante correspondante. Certains mots anglais dont les consonnes par occlusion sont prononcées à la fin du mot, avec résonnance de la voix, nous serviront d'exemples. Prenons les mots *rub*, *head*, et *egg*. Quand notre malade voulait bien prononcer ces mots, il disait, d'une manière incompréhensible, *rum*, *hen* et *eng*, ou *rump*, *hent* et *enk*. Remarquant, de lui-même, combien ces sons différaient de ceux qu'on lui demandait, il dit quelquefois *rup*, *het* et *ek*. Néanmoins, il suffisait de lui rappeler sérieusement que les consonnes par occlusion doivent être prononcées avec résonnante de la voix, pour que, à chaque fois, il répétât : *rum*, *hen* et *eng*. Quand les consonnes par occlusion ne se trouvaient pas à la fin d'un mot, on entendait bien leur son caractéristique ; mais, dans ces conditions, elles commençaient toujours par une résonnante. Ainsi, pour *band*, *door* et *give*, il prononçait *mband*, *ndoor*, *nggive*. Dans la prononciation des consonnes par occlusion dures, *p*, *t*, *k*, on ne constatait aucune différence.

L'état à demi parétique du voile du palais me donna à penser que la déglutition ne se faisait pas non plus d'une façon régulière. En effet, le malade me dit qu'il avait peine à avaler les aliments solides et qu'il devait, pour boire, user de lenteur et de beaucoup de précaution. Les liquides pénétraient facilement dans le nez, ce qui provoquait une régurgitation dans le larynx, et, par suite, des efforts de toux.

Voici actuellement tout ce que j'ai à dire du jeune R... Peu de temps après, j'eus l'occasion de revoir mademoiselle D... Elle présentait, d'une manière vraiment remarquable, les mêmes symptômes que le jeune R..., du côté *du palais, de la prononciation et de la déglutition.* Chez elle, cependant, le son râlant était moins prononcé, et la malade se plaignait d'une abondante sécrétion de mucus pharyngien gluant et très-difficile à enlever.

Les deux cas que je viens de décrire m'intéressèrent vivement. Il ne pouvait, à mon avis, exister aucun doute relativement au rapport des symptômes paralytiques et de l'angine préexistante. Mais des recherches ultérieures me parurent nécessaires, et, dans ce but, je me rendis à Bennekom, où mes confrères Thomas et Ketting me donnèrent, avec le plus grand empressement, tous les renseignements désirables. Ils m'offrirent aussi l'occasion d'examiner quelques autres malades chez lesquels existaient des phénomènes paralytiques secondaires. Dans les quatre premiers cas, l'issue fut fatale dès la première période de la maladie.

III. Je vis, pour la première fois, le 10 juin, une jeune fille de dix-sept ans qui était tombée malade le 7 avril, et s'était remise après la chute d'un lambeau gangréneux considérable. J'appris qu'aussitôt après l'angine, il survint un faible changement dans le langage, mais que cette modification n'avait augmenté qu'au bout de quinze jours, qu'alors seulement on avait entendu un son râlant, et que le timbre nasillard de la voix était devenu très-manifeste. J'appris aussi qu'une semaine après la maladie, on s'était, pour la première fois, aperçu d'un trouble visuel pendant la lecture. Ce symptôme augmenta aussi, mais cependant la malade réussissait encore à lire quelques lignes. Pendant le mois de mai, les phénomènes survenus du côté de la phonation et de la vue ne changèrent pas sensiblement. Au commencement du mois de mars suivant, il se produisit une amélioration manifeste. A l'époque de ma visite, le 10 juin, les mouvements du voile du palais étaient normaux et l'on n'entendait plus de bruit râlant pendant que la malade parlait. Pourtant, le son nasillard de la voix était encore perceptible pendant l'émission des voyelles : *rub*, *head* et *egg* étaient encore prononcés *rump*, *heat* et *engk*; quelquefois la malade disait bien *rub*, mais jamais *head* : *be* sonnait presque toujours comme *pe* : en se fermant le nez, la malade réussissait mieux à prononcer *be*, *de* et *ge*. Le pouvoir accommodateur était encore loin de sa latitude normale. Avec $M = \frac{1}{40}$, le *punctum proximum* était toujours à 6″. L'amplitude d'accommodation était donc $\frac{1}{6} - \frac{1}{40} =$ un peu plus de $\frac{1}{7}$; d'après l'âge de la malade, elle aurait dû correspondre à $\frac{1}{4}$ et se trouvait, par conséquent, réduite environ de moitié. Aussi la malade continua-t-elle à se plaindre de ne pouvoir lire d'une manière continue et de ne pouvoir s'appliquer à des travaux fins. En somme, les symptômes observés ressemblaient à ceux de l'asthénopie ordinaire : ils en différaient en ce que la lecture devenait plus facile quand le livre était tenu plus loin des yeux. Les mouvements réflexes et accommodateurs de la pupille n'étaient que peu troublés. Après ma visite, l'amélioration fit de rapides progrès. Le 7 septembre, je reçus du docteur Ketting le rapport suivant : G. de N. voit maintenant parfaitement bien. La prononciation des mots *rub*, *heat* et *egg* n'est cependant point encore parfaite. Traitement tonique et régime. En ce qui concerne mademoiselle D. (malade I), j'appris qu'elle s'était mise en traitement le 15 avril, que les symptômes avaient été, à tous égards, modérés, qu'il n'y avait eu que peu de maux de gorge, peu de mauvaise odeur et pas de gonflement sensible. Pourtant, il avait existé dans le pharynx des plaques diphthéritiques ; on avait employé, contre elles, des acides minéraux, traitement suivi d'une élimination et d'une guérison rapides. Au commencement du mois de mai, mademoiselle D. était retournée à Utrech. Comme nous l'avons, plus haut, exposé avec détails, il était survenu une parésie de l'accommodation, ainsi qu'une difficulté dans la parole et la déglutition ; après quoi, l'amélioration se produisit peu à peu. Je revis la malade le 1er septembre ; le bruit râlant s'était dissipé ; la luette se mouvait facilement et la déglutition était redevenue normale. L'émission des voyelles était encore légèrement nasillarde. *Rub* et *head* étaient fréquemment encore prononcés *rumb* et *hend*; mais le mot *egg* était mieux articulé. Le pouvoir d'accommodation s'était rétabli. Le *punctum proximum*, déterminé exactement avec l'optomètre, se trouva placé, pour les deux yeux à 5″, pour l'œil droit, à 5″,1 ; pour le gauche, à 5″,3. Des travaux fins étaient exécutés sans le moindre embarras ; les pupilles étaient normales ; la pesanteur de tête, la céphalalgie, etc., avaient complétement disparu.

IV. Je vis, en outre, un jeune garçon de neuf ans qui était tombé malade le

16 avril et avait présenté des symptômes graves avec un gonflement considérable des glandes externes du cou. Trois semaines plus tard, il était guéri ; mais avait conservé une grande faiblesse. Environ deux semaines après, il survint un trouble de la prononciation. Quant à la vue, le malade s'en plaignait peu. Cependant, il était et resta faible, et, un mois après son angine, on s'aperçut qu'il marchait mal. Je le vis, le 9 juin ; c'était un garçon pâle, amaigri, ayant les yeux enfoncés, le maxillaire inférieur pendant, le teint maladif et les traits altérés. Sa démarche était chancelante ; en courant, il lui arrivait souvent de tomber sur les genoux, et il ne se relevait qu'avec peine. Depuis trois jours, il ne pouvait se retourner dans son lit et il fallait le soulever pour qu'il pût se coucher sur le côté. En même temps, il accusait des douleurs dans le front, quelquefois dans la nuque. Tout cela ne l'empêchait pas d'être gai et de bonne humeur : quand il pouvait courir et jouer avec ses camarades, il ne songeait pas à sa maladie. Il trouve très-pénibles la mastication et, surtout, la déglutition des substances solides. Il demande constamment à boire pendant ses repas ; le bol alimentaire passe toujours de travers ; l'eau sort par le nez ; il s'ensuit de la toux, quelquefois même des nausées et du vomissement. En somme, il ne prend que peu de nourriture. La voix est fortement nasillarde ; le bruit râlant se fait presque constamment entendre ; en un mot, il éprouve les troubles sus-décrits, et les mouvements restreints du voile du palais témoignent d'un état demi-paralytique de ce dernier. Le pouvoir d'accommodation a moins souffert que chez les autres malades, il voyait bien de loin et son *punctum proximum*, au lieu d'être, comme il devrait, à 4″ ou à 3″,5, se trouve à 6″.

On insista sur la nécessité d'un régime nourrissant et d'un traitement tonique. Peu à peu, il survint de l'amélioration. Le 7 septembre, je reçus le rapport favorable que voici : P. de L. va, de nouveau, à l'école, il prononce les mots *rub*, *heat* et *egg* comme un Anglais, ne trébuche plus, ne tombe plus en courant ; tous ses mouvements sont libres et faciles ; son appétit est meilleur qu'autrefois ; il voit distinctement à 6″ de distance et n'a plus de nausées.

Le cas cité, au chiffre II, se termina d'une manière fatale. Le cours de la maladie avait été extrêmement rapide ; elle s'était accompagnée de gonflement des glandes pharyngiennes et salivaires. La convalescence paraissait cependant prendre une tournure favorable. Mais il se développa bientôt un trouble de la prononciation et, peu de temps après, survint la perte du pouvoir d'accommodation. Ce garçon semblait, d'ailleurs, se bien porter. Mais, après que je l'eus observé, à Utrecht, il sentit de la faiblesse dans les pieds, et ses bras devinrent si débiles, qu'il ne pouvait ni s'habiller ni se déshabiller seul. L'amaigrissement augmenta, tandis que, parfois, la respiration s'embarrassait. Une première attaque de violente dyspnée fut heureusement vaincue ; mais, quelques semaines plus tard, il en survint une seconde. En dépit de tous les stimulants qu'on employa, la respiration devint râlante et le malade succomba avec les symptômes de la paralysie du poumon. L'autopsie ne fut pas autorisée.

En sus des cas précités, j'en ai encore observé quelques-uns où il y avait eu aussi des troubles de la vue ; mais dans lesquels le pouvoir d'accommodation semblait s'être complétement rétabli. Il est remarquable que, dans l'épidémie de l'endroit que je visitai, tous ceux qui survécurent à la maladie aient eu, sans exception, à ce qu'il semble, des phénomènes de paralysie. Plus tard, dans d'autres localités, la mortalité fut moindre et les paralysies consécutives furent moins fréquentes. Cependant, le nombre de ceux qui s'adressèrent à moi dépassa trente et, chez la plupart, la paralysie resta limitée au voile du palais et à l'accommodation. J'en avais vu un cas avant ceux que j'ai déjà cités. C'était mademoiselle V. de Weesp, âgée de vingt ans, qui me consulta le 17 juin pour la seconde fois. Je cite textuellement mon registre : diminution de l'amplitude d'accommodation, symptômes semblables à ceux de l'hébétude : hypermétropie de $\frac{1}{40}$: elle souffre aussi d'une aphonie, sa voix est très-rauque ; la cavité des fosses nasales et le pharynx communiquent d'une manière permanente. Ces symptômes se sont développés après une angine, avec tuméfaction externe considérable, sans douleurs, mais accompagnée de fièvre et d'abattement. — Dans ce cas aussi, j'avais fait préalablement l'essai relatif à la prononciation des divers sons, et j'avais constaté, en rapport avec le dire de la malade, qu'elle éprouvait de l'embarras dans la prononciation des consonnes *b*, *d* et *g* à la fin des mots. Mais à l'époque de cet examen, je n'avais reconnu ni le rapport de la paralysie des muscles intrinsèques de l'œil avec celle des muscles du voile du palais ; ni le rapport de ces deux paralysies avec l'angine : d'ailleurs, je ne conservai pas de ce cas un souvenir précis. Actuellement, la malade est parfaitement remise, tant de ses troubles visuels que de ses embarras de parole, et son hypermétropie même a cédé (est devenue latente). Ces malades, on le voit, s'adressent à l'oculiste : il lui est donc nécessaire de connaître ces cas.

A peu près à la même époque, le docteur Fles m'apprit qu'il avait été appelé en consultation, à Utrecht, auprès d'un jeune garçon qui avait été atteint à la suite d'une angine (de nature diphthéritique, comme on le sut plus tard), d'une paralysie du voile du palais et des muscles accommodateurs ; enfin, d'un ptosis incomplet et d'un strabisme divergent, symptômes qui, tous, démontrèrent l'existence d'une paralysie du nerf moteur oculaire. Ce malade avait éprouvé, en même temps, de la faiblesse dans les jambes, dans les muscles du cou et dans ceux de la mastication. Il ne lui restait qu'une faiblesse dans les muscles des jambes ; les autres symptômes parétiques s'étaient déjà dissipés.

Parmi les cas que j'observai plus tard, il y en eut beaucoup dans lesquels l'angine avait marché sans phénomènes bien caractéristiques, quelques-uns même où sa nature diphthéritique n'avait pas été reconnue et où, cependant, la parésie de l'accommodation qui s'en était ensuivie ne permettait pas, à mon avis, de méconnaître l'essence du mal. Nous trouvons-là une indication pour le médecin praticien, de procéder, dans tous les cas d'angine, à un examen complet, alors même que les symptômes paraissent avoir peu de gravité ; et pour l'oculiste, de toujours rechercher, lorsqu'une parésie de l'accommodation se présente à lui, si elle n'a pas été précédée d'un mal de gorge. Il importe de faire cette constatation, tant au point de vue du pronostic que pour éclairer le traitement. En ce qui concerne le pronostic, ces sortes de parésies sont favorables, car la guérison a eu lieu dans tous les cas que j'ai observés, sauf toutefois dans un où la terminaison fut fatale dix mois seulement après l'angine, qui avait été suivie d'une faiblesse générale et persistante. Nous devons ajouter à ce fait un cas semblable terminé, comme nous l'avons appris, de la même manière, deux ou trois mois après l'attaque.

La cause première de cette parésie consécutive à la diphthérite est encore inconnue : outre le caractère contagieux du mal, très-manifeste au début d'une épidémie, et qui, pour moi, est très-significatif, les symptômes parétiques consécutifs prouvent aussi que cette sorte d'angine est une maladie générale ; on peut admettre que l'altération survenue dans la composition du sang provoque dans les organes centraux un procès morbide secondaire, cause des phénomènes paralytiques. De plus, il faut prendre en considération l'opinion de Bretonneau, pour qui la paralysie est un symptôme secondaire d'une intoxication du sang prenant sa source dans la maladie locale, à l'instar de ce qui existe pour les symptômes secondaires de la syphilis. Il est certainement à remarquer que depuis qu'on cautérise énergiquement les plaques blanches du pharynx, la mortalité est de beaucoup plus restreinte, et que les parésies consécutives sont devenues plus rares ; comme si, en effet, la résorption des matières produites par le procès morbide local avait un effet nuisible.

J'ai terminé mon mémoire en ces termes :

« Pour ce qui regarde le traitement de la paralysie consécutive à l'angine diphthéritique, il n'y a pas encore maintenant grand'chose à en dire. Dans le traitement de toutes les déviations typiques que nous rencontrons pour la première fois, la raison doit nous servir de guide. Il paraît indiqué, en pareil cas, de prescrire des toniques, traitement dont le besoin est assez général de notre temps. L'expérience aussi a-t-elle dit son mot ? Je n'ose l'affirmer. Toujours est-il qu'avec un régime nourrissant (lequel réclame, comme de juste, une recherche particulière, vu les difficultés qu'éprouvent la mastication et la déglutition), et des médicaments toniques, on a vu survenir, dans la plupart des cas, une guérison complète. » Je puis ajouter aujourd'hui que les faits observés depuis lors m'ont entièrement confirmé dans cette hypothèse. Le mal se dissipe presque constamment sous l'emploi du sulfate de quinine ou (lorsque les organes digestifs sont en assez bon état pour le permettre) après l'administration de faibles doses d'acide sulfurique : il importe, en outre, de surveiller la nutrition pendant plusieurs mois.

Les phénomènes de parésie consécutifs à la diphthérie furent attribués à une faiblesse générale. Cette explication me paraît insuffisante. Ce fait que le voile du palais, le muscle de l'accommodation et le sphincter de l'iris sont seuls atteints, porte bien à admettre un procès morbide particulier. Il est vrai qu'à la suite de pertes abondantes et de maladies débilitantes, l'accommodation est souvent très-altérée; que dans les degrés les plus faibles de l'hypermétropie et même dans l'emmétropie, il n'est pas rare d'observer des symptômes d'asthénopie; mais, dans ces cas, tout le système musculaire offre une faiblesse analogue. Après la diphthérie, au contraire, on constate souvent l'absence de ces conditions. Tandis que certains sujets se sentent parfois faibles; d'autres, au contraire, se trouvent parfaitement bien, ont repris leurs occupations et courent pendant des heures entières. Comme la parésie de l'accommodation persiste, ils se plaignent uniquement d'un trouble visuel, et c'est pour cela qu'ils s'adressent à l'oculiste. Des recherches anatomo-pathologiques, dont l'occasion est heureusement fort rare en pareille circonstance, pourront seules jeter un jour plus vif sur cette question.

CHAPITRE XII.

SPASME DE L'ACCOMMODATION.

§ 48. — Action des myotiques.

a. Le besoin d'un véritable myotique se faisait sentir depuis longtemps dans l'oculistique. En vain avait-on essayé toutes sortes de substances. Il est vrai qu'on ne peut refuser toute action myotique à des substances anciennement indiquées, telles que *Semen santonicum* (Himly), *Daphne mezereum* (Hahnemann), *Nicotiana tabacum* (Heize), *Aconitum napellus*, *Secale cornitum* et autres médicaments ; mais leurs propriétés irritantes suffisaient pour en proscrire l'emploi dans la pratique. Les mêmes inconvénients se montrèrent dans les recherches que j'ai faites avec le docteur Kuyper (*loc. cit.*) touchant la nicotine, l'extrait d'aconit et la digitaline, et M. A. Weber (1) dut payer d'une kératite une application imprudente de digitaline sur son propre œil.

Des feuilles de tabac fraîches paraissent être encore le moyen le mieux supporté. Les injections hypodermiques de morphine, dans lesquelles de Graefe (2) trouva un moyen vraiment puissant, non-seulement de res-

(1) A. Weber, *Verhandlungen der von 3 bis 6 september 1859 in Heidelberg versammelten Augenärtze*. Berlin, 1869.

(2) Von Græfe, *Deutsche Klinik*, 29 avril 1864.

serrer la pupille, mais encore d'augmenter la réfraction, ne répondirent assurément pas non plus au but spécial qu'on avait en vue. Il nous semble qu'on a trouvé dans la fève de Calabar le médicament désiré.

L'action générale de cette fève avait déjà été étudiée par le docteur Daniell (1846) et plus à fond par M. Christison (1855). M. Van Hasselt (*Éphémérides* de janvier 1857) avait reconnu que le myosis est le symptôme principal de son action générale, lorsque M. Thomas Fraser (1) découvrit que l'application locale de la fève de Calabar rétrécit la pupille, et le docteur Argyll Robertson (2) démontra l'influence de cette substance sur l'accommodation, et l'introduisit à titre de nouveau médicament dans la pratique ophthalmologique. Viennent ensuite les recherches de M. Harley (3), relatives surtout à l'action générale, avec les expériences additionnelles de M. Hulke ; puis les travaux de M. Bowman et de M. Soelberg Wells (4), suivis finalement de ceux de MM. de Græfe (5), Hamer (6), Rosenthal (7) et Schelske (8). J'ai continué, avec M. Hamer, les recherches qu'il avait commencées. Après les beaux travaux que nous venons de rappeler, nos efforts ont tendu à enrichir en quelque sorte nos connaissances touchant cette substance, moins remarquables par le nombre des expériences que par leur précision.

Les seules préparations jusqu'ici connues qui renferment le principe actif de la fève de Calabar, et qui m'ont été envoyées, sont : un extrait alcoolique brun foncé ; deux sortes de papier, un brun et un violet, préparés d'après la méthode de M. Streatfeild ; et deux solutions de l'extrait dans la glycérine, une faible *c* et une forte *c'*. Sur l'étiquette de cette dernière, on lit : « Un *minime* équivaut à quatre *grains* de fève. »

b. Comme phénomènes principaux succédant à l'application de la fève de Calabar dans le cul-de-sac conjonctival, viennent en première ligne un *rétrécissement de la pupille* et un *spasme de l'accommodation.*

L'action primaire qui succède immédiatement à l'application de la fève de Calabar est une irritation de courte durée ; puis, au bout de quatre minutes, surviennent de légères contractions spasmodiques de la paupière inférieure, bientôt suivies du rétrécissement de la pupille, et presque en même temps, du spasme de l'accommodation.

(1) Th. Fraser, *Dissert. inaugur.* soutenue à Édimbourg, le 31 juillet 1862.

(2) Robertson, *Edinb. medico-surg. Society*, 4 février 1863.

(3) Harley, *Conf. Med. Times*, 20 juin 1863.

(4) *Med. Times*, 16 mai 1863.

(5) Von Græfe, *Deutsche Klinik*, 1863, n° 29, et *Archiv für Ophthalmologie*, Bd. IX.

(6) Hamer, *Nederlands Tidjschrift voor Geneeskunde*, juillet 1863.

(7) Rosenthal, *Archiv für Anatomie und Physiologie*, 1863.

(8) [illegible] *für Augenheilkunde*, 1863, p. 380.

Lorsque la dose instillée est suffisante (1/4 de goutte de la solution c', pure ou étendue d'eau), le *rétrécissement* commence au bout de cinq à dix minutes ; il atteint son maximum dans l'espace de trente à quarante minutes, ne s'y maintient que peu de temps, et se met à diminuer peu à peu, au bout de trois heures, pour disparaître entièrement en deux à quatre jours, et faire place parfois même à un peu de dilatation. La durée totale de l'effet de ce myotique est donc plus courte que celle de l'action de l'atropine, par suite probablement d'un pouvoir endosmotique plus grand de la fève de Calabar. Les figures 162 et 163 représentent la marche des phénomènes chez M. Hamer (voyez les figures 158 et 159,

Fig. 162.

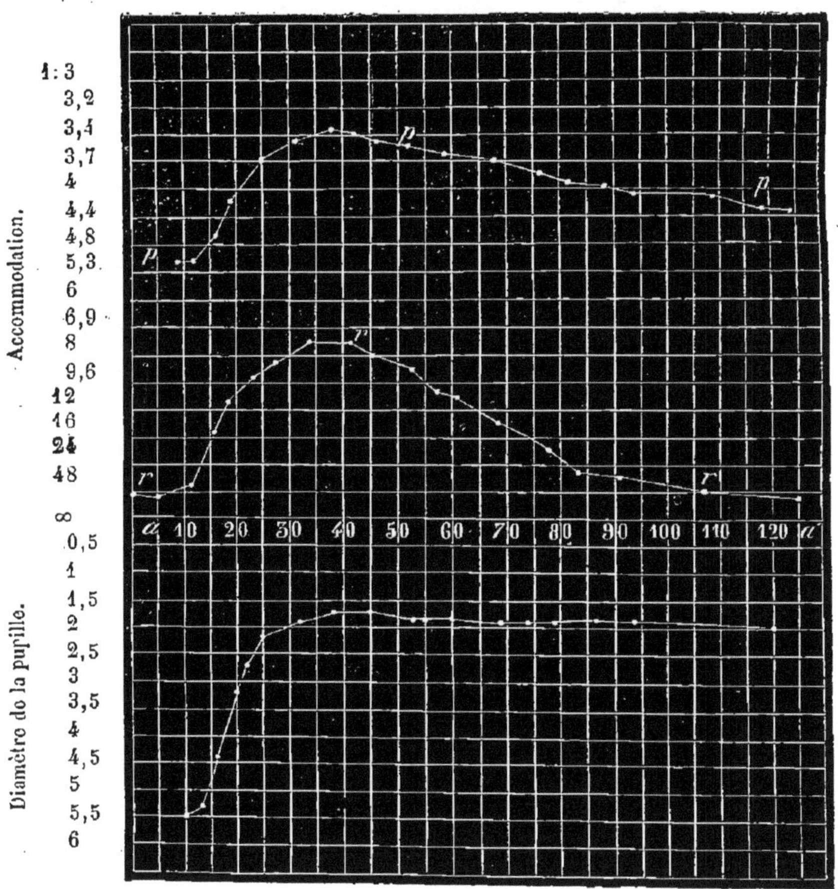

relatives à l'action de l'atropine, § 45). La figure 162 embrasse une durée de deux heures. La figure 163 comprend une période de trois jours. L'action de la fève de Calabar a été modérée dans ce cas et exempte de douleur. J'ai mesuré la pupille à l'aide de l'ophthalmomètre et à un éclairage toujours égal. A l'égard du resserrement de l'orifice pupillaire et des phénomènes qui s'y rattachent, voici les particularités dignes de remarque :

Fig. 163.

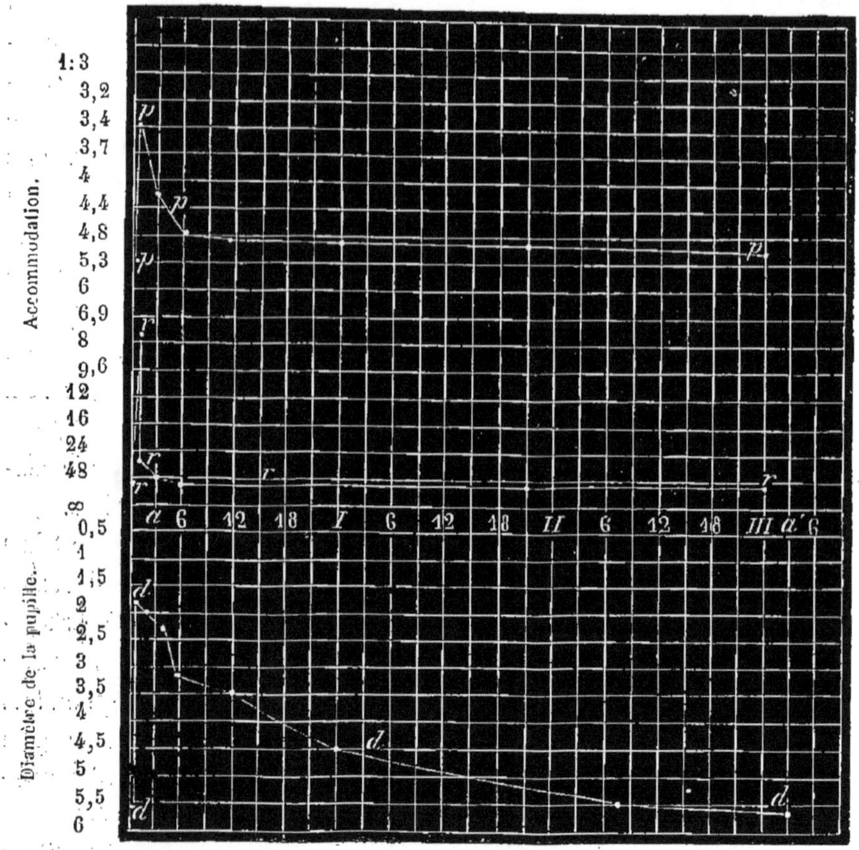

1° Le diamètre de la pupille devient encore plus petit (de 1 $\frac{1}{2}$ à 2 millimètres) que celui que donne normalement la lumière la plus intense

Fig. 164.

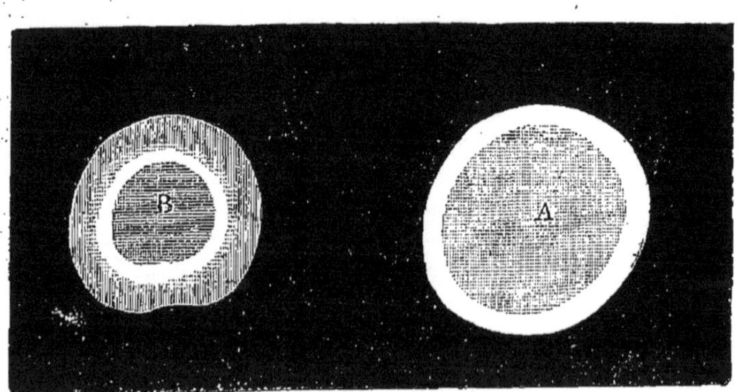

qu'on puisse supporter, jointe au plus grand effort possible d'accommodation (de Graefe).

2° L'influence de la lumière n'est cependant pas abolie : on peut facilement constater sur soi-même, principalement la contraction *consensuelle* ou *sympathique*, par la méthode entoptique, en fermant et ouvrant alternativement l'œil, comme l'a fait M. de Graefe. Les mouvements sont lents ; le rétrécissement *sympathique* dure trois secondes, la dilatation sympathique, quatre secondes. En outre, la pupille présente fréquemment un contour anguleux. Le milieu offre l'apparence d'un voile de crêpe et le bord libre est nettement circonscrit par une zone plus fortement éclairée d'une lumière diffuse (fig. 164, A) ; cette zone devient plus large pendant la contraction sympathique (fig. 164, B), et prend alors une teinte foncée d'un jaune sale, tandis que l'espace central se montre avec une couleur jaune. (Dans l'observation entoptique, la pupille est vue retournée. Notre figure 164 représente cette image renversée à son tour et donne, par conséquent, la vraie forme de la pupille de l'œil gauche.)

3° C'est surtout au début du rétrécissement de la pupille que le diamètre de celle-ci est animé d'oscillations spasmodiques involontaires.

4° L'illumination des objets est faible et est accompagnée d'une teinte brunâtre inaccoutumée (Bowman). Cet effet s'accorde, il me semble, avec ce qu'on observe dans les éclipses de soleil, où l'on voit la lumière s'affaiblir d'une manière inusitée, bien que le contraste entre la lumière solaire et les ombres qu'elle projette ait son intensité ordinaire. Lorsqu'un seul œil est affecté de myosis, le moyen le plus commode pour constater la grande différence d'éclairage, c'est de dédoubler l'image à l'aide d'un verre prismatique.

5° Les cercles de diffusion d'un point lumineux, situé en dehors de la distance de la vue distincte, sont d'autant plus petits que la pupille est plus étroite, et la vision des objets placés en dehors des limites de l'accommodation est beaucoup moins confuse.

6° Après la disparition du myosis, la pupille devient parfois un peu plus grande qu'auparavant.

Le *spasme de l'accommodation* se révèle par le déplacement simultané du *punctum remotissimum* et du *punctum proximum*, comme le montrent les lignes *rr* et *pp* tracées au-dessus de la ligne *aa* des abcisses, dans les figures 162 et 163. Les courbes en question nous font connaître la marche complète de ces deux points. Nous avons à ajouter, en outre, les remarques suivantes :

1. Pendant la détermination du *punctum remotissimum*, l'accommodation devient périodiquement le siége de spasmes cloniques, en sorte que les objets vus (à distance), avec un même verre, paraissent alternativement distincts ou confus. Les points de la courbe *rr* correspondent aux

intervalles de détente. Ce n'est qu'une heure après l'application du myotique, qu'on redevient maître de son accommodation. La courbe *rr* nous apprend encore que, quoique la dose de fève de Calabar fût faible et que par conséquent, la douleur fût aussi presque nulle, le *punctum remotissimum* s'est rapproché à 5,6 pouces de l'œil ; sa distance physiologique, chez M. Hamer, est de 7,3 pouces ; l'œil mettait donc involontairement en activité presque les deux tiers de la latitude d'accommodation absolue qu'il possédait primitivement (de 5,6 à 7,3, c'est-à-dire 7 $\frac{1}{3}$).

2. La détermination du *punctum proximum* a été effectuée à l'aide des procédés optométriques les plus parfaits. La marche de ce point est ainsi obtenue avec une exactitude très-satisfaisante. Dans un essai antérieur sur M. Hamer, l'action fut bien plus intense après l'application d'un seul morceau de papier à la fève de Calabar titré ; les spasmes douloureux durèrent plus de six heures, et les efforts d'accommodation suscitaient de telles exacerbations de douleur qu'il fallut renoncer à déterminer le point *p*.

3. Les figures 162 et 163 montrent encore que, pendant la période de déclin des effets du myotique, l'amplitude d'accommodation est augmentée, qu'elle est à son maximum au bout de cent minutes, et que ce surcroît d'amplitude accommodative ne disparaît que peu à peu (fig. 163). Dans une expérience antérieure, l'amplitude d'accommodation était augmentée dès le début de l'action du myotique, l'influence sur le *punctum proximum* ayant été notablement plus grande que sur le *punctum remotissimum*. Dans l'observation représentée par la figure 162, c'était plutôt le contraire.

4. Un symptôme très-important, c'est l'intensité avec laquelle l'accommodation entre en jeu à la moindre impulsion de la volonté. Ce phénomène est encore très-accusé, alors que le *punctum remotissimum* a déjà repris presque sa position primitive. Tandis, par exemple, que sur l'œil droit (celui qui n'était pas sous l'influence du myotique), le point de la vision distincte se trouvait naturellement à dix pouces, pour une convergence de dix pouces, cent cinq minutes après l'application de la fève de Calabar, ce même point n'était, qu'à 4,5 pouces de distance de l'œil gauche, rejoignant ainsi, à peu de chose près, le *punctum proximum* absolu ; au bout de trois heures et demie, le point en question n'était encore qu'à 5,6 pouces de l'œil gauche, la convergence était la même : il se trouvait à 6,2 pouces, près de sept heures après l'administration du myotique, et à 8,3 pouces, au bout de onze heures. Aussi longtemps que l'amplitude d'accommodation resta plus grande sur l'œil gauche, on put aussi y observer une différence d'accommodation à égalité de convergence des deux yeux. (On a procédé à ces déterminations, en cherchant le numéro du verre négatif dont il fallait armer l'œil *myosé*, pour que, à la distance de dix pouces, les deux yeux vissent avec

la même netteté les fils de l'optomètre ou les lettres de l'échelle typographique, pendant qu'on plaçait avec rapidité la main alternativement devant chacun des yeux.) Dans la myose, l'accommodation *relative* se rapproche donc de celle des hypermétropes: beaucoup d'accommodation pour peu de convergence. — Le phénomène réciproque s'observe dans l'action de l'atropine.

5. Dans l'état décrit sous le chiffre 4, la différence de position du *punctum proximum*, suivant qu'on emploie, pour le déterminer, des lignes verticales ou horizontales, est d'ordinaire plus grande (Bowman). Cet excès apparent d'astigmatisme provient certainement en partie de ce que l'inégalité de convergence entre les deux observations entraîne une plus grande inégalité de réfraction.

6. Toutes les fois que l'œil est adapté à une distance plus petite que celle qui normalement répond au degré d'effort alors déployé, les objets paraissent agrandis (macropsie), de même que, dans le cas inverse (§ 45), ils paraissent rapetissés (micropsie).

7. L'accroissement de la réfraction, dans les intervalle de détente, dure ordinairement à peine une heure, à un degré quelque peu appréciable. Lorsque la dose du myotique est très-grande et cause une vive douleur persistante, l'augmentation de la réfraction peut se maintenir plusieurs heures. En employant une petite dose, on a pu obtenir un resserrement notable de la pupille, sans que l'accommodation en fût affectée d'une manière très-marquée.

Enfin, il nous reste à rappeler que, suivant M. de Graefe, l'acuité de la vue diminue quelquefois, plus particulièrement dans la période d'augmentation du spasme; effet probable du manque de stabilité de l'accommodation: du moins, il ne dépend pas de l'affaiblissement de la clarté par le rétrécissement de l'orifice pupillaire. Ajoutons encore que, dans un cas d'absence de l'iris, la réfraction et l'accommodation furent influencées comme à l'ordinaire.

La fève de Calabar n'agit pas avec la même intensité sur *tous les animaux*. Sous ce rapport, elle offre une grande analogie avec la belladone, en ce sens qu'il suffit d'une petite dose du poison africain pour produire un haut degré de myosis dans l'œil du chien et du chat, comme dans celui de l'homme, tandis que l'effet obtenu sur les lapins, les oiseaux et surtout les amphibies et les poissons, est bien moindre.

En appliquant sur les animaux une dose plus forte que celle qu'on peut se permettre chez l'homme, on obtient une myose encore plus considérable. Mais nous n'avons jamais vu survenir l'immobilité absolue de l'iris.

c. Relativement au mode d'action de la fève Calabar, des expériences du genre de celles qui ont été instituées à l'égard des mydriatiques conduisent à une conclusion identique. Il est vrai qu'en ce qui concerne le passage de ce médicament dans la chambre antérieure, M. de Graefe n'a pas pu s'en convaincre directement par les propriétés myotiques de l'humeur aqueuse extraite d'un œil, après instillation du poison africain, et transportée ensuite sur l'œil d'un autre animal. On réussit pourtant à mettre en évidence le passage de l'agent myotique dans la chambre antérieure, en n'évacuant l'humeur aqueuse qu'après l'application prolongée d'une forte dose de fève de Calabar, et en la maintenant ensuite longtemps en contact avec le nouvel œil dans lequel on l'instille.

Nous nous sommes aussi occupé spécialement de savoir par l'intermédiaire de quel nerf agit la fève de Calabar. Quant à présent, il est reconnu qu'elle provoque un spasme du sphincter de la pupille. Le haut degré du rétrécissement ainsi produit rendrait déjà insuffisante une explication basée sur la seule paralysie du muscle dilatateur, si l'accroissement de réfraction, qui implique la participation énergique du muscle ciliaire, ne mettait entièrement hors de doute la contraction spasmodique du muscle sphincter, placé sous la même dépendance nerveuse que le muscle accommodateur, et associé à ce dernier dans son action. D'ailleurs, la section préalable du grand sympathique et du nerf trijumeau n'empêche pas la fève de Calabar d'augmenter encore le resserrement de la pupille d'une manière appréciable, ainsi que le prouvent nos expériences sur les lapins. Le nerf oculomoteur commun et en particulier la courte racine qu'il envoie au ganglion ciliaire, ont donc un rôle à jouer dans les effets des substances myotiques. Il est contraire à nos idées sur l'identité de nature de toutes les fibres nerveuses, qu'une substance déterminée, telle que la fève de Calabar, puisse avoir une influence paralysante sur certaines fibres et être une cause de paralysie, en même temps qu'elle serait pour d'autres une cause d'excitation, et qui plus est, d'excitation tétaniforme. C'est pourquoi, dans ce cas aussi, nous préférons admettre une action sur les cellules ganglionnaires spécifiques qui sont dans l'œil même. Cet état d'excitation du système ciliaire interne n'est pas un obstacle, comme on l'a vu, à la manifestations d'un surcroît d'activité musculaire provoqué par un acte volontaire ou réflexe. Il se passe dans ce cas quelque chose d'entièrement analogue à ce qu'on observe dans l'action de la strychnine sur les muscles soumis à l'empire de la volonté.

Il est moins aisé de démontrer jusqu'à quel point la fève de Calabar exerce aussi sur le muscle dilatateur une action opposée à celle de l'atropine. Tout d'abord il est certain qu'il n'y a pas paralysie complète de ce muscle : même après une application longue et continue de fève de Calabar, sur des lapins et des chiens, l'irritation du nerf sympatique dilate toujours encore un peu la pupille. Entre autres expériences à cet égard, nous avons fait les suivantes :

Le nerf trijumeau du côté gauche est divisé : insensibilité de l'œil, rétrécissement de la pupille ; — le sympathique cervical du même côté est irrité à trois reprises : à chaque fois, dilatation de la pupille ; on coupe alors le nerf sympathique : la pupille paraît encore plus étroite qu'elle ne l'était avant l'irritation de ce nerf ; — de la fève de Calabar (1/3 de goutte de la solution c') est maintenue pendant longtemps en contact avec les deux yeux : au bout de huit minutes, le rétrécissement de la pupille commence à se manifester ; il est très-considérable au bout de quinze minutes, à un plus haut degré à gauche ; trois minutes plus tard, contractions tétaniques des membres, respiration pénible, asphyxie imminente : on recourt à la respiration artificielle ; vingt-deux minutes après l'application du poison, la mort survient, accompagnée de légères convulsions des membres ; — le grand sympathique est de rechef irrité : nouvelle dilatation de la pupille. Ainsi, après une mort lente, suite de l'intoxication produite par l'instillation de la fève de Calabar, la portion du grand sympathique qui innerve l'œil est encore excitable. Ce fait est d'accord avec cet autre que, dans la section du sympathique cervical, la pupille est plus petite du côté où le nerf a été divisé, que ce soit avant ou après l'application du myotique sur les deux côtés.

Nous supposions que l'examen de l'action de la fève de Calabar, dans les cas de paralysie du nerf oculo-moteur, jetterait plus de jour sur le rôle du grand sympathique dans la myose artificielle. De divers côtés, on avait remarqué que le resserrement de la pupille ne fait pas défaut, lors même que le nerf de la troisième paire est paralysé. Sur un premier individu, dont la pupille, soumise aux essais ordinaires, paraissait immobile, on projeta un faisceau de lumière intense, et en observant à l'ophthalmomètre, on s'aperçut que l'iris jouissait encore d'un peu de mobilité. La paralysie étant ainsi reconnue incomplète, nous renonçâmes à des recherches qui, en pareil cas, n'auraient pu conduire à aucun résultat certain. Chez un deuxième malade, une femme de trente-deux ans, le nerf oculo-moteur droit tout entier était atteint de paralysie absolue ; celle-ci s'était lentement développée, depuis six semaines seulement, après avoir été précédée, durant quatre années, de maux de tête continuels, accompagnés parfois d'érysipèle de la moitié droite de la face : dans ce cas, la pupille ne donnait aucun signe de constriction, malgré l'arrivée d'une lumière très-intense dans le fond de l'un des yeux ou des deux à la fois. Néanmoins, l'extrait de fève de Calabar instillé dans l'œil du côté paralysé, y détermina le resserrement de la pupille, comme à l'ordinaire, ainsi que le montre la figure 165. La réfraction subit en même temps une légère augmentation. C'est là un fait important en lui-même : il démontre la production d'un spasme dans le sphincter paralysé, et nous fait mieux comprendre la dilatation ultérieure, suite de l'application de l'atropine, dans de pareils cas de paralysies, par sa seule action sur les fibres intra-oculaires du nerf oculo-moteur. Il s'ensuit encore que la fève de Calabar agit par contact immédiat, action qui me paraît avoir lieu par l'intermédiaire d'un centre intrà-oculaire de cellules ganglionnaires. Mais, par cela même que les expériences prouvent le développement d'un état spasmodique, elles ne peuvent rien nous apprendre au sujet de l'influence de la fève de Calabar sur le grand sympathique. Cependant d'autres considérations rendent quelque peu probable l'opinion que, si le myotique africain ne paralyse pas le nerf sympathique, il en déprime du moins l'action. Ainsi, par exemple, lorsque, consécutivement à l'instillation d'une dose modérée de ce médicament, l'accommodation se trouve aussi, au plus pour moitié, dans un état de tension active, la pupille est déjà plus étroite qu'elle ne le devient physiologiquement sous l'influence d'une lumière intense et d'un haut degré d'accommodation ; et ce fait se produit sans que le sphincter atteigne son maximum d'action, car il est resté sensible aux influences réflexes et accommodatrices. On pourrait donc expliquer le haut degré du rétrécissement pupillaire par une diminution d'action du dilatateur. La circonstance que le resserrement de

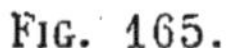
Fig. 165.

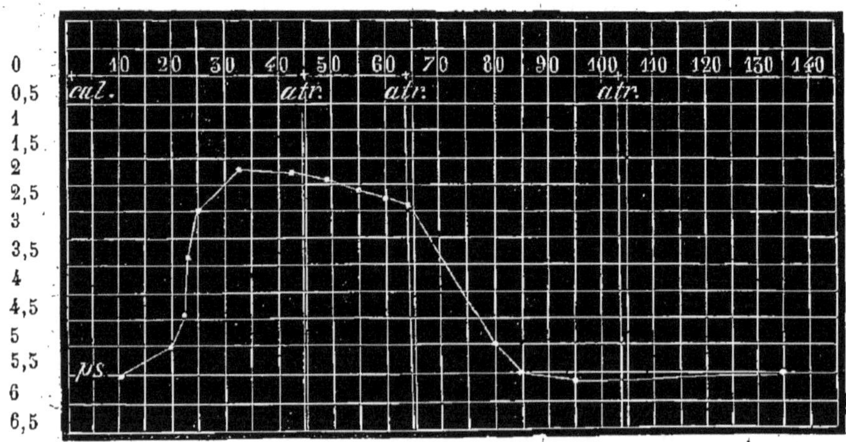

la pupille persiste pendant deux jours à un degré beaucoup plus élevé que le spasme du muscle ciliaire, plaide en faveur d'une diminution d'action sur les fibres radiées et par conséquent d'une influence déprimante sur le grand sympathique. Du reste, cette action de l'extrait de Calabar sur le nerf sympathique est aussi problématique que celle de l'atropine.

Il n'y a rien de positif à dire quant à une influence particulière sur le nerf trijumeau et sur les nerfs vaso-moteurs de l'iris ; faisons seulement remarquer que, si l'un des nerfs trijumeaux est coupé, les effets de la fève de

Calabar ne sont pas moins apparents sur le côté correspondant à la section que sur l'autre.

C. *Antagonisme de l'atropine et de la fève de Calabar.* — Un phénomène remarquable, c'est la lutte qui s'établit entre les actions de ces deux substances, administrées simultanément ou rapidement l'une après l'autre. Lorsque leur instillation a lieu au même instant, l'effet myotique se manifeste le premier par un léger degré de rétrécissement de la pupille avec spasme de l'accommodation ; ce dernier phénomène dure encore, que déjà l'action de l'atropine sur l'iris prend le dessus et détermine, par conséquent, la dilatation de la pupille. M. de Graefe a surtout étudié la manière

Fig. 166.

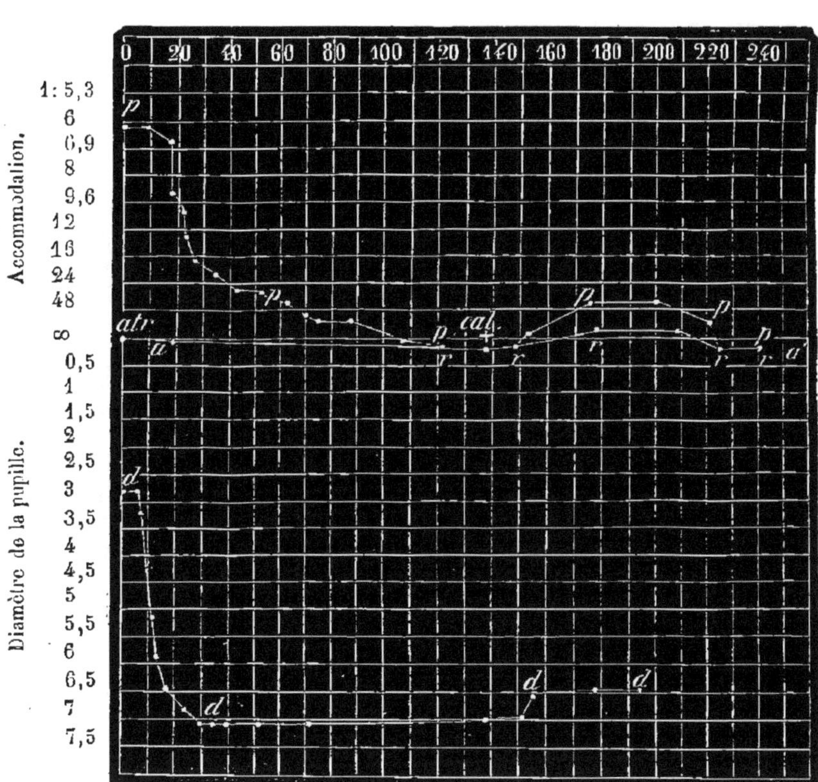

dont l'action de la fève de Calabar peut s'intercaler dans celle de l'atropine, lorsque l'instillation du mydriatique précède celle du myotique. Il a montré qu'administrée pendant la durée des effets d'une faible dose d'atropine, ou pendant la période de déclin d'une forte action, la fève de Calabar est en état de rétrécir temporairement la pupille et d'augmenter la réfraction; après la disparition de ces phénomènes, le processus mydriatique, dont la durée est plus longue, reprend sa marche régulière.

Nous désirions principalement rechercher si la fève de Calabar peut encore manifester son action, lorsqu'elle est administrée pendant que l'atropine frappe de paralysie absolue le sphincter et le muscle ciliaire. Or, le myotique africain, instillé dans ces conditions, a donné des signes non équivoques d'activité, portant plus encore sur la réfraction et l'accommodation que sur le diamètre de la pupille. On voit un exemple de ces effets dans la figure 166 qui représente l'observation prise sur l'œil de M. Müller, officier de santé de la marine royale :

La petite croix placée sur la ligne des abcisses *a a'* indique l'instant où la fève de Calabar a été instillée, cent trente-sept minutes après l'application de l'atropine, alors que *p* et *r* coïncidaient et que la mydriase avait atteint sa valeur maxima. Dix minutes plus tard, la valeur de la réfraction monta (*r r*) ; l'accommodation reparut en partie, et en même temps le diamètre de la pupille diminua un peu. Chez un autre officier de santé de la marine royale, M. Van Leent, observateur également très-exercé aux expériences

Fig. 167.

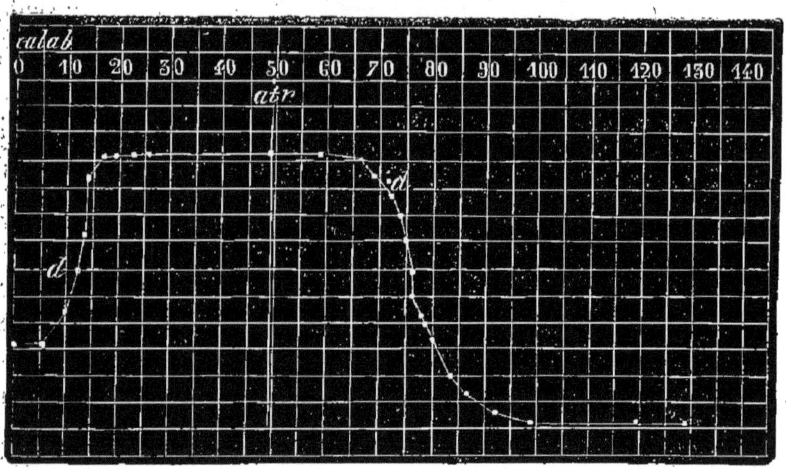

de ce genre, l'effet de la fève de Calabar fut encore bien plus considérable, le premier et surtout le second jour après des instillations répétées d'atropine. Bien que le diamètre de la pupille eût à peine diminué, M. Van Leent put, chaque fois, après un moment de repos, lire les lettres du n° $1\frac{1}{2}$ de l'échelle typographique de Snellen, pendant quelques instants à la distance de douze pouces ; et en réalité il avait alors son *punctum proximum* à environ quatorze ou seize pouces de l'œil, tandis qu'en relâchant son accommodation, l'emmétropie s'était substituée à sa légère hypermétropie. Quand les effets de la fève de Calabar se furent dissipés, on put encore reconnaître, au bout de quatorze jours et plus, l'action de l'atropine à la dilatation de la pupille, dans les trois cas examinés avec précision : ce dernier fait prouve à lui seul que le mydriatique avait été administré à dose énergique. Ces expériences démontrent que la paralysie produite par un moyen spécifique peut être neutralisée, en quelque sorte, par un autre moyen spécifique, à tel point que des actes volontaires soient de nouveau possibles.

La figure 167 montre l'influence de l'atropine sur la pupille, cinquante minutes après l'instillation de la fève de Calabar. La dilatation complète de la pupille est manifestement en retard. Plus de trois heures après, on réitère l'instillation du myotique sur la même personne, le docteur Land : l'hypermétropie de 1/60 existante disparaît entièrement; une myopie de nature convulsive la remplace pour un moment et coexiste avec une accommodation indubitable pendant la convergence des lignes visuelles, accommodation qui, à la vérité, comme dans le cas précédent, n'est pas bien gouvernée et se fatigue au bout de peu d'instants; la pupille devient en même temps plus étroite qu'avant l'action du myotique : elle a $6^{mm},75$ de diamètre. Le jour suivant, on trouve de nouveau $H = 1/60$; la pupille est maintenant légèrement mobile. Au bout de sept jours, elle a une largeur de $6^{mm},35$. C'est le dix-septième jour seulement que les pupilles des deux yeux ont le même diamètre, égal à $4^{mm},37$, plus petit par conséquent qu'au début.

e. Lors de la découverte de l'action physiologique de la fève de Calabar, on songea tout naturellement à essayer de ce remède dans diverses anomalies. Avant tout, il est reconnu actuellement d'un emploi avantageux pour diminuer les inconvénients de la mydriase produite par l'atropine. Suivant M. de Græfe, l'application méthodique de la fève de Calabar peut même abréger la durée du processus résultant de l'action de l'atropine. L'expérience seule peut décider jusqu'à quel point le myotique africain est à même de guérir, ou du moins d'améliorer, d'une manière durable, la paralysie de l'accommodation et la mydriase, grave question qui a déjà été indiquée par M. Robertson. Un résultat important est acquis : c'est que la fève de Calabar rétrécit la pupille et augmente la réfraction dans la paralysie du muscle ciliaire, que celle-ci existe seule ou qu'elle soit liée à d'autres paralysies du nerf de la troisième paire. M. de Græfe a vu la fève de Calabar rester complétement sans effet sur une mydriase de cause cérébrale. Chez un malade qui s'est présenté à ma consultation, porteur sur un œil d'une parésie de l'accommodation, très-perturbatrice de la vision binoculaire, la gêne occasionnée par cette affection fut enlevée d'une manière satisfaisante par la solution *c'*, étendue de vingt parties d'eau, et instillée une fois par jour. La myose résultant d'une faible dose de médicament, peut aussi rendre de fréquents services dans un grand nombre de cas où l'appareil sténopéïque améliore la vision, comme, par exemple, dans ceux où la lumière est diffusée par des taies de la cornée, etc., dans l'astigmatisme irrégulier (kératoconus, luxation du cristallin, etc.), dans l'aphakie, surtout lorsque le champ de la pupille n'est pas clair. Elle augmente d'une manière réellement merveilleuse l'acuité de la vue dans l'amétropie ordinaire ; c'est précisément lorsque l'action de la fève de Calabar est très-faible, que les myopes distinguent bien plus nettement les objets éloignés, et que les hypermétropes sont délivrés temporairement de leur asthénopie, par le double avantage d'avoir des cercles de diffusion plus petits et d'éprouver moins de peine à mettre en activité leur accommodation.

La grande question à laquelle la pratique aura à répondre, c'est de savoir si la fève de Calabar est à la longue aussi inoffensive que l'atropine pour l'accommodation, et si la conjonctive en supporte bien l'application longtemps continuée. Tant que cette question n'est pas résolue, il est impossible de porter un jugement sur l'avenir du myotique africain dans le domaine de la thérapeutique.

J'ajouterai seulement que M. de Graefe a utilisé avec avantage le rétrécissement artificiel de la pupille, pour faciliter l'iridectomie dans le glaucome, et que, dans son opinion, la fève de Calabar, administrée de façon à n'agir que d'une manière intermittente, pourra contribuer à la rupture des synéchies.

§ 49. — Spasme de l'accommodation. — Myosis. — Accommodation douloureuse.

Il nous faut distinguer plusieurs formes de spasme de l'accommodation. La plus fréquente n'est autre chose qu'une tonicité excessive des muscles intrinsèques auxquels est dévolue cette fonction. Dans les yeux sains et emmétropes, ce *tonus* est, sans aucun doute, insignifiant si nous considérons combien la paralysie artificielle de l'accommodation par l'atropine réduit peu la réfraction de l'œil. D'autre part, nous avons trouvé chez les hypermétropes une tension permanente qui masque, en partie ou en totalité, l'anomalie de réfraction : or, ce phénomène ne peut résulter que d'un effort de l'accommodation, et il doit complétement disparaître dès que l'atropine a paralysé cette dernière. L'augmentation de tension que nous signalons suit, tout naturellement, l'effort permanent au moyen duquel le sujet tend à vaincre l'anomalie de réfraction existante. Cette tension peut être observée quelquefois aussi chez des amblyopes et des astigmates. Elle s'explique alors par une tendance continuelle de ces yeux à s'adapter pour le *punctum proximum* et à voir les petits objets sous le plus grand angle possible. Le mode par lequel un spasme de l'accommodation peut se produire chez les myopes n'est pas d'une évidence aussi frappante ; cependant nous avons déjà dit que ce symptôme n'est pas rare dans la période d'irritation. Le docteur Fles me rapporte, et je suis tout disposé à le croire, qu'il a observé cet état dans nombre de cas, chez de jeunes individus, notamment chez des jeunes gens qui s'étaient préparés à l'École militaire. D'une part, l'irritation des yeux qui réagit sur le système accommodateur ; d'autre part, l'excès de tension de ce système durant un travail continu, surtout quand l'éclairage est insuffisant, telles peuvent être ici les causes de ce spasme. Infailliblement, c'est la paralysie par l'atropine qui révèle cet état. J'ai même vu, dans ces conditions, chez de jeunes enfants, l'hypermétropie succéder à de faibles degrés de myopie, tant le jeu de l'accommodation était sensible chez eux.

Le spasme tonique que nous signalons actuellement a rarement quelque importance au point de vue pathologique. Chez les myopes, il suffit que nous nous préoccupions des symptômes d'irritation concomitants, et chez les hypermétropes nous devons ne pas méconnaître cet état, pour en tenir compte dans le traitement optique à prescrire. Rappelons encore ici à nos lecteurs, que de Graefe croit avoir constaté quelquefois, dans des cas où il y avait propension à détendre l'accommodation, l'existence d'une action involontairement augmentée, c'est-à-dire spasmodique ; et que j'ai observé, pour ma part, quelque chose d'analogue chez des individus très-faiblement myopes qui s'étaient efforcés d'examiner le fond de l'œil, à l'image droite, sans le secours d'un verre concave. C'est encore ici le lieu de citer l'observation qui a engagé de Jaeger à admettre une *plesiopie*. Un tel rapprochement du *punctum proximum* peut, en effet, être observé, mais d'une façon passagère, à la suite d'efforts prolongés d'accommodation.

Nous trouvons, dans les auteurs anciens, quelques faits considérés comme des exemples de myopie soudaine que nous sommes tout naturellement enclin à regarder comme des spasmes de l'accommodation. Ils ont été recueillis par Ruete (1). Je ne suis pas convaincu qu'il y ait eu, dans ces cas, autre chose que de l'amblyopie. On a souvent, en effet, admis l'existence de la myopie, alors que, en raison d'une amblyopie existante ; de petits objets, des lettres par exemple, n'étaient distinguées que de près. En général, dans les observations anciennes, on négligeait la détermination du *punctum remotum*, détermination qui peut seule démontrer d'une manière certaine l'existence de la myopie. Le spasme aigu de l'accommodation, tel, par exemple, qu'il est produit par l'extrait de Calabar, est évidemment très-rare. Je n'en ai, pour mon compte, observé aucun cas ; ce qui peut excuser mon scepticisme en pareille matière. Ma tâche se bornera ici à citer les cas assez exactement observés. De Græfe (2) en cite deux.

(1) Ruete, *Pathologie und Physiologie der Augen und Ohren*, p. 262.
(2) *Archiv für Ophthalmologie*, t. II, A 2, p. 304.

Le premier se rapporte à un ingénieur dont la cornée droite avait été égratignée par l'ongle de son enfant. Lorsque l'irritation consécutive se fut dissipée, le malade s'aperçut qu'il ne voyait pas distinctement de cet œil et que les petits objets étaient multipliés. La pupille a son diamètre normal. Les mouvements réflexes y sont paresseux et faibles ; les mouvements accommodateurs y font défaut. A la distance exacte de la vision distincte, la polyopie ne se manifeste pas. Le pouvoir accommodateur était complétement aboli, et, en même temps, l'œil était myope. Cet œil était adapté à 3'' 1/4 ; avec $-\frac{1}{6}$, à 8'' ; et avec $\frac{1}{10}$, à 2'' 1/3. L'œil gauche avait une amplitude d'accommodation normale et était presque emmétrope ; avec $\frac{1}{10}$, la vision distincte était comprise entre environ 3'' et 9'' 1/2. Antérieurement, le malade avait eu mainte occasion de se convaincre de l'égalité de ses yeux. La guérison survint et marcha très-rapidement à la suite d'une déplétion de Heurteloup. Après la première application de la ventouse, l'œil accommodait entre 3'' 1/2 et 5'' 1/4 ; après la deuxième, entre 4'' et 8'' 1/2 ; après la troisième, l'amplitude d'accommodation était à peu près la même que dans l'œil gauche, dont le *punctum proximum* était situé environ à 4'' 3/4.

Cette maladie, a dit de Græfe, doit, peut-être, être considérée comme une névrose réflexe, aussi bien que les spasmes toniques des autres muscles soumis à sa volonté, qui surviennent consécutivement à des lésions des nerfs sensitifs.

Le deuxième cas se rapporte à une jeune fille de dix-huit ans qui souffrait d'un spasme douloureux du muscle orbiculaire droit. Ce spasme, qui se produisait quand la paupière était tendue, apparaissait quelquefois aussi spontanément. La compression du nerf sus-orbitaire n'avait aucun résultat ; une faible pression sur le nerf facial augmentait le spasme et la douleur ; au contraire, une forte compression du même nerf diminuait les douleurs et le spasme lui-même. Une légère amélioration, consécutive à une application de sangsues, fut suivie d'une aggravation des symptômes et d'un trouble visuel. Le pouvoir de réfraction paraissait augmenté ; la faculté accommodatrice très-restreinte et comprise entre 2'' 3/4 et 3'' 1/4. La pupille droite était un peu plus étroite que la gauche, et sa motilité, tant réflexe qu'accommodatrice, était faible. L'œil gauche était normal. Une injection sous-cutanée d'atropine derrière l'oreille ne détermina d'abord aucune amélioration ; au contraire, des symptômes analogues éclatèrent sur l'œil gauche. Le troisième jour, quand apparurent les phénomènes d'intoxication par la belladone, la douleur et le spasme diminuèrent et cessèrent complétement dès que l'intoxication augmenta. La malade put accommoder, avec l'œil droit, entre 5'' 1/2 et 14'' 1/2, et, avec le gauche, entre 5'' 1/2 et 17''. Mais les symptômes reparurent lorsque l'emploi de l'atropine eut été interrompu. L'issue de ce cas n'est pas indiquée.

De Græfe voit dans ce cas la combinaison d'un spasme de l'accommodation (nerf moteur oculaire), avec une névrose du facial; or, bien que nous ne puissions admettre de connexion entre ces nerfs, il importe de remarquer que les phénomènes relatifs à l'un et à l'autre augmentèrent et diminuèrent dans une même proportion.

Un troisième cas a été rapporté par Liebreich (1).

Mademoiselle T., âgée de vingt et un ans, se plaint d'un papillotement devant l'œil gauche. Il y a un an, cet œil a présenté, à la suite d'une application réitérée et continuée pendant la nuit, de la fatigue et de la myopie. En l'examinant, on reconnaît que, les lignes visuelles étant parallèles, la vue à distance est nette avec $-\frac{1}{40}$; mais que, quand la convergence commence, l'accommodation devient si forte qu'il faut, pour obtenir une vision distincte, des verres négatifs plus forts, et que, à la distance de 8″ seulement, la malade voit nettement, sans verres, des deux yeux. Comme on concluait à l'existence d'un spasme de l'accommodation, on instilla, à diverses reprises, de l'atropine; après quoi la myopie fit place à $\frac{1}{24}$ d'hypermétropie. Mais on constata, en outre, que la convergence était rendue plus difficile, que la divergence facultative était excessivement forte, tandis que d'autres symptômes encore portaient à faire admettre une insuffisance des muscles droits internes. Le spasme de l'accommodation pouvait bien s'être développé en connexion avec cette insuffisance; mais on décida néanmoins de le combattre, dans les deux yeux, au moyen de l'atropine, et ce traitement fut continué pendant quinze jours. Lorsque, de cette manière, l'accommodation fut redevenue normale, la malade sembla rétablie : le spasme avait complétement cédé, et, même avec des verres 1/26, qu'on prescrivit, mademoiselle T. put voir distinctement des objets éloignés ou rapprochés et travailler assidûment, sans fatigue.

Il est évident que, dans ce cas, l'insuffisance des muscles droits internes n'a pas été la cause immédiate de l'asthénopie. Mais le spasme de l'accommodation ne pouvait-il pas résulter de la tension continue et excessive qui était nécessaire pour vaincre l'insuffisance? Il est très-curieux de remarquer que, dans ce fait, le spasme de l'accommodation ressemblait à celui que l'on produit par l'extrait de Calabar, car, en pareil cas aussi, la réfraction est augmentée, et la convergence est liée à une tension relativement excessive de l'accommodation. Le diamètre de la pupille n'avait pas été noté. Les cas cités peuvent suffire à donner l'idée des différentes formes de spasmes de l'accommodation. Il nous reste à mentionner la douleur dont s'accompagne la tension accommodatrice; elle se combine probablement aussi au spasme. J'ai cité (page 677) un cas de ce genre; qu'il me soit permis d'en résumer ici deux autres.

Madame O., âgée de vingt-neuf ans, se présente au mois d'octobre 1859. Elle se plaint de vives douleurs dans l'œil, chaque fois qu'elle tente de voir des objets rapprochés,

(1) *Archiv für Ophthalmologie*, t. VIII. A 2. p. 259.

et dit que ces douleurs durent déjà, à un degré variable, depuis plus de dix ans. La malade a la figure aplatie et la chambre antérieure étroite. Les pupilles sont étroites et peu mobiles. Le *punctum proximum* est à 11''; le *punctum remotum* à ∞. Après la mydriase artificielle, on constate $H = \frac{1}{16}$. L'acuité visuelle est normale. On lui donna des verres $\frac{1}{16}$, croyant qu'après le rétablissement de l'accommodation, elle s'en trouverait bien pour la vision à distance. Quelque temps après, elle revint; son état n'avait pas changé et les verres ne lui avaient été d'aucun secours. Elle essaya d'autres verres, mais sans plus de succès. Un traitement dérivatif ne réussit pas mieux. On se décida alors à instiller, pendant quelque temps, de l'atropine pour combattre la tension accommodatrice : de plus, je permis des verres faiblement bleuâtres de $\frac{1}{16}$ pour les usages ordinaires, et de $\frac{1}{7}$ pour la vue de près. A diverses reprises, au bout d'un mois, de deux, etc., on essaya de suspendre l'emploi du mydriatique; mais cette tentative ne fut pas heureuse. Au bout de six mois, cependant, la malade s'aperçut avec joie qu'en discontinuant les instillations d'atropine et peu après le retour du pouvoir accommodateur, elle lisait sans verres et sans éprouver de douleur. Pourtant, elle continua à porter des verres $\frac{1}{16}$ pour les ouvrages fins. Un an et demi après, il survint une rechute, et l'usage de l'atropine, instillée pendant trois mois consécutifs, parvint à maîtriser ce spasme douloureux.

Dans ce cas, la douleur était un symptôme beaucoup plus saillant que la contraction spasmodique. Cette dernière devait cependant être admise, attendu que l'hypermétropie était restée latente avec une amplitude d'accommodation relativement faible. A l'époque de sa rechute, la malade se trouvait à Dresde et elle me consulta, par correspondance. J'aurais vivement désiré l'examiner de nouveau, principalement pour mieux me renseigner sur l'amplitude relative de l'accommodation.

Un second cas de ce genre se rapporte à un de mes amis qui occupait, aux Indes, une position élevée dans laquelle il était astreint à des travaux assujettissants et à des observations fréquentes au moyen d'instruments optiques. C'est en faisant ces observations qu'il éprouva, pour la première fois, une douleur qui l'engagea à se ménager davantage. On prit cet état pour une hypérémie de la rétine. Pendant la lecture et le calcul des observations, la douleur augmentait. L'examen de la réfraction, après une instillation d'atropine, démontra une hypermétropie de $\frac{1}{24}$. On donna des verres faibles d'abord, puis, progressivement, plus forts, mais sans résultat. On essaya, avec le même insuccès, les dérivatifs, les sangsues, les déplétions de Heurteloup. La lecture provoquait, au bout de quelques minutes, des douleurs telles qu'il fallait y renoncer. Cet état durait depuis une année et demie déjà, lorsqu'il fut question du retour du malade en Europe. Avant d'en arriver là, les personnes qui l'entouraient voulurent me consulter par correspondance, et, dans ce but, il m'adressa, de concert avec son médecin, un de mes anciens élèves, un rapport détaillé, en date du 15 février 1861. Mon avis fut qu'il fallait instiller, pendant quelque temps, une solution de sulfate d'atropine, au moins deux fois par semaine; et pendant la paralysie de l'accommodation qui en résulterait, faciliter la vue, au moyen de verres appropriés aux diverses distances. Quelques mois après, j'appris que ce traitement avait eu immédiatement les meilleurs résultats. « Je renais, m'écrivait le malade, à l'espoir de vaincre la maladie. Le matin, je puis déjà travailler d'une manière continue; le soir, je suis déjà moins incommodé en lisant et en écrivant; mais je n'ose pas encore le faire, pour ne pas retarder ma guérison. Votre supposition que mon hypermétropie pourrait être de plus de $\frac{1}{24}$ ne s'est pas confirmée; nous avons toujours obtenu le même résultat. Je me sers maintenant de 1/24 pour voir de loin; de 1/16, quand je suis à table; et de 1/11, quand je travaille. Ces chiffres ne sont que nominaux (ce sont ceux de Paetz et Flohr, de Berlin). Ils sont trop grands.

1/24 serait mieux désigné.... 1/22,
1/16 .... 1/14,
1/11 .... 1/9,5.

Ces derniers verres sont encore trop faibles, lorsque j'ai instillé de l'atropine; il me faut ensemble $\frac{1}{9,5}$ et $\frac{1}{22}$, ce qui équivaut à $\frac{1}{7}$. » C'est en ces termes que m'écrivit mon ami, le 31 août 1861 (on voit bien qu'il s'y connaît). L'espérance qu'il exprime ici fut pleinement justifiée par l'événement. Après une première déception, l'usage de l'atropine ayant été suspendu quelques mois plus tard, la douleur ne reparut plus pendant la tension accommodatrice, et, autant, du moins, que je sache, il n'est pas revenu de troubles visuels pendant les observations, la lecture, l'écriture et les calculs. Cette année (1866), j'ai encore reçu directement de cet ami les nouvelles les plus favorables.

Cette observation n'a pas besoin de commentaire. Elle montre qu'avec de faibles degrés d'hypermétropie, une tension continue de l'accommodation peut développer un état dans lequel le moindre effort accommodateur pour la vue de près devienne très-douloureux. En pareil cas, les lunettes ne soulagent pas, attendu qu'à la convergence est liée une accommodation involontaire et que celle-ci occasionne, de nouveau, des douleurs. L'observation de Liebreich rapportée plus haut me porte à croire possible que, dans ces cas, comme dans le sien, une tension excessive de l'accommodation se produise en rapport avec la convergence. Il existerait alors un spasme véritable de l'accommodation.

STRABISME.

ARTICLE PREMIER.

DÉFINITION. — STRABISME FAUX. — STRABISME VRAI.

Un sujet est dit *strabique*, lorsqu'il est privé de la vision binoculaire, que ses lignes visuelles ne s'entrecroisent pas sur l'objet fixé, et que ses taches jaunes reçoivent l'image d'objets différents. Dans ces conditions, une des lignes visuelles étant dirigée sur l'objet fixé, l'autre se trouve déviée et cette déviation se manifeste dans la physionomie par une expression particulière du regard que l'on caractérise, dans le vulgaire, en disant que le sujet *louche*. En d'autres termes, par conséquent. une personne louche, lorsqu'elle n'entrecroise pas ses lignes visuelles sur l'objet fixé, de manière à obtenir sur ses deux taches jaunes l'image de cet objet.

On comprend aisément que le strabisme n'est, à proprement parler, qu'un symptôme, et la pratique multiplie les occasions de reconnaître qu'il s'observe dans les conditions les plus variées. On n'est donc pas plus en droit d'écrire un chapitre sur le strabisme dans un livre de pathologie oculaire, que d'attribuer un article spécial à tout autre symptôme, l'ictère, par exemple, dans un traité de pathologie interne. Toutefois, on nous accordera cette licence, en faveur de l'intérêt pratique que nous y trouverons; car elle nous permettra d'isoler et de mettre en évidence, chose importante pour l'étude, les principales formes du strabisme, leurs différentes sources, leur mode d'évolution et enfin les moyens thérapeutiques destinés à les combattre. C'est une nécessité reconnue qu'il faille établir souvent, pour faciliter la division et l'intelligence du travail, des lignes de démarcation, là où la nature des choses n'a pas tracé de limites distinctes. En nous conformant à cette obligation, nous ne sommes pas plus répréhensible que nous ne l'avons été dans plusieurs autres parties de ces Études.

On pourrait supposer qu'il doit être toujours facile de reconnaître au premier aspect si une personne louche ou ne louche pas, c'est-à-dire d'apprécier d'un coup d'œil la direction réciproque des lignes visuelles, soit que le sujet regarde à une grande distance, soit qu'il fixe un objet rapproché. Pourtant il n'en n'est pas ainsi, car notre jugement ne se rapporte point à la direction même des lignes visuelles (lesquelles passent par la tache jaune et le point nodal de chaque œil), mais bien à la position mutuelle des axes des cornées et à la situation du centre de ces membranes relativement à l'ouverture orbito-palpébrale.

La ligne visuelle fait, dans l'œil emmétrope, un angle manifeste avec l'axe de la cornée (voy. p. 599); son extrémité antérieure, après avoir coupé cet axe dans le point nodal, aboutit en dedans du centre de la cornée, lequel correspond sensiblement au pôle antérieur de l'axe cornéen. L'angle compris entre la ligne visuelle et la cornée est situé, dans l'œil normal, en dedans de l'axe optique et varie, suivant Helmholtz, entre 4°,19 et 7°,25; suivant Donders, entre 4°,5 et 7°. Il mesurerait, en moyenne, 5° environ. De cette disposition, il résulte nécessairement que si le regard d'une personne emmétrope se dirige sur un objet éloigné, de telle sorte que les lignes visuelles puissent être regardées comme parallèles, les axes cornéens divergeront sous un angle qui mesure en moyenne 10°.

Un observateur qui, pour apprécier la direction du regard, se guidera sur la position des centres des cornées ne sera pas frappé d'une aussi faible divergence, et il lui semblera que ces axes sont parallèles. Il n'en sera pas de même lorsque l'angle compris entre la ligne visuelle et l'axe cornéen n'aura plus la même ouverture, ni le même emplacement; comme celà arrive dans les yeux hypermétropes et myopes. On pourrait, dans ces conditions, croire à l'existence d'un strabisme, quoique, du reste, le sujet jouisse de la vision binoculaire et entrecroise ses lignes visuelles sur l'objet qu'il fixe. Ainsi, chez les hypermétropes, Donders a trouvé que l'angle compris entre la ligne visuelle et l'axe de la cornée, tout en restant situé en dehors de la ligne visuelle, mesure, au minimum, 6°; au maximum 9°; en moyenne 7°,3 (1).

On voit donc que si un hypermétrope regarde de loin, la divergence des axes cornéens mesure, au minimum 12°, au maximum 18°; ce qui ne manque pas, surtout dans ces cas extrêmes, de rendre manifeste pour l'observateur un certain degré de divergence et lui faire croire à l'existence d'un strabisme.

Chez les myopes, Donders a trouvé que l'angle formé par la ligne visuelle et l'axe cornéen est bien moindre que chez les emmétropes. Cet angle mesure ici, au minimum, — 1°,5; au maximum, 5°,25; en

(1) Cette augmentation de l'angle tient, dans l'œil hypermétrope (aplati d'arrière en avant), au rapprochement du point nodal et de la surface de la rétine. On observe dans l'œil myope (allongé) un phénomène inverse; le point nodal s'éloigne de la rétine, tandis que, par suite de la distension progressive des membranes enveloppantes de l'œil (straphylôme postérieur), la tache jaune et le nerf optique s'écartent l'un de l'autre.

moyenne 2°. En faisant précéder du signe — l'angle minimum, on a voulu indiquer que, dans les forts degrés de myopie, l'angle, d'interne (nasal) qu'il était, devient externe (temporal). Il en résulte que, dans les hauts degrés de myopie, les lignes visuelles deviennent parallèles ; les axes cornéens peuvent, suivant M. Donders, converger de 3° et au delà (9°).

Il est, dans certaines circonstances, très-important de distinguer le strabisme faux du strabisme vrai. L'exemple suivant en fait foi. Tout récemment, un jeune ingénieur brésilien s'adressait à nous, en réclamant, de lui-même, l'opération du strabisme, pour remédier à la convergence qu'il observait dans ses yeux (myopie $\frac{1}{16}$), lorsqu'il venait à fixer un objet situé à distance. Nous eûmes beaucoup de peine à le dissuader de la nécessité d'une opération et à le convaincre qu'il jouissait de la vision binoculaire, qu'il n'était réellement pas affecté de strabisme.

Il arrive aussi qu'après un déplacement musculaire pratiqué dans le but de corriger un strabisme affectant un myope ou un hypermétrope, l'opérateur voit avec surprise se produire une telle convergence ou une telle divergence pour le regard de loin qu'il pourrait songer à combattre cet état par une nouvelle ténotomie, s'il n'était prévenu qu'il peut avoir affaire à une anomalie de l'emplacement ou de l'ouverture de l'angle formé par la ligne visuelle et l'axe cornéen (angle α).

Quant aux moyens dont le praticien dispose, en pareille circonstance, pour élucider le diagnostic, nous négligerons volontairement de donner ici celui que fournit l'ophthalmomètre. Cet instrument, au moyen duquel on mesure directement l'angle ci-dessus, n'est pas à la portée de tous, et il exige, pour être bien manié, un exercice particulier. Le praticien, déjà renseigné par l'état de réfraction des yeux du sujet sur l'espèce d'anomalie qui peut exister dans la direction relative de la ligne visuelle et de l'axe cornéen, n'a plus qu'à vérifier si la divergence ou la convergence apparente est, ou non, déterminée par un strabisme réel. Il doit donc rechercher si le malade jouit, ou non, de la vision binoculaire, et par conséquent, s'il fixe un objet avec les deux yeux à la fois. Pour cela, il commencera par placer alternativement devant les deux yeux, pendant la fixation, une plaque de verre dépoli ; pour savoir si l'un des yeux ne s'écarte pas de la direction prise par l'autre, vers un objet situé à 4 ou 5 mètres de distance. Si, dans ces essais, on ne remarque, de part et d'autre, aucune déviation, il existe déjà une forte présomption contre l'existence d'un strabisme vrai. Cela fait, on continuera à prescrire au malade de fixer un objet situé à la distance indiquée, la flamme d'une bougie, par exemple ; et, plaçant successivement devant les deux yeux un prisme ayant sa base tournée en haut ou en bas, on questionnera soigneusement le sujet à l'effet de savoir si les images doubles sont exactement l'une au-dessus de l'autre, ou si elles présentent, en outre, un écartement de latéralité et si cette déviation concorde, ou non, avec la convergence ou la divergence des yeux. Enfin, on recherchera si la lecture s'accomplit binoculairement, en employant les moyens indiqués plus loin à cet objet, c'est-à-dire le stéréoscope et la baguette interposée entre les yeux du lecteur et son livre. (Voy. *Traitement orthopédique du strabisme.*)

ARTICLE II.

STRABISME CONCOMITANT.

De toutes les formes de strabisme, c'est celle qui s'observe le plus souvent. Le strabisme concomitant est l'opposé du strabisme paralytique, on peut donc supposer que dans l'espèce dont nous traitons, la myotilité n'a pas souffert et que les rapports d'action qui existent entre deux muscles donnés n'ont été, en quelque sorte, troublés que d'une manière physiologique. Nous avons dit (p. 442) en parlant des mouvements de l'œil : lorsqu'un muscle se contracte, son antagoniste s'allonge d'une quantité équivalente. Dans le strabisme concomitant, de passagère qu'elle était, cette différence de longueur est devenue permanente.

Qu'un muscle, par exemple, jouisse, pendant un certain temps d'un surcroît d'activité ou d'une prépondérance d'action sur son antagoniste faible ou affaibli (parétique, paralysé), il se rétracte, et sa longueur diminue d'un chiffre exactement égal au chiffre dont s'accroît la longueur de l'antagoniste. Une fois cette rétraction devenue stationnaire, la myotilité ne se trouve aucunement altérée ; car l'étendue dans laquelle peut se mouvoir le centre de la cornée, soit dans le sens du muscle rétracté, soit dans celui de son antagoniste allongé, est équivalente à celle dans laquelle se meut un œil normal.

L'excursion du centre de la cornée se fait, il est vrai, un peu plus loin du côté du muscle rétracté que du côté opposé ; mais le degré de ce mouvement n'a aucun rapport avec celui de la rétraction et de la déviation consécutive de la cornée, auquel il reste toujours de beaucoup inférieur. On peut donc dire que l'arc excursif que parcourt le centre de la cornée est faiblement déplacé vers le muscle raccourci et que ce qu'il a gagné du côté de ce muscle, il l'a perdu du côté de l'antagoniste.

Ayant ainsi défini le caractère fondamental du strabisme concomitant, il est aisé de faire prévoir les symptômes fonctionnels que doit présenter cette anomalie.

Une personne atteinte de strabisme concomitant présente une déviation plus ou moins apparente de l'un des yeux, dans le sens du muscle rétracté. Cette déviation exprimée, soit en degrés, soit en lignes et millimètres (relativement au déplacement du centre cornéen par rapport à une verticale passant au milieu de la fente palpébrale), sera facile à déterminer lorsque le sujet fixera un objet situé à une distance telle que les yeux se trouvent dans une *position moyenne* entre la convergence et le parallélisme. Cette déviation est appelée *primitive*, par opposition à celle qu'exécute, sous la main de l'observateur ou sous la plaque de verre dépoli, le second œil; quand on permet au malade de fixer l'objet avec l'œil primitivement dévié. Cette déviation *secondaire* est, dans le strabisme concomitant, absolument identique avec la déviation *primitive* (1).

(1) La détermination de la déviation au moyen des degrés qui mesurent l'angle formé par la ligne visuelle de l'œil dévié avec celle de l'œil sain est moins négligée, en pratique, à cause de ses difficultés propres que parce que ses indications tombent difficilement sous le sens; au contraire de ce qui arrive pour la mensuration du strabisme en lignes ou en millimètres. Ainsi, M. Stephan, tout récemment encore (*Ophthalmic Review*, janv. 1866, p. 331), a indiqué, pour déterminer l'angle de la déviation, un moyen dont la simplicité ne laisse certainement rien à désirer, et cependant nous hésitons à croire qu'il se répande dans la pratique ordinaire. Pour faciliter la mesure de la déviation du centre de la cornée, par rapport à une verticale qui divise exactement en deux parties égales la fente des paupières et la paupière inférieure, M. Laurence (*Ophthalmic Review*, n° 2. 1864, p. 126) a indiqué un petit instrument dont la figure 168 nous dispense de toute description. Cet instrument est appliqué alternativement devant les deux yeux, tandis qu'on prescrit au sujet de fixer un objet situé à 3 ou 4 mètres de distance. On a soin d'appliquer exactement le bord de l'instrument contre celui de la paupière inférieure et l'on note la distance qui sépare la pupille déviée du point O.

Fig. 168.

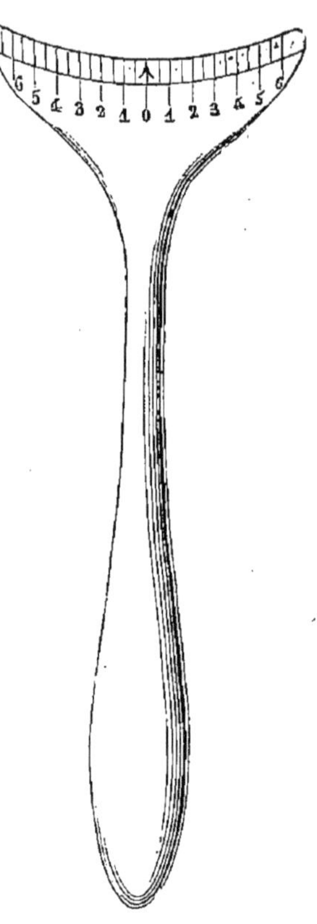

M. Ed. Meyer (thèse de Paris, 1863) a inauguré un instrument un peu plus compliqué auquel il a donné le nom de strabomètre. Il est basé sur un principe analogue; mais s'applique simultanément sur les deux yeux, au moyen de deux branches graduées. Le prix relativement élevé de cet instrument qui ne présente aucun avantage sur celui de M. Laurence s'est évidemment opposé à ce qu'il se vulgarisât davantage, surtout si l'on considère qu'avec quelque habitude on arrive sans peine à mesurer la déviation à 1/2 *mm* près, sans le secours d'instruments. L'arc d'un millimètre de Paris mesuré sur la sclérotique correspond à un angle au centre de 6 à 8° (voy. p. 485) celui de 2^{mm} à 15° à peu près. On comprend facilement que ces mesures varient suivant qu'on examine un enfant ou un adulte.

L'identité de l'angle de la déviation secondaire et de celui de la déviation primitive, prouve d'une manière péremptoire l'intégrité des mouvements associés. Lorsque cette identité des deux angles existe pour toutes les directions du regard, on y trouve une nouvelle preuve de la conservation de la mobilité de l'œil strabique.

Nous devons cependant faire, à cet égard, quelques réserves. Il est évident que si l'on cherchait à vérifier l'égalité des angles de la déviation en faisant tourner le plus possible l'œil strabique du côté du muscle supposé allongé (côté vers lequel la mobilité a un peu diminué, en raison même de la rétraction de l'antagoniste), on arriverait nécessairement à une position du regard pour laquelle l'identité absolue des angles de la déviation n'existerait plus. La différence que l'on constaterait alors entre ces deux angles serait d'autant plus sensible que le raccourcissement du muscle antagoniste serait plus prononcé, c'est-à-dire que le strabisme serait plus considérable. Pour les mêmes raisons, l'angle de la déviation primitive ne restera pas le même dans tous les positions du regard : il variera si l'on force le regard de l'œil strabique du côté du muscle supposé allongé ou du côté du muscle raccourci.

En outre, lorsque cet œil est atteint d'une amblyopie très-forte, de telle façon que la fixation centrale n'existe plus, il est impossible de constater rigoureusement l'égalité des angles de déviation; car lorsqu'on couvre alors l'œil non strabique avec la main ou le verre dépoli; l'œil strabique n'entre pas en fixation de manière à diriger la tache jaune vers l'objet; mais il fixe avec un point de la rétine situé plus ou moins en dedans de la macula (strabisme convergent). Le centre de la cornée de l'œil strabique décrivant, dans ce moment, un arc moindre que s'il y avait eu fixation centrale; il en résulte que l'œil non strabique exécute, sous la main ou sous le verre dépoli qui le voile, un mouvement associé analogue, dont l'arc reste nécessairement inférieur à celui qui sous-tendait l'angle de la déviation primitive.

On reconnaît sans peine que les symptômes particuliers du strabisme concomitant (intégrité de la myotilité, conservation des mouvements associés (1) et identité des angles de la déviation primitive et secondaire) n'ap-

(1) Comme nous venons de le voir, l'identité des angles de la déviation secondaire et de la déviation primitive, n'est pas, même dans le strabisme concomitant, absolue dans toutes les positions du regard. Il en sera donc de même des mouvements associés si l'on sollicite chez un sujet atteint de strabisme convergent l'extrême abduction, chez une personne atteinte de strabisme divergent l'extrême adduction de l'œil strabique. Alors le muscle considéré comme allongé (droit externe dans le premier cas, droit interne dans le second) n'exécuteront pas un déplacement identique avec celui de leur muscle associé qui, au surplus, jouit ordinairement d'un excès de mobi-

partiennent en propre qu'aux cas dans lesquels la rétraction (raccourcissement) n'est pas très-considérable, et où l'amblyopie de l'œil dévié n'est pas assez prononcée pour le priver de la fixation centrale (1).

ARTICLE III.

STRABISME MONOLATÉRAL. — STRABISME ALTERNANT.

Nous avons admis, dans l'article précédent, en nous appuyant sur des données générales, qu'un muscle peut devenir le siége d'un raccourcissement permanent lorsqu'il a été, pour une cause ou l'autre, sollicité, pendant un certain temps, à des contractions actives exagérées. Nous pouvons en dire autant d'un muscle dont les contractions, sans avoir augmenté d'énergie, sont devenues prépondérantes par rapport à celles de l'antagoniste affaibli. La différence de longueur qui s'établit alors entre les deux muscles ne porte atteinte, nous l'avons dit, ni à leur myotilité, ni à l'étendue des mouvement associés qu'ils exécutent. C'est l'intégrité des mouvements associés qui explique comment, dans un cas donné, le strabisme peut être *monolatéral ;* dans un autre *alternant.*

Lorsqu'on place la main ou le verre dépoli devant celui des yeux d'un strabique qui est en fixation, on sait que l'autre œil se met aussitôt à fixer, tandis que le premier se dévie d'un angle égal à l'angle de la déviation primitive (dans les cas ordinaires de strabisme concomitant). Ce redressement, en quelque sorte forcé, est un acte spontané et même volontaire chez un certain nombre de sujets. Tel est le fait constituant du strabisme alternant.

Quelles sont les raisons capables de déterminer cette alternance ?

Il est, à notre avis, assez facile de les concevoir. Lorsqu'il existe, soit

lité. (Voy. STRABISME SIMPLE ET DOUBLE.) Cette disposition des mouvements associés fait que le malade évite, comme dans certains états parétiques, les positions du regard où il faut mettre en jeu, de préférence, le muscle allongé de l'œil qui sert à la fixation : il exécute avec la tête un mouvement compensateur, c'est-à-dire qu'il l'incline d'une manière permanente du côté du muscle allongé de l'œil avec lequel il fixe, afin de contracter le moins possible ce muscle et de n'avoir que rarement besoin de relâcher le muscle raccourci.

(1) La déviation secondaire est déterminée par une contraction du muscle associé à celui qui exécute le déplacement de la cornée de l'œil strabique, nécessaire pour la fixation. Aussi, la déviation secondaire s'effectue dans le même sens que la déviation primitive, pour ce qui regarde le strabisme convergent et le divergent : elle a lieu dans un sens opposé pour le strabisme supérieur et le strabisme inférieur ; les droits supérieur et les droits inférieurs exécutent toujours des mouvements simultanés.

dans une paralysie musculaire, soit dans une anomalie de la réfraction, un obstacle à l'accomplissement de la vision binoculaire, un des yeux se trouve exclu de l'acte de la fixation. Cette exclusion, passive dans le premier cas (parésie ou paralysie), plus ou moins active dans le second (anomalies de la réfraction), a généralement pour résultat prochain le raccourcissement d'un muscle, de celui vers lequel s'effectue la déviation. Ce raccourcissement peut se produire sur les deux yeux à la fois, lorsque, dans le but de voir aussi distinctement que possible, le sujet préfère, alternativement, employer l'un ou l'autre de ses yeux. Or, pour qu'il puisse, sans obstacle, user, à son gré, de chacun de ses yeux successivement, il est nécessaire : 1° que l'état fonctionnel de ces deux organes soit sensiblement le même, et 2° que, dans certaines positions du regard, ou à différents degrés d'adaptation de ce dernier, la fixation soit plus aisée pour l'un des yeux que pour son congénère.

Un exemple nous fera mieux comprendre : une personne a un œil emmétrope et l'autre affecté d'un degré moyen de myopie. La difficulté qu'elle éprouve à fusionner en une seule deux images de netteté et de grandeur différente, lorsque ses yeux sont au repos (adaptés pour leur *punctum remotum*), a déterminé du strabisme, en déviant l'œil myope par suite d'une prépondérance d'action d'un des muscles (le droit externe bien plus souvent que le droit interne) ; que cette même personne fixe maintenant un objet approché de petite dimension, elle pourra redresser instinctivement son œil myope ; soit que ce dernier s'accommode pour la distance donnée avec moins d'efforts que l'œil emmétrope, soit qu'il reçoive plus aisément l'impression d'un petit objet très-rapproché, puisque sa proximité permet de l'apercevoir sous un angle visuel plus considérable. En même temps que l'œil myope se redresse, l'œil emmétrope subit une déviation proportionnelle à la déviation primitive. Peu à peu, le muscle par lequel s'opère cette déviation (associé dans ses mouvements à celui qui met l'autre œil en fixation), se rétracte et augmente la mobilité de son côté, d'un chiffre égal à celui dont s'était accrue la mobilité du muscle déviateur (droit externe de l'œil myope). Une fois cet équilibre établi, le sujet peut exclure à son gré et suivant les circonstances, tel ou tel œil de l'acte de la fixation.

Nous avons, à dessein, choisi cet exemple qui n'est pas des plus fréquents, à cause du jour qu'il jette sur la question. Le groupe des strabismes hypermétropiques est évidemment celui qui contient le plus grand nombre de strabismes alternants, tandis que les personnes strabiques à cause d'une inégalité de réfraction (emmétropie et myopie), sont relativement rares. Le strabisme est donc monolatéral, lorsqu'un seul et même œil est dévié : il est, au contraire, alternant, si le sujet dévie instinctivement ou à volonté tantôt l'un, tantôt l'autre de ses yeux.

ARTICLE IV.

STRABISME SIMPLE ET STRABISME DOUBLE.

Après avoir défini le strabisme monatéral et le strabisme alternant, il importe d'attirer, sans plus tarder, l'attention du lecteur sur ce qu'il doit entendre par les mots; strabisme simple et strabisme double. On évitera ainsi une confusion regrettable dans l'emploi de ces différents termes. Et d'abord, il faut bien savoir que le *strabisme alternant n'est pas un strabisme double.* Cette dernière expression implique, suivant les auteurs, une déviation musculaire, et une modification des mouvements d'excursion, lesquelles se manifestent sur les deux yeux à la fois. Si nous nous contentons de définir le *strabisme* comme l'ont fait les auteurs les plus compétents, nous ne saurions, sans commettre un non-sens, associer au mot strabisme l'épithète *double.*

Le mot *strabisme* a une signification symptomatique : suivant tous les physiologistes (Müller, etc.), un sujet est dit strabique lorsque ses lignes visuelles ne s'entrecroisent pas sur l'objet fixé et que ses taches jaunes reçoivent l'image d'objets différents. Dans cette définition, la fixation de l'objet par un des yeux est acceptée comme une condition *sine qua non*, sans laquelle il devient impossible de constater l'existence du strabisme, c'est-à-dire de reconnaître si le second œil n'entrecroise pas sa ligne visuelle avec celle du premier sur l'objet fixé, et s'il reçoit l'image de cet objet sur une partie de sa rétine autre que la tache jaune. Voici maintenant l'opinion de deux auteurs qui ont récemment écrit sur ce sujet, et les arguments d'après lesquels ils admettent qu'un strabisme peut être double. « Toutes les fois, dit M. Ed. Meyer (1), que, dans la vue binoculaire, l'axe optique de chacun des yeux aura perdu son inclinaison normale sur l'axe orbitaire, on pourra dire le strabisme double. Constatons cependant que ces cas sont excessivement rares (2). »

Ce serait donc d'après l'inclinaison de l'axe optique par rapport à celle de l'axe orbitaire qu'il faudrait décider s'il existe, ou non, du strabisme, et, dans le premier cas, si ce strabisme est simple ou double. Mais pour atteindre ainsi ce résultat, il serait indispensable de prendre pour point de départ une position initiale de ces deux axes, afin de pouvoir reconnaître les changements survenus dans leur inclinaison réciproque normale ; or,

(1) *Du stabisme, etc.* Thèse de Paris, 1863.

(2) Évidemment, notre auteur veut parler de la vision avec les deux yeux et non de la vision binoculaire, car celle-ci manque toujours dans le strabisme; et ce phénomène est tellement constant, qu'on en a fait un signe pathognomonique du symptôme qui nous occupe.

rien ne serait plus difficile qu'une pareille détermination, tant cette inclinaison des axes considérés varie suivant les sujets et suivant les différentes positions des yeux. Il est évident que si, par exemple, une tumeur développée dans les os du nez venait à envahir la partie interne des deux cavités orbitaires, elle pourrait refouler en dehors les deux yeux et dévier ces organes dans ce sens, au plus haut degré. L'inclinaison normale des axes optiques peut alors être complétement troublée; et pourtant cette altération ne sera point, à proprement parler, du strabisme, mais bien une dislocation des yeux simulant le strabisme.

« Le strabisme, dit M. Giraud-Teulon (*Leçons sur le strabisme*, p. 48, Paris, 1863), est le plus souvent double; c'est-à-dire que l'œil sain a, presque toujours, éprouvé une déviation plus ou moins marquée dans le même sens que l'œil franchement strabique » (1). Ainsi, le strabisme serait dit double, parce que la myotilité se trouverait exagérée, dans le sens de la déviation, sur l'œil non dévié. Cette exagération existe réellement, comme, du reste, nous l'avons dit plus haut, dans le plus grand nombre des cas; mais ce n'est évidemment pas une raison pour déclarer ce strabisme double et pour affirmer qu'il est de tous le plus fréquent.

En quels termes, alors, définirait-on le strabisme simple, de façon à le distinguer du strabisme double? D'une part, il existe des variétés physiologiques très-notables dans l'énergie des muscles des yeux; et, d'autre part, si l'on considère la classe de strabiques la plus nombreuse, celle qui renferme les cas dans lesquels la déviation a été causée par une anomalie de la réfraction, on remarque presque toujours que la faculté d'adduction (strabismes convergents) ou celle d'abduction (strabismes divergents) est douée d'une énergie supérieure à la moyenne. D'après cela, il n'y aurait qu'un nombre assez peu élevé de strabismes simples. Mais que deviendra donc notre *définition* du strabisme, si nous déclarons *double* un strabisme dans lequel un excès de mobilité se sera manifesté sur l'œil non dévié, dans le sens de la déviation?

Tout en rejetant comme fausse la dénomination de strabisme double, nous n'hésitons pas à convenir que, dans certains cas particuliers, le meilleur observateur peut être amené à envisager un strabisme comme étant double, et non simple. Voici, par exemple, un sujet qui se présente avec un strabisme convergent très-considérable. L'un de ses yeux offre une déviation de 10 à 12 millimètres, telle qu'une partie de la cornée cou-

(1) Notre estimable confrère et ami appuie cette assertion incompréhensible sur un passage dû à la plume de M. J. Guérin (*Gaz. méd. de Paris*, 1843, p. 218). Nous sommes forcé d'avouer que nous ne comprenons pas pour quel motif on a remis sous nos yeux ce document, évidemment arriéré.

verte d'une taie, tend à disparaître en arrière de la caroncule. L'autre œil, myope, a son axe optique incliné par rapport à sa ligne visuelle sous un angle tel que cette dernière aboutit en dehors du pôle antérieur dudit axe. Si, par conséquent, l'œil en question dirige sa ligne visuelle sur un objet, son axe cornéen sera dévié en dedans, et le rapport de cet axe avec l'ouverture orbito-palpébrale nous fera supposer qu'il présente une inclinaison défectueuse en dedans. Nous serons donc porté à considérer comme double un strabisme qui est, en réalité, simple.

D'une manière générale, on a admis l'existence du strabisme double, d'une part, à cause des variations d'emplacement de l'angle α (angle que forme la ligne visuelle avec l'axe optique, voy. p. 599); d'autre part, à cause de l'exagération de la mobilité de l'œil non dévié, dans le sens de la déviation, exagération à laquelle correspond nécessairement une diminution de mobilité dans le sens opposé. Il est, à notre avis, indispensable de rayer de la nosologie le terme de strabisme double, et de garder toujours présente à l'esprit la véritable définition du strabisme, si l'on veut ne pas se perdre dans une question de pathologie malheureusement obscurcie, aujourd'hui encore, par un amas indigeste de notions inexactes, inutiles et surannées.

Nous concluons, en terminant, que le strabisme peut être unilatéral ou alternant. Unilatéral; il ne mérite pas, pour cela, l'épithète de simple: alternant; il n'est pas, pour cela, double: on fera donc bien, en vertu des considérations qui précèdent, de supprimer du vocabulaire, en tant qu'inexactes, les expressions strabisme simple et strabisme double.

ARTICLE V.

STRABISME INTERMITTENT OU PÉRIODIQUE. — STRABISME PERMANENT OU CONSTANT.

Nous avons dit, dans les articles précédents, ce qu'il faut entendre par strabisme et à quels caractères on reconnaît que le strabisme est concomitant, monolatéral ou alternant. Il nous reste à exposer les conditions dans lesquelles ce symptôme peut se produire, soit d'une manière intermittente, soit d'une manière permanente. L'acte de la vision binoculaire joue dans l'étiologie du strabisme intermittent un rôle capital ; on peut même dire que la périodicité, dans le strabisme, résulte d'interruptions passagères survenues dans l'accomplissement de cet acte.

Les développements qui suivent ont pour objet d'établir que, dans une première catégorie de faits, (*a*) le strabisme peut être interrompu par un effort ou une série d'efforts réussissant à accomplir l'acte de la vision binoculaire dont le sujet était privé ; qu'au contraire, dans une seconde catégorie de faits (*b*), l'apparition du strabisme résulte de l'impuissance du sujet à maintenir plus longtemps la vision binoculaire ; que, dans l'un et l'autre cas, un accomplissement inconstant de cet acte est l'origine de la périodicité du strabisme, et qu'enfin l'abolition complète de la vision binoculaire détermine un strabisme permanent. Hâtons-nous de le dire : le strabisme intermittent tend, en général, à devenir permanent.

a. Le strabisme périodique ou intermittent peut se présenter à la suite d'anciennes paralysies musculaires, lorsque la mobilité s'est complétement rétablie dans le muscle atteint. En effet, il arrive parfois, en cas semblable, que pendant le retour progressif de la mobilité dans le muscle paralysé, son antagoniste se raccourcit d'une longueur variable et dévie l'œil de son côté. Lorsque cette déviation est faible, et que l'innervation du muscle paralysé a recouvré son intégrité primitive ; si le sujet vient à fixer un objet, il devra, pour voir simple et avec les deux yeux, contracter ce dernier muscle avec plus d'énergie qu'à l'ordinaire. Cet effort détruira l'effet de la déviation produite par l'antagoniste rétracté, fera cesser le strabisme et rétablira, dans certains cas, la vision binoculaire pour tout le temps que durera le regard attentif ; mais le strabisme se reproduira, dès que le regard deviendra vague.

Dans un autre ordre de faits, on sait que certaines personnes affectées d'une myopie de moyen degré ont, de naissance, les muscles droits internes faibles. La ligne visuelle de chaque côté peut exceptionnellement former chez eux, avec l'axe cornéen correspondant, un angle ouvert du côté de la tempe ; ce qui oblige les sujets à converger pour regarder des objets éloignés. Cette convergence permanente, exécutée par des muscles relativement faibles, finit par devenir impossible à ces personnes : aussi arrive-t-il, à la longue, qu'un de leurs yeux diverge, quand elles regardent de loin ou vaguement. Si, cependant, elles viennent à fixer un objet, une tendance instinctive à la vision binoculaire et, souvent aussi, la nécessité de prévenir une diplopie capable de mettre obstacle à l'observation, engagent ces personnes à un effort tel qu'elles entrecroisent leurs lignes visuelles sur l'objet fixé, ce qui fait cesser passagèrement leur strabisme.

Dans ces derniers cas, l'accomplissement de l'acte de la vision binoculaire met un terme au symptôme que nous avons appelé strabisme ; dans les cas suivants, au contraire, ce symptôme est produit par l'impossibilité de maintenir ce même acte.

b. Supposons un sujet hypermétrope : ses lignes visuelles forment avec les axes de ses cornées des angles beaucoup plus ouverts du côté du nez que chez l'emmétrope. Pour voir distinctement un objet placé à peu de distance, l'hypermétrope doit faire un effort considérable d'accommodation ; car lors même que ses lignes visuelles étaient parallèles (position à laquelle correspond une divergence des axes cornéens), il lui fallait un effort d'accommodation pour s'adapter aux rayons parallèles. Un tel hypermétrope ne peut accommoder fortement sans que ses yeux convergent à un certain degré ; car plus on converge, et mieux on réussit à tendre son accommodation. Mais une convergence aussi prononcée que celle dont l'œil hypermétrope a besoin pour s'adapter ainsi peut trouver un obstacle dans la position des lignes visuelles ; aussi arrive-t-il que le sujet cité dans notre exemple ne tarde pas à en éprouver de l'embarras, tantôt en ce qu'il voit double, quoique distinctement, tantôt en ce que, voyant simple, il perçoit des cercles de diffusion, attendu que le foyer des milieux de son œil n'est pas encore amené sur la rétine. C'est, comme nous l'exposerons plus loin avec détail, dans de pareilles circonstances que certains sujets sont conduits à augmenter encore la convergence de l'un de leurs yeux, afin de recevoir une image nette sur la tache jaune de l'autre ; ils dissocient alors leurs lignes visuelles, interrompent, pour fixer les objets, l'acte de la vision binoculaire, et deviennent strabiques.

Dans un autre ordre de faits, on cesse de pouvoir accomplir ce même acte, faute d'une force musculaire suffisante pour l'entretenir plus longtemps. C'est ce qui arrive aux personnes atteintes de myopie. Pour des degrés très-élevés de myopie ($\frac{1}{4}$, $\frac{1}{3}$), l'entrecroisement des lignes visuelles peut devenir impossible, lorsqu'il s'agit de voir de près un objet avec les deux yeux. Cette impossibilité a pour causes, en ce cas, la forme ellipsoïde de l'œil, la situation particulière de la ligne visuelle par rapport à l'axe cornéen, enfin la faiblesse relative des muscles adducteurs ; alors il se produit un strabisme divergent, toutes les fois que le sujet tend à voir distinctement un objet, c'est-à-dire le transporte dans le champ de son accommodation.

Le même phénomène s'observe aussi chez certaines personnes affectées d'une myopie moins excessive, mais qui, néanmoins, ne sauraient voir distinctement de près, sans une assez forte convergence. Souvent cette convergence nécessaire ne peut être maintenue au delà d'un certain temps, les muscles contractés se fatiguent, et ces myopes sont placés dans l'alternative de voir double, en relâchant la convergence de leurs yeux et en déviant l'un de ces organes, ou de maintenir, pour voir simple, un effort musculaire dont ils ne sont plus capables. Après une vaine résistance, un œil finit par se dévier ; puis, à la longue, cette déviation s'opère instinctivement et le strabisme apparaît, dès qu'un certain degré de convergence devient nécessaire.

Il est aisé de comprendre que, dans les deux ordres de faits que nous venons de signaler en dernier lieu, il s'associe bientôt à la déviation forcée et, en quelque sorte, passive, dont nous venons de parler, une déviation active et volontaire qui s'ajoute à la précédente et a pour objet de combattre une diplopie très-gênante. C'est ici le lieu de rappeler que la diplopie est d'autant plus incommode que l'image reçue par la rétine de l'œil dévié est plus intense ; c'est-à-dire est projetée sur une partie plus voisine de la tache jaune. Il est bien plus facile de négliger l'impression d'une image faible, reçue par une partie périphérique de la rétine. C'est pour cette raison que, dans le cas précité, le sujet, se résignant à voir double, s'efforce instinctivement de dévier le plus qu'il peut l'œil exclu de l'acte de la vision binoculaire, de se rendre ainsi sa diplopie de moins en moins pénible, et enfin de s'en défaire complétement, en négligeant tout à fait une image rétinienne, de la manière indiquée plus loin. C'est dans cette déviation en quelque sorte active, et dans le raccourcissement musculaire qui en résulte, qu'il faut chercher les causes de la transformation insensible du strabisme intermittent en strabisme permanent (1).

(1) En terminant cet article, nous ne pouvons nous défendre de regretter hautement qu'une publication toute récente (la précieuse traduction de Mackenzie, par MM. Warlomont et Testelin, *Supplément*, p. 197, 1866), ait enregistré l'erreur qui met en opposition le strabisme concomitant et le strabisme intermittent ou périodique. Le strabisme concomitant est le contraire du strabisme paralytique ; mais, par contre, un strabisme concomitant peut être aussi périodique. En voici un exemple : Un sujet présente une myopie de moyen degré, de l'insuffisance des muscles droits internes ; son œil droit montre, pendant le regard vague, 1^{mm} ou 1^{mm} 1/2 de déviation en dehors ; enfin, dès que cette personne fixe un objet rapproché, le strabisme disparaît. Si maintenant, tandis que le sujet fixe un doigt tenu à deux pieds devant lui, on place devant l'œil droit un écran de verre dépoli, la déviation ci-dessus se produira immédiatement. Cela fait, qu'on vienne à changer la position du verre dépoli, en le plaçant au-devant de l'œil qui fixe, c'est-à-dire de l'œil gauche : le droit se redressera aussitôt et son congénère qui, d'ordinaire n'est pas dévié pendant le regard vague, présentera une déviation de même étendue que la déviation primitive. Par cette apposition du verre dépoli, nous avons porté obstacle à la vision binoculaire et, par conséquent, provoqué un strabisme passager périodique, un strabisme qui ne se produit que quand le regard est insouciant ou vague. Nous avons, de plus, constaté, sous le verre dépoli, l'identité de la déviation secondaire et de la déviation primitive, et, par cela même, établi que le strabisme en question possédait le caractère fondamental de la concomitance. Il nous semble donc hors de doute que le strabisme périodique peut être concomitant et que, *vice versa*, le strabisme concomitant peut être périodique ; d'où il suit qu'il ne convient, en aucune façon, d'opposer ces expressions l'une à l'autre. Nous prions le lecteur de nous pardonner d'aussi longs préliminaires ; nous avions à cœur de n'user, dans cette partie de la nosologie, que de termes bien définis et parfaitement compris : car c'est là le seul moyen d'obtenir une solution satisfaisante des questions, encore très-obscures, pour la plupart, qui vont surgir devant nous.

ARTICLE VI.

STRABISME AVEC OU SANS DIPLOPIE. — NEUTRALISATION DE LA RÉTINE, PROJECTION PERVERSE, STRABISME INCONGRUENT.

Pour qui observe un grand nombre de strabiques, il est facile de reconnaître que le nombre de ceux qui se plaignent de diplopie est relativement peu élevé : la plupart voient simple. De plus, on constate sans peine que, chez la plupart des sujets atteints de diplopie, le strabisme peut se rapporter à une origine paralytique et date d'une époque plus ou moins récente. Chez les autres, au contraire, le strabisme est ordinairement ancien ; presque toujours il remonte à la première enfance.

Parmi les strabiques sans diplopie, il convient d'établir deux classes distinctes. Dans la première, l'œil dévié est plus ou moins amblyope ; dans la seconde (et c'est le cas ordinaire du strabisme alternant), l'acuité visuelle est sensiblement égale pour les deux yeux. C'est la vision simple constatée chez les strabiques de cette classe qui a surtout étonné les médecins : car comment s'expliquer l'absence de diplopie dans des cas où, un seul œil présentant sa tache jaune à l'objet fixé, cet objet dessine néanmoins son image dans l'œil dévié, en un point non correspondant, sur une rétine parfaitement sensible ? De cette difficulté ont surgi les interprétations les plus diverses.

Lorsque, dans notre enfance, nous apprenons à voir, nous présentons naturellement à l'objet que nous voulons fixer la partie la plus sensible de chaque rétine. Les images qui se forment sur ces parties les plus sensibles, celles aussi qui se forment sur des points de chaque rétine excentriques par rapport aux taches jaunes, mais égaux entre eux en sensibilité, sont réunies dans une impression unique. *L'acte de la vision binoculaire est le résultat d'une distribution égale et symétrique d'irritation nerveuse sur les deux rétines.*

Cette tendance innée à recevoir sur les deux yeux des degrés égaux d'irritation lumineuse ou, en d'autres termes, à diriger les taches jaunes de telle sorte que, les lignes visuelles s'entrecroisant sur l'objet, l'image se dessine sur les parties centrales ou sur des points symétriquement excentriques des deux rétines, afin de produire une impression unique ; cette tendance, disons-nous, qui aboutit, en somme, à l'*acte de la vision binoculaire, gouverne, chez nous, les mouvements des yeux,* dès que nous apprenons à voir. L'action directrice qu'exerce la vision binoculaire sur ces mouvements peut être entravée, dès la plus tendre enfance, par des causes diverses : de là des prépondérances fonctionnelles de certains muscles qui éprouvent alors, dans leur longueur relative, des changements auxquels ils auraient échappé, si l'acte de la vision binoculaire n'eût pas cessé d'équilibrer les mouvements des yeux.

Dès les premières années de la vie, l'accomplissement de la vision binoculaire peut rencontrer des obstacles plus ou moins sérieux, parfois absolus, dans une différence de la réfraction des deux yeux. En pareil cas, la netteté des images est inégale ; inégale est donc aussi la répartition de l'excitation nerveuse dans les deux yeux, ce qui rend moins vive, bien entendu, l'impulsion à l'accomplissement de la vision binoculaire (1). Le même effet peut être causé par une opacité des milieux de l'œil, opacité qui diminue l'éclairage et la netteté de l'image reçue par les rétines. A une époque plus avancée de la vie, l'acte de la vision binoculaire peut encore cesser par suite d'une insuffisance des forces musculaires destinées à maintenir les yeux dans une position favorable à l'accomplissement de cet acte, etc.

Il nous reste maintenant à examiner la question suivante : Pourquoi, dès que la vision binoculaire ne se fait plus, et dès que l'un des yeux, s'étant dévié, reçoit l'impression sur une partie excentrique de sa rétine, pourquoi, dans ces conditions, n'y a-t-il pas constamment diplopie ?

Aussitôt que nous voyons isolément avec les deux yeux, notre attention est absorbée par l'image la plus distincte ; c'est-à-dire par celle dessinée sur la tache jaune de l'œil qui fixe. L'autre image, bien qu'elle tombe sur une partie plus périphérique de la membrane nerveuse, bien qu'elle offre un contour moins distinct, ainsi qu'une grandeur différente (par suite de la différence de l'adaptation, souvent même de la conformation de cet œil), est néanmoins vue, au début du strabisme ; cela est évident. Mais, voyant isolément avec chaque œil, et absorbé par l'observation de l'objet fixé, le sujet néglige de plus en plus l'image reçue par l'œil dévié. *Nous faisons exactement de cet œil ce que nous faisons des deux lorsque, préoccupés*

(1) Si M. Donders dit § 41 « une différence de réfraction seule ne provoque jamais de déviation ; tout au plus, cette différence peut être la cause que la déviation ne soit pas empêchée » cette assertion n'est pas du tout en contradiction avec ce que nous venons de dire. Une différence de réfraction, surtout lorsqu'elle est assez sensible pour rendre la vision binoculaire difficile et pour porter obstacle à cet acte, ne doit pas nécessairement être suivie d'une déviation ; celle-ci se développe, si elle trouve dans la longueur et la force d'un des muscles de l'œil impropre à l'accomplissement de la vision binoculaire des conditions propices à son développement. La différence de réfraction n'est donc pas la cause unique ; mais, en portant plus ou moins entrave aux fonctions régulatrices de l'acte de la vision binoculaire, elle permet à des dispositions anatomiques de certains muscles de se faire valoir et, par conséquent, ne porte plus obstacle au développement d'un strabisme.

d'une idée, nous avons le regard vague; nous recevons alors sur nos rétines des impressions variées ; mais nous ne voyons pas. Chez le strabique, cette même préoccupation d'une part, d'autre part l'attention portée sur l'objet fixé, suffisent pour que l'image de l'œil dévié cesse, peu à peu, de l'impressionner : bientôt donc le sujet la néglige et, au bout d'un certain temps, il lui est devenu tout à fait impossible de voir double dans les conditions ordinaires. En voici la raison : si le strabisme s'est développé dans l'enfance, et si l'œil dévié n'est jamais employé isolément ; bref, si le strabisme ne possède pas le caractère de l'alternance, l'abstraction constamment faite par le sujet de l'impression qu'il reçoit sur l'œil dévié finit par émousser la sensibilité (en quelque sorte tactile) de la rétine, et de là résulte une amblyopie de plus en plus prononcée.

Cette décroissance dans la sensibilité rétinienne est, en ce qui concerne la rapidité de sa marche et son mode de localisation, directement proportionnée à l'inaction de l'œil dévié. Dans le strabisme interne ou convergent, cette diminution de sensibilité marche des parties externes vers les parties internes de la rétine : elle peut dépasser la tache jaune, de sorte que, au summum de cette amblyopie, une partie de la rétine située en dedans de la macula (du côté du nez), peut l'emporter en impressionnabilité sur cette dernière. Dans le strabisme divergent, les choses peuvent se passer à l'inverse. Cette amblyopie produite par le défaut d'action, ou, mieux, par l'absence d'une iritation physiologique normale et d'une élaboration (centrale) de cette impression, se développe principalement dans les cas où un œil a cessé d'être exercé, alors que ses membranes étaient encore en voie de formation ou de croissance (1). Jamais on n'observe les degrés extrêmes de l'amblyopie dont nous parlons chez les sujets devenus strabiques pendant l'âge adulte. On comprend sans peine que lorsqu'un œil reçoit d'aussi faibles impressions, il lui est facile de les négliger, surtout quand le strabique est attentif à l'objet fixé : dans ces conditions, l'une des images a sur l'autre une telle prédominance, qu'il devient impossible de les apercevoir simultanément.

(1) On ne trouve, chez les strabiques, dans les plus hauts degrés d'amblyopie par défaut d'usage, aucun signe d'atrophie de la papille et de la rétine ; contrairement à ce que les auteurs se sont complus à transcrire l'un après l'autre. Nos recherches nous permettent de contredire leur assertion de la manière la plus positive. Ce fait tend bien à prouver que le défaut d'élaboration centrale d'une impression périphérique est pour beaucoup dans la progression de l'amblyopie, à laquelle il faut reconnaître une origine bien plus centrale que périphérique. Je serais curieux de savoir de quelle manière on a pu constater, au moyen de l'ophthalmoscope, les signes des modifications atrophiques que la rétine a subies dans sa partie *externe*. (Voy. Ed. Meyer, *Du strabisme*, thèse de Paris, 1863, p. 41.)

L'amblyopie et la faculté de faire abstraction d'une image reçue sur l'une des rétines, c'est-à-dire la *neutralisation* (1), se suppléent : il y a surtout neutralisation quand il n'y a pas d'amblyopie ; comme cela se présente pour le strabisme alternant dans lequel l'acuité de la vue est à peu près la même pour les deux yeux. En pareil cas, il est évident que l'œil dévié reçoit une impression relativement intense, et si la diplopie n'apparaît point, cela tient à ce que l'habitude de faire abstraction de la seconde image empêche le sujet, dans les conditions ordinaires, de voir les deux images à la fois.

La neutralisation de la rétine n'est autre chose qu'un défaut d'habitude, par suite duquel on ne peut être, à la fois, attentif à deux impressions dont l'une, transmise par la partie la plus sensible de la rétine, la tache jaune, est plus intense que l'autre, produite par l'irritation d'une partie périphérique de la membrane nerveuse. On peut faire disparaître ce manque d'habitude, c'est-à-dire corriger la neutralisation de la rétine en empêchant le sujet, pendant un temps variable, de négliger l'impression reçue par l'œil dévié. On obtient ce résultat en tenant l'un des yeux constamment bandé pendant quelque temps. Lorsqu'on lève ce bandeau, on constate que le strabique voit double ; mais, ordinairement, il ne tarde guère à reprendre son ancienne habitude, c'est-à-dire à faire abstraction de la seconde image (Javal) (2).

La diplopie se reproduit chez ces personnes, parce que, en leur tenant un œil bandé pendant un certain temps, on leur a fait momentanément perdre l'habitude de négliger une image. On arrive encore, d'une autre manière, à rétablir la diplopie ; c'est-à-dire à augmenter l'attention que le sujet accorde à l'image de l'œil dévié : il suffit, pour cela, de changer les conditions de motilité de cet œil, de manière à donner au strabique

(1) C'est ainsi qu'on a nommé l'absence d'impressionnabilité simultanée sur l'œil dévié. Cette même abstraction d'une partie des images s'effectue normalement dans la vision stéréoscopique, comme l'a démontré M. Javal (*Ann. d'ocul.*, t. LIV, p. 5, 1865).

(2) On sait qu'en exerçant un œil strabique et amblyope, on peut augmenter assez notablement son acuité, résultat qu'on obtient encore, jusqu'à un certain point, en régularisant, par la strabotomie, la position de l'œil ; mais, en pratique, on n'a pas, jusqu'à présent, accordé assez d'importance aux exercices isolés de l'œil strabique. Ces exercices peuvent, nous avons eu l'occasion de nous en convaincre, augmenter la sensibilité d'une façon tout inattendue. On arrive ainsi, lorsque la fixation centrale existe encore, après avoir corrigé, au moyen de verres, les différences qu'on observe si fréquemment dans la réfraction des yeux des strabiques, à rétablir l'acte de la vision binoculaire ; c'est-à-dire à guérir radicalement le strabisme dans des cas où, d'après l'état actuel des connaissances, on ne croirait pas pouvoir espérer ce résultat.

conscience du déplacement que cet organe subit lorsqu'il suit son congénère.

Dans les cas de strabisme alternant, on voit généralement (et nous n'hésitons pas, pour nous, à dire toujours) si l'acuité de l'œil dévié est bonne, l'opération de la strabotomie donnera lieu à la diplopie. Jusqu'à présent, on a expliqué ce phénomème en disant que l'image de l'œil opéré tombe alors sur une partie de la rétine non encore capable de supprimer, de neutraliser l'impression reçue. Mais pour donner cette interprétation, on omettait de remarquer que si, avant la strabotomie, on amenait l'image, au moyen d'un prisme, sur la portion même de la rétine où elle venait tomber après la ténotomie, la diplopie ne se produisait pas constamment. La diplopie apparaît donc après l'opération, non parce qu'on a amené l'image sur une partie de la rétine plus voisine de la tache jaune, par conséquent plus sensible et moins apte à la neutralisation; mais bien parce que la ténotomie a modifié les conditions de myotilité existantes sur l'œil strabique.

En effet, le nouveau mode d'innervation devenu nécessaire pour mouvoir alors cet œil de pair avec l'autre, y détermine un appel d'attention et prive passagèrement le sujet de la faculté de négliger l'impression qu'il reçoit sur cet œil. De même, lorsque, chez un sujet incomplétement guéri par la strabotomie, la diplopie cesse, cela ne résulte pas de ce que la portion de rétine qui reçoit l'image, après l'opération, apprend à neutraliser cette image; elle est due à ce que le strabique, après une certaine éducation, s'est accoutumé à ces conditions nouvelles de myotilité, et a réacquis l'habitude d'abstraire l'œil dévié et son image pour porter du côté opposé toute son attention (1).

(1) Une expérience personnelle nous a confirmé dans l'opinion que nous venons d'exprimer. Le docteur W. était atteint d'un strabisme alternant, convergent et concomitant, causé par une différence dans la réfraction de ses deux yeux. Chaque œil possède une acuité parfaite. L'œil le plus ordinairement dévié était le droit, atteint de M $\frac{1}{5,5}$; l'autre, à part As*h* $\frac{1}{60}$, est emmétrope. Une ténotomie fut pratiquée, de ce côté, il y a dix ans. Aussitôt, il apparut une diplopie qui n'avait jamais existé et qu'on n'avait pas pu provoquer au moyen de prismes : elle dura pendant quelques semaines. Il resta une faible convergence contre laquelle on pratiqua, sept ans plus tard, deux ténotomies sur l'œil gauche (œil emmétrope, celui qui regarde de loin et qui n'était dévié, divergent relativement à l'objet fixé, que lors du regard de près). Il ne survint aucune diplopie après ces deux opérations qui eurent sur la position relative des deux yeux une influence manifeste : ce fut à grand'peine que l'opéré détermina une diplopie de quelques instants, en se plaçant au-devant de l'œil gauche un verre coloré. Deux ans après, nouvelle ténotomie sur l'œil droit, le plus ordinairement dévié, et réapparition immédiate de la diplopie observée après la première opération.

Ajoutons que les strabiques soumis à l'opération ne sont pas les seuls chez lesquels il est possible de faire apparaître de la diplopie. On parvient encore à provoquer ce phénomène sans opération, en exerçant, au moyen du stéréoscope, l'antagoniste du muscle par lequel la déviation est produite. Dans ce cas même, on ne doit pas expliquer la diplopie en disant qu'on a déplacé l'image dans l'œil dévié en corrigeant partiellement la déviation par des exercices. S'il en était ainsi, des prismes convenablement disposés pour produire un déplacement analogue de l'image dans le même sens, auraient également réussi à provoquer de la diplopie. Celle-ci résulte uniquement de ce que, par ces exercices orthopédiques, le strabique arrive à modifier la dose d'innervation qui gouverne les mouvements de l'œil dévié ; de ce qu'il reporte, par conséquent, instinctivement, une partie de son attention sur le jeu de cet organe, et de ce qu'il cesse alors, pendant un certain temps, de pouvoir négliger l'impression qu'il reçoit de ce côté.

Nous avons cru devoir insister assez longuement sur l'absence de la diplopie dans le strabisme et sur ce qu'on appelle *neutralisation* de la rétine; parce que ces questions ont, dans l'étude qui nous occupe, une grande importance : nous nous arrêterons beaucoup moins sur une particularité toute spéciale à quelques strabiques, à la vérité, fort peu nombreux. Ces derniers accusent des images doubles situées de telle sorte qu'au premier abord on pourrait soupçonner un défaut d'identité des points symétriques des deux rétines ; autrement dit, une *incongruence* de la rétine de l'œil dévié, par rapport à celle de l'œil avec lequel le sujet fixe.

Depuis longtemps, on a cru possible l'incongruence des rétines ; on est même allé jusqu'à regarder cette incongruence comme la cause déterminante générale du strabisme. On croyait, par exemple, qu'un sujet déviait un œil dans le but de présenter à l'objet fixé le point de la rétine le plus sensible, point anormalement situé par rapport à la tache jaune de l'autre œil. Des travaux sérieux, d'origine récente, ont fait justice de cette prétendue incongruence.

Cependant, quelques strabiques accusent, du côté de l'œil dévié, une position de l'image correspondante tellement anormale qu'on pourrait,

— Voici encore une preuve en faveur de cette opinion : que la sensibilité musculaire joue un grand rôle dans l'apparition de la diplopie. Lorsqu'un sujet intelligent a subi, sur l'œil dévié, une ténotomie qui lui a occasionné de la diplopie, il lui est facile, quelque temps encore après la disparition de cette dernière, de la provoquer de nouveau, en contractant assez énergiquement le muscle opéré ; ou, en d'autres termes, de ramener, au moyen de cette contraction, son attention sur l'image reçue par l'œil en question. Nous ne parlons pas ici, bien entendu, d'images doubles par insuffisance musculaire.

assez vraisemblablement, supposer dans leurs rétines l'existence de points symétriques non identiques. Analysons rapidement les cas dans lesquels cette particularité se présente. Elle s'observe chez des sujets strabiques depuis l'enfance, et chez lesquels il est survenu de la diplopie, soit après une ténotomie, soit après des exercices isolés de l'œil, soit après l'emploi méthodique du stéréoscope. Dès que la diplopie se montre, ces sujets éprouvent beaucoup de difficulté à définir les rapports de position des images doubles : s'il s'agit, par exemple, d'un strabisme convergent, ils accusent ordinairement, entre les images, une distance excessive relativement au degré de la convergence ou de la divergence, et cette distance augmente à mesure que le malade s'efforce de la déterminer ; quelquefois même les malades signalent alors dans la position réciproque des images une perversion plus grande encore ; par exemple, ils les indiquent croisées, lorsque, d'après la position des yeux, elles doivent être homonymes. D'autres fois, le sujet ne saurait dire au juste si ces images sont homonymes ou, au contraire, croisées.

Ces mêmes personnes éprouvent communément ce qu'on appelle l'*horreur de la vision binoculaire*, dénomination par laquelle on entend une extrême difficulté de fusionner les images, après que, au moyen de prismes ou par la ténotomie, on a corrigé le déplacement de l'image sur l'œil dévié. Les rapides oscillations de la seconde image, à droite et à gauche de celle de l'œil qui fixe au moment où le malade tend à la fusionner, se produisent aussi bien, alors, dans le stéréoscope que sous le prisme correcteur. Dans cet état singulier, lorsque, suivant M. Javal, on pousse le sujet à fusionner, dans le stéréoscope, deux pains à cacheter disposés de telle sorte que, vu le degré de la déviation existante, ce fusionnement soit le plus facile possible, alors même, cette répugnance du sujet à voir simple binoculairement se manifeste encore. Or, ce phénomène est le résultat, non pas d'une fausse *projection* de l'image sur l'œil dévié ; mais d'une fausse *appréciation*.

Un sujet auquel on a rendu la faculté de ne plus négliger (neutraliser) l'image de l'œil dévié, n'est pas devenu, pour cela, capable d'apprécier avec cet œil, en même temps qu'avec l'autre ou isolément, la distance de cette seconde image à celle de l'œil qui fixe. Lorsqu'on le prie d'apprécier la distance de ses images doubles, ce strabique doit, pour cela, faire un acte très-complexe. Il lui faut, sans le secours de l'œil qui reste fixé sur l'objet, mesurer la distance et taxer la position de l'image de l'œil dévié, relativement à l'objet fixé. Or, une pareille appréciation est impossible sans un certain exercice pour les personnes qui mettent de la précision dans leurs réponses et qui ne s'en tiennent pas, comme la plupart des malades, à un jugement grossier et approximatif.

L'opération par laquelle doit s'effectuer la mensuration ou taxation de l'œil dévié pour permettre une appréciation exacte, nécessite, dans cet œil, le maintien d'une stabilité absolue dans la position de déviation relativement à l'autre œil. Quand certains malades s'efforcent d'arriver à cette stabilité, ils n'y réussissent qu'incomplétement ; des mouvements oscillatoires, des contractions cloniques, surviennent du côté du muscle le plus fort, du droit interne (strabisme convergent), et de là viennent la mobilité observée dans la position de l'image et les oscillations de cette dernière. On se rend bien compte ainsi de cette prétendue répugnance (ou horreur) pour la vision binoculaire.

Cette horreur n'est que l'impossibilité de maintenir l'œil en question dans une position stable et telle que le fusionnement des images soit possible. Ce que ces personnes présentent n'est évidemment pas de la répugnance, comme on l'a dit ; c'est tout simplement de l'inexpérience et de l'incapacité relatives aux mouvements de l'œil dévié.

Au moyen d'exercices stéréoscopiques, on parvient, comme l'a si bien démontré M. Javal, à remédier à cette anomalie chez des sujets affligés de cette prétendue incongruence et de cette horreur de la vision binoculaire (1).

(1) Nous nous ferons mieux comprendre en donnant ici un exemple de cette fausse projection. Le docteur W., dont nous avons déjà parlé, présente une déviation imperceptible, en dehors, consécutive à la dernière des opérations qu'il a subies sur l'œil droit. Il voit double par moments. Il se place en face d'un pilier situé à 4 mètres de distance, large de un mètre et qui sépare deux croisées larges chacune de un mètre et demi. Une bougie allumée est disposée, vis-à-vis le malade, précisément entre les deux croisées, préalablement garnies de rideaux pour faciliter l'appréciation des images doubles. Le malade doit, en raison de la faible divergence de ses yeux, avoir des images croisées et, de plus, eu égard au degré de cette divergence, des images distantes à peu près de 30 centimètres, si l'objet fixé est à 4 mètres. Dans cette expérience, l'image de la bougie correspondante à l'œil opéré devrait donc être à gauche de la bougie et distante de 20 centimètres du bord de la croisée gauche. A sa grande surprise, le malade assure que cette image lui apparaît au-devant de la croisée gauche, et près du bord de cette dernière opposé au pilier. Veut-il préciser davantage son observation, il fronce le sourcil du côté de l'œil dévié et déclare, tout à coup, qu'il voit l'image correspondante au-devant de la croisée droite ; c'est-à-dire que les images sont devenues homonymes ; et cependant, la divergence persiste. Pendant un certain temps, ce confrère indique, bien qu'avec un peu d'hésitation, la persistance des images homonymes. Il va même jusqu'à signaler, soit un écartement, soit un rapprochement des images homonymes, suivant que les mouvements des yeux et la position du malade augmentent ou diminuent la divergence de l'œil droit consécutive à l'insuffisance du muscle droit interne droit. On croit avoir affaire à une incongruence rétinienne ; mais on ne tarde pas à remarquer beaucoup d'inconstance et d'hésitation dans les observations du malade qui à tout instant

Nous ne croyons pas devoir pousser au delà de ces limites restreintes la discussion relative à la projection perverse et l'incongruence rétinienne. Cette question, que nous n'avons pas épuisée, n'a pas, selon nous, assez d'importance pour mériter plus de place dans un livre destiné à des praticiens. Nous renvoyons ceux de nos lecteurs qui voudraient approfondir davantage ce sujet aux principaux ouvrages écrits sur la matière et que nous signalons (1).

apprécie d'une manière différente l'écartement des images. On a alors recours à l'expérience suivante. On cache, par instants, l'œil gauche, qui est en fixation, et l'on engage le sujet à préciser exactement la distance que parcourt l'image de l'œil droit (à chaque fois qu'on voile l'autre œil), pour prendre la place qu'elle occupe lorsque ce même œil droit fixe la flamme. Or, après plusieurs essais de ce genre, le confrère ne signale plus les images homonymes ; il déclare des images croisées ; mais avec un écartement bien supérieur à celui que la divergence semble comporter. Lorsqu'il continue à masquer à plusieurs reprises, sous la main, l'œil fixateur, et à faire voyager l'image pendant que l'autre œil entre en fixation, le malade constate manifestement que l'image de l'œil dévié se rapproche de l'autre ; c'est-à-dire, d'après ce que nous avons dit plus haut, qu'elle avance vers le milieu de la croisée gauche, et qu'elle finit par dépasser le bord du pilier, en se plaçant là où, en raison de sa position sur la rétine, elle devait être projetée. C'est en faisant apprécier au sujet (par le moyen de la sensibilité spéciale que développe la contraction musculaire), le degré du déplacement effectué par l'image de l'œil dévié, lorsque, d'une portion excentrique de la rétine, elle gagne la tache jaune, que nous arrivons à procurer à cette personne la notion de l'excentricité de cette image, et à supprimer la fausse projection. Chez notre malade, on peut, au moyen d'un faible prisme ayant sa base tournée en dedans, faire alors disparaître la diplopie, ce qui était impraticable avant l'occlusion répétée et souvent interrompue de l'œil gauche. Ainsi, avec la fausse projection a disparu l'horreur de la vision binoculaire qui se constate, presque toujours, en pareille circonstance.

(1) Voyez : Buffon, *Dissertation sur la cause du strabisme.* Mém. de l'Académie roy., 1743, p. 338, Amsterdam, 1748 ; J. Müller, *Zur vergleichenden Physiologie des Gesichtsinnes*, Leipzig, 1826 ; Ruete, *Neue Untersuchungen und Erfahrungen über das Schielen und seine Heilung*, Göttingen, 1841 ; et *Strabismus et Luscitas dans Lehrbuch der Ophthalmologie,* Braunschweig, 1845 ; de Graefe, *Ueber Doppelsehen nach Schieloperationen und Incongruenz der Netzhäute* (*Arch. für Ophth.*, t. I, a 1, p. 82. 1854) ; et *Nachträgliche Bemerkungen über Incongruenz der Netzhäute, ibidem,* t. I, a 1, p. 294 ; Arlt, Article : *Schielen, die Krankheiten des Auges*, t. III, p. 294, 1865 ; Alfred Graefe, *Schielen bei Netzhautincongrunz* dans : *Klinische Analyse des Motilitätsstoerungen*, Berlin, 1858, p. 228 ; et *Ueber einige Verhaeltnisse des Binocularsehens bei Schielenden*, etc. (*Arch. für Ophth.*, t. XI, A.2, p. 1, 1865) ; E. Javal, *Note sur la neutralisation et sur l'incongruence des rétines* (*Ann. d'Ocul.*, t. L, p. 76, 1864) ; et *De la neutralisation dans l'acte de la vision, ibidem*, t. LIV, p. 5, 1865 ; Nagel, *Zur Symptomatologie des Schielens, Klinische Monatsblaetter*, t. III, p, 63, 1865 ; Schweigger, *Beitraege zur Lehre vom Schielen*, *ibidem*, t. V, p. 1, 1867).

ARTICLE VII.

STRABISME LATENT (DYNAMIQUE, DE DE GRÆFE). — INSUFFISANCE ET ASTHÉNOPIE MUSCULAIRES.

Nous avons avancé, dans l'article précédent, que l'acte de la vision binoculaire est le résultat d'une distribution égale et symétrique d'irritation nerveuse sur les deux rétines, et que cette tendance innée à recevoir, dans les deux yeux, des degrés égaux d'irritation lumineuse est précisément ce qui gouverne les mouvements de ces organes. Nous avons ajouté que l'interruption passagère de l'influence directrice exercée par la vision binoculaire sur les mouvements des yeux n'implique pas nécessairement le développement du strabisme, mais seulement en favorise la production.

Cette restriction permet de comprendre comment, chez un certain nombre de sujets, l'abolition passagère ou définitive de la vision binoculaire n'altère en rien les mouvements d'excursion associés et combinés que les deux yeux accomplissaient auparavant ; tandis que, chez les autres, avec une intégrité apparente des mêmes mouvements, un examen attentif démontre que l'œil exclu de la vision binoculaire ne suit pas exactement l'autre dans les changements de position que ce dernier exécute (notamment dans les efforts de convergence associés aux efforts accommodateurs). Enfin, dans un troisième ordre de faits, on observe des déviations manifestes et permanentes de l'œil qui s'est soustrait à l'acte de la vision binoculaire.

De ces considérations il ressort que l'action directrice exercée par la vision binoculaire sur la mobilité des yeux n'a pas, chez tous les sujets, une égale puissance. Tantôt, soit primitivement, soit par suite d'un fonctionnement prolongé, les muscles des yeux se sont développés d'une manière tellement régulière et symétrique, que leurs mouvements synergiques restent normaux sans le secours d'une régularisation permanente; tantôt, au contraire, la coordination des mêmes mouvements rencontre une certaine résistance et ne persiste que parce que l'accomplissement régulier de la vision binoculaire est impossible sans elle : tels sont les cas dont nous avons à nous occuper ici. Nous rangerons sous quatre chefs les causes capables d'entraver, d'une manière plus ou moins continue, l'action directrice exercée par la vision binoculaire sur les mouvements des yeux.

1° L'un des muscles peut, de naissance, avoir un développement ou une insertion telle qu'il remplisse sa fonction avec bien plus de facilité que les autres muscles la leur, et qu'il soit capable, par conséquent, de troubler la coordination des mouvements, si cette suprématie fonctionnelle cesse d'être modérée par l'influence régularisatrice de la vision binoculaire.

2° De même, un des muscles peut, de naissance, avoir un développement ou une insertion si défavorable à l'exercice de sa fonction que la vision binoculaire doive, pour se maintenir, d'une part, stimuler le jeu de ce muscle par une impulsion nerveuse plus intense ; d'autre part, modérer l'énergie de son antagoniste, pour empêcher que l'action de ce dernier ne devienne prépondérante.

On objectera sans doute que ces deux propositions sont de pures hypothèses ; nous répondrons qu'elles nous paraissent seules expliquer pourquoi, dans certains cas, à la vérité rares, étant donné deux yeux emmétropes, de même acuité et de même pouvoir accommodateur, l'interruption passagère de l'acte de la vision binoculaire est immédiatement suivie d'une déviation de l'œil exclu ; preuve évidente que, dans ce cas, la vision binoculaire seule tenait à l'état *latent* un strabisme devenu *manifeste*, dès que cet acte a cessé de s'accomplir; on se rend, il est vrai, bien plus facilement compte des perturbations de mouvement qui dépendent d'une conformation anormale du globe oculaire.

3° Dans les yeux myopes, auxquels la longueur exagérée de l'axe antéro-postérieur donne une forme ellipsoïde, le centre de rotation est anormalement et défavorablement déplacé en avant. Pour cette cause ou pour d'autres que nous exposerons plus loin, l'adduction devient plus difficile. En pareil cas (par une influence en tout comparable à celle que nous avons, tout à l'heure, signalée au sujet des muscles atteints de faiblesse congénitale) l'accomplissement instinctif de la vision binoculaire nécessite, dans certaines positions du regard, une activité plus grande des muscles relativement trop faibles (droits internes) et moindre de leurs antagonistes (droits externes). Bref, la vision binoculaire agit encore ici en maintenant les yeux dans une position telle que les lignes visuelles s'entrecroisent sur l'objet fixé et que le sujet ne louche pas. Si alors, la vision binoculaire vient à être interrompue, aussitôt se manifestera une disposition au strabisme restée latente jusqu'à ce moment.

4° De même pour les hypermétropes. L'axe antéro-postérieur de leurs yeux est trop court ; pour amener sur la rétine le foyer des milieux, ils sont contraints de tendre, d'une manière permanente, leur accommodation, et de faire des efforts constants de convergence. Par suite de ces efforts, les droits internes tendent à l'emporter en énergie sur leurs antagonistes. L'acte de la vision binoculaire met un frein à cette tendance ; mais à peine est-il interrompu que la tension des droits internes, jusque-là contenue, devient aussitôt apparente ; l'œil exclu se dévie en dedans et le strabisme qui était latent se manifeste.

Peut-être le lecteur se demandera-t-il quel intérêt il y a à rechercher les conditions du strabisme latent et s'il ne serait pas temps de s'occuper de ce symptôme le jour où son existence deviendrait manifeste ? Cette objection est juste en ce qui concerne les cas exposés dans les divisions 1° et 2°, où il s'agit d'yeux emmétropes, égaux en réfraction et en acuité visuelle. Alors, en effet, il est tout naturel de négliger un strabisme latent, attendu que ce dernier ne s'accuse généralement, en pareille circonstance, par aucun symptôme, et que, chez ces sujets, ce n'est guère que le hasard qui fasse découvrir la prédisposition dont nous traitons. Mais il n'en est plus de même des cas mentionnés dans les divisions 3° et 4°. Les personnes comprises dans ces deux catégories se plaignent sans cesse et viennent nous consulter sur divers phénomènes dont l'ensemble a été appelé *asthénopie musculaire*. Il importe donc de savoir reconnaître une prédisposition au strabisme ou un strabisme latent, et remédier aux symptômes si communs de l'asthénopie musculaire.

La plupart des sujets, et principalement ceux qui sont assez intelligents pour bien observer la gêne qu'ils éprouvent après s'être appliqués, accusent une tension qu'ils localisent dans les yeux mêmes, plutôt que dans la région sus-orbitaire ou frontale, comme dans les formes d'asthénopie accommodative (dépendant de l'hypermétropie). Cette sensation qu'ils éprouvent, les malades eux-mêmes la qualifient de fatigue, et jamais, du moins quand l'asthénopie musculaire est simple et indépendante d'une myopie progressive, ils n'accusent ni pesanteur ou douleur dans les yeux, ni sensibilité à l'action de la lumière. Lorsque la tension dont nous parlons a duré un certain temps, les sujets ne voient pas, comme dans l'asthénopie accommodatrice, les caractères pâlir et s'effacer de manière à rendre la lecture et l'écriture impossibles ; mais ils constatent que les lettres, tout en restant distinctes individuellement, se dissocient ; que les lignes s'écartent et finissent par paraître doubles. Au moment où elles éprouvent ces phénomènes, les personnes intelligentes sentent très-bien qu'un des yeux se dévie et qu'il est besoin d'un effort nouveau pour faire cesser la diplopie, en ramenant cet œil en fixation. Presque toujours, les malades ajoutent qu'ils préviennent ces embarras en prenant la précaution de cacher, avec la main, un des yeux pendant le travail et surtout après un certain temps d'application.

L'attention étant éveillée sur ce point par les déclarations du malade, on procédera, sur-le-champ, à une exploration minutieuse des yeux, pour découvrir la cause (insuffisance d'action musculaire) qui empêche le sujet de s'appliquer d'une manière continue. Le médecin commencera par rechercher comment les deux yeux se comportent lorsqu'il met passagèrement obstacle à l'accomplissement de la vision binoculaire, et si, alors, l'action d'un muscle devient prépondérante, il observera le degré d'énergie avec lequel son antagoniste se contracte.

Le moyen le plus simple d'apprécier la position respective des yeux, après une interruption de la vision binoculaire, consiste à placer devant l'un de ces organes une plaque de verre dépoli, à travers laquelle l'observateur peut contrôler très-exactement le déplacement de l'œil ainsi exclu de la fixation. Avant tout, on engage le malade à fixer un objet fin, la pointe d'une plume, par exemple, tenue à 6 ou 8″ en face du nez. Cela fait, on dispose la plaque comme il a été dit, et, à ce moment, dans les cas où la fixation nécessitait une tension excessive des muscles droits internes (yeux myopes), l'œil exclu se dévie, d'une certaine quantité, en dehors, pour reprendre ordinairement sa position dès que, en écartant le verre dépoli, on permet à la vision binoculaire de se rétablir. Si, au contraire, ce qui est bien plus rare, la tension des muscles droits internes, au moment où ils accomplissent un effort considérable d'adaptation (yeux hypermétropes), est disproportionnée avec la résistance que peuvent, sans se fatiguer, leur opposer leurs antagonistes ; c'est-à-dire lorsqu'il y a insuffisance des muscles droits externes, l'œil placé sous le verre dépoli se dévie d'un certain degré, en dedans, pour reprendre sa position, par un mouvement d'abduction, lorsqu'on écarte le verre.

FIG. 169

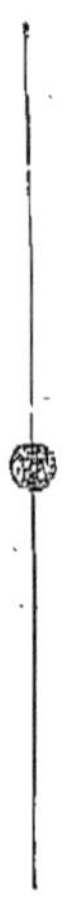

Ce moyen fort simple peut néanmoins échouer quelquefois, lorsque l'asthénopie musculaire due à ce qu'un muscle est tendu outre mesure, eu égard à sa force, n'est pas trop prononcée. Il faut alors contrôler, au moyen des images doubles, la position de l'œil exclu. C'est de Graefe qui, le premier (1), a eu recours à ce mode d'exploration. On place devant le malade, à la distance à laquelle il lit habituellement, un gros point noir dessiné sur le trajet d'une ligne verticale déliée (fig. 169), puis on couvre un des yeux d'un prisme d'environ 12 ou 15° dont l'arête est tournée en haut. Dans les cas normaux, la suppression de la vision binoculaire ainsi obtenue ne change en rien la tension des muscles, et l'action déviatrice du prisme fait apparaître un second point situé au-dessous du premier et sur *la même* ligne. Mais lorsque le jeu des muscles était équilibré, pendant l'acte de la vision binoculaire, par une inégale répartition d'influx nerveux, on constate, après l'apposition du prisme, que le second point subit un déplacement latéral et n'est plus sur la ligne.

En cas d'asthénopie musculaire par insuffisance des droits externes (yeux myopes), les images doubles sont croisées (divergence fautive) (2).

(1) *Archiv. für Ophthalm.*, t. VIII, a 2, p. 327, 1862.

(2) M. de Graefe dit que, dans les cas où le second point se dévie fort peu à côté de la ligne, et où ce déplacement disparaît dès qu'on incline un peu en dehors la base du

Si, au contraire, les droits internes, pour accomplir simultanément un effort considérable d'adaptation, se contractent avec une énergie excessive et telle que les muscles externes aient peine à y résister (par insuffisance), les images doubles provoquées par le prisme sont homonymes (convergence fautive). Cette méthode n'a pas seulement l'avantage de rendre manifeste, au moyen des images doubles, l'excès de tension supporté par un des muscles, pendant l'acte de la vision binoculaire; elle donne encore la mesure exacte de cet excès.

Avec un second prisme dont on tourne la base en dedans (lorsque les images sont croisées) ou en dehors (lorsqu'il s'agit d'images homonymes), on arrive à déterminer l'excès de tension rendu latent par la vision binoculaire et rendu manifeste par la suppression de cette dernière. Toutefois, nous devons faire ici une réserve : à la vérité, dans les cas où les muscles droits internes (insuffisants chez les myopes et emmétropes, et, par exception, chez un hypermétrope) ont à supporter une tension excessive pour eux, on peut assez facilement apprécier la déviation en dehors et le déplacement des images croisées, au moyen d'un second prisme ayant sa base tournée en dedans et qui dévie en dedans l'image rétinienne d'un chiffre égal à celui de la déviation en dehors, causée par le relâchement du droit interne; mais il n'en est pas de même quand les conditions sont inverses. Si, par exemple, l'œil placé derrière le prisme destiné à interrompre momentanément l'acte de la vision binoculaire s'est dévié, d'une certaine quantité, en dedans; preuve que les droits internes, sous l'influence d'un effort accommodateur, étaient trop énergiquement tendus pour que l'équilibre pût être maintenu par les droits externes insuffisants; alors il n'est pas aisé de mesurer cet excès de tension au moyen d'un second prisme à base tournée en dehors.

En pareil cas, en effet, au moment où l'on interrompt la vision binoculaire, le sujet fixant un objet rapproché, l'œil en expérience s'adapte énergiquement à cette courte distance, et une convergence excessive de l'autre œil lui facilite cet effort accommodateur. Il en résulte que sa déviation en dedans et, par suite, la mesure de cette dernière, obtenue au moyen du second prisme, doit donner un chiffre de beaucoup supérieur à celui de l'excès de tension réel que fournisssent les droits internes pendant que s'accomplit l'acte de la vision binoculaire.

Lorsqu'une fois on a constaté que l'équilibre fonctionnel des muscles en jeu dans la vision binoculaire est détruit, et que ce dernier acte ne s'ac-

prisme, cet état peut encore être regardé comme normal et ne provoquant pas de troubles de la vue. Lorsque ces troubles existent, ajoute cet auteur, le second point éprouve une déviation de latéralité manifeste quand la base du prisme est placée horizontalement.

complit que grâce à la tension anomale d'un groupe musculaire, il est indispensable de s'éclairer davantage sur la force des principaux muscles qui entrent ici en action; c'est-à-dire des droits internes et des droits externes. Dans cette recherche on procède, en suivant l'ordre que nous avons déjà indiqué, d'abord par l'exploration directe; puis par l'examen des images doubles, au moyen des prismes.

Pour l'exploration directe, on prie le sujet de fixer un objet situé à une distance de 5 à 3'', et l'engageant à maintenir, pendant quelque temps, cette forte convergence, on observe avec soin la manière dont ses yeux se comportent. Dans les cas d'asthénopie par insuffisance des muscles droits internes, on remarque que les yeux ne peuvent entrecroiser leurs lignes visuelles sur l'objet fixé que pendant un temps plus ou moins court. L'un d'eux quitte bientôt sa position fixe et après quelques mouvements saccadés de dehors en dedans (mouvements analogues à ceux dont il a été question à propos des parésies musculaires), il se dévie franchement en dehors.

Si, au contraire, les muscles droits internes se contractent à l'excès, sous l'influence de l'effort accommodateur (hypermétropes), on voit, dans cette expérience, les yeux converger avec une facilité extrême; mais on constate que le sujet ne saurait continuer à voir distinctement à très-courte distance, et que, dès qu'il le tente, un de ses yeux se dévie fortement en dedans.

Cette première exploration ne fournit pas, à la vérité, des renseignements précis; mais elle nous indique les muscles qui ont sur leurs antagonistes une prépondérance d'action. Il reste à apprécier avec plus d'exactitude la force contractile des groupes musculaires en jeu. L'œil qui se dévie en dehors, en cas d'insuffisance des droits internes, est celui auquel appartient le droit interne le plus faible; l'œil qui se dévie en dedans, en cas de tension excessive des droits internes et d'insuffisance de leurs antagonistes, est celui auquel appartient le droit interne le plus fort et le droit externe le plus faible.

On a déjà traité, à diverses reprises (p. 466, 485 et 669), de l'action des prismes. Rappelons, à cet égard, que des yeux normaux, fixant un objet situé à une distance de 5 mètres et sur la ligne médiane, peuvent vaincre un prisme de 25 à 30 degrés, ayant sa base tournée en dehors, grâce à un mouvement énergique d'adduction exécuté par l'œil au-devant duquel le prisme a été placé (1). Il est rare qu'on réussisse, sans exer-

(1) Vaincre un prisme signifie : compenser l'action déviatrice de ce dernier par une contraction musculaire qui agit sur le centre de la cornée en sens inverse du déplacement de l'image rétinienne exécuté par le prisme.

cices préalables, à vaincre par un mouvement d'abduction un prisme de plus de 4 à 5 degrés ayant sa base tournée en dedans.

Bien qu'il existe, à cet égard, des variétés physiologiques notables, on peut cependant avancer qu'en règle générale, pour la vision de loin, la force neutralisante par adduction est huit fois plus énergique que celle par abduction. Il est bien entendu que cette faculté varie sensiblement avec la distance de l'objet fixé, et, quand cet objet est rapproché, selon qu'on s'adresse à un sujet amétrope ou emmétrope; enfin, et surtout, suivant l'emplacement de l'amplitude relative d'accommodation. D'ailleurs, en donnant cette règle, nous devons dire qu'elle n'est applicable que relativement à la fixation d'objets situés à une certaine distance déterminée (4 ou 5 mètres). Mais que, facile à retenir de mémoire, elle est commode en pratique (1).

Or, selon que l'insuffisance musculaire existe dans les droits internes (myopie) ou, au contraire, dans leurs antagonistes les droits externes (hypermétropie), il apparaît des modifications dans la faculté abductrice ou dans l'adductrice. Si, par exemple, ce sont les droits internes qui restent insuffisants; la faculté *abductrice* augmente dans la vue à distance, jusqu'à égaler et surpasser la faculté *adductrice*; dans la vue de près, la faculté abductrice est sensiblement augmentée, et ordinairement supérieure à l'adductrice, du quart ou de la moitié; elle atteint, dans les cas extrêmes, trois ou quatre fois la valeur de cette dernière (2).

(1) Rappelons seulement ici que la force adductrice (celle qui neutralise un prisme à base externe) ne change pas sensiblement lorsqu'on rapproche l'objet fixé jusqu'au *punctum proximum* binoculaire; tandis que la force abductrice (celle qui neutralise un prisme à base interne) augmente beaucoup à mesure qu'on rapproche l'objet de la distance des occupations ordinaires : toutefois, là encore, la première l'emporte sur la seconde, et ce n'est qu'au voisinage du *punctum proximum* binoculaire que ces deux forces tendent à s'égaliser davantage, et en deçà du *punctum proximum* binoculaire, la force adductrice descend rapidement au-dessous de la force abductrice.

(2) On prend pour mesure de comparaison le nombre de degrés du prisme vaincu par abduction ou par adduction. On note aussi le chiffre du prisme qui ramène sur la ligne verticale le point dévié latéralement au moyen d'un autre prisme connu; ce qui donne la mesure de l'insuffisance. La relation qui existe entre les numéros de ces trois verres indique si la vision binoculaire s'accomplit ou non, avec un équilibre musculaire normal. D'après M. de Graefe, dans les cas d'insuffisance des muscles droits internes, il ne faudrait pas considérer la prépondérance de la force abductrice sur l'adductrice comme le signe principal du défaut d'équilibre des muscles qui rend toute application pénible et provoque de l'asthénopie. Pour cet auteur, le signe le plus important de cet état, serait fourni par le rapport du prisme

Un exemple nous fera mieux comprendre :

Un sujet fixe à 12″ de distance ; sa force adductrice est exprimée par un prisme de 24° ; sa force abductrice par un prisme de 30°. L'insuffisance est exprimée par un prisme de 8°, force du prisme qui neutralise la déviation de l'œil en dehors consécutive à l'interruption de la vision binoculaire, et qui mesure l'excès de la tension supportée par le droit interne.

Physiologiquement, la force adductrice aurait dû surpasser ici la force abductrice (à peu près dans le rapport de 30 à 20) ; mais comme l'insuffisance ne mesure qu'un tiers (8) de la force adductrice (24), il est douteux que l'asthénopie se fasse sentir. Ce symptôme serait bien plus à craindre chez un sujet fixant à la même distance et dont les forces adductrice et abductrice seraient exprimées par les mêmes chiffres que précédemment ; mais dont l'insuffisance serait mesurée par un prisme de 10 à 12° ou, en d'autres termes, équivaudrait à la moité, ou à peu près, de la force adductrice.

Enfin, l'asthénopie serait presque inévitable, si le prisme de l'insuffisance était supérieur à celui de l'adduction ; si, par exemple, on trouvait chez un sujet myope, fixant un objet situé à la distance de 8″, une force adductrice équivalente à un prisme de 6°, une force abductrice de 20° et une insuffisance mesurée par un prisme de 8°.

Cette mensuration permet d'apprécier assez bien la force musculaire employée à maintenir une certaine convergence des yeux, et celle qui reste encore, pour ainsi dire, en réserve ; néanmoins, à cet égard, il existe de grandes différences physiologiques, sans compter celles que développe l'exercice (occupations du sujet, influence professionnelle). Aussi ne croyons-nous pas qu'on puisse établir, par cette exploration, autre chose que l'existence ou l'absence d'une perturbation de l'équilibre musculaire ; on irait trop loin si l'on prétendait déterminer ainsi quel est le chiffre exact qui exprime la perturbation, et à quel degré précis apparaissent la gêne et l'incommodité dont se plaignent les malades (1).

Telles sont les perturbations de l'équilibre musculaire sur lesquelles les

qui indique l'insuffisance, à celui qui exprime la force adductrice. Quand le premier surpasse le second d'un tiers, c'est qu'il existe une disposition favorable à l'asthénopie.

(1) On observe des phénomènes inverses chez les hypermétropes dont les droits internes se contractent avec une tension à laquelle les droits externes ont peine à résister. Dans ce cas, des prismes très-faibles, ayant la base tournée en dedans, provoquent très-vite, dans la vue à distance, des images doubles ; et la force abductrice augmente si peu, dans la vue de près, par rapport à la force adductrice, qu'elle ne mesure souvent que le quart ou le cinquième de cette dernière.

malades appellent notre attention en accusant, d'une manière plus ou moins évidente, les symptômes de l'asthénopie musculaire. Il nous reste à indiquer la marche que suivent ces troubles lorsqu'on n'y porte pas remède, et la conduite que doit observer le médecin en pareille circonstance.

En cas d'insuffisance des muscles droits internes, le strabisme, tenu à l'état latent par l'influence de la vision binoculaire, peut devenir manifeste d'une façon passagère (strabisme périodique) ou constante (strabisme permanent). Le strabisme peut se produire pour deux raisons différentes : 1° lorsque la force musculaire dont le sujet dispose est insuffisante par rapport au degré de convergence nécessaire et au temps pendant lequel celle-ci devrait être maintenue ; 2° lorsque, des causes débilitantes ayant affaibli tout le système musculaire, le sujet est incapable de maintenir, pour ce motif, une convergence même peu prononcée et de courte durée.

On peut en dire tout autant pour les cas où les droits internes sont tendus à l'excès dans l'effort d'accommodation, comme il arrive chez les hypermétropes. Mais, en pareille circonstance, si le sujet veut fournir un travail disproportionné à ses forces, travail pour lequel il lui faille s'adapter longtemps à une courte distance ; la cause pour laquelle le strabisme devient manifeste réside en ce que le muscle accommodateur, forcé de se contracter avec une grande énergie, s'aide d'une forte convergence qui donne lieu à la déviation d'un des yeux en dedans. Ajoutons à cela que si, dans les mêmes circonstances, le sujet est soumis à des influences débilitantes et, par suite, atteint de strabisme convergent, il n'en faut pas chercher la raison dans un affaiblissement des muscles droits externes (à la vérité, insuffisants). La cause de la déviation réside alors dans une diminution de l'amplitude d'accommodation qui contraint le sujet, lorsqu'il veut prolonger son adaptation à courte distance, d'employer un effort accommodateur plus ou moins supérieur à celui dont on a normalement besoin pour la même distance : or, c'est pour accomplir et prolonger cet effort d'accommodation, qu'il emprunte le secours d'un mouvement violent de convergence.

Le *traitement* du strabisme latent pourrait être remis jusqu'à la manifestation de ce symptôme : si, d'une part, l'asthénopie musculaire et l'incommodité qu'elle engendre ne rendaient pas l'intervention du médecin nécessaire ; et si, d'autre part, il n'y avait pas, dans les cas de myopie, un inconvénient sérieux à laisser persister une tension anormale des muscles extrinsèques de l'œil ; c'est-à-dire une condition favorable aux progrès de la myopie (1).

(1) Dans un mémoire présenté récemment à l'Académie de médecine, M. Giraud-Teulon soutient que « le staphylôme postérieur se produit sous l'influence d'une

Comme l'asthénopie musculaire dont l'hypermétropie s'accompagne ne détermine, même quand elle se prolonge, aucun symptôme plus fâcheux qu'un strabisme d'abord périodique, puis permanent; et comme alors la correction de l'hypermétropie, par des verres convenables, est un moyen très-simple de soustraire les droits externes à la nécessité de contrebalancer, par une activité excessive, la tension anormale de leurs antagonistes, nous croyons pouvoir négliger ici cette question. Nous y reviendrons, dans l'article suivant, à propos des formes de strabisme hypermétropique auxquelles il faut appliquer des moyens optiques : nous nous contenterons d'analyser ici, au point de vue thérapeutique, les cas, peu nombreux, où l'insuffisance des muscles droits internes existe chez des emmétropes, et les cas, beaucoup plus fréquents, où elle coïncide avec la myopie. Dans un intérêt purement pratique, il convient d'établir, à cet égard, trois catégories.

La première (*a*) comprendra les cas dans lesquels, en rapprochant l'objet fixé et en sollicitant une forte convergence, on obtient que cette dernière soit maintenue pendant un temps assez long. C'est ce qui arrive généralement lorsque la déviation en dehors de l'œil caché par le verre dépoli est à peine sensible, lorsque le prisme à arête externe, qui exprime l'insuffisance (après qu'on a interrompu la vision binoculaire en déplaçant une des images dans le sens vertical), ne dépasse pas 6°, lorsqu'enfin la faculté abductrice, dans la vision à distance (prisme à arête externe) équivaut à un prisme de 20°. Ces malades n'accusent généralement les symptômes de l'asthénopie musculaire qu'après une application continue.

La seconde catégorie (*b*) renfermera les cas dans lesquels les yeux, tout en se prêtant à une convergence forcée, sont incapables de la maintenir pendant un certain temps, et dans lesquels un de ces organes s'écarte aussitôt, d'un certain angle, en dehors. Alors on voit immédiatement se produire la déviation sous le verre dépoli : le prisme qui exprime l'insuffisance peut atteindre de 12° à 16° : la faculté abductrice peut être égale à celle du groupe précédent ; mais elle l'emporte, d'une manière notable, sur l'adductrice. Les malades de ce groupe accusent ordinairement les symptômes de l'asthénopie, dès qu'ils s'appliquent un peu.

Dans la troisième catégorie (*c*) se placent les sujets (emmétropes, ou myopes) chez lesquels, même lors du regard indifférent, les yeux semblent diverger. Si l'on sollicite une certaine convergence, l'un des yeux se dévie

» cause prochaine et d'une cause prédisposante. La cause prochaine est l'application
» à des travaux sur des objets rapprochés ; la cause prédisposante est l'insuffisance
» des muscles droits internes ou des forces de la convergence. »

dès que l'objet fixé n'est plus qu'à 5 ou à 4 pouces. L'insuffisance correspond à un prisme de 20° à 24° ; la force abductrice peut ne pas dépasser celle des cas compris dans les deux premières catégories : elle peut même lui rester sensiblement inférieure; mais la disproportion qui existe entre cette force et l'adductrice est encore plus marquée que précédemment. En effet, cette dernière, dans la vue à distance, est presque réduite à rien, et les plus faibles prismes à arête interne suffisent pour donner lieu à des images doubles croisées.

Tous les malades atteints de ce haut degré d'insuffisance ne profèrent pas les mêmes plaintes. En général, ils ont conscience de la déviation d'un de leurs yeux ; mais ils n'éprouvent de gêne que lorsqu'ils s'obstinent à maintenir cet œil dans une position de convergence forcée. Ils éprouvent, au contraire, un prompt soulagement lorsque, au moment où ils sentent se produire la déviation en dehors, ils préviennent la diplopie consécutive en se masquant un œil avec la main. Ordinairement, ce qui les amène au médecin, c'est le trouble visuel auquel donne lieu, chez ces sujets, la diplopie déterminée par une application continue.

Pour parer aux inconvénients de l'asthénopie musculaire et pour empêcher que le strabisme latent ne devienne manifeste, nous disposons de quatre moyens différents. Nous devons, avec ces moyens, employés isolément ou bien combinés, arriver à rétablir l'équilibre des muscles dans l'acte de la vision binoculaire ; si toutefois la disproportion qui existe entre la force des muscles et le travail à fournir n'est pas telle qu'il y ait intérêt pour le malade à renoncer à l'accomplissement de la vision binoculaire pendant une application continue. C'est ce qui arrive, par exemple, dans les hauts degrés de myopie avec tendance au progrès du mal : alors il faut soigneusement éviter toute tension excessive des muscles extrinsèques (1).

On peut remédier à l'asthénopie musculaire, chez les sujets dont nous nous occupons : 1° par l'usage de verres concaves qui, en reculant le *punctum remotum* des myopes, suppriment la nécessité d'une forte convergence ; 2° par l'action prismatique des verres concaves à centres écartés ; 3° par l'action de prismes à arête externe employés seuls ou combinés avec des verres concaves (verres concaves prismatiques) ; 4° par la ténotomie seule, ou suivie de l'emploi des moyens optiques précités.

1° L'usage des verres concaves est surtout indiqué pour les malades du premier groupe, lorsqu'ils présentent les symptômes d'une insuffisance musculaire peu accusée et d'un moyen degré de myopie. Les verres

(1) En pareil cas, on doit souhaiter, bien plutôt que redouter, l'établissement d'un strabisme périodique (*strabisme divergent relatif* de Donders).

concaves prescrits ne doivent pas neutraliser toute la myopie (surtout si les sujets ne sont plus jeunes) : il suffit qu'ils reculent le *punctum remotum* binoculaire à la distance de 12 ou 15″ (distance ordinaire de la lecture). Ces verres rendent inutile une convergence aussi prononcée que celle dont les malades auraient eu besoin, pour voir binoculairement sans le secours de lunettes; ces verres ont pourtant fréquemment un désavantage. Comme les personnes en question, lorsqu'elles les portent pour lire, adaptent ordinairement, non pas à leur *punctum remotum*, mais bien à une distance sensiblement plus proche, le mouvement d'adaption qu'elles exécutent leur permet de disposer d'une plus forte convergence et de se rapprocher trop, ce qui est à craindre pour les progrès de la myopie. Avant d'avoir leurs lunettes, les malades conservaient, à la vérité, la ressource de faire un effort d'adaptation ; mais ce dernier, nécessitant alors le rapprochement du point d'intersection des lignes visuelles, sollicitait évidemment une augmentation encore plus grande de la convergence.

Les verres concaves suffisent souvent à produire l'effet désiré, à la condition que le malade se tienne à la plus grande distance possible; mais lorsque les symptômes de l'insuffisance sont un peu plus prononcés, comme chez les sujets du second groupe, on peut employer avec succès la décentration des verres concaves.

2° On décentre les verres concaves, en augmentant leur distance par l'écartement de leurs axes. Avec des verres concaves ainsi décentrés, c'est-à-dire tels que le sujet qui les porte regarde, non pas à travers leurs centres, mais bien à travers une partie plus voisine de leur bord interne, on obtient un effet prismatique d'autant plus prononcé que le foyer des verres est plus court. Il est bien entendu que les verres concaves décentrés agissent à la manière des prismes à arête externe. Les prismes de ce genre ont pour effet de dévier du côté de leur base l'image rétinienne de l'objet fixé; ils ont donc une action adductrice relativement à l'image rétinienne et abductrice par rapport aux muscles extrinsèques.

Par conséquent, ils diminuent le degré de convergence nécessaire, et, leur action se combinant à celle des verres concaves, ils diminuent la tension des muscles droits internes pendant le travail. Ces mêmes verres, appliqués à la vision à distance, produiraient un effet très-funeste, car ils ne sauraient manquer de provoquer de la diplopie, à moins toutefois que le sujet ne diverge et n'augmente ainsi la force des droits externes, déjà doués d'une prépondérance fâcheuse sur leurs antagonistes.

On comprend sans peine que l'action prismatique d'un verre concave ne puisse être sensible qu'à la condition que ce verre soit à court foyer; mais comme, pour reculer le *punctum remotum* à la distance des occupations ordinaires, on n'emploie, en général, que des verres faibles (de $-\frac{1}{8}$ à $-\frac{1}{16}$), il vaut mieux, lorsque les symptômes de l'asthénopie musculaire sont plus prononcés et qu'il s'agit de malades du deuxième groupe, se servir de verres concaves combinés avec des prismes à arête *externe.* On choisira le degré de ces derniers en rapport avec la force du prisme à arête externe qui ramène les deux points sur la ligne, après qu'on a interrompu la vision binoculaire au moyen d'un prisme à base horizontale.

L'effet du prisme à arête externe se partage entre les deux yeux : s'il a pour chiffre 7°, 9°, ou 11°, on placera un prisme de 4°, 5° ou de 6° devant l'œil qui se dévie en dehors, lorsque la vision binoculaire a été interrompue, et un prisme de 3°, 4° ou de 5° devant l'autre. La force des prismes ne doit pas dépasser 10° pour chaque œil; car au delà de ce degré, les verres deviennent trop lourds pour la monture des lunettes, donnent des images irisées et produisent un tiraillement des images excentriques très-pénible pour le malade (1). On voit qu'avec des lunettes concaves prismatiques dans lesquelles chaque prisme est de 8 à 10°, on a atteint la limite des cas où l'asthénopie musculaire peut être corrigée par des moyens optiques (2), et que, au delà, c'est-à-dire, quand il s'agit de malades du troisième groupe, on est contraint de pratiquer la ténotomie du muscle droit externe; soit sur l'œil seulement qui se dévie d'ordinaire, soit, sur les deux yeux, ce qui est le cas le plus commun.

Comme il s'agit ici d'yeux myopes dont les mouvements excursifs ont

(1) Il faut complétement renoncer à chercher à guérir l'insuffisance des muscles droits internes en diminuant progressivement la force des prismes et en sollicitant, par degrés, les contractions de plus en plus énergiques des muscles droits internes (la déviation de l'image rétinienne diminuant graduellement de pair avec l'angle du prisme employé). Les malades recommencent aussitôt à se plaindre et cessent de pouvoir s'appliquer ; ainsi qu'il arrive dans le traitement de l'asthénopie accommodatrice chez les hypermétropes, lorsqu'on essaye de diminuer la force des verres convexes grâce auxquels ils trouvaient le travail aisé; sous le prétexte, purement théorique, de fortifier leur muscle ciliaire. Les tentatives faites par de Graefe (*Archiv für Ophthalmologie*, t. II, *a*, 1, et t. III, *a*, 1, p. 309), dans le but d'augmenter la puissance des muscles droits internes, en les excitant à se contracter, dans la vue à distance, au moyen de faibles prismes à arête *interne*, ont dû être entièrement abandonnées. De tels essais ont pour conséquence ordinaire un épuisement rapide de la force adductrice qui subsistait encore.

(2) Il est vrai qu'en combinant pour la vision de près les prismes avec des verres concaves, on n'a pas besoin de donner précisément le prisme qui corrige toute l'insuffisance, et qu'on peut ainsi recourir à des prismes beaucoup plus faibles. Nous n'en prescrivons pas qui dépassent chacun 6°, et nous croyons avantageux de faire teinter en bleu de cobalt ces verres, ordinairement portés par des personnes dont les yeux sont très-sensibles (myopie progressive).

déjà perdu de leur étendue, il serait, en théorie, beaucoup plus rationnel de déplacer, en la rapprochant du bord cornéen, l'insertion antérieure des muscles droits internes, et d'augmenter ainsi leur puissance ; mais comme cette opération est beaucoup plus compliquée que la ténotomie qui recule l'insertion des muscles antagonistes, et comme d'ailleurs on peut négliger une perte de 2 millimètres de mobilité dans l'extrême abduction, il faut recourir à la ténotomie simple des droits externes.

On dosera cette ténotomie suivant le degré de la déviation qu'un des yeux exécute sous le verre dépoli, ou suivant la force du prisme (à arête externe) qui, dans l'expérience souvent citée, ramène le point sur la ligne verticale (prisme de l'insuffisance).

Dans le but d'équilibrer les mouvements des yeux, sous l'influence régularisatrice de la vision binoculaire, on peut, sans rien craindre, corriger une déviation encore latente, attendu que cette correction doit faire cesser un excès anomal de tension musculaire et rétablir, de cette manière, l'équilibre fonctionnel des muscles. Aussi ne faut-il pas hésiter le moins du monde, par crainte de produire une correction supérieure à celle que nécessite le strabisme latent qui existe, et de s'exposer par là à produire une convergence défectueuse. Du reste, lorsque, ayant sollicité une forte convergence des yeux, puis interrompu la vision binoculaire, on constate aussitôt une divergence marquée, il n'y a pas à craindre de pratiquer la ténotomie des deux muscles droits externes. Les images doubles que les malades accusent d'abord dans la vision à distance ne tardent pas à disparaître, et trop souvent même, l'opération ne suffisant pas, on est obligé de confirmer la guérison par l'usage ultérieur de verres concaves décentrés, ou combinés à des prismes.

Nous renvoyons le lecteur, pour ce qui concerne le dosage de la ténotomie, à l'article où nous traitons de la section des muscles droits externes ; mais nous pouvons dire, dès à présent, que, relativement aux malades du troisième groupe, cette opération, exécutée avec soin, ne peut jamais donner aux muscles droits internes une prépondérance d'action excessive, telle, par exemple, que les sujets ne puissent plus, dans la vision à distance, redresser convenablement leurs yeux. Aussi n'est-ce pas contre ce danger que nous voulons prémunir les jeunes chirurgiens qui débutent ; mais ils ne doivent proposer l'opération qu'à des malades chez lesquels il peut y avoir du danger à temporiser (comme dans les cas de myopie progressive), et chez ceux où il n'est pas possible de parer aux inconvénients de l'asthénopie par des moyens optiques très-simples. Un examen attentif et minutieux de chaque cas, en particulier, peut seul préserver le praticien du reproche, toujours fâcheux, d'avoir proposé l'opération dans des circonstances où, par un traitement optique, on serait arrivé, aussi vite et aussi bien, à dissiper l'asthénopie sans recourir à l'intervention chirurgicale.

ARTICLE VIII.

STRABISME CONVERGENT. — STRABISME INTERNE.

Nous avons étudié, dans les articles précédents, les différentes phases de l'évolution du strabisme; il nous reste à retracer la symptomatologie des variétés principales de cette maladie; le strabisme convergent étant de tous le plus fréquent, c'est de cette forme que nous traiterons en premier lieu.

Ordinairement, ce strabisme est franchement interne. Quelquefois, cependant, il s'y ajoute une déviation assez sensible de l'œil en haut, et l'on pourrait croire qu'il s'agit d'un strabisme à la fois interne et supérieur. Pourtant, il n'en est rien. On s'en assure (lorsque, bien entendu, on a affaire à un strabisme concomitant), en étudiant la relation qui existe entre la déviation secondaire et la déviation primitive. On met un verre dépoli au-devant de l'œil qui fixe habituellement, et on fait entrer l'œil dévié en fixation; si, alors, le premier de ces organes, qui se porte aussitôt en dedans, exécute un déplacement équivalent à la déviation primitive du second, cela prouve que, malgré la faible déviation de hauteur observée, le strabisme est purement et simplement interne. Dans le cas contraire, c'est-à-dire si la déviation de hauteur de l'œil strabique était causée par une brièveté relative du droit supérieur (ce qui se rencontre assez souvent), on verrait, dans l'expérience précitée, se produire une déviation secondaire inféro-interne équivalente à la déviation primitive supéro-interne (1).

Une légère déviation en haut de l'œil atteint de strabisme interne peut fort bien tenir à ce que le muscle droit interne soit raccourci d'une manière inégale; plus notablement dans sa portion supérieure que dans l'inférieure. Il se peut aussi que l'insertion oculaire de ce muscle soit vicieuse et que la moitié supérieure du tendon soit fixée plus près du bord cornéen que l'inférieure. La connaissance de ces particularités concernant le stra-

(1) En effet, lorsque le raccourcissement porte, à la fois, sur les droits interne et supérieur, l'œil strabique doit, pour se mettre en fixation, relâcher ces muscles et contracter les droits externe et inférieur. Les mouvements associés de l'autre œil, placé derrière le verre dépoli, se traduiront alors par une contraction des muscles droits interne et inférieur (muscles associés) rigoureusement équivalente à la résistance vaincue par les muscles de l'œil strabique qui seront entrés en action pour déplacer le centre de la cornée et déterminer la fixation.

bisme interne est indispensable, car il faut pouvoir discerner les cas dans lesquels il suffit d'attaquer le muscle droit interne de ceux où il convient de porter les instruments à la fois sur ce dernier muscle et sur le droit supérieur.

Nous ne nous arrêterons pas davantage sur les symptômes de strabisme convergent, pour arriver plus vite à l'*étiologie* de cette déviation. Cette question est délicate, et pour la présenter avec plus de clarté, nous établirons tout d'abord, vu l'importance du rôle que jouent ici les différents états de réfraction, quatre catégories de malades. On observe le strabisme convergent : 1° chez des hypermétropes ; 2° chez des myopes ; 3° chez des sujets dont les deux yeux n'ont pas la même réfraction ; 4° chez des emmétropes. Seulement, il s'en faut de beaucoup que le strabisme convergent se présente avec une égale fréquence chez ces divers sujets. D'après notre expérience personnelle (et les circonstances nous ont offert, relativement à cet objet, un vaste champ d'observation), sur cent personnes atteintes de cette forme de strabisme, il y en aurait approximativement 85 hypermétropes, 10 avec une réfraction dissemblable, 3 myopes et 2 emmétropes.

1° Un des plus grands mérites de Donders est d'avoir démontré que le développement du strabisme est sous la dépendance de la réfraction et, par suite, de la conformation des yeux. L'hypermétrope, qui a l'œil court et très-mobile, est prédisposé au strabisme parce que l'état de sa réfraction nécessite des efforts d'accommodation continus, d'autant plus faciles que les yeux convergent davantage.

Donders pense que, dans la structure hypermétropique, la valeur particulière de l'angle α, formé par la ligne visuelle et l'axe cornéen, est une condition qui prédispose notablement au strabisme.

Cet angle, situé du côté du nez, est en moyenne, d'après Donders, chez les hypermétropes non strabiques, de 6°,56 ; chez les strabiques, de 7°,63. Cet angle ne varie donc que de 1°,07, suivant que les sujets louchent ou ne louchent pas. Si, en outre, nous remarquons que, plus l'hypermétropie est forte, plus l'angle α est grand ; qu'alors il atteint, en moyenne, 7°,3 ; mais que la disposition au strabisme ne s'accroît pas du tout dans la même proportion, nous ne saurions admettre, avec Donders, comme une proposition démontrée par ces chiffres, « que la grandeur de l'angle α propre à l'hypermétropie n'est *généralement* pas indifférente à la relation qui existe entre l'hypermétropie et le strabisme (§ 24) ». Bien que les restrictions contenues dans cette phrase la rendent difficile à attaquer, nous croyons devoir affirmer qu'on ne peut ni comprendre, ni même entrevoir pourquoi certains hypermétropes louchent, et les autres non, d'après cette disposition de la ligne visuelle par rapport à l'axe cornéen, qui varie, au plus, de 3°, pour les deux yeux, entre l'hypermétrope strabique et celui qu ne l'est pas.

Il est d'ailleurs avéré que, parmi les hypermétropes, les plus exposés au strabisme ne sont pas ceux qui présentent les plus hauts degrés de cette anomalie de réfraction ; mais bien ceux chez lesquels elle existe à un degré moyen $\left(\text{de } \frac{1}{15} \text{ à } \frac{1}{30}\right)$ et qui, doués d'une grande amplitude d'accommodation, neutralisent par une tension accommodatrice continue, leur état de réfraction, de manière à rendre latente une partie ou la totalité de leur hypermétropie. On sait qu'à la tension accommodatrice s'associe intimement une certaine convergence des yeux et qu'ainsi un effort continu de l'accommodation devient d'autant plus facile que les yeux convergent davantage. Or, cette tension d'accommodation est précisément nécessaire dans les cas où les lignes visuelles doivent s'entrecroiser sur un point rapproché. Rappelons maintenant que, même en regardant à distance, c'est-à-dire avec des lignes visuelles parallèles, les hypermétropes doivent tendre leur accommodation ; mais qu'alors leurs yeux ne peuvent converger, attendu que, dans cette position de leurs lignes visuelles, les axes de leurs cornées doivent diverger, et cela, d'autant plus que leur angle α est plus grand.

Mais pour quelles causes un strabisme apparaît-il chez les uns, tandis que chez les autres, il reste à l'état de simple prédisposition ? Pour en faciliter l'étude et la mémoire, nous rangerons ces causes déterminantes en trois ordres, comprenant :

(*a*). Celles qui obligent l'hypermétrope à une convergence excessive et prolongée ;

(*b*). Celles qui affaiblissent la force de résistance des muscles droits externes ;

(*c*). Et celles qui diminuent ou suspendent l'influence régularisatrice que la vision binoculaire exerce sur les mouvements des muscles.

a. A plusieurs reprises déjà, nous avons rappelé que les efforts d'accommodation s'accomplissent d'autant plus facilement qu'ils sont associés à des mouvements de convergence plus énergiques. Cela revient à dire que plus il faudra tendre l'accommodation pour voir distinctement, et plus la convergence des yeux sera sollicitée. Il semble naturel d'en conclure que les yeux les plus courts, c'est-à-dire les plus hypermétropes, impliquent la nécessité des efforts d'accommodation, et, par suite, de convergence les plus énergiques. Et cependant, on sait que les hauts degrés d'hypermétropie ne sont pas ceux qui prédisposent le plus au strabisme.

D'où provient cette apparente contradiction ? Elle résulte de ce que, chez les personnes à ce point hypermétropes, les efforts accommodateurs les plus énergiques sont impuissants (si l'amplitude d'accommodation n'est pas très-étendue) à procurer une vision nette. Par suite, le sujet renonce instinctivement à faire converger fortement ses yeux, sentant bien qu'il n'y trouverait pas un secours suffisant pour voir avec netteté. Si donc des personnes atteintes d'un degré moyen d'hypermétropie sont mises dans l'impossibilité de rendre leur vision distincte par une tension extrême de l'accommodation associée à une convergence énergique, elles cessent d'être prédisposées au strabisme (1); mais si elles se trouvent dans des conditions telles qu'avec un très-grand effort accommodateur et une convergence considérable, elles puissent encore voir distinctement, il est évident que leur état est très-propre à solliciter, de leur part, un excès de convergence, c'est-à-dire à provoquer un strabisme interne.

C'est ce qui arrive dans des cas d'hypermétropie modérée, où cette anomalie de réfraction peut être neutralisée par une forte tension accommodatrice. C'est encore ce qu'on observe chez des sujets atteints d'un degré moyen, ou même faible d'hypermétropie, lorsque l'amplitude de leur accommodation est diminuée; car alors, le *punctum proximum* étant reculé, ces personnes ont besoin, pour s'adapter à une distance déterminée, d'une fraction plus grande de leur amplitude d'accommodation réduite, et, par suite, d'un effort accommodateur plus énergique et d'une convergence plus prononcée. *Nous concluons de là que tout ce qui peut réduire l'amplitude d'accommodation chez des sujets hypermétropes d'un degré moyen ou faible (comme, par exemple, de légers états parétiques du muscle ciliaire) porte ces sujets à s'aider d'une convergence excessive pour augmenter l'effort accommodateur, et les amène, pour obtenir cette convergence, à interrompre l'acte de la vision binoculaire et à loucher en dedans.*

Par contre, il ressort clairement de ce que nous venons de dire que si cette même diminution de l'amplitude d'accommodation coïncide avec un haut degré d'hypermétropie; ou si, dans un degré moindre de cette anomalie, le pouvoir accommodateur est presque entièrement paralysé, dans aucun de ces cas il n'existera de prédisposition au strabisme;

(1) Cela explique pourquoi la prédisposition au strabisme chez les hypermétropes diminue avec les progrès de l'âge, lorsque l'amplitude de l'accommodation subit une réduction progressive. On comprend encore de la même manière pourquoi des personnes atteintes d'un strabisme convergent périodique cessent de loucher à mesure que la réduction sénile de leur amplitude d'accommodation se produit : ils ne trouvent plus, pour voir distinctement, de concours efficace dans un mouvement excessif de convergence.

car alors une convergence excessive, tout en servant d'auxiliaire à la tension accommodatrice, demeurera impuissante à rendre la vision nette, puisque le foyer des milieux restera, d'une manière permanente, en arrière de la rétine.

Toutes les maladies qui ont pour effet d'affaiblir le système musculaire, en général, mais, plus spécialement, celles qui ont une influence analogue sur l'appareil musculaire de l'accommodation, comme les angines couenneuse, scarlatineuse, morbilleuse, prédisposent au développement du strabisme. On a constaté, dans ces cas, la coïncidence fréquente d'une faiblesse de tous les muscles sphincters avec le début du strabisme : ainsi, les parents nous racontent souvent que lorsque leur enfant s'est mis à loucher, il était atteint d'une incontinence d'urine qui se manifestait aussitôt que la vessie était en état de réplétion, par exemple, le matin. M. Donders dit (§ 47) : « L'expérience m'a appris qu'on observe parfois, chez les enfants, une perte ou une *réduction* de l'accommodation, sans parésie des muscles extrinsèques de l'œil, existant au même degré sur les deux yeux et se dissipant ordinairement au bout de deux ou trois mois. La cause en reste inconnue. « Un peu plus loin, cet auteur ajoute : « Il est vrai qu'à la suite de pertes abondantes et de maladies débilitantes, l'accommodation est souvent très-altérée. » Le strabisme qui se déclare alors est ordinairement périodique et se manifeste toutes les fois qu'une tension énergique et continue de l'accommodation devient nécessaire.

b. Parmi les causes qui diminuent la force de résistance des droits externes (muscles qu'on peut d'ailleurs considérer comme insuffisants chez les hypermétropes, en général, puisque, relativement à l'état normal, le pouvoir abducteur est toujours, chez ces derniers, en disproportion avec le pouvoir adducteur), nous signalerons les maladies qui affaiblissent le système musculaire général et qui se compliquent d'une anémie plus ou moins profonde.

Nous avons dit, dans l'article précédent, que, dans les yeux normaux, la faculté abductrice est, par rapport à l'adductrice, dans la proportion de 1 à 8; c'est-à-dire que, les lignes visuelles étant parallèles, la contraction du muscle droit interne peut vaincre (neutraliser) un prisme (à base externe) 8 fois plus fort que le prisme (à base interne) vaincu par contraction du droit externe.

On sait, en outre, que, pour rendre les lignes visuelles parallèles, l'emmétrope doit faire diverger les axes de ses cornées de 10° seulement (voy. art. 1 *Du strabisme*); tandis que l'hypermétrope est contraint de les amener à une divergence de 15°, en moyenne. Ce n'est pas sur cette différence de 5° que nous nous proposons d'insister; c'est sur ce fait que lorsque, dans la vision à distance, l'emmétrope fait diverger ses axes cornéens, il relâche complétement son accommodation ; tandis que, dans les mêmes conditions, l'hypermétrope, au lieu de relâcher son pouvoir accommodateur, le tend avec d'autant plus d'effort que son hypermétropie est plus accusée et que le foyer des lignes parallèles, dans son œil au repos absolu (après instillation d'atropine), est plus loin en arrière de la rétine. Aucun effort d'accommodation, si faible qu'il soit, ne s'accomplit sans une certaine tension (tonicité) des muscles droits internes. Par conséquent, les droits externes de l'hypermétrope, pour faire diverger de 15° les axes cornéens, et avant d'écarter les centres des cornées à un degré qui excède l'état normal, ont d'abord à surmonter la tension tonique des droits internes.

D'ailleurs, ce n'est pas seulement quand les hypermétropes regardent à distance que leurs muscles droits internes sont soumis à une tension continue; on observe, au contraire, que lorsque ces sujets accommodent pour de faibles distances, leur pouvoir abducteur reste toujours, dans ses rapports avec l'adducteur, au-dessous de la normale. En effet, ce mode d'adaptation nécessitant plus d'effort que le précédent de la part du sujet, celui-ci cherche constamment à faciliter la tension accommodatrice nécessaire par un excès de convergence : d'autre part, les muscles droits externes luttent, dans l'intérêt de la vision binoculaire, contre l'action prépondérante de leurs antagonistes, et ils y emploient à peu près tout leur pouvoir abducteur, comme on le constate par l'impossibilité où ils sont alors de vaincre un prisme à base interne, d'une certaine force, placé devant un des yeux. Les états anémiques qui affaiblissent le système musculaire général manifestent surtout leurs effets sur les muscles dont les contractions sont sollicitées d'une manière continue, tels que les droits externes chez les hypermétropes; que, d'ailleurs, ces derniers regardent de près ou à distance.

C'est ainsi qu'on peut s'expliquer pourquoi certains hypermétropes commencent à loucher à la suite de maladies débilitantes ; non-seulement lorsqu'ils s'appliquent, mais encore lorsqu'ils regardent au loin ; et pourquoi ces personnes sont atteintes, d'emblée, d'un strabisme permanent dont le degré seul varie suivant que le malade regarde au loin ou fixe un objet rapproché.

On comprend aussi de la même manière comment certaines personnes atteintes d'un haut degré d'hypermétropie peuvent être prises de strabisme. Elles commencent alors à loucher, à la suite d'une maladie qui les a laissées anémiques ; par la raison que leurs droits externes ne suffisent plus à faire diverger les axes de leurs cornées dans la vision à distance, et à contrebalancer la tension des droits internes qui s'associe à l'adaptation des hypermétropes, même dans cette position du regard.

Nous sommes loin de prétendre que, dans nombre de cas, les causes réductrices de l'amplitude d'accommodation (voyez *a*) ne puissent s'adjoindre à celles qui déterminent un épuisement plus ou moins complet des muscles droits externes. Telle n'est pas notre pensée ; mais nous tenions à insister sur ce fait capital que, chez un hypermétrope dont l'amplitude d'accommodation est tout juste suffisante pour réunir sur ses rétines les rayons parallèles, lorsqu'il amène ses lignes visuelles au parallélisme, il n'est pas probable qu'une simple diminution de cette amplitude accommodatrice soit l'unique cause déterminante du strabisme. En effet, la moindre réduction du pouvoir accommodateur d'un tel sujet s'oppose à ce que, même en usant de toute l'amplitude accommodatrice qui lui reste, il puisse voir distinctement à une distance quelconque; soit d'ailleurs qu'il s'aide, ou non, d'un effort de convergence. S'il vient à loucher, à la suite d'une maladie qui a affaibli son système musculaire général, cela résulte de ce que ses droits externes ont perdu la force nécessaire pour faire diverger les yeux, pour ramener les lignes visuelles au parallélisme, enfin pour résister à la tension des droits internes qui subsiste à chaque effort accommodateur, alors même que l'amplitude accommodatrice est presque anéantie et impuissante à rendre la vision distincte (1).

c. Parmi les causes qui affaiblissent ou suppriment l'influence régulatrice de la vision binoculaire sur les mouvements des yeux, il faut citer, en première ligne, celles qui sont congénitales ; en seconde, celles qui sont accidentelles. Au nombre des premières, nous signalerons d'abord une hypermétropie inégale des deux yeux, coïncidant, presque toujours, avec un astigmatisme plus ou moins fort de l'œil le plus hypermétrope. En pareil cas, l'œil dévié est toujours celui des deux dont l'axe est plus court et dont la cornée a une courbure plus irrégulière ; car l'impulsion accommodatrice étant toujours également répartie des deux côtés, ce dernier œil forme l'image la moins nette ; et la diplopie déterminée, lorsqu'il est exclu de la vision binoculaire, est moins gênante que si les images peintes sur les deux taches jaunes avaient été d'une valeur physiologique égale.

Une autre différence dans la valeur des deux images rétiniennes peut

(1) Nous sommes heureux de pouvoir rendre ici, à notre confrère et ami M. Giraud-Teulon, cet hommage, qu'il a, le premier, appelé l'attention sur l'insuffisance des muscles droits externes et sur l'analogie que cet état présente, chez les hypermétropes, avec l'insuffisance des droits internes, chez les myopes. (Voy. *Leçons sur le strabisme*, §§ 25 et 26.) Cette idée n'a pas été, à notre avis, assez poursuivie dans l'étiologie du strabisme hypermétropique, et c'est pourquoi nous sommes entré, relativement à cette question, dans tous ces détails.

dépendre d'une amblyopie congénitale, existant dans un œil moins riche en éléments nerveux que son congénère. C'est ce qui peut arriver, par exemple, lorsqu'un des yeux présente un degré d'hypermétropie plus considérable que l'autre et, par suite, se rapproche plus que lui de la forme microphthalmique. Citons encore au nombre des causes congénitales qui prédisposent au strabisme les opacités cornéennes et les troubles de transparence du cristallin qui, localisés sur un œil, diminuent l'éclairage de l'image rétinienne correspondante ou en altèrent les contours par diffusion de la lumière. Enfin, pour ne rien omettre, rappelons ici qu'on admet, par pure hypothèse, une disposition congénitale des muscles droits internes favorable aux efforts de convergence (anomalie d'insertion ?).

Toutes ces causes congénitales sont bien moins fréquentes que celles qui se développent accidentellement dans le cours de la vie. Ainsi, l'occlusion plus ou moins prolongée d'un des yeux, qui soustrait, un certain temps, cet organe à l'acte de la vision binoculaire, prédispose singulièrement les hypermétropes au strabisme; car, sans en avoir conscience, ces sujets remarquent qu'ils sont débarrassés, par ce moyen, d'une diplopie gênante, et qu'en faisant converger à l'excès l'autre œil, ils augmentent beaucoup la netteté de leur vue; ils sont alors tout naturellement portés à user de cette convergence d'une manière constante.

C'est ce qui arrive, par exemple, aux enfants qui commencent à loucher dès le berceau ; non pas, comme on le croit, parce que, pour regarder vers la lumière placée latéralement, ils ont dû contracter à l'excès un de leurs droits internes ; mais bien parce que, étant ordinairement couchés sur le dos, et fixant des objets rapprochés situés entre leur tête et la croisée (les rubans de leur bonnet, par exemple), ils doivent, pour cela, forcer le regard d'un œil en dehors. L'autre œil est alors empêché par le dos du nez de participer à l'acte de la vision binoculaire, et la diplopie est impossible : par suite, ces jeunes sujets prennent l'habitude de faire converger cet organe tout à leur aise, afin de voir plus distinctement avec son congénère.

Il en est de même dans les cas où le strabisme se manifeste chez des enfants, après une inflammation survenue dans un œil, ou lorsqu'on a tenu pendant quelque temps cet organe sous un bandeau. Une taie de la cornée, une cataracte traumatique (1), peuvent encore aboutir au même

(1) Nous avons eu récemment l'occasion de vérifier ce fait d'une manière bien frappante : deux enfants, un garçon de huit ans et une petite fille du même âge, s'étaient fait, avec des ciseaux, une large blessure de la cornée gauche, compliquée de cataracte traumatique, et toute semblable. La résorption du cristallin s'opéra, chez ces deux enfants, avec assez de rapidité ; mais l'enclavement de l'iris dans la plaie et l'occlusion de la pupille nécessitèrent, dans les deux cas, l'ouverture d'une

résultat, en supprimant une des deux images. Les taies de la cornée qui existent chez certains strabiques convergents et que l'on a regardées, à juste titre, comme prédisposant à cette anomalie, taies qui d'ailleurs ont provoqué une interprétation bizarre du mécanisme de cette déviation (déplacement de l'image sur le *punctum cæcum*, la papille), ne s'observent guère que chez les hypermétropes.

Nous n'admettons pas, avec MM. Ruete et Donders, qu'on puisse expliquer la coïncidence des taies de la cornée avec le strabisme, en invoquant une migration du procès inflammatoire qui a donné lieu à la taie vers l'insertion du muscle et une rétraction spasmodique ou réflexe de ce dernier. Ce qui nous empêche d'admettre cette hypothèse, c'est que nous n'avons jamais constaté le développement d'un strabisme chez des enfants atteints d'une maladie de la cornée, sans qu'il nous fût possible de démontrer sur l'autre œil un certain degré d'hypermétropie, et que, d'autre part, nous n'avons jamais observé ou appris que le strabisme convergent se soit déclaré chez des personnes non hypermétropes, dans le cours d'affections oculaires inflammatoires évidemment développées au pourtour de l'insertion d'un des droits internes, telles que l'épisclérítis et la scléro-choroïdite antérieure.

2° Le strabisme convergent est exceptionnel chez les myopes ; mais enfin il s'observe chez ces sujets, ce qui pourra surprendre le lecteur, s'il vient à penser que cette forme de strabisme existe, en quelque sorte, à l'état latent, chez les hypermétropes, et que, par conséquent, les myopes dont l'œil allongé présente justement la configuration inverse, ne sauraient y être prédisposés.

Aussi n'est-ce pas directement à la forme de leurs yeux que tient chez ces sujets le strabisme convergent dont ils sont quelquefois atteints. Cette déviation est alors liée à une insuffisance de l'appareil musculaire, à un défaut d'énergie des droits externes. Cette insuffisance se rencontre chez des sujets myopes à un degré moyen qui, même pour des travaux minutieux, n'ont jamais eu recours soit à des verres neutralisants, soit à des verres capables de reculer assez leur *punctum remotum* pour diminuer le degré de la convergence nécessaire.

Lorsque ces personnes essayent ensuite, par une contraction active des

pupille artificielle. Dans le cours du traitement, le petit garçon commença à loucher en dedans, de l'œil cataracté ; la petite fille ne présenta jamais de déviation apparente. Et pourtant les conditions dans lesquelles ces enfants se trouvaient étaient identiquement les mêmes ; sauf que la petite fille était emmétrope, et le petit garçon hypermétrope à un degré assez élevé $\left(\frac{1}{15}\right)$.

droits externes, de ramener au parallélisme leurs lignes visuelles, afin de voir, bien que confusément, à distance, il peut arriver que les muscles droits internes aient alors de la peine à se relâcher, et cela sous l'influence d'une sorte de rétraction spasmodique, semblable à celle du muscle accommodateur qui atteint certains myopes après une application assidue. Le sujet se plaint d'abord d'éprouver du malaise en regardant de loin, déclare qu'il est porté, dans ces conditions, à voir double, et que si, ayant prolongé son travail, il veut regarder à distance, il arrive enfin qu'un de ses yeux continue à converger. L'observateur constate, en pareil cas, que, dans tout le parcours de la vision binoculaire, le pouvoir adducteur l'emporte notablement sur l'abducteur ; que, même au voisinage du *punctum proximum*, ce dernier est presque nul et que le malade ne réussit pas à vaincre par une contraction du droit externe le moindre prisme à arête tournée en dehors.

On sait que chez les myopes, le degré de divergence nécessaire pour produire le parallélisme des lignes visuelles est bien moindre que chez les emmétropes et les hypermétropes. Même il peut arriver, dans la myopie, que l'angle α étant situé du côté de la tempe, la vision à distance s'effectue sans que les axes des cornées soient rendus parallèles. Et cependant les muscles droits internes d'un myope peuvent, par suite d'un exercice excessif, ou bien en cas de spasme de l'accommodation, résister si énergiquement à la contraction combinée des droits externes, lorsque ces derniers tentent d'écarter les axes cornéens au degré nécessaire pour la vue de loin, que finalement le sujet renonce à voir binoculairement à distance et, ne dirigeant plus sur l'objet éloigné qu'une ligne visuelle, laisse l'autre se dévier en dedans d'une quantité d'abord faible, mais qui s'accroît progressivement.

Dans ce strabisme, qui commence par être périodique ; car il disparaît lors de la vue de près, l'angle de la déviation n'a pas de rapport direct avec l'emplacement du *punctum remotum ;* autrement dit, avec le degré de la myopie. Il est clair que, en pareil cas, la gêne causée par l'image formée auprès de la tache jaune (image à la vérité diffuse, en raison de la myopie) est la cause pour laquelle la faible déviation due à l'insuffisance des droits externes ne tarde pas à s'accroître, et à se produire alors même que le sujet fixe des objets rapprochés. C'est pourquoi ce strabisme, de périodique qu'il était d'abord, peut devenir permanent.

Il se peut aussi qu'après l'interruption de l'action combinée des droits externes insuffisants, un mouvement associé tende à s'établir, dans la vision à distance et à partir du point qui correspond au maximum de la force abductrice, entre le droit externe de l'œil qui se dirige seul sur l'objet éloigné, et le droit interne de l'autre œil, lequel s'est dévié en dedans;

parce que son pouvoir abducteur était encore moindre que celui de son congénère.

Si alors la force abductrice diminue par degrés, de telle sorte que la distance à laquelle est interrompue l'action combinée des droits externes, se raccourcisse progressivement, les axes des cornées se couperont sous un angle de plus en plus ouvert, et il surviendra, de toute nécessité, un accroissement graduel de la déviation. Cette dernière déterminera dans le muscle qui l'exécute un raccourcissement tel, que son antagoniste, le droit externe, ne sera plus capable désormais de dévier en dehors l'axe cornéen de l'œil correspondant pour que sa ligne visuelle s'entrecroise avec celle de l'autre œil, même sur un objet rapproché.

Par suite, la vision binoculaire ne sera plus possible à aucune distance, et le strabisme deviendra permanent. Il est plus que probable que cette prépondérance des muscles droits internes et l'insuffisance de leurs antagonistes sont liées, dans le cas qui nous occupe, à un état spasmodique de l'accommodation. On s'expliquerait ainsi la sensation douloureuse qui précède, presque toujours, le développement de cette forme de strabisme.

En résumé, les causes principales du strabisme convergent sont, chez les hypermétropes, une réduction de l'amplitude d'accommodation jointe, dans un certain nombre de cas, à une insuffisance des muscles droits externes; chez les myopes, cette même insuffisance du pouvoir abducteur, associée, très-probablement, à une tension spasmodique du muscle ciliaire.

3° Nous avons encore à dire quelques mots de l'etiologie du strabisme convergent qu'on observe chez les sujets à réfraction dissemblable et chez les emmétropes. Chez les premiers, la tendance à voir binoculairement est bien moins prononcée que chez les seconds, en raison de l'inégalité de grandeur et de netteté des images. Par suite, une interruption plus ou moins prolongée de la vision binoculaire peut déterminer, chez ces sujets, la déviation d'un œil en dedans, surtout si le développement générique des muscles y prédispose, ou si la convergence accomplie par l'œil exclu de la vision binoculaire favorise les mouvements accommodateurs de son congénère.

4° Quant au strabisme convergent qu'on observe chez des personnes absolument emmétropes, on ne peut l'interpréter que par une des explications suivantes. Il peut, en premier lieu, résulter de la prépondérance d'action prise par un muscle, durant une interruption suffisamment prolongée de l'influence que la vision binoculaire exerce sur l'équilibre musculaire. Cette influence régulatrice de la vision binoculaire peut, d'ailleurs, être amoindrie par un défaut de l'acuité fonctionnelle d'un des yeux (amblyopie congénitale). Enfin le strabisme convergent, chez un emmétrope, peut être consécutif à une parésie de l'abduction et de l'accommodation.

Traitement. — Le guide le plus sûr du médecin, dans le traitement d'une maladie, et surtout d'un symptôme, est la connaissance approfondie de ses causes; c'est pourquoi nous avons jugé nécessaire d'insister aussi longuement sur l'étiologie du strabisme convergent, la plus commune, comme on le sait, des variétés de cette déviation. Il ressort clairement de tout ce qui précède que, pour obtenir la guérison d'un strabisme, il fau replacer les yeux dans une position telle que les lignes visuelles s'entre-croisent sur l'objet fixé, et que les images se fusionnent; c'est-à-dire que la vision binoculaire soit rétablie. Et encore, admettons que toutes ces conditions soient remplies; le strabisme est interrompu pour un temps plus ou moins long : la cure n'est pas définitive. Le strabisme n'est complétement guéri qu'à la condition que la vision binoculaire rétablie puisse s'accomplir d'une manière permanente et sans la moindre difficulté ; c'est-à-dire moyennant que l'équilibre musculaire soit normalisé.

Cet axiome nous permettra de reconnaître les formes de strabisme accessibles au traitement, celles qu'on peut guérir avec plus ou moins de facilité. Si l'œil dévié présente une amblyopie telle que la fixation centrale y soit abolie, il faudra, malgré quelques exemples du contraire que nous a montrés M. Javal, désespérer en général de lui rendre, par les exercices mêmes les plus assidus, assez d'acuité fonctionnelle pour qu'il puisse participer à l'accomplissement de la vision binoculaire (1).

Les autres variétés du strabisme qui nous occupe varient, quant au pronostic, c'est-à-dire quant aux chances de guérison qu'elles présentent, dans l'ordre suivant : les moins rebelles au traitement sont les formes périodiques ; puis viennent les strabismes permanents, mais alternants (où l'acuité des deux yeux est égale) ; et, en dernier lieu, les strabismes monolatéraux.

Dans ces cas, le pronostic est d'autant plus favorable que l'amblyopie de l'œil dévié est moindre, la rétraction du muscle déviateur moins considérable et la motilité de son antagoniste mieux conservée. En d'autres termes, la guérison est alors d'autant moins difficile à obtenir que

(1) La justesse de cette assertion devient évidente, lorsqu'on a l'occasion d'observer des strabiques dont l'œil dévié est atteint d'un très-haut degré d'amblyopie et qui ont eu le malheur de perdre l'autre. Quoique forcés à employer alors, sans relâche, cet œil amblyope, ils n'arrivent généralement pas à l'améliorer d'une manière sensible, dans le cas où la fixation centrale n'est plus possible. Si, au contraire, cette dernière a persisté, il se produit alors par l'exercice un mieux éclatant, comme nous l'avons déjà fait remarquer.

le strabisme présente à un plus haut degré les caractères de la concomitance.

Le public d'ailleurs, chose exceptionnelle, est, en pareil cas, moins exigeant et moins difficile à satisfaire que le médecin ; car bien peu de malades se soucient de jouir de la vision binoculaire, et la plupart se déclarent contents, si l'on rend à leurs yeux une position assez symétrique pour ne plus choquer les regards.

Lorsque l'existence d'une amblyopie considérable écarte tout espoir de guérison complète, il ne s'agit plus que d'équilibrer les mouvements des muscles pour les positions qui correspondent à la vision avec les deux yeux. En d'autres termes, il faut établir entre la force abductrice et l'adductrice les mêmes rapports que chez les personnes qui, bien que privées de la vision binoculaire, ne dévient cependant pas un des yeux; comme dans les cas d'aphakie unilatérale, par exemple, où il s'est produit une différence notable entre les états de réfraction des deux yeux.

Nous ne voulons pas entrer dans plus de développements. La question du traitement du strabisme fournira la matière d'un article spécial. Nous nous contenterons, pour le moment, de dire comment on peut prévenir l'apparition d'un strabisme, et comment on peut empêcher un strabisme convergent périodique de devenir stationnaire. S'il est une partie de la thérapeutique oculaire où les moyens optiques soient d'un effet souverain, c'est bien celle-ci, et l'efficacité de ces moyens y est telle, que l'intervention chirurgicale ne doit *jamais*, en pareil cas, être invoquée trop hâtivement. Mais, à cet égard, il importe de distinguer les cas de strabisme convergent périodique chez les hypermétropes, de ceux, assez rares, qu'on peut observer chez les myopes.

Chez les hypermétropes, quand ce strabisme est franchement périodique, il n'apparaît que lorsque le sujet s'applique à fixer un objet rapproché : primitivement, il ne se déclare même qu'après que l'application s'est prolongée un certain temps. La déviation résulte alors, en partie, de la convergence excessive que doit produire le sujet, pour maintenir sa vue distincte, en augmentant encore sa tension accommodatrice ; en partie, de l'impuissance des droits externes à combattre, par des mouvements coordonnés de divergence, la traction violente des droits internes et le déplacement respectif des lignes visuelles.

En conséquence, pour remédier à ce trouble fonctionnel, on devra : *a.* prévenir ou modérer l'excès de tension accommodatrice, et par ce moyen, empêcher l'hypermétrope de recourir instinctivement à une convergence anormale ; *b.* fortifier les muscles droits externes pour leur permettre de résister plus énergiquement aux tractions exagérées des muscles droits internes : en un mot, normaliser le travail accommodateur, en équilibrant les forces adductrice et abductrice.

a. Pour remplir la première des indications précitées, on prescrira aux hypermétropes des verres convexes convenables, qu'on les engagera à porter en travaillant. — Nous renvoyons le lecteur au chapitre *Hypermétropie* pour ce qui regarde le choix des verres. Rappelons seulement ici que les sujets ne supportent pas la neutralisation immédiate de toute leur hypermétropie, c'est-à-dire ne peuvent employer tout d'abord le verre qui corrige l'hypermétropie constatée après la paralysie artificielle de l'accommodation. Il suffit ordinairement de prescrire des verres qui corrigent toute l'hypermétropie manifeste, et, en sus, un tiers ou un quart de l'hypermétropie totale ; seulement, si l'on remarque que le sujet qui porte ces lunettes recommence à loucher, malgré leur emploi, après s'être appliqué pendant quelque temps, il faudra recourir à des verres de plus en plus forts. Enfin, on conseillera au malade de prolonger l'usage de ses lunettes, en les portant d'une manière continue, si l'on observe qu'il dévie un œil, alors même qu'il ne s'applique pas, et quand il fixe des objets relativement peu rapprochés, par exemple, les personnes qui l'entourent.

Dans certains cas d'hypermétropie, où le pouvoir abducteur est très-faible et où la tendance au strabisme se produit même dans la vision à distance, il se peut que les verres convexes ne soient aptes à donner l'effet voulu qu'à la condition d'être disposés de manière à procurer du repos aux muscles insuffisants.

b. Pour cela, on écarte les centres de ces verres, qui, ainsi décentrés, agissent à la façon de prismes à base externe. On comprend sans peine que si l'hypermétrope en question fait usage de ces lunettes pour voir de loin (position dans laquelle ses lignes visuelles sont parallèles et où ses axes cornéens divergent d'environ 15°) : d'une part, la sphéricité des verres, corrigeant en partie l'hypermétropie, supprime une fraction de l'impulsion accommodatrice, et, par suite, de la tension consensuelle des droits internes ; d'autre part, l'action prismatique des mêmes verres, qui déplace l'image rétinienne en dehors de la macula, diminue l'effort d'abduction nécessaire pour produire l'écartement des axes cornéens en dehors, et permet ainsi aux lignes visuelles de rester inclinées en dedans, d'une certaine quantité, sans détriment pour la vision binoculaire. De plus, comme l'image d'un objet fixé à travers deux prismes à base externe est déviée, dans chaque œil, vers l'arête du prisme, ce qui nécessite une convergence plus intense, les verres convexes décentrés ont l'avantage de permettre à l'hypermétrope, lorsqu'il fixe un objet situé à même distance, de converger davantage sans dissocier ses lignes visuelles, et, par suite, de tendre plus facilement son accommodation. Ces verres, portés *sans interruption*, peuvent soulager le sujet et le délivrer de sa propension au strabisme ; mais il est certain qu'ils ne sauraient rétablir l'équilibre entre l'abduction et l'adduction, en diminuant le travail des muscles droits externes, dans la vision à distance, et en rendant la convergence compatible avec la vision binoculaire, dans la vue de près.

Dans les cas très-rares où le strabisme convergent périodique que l'on est appelé à traiter coïncide avec une myopie, on doit se comporter de la même manière, c'est-à-dire, recommander l'usage de verres concaves neutralisant la myopie dans la vision à distance et ayant leurs axes rapprochés. Si, dans les cas où les verres convenables n'ont qu'un faible degré de sphéricité, on craint que, par ce motif, leur action prismatique soit insuffisante, on peut ordonner des verres concaves prismatiques à base externe, à la condition, bien entendu, d'en défendre absolument l'usage pour la vue des objets rapprochés. De Graefe a conseillé (1) de prescrire, en pareil cas, de faibles prismes à base externe, pour la lecture et le travail ; mais, par l'emploi de ces derniers, on risque d'affaiblir encore la force abductrice, si le malade se tient trop près du livre : aussi est-il plus convenable, lorsque la prépondérance fonctionnelle des muscles droits internes n'est pas vaincue par l'usage de verres concaves décentrés ou de verres concaves prismatiques, de prescrire, pour le travail, des lunettes concaves faibles. De cette manière, le *punctum remotum* est assez reculé pour que le sujet parvienne, sans tendre fortement son accommodation, à ne pas converger plus qu'il ne ferait pour une distance de 12 à 15″. En outre, on doit recommander très-sérieusement de ne pas employer ces verres pour de moindres distances. Enfin, si le strabisme convergent d'un myope est devenu stationnaire, la ténotomie est indiquée.

ARTICLE IX.

STRABISME DIVERGENT. — STRABISME EXTERNE.

A propos du strabisme latent et de l'insuffisance musculaire, nous avons déjà signalé la prédisposition des yeux myopes au strabisme divergent. Le lien qui rattache cette dernière déviation à la structure myopique est sensiblement plus étroit que celui qui existe entre le strabisme convergent et l'hypermétropie ; seulement, dans la statistique, on ne doit tenir compte, à ce propos, que des cas de strabisme divergent dans lesquels l'acuité visuelle de l'œil dévié est encore assez bien conservée, à l'exclusion des cas très-nombreux où la déviation en dehors s'observe sur des yeux complétement amaurotiques. En d'autres termes, nous avons à nous occuper ici du stra-

(1) *Arch. f. Ophth.*, 1864, t. X, A. 1, p. 167.

bisme divergent qui s'est développé par suite d'obstacles dynamiques apportés par les muscles à l'accomplissement de la vision binoculaire, et non des déviations purement passives qui succèdent à l'interruption de cet acte, lorsqu'un des yeux cesse, plus ou moins brusquement, d'y participer.

Ayant ainsi posé les bases de la statistique, nous pouvons dire que s'il y a 85 hypermétropes sur 100 strabiques convergents, il y a, sur 100 strabiques divergents, 90 myopes. Les quelques cas qui ne sont pas compris dans cette classe se rapportent à des paralysies et à des traumatismes. Le rapport qui existe entre ces diverses formes du strabisme et la conformation des yeux a été exprimé d'une manière frappante par M. Donders (1) dans l'antithèse suivante : « L'hypermétropie occasionne de l'asthénopie accommodatrice qui est surmontée par le moyen d'un strabisme convergent *actif*. La myopie détermine de l'asthénopie musculaire, qui est éludée *passivement* par le moyen d'un strabisme divergent. »

Nous avons recherché plus haut, avec beaucoup de soin, quelles sont les conditions qui, chez les hypermétropes, provoquent l'asthénopie accommodatrice; nous devons donc étudier ici les causes qui prédisposent le plus les myopes à l'insuffisance musculaire des droits internes.

Si l'on compare les conditions de mouvement des yeux myopes à celles des yeux hypermétropes, on reconnaît tout d'abord que les excursions latérales (l'adduction et l'abduction) sont beaucoup plus faciles pour l'œil hypermétrope, dont l'axe est court et dont la forme est presque sphérique, que pour l'œil myope, dont l'axe est allongé et la forme ellipsoïdale. En outre, les myopes sont bien plus sujets que les hypermétropes aux perturbations de l'équilibre musculaire que détermine, à lui seul, l'épuisement causé par une répartition inégale de l'action ou du travail des muscles, attendu que, chez les seconds, le travail de l'adduction et celui de l'abduction sont bien mieux équilibrés que chez les premiers. Comme les hypermétropes ont besoin, pour s'adapter à de faibles distances, de tendre fortement leur accommodation, il leur faut, dans ces conditions, accomplir des efforts énergiques de convergence, mais, en outre, pour voir à distance, c'est-à-dire pour rendre leurs lignes visuelles parallèles, et, par conséquent, pour faire diverger leurs axes cornéens de 15 degrés et plus, ces sujets doivent imprimer à leurs yeux un mouvement d'abduction considérable.

On s'explique ainsi et par la configuration même des yeux hypermétropes, pourquoi l'arc qui mesure leur excursion est de beaucoup supérieur à celui des yeux emmétropes et surtout à celui des myopes. S'il survient, chez les hypermétropes, une perturbation de l'équilibre musculaire, elle se manifeste toujours du côté du pouvoir abducteur et l'abaisse au-dessous

(1) Note du § 31.

de la normale. En effet, les muscles droits externes ont à fournir, chez les hypermétropes, un travail permanent. S'agit-il, pour eux, de regarder à distance, ces muscles doivent, pour produire la divergence des axes cornéens, se contracter ; l'hypermétrope veut-il, au contraire, voir de près, ses droits externes doivent constamment lutter contre la tendance qu'ont les droits internes à faciliter, par une convergence excessive, la tension consensuelle du muscle accommodateur, nécessaire, à la fois, pour surmonter l'hypermétropie et pour accommoder le regard à une faible distance.

Chez les myopes, c'est ordinairement le phénomène inverse qui se produit : les muscles droits internes se tendent sans relâche. En effet, la ligne visuelle et l'axe cornéen formant, dans l'œil myope, un angle d'autant moins ouvert que la myopie est plus forte, et cet angle étant parfois situé du côté de la tempe, il peut arriver que le sujet n'ait jamais à diverger, dans la vue à distance, pour mettre ses lignes visuelles en parallélisme. Il résulte encore de cette réduction et de ce déplacement de l'angle α que lorsque le myope amène l'objet qu'il veut fixer dans le parcours de son accommodation, il lui faut exécuter un mouvement de convergence plus actif que celui dont l'emmétrope et surtout l'hypermétrope ont besoin pour s'adapter à la même distance (leur angle α étant plus ouvert du côté du nez). Enfin la distance à laquelle le myope est contraint de converger, dans l'effort d'accommodation, est d'autant plus courte que le degré de la myopie est plus élevé. On le voit : chez les myopes, ce sont presque exclusivement les droits internes qui entrent en travail et qui, par conséquent, sont les plus exposés à un épuisement de leur force contractile (1).

Les différences de conformation que l'œil myope présente par rapport à l'œil emmétrope reduisent, en général, l'excursion des mouvements d'abduction et d'adduction ; elles gênent ces mouvements et rendent compte de ce fait, que les phénomènes d'insuffisance dus à l'épuisement des muscles sont plus fréquents chez les myopes que chez les autres sujets (2).

(1) La statistique des coïncidences qui nous occupent est assez difficile, vu que le strabisme divergent permanent est beaucoup plus rare que le convergent. Pour 180 ou 200 cas de ce dernier, on n'en observe que 8 ou 10 de l'autre.

(2) Depuis les expériences que Helmholtz cite dans son *Optique physiologique*, M. J. Blaemert Schuerman a fait sur les mouvements des yeux, examinés dans leur rapport avec leur état de réfraction, des recherches comparatives qu'il a consignées dans sa dissertation inaugurale (*Vergelykend ondersoek der bewegingen van het oog by emmetropie en ametropie*. Utrecht, 1864). Voici, en résumé, les résultats qu'il a obtenus : nous les empruntons à la traduction allemande de M. Otto Becker. — L'excursion totale dans la direction horizontale est moindre chez les myopes que chez les emmétropes : chez ces derniers, elle mesure, en moyenne, 87° ; chez les autres, elle n'est que de 79°. Exceptionnellement, on

La principale cause qui entrave les mouvements des yeux myopes résiderait dans une modification de l'emplacement du centre de rotation de ces yeux, et dans les rapports nouveaux de ce point avec les insertions des muscles. Ces changements sont eux-mêmes le résultat d'un allongement de l'œil (de forme ellipsoïde), produit par distension de ses membranes.

« Mes recherches, faites en commun avec le docteur Doyer, dit M. Donders (1), démontrent que dans E, le point d'évolution est situé en arrière » du milieu de l'axe optique, de telle sorte que la portion antérieure » de cet axe est à la postérieure dans le rapport de 57,32 à 42,46 ; » c'est-à-dire, à peu près :: 15:11. On a aussi trouvé entre les portions » antérieure et postérieure de l'axe allongé des yeux myopes un rapport » presque identique avec le précédent et même, en moyenne, moins favo-

observe chez les myopes une excursion étendue. Celle-ci est, d'ailleurs, comme chez les hypermétropes, sensiblement la même pour les deux yeux. — 2. Les mouvements d'excursion sont d'autant moindres que le degré de la myopie est plus élevé. Dans cinq cas de myopie de $\frac{1}{2\ 1/4}$ à $\frac{1}{1\ 3/4}$, l'excursion horizontale mesurait, en moyenne, 73°,8 ; dans cinq cas de myopie de $\frac{1}{20}$ à $\frac{1}{5}$, elle mesurait, en moyenne, 80°,3. — 3. Comme chez les emmétropes, l'excursion diminue au fur et à mesure des progrès de l'âge : chez huit myopes au-dessus de quarante ans, on trouva, en moyenne, 74°,1 ; chez huit myopes au-dessous de quarante ans, 83°,7. — 4° Les mouvements d'excursion en dedans et ceux en dehors, examinés par rapport à la ligne visuelle, sont, à peu près, chez les myopes, les mêmes que chez les emmétropes ; c'est-à-dire, chez les emmétropes, 42° en dehors, 45° en dedans ; chez les myopes, 38° et 41°. En étudiant l'excursion par rapport à l'axe cornéen, on la trouve, chez les emmétropes, de 42° en dehors, de 45° en dedans, et chez les myopes de 39° et 40°. — 5. Le minimum de la convergence, chez les myopes, est très-variable. Par exception, on trouve même le point de convergence maximum plus près de l'œil chez les myopes que chez les emmétropes. — 6. Sous l'influence de prismes à arête externe, les myopes atteignent à une divergence de 5°,8 ; les emmétropes, de 3°,9. Dans la direction verticale, on a souvent trouvé les mouvements d'excursion un peu plus étendus chez les emmétropes que chez les autres sujets. Le mouvement d'abaissement mesurait, en moyenne, 37° ; celui d'élévation, 54° ; l'excursion totale, 91°. On avait trouvé antérieurement des chiffres plus forts (Joung, 110°, Purkinje, 110° ; Valentin, 110° à 112° pour le sens horizontal, 100° à 103° pour le sens vertical). Mais la méthode suivie n'était pas exacte. Vers les limites de l'excursion, le sujet croit toujours fixer plus excentriquement qu'il ne le fait en réalité. C'est pour cette raison que M. Schuerman, dans ses expériences, déterminait la position réelle de la cornée, après quoi il facilitait la fixation par des mouvements appropriés de la tête, en ayant soin de maintenir la position prise, ce qui lui permit d'observer exactement.

(1) § 31.

» rable que lui ; c'est-à-dire 56,83 : 43,17. Le tableau suivant, qui com- » prend aussi l'angle α (comp., p. 599), donne le détail des observations.

Nos	AGE.	ŒIL.	M.	LONGUEUR DE L'AXE OPTIQUE		EMPLACEMENT du CENTRE D'ÉVOLUTION		α
				jusqu'à la rétine.	jusqu'à la surface postérieure de la sclérotique.	en arrière de la surface postérieure de la cornée.	au devant de la surface postérieure de la sclérotique.	
1	32	D	1:16	22,96	24,16	13,49	10,67	5°,00
2	26	D	1:10	23,43	24,53	13,49	11,04	4°,00
»	»	G	1:10	23,43	24,53	13,59	10,94	5°,25
3	27	G	1:9,25	23,53	24,63	15,22	9,41	4°,00
»	»	D	1:6,25	24,24	25,04	14,19	10,85	4°,00
4	35	D	1:6,25	24,24	25,04	13,18	11,86	— 1°,60
5	18	D	1:6,25	24,24	25,04	14,97	10,07	4°,75
6	26	D	1:5,25	24,69	25,39	13,77	11,62	1°,50
»	»	G	1:5,25	24,69	25,39	14,78	10,61	1°,00
7	49	D	1:4,75	24,99	25,59	14,90	10,69	— 1°,25
8	19	D	1:4,75	24,99	25,59	14,64	10,95	— 1°,00
»	»	G	1:4,75	24,99	25,59	14,52	11,07	— 1°,00
4	35	G	1:4,25	25,39	25,89	13,79	12,10	1°,75
9	18	G	1:4,25	25,39	25,89	15,52	11,37	4°,50
10	23	G	1:4,25	25,39	25,89	16,97	9,92	2°,00
11	9	D	1:3,75	25,91	26,31	14,91	11,80	2°,40
10	23	D	1:2,25	29,56	29,76	15,86	13,90	— 1°,50

» Ce tableau montre qu'à une exception près, le centre d'évolution est, » d'une manière *absolue*, plus éloigné de la surface postérieure de la scléro- » tique dans l'œil myope que dans l'œil emmétrope (= 9mm,99), et cela » d'autant plus, du moins en général, que le degré de la myopie est plus » élevé. En outre, dans ces cas, la position *relative* du centre d'évolution » sur l'axe optique est ordinairement moins favorable que chez les emmé- » tropes. L'angle α (compris entre l'axe cornéen et la ligne visuelle) est » particulièrement petit, et, dans certains cas même, on l'a trouvé négatif, » c'est-à-dire placé en dehors de l'axe de la cornée.

» Cette distance anormale du centre d'évolution de l'œil à la surface » postérieure de la sclérotique augmente les mouvements excursifs, les » angles de rotation restant les mêmes, ce qui a pour effet nécessaire de » réduire la motilité. La diminution de cette dernière serait encore plus » marquée si l'imergence du nerf optique n'était pas ordinairement refoulée » en dedans par la distension progressive des parties *externes* du segment » postérieur de l'œil et, ainsi, rapprochée du centre d'évolution. De plus, » la distance du centre d'évolution aux points d'insertion des muscles est » augmentée ; par suite, les arcs de rotation étant en rapport indirect avec

» le raccourcissement des muscles contractés, cela peut contribuer encore » à amoindrir la mobilité de l'œil.

» D'ailleurs cette réduction s'explique bien par le seul allongement » du globe oculaire. Cette réduction porte à la fois sur l'adduction et » l'abduction. Elle est si commune chez les myopes, que sur 17 yeux » observés, 9 étaient incapables de se mouvoir assez pour nous permettre « de déterminer leur centre d'évolution par notre méthode, laquelle exige » des excursions d'au moins 28 degrés en dedans et en dehors. La réduction » de la motilité en dehors n'a d'abord pour conséquence que de diminuer les » excursions latérales dans la vision binoculaire à distance, vision qu'il » faut alors faciliter par la rotation de la tête, comme on le fait d'ailleurs » lorsqu'on porte des lunettes. Mais l'insuffisance de l'adduction a des con- » séquences différentes et plus fâcheuses que celles que nous devons exa- » miner successivement jusqu'à la dernière, qui est le strabisme divergent » absolu.

» Nous admettons qu'il existe une insuffisance des mouvements d'adduc- » tion, lorsque le sujet ne peut plus entrecroiser ses lignes visuelles à 2'',5, dis- » tance à laquelle ces lignes se coupent sous un angle d'environ 51 degrés. » Dans les hauts degrés de myopie, cette insuffisance existe presque toujours. » Deux ordres de causes s'ajoutent pour produire ce résultat. D'une part, » comme nous l'avons vu, la mobilité est réellement entravée par suite de la » distension et de la déformation du globe oculaire, et, pour ce motif, l'in- » suffisance consécutive mérite le nom d'*absolue*. D'autre part, pour en- » trecroiser ses lignes visuelles à 2'',5 de distance, le sujet doit, vu la pe- » titesse de l'angle α, faire converger ses axes cornéens plus fortement que » l'emmétrope. Cette condition détermine, on le conçoit, une insuffisance, » sinon absolue, du moins *relative* de l'adduction ; mais l'insuffisance en » question n'est pour les yeux une cause de fatigue que dans certaines » conditions ; lorsque, par exemple, l'application du sujet, en se prolon- » geant, nécessite une certaine convergence (asthénopie musculaire). »

Nous avons à dessein exposé avec de grands détails toutes les causes plus ou moins capables d'entraver chez les myopes les mouvements des yeux, afin que le lecteur soit à même de juger si elles suffisent pour expliquer l'apparition d'un strabisme divergent relatif ou absolu de Donders et sa transformation de périodique en permanent. Il nous reste à traiter des différentes formes de strabisme qu'on observe le plus souvent chez les myopes, et nous insisterons, à ce propos, sur les causes qui font éclater un strabisme périodique chez certains de ces sujets, d'ailleurs peu nombreux, vu le chiffre considérable des myopes, après quoi nous aurons à rechercher ce qui peut déterminer la transformation d'un strabisme périodique en strabisme permanent.

M. Donders a appliqué au strabisme divergent une nomenclature particulière, en le divisant en *relatif* et *absolu*, ce qui n'exclut pas, comme nous le verrons, les termes de *périodique* et de *permanent*.

Le *strabisme divergent relatif* se rencontre essentiellement dans les hauts degrés de myopie, il existe toujours lorsque celle-ci est supérieure à $\frac{1}{2,5}$, et est alors en rapport direct avec la configuration des yeux. L'impossibilité d'entrecroiser les lignes visuelles pour voir binoculairement, impossibilité qui résulte de l'impuissance du sujet à converger en deçà de 2″,5, le fait apparaître. Lorsque ces myopes veulent voir distinctement un objet rapproché, ils sont contraints d'exclure un de leurs yeux de l'acte de la fixation; autrement dit, la conformation de leurs yeux les met alors dans les conditions des sujets strabiques (1). Mais s'ils regardent à distance, et si, armés de verres concaves, ils reculent assez l'objet fixé pour que la convergence devienne suffisante et permette l'entrecroisement des lignes visuelles, dès ce moment ils cessent de présenter les signes du strabisme divergent relatif.

Un strabisme divergent relatif peut encore se rencontrer chez un sujet chez lequel la convergence peut s'effectuer, dont la myopie n'est pas assez élevée pour s'opposer à la vision binoculaire des objets rapprochés, et qui enfin ne manque que de force musculaire. « Le strabisme divergent relatif, dit M. Donders, doit, en quelque sorte, être considéré ici comme un développement ultérieur de l'insuffisance de motilité en dedans. » La relation entre la myopie et la décroissance progressive de la motilité en dedans n'est pas dans un rapport direct comme dans les cas spécifiés plus haut : il ne s'agit d'autre chose que d'un strabisme périodique, dépendant d'une insuffisance des muscles droits internes.

Tant que le strabisme n'est que relatif, il est ordinairement périodique; à mesure qu'il devient absolu il se transforme en strabisme permanent. Pourtant il se peut, et cela principalement dans les cas de $M > \frac{1}{2,5}$, que le strabisme divergent reste toujours relatif et périodique.

Le *strabisme divergent périodique* qu'on observe chez les myopes peut affecter deux formes différentes. D'après nos observations, la première se développe surtout chez les jeunes sujets : elle apparaît quand le regard est vague ou indifférent; la seconde, plus commune après l'enfance (à l'âge propice au développement de la myopie), se manifeste après un certain temps d'application ou dès que le sujet s'efforce de fixer un objet

(1) Le strabisme divergent *relatif* existe, lorsque, chez un sujet qui lit, il y a convergence absolue, mais insuffisante pour la vision binoculaire.

rapproché : elle disparaît lorsque la convergence sollicitée est moindre ou quand le sujet regarde au loin.

Dans la première série de cas, c'est sous l'influence de la vision binoculaire que les droits internes acquièrent, par une impulsion continue et par une contraction synergique avec celle du muscle ciliaire, assez d'activité pour produire la convergence nécessaire ; mais lorsqu'une fois le sujet n'est plus adapté à une faible distance, et que, regardant au loin, il reçoit des impressions moins nettes, il n'est plus aussi exposé à une diplopie gênante, et, pour cette raison, il relâche complétement les muscles droits internes, en même temps qu'il relâche son accommodation. Le plus souvent, dans ces cas, la myopie est peu accusée et la divergence est d'abord assez faible pour que, sur un mot de ses parents inquiets, l'enfant parvienne à surmonter le strabisme.

Après une application de quelque durée, on voit le sujet loucher en dehors aussitôt qu'il repose ses yeux, et la divergence de ceux-ci augmenter. Dans ces conditions, il arrive souvent qu'après la puberté, le strabisme, jusque-là périodique, ait beaucoup de tendance à devenir permanent. Cette transformation peut s'expliquer de la manière suivante : le muscle droit externe qui dévie en dehors un des yeux (lequel a, presque toujours, une acuité un peu moindre ou un degré de myopie plus élevé que l'autre), finit par se rétracter un peu, et si alors, sous l'influence régulatrice de la vision binoculaire, les droits internes amènent les yeux à converger sur un point rapproché, c'est à la condition que cette impulsion surmonte à la fois le défaut d'énergie des droits internes et la résistance opposée par le droit externe rétracté.

Si l'on considère qu'un affaiblissement général des forces musculaires, comme on en observe si souvent à cette époque de la vie, peut encore, dans le cas qui nous occupe, porter atteinte à la contractilité des muscles droits internes, on n'a point lieu de s'étonner lorsqu'on trouvera, dans ces conditions, l'influence de la vision binoculaire impuissante à maintenir l'équilibre des mouvements des yeux. Ajoutons à cela que le jeune myope ayant pris, en divergeant, l'habitude de faire abstraction de son œil dévié, s'il vient, pendant la vision de près, à dévier un œil, la diplopie consécutive lui sera beaucoup moins incommode ; il la supportera d'autant mieux que, très-probablement du moins, en même temps qu'il cesse de converger, il relâche encore le pouvoir accommodateur de l'œil tourné en dehors ; il permet ainsi à cet organe de faire abstraction de son image diffuse aussi facilement que si le regard était vague et l'adaptation relâchée.

C'est ainsi que se développe un strabisme divergent qui de périodique devient permanent ; mais qui, tout en se transformant, n'a pas beaucoup de tendance à augmenter rapidement, attendu que le trouble déterminé par la diplopie n'est pas de nature à provoquer de la part du sujet une impulsion assez active pour écarter les images, accroître la déviation de l'œil strabique, et, par conséquent, favoriser la rétraction du muscle déviateur.

Ici, remarquons-le, la déviation a commencé par être périodique : elle résultait de la prépondérance d'action des muscles droits externes, lors du regard vague ; et cette prépondérance du pouvoir abducteur est allée croissant, jusqu'à se manifester pendant la vision de près, lorsque des causes débilitantes ont encore affaibli la force contractile des muscles droits internes.

La seconde variété de strabisme divergent périodique se présente à notre observation dans des conditions toutes différentes. Elle apparaît, en général, chez de moins jeunes sujets, et tantôt se déclare dès qu'on tente de fixer avec attention un point plus ou moins rapproché, suivant le degré de la myopie ; tantôt ne se manifeste qu'après une application de quelque durée. Ce strabisme se dissipe quand le sujet regarde au loin et quand les droits internes se relâchent. Évidemment, il existe aussi, chez ces sujets, une insuffisance des droits internes ; mais cette insuffisance est bien plus directement en rapport avec la convergence rendue nécessaire par la configuration de l'œil myope, qu'avec une prépondérance fonctionnelle des muscles droits externes. C'est pourquoi cette variété de strabisme périodique n'a de tendance à devenir permanente, que si la disproportion existant entre le travail exigé des muscles droits internes et l'énergie de leur contraction augmente assez pour abaisser le pouvoir adducteur au-dessous du pouvoir abducteur des muscles droits externes. En d'autres termes, la myopie progressive (l'allongement graduel du globe de l'œil) augmente les symptômes de l'insuffisance des muscles droits internes, au point de les rendre incapables, non-seulement de maintenir la convergence nécessaire, mais encore de résister à l'action abductrice des droits externes, dans la vision à distance.

La transformation du strabisme périodique (strabisme divergent relatif de Donders) en strabisme permanent ou absolu s'opère ordinairement aux époques où la myopie a augmenté et où un travail excessif de convergence est devenu nécessaire pendant un temps assez long.

Inutile d'insister encore ici sur ce fait, que tout ce qui affaiblit l'influence régulatrice de la vision binoculaire facilite le développement du strabisme : nous ne pourrions que nous répéter, en faisant, dans cet article, l'énumération de toutes les causes occasionnelles citées à propos du strabisme convergent. Rappelons seulement que le strabisme divergent reste, pour l'ordinaire, bien plus longtemps périodique que le convergent (hypermétropique) et que, tout en devenant permanent, il a bien moins de tendance que ce dernier à augmenter, par suite d'un accroissement de la déviation angulaire. Cela résulte principalement de ce que, dans le strabisme hypermétropique, la déviation qui est active, et, le plus souvent, énergique, ne tarde pas à amener un raccourcissement du muscle déviateur ; tandis que le strabisme myopique procède d'un épuisement musculaire qui détermine dans un muscle un relâchement passif suivi, mais seulement à la longue, d'une rétraction du muscle antagoniste. Cette rétraction peut même manquer tout à fait, lorsque la tendance à voir binoculairement reste vivace chez les myopes en question.

On s'abuserait singulièrement si l'on pensait expliquer les hauts degrés de strabisme divergent par une coïncidence avec les degrés extrêmes de la myopie. Rien n'est moins vrai. Les plus hauts degrés de strabisme divergent (non paralytique) s'observent, presque toujours, chez des personnes atteintes d'un faible degré de myopie. Il semble probable (mais nous n'insistons pas sur cette hypothèse) que les malades aient commencé par présenter la variété de strabisme périodique dont nous avons traité en premier lieu, et dans laquelle le pouvoir abducteur des droits externes est disproportionné relativement au pouvoir abducteur des droits internes; et l'on dirait que, cette faculté adductrice ayant été abaissée au point de rendre impossibles les mouvements combinés de convergence, l'œil dévié, ordinairement plus ou moins amblyope ou différent, en réfraction, de son congénère, a fini par ne plus exécuter que des mouvements associés.

Il ne faudrait pas croire cependant, qu'au moment où le strabisme divergent est devenu permanent, toute action combinée des muscles droits internes ait cessé de se produire. Dans certains cas de strabisme divergent permanent, cette action se manifeste encore; puisque, dans la vision des objets rapprochés, la déviation diminue; mais elle ne s'affaiblit pas assez pour que les lignes visuelles s'entrecroisent sur l'objet fixé et pour que la vision binoculaire se rétablisse.

Avant de terminer cet article, nous devons encore avertir le lecteur que la conformation myopique des yeux détermine une réduction des pouvoirs abducteur et adducteur et réduit l'arc excursif. Il peut donc arriver qu'on observe des cas fort singuliers où les strabismes convergent et divergent soient réunis. Il se peut aussi qu'un strabisme convergent succède à une insuffisance des droits externes (voyez ce que nous avons dit, dans l'article précédent, du strabisme convergent des myopes), et que le sujet qui, pendant la vision à distance, louche en dedans, faute de pouvoir redresser ses yeux, louche aussi en dehors, par insuffisance des droits internes, s'il tente de converger jusqu'au *punctum proximum* binoculaire. Ainsi, pendant la vue de près, ces personnes divergent parce que leurs droits internes sont impuissants à produire l'extrême convergence nécessaire : elles jouissent de la vision binoculaire dans toutes les positions du regard qui ne réclament pas un aussi grand travail de convergence ; enfin, pendant la vue de loin, elles sont atteintes de strabisme convergent, parce que leurs muscles droits externes sont incapables de produire le parallélisme des lignes visuelles ; c'est-à-dire de redresser les axes des cornées de manière à les rendre divergents, ou faiblement convergents, suivant la position de l'angle α.

Afin de ne rien omettre d'important sur cette question, nous donnons en note, pour finir cet article, le passage principal du travail de M. Donders (§ 31), sur la transformation du strabisme divergent relatif en absolu (1).

ARTICLE X.

TRAITEMENT DU STRABISME EN GÉNÉRAL. — A. TRAITEMENT ORTHOPÉDIQUE. — B. TRAITEMENT CHIRURGICAL.

En parlant des différentes formes du strabisme, nous avons déjà tou-

(1) « Le strabisme divergent relatif donne lieu, au moins pendant la vision de près, à la formation d'images rétiniennes différentes sur les deux taches jaunes. Ceci doit, en général, affaiblir la nécessité de la concordance des impressions et la tendance à la vision simple et binoculaire. Lorsque la déviation commence aussitôt que la convergence est sollicitée, elle atteint immédiatement un assez haut degré, et cela parce qu'on cède à la seule impulsion des muscles, peut-être aussi cependant afin de mieux écarter (à la vérité d'une manière inconsciente), les images doubles produites, ou même pour mettre fin à la convergence pénible qui s'associe à l'effort accommodateur et pour éloigner ainsi de l'œil le *punctum remotum* de la vision distincte. Ordinairement, lorsque, par exemple en cas de cécité d'un œil, les droits internes ne sont pas sollicités à se contracter, dans l'intérêt de la vision binoculaire des objets rapprochés, ces muscles affaiblis dans leur énergie n'ont pas assez d'action et il en résulte, presque toujours, un strabisme divergent. Le strabisme divergent relatif détermine un défaut de travail dont la conséquence est une nouvelle réduction de l'énergie musculaire des droits internes. On trouve donc ici deux causes essentielles de la transformation qui nous occupe ; une moindre aversion pour les images doubles et un affaiblissement des muscles droits internes. On ne saurait être surpris lorsqu'on voit l'action de ces derniers devenir bientôt insuffisante pendant la vue de loin. Qu'il en soit ainsi chez les myopes plus souvent que chez les autres sujets, cela s'explique par ce fait que leur angle α est peu ouvert, d'où il résulte que la divergence nécessaire pour la vision à distance est moindre chez eux que chez les emmétropes. Si maintenant, l'énergie des muscles droits internes se trouve affaiblie, l'effort nécessaire pour vaincre la tendance à diverger rapprochera de l'œil le *punctum remotum ;* et par suite, rendra encore plus diffuses les images des objets éloignés, ce qui conduira le sujet à supprimer instinctivement cet effort. »

ché quelques mots des moyens de remédier à cette déviation. C'est ainsi qu'à propos du strabisme convergent, nous avons fait connaître les cas de strabisme susceptibles d'être radicalement guéris et ceux dans lesquels on n'a que la ressource de supprimer la difformité causée par la déviation de l'œil.

Il ne sera pas inutile de revenir maintenant sur ce fait que, *guérir* un strabisme ne signifie pas seulement rétablir la vision binoculaire, et, par conséquent, remédier à l'écartement défectueux d'une des lignes visuelles, mais bien *rétablir la vision binoculaire dans les conditions d'un équilibre musculaire normal;* c'est-à-dire assurer le maintien du fonctionnement synergique des yeux interrompu depuis un temps variable, et prévenir une récidive du strabisme.

Cet axiome une fois posé, il est aisé de comprendre que le traitement du strabisme doit remplir trois indications différentes : 1° corriger la déviation et faciliter l'entrecroisement des lignes visuelles; c'est-à-dire rétablir l'acte de la vision binoculaire ; 2° tout en supprimant la déviation, anéantir la prépondérance d'action du muscle déviateur et fortifier son antagoniste jusque le rendre impuissant à lui résister; 3° empêcher que l'usage ultérieur des deux yeux à la fois ne porte, de nouveau, atteinte à l'équilibre musculaire rétabli, soit en faisant constamment appel au muscle déviateur affaibli, et en reproduisant ainsi, par un exercice excessif, la rétraction de ce muscle (strabisme convergent); soit en nécessitant un travail disproportionné de la part d'un muscle dont l'insuffisance avait été compensée par l'affaiblissement de son antagoniste (strabisme divergent).

Voyons maintenant quels moyens de remplir ces trois indications nous fournissent les deux principales méthodes de traitement dont nous disposons, à savoir l'orthopédie musculaire et le déplacement des tendons des muscles. L'une et l'autre de ces méthodes nous permettent de corriger une déviation; l'une et l'autre nous permettent de mettre en équilibre les mouvements des yeux pendant l'acte de la vision binoculaire : enfin toutes deux peuvent trouver dans les moyens optiques un complément grâce auquel on est en mesure de prévenir les rechutes. Cependant l'orthopédie musculaire et la ténotomie ont une valeur pratique bien différente, et cette différence porte essentiellement sur la durée du traitement par l'une ou par l'autre méthode.

Ainsi, l'orthopédie doit commencer par fortifier l'antagoniste du muscle déviateur, jusqu'à ce que la déviation soit corrigée, et cette première opération exige beaucoup de temps, surtout quand la déviation est prononcée. En outre, une fois la correction obtenue, il faut continuer les exercices jusqu'à ce que le muscle insuffisant ait surmonté la prépondérance d'action de son antagoniste et jusqu'à ce qu'il dispose dans toutes les directions du regard, d'une force contractile (latente) proportionnée à celle de cet antagoniste, d'ailleurs affaibli par les exercices orthopédiques institués. Ce rétablissement de l'équilibre musculaire nécessite une nouvelle perte de temps et de travail à laquelle le malade se résigne d'autant moins facilement qu'après la correction de la déviation il se croit définitivement guéri.

Mais ce n'est qu'après le rétablissement de l'équilibre des forces musculaires que les moyens optiques peuvent compléter la cure. Or, la ténotomie atteint d'emblée ce résultat ; puisque, par cette méthode, nous réussissons, dans les cas favorables, et à corriger la déviation et à rétablir l'équilibre musculaire, en déplaçant en arrière le tendon du muscle rétracté, dans la proportion nécessaire pour fortifier son antagoniste et pour équilibrer les mouvements des yeux pendant l'acte de la vision binoculaire.

Loin de nous la pensée de refuser au traitement orthopédique une efficacité analogue à celle du traitement chirurgical : nous reprochons seulement au premier d'agir avec une lenteur désespérante pour les malades. Si quelques-uns d'entre eux ont la patience de s'y soumettre, c'est qu'ils repoussent avec épouvante toute intervention chirurgicale, si tolérable qu'elle soit. Aussi, lorsque M. Javal a rappelé l'attention sur le traitement orthopédique du strabisme, son mérite n'est pas, à notre avis, d'avoir démontré la parfaite efficacité de ce traitement, employé à l'exclusion de tout autre, dans un assez petit nombre de cas, ni même d'avoir restreint l'emploi des moyens chirurgicaux, mais bien d'avoir prouvé que le stéréoscope peut rendre d'excellents services, en stimulant la tendance à voir, binoculairement, émoussée chez la plupart des strabiques.

En outre, si la ténotomie corrige la déviation avec une efficacité remarquable, par contre, elle est souvent moins facile à manier que le stéréoscope, lorsqu'il s'agit de rétablir l'équilibre musculaire ; c'est-à-dire de supprimer la prépondérance fonctionnelle du muscle déviateur et de fortifier son antagoniste dans la mesure nécessaire. Ici, nous trouvons dans le stéréoscope un auxiliaire des plus puissants.

Nous croyons donc être bien inspiré en formulant comme il suit la règle de conduite à tenir dans le traitement du strabisme : *Stimulez au moyen d'exercices isolés de l'œil dévié et d'exercices stéréoscopiques des deux yeux, la tendance à la vision binoculaire ; corrigez, autant que possible, la déviation par la ténotomie ; rétablissez et régularisez l'acte de la vision binoculaire au moyen du stéréoscope, et confirmez toujours la cure par l'emploi des moyens optiques (lunettes) pour activer et consolider la faculté acquise de voir binoculairement.*

Si le malade y consent, il est bon de commencer le traitement en stimulant, par des exercices stéréoscopiques, la tendance à la vision binoculaire, avant de pratiquer la ténotomie. Telle est exactement la méthode que nous suivons, toutes les fois que nous avons affaire à un strabique chez lequel l'acuité visuelle de l'œil dévié nous autorise à espérer une guérison complète. Or, d'après nos observations, il n'en est ainsi que dans soixante-dix cas sur cent, tout au plus: chez les autres sujets, une amblyopie excessive de l'œil dévié, ou une résistance extrême des malades à exercer suffisamment l'œil amblyope, quand la position de leurs yeux les satisfait, tels sont les motifs qui s'opposent à la cure complète du strabisme, eût-on recours au traitement que nous allons exposer.

ARTICLE XI.

TRAITEMENT ORTHOPÉDIQUE DU STRABISME.

L'ancienne méthode consistait dans l'emploi des lunettes prismatiques, applicables seulement dans les cas où il existait une diplopie franche. Ce traitement est donc inapplicable à la plupart des cas de strabisme qui remontent à la jeunesse; cas dans lesquels la diplopie a été supprimée, soit par la neutralisation de l'image correspondante à l'œil dévié, soit par une amblyopie plus ou moins considérable de cet œil. Pour rendre ces cas accessibles au traitement qui nous occupe, il faudrait, avant de recourir aux verres prismatiques, tenter, par des exercices isolés de l'œil dévié, ou par l'occlusion permanente de l'autre œil, d'obtenir de la diplopie pendant la vision avec les deux yeux.

On n'a guère traité le strabisme au moyen de prismes que dans des cas où la déviation avait une origine paralytique et où la diplopie persistant, l'acuité visuelle de l'œil dévié n'était pas notablement altérée. Ce mode de traitement repose sur ce fait expérimental : que les images doubles sont d'autant plus incommodes qu'elles sont plus nettes; c'est-à-dire que l'image correspondante à l'œil dévié se forme plus près de la tache jaune. Dans ces circonstances, nous l'avons dit, le malade a de la tendance à écarter cette image du point le plus sensible de la rétine de l'œil dévié, en contractant énergiquement le muscle déviateur, et c'est là une des principales raisons pour lesquelles, en pareil cas, le strabisme s'accroît.

Si l'impulsion à la vision binoculaire est bien conservée, et si l'antagoniste du muscle déviateur possède une contractilité normale ou presque normale, on peut utiliser cette tendance du sujet à voir simple et binoculairement, en amenant l'image correspondante à l'œil dévié très-près de sa tache jaune. On provoque ainsi, non plus une contraction du muscle déviateur destinée à rendre la diplopie moins gênante, mais bien une contraction de son antagoniste qui produira la vision binoculaire simple, en amenant l'image en question sur la macula, et qui complétera ainsi l'action correctrice du prisme. Si alors on emploie des prismes de plus en plus faibles, c'est-à-dire doués d'une action déviatrice graduellement décroissante et qui, par conséquent, amènent l'image correspondante à l'œil dévié de moins en moins près de sa tache jaune, l'antagoniste du muscle déviateur sera progressivement sollicité à se contracter plus énergiquement, pour suppléer, dans l'intérêt de la vision simple et binoculaire, à l'insuffisance de l'action des prismes. Enfin, on pourra cesser l'emploi de ces verres et parvenir à corriger complétement la déviation.

On aperçoit tout de suite les difficultés que présente cette méthode. Et d'abord, elle exige, pour être applicable, une tendance vive à voir simple et binoculairement, qui manque chez la plupart des strabiques. De plus, le médecin doit proportionner à cette tendance l'impulsion nerveuse qu'il veut qu'elle dirige sur l'antagoniste du muscle déviateur : autrement, il s'exposerait à voir la contraction correctrice faire défaut, et, par contre, une déviation en sens inverse augmenter la rétraction du muscle déviateur. Or, à chaque fois qu'on fait usage d'un prisme inférieur au prisme précédemment employé, on s'expose à subir cet échec.

Enfin, on conçoit très-bien qu'une fois la correction obtenue de telle manière que le concours de nouveaux prismes soit inutile, on n'en aura pas moins un muscle correcteur beaucoup trop faible relativement au muscle déviateur, et qu'en somme, on n'aura fait que rendre le strabisme latent. Les moyens optiques complémentaires n'ont, en pareil cas, d'efficacité que lorsqu'ils favorisent notablement l'accomplissement de la vision binoculaire et l'entretiennent pendant un temps assez long pour éloigner l'imminence des rechutes.

En définitive, les lenteurs de cette méthode thérapeutique, très-rationnelle ; mais difficile d'exécution, la surveillance constante qu'elle nécessite de la part du médecin et l'attention soutenue qu'elle exige du malade, l'ont fait abandonner presque entièrement.

L'introduction du stéréoscope dans le traitement du strabisme est due à M. Javal (1). Son emploi a pour but de supprimer la neutralisation de l'image correspondante à l'œil strabique, de corriger la déviation en fortifiant l'antagoniste du muscle déviateur, enfin de stimuler la tendance à la vision binoculaire par des exercices méthodiques.

Pour supprimer la neutralisation de l'image de l'œil dévié, il est indispensable de tenir masqué (2), pendant les occupations ordinaires, un des yeux

(1) *Ann. d'ocul.*, t. LI, 1863, p. 76.

(2) On superpose à cet œil une coque de lunettes de chemin de fer, enduite, à l'intérieur, d'un vernis noir, et maintenue au moyen d'un ruban de caoutchouc.

du sujet; de préférence, celui dont l'acuité visuelle est la meilleure. On arrive ainsi à exercer l'œil amblyope d'une manière continue, en même temps qu'on met le sujet dans l'impossibilité de faire abstraction d'une image; aussi, lorsque l'acuité visuelle de l'œil qu'on exerce n'est pas trop affaiblie, on reconnaît, en présentant au malade les deux champs du stéréoscope, qu'il est apte à recevoir simultanément deux impressions isolées, et même à fusionner deux images, lorsque celles-ci sont convenablement disposées.

Pour obtenir cet effet, il faut avoir une série de cartons construits de la façon indiquée figure 170. Deux pains à cacheter noirs de 2 centimètres de diamètre (G. D.) y sont collés; sur la même horizontale, en dessous

FIG. 170.

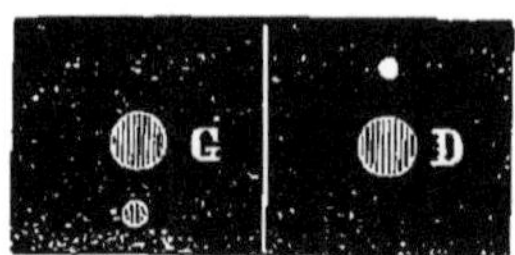

FIG. 171.

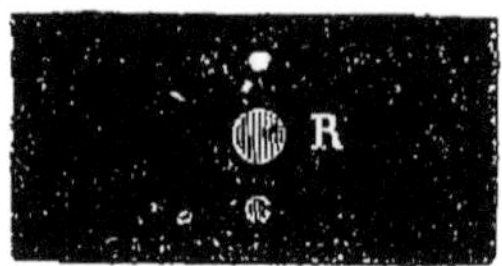

de G et au-dessus de D sont des points plus petits, l'un rouge et l'autre verts, et si l'écartement des deux grands pains à cacheter mesure 6 à 7 1/2 centimètres, des yeux normaux les fusionnent en une image dessinée, figure 171 : autrement dit, ces deux disques GD nous apparaissent dans le stéréoscope comme un seul R.

Suivant que le sujet à exercer est atteint de strabisme convergent où de strabisme divergent, l'écartement des pains à cacheter noirs collés sur les cartons et qu'il s'agit de fusionner variera entre 3 et 12 centimètres : on déterminera le carton avec lequel le malade obtient ce fusionnement. Une échelle graduée horizontale mise dans l'un des champs du stéréoscope, et une flèche située dans l'autre, permettent de faire cette recherche en un instant. Deux difficultés peuvent se présenter ici.

1° Si le malade n'a pas exercé préalablement l'œil atteint d'amblyopie, ou si, étant atteint de strabisme alternant, il a négligé de pratiquer, pendant un certain temps, l'occlusion constante d'un des yeux, il peut arriver que le stéréoscope ne lui donne pas deux impressions isolées. On interpose alors un écran entre le champ du stéréoscope correspondant à l'œil doué de la meilleure acuité visuelle, puis on engage le malade à porter, avec persistance, son attention sur l'image perçue, jusqu'à ce qu'il ne cesse plus de voir cette image, alors même que, par la suppression de l'écran, on fait apparaître l'autre image plus distincte (si l'œil auquel elle correspond est doué d'une acuité visuelle supérieure à celle de son congénère). Plusieurs exercices de ce genre réussissent assez facilement à produire de la diplopie, à moins d'amblyopie exceptionnelle de l'œil dévié.

2° Une autre difficulté peut contrarier ces tentatives : le malade parvient à voir double ; mais il ne réussit pas à maintenir l'œil dévié dans une position stable (voy. l'article relatif à la fausse projection), et, par suite, à fusionner les deux images.

On dispose alors un carton de la manière indiquée figure 172. On place le pain à cacheter noir sur le champ du stéréoscope qui correspond à l'œil strabique, plus ou moins en dedans ou en dehors, suivant qu'on a affaire à un strabisme convergent ou à un strabisme divergent, et l'on colle sur l'autre

FIG. 172.

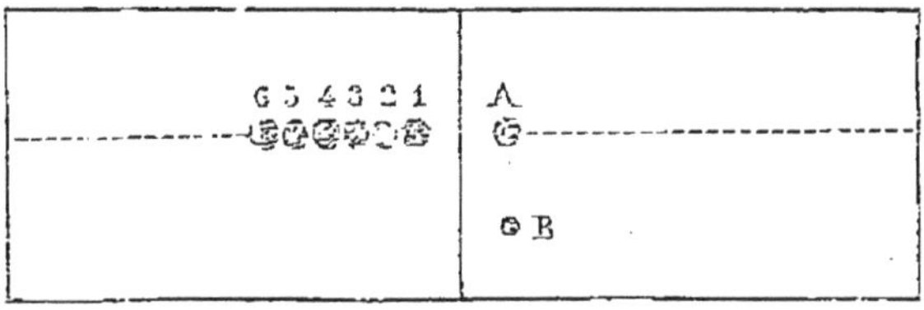

6 5 4 3 2 1 A

B

champ du stéréoscope une série de pains à cacheter numérotés, l'un à côté de l'autre. Cela fait, le malade atteint d'horreur de la vision binoculaire, ou, pour mieux dire, d'une instabilité de l'œil dévié incompatible avec le fusionnement des images, rencontre bientôt dans la série un pain à cacheter qu'il fusionne avec le premier.

« Croyant voir double le pain 4, par exemple, dit M. Javal, le malade converge plus fort, mais alors c'est 3 qui lui paraît double : s'il converge encore plus fort, c'est 2 qui lui paraît double à son tour : s'il tâche de diverger, il n'échappe pas davantage à ces images doubles qui produisent un papillotage insupportable, jusqu'à ce qu'enfin, au moment le plus inattendu, le point A vienne coïncider avec un de ceux de la file. » Cela obtenu, on prend pour point de départ l'écartement de A par rapport au pain à cacheter au-dessous duquel s'est placé le pain coloré B.

M. Javal a proposé pour atteindre ce résultat un autre moyen très-ingénieux, le miroir à réflexion, auquel nous consacrerons une note (1).

FIG. 173.

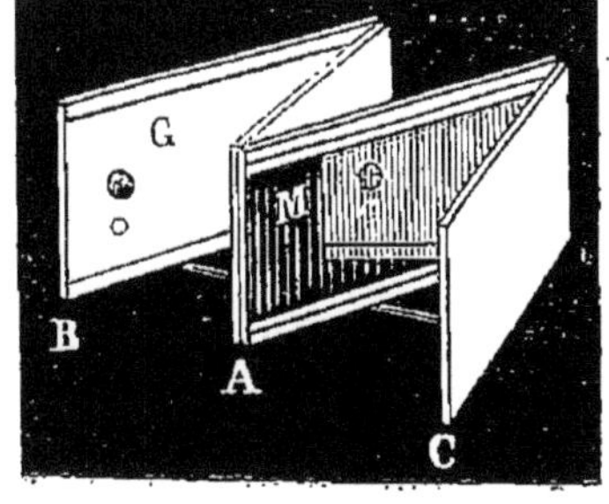

(1) « Deux miroirs M (fig. 173) sont mobiles autour d'une charnière verticale A et portent à leur extrémité deux planchettes B et C destinées à recevoir les images à observer. Les planchettes forment chacune avec le miroir qui la porte un angle de 45°. — En regardant avec un œil dans chacune des glaces, les images des objets portés par les planchettes sont perçues simultanément, et le malade, en faisant tourner

En cas de strabisme convergent, on se sert de cartons sur lesquels l'écartement des pains est progressivement croissant, et l'on rend ces exercices encore plus efficaces en retirant les verres convexes prismatiques du stéréoscope. Les images que le malade doit avoir seront disposées comme dans la figure 172, les pains se trouvant l'un au-dessus de l'autre dans une direction verticale. S'il existe, comme dans la figure 173, une inclinaison, il ne faut pas procéder aux exercices avec un autre carton avant que le malade ait réussi à fusionner les pains de celui-là et soit parvenu, chose extraordinairement facile, à les voir comme dans la figure 172.

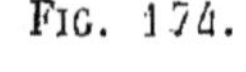

Fig. 174.

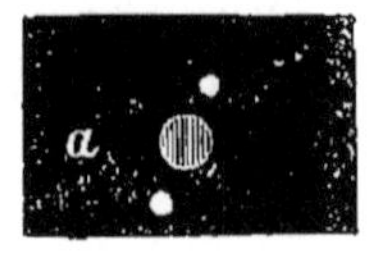

En cas de strabisme divergent, on commence les exercices avec des cartons dont les pains présentent un écartement convenable et l'on retire les verres du stéréoscope, pour les replacer lors des derniers exercices.

Si ces tentatives ayant pour but d'obtenir le fusionnement (par divergence, en cas de strabisme convergent et par convergence, en cas de strabisme divergent), réussissent au gré du médecin, il faut les renouveler avec des objets

Fig. 175.

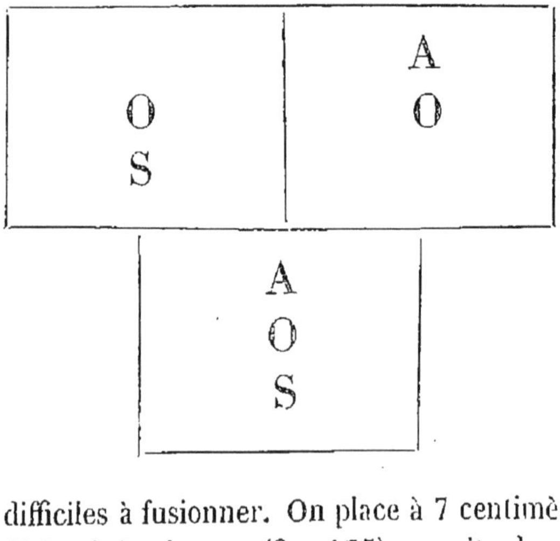

O S | A O

A O S

de plus en plus difficiles à fusionner. On place à 7 centimètres de distance l'un de l'autre, d'abord des lettres (fig. 175), ensuite des mots (fig. 176) disposés comme les pains à cacheter dont on diminue progressivement le

les glaces autour de la charnière A, peut amener ces images à coïncider ; puis, ouvrant plus ou moins la charnière avec précaution et maintenant la fusion, il force ses yeux à diverger ou à converger. En donnant à l'appareil une position oblique, on peut obtenir la fusion, même malgré des différences de hauteur assez considérables. L'instrument replié peut se mettre dans la poche, avantage que les malades apprécient beaucoup. »

caractère en même temps qu'on augmente leur étendue, pour finir par mettre dans le stéréoscope des échelles de caractères de plus en plus petits.

Fig. 176.

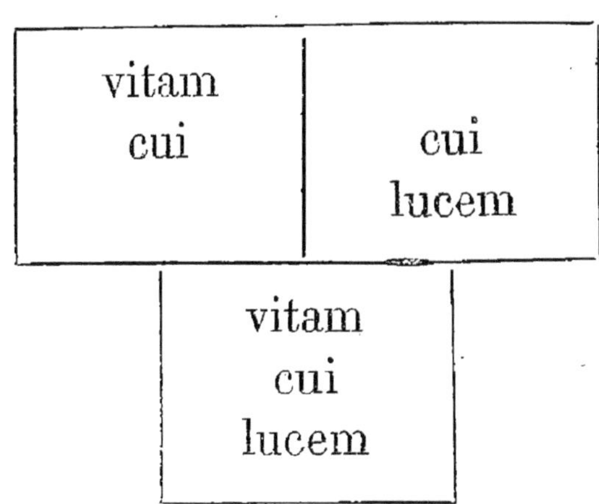

Ces derniers exercices peuvent être faits aussi avec un stéréoscope dépourvu de verres, afin que le malade s'accoutume à accommoder de près avec des lignes visuelles parallèles (excellent moyen de dissocier, chez les hypermétropes, les mouvements consensuels d'adaptation et de convergence).

Ordinairement, dans les cas où l'on a poussé aussi loin les exercices stéréoscopiques, il arrive qu'au moment où l'on retire la coque dont on a couvert un des yeux, le sujet accuse une diplopie fort gênante. Alors, le moment est venu d'activer le fusionnement des images, ce à quoi, d'ailleurs, le malade parvient souvent de lui-même.

Dans le cas contraire, il faut exercer le sujet à entrecroiser ses lignes visuelles sur un objet rapproché, et l'on procède à ces exercices de la manière suivante : on sait que lorsqu'on fixe un objet, si l'on vient à interposer un doigt, en direction verticale, entre les yeux et l'objet, ce doigt apparaît double; mais ne masque aucune partie de l'objet, à la condition que la vision binoculaire s'accomplisse. On s'appuie sur cette simple expérience, et l'on fait lire le malade en interposant une règle ou un crayon entre ses yeux et son livre. La règle (ou le crayon) doit être vue double, sans rien cacher du texte. Alors aussi on commence les exercices de lecture avec de gros caractères, et quand le sujet n'éprouve plus aucune difficulté à lire des caractères ordinaires, il est temps de lui donner des lunettes et de veiller à ce que la vision binoculaire s'accomplisse, chez lui, sans interruption, de loin comme de près.

Nous recommandons chaleureusement ces exercices, non-seulement à cause du jour qu'ils jettent sur la nature du strabisme, mais aussi à cause de leur utilité en tant que préparation ou complément du traitement qui va nous occuper. Les exercices doivent être seuls employés contre le strabisme franchement périodique à l'exclusion de la ténotomie; il arrive, dans les cas les plus favorables, que les exercices sans stéréoscope, analogues à celui de la lecture, indiqué plus haut, suffisent pour obtenir la guérison en quelques semaines.

ARTICLE XII.

TRAITEMENT CHIRURGICAL DU STRABISME EN GÉNÉRAL.

A la suite des nombreuses péripéties que l'opération du strabisme a traversées, on est enfin arrivé à reconnaître que cette opération doit avoir pour but, non point d'affaiblir, par une myotomie ou une ténotomie, l'action d'un des muscles de l'œil, mais bien de modifier l'effet que ce muscle exerce sur le déplacement du centre de la cornée, en changeant son point d'attache, c'est-à-dire son insertion oculaire.

Ainsi l'opération du strabisme, telle qu'on la pratique aujourd'hui, a pour objet un mouvement de *glissement* du tendon qu'on attaque, mouvement par lequel, en vertu des lois de la mécanique, les effets de traction du muscle sont modifiés : augmentés si le glissement s'est produit en avant; diminués s'il s'est produit en arrière. Or, ce glissement ne se produit qu'à la condition que l'insertion tendineuse du muscle ait été *détachée* du globe oculaire et puisse s'y fixer de nouveau en arrière ou en avant de son point d'attache primitif. Ces conditions remplies, le déplacement du tendon s'effectuera : 1° par la rétraction du muscle détaché du globe de l'œil ; 2° par le mouvement spontané de rotation qu'imprime à l'œil, dans sa direction, l'antagoniste du muscle détaché ; 3° enfin par la position qu'on fait prendre à l'œil après l'opération.

Ces préliminaires posés, voyons quels effets produira sur la fonction d'un muscle, dont *la force reste constante*, le déplacement de son insertion oculaire ?

Si l'œil I (voyez fig. 177) (1) présente une déviation de x^{mm}, pendant que son congénère fixe un objet situé sur la ligne médiane, à une

(1) Les figures 177 et 178 sont empruntées à l'excellent *Traité des troubles de la motilité de l'œil*, par M. Alfred Graefe.

distance qui correspond à une position moyenne entre le parallélisme et la convergence des lignes visuelles (position dans laquelle le centre de la pupille de l'œil non strabique occupe la verticale de la fente palpébrale); et si l'on déplace en arrière le tendon du muscle déviateur, exactement de x^{mm}, le globe de l'œil strabique se déviera en dehors d'un même nombre de millimètres. En d'autres termes, comme le centre de la cornée se trouvait dévié en dedans par le fait du raccourcissement d'un muscle, on corrigera sa déviation proportionnellement à la réduction de ce raccourcissement consécutive à l'opération.

On admet, et avec raison, que le raccourcissement d'un muscle produit l'effet qu'on obtiendrait en rapprochant son insertion du centre de la cornée, et inversement qu'en éloignant du centre de la cornée l'extrémité tendineuse du muscle raccourci, on neutralise les effets de la brièveté de ce muscle proportionnellement à la quantité dont on a déplacé l'insertion musculaire. Si donc, figure 177, le raccourcissement du muscle a produit x^{mm} de déviation, et si (II) le déplacement de l'insertion vers I' équivaut à x^{mm}, la correction sera complète, puisque l'œil pourra se dévier en dehors de l'arc soustendu par la longueur x, et prendre une position normale.

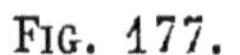
FIG. 177.

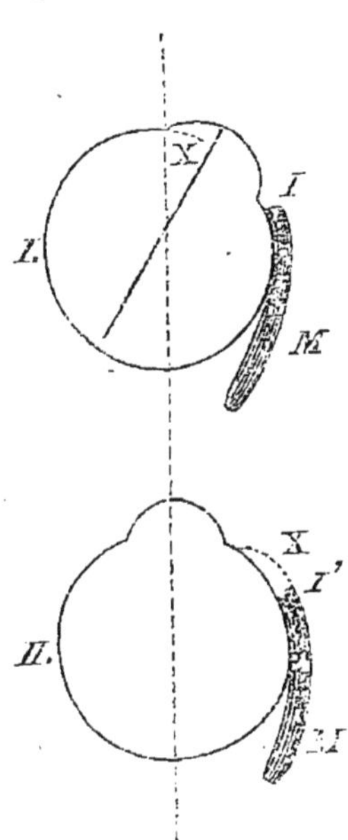

Nous devons dire maintenant comment l'éloignement de l'insertion musculaire par rapport au centre de la cornée modifie les effets que produit la contraction musculaire sur le déplacement de ce centre. D'une part, on réduit son arc excursif proportionnellement au nombre de millimètres dont on éloigne le tendon de son insertion primitive; d'autre part, on diminue l'action du muscle en vertu de ce principe que, étant donné une sphère et une force appliquée à un point de cette sphère, plus le point d'application de la force est éloigné du pôle qu'elle est destinée à déplacer, et moins cette force a d'effet sur la rotation de la sphère et l'évolution du pôle considéré.

Ainsi, figure 178, k représente la sphère que nous considérons, pour le moment, comme le globe de l'œil; A B est une force dont la traction agit suivant A B; cette force peut être envisagée comme la résultante des deux forces A C et A D: la première agissant dans la direction du rayon prolongé, la seconde tangentiellement au point A. L'effet de A C est annulé, parce que le point K doit être considéré comme fixe, et que les mouvements exécutés par la sphère K sont des mouvements de rotation et non de locomotion. La composante AD agit donc seule. Mais supposons que la force soit appliquée plus près de l'hémisphère postérieur, son action sera moindre. Si, par exemple, la force de traction est transportée en A'B', la composante A'C', se trouvant annulée, la traction n'agira que suivant la tangente A'D', et produira moins d'effet de rotation que lorsqu'elle était en AD. Il faut conclure de ces considérations que la *réduction subie par l'arc excursif d'un muscle dont on a reculé l'insertion n'est pas exprimée par la quantité dont l'insertion a été déplacée, mais bien par un chiffre supérieur à cette quantité.*

FIG. 178.

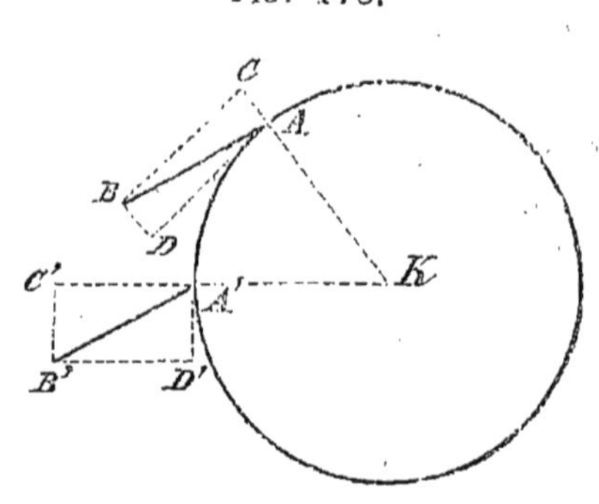

Il paraît résulter de ce qui précède qu'il n'est possible de corriger une déviation notable qu'à la condition de diminuer sensiblement la motilité de l'œil dans le sens de la déviation, c'est-à-dire de produire une insuffisance musculaire. Il en serait ainsi, à la vérité, si l'on voulait corriger tout le strabisme existant en n'opérant que l'œil dévié.

Prenons un exemple. Un sujet a l'œil droit dévié en dedans de 6 millimètres. Si, par deux opérations consécutives, nous reculons de 6^{mm} l'extrémité tendineuse du droit interne en arrière de son insertion primitive, nous corrigerons, il est vrai, la déviation, mais nous aurons diminué la motilité de l'œil en dedans de 7^{mm}, c'est-à-dire d'un chiffre supérieur à celui qui exprime le déplacement du tendon. De ce chiffre, il faut soustraire 2^{mm}, attendu que le muscle opéré possédait un excès de mobilité représenté par 2 ; mais il n'en restera pas moins 5^{mm} d'insuffisance. Or, il en résulterait, d'une part, beaucoup de gêne pour les mouvements associés ; d'autre part, une atteinte sérieuse aux mouvements combinés de convergence des deux yeux, pendant la vue de près. Il s'ensuivrait un strabisme divergent périodique, susceptible, parfois, de devenir permanent au bout d'un certain temps.

Admettons maintenant qu'il ait fallu corriger cette même déviation de 6^{mm} chez une personne atteinte de strabisme alternant, et qu'après une première ténotomie, la déviation ait été diminuée de 3^{mm}, la mobilité de côté réduite de $3^{mm},5$ (c'est-à-dire, abstraction faite de l'excès de mobilité préexistant, de $1^{mm},5$). Comme il s'agit d'un strabisme alternant dans lequel le raccourcissement du droit interne et l'excès de la mobilité en dedans existent, au même degré, sur les deux yeux, il ne viendra certainement à l'esprit de personne de corriger sur un seul œil cette déviation qui se présente d'une manière alternante sur les deux yeux. Mais en déplaçant de 3mm le droit interne de l'autre œil en arrière de son insertion primitive, on corrigera tout le strabisme, en produisant sur ce second œil une nouvelle insuffisance de 1mm,5 tout à fait insignifiante et incapable de porter atteinte, soit aux mouvements associés, soit aux mouvements de convergence.

De là vient l'indication de traiter tout strabisme monolatéral concomitant comme s'il était alternant, et de répartir, autant que possible, entre les deux yeux, la correction de la déviation. Il faut que la déviation ne dépasse pas 3 ou 4mm, pour qu'une seule opération suffise à la faire disparaître, et pour que la correction unilatérale n'ait pas d'inconvénient.

Peut-être un exemple fera-t-il mieux comprendre comment on peut corriger une déviation en opérant un œil non dévié. Une personne a, à gauche, un strabisme convergent, monolatéral, de 4mm, on recule de 4mm le tendon du droit interne droit (comp. fig. 177). L'œil droit, non strabique, se dévie alors en dehors d'un arc équivalent au déplacement de 4mm produit du côté opposé et l'on obtient ainsi la correction voulue. On l'obtient, non-seulement parce que, en déviant de 4mm en dehors le centre de la cornée droite, on a neutralisé la déviation ; mais encore parce que, le muscle droit interne droit étant affaibli, il faut, pour diriger l'œil droit du côté opéré, une dose d'impulsion nerveuse beaucoup plus considérable qu'auparavant ; impulsion nerveuse qui, se reportant sur le muscle associé, le droit externe gauche suffit pour anéantir la résistance opposée par le droit interne correspondant au redressement de l'œil.

Mais y a-t-il un avantage à corriger le strabisme sur l'œil sain ? Évidemment non. En effet, dans notre exemple, le muscle ténotomisé ne présente qu'un léger excès de motilité ; par conséquent, en opérant l'œil droit, on détermine vers le muscle droit interne droit, une insuffisance d'environ 4mm, et on laisse persister, du côté gauche, un excès de mobilité en dedans de 2mm. L'harmonie des mouvements combinés de convergence et des mouvements associés doit en souffrir d'une manière notable. La ténotomie du droit interne gauche doit avoir beaucoup plus d'avantage, car alors l'insuffisance produite ne dépassera guère 2mm. Enfin, en répartissant la correction sur les deux yeux, on ne laissera à gauche aucune insuffisance, et celle produite du côté de l'œil non strabique sera à peine perceptible, puisqu'elle ne dépassera pas 1mm. *En règle générale, il faut pratiquer la correction du côté où il existe un excès de mobilité, et c'est en diminuant cette mobilité excessive qu'on produit le moins d'insuffisance musculaire possible.*

ARTICLE XIII.

STRABOTOMIE PAR RECULEMENT DU TENDON.

Nous n'avons pas à nous étendre longuement sur l'historique de la strabotomie. C'est à M. Louis Stromeyer (1) que revient le mérite d'avoir catégoriquement proposé et exécuté sur le cadavre la strabotomie (1838). C'est donc tout gratuitement que Florent Cunier (2) s'est écrié, en 1840 : « il était réservé à un Belge, M. le docteur Jules Guérin, de démontrer par des expériences la possibilité de guérir les louches ». Quelle fut donc cette démonstration ? « Dès 1837, M. Guérin a *signalé* dans ses *conférences* le procédé opératoire qui lui paraissait le plus convenable ; il voulait appliquer à la section des muscles droits la méthode sous-cutanée. » Que Florent Cunier ait, dans un accès de zèle patriotique, fort excusable d'ailleurs, revendiqué pour le rédacteur de la *Gazette médicale* la gloire d'avoir « pressenti » (3) la guérison chirurgicale du strabisme, rien de plus naturel ; mais ce qui est fort blâmable, c'est d'avoir ajouté : « malheureusement, M. Guérin s'est contenté de parler, il n'a pas écrit ; d'autres se sont emparés de son idée. »

M. Stromeyer, qui, en 1838, publia un traité, devenu classique, des opérations orthopédiques et des sections sous-cutanées, opérations parmi lesquelles figure celle du strabisme, se serait donc inspiré des pressentiments de M. Jules Guérin ? Cela n'est pas admissible.

Le premier qui ait, après la proposition de M. Stromeyer, tenté sur le vivant l'opération du strabisme est M. Pauli (de Landau) (4). Cet auteur raconte que la difficulté qu'il éprouva à fixer le globe de l'œil, chez une jeune fille de quatorze ans (la conjonctive s'étant déchirée, à diverses reprises, entre les mors des pinces), l'obligea à renoncer à cette opération (5). La première opération de strabisme, pratiquée sur le vivant après la publication de Stromeyer, est celle de Dieffenbach ; pour sectionner le droit interne, il

(1) *Beiträge zur operat. Orthopaedik oder Erfahrungen über die subcutane Durchschneidung verkürzter Muskeln und deren Sehnen*. Hanovre, 1838.

(2) *Ann. d'ocul.*, 1840, t. III, p. 96 et p. 122.

(3) Giraud-Teulon, *Leçons sur le strabisme*. Paris, 1863, p. 104.

(4) *Schmidt's Jahrb.*, t. XXIV, p. 351, octobre 1839.

(5) Les lignes suivantes écrites, en 1839, par notre savant confrère Pauli, montrent bien quelle idée on se faisait alors de la difficulté de cette opération : « Si l'on échouait, ce que je suis porté à penser, à tenir l'œil en abduction en saisissant la conjonctive, et si l'on persistait à faire l'opération, on n'aurait plus que la ressource

tira l'œil en dehors au moyen d'un double crochet très-fin implanté dans la sclérotique et coupa le muscle à l'aide de ciseaux ophthalmiques après avoir incisé la conjonctive *près la caroncule*, et disséqué le tissu sous-conjonctival.

Cette opération publiée, voici Florent Cunier qui, avec autant d'à-propos que lorsqu'il revendiquait, pour M. Jules Guérin, le pressentiment de la strabotomie, saisit l'occasion et déclare, en 1840, avoir déjà, en 1839 (le 29 octobre), pratiqué une strabotomie : « sans tenir excessivement à la priorité, dit Cunier, dont je n'ai trop que faire (?), et qui pourrait d'ailleurs devenir fort embarrassante pour moi ».

Et de fait, cette priorité n'a pas tardé à devenir embarrassante ; car, un an après (*Ann. d'oculistique*, t. V, p. 38, avril 1841), Florent Cunier s'est vu forcé d'avouer qu'il s'était trompé dans la citation du numéro du journal qui renferme l'observation de Dieffenbach (1), et que cette publication avait paru le 13 novembre 1839, c'est-à-dire quatorze jours après son opération. De plus, Cunier ne put se défendre d'avouer que l'opération publiée à cette date avait été, comme l'a dit Phillips (*Du bégayement et du strabisme*, Paris, 1841), pratiquée par Dieffenbach le 26 octobre 1839, c'est-à-dire trois jours avant la sienne.

Mais où Cunier a été beaucoup plus mal inspiré encore, c'est lorsqu'il attribue à son compatriote, M. Jules Guérin, le premier pressentiment de la strabotomie, car il lui fallut admettre que cette idée avait été exposée par Eschenbach (*Chirurgie*, etc., Rostock et Leipzig, 1754, p. 537), dans les termes suivants : « Il y a des oculistes ambulants qui se vantent » de guérir promptement cette difformité (le strabisme) en divisant le » muscle droit dans lequel réside la cause principale (par raccourcisse- » ment) de la maladie. On peut juger déjà par l'exposition des diverses » causes mentionnées combien cette prétention est fondée et l'entreprise » utile. Il ne faut pas regarder cette opération comme étant d'une diffi- » culté insurmontable, ni songer aux suites de la section. L'entreprise doit » être regardée comme possible. »

Peut-on s'exprimer avec plus de netteté ?

Du reste, il paraît que Taylor avait déjà exécuté des strabotomies ; mais ce charlatan ambulant s'entourait d'un grand mystère et se gardait bien d'exposer en détail ses procédés opératoires.

M. Velpeau a communiqué à l'Académie de médecine, le 24 sep-

de piquer la cornée avec une aiguille à cataracte, de mener ainsi l'œil en abduction et de le tenir fixé jusqu'à la complète section du muscle ». — On le verra plus loin ; nous rejetons actuellement, dans l'opération du strabisme, toute fixation de l'œil.

(1) *Medicinische Zeitung für Heilkunde in Preussen*, n° 46, novembre 1839.

tembre 1841, une observation de strabisme que le célèbre lithotomiste Lecat avait relatée dans les précis analytiques des travaux de l'Académie des sciences de Rouen, 1743. Voici comment il décrit le procédé opératoire de l'oculiste anglais : « Au moyen d'une aiguillée de soie, il prenait une portion de la conjonctive de l'œil gauche, vers la partie inférieure du globe, et ayant fait une anse de cette soie, il s'en servait pour tirer à soi la portion de la conjonctive qu'elle comprenait et la coupait avec des ciseaux (1). »

A partir de 1840, Dieffenbach pratiqua un grand nombre de fois la strabotomie, et c'est depuis lors que cette opération est entrée dans le domaine de la pratique chirurgicale.

De tous les hommes qui ont exploité cette branche de la chirurgie oculaire, celui qui l'a fait sans contredit avec le plus de mérite appartient aux sommités de la chirurgie française ; nous voulons parler de feu Bonnet (2), de Lyon. C'est lui qui, en faisant connaître les rapports des muscles avec la capsule de Tenon, a placé la question qui nous occupe sur son véritable terrain ; car, dans la strabotomie, il s'agit, en réalité, non d'appliquer à la section des muscles droits la méthode sous-cutanée ; mais bien de décoller un tendon et d'utiliser les attaches qui émanent du muscle, dans son passage à travers la capsule de Tenon, pour contrôler son mode de glissement et la position de sa nouvelle insertion sur la sclérotique.

De Graefe a beaucoup contribué à l'application pratique des précieuses recherches de Bonnet. Il est cependant à regretter que par un zèle un peu excessif apporté au perfectionnement de la ténotomie, qu'il s'agissait de bien distinguer de l'ancienne myotomie, ce maître ait été amené à croire l'opération du strabisme et le dosage de ses effets susceptibles d'une précision qu'ils ne comportent pas, puisque la myotilité des yeux qu'on opère est extrêmement variable.

Notre manière de voir à cet égard diffère, en plusieurs points, de celle de de Graefe. L'effet d'une ténotomie ne dépend pas exclusivement de la quantité dont on recule ou dont on avance l'insertion musculaire détachée ; il est encore directement en rapport avec la disproportion qui existe entre l'équilibre musculaire normal et la prépondérance acquise par un

(1) Voyez, pour plus de détails, les notes de Nevermann, *Ilias post Homerum*, etc., de Florent Cuvier, *Ann. d'ocul.*, t. XII, p. 257 et 350 ; et la *Bibliographie du Strabisme*.

(2) Bonnet, *Traité des sections tendineuses et musculaires*. Paris et Lyon, 1841. — Dans une lettre adressée à l'Institut, le 1er février 1841, Bonnet a dit : « Les muscles de l'œil traversent la capsule pour se rendre à la sclérotique et contractent avec elle des adhérences intimes. Ils ont ainsi *deux* insertions, l'une à la sclérotique, l'autre à la capsule fibreuse, et ils ne peuvent se mouvoir sans transmettre à celle-ci tous les mouvements qu'ils exécutent. »

muscle aux dépens de son antagoniste. Or, comme il est impossible de déterminer avec exactitude la disproportion qui, sur un œil atteint de strabisme convergent, par exemple, existe entre le pouvoir adducteur et l'abducteur, il est impossible aussi d'indiquer à l'avance, autrement que par approximation, l'effet d'une opération qu'on va faire.

L'expérience journalière le démontre de reste. Deux opérations exactement semblables sont pratiquées sur deux personnes atteintes d'un strabisme en apparence semblable et de même origine, et loin de produire nécessairement le même effet, elles peuvent avoir un résultat assez différent. Nous défions ceux de nos confrères qui se croient le plus aptes à doser avec précision l'effet correcteur de leurs opérations de strabisme d'indiquer, étant donnée une déviation considérable, le nombre exact des opérations qui seront nécessaires.

Nous avons eu, plusieurs fois, à opérer de jeunes hypermétropes atteints d'une déviation de 5 à 6 millimètres, que nous nous croyions fort de pouvoir faire disparaître par deux opérations réparties sur les deux yeux, et néanmoins, quoique nous ayons corrigé, au moyen de lunettes, l'anomalie de la réfraction, nous avons dû recourir, pour compléter la correction désirée, à une troisième ténotomie (1).

D'après nous, 1° la mesure de la strabotomie ne peut être qu'approximative, et les résultats de cette opération sont notablement influencés par l'état de réfraction des yeux et par les mouvements d'adaptation que le sujet exécute après la ténotomie.

2° Il faut reléguer dans le champ des hypothèses l'opinion qui admet entre la nouvelle insertion du muscle et son ancien point d'attache un certain rapport établi par la présence d'un tissu intermédiaire susceptible, par sa rétraction et son extension ultérieures, de modifier le mode d'action du muscle et de produire ainsi une série de phases entre les résultats immédiats et les résultats définifs de la strabotomie. Ces états transitoires successifs sont dus à la suppression momentanée de la prépondérance fonctionnelle d'un muscle ; en effet, dans ces conditions, l'antagoniste de ce

(1) C'est un fait d'expérience personnelle qui a attiré notre attention sur ce point. Le docteur W., dont il a été déjà question, était atteint d'un strabisme convergent de 4 à 5 millimètres. Il fut soumis, il y a dix ans, à la strabotomie, et l'opérateur déclarait qu'il suffirait d'une ténotomie pour amener la guérison. A cette époque, on était bien plus affirmatif qu'aujourd'hui relativement aux effets qu'on croyait pouvoir prometlre de l'opération, et l'on allait jusqu'à faire dépendre, en partie, le résultat de la ténotomie de la grandeur du crochet employé à saisir le muscle. Ayant vu, dans le cas que nous citons, la guérison se faire attendre jusqu'après la quatrième opération, nous avons tout lieu de révoquer en doute cette grande précision que quelques auteurs se jugent capables de mettre dans le dosage de la strabotomie.

muscle prend de la force, mais l'énergie qu'il acquiert se réduit plus ou moins, suivant que l'état de réfraction existant provoque ultérieurement une activité fonctionnelle plus ou moins considérable du muscle déplacé, lequel a contracté avec l'œil une nouvelle attache solide.

En d'autres termes, *l'influence que certains états de réfraction exercent sur la production du strabisme ne cesse pas de se faire sentir après la ténotomie, lorsque l'acuité de l'œil opéré est bonne, et c'est pour cela que la guérison du strabisme par déplacement des insertions tendineuses des muscles traverse différentes phases.*

Nous exposerons, en premier lieu, la ténotomie du droit interne qu'on pratique pour combattre le strabisme convergent, le plus fréquent de tous.

Fig. 179.

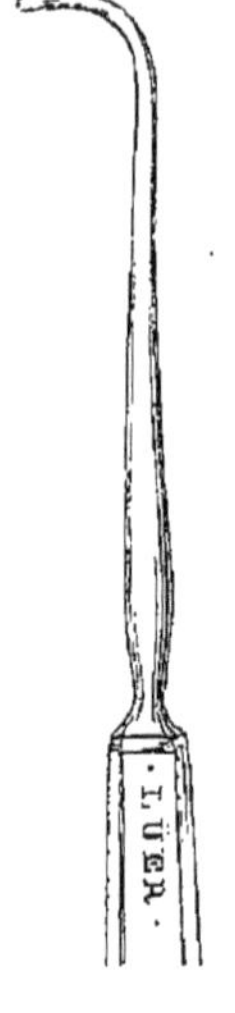

Les instruments nécessaires pour cette opération sont : 1° un écarteur des paupières à ressort, et susceptible d'être maintenu fixe dans une position déterminée ; 2° une pince à griffes ordinaire ; 3° deux crochets de grandeur différente (fig. 179 et 180) ; 4° une paire de ciseaux courbes à pointes mousses, et 5° une aiguille munie d'un fil de soie (pour le cas où l'on se proposerait de fermer la plaie conjonctivale).

L'opération se divise en trois temps.

Dans le *premier* (fig. 181) (1), on saisit tout près du bord de la cornée un pli conjonctival, et poussant et coupant à la fois, on glisse l'extrémité des ciseaux sous la conjonctive, jusqu'à 1 centimètre environ du bord de la cornée, afin de dégager du tissu sous-conjonctival qui la recouvre l'extrémité tendineuse à déplacer (2). Ce dé-

Fig. 180.

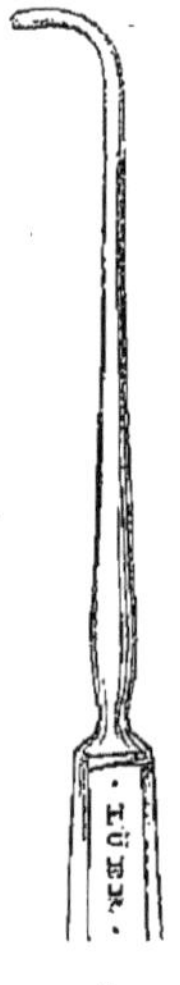

(1) Les gravures ont été exécutées d'après des photographies faites par M. de Montméja, au moment où je pratiquais l'opération sur le cadavre. Comme exactitude, elles ne le cèdent à rien de ce qui a été publié jusqu'à présent d'analogue.

(2) Quel chemin suivront ici les ciseaux relativement à la capsule de Tenon. En saisissant avec les pinces la conjonctive près de la cornée, on prend en même temps la capsule qui, très-mince en cet endroit, se confond avec la conjonctive et le tissu sous-conjonctival. Comme la capsule de Tenon présente bien plus de résistance au voisinage des insertions musculaires et est ici plus intimement liée à la sclérotique, les ciseaux, arrivés près du tendon, perforent de nouveau la capsule et viennent glisser alors directement sous la conjonctive et au-dessus du muscle; lorsqu'on dégage la muqueuse assez loin. Au moment de mener le crochet sous le tendon, on déchire,

gagement doit principalement porter sur le côté correspondant du bord du muscle sous lequel glissera le crochet.

Si la plaie conjonctivale est toute petite et très-voisine de la cornée, on peut, sans hésiter, disséquer avec les ciseaux tout le tissu sous-conjonctival qui recouvre l'insertion du muscle dans l'étendue de 1 centimètre, ce qui facilite singulièrement le second temps de l'opération.

FIG. 181.

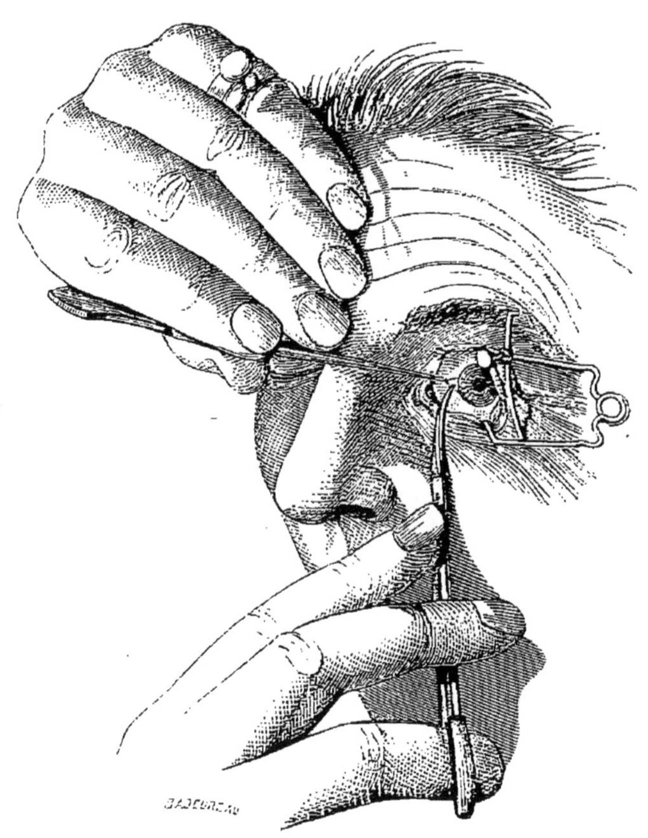

Ce *second temps* consiste à faire glisser le grand crochet (figure 179) sous le muscle, tout près de son insertion. On l'introduit à plat, sa pointe mousse tournée vers le bord du muscle, puis, sans cesser de maintenir

en se tenant exactement avec la pointe mousse du crochet sur la sclérotique, la capsule près de ce tendon, et les pointes des ciseaux en détachant le tendon glissent dans la capsule, de même que le petit crochet qui va à la recherche des fibres non sectionnées. Ainsi, pendant la strabotomie actuellement usitée, on perfore à quatre reprises la capsule, deux fois avec les ciseaux, au moment de dégager la conjonctive, deux fois au moment de la section du tendon, l'une de ces perforations étant exécutée avec le crochet.

cette dernière contre la sclérotique, on imprime à l'instrument un mouvement d'évolution destiné à faire glisser la totalité du crochet sous le muscle à déplacer. Avec un peu d'habitude on arrive du premier coup, comme le montre la figure 182, à prendre toute la largeur du muscle sur le crochet. Ceci n'est pas sans avantage, car on peut alors être sûr de détacher sans tâtonnements toute l'insertion du muscle à travers une petite ouverture de la conjonctive.

FIG. 182.

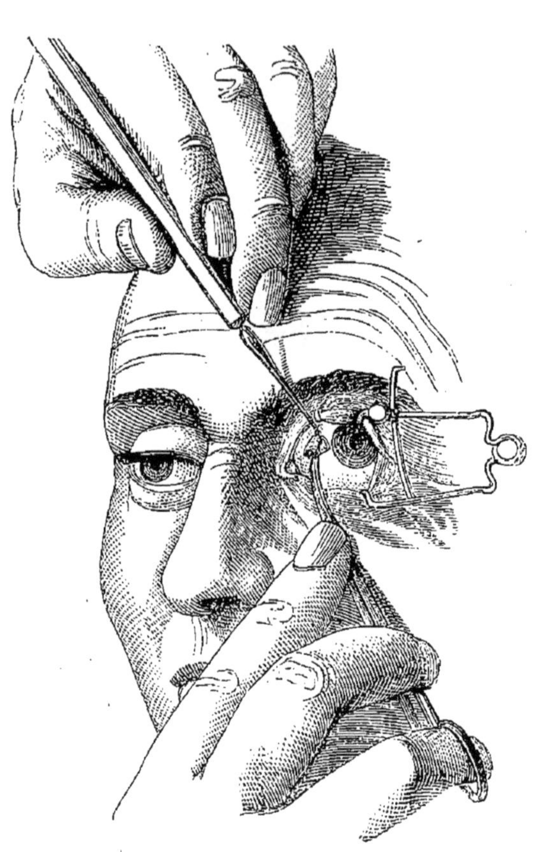

Dans le *troisième temps* de l'opération, on fait la section de l'extrémité tendineuse. Pour cela, on fait passer (fig. 182) le manche du crochet de la main droite dans la gauche qui prend un point d'appui sur le front ou sur le nez. Ensuite, tenant les ciseaux de la main droite, on détache le tendon par de petits coups secs, aussi près que possible de la sclérotique, sans entamer davantage la conjonctive et en ayant soin de commencer la section par la portion du tendon que soulève la pointe mousse du crochet. Faute de prendre cette dernière précaution, on risquerait, au moment de couper les dernières brides du tendon soulevées par cette pointe, de les voir glisser et abandonner l'instrument. Il deviendrait alors impossible de détacher le tendon du muscle en un seul temps. On doit décoller l'insertion tendineuse de la sclérotique assez exactement pour que, non-seulement on ne laisse pas dans ce point un raphé fibreux, mais encore pour que la portion de la sclérotique où le tendon s'insérait soit parfaitement lisse et unie. Or, les opérations qu'on pratique sur le cadavre démontrent qu'on peut le faire de telle façon que l'insertion musculaire détachée ne laisse après l'opération d'autre vestige qu'une traînée linéaire de tissu sclérotical un peu aminci (1).

Le quatrième temps de l'opération (fig. 184) consiste à explorer, au moyen du petit crochet (fig. 180), les parties latérales du tendon et à augmenter, avec le même instrument, par deux mouvements de demi-évolution, le dégagement de la capsule de Tenon, ou, pour mieux dire, des expansions latérales qui avoisinent le point dans lequel le muscle traverse cette capsule. Le petit crochet est introduit à plat, sa pointe regardant vers le milieu de l'ancienne insertion musculaire : on lui fait subir d'abord une demi-révolution en prenant soin que sa pointe mousse ne s'écarte jamais de la sclérotique, et si, par cette manœuvre, on a acquis la certitude qu'il ne reste de ce côté aucune portion du tendon qui ait échappé à la section, on dégage l'instrument pour faire la même épreuve du côté opposé. Lorsque l'insertion du muscle est détachée de l'œil dans toute son étendue, ainsi que le tissu cellulaire circonvoisin qui la relie aux expansions latérales que lui fournit la capsule de Tenon, l'opération est terminée, si toutefois il n'y a pas lieu d'en diminuer l'effet par une suture de la plaie conjonctivale.

(1) Dans mes cours d'opérations, je recommande aux élèves d'agir avec les pointes mousses des ciseaux comme s'ils voulaient avec elles refouler en arrière l'insertion tendineuse du muscle, sans cesser de les maintenir accolées à la sclérotique. — Il est intéressant de comparer avec la figure 182 celle qu'a donnée Fricke en 1840 et dont nous représentons le calque (fig. 183). La section du muscle était suivie d'un sixième temps de l'opération, qui consistait à reséquer le moignon musculaire resté attaché à la sclérotique et colorié en rouge par Fricke. En fait de dessins inexacts et arriérés, nous regrettons qu'on n'ait pas saisi l'occasion de remplacer, dans le supplément de la traduction de Mackenzie par MM. Warlomont et Testelin, la figure 72 (t. I, p. 546), dessin qui représente aussi la section derrière le crochet, quoique d'une manière moins exagérée que la figure 183.

Fig. 183.

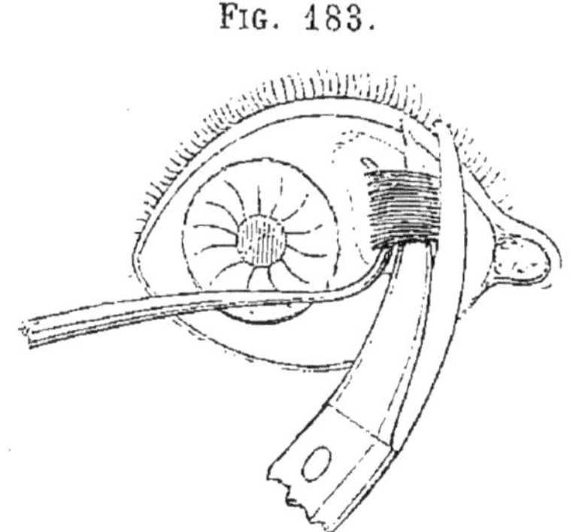

La *ténotomie du muscle droit externe* ne diffère de celle de son antagoniste que par les points suivants. Comme l'insertion du droit externe est plus éloignée que celle de l'interne du bord de la cornée (voy. t. II, p. 438), on fait bien d'ouvrir la conjonctive plus loin de ce bord que dans l'opération précitée; par exemple à 2 ou 3 millimètres du limbe cornéen. De plus, comme dans le cas qui nous occupe il n'y a aucun inconvénient

FIG. 184.

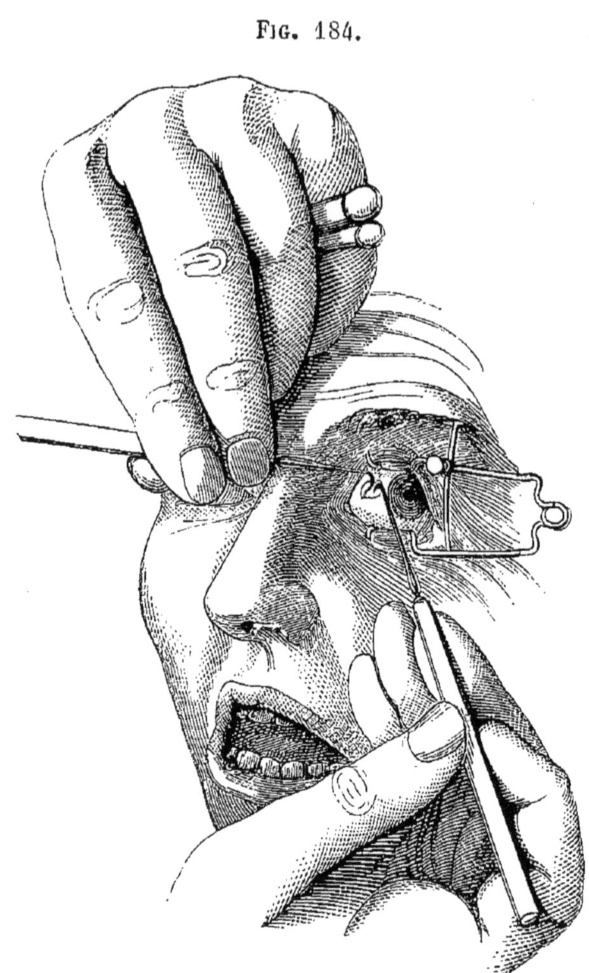

sérieux à faire, dans la conjonctive, une large ouverture (pratique fâcheuse du côté interne ; puisque, à moins de la placer très-près de la cornée, elle peut alors donner lieu à un enfoncement de la caroncule), il y a avantage à donner tout de suite à cette ouverture une étendue de 4 ou 5 millimètres. Comme nous le verrons tout à l'heure, la ténotomie complète du droit externe produit beaucoup moins de correction et beaucoup plus d'insuffisance musculaire immédiates que la ténotomie de son antagoniste,

La *ténotomie du droit supérieur ou du droit inférieur* s'écarte en plusieurs points du procédé opératoire que nous venons d'indiquer. Dans ce cas, l'insuffisance musculaire produite est encore bien plus considérable par rapport à la correction obtenue (fait remarquable dans ses conséquences, surtout s'il s'agit du droit inférieur). En outre, lorsque la rétraction d'un muscle de ce groupe, dont on a détaché sans ménagement les expansions latérales que lui fournit la capsule de Tenon, y détermine une insuffisance musculaire notable, il en résulte inévitablement que la hauteur de la fente palpébrale augmente, soit par suite du soulèvement de la paupière supérieure (section du droit supérieur), soit par suite de l'abaissement de l'inférieure (section du droit inférieur). Il résulte de ces considérations que dans ces ténotomies il faut prendre le soin de sectionner la conjonctive près de la cornée, de glisser le crochet sous le muscle en décollant le moins possible de tissu conjonctival, de détacher le tendon en un seul temps, de ne pas pousser trop loin, à l'aide du petit crochet, la recherche des quelques brides qui peuvent subsister, et enfin de rapprocher immédiatement, à l'aide d'une suture, les bords de la plaie conjonctivale.

Après cet exposé succinct du manuel opératoire de l'opération du strabisme, nous devons examiner successivement les questions relatives :

A. A la correction immédiate produite par la ténotomie ; au dosage de cette correction et à l'insuffisance musculaire consécutive au déplacement du tendon ;

B. Aux conséquences immédiates de l'opération ;

C. Aux suites ultérieures de cette dernière, en ce qui concerne la correction et l'insuffisance.

A. La *correction* immédiate que produit une ténotomie dépend, en grande partie, de l'étendue de la plaie pratiquée à la capsule de Tenon, ainsi que de la quantité dont le tendon sectionné s'est éloigné de son insertion primitive, en entraînant avec lui, dans ce mouvement de recul, ses expansions latérales détachées ; cette même correction dépend aussi, en partie, de la valeur de la prépondérance fonctionnelle que possédait, avant l'opération, le muscle ténotomisé, par rapport à son antagoniste.

Nous ne croyons pas nous écarter beaucoup de la vérité en disant que si l'on pratique à la conjonctive une très-petite ouverture, et si l'on porte les instruments très-près du point d'insertion du muscle, on obtiendra une correction de 3 à 4 millimètres. La correction variera entre 4 et 5 millimètres, si l'ouverture de la conjonctive est plus grande, et mesurera, dans ces conditions, 4 millimètres, pourvu que le décollement du tissu conjonctival ne dépasse pas une proportion moyenne. Toutefois ces quantités doivent subir une réduction, lorsqu'il s'agit d'une ténotomie du droit externe. Dans ce cas, il est toujours indiqué de dégager largement l'insertion tendineuse du muscle, et cependant on n'obtient alors qu'une correction de 3 ou 4 millimètres tout au plus, et de 2 millimètres si l'on a fait à la conjonctive une ouverture étroite. C'est encore cette dernière correction qu'on produit par une ténotomie prudente du droit supérieur ou du droit inférieur.

L'*insuffisance musculaire immédiate*, consécutive à une ténotomie, est directement en rapport avec les dimensions de l'ouverture de la capsule de Tenon et avec l'étendue dans laquelle on a détruit les adhérences celluleuses qui unissent cette capsule à la sclérotique : mais tandis qu'un décollement excessif de la capsule de Tenon augmente relativement peu la correction, il accroît, d'une manière sensible, l'insuffisance musculaire. Après la ténotomie complète d'un muscle droit interne, cette insuffisance doit toujours mesurer 4 à 5 millimètres relativement à la mobilité préexistante, 2 ou 3 millimètres comparativement à l'état normal.

Quelquefois, après une ténotomie très-régulièrement exécutée, l'insuffisance musculaire paraît excessive. Cela tient à ce que le malade évite momentanément de contracter le muscle ténotomisé, contraction devenue pénible. Cet excès apparent d'insuffisance musculaire se dissipe ; il faut bien qu'on le sache, pour n'en être pas effrayé, après quelques exercices dans lesquels le malade s'accoutume à porter fortement en adduction son œil opéré (strabisme convergent), ce à quoi d'ailleurs on peut, en quelque sorte, le contraindre en lui faisant tenir, au devant de l'œil non opéré, une louchette percée d'un trou à son côté externe (côté du muscle associé au droit interne ténotomisé.)

Si, après une ténotomie, on n'a pas obtenu le degré d'insuffisance musculaire ci-dessus indiqué, on peut être certain que le tendon du muscle n'a pas été complétement détaché et il est urgent de rechercher, au moyen du petit crochet, les brides qui ont échappé à la section. Pour bien contrôler l'insuffisance musculaire en question, il faut mesurer exactement la distance qui sépare la pupille du point lacrymal inférieur, avant l'opération et immédiatement après, lorsque le sujet porte l'œil dans la plus grande adduction possible, s'il s'agit du droit interne ; on calcule, pour la section du droit externe, lorsque l'œil est porté dans la plus grande abduction possible, la distance qui sépare le bord de la cornée de la commissure externe. La ténotomie de ce dernier muscle doit toujours laisser, après elle, une insuffisance immédiate d'au moins 3 à 4 millimètres comparativement à l'état normal, autrement le déplacement de l'extrémité tendineuse serait incomplet.

Afin de pouvoir appliquer la ténotomie à tous les cas de strabisme qui se présentent à nous, il importe que nous ayons à notre disposition un certain nombre de moyens d'augmenter ou de diminuer l'effet de l'opération.

Or, nous pouvons *augmenter* cet effet ; 1° en disséquant prudemment avec les ciseaux le tissu qui relie les expansions latérales de la capsule de Tenon à la sclérotique et en agrandissant un peu l'ouverture de la conjonctive. Cependant, il n'est permis d'employer ces expédients que dans une certaine limite, attendu que, comme nous l'avons déjà dit, ils n'augmentent pas beaucoup la correction, tandis qu'ils accroissent l'insuffisance musculaire dans des proportions fâcheuses,

2° On augmente encore l'effet d'une ténotomie en engageant le malade à diriger le regard du côté opposé à la section; manœuvre qui, en portant la cornée dans ce sens, entraîne avec elle la lèvre antérieure de la plaie pratiquée à la capsule de Tenon et facilite ainsi le glissement du tendon en arrière de son insertion primitive. C'est pour obtenir ce résultat qu'on recommande encore l'usage de la louchette indiquée plus haut et qui se compose de deux coquilles montées; l'une, pleine, s'applique devant l'œil opéré; l'autre, destinée à l'œil non opéré, est percée de manière à ne permettre le regard que dans l'extrême adduction (ténotomie du droit interne), ou dans l'extrême abduction (ténotomie du droit externe).

M. Knapp (1) a proposé, pour le même objet, un moyen plus efficace; mais moins simple et en quelque sorte héroïque : il consiste à fixer l'œil opéré dans l'abduction ou dans l'adduction à l'aide d'une suture. Voici comment procède ce confrère pour augmenter l'effet d'une ténotomie du droit interne. « On maintient les paupières écartées; avec une fine aiguille courbe munie de soie perle de Chine et fixée dans un porte-aiguille, on traverse de haut en bas la conjonctive, près du bord externe de la cornée, dans l'étendue de 2 à 4 millimètres, suivant que la conjonctive paraît plus ou moins résistante. On enfonce ensuite l'aiguille à travers la commissure externe des paupières, de manière qu'elle traverse la peau, de la muqueuse vers la surface épidermique. Cela fait, on enlève l'écarteur des paupières et l'on serre les bouts des fils jusqu'à ce qu'on ait rapproché la cornée de la commissure externe à la distance voulue. »

Pour obtenir l'adduction forcée de l'œil, après une section du droit externe, on procède de la façon suivante : « On munit le fil de deux aiguilles que l'on passe sous la conjonctive, près du bord de la cornée, la première de haut en bas, à 3 millimètres au-dessus du diamètre horizontal, de telle façon qu'elle sorte dans le méridien correspondant, et la seconde, de bas en haut, pour l'amener, à la sortie, dans le méridien horizontal. Cela fait, on serre les bouts des fils afin que la partie moyenne de l'anse s'applique exactement sur le globe de l'œil : la conjonctive, traversée en deux points différents, ne se déchire pas. Ensuite, on enfonce les aiguilles dans la commissure interne, l'une à côté de l'autre. Pour cela, on fait pénétrer leurs

(1) *Klinische Monatsblätter*, sept. déc. 1865, p. 347.

pointes au-dessus de la caroncule et on les fait saillir à 4 millimètres de cette dernière, vers la racine du nez. On peut alors, en tirant sur les extrémités des fils, rapprocher, autant qu'on le veut, le bord de la cornée de la caroncule. Ces ligatures sont laissées en place pendant deux jours. »

Ce procédé ingénieux est évidemment efficace; mais nous nous demandons s'il y a, en réalité, urgence d'y recourir. Nous croyons, pour nous, qu'on peut s'en passer toutes les fois que l'antagoniste du muscle ténotomisé ne présente pas d'insuffisance et se contracte assez, sous la seule impulsion de la volonté, pour accomplir l'extrême abduction ou l'extrême adduction. S'il existait, au contraire, une insuffisance musculaire sensible du muscle en question, le procédé ci-dessus se trouverait indiqué; mais, comme nous le verrons plus loin, à la condition qu'on y combinât le déplacement de l'insertion du muscle insuffisant vers le bord cornéen.

Hâtons-nous de dire que nous ne sommes pas partisan des sutures conjonctivales dans l'opération du strabisme, et cela d'autant moins que cette opération est ordinairement exécutée sur des enfants. En effet, outre que ces sutures augmentent toujours la sensibilité de l'œil opéré et que leur application est assez pénible, lorsqu'il s'agit de les enlever, il devient nécessaire d'écarter de nouveau les paupières, et d'obtenir, au moins pour quelques instants, une immobilité absolue de l'œil opéré. Or, chacun sait combien, chez les enfants, cette condition est difficile à remplir, et lorsqu'on revendique, pour cette méthode, qui consiste à faire des sutures après avoir largement décollé la capsule de Tenon, l'avantage de restreindre le nombre des opérations nécessaires, on oublie certes qu'enlever, un ou deux jours après la ténotomie, un ou deux fils sur l'œil d'un enfant (ou d'un adulte pusillanime), équivaut à une véritable opération. En règle générale, si l'on peut se passer de sutures après la ténotomie, on fait bien de négliger ce moyen, surtout chez ces enfants; car, une fois l'opération terminée, les parents oublient leur souci, ce qui n'arrive pas lorsqu'ils conservent la perspective pénible d'une nouvelle application d'instruments sur l'œil de leur enfant.

M. Liebreich (1) a essayé, d'une autre manière, d'augmenter l'effet de la ténotomie, en s'appuyant sur une appréciation très-fantaisiste des rapports qui existent entre la capsule de Tenon, les muscles de l'œil et la sclérotique. « Je soulève, dit-il, avec des pinces, un pli conjonctival à l'extrémité inférieure de l'insertion musculaire; je l'incise avec les ciseaux, je pénètre par l'ouverture résultant de cette incision entre la conjonctive et la capsule de Tenon; je sépare soigneusement ces deux membranes l'une de l'autre, jusqu'au pli semi-lunaire que je détache aussi,

(1) *Archiv fur Ophthal.*, 1866, Bd XII, A. 2, S. 288.

ainsi que la caroncule, des parties sous-jacentes. Après avoir rendu complétement indépendante de la conjonctive de cette région toute la portion correspondante de la capsule, précaution si importante par rapport au glissement du muscle, je détache l'insertion musculaire de la sclérotique par la méthode usitée, et j'agrandis, par en haut et par en bas, la section verticale pratiquée à la capsule, pour la ténotomie, d'autant plus largement que je veux produire un reculement plus marqué de l'extrémité du tendon. Cela fait, je ferme toujours, au moyen d'une suture, la plaie conjonctivale. »

Nous renvoyons le lecteur au mécanisme par lequel se produit le glissement rétrograde du tendon sectionné ; lorsque ensuite il comparera ce procédé à la méthode classique de la ténotomie, il tombera d'accord avec nous sur ce fait, que la modification ci-dessus porte le caractère des méthodes anciennes, et qu'à l'exemple de ces dernières, dont elle ne se distingue que par une dissection chimérique de la conjonctive et par l'application de la suture conjonctivale, depuis longtemps usitée comme méthode générale par quelques chirurgiens, elle expose le sujet à un écartement disgracieux de la fente palpébrale et à un excès fâcheux de correction (1).

Les moyens de *diminuer* l'effet d'une strabotomie sont : 1° la réunion

(1) Les avantages que M. Liebreich revendique pour sa méthode seraient les suivants : 1° plus de liberté et plus de latitude relativement à la mesure et à la répartition de la strabotomie ; 2° aucun enfoncement de la caroncule et nulle trace des cicatrices que la ténotomie ordinaire laisse parfois après elle ; 3° la possibilité de ne pas faire plus de deux opérations sur la même personne, et, par conséquent, plus de deux opérations sur le même œil. Nous répondrons à cela qu'il nous importe peu d'obtenir, par une seule opération, une correction plus complète ; si cette opération unique doit être bien plus longue, plus pénible, et si elle doit laisser, comme trace *ineffaçable*, bien plus d'insuffisance musculaire que la méthode généralement usitée. L'enfoncement de la caroncule et les cicatrices ne se produisent pas, si l'on a soin de faire l'ouverture conjonctivale peu étendue et de la pratiquer près de la cornée. Enfin le nombre des personnes qu'il faut soumettre à plus de deux opérations est relativement restreint ; d'ailleurs ce désavantage est largement compensé par cette condition qu'on peut alors mieux mesurer le reste de la correction, et, en opérant l'œil le plus mobile, ne donner lieu qu'à une insuffisance musculaire insignifiante, trop faible pour troubler le fonctionnement ultérieur des yeux. Mais que devons-nous penser lorsque M. Liebreich nous tient le langage suivant : « c'est grâce surtout à la possibilité de corriger de pareilles déviations par une seule opération et sans enfoncement de la caroncule qu'a, à peu près, disparu le préjugé que j'ai rencontré dans le public et chez les médecins, à l'époque où je me suis fixé à Paris, contre l'opération de la strabotomie. » Laissons de côté le point de vue grotesque de la question, et, examinons un peu s'il est vrai que le préjugé qui éloigne le public et les médecins français de la strabotomie tend réellement à disparaître. Le nombre des malades qui se soumettent à l'opération du strabisme, tant à notre clinique que dans notre clientèle pri-

de la plaie conjonctivale au moyen d'une suture. Cette suture atteint d'autant mieux le but qu'étant placée dans une direction diagonale, elle permet de saisir dans l'anse du fil une portion plus étendue de la conjonctive et d'attirer ainsi le muscle détaché plus près du bord de la cornée.

2° L'immobilité de l'œil opéré qu'on obtient en appliquant sur cet organe un bandeau compressif. On limite encore, de cette manière, l'écartement des bords de la plaie pratiquée à la capsule de Tenon, et l'on prévient ainsi un glissement rétrograde excessif de l'extrémité tendineuse détachée.

3° On pourrait aussi, dans le même but, appliquer une suture conjonctivale qui maintiendrait l'œil dans une adduction ou dans une abduction modérée, suivant qu'on aurait à remédier à un dégagement excessif du droit interne ou du droit externe. Dans le premier cas, la suture devrait traverser la muqueuse au-dessus et au-dessous de la plaie conjonctivale dont elle rapprocherait les bords. Dans le second cas, il suffirait de fermer l'ouverture de la conjonctive, et l'on n'aura qu'exceptionnellement l'occasion d'appliquer une suture de Knapp, pour mettre l'œil opéré dans l'abduction.

vée, flotte annuellement entre 90 et 100. MM. Giraud-Teulon, Ed. Meyer et Sichel fils opèrent, pour leur part, un nombre élevé de strabiques ; mais nous ne croyons pas rester beaucoup en deçà de la vérité, si nous disons que le chiffre annuel des opérations de strabisme pratiquées à Paris ne dépasse pas 300. On le comprend, du reste, si l'on considère que M. Desmarres fils, auquel son père a transmis le plus grand matériel clinique qui soit actuellement à Paris, n'est pas partisan de l'opération du strabisme, qu'il n'a pratiquée qu'une fois dans l'année 1865-66. En portant à 100 le nombre annuel des personnes opérées de strabisme dans les départements, nous l'exagérons certainement, attendu que la plupart des médecins de province qui pratiquent aujourd'hui des opérations sur les yeux, sont des élèves de MM. Desmarres et Sichel pères, lesquels n'ont jamais, on le sait, patronné bien activement la strabotomie. A l'appui de cette assertion, je dirai qu'en 1858, époque à laquelle l'opération qui nous occupe avait recouvré une grande vogue en Allemagne, M. Desmarres père, sur 6000 malades, n'a trouvé que 11 fois l'occasion de la pratiquer (Rapport de M. Galesowski, *Union méd.*, 1859). Sans aucun doute, l'anathème que Malgaigne n'a jamais manqué, jusqu'à son dernier jour, de proférer contre l'opération du strabisme, a beaucoup contribué au résultat que nous indiquons. Il y a donc, dans toute la France, 400 personnes au plus opérées annuellement du strabisme ; c'est-à-dire à peu près ce que font, en Allemagne, quatre à cinq des élèves de de Græfe les plus occupés. Sans tenir compte de la foule d'étrangers qui accourent à Paris, il faudrait que le chiffre ci-dessus se triplât dans cette ville seule pour qu'il atteignît, à peu près, celui des strabotomies pratiquées, chaque année, en Allemagne ; bien que, dans ce pays même, le public et les médecins ne soient pas, tant s'en faut, exempts de préjugé contre l'opération du strabisme.

La raison pour laquelle, dans les cas qui nous occupent, l'adduction ou l'abduction volontaire de l'œil opéré ne suffit pas pour modérer l'effet excessif d'une ténotomie du droit interne ou du droit externe réside dans ce fait que, dans ces circonstances, l'adduction ou l'abduction nécessaire est exécutée par le muscle détaché qui déplace l'œil au moyen des expansions latérales que lui fournit la capsule de Tenon. En se rétractant, le muscle entraîne avec lui la lèvre correspondante de la plaie conjonctivale et neutralise le mouvement de rapprochement de la lèvre opposée lorsque la cornée se transporte dans le sens du muscle ténotomisé.

En somme, dans le plus grand nombre des cas, la suture conjonctivale et l'immobilisation de l'œil suffisent pour restreindre l'effet excessif d'une opération de strabisme.

B. Les conséquences immédiates de l'opération du strabisme sont des plus bénignes. Nous insisterons seulement ici sur un point de pratique signalé par notre ami M. Pagenstecher (de Wiesbaden) (1), et qui consiste en ce que la correction est fréquemment assez différente, selon qu'on examine le malade immédiatement après l'opération ou quelques heures plus tard. Les différences que révèle souvent, dans le degré de la correction, l'examen après quelques heures, ont engagé cet habile praticien à procéder alors, suivant les cas, à un nouvel élargissement ou à une nouvelle réduction de l'ouverture conjonctivale. Ces variations ne sont pas encore bien expliquées ; il est seulement probable qu'elles tiennent à une plus ou moins grande irritabilité propre du muscle ténotomisé qui se rétracterait, sous cette influence, d'une manière spasmodique.

Quant aux suites de la strabotomie, elles sont, par elles-mêmes, tout à fait insignifiantes (2).

La guérison s'effectue avec une rapidité et une facilité surprenantes. Nous n'avons jamais observé, quant à nous, ces suppurations superficielles de la sclérotique qui peuvent survenir exceptionnellement lorsqu'on dénude trop largement cette membrane et que M. de Græfe a mentionnées. Cela tient, sans doute, à ce que nous faisons ordinairement une plaie conjonc-

(1) *Klinische Beobachtungen*, 1866, H. III, S. 92.

(2) Sur six cents strabotomies que nous avons pratiquées en France depuis cinq ans, nous n'avons eu que deux accidents à noter. Il s'agissait, dans un cas, d'une jeune fille de seize ans, qui, opérée, à notre insu, au milieu de son époque menstruelle, eut une inflammation de la capsule de Tenon et une légère exophthalmie qui cédèrent, en trois jours, sous l'emploi des réfrigérants et de quelques doses de calomel. Dans le second cas, relatif à un professeur du Conservatoire de musique atteint d'une diathèse hémorrhagique, l'opération fut suivie d'un écoulement de sang qui dura quatorze heures, en dépit d'une compression très-énergique et d'une application de glace. Nous apprîmes alors que ce malade, s'étant mordu la langue,

tivale peu étendue et rapprochée du bord de la cornée. Voici, d'ailleurs, un exemple bien propre à démontrer l'innocuité de l'opération du strabisme.

Un instituteur suisse fixé à New-York et atteint de strabotomanie s'était soumis, en Amérique, à huit ténotomies successives, pour se faire délivrer d'un faible strabisme divergent. Il vint ensuite à Paris où il subit encore dix fois la même opération. Il parcourait les cliniques en exigeant qu'on lui avançât ou reculât telle insertion musculaire qu'il jugeait bon de faire déplacer. Ces transports d'avant en arrière de ses droits internes et externes n'avaient pas entravé notablement la mobilité de ses yeux; pas plus qu'ils n'avaient défiguré le malade, soit par un enfoncement trop disgracieux des caroncules, soit par des cicatrices conjonctivales trop visibles, soit par un écartement exagéré des fentes palpébrales.

C. Quant à ce qui concerne les suites ultérieures de la strabotomie, la première question qui se présente à l'étude est celle *de la correction*. La meilleure manière de contrôler l'effet de la ténotomie consiste, à notre avis, à rechercher (surtout dans les cas où l'on peut provoquer de la diplopie, circonstance qu'il importe aussi d'examiner avant l'opération) si le sujet se trouve, ou non, dans les conditions énoncées à propos du strabisme latent. Toutes les indications signalées dans l'article où nous avons traité ce sujet trouvent ici leur application.

C'est surtout après la ténotomie du droit interne qu'il y a lieu d'examiner le sujet au point de vue des mouvements combinés de convergence.

En pareille circonstance, selon qu'on a porté plus ou moins sérieusement atteinte aux mouvements combinés de convergence qui s'associent à l'adaptation des yeux aux objets rapprochés, il peut se présenter trois cas différents :

1° Le malade converge jusqu'à 3″ de distance sans que l'insuffisance musculaire produite s'y oppose. Si alors la correction nécessaire est obtenue, l'opérateur peut compter sur l'accomplissement d'une adaptation énergique et prolongée. Seulement, lorsqu'il s'agit de sujets hypermétropes, il doit corroborer le traitement chirurgical du strabisme par l'application

l'année précédente, il avait fallu le fer rouge pour arrêter l'hémorrhagie. Pourtant on a rapporté quelques observations de perte de l'œil consécutive à l'opération du strabisme. Un accident pareil, qui a évidemment contribué à discréditer la strabotomie, est arrivé à Dieffenbach. Il s'agissait d'une célèbre touriste, de la comtesse Ida Hahn-Hahn. La comtesse, maniant avec beaucoup de facilité la plume, ne manqua pas, dans un chapitre de ses ouvrages, de donner tout le retentissement possible à cet échec. M. de Graefe a aussi observé la perte d'un œil, déterminée par exulcération de la sclérotique, chez une femme qui avait subi deux fois la ténotomie du droit externe (*Archiv*, Bd. III, A. 2).

des moyens optiques dont il dispose (verres convexes), sous peine, s'il y manque, d'exposer le sujet à une rechute, par suite de la prépondérance fonctionnelle que le muscle ténotomisé, mais à peine affaibli, peut prendre sur son antagoniste afin de rendre plus nette la vision de l'autre œil.

2° Le malade converge jusqu'à une distance de 6 ou 5″; mais, en deçà de cette distance, c'est-à-dire quand on rapproche l'objet jusqu'à 2″ 1/2, l'œil qui n'a pas été opéré accomplit seul la convergence nécessaire, tandis que le muscle ténotomisé insuffisant ne réussit à maintenir la convergence de l'œil correspondant que pour la distance indiquée ci-dessus. Dans ce cas, la rechute est évidemment moins à craindre que dans le cas précédent, si la correction est complète, attendu que le muscle déviateur a été assez affaibli pour ne plus l'emporter sur son antagoniste. D'autre part, si le médecin n'y obvie pas en complétant sa cure par des moyens optiques, en admettant que le sujet soit porteur d'un degré assez élevé d'hypermétropie, il est à craindre qu'il ne survienne, au bout de quelque temps, une asthénopie accommodatrice dont il était, jusque-là, préservé par son strabisme convergent.

3° Le malade converge lorsqu'on rapproche l'objet fixé; mais il n'y parvient plus en deçà d'une distance de 8 à 6″. Alors le muscle ténotomisé est assez insuffisant pour ne plus pouvoir amener l'œil correspondant au degré voulu d'adduction, pendant que l'autre œil suit l'objet qui se rapproche, le droit externe peut attirer l'œil opéré de son côté par un mouvement associé qu'il exécute avec le droit interne de l'autre œil. Dans ce cas, si la correction du strabisme est complète, il est à craindre que le sujet, en se livrant à ses occupations, accuse de l'asthénopie à la fois accommodatrice et musculaire et finisse par être atteint de strabisme divergent.

On arrive bien, il est vrai, en employant les moyens optiques connus, à prévenir la fatigue accommodatrice, mais on ne réussit pas toujours ainsi à neutraliser le défaut de l'action musculaire nécessaire à l'accomplissement de la vision binoculaire des objets rapprochés. C'est pour cette raison qu'il convient, en pareille circonstance, de modérer, au moyen d'une suture, l'effet immédiat de l'opération, au risque même de diminuer la correction et d'être forcé de la compléter par une seconde ténotomie pratiquée sur l'autre œil.

C'est surtout chez les adultes qui présentent de la diplopie avant ou après l'opération qu'il importe d'appliquer avec rigueur les règles énoncées ci-dessus; chez les enfants, les résultats de la ténotomie sont, en quelque sorte, plus élastiques, et l'on réussit souvent, chez ces jeunes sujets, à faire disparaître, par l'emploi des moyens optiques, de petits défauts de correction. De même, lorsqu'on a faiblement outrepassé le degré de correction nécessaire, sans avoir produit une insuffisance marquée, on obtient, sans peine, une guérison radicale à l'aide de quelques exercices stéréoscopiques et des moyens optiques convenables.

Lorsqu'on pratique la ténotomie du droit externe, on a bien moins de précautions à prendre. Dans ce cas, on n'a jamais lieu de craindre un excès de correction, si l'on s'est conformé en opérant aux règles indiquées : s'il survient, après la ténotomie du droit externe, un faible degré de convergence dans la vue à distance, cette convergence se dissipe ordinairement bientôt d'elle-même ou sous l'emploi des verres prismatiques.

Nous avons examiné plus haut la manière dont se comporte l'*insuffisance* musculaire immédiatement après l'opération ; il nous reste à dire, en peu de mots, quelle conduite le médecin doit tenir par rapport à l'insuffisance *définitive* relative aux mouvements combinés de convergence et aux mouvements associés, et qu'on peut, après une ténotomie ordinaire, évaluer à environ 2 millimètres.

Cette question offre surtout de l'intérêt dans les cas où le strabisme s'accompagne de diplopie et reconnaît pour cause une parésie musculaire ancienne. Dans ces conditions, il faut prendre pour règle de répartir l'insuffisance définitive, de telle façon que les muscles qui exécutent les mouvements combinés de convergence et les muscles associés disposent d'un même degré de force ou d'excursion. Quelques exemples faciliteront l'intelligence de cet axiome.

Supposons qu'une parésie du droit inférieur gauche ait déterminé une déviation (en haut) du centre de la cornée mesurant 2 millimètres, et réduit du même chiffre l'abaissement de ce point (insuffisance parétique), la première idée qui se présente à l'esprit est d'abaisser la cornée par une ténotomie de l'antagoniste du muscle affaibli, c'est-à-dire du droit supérieur gauche. A la vérité, cette opération abaissera la cornée de 2 millimètres; mais, tout en affaiblissant le droit supérieur, on ne corrigera qu'en partie l'insuffisance parétique de l'inférieur, et l'on n'empêchera pas qu'il ne se manifeste de la diplopie pendant le regard en bas. En outre, l'insuffisance produite sur le droit supérieur gauche par la ténotomie de ce muscle se révélera, pendant l'élévation forcée du regard, par une nouvelle diplopie. Par conséquent, dans ce cas, on aura tout avantage à égaliser la force des muscles associés, les droits inférieurs, en faisant porter, sur le droit inférieur droit, l'insuffisance consécutive à la ténotomie; et en relevant ainsi la cornée correspondante pour remédier à l'inégalité de hauteur des yeux. En agissant ainsi, on évitera toute diplopie pendant l'élévation du regard, et l'on permettra au sujet de suppléer, par une inclinaison de la tête en avant à la double insuffisance (parétique et opératoire) de ses muscles droits inférieurs.

Un autre exemple que nous empruntons aux aphorismes de M. de

Græfe (1), sur le strabisme est bien propre à démontrer qu'il faut bien se garder d'apporter tant de trouble dans l'harmonie des mouvements combinés des muscles droits internes qui s'associent aux mouvements d'accommodation.

Supposons un strabisme accompagné d'une diplopie avec images croisées due à une parésie du muscle droit interne gauche. Si l'on ténotomise l'antagoniste du muscle parétique, le droit externe gauche, on risque de provoquer de la diplopie pendant le regard à l'extrême gauche, par suite de l'insuffisance qui succède à l'opération, laquelle, d'ailleurs, ne réussit pas à dissiper complétement la diplopie parétique. Si l'on corrige, au contraire, la déviation de l'œil gauche en dehors par une ténotomie du droit externe du côté sain, on évite la diplopie en faisant concorder l'insuffisance opératoire avec l'insuffisance parétique, le regard ne pouvant plus être porté vers l'extrême droite; mais alors on suscite un autre inconvénient, attendu que la ténotomie du droit externe droit a pour effet d'augmenter encore l'énergie de son antagoniste le droit interne droit, déjà prépondérant sur le droit interne gauche parétique. Il en résultera nécessairement un trouble sensible dans l'accomplissement de l'acte accommodateur, et, de plus, une diplopie fort gênante lorsque les muscles droits internes auront à fournir un mouvement combiné de convergence énergique. Pour parer à cet inconvénient, on peut encore faire la ténotomie du droit externe gauche, dans le but de fortifier son antagoniste parétique, et celle du droit interne droit pour l'affaiblir et mettre son activité de niveau avec celle du droit interne gauche. On peut donc dire, avec M. de Græfe, que si l'un des quatre muscles droits latéraux a été affaibli par une cause paralytique, il faut, pour rétablir entre eux l'équilibre, affaiblir les trois autres muscles.

C'est là un point de la plus haute importance pratique. On regardait, autrefois, comme parfaite, une opération de strabisme lorsque, en faisant disparaître la déviation, elle n'avait porté qu'une faible atteinte aux *mouvements excursifs* de l'œil opéré. Aujourd'hui, on pense qu'une bonne strabotomie doit ne troubler que le moins possible, et, mieux encore, rétablir l'équilibre musculaire normal. C'est pour ce motif qu'on ne doit pas considérer comme la manifestation d'un progrès une opération par laquelle on corrige d'un seul coup une déviation très-considérable, en forçant le glissement du tendon en arrière de son insertion primitive. Une répartition intelligente de la correction et, en même temps, de l'insuffisance musculaire entre les deux yeux : tel est le but que nous devons nous proposer

(1) *Klinische Monatsblätter für Augenheilkunde*, janvier 1864, p. 1, et *Ann. d'ocul.*, t. LII, p. 74.

pour faire de la chirurgie véritablement conservatrice, et, pour l'atteindre, il ne faut pas sacrifier inutilement, ou pour des raisons futiles, la moindre fraction de motilité.

Cette idée de répartir entre les deux yeux la correction voulue, afin de rétablir l'équilibre musculaire nous conduit tout naturellement à nous demander s'il convient d'opérer, coup sur coup, sur les deux yeux, lorsque la déviation est telle qu'une seule ténotomie ne puisse y remédier sans laisser après elle une insuffisance musculaire fâcheuse. Les auteurs ont exprimé, à cet égard, des avis très-différents; aussi nous bornerons-nous ici à faire connaître la règle de conduite que notre expérience personnelle nous a conseillée.

Voici cette règle, en ce qui concerne le *strabisme convergent.*

a. Lorsque la déviation mesure 3 ou 4 millimètres, il suffit de pratiquer sur l'œil dévié une seule ténotomie sans suture conjonctivale; si la correction n'est pas complète, dégager avec le petit crochet le tissu cellulaire sous-conjonctival et élargir l'ouverture de la conjonctive le long du bord de la cornée.

b. Si la déviation mesure de 4 à 6 millimètres, ténotomie sur les deux yeux à la fois; s'il n'y avait à corriger qu'une déviation très-peu supérieure à 4 millimètres, on pourrait faire, à l'exemple de nos confrères anglais, une plaie conjonctivale horizontale (les lèvres d'une telle plaie se rapprochent bien plus facilement après l'opération, que les bords de la plaie verticale ordinaire). On appliquerait une suture conjonctivale dans le cas où, tout en ayant ouvert un pli de la conjonctive près du bord de la cornée, on aurait produit une correction excessive. Dans le cas contraire, c'est-à-dire si, ayant opéré un strabisme avec 6 millimètres de déviation, on trouvait la correction incomplète, on aurait à recourir aux moyens indiqués sous la rubrique *a.*

c. Quand la déviation mesure de 6 à 8 millimètres, on fait mieux de n'opérer qu'un œil à la fois afin de pouvoir, après l'opération, faire porter cet œil dans l'extrême abduction. On obtient ainsi, sur l'œil strabique, la plus grande correction que puisse donner la strabotomie classique, et, de huit à quatorze jours après, on la complète par une ténotomie nouvelle sur l'autre œil, avec une petite ouverture conjonctivale.

d. Lorsque la déviation dépasse 8 millimètres, nous opérons toujours les deux yeux à la fois, nous réservant de pratiquer en temps opportun une troisième opération destinée à compléter la correction. Cette troisième ténotomie doit être faite une ou deux semaines plus tard, sur l'œil doué du plus grand pouvoir adducteur. Si une quatrième ténotomie devenait nécessaire, ce qui est rare, on ne devrait pas la pratiquer sur un muscle qu'on aurait déjà déplacé deux fois. Quatre ténotomies suffisent dans les cas les plus rebelles, et même le nombre des cas qui réclament plus de deux opérations est déjà restreint, si l'on se conforme aux règles que nous venons d'indiquer.

Par rapport au *strabisme divergent* il faut agir d'une autre manière.

a. On pratique une ténotomie unilatérale lorsque la déviation ne dépasse pas 2^{mm}, et n'augmente pas sensiblement, lorsque le sujet s'adapte pour un objet rapproché.

b. Si la déviation mesure de 2 à 4 millim. et si l'antagoniste du muscle déviateur est très-insuffisant, on a recours à deux opérations simultanées.

c. Si la déviation dépasse 4 millimètres, on pratique les ténotomies espacées et l'on augmente l'effet obtenu par une adduction continue de l'œil opéré, toutes les fois que le droit interne correspondant a assez de force. Si ce dernier est trop faible, on exécute la ténotomie sur les deux yeux, en se réservant de compléter la correction par une troisième opération.

ARTICLE XIV.

STRABOTOMIE PAR AVANCEMENT DU TENDON.

Le lecteur trouvera légitimes les développements donnés, dans ces Études, à une opération que nous avons à cœur de répandre et qui est déjà pratiquée actuellement sur une assez large échelle : en revanche il trouvera naturel que nous insistions beaucoup moins sur un autre procédé opératoire dont les applications sont beaucoup plus restreintes et qui consiste à déplacer les muscles de l'œil en avançant leur insertion sclérotícale.

On peut rapprocher de la cornée l'insertion d'un muscle de trois manières différentes : 1° en détachant son tendon et en attirant la cornée vers le muscle détaché ; 2° en détachant son tendon et en l'attirant vers la cornée par le moyen d'une suture ; et 3° en détachant son tendon et en l'attirant vers la cornée, en même temps qu'on porte cette membrane au devant de lui. Nous exposerons brièvement ces trois résultats opératoires ; puis nous résumerons leurs indications :

1° C'est M. J. Guérin (1) qui a le premier tenté d'avancer vers la cornée le tendon d'un muscle rétracté après une myotomie. Il passa d'abord un fil à travers la sclérotique, en dehors du bord externe de la cornée, de manière à pouvoir, en tirant sur le fil, porter l'œil dans une adduction forcée ; puis, cela fait, il alla à la recherche du muscle rétracté, en décol-

(1) *Rapport sur les résultats obtenus par M. le docteur Guérin dans l'opération du strabisme, etc.* (*Ann. d'ocul.*, 1849, t. XXI, p. 75 et p. 143.)

lant la conjonctive, le tissu sous-conjonctival et la capsule de Tenon, à partir du bord de la cornée jusque vers l'équateur de l'œil. L'opération terminée, M. J. Guérin appliqua un pansement propre à maintenir l'œil dans l'extrême adduction et à permettre que le muscle se greffât sur la sclérotique, plus près du bord interne de la cornée qu'auparavant. Ce pansement était exécuté avec des bandelettes de diachylon gommé, et il n'est pas douteux que le fil ait tenu solidement dans le tissu sclérotical, si l'on songe que parfois il y était laissé jusqu'au septième jour, et qu'alors même « il ne s'était relâché que de quelques millimètres ».

M. de Graefe (1) a atténué la rigueur de cette opération en modifiant l'un de ses temps éminemment périlleux; celui qui consiste à passer un fil dans la sclérotique en un point sus-jacent aux parties de la choroïde les plus riches en vaisseaux et en nerfs. Mais pour affaiblir sans inconvénient l'attache du fil, en lui faisant traverser le tendon de l'antagoniste du muscle à déplacer, il importait d'affaiblir aussi par une ténotomie, la résistance de cet antagoniste et de faciliter de cette manière l'adduction de l'œil sous l'effort tracteur du fil. L'opération ainsi modifiée s'accomplit en quatre temps.

Premier temps. — Dans les cas les plus fréquents de strabisme divergent, on ouvre largement la conjonctive à partir du bord interne de la cornée et le long de ce bord; puis on détache la conjonctive et le tissu sous-conjonctival à ras de la sclérotique, sans se troubler si l'on vient à fenêtrer la muqueuse au niveau d'une cicatrice ancienne (s'il s'agit d'un strabisme consécutif à la section du droit interne). Portant les ciseaux jusque près de l'équateur de l'œil, on arrive à avoir dans le paquet des parties détachées le muscle qu'on se propose de greffer en avant.

Pour aider à l'exécution de ce temps de l'opération, facile d'ailleurs, eu égard à l'extrême abduction dans laquelle l'œil est forcément tenu, on peut faire soulever par un aide la conjonctive, le tissu sous-conjonctival, la capsule de Tenon et le muscle, au fur et à mesure qu'on enfonce les ciseaux plus profondément. Le muscle est toujours contenu dans les parties dégagées, et l'on n'a pas besoin de l'isoler comme l'a tenté M. J. Guérin.

Le *second temps* de l'opération consiste à ouvrir la conjonctive au-dessus du tendon du droit externe et à introduire un crochet sous son tendon, comme pour ténotomiser ce muscle. Cela fait, on prend un fil muni de deux aiguilles courbes, que l'on enfonce d'avant en arrière dans le tendon soulevé, de telle façon que chaque extrémité du fil le traverse, dans le sens indiqué, à l'union de son tiers moyen avec son tiers extérieur; après quoi, on noue l'anse du fil. Il faut procéder hardiment en saisissant chaque portion

(1) *Archiv f. Ophthalmologie*, 1857, t. III, A. 2, p. 373.

du tendon et même ne pas hésiter à prendre dans le nœud quelques fibres scléroticales, pour éviter que le fil ne vienne à se détacher pendant le pansement, ce qui contraindrait l'opérateur à faire la ligature de M. J. Guérin.

Dans le *troisième temps*, le plus délicat de tous, un aide tirant sur le fil porte l'œil en adduction, l'opérateur soulève au moyen du crochet tenu dans la main gauche, le tendon du droit externe et le coupe aussi exactement que possible entre le crochet et l'anse du fil auquel les aiguilles tiennent encore. Cette section doit être faite le plus près possible de l'anse, sans toutefois la léser, afin de ne pas affaiblir inutilement le muscle droit externe.

Le *quatrième temps* de l'opération consiste dans le pansement de l'œil. Si le dos du nez est assez élevé pour que le fil passant à travers la peau qui le recouvre, ne touche pas la cornée lorsqu'il sera fortement tendu ; le plus simple est de maintenir ce dernier dans cette position, et c'est pour cela qu'on ne doit pas retirer les aiguilles des extrémités du fil avant l'achèvement du pansement.

Si, au contraire, l'aplatissement du nez rend ce moyen impraticable, on y supplée par un appareil de bandelettes, dont la disposition varie suivant les habitudes de pansement du chirurgien ; mais qui doit toujours atteindre le but de maintenir les paupières fermées et l'œil dans l'extrême adduction sans qu'aucune gêne résulte pour la cornée de la présence du fil. Le bandeau compressif, superposé au pansement en question, est très-propre à le consolider.

Lorsqu'il s'agit d'avancer l'insertion du droit externe et qu'il faut pour cela maintenir l'œil dans l'extrême abduction, le pansement offre encore bien plus de difficulté : en effet, il faut élever du côté de la tempe comme un petit rempart de bandelettes de diachylon, sur lequel on tend le fil, afin de ne pas raser et blesser la cornée. Le fil doit rester en place vingt à vingt-quatre et même quarante-huit heures, si toutefois le malade le supporte bien, et l'effet immédiat doit dépasser de beaucoup celui qu'on se propose d'obtenir, car le muscle greffé sur le bord de la cornée se retire peu à peu, au fur et à mesure que s'accroît la force contractile de son antagoniste sectionné et déplacé.

A la vérité, cette opération guérit à merveille les strabismes secondaires et les strabismes consécutifs à d'anciennes paralysies, dans lesquels toute la contractilité du muscle n'a pas été abolie, mais elle est d'une exécution difficile, et si l'opérateur n'y est pas suffisamment exercé, il peut, faute de couper le tendon assez près de l'anse du fil, affaiblir sensiblement l'antagoniste du muscle qu'il greffe en avant de son insertion primitive, et qui prend sa nouvelle attache pendant que l'œil est maintenu par force en sens inverse de cet antagoniste.

On ne sera donc pas surpris si cette opération laisse après elle plus d'insuffisance musculaire qu'une simple ténotomie n'en laisserait dans le muscle traversé du fil. D'autre part, il est impossible, dans cette méthode, de doser avec précision le déplacement du tendon et ses effets consécutifs, et cela en raison de la nécessité où l'on est de tendre le fil pour qu'il ne rase pas la cornée, et de transporter cette membrane, suivant les cas, dans l'extrême adduction ou dans l'extrême abduction. Cela est si vrai, qu'on a pu dépasser, par une opération de strabisme secondaire, l'effet désiré au point d'être contraint d'y remédier en reculant l'insertion du droit interne du côté sain.

Il importait donc de trouver une méthode qui ne donnât pas toujours une correction maxima et qui pût s'appliquer aux cas dans lesquels on n'a pas à combattre un défaut de mobilité aussi considérable. Il fallait, par exemple, avancer l'insertion du muscle à déplacer, en l'attirant, et en facilitant cette manœuvre par une simple ténotomie de l'antagoniste, en ayant soin de ne pas l'affaiblir outre mesure par une déviation forcée de l'œil en sens opposé, pendant le temps nécessaire à la nouvelle greffe. Dans un tel procédé on trouvait encore le double avantage de ne point exercer sur l'œil ces tractions si pénibles aux personnes nerveuses, et de ne pas contraindre l'organe opéré à une immobilité de vingt-quatre heures.

2° C'est M. Critchett principalement (rapport du congrès de Heidelberg de 1862) (1), qui a introduit dans la pratique cette méthode opératoire avantageusement modifiée ensuite en quelques points par M. de Graefe (2). S'il s'agit, par exemple, d'avancer l'insertion du muscle droit interne, on détache très-exactement la conjonctive du bord interne de la cornée, en ouvrant largement la muqueuse et en la décollant avec soin, ainsi que le tissu sous-conjonctival, jusque vers la caroncule. Cela fait, on introduit un crochet sous le muscle et l'on détache ce dernier aussi exactement que possible. Ensuite, saisissant une large portion de la conjonctive, on y enfonce un fil à 4 millimètres au-dessus de la cornée, puis déposant l'aiguille, on renverse avec des pinces la conjonctive décollée, de manière à découvrir le tendon détaché pour le prendre avec d'autres pinces et l'attirer en avant. Alors, reprenant l'aiguille, on enfonce le fil dans le tendon à 3 ou 4 millimètres de son bord supérieur, c'est-à-dire environ dans sa partie moyenne, et il ne reste plus qu'à fermer la suture.

Il est bien entendu qu'on proportionne la quantité du tendon que l'on prend sur l'aiguille à l'effet que l'on veut produire. Comme la suture unique dont se contente M. de Graefe, n'exerce pas ses tractions sur le

(1) Voyez *Gazette médicale de Paris*, n° 46, 1862.

(2) *Archiv f. Augenheilkunde*, 1863, t. IX. A, 2, p. 48.

muscle dans le sens horizontal, nous avons l'habitude d'y ajouter une seconde suture dirigée de bas en haut et de dehors en dedans, et disposée de manière que les points dans lesquels le muscle est traversé se trouvent très-rapprochés. Il ne reste alors, pour achever l'opération, qu'à sectionner le droit externe, ce qu'on fait comme si l'on opérait un strabisme divergent simple.

On recherche enfin s'il y a lieu d'augmenter ou de diminuer l'effet obtenu, en agrandissant ou en rétrécissant la plaie conjonctivale ouverte pour la ténotomie du droit externe. Alors même que, après l'occlusion de la plaie conjonctivale située en dehors de la cornée, l'effet de l'opération nous semble encore momentanément un peu excessif, nous ne touchons plus aux sutures du muscle déplacé, et nous ne les laissons pas moins de deux jours en place.

Lorsqu'il importe d'obtenir un effet considérable dans un cas de paralysie musculaire ancienne ou de strabisme secondaire, et qu'on a quelque motif pour ne pas soumettre le sujet à l'opération assez pénible de M. J. Guérin, on peut apporter au procédé de M. Critchett la modification suivante :

3° On ouvre très-largement la conjonctive près du bord de la cornée, en donnant à la plaie une étendue de 1 centimètre 1/2 à 2 centimètres. On exécute le dégagement de la conjonctive et du muscle comme dans l'opération précédente ; mais avant de passer les sutures on détache à travers une large ouverture conjonctivale le tendon du droit externe ; puis, cela fait, on déplace son antagoniste en avant, au moyen de quatre sutures. Deux sutures, les internes, sont placées aussi près que possible des bords supérieur et inférieur de la cornée, et faites avec des fils déliés munis chacun d'une seule aiguille. On fait au contraire les autres sutures avec des fils munis d'une aiguille à chaque extrémité. Pour appliquer la supérieure, on saisit de dedans en dehors une très-large portion de la conjonctive avec une des aiguilles que l'on fait sortir à 3 ou 4 millimètres au-dessus du bord de la cornée, puis on enfonce l'autre aiguille de dehors en dedans, à travers le tendon à déplacer. On noue alors cette ligature et l'on procède de la même manière à l'application de la ligature inférieure, puis on passe le fil supérieur à travers la commissure interne, comme l'a conseillé Knapp. Si l'on craint que cette seule suture ne produise pas une adduction assez régulière et assez marquée, on emploie la suture inférieure dont on enfonce le fil tout près de l'autre, à travers la commissure interne. Enfin on superpose au pansement un bandeau compressif.

Voici maintenant les indications des trois procédés opératoires que nous venons de décrire.

Le déplacement du muscle par avancement du tendon doit être réservé en général, nous l'avons déjà dit, pour les cas de paralysie musculaire ancienne ou de strabisme avec rétraction excessive du muscle déviateur, lorsque l'on trouve la motilité de l'antagoniste réduite de plus de 3 millimètres. Notre expérience personnelle nous suggère, à cet égard, la conduite suivante.

Quand l'insuffisance de l'antagoniste ne dépasse pas 5 millimètres, nous nous en tenons au simple avancement de l'insertion du muscle, d'après le procédé de M. Critchett. Quand ce chiffre est dépassé, nous combinons ce procédé à l'adduction ou à l'abduction forcée de l'œil et nous appliquons à cet objet la suture de Knapp.

Nous réservons le procédé de M. J. Guérin pour les cas où, par suite d'une paralysie, il ne subsiste qu'une mobilité de 1 millimètre, et enfin pour les cas de strabisme secondaire, où il existe une protrusion de l'œil, un écartement sensible de la fente palpébrale, et enfin une immobilité absolue de l'œil dans le sens du muscle anciennement opéré.

SUPPLÉMENT A L'OPÉRATION DU STRABISME.

A. Il se développe parfois, après une opération de strabisme dans laquelle la conjonctive a été largement ouverte, un bourgeon charnu qui succède à la plaie et inquiète le malade. Il est inutile de s'en occuper : au bout d'un temps variable, sa base est étranglée par la réunion de la conjonctive circonvoisine, et alors un coup de ciseau le détache, sans que sa reproduction soit à craindre.

B. La différence notable qui se manifeste quelquefois dans l'*écartement des fentes palpébrales*, chez des sujets opérés de strabisme, peut nécessiter l'intervention du chirurgien. Chez la plupart des strabiques, la différence qui existe physiologiquement dans la hauteur des fentes palpébrales est un peu plus grande qu'à l'état normal, et se signale ordinairement par un écartement un peu excessif des paupières de l'œil dévié. Or, cette asymétrie, qui n'apparaissait point, lorsque toute l'attention de l'observateur était concentrée sur la disposition réciproque des globes oculaires, devient très-manifeste après la guérison du strabisme.

Néanmoins, il faut en convenir, toutes les opérations de strabisme dans lesquelles on a ouvert très-largement la capsule, et qui sont suivies d'une insuffisance notable du muscle reculé, laissent après elles, dans la hauteur des fentes palpébrales, une différence plus choquante que celle que nous venons de signaler. Il semble que le débridement exécuté dans une telle opération donne lieu à une propulsion permanente de l'œil, semblable à celle que nous observons passagèrement dans les inflammations de la capsule de Tenon avec boursouflement du tissu cellulaire qui entre dans sa constitution.

Si l'écartement des paupières se combine à une certaine procidence du globe de l'œil, le meilleur moyen d'y remédier est de diminuer, par la tarsoraphie, la longueur de la fente palpébrale, procédé qui a déjà été exposé (t. I, p. 623). Si l'écartement exagéré de la fente palpébrale ne s'accompagne d'aucune procidence du globe oculaire, il vaut bien mieux, pour l'effet cosmétique, ne pas réduire la grandeur apparente de l'œil opéré, mais rétablir la symétrie en élargissant l'autre fente palpébrale par l'opération du blépharophimosis (t. I, p. 617).

C. L'enfoncement de la caroncule succède fréquemment aux opérations de strabisme, où, comme dans l'ancienne méthode, on a ouvert la conjonctive assez loin du bord de la cornée, et où, après avoir pratiqué, dans la muqueuse, une large plaie, on n'a pas pris le soin d'en faire l'occlusion. Or, cet enfoncement de la caroncule peut nécessiter l'intervention du chirurgien ; car, non-seulement il est disgracieux, mais encore il peut faire juger excessif l'effet d'une opération qui n'est que suffisant. L'observateur voyant, sur l'œil opéré, une plus grande partie de la sclérotique que sur l'autre œil, suppose assez naturellement le premier, dont la caroncule est enfoncée, plus dévié en dehors qu'il ne l'est en réalité.

On remédie à cet inconvénient par un procédé très-simple. On incise verticalement la conjonctive en dedans et tout près de la cicatrice laissée par l'opération. On décolle la conjonctive des deux côtés; mais surtout en dedans, pour détruire les adhérences qui unissent la caroncule à la nouvelle insertion du muscle. On attire en avant cette portion de la conjonctive et la caroncule elle-même ; puis on réunit par deux ou trois points de suture très-fins qu'on enlève deux jours après.

BIBLIOGRAPHIE.

BUFFON. Dissertation sur la cause du strabisme, ou des yeux louches. (*Mémoires de l'Acad. de Paris*, 1743, et *Hist. nat.*, Supplem., t. III.)

TAYLOR (Johann). Mechanismus oder neue Abhandlung von der künstlichen Zusammensetzung des menschl. Auges. In-8°, p. 288, 1 pl. Frankfurt, 1750 ; édition française, in-8°, p. 406, 5 pl. Paris, 1785.

ESCHENBACH. Bericht von dem Erfolge der Operationen des englischen Oculisten, Ritter v. Taylor in verschiedenen Stædten Deutschlands, namentlich in Rostock. In-8°. Rostock, 1752.

FISCHER (Joh. Nepomuck). Theorie des Schielens, veranlasst durch einen Aufsatz des Grafen von Büffon über diesen Gegenstand. In-8°, p. 71. Ingolstadt, 1781.

GRAVES (Robertus). De strabismo. Diss. in-8, p. 50. Edinburgi, 1788.

TENON. Mémoires d'anatomie et de physiologie. Paris, 1806.

ROUX. Observation d'un strabisme divergent de l'œil droit, guéri sur un sujet adulte qui en était affecté depuis son enfance. (Extrait du *Journ. génér. de médecine* ou *Recueil périod. de la Soc. de méd. de Paris*, avril 1814, broch., in-8°, p. 14, Paris, 1814; contient l'observation du strabisme de Roux opéré plus tard.)

DALRYMPLE (John). The Anatomy of the human eye (*Capsule fibreuse de l'œil*, p. 166, London, 1834).

HUECK (Al.). Die Axendrehung des Auges. In-4°, p. 35, 1 pl. Dorpat, 1838.

STROMEYER (Louis). Beiträge zur op. Orthopædik oder Erfahrungen über die subcutane Durchschneidung verkürzter Muskeln u. deren Sehnen. In-8°, p. 153. Hanovre, 1838.

PAULI. Critique du livre de Stromeyer dans *Schmidt's Jahrbücher*, t. XXIV, p. 347, 1839.

DIEFFENBACH. Ueber die Heilung des angebornen Schielens mittels Durchschneidung des innern graden Augenmuskels. (*Med. Zeitschrift vom Vereine für Heilkunde in Preussen*, n° 46, 1839, 13 novembre.)

MELCHIOR. De strabismo. Hauniæ, 1839. (Mémoire, in-8°, 75 p., qui ne renferme rien relativement à l'opération.)

ENDER (Fr. G.). De horoptere et strabismo. Diss. in-8°, p. 33. Berolini, 1839.

DIEFFENBACH. Heilung von Strabismus convergens mittels Durchschneidung des Musculus rectus internus des rechten Auges. (*Med. Zeitschrift v. V. f. H. in Preussen*, n° 6, 1840.)

— Heilung von Strabismus convergens mittels Durchschneidung des Musculus rectus oculi internus. (*Ibid.*, n° 7.)

CUNIER (Florent). Sur la myotomie appliquée au traitement du strabisme. (*Ann. d'ocul.*, t. III, p. 122 et 260, 1840.)

— Sur la myotomie appliquée au traitement du strabisme. (*Ibid.*, t. IV, p. 26, octob. 1840.)

GUÉRIN (Jules). Nouveau procédé de section sous-conjonctivale des muscles de l'œil dans le traitement du strabisme. (*Ann. d'ocul.*, t. IV, p. 96, nov. 1840.)

NITSCHE. Dissertatio de strabismo. Lipsiæ, 1840.

DIEFFENBACH. Vorläufige Bemerkungen über die Operation des Schielens. (*Casper's Wochenschrift*, n° 27, 1840.)

SEDILLOT. Betrachtungen über das Schielen und Durchschneiden eines oder mehrerer Augenmuskeln. (*Neue Notizen aus dem Gebiete der Natur- u. Heilk. von Froriep*, t. XV, n° 19, sept. 1840.)

NEUBER. Ueber das Schielen der Augen, dessen Ursachen u. Behandlung, etc. Cassel, 1840.

LUCAS (J. Bennet). A practical Treatise on the cure of strabismus or squint by operation and by milder treatment with some new views of the anatomy and physiology of the muscles of the human eye. In-8°, p. 91, 1 pl. London, 1840.

DUFFIN (W. Edward). Practical Remarks on the new operation for the cure of strabismus or squinting. London, 1840.

CAIRAL (J. V.). Du strabisme proprement dit ou vue louche, de ses causes et de son traitement curatif. In-8°, p. 64. Verdun, 1840.

PHILLIPS. La Chirurgie de Dieffenbach, 1re partie. Berlin, 1840.

BURTZ. Ueber das Schielen. (*Med. Zeitschrift v. V. f. H. in Preussen*, n° 9, 1840.)

AMMON (de). Briefliche Mittheilung betreffend die Behandlung des Strabismus durch die Myotomie. (*Ibid.*, n° 24.)

BUSSE. Heilung des Schielens durch Myotomie. (*Ibid.*, n° 28.)

AMMON (de). Zur Heilung des Strabismus durch die Myotomie. (*v. Ammon's Monatsschrift*, t. III, H. 3, 1840.)

— Die Behandlung des Schielens durch den Muskelschnitt. Ein Sendschreiben an Dieffenbach. Berlin, 1840.

BRAUN (J. B.). Ueber die Heilung des Schielens durch den Sehnenschnitt. Diss., in-8°, p. 19. Tübingen, 1840.

DULK. De strabismo nonnulla. Diss. in-8°, p. 23. Berolini, 1840.

TEICHMANN. De strabismo per myotomiam sanando quædam. Diss. in-8°, p. 25. Halæ, 1840.

VAN STEENKISTE. Notice sur l'opération du strabisme. (Bruxelles, 1840, et *Arch. de la méd. belge*, année 1840.)

ZEIS. Les taies de la cornée comme cause étiologique du strabisme. (*Schmidt's Jahrbücher*, t. XXVII, p. 375, 1840.)

— Einige Bemerkungen über die Operation des Strabismus. (*v. Ammon's Monatsschrift*, t. III, H. 5, 1840.)

BAUMGARTEN. Erfahrungen über den Strabismus, etc. (*Ibid.*)

FRANKE (C. G.). Erfahrungen über den Muskelschnitt bei Strabismus. (*Ibid.*)

HARTCOP. De strabismo. Diss. in-8°, p. 37. Lipsiæ, 1840.

FRICKE. Ueber die Operation zur Heilung des Strabismus (Myotomie ocularis). (Hamburg, *Zeitschr. f. d. ges. Med.*, t. XV, H. 2, 1840.)

SZOKALSKI. De l'influence des muscles obliques de l'œil sur la vision et de leur paralysie. (*Ann.* et *Bullet. de la Soc. de méd. de Gand*, p. 310, sept. 1840.)

JASMUND. Ueber die eigentliche Ursache des Schielens. (*v. Graefe u. v. Walther's Journal*, t. XXVIII, H. 4, 1840.)

ENDER. Vom Schielen u. der Heilung desselben durch Operation (Strabismus concomitans, doublex, incongruus, etc.). (*Rust. Magaz.*, t. LVII, H. 1, 1840.)

WOLFF (Ph. H.). Neue Methode der Operation des Schielauges durch subcutane Tenotomie. Berlin, 1840.

TYRELL. A practical Work on the diseases of the eye and their treatment medically, topically and by operation. London, 1840. (Voyez pour l'*étiologie du strabisme*, sect. 10).

MELCHIOR. De myotomia oculi. Diss. in-8°, p. 93. Hauniæ, 1841.

PÉTREQUIN. Nouvelles recherches sur la myotomie oculaire appliquée à la cure du strabisme. (*Ann. d'ocul.*, t. IV, p. 258, mars 1841).

PHILLIPS (Ch.). Du bégaiement et du strabisme, etc. Nouvelles recherches. Paris, 1841.

— Du strabisme. (*Gaz. des hôp.*, n° 6, 1841, broch. in-8, p. 126).

— De la ténotomie sous-cutanée, etc. Paris, in-8, p. 416, 11 pl. 1841.

— De la guérison du strabisme par la myotomie. (*Bullet. de thérap.*, févr. 1841, et *Gaz. méd.*, n° 33, 1841.)

BAUDENS. Leçons sur le strabisme et le bégayement, faites à l'hôpital du Gros-Caillou. Paris, in-8, p. 127, 1 pl. 1841.

— Observations pratiques sur le strabisme. (*Gaz. des hôp.*, n° 33, 1841.)

GUÉRIN (J.). Traité de l'étiologie générale du strabisme. (*Gaz. méd.*, n° 6, p. 209, 1841.)

— Recherches sur l'anatomie des muscles obliques de l'œil et sur leur intervention dans le strabisme. (*Ann. d'ocul.*, t. V, p. 203, 1841.)

UNNA. Zusammenstellung der im Auslande bis jetzt gemachten Erfahrungen und mitgetheilten Ansichten über den Strabismus und vorzugsweise über dessen Operation. (*Fricke's Zeitschr. f. d. ges. Med.*, t. XIV, H. 3, 1841.)

RUETE. Neue Untersuchungen u. Erfahrungen über das Schielen u. seine Heilung. In-8°, p. 148. Göttingen, 1841.

WOLFF (E.). Die sichere Heilung des Schielens nach den neuesten Erfahrungen dargestellt. In-8°, p. 100, 1 pl. Breslau, 1841.

BAUMGARTEN (M.). Das Schielen und dessen operative Behandlung nach eigenen Beobachtungen u. Erfahrungen wissenschaftlich dargestellt. Dresden, 1841.

RIEGLER. Ueber Strabismus u. Luscitas. (*v. Ammon's Monatsschrift*, t. III, H. 6, 1841.)

KEIL. Das Schielen und dessen Heilung nach Dieffenbach's Erfindung. In-8°, p. 36. Berlin, 1841.

PROSKE. Diss. de myotomia et tenotomia oculari. Diss. inaug., in-8°, p. 39. Vratislaviæ, 1841.

LANDOUZY. Lettre sur le strabisme et le bégaiement. Reims, in-8°, p. 31, 1841.

DIX. A Treatise on strabismus or squinting, and the new mode of treatment, illustrated with engravings and cases. In-8°. Boston, 1841.

BOYER (Lucien). Sur la section des tendons des muscles de l'œil et sur leur réunion chez le cheval. (*Gaz. méd.*, n° 3, 1841.)

— Nouveau procédé de la strabotomie. (*Gaz. des hôp.*, août 1841, et *Ann. d'ocul.*, t. V, p. 222.).

BONNET. Recherches nouvelles sur l'anatomie des aponévroses et des muscles de l'œil, pour servir à la guérison du strabisme. (*Bullet. de thérap.*, t. XX, p. 114, 1841.)

— Traité des sections tendineuses et musculaires dans le strabisme, la myopie, etc. p. 664, avec atlas de 16 pl. Lyon, 1841.

Cunier (F.). De la myotomie appliquée au strabisme. Bruxelles, 1841.

— Note pour servir à l'histoire de l'opération du strabisme. (*Ann. d'ocul.*, t. V, p. 38, 1841.)

— De la division des deux droits internes dans certains cas de strabisme convergent. (*Ibid.*, p. 135.)

Fleussu. De la suture de la plaie conjonctivale après l'opération du strabisme. Bruxelles, 1841.

Verhaeghe. Mémoire sur le strabisme. Bruges, in-8, p. 78, 1 pl. 1841.

Binder. Die Radicalcur des Schielens nach Dieffenbach. (*Weitenweber's Beiträge*, Jul. u. Aug. 1841.)

Marcus. Beitrag zur Operation des Strabismus convergens. (*Pfaff's Mittheilungen*, Jahrg. VII, H. 1 u. 2, p. 38, 1841.)

Neumann. Zwei Fälle von Strabismus convergens durch Myotomie geheilt, etc. (*Casper's Wochenschrift*, n° 4, 1841.)

— Ueber die Operation des Schielens u. Stotterns. (*Organ f. ges. Heilkunde*, p. 443, 1841.)

Hoering. Myotomia ocularis. (*Wurt. med. corresp. Bl.*, n° 7, p. 55, 1841.)

Fabiani. Einige Bemerkungen über die Operation des Schielens. (*Oestr. med. Jahrb.*, März 1841.)

Dieffenbach. Heilung der geringeren Grade des Schielens ohne Muskeldurchschneidung (Ausschneidung einer Conjunctivalfalte). (*Casper's Wochenschrift*, n° 36, 1841.)

— Ueber die Durchschneidung der Sehnen u. Muskeln. In-8°, p. 316, 20 pl. Berlin, 1841.

Franz (J. Ch.). Luscitas, etc. London, *Med. Gaz.*, t. XXVII, pag. 40, 1841. (La première opération de strabisme en Angleterre, 10 avril 1840.)

Velpeau. De l'opération du strabisme. (*Gaz. des hôp.*, n° 8, 1841.)

— Du strabisme. Paris, in-8, p. 180, 1841.

Cunier (F.). Suture de la conjonctive après l'opération du strabisme. (*Ann. d'ocul.*, t. VI, p. 49, oct. 1841.)

— Excision d'un lambeau de conjonctive et réunion des bords de la plaie au moyen de la suture pour remédier à la saillie du globe oculaire et au strabisme externe consécutifs à l'opération du strabisme interne. (*Ibid.*, p. 95, nov. 1841.)

Dufresse-Chassaigne (J. E.). Traité du strabisme, etc. Paris, in-8, p. 145, 1841.

Mackenzie (William). The cure of strabismus by surgical operation. In-8°, p. 30. London, 1841.

Radclyffe-Hall. Observation on strabismus. (*London med. Gaz.*, janv. 1841.)

Bouvier. Cicatrice musculaire après l'opération du strabisme. (*Gaz. méd. de Paris*, n° 3, 1841.)

Defer. Examen du strabisme et du bégayement. In-8°, p. 45, 3 pl. Paris, 1841.

Simonin. Du strabisme. Opérations pratiquées pour sa guérison. Nancy, in-8, p. 38, 1841.

Bourgery. Traité complet d'anatomie, etc., s'occupant spécialement de la ténotomie. Paris, 1841.

STOEBER. De l'opération du strabisme. (*Gaz. méd. de Strasbourg*, n° 11, 1841.)

MAISONNEUVE. Strabisme par paralysie. (*Gaz. des hôp.*, n° 34, 1841.)

TREZZI. De l'application de la ténotomie au strabisme. (*Omodei Ann. univ.*, avril 1841.)

BARONI. Opération du strabisme. (*Il Raccogliatore med.*, avril et mai 1841.)

EISENMANN. Vorschlag zur Behandlung des Schielens durch Electricität. (*Haeser's Archiv*, t. II, H. 3, 1841.)

CALDER (W. GRANT). Practical hints on the cure of squinting by operation. In-8°, p. 96. London, 1841.

MULDER (J. A.). Verhandeling over het Scheelzien en derselft Behandeling voornamelyk door de oogspiersnede (Myotomia ocularis) mit waarnemingen gestaafd. Utrecht, 1841.

LEE. On stammering and squinting, and on the methods for their removal. London, 1841.

CLAY (Charles). Operations of strabismus. (*Lancet*, janv. 1841.)

DIXON. Des succès de la strabotomie. (*London med. Gaz.*, nov. 1841.)

LIETCH. De l'opération du strabisme et de la fonction des muscles obliques. (*Edinb. monthly Journ.*, mars 1841.)

HALL. Observations sur le strabisme. (*London med. Gaz.*, janv. 1841.)

BARKER. Des insuccès de la strabotomie. (*Ibid.*, août 1841.)

ADAMS. Du strabisme et de la divergence de l'œil après la strabotomie. (*Prov. med. and surg. Journ.*, févr. 1841, et *Gaz. méd. de Paris*, n° 26, 1841.)

LUCAS. De la section des deux muscles droits internes, etc. (*Ibid.*)

GUTHRIE (W. G.). Rapport sur le succès des strabotomies faites à Westminster ophthalm. Hospital, du 18 avril au 30 oct. 1840 (*Med. chir. Rev.*, janv. 1841, p. 241.)

BABINGTON. Examen d'un muscle de l'œil fait un mois après la strabotomie. (*Lond. med. Gaz.*, 1841 et *Froriep's Notizen*, t. XVIII, n° 16, 1841.)

HEWETT. Dissection d'un cas de strabisme après la strabotomie. (*Lond. med. Gaz.*, janv. 1841, et *Ann. d'ocul.*, t. V, p. 37, avril 1841.)

ELLIOT. Du traitement du strabisme. (*Edinb. med. Journ.*, avril 1841.)

SCANDELLARI. Du strabisme. (*Bullet. delle scienze med.*, août et sept. 1841.)

BELLINI. Du strabisme. (*Il Raccogliatore med.*, 1841.)

ROSSI. Guérison du strabisme convergent par la myotomie. (*Bullet. delle scienze med.*, nov. et dec. 1841.)

FORLIVESI. Du strabisme et du bégayement. (*Il Raccogliatore med.*, 1841, et *Gaz. méd. de Paris*, n° 38, 1841.)

BELL (Charles). Practical Essay. Edinburgh, 1841.

PAULI (J.). Ophthalmomyotome caché. (*Haeser's Archiv*, t. II, Heft 4, 1841.)

WINTER. Ueber das Schielen und dessen Heilung. Diss., p. 36. Wien, 1841.

BEGER (J. H.). Strabismus, dessen Entstehung, Wesen u. Behandlung. (Literatur in *Canstatt's Jahresbericht*, t. II, p. 1-100, 1841.)

ARLT. Beitræge zur Lehre vom Schielen u. dessen Heilung durch den Muskelschnitt. (*Oesterr. med. Jahrb.*, janv., févr. et mars 1842, et *Schmidt's Jahrb.*, t. XXXV, p. 223.)

BONNET. Des muscles et des aponévroses de l'œil. (*Ann. d'ocul.*, t. VII, p. 141, 201 et 237, juillet, août et sept. 1842.)

PHILIPPE. Recherches théoriques et pratiques sur le strabisme, suivie d'une modification essentielle de l'opération. In-8°, p. 26. Bordeaux, 1842.

RIECKE (L. S. von). Ueber den Sehnenschnitt. Diss. in-8°, p. 42. Tübingen, 1841.

MARTIN (C.) Memoria por strabismo. In-8°. Madrid, 1842.

SCHERRER. Note pour servir à l'histoire de l'anatomie de la capsule fibreuse de l'œil. (*Ann. d'ocul.*, t. VIII, p. 143, déc. 1842.)

HEIFELDER. Strabismus et Myotomia ocularis. (*Heidelberger med. Ann.*, 1842.)

GUÉRIN (J.). De l'opération sous-conjonctivale du strabisme. (*Gaz. méd. de Paris*, n° 6, 7, 10, 13 et 21, 1842.)

DIEFFENBACH. Ueber das Schielen u. die Heilung desselben durch die Operation. In-8°, p. 220, 3 pl. Berlin, 1842.

VIERORDT. Beitræge zur Pathologie und Therapie des Schielens. (*Heidelb. med. Ann.*, t. VIII, H. 1, 1842.)

FISCHER. Beobachtungen über die Operation des Strabismus. (*Jahrb. des ærztl. Vereins zu München*, H. 1, 1842.)

LOESER. Zur Heilung des Strabismus durch die Myotomie (*Meklenb. med. Convers.-Bl.*, n° 8, 1842.)

FLOR. Ueber die Heilung des Schielens durch die Operation. (*Oesterr. med. Jahrb.*, avril 1842.)

VELPEAU. Du strabisme. Suppl. aux Nouv. Élém. de méd. opér., p. 180. Paris, 1842.

BOINET. Du strabisme et de son traitement, etc. (*Journ. des connaiss. méd.-chir.*, janv., févr., mars et mai 1842, brochure in-8°, p. 44. Paris, 1842.)

ROGNETTA. Du strabisme. (*L'Expérience*, n°s 271, 272, 273, 274 et 276, 1842.)

PÉTREQUIN. De la valeur de la strabotomie, etc. (*Revue méd. franç. et étrang.*, févr. 1842.)

PEYRÉ. Traité du strabisme et de sa cure radicale par la section musculaire, etc. Paris, 1842.

PAMARD. Remarques sur l'opération du strabisme. (*Archiv. de la méd. belge*, juillet 1842.)

BOYER (Lucien). Recherches sur l'opération du strabisme (Mém. présenté à l'Académie royale des sciences, in-8°, p. 297, 10 pl. Paris, 1842).

PAUL. Compte rendu de 320 opérations de strabisme pratiquées à Nancy et à Metz par P. C. J. F. Carron du Villards. In-8°, 15 p. Luxembourg, 1842.

HABAÏBY. Essai sur le strabisme (thèse de Strasbourg, 1842).

WOLF. Des accidents qui peuvent accompagner ou suivre l'opération du strabisme (thèse de Strasbourg, 1842).

BOLTON. A Treatise on strabismus, with a description of a new instrument designed to improve the operation, etc. Richmond, 1842.

POST. Observation on the cure of strabismus, etc. New-York, 1842.

ESTLIN. Report of the result of the operation for the cure of strabismus in a hundert patiens. (*Prov. med. and surg. Journ.*, July 1842.)

CAPUNO. Riflessioni pratiche sullo strabismo. Napoli, 1842.

PAPPANI. Traité de la strabotomie. (*Giorn. per servire ai progr.*, etc., août et sept. 1842.)

MALZINI. Dello strabismo e della miotomia dell' occhio Dess. Milano, 1842.

RITTERICH. Das Schielen und seine Heilung. In-8°, p. 143, 1 pl. Leipzig, 1842.

CUNIER (F.). De la suture de la conjonctive après la section du muscle droit interne dans le strabisme convergent (avec une planche). (*Ann. d'ocul.*, t. IX, p. 30, avril 1843.)

BERNARD (Paul). Opération pratiquée avec succès pour remédier à la saillie, à la déviation et à la perte de mouvement d'un œil, consécutives à l'opération du strabisme. (*Ibid.*, p. 41.)

PÉTREQUIN. Recherches sur l'insertion précise des muscles de l'œil à la sclérotique, etc. (*Ibid.*, t. X, p. 120, sept. 1843.)

GUÉRIN (J.). Du strabisme optique. (*Gaz. méd. de Paris*, n°s 13 et 14, 1843.)

— Mémoire sur l'étiologie générale du strabisme. In-8°, p. 71. Paris, 1843.

PHILIPPE. Nouveau procédé de strabotomie. (*Ibid.*, avril 1843, et *Froriep's Notizen*, n° 570, 1843.)

LEONHARD. Beitrag zur Operation des Schielens. (*Med. Zeitschr. v. V. f. Heilkunde in Preussen*, n° 2, 1843.)

GEROLD. Die Zerschneidung der Muskeln des Auges. (*Caspar's Wochenschrift*, n° 5, 1843.)

GULZ. Die Behandlung eins Schielauges mittelst der Conjunctivalnath. (*Oesterr. med. Wochenschr.*, n° 24, 1843.)

AMMON (DE). Verhandlungen über die Schieloperation in der Versammlung deutscher Aerzte zu Braunschweig, etc. (*v. Walther's u. v. Ammon's Journal*, t. II, 1843.)

BOUVIER. De la myotomie oculaire contre le strabisme, etc. (*Revue méd.*, févr. 1843.)

DAVIERS. Procédé pour la section des muscles de l'œil. (*Bullet. de la Soc. de méd. d'Angers*, t. II, F. 2 ; *Ann. d'ocul.*, t. X, p. 284, déc. 1843.)

SPERINO. Riepilogo di un quadro analitico di 40 casi di strabismo curato colla miotomia oculare. (*Giornale della scienze med. di Torino*, jan. 1843.)

ZULUETA. Sur la cure du strabisme par la myotomie. (*Repertorio med. period. mensuel que publica la Sociedad de emulacion de Barcelona*, 1842 ; *Ann. d'ocul.*, t. X, p. 188, oct. 1843.)

HEIFELDER. Beitræge zur Heilung des Schielens durch Muskeldurchschneidung. (*Baier. Corresp.-Bl.*, n° 3, 1844.)

DAVIERS. Opération du strabisme. (*Ann. d'ocul.*, t. XI, p. 154, mars 1844.)

NEVERMANN. Ilias post Homerum, comme curiosité relative à la strabotomie. (*Ibid.*, t. XII, p. 237, déc. 1844.)

CUNIER (F.). Note sur l'histoire du strabisme. (*Ibid.*, p. 250.)

SCHINDLER. Instrument zur Verrichtung der Myotomia ocularis. (*Allgem. Zeitung f. Chirurgie*, n° 44, 1844.)

STEINHAUSEN. Strabismus. (*Rust's Magazin*, LXIII, H. 3, 1844.)

BOYER (L.). Recherches sur l'opération du strabisme. In-8°, p. 144, 2 pl. Paris, 1844. (*Deuxième mémoire.*)

JOBERT (de Lamballe). De la position vicieuse du globe oculaire après la strabotomie. (*Gaz. des hôp.*, t. VI, n° 107, 1844.)

LARGHI. D'une nouvelle méthode de myotomie sous-cutanée pour la section des muscles obliques. (*Gaz. méd. de Paris*, n° 27, 1844.)

BUROW. Resultate der Beobachtungen an 137 Schieloperationen. In-4°, p. 28. Königsberg, 1844.

BÖHM. Das Schielen und der Sehnenschnitt in seinen Wirkungen auf Stellung u. Sehkraft der Augen. In-8°, p. 447, 1 pl. Berlin, 1845.

BOUVIER. Mémoires sur le strabisme et la myotomie oculaire. In-8°, p. 32. Paris, 1844.

PHILIPPE. Considérations pratiques sur la myotomie oculaire, etc. (*Journ. de méd. de Bordeaux*, févr. 1845, et *Ann. d'ocul.*, t. XIII, p. 1845.)

GUÉPIN (de Nantes). Quelques mots sur la myotomie oculaire. (*Ibid.*, t. XIV, p. 161, oct. 1845.)

MENSERT. Bedenkingen en Mededeelingen aangaande de oogspierdoorsnyding (Myotomia ocularis) ter verhelping van het Scheelzien. In-8°, p. 77. Amsterdam, 1845.

RUETE. Das Ophthalmotrop. In-8°, p. 42, 2 pl. Göttingen, 1846.

TARGUOT. Strabisme guéri par le déplacement accidentel de la pupille, etc. (*Ann. d'ocul.*, t. XIV, p. 22, janv. 1846.)

BRETT. Opérations de strabisme. (*Lancet*, avril 1846.)

VAN DEURS. Doppeltsehen und Schielen. (*Oppenheim's Zeitschrift*, t. XXXII, p. 528, 1846.)

DONDERS. Beitrag zur Lehre von den Bewegungen des menschlichen Auges. (*Holl. Beiträge zu den anat. u. physiol. Wissenschaft*, t. I, p. 146, 1846.)

FRITSCHE. De myotomia ad sanandam myopiam, presbyopiam, nystagmum, amaurosin et erethismum oculorum. Diss. in-8°, p. 33, 1846.

BREUNING. Tenotomische Lückenbüsser. (*Wiener med. Zeitschr.*, sept. 1846.)

HEYNES WALTON. Du strabisme et de sa guérison par l'opération. (*Med. Times*, janv. 1847.)

FROEBELIUS. Schieloperationen. (*Med. Zeitschr. Russlands*, Jahrg. IV, n° 26, 1847.)

CARON DU VILLARDS. De l'influence du strabisme sur l'exercice de plusieurs professions. Strasbourg, 1847.

SICHEL. Sur une espèce de diplopie binoculaire musculaire non encore décrite. (*Ann. d'ocul.*, t. XIX, p. 194, mai et juin 1848.)

GUÉRIN (J.). Rapport sur les résultats obtenus par M. le docteur J. Guérin dans l'opération du strabisme par MM. Blandin, P. Dubois, Jobert, Louis, Rayer et Serres. (*Ann. d'ocul.*, t. XXI, p. 75 et 143, 1849.)

DEVAL (Ch.). De la cautérisation de la conjonctive dans quelques cas de strabisme paralytique. (*Ann. d'ocul.*, t. XXII, p. 186, déc. 1849.)

BADIN-D'HURTEBISE. De la paralysie du nerf moteur oculaire externe. (*Ibid.*, p. 3 et 49 juillet et août 1849.)

CORVISART. Sur le strabisme droit ou direct. (*Arch. gén. de méd.*, sept. 1849, et *Ann. d'ocul.*, t. XXII, p. 195, déc. 1849.)

BORELLI. Sur le strabisme droit ou direct. (*Gaz. méd. de Paris*, n° 38, 1850, et *Ann. d'ocul.*, t. XXIII, p. 90, août 1850.)

BUSCH. Action du muscle oblique sup. (*Müller's Archiv*, H. IV, 1852.)

PHILLIPS. Quelques réflexions sur la classification du strabisme par M. Corvisart. (*Gaz. des hôpit.*, n° 36, 1850.)

DEVAL (Ch.). Observations cliniques sur la paralysie des troisième et sixième paires cérébrales. (*Ann. d'ocul.*, t. XXIII, p. 147, avril 1850.)

HARE. Paralysie complète du nerf oculo-moteur, causée par la pression d'un anévrysme de l'artère cérébelleuse commune postérieure. (*Lond. med. Gaz.*, janv. 1850.)

LENOIR. Des opérations qui se pratiquent sur les muscles de l'œil. Paris, 1850.

TAVIGNOT. Paralysie de la sixième paire ; guérison au moyen de la cautérisation conjonctivale. (*Gaz. des hôp.*, n° 127, 1851.)

NONAT. Guérison d'un strabisme périodique par le sulfate de quinine. (*Ibid.*, n° 7, 1851.)

PROBST (C. F. B.). De strabismo. Diss. in-8°, p. 30, 1851.

FROEBELIUS. Paralysis musculi recti externi, cum hebetudine visus oculi sinistri et diplopia, etc. (*Med. Zeitung Russlands*, n° 21, 1851.)

RODRIGUES. Paralysie du nerf oculaire externe, etc. (*Ann. d'ocul.*, t. XXV, p. 84, mars 1851.)

DONDERS. Paralysie soudaine du nerf oculo-moteur de l'œil gauche, terminée par la guérison. (*Nederlandsch Lancet*, janv. 1851, et *Ann. d'ocul.*, t. XXV, p. 103, mars 1851.)

CLAVEL. Des fonctions des muscles obliques de l'œil. (*Arch. gén. de méd.*, 1851, et *Ann. d'ocul.*, t. XXVI, p. 180, déc. 1851.)

HEIFELDER (Oscar). Strabisme convergent, myotomie oculaire. (*Prag. Vierteljahrschrift*, t. XXXI, p. 24, 1851.)

GUILLABERT. Du strabisme chez les enfants. (*Gaz. des hôpit.*, n° 23, 1851.)

TAVIGNOT. Nouvelle méthode opératoire du strabisme par la ligature temporaire. (*Journ. des connaiss. méd.-chir.*, 15 et 19 févr. 1852.)

HIRSCHLER. Ueber die Læhmung der Augenmuskeln. (*Zeitschr. f. rat. Medicin*, n°s 36, 37, 39 et 40, 1852.)

HANNOVER. Cas particulier de diplopie. (*Ann. d'ocul.*, t. XXVIII, p. 182, sept. 1852.)

DU BOIS-REYMOND. Ueber eine orthopædische Heilmethode des Schielens. (*Müller's Arch.*, H. V, 1852.)

STRUTHERS (John). Des nerfs de l'orbite. (*Ann. d'ocul.*, t. XXIX, p. 3 et 83, janv. et févr. 1853.)

— Observation de paralysie du nerf moteur oculaire commun suivie de remarques. (*Ibid.*, p. 251, juin 1853.)

FICK. Die Bewegungen des menschlichen Auges. (*Zeitschr. f. rat. Med.*, IV, H. 1, p. 101, 1853.)

BLODIG. Strabisme survenu pendant les quatre grossesses d'une femme. (*Zeitschr. d. G. d. Wien. Aerzte*, févr. 1853.)

MARCÉ. Paralysie double du nerf oculo-moteur. (*Gaz. des hôpit.*, n° 60, 1853.)

GRAEFE (A. de). Deux cas de paralysie de l'oculo-moteur. (*Deutsche Klinik*, n° 16, 1853.)

— Remarques sur l'opération du strabisme et sur son traitement curatif. (*Ibid.* n° 35, 1853.)

SCHREINER. Considérations sur l'opération du strabisme. Thèse de Strasbourg, 1853.

VELPEAU. Sur l'opération du strabisme. (*Gaz. des hôpit.*, n° 23, 1853.)

FROEBELIUS. Zur Technik der Schieloperation. (*Med. Zeit. Russlands*, n° 27, 1853.)

PARIS. Du strabisme et de sa guérison par les exercices. (*Bullet. de thérap.*, déc. 1853.)

HOLTHOUSE. Six lectures on the pathology of Strabismus and its treatment by operation. London, 1854.

DEVAL (Ch.). Du strabisme paralytique et de son traitement par la cautérisation de la conjonctive scléroticale. (*Union méd.*, n°s 1 et 2, 1854.)

FRANCÈS. De la paralysie de la troisième paire. (*Arch. d'ophthalm.* de Jamain, t. II, p. 5, août 1854.)

VELPEAU. Procédé pour l'opération du strabisme. (*Abeille méd.* et *Journ. de méd. de Bruxelles*, t. XVIII, p. 441, 1854.)

GRAEFE (A. v.). Beitræge zur Physiologie u. Pathologie der schiefen Augenmuskeln. (*Archiv f. Ophthalm.*, I, A. 1, p. 1, 1854.)

— Sectionsbefund nach Oculo-motorius Læhmung. (*Ibid.*, I, A. 1, p. 433, et II, A. 1, p. 282, 1855.)

— Ausnahmsweises Verhalten der Augenbewegungen bei Paralyse des n. abducens. (*Ibid.*, I, A. 2, p. 312, 1855.)

— Neue Fælle von Trochlearislæhmung. (*Ibid.*, p. 313.)

— Ueber eigenthümliche noch unerklærliche Anomalien in der Projection der Netzhautbilder. (*Ibid.*, II, A. 1, p. 284, 1855.)

— Einige aussergewöhnliche Verletzungen. (*Ibid.*, p. 227.)

MEISSNER (Georg). Zur Lehre von den Bewegungen des Auges. (*Ibid.*, p. 1.)

KRAUSS. Nystagmus pendant la scarlatine. (*Med. Corresp. des Würtemb. ærzt. Vereins*, n° 3, 1855.)

BOUVIER (Meiss). Discours clinique sur les maladies chroniques de l'appareil moteur. (*Union méd.*, n°s 142, 147, 150, 1855.)

CHAVANNE. Observation de paralysie de la troisième paire. (*Arch. d'ophthalm.* de Jamain, t. IV, p. 72, févr. 1855.)

CRITCHETT. Observations pratiques sur le strabisme. (*Lancet*, mai 1855.)

KRIEGER. Ueber den Werth der Schieloperation. (*Deutsche Klinik*, n°s 5-8, 1855.)

WOLFF. Würdigung der subconjonctivalen Myotomie. (*Ibid.*, n° 30, 1855.)

STOEBER. Strabisme volontaire et alternatif de chacun des deux yeux, nécessaire pour l'accommodation de la vue. (*Gaz. de Strasbourg*, n° 3, 1855, et *Ann. d'ocul.*, t. XXXIII, p. 177, avril 1855.)

JOBERT. Paralysie du nerf oculo-moteur, etc. (*Gaz. des hôpit.*, n° 105, 1855.)

LARREY. Nystagmus double congénital. (*Arch. d'ophthalm.* de Jamain, t. IV, p. 272, juin 1855, et *Gaz. des hôpit.*, n° 105, 1855.)

GRAEFE (A. de). Fadenoperation bei Contracturparalyse der Augenmuskeln. (*Aerztl. Intellig.-Bl. f. Bayern*, n° 6, 1855.)

— Nachtrægliche Bemerkungen über Incongruenz der Netzhæute. (*Arch. f. Ophthalm.*, I, A. 2, p. 294, 1855.)

— De l'observation ophthalmoscopique de certaines actions des muscles de l'œil. (*Ibid.*, III, A. 1, p. 322, 1856.)

— De l'état de la pupille dans certains cas de paralysie de l'oculo-moteur. (*Ibid.*, III, A. 2.)

HEYMANN. Die Lehre vom Schielen nach den neueren Leistungen dargestellt. (*Schmidt's Jahrb.*, XCII, p. 115, 1856.)

RITTERICH. Zur Lehre vom Schielen. Leipzig, 1856.

ARLT. Læhmung der Muskeln die vom n. Oculo-motorius versorgt werden. (*Allgem. Wien. med. Zeit.*, n° 15, 1856.)

CASTORANI. Traité du strabisme. (*Compt. rend. de l'Acad. des sciences*, 28 juill. 1856.)

HOPPE. Trübungen der Hornhaut nach Schieloperationen. (*Med. Briefe v. Hoppe*, Fribourg, t. II, 1856.)

GRAEFE (A. v.). Beitræge zur Lehre vom Schielen und von den Schieloperationen. (*Arch. f. Ophthalm.*, III, A. 1, p. 177, 1857.)

— Verschwærung der Sclera nach einer Schieloperation. (*Ibid.*, A. 2.)

BOEHM. Der Nystagmus und dessen Heilung. Berlin, 1857.

CRITCHETT. Deux cas de strabisme, opération et traitement. (*Med. Times and Gaz.*, nov. 1857.)

HOLTHOUSE (Carsten). On squinting. London, 1858.

BADER. Report of operations performed at the Royal London ophthalm. Hospital. Strabismus. (*Ophthalm. Hosp. Rep.*, p. 253, 1858.)

GRAEFE (Alfred). Ueber die Stœrungen des gemeinschaftlichen Sehens. (*Deutsche Klinik*, n° 8, 1858.)

— Klinische Analyse der Motilitætsstœrungen des Auges. In-8°, p. 279. Berlin, 1858.

HEWSON. De la proéminence du globe après la méthode ordinaire de strabotomie. (*Amer. med.-chir. Review*, mars 1858.)

GRAEFE (A. v.). Ueber die Rücklagerung des musc. rect. sup. zu optischen Zwecken. (*Arch. f. Ophthalm.*, t. IV, A. 2, p. 261, 1858.)

STREATFLEID. Seven cases of Strabismus in one family. (*Ophthalm. Hosp. Rep.*, n° 6, p. 260, 1859.)

SCHUFT. Zur Lehre von der Wirkung und Læhmung der Augenmuskeln. In-8°, p. 30. Berlin, 1859.

NAKONY. Ueber den Nystagmus. (*Arch. f. Ophthalm.*, V, A. 1, p. 37, 1859.)

GRAEFE (Alfred). Beitrag zu der Lehre von dem Einfluss der Erregung nicht identischer Netzhautpunkte auf die Stellung der Sehachsen. (*Ibid.*, p. 127.)

— Ueber eigenthümliche pendelnde Bewegungen bei Fixationsversuchen frisch operirter schielender Augen. (*Ibid.*, V, A. 2, p. 211.)

BEUDOT. La paralysie syphilitique du nerf oculo-moteur. (*Union méd.*, n° 8, 1859.)

HASNER (A. v.). Seltener Fall von Strabismus. (*Allg. Wiener med. Zeit.*, n° 7, 1859.)

CRITCHETT. Observations pratiques sur le strabisme, etc. (*Clinique europ.*, n° 1, 1859.)

COLSON. Enfant strabique de l'œil droit, blessé d'un coup de flèche qui lui fait perdre l'œil gauche ; guérison du strabisme. (*Gaz. hebd.*, n° 29, 1859.)

FOERSTER. Ueber das Næherstehen der tieferen Doppelbider bei Trochlearisparalyse. (*Froriep's Notizen*, III, p. 11, 1859.)

STREATFIELD. Can the superior and inferior recti move the eye laterally ? (*Ophthalm. Hosp. Rep.*, avril 1859.)

WELLS. (John S.). Paralytic affections of the muscles of the eye. (*Ibid.*, p. 44, juillet 1859 ; p. 133, octobre 1859 ; p. 192, janvier 1860 ; p. 284, avril 1860, et p. 21, juillet 1860.)

GRAEFE (Alfred). Die Fœrster'sche Ansicht über das Næherstehen der tieferen Doppelbilder bei Trochlearisparalyse betreffend. (*Arch. f. Ophthalm.*, VII, A. 2, p. 109, 1860.)

BEYRAN. Paralysie syphilitique du nerf oculo-moteur externe. (*Union méd.*, n° 23, p. 361, 1860.)

LIZE. Remarques sur différentes variétés de paralysie du nerf oculo-moteur commun. (*Ibid.*, n°s 59 et 60.)

LAWSON. Nystagmus double amélioré par la section des muscles droits internes. (*Med. Times and Gaz.*, n° 16, 1860.)

FOURNIER. Paralysie du nerf oculo-moteur droit récidivant trois fois. (*Gaz. des hôp.*, n° 17, 1860.)

HOERING. Fælle aus dem Gebiete der Motilitætsstœrungen. (*Würtemb. Corresp.-Bl.*, n° 8, 1860.)

KÜCHLER. Die Schieloperation. (*Deutsche Klinik*, n° 21, 1860.)

COURSSERANT. Strabisme interne opéré, il y a vingt ans ; abduction extrême consécutive du globe, nystagmus, pupille artificielle, greffe du muscle droit interne sur la sclérotique. (*Gaz. des hôpit.*, n° 30, 1861.)

HUTCHINSON. De la paralysie des muscles de l'œil. (*Brit. med. Journ.*, n° 26, 1861.)

PASTERN (A. J.). Analecta ad strabismi operationem. Diss. in-8°, p. 31. Berolini, 1861.

DÉCONDÉ. Note sur le nystagmus. (*Arch. belg. de méd. mil.*, t. XXVII, p. 337, 1861, et *Ann. d'ocul.*, t. XLVI, p. 88, 1861.)

MAUNIER. Paralysie syphilitique de la sixième paire. (*Union méd.*, n° 64, 1861.)

GUÉPIN. Du strabisme, etc. (*Journ. de Bordeaux*, p. 145, avril 1861.)

GIRAUD-TEULON. Note sur un cas de rectification d'un strabisme divergent par l'emploi méthodique des lentilles prismatiques. (*Gaz. méd. de Paris*, p. 542, 1861.)

HIRSCHLER. Læhmung der mm. oculom. trochlearis und abducens. (*Wien. med. Halle*, II, p. 46, 1861.)

WUNDT. Beschreibung eines künstlichen Augenmuskelsystems zur Untersuchung der Bewegungsgesetze des menschlichen Auges im gesunden und kranken Zustande. (*Archiv f. Ophthalm.*, VIII, A. 2, p. 88, 1862.)

GRAEFE (A. v.). Ueber die musculære Astenopie. (*Ibid.*, p. 314.)

NAGEL. Ueber die ungleiche Entfernung von Doppelbildern, welche in verchiedener Hœhe gesehen werden. (*Ibid.*, p. 368.)

WALTON (HAYNES). Variétés et traitement du strabisme interne. (*Brit. med. Journ.*, oct. 1862.)

— Du strabisme externe. (*Ibid.*, déc. 1862.)

FANO. Mémoire sur la paralysie du muscle grand oblique de l'œil. (*Ann. d'ocul.*, t. XLVII, p. 6, févr. 1862.)

COURSSERANT. Déviation extrême de l'œil gauche en dedans. Paralysie complète du muscle droit externe ; opération, redressement du globe. (*Gaz. des hôpit.*, p. 398, 1862.)

FLEURY. Paralysie de la deuxième et de la troisième paire consécutive à une lésion de la cinquième paire survenue à la suite d'une chute sur la tête. (*Société de chirurgie*, séance du 31 déc. 1862, et *Union méd.*, n° 21, 1863.)

GIRAUD-TEULON. Leçons sur le strabisme et la diplopie. Paris, 1863.

MEYER (Ed.). Du strabisme, et spécialement des conditions du succès de la strabotomie. Thèse de Paris, 1863.

JAVAL (E.). Note sur un moyen de choisir les verres prismatiques pour le strabisme. (*Ann. d'ocul.*, t. L, p. 316, déc. 1863.)

DONDERS. Zur Pathogenie des Schielens. (*Arch. f. Ophthalm.*, IX, A. 1, p. 99, 1863.)

SCHUERMAN (Blæmert). Vergelykend onderzoek der beweginggen van het oog by Emmetropie en Ametropie. Utrecht, 1863.

GRAEFE (A. v.). Ueber die Vornæhung der Augenmuskelsehnen u. das Verhæltniss dieses Verfahrens zur Fadenoperation. (*Ibid.*, IX, A. 2, p. 48, 1863.)

HELMHOLTZ. Ueber die normalen Bewegungen des menschlichen Auges. (*Ibid.*, p. 135.)

MEYER (E.). Ein Instrument zur Messung des Schielgrades (Stratomètre). (*Ibid.*, p. 215.)

KNAPP. Ueber die Erfolge der Schieloperation. (*Klin. Monatsbl.*, p. 471, 1863.)

GRAEFE (Alfred). Hyperopie und Strabismus convergens. (*Ibid.*, p. 126, et p. 521.)

MOOREN. Hypermetropie und Strabismus. (*Ibid.*, p. 417.)

JAVAL (E.). Note sur la neutralisation et sur l'incongruence des rétines. (*Ann. d'ocul.*, t. LI, p. 76, mars 1864.)

— Une nouvelle méthode pour guérir le strabisme. (*Presse scientifique*, t. I, p. 584, mai 1864.)

LAURENCE (Zechariah). On some ophthalmic instruments. Strabismometre. (*The Ophthalm. Review*, n° 2, p. 126, 1864.)

— The optical defects of the eye. In-8°. London, 1864.

GRAEFE (A. v.). Cases of paralysis of the oculo-motorius. (*Ibid.*, n° 3, p. 216, 1864. Traduit *Berl. klin. Wochenschr.*, p. 98, 109 et 117, 1864.)

— Ueber die von Myopie abhängige Form convergirenden Schielens und seine Heilung. (*Arch. f. Ophthalm.*, X, A. 1, p. 156.)

BENEDIKT. Elektro-therapeutische und phys. Studien über Augenmuskellæhmungen. (*Ibid.*, p. 97.)

HULKE. A tabular review of 106 cases of squint treated by operation, with remarks. (*Ophthalm. Hosp. Reports*, p. 158, 1864.)

JAVAL (E.). Methode zur Heilung gewisser Fælle von Strabismus. (*Klin. Monatsbl.*, p. 404, 1864, et *Ann. d'ocul.*, 1865, t. LIV, p. 104.)

— Ueber den Widerwillen gegen das Einfachsehen. (*Ibid.*, p. 437, et *Ann. d'ocul.*, LIV, p. 123.)

LÉCORCHÉ. Du strabisme convergent et du strabisme divergent au point de vue médical et chirurgical. (*Arch. gén. de méd.*, p. 51, juillet 1864.)

ICARD. Paralysie du muscle oculo-moteur commun droit. (*Gaz. méd. de Lyon*, p. 308, 1864.)

DESMARRES (Al.). Paralysies des muscles de l'œil en particulier ; aperçu du strabisme. Thèse de Montpellier, 1864.

FRIEDREICH. Nystagmus observé dans plusieurs cas de dégénérescence de la substance blanche des colonnes postérieures de la moelle. (*Greifsw. med. Beitr.*, p. 43, 1864.)

GRAEFE (A. v.). Aphorismen über Tenotomie in Sonderheit gegen paralytische Diplopie (*Klin. Monatsbl.*, p. 1, 1864.)

MOON. A case of double alterning convergent Strabismus, with recurrence in one eye after operation, which was completely remedied by convexe glasses. (*Ophthalm. Review*, n° 3, p. 260, 1864.)

SALOMON (J. A.). Procédé pour la cure radicale du strabisme divergent extrême. (*London Gaz.*, 1864, et *Ann. d'ocul.*, t. LIV, p. 258, oct. 1865.)

NOYES (N. D.). Strabismus. (*Amer. med. Times*, t. I, p. 244, 254, 267, 1864.)

LANDSBERG. Zur Therapie der muskulæren Astenopie. (*Arch. f. Ophthalm.*, XI, A. 1, p. 69, 1865.)

GRAEFE (Alfred). Ueber einige Verhæltnisse des Binocularsehens bei Schielenden mit Beziehung auf die Lehre von der Identitæt der Netzhæute. (*Ibid.*, XI, A. 2, p. 1, 1865.)

JAVAL. De la neutralisation dans l'acte de la vision. (*Ann. d'ocul.*, t. LIV, p. 5, juillet-août, 1865.)

BERTHOLD. Ueber die Bewegungen des kurzsichtigen Auges. (*Arch. f. Ophthalm.*, XI, A. 3, p. 107, 1865.)

WINDSOR. A case of Strabismus from contraction of the internal rectus, with paralysis of the external, etc. (*Ophthalm. Review*, n° 6, p. 162, 1865.)

MOON. Complete paralysis of all the muscles and of the optic nerf. (*Ibid.*, p. 165.)

NAGEL. Zur Symptomatologie des Schielens. (*Klin. Monatsbl.*, p. 63, 1865.)

SZOKALSKI. Von der electrisch-gymnastischen Behandlung der Augenmuskelparesen. (*Ibid.*, p. 226.)

MANNHARDT. Ophthalmologische Fælle von febris intermittens larvata (Strabismus). (*Ibid.*, p. 22, 1865.)

KNAPP. Erzielung grœsster Wirkungen bei den Schieloperationen. (*Ibid.*, p. 346.)

GIRAUD-TEULON. Opérations du strabisme. (*Gaz. des hôpit.*, n° 81, 1865.)

GUIGNET. Du vertige oculaire. (*Bullet. de la Soc. de méd. d'Alger*, 1866.)

MARINI. Sulla paralisi dell' oculo-motor comune, e della sua cura mediante la fava del Calabar. (*Giornale di medicina militare*, n° 4, 1866, et *Giornale d'ophthalmologia italiano*, p. 65, 1866.)

STEPHAN. On the estimation of the amount of deviation of a squinting eye. (*Ophthalm. Review*, n° 8, p. 331, 1866.)

— On the operation for hyperopic convergent Strabismus. (*Ibid.*, p. 335.)

LITTLE. A tabular statement of sixty-five cases of squint, operated upon by Thomas Windsor, surgeon of the Manchester Eye-Hospital. (*Ibid.*, n° 10, p. 148, 1866.)

PAGENSTECHER. Klinische Beobachtungen. Krankheiten des Muskelapparates, p. 89. Wiesbaden, 1866.

WARLOMONT et TESTELIN. Maladies des muscles de l'œil, dans le deuxième fascicule du tome III de Mackenzie. Paris, 1866.

KUGEL. Ein Fall von Insufficienz der aeusseren und inneren Augenmuskeln. (*Arch. f. Ophthalm.*, XII, A. 1, p. 66, 1866.)

BOETTCHER. Ueber Augenbewegungen und binoculare Perspective. (*Ibid.*, XII, A. 2, p. 1, 1866.)

GRAEFE (A. v.). Bemerkungen uber doppelseitige Augenmuskellæhmungen basilaren Ursprungs. (*Ibid.*, p. 265.)

LIEBREICH. Eine Modification der Schieloperation. (*Ibid.*, p. 298.)

HUTCHINSON. Paralysie double des muscles droits externes. (*Lancet*, mars, p. 314, 1866.)

HOLTHOUSE. Sur le traitement du strabisme sans opération. (*Brit. med. Journ* , févr., mars, avril et mai 1866.)

VELPEAU. Traitement du strabisme. (*Gaz. des hôpit.*, n° 51, 1866.)

GRAEFE (A. v.). Des anomalies dynamiques des muscles latéraux de l'œil et de l'accommodation, leçon faite au dispensaire de M. Giraud-Teulon. (*Ibid.*, n° 139.)

GIRAUD-TEULON. Du mécanisme de la production et du développement du staphylôme postérieur et de ses rapports avec l'insuffisance des droits internes. (*Ibid.*, n° 142, et *Ann. d'ocul.*, t. LVI, p. 203, déc. 1866.)

SCHWEIGGER. Beitræge zur Lehre vom Schielen. (*Klin. Monatsbl.*, p. 1, janv. 1867.)

WECKER. Note pour servir à la statistique de l'opération du strabisme. (*Gaz. hebd.*, n° 4, 1867.)

JAVAL (E.). Quatre cas de strabisme convergent, accompagnés de considérations sur l'étiologie de cette affection. (*Ann. d'ocul.*, t. LV, janv. 1867.)

APPENDICE.

LA RÈGLE A CALCUL DE M. JAVAL.

Dans la partie relative à la réfraction, le lecteur a été renvoyé pour ce qui concerne la règle à calcul à deux articles des *Annales d'oculistique* (1). Comme ce recueil est entre les mains de presque tous les ophthalmologues, nous ne donnerons pas d'extraits de ces deux mémoires. Nous prémunirons seulement contre un *lapsus* de M. Giraud-Teulon, qui semble dire que l'amplitude d'accommodation décroît proportionnellement à l'âge. Si M. Javal fait croître la force des verres convexes proportionnellement à l'âge des presbytes, cela tient à ce que — la remarque est de M. Donders — l'acuité baissant avec les années, les verres des presbytes ont le double but de subvenir au déficit de leur accommodation et de compenser l'insuffisance de leur acuité par un rapprochement plus grand des objets.

Dans notre opinion, la règle à calcul doit être constamment sous les yeux du médecin dans deux circonstances : 1° en lisant des ouvrages théoriques sur les défauts optiques de l'œil ; 2° en prescrivant des lunettes contre l'astigmatisme. Quant à l'application aux calculs des verres décentrés, etc., on peut la laisser de côté sans grand inconvénient. Nous en dirons autant du calcul des verres pour les presbytes : la disposition de la boîte de verres, indiquée plus haut par M. Javal (p. 631, 632), dispense avantageusement de l'emploi de la *règle*.

Nous traduisons ici un récent article de M. le professeur Burow (2), qui serait moins accessible au lecteur français que les articles précités des *Annales*.

Dans le cinquième fascicule du tome LIV des *Annales d'oculistique* de Cunier, M. E. Javal a représenté graphiquement les distances focales des lentilles : il décrit deux échelles divisées de la même manière et glissant l'une sur l'autre, sur lesquelles on peut lire immédiatement les résultats du calcul des diverses distances focales et ceux de quelques autres calculs simples (relatifs à la théorie des lentilles).

Cette représentation graphique donne lieu à quelques explications assez intéressantes et susceptibles d'être facilement utilisées, surtout dans l'en-

(1) E. Javal, *Une nouvelle règle à calcul*, in *Ann. d'ocul.*, t. LIII, p. 181, et Giraud-Teulon, *Application de la règle à calcul de M. E. Javal aux opérations à exécuter sur la réfraction*. (*Ibid.*, t. LIV, p. 183.)

(2) *Archiv für Ophthalmologie*, XII, 1, 2, p. 218.

seignement ; or, elle me paraît, toute simple qu'elle est, exiger une certaine attention et comporter quelques développements.

Ainsi, au premier coup d'œil, la disposition des divisions de la règle de M. Javal paraît tellement irrégulière, qu'il semble tout d'abord difficile d'apercevoir le principe sur lequel repose cette division. Et, de fait, la méthode employée est assez compliquée, mais elle devient très-facile à comprendre, si l'on considère les distances comptées à partir du point ∞, comme égales aux inverses des distances focales des lunettes. L'inégalité des divisions trouve donc son explication dans l'irrégularité des intervalles qui séparent les distances focales à représenter.

Mais si ces intervalles croissaient régulièrement, de telle façon, par exemple, que leurs valeurs fussent comme $\frac{1}{n}$, $\frac{2}{n}$, $\frac{3}{n}$, etc., les divisions se trouveraient avoir la même longueur sur l'échelle ; autrement dit, il suffirait d'inscrire les distances focales, en allant de gauche à droite, sur deux règles identiques quelconques, divisées en parties égales ; l'∞ serait inscrit à l'origine de chacune des règles. Dans la série que j'ai proposée, l'intervalle de réfraction est de 60, et par conséquent, on a la série ∞, 60, 30, 20, 15, 12, 10, 8 $^1/_2$, 7 $^1/_2$, 6 $^2/_3$, 6, 5 $^1/_2$, 5, 4 $^2/_3$, 4 $^1/_3$, 4.

Sur deux règles ainsi disposées et que l'on déplace l'une sur l'autre, on peut lire tous les résultats que donne la règle de M. Javal. L'exactitude de cette construction n'a pas besoin de commentaires ; car il ne s'agit ici que d'additions et de soustractions simples dans une progression arithmétique.

J'ai prolongé l'échelle du côté opposé, et j'y ai inscrit les valeurs des distances focales négatives en allant de ∞ vers la gauche, dans une suite inverse, ce qui facilite la lecture immédiate pour les verres concaves, résultat qu'on n'obtient sur la règle de M. Javal qu'en retournant la réglette bout pour bout.

Sur la figure ci-jointe, la série des intervalles des distances focales que j'ai proposé de faire de $\frac{1}{60}$, on trouve, entre 6 et ∞, un demi-intervalle de $\frac{1}{120}$; à partir de là, on ne taille de verres qu'à des intervalles de $\frac{1}{60}$.

Jusqu'au n° 3, on ne constate que de petites différences qui se rapportent à la deuxième décimale ; à 3 $^1/_2$, on trouve une erreur, négligeable en pratique, attendu qu'on a substitué ce chiffre à deux autres qui sont 3,33 et 3,16.

Dans l'espace compris entre 2 et 3 qui comprend $\frac{10}{60}$, toute régularité cesse dans la progression, attendu qu'on ne taille généralement, dans cet intervalle, que trois distances focales. Celles-ci se trouvent notées sur l'échelle, par des points correspondants. J'ai démontré, dans mon *Mémoire sur la série des distances focales* (Berlin, chez Peters), comment l'effet de verres aussi forts est modifié par de faibles variations de la distance qui les sépare de l'œil, et j'ai ainsi prouvé que, vu l'emploi relativement restreint de ces verres (principalement des concaves), on n'a pas besoin, en pratique, d'échelons plus rapprochés.

Si l'on sépare les échelles juxtaposées en donnant un coup de ciseaux entre le double trait, on peut, en les déplaçant l'une par rapport à l'autre, y lire une série de calculs plus ou moins simples concernant les distances focales des lunettes.

Quelques exemples nous feront mieux comprendre.

Si l'on veut savoir ce que deviendra un verre, après l'avoir combiné avec l'un quelconque des autres, on n'a qu'à placer le trait ∞ de l'échelle inférieure sous le chiffre qui indique la distance focale du verre pour lequel on calcule. Chaque chiffre de la série supérieure indique alors la distance focale acquise par le verre inscrit au-dessous sur la réglette.

Si l'on place par exemple ∞ au-dessous de $+ 15$, on voit que 15 combiné avec $7 \, ^1/_2 = 5$; avec $30 = 10$; avec $- 6 = - 10$; avec $- 20 = + 60$, etc.

Si l'on place ∞ au-dessous de $- 10$, on voit que $- 10$ combiné avec $+ 6 = 15$; avec $+ 30 = - 15$; avec $- 12 = - 5 \, ^1/_2$, etc.

Si l'on veut connaître la différence de réfraction entre deux verres, c'est-à-dire savoir quel verre on doit ajouter à un autre d'une distance focale connue, pour avoir tel verre qu'on veut, on n'a qu'à placer l'une au-dessus de l'autre les divisions relatives à ces deux verres; le trait ∞ de l'échelle supérieure indique alors la distance focale du verre cherché.

Ainsi, il faut $+ 17$ combiné avec $+ 15$ pour avoir $+ 8$; $+ 7 \, ^1/_2$ avec $- 20$ pour avoir $+ 12$; $- 20$ avec $- 12$ pour avoir $- 7 \, ^1/_2$.

Si l'on connaît la distance à laquelle un presbyte lit le mieux avec un verre convexe donné, et si l'on veut savoir de quel verre il a besoin pour lire à une autre distance, on place le numéro de son verre sous le chiffre de la distance à laquelle il lit le mieux, et on lit au-dessous du chiffre de la distance à laquelle on veut le faire lire celui du verre qu'il lui faut.

Une personne voit avec $+ 10$ à $8 \, ^1/_2$ pouces de distance; on place 10 au-dessous de $8 \, ^1/_2$ et l'on trouve immédiatement qu'il doit voir avec $+ 15$ à 12″; avec $+ 12$ à 10″; avec $+ 20$ à 15″.

J'insiste encore ici sur ce point, que cette manière de procéder fournit un moyen pratique de faire savoir à un presbyte, à l'aide d'un seul verre convexe fort, celui qu'il doit employer, lorsqu'une fois on connaît la distance à laquelle ses occupations l'obligent à voir distinctement.

L'exemple que nous venons de donner jette sur cette question assez de jour pour qu'il soit inutile de s'y arrêter davantage. L'influence de l'accommodation est, dans ces cas, tout à fait à négliger ; car l'amplitude d'accommodation est presque toujours, en pareille circonstance, réduite à moins de $\frac{1}{20}$. Par conséquent, les modifications que pourrait déterminer un tiers de ce maximum d'accommodation $\left(\frac{1}{60}\right)$, mis en jeu, n'aurait pour résultat qu'un déplacement d'un pouce de l'objet ; fixé encore n'avons-nous pas tenu compte de l'influence assez considérable de la distance du verre par rapport à l'œil.

Si par des mensurations optométriques on est arrivé à constater un emplacement anormal de l'amplitude accommodatrice d'un sujet, et si l'on veut savoir quelle est sa valeur et comment sera son emplacement lorsqu'on aura déplacé, au moyen de tel ou tel verre, le *punctum remotum* de cette personne, on n'a qu'à mettre le chiffre correspondant au *punctum remotum*, pris sur la réglette, au-dessous du chiffre qui correspond à l'endroit où l'on a placé le *punctum remotum*, et on lira, au-dessus du *punctum proximum* de l'œil non muni de verres, le *punctum proximum* de ce même œil muni de verres. Si l'on a transporté le *punctum remotum* à ∞, le chiffre qui correspond au *punctum proximum* donnera la valeur de l'amplitude d'accommodation.

Supposons un jeune sujet myope ayant un parcours d'accommodation de 7 à 3. Si, au moyen d'un verre concave, on place son *punctum remotum* à ∞, son *punctum proximum* se trouvera à 5 $^1/_3$. Si ce sujet porte des verres qui placent son *punctum remotum* à 20 pouces, son *punctum proximum* se trouvera à 4 $^1/_2$ pouces.

Un hypermétrope a une amplitude d'accommodation de 8 au delà de l'infini à 12. On veut savoir où sera son *punctum proximum*, si l'on place son *punctum remotum* à ∞ ; on place la réglette de manière que $-$ 8 soit au-dessous de ∞, et l'on trouve que 12 correspond à 4 $^3/_4$.

On comprend sans peine qu'on trouvera de la même manière, pour les astigmates, la distance focale des verres cylindriques correcteurs, après avoir déterminé le *punctum remotum* correspondant aux méridiens principaux. Si le *punctum remotum* du méridien le plus réfringent se trouve à 20, celui du méridien le plus faiblement réfringent à 60 au delà de ∞, on mettra ∞ au-dessous de $-$ 60, et on lira 15 au-dessous de $+$ 20. Le verre qui corrige l'astigmatisme en amenant le *punctum remotum* à ∞ est Sph. $+$ 60, Cyl. $-$ 15.

Ces exemples, auxquels on pourrait sans peine en ajouter d'autres, suffiront pour faire comprendre l'usage de la règle à calcul de M. Javal et pour en recommander l'emploi.

A côté de la règle de M. Burow, nous avons figuré celle de M. Javal : en collant la feuille sur carton et découpant la réglette de manière à pouvoir la faire glisser sur la règle, on pourra éviter l'acquisition de l'instrument de buis, qui se trouve chez M. Nachet — On remarque deux différences principales entre les deux instruments :

1° Sur la règle de M. Burow, le point ∞ se trouve au milieu, de sorte que l'instrument, construit à la même échelle, serait deux fois plus long. Cette modification devra être adoptée pour les professeurs qui, à l'exemple de M. Donders, feront fabriquer une règle de grande dimension pour servir aux démonstrations devant un nombreux auditoire. Pour l'usage particulier, le retournement de la réglette suffit pour obtenir les mêmes résultats, et dispense de donner au tout des dimensions incommodes.

2° Au lieu d'inscrire *tous les verres usuels*, M. Burow n'a mis que ceux d'une série qui lui est particulière ; nous ne saurions souscrire à ce changement, par lequel l'instrument cesse d'être la représentation exacte et sans parti pris, de la série des verres du commerce. Comment fera-t-on avec la règle de M. Burow pour exécuter les calculs où les lunettes que nous présente le malade forment l'un des éléments ? En signalant, le premier, l'irrégularité des séries de verres usuelles, et en proposant une série régulière, M. Burow a rendu un très-grand service ; nous croyons qu'il est au contraire dans le faux en voulant appliquer cette série à la construction d'une règle à calcul, dont l'une des qualités doit être de se prêter à l'exécution de tous les calculs qui peuvent se rencontrer.

FIN.

ERRATA DU TOME II.

Page 500, ligne 15, après *a* et *b* ajoutez *a* et *b′*

— 511, *au lieu de* $\frac{1}{A} = \frac{1}{P} - R$, *lisez* $\frac{1}{A} = \frac{1}{P} - \frac{1}{R}$

— 512, — $\frac{1}{P} - \frac{1}{R} = A'$ — $\frac{1}{P} - \frac{1}{R} = \frac{1}{A}$

— 547, figure 68, *au lieu de* 56°, *lisez* 36°

— 549, ligne 26, — dessous, *lisez* dessus

— 605, — 32, — cinquante, *lisez* quarante

— 612, — 6, — partant, *lisez* pas tant

— 619, — 3, — au delà de cinquante, *lisez* jusqu'à

— 619, — 3, — au delà de soixante , *lisez* jusqu'à soixante

— 624, — 20, — l'inclinaison, *lisez* la distance

— 624, — 21, — une direction moyenne, *lisez* un écartement moyen

— 632, — 2, — exacts, *lisez* plus exacts

— 632, — 24, — les rayons venus, *lisez* les rayons parallèles venus

— 636, — 29, — hypermétropie absolue, *lisez* hypermétropie manifeste absolue

— 636, — 30, — hypermétropie relative, *lisez* hypermétropie manifeste relative

— 638, — 4, — hypermétropie relative, *lisez* hypermétropie manifeste relative

— 640, — 2, — le point le plus rapproché, *lisez* le point *p* le plus rapproché

— 643, dans le tableau — largeur de l'axe visuel, *lisez* longueur. — Dernière ligne du même tableau, le premier nombre doit être 20,80

— 644, ligne 17, — s'élève dans ce plan à 7°,55, *lisez* ne s'élève dans ce plan, en moyenne, pas à moins de 7°, 55

— 660, — 1, — malgré, *lisez* à cause de

— 664, — 38, — l'amplitude relative d'accommodation, *lisez* du parcours relatif de l'accommodation

— 667, — 32, — il m'est arrivé de voir, *lisez* il m'est rarement arrivé de voir

— 668, — 15. — H*l*, *lisez* H

— 668, — 26, — augmention, *lisez* augmentation

— 672, — 7, — avec certains degrés de convergence, *lisez* avec certains degrés de convergence pour la vision binoculaire

— 674, dernière ligne — à l'image renversée, *lisez* à l'image droite

Page 681, première ligne *au lieu de* 7^{mm}, 5, *lisez* 7^{mm}, 7

— 682, ligne 2, — voir directement, *lisez* voir distinctement

— 685, — 15, — astigmatisme irrégulier, *lisez* régulier

— 693, — 28, — la structure la meilleure du cristallin, *lisez* lamelleuse

— 695, ligne 25, — relâchement n'est pas possible, *lisez* relâchement à F, n'est pas possible

— 721, dans le tableau, cinquième colonne, *au lieu de* 1,759, *lisez* 1,795

— 742, ligne 29, *au lieu de* en arrière et en dedans, *lisez* en arrière et en dehors

— 746, — 25, — la formation de l'image, *lisez* l'extension

— 747, — 1, — le grandissement de l'image, *lisez* l'extension de la rétine

— 755, — 19, — comme perdu, *lisez* comme presque perdu

— 780, — 1, — placée en dehors, *lisez* placée en dedans

— 805, — 1, — (fig. 151), *lisez* (fig. 150)

— 805, — 11, — (fig. 152), *lisez* (fig. 151)

— 811, — 21 et 37, *au lieu de* (fig. 154) *lisez* (fig. 153).

— 812, — 14 et 16, même correction.

TABLE DES MATIÈRES

CONTENUES DANS LE SECOND VOLUME.

PARTIE SPÉCIALE.

FIN DE LA TABLE DES MATIÈRES DU SECOND ET DERNIER VOLUME.

TABLE ALPHABÉTIQUE

Avis. — Pour le tome I, il y a seulement la pagination; pour le tome II, on renvoie au tome et à la page.

A

B

C

D

E

F

G

H

I

J

N

O

P

R

S

T

U

V

FIN DE LA TABLE ALPHABÉTIQUE.

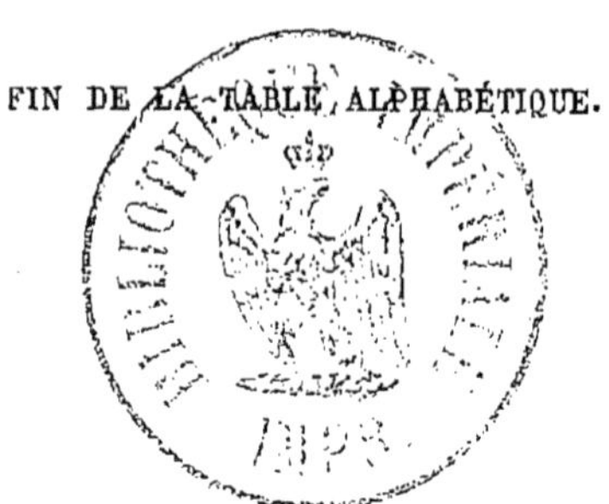

Paris. — Imprimerie de E. MARTINET, rue Mignon, 2.

RÈGLE A CALCUL DE JAVAL.

RÈGLE MODIFIÉE PAR BUROW.

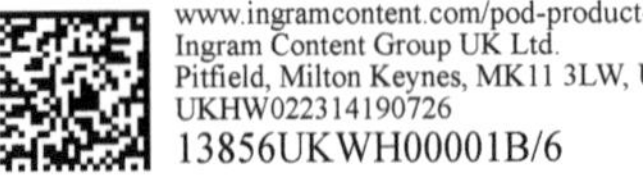
www.ingramcontent.com/pod-product-compliance
Ingram Content Group UK Ltd.
Pitfield, Milton Keynes, MK11 3LW, UK
UKHW022314190726
13856UKWH00001B/6

9 782012 478879